U0557344

"十三五"国家重点出版物出版规划项目

神经系统单基因病诊断学

中 卷

王拥军 汪 建 王 晨 杨焕明 主编

科学出版社

北 京

内 容 简 介

  《神经系统单基因病诊断学》由北京天坛医院神经系统单基因病诊断中心及精准医疗研究中心和华大基因联合编写，分为上、中、下卷，共包含1545种神经系统单基因病。本书系中卷，含534种神经系统单基因病。每种疾病都包括临床诊断和基因诊断两部分，其中临床诊断部分由疾病概述、临床表现、辅助检查、病理表现、受累部位病变汇总等构成，基因诊断部分由疾病基因概述、基因对应蛋白结构及功能、基因突变致病机制、目前基因突变概述等构成。

  本书内容权威、图文并茂，兼具前沿性和实用性，可供神经内科、神经外科医生和基因诊断工作者参考。

图书在版编目（CIP）数据

神经系统单基因病诊断学. 中卷 / 王拥军等主编. — 北京：科学出版社，2017.3
ISBN 978-7-03-049194-7

Ⅰ.神… Ⅱ.王… Ⅲ.神经系统疾病－遗传病－诊断学 Ⅳ. R741.04

中国版本图书馆CIP数据核字(2016)第147501号

责任编辑：丁慧颖 沈红芬 / 责任校对：何艳萍 赵桂芬
责任印制：肖 兴 / 封面设计：黄华斌

科学出版社 出版
北京东黄城根北街16号
邮政编码：100717
http://www.sciencep.com
北京利丰雅高长城印刷有限公司 印刷
科学出版社发行 各地新华书店经销

*

2017年3月第 一 版 开本：889×1194 1/16
2017年3月第一次印刷 印张：47
字数：1 400 000
定价：398.00元
（如有印装质量问题，我社负责调换）

《神经系统单基因病诊断学》编写人员

主　　编　王拥军　汪　建　王　晨　杨焕明

副 主 编（按姓氏汉语拼音排序）

董　伟　冯　涛　高　强　蒋　慧　康熙雄　李　伟　刘丽萍　潘　华
王　群　王　威　王春雪　王洪琦　王伊龙　魏晓明　徐　讯　尹　烨
张　巍　张国军　张建国　张星虎　张玉梅　张在强　赵性泉　赵志刚

主编助理　李　伟　林　毅　王　晖　黎洁洁　夏　志　王晓玲　赵金阳　张明荣
郭学芹

编　　者（按姓氏汉语拼音排序）

安　梅　安　娜　安　婷　安瑞琼　白雅丽　柏凤起　包　薇　才吉卓玛
蔡锴晔　蔡宇航　曹　流　曹博洋　曹京波　曹振汤　昌宇奇　常　辽
常灿坤　常连鹏　畅　悦　陈　彬　陈冰钰　陈　苑　陈江真　陈洁娜
陈　泰　陈　艳　陈　勇　陈　宇　陈凌云　陈龙昀　陈日宏　陈东昌
陈国娟　陈海啸　陈卉爽　陈慧敏　陈晓形　陈兴鹏　陈演华　陈荣青
陈世宏　陈玮琪　陈晓丽　陈晓敏　陈晓彤　程少敏　程小芳　储　丹
陈燕香　陈遥枝　陈祖煜　谌于蓝　成　诚　党　孝　邓　庆　邓建莲
储成成　崔路漫　戴　莹　戴丽叶　董培范　董　燕　董国艺　杜　阳
邓庆媛　邓荣卿　丁杜宇　丁秋霞　房进平　范楚琳　范广益　范艳群
杜慧谦　樊　宗　樊春娜　樊京京　高　宫　费凌娜　冯　皓　冯叠文
方　超　方　芳　方　卫　方明艳　高艳萍　高　健　高长欣　高晓峒
付　耀　付龙飞　傅书锦　傅元元　郭鹏瑞　龚剑辉　顾　颖　关　迪
郜丽妍　葛　蕾　葛玉萍　弓晓青　韩　森　郭冠瑛　郭俊甫　郭立营
管李萍　管彦芳　郭　健　郭晶玉　侯　强　韩营民　韩颖鑫　郝梨岚
郭荣荣　郭锐进　郭瑞东　郭　珍　黄　慧　侯永刚　胡诗雨　扈　杨
何　媛　何诗阳　何思捷　何中　　姬敬　　黄佳颖　黄晋荣　黄蕾环
华　桑　黄　英　黄程波　黄国栋　黄燕飞　姬利延　冀治鸿　贾娇坤
黄利男　黄树嘉　黄田红　黄燕飞　姬敬开　姬弘刚　蒋润泽　蒋廷亚
蒻　凡　江宠颐　姜睿璇　蒋璐　　蒋浩君　康开江　康雄斌　周　剑
揭著业　金　朝　金　皓　金超　　金皓玄　李　芳　李　飞　李芳菲
兰天明　黎　培　黎洁洁　李　全　李　栋　李　扬　李　章　李　剑
李　静　李　龙　李　平　李　昕　李　昕　李建康　李金鑫　李净净
李飞达　李丰余　李甫强　李光磊　李红梅　李世雨　李姝雅　李先炎
李力强　李丽霞　李梅艳　李南南　李鹏鑫　李雅乔　李彦涛　李英镇
李晓波　李晓平　李晓云　李欣玥璇　李新刚　栗东芳　连腾宏　梁　瀚
李越秀　李朝霞　李振宇　李周璇　利建东　林　明　林　宇　林德春
梁　颜　梁恩静　梁升燃　梁穗莎　梁　鑫　林毅聪　林　刚　林　耿
林琼芬　林宇翔　林志龙　刘超菁　刘传军　刘　磊　刘　丽　刘　梦
刘　光　刘建胜　刘杰涛　刘　欣　刘　洋　刘　足　刘彩璇　刘程章
刘　萍　　　　　刘　涛

刘楚新　刘传宇　刘大成　刘杜娟　刘风侠　刘桂林　刘汉奎　刘弘泰
刘继龙　刘久颖　刘丽娟　刘龙英　刘石卢　刘斯洋　刘文琪　刘兴民
刘艳君　吕瑞娟　刘永红　刘志鹏　罗燕　卢森文　芦罗红　吕靖娟
吕梅　罗顺涛　吕小星　吕肖纯　马凌丽　罗广玲　罗麦玉　罗满建芬
罗淑贞　毛良伟　麻凯捷　马孟潘　潘健鹏　马艳华　莫伟　莫晓东
毛丹青　齐美松　欧齐彦　钱朝华　乔商芝　米东娜　彭格光　彭圣法
倪玉娜　任　任沈俊　任施成　石玉凤　裴盼迪　邱咏康　饶斌
彭子晶　申宋彬　宋苏芳　宋田玮　孙晓岩　秦邵硕　邵玉　邵史伟彬
饶子奥　孙冬鹤　孙海鹏　苏瑞雪　田甜旺　时立洁　史千卢　孙谭仝
申旭莲　唐　唐静郁　孙万　万景　宋丽　宋挺珊　王欧
史彦岩　童晖铄　童蓉　王丹　王康　苏伊索　苏阁小　王长伟
宋晓轩　王丽　王琰　王颖　王展　田汾泽寰　索晓　王文婧
孙晓斌　王春丽　王丹丽　王丹妮　王云龙　汪洋　田晓　王新颖
谭晓飞　王军儒　王光耀　王晓宏　王全凯　王磊　汪梅　王智锋
童晓倩　王晓凤　王垚燊　王伊卓　王逸薇　王虹荔　王博祥　吴硕亮
王春娟　王岩岩　隗帅　魏曦　魏文炎　王瑞丹　王佳昊　肖丽琳萍
王晶晶　韦贞乐　吴玲云　吴海亮　吴夏伟　王晓巍　王胜昌　谢一礼帆钦
王小涵　吴琼　谢国菁　夏寒石　夏明喆　王玉秀　王新高　薛文斌
王雪梅　伍锦花　徐晓欢　谢杰　谢浩柯　魏汉秀杰　王正肖　杨寓洋
王子璇　谢林　杨华凯　徐骏杰　徐睿阳　吴夏华　吴靓龙　叶志玲
吴平　邢欣来　杨志玉　许焕婷　许旭　谢文惠　肖亮　于强
吴小雷　徐晓丽　易丹　杨靖宏　杨师　徐惠奇　谢欣煜　袁媛
肖利云　阳紫莹　于曾　姚玥　叶秋柳　许晓萌　徐金金　张彩
谢寅龙　杨洲　袁翠　殷靖春　殷红和　杨晓莉　许少行　张洁宇
徐秦岚　杨振吉　张弛佳　余　余磊　叶李丹　杨昕雅　张静明
闫秀娟　杨易　张陈诚　曾伟　曾丹龙　尹扬　叶玲飞　赵容辉
杨颖　于翠盛　张印新佳　张春杨　张小正　余舒超　于禹萍　钟朝芳
杨跃青　袁张　赵亚楠　张通真　张鑫心　查慧　詹奇　周泽双
伊刚　张婧　周宝津　张昕坤　郑青兰　曾鑫　张纪超斌　朱婧
于源　张长青　朱晨晨　赵至利　朱鑫　张豪杰　张星　　
袁剑颖　张乐橦　邹志艳　周加利　朱家楼　张雪元　张要磊　　
张晨　张玮艺　左丽君　朱红梅　　章宏翠　赵迪　　
张婧　赵慧　　Bhaskar Roy　　赵娜　赵惠卿　　
张长青　赵素敏　　　　钟　钟霄　　
张乐橦　钟焕姿　　　　周衍庆　周怡天　　
赵慧　周安娜　　　　祝雅萍　祝珍珍　　
赵素敏　朱珠　　　　　　　
钟焕姿　邹远强

序　言

　　遗传病主要是由与生俱来的遗传物质变异引发的"顽疾"。根据人类孟德尔遗传在线（OMIM）网站统计，初步鉴定的单基因遗传病已超过 6000 种，此外还有疑似单基因遗传病约 2000 种，全球至少有 3500 万患者。其中，和神经与精神系统相关的遗传病占一半以上，可见其临床需求之大和科研地位之重。

　　神经与精神系统相关遗传病的一个重要特点是临床表现复杂，症状和体征多样，同一疾病可见于不同年龄段，且临床表现可能不同，因而使得多数神经与精神系统相关的遗传病诊断难度较大。

　　随着人类基因组计划的完成及高通量测序技术的普遍应用，我们开始从基因水平认识与理解疾病的发生和发展规律，从而形成了新的诊断方法和个体化的治疗措施，以至可以从基因水平对神经与精神系统相关的遗传病进行早期的预测和预防。

　　我们基于近年基因组学、神经与精神系统相关遗传病学在科研及临床应用上的进展，整理汇编了《神经系统单基因病诊断学》，旨在和大家一起探讨、共同推动此类疾病诊疗的科学化和规范化。

　　我们编撰的这本书，涵盖神经与精神系统单基因病的常见病种，每一种单基因病都包括临床诊断（临床特点、影像学等辅助检查结果、病理表现和受累部位病变汇总等）和基因诊断（致病基因、蛋白质结构与功能、突变致病机制及突变类型统计等）两部分。本书内容翔实、结构合理、图文并茂，希望能够帮助大家对神经与精神系统单基因病有所了解，提升对此类疾病的诊断水平，推进我国在这一系统领域的科学研究。

　　愿读者把本书常置案头，在需要时研习、参考或查阅，并从中获益，便不枉编者之辛劳。

杨焕明

2017 年 1 月 15 日于深圳

前　言

组学 (omics) 技术的发展使得临床医学的面貌焕然一新。一方面，在组学的基础上对传统疾病有了新的认识，明确了病因和发病机制；另一方面，组学技术使科研人员发现了很多新的病种，这些新病种都不是按传统疾病命名的，而是带有明显的分子痕迹。因此，不了解系统生物学的知识，很难做好这个年代的临床医生。

精准医学 (precision medicine) 是近年医学界的一个热点。2015 年，美国启动国家精准医学计划。2016 年，中国启动精准医学计划。在很大程度上，精准医学依赖于组学技术的进步，与美国精准医学不同，中国精准医学包含了罕见病的内容，在临床可见的罕见病中，单基因遗传病占了绝大多数。而目前已经明确的单基因遗传病中，神经系统单基因病占全身性疾病的一半以上。但是，这些疾病临床表现复杂，有些疾病临床表现极为相似，难以诊断。而基因诊断技术为解决这一问题提供了可能。但是，神经系统单基因病诊断国内外都缺乏很全面的参考书，极大地影响了相应工作的开展。基于此，我们萌生了编写本书的想法。

单基因病诊断可以解决常规诊断不能解决的问题，促进对神经系统罕见病诊疗。更为重要的是，神经系统单基因病的明确病例给研究基因对神经功能的调节提供了千载难逢的机会，可以在未来脑计划中提供脑功能基因调控的独特研究平台。

本书由北京天坛医院神经系统单基因病诊断中心及精准医疗研究中心和华大基因联合编写。北京天坛医院是中国唯一的国家神经系统疾病临床医学研究中心，积累了大量神经遗传病诊断的病例资料和临床经验。华大基因是国际基因技术的领导者。两者的合作为本书的权威性和可参考性提供了充分的保证。书中的每种疾病都包括临床诊断和基因诊断两部分，因此本书对于临床医生和基因诊断工作者都具有很好的参考价值。

《神经系统单基因病诊断学》分为上、中、下三卷，共包含 1545 种疾病，全书按疾病英文名称排序，同时列出疾病中文目录和英文目录，并且按致病基因编制了索引，以方便读者查阅。此外，为了让临床医生更好地使用本书，我们和科学出版社还将联合开发神经系统单基因病索引词的智能检索库，以方便在临床实践中使用。

感谢北京天坛医院神经病学中心、神经系统单基因病诊断中心及精准医疗研究中心、国家神经系统疾病临床医学研究中心、华大基因的全体同仁，是你们的努力和付出，才使得本巨著得以问世！感谢北京学者计划为本书提供的资金保障！希望本书能成为中国精准医学和罕见病诊治快速进步的铺路石及见证者。

王拥军

2017 年 1 月 4 日于北京

致病基因索引

目 录

上 卷

中　卷

下　卷

Contents

Volume I

Volume II

Volume Ⅲ

497　法布里病
(Fabry disease; OMIM 301500)

一、临床诊断

(1) 概述

法布里病又称为弥漫性体血管角质瘤或糖鞘脂类沉积症，为性连锁隐性遗传先天性糖鞘磷脂代谢异常病，男性半合子呈完全表现型，女性杂合子表现轻微或无症状。本病为 α- 半乳糖苷酶 A(GLA) 缺乏引起糖鞘脂代谢障碍，致使酰基鞘氨酸己糖苷在组织中积聚而发病。本病最常见于白种人，也见于亚洲人，而西班牙人、葡萄牙人及黑种人发生率只有 1/40 000。几乎所有患者都为正常核型，只有一例患者核型为 47，XYY。本病男性多见且病情较女性重；发病年龄在儿童后期到青春期早期，存活年龄在 50 岁左右，女性携带者可存活至 70 岁[1]。本病的致病基因为 GLA 基因。

(2) 临床表现

本病多数于 10 岁前起病，是一种系统性疾病，有发作性四肢疼痛、感觉异常和少汗等表现。

1) 肾脏：主要表现为高血压性血尿、蛋白尿和脂肪尿。50% 患者出现水肿。肾小管功能不全 (如浓缩、稀释、酸化功能等障碍) 是本病的早期表现。随病情进展，30% 患者在 20~40 岁进入终末期，出现肾衰竭，这是法布里病死亡的首要原因[2]。

2) 皮肤：血管角质瘤是本病特征性损害，发病率约 90%，平均发病年龄 17 岁。以阴囊部角化血管瘤最为明显，常伴有面部毛细血管扩张，有出血倾向，压之不褪色，较大皮疹可有过度角化。可高出皮肤表面，常分布于脐膝之间的所谓"坐浴区"(躯干下部、臀、股、髋部及会阴处)，两侧对称。随年龄增长角质瘤的数量与面积也增多、增大[3]。

3) 神经系统：常是本病最早出现症状的部位，发病年龄在 10 岁，最早可发生在 5 岁的小儿，可先于血管角质瘤数年出现。表现为发作性痉挛性掌痛与四肢蚁行感。发病年龄大于 26 岁的患者 37% 可伴有中枢神经系统损害症状，表现为脑卒中 (占 24%)、痴呆、被动和压抑社会交往活动障碍等人格改变 (占 18%)。自主神经功能受损可出现少汗或无汗、瞳孔缩小、泪液与涎液减少，阳痿与直立性低血压等。

4) 消化系统：有胃肠道症状者约 69% 表现为餐后发作性腹痛、腹泻、恶心、呕吐、脂肪不能耐受等，多数患者明显消瘦[4]。

5) 眼部：眼部体征是法布里病具有的特征性变化，角膜混浊可见于所有的杂合子和大多数的半合子[5]突变患者。患者可表现为晶状体前部和后部的异常，出现白内障、视网膜血管迂曲扩张、角膜混浊、角膜漩涡状沉积物。

6) 心脏：心脏受损常常是法布里病患者的死因之一，主要表现为传导障碍、心肌病、冠状动脉功能不全或冠状动脉阻塞导致心肌梗死、高血压 (肾脏缺血导致肾素分泌增加)、瓣膜与升主动脉退行性病变 (二尖瓣脱垂多见)。患者可以无症状或仅出现心脏的病变，当引起缺血性心脏病时患者可出现心绞痛、心肌梗死和充血性心力衰竭而死亡[6]。

7) 其他：法布里病患者除以上临床表现外，还可以表现为进行性感觉性听力丧失 (78%)；面部水肿，嘴唇增厚、唇皱褶增多畸形 (56%)；此外，部分患者可出现溶血性贫血、淋巴结病、肝脾大、骨无菌性坏死、肌病、肺功能减退、免疫功能低下、血小板聚集能力增强而易发生血栓与栓塞[7]。

(3) 辅助检查

本病尿液检查可表现为高血压性血尿、蛋白尿和脂肪尿，早期即可出现浓缩、稀释、酸化等肾小管功能不全的表现。部分患者头颅影像学检查可见卒中表现。

(4) 病理表现 (图 497-1 和图 497-2)

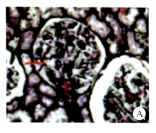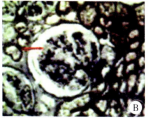

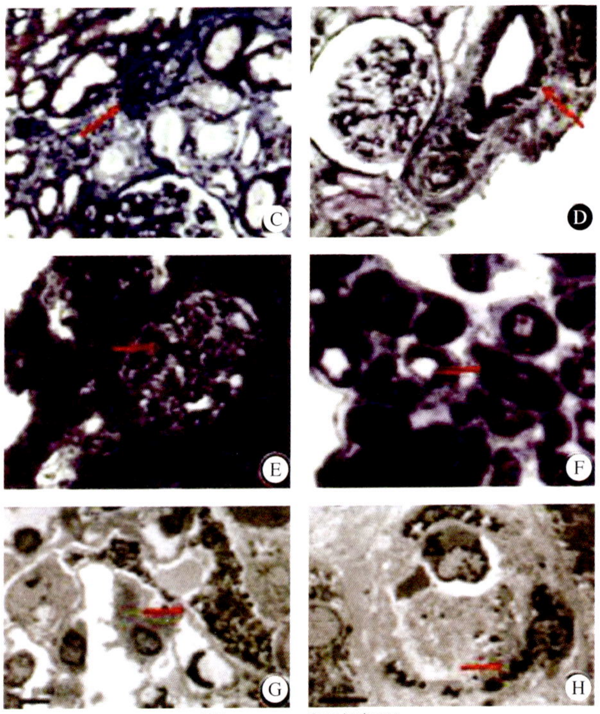

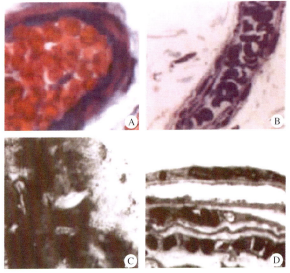

图 497-1　肾脏病理

A. 肾小球足细胞胞质空泡变性，伴有嗜银的黑色细颗粒；B. 肾小球足细胞胞质空泡变性；C. 肾小管上皮细胞空泡变性伴间质纤维化；D. 肾间质小动脉管壁增厚，平滑肌增生伴胞质空泡变性；E. 半薄切片见肾小球足细胞胞质内蓝色颗粒；F. 半薄切片见肾小管上皮细胞胞质内蓝色颗粒；G. 肾小球足细胞内髓磷脂小体形成；H. 肾间质小动脉的内皮细胞内髓磷脂小体形成 [Chin J Nephrol, 2012, 28(12): 909-915]

图 497-2　血管病理

A. 血管内皮细胞和平滑肌细胞伴大量绿色颗粒；B. 血管内皮细胞和平滑肌细胞内嗜银颗粒；C. 血管平滑肌细胞内的髓样小体呈板层样结构；D. 神经束衣内成排分布的髓样小体 [中华肾脏病杂志，2003，19(1):15-19]

(5) 受累部位病变汇总（表 497-1）

表 497-1　受累部位及表现

受累部位	主要表现
眼	角膜、晶状体混浊，漩涡状角膜、角膜营养不良（女性携带者）

续表

受累部位	主要表现
心脏	心绞痛、左心室肥大、左室壁肥厚、高血压、心肌梗死、瓣膜病、充血性心力衰竭
肺	轻度阻塞性肺疾病
胃肠道	腹痛、腹泻、恶心、呕吐、里急后重
肾	肾衰竭、等渗尿、肾小球硬化、肾小球和肾小管上皮细胞空泡化
皮肤	少汗、血管角化瘤
肌肉	肌肉痉挛、肌束震颤
神经系统	中枢神经：短暂性脑缺血发作、卒中、癫痫发作
	周围神经：末端感觉异常、四肢疼痛
血液系统	贫血、含有载脂细胞的骨髓

二、基因诊断

(1) 概述

GLA 基因，即编码同型二聚体糖蛋白的基因，位于 X 染色体长臂 2 区 2 带 (Xq22)，基因组坐标为 (GRCh37): X: 100652779-100663001，基因全长 10 223bp，包含 8 个外显子，编码 429 个氨基酸。

(2) 基因对应蛋白结构及功能

GLA 编码的同型二聚体糖蛋白能水解糖脂和糖蛋白末端的 α-半乳糖基，主要水解 *N*-脂酰鞘氨醇三己糖苷，且能将蜜二糖水解成半乳糖和葡萄糖。该酶的缺失能引起血浆中神经酰胺三聚己糖苷和与之相关的鞘磷脂累积，且在血管、神经、组织及器官等细胞的溶酶体中也会累积[8]。同时，该酶的代谢紊乱能引起全身性疾病，如肾衰竭、心血管疾病和皮肤损伤等[9]。

(3) 基因突变致病机制

Beerstein 等研究发现，*GLA* 突变引起酶晶体的特性和稳定性改变导致法布里病的发生[6]。Eng 等在法布里病患者的 *GLA* 上确定了 18 种不同类型的突变[10]。Davies 等在 9 个不相关的患有法布里病的家系中发现 *GLA* 上的 7 个突变位点[11]。Eng 和 Desnick 总结了 *GLA* 上引起法布里病的 15 个基因重排，3 个 mRNA 功能缺失和 31 个点突变[12]。Blanch 等对 19 个法布里病患者的 *GLA* 测序后进行 SSCP 分析，发现有病原性突变存在[7]。

Ohshima 等通过基因敲除技术产生 *Gla* 缺失的小鼠，基因敲除小鼠没有 α- 糖苷酶 A 的活性，但在前 10 周没有临床症状出现[13]。Ohshima 等以法布里病小鼠为研究对象，敲除 *Gla* 基因后研究其分化随年龄增长的变化，发现该基因对骨髓转移存在影响[14]。Takenaka 等对法布里病且缺失 α- 糖苷酶小鼠模型的基因进行了长时间的研究，酶缺失的骨髓单核细胞以编码 α- 糖苷酶 A 的反转录病毒为转导子，转导入亚致死和致死辐射诱导的酶缺失小鼠体内，经过 26 周的追踪，骨髓单核细胞再次转导至第二受体，发现酶活性升高，酰基鞘氨醇三己糖在除大脑外的组织和器官中的储存减少，转导子数量低的实验中也得到相同的实验结果[15]。这一发现表明法布里病患者的骨髓单核细胞有一定的应用前景。

(4) 目前基因突变概述

目前人类基因突变数据库报道的 *GLA* 基因突变有 618 个，其中错义 / 无义突变 433 个，剪接突变 34 个，小的缺失 93 个，小的插入 32 个，大片段缺失 22 个，大片段插入 3 个，调控区突变 1 个。

（刘丽娟　康开江　张　洁）

参考文献

[1] Desnick R, Brady R, Bahanger J, et al. Fabry disease, an under-recognized muhisystemic diaorder: expen recommendations for diagnosia, management, and enzyme replacement therapy. Ann Intern Med, 2003, 138:338-346

[2] Aerts J, Groener J, Kuiper S, et al. Elevated globotriaosylsphingosine is a hallmark of Fabry disease. Proc Nat Acad Sci, 2008, 105: 2812-2817

[3] Asano N, Ishii S, Kizu H, et al. In vitro inhibition and intracellular enhancement of lysosomal alpha-galactosidase A activity in Fabry lymphoblasts by 1-deoxygalactonojirimycin and its derivatives. Europ J Biochem, 2000, 267: 4179-4186

[4] Auray C, Cyr D, Ntwari A, et al. Urinary globotriaosylce-ramide excretion correlates with the genotype in children and adults with Fabrydisease. Molec Genet Metab, 2008, 93: 331-340

[5] Bannwart F. Morbus Fabry: Licht-und Elektronenmik-roskopischer Herzbefund 12 Jahre nach erfolgreicher Nierentransplantation. Schweiz Med Wschr, 1982, 112: 1742-1747

[6] Bernstein H, Bishop D, Astrin K, et al. Fabry disease: six gene rearrangements and an exonic point mutation in the alpha-galactosidase gene. J Clin Invest, 1989, 83: 1390-1399

[7] Blanch L, Meaney C, Morris C, et al. A sensitive mutation screening strategy for Fabry disease: detection of nine mutations in the alpha-galactosidase A gene. Hum Mutat, 1996, 8: 38-43

[8] Nance CS, Klein CJ, Banikazemi M, et al. Later-onset Fabry disease: an adult variant presenting with the cramp-fasciculation syndrome. Arch Neurol, 2006, 63: 453-457

[9] Schiffmann R. Fabry disease. Pharmacol Ther, 2009, 122: 65-77

[10] Eng CM, Resnick-Silverman LA, Niehaus DJ, et al. Nature and frequency of mutations in the alpha-galactosidase A gene that cause Fabry disease. Am J Hum Genet, 1993, 53: 1186-1197

[11] Davies JP, Winchester BG, Malcolm S. Mutation analysis in patients with the typical form of Anderson-Fabry disease. Hum Mol Genet, 1993, 2: 1051-1053

[12] Eng CM, Desnick RJ. Molecular basis of Fabry disease: mutations and polymorphisms in the human alpha-galactosidase A gene. Hum Mutat, 1994, 3: 103-111

[13] Ohshima T, Murray GJ, Swaim WD, et al. alpha-Galactosidase A deficient mice: a model of Fabry disease. Proc Natl Acad Sci USA, 1997, 94: 2540-2544

[14] Ohshima T, Schiffmann R, Murray GJ, et al. Aging accentuates and bone marrow transplantation ameliorates metabolic defects in Fabry disease mice. Proc Natl Acad Sci USA, 1999, 96: 6423-6427

[15] Takenaka T, Murray GJ, Qin G, et al. Long-term enzyme correction and lipid reduction in multiple organs of primary and secondary transplanted Fabry mice receiving transduced bone marrow cells. Proc Natl Acad Sci USA, 2000, 97: 7515-7520

498　先天遗传性面瘫 3 型
(facial paresis, hereditary congenital, 3; HCFP3; OMIM 614744)

一、临床诊断

(1) 概述

先天遗传性面瘫为先天性脑神经异常支配疾病，为慢性疾病，可以出现眼球运动障碍、听力下降等，以及其他脑神经异常表现。该病为常染色体隐性遗传，致病基因为 *HOXB1*。

(2) 临床表现

临床表现为出现先天性双侧面神经麻痹、面神经支配的面肌无力、上颌后缩、小颌畸形、感音神

经性耳聋 (轻至中度) 、耳部畸形 (低位耳、耳向后转等) 、鼻尖朝上、内斜视、人中扁平等。

(3) 辅助检查

本病磁共振检查可发现前庭蜗神经、桥小脑角等异常。

(4) 病理表现

暂无报道。

(5) 受累部位病变汇总 (表 498-1)

表 498-1　受累部位及表现

受累部位	主要表现
面	先天性双侧面瘫，面神经支配的面肌无力，上颌后缩，小颌畸形
耳	轻中度感音神经性耳聋，低位耳，耳向后旋转
眼	内斜视，内隐斜
鼻	鼻尖朝上

二、基因诊断

(1) 概述

HOXB1 基因，即编码同源框 B1 蛋白的基因，位于 17 号染色体长臂 2 区 1 带 3 亚带 (17q21.3)，基因组坐标为 (GRCh37):17:46606807-46608272，基因全长 1466bp，包含 2 个外显子，编码 301 个氨基酸。

(2) 基因对应蛋白结构及功能

HOXB1 基因属于同源异型盒基因家族，该家族编码高度保守的转录因子家族，在多细胞生物体内形态发生中发挥重要作用。该基因突变会引起 HCFP3。

(3) 基因突变致病机制

Webb 等对一个 HCFP3 德国美式家庭进行研究，该家庭有父母和一对兄弟。研究人员对其中一个患病的儿子进行全外显子测序过滤，最后发现 5 个错义突变。患病的儿子为纯合突变，另外一个没有患病的儿子和没有患病的父母为杂合突变。其中 *HOXB1* 基因错义突变是最合理的候选基因，因为 *HOXB1* 基因缺陷的小鼠有面神经核发育不全和先天性面瘫[1]。

本病尚无相应的分子研究，致病机制未明。

(4) 目前基因突变概述

目前人类基因突变数据库没有收录 *HOXB1* 基因的突变信息，但在文献报道中，该基因有 5 个错义突变。

(刘丽娟　康开江　张　星)

参考文献

[1] Webb B, Shaaban S, Gaspar H, et al. *HOXB1* founder mutation in humans recapitulates the phenotype of Hoxb1-/- mice. Am J Hum Genet, 2012, 91: 171-179

499　凝血因子Ⅶ缺乏症
(factor Ⅶ deficiency; OMIM 227500)

一、临床诊断

(1) 概述

凝血因子Ⅶ缺乏症 (FVD) 是一种常见的遗传性凝血功能障碍导致的出血性的常染色体隐性遗传病。本病是由 *F7* 基因的突变引起的。

(2) 临床表现

凝血因子Ⅶ缺乏症可累及多个器官、系统，在不同的患者中病情轻重不同。多数患者病情较轻，主要表现为牙龈、鼻出血，皮肤瘀伤青紫，少数患者出血严重，出现关节、肌肉甚至中枢神经系统和胃肠道的出血。超过 60% 的女性患者月经过多[1]。中枢神经系统出血和胃肠道出血多见于新生儿和出生 6 个月以内的婴儿[2, 3]。

(3) 辅助检查

实验室检查：凝血酶原时间延长而部分凝血活酶时间正常。

影像学检查：表现为各器官出血性改变。凝血因子Ⅶ缺乏所致脑出血多表现为颅内多发出血病灶，且多见于新生儿和婴幼儿 (图 499-1)。

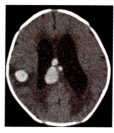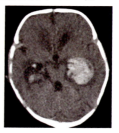

图 499-1　出生 28 天新生儿凝血因子Ⅶ缺乏症致脑出血
头颅 CT 检查示双侧侧脑室积水，右侧额叶、顶叶和胼胝体出血，破入脑室伴病灶周围水肿 (Korean J Pediatr，2010，53: 913-916)

(4) 病理表现

尚无报道。

(5) 受累部位病变汇总（表 499-1）

表 499-1　受累部位及表现

受累部位	主要表现
脑	脑出血（多部位）
皮肤、黏膜	皮肤紫癜、鼻出血、牙龈出血
肌肉、关节	肌肉血肿、关节出血
消化道	胃肠道出血
生殖系统	月经量过多

二、基因诊断

(1) 概述

F7 基因，即编码凝血因子Ⅶ的基因，位于 13 号染色体长臂 3 区 4 带 (13q34)，基因组坐标为 (GRCh37)：13: 113760102-113774995，基因全长 14 894bp，包含 11 个外显子，编码 466 个氨基酸。

(2) 基因对应蛋白结构及功能

F7 基因编码的凝血因子Ⅶ是一种维生素 K 依赖性凝血因子，在凝血过程中发挥重要作用。该因子在血液循环中以酶原形式存在。当血管发生损伤后，凝血因子Ⅶ结合组织因子 (TF)，并通过蛋白水解作用裂解激活，这是凝血反应中的主要事件。凝血因子Ⅶ的激活形成一条含有催化域的重链和一条含有 2 个类表皮生长因子结构域的轻链，两条链之间以二硫键相连。在凝血因子Ⅲ和钙离子存在的环境下，激活的凝血因子Ⅶ分别或同时将凝血因子Ⅸ转化为凝血因子Ⅸa、凝血因子Ⅹ转化为凝血因子Ⅹa，进一步激活凝血级联反应。该基因发生缺陷会导致凝血障碍。

(3) 基因突变致病机制

1996 年，Arbini 等报道了一位因严重 FVD 而形成出血体质的意大利女性患者。研究者发现，该患者携带 *F7* 基因的 2 个杂合突变[4]。2000 年，Wulff 和 Herrmann 在 87 位先证者中筛查致病基因突变，这些先证者相互无关联并且凝血因子Ⅶ活性都较低[5]。研究者发现 34 个突变，包括 31 个点突变和 3 个小缺失，其中有 22 个突变从未被报道。突变次数最多的为错义突变 p.A294V 和 p.A294V/c.1128delC。这些突变位于 *F7* 基因的第 8 号外显子上，导致凝血因子Ⅶ失活或功能减弱。

1997 年，Rosen 通过定向敲除整个 *F7* 基因建立了 FVD 小鼠模型。纯合 *F7* 基因失活小鼠 (*F7⁻*) 在胚胎期发育良好，但在出生后由于经常严重失血而死亡[6]。

(4) 目前基因突变概述

目前人类基因突变数据库收录的 *F7* 基因突变有 255 个，其中错义 / 无义突变 165 个，剪接突变 38 个，小的缺失 23 个，小的插入 7 个，大片段缺失 2 个，调控区突变 20 个。突变分布在基因整个编码区，热点突变包括 p.E25K、p.T38C、p.N57D、p.C178Y、p.Q211X、p.A244V、p.R304Q、p.C310F、p.F328S、p.C329G、p.H348Q、p.R353Q、p.G354C、p.T359M、p.G5989A、p.C10798T、c.1128delC 等。

（石玉芝　张乐橦）

参考文献

[1] Mariani G, Herrmann FH, Dolce A, et al. Clinical phenotypes and factor Ⅶ genotype in congenital factor Ⅶ deficiency. Thromb Haemost, 2005, 93: 481-487

[2] Mariani G, Dolce A, Marchetti G, et al. Clinical picture and management of congenital factor Ⅶ deficiency. Haemophilia, 2004, 10 (Suppl 4): 180-183

[3] Lapecorella M, Mariani G. International registry on congenital factor VIID. Factor VII deficiency: defining the clinical picture and optimizing therapeutic options. Haemophilia, 2008, 14: 1170-1175

[4] Arbini AA, Mannucci PM, Bauer KA. A thr359-to-met mutation in factor Ⅶ of a patient with a hereditary deficiency causes defective secretion of the molecule. Blood, 1996, 87: 5085-5094

[5] Wulff K, Herrmann FH. Twenty two novel mutations of the factor Ⅶ gene in factor Ⅶ deficiency. Hum Mutat, 2000, 15: 489-496

[6] Rosen E. Mice lacking factor Ⅶ develop normally but suffer fatal perinatal bleeding. Nature, 1997, 390:290-294

500 凝血因子X缺乏症
(factor X deficiency; OMIM 227600)

一、临床诊断

(1) 概述

凝血因子X缺乏症是一种罕见的遗传性出血性疾病，为常染色体隐性遗传。其致病基因为 *F10*。

(2) 临床表现

凝血因子X缺乏症是罕见病。在人群中的发病率为 1/(50 万 ~100 万)[1]。凝血因子X缺乏症可累及多个器官、系统，临床症状主要表现为器官自发性出血，常见的自发性出血包括皮肤挫伤青紫、血肿、鼻出血、关节出血、颅内出血和胃肠道出血[2]。女性患者可仅表现为月经过多[3]。

(3) 辅助检查

凝血酶原时间 (PT) 和活化部分凝血活酶时间 (APTT) 通常延长，严重缺乏凝血因子X的患者出血时间也可能延长。凝血因子XI：C 测定或 Biggs 凝血活酶生成试验可确定诊断。影像学上，各器官呈出血性影像学改变。颅内出血可表现为急性脑出血和慢性硬膜下出血的影像学改变 (图 500-1，图 500-2)。

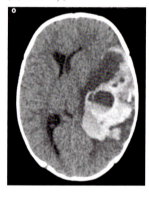

图 500-1 凝血因子X缺乏症导致脑出血

左侧大脑半球脑实质出血，中线移位，脑室受压 (Haemophilia，2011，17: 759-763)

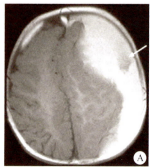
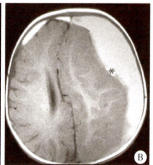

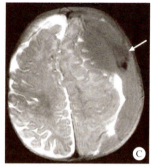
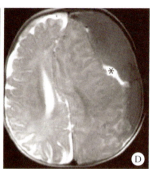

图 500-2 凝血因子X缺乏症所致慢性硬膜下出血

A、C. 箭头所指 T_1 (此处无改变) 信号、T_2 低信号提示为急性期出血；B、D. 星号所标 T_1、T_2 高信号提示亚急性病灶 (Pediatr Neurosurg，2010，46: 54-57)

(4) 病理表现

尚无报道。

(5) 受累部位病变汇总 (表 500-1)

表 500-1 受累部位及表现

受累部位	主要表现
脑	脑出血、慢性硬膜下血肿
皮肤、黏膜	皮肤紫癜、鼻出血、牙龈出血
肌肉、关节	肌肉血肿、关节出血
胃肠道	胃肠道出血
生殖系统	月经量过多

二、基因诊断

(1) 概述

F10 基因，即编码凝血因子X的基因，位于 13 号染色体长臂 3 区 4 带 (13q34)，基因组坐标为 (GRCh37): 13: 113777113-113803843，基因全长 26 731bp，包含 8 个外显子，编码 488 个氨基酸。

(2) 基因对应蛋白结构及功能

F10 基因编码凝血信号通路中维生素 K 依赖性凝血因子X。这个因子的蛋白前体经过多个处理步骤切除RKR三肽而转化成为一个成熟的双链结构。这个双链结构由一或多个二硫键结合在一起；轻链包含两个类 EGF 结构域，而重链包含的催化域结构与其他止血丝氨酸蛋白酶同源。活化肽链的剪切激活了成熟凝血因子X的功能，这种剪切由凝血因子Ⅸ a(内在途径) 或Ⅶ a(外在途径) 所介导。在凝

血过程中 V a、Ca^{2+} 粒子同时存在的条件下，活化的凝血因子将凝血素转化为凝血酶。*F10* 基因突变导致凝血因子 X 不足，诱发不同程度的出血性疾病。

(3) 基因突变致病机制

在一位由凝血因子 X 缺陷导致的凝血障碍患者中，Reddy 等发现在 *F10* 基因上存在 2 个复合性杂合突变。这名患者在术后持续出血。实验结果表明凝血因子 X 活性值和抗原值分别为正常值的 14% 和 36%。这是第一个在分子水平上描述凝血因子 X 缺乏症的案例[4]。

凝血因子 F10 蛋白中的 Gla 结构域负责与 Ca^{2+} 依赖性磷脂膜结合。F10 结合蛋白，来自蛇毒的抗凝血蛋白，能够特异性结合 F10 蛋白的 Gla 结构域。F10 结合蛋白与 F10 蛋白 Gla 结构域结合形成的肽复合物的晶体结构表明，抗凝作用是由于与膜结合至关重要的 2 个 Gla 结构域部分都被包埋在形成的复合物中。由此，Gla 结构域可以是抗凝药的新目标，蛇毒抗凝血的原理可为设计抗凝血药物提供基础。

(4) 目前基因突变概述

目前人类基因突变数据库报道的 *F10* 基因突变有 111 个，其中错义 / 无义突变 93 个，剪接突变 5 个，小的缺失 8 个，小的插入 1 个，大片段缺失 4 个。突变分布在基因整个编码区，无突变热点。

（石玉芝 高晓岖）

参考文献

[1] Uprichard J, Perry DJ. Factor X deficiency. Blood Rev, 2002, 16: 97-110

[2] Herrmann FH, Auerswald G, Ruiz-Saez A, et al. Factor X deficiency: clinical manifestation of 102 subjects from Europe and Latin America with mutations in the factor 10 gene. Haemophilia, 2006, 12: 479-489

[3] Singh V, Kakkar T, Digra SK, et al. Factor X deficiency: a rare cause of puberty menorrhagia. Indian J Pediatr, 2013, 80: 607, 608

[4] Reddy SV, Zhou ZQ, Rao KJ, et al. Molecular characterization of human factor X(San Antonio). Blood, 1989, 74: 1486-1490

501, 502 家族性冷自身炎症反应综合征
(familial cold autoinflammatory syndrome, FCAS)
(501. FCAS1 型, OMIM 120100; 502. FCAS2 型, OMIM 611762)

一、临床诊断

(1) 概述

本病又称为家族性冷荨麻疹综合征 (FCAS)，1940 年由 Kile 和 Rusk 首先报道。FCAS 为常染色体显性遗传病，极为罕见，发病率小于 1/100 万，目前报道病例主要见于北美和欧洲[1]。FCAS1 致病基因主要为 *NLRP3*，其编码的蛋白质在白介素 -1(IL-1) 炎症通路中起信号转导作用[2]。后发现一部分 FCAS 患者，即 FCAS2 患者，其致病基因为 *NLRP12*，其编码的蛋白质在免疫系统应对病原体机制中起重要作用[3]。

(2) 临床表现

FCAS1 与 FCAS2 临床表现一致，典型症状包括在遇冷刺激 1~2h 之后出现荨麻疹 (图 501-1)、发热、关节痛 / 炎，症状持续 12~48h。其他临床表现包括结膜炎、大量出汗、头晕、头痛、恶心及极度口渴[1]。少数情况下患者仅表现为反复发热[4]。亦

有报道部分患者表现为角膜炎和相关角膜瘢痕[5]，重症患者可出现淀粉样变 (图 501-2)。临床诊断标准包括：①遇冷刺激后出现的反复发作性发热、皮疹；②常染色体显性遗传病；③发病年龄小于 6 个月；④大多数发作持续时间小于 24h；⑤存在与发作相关的结膜炎；⑥无耳聋、眶周水肿、淋巴结肿大及浆膜炎表现[1]。符合上述标准中的 4 项或 4 项以上即强烈提示患有 FCAS 的可能[6]。

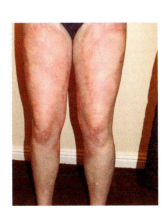

图 501-1 FCAS 患者可由寒冷或潮湿环境诱发弥漫性皮疹

(Arthritis Research & Therapy, 2013, 15: R30)

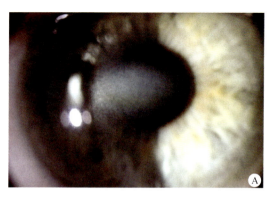

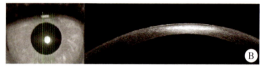

图 501-2　眼部症状

A. 裂隙灯检查示角膜瘢痕伴铁沉积环；B. 相应部位前节光学相干断层
扫描可见前基质高反射率 (Can J Ophthalmol, 2014, 49: 304-306)

(3) 辅助检查

本病诊断主要依据典型临床表现，基因检测有助诊断。此外疾病发作期急性炎症物质升高，可见多形核白细胞及血清 C 反应蛋白升高等。

(4) 病理表现

疾病发作期荨麻疹组织学表现为血管扩张，真皮水肿，大量中性粒细胞、单核细胞和嗜酸粒细胞浸润，白细胞破碎性血管炎和淀粉样沉积。皮肤活检示表皮正常，真皮轻度炎症，外周血单核细胞浸润，免疫荧光未显示有补体的沉积。

(5) 受累部位病变汇总（表 501-1）

表 501-1　受累部位及表现

受累部位	主要表现
中枢神经系统	发作性头痛
肌肉、软组织	阵发性肌痛、发作性四肢肿胀
皮肤	发作性斑丘疹，伴／不伴瘙痒
骨骼	发作性关节疼痛
肾脏	肾脏淀粉样变，于病程晚期出现（不常见）
眼睛	结膜炎、角膜炎和相关角膜瘢痕

二、FCAS1 型基因诊断

(1) 概述

NLRP3 基因，编码 pyrin 样蛋白，位于 1 号染色体长臂 4 区 4 带 (1q44)，基因组坐标为 (GRCh37): 1:247579247-247612410，基因全长 33 164bp，包含 9

个外显子，编码 1037 个氨基酸。

(2) 基因对应蛋白结构及功能

NLRP3 基因编码 pyrin 样蛋白，该蛋白含有一个热蛋白结构域 (PYD)、一个核苷酸结合结构域 (NBS) 和一个富含亮氨酸的重复单元 (LRR motif)。该蛋白质与凋亡相关斑点样蛋白 PYCARD／ASC 相互作用，其中包含细胞凋亡蛋白酶 (caspase) 招募结构域，是 NALP3 炎症小体复合物的一个成员。NALP3 炎症小体复合物作为 NF-κB 信号通路上游的激活剂，在炎症的调控、免疫应答和细胞凋亡过程中发挥作用。

(3) 基因突变致病机制

目前，已经在 FCAS1 的患者中确定了几个 *NLRP3* 基因的突变。这些突变位于 3 号外显子，如 c.1317C>T、c.592G>A、c.1880A>G[7]。研究人员认为，基因突变导致 pyrin 样蛋白活跃，从而在受寒等因素下引起发热和炎症的症状。

Brydges 等建立了两个新型的 *Nlrp3* 突变敲入小鼠模型用于模拟周期性综合征 (cryopyrin associated periodic syndrome，CAPS)，以此来鉴定其他炎症介质和适应性免疫反应在天然免疫性疾病中的作用。这些小鼠患有系统性炎症并且生长缓慢，与一些人类周期性综合征患者相似，早期的死亡主要由骨髓细胞介导。将这些突变的小鼠进行交配从而产生不同的敲除（突变）背景，印证小鼠的疾病表型需要一个完整的炎症小体，只是部分依赖于 IL-1β，独立于 T 淋巴细胞。他们的实验结果显示，周期性综合征确实是炎症，并且为炎症性疾病的研究提供了一种可行研究方法[8]。

(4) 目前基因突变概述

目前人类基因突变数据库收录的 *NLRP3* 基因突变有 92 个，其中错义／无义突变 88 个，剪接突变 3 个，小的缺失 1 个。

三、FCAS2 型基因诊断

(1) 概述

NLRP12 基因，编码 NACHT、LRR 和 PYD 结构域蛋白 12(NACHT，LRR and PYD domains containing protein 12)，位于 19 号染色体长臂 1 区 3 带 4 亚带 2 次亚带 (19q13.42)，基因组坐标为 (GRCh37): 19: 54296838-54327648，基因全长 30 811bp，包含 10 个外显子，编码 1062 个氨基酸。

(2) 基因对应蛋白结构及功能

NLRP12 基因编码一个 caterpiller 家族蛋白成员，该蛋白是一种细胞质蛋白，包含一个 N 端热蛋白结构域 (PYD)、一个中央的寡聚核苷酸结构域 (NACHT)、一个 NACHT 关联的结构域和一个 C 端亮氨酸重复的结构域 (LRR)。NACHT 能通过 ASC 介导 CASP1 的激活和通过 IKK 促进 NF-κB 信号通路的激活，该蛋白的一个炎症衰减因子在激活的单核细胞内抑制炎症反应。

(3) 基因突变致病机制

2008 年，Jeru 等在 2 个 FCAS2 家系均检出 *NLRP12* 基因的突变。其中一个家系的父亲及其两个双胞胎儿子患有 FCAS2，均检出 *NLRP12* 基因的 3 号外显子 c.850C>T(p.R284X) 杂合突变。其表现包括受冷引发的阵发性发热、关节痛、肌肉痛和荨麻疹。另一个家系为父亲和女儿患有 FCAS2，检出 *NLRP12* 基因的 3 号内含子的 c.2072+3insT 杂合突变。女儿的表型更严重，包括受冷后出现阵发性发热、腹痛、口腔溃疡和关节痛。体外功能表达实验表明突变的 *NLRP12* 基因对 NF-κB 的抑制作用相对于野生型弱 [9]。

本病尚无相应的分子研究，致病机制未明。

(4) 目前基因突变概述

目前人类基因突变数据库报道的 *NLRP12* 基因突变有 3 个，其中错义 / 无义突变 2 个，小的插入 1 个。

（吕肖玉　赵容丽　周宝津）

参考文献

[1] Hoffman HM, Wanderer AA, Broide DH. Familial cold autoinflammatory syndrome: phenotype and genotype of an autosomal dominant periodic fever. J Allergy Clin Immunol, 2001, 108 (4): 615-620

[2] Agostini L, Martinon F, Burns K, et al. NALP3 forms an IL-1beta-processing inflammasome with increased activity in Muckle-Wells autoinflammatory disorder. Immunity, 2004, 20:319-325

[3] Caso F, Rigante D, Vitale A, et al. Monogenic autoinflammatory syndromes: state of the art on genetic, clinical, and therapeutic issues. International Journal of Rheumatology, 2013, 2013: 15

[4] Stych B, Dobrovolny D. Familial cold auto-inflammatory syndrome (FCAS): characterization of symptomatology and impact on patients' lives. Curr Med Res Opin, 2008, 24 (6): 1577-1582

[5] Espandar L, Boehlke CS, Kelly MP. First report of keratitis in familial cold autoinflammatory syndrome. Can J Ophthalmol, 2014, 49:304-306

[6] Hoffman HM, Wright FA, Broide DH, et al. Identification of a locus on chromosome 1q44 for familial cold urticaria. Am J Hum Genet, 2000, 66:1693-1698

[7] Hoffman HM, Mueller JL, Broide DH, et al. Mutation of a new gene encoding a putative pyrin-like protein causes familial cold autoinflammatory syndrome and Muckle-Wells syndrome. Nat Genet, 2001, 29: 301-305

[8] Brydges SD, Mueller JL, McGeough MD, et al. Inflammasome-mediated disease animal models reveal roles for innate but not adaptive immunity. Immunity, 2009, 30: 875-887

[9] Jeru I, Duquesnoy P, Fernandes-Alnemri T, et al. Mutations in NALP12 cause hereditary periodic fever syndromes. Proc Nat Acad Sci, 2008, 105:1614-1619

503　家族性地中海热
(familial Mediterranean fever, FMF; OMIM 249100)

一、临床诊断

(1) 概述

家族性地中海热 (FMF)，也称为亚美尼亚疾病，是一种遗传性炎性紊乱。FMF 是一种自身炎性疾病，由 *MEFV* 突变引起。*MEFV* 编码一种含 781 个氨基酸的热蛋白 (pyrin)。

这种紊乱又称为家族性阵发性多肌炎、周期性腹膜炎 [1]、良性阵发性腹膜炎、周期性疾病或周期性发热、Reimann 周期性疾病或 Reimann 综合征、Siegal-Cattan-Mamou 疾病或 Wolff 周期性疾病。

(2) 临床表现

临床表现分为很多种。90% 的患者通常在 18 岁之前有临床表现 [2]。所有患者病情都在 2~4h 内发展，无论何处受累，持续 6h 到 4 天。大多数患者都有发热表现。腹部受累以腹部疼痛为特点，影响全腹，包括各种腹膜炎征象 (腹部感染) 和急性腹部疼痛，类似阑尾炎。

(3) 辅助检查

感染后会出现急性期反应，C 反应蛋白水平升高，白细胞计数和其他炎症反应指标升高。长期感染者，监测肾功能对预测慢性肾衰竭很重要。

基因检查对检测 *MEFV* 基因突变可行。基因外显子序列 2、3、5 和 10 可检测 97% 的突变。

FMF 特异性高敏度检查是间羟胺兴奋剂检查 (MPT)，阳性结果提示患者感染疾病可能性高 [3]。

(4) 病理表现

暂无资料。

二、基因诊断

(1) 概述

MEFV 基因，编码热蛋白 (pyrin)，位于 16 号染色体短臂 1 区 3 带 3 亚带 (16p13.3)，基因组坐标为 (GRCh37):16:3292028-3306648，基因全长 14 621bp，包含 10 个外显子，编码 781 个氨基酸。

(2) 基因对应蛋白结构及功能

MEFV 基因编码热蛋白，是先天免疫反应的重要调节因子。该基因突变导致的家族性地中海热是一种遗传性周期性发热的综合征。

(3) 基因突变致病机制

通过研究 165 个来自 65 个家系的 FMF 患者，国际 FMF 协会于 1997 年在 *MEFV* 基因第 10 个外显子上确定了 3 种不同的错义突变，这些突变都不会导致蛋白质截短，这与地中海发热炎症的周期性出现特性相符 (一种蛋白在稳定状态下会正常行使功能，但在压力状态下则会出现代谢失调)[6]，同时，该协会在不同种族的 *MEFV* 基因中确定了 4 种突变，其中 72% 携带其中 1~2 种突变 [7]。

Gershoni-Baruch 等于 2002 年研究发现，1 个家系存在 4 种不同的 *MEFV* 基因突变分离，分别为 p.V726A、p.M694V、p.M680I 和 p.K695R。其中 3 个父母和 1 个祖父母都携带 2 个突变，但并未表现出疾病。而在 *MEFV* 基因含有 2 个复合杂合突变的

9 个孙代中，只有 p.M694V/ p.V726A 或 p.M694V/ p.M680I 基因型表现出疾病。然而，1 个父亲和 1 个祖母携带 p.M694V/p.V726A 复合杂合基因型时并没有表现出疾病，而含有同一基因型的 4 个孙代从小就表现出病症，表明额外的环境和遗传修饰也会对致病与否发挥作用 [8]。

本病尚无相应的分子研究，致病机制未明。

(4) 目前基因突变概述

目前人类基因突变数据库收录的 *MEFV* 基因突变有 155 个，其中错义 / 无义突变 133 个，剪接突变 10 个，调控区突变 6 个，小的缺失 2 个，小的插入 4 个。

（储成成　储　丹）

参考文献

[1] Erbil U. 2006. Current Opinions in Pediatric Rheumatology. Hauppauge: Nova Science Publishers, 276

[2] Chae JJ, Wood G, Richard K, et al. The familial mediterranean fever protein, pyrin, is cleaved by caspase-1 and activates NF-kappaB through its N-terminal fragment. Blood, 2008, 112 (5): 1794-1803

[3] Livneh A, Langevitz P. Diagnostic and treatment concerns in familial Mediterranean fever.Baillieres Best Pract Res Clin Rheumatol, 2000, 14 (3): 477-498

[4] Barakat MH, El-Khawad AO, Gumaa KA, et al. Metaraminol provocative test: a specific diagnostic test for familial Mediterranean fever. Lancet, 1984, 1 (8378): 656-657

[5] Huppertz HI, Michels H. The metaraminol provocation test in the diagnosis of familial Mediterranean fever. Monatsschr Kinderheilkd, 1988, 136 (5): 243-245

[6] Consortium IF. Ancient missense mutations in a new member of the RoRet gene family are likely to cause familial Mediterranean fever. Cell, 1997, 90: 797-807

[7] Consortium FF. A candidate gene for familial Mediterranean fever. Nature genetics, 1997, 17: 25

[8] Gershoni-Baruch R, Shinawi M, Shamaly H, et al. Familial mediterranean fever: The segregation of four different mutations in 13 individuals from one inbred family: Genotype–phenotype correlation and intrafamilial variability. American Journal of Medical Genetics, 2002, 109: 198-201

504~507 范科尼贫血
(Fanconi anemia)(504. FANCA, OMIM 227650; 505. FANCC, OMIM 227645; 506. FANCD2, OMIM 227646; 507. FANCE, OMIM 600901)

一、临床诊断

(1) 概述

范科尼贫血 (FA) 是在 1927 年由瑞士医生 Fanconi 首先报道并命名[1]，其为常染色体或 X 连锁隐性遗传性疾病，至少有 7 个互补群已被确定[2]，包括互补群 A、互补群 B、互补群 C、互补群 D、互补群 E、互补群 F、互补群 G。目前已经克隆出四组疾病相关基因，包括互补群 C (*FANCC*; 3)、互补群 A (*FANCA*;4,5)，互补群 G (*FANCG*; 6) 和互补群 F (*FANCF*; 7)。

(2) 临床表现

范科尼贫血患者可表现为多样化的体形和智力发育障碍，进行性骨髓衰竭，以及继发性肿瘤三大主要症状与体征。先天性 / 发育异常包括异常皮肤色素沉积 (如咖啡牛奶斑)、骨骼畸形 (如桡骨畸形)、泌尿生殖系统畸形 (如马蹄肾)、胃肠道系统畸形 (如十二指肠闭锁) 等[3]。此外尚可表现有身材矮小及小头畸形等，但唯有拇指及上肢畸形等为较特异。血液系统的异常为范科尼贫血最严重的临床特征，可表现有单一或全血细胞减少，其中绝大多数患者是由于这些原因就诊，逐渐地表现为骨髓增生低下，最终约90%的患者死于骨髓衰竭[4]。然而，约 1/3 的患者无或仅有少数上述临床表现，因而难以诊断[5]。范科尼贫血可并发许多不同种类的良性及恶性疾病。良性并发症一般并发有不同程度的贫血、出血和感染、免疫能力低下、内分泌失调等。继发性肿瘤是范科尼贫血就诊的另一主要原因，其中包括恶性血液系统疾病及非血液系统的恶性实体瘤两大类。范科尼贫血可进展为骨髓异常增生综合征 (MDS)、急性髓性白血病 (AML)，范科尼贫血并发急性髓性白血病的风险比正常人高 800 倍。非血液系统的恶性实体瘤包括头部肿瘤、颈部肿瘤、妇科鳞状细胞癌及肝脏肿瘤[5, 6]。

(3) 辅助检查

一般实验室检查包括血象及骨髓象。疾病的不同阶段其实验室检查结果明显不同，可有单一血细胞或全血细胞减少，也可表现为巨细胞贫血、非血红蛋白病性胎儿血红蛋白增高。病程中晚期骨髓增生呈现明显低下，多数患者巨核细胞减少为明显表现。

双环氧丁烷 (DEB) 诱导的染色体断裂试验已广泛用于范科尼贫血的初筛。

对染色体断裂检查阳性的患者进行其互补亚型的确定以便进行分子水平的检测[7]。

(4) 病理表现

骨髓象检查早期可有红系增生及轻微病态造血，随病情进展出现骨髓造血衰竭，部分患者进展为骨髓增生异常综合征或急性粒细胞白血病。

(5) 亚型汇总 (表 504-1)

表 504-1 亚型汇总

FANC 亚型	致病基因
FANCA	*FANCA*
FANCC	*FANCC*
FANCD2	*FANCD2*
FANCE	*FANCE*

(6) 受累部位病变汇总 (表 504-2)

表 504-2 受累部位及表现

受累部位	主要表现
神经系统	精神发育迟滞
皮肤	贫血性苍白、易淤血、色素变化、色素过度沉着、咖啡牛奶斑
骨骼	身材矮小、低出生体重、桡骨发育不良、拇指畸形、拇指发育不良
头面部	小头畸形、斜视、小眼畸形、耳部畸形、耳聋
心脏	先天性心脏缺陷
泌尿生殖系统	肾脏畸形、肾脏缺失、重复肾、重复集合系统、马蹄肾、肾脏异位、隐睾

二、FANCA 基因诊断

(1) 概述

FANCA 基因，即编码范科尼贫血互补群蛋白的基因，位于 16 号染色体长臂 2 区 4 带 3 亚带 (16q24.3)，基因组坐标为 (GRCh37):16:89803959-89883066，基因全长 79 108bp，包含 44 个外显子，编码 1455 个氨基酸。

(2) 基因对应蛋白结构及功能

FANCA 基因编码的 FANCA 蛋白和 FANCC、FANCE、FANCF、FANCG、FANCL 蛋白组成了核内多蛋白复合物。该复合物在和 DNA 交联剂接触后会激活 FANCD2 蛋白在生长周期 S 阶段过程中的单泛素化，并通过 FA / BRCA 途径参与 DNA 损伤的修复。*FANCA* 基因突变与 FANCA 相关。

(3) 基因突变致病机制

Tipping 等于 2001 年对南非白种人的 26 个 FANCA 家庭使用小随体和单核苷酸多态性标记，检测出 5 个 *FANCA* 单倍型。随后，研究人员对 *FANCA* 基因突变扫描，发现这些单倍型有 4 种不同的基因突变[8]。

Waisfisz 等于 1999 年发现了二次序列的改变会导致纯合子 FANCA 患者的致病性微缺失和微插入，以及错义突变的功能性矫正。FANCA 的移码突变 c.1615delG 由 2 个额外的单碱基 c.1637delA 和 c.1641delT 缺失补偿。另一个 FANCA 移码突变 c.3559insG 由 c.3580insCGCTG 补偿[9]。

Wong 等于 2003 年构建了 *Fanca*$^{-/-}$ 小鼠模型，其中 *Fanca* 外显子 1 至 6 被替换为一种 β- 半乳糖苷酶。纯合子显示 FA 样表型，包括生长发育迟缓、小眼球、颅面畸形 (其他 *Fanca* 小鼠模型中未找到)、性腺功能减退。纯合子雌性模型表现出过早衰老及卵巢囊肿的发生率增加。纯合雄性表现出错配、减数分裂染色体的频率升高和生殖细胞凋亡的增加，表明这些在减数分裂重组过程中与 FANCA 形成相关。作者猜测范科尼贫血生化途径可能在生殖细胞的维持和在减数分裂重组中发挥作用[10]。

(4) 目前基因突变概述

目前人类基因突变数据库收录了 *FANCA* 基因突变 336 个，其中错义 / 无义突变 102 个，剪接突变 44 个，小的缺失 62 个，小的插入 17 个，大片段缺失 110 个，大片段插入 1 个。

三、FANCC 基因突变

(1) 概述

FANCC 基因，即编码范科尼贫血互补群基因之一，位于 9 号染色体长臂 2 区 2 带 3 亚带 2 次亚带 (9q22.32)，基因组坐标为 (GRCh37):9:97861336-98079991，基因全长 218 656bp，包含 15 个外显子，编码 558 个氨基酸。

(2) 基因对应蛋白结构及功能

FANCC 编码范科尼贫血互补群成员 C。范科尼贫血互补组 CFANC 目前包括 FANCA、FANCC、FANCB、FANCD1(也称 BRCA2)、FANCD2、FANCE、FANCF、FANCG、FANCI、FANCJ (也称 BRIP1)、FANCL、FANCM、FANCN(也称 PALB2)。范科尼贫血是一种遗传异质性隐性遗传病，主要特点为细胞遗传不稳定性、DNA 交联剂的超敏反应、染色体断裂增加，以及缺陷的 DNA 修复。范科尼贫血互补组成员之间没有序列相似性，它们共同组装成一种普遍的核蛋白复合体。

作为一种 DNA 修复蛋白，*FANCC* 基因编码 C 组成分蛋白的功能在于控制复制、修复和重组功能的正确性；在 DNA 氧损伤修复或者对某种基因毒性剂进行细胞被动防御的时候，维持特定双链缺口的末端连接的准确性；避免造血细胞因 IFNG、TNF 和 RNA 引起细胞毒性损伤；防止复制相关的双链 DNA 断裂的累积；抑制交叉连接诱导基因毒性、调节生长抑制细胞因子反应和内毒素反应；不直接调节长端粒，但是会调节短端粒起始的端粒重组；可能通过影响细胞端粒磨损和端粒复合来控制细胞的生存能力和永生能力；FANCA 和 FANCC 调节 TLR 和 MAPK14 依赖性的 IL1B 在巨噬细胞的表达[11]。

(3) 基因突变致病机制

在范科尼贫血患者中大约有 25% 会发生自发性基因嵌合，出现两种淋巴细胞亚群，其中一种对于交联剂高度敏感，另一种对交联剂表现出正常反应。

Lo Ten Foe 等于 1997 年通过单倍型对三位携带致病性 *FAC* 基因复合杂合突变的患者进行分析，揭示了嵌合体的分子机制：基因内的有丝分裂重组必然发生，导致野生型等位基因在回复突变体细胞内的分离，并表明有两种形式的重组[12]。

在一位患者中，在来自父亲和母亲的可遗传突变位点间发生了一次单一的基因内交换，并与位于

FAC 基因远端的分子标志相关联。在其他两位患者中，基因换位导致分离子丢失了一个致病突变。8 位患者中的 6 位患者存在基因嵌合，这 6 位患者贫血症状相对较轻，年龄从 9~30 岁不等。

Waisfisz 等于 1999 年揭示了在纯合的范科尼贫血患者中微缺失、微插入及错义突变的功能性矫正，原因是发生了顺式的补偿性二次序列改变。在 *FANCC* 基因中，第 1749 位的 T 到 G 的突变，导致了蛋白质第 496 位由亮氨酸变为精氨酸，这种突变会通过基因第 1748 位从 C 到 T 的改变产生一个半胱氨酸的密码子来矫正。尽管预测的蛋白质与野生型不同，但是患者的 cDNAs 会与范科尼贫血细胞中对交联剂高度敏感的 cDNAs 互补，从而形成一种对野生型的功能上的纠正 [13]。

(4) 目前基因突变概述

目前人类基因突变数据库报道了 *FANCC* 基因突变 27 个，其中错义 / 无义突变 12 个，剪接突变 7 个，小的缺失 6 个，小的插入 2 个。

四、FANCD2 基因诊断

(1) 概述

FANCD2 基因，编码范科尼贫血群 D2 蛋白，位于 3 号染色体短臂 2 区 6 带 (3p26)，基因组坐标为 (GRCh37):3:10068113-10143614，基因全长 75 502bp，包含 43 个外显子，编码 1471 个氨基酸。

(2) 基因对应蛋白结构及功能

FANCD2 基因，编码范科尼贫血互补群 D2 蛋白，为染色体稳定性的维持所必需。它可以在减数分裂过程中促进同源基因配对的高效性与准确性；通过同源重组和单链退火参与到 DNA 双链断裂的修复过程中；也可能参与了 DNA 损伤中 S 期和 G_2 期检查点的激活；在细胞分裂后预防错误分离的染色质的损坏和丢失起到了重要作用，特别是在复压应力以后；为复压应力引起的，BLM 定位并非稳定到着丝粒异常结构的过程所必需；促进 BRCA2/FANCD1 加载到损坏的染色质上；也可能参与 B 淋巴细胞免疫球蛋白的类型转换过程 [14]。

(3) 基因突变致病机制

Timmers 等于 2001 年通过分析细胞系 (PD20、VU008、PD733，来自于三个无亲缘关系的 FANCD 家庭)，确定了 D2 互补群。通过将 *FANCD2* cDNA 用反转录病毒导入 FANCD2 细胞，表明可以对细胞

的丝裂霉素 C 敏感性进行功能性补偿 [15]。

Kalb 等于 2007 年对 33 位范科尼贫血互补群 D2 的患者进行突变分析：在 66 个突变的等位染色体中，有 34 个会导致异常的剪接模式。许多变异都是重复出现并且与种族有相关性，且都拥有相同的等位基因单倍型。没有两个等位基因均出现无效突变的情况，在得到的患者细胞系中两种 FANCD2 的蛋白抗原都可以检测到。这些分析表明，与基因敲除小鼠模型不同，在范科尼贫血互补群 D2 患者中，*FANCD2* 不会完全的缺失 (这也是由 *FANCD2* 突变组合而限制的)。尽管是亚等位基因变异，但此类患者在临床上会出现相对严重的范科尼贫血症状 [16]。

(4) 目前基因突变概述

目前人类基因突变数据库报道了 *FANCD2* 基因突变 40 个，其中错义 / 无义突变 17 个，剪接突变 15 个，小的缺失 6 个，小的插入 1 个，小的插入缺失 1 个。

五、FANCE 基因诊断

(1) 概述

FANCE 基因，即编码范科尼贫血互补群 (FANC) E 蛋白的基因，位于 6 号染色体短臂 2 区 1 带 3 亚带 1 次亚带 (6p21.31)，基因组坐标为 (GRCh37): 13: 35420116-35434918，基因全长 14 803bp，包含 11 个外显子，编码 537 个氨基酸。

(2) 基因对应蛋白结构及功能

范科尼贫血互补群 (FANC) 蛋白被组装成一个核内蛋白的复合体，在 DNA 交联修复中发挥作用。*FANCE* 基因编码的是其中的 E 蛋白。E 蛋白在核内 FANCC 积累及连接 FANC 复合体和 FANCD2 的过程中起重要作用。

(3) 基因突变致病机制

在由 Joenje 等报道的土耳其 FANCE 患者中，2000 年，de Winter 等确定了 *FANCE* 基因 c.355C>T 纯合突变，导致翻译在第 119 位谷氨酰胺提前终止 (p.Q119X)[17,18]。患者的父母和一个兄弟检出是杂合突变。在孟加拉国一个 FANCE 患者的研究中，de Winter 等确定了 *FANCE* 基因外显子 c.421C>T 的纯合突变，导致翻译在第 141 位精氨酸提前终止 (p.R141X)，其父母都是杂合突变 [18]。在由 Waisfisz 等报道的土耳其 FANCE 患者中，de Winter 等检出了 *FANCE* 基因在 5 号内含子上的纯

合突变，能够导致可变剪接，序列分析表明，该突变导致的剪接插入了 6 个核苷酸，包括一个阅读框内的终止密码子[18, 19]。

本病尚无相应的分子研究，致病机制未明。

(4) 目前基因突变概述

目前人类基因突变数据库收录了 *FANCE* 基因突变 8 个，其中错义/无义突变 6 个，剪接突变 1 个，小的插入 1 个。突变分布在基因整个编码区，无突变热点。

（吕肖玉　储成成　刘　欣　周　若
储　丹　田晓芬）

参考文献

[1] Fanconi G. Familiare infantile perniziosaartige Anamie(pernizioses Blutbild und Konstitution). Disorder Jahrb Kinderh, 1927(117):257-280

[2] Joenje H, Levitus M, Waisfisz Q, et al. Complementation analysis in fanconi anemia: Assignment of the reference FA-H patient to group A. Am J Hum Genet, 2000, 67:759-762

[3] Soulier, J. 2011. Fanconi anemia. Hematology Am Soc Hematol Educ Program, 2011:492-497

[4] Liu JM, Auerbach AD, Young NS. Fanconi anemia presenting unexpectedly in an adult kindred with no dysmorphic features. Am J Med, 1991, 91(5): 555-557

[5] Kook H. Fanconi anemia: current management. Hematology, 2005, 1: 108-110

[6] Kutler DI, Singh B, Satagopan J, et al. A 20-year perspective on the International Fanconi Anemia Registry (IFAR). Blood, 2003, 101:1249-1256

[7] Chandra S, Levran O, Jurickova I, et al. A rapid method for retrovirus-mediated identification of complementation groups in Fanconi anemia patients. Moleeular Therapy, 2005, 12(5)：976-984

[8] Tipping AJ, Pearson T, Morgan NV, et al. Molecular and genealogical evidence for a founder effect in Fanconi anemia families of the Afrikaner population of South Africa. Proc Nat Acad Sci, 2001, 98: 5734-5739

[9] Waisfisz Q, Morgan NV, Savino M, et al. Spontaneous functional correction of homozygous Fanconianaemia alleles reveals novel mechanistic basis for reverse mosaicism. Nature Genet, 1999, 22: 379-383

[10] Wong JC, Alon N, Mckerlie C, et al. Targeted disruption of exons 1 to 6 of the Fanconi anemia group A gene leads to growth retardation, strain-specific microphthalmia, meiotic defects and primordial germ cell hypoplasia. Hum Mol Genet, 2003, 12: 2063-2076

[11] Pang Q, Christianson TA, Keeble W, et al.The Fanconi anemia complementation group C gene product: structural evidence of multifunctionality. Blood, 2000, 98:1392-1401

[12] Lo Ten Foe JR, Kwee ML, Rooimans MA, et al. Somatic mosaicism in Fanconi anemia: molecular basis and clinical significance. Eur J Hum Genet, 1997, 5(3):137-148

[13] Waisfisz Q, Morgan NV, Savino M, et al. Spontaneous functional correction of homozygous Fanconi anaemia alleles reveals novel mechanistic basis for reverse mosaicism. Nature Genet, 1999, 22: 379-383

[14] Freie BW, Ciccone SLM, Li X, et al. A role for the Fanconi anemia C protein in maintaining the DNA damage-induced G2 checkpoint. Biol Chem, 2003, 279: 50986-50993

[15] Timmers C, Taniguchi T, Hejna J, et al. Positional cloning of a novel Fanconi anemia gene, FANCD2. Mol Cell, 2000, 7: 241-248

[16] Kalb R, Neveling K, Hoehn H, et al. Hypomorphic mutations in the gene encoding a key Fanconi anemia protein, FANCD2, sustain a significant group of FA-D2 patients with severe phenotype. Am J Hum Genet, 2007, 80: 895-910

[17] Joenje H, Oostra AB, Wijker M, et al. Evidence for at least eight Fanconi anemia genes. Am J Hum Genet, 1997, 61: 940-944

[18] de Winter JP, Leveille F, van Berkel CG, et al. Isolation of a cDNA representing the Fanconi anemia complementation group E gene. Am J Hum Genet, 2000, 67: 1306-1308

[19] Waisfisz Q, Saar K, Morgan NV, et al. The Fanconi anemia group E gene, FANCE, maps to chromosome 6p. Am J Hum Genet, 1999, 64: 1400-1405

508　Fanconi-Bickel 综合征
(Fanconi-Bickel syndrome, FBS; OMIM 227810)

一、临床诊断

(1) 概述

Fanconi-Bickel 综合征 (FBS) 是一种罕见的常染色体隐性遗传病，自 1949 年第 1 例报道至今，全球共报道不足 200 例。已报道的 FBS 的临床特点包括肝糖原贮积、空腹低血糖、餐后高血糖、高半乳糖血症及以糖尿为突出表现的近端肾小管功能障碍等[1]。

下面以我国发现的 2 例患者为例介绍本病的临床表现及辅助检查。

(2) 临床表现

病例 1：广西桂平人，女婴，1 岁 6 个月，因"运动发育倒退 5 月余"于 2009 年 4 月 20 日就诊。患儿为足月顺产，胎龄 39 周，出生体重 2.5 kg，身长 50 cm。生后 4~5 个月会抬头，8 个月会坐，10 个月能扶站，12 个月起 (来诊前 5 个月) 不能扶站。出生后 4 个月起有反复腹泻。父母非近亲结婚，有一个哥哥有类似病史，2 岁时腹泻后死亡。另有一个姐姐 19 岁、一个哥哥 17 岁，均体健。查体：身高 67.3cm，体重 7.1kg，头围 45cm，方颅，可见枕秃，前囟 0.7cm×0.7cm，出牙 12 颗，娃娃脸，肋缘外翻，可见肋串珠，肝左肋下 7cm、剑突下 5cm 可及，手镯、足镯征 (+)，余无特殊。

病例 2：海南琼县人 (瑶族)，母亲为广西人，男婴，1 岁 11 个月，因"腹胀 1 年，加重 1 月余"于 2010 年 3 月 8 日就诊，伴不能扶走。患儿为足月顺产，出生体重 2.45kg。出生后发育迟缓，7 个月会抬头，10 个月会坐，12 个月会扶站，至今不能独走，12 个月会发单音，1.5 岁起会讲简单词语。父母非近亲结婚。查体：身高 67cm，体重 7.3kg，头围 44cm，前囟未闭 (0.5cm×0.5cm)，出牙 10 颗，娃娃脸。肝左肋下 7.13cm，剑突下 7cm 可及，手镯、足镯征 (+)，轻度 O 形腿。双下肢肌力Ⅳ级，余无特殊。

(3) 辅助检查

1) 一般检查：两例患儿均有少量蛋白尿，定性为 +~++。尿微量蛋白组合示以小分子蛋白增高为主。两例均有中至大量的尿糖，且在低血糖时尿糖仍阳性[2]。尿中呈现非特异性多种氨基酸增高。两例患儿均有重度代谢性酸中毒，经相关检查符合Ⅱ型肾小管性酸中毒。病例 1 仅轻度转氨酶增高 (在正常上限 2 倍以内)；病例 2 ALT 最高达 173IU/L，AST 最高达 245IU/L，经对症治疗后好转。两病例均有高脂血症：胆固醇分别为 4.9mmol/L 和 4.3mmol/L；三酰甘油分别为 1.9mmol/L 和 6.63mmol/L；高密度脂蛋白分别为 0.86mmol/L 和 0.44mmol/L；低密度脂蛋白分别为 3.83mmo1/L 和 1.83mmol/L。两例患儿血常规、血钠、血钾、肌酐水平、血白蛋白、胆红素、胆汁酸、血氨、血乳酸、甲胎蛋白、肝脏纤维化指标[3]、病毒抗体等均正常。血氨基酸、酰基肉碱和尿有机酸检查，除重症酮尿症外，未见异常。

2) 糖代谢相关检查：两例均有空腹低血糖，最低分别为 1.2mmol/L 和 1.9mmol/L；在低血糖时，尿糖仍有 ++~+++。餐后 2h 血糖波动在 7.6~9.7mmol/L。肝穿刺活检术结果均符合糖原贮积症特征[4]。

3) 影像学检查及特殊临床检查：两例患儿长骨 X 线片均提示活动性佝偻病改变。肝脏 B 超检查提示：肝脏均质性增大，无占位性病变。病例 1 双肾 B 超检查：双肾稍增大，肾乳头回声增强；病例 2 双肾 B 超检查未见异常。眼科检查两例均无白内障。

(4) 病理表现

暂无报道。

二、基因诊断

(1) 概述

SLC2A2 基因，编码细胞膜上的糖蛋白，位于 3 号染色体长臂 2 区 6 带 2 亚带 (3q26.2)，基因组坐标为 (GRCh37):3:170714137-170744768，基因全长 30 632bp，包含 13 个外显子，编码 524 个氨基酸。

(2) 基因对应蛋白结构及功能

SLC2A2 基因编码一种跨膜糖蛋白，包括 12 个跨膜螺旋环，存在于肝、胰岛 B 细胞、肠上皮细胞基底外侧膜、肾小管上皮细胞，能够介导葡萄糖在肝细胞中的双向运输，有助于 B 细胞葡萄糖的吸收，同时也参与小肠和肾脏中 Na⁺/ 葡萄糖的协同转运及葡萄糖的运输[4]。

(3) 基因突变致病机制

FBS 是一种罕见的常染色体隐性遗传病，*SLC2A2* 基因突变是 FBS 的主要致病原因之一。Santer 等于 1997 年在 FBS 家系中发现了一个位于 4 个胸腺嘧啶残基 (446-449) 上的 1bp 缺失突变，还发现了两个点突变 c.1251C>T、c.1405C>T[4]，此后 FBS 患者 *SLC2A2* 基因的其他突变位点也相继被发现，包括 IVS2-2A>G 剪接位点突变，p.Q287X 无义突变，p.L389P 和 p.V423E 错义突变，425 位氨基酸的 TAA 密码子缺失突变、p.N32K 突变、p.K5X 突变等。这些突变位点均造成 SLC2A2 蛋白翻译异常从而失去了葡萄糖转运活性，导致轻度葡萄糖及半乳糖吸收不良[5]。

本病尚无相应的分子研究，致病机制未明。

(4) 目前基因突变概述

目前人类基因突变数据库收录了 *SLC2A2* 基因突变 48 个，其中错义 / 无义突变 20 个，剪接突变 9 个，小的缺失 8 个，小的插入 3 个，小的缺失插入 2 个，大片段插入 1 个，调控区突变 5 个。

（储成成 杨 欢）

参考文献

[1] Fanconi G, Bickel H. Die chronische Aminoacidurie(Aminos aeurediabetes oder nephrotischglukosurischer Zwergwuchs) bei der Glykogenose undder Cystinkrankheit. Helv Pediat Acta, 1949, 4(5): 359-396

[2] Santer R, Steinmann B, Schaub J. Fanconi-Bickel syndrome—a congenital defect of facilitative glucose transport. Curr Mol Med, 2002, 2(2): 213-227

[3] Seheepers A, Joost HG, Scharmann A. The glucose transporter families SGLT and GLUT: molecular basis of normal and aberrant function. J Parenter Enteral Nutr, 2004, 28(5): 364-371

[4] Santer R, Schneppenheim R, Dombrowski A, et al. Mutations in GLUT2, the gene for the liver-type glucose transporter, in patients with Fanconi-Bickel syndrome. Nature Genet, 1997, 17(3)：324-326

[5] Sakamoto O, Ogawa E, Ohura T, et al. Mutation analysis of the GLUT2 gene in patients with Fanconi-Bickel syndrome. Pediatr Res, 2000, 48:586-589

509　法伯脂肪肉芽肿
(Farber lipogranulomatosis; OMIM 228000)

一、临床诊断

(1) 概述

法伯脂肪肉芽肿又称为 Farber 病 (Farber disease)，是一种罕见的常染色体隐性遗传的溶酶体贮积病，由神经酰胺酶或酰基鞘氨醇酶缺乏所致。由 Farber 在 1957 年首先描述。致病基因为 *ASAH1*，其编码酸性神经酰胺 (*N*- 酰基鞘氨醇酰胺水解酶，EC3.5.1.23)[1]，神经酰胺缺乏可致脂质物质沉积，从而导致关节、肝脏、咽喉及中枢神经系统等畸形。

(2) 临床表现

法伯脂肪肉芽肿起病形式各不相同，目前根据疾病严重程度、发病年龄及受累部位分为 7 种亚型[2]。主要受累器官包括心脏、肺脏、肝脏、脾，也有中枢神经系统受累的报道[3,4]。临床特征性表现为声音嘶哑、失音、皮炎、骨关节畸形、肉芽肿反应和中枢神经系统异常[2]。本病通常发生在出生 1 周至 1 岁婴儿，两性均可受累。发病后逐渐出现喂养困难、啼哭无力，在关节周围出现大小不等的类风湿关节炎样结节，伴皮下肿胀、红斑和疼痛，可出现进行性关节僵直，可累及指间、掌指、腕、肘、踝和膝关节等，出现结节是本病的特征性表现 (图 509-1)。结节也可出现于面部、背部，如出现在声带可导致患儿哭闹时声音嘶哑 (喉软骨固定所致)，甚至呼吸窘迫。患儿肢体常出现疼痛、皮肤过敏，可有精神运动发育迟滞或衰退，可出现呼吸困难、吞咽困难和呕吐，逐渐发生关节挛缩，多于 2 岁以后死于营养不良或反复感染等并发症。文献报道[2] 非典型类型如急性新生儿暴发型，表现为肝脾大及精神运动衰退，于出生 2~3 周死亡。进行性神经型以缓慢进展的智力衰退为主，有时眼底可见樱桃红斑。与其他鞘脂积累病相似，有些患儿可无明显的神经系统症状、体征，可存活到 20~30 岁。

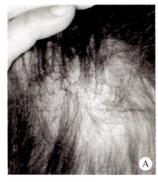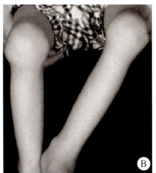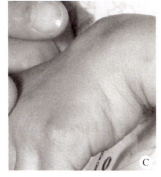

图 509-1 患者头皮结节及手部皮下结节

[Brain & Development，2012，34 (5): 400-404]

(3) 辅助检查

关节结节活检发现泡沫细胞有重要诊断意义，CSF 蛋白可增高，测定白细胞或培养的皮肤成纤维细胞神经酰胺酶活性降低可确诊，羊水细胞培养检测酸性神经酰胺酶活性可用于产前诊断。患者磁共振检查可见弥漫性深部脑白质体积减少，尤以侧脑室枕角下降较为明显，继而出现幕上幕下脑室系统扩张等表现[5]（图 509-2）。

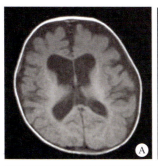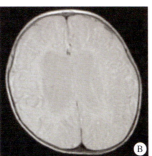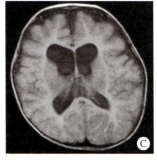

图 509-2 T₁ 加权像 (A)、T₂ 加权像 (B)、Flair 像 (头部 MRI，C)

[Brain & Development，2012，34 (5): 400-404]

(4) 病理表现

典型表现为单核 - 吞噬细胞系统出现细胞间线形管状 Farber 小体、神经元中出现条带状"斑马"小体 (图 509-3)。

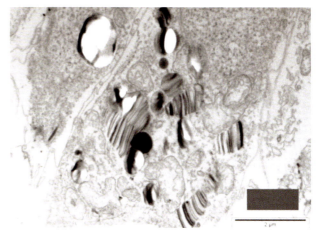

图 509-3 皮肤活检电镜下检查示溶酶体增大，"斑马"小体

[Brain & Development，2012，34 (5): 400-404]

(5) 受累部位病变汇总 (表 509-1)

表 509-1 受累部位及表现

受累部位	主要表现
神经系统	精神运动发育迟滞或衰退，可发生痴呆，进行性神经型以缓慢进展的智力衰退为主
眼睛	进行性神经型患者有时眼底可见樱桃红斑
皮肤	皮下结节，伴皮下肿胀、红斑和疼痛
关节	进行性关节僵直、关节结节、肢体疼痛、生长发育迟缓
内脏	非典型类型如急性新生儿暴发型可见肝脾大，结节出现于声带，可有声音嘶哑，严重时出现呼吸窘迫等

二、基因诊断

(1) 概述

ASAH1 基因，即编码 N 端酰基鞘氨醇酰胺水解酶 1 的基因，位于 8 号染色体短臂 2 区 2 带 (8p22)，基因组坐标为 (GRCh37):8:17913925-17942507，基因全长 28 583bp，包含 16 个外显子，编码 411 个氨基酸。

(2) 基因对应蛋白结构及功能

ASAH1 基因编码的蛋白质，由非糖基化的 α 亚基和糖基化的 β 亚基组成。该基因编码的蛋白催化神经酰胺到鞘磷脂的合成和降解。*ASAH1* 基因的突变会引起胞内溶酶体储存紊乱，最终导致法伯脂肪肉芽肿。

(3) 基因突变致病机制

Bar 等在 2001 年发现了导致法伯脂肪肉芽肿的

6 个 *ASAH* 基因突变：3 个点突变导致单个氨基酸被替换，1 个内含子连接位点突变导致外显子跳跃，2 个点突变导致偶尔的或者全部的外显子跳跃。后面两个突变发生在毗邻的核苷酸，会引起相同外显子不正常的连接。研究人员在 4 例患者的成纤维细胞进行代谢流标记实验发现，虽然这些个体中有合成神经酰胺酶前体蛋白，但突变的成熟神经酰胺酶在溶酶体发生蛋白的快速水解[6]。

Kattner 等在 1997 年报道了一例患有严重法伯脂肪肉芽肿的患者，该患者在 3 岁死亡[7]。Alves 等在 2013 年在该患者的 *ASAH1* 基因检测到了 2 个产物缺失的复合杂合突变 (c.917+4A>G 及 p.G284X)。这种比较严重的表型与全长蛋白的丢失具有相关性[8]。

本病尚无相应的分子研究，致病机制未明。

(4) 目前基因突变概述

目前人类基因突变数据库收录了 *ASAH1* 基因突变 17 个，其中错义 / 无义突变 13 个，剪接突变 2 个，小的缺失 1 个，小的插入 1 个。

（吕肖玉　陈晓敏）

参考文献

[1] Sugita M, Dulaney JT, Moser HW. Ceramidase deficiency in Farber's disease (lipogranulomatosis). Science, 1972, 178:1100-1102

[2] Levade T, Moser HW, Fensom AH, et al. Neurodegenerative course in ceramidase deficiency(Farber disease) correlates with the residual lysosomal ceramideturnover in cultured living patient cells. J Neurol Sci, 1995, 134:108-114

[3] Devi AR, Gopikrishna M, Ratheesh R, et al. Farber lipogranulomatosis: clinical and molecular genetic analysis reveals a novel mutation in an Indian family. J Hum Genet, 2006, 51:811-814

[4] Zhang Z, Mandal AK, Mital A, et al. Human acid ceramidase gene: novel mutations in Farber disease. Mol Genet Metab, 2000, 70:301-309

[5] Chedrawi AK, Al-Hassnan ZN, Al-Muhaizea M. Novel V97G ASAH1 mutation found in Farber disease patients:Unique appearance of the disease with an intermediate severity, and marked early involvement of central and peripheral nervous system. Brain & Development, 2012, 34 (5):400-404

[6] Bar J, Linke T, Ferlinz K, et al. Molecular analysis of acid ceramidase deficiency in patients with Farber disease. Hum Mutat, 2001, 17: 199-209

[7] Kattner E, Schafer A, Harzer K. Hydropsfetalis: manifestation in lysosomal storage diseases including Farber disease. Europ J Pediat, 1997, 156: 292-295

[8] Alves MQ, Le Trionnaire E, Ribeiro I, et al. Molecular basis of acid ceramidase deficiency in a neonatal form of Farber disease: identification of the first large deletion in ASAH1 gene. Mol Genet Metab, 2013, 109: 276-281

510　家族性致死性失眠症
(fatal familial insomnia, FFI; OMIM 600072)

一、临床诊断

(1) 概述

家族性致死性失眠症是一种常染色体显性遗传性朊蛋白疾病，致病基因为 *PRNP*，即人朊蛋白基因 178 位密码子中的天冬氨酸 (Asp) 被天冬酰胺 (Asn) 替换。1986 年由 Lugaresi 等首先报道[1]。

(2) 临床表现

家族性致死性失眠症主要临床症状为正常睡眠 – 觉醒周期紊乱，交感神经兴奋性增高，不同类型的内分泌异常及注意力明显下降[2]。顽固性失眠，主要表现为入睡困难、夜间易醒、多梦、梦游，并进行性加重，伴有惊恐发作等；随意运动障碍，主要为共济失调、构音障碍、吞咽困难、肌阵挛等；自主神经功能障碍，可有多汗、流涎、多泪、血压升高、发热和心动过速等。晚期可出现呼吸急促、反常呼吸、情感障碍、皮质性痴呆、木僵、运动减少、震颤、不能站立，最后进入昏迷，突然死亡。

(3) 辅助检查

1) 本病可在发病前根据基因检测诊断。

2) 皮质醇水平增高，促皮质激素水平降低，促生长素、泌乳素和褪黑素昼夜周期异常等。

3) EEG 检查显示，睡眠纺锤波减少，出现 K 波复合。本病脑电图可有特殊表现：睡眠期间表现为梭形波，快动眼睡眠相异常；不能用药物诱导出睡眠活动。

4) PET 检查在丘脑、尾状核、中脑、额叶及颞叶皮质等部位可见低代谢状态[3]（图 510-1）。

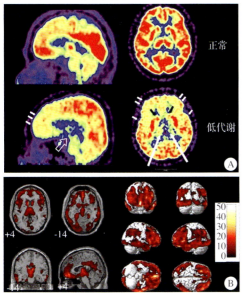

图 510-1　头部 ^{18}F-FDG 正电子发射断层显像

A. 双侧丘脑（长箭头）、尾状核（黑箭头）、中脑（空箭头）、额叶及颞叶皮质（短箭头）低代谢状态；B. 双侧尾状核、丘脑、下丘脑、额颞叶、扣带后回、楔前叶及中脑明显低代谢状态（Case Rep Neurol，2014，6:243-250）

(4) 病理表现

病变部位主要在丘脑前腹侧和背内侧核。皮质活检常显示轻至中度的星形胶质细胞增生，常累及深层[4]。有的病例可累及海马回下脚、下橄榄体、小脑皮质（图 510-2）。

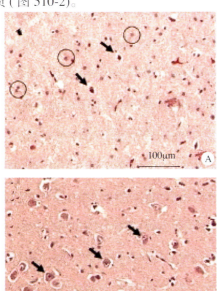

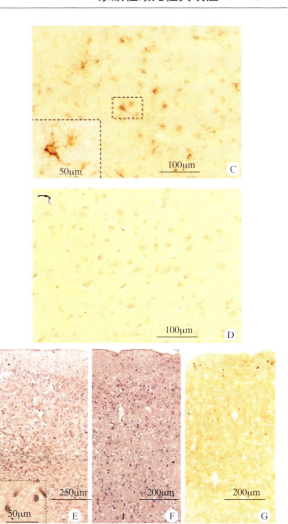

图 510-2　组织学和免疫组织化学表现

A. 大量神经元丢失及丘脑背内侧核星形胶质细胞增生，箭头指向神经元，圆圈内为反应性星形胶质细胞；B. 对照组，无朊蛋白病，年龄匹配，相同丘脑核团组织学表现，箭头指向神经元；C. 胶质细胞原纤维酸性蛋白免疫组织化学检查，示丘脑背内侧核反应性星形胶质细胞增生；D. 对照组无此表现；E. 额叶可见明显星形胶质细胞增生，高倍镜下（左下角）可见 3 个反应性星形胶质细胞；F. 顶叶海绵状变性；G. 大脑皮质（海马旁回），可见明显点状或者"突触状" PrP 免疫染色（BMC Neurology，2011，11:136）

(5) 受累部位病变汇总（表 510-1）

表 510-1　受累部位及表现

受累部位	主要表现
神经系统	失眠、顽固性睡眠障碍、渐进性自主神经功能障碍、肌阵挛、共济失调、构音障碍、梦呓、痴呆、丘脑神经元丢失，主要累及丘脑背内侧核、脑干亦可有神经元丢失
眼	间歇性复视
呼吸系统	发作性呼吸暂停
消化系统	吞咽困难、便秘
泌尿系统	尿潴留

二、基因诊断

(1) 概述

PRNP 基因，编码朊蛋白，位于 20 号染色体短臂 1 区 3 带 (20p13)，基因组坐标为 (GRCh37): 20:4666797-4682234，基因全长 15 438bp，包含 2 个外显子，编码由 253 个氨基酸组成的朊蛋白。

(2) 基因对应蛋白结构及功能

非病原性的朊蛋白 (PrP^c) 是一种 N 端糖基化蛋白，含有一个二硫键，通过 C 端的磷脂酰肌醇与细胞膜相连。PrP^c 有大的 α - 螺旋结构，而病原性的朊蛋白是 β 折叠结构[5]。在不同类型的传染性神经退行性海绵状脑病中发现，朊蛋白含有 5 个八肽组成的不稳定的串联重复序列结构。

(3) 基因突变致病机制

通过对来自 5 个无亲缘关系的家庭中的 14 例家族性致死性失眠症患者进行研究，Montagna 等发现 M129 多态性位点为纯合子的患者在发病时更容易出现多梦、失眠和神经异常，然而该位点为 M/V129 杂合子的患者在发病时会出现共济失调和构音困难，初期伴有括约肌功能丧失和癫痫[6]。Dauvilliers 等阐述了 M129 纯合子的家族性致死性失眠症患者在一年内有严重的失眠症，复发性梦的情节、连续运动过度活跃和严重的神经异常等临床症状。相反，M/V129 杂合子患者两年后才会有这些症状出现，如失眠或假性嗜睡、严重共济失调和构音障碍疾病发作，或者发生轻微的神经异常[7]。

Tobler 等研究了朊蛋白 (PrP) 缺失小鼠的日常生活情况，发现这些小鼠的日常行为与家族性致死性失眠症患者相似[8]。Jackson 等发现小鼠 D177N 突变的 PrP 蛋白能引起生理、行为和病理等的异常，这一症状与人类致死性家族性失眠症相似[9]。纯合子小鼠病理学的改变表现为神经元萎缩、心室扩大、胶质增生等，同时发现少量的抗蛋白酶 -K 的 PrP，这些现象与人类家族性致死性失眠症相似。将突变动物的脑浆注入野生型的动物体内能引起相同的疾病，这也表明该疾病的传染性，PrP 蛋白单个氨基酸的改变能引发朊病毒的传染。PrP 缺失的小鼠即使被注入突变动物的脑浆，行为仍表现正常，从而表明 PrP 蛋白的表达需要达到一定的量才会发生疾病的传染。

(4) 目前基因突变概述

目前人类基因突变数据库报道了 *PRNP* 基因突变 84 个，其中错义 / 无义突变 48 个，大片段缺失 3 个，大片段插入 32 个，调控区突变 1 个。突变分布在基因整个编码区，无突变热点。

（吕肖玉　范艳群）

参考文献

[1] Lugaresi E, Medori R, Montagna P, et al. Fatal familial insomnia and dysautonomia with selective degeneration of thalamic nuclei. N Engl J Med, 1986, 315: 997-1003

[2] Collins S, Mclean CA, Masters CL. Gerstmann-Sträussler-Scheinker syndrome, fatal familial insomnia, and kuru: a review of these less common human transmissible spongiform encephalopathies. Journal of Clinical Neuroscience, 2001, 8(5):387-397

[3] Lee MJ, Shin J, Chung EJ, et al. Midbrain hypometabolism in fatal familial insomnia: a case report and a statistical parametric mapping analysis of a Korean family. Case Rep Neurol, 2014, 6:243-250

[4] Moody KM, Schonberger LB, Maddox RA, et al. Sporadic fatal insomnia in a young woman: a diagnostic challenge: case report. BMC Neurology, 2011, 11:136

[5] Vanik DL, Surewicz WK. Disease-associated F198S mutation increases the propensity of the recombinant prion protein for conformational conversion to scrapie-like form. J Biol Chem, 2002, 277:49065-49070

[6] Montagna P, Cortelli P, Avoni P, et al. Clinical features of fatal familial insomnia: phenotypic variability in relation to a polymorphism at codon 129 of the prion protein gene. Brain Path, 1998, 8: 515-520

[7] Dauvilliers Y, Cervena K, Carlander B, et al. Dissociation in circadian rhythms in a pseudohypersomnia form of fatal familial insomnia. Neurology, 2004, 63: 2416-2418

[8] Tobler I, Gaus SE, Deboer T, et al. Altered circadian activity rhythms and sleep in mice devoid of prion protein. Nature, 1996, 380: 639-642

[9] Jackson WS, Borkowski AW, Faas H, et al. Spontaneous generation of prion infectivity in fatal familial insomnia knockin mice. Neuron, 2009, 63: 438-450

511 法齐奥－隆德病
(Fazio-Londe disease; OMIM 211500)

一、临床诊断

(1) 概述

法齐奥－隆德病也称儿童进行性延髓麻痹 (progressive bulbar palsy of childhood)，Fazio、Londe 分别于 1892、1893 年描述了儿童、青少年及青年的进行性延髓麻痹，病变主要侵及脑桥及延髓运动神经核，不累及其他运动神经元，仅出现脑干运动神经受损症状，该病变较罕见，仅在 1992 年文献报道中对 24 例患者进行了详细描述。Fazio 通过早期病例观察认为本病可能为常染色体显性遗传，很少为 X 连锁，但实际上可能是常染色体隐性遗传[1, 2]。致病基因为 SLC52A3，其编码肠核黄素转运蛋白 (hRFT2)，本病为核黄素缺乏所致[1]。

(2) 临床表现

患者多于儿童时期起病，发病年龄通常小于 12 岁。本病主要表现为面、舌、咽、喉及眼肌 (偶尔) 的进行性麻痹，常伴喘鸣等呼吸系统症状，随后可出现双侧面瘫、眼睑下垂、构音障碍、吞咽困难等，症状逐渐加重直至死亡，有些患者会出现下颌及眼肌运动无力，甚至出现进行性耳聋[3]。本病通常进展迅速，患者由于吞咽困难和饮水不能而预后不良，约半数患者在发病后 2 年内死于呼吸肌麻痹和继发肺部感染[4]。

(3) 辅助检查

Bosch 等于 2011 年报道 Fazio-Londe 病，发现血缘家庭中的先证者，其酰基肉碱谱提示多种酰基辅酶 A 脱氢酶缺乏[1]。

(4) 病理表现

病理检查显示，舌下神经核、疑核、面神经核及三叉神经运动核运动神经元丢失，有些病例动眼神经核神经细胞减少[5]。

(5) 爱累部位病变汇总 (表 511-1)

表 511-1 受累部位及表现

受累部位	主要表现
神经系统	延髓麻痹，吞咽困难，双侧面肌无力，呕吐反射消失，反射亢进

续表

受累部位	主要表现
呼吸系统	进行性喘鸣，膈肌运动减少
眼	眼睑下垂

二、基因诊断

(1) 概述

SLC52A3 基因，即编码溶质运载蛋白家族成员、核黄素转运蛋白的基因，位于 20 号染色体短臂 1 区 3 带 (20p13)，基因组坐标为 (GRCh37):20:740724-749228，基因全长 8505bp，包含 6 个外显子，编码 469 个氨基酸。

(2) 基因对应蛋白结构及功能

SLC52A3 基因编码一个核黄素转运蛋白，在肠部会过量表达，对肠道吸收核黄素起着重要作用。预测该蛋白质有 11 个跨膜域和一个细胞表面定位信号。该基因突变导致法齐奥－隆德病。

(3) 基因突变致病机制

Bosch 等[1] 在一个有血缘关系的家庭里发现 2 个法齐奥－隆德病患儿，发现他们在 SLC52A3 基因有一个错义突变 (p.W17R) 和一个无义突变 (p.Y213X)。

本病尚无相应的分子研究，致病机制未明。

(4) 目前基因突变概述

目前人类基因突变数据库没有收录 SLC52A3 基因的突变信息，但在文献中报道该基因有 2 个突变，错义突变 1 个，无义突变 1 个。

(吕肖玉 郭珍玉)

参考文献

[1] Bosch AM, Abeling NG, Ijlst L, et al. Brown-Vialetto-van Laere and Fazio-Londe syndrome is associated with a riboflavin transporter defect mimicking mild MADD: a new inborn error of metabolism with potential treatment. J Inherit Metab Dis, 2011, 34:159-164

[2] Green P, Wiseman M, Crow YJ, et al. Brown-Vialetto-van Laere syndrome, a ponto-bulbar palsy with deafness, is

caused by mutations in c20orf54. Am J Hum Genet, 2010, 86:485-489

[3] Ropper AH, Bmwn RH. Adams and Victor's Principle of Neumlogy. 8ᵗʰ ed. New York：McGraw-Hill, 2005, 947

[4] Gomez MR, Clermont V, Bernstein J. Progressive bulbar paralysis in childhood(Fazio-Londe's disease). Report of a case with pathologic evidence of nuclear atrophy. Arch Neurol, 1962, 6:317-323

[5] 王维治. 神经病学. 北京：人民卫生出版社, 2006：1441

512, 513　家族性热性惊厥
(febrile seizures, familial, FEB)
(512. FEB11, OMIM 614418; 513. FEB4, OMIM 604352)

一、临床诊断

(1) 概述

热性惊厥是在婴儿和儿童发生的与热性疾病相关 (非 CNS 感染、无明确的病理或外伤等原因) 的发作性疾病[1]。家族性热性惊厥有多种表型，其中，FEB4 为 GPR98 基因突变所致的常染色体显性遗传性疾病，FEB11 为羧肽酶 A6 基因 (CPA6) 突变所致的常染色体隐性遗传性疾病。

(2) 临床表现

与热性疾病相关的儿童期癫痫相对常见，并且占儿童期癫痫的大多数，通常发生于 6 个月至 6 岁，一般为自限性。患者多表现为与发热相关的全面性癫痫、单纯和复杂性部分性癫痫，全面性强直 – 阵挛发作等，FEB11 还可有颞叶癫痫及海马萎缩。尽管大多数热性惊厥患者不发展为癫痫，但其后发展为无热惊厥的风险是普通人群的 5~7 倍[2, 3]。

(3) 影像学表现

部分患者头颅 MRI 检查可见海马萎缩。

(4) 病理表现

尚不清楚。

(5) 亚型汇总 (表 512-1)

表 512-1　突变分型汇总

部分 FEB 亚型	致病基因
FEB3A	SCN1A
FEB3B	SCN9A
FEB4	GPR98
FEB8	GABRG2
FEB11	CPA6

(6) 受累部位病变汇总 (表 512-2)

表 512-2　受累部位及表现

亚型	受累部位	主要表现
FEB 4	中枢神经系统	与发热相关的全面性癫痫，全面性强直 - 阵挛发作，无颅内感染、明确的病理或外伤原因情况下的癫痫发作，发作通常不超过 15min，33% 患者癫痫复发，精神运动发育正常，2%~7% 儿童后期会发展成无热癫痫
	其他	3 个月至 5 岁起病，通常在 5 岁缓解
FEB 11	中枢神经系统	发热相关的全面性癫痫，单纯和复杂性部分性癫痫，全面性强直 - 阵挛发作，颞叶癫痫，海马萎缩
	其他	无颅内感染、明确的病理或外伤原因情况下的癫痫发作，婴儿期或儿童早期发病，儿童后期缓解

二、FEB11 基因诊断

(1) 概述

CPA6 基因，编码羧肽酶 A6，位于 8 号染色体长臂 1 区 3 带 2 亚带 (8q13.2)，基因组坐标为 (GRCh37)：8: 68334405-68658620，基因全长 324 216bp，包含 11 个外显子，编码 437 个氨基酸。

(2) 基因对应蛋白结构及功能

CPA6 基因，编码的蛋白属于羧肽酶家族，该蛋白催化 C 端氨基酸的释放，并且在消化食物和神经内分泌肽选择性生物合成中发挥功能。另外，该编码蛋白还可能在某些大脑区域参与脑啡肽和神经降压素的蛋白水解失活，也可能把不活跃的血管紧张素 I 转化成具有生物活性的血管紧张素 II。

(3) 基因突变致病机制

Salzmann 等通过对一个有 4 个患热性惊厥（其中一个还患有颞叶癫痫）近亲的摩洛哥家族进行了候选基因分析及纯合子定位，发现了 CPA6 基因的纯合突变 (p.A270V)。研究人员在体外功能表达研究中，发现由于受损的分泌物进入到细胞外基质，导致突变型蛋白比野生型活力低。这些 p.A270V 的纯合突变只有 40% 的残余酶活性，与功能缺失相符合[4]。

Wallace 等在家族研究报道中，对热性惊厥家族样本的 CPA6 基因进行筛查，没有发现任何致病性的突变[5]。但 Salzmann 等认为尽管如此，也不能排除这个家系中，突变有位于启动子或非编码区的可能，或 CPA6 基因发生了拷贝数变异[4]。

(4) 目前基因突变概述

目前人类基因突变数据库报道的 CPA6 基因突变有 1 个，为复杂的重排。有文献报道的错义/无义突变 1 个，拷贝数变异 1 个[4, 5]。

三、FEB4 型基因诊断

(1) 概述

GPR98 基因，即编码 G 蛋白偶联受体 98 的基因，位于 5 号染色体长臂 1 区 4 带 3 亚带 (5q14.3)，基因组坐标为 (GRCh37):5:89854617-90460254，基因全长 605 638bp，包含 90 个外显子，编码 6306 个氨基酸。

(2) 基因对应蛋白结构及功能

GPR98 基因编码 G 蛋白偶联受体超家族的成员。这个编码蛋白包含一个 7 次跨膜受体区域，与钙离子结合并在中枢神经系统中表达。该蛋白可能在中枢神经系统的发育中起重要作用。

(3) 基因突变致病机制

Nakayama 等对一个患有热性惊厥的大家系进行全基因组范围连锁分析，随后对发现的连锁关系在 39 个核心家系中进行了验证。通过多点非参数分析方法，发现在 D5S644 存在显著的连锁关系。而在 47 个家系中的传递不平衡检验，发现在标志物 D5S644、D5S652 和 D5S2079 中有热性惊厥的显著连锁不平衡。这些发现表明在 5q14—q15 上有某个基因，这里暂且称为 FEB4，对热性惊厥有易感性[3]。

由于在小鼠实验中发现 Mass1 基因突变是导致 Frings 小鼠品系音源性惊厥易感性的原因。Nakayama 等也在 48 个家族性热性惊厥家系的个体中，筛选 GPR98 或者 MASS1 的突变情况，提出其与 5q14 连锁的证据[7]。他们确定了 25 个 DNA 的变化情况，9 个错义多态性等位基因中，没有一个与热性惊厥显著关联，但是，在一个发热和热性惊厥的家系中发现有一个无义突变 (p.S2652X) 导致 C 端 126 个氨基酸残基的缺失。此结果提示 MASS1 基因的功能缺失突变可能是惊厥的原因，但是 MASS1 基因的突变并不可能是大多数热性惊厥家族的主要原因。

(4) 目前基因突变概述

目前人类基因突变数据库收录了 GPR98 基因突变 22 个，其中错义/无义突变 10 个，小的缺失 9 个，小的插入 2 个，大片段缺失 1 个。

（苏 芳 陈 苑）

参考文献

[1] Nabbout R, Prud. homme JF, Herman A, et al. A locus for simple pure febrile seizures maps to chromosome 6q22-q24. Brain, 2002, 125: 2668-2680

[2] Annegers JF, Hauser WA, Shirts SB, et al. Factors prognostic of unprovoked seizures after febrile convulsions. New Eng J Med, 1987, 316: 493-498

[3] Hedera P, Ma S, Blair MA, et al. Identification of a novel locus for febrile seizu res and epilepsy on chromosome 21q22. Epilepsia, 2006, 47: 1622-1628

[4] Salzmann A, Guipponi M, Lyons PJ, et al. Carboxypeptidase A6 gene (CPA6) mutations in a recessive familial form of febrile seizures and temporal lobe epilepsy and in sporadic temporal lobe epilepsy. Hum Mutat, 2012, 33: 124-135

[5] Wallace RH, Berkovic SF, Howell RA, et al. Suggestion of a major gene for familial febrile convulsions mapping to 8q13-21. J Med Genet, 1996, 33: 308-312

[6] Nakayama J, Hamano K, Iwasaki N, et al. Significant evidence for linkage of febrile seizures to chromosome 5q14-q15. Hum Mol Genet, 2000, 9: 87-91

[7] Nakayama J, Fu YH, Clark AM, et al. A nonsense mutation of the MASS1 gene in a family with febrile and afebrile seizures. Ann Neurol, 2002, 52: 654-657

514 FS1 综合征
(Feingold syndrome 1, FS1; OMIM 164280)

一、临床诊断

(1) 概述

1975 年法因戈尔德在描述了一家系中患有表现为小头畸形、手指异常、气管食管瘘、十二指肠闭锁和智力障碍的疾病，并命名为 Feingold 综合征 1(FS1 综合征)，该疾病为常染色体显性遗传疾病，本病发病率不详。

(2) 临床表现

FS1 综合征是累及多系统的疾病，异质性明显，即使在同一家系中，不同成员的临床表现也不同。本病特征性的临床表现为手指和脚趾异常，几乎所有患者均有特征性的第 2 和第 5 指缩短 (图 514-1)。其他常见的异常表现包括第 5 指向内弯曲、拇指发育不全、并趾 (第 2 和第 3 趾或第 4 和第 5 趾，图 514-2)。

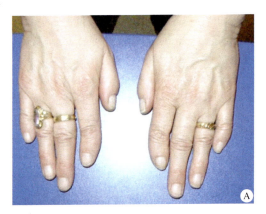

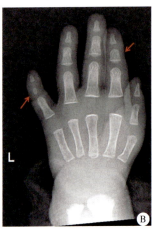

图 514-1 第 2 和第 5 手指
缩短
(NCBI Bookshelf, 2012, 1-17)

FS1 综合征其他临床表现如下：

1) 头面部异常：鼻孔前倾、内眦赘皮、面部不对称、小头畸形、小颌畸形、睑裂狭小、囟门小、三角脸。

2) 消化系统：常存在部分消化系统的先天闭锁，称为肠胃闭锁。在大多数情况下，堵塞发生在食管 (食管闭锁) 或小肠 (十二指肠闭锁) 的一部分，气管食管瘘部分存在副脾、无脾或多脾。

3) 其他：轻度至中度学习障碍，言语障碍，听力异常，动脉导管未闭及肾脏异常。

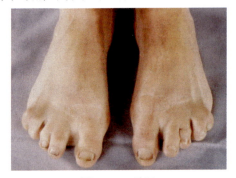

图 514-2 并趾
(NCBI Bookshelf, 2012, 1-17)

(3) 辅助检查

1) 主要临床特点：①手指或脚趾异常：手指缩短，拇指发育不全，并趾；②小头畸形；③眼睑狭小；④胃肠闭锁，特别是食管、十二指肠 (通常超声或 MR 诊断)。

2) 基因检测到 MYCN 基因突变或缺失可诊断 FS1 综合征，若没有基因 MYCN 异常的证据，那么具备上述 4 个典型临床表现时考虑诊断为 FS1 综合征[1]。

(4) 受累部位病变汇总 (表 514-1)

表 514-1 受累部位及表现

受累部位	主要表现
四肢	第 2 和第 5 指缩短，第 5 指内弯曲，拇指发育不全，并趾
头面部	小头畸形，小颌畸形，睑裂狭小
消化系统	食管、十二指肠闭锁，气管食管瘘
其他	学习障碍，言语障碍，听力异常，动脉导管未闭

二、基因诊断

(1) 概述

MYCN 基因，编码 E 级 bHLH 蛋白 37，位于 2 号染色体短臂 2 区 4 带 3 亚带 (2p24.3)，基因组坐标为 (GRCh37):2:16080683-16087129，基因全长 6447bp，包含 3 个外显子，编码 464 个氨基酸。

(2) 基因对应蛋白结构及功能

此基因为 *MYC* 基因家族的成员之一，编码含有基本的螺旋 – 环 – 螺旋 (bHLH) 结构域的蛋白。此蛋白位于细胞核，且须与其他 bHLH 蛋白二聚化来结合 DNA。

(3) 基因突变致病机制

在一个之前没有被报道过的 FS1 综合征患者家庭中，van Bokhoven 等发现患病的成员都携带一个微缺失突变，该缺失最大长度达 1.2Mb，由于此区域仅包括 *MYCN* 基因，而没有其他已知或已被预测的基因，该基因由此成为 FS1 综合征的主要候选基因 [2]。有发现称 *MYCN* 基因被 SHH (Sonic Hedgehog) 信号通路所激活，一些证据表明 SHH 通路在 TEF/EA 中被破坏 [2-4]。van Bokhoven 等对一组来自 23 个无血缘关系家庭的 FS1 综合征患者的 *MYCN* 基因进行测序，在 15 个家庭中发现了 12 种不同的杂合突变，包括在 2 个相邻的精氨酸残基上的 3 种不同的错义突变 [5]。

Marcelis 等分析了来自 50 个家庭的 93 名患者的 *MYCN* 基因，这些患者的临床表现被高度怀疑为 FS1 综合征 [1]。Marcelis 等确认了 16 种杂合突变，这些突变出现在 17 个家庭中的 26 名患者中，其中包含未经报道的 2 号外显子区发生的突变。作者回顾了 77 名突变阳性患者的临床特征，将其和之前最详细的综述 [7] 进行比较，发现最一致的异常特征是短中趾畸形和脚趾畸形，分别出现在 100% 和 97% 的患者身上，而头围小存在于 89% 的案例中。胃肠道闭锁是最重要的先天性异常 (55%)，而肾和心脏异常也分别占 18% 和 15%。Marcelis 等宣称，短中趾畸形、脚趾畸形、小头畸形表型的存在足以证明 *MYCN* 基因分析是正确的 [1]。

基因敲除小鼠证明了 c-Myc 和 N-Myc 在发育过程中起到同样关键的作用。缺失 Myc 家族任一基因的小鼠胚胎在发育 11.5 天内死亡。靶向沉默小鼠的 *Mycn* 基因实验证明其在发育过程中具有若干功能，包括影响肺的分支形态，以及在中肾小管、神经上皮细胞、感觉性神经节、消化道、心脏、四肢等部位的发育过程中发挥作用 [6-8]。

(4) 目前基因突变概述

目前人类基因突变数据库收录了 *MYCN* 基因突变 35 个，其中错义 / 无义突变 13 个，小的缺失 6 个，小的插入 10 个，大片段缺失 6 个。突变分布在基因整个编码区，无突变热点。

（张在强　梁　瀚）

参考文献

[1] Marcelis CLM, Hol FA, Graham GE, et al. Genotype-phenotype correlations in MYCN-related Feingold syndrome. Human Mutation, 2008, 29: 1125-1132

[2] Litingtung Y, Lei L, Westphal H, et al. Sonic hedgehog is essential to foregut development. Nat Genet, 1998, 20: 58-61

[3] Kenney AM, Cole MD, Rowitch DH. Nmyc upregulation by sonic hedgehog signaling promotes proliferation in developing cerebellar granule neuron precursors. Development, 2003, 130: 15-28

[4] Oliver TG, Grasfeder LL, Carroll AL, et al. Transcriptional profiling of the Sonic hedgehog response: a critical role for N-myc in proliferation of neuronal precursors. Proc Natl Acad Sci USA, 2003, 100: 7331-7336

[5] van Bokhoven H, Celli J, van Reeuwijk J, et al. MYCN haploinsufficiency is associated with reduced brain size and intestinal atresias in Feingold syndrome. Nat Genet, 2005, 37: 465-467

[6] Charron J, Gagnon JF, Cadrin-Girard JF. Identification of N-myc regulatory regions involved in embryonic expression. Pediatr Res, 2002, 51: 48-56

[7] Knoepfler PS, Cheng PF, Eisenman RN. N-myc is essential during neurogenesis for the rapid expansion of progenitor cell populations and the inhibition of neuronal differentiation. Genes Dev, 2002, 16: 2699-2712

[8] Ota S, Zhou ZQ, Keene DR, et al. Activities of N-myc in the developing limb link control of skeletal size with digit separation. Development, 2007, 134: 1583-1592

515　FS2 综合征
(Feingold syndrome 2, FS2; OMIM 614326)

一、临床诊断

(1) 概述

FS2 综合征为常染色体显性遗传病，1975 年由 Feingold 首次报道。其核心临床表现为小头畸形、身材矮小及指 / 趾畸形。De Pontual 等指出，*MIR17HG* 基因杂合缺失导致了 FS2 综合征患者上述临床表现[1]。

(2) 临床表现

FS2 综合征主要表现为小头畸形、短指 / 趾、第 2 指及第 5 指中指节畸形 (图 515-1)、拇指发育不良、脚趾畸形 (图 515-2)、轻度智力下降，与 FS1 综合征患者临床表现类似，但是无胃肠道闭锁及睑裂变短表现[2]。双侧第 5 指中指节缺失或发育不良可见于所有已报道病例，第 2 指中指节发育不良也常有描述。第 4 趾及第 5 趾并趾现象的患者占 86%，第 2 趾及第 3 趾并趾占 56%，多见于双侧[3]。

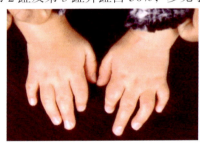

图 515-1　手指畸形

双侧第 2 指、第 5 指的中指节变短，左手第 2 指存在先天性指屈曲，注意患者拇指稍小 (American Journal of Medical Genetics，2003，122A: 294-300)

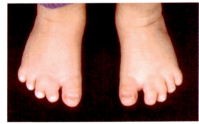

图 515-2　脚趾畸形

双侧第 2 趾、第 3 趾并趾，右足第 4 趾、第 5 趾并趾，注意左足第 1 趾、第 2 趾间距宽 (American Journal of Medical Genetics，2003，122A: 294-300)

(3) 辅助检查

骨骼 X 线检查可见第 2 指、第 5 指中指节畸形 (图 515-3)。并趾现象多见于第 4 趾与第 5 趾、第 2 趾与第 3 趾。

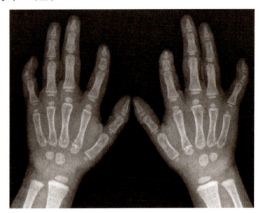

图 515-3　辅助检查

第 2 指及第 5 指中指节畸形，双侧第 5 指先天性指弯曲 (European Journal of Medical Genetics，2012，55)

(4) 病理表现

暂无相关报道。

(5) 受累部位病变汇总 (表 515-1)

表 515-1　受累部位及表现

受累部位	主要表现
中枢神经系统	轻度学习障碍
头面部	小头畸形，小颌畸形
耳	耳聋
骨骼	身材矮小，短中指 / 趾畸形，并趾，拇指发育不良
肾脏	肾功能异常
心脏	心功能异常

二、基因诊断

(1) 概述

MIR17HG 基因，即编码 MIR17-92 簇的主基因，位于 13 号染色体长臂 3 区 1 带 3 亚带 (13q31.3)，基因组坐标为 (GRCh37):13:92000074-92006829，基因全长 6756bp，包含 2 个外显子。

(2) 基因对应蛋白结构及功能

MIR17HG 基因是非蛋白编码的 RNA 基因，也

是编码 MIR17-92 簇 (至少 6 种 miRNAs) 的主基因，与细胞生存、增殖、分化和血管生成相关。目前已经在一些淋巴瘤和实体瘤中发现该基因的扩增。*MIR17HG* 基因的突变和 FS2 综合征有关。

(3) 基因突变致病机制

De Pontual 等于 2011 年在两个被诊断为 FS2 综合征且骨骼异常但无 *MYCN* 位点突变的先证患者中，发现 13q31.3 区域的杂合微缺失，且在两个家系中该突变是不相同的。该缺失在第一个患者中跨度为 2.89Mb，包含了 3 个基因：*LOC144776*、*MIR17HG* 和 *GPC5*；在第二个患者中，该缺失跨度为 165kb，只包含 *MIR17HG* 基因和 *GPC5* 基因的第一个外显子[1]。

Firth 等于 2009 年通过 DECIOHER 数据库搜索发现第三个 FS2 综合征的先证者的 13q31.3 区域有 180kb 的杂合微缺失，包含了整个 *MIR17GH* 基因座和 *GPC5* 的第一个外显子[4]。来自 3 个显性缺失患者的白细胞全 RNA 定量 RT-PCR 结果表明，*MIR17HG* 编码的 6 个 miRNA 表达量大约为对照组的 50%。De Pontual 等指出[1]，研究人员在一些健康人的基因组数据库中也发现了一些预测的 *GPC5* 功能缺失型突变，但这并没有导致结构的变异和多态性，而是直接影响了 MIR1- 簇编码的 miRNAs。

De Pontual 等建立了单个 *Mir17-92* 等位基因目标缺失的小鼠模型，该模型小鼠是可生存和可生育的，但是比野生型对照明显偏小。通过年龄和性别都相配的野生型和突变型成年小鼠的四肢骨骼分析

比较，发现杂合子的小鼠中具有明显缩短的第 5 指。突变型小鼠的其他手掌骨骼比野生型小鼠只有轻微的偏短。突变型小鼠的头骨分析显示前后轴变短，整体尺寸也减小，属于小头畸形。另外，*Mir17-92* 的目标缺失并没有导致生长中小鼠胚胎或小鼠胚胎成纤维细胞中的 *Gpc5* 负表达，表明 *Mir17-92* 才是影响半合子小鼠中关键特征的主要因素，而不是 *Gpc5*[1]。

(4) 目前基因突变概述

目前人类基因突变数据库没有收录 *MIR17HG* 基因突变信息，但在文献中报道该基因有 3 个小的缺失。

（吕肖玉　林志龙）

参考文献

[1] De Pontual L，Yao E，Callier P, et al. Germline deletion of the miR-17 approximately 92 cluster causes skeletal and growth defects in humans. Nat Genet, 2011, 43(10): 1026-1030

[2] Ganjavi H，Siu VM，Speevak M ，et al. A fourth case of Feingold syndrome type 2: psychiatric presentation and management. BMJ Case Reports, 2014, 207-501

[3] Courtens W，Levi S，Verbelen F, et al. Feingold syndrome: report of a new family and review. American Journal of Medical Genetics, 1997, 73:55-60

[4] Firth HV, Richards SM, Beva AP, et al. DECIPHER: database of chromosomal imbalance and phenotype in humans using Ensembl resources. Am J Hum Genet, 2009, 84: 524-533

516　胎儿运动功能丧失变型序列
(fetal akinesia deformation sequence, FADS; OMIM 208150)

一、临床诊断

(1) 概述

胎儿运动功能丧失变型序列 (FADS) 又称为 Pena-Shokeir 序列，1974 年由 Pena 和 Shokeir 首先报道[1]，FADS 是一种由胎儿运动呈持续性减少或消失导致的一系列的形变异常：表现为多发关节挛缩、肺发育不良、颅面部畸形、短脐带、羊水过多、胎儿宫内发育迟缓。本病是一种常染色体隐性遗传

病，致病基因为 *DOK7/RAPSN*。

(2) 临床表现

FADS 最常见的表现为中枢神经系统病变[2]，其主要临床特征包括宫内发育迟缓、颅面部畸形、多发关节挛缩 (图 516-1)、肺发育不良、短脐带及羊水过多。关节挛缩畸形在胎儿中并不少见，主要表现为肘、腕、膝、踝、指 / 趾等关节呈异常固定姿态。FADS 患者常合并羊水过多，可能导致小下颌、小胃泡、短肠及出生后喂养困难等[3]。多数产儿在

生后 1 个月内即死于严重肺部发育不良[4]，因而预后不佳。

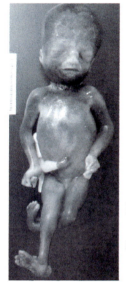

图 516-1　20~21 周 FADS 女性胎儿的大体外观

多发关节挛缩及轻度面部畸形 (Pediatric and Developmental Pathology，2010，13：492-496)

(3) 辅助检查

目前超声检查是 FADS 产前诊断的主要影像学检查手段。由于宫内运动功能减低或丧失会影响胎儿多个系统的正常生长发育，因此 FADS 胎儿常存在多种超声异常表现，如羊水过多、颜面部异常、短脐带、肺部发育不良及宫内发育迟缓等（图 516-2）。除超声检查外，MRI 检查在诊断中枢神经系统病变及评估胎肺发育上也有所帮助。

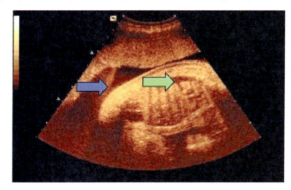

图 516-2　羊水过多（蓝色箭头）及胎儿水肿（绿色箭头）

(4) 病理表现

若累及中枢神经系统，其病理表现包括脑积水、大脑萎缩、脑白质病变、胼胝体发育不良、小脑萎缩、小脑蚓部发育不良与脊髓前角细胞变性等[5、6]。肌肉活检可见肌纤维较严重变异且合并明显肌纤维萎缩（图 516-3）。肌纤维直径从 <5mm（多数肌纤维）到少数小于 15mm。同时肌纤维中有新生及发育肌球蛋白表达，直径 7~12mm 的少许散在肌纤维有慢

肌球蛋白表达，大部分肌纤维，包括直径小于 5mm 的肌纤维有快肌球蛋白表达。肌筋膜内外疏松结缔组织表达增加。

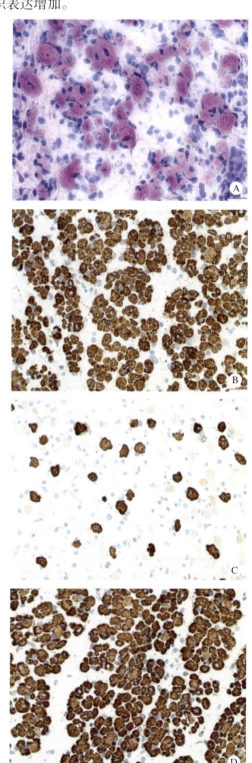

图 516-3　患儿肌肉活检行组织学和免疫组织化学检查

A. 苏木精 - 伊红染色示肌肉纤维大小不等伴大量萎缩肌纤维，疏松结缔组织增加；B. 快肌球蛋白抗体免疫组化检查示肌纤维包括极度萎缩肌纤维为 2 型；C. 慢肌球蛋白抗体免疫组化检查示散在 1 型肌纤维，通常直径较大；D. 所有肌纤维中均有发育肌球蛋白表达 (J Med Genet，2015，1:1-8)

(5) 受累部位病变汇总（表 516-1）

表 516-1　受累部位及表现

受累部位	主要表现
脑	脑积水，多小脑回，小脑发育不良，透明隔缺失，透明隔腔
骨骼	髋关节强直，肘关节强直，膝关节强直，踝关节强直，长骨变薄、变脆，腕尺侧偏斜，指屈曲，摇椅足，马蹄内翻足
肌肉	神经源性肌肉萎缩
面部	面无表情，长人中，小颌畸形，小折耳，耳朵向后旋转不良，眼球突出，眼距过远，睑裂短，眼睑下垂，鼻尖下陷，口小，高腭弓，腭裂，短颈
胸部	胸廓小，肋骨变薄
肺脏	肺部发育不良
胃肠道	短肠综合征
生殖系统	隐睾
其他	羊水过多，小胎盘或者胎盘异常，短脐带，早产，流产

二、基因诊断

(1) 概述（表 516-2）

表 516-2　基因亚型汇总

基因	染色体位置	基因组起止坐标	基因全长 (bp)	外显子数	氨基酸数
DOK7	4p16.3	(GRCh37):4: 3465033-3496209	31 177	7	504
RAPSN	11p11.2	(GRCh37):11:47459308-47470730	11 423	8	412

(2) 基因对应蛋白结构及功能

DOK7 基因编码停靠蛋白 7(Dok-7)，是一种选择性表达于肌肉细胞上的接头蛋白，能与磷酸化的肌肉特异性受体酪氨酸激酶 (MuSK) 相互作用。Dok-7 包括 N 端的一个与 pleckstrin 同源的 PH 结构域和一个能结合磷酸化酪氨酸的 PTB 结构域及与磷酸化的 MuSK 结合的 C 端区域。Dok-7 是神经肌肉突触发生中的必需因子，是肌肉特异性受体酪氨酸激酶 (MuSK) 的活化剂，调节突触后分化，包括神经递质乙酰胆碱受体 (AChR) 的聚集等。同时，Dok-7 还能诱导 MuSK 的自身磷酸化[7]。

RAPSN 基因编码突触受体缔合蛋白 (Rapsyn)，是一种突触后膜的外周膜蛋白，分子量为 43kDa，可在神经肌肉接头处的突触后膜募集乙酰胆碱受体 (AChR)。Rapsyn 包含几个结构域：一个 N 端豆蔻酰化信号，使 Rapsyn 靶向作用于细胞膜；促

进 Rapsyn 自缔合的 7 个 34 肽重复序列 (TPRs)；一个与 AChR 相互作用的卷曲螺旋域；一个与 β - 肌萎缩蛋白 (β -dystroglycan) 胞质区相互作用的富含 Cys 的 RING-H2 区域和一个 406 位的磷酸化位点[8]。Rapsyn 可在神经 - 肌肉接头处募集和锚定乙酰胆碱受体，可能与肌动蛋白或膜收缩蛋白直接相关。

(3) 基因突变致病机制

Vogt 等在血缘双亲的 3 个 FADS 后代中确定了 *RAPSN* 基因发生纯合的移码突变，证明此突变严重影响蛋白的稳定性，在来自孟加拉国血缘家庭的 3 个因患有重症肌无力而致死的小孩中确定了一个纯合的 *DOK7* 基因缺失突变[9]。

(4) 目前基因突变概述

目前人类基因突变数据库报道的 *DOK7* 基因和 *RAPSN* 基因突变情况如表 516-3。

表 516-3　基因突变汇总　（单位：个）

基因	突变总数	错义/无义数	剪接突变数	小的缺失数	小的插入数	大的缺失数	调控区突变数
DOK7	42	21	4	8	7	2	0
RAPSN	48	31		3	4	4	2

（吕肖玉　刘　杰）

参考文献

[1] Pena SD, Shokeir MH. Syndrome of camptodactyly, multiple ankyloses, facial anomalies, and pulmonary hypoplasia: a lethal condition. J Pediatr, 1974, 85(3)：373-375

[2] Banker BQ. Arthrogryposis multiplex congenita: spectrum of pathologic changes. Hum Pathol, 1986, 17(7)：656-672

[3] Hall JG. Pena Shokeir phenotype (fetal akinesia deformation sequence) revisited. Birth Defects Res A Clin Mol Teratol, 2009, 85：677

[4] Donker ME, Eijckelhof BH, Tan GM, et al. Serial postural and motor assessment of fetal akinesia deformation sequence(FADS). Early Hum Dev, 2009, 85:785

[5] Witters I, Moerman P, Fryns JP. Fetal akinesia deformation sequence : a study of 30 consecutive in utero diagnoses. Am J Med Genet, 2002, 113:23-28

[6] Yfantis H, Nonaka D, Castellani R, et al. Heterogeneity in fetal akinesia deformation sequence (FADS) :autopsy confirmation in three 20-21-week fetuses. Prenat Diagn, 2002, 22：42

[7] Hallock PT, Xu CF, Park TJ, et al. Dok-7 regulates neuromuscular synapse formation by recruiting Crk and Crk-L. Genes Dev, 2010, 24: 2451-2461

[8] Ohno K, Sadeh M, Blatt I, et al. E-box mutations in the

RAPSN promoter region in eight cases with congenital myasthenic syndrome. Hum Mol Genet, 2003, 12: 739-748

[9] Vogt J, Harrison BJ, Spearman H, et al. Mutation analysis

of CHRNA1, CHRNB1, CHRND, and RAPSN genes in multiple pterygium syndrome/fetal akinesia patients. Am J Hum Genet, 2008, 82: 222-227

517　进行性骨化性纤维发育不良
(fibrodysplasia ossificans progressiva, FOP; OMIM 135100)

一、临床诊断

(1) 概述

进行性骨化性纤维发育不良 (FOP) 又称进行性肌肉骨化症 (myositis ossificans pmgressiva, MOP)，是一种罕见的遗传性、进行性结缔组织疾病，为常染色体显性遗传病，以多关节进行性活动障碍和进行性横纹肌异位骨化为特征表现。1692 年由 Patin 首先描述、Munchmeyer 首先报道，故又称为 Munchmeyer 病，1868 年 Von Busch 命名为骨化性肌炎。致病基因为 ACVR1，国外统计其发病率约为 1/200 万，无性别、种族等差异[1]。

(2) 临床表现

临床表现为特殊骨骼畸形 (主要是趾 / 指畸形和拇 / 蹈外翻) 合并筋膜、韧带、骨骼肌的进行性骨化，导致关节活动受限以致功能丧失。

骨骼畸形：可发生各种骨骼畸形，常表现为双侧对称性，足部蹈趾的畸形最为常见 (图 517-1)，此外还可见拇指短小外翻、手指弯曲畸形、大骨骺、宽股骨颈等[2]。

多发异位骨化：多发生于肌腱、韧带、筋膜、横纹肌等 (图 517-2 和图 517-3)，大部分病例为原发性出现，小部分由外伤、感染、手术等诱发并加重，异位骨化由近端向远端、由中轴骨向四肢骨发展，累及颈部肌群、咽肌、背肌等，少有累及腹壁软组织、膈肌等[3]。

关节功能障碍：肩关节和脊柱的运动受限最为显著，全部 FOP 患者均有此表现，病变也可累及听小骨致听力传导障碍[4]，下颌关节功能受累可导致不能进食而全身器官衰竭，其他临床表现包括头发稀疏、脱发、轻度智力障碍，患者最终多死于肺部感染或多器官衰竭。

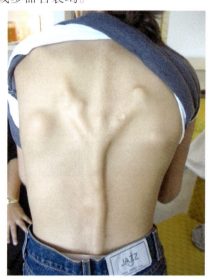

图 517-2　FOP 患者背部广泛异位骨化
(Nature Genetics，2006，38:525-527)

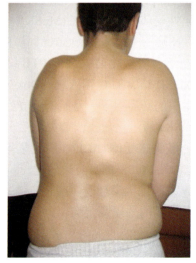

图 517-3　FOP 发作初期患者背部可出现肿瘤样包块
(Nature Genetics, 2006, 38:525-527)

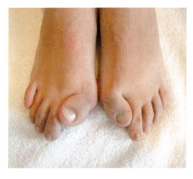

图 517-1　特征性蹈趾畸形及蹈外翻
(Nature Genetics，2006，38:525-527)

(3) 辅助检查

常规生化检查无助于诊断。X 线平片检查可以发现轻微的踇趾畸形及异位骨化（图 517-4）。在发生异位骨化前，常规 X 线骨扫描即可有异常发现。CT 检查可反映病变部位的软组织肿胀、与骨骼有关的异位骨化（图 517-5）、骨骼畸形等，故较 X 线检查较早发现病变；MRI 检查能早期发现软组织内信号异常，但不具特征性。Hagiwara 等[5] 报道 T_1WI、T_2WI 均表现为斑片状、条状高与极低混杂信号影，T_2W-SPAIR 可更清晰地反映病变情况，因病变周围脂肪组织被抑制而突出显示病变区域的极低信号区，表示局部骨化组织。但从诊断角度讲，复杂的影像检查是多余的。验证性基因检测亦可在某些实验室完成。

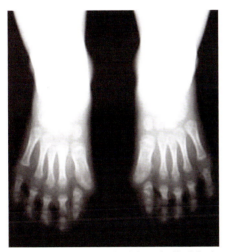

图 517-4 3 岁 FOP 儿童的足部前后位片
双侧对称的第 1 趾畸形
(Nature Genetics，2006，38:525-527)

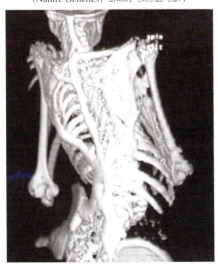

图 517-5 12 岁 FOP 患者背部三维重建 CT 平扫，示典型广泛异位骨化
(Nature Genetics，2006，38:525-527)

(4) 病理表现

FOP 患者病变部位主要在间叶组织，早期组织学改变为水肿、成纤维细胞及成肌纤维细胞增生，逐渐融合形成软组织包块并转化为骨组织。由于软组织大量骨化，可导致其周围关节运动障碍，最终导致关节畸形及强直。

(5) 受累部位病变汇总（表 517-1）

表 517-1 受累部位及表现

受累部位	主要表现
中枢神经系统	智力障碍
毛发	头发稀疏，青年性秃顶（女性多见）
耳部	传导性听力损害
软组织	可见软组织肿胀及骨化，大部分为自发性出现，小部分为继发性
骨骼关节	可见各种关节畸形，倾向于双侧对称性，足部踇趾畸形最常见。此外，手掌指骨、颈椎及股骨颈均可见畸形。关节功能障碍，肩关节和脊柱的运动受限最显著，全部 FOP 患者均有此表现，皆在 10 岁前出现

二、基因诊断

(1) 概述

ACVR1 基因，即编码转化生长因子 β 超家族信号蛋白的基因，位于 2 号染色体长臂 2 区 4 带 1 亚带 (2q24.1)，基因组坐标为 (GRCh37):2:158592958-158732373，基因全长 139 416bp，包含 18 个外显子，编码 509 个氨基酸。

(2) 基因对应蛋白结构及功能

ACVR1 基因编码激活素类蛋白，该蛋白属于 TGF-β 超家族的信号蛋白，是一种二聚体和细胞分化因子。激活素通过与丝氨酸激酶的异源二聚体（Ⅰ型由Ⅰ和ⅠB 链组成，Ⅱ型由Ⅱ和ⅡB 组成）作用进行信号转导。这些受体都是跨膜蛋白，由富含 Cys 的细胞外配体结构域、一个跨膜结构域和一个具有丝氨酸 / 苏氨酸特异性结合的胞质域构成。Ⅰ型受体对信号转导至关重要，Ⅱ型受体参与连接配体和调控Ⅰ型受体的表达。Ⅰ型受体和Ⅱ型受体与配体结合后形成一个稳定的复杂结构，Ⅱ型受体介导Ⅰ型受体的磷酸化。*ACVR1* 基因编码的激活素 AⅠ型受体，是与激活素Ⅱ型受体转录的同步信号。激活素类蛋白作为细胞间信号传递分子，在脊椎动物中胚层诱导方面起重要作用。

(3) 基因突变致病机制

Shore 等在研究 FOP 中发现 *ACVR1* 基因的突变对 FOP 的发生过程中具有重要作用。将近 90% 的 FOP 患者的 *ACVR1* 基因具有 c.617G>A，p.R206H 这个相同的单核苷酸突变位点，该位点的突变已经被作为 FOP 发病的一个因素[6]。Kaplan 等和 Shen 等的研究还表明 *ACVR1* 基因的突变导致 BMP 信号增强，属于功能获得型的突变[7, 8]。

Kan 等通过调控小鼠的神经元特异性烯醇酶启动子使 BMP4 蛋白过度表达，并观察小鼠的异位软骨内骨化状况，发现该现象与人类患 FOP 时组织上、空间上和连续的病变情况相符合[9]。这种病变情况在过表达 Noggin 蛋白的双重转基因小鼠中减轻，从而表明 BMP4 蛋白在 FOP 病变过程中的重要作用。在小鼠实验中，Shimono 等通过诱导转基因小鼠中表达 p.Q207D 突变的 ALK2 蛋白，使得突变的 ALK2 蛋白变成持续性激活的受体状态，从而表现出与诱发人类 FOP 发生的 p.R206H 突变的 ALK2 蛋白的相似效果，之后对这些小鼠再进行 RARG 受体激动剂的治疗。结果发现与对照组突变小鼠比较，治疗组的突变小鼠的异位软骨骨化现象得到遏制，从而表明 RARG 受体激动剂是肌内和皮下异位骨化的强有力的抑制剂[10]。

(4) 目前基因突变概述

目前人类基因突变数据库报道了 *ACVR1* 基因突变 15 个，其中错义/无义突变 14 个，小的缺失 1 个。

（吕肖玉　刘志鹏）

参考文献

[1] Shore EM, Feldman GJ, Xu M, et al. The genetics of fibrodysplasia ossificans progressiva. Clin Rev Bone Miner Metab, 2005, 3:201-204

[2] Majmudar DK, Hathila NN, Vaishya KB, et al. Fibrodysplasia ossificans progressiva. Indian J Radiol Imaging, 2005, 15(3)：347-348

[3] Phatsk SV, Kolwadkar PK, Phatak MS. Images：fibrodysplasia ossificans progressiva. Indian J Radiol Imaging, 2003, 13(4)：389-391

[4] Lutwak L. Myositis osseous pmgressiva：mineral, metabolic and radioactive calcium studies of the effects of hormones. Am J Med, 1964, 37(1)：269-293

[5] Hagiwara H, Aida N, Maehida J, et al. Contrast-enhanced MRI of an early preosseous lesion of fibrodysplasia ossificans progressiva in a 21-month-old boy. AJR, 2003, 181(4)：1145-1147

[6] Shore EM, Xu M, Feldman GJ, et al. A recurrent mutation in the BMP type I receptor *ACVR1* causes inherited and sporadic fibrodysplasia ossificans progressiva. Nat Genet, 2006, 38: 525-527

[7] Kaplan FS, Xu M, Seemann P, et al. Classic and atypical fibrodysplasiaossificansprogressiva (FOP) phenotypes are caused by mutations in the bone morphoge-netic protein (BMP) type I receptor *ACVR1*. Hum Mutat, 2009, 30:379-390

[8] Shen Q, Little SC, Xu M, et al. The fibrodysplasia ossificans progressiva R206H *ACVR1* mutation activates BMP-independent chondrogenesis and zebrafish embryo ventralization. J Clin Invest, 2009, 119: 3462-3472

[9] Kan L, Hu M, Gomes WA, et al. Transgenic mice overexpressing BMP4 develop a fibrodysplasiaossifican sprogressiva (FOP)-like phenotype. Am J Pathol, 2004, 165:1107-1115

[10] Shimono K, Tung W, Macolino C, et al. Potent inhibition of heterotopic ossification by nuclear retinoic acid receptor-gamma agonists. Nat Med, 2011, 17:454-460

518, 519　先天性眼外肌纤维化综合征
(fibrosis of extraocular muscles, congenital, CFEOM)
(518. CFEOM1, OMIM 135700; 519. CFEOM3A, OMIM 600638)

一、临床诊断

(1) 概述

先天性眼外肌纤维化综合征 (CFEOM) 是一种罕见的常染色体遗传疾病，发病率约为 1/23 万[1]，表现为非进行性限制性眼外肌麻痹、上睑下垂等，其病因及临床表现复杂多样。临床上首次对这种疾病描述是在 19 世纪后期，直至 1956 年由 Laughlin

首先明确提出 CFEOM 的病名[1]。目前，根据遗传方式及临床表现将 CFEOM 分为 CFEOM1、CFEOM2、CFEOM3 三种类型[2-4]。CFEOM1 是临床最常见的类型，为完全外显的常染色体显性遗传，致病基因为 KIF21A。CFEOM3 为常染色体显性遗传，多为不完全外显性，因为其多样化及变异性很大，其致病基因争议较多，Tischfield 等筛查了多个不同国家 CFEOM 家系，认为 TUBB3 突变是引起眼运动性 CFEOM3 的主要原因[5]。

(2) 临床表现

CFEOM3A 属不典型的眼外肌纤维化，受累个体的临床表现有很大差异，严重者与 CFEOM1 临床表现相同，牵拉试验阳性。CFEOM1 典型临床表现为双眼上睑下垂，双眼外肌限制性非进行性斜视，双眼原垂直眼位变为下斜视，上转不能过中线，原水平眼位可变为正位、内斜视或外斜视，水平运动可以正常或严重受限。常在上转时有集合运动，被动牵拉试验阳性，双眼无视功能，常有高度的散光和弱视，瞳孔正常（图 518-1）。由于眼球运动受限、上睑下垂等原因，大部分患者视力低下，约 60% 的眼外肌纤维化患者伴有远视和散光，50% 的患者伴有弱视[6]，即使屈光矫正后也不能达到正常。另外由于斜视及眼球运动受限，部分患儿采取下颌上抬、侧倾等代偿头位，导致颈部肌肉挛缩、脊柱病理性弯曲及面部发育不对称，严重影响患者的身体及心理健康。

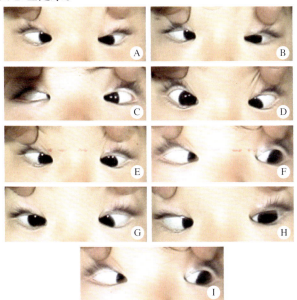

图 518-1　CFEOM1 患者眼球运动位照片

E 为患者第一眼位照片，余图为 8 项基本的视线位置凝视下照片 (A~I)；该患者有 CFEOM1 典型特点，包括眼球固定于下斜视，眼球上转不过中线 (Molecular Vision，2010，16:2062-2070)

(3) 辅助检查

眼科相关检查（图 518-2）可检出患者是否存在弱视、屈光不正等。MRI 检查可直接评价眼外肌的影像特征，各条眼外肌萎缩，T_2WI 信号减低，伴有 CN3 及 CN6 发育不良（图 518-3）。Maree 等对一个非近亲澳大利亚白人家系的 3 个患者行 MRI 研究发现患者均有侧脑室不对称，尾状核发育不全，大脑皮质发育不全，颞侧、前额尤为显著。由此可见神经系统影像学检查是患者尤其是病程缓慢患者的重要的首诊方法之一[7]，对疾病的类型、病因、病情及预后的深入认识有极其重要作用。

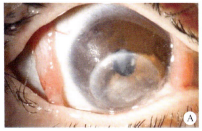

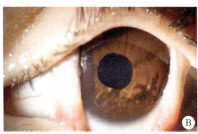

图 518-2　裂隙灯下显微镜检查

A. 右眼裂隙灯下照片，注意内外侧蹑柱，角膜向下移位，后房型人工晶状体伴后囊浑浊；B. 左眼裂隙灯下照片 (Molecular Vision，2014，20:368-375)

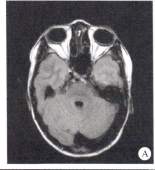

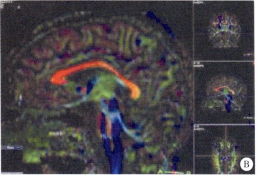

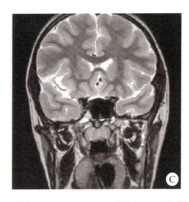

图 518-3　CFEOM 患者 MRI 表现

A. T₁WI 示眼外肌弥漫性变薄；B. DTI 示胼胝体正常；C. T₂WI 示视交叉正常 (Molecular Vision, 2014, 20:368-375)

(4) 病理表现

CFEOM 既往被认为是原发性眼外肌纤维化所致，近年研究认为其可能为继发于原发性神经病变的肌源性改变，为一种脑神经异常支配性疾病[8, 9]。神经病理学检查可发现动眼神经上支缺如及相应 α- 运动神经元缺失。

(5) 受累部位病变汇总 (表 518-1)

表 518-1　受累部位及表现

受累部位	主要表现
眼	动眼神经上支缺失及相应 α- 运动神经元缺失；双眼上睑下垂，先天性眼外肌纤维化，双眼外肌限制性非进行性斜视，眼球固定于下斜视，上转不过中线，继发性内斜视，继发性外斜视，上睑提肌萎缩，上直肌萎缩
头部	下颌上抬，侧倾等代偿头位

二、CFEOM1 型基因诊断

(1) 概述

KIF21A 基因，即编码驱动蛋白家族成员 21A 的基因，位于 12 号染色体长臂 1 区 2 带 (12q12)，基因组坐标为 (GRCh37):12:39687030-39837192，基因全长 150 163bp，包含 38 个外显子，编码 1674 个氨基酸。

(2) 基因对应蛋白结构及功能

KIF21A 基因编码一个类似驱动蛋白的马达蛋白，是 KIF4 亚家族的成员。该蛋白的特点是拥有一个 N 端马达结构域、一个卷曲螺旋杆结构域和一个 C 端 WD-40 重复结构域。这个蛋白质可能参与微管依赖型的转运过程。该基因的突变与 CFEOM1 相关。

(3) 基因突变致病机制

2003 年，Yamada 等发现患有 CFEOM1 的 17 个无关家系中，患者的 KIF21A 基因存在杂合的错义突变[10]。11 个先证者含有 1 个 p.R954W 突变，4 个 p.G954Q 突变，1 个 p.I1010T 突变，1 个 p.M356T 突变。后来，在另外 15 个患有 CFEOM1 家系和 13 个分散的病例分析中，13 个家系和 12 个分散病例拥有最初筛选中确定的 1 个变异。另外，也确定了 2 个新的突变。

2000 年，Sener 等在一个患有 CFEOM3 的土耳其家庭中检测到 KIF21A 基因存在杂合突变[11]。这个家庭中父母辈也具有显型的 CFEOM1，从而表明，这个突变相较于其他的 KIF21A 突变可能会造成更加多样化和更轻微的 CFEOM 显型。但是，在另外 11 个 CFEOM3 家系和 10 个含有分散 CFEOM3 的父母中没有检测到 KIF21A 突变，表明 KIF21A 突变是 CFEOM3 显型中一个不太常见的原因。2004 年，Ali 等在四代印度家庭中确定了 KIF21A 基因 p.R954W 突变，该突变会影响到 CpG 二核苷酸的 C 端核苷酸由 G 到 A 的转变[12]。重亚硫酸盐基因组测序揭示了外显子 21 的所有 CpG 二核苷酸都是甲基化的，从血液到精子的基因组 DNA 都是如此。所以，突变造成了 CpG 二核苷酸甲基化状态的不稳定性，使得细胞内微管马达异常，从而造成眼部感觉神经的异常和小直肌畸形。

本病尚无相应的分子研究，致病机制未明。

(4) 目前基因突变概述

目前人类基因突变数据库收录了 KIF21A 基因突变 12 个，均为错义 / 无义突变。

三、CFEOM3A 型基因诊断

(1) 概述

TUBB3 基因，即编码 β 微管蛋白家族 Ⅲ 的基因，位于 16 号染色体长臂 2 区 4 带 3 亚带 (16q24.3)，基因组坐标为 (GRCh37):16:89989687-90002505，基因全长 12 819bp，包含 4 个外显子，编码 451 个氨基酸。

(2) 基因对应蛋白结构及功能

TUBB3 基因编码 β 微管蛋白家族 Ⅲ，是两个 (α 和 β 微管蛋白) 核心微管蛋白异源二聚体之一，并组装成微管。这种蛋白质主要表达于神经元，也可能参与神经发生和轴突导向及修复。

(3) 基因突变致病机制

Tischfield 等在 8 个不同的 CFEOM3A 患者中证实了 *TUBB3* 基因存在杂合突变，同时发现患者的一些基因型与表型具有相关性：p.E410K 和 p.D417H 的突变产生了严重的表型，附加的特征包括面部肌无力和学习障碍。p.D417N 突变有周围神经病变和胼胝体发育不全，常见的 p.R262C 突变具有最温和的表型[13]。总体而言，这些发现与轴突指导缺陷一致，这表明 *TUBB3* 基因和正常微管动力学、轴突指导及大脑发育至关重要。

Tischfield 等对携带 *Tubb3* 基因 p.R262C 突变的小鼠进行研究，发现杂合子小鼠非常健康，并没有外眼表型。但纯合子小鼠却无法正常呼吸，出生后数小时内死亡。纯合子小鼠一些胼胝体发育不全。p.R262C 突变杂合与纯合小鼠都降低了 TUBB3 蛋白的水平，TUBB3 蛋白的减少导致微管稳定性的增加，降低 KIF21A 微管的相互作用。

(4) 目前基因突变概述

目前人类基因突变数据库收录了 *TUBB3* 基因突变 14 个，均为错义 / 无义突变。

（吕肖玉　马纯威　莫　芬）

参考文献

[1] Laughlin RC. Congenital fibrosis of the extraocular muscles. A report of six cases. Am J Ophthalmol, 1956, 41(3):432-438

[2] Engle EC, Marondel I, Houtman WA, et al. Congenital fibrosis of the extraocular muscles (autosomal dominant congenital external ophthalmoplegia): genetic homogeneity, linkage refinement, and physical mapping on chromosome 12. Am J Hum Genet, 1995, 57: 1086-1094

[3] Wang SM, Zwaan J, Mullaney PB, et al. Congenital fibrosis of the extraocular muscles type 2, an inherited exotropic strabismus fixus, maps to distal 11q13. Am J Hum Genet, 1998, 63:517-525

[4] Doherty EJ, Macy ME, Wang SM, et al. CFEOM3: a new extra ocular congenital fibrosis syndrome that maps to 16q24.2—q24.3. Invest Ophthalmol Vis Sci, 1999, 40:1687-1694

[5] Tischfield MA, Baris HN. WU C, et al. Human 7rUBB3 mutations perturb mierotuhule dynamics, kinesin interactions, and axon guidance. Cell, 2010, 140(1)：74-87

[6] Traboulsi EL, Jafaa MS, Kattan HM, et al. Congenital fibrosis of the extraocular muscles: Report of 24 cases illustrating the clinical spectrum and surgical management. Am Orthopt J, 1993, 43:45-516

[7] Flaherty MP, FRACO. Congenital fibrosis of the extraocular muscles associated with cortiacal dysplasia and maldevelopment of the basal ganglia. Ophthalmology, 2001, 108:1313-1322

[8] Yazdani A, Traboulsi EL. Classification and surgical management of patients with familial and sporadic forms of congenital fibrosis of the extraocular muscles. Ophthalmology, 2004, 111:1035-1042

[9] Demer JL, Clark RA, Engle EC. Magnetic resonance imaging evidence for widespread orbital dysinnervation in congenital fibrosis of extraocular muscles due to mutations in KIF2lA. Invest Ophthalmol Vis Sci, 2005, 46:530-539

[10] Yamada K, Andrews C, Chan WM, et al. Heterozygous mutations of the kinesin KIF21A in congenital fibrosis of the extraocular muscles type 1 (CFEOM1). Nat Genet, 2003, 35(4):318-321

[11] Sener EC, Lee BA, Turgut B, et al. A clinically variant fibrosis syndrome in a Turkish family maps to the CFEOM1 locus on chromosome 12. Arch Ophthalmol, 2000, 118(8):1090-1097

[12] Ali M, Venkatesh C, Ragunath A, et al. Mutation analysis of the KIF21A gene in an Indian family with CFEOM1: implication of CpG methylation for most frequent mutations. Ophthalmic Genet, 2004, 25(4):247-255

[13] Tischfield MA, Baris HN, Wu C, et al. Human *TUBB3* mutations perturb microtubule dynamics, kinesin interactions, and axon guidance. Cell, 2010, 140: 74-87

520　Floating-Harbor 综合征
(Floating-Harbor syndrome, FLHS; OMIM 136140)

一、临床诊断

(1) 概述

Floating-Harbor 综合征是由 *SRCAP* 基因发生杂合突变所致，是一种罕见的综合征[2]，主要特点包括成比例的身材矮小、骨龄发育延迟、语言发育延迟及典型的面部特征。面部畸形在婴幼儿期不明显[1]。

(2) 临床表现

本病较为罕见，近亲结婚可增加其患病率。主要的临床表现包括面容异常、语言表达延迟、阅读能力下降，通常伴有智力减低、生长发育迟缓及与年龄不匹配的骨龄。特殊面容主要表现为以鼻尖为中心的三角形面部。患者多表现为深眼窝、长睫毛、短人中、低位耳、低发际等。患者可表现出胸廓宽，体型呈对称性短小，一般成人身高为140~150cm(图 520-1，图 520-2)。语言表达能力下降与运动功能发育不相称，几乎所有患者均有语言功能的障碍。智力下降程度不一。另外，部分患者可呈现甲状腺功能减低、癫痫、高血压、视力障碍、传导性耳聋等。

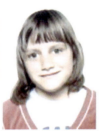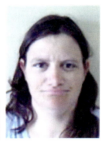

图 520-1　FLHS 患者的特殊面容

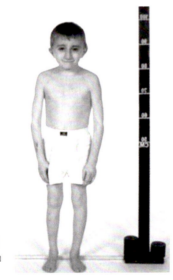

图 520-2　患者体型呈对称性矮小、肩宽等[1]

(3) 辅助检查

本病无特异性，检查的异常与临床表现一致。

(4) 病理表现

无特异性。

(5) 受累部位病变汇总 (表 520-1)

表 520-1　受累部位及表现

受累部位	主要表现
脑	语言发育延迟，智力不同程度受损，癫痫

续表

受累部位	主要表现
面部	以鼻尖为中心的三角形面部，可表现为深眼窝、长睫毛、短人中、低位耳、低发际等
骨骼	身材矮小，与年龄不匹配的骨龄
眼	视力障碍
耳	传导性耳聋

二、基因诊断

(1) 概述

SRCAP 基因，即编码多蛋白染色质重塑 SRCAP 复合物的核心催化组件的基因，位于 16 号染色体短臂 1 区 1 带 2 亚带 (16p11.2)，基因组坐标为 (GRCh37): 13:30709571-30751450，基因全长 41 880bp，包含 34 个外显子，编码 3231 个氨基酸。

(2) 基因对应蛋白结构及功能

SRCAP 基因编码多蛋白染色质重塑 SRCAP 复合物的核心催化组分。该组分是一种 ATP 酶，此酶是组蛋白变异体 H2A.Z 进入核小体时所必需的。它在 Notch 介导、CREB 介导和类固醇受体介导的转录中作为转录激活因子存在。

(3) 基因突变致病机制

Gerundino 等研究发现，*SRCAP* 基因突变截短是造成 FLHS 的原因。在 6 例没有关联的 FLHS 患者中，其中 2 例已经由 White 和 Hood 等报道，在 *SRCAP* 基因的外显子 34 中发生碱基替换 (c.7330C>T)，导致提前终止 (p.R2444X)[1,3,4]。在一名 32 岁的法国女性和一名 28 岁有西班牙和葡萄牙血统的女性 FLHS 患者中，Le Goff 等确定了基因 *SRCAP* 中 p.R2444X 的杂合突变[5]，在 200 例对照染色体中却没有发现突变。在一名德国 FLHS 男孩基因组中，Kehrer 等检出 *SRCAP* 基因的外显子 33 的 c.7000C>T 转换，导致提前终止 (p.Q2334X)[6]。

本病尚无相应的分子研究，致病机制未明。

(4) 目前基因突变概述

目前人类基因突变数据库没有收录 *SRCAP* 基因突变信息，但在文献中报道中该基因有 2 个错义 / 无义突变[1-4]。

(刘　欣　田晓芬)

参考文献

[1] White SM, Morqan A, Dacosta A, et al. The phenotype of Floating-Harbor syndrome in 10 patients. Am J Med Genet A,

2010, 152A(4): 821-829

[2] Lacombe D. Floating-Harbor syndrome: description of a further patient, review of the literature, and suggestion of autosomal dominant inheritance. Eur J Pediatr, 1995, 154(8): 658-661

[3] Gerundino F, Marseglia G, Pescucci C, et al. 16p11.2 de novo microdeletion encompassing *SRCAP* gene in a patient with speech impairment, global developmental delay and behavioural problems. Eur J Med Genet, 2014, 57: 649-653

[4] Hood RL, Lines MA, Nikkel SM, et al. Mutations in *SRCAP*, encoding SNF2-related CREBBP activator protein, cause Floating-Harbor syndrome. Am J Hum Genet, 2012, 90: 308-313

[5] Le Goff C, Mahaut C, Bottani A, et al. Not all floating-harbor syndrome cases are due to mutations in exon 34 of *SRCAP*. Hum Mutat, 2013, 34: 88-92

[6] Kehrer M, Beckmann A, Wyduba J, et al. Floating-Harbor syndrome:*SRCAP* mutations are not restricted to exon 34. Clin Genet, 2014, 85: 498, 499

521　局灶性皮质发育不良
(focal cortical dysplasia of Taylor, FCDT; OMIM 607341)

一、临床诊断

(1) 概述

1971 年 Taylor 等在难治性癫痫患者切除的脑组织标本中首次描述了局灶性皮质发育不良。致病基因为 *TSC1* 基因。根据组织改变有无气球样细胞将 FCDT 分为两种亚型，即 Ⅱ A 型 (无气球样细胞) 和 Ⅱ B 型 (有气球样细胞)[1, 2]。

(2) 临床表现

临床上，大多数的局灶性皮质发育不良患者有药物难以控制的局灶性癫痫存在，常可继发全身性强直阵挛发作。多数于儿童期起病或出生后第 1 年内有癫痫发作，也可见 60 岁起病者，可伴有智力减退或精神运动发育迟滞。临床症状多需手术才能获得缓解。

(3) 影像学表现

脑电图检查常呈间歇期多棘波和快节律。MRI 检查典型表现包括皮质增厚或变薄，局灶性脑萎缩，灰白质界限模糊，白质高信号，且此高信号呈楔形，尖端指向侧脑室，增强扫描无强化 (图 521-1)。

(4) 病理表现

FCDT 的组织学特征包括皮质构筑紊乱，巨大的神经元、异形的神经元和气球样细胞等[3]。气球样细胞是巨大的球形细胞，胞核偏心，胞质呈酸性，主要位于皮质的深层细胞层和皮质下白质，它的存在总是预示着严重的皮质结构异常[4]。

(5) 受累部位病变汇总 (表 521-1)

表 521-1　受累部位及表现

受累部位	主要表现
脑	难以控制的局灶性癫痫，复杂部分性发作，常继发全身强直阵挛发作，局灶性神经功能缺损 (如偏瘫) 认知损害，活检可见巨大的神经元、皮质构筑紊乱，MRI 检查可正常、尤其是 Ⅱ B 型，智力减退 (Ⅱ A 型)，无气球样细胞 (Ⅱ A 型)，多灶性层状异形神经元 (Ⅱ A 型)，气球样细胞 (Ⅱ B 型)，弥漫性纤维状星形细胞增生 (Ⅱ B 型)，局灶性白质损害 (Ⅱ B 型)，MRI 检查显示局灶性皮质增厚 (Ⅱ B 型)，T_2 像白质异常信号增强 (Ⅱ B 型)，灰白质界限模糊 (Ⅱ B 型)，白质异常高信号，楔形尖端指向侧脑室 (部分 Ⅱ B 型患者)

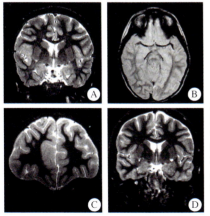

图 521-1　MRI 检查的典型表现

A.T_2 像右侧岛叶 - 岛盖皮质增厚；B. 左侧颞顶部皮质增厚；C. 右侧扣带回皮质增厚；D. 灰白质分界消失及皮质高信号 (Neurology, 2005, 64: 55-61)

二、基因诊断

(1) 概述

TSC1 基因，即编码一种抑制生长蛋白的基

因，位于 9 号染色体长臂 3 区 4 带 1 亚带 3 次亚带 (9q34.13)，基因组坐标为 (GRCh37):9:135766735-135820094，基因全长 53 360bp，包含 23 个外显子，编码 1164 个氨基酸。

(2) 基因对应蛋白结构及功能

TSC1 基因编码的是一种被认为参与马铃薯球蛋白稳定的生长抑制蛋白质，与 TSC2 形成复合物，通过负调控 mTORC1 信号，抑制营养物介导的或者生长因子诱导的 S6K1 和 EIF4EBP1 的磷酸化。该蛋白还是肿瘤抑制因子并且参与微管介导的蛋白质运转，但似乎不受 mTOR 信号通路调节。

(3) 基因突变致病机制

Becker 等对 48 个 FCDT ⅡB 型的患者 *TSC1* 和 *TSC2* 基因进行突变筛查。在病理学组织及其临近正常细胞中均能够检测出导致 *TSC1* 产物氨基酸改变的基因突变。在 24 个患者中，DNA 适合用在微切割组织和对照组织中研究 *TSC1* 基因的杂合性缺失，其中发现有 11 个 FCDT ⅡB 型患者携带杂合性缺失[5]。

Uhlmann 等证明杂合 *Tsc1* 和 *Tsc2* 小鼠模型的星形胶质细胞数量增加，表明错构瘤蛋白和马铃薯球蛋白是星形胶质细胞重要的生长调节剂[6]。为了进一步研究错构瘤蛋白缺失对星形胶质细胞功能的影响效果，研究人员构建了星形胶质细胞中 *Tsc1* 基因灭活的小鼠模型。而小鼠表现出星形胶质细胞增殖、异常的海马神经元组织、痉挛和死亡。结果表明星形胶质细胞的增殖先于神经元异常，从而导致质量效应变化或干扰复杂的星形胶质细胞 – 神经元的相互作用。

(4) 目前基因突变概述

目前人类基因突变数据库收录了 *TSC1* 基因相关突变 227 个，其中错义 / 无义突变 73 个，剪接突变 26 个，小的缺失 75 个，小的插入 35 个，大片段缺失 16 个，大片段插入 2 个。

（苏 芳 陈 苑）

参考文献

[1] Palmini A, Najm I, Avanzini G, et al. Terminology and classification of the cortical dysplasias. Neurology, 2004, 62: S2-S8

[2] Lawson JA, Birchansky S, Pacheco E, et al. Distinct clinico-pathological subtypes of cortical dysplasia of Taylor. Neurology, 2005, 64: 55-61

[3] Taylor DC, Falconer MA, Bruton CJ, et al. Focal cortical dysplasia of the cerebral cortex in epilepsy. J Neurol Neurosurg Psychiatr, 1971, 34: 369-387

[4] Petre M, Imad MN, Ying Z, et al. Focal cortical dysplasia in eloquent cortex: Functional characteristics and correlation with MRI and histopathologic changes. Epilepsia, 2002, 43: 27-32

[5] Becker AJ, Urbach H, Scheffler B, et al. Focal cortical dysplasia of Taylor's balloon cell type: mutational analysis of the *TSC1* gene indicates a pathogenic relationship to tuberous sclerosis. Ann Neurol, 2002, 52: 29-37

[6] Uhlmann EJ, Apicelli AJ, Baldwin RL, et al. Heterozygosity for the tuberous sclerosis complex (*TSC*) gene products results in increased astrocyte numbers and decreased p27-Kip1 expression in *TSC2*+/− cells. Oncogene, 2002, 21: 4050-4059

522　局灶性真皮发育不全综合征 / 格尔茨综合征
(focal dermal hypoplasia, FDH/ Goltz syndrome; OMIM 305600)

一、临床诊断

(1) 概述

局灶性真皮发育不全综合征 (FDH) 是 *PORCN* 基因突变引起的 X 连锁显性遗传病，累及多系统及器官，包括皮肤、骨骼、眼及面部，部分患者还合并神经精神发育迟缓[1]。

(2) 临床表现

大部分患者为女性，男性患者临床症状一般轻于女性[2]。

皮肤表现是本病最具特征的临床症状，表现为皮肤发育不全或萎缩，出现粉色或白色纤维状条纹及皮肤色素沉着或脱失，这些变化均沿 Blaschko 线分布。患者肢体及躯干表面可出现质软、色粉黄的脂肪小结，面部、肢体及躯干皮肤可有毛细血管扩张的表现。随着年龄增长，患者口部及鼻部周围皮肤、咽喉、食管黏膜、外生殖器及肛周皮肤可出现疣样或乳头状赘生物。患者可在出生时或随着年龄的增长出现毛发稀疏、焦枯，斑片状脱发及指（趾）甲发育不良伴纵沟。

骨骼系统：多数女性患者在出生时即表现为少指（趾）和（或）并指（趾）畸形（多发生在中指或第3趾）或裂手裂足畸形。患者还可有条纹状骨病、肋骨融合、半椎体畸形及脊柱侧凸。部分患者由于耻骨联合分离(>1cm)而在行走时出现耻骨联合部位、腿部、腹股沟部或下腹部疼痛，部分患者可因骨纤维结构不良发生病理性骨折。

眼部发育异常可表现为无眼或小眼畸形、虹膜或脉络膜、视网膜缺损，泪管发育异常及白内障[3]。若患者幼年视力缺陷严重，还可出现斜视和（或）眼球震颤。

面部异常表现有颜面不对称、鼻翼塌陷（图522-1）、唇裂、腭裂及尖颌[4]。

牙齿异常表现为牙釉质发育不全、少牙畸形、多牙畸形、咬合不正、小牙、牙齿融合及牙根畸形[5]。

此病可致泌尿系统结构异常，包括单侧肾缺如、肾脏发育不全及马蹄肾，引起反复发作的尿路感染及尿反流[6]。

此病较少累及消化系统，若累及则表现为膈疝及严重胃食管反流。

大部分患者有轻度身材矮小，部分患者还可有认知障碍及癫痫[7]。

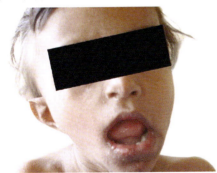

图 522-1　面部异常

患儿右侧脸部发育不全，伴单侧鼻翼塌陷、耳郭畸形及低位耳
(Indian Dermatol Online J，2013，4: 241-243)

（3）辅助检查

应根据此病的严重程度及累及的相关系统采取相应的辅助检查手段，如累及骨骼系统，则X线平片可提示条纹状骨病（图522-2）、肋骨融合、半椎体畸形、脊柱侧凸或耻骨联合分离。

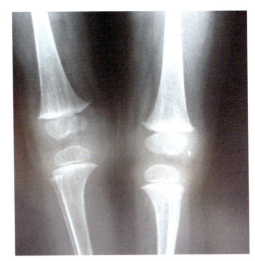

图 522-2　关节侧位 X 线片

可见平行线性高密度条纹影，提示条纹状骨病
(Dermatol Online J，2010，16: 2)

（4）病理表现

受累皮肤病理可见真皮层变薄，伴结缔组织结构混乱、胶原纤维及弹性纤维减少[8]。脂肪组织在网状及乳突状真皮层散乱分布（图522-3）[9]。

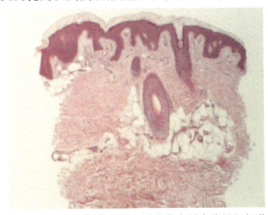

图 522-3　病理可见乳头状及网状真皮层中脂肪组织分布

(Dermatol Reports，2011，3: e7)

（5）受累部位病变汇总（表 522-1）

表 522-1　受累部位及表现

受累部位	主要表现
头	轻度小头畸形
面部	颜面不对称及尖颌
耳	低位耳、招风耳、外耳道狭窄及混合性听力减退
眼	斜视，虹膜缺损，无虹膜，小眼，无眼，脉络膜、视网膜缺损，晶状体异位，视神经萎缩，眼球震颤及视敏度降低
鼻	鼻梁窄，鼻尖宽及鼻翼塌陷
嘴	乳头状瘤（唇部、齿龈部），唇裂及腭裂
齿	牙齿发育不全，少牙畸形，牙釉质发育不全，牙齿萌出迟缓，咬合不正，锯齿形牙
喉	乳头状瘤

续表

受累部位	主要表现
胸部	锁骨及肋骨发育不全
乳房	多乳头，乳头发育不全及乳房不对称
膈	膈疝
腹部	脐疝，脐突出及腹直肌分离
消化系统	食管裂孔疝，肠扭转，食管乳突状瘤及肛门前置
男性外生殖器	腹股沟疝
女性外生殖器	阴蒂及阴唇发育不良
男性内生殖器	隐睾
肾	马蹄形肾及肾盂积水
输尿管	输尿管分叉
颅骨	颅骨不对称
脊柱	脊柱侧凸及隐性脊柱裂
骨盆	耻骨联合分离及先天性髋脱位
四肢	条纹状骨病
手	并指、少指、指过短、缺指、多指畸形、指骨过短及掌骨过短
足	跖骨过短，并趾，趾发育不全，趾缺失及多趾畸形
皮肤	线性或网状色素沉着，皮肤萎缩，毛细血管扩张，局部皮肤脂肪沉积，乳头状瘤（腋窝、脐周、肛周及阴部）
指（趾）甲	营养不良（勺状甲、沟状甲）及指（趾）甲缺如
发	毛发稀疏、焦枯及斑片状脱发
中枢神经系统	智力低下，脊髓脊膜突出，脑积水，胼胝体发育不全及 Arnold-Chiari 畸形
其他	身材矮小

二、基因诊断

(1) 概述

PORCN 基因，编码半胱氨酸 *N*- 棕榈酰转移酶，位于 X 染色体短臂 1 区 1 带 2 亚带 3 次亚带 (Xp11.23)，基因组坐标为 (GRCh37): X: 48367347-48379202，基因全长 11 856bp，包含 16 个外显子，编码 461 个氨基酸。

(2) 基因对应蛋白结构及功能

PORCN 基 因 属 于 进 化 过 程 中 保 守 的 Porcupine*(PORC)* 基因家族。Porcupine 基因家族编码多种内质网蛋白的跨膜结构域。Porcupine 蛋白参与 WNT 蛋白的加工处理。*PORCN* 基因功能丧失与局灶性真皮发育不良紧密相关，并且其编码蛋白曾被报道与肿瘤有关。研究已发现多种导致可变剪接转录本的基因突变，这些突变会导致基因编码不同的蛋白亚型。

(3) 基因突变致病机制

Maas 等报道了 17 个 FDH 患者的临床和分子学特征[10]。13 个典型症状的女性患者有 *PORCN* 基因突变，其中包含 1 对姐妹为生殖系嵌合；除了 1 个肢体病变相对较轻的患者，其他为症状典型的男性患者，受侵袭区域的成纤维细胞中均检出了突变而未侵袭处只检测到很低的突变信号，表明该突变为体细胞嵌合；其余 3 个症状轻微，在 Blashko 线下有色素沉着的女性患者，未发现突变[10]。

FDH 是由导致 *PORCN* 功能丧失的突变和基因删除引起的。在小鼠和果蝇中，*Porcn* 直系同源基因功能的丧失导致内质网无法分泌 WNT 蛋白，造成下游 WNT 信号通路破坏。小鼠胚胎中 *Porcn* 失活导致早期胚胎死亡，同时表明 *Porcn* 是原肠胚形成和中胚层、外胚层衍生结构正常发育所必需的。在皮肤发育过程中条件性的 *PORCN* 失活会因为毛囊无法形成导致秃头症，肢体发育过程中条件性的 *PORCN* 失活会导致骨骼缺陷，斑马鱼中该基因失活导致功能缺陷，这与半胱氨酸 *N*- 棕榈酰转移酶非正常 WNT 信号转导的结果一致。在一个肿瘤细胞系中发现 *PORCN* 失活，表明其可能在其他代谢通路中行使功能。

(4) 目前基因突变概述

目前人类基因突变数据库收录了 *PORCN* 基因突变 80 个，其中错义 / 无义突变 41 个，剪接突变 9 个，小的缺失 9 个，小的插入 13 个，大片段缺失 8 个。突变分布在基因整个编码区，无突变热点。

（王子璇　金　朝　张纪斌）

参考文献

[1] Bharani S, Thakkar S. A case report of focal dermal hypoplasia-Goltz syndrome. Indian Dermatol Online J, 2013, 4: 241-243

[2] Lombardi MP, Bulk S, Celli J, et al. Mutation update for the PORCN gene. Hum Mutat, 2011, 32: 723-728

[3] Goltz RW, Henderson RR, Hitch JM, et al. Focal dermal hypoplasia syndrome. A review of the literature and report of two cases. Arch Dermatol, 1970, 101: 1-11

[4] Ascherman JA, Knowles SL, Troutman KC. Extensive facial clefting in a patient with Goltz syndrome: multidisciplinary treatment of a previously unreported association. Cleft Palate Craniofac J, 2002, 39: 469-473

[5] Tejani Z, Batra P, Mason C, et al. Focal dermal hypoplasia: oral and dental findings. J Clin Pediatr Dent, 2005, 30: 67-72

[6] Suskan E, Kurkcuoglu N, Uluoglu O. Focal dermal hypoplasia (Goltz syndrome) with horseshoe kidney abnormality. Pediatr Dermatol, 1990, 7: 283-286

[7] Kanemura H, Hatakeyama K, Sugita K, et al. Epilepsy in a

patient with focal dermal hypoplasia. Pediatr Neurol, 2011, 44: 135-138

[8] Kanitakis J, Souillet AL, Butnaru C, et al. Melanocyte stimulation in focal dermal hypoplasia with unusual pigmented skin lesions: a histologic and immunohisto-chemical study. Pediatr Dermatol, 2003, 20: 249-253

[9] del Carmen BM, Asial RA, Winik BC. Focal dermal hypoplasia: ultrastructural abnormalities of the connective tissue. J Cutan Pathol, 2007, 34: 181-187

[10] Maas SM, Lombardi MP, van Essen AJ, et al. Phenotype and genotype in 17 patients with Goltz-Gorlin syndrome. J Med Genet, 2009, 46: 716-720

523 遗传性叶酸吸收障碍
(folate malabsorption, hereditary, HFM; OMIM 229050)

一、临床诊断

(1) 概述

遗传性叶酸吸收障碍 (HFM) 是以小肠叶酸吸收障碍、叶酸至中枢神经系统转运障碍为特点的叶酸缺乏症[1]，由 *SLC46A1* 基因突变所致，呈常染色体隐性遗传。临床表现包括胃肠道异常、贫血、免疫力低下及神经精神症状。

(2) 临床表现

遗传性叶酸吸收障碍在婴儿期即可有相应表现，严重者婴儿期即死亡。患者自婴儿期即可有慢性反复发作性腹泻、呕吐、口腔黏膜溃疡、进食情况差及厌食等消化道症状。本病所致贫血为巨幼细胞贫血，但也可累及白细胞、血小板，造成全血细胞减少，患者可出现磕碰后易青紫等表现。本病所致免疫力低下可使患儿发生反复上呼吸道感染、肺炎及泌尿系统感染，严重者可能死亡。神经精神症状可为本病的起始症状，也可随疾病进展而产生，包括发育迟缓、认知障碍、运动障碍、行为异常、共济失调、周围神经疾病、癫痫及精神症状 (失眠、抑郁、易怒及欣快)[2]。

(3) 辅助检查

血清叶酸浓度降低 (可小于 1.0ng/ml)，血浆蛋氨酸浓度降低。口服一定量甲酰四氢叶酸，间隔 4h 后测量，患者血清叶酸浓度未见明显升高 (正常个体血清叶酸浓度至少 100mg/ml)[2]。脑脊液叶酸浓度降低。肌内注射 5mg 甲酰四氢叶酸后，脑脊液叶酸浓度可在 1~2h 内上升至峰值，但在 24h 内回到基线水平，且脑脊液叶酸浓度峰值仍小于血清叶酸浓度[3]。患者脑 CT、磁共振检查提示基底核区和 (或) 枕叶皮质区颅内钙化[4](图 523-1、图 523-2)。血常规检查为巨幼细胞贫血，骨髓涂片可见有核细胞增

生活跃，红系巨幼变显著[5]。

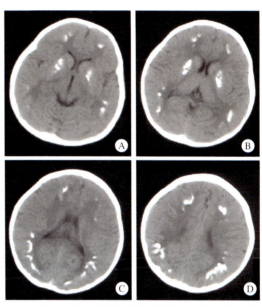

图 523-1 脑 CT 检查示基底核区及顶叶、枕叶皮质多发性高密度影
(Brain Dev，2015，37: 163-167)

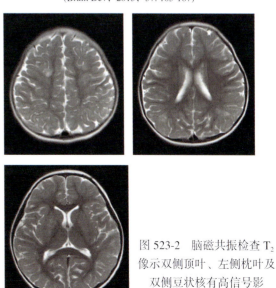

图 523-2 脑磁共振检查 T_2 像示双侧顶叶、左侧枕叶及双侧豆状核有高信号影
(Brain Dev，2015，37: 163-167)

(4) 病理表现

尚不清楚。

(5) 受累部位病变汇总（表 523-1）

表 523-1　受累部位及表现

受累部位	主要表现
口	口腔溃疡
消化系统	腹泻，叶酸吸收障碍，厌食
中枢神经系统	肌张力降低，发育迟缓（未经治疗可出现），智力低下（未经治疗可出现），共济失调，癫痫，手足徐动症，运动障碍，基底核区钙化，易怒
周围神经系统	周围神经病
血液	巨幼细胞贫血，血小板减少症，中性粒细胞减少症，白细胞减少症
生长发育	发育不良
免疫系统	复发性感染，肺囊虫感染，巨细胞病毒感染风险增高，低免疫球蛋白血症

二、基因诊断

(1) 概述

SLC46A1 基因，即编码跨膜质子偶联叶酸转运蛋白的基因，位于 17 号染色体长臂 1 区 1 带 2 亚带 (17q11.2)，基因组坐标为 (GRCh37):17:26721661-26733230，基因全长 11 570bp，包含 5 个外显子，编码 459 个氨基酸。

(2) 基因对应蛋白结构及功能

SLC46A1 基因编码跨膜质子偶联叶酸转运蛋白 (PCFT)，该蛋白的功能是运送叶酸和叶酸拮抗剂底物通过细胞膜，其效率在酸性环境下最佳。PCFT 也在大脑和脉络丛中表达，其功能是运输叶酸进入中枢神经系统。该蛋白还在十二指肠中起转运血红素功能，并且在其他组织（如肝和肾）中可能有类似作用。PCFT 在肠细胞顶膜或细胞质中的固定受饮食中铁含量的调节。SLC46A1 基因突变与遗传性叶酸吸收障碍相关，其遗传方式为常染色体隐性遗传。研究发现多种导致可变剪接转录本的基因突变，这些突变会导致基因编码不同的蛋白亚型。

(3) 基因突变致病机制

Zhao 等报道了 1 个西班牙、巴西、墨西哥混血男婴的遗传性叶酸吸收障碍病例。患者在 4 个月的时候就出现了严重的巨幼细胞贫血和血小板减少。接下来发展为卡氏肺囊虫肺炎。患者血清中叶酸和

免疫球蛋白含量低。叶酸替代疗法有良好的临床治疗效果。患者的姐姐在 3 个月时得了全血细胞减少症，并死于巨细胞病毒性肺炎。分子生物学分析发现 SLC46A1 基因包含 2 个分别来自父、母本的混合杂合突变[6]。

PCFT 蛋白在近端空肠和十二指肠的刷状顶膜中高表达，是肠道叶酸吸收所必需的。PCFT 和叶酸受体 α 在脉络丛中表达，二者都是转运叶酸入脑脊液所必需的。Salojin 等报道了 HFM 的小鼠模型，该模型通过靶向破坏小鼠 Pcft 基因的前 3 个编码外显子实现。在 4 周的时候，Pcft 缺陷的小鼠出现严重的巨幼细胞正常色素贫血和全血细胞减少症。未成熟的红细胞聚集在骨髓和脾脏无法进一步分化，导致中等成熟度有核红细胞凋亡和网织红细胞释放的减少。为了弥补血液发育不足，Pcft 缺陷的动物血清中有更高的红细胞生成素、可溶性转铁蛋白受体和血小板生成素水平。体内叶酸摄入实验证明了由于 PCFT 调节的肠道叶酸吸收被破坏造成了系统性叶酸缺乏，进一步证明了 PCFT 蛋白在肠道叶酸转运和红细胞生成中起关键和不可或缺的作用[7]。

(4) 目前基因突变概述

目前人类基因突变数据库报道了 SLC46A1 基因突变 14 个，其中错义 / 无义突变 9 个，剪接突变为 1 个，小的缺失 2 个，小的插入 2 个。目前已报道的 SLC46A1 致病突变集中分布在 1~4 号外显子。

（王子璇　金　朝　张纪斌）

参考文献

[1] Qiu A, Jansen M, Sakaris A, et al. Identification of an intestinal folate transporter and the molecular basis for hereditary folate malabsorption. Cell, 2006, 127: 917-928

[2] Geller J, Kronn D, Jayabose S, et al. Hereditary folate malabsorption: family report and review of the literature. Medicine (Baltimore), 2002, 81: 51-68

[3] Malatack JJ, Moran MM, Moughan B. Isolated congenital malabsorption of folic acid in a male infant: insights into treatment and mechanism of defect. Pediatrics, 1999, 104: 1133-1137

[4] Wang Q, Li X, Ding Y, et al. The first Chinese case report of hereditary folate malabsorption with a novel mutation on SLC46A1. Brain Dev, 2015, 37: 163-167

[5] Jebnoun S, Kacem S, Mokrani CH, et al. A family study

of congenital malabsorption of folate. J Inherit Metab Dis, 2001, 24: 749, 750

[6] Zhao R, Min SH, Qiu A, et al.The spectrum of mutations in the PCFT gene, coding for an intestinal folate transporter, that are the basis for hereditary folate malabsorption. Blood,

2007, 110:1147-1152

[7] Salojin KV, Cabrera RM, Sun W, et al. A mouse model of hereditary folate malabsorption: deletion of the Pcft gene leads to systemic folate deficiency. Blood, 2011, 117:4895-4904

524　亚胺甲基转移酶缺乏症
(formiminotransferase deficiency, FD; OMIM 229100)

一、临床诊断

(1) 概述

亚胺甲基转移酶缺乏症是常染色体隐性遗传代谢病，由 FTCD 基因突变所致，是先天性叶酸代谢异常的第二常见原因[1]。临床特征主要包括智力低下、高叶酸血症及尿亚胺甲基谷氨酸浓度增高[2]。

(2) 临床表现

按临床症状，本病可分为轻型及重型两类。轻型患者的主要表现有轻度发育迟缓、轻度智力低下及尿亚胺甲基谷氨酸浓度增高，但无血液系统异常；重型患者多见于日本，可表现为大运动发育迟缓（包括坐、站、行走发生时间延迟）、严重的智力低下、尿亚胺甲基谷氨酸浓度增高及巨幼细胞贫血，重型患者尿中某些 B 族维生素浓度也增高[3]。

(3) 辅助检查

以下异常实验室检查结果可提示本病的发生：口服定量组氨酸后尿亚胺甲基谷氨酸浓度异常增高、肝内谷氨酸亚胺甲基转移酶减少及高叶酸血症[2]。血常规检查可有巨幼细胞贫血，骨髓涂片可见红系巨幼变。尿三氯化铁试验阳性（由尿中亚胺甲基谷氨酸浓度增高引起）[5]。部分患者头颅磁共振检查可有脑室扩张及皮质萎缩，脑电图检查出现额叶高幅慢波[4]。但需特别注意的是有报道表明，某些杂合子患者血清叶酸浓度正常，但其尿中仍然有过多的亚胺甲基谷氨酸[6]。

(4) 病理表现

患者肝脏病理检查可见肝细胞及库普弗细胞内含铁血黄素沉积[2]（图 524-1）。

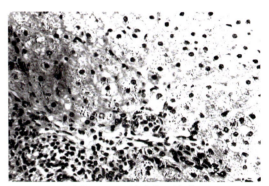

图 524-1　肝脏病理涂片
(Tohoku J Exp Med, 1968, 94: 3-16)

(5) 受累部位病变汇总（表 524-1）

表 524-1　受累部位及表现

受累部位	主要表现
神经系统	发育迟缓，智力低下
血液	巨幼细胞贫血

二、基因诊断

(1) 概述

FTCD 基因，编码亚胺甲基转移酶 - 环化脱胺酶 (formimidoyltransferase-cyclodeaminase) 蛋白，位于 21 号染色体长臂 2 区 2 带 3 亚带 (21q22.3)，基因组坐标为 (GRCh37):21:47556065-47575499，基因全长 19 435bp，包含 15 个外显子，编码 541 个氨基酸。

(2) 基因对应蛋白结构及功能

FTCD 基因编码的亚胺甲基转移酶 - 环化脱胺酶是将组氨酸代谢连接到叶酸代谢的中间代谢酶。cDNA 编码的蛋白质包含 541 个氨基酸，与猪的 FTCD 有 84% 同源性，谷氨酸亚胺甲基转移酶 - 环化脱氨酶是具有双功能的酶。一种是催化叶酸依赖的 N- 亚胺甲基谷氨酸降解并形成 5,10- 亚甲基四氢叶酸、谷氨酸盐和氨，即 L- 组氨酸降解过程的最后两个反应。谷氨酸亚胺甲基转移酶主要催化亚胺甲基从亚胺甲基谷氨酸到四氢叶酸转移的过程，并释放谷氨酸盐。第二种是通过环化脱氨酶的催化从亚胺甲基四氢叶酸中释放游离氨，产生 5,10- 亚甲基四氢叶酸。谷氨酸亚胺甲基转移酶通路的缺陷会引起亚胺甲基谷氨酸的分泌变化，这会导致患者出现两种不同表型：一种是智障和生理缺陷；另一种则没有智障，只有生理缺陷。

(3) 基因突变致病机制

Hilton 等在 3 个亚胺甲基转移酶缺乏症患者的 *FTCD* 基因上发现了突变 [1]。有报道表明两个同胞有由两个错义突变组成的复合杂合突变 (p.R135C；p.R299P)。猪的 *FTCD* 基因突变形成和在大肠杆菌中的表达表明 p.R135C 突变会降低亚胺甲基转移酶活性至野生型的 61%，然而 p.R299P 突变会使活性降低至野生型的 57%。第三个患者通过定量 PCR 发现该基因上有 1bp 的半合子重复 (c.1033insG)，这是首次发现亚胺甲基转移酶缺乏症的分子缺陷。

(4) 目前基因突变概述

目前人类基因突变数据库报道了 *FTCD* 基因突变 3 个，其中错义 / 无义突变 2 个，小的插入 1 个。突变分布在基因整个编码区，无突变热点。

（王子璇　金　朝　魏　薇）

参考文献

[1] Hilton JF, Christensen KE, Watkins D, et al. The molecular basis of glutamate formiminotransferase deficiency. Hum Mutat, 2003, 22: 67-73

[2] Arakawa T, Tamura T, Higashi O, et al. Formiminotransferase deficiency syndrome associated with megaloblastic anemia responsive to pyridoxine or folic acid. Tohoku J Exp Med, 1968, 94: 3-16

[3] Narisawa K. Glutamate-formiminotransferase deficiency. Ryoikibetsu Shokogun Shirizu, 1998, (19Pt2)： 204-206

[4] Arakawa T, Tamura T, Ohara K, et al. Familial occurrence of formiminotransferase deficiency of syndrome. Tohoku J Exp Med, 1968, 96: 211-217

[5] Arakawa TS, Ohara K, Takahashi Y, et al. Formiminotransferase-deficiency syndrome: a new inborn error of folic acid metabolism. Ann Paediat, 1965, 205: 1-11

[6] Niederwieser A, Giliberti P, Matasovic A, et al. Folic acid non-dependent formiminoglutamic aciduria in two siblings. Clin Chim Acta, 1974, 54: 293-316

525　脆性 X 染色体精神发育迟滞综合征
(fragile X mental retardation syndrome, FXMRS; OMIM 300624)

一、临床诊断

(1) 概述

脆性 X 染色体精神发育迟滞综合征 (FXMRS) 主要由 *FMR1* 基因突变所致，大部分患者是由于三核苷酸 CGG 过度重复 (超过 200 次) 所致，主要表现为中至重度精神发育迟滞，大睾丸，典型的面部特征，包括长脸、长耳朵、下巴外突等 [1]。本综合征发病人数占 X 染色体相关精神发育迟滞的一半左右 [2]，是导致精神发育迟滞的第二大神经变性疾病 (21 三体综合征排第一)[3]。

(2) 临床表现

本病发病率较低，大约为 0.5/1000[4]。主要表现为中至重度精神发育迟滞，腺体发育障碍，以及其他面部畸形。精神发育迟滞主要表现为身材矮小，运动功能发育缓慢，智力低下 (也可正常)，但言语功能通常发育迟滞。腺体发育障碍主要表现在男性患者大睾丸，但精液检查睾丸功能正常 [5]。男性患者还可表现为孤独症、癫痫等。女性患者可出现卵巢早衰，如 40 岁前出现绝经 [6]。特殊的面容主要表现为长脸、长耳朵、低位耳、下巴突出等 (图 525-1)。还可出现关节异常，如手指关节过度活动，其他部位关节不稳定 [7]。此外，患者还可表现为极度肥胖。部分患者还可出现双相人格障碍，焦虑、躁狂交替出现，极度活跃，具有攻击性 [8]。

(3) 影像特点

FXMRS 患者的头颅磁共振检查可出现大脑半球、脑干及小脑弥漫性萎缩改变。T_2 序列上可出现

小脑中脚的高信号 (图 525-2)，T_2 序列上或 Flair 序列上还可出现侧脑室旁高信号表现。但该特点不具有特异性，部分患者可不出现。

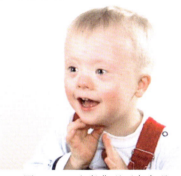

图 525-1　患者典型面容表现
[Nat Genet，1993，4(4): 335-340]

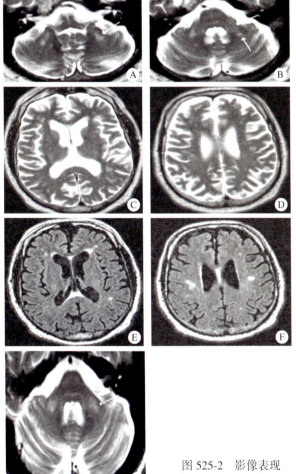

图 525-2　影像表现
(Nat Genet, 1993, 4(4): 335-340)

(4) 病理表现

目前进行 FXMRS 病理学检查的手段只有活检术。主要病理改变为在全脑神经元及星形胶质细胞中可发现核内包涵体。该包涵体可通过石蜡包埋法进行检测。同时，在电镜下可见无细胞膜的颗粒丝状包涵体聚集。免疫组化及质谱分析可发现该包涵体与 20 种以上蛋白质及 *FMR1* mRNA 表达相关 [11]。

(5) 受累部位病变汇总 (表 525-1)

表 525-1　受累部位及表现

受累部位	主要表现
脑	中至重度精神发育迟滞
面容	长脸，长耳朵，低位耳，下巴突出
关节	手指关节过度活动，其他部位关节不稳定
性腺	男性患者表现为大睾丸，但精液检查睾丸功能正常，女性患者可出现卵巢早衰，如 40 岁前出现绝经

二、基因诊断

(1) 概述

FMR1 基因，即编码脆性 X 智力低下蛋白的基因，位于 X 染色体长臂 2 区 7 带 3 亚带 (Xq27.3)，基因组坐标为 (GRCh37):X:146993469-147032647，基因全长 39 179bp，包含 17 个外显子，编码 633 个氨基酸。

(2) 基因对应蛋白结构及功能

FMR1 基因编码的蛋白是 CYFIP1-EIF4E-FMR1 复合体的组成成分之一，能够结合 mRNA 帽，有抑制翻译的功能，与核糖体相关联。此蛋白在细胞内 RNA 转运和目标 mRNA 的翻译过程中起重要作用，还可能在 mRNA 从细胞核到细胞质的转运过程中起重要作用。*FMR1* 与 poly(G) 结合力很强，其次是 poly(U)，与 poly(A) 和 poly(C) 的结合力很弱。

(3) 基因突变致病机制

1991 年，Kremer 等已经证明了 *FMR1* 基因中存在不稳定的扩展三核苷酸重复序列，该序列表示为 p(CGG)$_n$，*FMR1* 基因在 FXMRS 中起重要作用 [9]。作者认为，正常的 X 染色体中存在 (40 ± 25) 拷贝的 p(CGG)$_n$，这种范围下的序列是一种稳定的 DNA 多态现象。但在脆性 X 基因型中，重复序列的数量会增加至超过 200 拷贝，造成 DNA 不稳定。

2011 年，Gronskov 等在一个具有典型的 FXMRS 男性的 *FMR1* 基因上发现一个无义突变 (p.S27X)。对患者的类淋巴母细胞的蛋白印迹分析发现没有 *FMR1* 的表达。他的母亲也携带这个突变，表现出轻微的智力低下等症状 [10]。

1994 年，荷兰 - 比利时 FXMRS 研究组织为 FXMRS 建立了基因敲除小鼠模型。基因敲除小鼠缺少正常的 FMR1 蛋白，表现出大睾丸、学习缺陷、极度活跃的特征。虽然 FXMRS 患者的大脑磁共振检查在特定的大脑结构区域显示异常，但是对于脆性 X 小鼠模型的不同的大脑区域，Kooy 等没有找到脆性 X 小鼠模型的大脑区域大小改变的证据[11]。

(4) 目前基因突变概述

目前人类基因突变数据库收录了 *FMR1* 基因突变 46 个，其中错义 / 无义突变 3 个，剪接突变 1 个，调控区突变 5 个，小的缺失 2 个，小的插入缺失 1 个，大片段缺失 26 个，大片段插入 2 个，复杂重排 1 个，重复变异 5 个。突变分布在基因整个编码区，无突变热点。

（刘　欣　侯　淼）

参考文献

[1] Berry-Kravis E, Abrams L, Coffey SM, et al. Fragile X-associated tremor/ataxia syndrome: clinical features, genetics, and testing guidelines. Mov Disord, 2007, 22(14): 2018-2030

[2] Devys D, Latz Y, Rouyer N, et al. The FMR-1 protein is cytoplasmic, most abundant in neurons and appears normal in carriers of a fragile X premutation. Nat Genet, 1993, 4(4): 335-340

[3] Jacquemont S, Haqerman RJ, Haqeman PJ, et al. Fragile-X syndrome and fragile X-associated tremor/ataxia syndrome: two faces of FMR1. Lancet Neurol, 2007, 6(1): 45-55

[4] Rhoads F A, Oqlesby AC, Mayer M, et al. Marker X syndrome in an oriental family with probable transmission by a normal male. Am J Med Genet, 1982, 12(2): 205-217

[5] Cantu JM. Inherited congenital normofunctional testicular hyperplasia and mental deficiency. Hum Genet, 1976, 33(1): 23-33

[6] Conway GS, Payne NN, Webb J, et al. Fragile X premutation screening in women with premature ovarian failure. Hum Reprod, 1998, 13(5): 1184-1187

[7] Opitz JM, Sutherland GR. Conference report: International Workshop on the fragile X and X-linked mental retardation. Am J Med Genet, 1984, 17(1): 5-94

[8] Mattei JF, Mattei MG, Aumeras C, et al. X-linked mental retardation with the fragile X. A study of 15 families. Hum Genet, 1981, 59(4): 281-289

[9] Kremer E J, Pritchard M, Lynch M, et al. Mapping of DNA instability at the fragile X to a trinucleotide repeat sequence p(CCG)n. Science, 1991, 252: 1711-1714

[10] Gronskov K, Brondum-Nielsen K, Dedic A, et al. A nonsense mutation in FMR1 causing fragile X syndrome. Europ J Hum Genet, 2011, 19: 489-491

[11] Kooy RF, Reyniers E, Verhoye M, et al. Neuroanatomy of the fragile X knockout mouse brain studied using in vivo high resolution magnetic resonance imaging. Europ J Hum Genet, 1999, 7: 526-532

526　脆性 X 染色体相关震颤和（或）共济失调综合征
(fragile X-associated tremor/ataxia syndrome, FXTAS; OMIM 300623)

一、临床诊断

(1) 概述

脆性 X 染色体相关震颤和 (或) 共济失调综合征 (FXTAS) 是近十余年发现的一种疾病，源于临床医生和研究者注意到已经诊断的脆性 X 综合征 (FXS) 和脆性 X 染色体相关原发性卵巢功能不全 (FXPOI) 患者的老年祖父母和父母出现神经系统症状，这三种情况均是因为"脆性 X"基因 (*FMR1* 基因) 的改变。它们共同组成了被称作脆性 X 染色体相关异常的遗传疾病。FXTAS 是一种成年起病的以意向性震颤和 (或) 共济失调为主要特征的神经变性疾病，男性多见，本病是由 *FMR1* 基因前突变所致。

(2) 临床表现

FXTAS 症状的类型和严重程度个体差异较大，有些患者表现为多种症状、快速进展，而有些患者症状多年处于较轻的程度[1]。

男性中最常见的临床表现：①意向性震颤或动作性震颤；②小脑性共济失调，包括协调及轮替不能、共济失调步态、构音障碍等；③认知功能障碍，包括近记忆力减退、数学或拼写能力减退、执行功能下降；④帕金森综合征，包括震颤、行动迟缓、肌肉僵硬等。此外还可出现以下临床表现：①周围神经病；②自主神经功能障碍，包括直立性低血压、膀胱 / 直肠功能紊乱、性功能减退等；③精神障碍表现，如焦虑、抑郁、注意力不集中、社交困难、孤独症等[2]。

女性可以表现为与男性相同的神经系统症状，但是多数程度较轻，最常见的是震颤和（或）共济失调，精神正常和情感障碍较少发生。累及部分女性的额外症状表现：①纤维肌痛和（或）全身肌肉疼痛；②甲状腺功能异常，多为甲状腺功能减退。

(3) 影像学表现

FXTAS 患者的影像学（图 526-1）表现包括弥漫的大脑、脑干和小脑容量下降；脑白质病变，如小脑中脚（小脑中脚征）、小脑齿状核外侧白质在 T_2 加权像上表现为高信号。小脑中脚征对于 FXTAS 并不特异，也并不是所有患者均表现出来[3]。

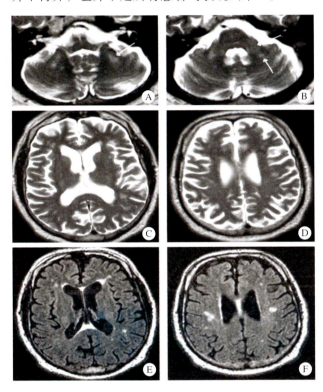

图 526-1　MRI 检查显示 T_2 像脑白质高信号（箭头）
[Mov Disord，2007，22(14): 2018-2030]

(4) 病理表现

病理改变（图 526-2）为广泛分布于脑神经元及胶质细胞内的呈泛素化阳性的核内包涵体形成[4]。

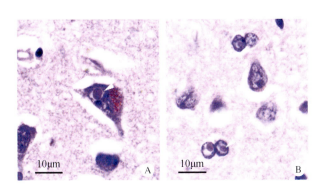

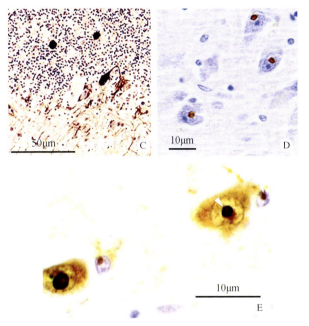

图 526-2　病理表现
A、B. 在神经元和轴索中可见典型的核内包涵体；C. 小脑中可见散在细胞轴索肿胀；D、E. 通过抗泛素抗体染色的核内包涵体 [Brain，2002，125(8): 1760-1771]

(5) 受累部位病变汇总（表 526-1）

表 526-1　受累部位及表现

受累部位	主要表现
脑	意向性震颤或动作性震颤，小脑性共济失调，认知功能障碍，帕金森综合征等
周围神经	四肢无力、麻木
自主神经	自主神经功能障碍，包括直立性低血压、膀胱 / 直肠功能紊乱、性功能减退

二、基因诊断

(1) 概述

FMR1 基因，即编码脆性 X 智力缺陷蛋白 1 的基因，位于 X 染色体长臂 2 区 7 带 3 亚带 (Xq27.3)，基因组坐标为 (GRCh37):X:146993469-147032647，基因全长 39 179bp，包含 16 个外显子，编码 611 个氨基酸。

(2) 基因对应蛋白结构及功能

FMR1 基因编码的蛋白与 RNA 绑定后与多核糖体有密切关系，其参与 mRNA 从细胞核到细胞质的转运。5′ 端 UTR 区的 CGG 三核苷酸重复常见拷贝重复为 6~53 次，但是如果超过这个数量级，有 55~230 次重复就会引发 FXTAS，该三核苷酸不同数量的重复也是引发卵巢功能早衰的原因之一。目前已检测发现，该基因通过不同可变剪接编码后

可形成各种蛋白亚型，定位在细胞不同的位置。

(3) 基因突变致病机制

蛋白质的合成发生在神经元树突，非常靠近神经突触。多核糖体的聚集往往发生在树突棘，尤其是在发育阶段。有些蛋白质的合成是由突触的活动直接控制的。Greenough 等发现用谷氨酸或代谢性谷氨酸受体激动剂刺激，FMRP 可在突触神经细胞体中合成[5]。他们还发现在患有 FXTAS 的小鼠中，突触神经细胞中激动剂活化蛋白的合成显著降低。利用 FXTAS 患者的尸检样本研究发现，树突棘没有正常成熟的尺寸和形状，单位长度的树突上有更多的棘状凸起。在模式小鼠的研究中也发现了同样的现象。这些发现说明 FMRP 可能需要在大脑皮质发育过程中经历正常的成熟和凋亡。

在 *Fmr1* 基因敲除模式小鼠的行为学研究中，Qin 等观察到这些模式小鼠行为非常活跃，与正常小鼠相比，这些小鼠更容易进入一个开放的空间的中心，焦虑水平下降。在一次被动回避任务中，基因敲除小鼠的动作障碍显示了它们在学习和记忆方面的缺陷。为了研究大脑的哪些区域参与脆性 X 综合征精神发育迟滞的行为异常，Qin 等利用碳标记的脱氧方法测定葡萄糖的区域性脑代谢速率，跟同时出生的正常小鼠相比，测定的 38 个脑部区域都有较高的数据，其中 26 个区域的差异数值具有统计学意义；在大脑的边缘系统、初级感觉、后顶叶皮质区域有最明显的增加；受损部位与行为缺陷、FMRP 高表达区域统一；它们提示 FXTAS 小鼠脑部的葡萄糖高代谢可能是树突棘功能异常的结果[6]。

(4) 目前基因突变概述

FMR1 基因的突变类型为动态突变，根据重复序列可分为 4 种类型：正常重复范围 (n 为 6~45)、中间重复范围 (n 为 46~54)、前突变 (n 为 55~200)、全突变 ($n>200$)。

（马凌燕　管李萍）

参考文献

[1] Rodriguez-Revenga L, Madrigal I, Pagonabarraga J, et al. Penetrance of FMR1 premutation associated pathologies in fragile X syndrome families. Eur J Hum Genet, 2009, 17(10): 1359-1362

[2] 韩威威, 张琳, 江泓, 等. 脆性 X 相关震颤和 (或) 共济失调综合征. 中华医学遗传学杂志, 2011, 28(1): 52-55

[3] Berry-Kravis E, Abrams L, Coffey SM, et al. Fragile X-associated tremor/ataxia syndrome: clinical features, genetics, and testing guidelines. Mov Disord, 2007, 22(14): 2018-2030

[4] Greco CM, Hagerman RJ, Tassone F, et al. Neuronal intranuclear inclusions in a new cerebellar trumor/ataxia syndrome among fragile X carriers. Brain, 2002, 125(Pt 8): 1760-1771

[5] Greenough WT, Klintsova AY, Irwin SA, et al. Synaptic regulation of protein synthesis and the fragile X protein. Proc Natl Acad Sci USA, 2001, 98: 7101-7106

[6] Qin M, Kang J, Smith CB. Increased rates of cerebral glucose metabolism in a mouse model of fragile X mental retardation. Proc Natl Acad Sci USA, 2002, 99: 15758-15763

527　Fraser 综合征
(Fraser syndrome, FS; OMIM 219000)

一、临床诊断

(1) 概述

1962 年，George Fraser 首次描述了表现为隐眼畸形、并指、生殖器异常、喉狭窄、耳畸形和肾功能异常的两兄妹，并以他的名字命名即 Fraser 综合征 (FS)[1]，又称为隐眼畸形综合征和无睑症。Fraser 综合征是一种罕见的常染色体隐性遗传病，可散发。本征主要特点为隐眼畸形，生殖器官异常和精神障碍等。约有 25% 因肾缺失或喉狭窄，出生时即已死亡。

(2) 临床表现

本病主要表现：先天性隐眼畸形，50% 以上病例有严重智力低下，泪管缺如或畸形。眼距宽，鼻、舌中线裂开，腭弓高。耳郭和中耳畸形，喉狭窄。耻骨联合分裂，肾发育不良。女性患者阴蒂肥大，阴唇融合，双角子宫；男性患者隐睾、小阴茎、尿道下裂，并指 (趾)(图 527-1G，图 527-1H)。胎儿期表现为羊水过少，小肠系膜发育不良。具体表现如下。

1) 眼部特征 (图 527-1A，图 527-1C，图 527-1D)

A.本征主要特征为无眼睑，不见睫毛，眉毛部分或全部缺失，额部皮肤连续伸展，经过眼部直接到面颊部，在覆盖眼表面的皮肤下面可触及或看到凹陷的眼球，约有 85% 的病例发生隐眼畸形，其中 72% 可双侧受累，在单侧隐眼畸形者，对侧眼可有上睑缺损、多生眉、小眼畸形、皮样囊肿等。眼轮匝肌和上睑提肌功能正常，睫毛、睑板腺和泪腺可缺如。

B.先天性睑球粘连，结膜囊全部或部分消失，滤帘、Schlemms 管及睫状肌缺如。角膜与巩膜分开，角膜角化。瞳孔缺失、发育不全或移位，晶状体完全缺失或发育不全、钙化。

C.强光照射时，可因眼轮匝肌的收缩，引起该处皮肤反射性皱缩，说明视网膜有一定的功能，但有的病例强光照射无反应。

D.可发生牛眼。

2) 全身特征

A.有 10% 病例面部不对称 (图 527-1F)，少见有 Potter 面型。25% 病例发际怪异，从颞部至额部整个覆盖于眼表面的皮肤上。

B.约 85% 的病例有鼻异常 (图 527-1A)，单侧和双侧都可发生。常见的有宽鼻、鼻梁低平、鼻翼残缺、鼻孔缺损、鼻尖中沟也可见到。

C.有 10% 的病例有唇裂和 (或) 腭裂，系带短缩，错牙合畸形，约 80% 病例有喉部闭锁和发育不全，声音嘶哑。偶见牙齿畸形。

D.有 85% 病例有耳部异常 (图 527-1F)，其中低位耳和 (或) 耳畸形占 30%，小耳占 10%，外耳道狭窄占 6%~15%，传导性听力下降较常见。1987 年 Gattuso 曾报道 FS 合并听小骨畸形的病例。

E.泌尿生殖系统异常 (图 527-1B，图 527-1E)：肾发育不全，约 80% 的病例有生殖器异常。其中隐睾占 7%，阴茎发育不全、阴茎痛性勃起、尿道下裂占 20%。大阴蒂占 20%，阴道闭锁、巨大阴唇占 15%，有 10%~15% 的病例有输尿管和 (或) 膀胱异常。85% 病例有肾缺失，其中双侧肾缺失占 49%，单侧占 37%。1986 年由 Greenberg 等报道了性腺形态异常和性腺母细胞瘤的病例。

F.神经系统异常：80% 的病例有精神缺陷、智力低下，其中无脑畸形占 10%，中枢神经系统畸形约占 20%，偶见有左脑室缺失或 Dandy-Walker 囊肿，个别患者可见大脑镰状钙化，偶见脑膜膨出。

G.5% 的病例可见有先天性心脏病。

H.有 70% 的病例有骨骼异常，如颅骨不对称、面骨异常、小眼眶、视神经孔畸形、蝶骨翼缺如、顶骨透明缺损、鼻窦异常、耻骨联合脱开，也可见并指 (趾) 畸形等。

I.有 15%~30% 的病例发生脐疝。

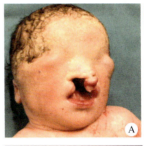
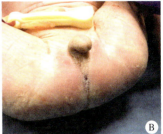
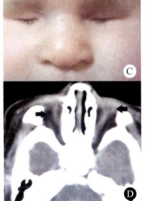
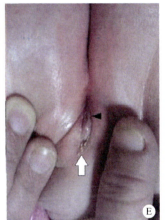
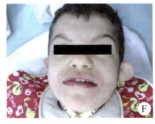
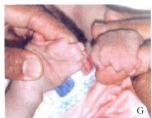
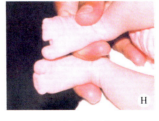

图 527-1　FS 临床表现

[Pan African Medical Journal，2013，15:118；Case Reports in Dentistry，2014；Arq Bras Oftalmol，2008，71(2):269-272]

(3) 诊断标准

1986 年 Thomas 等对本征做出了诊断标准，其中包括 4 条主要标准和 8 条次要标准[2]。

主要标准：①隐眼畸形；②并指 (趾) 畸形；③生殖器官异常；④家族中患隐眼畸形综合征。

次要标准：①精神缺陷；②肾缺失；③唇裂和

（或）腭裂；④先天性鼻畸形；⑤先天性耳畸形；⑥先天性喉畸形；⑦脐疝；⑧骨缺失。

Thomas 认为本征在具有至少 2 条主要标准和 1 条次要标准或 1 条主要标准和 4 条次要标准时才能诊断。

(4) 受累部位病变汇总 (表 527-1)

表 527-1　受累部位及表现

受累部位	主要表现
眼	小眼畸形，无眼畸形
泌尿生殖系统	隐睾症，阴茎发育不全，阴茎痛性勃起，尿道下裂，大阴蒂，阴道闭锁，巨大阴唇，肾缺失
面部	面部不对称，唇腭裂，耳畸形，鼻畸形
喉部	喉闭锁
神经系统	精神缺陷，智力低下，无脑畸形，中枢神经系统畸形，左脑室缺失，Dandy-Walker 囊肿，大脑镰状钙化，脑膜膨出

二、基因诊断

(1) 概述 (表 527-2)

表 527-2　基因亚型汇总

基因	染色体位置	基因组起止坐标 (GRCh37/hg19)	基因全长 (bp)	外显子数	氨基酸数
FRAS1	4q21.21	4:78978724-79465423	486 700	74	4013
GRIP1	12q14.3	12:66741178-67463014	721 837	28	1077
FREM2	13q13.3	13:39261173-39461268	200 096	26	3170

(2) 基因对应蛋白结构及功能

FRAS1 基因编码一个细胞外基质蛋白，该蛋白在发育的过程中可能影响表皮基底膜黏着力的调控和器官形成。可变剪接可使该基因表达多种转录本。

GRIP1 基因编码了一个支架蛋白，该蛋白是谷氨酸受体相互作用蛋白家族成员之一，可以与膜组织结合并调控大量跨膜蛋白的运输。*GRIP1* 在一个复杂的多蛋白信号通路组装过程中起局部支架的作用，同时也在神经元特定亚细胞定位时起到结合伴侣的调控作用。可变剪接转录本变异可编码不同的亚型蛋白。

FREM2 基因编码一种属于 FRAS1 家庭的膜蛋白，这个细胞外基质蛋白被认为是保持皮肤上皮的完整性和肾上皮细胞分化状态的必需蛋白。该蛋白

位于基底膜，形成一个三联复杂结构，在形态形成的过程中对表皮和真皮的交互起着重要作用。

(3) 基因突变致病机制

McGregor 等于 2003 年检测到了会导致 Fraser 综合征的 5 个 *FRAS1* 基因的移码突变，并证实 FRAS1 蛋白 N 端富含半胱氨酸的重复基序与 BMP 代谢相关，提示 FRAS1 蛋白在细胞外基质的结构和信号传输方面起作用[3]。Pitera 等于 2008 年发现 *FRAS1* 基因会在野生型小鼠的分支尿管芽、新生肾元和肾小球细胞中以类似基膜的方式表达。bl/bl 小鼠萎缩的尿管芽不能侵入后肾间叶组织。bl/bl 肾原基会表达有缺陷的 GDNF 和 GDF11，并且关键转录因子的表达也会改变。在 bl/bl 器官培养中，加入 GDNF 或者 GDF11 都能恢复尿管芽侵入后肾间叶组织的能力。在混合的背景下，bl/bl 突变和 bl/my 突变鼠有时候可以存活到成年。这些小鼠有 2 个肾小球蛋白表达混乱的肾。Pitera 等于 2008 年发现 *FRAS1* 会在间质和上皮转移之后的肾小球中高表达。他们推断 *FRAS1* 缺乏会导致尿管芽和间质之间的相互作用缺陷，并且会使关键性肾源分子表达混乱[4]。

Vogel 等于 2012 年从 2 个无关联的典型 Fraser 综合征男性胎儿中发现了一个 *GRIP1* 基因剪接位点的纯合突变[5]。通过对 *Grip1* 基因敲除鼠进行研究，Takamiya 等发现 GRIP1 蛋白的功能缺失导致表皮下出血，肾发育不全，多指或并指及永久性隐眼畸形，与携带 *Fras1* 基因的 blebbed 突变小鼠的表型和 *FRAS1* 基因突变的患 Fraser 综合征隐眼畸形的人的表型一致[6]。GRIP1 蛋白可与 FRAS1 蛋白相互作用，这对于 FRAS1 蛋白定位于细胞基底膜是必需的。在一个 Fraser 综合征的动物模型中，GRIP1 蛋白因为 2 个外显子的缺失而丧失功能。Takamiya 等得出结论，GRIP1 对于胚胎发育早期的细胞架构相互作用是必需的，因此该蛋白的缺陷可导致小鼠出现 Fraser 综合征类似的症状[6]。Takamiya 等于 2004 年证明 *Grip1* 会在野生小鼠的胚胎表皮、眼睑、口腔和鼻腔的上皮细胞及输尿管表达，可以调节不同的蛋白质间的相互作用并参与跨膜蛋白的运输过程[6]。

Jadeja 等在来自 2 个无血缘关系家庭的 Fraser 综合征患者的 *FREM2* 基因上检出了 1 个纯合突变 p.E1974K。为证实该家系的疾病不与 *FRAS1* 基因相关，Jadeja 等在小鼠的 myelencephalic blebs(my) 株系中进行连锁分析，发现表型和 *Fras1* 突变鼠类似，证明该株系小鼠的表型与 *Frem2* 基因相关[7]。Timmer 等在 my 株系鼠的 *Frem2* 基因上确定了 1bp 的替代突变，该突变导致 FREM2 蛋白的提前终止并缺乏 5 个 Calx-β 基序中的 4 个[8]。在 my 株系鼠皮下出血的前几天，野生型小鼠的 *Frem2* 基因在脑和四肢中就有表达。Timmer 等认为 *Frem2* 为发生于胚胎形成期的形态发生组织重排提供了基底，而不是在黏附中发挥作用。Kiyozumi 等发现 my/my 株系小鼠 FREM2 蛋白的表皮基底膜定位减弱[9]，同时发生此效应的还有 FRAS1 蛋白和 FREM1 蛋白。在细胞中共表达 *Fras1*、*Frem1* 和 *Frem2* 基因，发现这 3 种蛋白形成三联复合体，提示这 3 个蛋白可能是通过互相结合发挥作用的。Kiyozumi 等提出这 3 个 Fraser 综合征相关的基底膜蛋白在形态发生过程中是相互作用的[7]。

(4) 目前基因突变概述

目前人类基因突变数据库收录的 *FRAS1* 基因，*GRIP1* 基因和 *FREM2* 基因的相关突变情况如表 527-3。

表 527-3　基因突变汇总　（单位：个）

基因	突变总数	错义/无义突变数	剪接突变数	小片段缺失突变数	小片段插入突变数	大片段缺失突变数	大片段插入突变数	调控区突变数
FRAS1	20	11	2	4	2	0	1	0
GRIP1	6	6	0	0	0	0	0	0
FREM2	3	2	1	0	0	0	0	0

（张在强　李甫强）

参考文献

[1] Smyth I, Scambler P. The genetics of Fraser syndrome and the blebs mouse mutants. Human Molecular Genetics, 2005, 14: 269-274

[2] Slavotinek AM, Tifft CJ. Fraser syndrome and cryptophthalmos: review of the diagnostic criteria and evidence for phenotypic modules in complex malformation syndromes. J Med Genet, 2002, 39:623-633

[3] McGregor L, Makela V, Darling SM, et al. Fraser syndrome and mouse blebbed phenotype caused by mutations in FRAS1/Fras1 encoding a putative extracellular matrix protein. Nat Genet, 2003, 34: 203-208

[4] Pitera JE, Scambler PJ, Woolf AS. Fras1, a basement membrane-associated protein mutated in Fraser syndrome, mediates both the initiation of the mammalian kidney and the integrity of renal glomeruli. Hum Mol Genet, 2008, 17: 3953-3964

[5] Vogel MJ, van Zon P, Brueton L, et al. Mutations in GRIP1 cause Fraser syndrome. J Med Genet, 2012, 49: 303-306.

[6] Takamiya K, Kostourou V, Adams S, et al. A direct functional link between the multi-PDZ domain protein GRIP1 and the Fraser syndrome protein Fras1. Nat Genet, 2004, 36: 172-177

[7] Jadeja S, Smyth I, Pitera JE, et al. Identification of a new gene mutated in Fraser syndrome and mouse myelencephalic blebs. Nat Genet, 2005, 37: 520-525

[8] Timmer JR, Mak TW, Manova K, et al. Tissue morphogenesis and vascular stability require the Frem2 protein, product of the mouse myelencephalic blebs gene. Proc Natl Acad Sci USA, 2005, 102: 11746-11750

[9] Kiyozumi D, Sugimoto N, Sekiguchi K. Breakdown of the reciprocal stabilization of QBRICK/Frem1, Fras1, and Frem2 at the basement membrane provokes Fraser syndrome-like defects. Proc Natl Acad Sci USA, 2006, 103: 11981-11986

528　弗里德赖希共济失调
(Friedreich's ataxia, FRDA; OMIM 229300)

一、临床诊断

(1) 概述

1863 年德国教授 Friedreich 首先提出了一种脊髓后索变性萎缩性疾病，1882 年由 Brousse 命名这种疾病为弗里德赖希共济失调 (FRDA)。此病呈常染色体隐性遗传，致病基因为 *FXN* 基因，编码 frataxin 蛋白[1]。弗里德赖希共济失调的致病突变方式为 *FXN* 基因第一个内含子的三核苷酸重复，也有单个点突变致病报道。

(2) 临床表现

起病年龄为 2~16 岁，平均发病年龄为 11 岁，绝大多数在 20 岁以前起病。

首发症状为躯干和下肢共济失调，姿势步态异常，跑步困难，Romberg 征阳性。此后逐渐累及双上肢，表现为震颤、指鼻试验阳性、轮替运动不良等。少数病例以脊柱侧弯畸形、肢体运动笨拙或心脏疾病为首发症状。

早期不一定有构音障碍、锥体束征或深感觉减弱或消失，但数年后这些症状都相继出现，跟腱和膝腱反射消失，多数患者上肢腱反射也消失或减弱，双侧巴氏征阳性但肌张力不高。下肢振动觉和位置觉减弱或消失，触觉减弱，痛、温觉正常。

患此病的 2/3 以上患者出现脊柱侧弯畸形，严重者显著影响心肺功能，弓形足或内翻足常见。

其他神经系统症状：肢体远端肌肉萎缩和无力，下肢较上肢明显，还可见视神经萎缩、白内障、眼球震颤等，多出现于病程晚期。少数患者伴发感音神经性耳聋、眩晕。在病程晚期，智力发育迟缓、精神心理疾患和情绪异常等亦不少见[2]。

(3) 影像学表现

弗里德赖希共济失调患者的 MRI 检查可见明显的脊髓、小脑萎缩，脑干相对完好[3]（图 528-1）。

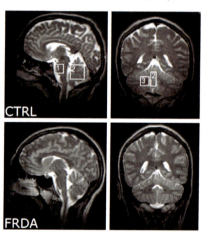

图 528-1　影像学表现

MRI-T₂ 序列显示明显的脊髓萎缩，虽然小脑皮质萎缩不明显，但是通过脑脊液含量计算方法可以发现轻度的小脑皮质与蚓部萎缩迹象，脑干则相对完好（Brain Res，2010，1358：E200-210）

(4) 病理表现

弗里德赖希共济失调病变部位广泛，最突出的病理改变见于脊髓。脊髓后索、脊髓小脑束、锥体束、后根等传导束均可见髓鞘脱失和轴突变性，以腰骶部脊髓受累最为严重。

小脑皮质变性常见，齿状核、下橄榄核、前庭核、脑桥核等灰质核团也存在不同程度变性改变。大脑皮质无明显病变，但有皮质运动区轻度神经元变性。

报道。

心肌病是本病的特征性表现之一，进行性的心肌肥厚、慢性间质性纤维变性和炎性浸润[4]最常见于本病的报道中。

(5) 受累部位病变汇总（表 528-1）

表 528-1　受累部位及表现

受累部位	主要表现
神经系统	脊髓后索变性萎缩，步态蹒跚、易跌倒（躯干共济失调），构音障碍包括言语缓慢及暴发性言语，浅感觉缺失等
心脏	心脏扩大伴有心室壁及室间隔增厚，显微镜下可见心肌肥厚，结缔组织增生，心肌细胞内铁沉积、炎症细胞浸润
骨骼	脊柱侧弯、弓形足、马蹄内翻足、爪形趾
眼	水平眼震，垂直性和旋转性眼震较少

二、基因诊断

(1) 概述

FXN 基因，即编码共济蛋白的基因，位于 9 号染色体长臂 2 区 1 带 1 亚带 1 次亚带 (9q21.11)，基因组坐标为 (GRCh37):9:71650479-71715094，基因全长 64 616bp，包含 6 个外显子，编码 210 个氨基酸。

(2) 基因对应蛋白结构及功能

FXN 基因编码的线粒体蛋白属于共济失调蛋白家族，其功能为调控线粒体中铁的转运和呼吸作用。基因内的三核苷酸重复片段 GAA 大量扩增，导致了 FRDA。由于存在可变剪接，形成了多种转录突变体。该蛋白的功能主要包括启动亚铁血红素的生物合成、通过传送亚铁离子至通路中的蛋白，来装配和修复铁硫簇。该蛋白的功能也可能包括催化亚铁离子氧化成铁离子来降低铁催化氧化应激反应；形成的非单体形式低聚物在体外具有铁氧化酶活性；可通过寡聚作用将大量的铁转变成水铁矿形式。

(3) 基因突变致病机制

FRDA 基因第一个内含子区域的 GAA 三核苷酸重复扩增是形成 FRDA 的主要病因。Delatycki 等认为约 98% 的 FRDA 患者都存在纯合的 GAA 增多，剩下约 2% 的 FRDA 患者为 *FRDA* 基因的点突变，其中一种为来自 *FRDA* 基因第 4 号外显子的 p.G130V 突变[5]。当带有 p.G130V 突变的 *FRDA* 的另一条链等位基因处出现 GAA 重复扩增突变，表现为非典型的 FRDA 病症。对 4 个存在 p.G130V 突变的家系进行单体型分析，找出了 4 个家系这一突变的共同祖先，尽管在一个家系中基因外的单体

型标记有显著性差异，但相似的基因内单体型分析结果表明该家系与其他家系相同的突变祖先，而2个重组事件可以解释其具有的差异。

Cossee 等通过在 *FRDA* 基因上消除 4 号外显子，使得 *FRDA* 基因产物失活，构建了用于研究的患有FRDA 的小鼠模型[6]。在胚胎着床几天后同源缺失的胚胎出现致死性，且在胚胎吸收的过程中并未观察到铁沉积，这表明细胞死亡的机制可能并不依赖于铁沉积。Cossee 等认为，人类较轻症状的 FRDA 可能是因为在出现 GAA 重复扩增突变时还存在残留的共济蛋白表达[6]。

(4) 目前突变概述

目前人类基因突变数据库报道了 FRDA 相关的 *FXN* 基因突变 45 个，包括错义 / 无义突变 24 个，剪接突变 7 个，小的缺失 10 个，小的插入 2 个，小的插入缺失 1 个，大的缺失 1 个。

（牛松涛　陈　勇）

参考文献

[1] Klockgether T. Update on degenerative ataxias. Curr Opin Neurol, 2011, 24: 339-345

[2] Delatycki MB, Corben LA. Clinical features of Friedreich ataxia. J Child Neurol, 2012, 27: 1133-1137

[3] Iltis I, Hutter D, Bushara KO, et al. HMR spectroscopy in Friedreich's ataxia and ataxia with oculomotor apraxia type 2. Brain Res, 2010, 1358: 200-210

[4] Lynch DR, Seyer L. Friedreich ataxia: new findings, new challenges. Ann Neurol, 2014, 76: 487-488

[5] Delatycki MB, Knight M, Koenig M, et al. G130V, a common FRDA point mutation, appears to have arisen from a common founder. Hum Genet, 1999, 105: 343-346

[6] Cossee M, Puccio H, Gansmuller A, et al. Inactivation of the Friedreich ataxia mouse gene leads to early embryonic lethality without iron accumulation. Hum Mol Genet, 2000, 9: 1219-1226

529　额骨干骺端结构不良
(frontmetaphyseal dysplasia, FMD; OMIM 305620)

一、临床诊断

(1) 概述

额骨干骺端结构不良又称为 Gorlin-Cohen 综合征，为罕见 X 染色体连锁显性遗传病，于 1969 年首次报道，描述了不足 30 个病例[1, 2]，本病致病基因为 *FLNA*，其编码细胞支架蛋白——细丝蛋白 Aα 链。

(2) 临床表现

FMD 患者主要临床表现包括眶上骨质增生、眼距过宽、睑裂下斜、鼻梁增宽、小颌畸形（图529-1）伴牙齿畸形，以及全身骨骼发育不良。其他临床表现包括先天性心脏病、声门下气管狭窄、泌尿生殖系统异常 [通常于肾盂输尿管接合处出现尿道和 (或) 输尿管梗阻]，以及肌张力下降等[3, 4]。患者常伴有耳聋，为感音性、传导性或者两者混合性，听力下降程度通常较轻，因此常于病程晚期诊断。FMD 患者也可出现进展性脊柱侧凸，通常需手术干预[5-7]。患者亦可伴限制性阻塞性肺疾病，不仅由于胸廓畸形及脊柱侧凸所致，还存在气管、

支气管畸形[8, 9]。尽管有精神发育迟滞的报道，但是 FMD 患者智力通常是正常的。

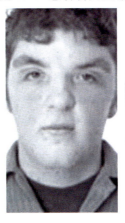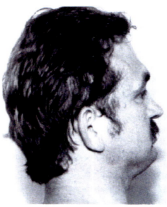

图 529-1　FMD 患者典型面部特点
可见患者眶上脊突出、小颌畸形、双眼眼距过宽等 (European Journal of Human Genetics，2007，15:3-9; Chest，1993，103:1264，1265)

(3) 辅助检查

X 线平片检查可见颅顶及颅底硬化，眶上骨质增生 (图 529-2B)，小颌畸形，静脉窦闭塞，扁平椎，椎体终板结构不规则，长骨干骺端不成型 (图 529-3)，

脊椎侧凸（图 529-5），髋臼狭窄等。

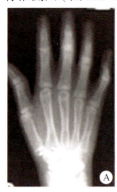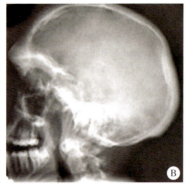

图 529-2　FMD 患者头颅及平部的 X 线片

A. FMD 患者掌骨及指骨干骺端不成型；B. FMD 患者颅底硬化及眶上骨质增生 (European Journal of Human Genetics，2007，15：3-9)

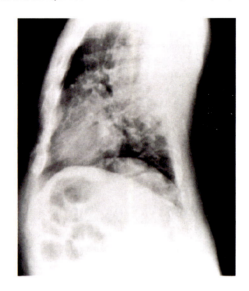

图 529-3　FMD 患者轻度脊柱侧弯和脊柱前凸
(Chest, 1993, 103: 1264, 1265)

(4) 病理表现

暂未见相关报道。

(5) 受累部位病变汇总（表 529-1）

表 529-1　受累部位及表现

受累部位	主要表现
中枢神经系统	精神发育迟滞（某些病例，通常 FMD 患者智力正常）
面部	眶上骨质增生，眼距过远，睑裂下斜，鼻梁增宽，小颌畸形伴牙齿畸形
耳部	耳聋，为感音性、传导性或两者混合性，听力下降程度通常较轻
骨骼	颅顶及颅底硬化，眶上骨质增生，小颌畸形，静脉窦闭塞，扁平椎，椎体终板结构不规则，长骨干骺端不成形，脊椎侧凸，髋臼狭窄等
呼吸系统	限制性阻塞性肺疾病，气管、支气管畸形
泌尿系统	通常于肾盂输尿管接合处出现尿道和（或）输尿管梗阻

二、基因诊断

(1) 概述

FLNA 基因，即编码细丝蛋白 A α 链的基因，位于 X 染色体长臂 2 区 8 带 (Xq28)，基因组坐标为 (GRCh37):X:153576900-153603006，基因全长 26 107bp，包含 48 个外显子，编码 2647 个氨基酸。

(2) 基因对应蛋白结构及功能

FLNA 基因编码的细丝蛋白 A α 链是一个肌动蛋白结合性蛋白，它能与肌动蛋白微丝交联并使肌动蛋白微丝与膜上的糖蛋白结合。该蛋白参与了细胞骨架的重构，对细胞形状的改变和细胞迁移起作用。该蛋白还能与整联蛋白、跨膜受体复合物和第二信使相互作用。FLNA 基因突变与 FMD 相关。

(3) 基因突变致病机制

FMD 是由于 FLNA 基因发生获得性功能突变而致病。2003 年，Robertson 等[10]证明了 FMD 患者 FLNA 基因有 p.D1159A 和 p.S1186L 的获得性功能突变。

2005 年，Giuliano 等[11]也检测到一个三代人的 FMD 家族的 FLNA 基因有 p.S1186L 突变。

2006 年，Robertson 等[12]完成了 23 个无关的 FMD 患者的临床分子遗传学分析，发现 23 个患者中有 10 个 (43%) 没有 FLNA 基因突变，说明 FLNA 基因具有遗传异质性。

本病尚无相应的分子研究，致病机制未明。

(4) 目前基因突变概述

目前人类基因突变数据库收录了 FLNA 基因突变 110 个，其中错义/无义突变 63 个，剪接突变 15 个，小缺失 22 个，小的插入 5 个，大片段缺失 2 个，大片段插入 3 个。

（吕肖玉　任　哲）

参考文献

[1] Gorlin RJ, Cohen MM Jr. Frontometaphyseal dysplasia. A new syndrome. Am J Dis Child, 1969, 118:487-494

[2] Jones KL. Smith's Recognizable Patterns of Human Malformation. 6th ed. Philadelphia, Pennyslavania: Elsevier Saunders, 2006. 450-452

[3] Robertson SP. Otopalatodigital syndrome spectrum disorders: Otopalatodigital syndrome types 1 and 2, frontometaphyseal dysplasia and Melnick-Needles syndrome. Eur J Hum Genet, 2007, 15:3-9

[4] Mehta Y, Schou H. The anaesthetic management of an infant with frontometaphyseal dysplasia (Gorlin-Cohen syndrome).

Acta Anaesthesiol Scand, 1988, 32:505-507

[5] Morava E, Illes T, Weisenbach J, et al. Clinical and genetic heterogeneity in frontometaphyseal dysplasia: severe progressive scoliosis in two families. Am J Med Genet A, 2003, 116:272-277

[6] Medlar RC, Crawford AH. Frontometaphyseal dysplasia presenting as scoliosis. J Bone Joint Surg Am, 1978, 60: 392-394

[7] Bartolozzi P, Calabrese C, Falcini F, et al.Melnick-Needles syndrome: osteodysplasty with kyphoscoliosis. J Pediatr Orthop, 1983, 3: 387-391

[8] Leggett JM. Laryngo-tracheal stenosis in frontometaphyseal-dysplasia. J Laryngol Otol, 1988, 102: 74-78

[9] Fitzsimmons JS, Fitzsimmons EM, Barrow M, et al.

Frontometaphyseal dysplasia. Further delineation of the clinical syndrome. Clin Genet, 1982, 22: 195-205

[10] Robertson SP, Twigg SR, Sutherland-Smith AJ, et al. Localized mutations in the gene encoding the cytoskeletal protein filamin A cause diverse malformations in humans. Nature Genet, 2003, 33: 487-491

[11] Giuliano F, Collignon P, Paquis-Flucklinger V, et al. A new three-generational family with frontometaphyseal dysplasia, male-to-female transmission, and a previously reported *FLNA* mutation. Am J Med Genet A, 2005, 132A(2): 222

[12] Robertson SP, Jenkins ZA, Morgan T, et al. Frontometaphyseal dysplasia: mutations in *FLNA* and phenotypic diversity. Am J Med Genet A, 2006, 140(16): 1726-1736

530 额鼻骨发育不良
(frontonasal dysplasia 1, FND1; OMIM 136760)

一、临床诊断

(1) 概述

额鼻骨发育不良 (FND1) 又称 Burian 综合征 (Burian's syndrome) 或面部分裂综合征 (median cleft face syndrome)，于 19 世纪中期首次报道，至今世界上已经被报道的病例有 100 余例，通常散在分布，但也有数个家族聚集病例被报道。患儿主要表现为额鼻骨发育不良所致的颌面部畸形，其突变基因为 *ALX3*[1]。

(2) 临床表现

患儿额鼻骨发育不良，表现为口腔、上腭、面部不对称，鼻结构异常，皮肤结节，眼睛或大脑畸形，前颅裂，面部器官距离过宽等 (图 530-1，图 530-2)。患儿出生后不久可出现脑膜炎、颅内出血或癫痫。手及足可见指 (趾) 甲增厚 (图 530-3)。同时

患儿常因骨化延迟导致不能独立站立及保持坐位、不能说话，可有斜视，查体可见水平眼震、小舌畸形等[2]。

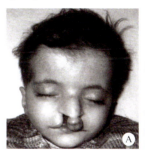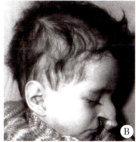

图 530-2 患儿鼻畸形
[Genetic Counseling, 2009, 20(1):63-68]

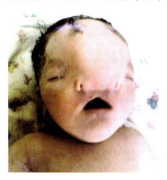

图 530-1 患儿鼻畸形，
眼睛畸形，眼距过大等
[Genetic counseling, 2009, 20(1): 63-68]

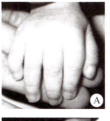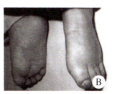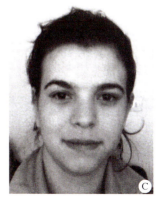

图 530-3 患儿手足畸形
A、B. 图 530-2 中患儿的手及足；C.患儿母亲 (正常)
[Genetic Counsel-ing, 2009, 20(1):63-68]

(3) 辅助检查

头颅 CT 检查可见鼻骨变形 (图 530-4B)、上颌骨裂 (图 530-4D)、颅骨骨裂 (图 530-4E 和 530-4F)。头颅 MRI 检查可见脑室扩大。

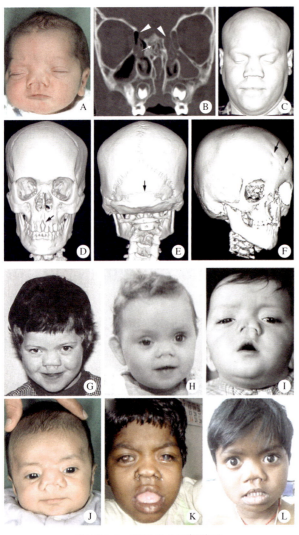

图 530-4 所示患儿面部畸形

[Journal of Neurosciences in Rural Practice，2012，3(1):65-67][3]

(4) 病理表现

目前暂无病理报道。

(5) 受累部位病变汇总 (表 530-1)

表 530-1 受累部位及表现

受累部位	主要表现
脑	脑膜炎，颅内出血，癫痫
鼻骨	鼻骨畸形，一分为二
上颌骨	上颌骨畸形，一分为二
颅骨	骨裂
眼	双眼距宽，斜视，可见水平眼震
手及足	指 (趾) 甲增厚，横纹
舌	小舌畸形

二、基因诊断

(1) 概述

ALX3 基因，即编码一种核蛋白的基因，位于 1 号染色体短臂 1 区 3 带 3 亚带 (1p13.3)，基因组坐标为 (GRCh37): 1: 110602997-110613322，基因全长 10 326bp，包含 4 个外显子，编码 343 个氨基酸。

(2) 基因对应蛋白结构及功能

ALX3 基因编码的是一种具有同源框 DNA 结合结构域的核蛋白。这种核蛋白在细胞类型分化和发育过程中起到转录调节的作用。这个基因的启动子的甲基化偏好性和晚期的神经母细胞瘤相关。

(3) 基因突变致病机制

Twigg 等[4] 基于隐性遗传的假设，在 7 个家庭中找到了 7 个不同的与 *ALX3* 基因相关的纯合致病突变。这些突变包括在保守的同源域中的关键位点的错义及无义替换，移码突变和剪接位点突变。这些突变都会导致蛋白功能受到严重影响，甚至完全丧失功能。

Twigg 等[4] 尝试比较人类胚胎中的额鼻突起物中的 *ALX3* 和 *ALX4* 的表达模式。在处于卡内基阶段 16(相当于受精后约 37 天) 的胚胎的中鼻组织中，他们没有观察到高于背景噪声的 *ALX3* 信号，但是观察到明显的 *ALX4* 的表达。这排除了这样的一种机制，即与鼠相比，*ALX3* 缺失的人群中的额鼻异常的性状可以简单地归结于人类胚胎中的中鼻组织中的 *ALX4* 表达的完全缺失和对 *ALX3* 的绝对的依赖。但是，他们的分析并不能排除在面部结构发育过程中涉及的 *ALX3* 和 *ALX4* 相对表达时间和水平的更敏感的效应。

(4) 目前基因突变概述

目前人类基因突变数据库收录了 *ALX3* 基因的突变 7 个，其中错义 / 无义突变 5 个，剪接突变 1 个，小的缺失 1 个。

（周安娜 李振宇）

参考文献

[1] Stephen RF, Twigg SL, Versnel G, et al. Frontorhiny, a distinctive presentation of frontonasal dysplasia caused by recessive mutations in the ALX3 homeobox gene. The American Journal of Human Genetics, 2009, 84: 698-705

[2] Kocak H, Ceylaner G. Frontonasal dysplasia:a family presenting autosomal dominant inheritance pattern.Genetic Counseling, 2009, 20(1):63-68

[3] Seema S, Vipin S, Meenakshi B. Frontonasal dysplasia (median cleft face syndrome). Journal of Neurosciences in Rural Practice, 2012, 3(1):65-67

[4] Twigg SR, Versnel SL, Gudrun N, et al. Frontorhiny, a distinctive presentation of frontonasal dysplasia caused by recessive mutations in the *ALX3* homeobox gene.American Journal of Human Genetics, 2009, 84(5)：698-705

531　伴或不伴肌萎缩侧索硬化的额颞叶痴呆
(frontotemporal dementia and/or amyotrophic lateral sclerosis 1, FTDALS1; OMIM 105550)

一、临床诊断

(1) 概述

伴或不伴肌萎缩侧索硬化的额颞叶痴呆 (FTDALS1) 是一种常染色体显性遗传的神经退行性疾病，致病基因为 *C9ORF72* 基因，该基因中一段非编码区域的六核苷酸重复序列 GGGGCC 出现异常扩增，正常人有 2~19 次的重复序列，而 FTDALS1 患者出现 250~1600 次的重复序列，也有报道称 20~22 次的重复序列也可导致该病的发生[1]。

(2) 临床表现

本病发病于 45~65 岁，临床表现在同一家系内部和家系之间有所不同，表现为行为异常、语速减慢、记忆损害和肌肉萎缩等。主要表现为 2 个综合征：其一是肌萎缩侧索硬化或运动神经元病综合征，表现为中老年起病的进行性肌无力、萎缩，以球部起病多见，下运动神经元损害多较上运动神经元损害明显；另一个是额颞叶痴呆综合征，表现为精神行为异常、性格改变、非流利性失语、记忆力障碍等[2]，精神行为异常往往出现在记忆力障碍之前。上述 2 个综合征可同时或先后出现，家族中各名患者可同时出现上述 2 个综合征，也可单独只出现 1 个综合征。额颞叶痴呆合并肌萎缩侧索硬化后，其平均寿命从 8.2 年下降至 2.4 年[2]。

(3) 影像学和电生理表现

头颅磁共振检查可表现为不对称性脑萎缩，以单侧额颞叶为主 (图 531-1)[3]。肌电图可见广泛神经源性损害，累及上下肢、胸锁乳突肌。

(4) 病理表现

以双侧额颞叶局限性脑萎缩为典型病理改变。额颞叶皮质的显微镜下改变：轻到中度神经元缺失和神经胶质增生，主要影响大脑皮质第Ⅱ、Ⅲ层，

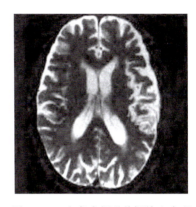

图 531-1　患者头颅磁共振检查表现

脑萎缩，左侧额颞叶明显 [中国神经免疫学和神经病学杂志，2012，19：318]

伴有海绵样改变；额颞叶皮质下神经胶质增生；黑质和杏仁核变性。上下运动神经元细胞缺失。

(5) 受累部位病变汇总 (表 531-1)

表 531-1　受累部位及表现

受累部位	主要表现
神经系统	精神行为异常，性格改变，非流利性失语，记忆力障碍，饮水呛咳、吞咽困难，构音障碍，强哭强笑
肢体	进行性肌无力、萎缩，肌肉跳动

二、基因诊断

(1) 概述

C9orf72 基因，编码 9 号染色体开放阅读框 72 蛋白 (protein C9ORF72)，位于 9 号染色体短臂 2 区 1 带 2 亚带 (9p21.2)，基因组坐标为 (GRCh37): 9: 27546543-27573864，基因全长 27 322bp，包含 11 个外显子，编码 481 个氨基酸。

(2) 基因对应蛋白结构及功能

C9orf72 基因编码的蛋白在胞内运输的调控

中起着重要作用,并已被证明与参与细胞自噬和内吞运输的 RAB 蛋白相互作用。目前在这个基因上已经发现多个转录本的变异编码了不同的亚型。C9orf72 的六核苷酸重复扩增已被确认为 36%~46% 的家族性肌萎缩性脊髓侧索硬化症病例和高达 8% 散发性肌萎缩性脊髓侧索硬化症病例的致病原因,同样的突变在额颞叶痴呆的类型中也非常普遍。

(3) 基因突变致病机制

FTDALS1 是一种常染色体显性遗传的神经退行性疾病,其特点是患者成年发病为额颞叶痴呆和肌萎缩性脊髓侧索硬化症的一种或同时两种,具有显著的家族遗传变异。C9orf72 基因突变称为六核苷酸重复扩增,即 6 个 DNA 碱基在 C9orf72 基因的非编码区不断重复扩增,可概括为 (GGGGCC)$_n$。尽管正常情况下有多达 20 个这样的重复,但一些 ALS 或 FTD 患者具有数十个甚至数百个这样的重复。DeJesus-Hernandez 等[4] 和 Renton 等同时独立地检测出位于 C9orf72 基因非编码外显子区 1a 和 1b 之间的杂合六核苷酸重复扩增 (GGGGCC),其在健康对照组中的最大值是 23 个重复序列,而在患者中扩增到 700~1600 个或 250 个重复[1, 2]。

Ciura 等[5] 在斑马鱼胚胎的大脑和脊髓中发现了 c9orf72 基因的表达。与对照组相比,用吗啉敲除 c9orf72 基因的斑马鱼会产生神经元树突的破坏、运动神经元轴突的缩短以及运动障碍。人类 C9orf72 mRNA 转录的超表达则会缓解这些症状。这些结果表明了 C9orf72 水平的降低可以致病,同时也支持了该疾病是由于功能丧失导致的。

(4) 目前基因突变概述

目前人类变异和表型数据库报道了 C9orf72 基因的突变 1 个,为微卫星的突变,表示 C9orf72 基因六核苷酸的重复扩增 (GGGGCC)$_n$。

（王　展　党　孝）

参考文献

[1] Gomez-Tortosa E, Gallego J, Guerrero-Lopez R, et al. C9ORF72 hexanucleotide expansions of 20-22 repeats are associated with frontotemporal deterioration. Neurology, 2013, 80: 366-370

[2] Lomen-Hoerth C. Clinical phenomenology and neuroimaging correlates in ALS-FTD. J Mol Neurosci, 2011, 45: 656-662

[3] 李艳, 陈静, 徐严明. 肌萎缩侧索硬化伴额颞叶痴呆一例. 中国神经免疫学和神经病学杂志, 2012, 19: 318

[4] DeJesus-Hernandez M, Mackenzie IR, Boeve BF, et al. Expanded GGGGCC hexanucleotide repeat in noncoding region of C9ORF72 causes chromosome 9p-linked FTD and ALS. Neuron, 2011, 72: 245-256

[5] Ciura S, Lattante S, Le Ber I, et al. Loss of function of c9orf72 causes motor deficits in a zebrafish model of amyotrophic lateral sclerosis. Ann Neurol, 2013, 74: 180-187

532　染色体 3 相关额颞叶痴呆
(frontotemporal dementia, chromosome 3-linked, FTD3; OMIM 600795)

一、临床诊断

(1) 概述

染色体 3 相关额颞叶痴呆是由于 3 号染色体上的 CHMP2B 基因突变引起。有大约 10% 的变性病性痴呆,缺少像阿尔茨海默病或其他类型痴呆的典型病理表现。有一半的非典型性痴呆具有常染色体显性遗传的阳性家族史。

(2) 临床表现

1995 年 Brown 等研究了一个位于丹麦日德兰半岛地区的家族,该家族是已有报道的患病人数最多的家族,均表现有不典型病理特征的痴呆。三代人中有 22 个成员患病,平均年龄 57 岁时发生性格和行为的改变,包括记忆力减退、认知能力下降、淡漠、好斗、刻板行为、控制力减退。在病程的晚期,患者表现有步态异常、强直、反射增高、锥体束征[1]。

van der Zee 等于 2008 年报道了一位比利时女性患者,发病时 58 岁。初始症状表现有进行性书写障碍、记忆障碍、轻度的控制障碍。2 年后她出现了轻微的视空间辨别障碍,严重的失写、虚构症、失用、失算。当她 64 岁时,已经表现有严重的视空间障碍,她的书写不能识别,失读伴有重复性言语。复查 CT 显示广泛皮质萎缩,她的母亲和舅舅有相似的临床表现[2]。

(3) 影像学表现

PET 检查显示全脑血流减少，CT 检查可见轻度额叶皮质萎缩。

(4) 病理表现

大多患者的病理检查显示广泛的脑萎缩，尤其是额颞叶。显微检查提示皮质神经元丢失，星形细胞增生，由于髓鞘脱失致脑白质改变，但不存在神经原纤维缠结、老年斑或包涵体。

(5) 受累部位病变汇总（表 532-1）

表 532-1　受累部位及表现

受累部位	主要表现
神经系统	额颞叶痴呆，进行性认知能力下降，失忆，失语，失去计算能力，反射亢进，人格改变，淡漠，好斗，刻板行为，自制力缺失
泌尿系统	尿失禁

二、基因诊断

(1) 概述

CHMP2B 基因，即编码染色质修饰蛋白2B(CHMP2B) 的基因，位于 3 号染色体短臂 1 区 1 带 2 亚带 (3p11.2)，基因组坐标为 (GRCh37): 3: 87276413-87304698，基因全长 28 286bp，包含 7 个外显子，编码 213 个氨基酸。

(2) 基因对应蛋白结构及功能

CHMP2B 基因编码内吞体分选转运复合体 (endosomal sorting complex required for transport，ESCRT) 的组成部分，ESCRT-Ⅲ复合体参与胞内体"货物"蛋白的分选和多泡体的形成过程。该 *CHMP2B* 组分则在细胞表面受体的循环和分解中起作用。该基因编码的蛋白通常以单体的形式在胞液中被发现，或以低聚物的形式存在于内吞体膜上的 ESCRT-Ⅲ复合物中。该 *CHMP2B* 组分在大脑重要区域的神经元中表达。*CHMP2B* 基因的突变可导致 FTD3。

(3) 基因突变致病机制

研究人员在一个丹麦 FTD3 家系的 11 个患者中，发现了 *CHMP2B* 基因的一个点突变，但是并没有在其他非患病的家庭成员和正常人群中发现。这个基因突变被认为与 FTD3 疾病相关[3]。

近期研究表明胞 ESCRT 组分在自我吞噬通路

中具有重要作用。一些 ESCRT 亚基活性的降低会导致自噬体的积累，且胞内聚集的蛋白难以消除。ESCRT-Ⅲ的其中一个亚基的 *CHMP2B* 基因罕见突变，与 FTD3 疾病联系紧密。在细胞培养模型中的研究发现，变异型 CHMP2B 蛋白可能会破坏自噬体和溶酶体的融合 (图 532-1)[4]。

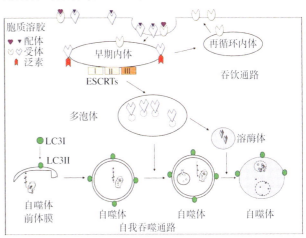

图 532-1　胞内溶酶体和自我吞噬通路的 ESCRT 示意图

跨膜蛋白或受体被内化并且转化成早期内体，以方便后续"货物"分拣；一些"货物"蛋白可通过循环回到细胞膜，其他带有泛素标签的蛋白则被 ESCRT-Ⅰ、-Ⅱ 和 -Ⅲ蛋白分拣到 MVB 的腔内囊泡中；"货物"被运输到溶酶体从而被降解；细胞质蛋白或者胞器能被自我吞噬通路降解；一旦自我吞噬被激活，就会形成双膜或多膜的自噬体；在它们的形成过程中，LC3 Ⅱ 被特定的定位到自噬体膜上；细胞质成分或者胞器就被 MVB 和溶酶体固定的自噬体吞噬；最近的研究表明 ESCRT 蛋白的损耗导致了自噬体的积累，说明了 ESCRT 对于自我吞噬通路的重要性

(4) 目前基因突变概述

目前人类基因突变数据库收录的 *CHMP2B* 基因突变 9 个，其中错义/无义突变 8 个，剪接突变1 个。

（王雪梅　李　扬）

参考文献

[1] Brown J, Ashworth A, Gydesen S, et al. Familial non-specific dementia maps to chromosome 3. Hum Molec Genet, 1995, 4: 1625-1628

[2] van der Zee J, Urwin H, Engelborghs S, et al. CHMP2B C-truncating mutations in frontotemporal lobar degeneration are associated with an aberrant endosomal phenotype in vitro. Hum Molec Genet, 2008, 17: 313-322

[3] Skibinski G, Parkinson NJ, Brown JM, et al. Mutations in the endosomal ESCRT Ⅲ -complex subunit CHMP2B in frontotemporal dementia. Nat Genet, 2005, 37: 806-808

[4] Lee JA, Gao FB. ESCRT, autophagy, and frontotemporal dementia. BMB Rep, 2008, 41: 827-832

533　额颞叶痴呆
(frontotemporal dementia, FTD; OMIM 600274)

一、临床诊断

(1) 概述

额颞叶痴呆是由 17 号染色体上编码微管相关 TAU 蛋白的基因突变引起的。多数病例是由杂合突变引起，仅少数是由纯合突变引起。额颞叶痴呆是最常见的额颞叶变性亚型，由于控制力丧失、执行功能障碍、抽象思考丧失、语言减少致个人社交行为的改变。

(2) 临床表现

Schmitt 等于 1984 年报道了一个家系，其中 10 人表现为肌萎缩侧索硬化和 (或) 帕金森样痴呆。先证者是一位 59 岁男性，14 年后死亡，病程中表现有进行性痴呆，帕金森样症状和肌萎缩侧索硬化 [1]。

Wszolek 等在 1992 年报道了一个家系，八代人中有 32 人患病，表现有进行性帕金森样症状伴有肌张力障碍、痴呆、眼球运动异常、锥体束征、额叶释放症状、尿失禁。病情进展很快，在 50 岁左右发病、死亡 [2]。

(3) 诊断

Lantos 等于 2002 年研究了 12 例脑组织的神经病理表现，发现病理类型、分布、严重程度各有不同，但标志性的表现是神经细胞和胶质细胞内 TAU 包涵体阳性。因此，他们提出，鉴于病理表现的多样性，诊断需有特征性临床表现 (隐袭起病、逐渐进展、社交能力下降、个人行为控制障碍、情感障碍、洞察力缺失)，家族史和基因检测 [3]。

(4) 影像学表现

CT 或 MRI 检查显示局限性额叶或前颞叶萎缩，脑沟增宽，额角呈气球样扩大，额极和前颞极皮质变薄，颞角扩大，侧裂池增宽，多不对称，可早期出现。SPECT 检查呈不对称性额颞叶血流减少，PET 检查显示不对称性额颞叶代谢降低，较 MRI 检查敏感，可早期诊断。

(5) 病理表现

患者病理上可表现有阿尔茨海默样神经原纤维缠结。尸检发现黑质、被盖部、苍白球神经元严重缺失、胶质细胞增生，但很少累及尾状核、壳核。未发现老年斑、Lewy 小体、淀粉样小体。

(6) 受累部位病变汇总 (表 533-1)

表 533-1　受累部位及表现

受累部位	主要表现
神经系统	额叶痴呆，表达能力受损，抽象思维能力下降，帕金森样症状，性格改变，淡漠

二、基因诊断

(1) 概述 (表 533-2)

表 533-2　基因亚型汇总

基因	染色体位置	基因组起止坐标	基因全长 (bp)	外显子数	氨基酸数
PSEN1	14q24.3	(GRCh37):14:73603143-73690399	87 257	14	467
MAPT	17q21.1	(GRCh37):17:43971702-44105700	133 999	15	776

(2) 基因对应蛋白结构及功能

分泌酶是参与淀粉样前体蛋白的溶蛋白性裂解的一组酶类，可分为 3 种型别：α 分泌酶、β 分泌酶和 γ 分泌酶。γ 分泌酶是一种多亚基内部蛋白酶，在其底物的跨膜结构域内将底物裂解。γ 分泌酶自身就是一种完整的膜内在蛋白，是至少包含 4 种蛋白质的复合物，分别是早老素、痴呆蛋白、APH-1 和 PEN-2。其中，早老素是一种天冬氨酸蛋白酶，是复合物的催化亚基。淀粉样前体蛋白 (APP) 和 NOTCH 蛋白是 γ 分泌酶的 2 种重要底物。γ 分泌酶可以切割 APP 的多个位点，最常见的产物是 Aβ40 和 Aβ42。PSEN1 基因编码早老素，早老素可直接调节 γ 分泌酶的活性。PSEN1 基因突变与 FTD 有关。

MAPT 基因编码微管相关蛋白 TAU，其转录体经过复杂可调控的选择性剪接，产生多种 mRNA

转录本。不同的 *MAPT* 转录本在神经系统中表达有差异性，而差异化的程度则取决于神经元的成熟程度和神经元类型。*MAPT* 基因突变与多种神经退行性疾病相关，这其中就包括 FTD。

(3) 基因突变致病机制

Raux 等通过影像学研究证实，在一个常染色体显性遗传性早发型 FTD 家系的 6 个患者中，其中 2 个患者中发现了 *PSEN1* 基因存在一个典型的杂合突变 (p.L113P)[4]。

在 225 个确诊为 FTD 的患者中，Rohrer 等发现虽然仅有 10.2% 呈明确的常染色体显性遗传，但有 41.8% 的患者均有一定的家族遗传史[5]。相比于语言综合征患者，那些行为异常的患者阳性家族史的倾向性更为明显。研究表明，8.9% 的患者携带 *MAPT* 基因突变。

值得注意的是，早期的小鼠模型集中于神经元 TAU 病理学研究，Higuchi 等构建了一种转基因小鼠，使这种小鼠在神经胶质和神经元处过表达人类的 TAU 蛋白[6]。随着年龄的增长，小鼠的神经胶质区域表现出异常 TAU 蛋白聚集的现象，并且存在着神经元和神经胶质区域的丢失、髓鞘的破坏和进行性的运动障碍，如虚弱和肌张力障碍。

(4) 目前基因突变概述

目前人类基因突变数据库报道的 *PSEN1* 基因突变和 *MAPT* 基因突变情况如表 533-3。

表 533-3　基因突变汇总　　（单位：个）

基因	突变总数	错义/无义数	剪接突变数	小的缺失数	小的插入数	大的缺失数	调控区突变数
PSEN1	213	187	3	9	3	7	4
MAPT	70	37	19	2	0	9	2

（王雪梅　李　扬）

参考文献

[1] Schmitt HP, Emser W, Heimes C. Familial occurrence of amyotrophic lateral sclerosis, parkinsonism, and dementia. Ann Neurol, 1984, 16: 642-648

[2] Wszolek ZK, Pfeiffer RF, Bhatt MH, et al. Rapidly progressive autosomal dominant parkinsonism and dementia with pallido-ponto-nigral degeneration. Ann Neurol, 1992, 32: 312-320

[3] Lantos PL, Cairns NJ, Khan MN, et al. Neuropathologic variation in frontotemporal dementia due to the intronic tau 10 +16 mutation. Neurology, 2002, 58: 1169-1175

[4] Raux G, Gantier R, Thomas-Anterion C, et al. Dementia with prominent frontotemporal features associated with L113P presenilin 1 mutation. Neurology, 2000, 55: 1577-1578

[5] Rohrer JD, Guerreiro R, Vandrovcova J, et al. The heritability and genetics of frontotemporal lobar degeneration. Neurology, 2009, 73: 1451-1456

[6] Higuchi M, Ishihara T, Zhang B, et al. Transgenic mouse model of tauopathies with glial pathology and nervous system degeneration. Neuron, 2002, 35: 433-446

534　*GRN* 相关的伴 TDP43 包涵体的额颞叶变性
(frontotemporal lobar degeneration with TDP43 inclusions, *GRN*-related; OMIM 607485)

一、临床诊断

(1) 概述

伴有 TDP43 包涵体的额颞叶变性是由编码颗粒蛋白的 *GRN* 基因突变引起的，是额颞叶痴呆的一种类型。多数患者表现有社交、行为、语言的进行性功能障碍，而非记忆和运动障碍。

(2) 临床表现

Morris 等描述了俄亥俄州一个源于巴伐利亚的家族，该家族中年龄超过 60 岁的 16 人中有 10 人患病，该病又被命名为"遗传性语言障碍型痴呆"。三代后呈常染色体显性遗传。临床表现为进行性认知障碍伴记忆缺失和人格改变，严重的语言障碍致缄默状态，贪食[1]。

Froelich 等和 Basun 等在 1997 年报道了 1 个瑞典的额颞叶痴呆大家系，该家族呈常染色体显性遗传。平均发病年龄 51 岁，平均病程 3 年。详细描述了 4 名患者，其中 2 名患者表现为进行性非流利性失语，1 名患者表现为腿部失用，另 1 名患者表现为性格改变。4 人均表现有自发语言减少，3 人表现有情感障碍。所有患者的额叶脑灌注均下降。尸检显示额叶海绵样改变和胶质增生[2, 3]。

(3) 病理表现

患者神经病理学研究可发现非对称性局灶性脑萎缩、神经炎性斑块和脑干色素核神经元缺失，还可表现为皮质神经元缺失、大脑皮质外层非特异性海绵体变性及反应性胶质细胞增生。

(4) 受累部位病变汇总 (表 534-1)

表 534-1　受累部位及表现

受累部位	主要表现
神经系统	认知缺损，失忆，言语障碍，持续言语，举名性失语，阅读障碍，迟滞型失语，性格改变，强迫症

二、基因诊断

(1) 概述

GRN 基因，编码颗粒蛋白 (Granulins 蛋白)，位于 17 号染色体长臂 2 区 1 带 3 亚带 2 次亚带 (17q21.32)，基因组坐标为 (GRCh37):17:42422491-42430474，基因全长 7984bp，包含 13 个外显子，编码 593 个氨基酸。

(2) 基因对应蛋白结构及功能

颗粒蛋白是一类糖基化的分泌蛋白，由高度保守的包含 7.5 个由 12 个半胱氨酸颗粒体蛋白 / 上皮因子基序重复序列的前体蛋白切割而来。该前体蛋白大小为 88kDa，称为颗粒蛋白前体，也称上皮因子前体和畸胎瘤源性生长因子。信号肽被切割后颗粒蛋白前体转化产生成熟的颗粒蛋白，后者后续可裂解形成一系列有活性的 6kDa 多肽链。这些小型的裂解产物称为颗粒蛋白 A、颗粒蛋白 B、颗粒蛋白 C 等。颗粒蛋白 A 和 B 也称为上皮蛋白 1 和 2。多肽链和完整的颗粒体蛋白均参与细胞生长的调节。然而，颗粒体蛋白家族的不同成员可以有不同的功能，例如，抑制剂、刺激物或对细胞生长有双重作用。颗粒蛋白家族与正常生长发育、损伤修复和肿瘤形成等多种生理及病理活动有关。

(3) 基因突变致病机制

Baker 等对 41 个临床和病理学都与 TAU 阴性的额颞痴呆吻合家系中的患者 *GRN* 基因进行测序，在 8 个家系中发现 7 个 *GRN* 突变，每个突变都导致了编码序列的提前终止[4]。这些突变包括 4 个无义突变，2 个移码突变和 1 个存在于 8 号外显子 5′ 端的突变。研究发现 *GRN* 基因病理性突变多为移码、位点剪接或无义突变等，产生未成熟终止密码子，导致转录产物 mRNA 的变异，从而造成颗粒蛋白功能丧失或改变。有功能的颗粒蛋白减少，从而可能影响神经细胞存活能力。

Tsai 等通过转基因的方式构建了一个 FTLDU 小鼠模型：在该小鼠的前脑中过度表达 TDP43，即反作用应答 DNA 结合蛋白 (transactive response DNA-binding protein，TDP43)[5]。研究发现，转基因小鼠的学习和记忆能力受损，并且还伴有进行性运动障碍和海马体萎缩。除此之外，转基因小鼠还伴有磷酸化 Erk 和 Creb 水平的降低，以及脑部神经胶质增多。随着年龄的增长，TDP43 阳性和泛素阳性的神经元胞质包涵体和 TDP43 缺失的细胞核逐渐出现于转基因小鼠大脑中。研究人员认为，前脑 TDP43 蛋白的增多导致 TDP43 阳性和泛素阳性的神经元胞质包涵体的形成，从而导致神经退行性变。

(4) 目前基因突变概述

目前人类基因突变数据库报道了 *GRN* 基因突变 111 个，其中错义 / 无义突变 42 个，剪接突变 16 个，小的缺失 31 个，小的插入 12 个，大的缺失 5 个，调控区突变 5 个。

（王雪梅　李　扬）

参考文献

[1] Morris JC, Cole M, Banker BQ, et al. Hereditary dysphasic dementia and the Pick-Alzheimer spectrum. Ann Neurol, 1984, 16: 455-466

[2] Froelich S, Basun H, Forsell C, et al. Mapping of a disease locus for familial rapidly progressive frontotemporal dementia to chromosome 17q12-21. Am J Med Genet, 1997, 74: 380-385

[3] Basun H, Almkvist O, Axelman K, et al.Clinical characteristics of a chromosome 17-linked rapidly progressive familial frontotemporal dementia. Arch Neurol, 1997, 54: 539-544

[4] Baker M, Mackenzie IR, Pickering-Brown SM, et al. Mutations in progranulin cause tau-negative frontotemporal dementia linked to chromosome 17. Nature, 2006, 442: 916-919

[5] Tsai KJ, Yang CH, Fang YH, et al. Elevated expression of TDP-43 in the forebrain of mice is sufficient to cause neurological and pathological phenotypes mimicking FTLD-U. J Exp Med, 2010, 207: 1661-1673

535 遗传性果糖不耐症
(fructose intolerance, hereditary, HFI; OMIM 229600)

一、临床诊断

(1) 概述

遗传性果糖不耐症 (HFI) 是一种先天的乳糖代谢障碍，由醛缩酶 B 缺乏引起。HFI 患者只有在消化乳糖、蔗糖或山梨糖的时候才会出现症状，如果乳糖被消化，醛缩酶 B 阻滞导致果糖 -1- 磷酸堆积。这种堆积对糖异生有下游效应，再生三磷酸腺苷 (ATP)。HFI 的症状包括呕吐、低血糖、黄疸、出血、肝大、高尿酸血症，可能肾衰竭。虽然 HFI 在临床上不是致命的，但也报道了很多婴儿和儿童由于 HFI 的代谢紊乱死亡的病例。HFI 导致的死亡通常都有诊断问题[1]。

HFI 是一种由于 ALDOB 基因突变导致的常染色体退行性病变。疑诊 HFI 通常根据其饮食史，特别是在母乳喂养很短时间内出现症状的婴儿。这种怀疑通常被生物分子学分析证实。HFI 的治疗基于严格地避免乳糖饮食，在确诊前，HFI 大龄患者通常会自我选择乳糖含量低的饮食。

(2) 临床表现

HFI 最典型的特征是饮食里含乳糖后出现症状。患病个体如果没有食用含乳糖食物或它的任何前体，如蔗糖或山梨糖，就不会出现症状。在过去，婴儿通常在食用果糖或蔗糖糖化的配方后出现症状。这些甜味剂在今天的配方中不常用。恶心、呕吐、不安、脸色苍白、出汗、发抖和嗜睡也可能在婴儿食用水果和蔬菜时首次出现。如果原因没有被早期识别，可能进展为淡漠、昏迷和抽搐[2]。

诊断为 HFI 的患者，饮食史通常表现为厌恶水果或含大量乳糖的食物。大多数成年患者通常没有龋齿。

(3) 辅助检查

由于治疗的简易性 (饮食杜绝乳糖)，如果诊断明确 HFI 后可以有效地被控制。HFI 中杂合子的诊断很困难，需要检查特定探针的染色体组的 DNA 或进行肝活检的酶分析。

(4) 病理表现

暂无报道。

二、基因诊断

(1) 概述

ALDOB 基因，编码果糖二磷酸醛缩酶 B，位于 9 号染色体长臂 2 区 1 带 3 亚带 (9q21.3)，基因组坐标为 (GRCh37): 9:104182842-104198062，基因全长 15 221bp，包含 9 个外显子，编码 364 个氨基酸。

(2) 基因对应蛋白结构及功能

ALDOB 基因编码的蛋白为果糖二磷酸醛缩酶 B，是 3 种醛缩酶同工酶中的 1 种，包括 A 型 (肌型)、B 型 (肝型)、C 型 (脑型)，醛缩酶 B 蛋白具有四聚体结构，能够催化 1,6- 二磷酸果糖生成磷酸二羟丙酮和 3- 磷酸甘油醛，此反应是可逆的，是糖酵解作用中的一部分。

(3) 基因突变致病机制

HFI 是由 ALDOB 基因突变引起的潜在的致死性先天缺陷。研究表明，53% 的患者是由于 p.A149P 突变致病的，p.A149P 突变影响该酶 148~159 位的氨基酸残基，从而改变了四聚体结构，并减弱其活性及热稳定性[3]。

本病尚无相应的分子研究，致病机制未明。

(4) 目前基因突变概述

目前人类基因突变数据库收录了 ALDOB 基因突变 56 个，其中错义 / 无义突变 29 个，剪接突变 9 个，小的缺失 8 个，小的插入 2 个，小的缺失插入 2 个，大片段缺失 5 个，调控区突变 1 个。

(储成成 杨 欢)

参考文献

[1] Kaiser Ursula B, Hegele Robert A. Case report: Heterogeneity of aldolase B in hereditary fructose intolerance. The American Journal of Medical Sciences, 1991, 302 (6): 364-368.

[2] Steinmann Beat, Santer Rene. Disorders of Fructose Metabolism//Saudubray JM, et al. Inborn Metabolic Diseases: Diagnosis and Treatment, 5th ed. New York: Springer, 2012: 157-165.

[3] Cross NC, de Franchis R, Sebastio G, et al. Molecular analysis of aldolase B genes in hereditary fructose intolerance. Lancet, 1990, 335: 306-309

536　果糖二磷酸酶缺乏症
(fructose-1,6- bisphosphatase deficiency; OMIM 229700)

一、临床诊断

(1) 概述

没有有效的糖异生 (GNG)，低血糖会在禁食 12h 后出现。这时肝糖原储备耗竭，并且机体必须依赖于 GNG。当给予一剂胰高血糖素 (通常使血糖升高) 时不会有变化，因为储备耗竭并且糖异生无法进行 (实际上，患者将会已经有高水平胰高血糖素)[1]。

(2) 临床表现

发病年龄与所用饮食成分有关。由于各种奶方中大多含有蔗糖，故在出生后即给予人工喂养的新生患儿常在 2~3 日内出现呕吐、腹泻、脱水、休克和出血倾向等急性肝衰竭症状。母乳喂养儿都在幼婴时期给予含蔗糖或果糖的辅食后发病，在喂养 30min 内即发生呕吐、腹痛、出冷汗直至昏迷和惊厥等低血糖症状，若不及时终止这类食物，则患儿旋即出现食欲不振、腹泻、体重不增、肝大、黄疸、浮肿和腹水等。有些患儿在婴儿时期会因屡次进食 "甜食" 后发生不适症状而自动拒食，这种保护性行为可使患儿健康成长至成人期。少数患儿可能因未及时诊断治疗而死于进行性肝衰竭。

(3) 影像学表现

暂无报道。

(4) 病理表现

暂无报道。

(5) 受累部位病变汇总 (表 536-1)

表 536-1　受累部位及表现

受累部位	主要表现
消化系统	呕吐、腹泻
循环系统	休克
血液系统	出血等

二、基因诊断

(1) 概述

FBP1 基因，编码果糖 -1,6- 二磷酸酶 1，位于

9 号染色体长臂 2 区 2 带 3 亚带 (9q22.3)，基因组坐标为 (GRCh37): 9:97365415-97402531，基因全长 37 117bp，包含 8 个外显子，编码 362 个氨基酸。

(2) 基因对应蛋白结构及功能

FBP1 编码的果糖 -1,6- 二磷酸酶 1，是一种糖异生调节酶，催化果糖 -1,6- 二磷酸水解为果糖 -6- 磷酸和无机磷酸盐。*FBP1* 基因编码的酶主要存在于肝，催化活性需 Mg^{2+}/Mn^{2+}，Li^+ 离子会抑制该酶活性。果糖 -1,6- 二磷酸酶缺乏与低血糖和代谢性酸中毒相关。

(3) 基因突变致病机制

果糖 -1,6- 二磷酸酯酶缺乏症是一种由 *FBP1* 基因突变引起的常染色体隐性遗传性疾病，此酶的缺乏导致糖异生途径严重受阻。Ile190，Gly191 和 Glu280 突变会改变该酶与 Mg^{2+} 的亲和度，影响该酶的活性，其中 Ile190 和 Gly191 突变还会影响该酶与底物果糖 -1,6- 二磷酸的结合，其他如 Phe194 和 Pro284 突变也在不同程度与以上突变有联系，导致酶的活性降低[2]。

(4) 目前基因突变概述

目前人类基因突变数据库报道了 *FBP1* 基因突变 22 个，其中错义 / 无义突变 12 个，小的缺失 5 个，小的插入 3 个，大的缺失 2 个。

（储成成　杨　欢）

参考文献

[1] Salvatore M, De Vivo DC. Diseases of Carbohydrate, fatty acid and mitochondrial metabolism//Siegel GJ. Basic Neurochemistry: Molecular, Cellular and Medical Aspects. 6th ed. Philadelphia, Pennsylvania: Lippincott Williams and Wilkins, 1998

[2] Matsuura T, Chinen Y, Arashiro R, et al. Two newly identified genomic mutations in a Japanese female patient with fructose-1, 6-bisphosphatase (FBPase) deficiency. Mol Genet Metab, 2002, 76: 207-210

537　岩藻糖苷沉积症
(fucosidosis; OMIM 230000)

一、临床诊断

(1) 概述

岩藻糖苷沉积症，也称为 α-L- 葡 (萄) 糖苷酶缺乏症，是一种罕见的常染色体退行性溶酶体沉积疾病，即葡 (萄) 糖苷酶在细胞内不能正确降解岩藻糖。这种酶通常将溶酶体内的低聚糖分解。当酶缺乏的时候，糖链堆积，并且导致岩藻糖苷沉积症的临床特点。这种紊乱症状的程度可能会随时间进展加重[1]。

(2) 临床表现

岩藻糖苷沉积症有两种不同类型：类型 I 和类型 II，依据起病年龄和躯体精神症状的不同分类。

类型 I 通常在出生后的 3~18 个月即表现出来，症状包括面部皮肤粗糙、肝大及骨的畸形等。在眼睛表面可能出现樱桃红的斑点[2]。智力缺陷和癫痫也有可能出现。患者没有血管性损害，但是有精神运动的迅速衰退，严重的和快速进展的精神症状，汗液中排出钠和氯，6 岁前死亡。

类型 II 的患者有血管角质瘤，轻度的精神运动缺陷和神经症状，生存期长，以及汗液中盐度正常。这种疾病通常在出生后 12~24 个月出现。患病儿童通常有面部皮肤粗糙、骨畸形、智力缺陷、肝大等。眼睛表面及眼睑细胞膜内的血管扭曲是岩藻糖苷沉积症类型 II 的特征表现[3]。

岩藻糖苷沉积在遗传中有常染色体退行性变。

(3) 辅助检查

暂无报道。

(4) 病理表现

暂无报道。

二、基因诊断

(1) 概述

FUCA1 基因，即编码 α-L- 岩藻糖苷酶的基因，位于 1 号染色体短臂 3 区 4 带 (1p34)，基因组坐标为 (GRCh37):1:24171567-24194859，基因全长23 293bp，包含 8 个外显子，编码 466 个氨基酸。

(2) 基因对应蛋白结构及功能

FUCA1 基因编码的 α-L- 岩藻糖苷酶是一种溶酶体水解酶，主要负责降解含有岩藻糖基的糖蛋白和糖脂等大分子。α-L- 岩藻糖苷酶负责水解 α-L-岩藻糖并连接到糖蛋白中碳水化合物部分的 N- 乙酰氨基葡萄糖的还原末端。*FUCA1* 突变可导致岩藻糖苷沉积症。

(3) 基因突变致病机制

Darby 等在欧洲人 *FUCA* 基因中发现 2 个RFLP(限制性内切酶片段长度多态性) 位点，这 2个 RFLP 的多态信息含量平均是 0.38，在岩藻糖苷沉积症表型和 RFLP 之间没有发现重组，表明岩藻糖苷沉积症病变位点在 *FUCA1* 基因上[4]。

Willems 等通过对 23 位患者和 80 位正常人的印迹杂交 (Southern blot) 后，认为造成岩藻糖苷沉积症的主要原因在于编码成熟 α-L- 岩藻糖苷酶的开放阅读框上 *Eco*R I 限制性位点的消失[5]。另外，*FUCA1* 基因上一个 C-T 突变令开放阅读框内提前出现 TAA 终止密码子，翻译提前结束，同样也导致岩藻糖苷沉积症[6]。

(4) 目前基因突变概述

目前人类基因突变数据库报道了 *FUCA1* 基因突变 28 个，其中错义 / 无义突变 15 个，剪接突变2 个，小的缺失 6 个，小的插入 1 个，大片段缺失3 个，大片段插入 1 个。突变分布在基因整个编码区，无突变热点。

（储成成　邓　庆）

参考文献

[1] Willems PJ, Gatti R, Darby JK, et al. Fucosidosis revisited: a review of 77 patients. American Journal of Medical Genetics, 1991, 38 (1): 111-131

[2] Cragg H, Williamson M, Young E, et al. Fucosidosis: genetic and biochemical analysis of eight cases. Journal of Medical Genetics, 1997, 34 (2): 105-110

[3] Schoonderwaldt HC, Lamers KJ, Kleijnen FM, et al.Two patients with an unusual form of type II fucosidosis. Clinical Genetics, 1980, 18 (5): 348-354

[4] Darby JK, Willems PJ, Nakashima P, et al. Restriction

analysis of the structural alpha-L-fucosidase gene and its linkage to fucosidosis. Am J Hum Genet, 1988, 43: 749-755

[5] Willems PJ, Garcia CA, De Smedt MC, et al. Intrafamilial variability in fucosidosis. Clin Genet, 1988, 34: 7-14

[6] Guazzi S, Persici P, Gatti R, et al. Heterogeneity of mRNA expression in Italian fucosidosis patients. Hum Genet, 1989, 82: 63-66

538 延胡索酸酶缺乏症
(fumarase deficiency, FMRD; OMIM 606812)

一、临床诊断

(1) 概述

延胡索酸酶缺乏症 (FMRD) 最初报道于 1986 年[1]，为先天代谢异常而导致延胡索酸酶的缺乏或活性降低，从而使多种代谢途径 (如三羧酸循环) 受阻引起的严重神经系统损伤。该病呈常染色体隐性遗传，致病基因为 *FH*[2]。

(2) 临床表现

延胡索酸酶缺乏症常累及多系统、多器官，包括神经系统、骨骼肌、心脏、肾脏、肝、小肠等[3]。该病多发生在幼儿期，预后较差，死亡率较高，少数患者可存活至成年，但常伴有严重的神经功能障碍。神经系统受累可表现为肌张力降低、肌萎缩，严重的精神运动发育迟滞和神经系统发育异常，如胼胝体发育不全、脑回发育不良、多脑回和脑室扩大、脉络丛囊肿、视神经发育不全等，由于神经系统发育异常导致癫痫发作甚至出现癫痫持续状态。消化系统受累表现为肝功能异常、胆汁淤积、肝纤维化、坏死性小肠结肠炎等。皮肤受累表现为皮肤平滑肌瘤，部分患者还合并有代谢性酸中毒、肾细胞癌等。一些患者还合并有颅面部畸形，如前额隆起、眼距过宽、鼻梁塌陷、鼻孔前倾、高腭弓、小头或大头畸形。

(3) 辅助检查

血清学检查可发现乳酸血症、丙酮酸血症、延胡索酸酶活性降低、尿中酪氨酸代谢产物、三羧酸循环中间体、延胡索酸、苹果酸、琥珀酸增多。孕期 20 周 B 超检查可发现胎儿脑室扩大、脉络丛悬垂、胼胝体发育不良、双侧肾盂扩张、室间隔缺失[4]。头颅 MRI 检查可见小脑回增多、脑室旁白质疏松、脑干萎缩。

(4) 病理表现

电镜可发现线粒体肿胀，线粒体嵴呈扁平片状散在排列 (图 538-1)[4]。

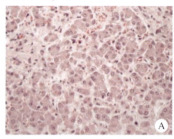
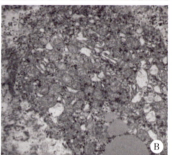

图 538-1 病理表现

A.肝细胞显微镜下可见髓外肝细胞造血、空泡形成、肝细胞内胆汁淤积；B.肝细胞电镜扫描可见细胞内线粒体嵴扁平片状散在排列
[Med Genet A, 2012, 158A(1): 155-158]

(5) 受累部位病变汇总 (表 538-1)

表 538-1 受累部位及表现

受累部位	主要表现
头面部	前额隆起，眼距过宽，鼻梁塌陷，鼻孔前倾，高腭弓，小头或大头畸形
消化系统	肝功能异常，胆汁淤积，肝纤维化，坏死性小肠结肠炎
皮肤	平滑肌瘤
神经系统	肌萎缩，精神运动发育迟滞，胼胝体发育不全，脑回发育不良，多脑回，脑室扩大，脉络丛囊肿，癫痫发作，癫痫持续状态
其他	代谢性酸中毒，肾细胞癌

二、基因诊断

(1) 概述

FH 基因，即编码延胡索酸酶的基因，位于 1 号染色体长臂 4 区 2 带 1 亚带 (1q42.1)，基因组坐

标 为 (GRCh37): 1: 241660857-241683085, 基因全长 22 229bp, 包含 11 个外显子, 编码含 510 个氨基酸的延胡索酸酶。

(2) 基因对应蛋白结构及功能

这个基因编码的蛋白是三羧酸循环中的一个酶, 催化延胡索酸形成 L- 苹果酸。该酶以细胞溶质和 N 端延伸两种形式存在, 只是在翻译的起始位点上有所不同。N 端延伸的形式针对于线粒体, 如果去除了延伸, 就会产生和细胞溶质一样的形式。该酶与一些耐高温 Ⅱ 类延胡索酸酶相似, 而且以同源四聚体的形式产生作用。

(3) 基因突变致病机制

Bourgeron 等描述了一对摩洛哥堂兄妹的两个女儿在 FH 基因上存在一个谷氨酸到谷氨酰胺 (p.E319Q) 的突变[5]。核苷酸 955 的 GC 颠换使得一个酸性的残基谷氨酸 (GAA) 被一个中性的残基谷酰胺酸 (CAA) 替换。这个改变发生在延胡索酸酶上一个高度保守的区域, 并且该区域是该酶活性位点的候选区域。而且, 酸性残基特别是谷氨残基被证明与酶的活性位点有关。这些结果支持了这个突变导致延胡索酸酶缺乏症的假说。

本病尚无相应的分子研究, 致病机制未明。

(4) 目前基因突变概述

目前人类基因突变数据库收录了 FH 基因突变120 个, 其中错义 / 无义突变 76 个, 剪接突变 7 个, 小的缺失 28 个, 小的插入 4 个, 大片段缺失 4 个, 大片段插入 1 个。突变分布在基因整个编码区, 无突变热点。

（王　铄　冀治鸿）

参考文献

[1] Zinn AB, Kerr DS, Hoppel CL. Fumarase deficiency: a new cause of mitochondrial encephalomyopathy. New Eng J Med, 1986, 315: 469-475

[2] Ottolenghi C, Hubert L, Allanore Y, et al. Clinical and biochemical heterogeneity associated with fumarase deficiency. Hum Mutat, 2011, 32(9): 1046-1052

[3] Gellera C, Uziel G, Rimoldi M, et al. Fumarase deficiency is an autosomal recessive encephalopathy affecting both the mitochondrial and the cytosolic enzymes. Neurology, 1990, 40(3 Pt 1): 495-499

[4] Mroch AR, Laudenschlager M, Flanagan JD. Detection of a novel FH whole gene deletion in the propositus leading to subsequent prenatal diagnosis in a sibship with fumarase deficiency. Am J Med Genet A, 2012, 158A(1): 155-158

[5] Bourgeron T, Chretien D, Poggi-Bach J, et al. Mutation of the fumarase gene in two siblings with progressive encephalopathy and fumarase deficiency. J Clin Invest, 1994, 93: 2514-2518

539　γ- 氨基丁酸氨基转移酶缺乏症
(GABA-transaminase deficiency, GABATD; OMIM 613163)

一、临床诊断

(1) 概述

γ- 氨基丁酸氨基转移酶缺乏症 (GABATD) 是一种罕见的常染色体隐性遗传病, 由 16 号染色体上的 ABAT 基因突变引起。ABAT 基因即 4- 氨基丁酸氨基转移酶基因 (4-aminobutyrate aminotransferase gene), 此基因突变导致血清及脑脊液中 γ- 氨基丁酸浓度增高。患者表现为发育异常及癫痫[1]。目前发现 ABAT 基因有 2 种不同突变形式, 这 2 种突变引起的表型相似。本病最初由 Jaeken 等在 1984 年报道[2]。

(2) 临床表现

患者临床症状主要表现为非特异的神经症状, 包括癫痫、精神运动发育迟缓、肌张力减低、反射亢进、生长发育加速 (如身高和头围超过同年龄同性别儿童正常值) 及嗜睡[3]。本病患者多早亡。患者还可有双侧眼间歇性内斜视、肌阵挛、哭声尖锐、慢性呼吸衰竭或反复发作的吸入性肺炎。神经症状可因发热而加重[3]。

(3) 辅助检查

患者脑脊液中游离 γ- 氨基丁酸浓度、β- 丙氨酸 (γ- 氨基丁酸氨基转移酶的另一种底物) 浓度增高。尿中 γ- 氨基丁酸、β- 丙氨酸浓度增高。血浆生长激素水平显著增高。脑电图可见低波幅 β 样癫痫波[2] 或弥漫性慢棘波放电, 周期为 1~2s[3]。患者脑 CT 检查可见脑室、脑池、脑沟严重扩张[2]。脑 MRI 检查可见轻度髓鞘形成延迟 (图 539-1B、C),

但无结构异常。磁共振扩散加权成像 (DWI) 可见内囊、外囊、皮质下白质高信号 (图 539-1D、E、F)[3]。

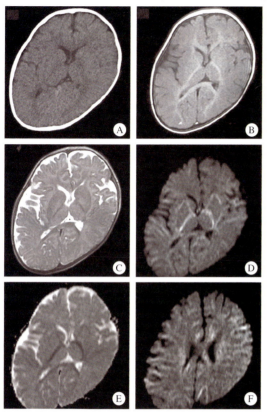

图 539-1　GABATD 患者头部影像学检查

A. 头部 CT，无明显异常；B. 头部 MRI T₁ 像；C. 头部 MRI T₂ 像；D. 弥散加权成像；E. 头部 MRI 轴位像，表观扩散系数分布图；F. 弥散加权成像，基底核层面；B、C. 髓鞘形成延迟；D、F. 内囊、外囊、皮质下白质广泛分布高信号区 (J Inherit Metab Dis, 2010, 33: 85-90)

(4) 病理表现

患者肝内 γ- 氨基丁酸氨基转移酶缺乏。患者死亡后尸检病理可见脑回白质髓鞘形成低下或缺乏。白质呈不同程度海绵状 (图 539-2)。皮质下区域弓

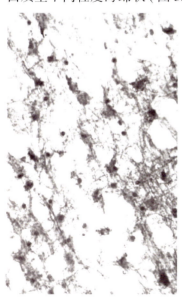

图 539-2　右侧顶叶白质呈海绵状

(冰冻切片，吉尔苏木素染色，330 倍)(Neuropediatrics, 1984, 15: 165-169)

状纤维减少或缺失。白质有纤维性胶质细胞过多症及血管充血。皮质下白质有与浦肯野细胞形态类似的异形细胞组成的小结 (图 539-3)[2]。

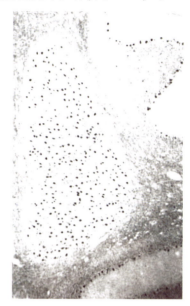

图 539-3　皮质下白质出现形态类似浦肯野细胞的异形细胞组成的小结

(石蜡切片、Klüver-Barrera 染色、33 倍)(Neuropediatrics, 1984, 15: 165-169)

(5) 受累部位病变汇总 (表 539-1)

表 539-1　受累部位及表现

受累部位	主要表现
面部	轻度缩颌
眼	眼睑下斜
肌肉	严重的肌张力低下
神经系统	精神运动发育迟缓，难治性癫痫，反射亢进，嗜睡，脑白质营养不良，胼胝体发育不全，小脑发育不全，脑回异常，后颅窝囊肿，强直
其他	身高增长过快

二、基因诊断

(1) 概述

ABAT 基因，编码线粒体 4- 氨基丁酸氨基转移酶蛋白，位于 16 号染色体短臂 1 区 3 带 2 亚带 (16p13.2)，基因组坐标为 (GRCh37):16:8768444-8878432，基因全长 109 989bp，包含 16 个外显子，编码 500 个氨基酸。

(2) 基因对应蛋白结构及功能

4- 氨基丁酸氨基转移酶 (ABAT) 负责分解中枢神

经系统重要的抑制性神经递质 γ- 氨基丁酸，生成琥珀酸半醛。该活化酶是由 50kDa 的亚基和磷酸吡哆醛复合成的同源二聚体。该蛋白序列与猪的蛋白有 95% 的相似。该蛋白可催化 γ- 氨基丁酸和 L-β- 氨基异丁酸分别转化为琥珀酸半醛和甲基丙二酸半醛，也可转换为 δ- 氨基戊酸和 β- 丙氨酸。ABAT 是催化一种主要的抑制性神经递质 (γ- 氨基丁酸) 代谢的关键酶。ABAT 的缺乏会导致精神运动性阻滞、张力减退、反射亢进、嗜睡、难治性癫痫和脑电图异常。

(3) 基因突变致病机制

Medina-Kauwe 等在一个家庭发现了与 GABATD 相关的错义突变 (p.R220K)，降低了 4- 氨基丁酸氨基转移酶的活性[1]。

Tsuji 等报道了一例重度精神发育迟滞伴反复发作性嗜睡的难治性癫痫的女婴。氢质子磁共振波谱分析 (^{1}H-MRS) 发现她有 ABAT 缺乏伴有脑部的 GABA 水平升高。对 ABAT 基因的分子研究发现其包括 1 个外显子缺失和 1 个错义突变 (c.275G>A)

的复合杂合突变，在 210 个对照组的染色体中未发现该突变[3]。

(4) 前基因突变概述

目前人类基因突变数据库报道了 ABAT 基因的突变 5 个，其中错义 / 无义突变 3 个，大的缺失 2 个。

（王子璇　金　朝　魏　薇）

参考文献

[1] Medina-Kauwe LK, Nyhan WL, Gibson KM, et al. Identification of a familial mutation associated with GABA-transaminase deficiency disease. Neurobiol Dis, 1998, 5: 89-96

[2] Jaeken J, Casaer P, de Cock P, et al. Gamma-aminobutyric acid-transaminase deficiency: a newly recognized inborn error of neurotransmitter metabolism. Neuropediatrics, 1984, 15: 165-169

[3] Tsuji M, Aida N, Obata T, et al. A new case of GABA transaminase deficiency facilitated by proton MR spectrosc — opy. J Inherit Metab Dis, 2010, 33: 85-90

540　半乳糖苷酶缺乏症
(galactokinase deficiency; OMIM 230200)

一、临床诊断

(1) 概述

半乳糖苷酶缺乏症，也被称为半乳糖血 (症) 类型 2 或 GALK 缺乏症，是一种常染色体隐性遗传疾病，以晶状体中半乳糖和半乳糖次级降解产物堆积为特点。不同于传统的半乳糖血 (症)，是由半乳糖 -1- 磷酸尿苷酰转移酶缺乏导致，半乳糖苷酶缺乏症在婴儿早期不出现严重的表现。它的主要临床症状是在出生后前几周或几个月急速进展[1]，由于半乳糖利用的替代途径的产物堆积导致。这种早期的急速进展在纯合子的婴儿患者中完全可以通过早期诊断和限制半乳糖治疗预防[2]。有些研究提出，基于成长中的牛奶服用量，半乳糖苷酶缺乏症的杂合子携带者可能在 20~50 岁时表现出来。

(2) 临床表现

半乳糖苷酶缺乏症儿童期或青春期起病，最早为 6 岁。可有反复发热、出汗减少、四肢烧灼样感觉异常、肢端疼痛和肾衰竭，甚至发生脑血管栓塞。皮损主要在下腹、大腿和阴囊部位出现小红点，呈丘疹样紫癜。神经系统症状较多，由于末梢神经、后根、脊髓后角病变而致四肢阵发性烧灼样疼痛和感觉异常，自主神经系统受累而有阵发性腹痛、呕吐、腹泻、少汗、高热；脑血管壁受累可引起偏瘫、失语、抽搐等局灶性症状；垂体、丘脑下部受累可有内分泌异常。眼部症状也较多见，有视网膜血管及眼结膜血管迂曲扩张、角膜混浊、眼睑水肿，重者视力受到影响。肾、心、肺、骨关节可出现相应症状。

(3) 辅助检查

暂无报道。

(4) 病理表现

暂无报道。

(5) 受累部位病变汇总（表 540-1）

表 540-1　受累部位及表现

受累部位	主要表现
皮肤	出现小红点，呈丘疹样紫癜，多出现在下腹、大腿和阴囊部位
神经系统	四肢阵发性烧灼样疼痛和感觉异常
脑血管	偏瘫、失语、抽搐等局灶性症状
眼	视网膜血管及眼结合膜血管迂曲扩张、角膜混浊、眼睑水肿，重者视力受到影响

二、基因诊断

(1) 概述

GALK1 基因，即编码半乳糖激酶的基因，位于 17 号染色体长臂 2 区 4 带 (17q24)，基因组坐标为 (GRCh37):17:73754018-73761280，基因全长 7263bp，包含 8 个外显子，编码 392 个氨基酸。

(2) 基因对应蛋白结构及功能

半乳糖激酶由两个结构域构成，分别称为 N 端和 C 端结构域，ATP 的腺嘌呤环结合在两个结构域交接处的疏水部分。N 端结构域标志是 5 个 β 折叠和 5 个 α 螺旋缠绕在一起，而 C 端结构域的特征是 2 个反向平行的 β 折叠和 6 个 α 螺旋。半乳糖激酶是半乳糖代谢中的主要酶，婴儿期缺乏会导致先天性白内障，成年人缺乏则会导致早衰性白内障。

(3) 基因突变致病机制

GALK1 基因突变可导致半乳糖苷酶缺乏症，有证据表明红细胞中半乳糖激酶活性在美国黑种人中显著低于白种人，且这种差异是由多态性引起的，被称为"费城"变型[3]。对两个无亲缘关系的半乳糖苷酶缺乏症患者进行检测，在 GALK1 基因中确定了 2 个不同的纯合突变，其中一个儿童患者同时患有半乳糖苷酶缺乏症和先天性白内障，其 GALK1 基因中一个纯合的 95 位点 G → A 的转换导致 32 号缬氨酸转换为甲硫氨酸 (p.V32M)，这种变异使得半乳糖激酶活性显著降低，而另一个同样症状的婴儿是 238 位点出现纯合的 G → T 颠换，导致 80 位谷氨酸转换为终止子的 p.E80X 突变同样导致了病变[4]。

小鼠模型中的 Galk1 基因一旦被破坏，将无法代谢半乳糖。此外，在 Galk1 基因缺陷型小鼠中半乳糖和半乳糖醇会在某些组织内累积，但即使给这些小鼠连续 6 个月喂食高半乳糖含量的食物，这些 Galk1 基因缺陷型小鼠也不会患有白内障。但当 Galk1 基因缺陷型小鼠与表达人 ALDR1 基因的小鼠杂交后，子代小鼠出生第一天就患有白内障[5]。

(4) 目前基因突变概述

目前人类基因突变数据库报道了 GALK1 基因突变 33 个，其中错义/无义突变 22 个，小的缺失 4 个，小的插入 4 个，小的插入缺失 1 个，大的插入 1 个，调控区突变 1 个。突变分布在基因整个编码区，无突变热点。

（储成成　邓　庆）

参考文献

[1] Kalaydjieva L, Perez-Lezaun A, Angelicheva D, et al. A founder mutation in the GK1 gene is responsible for galactokinase deficiency in Roma (Gypsies). Am J Hum Genet, 1999, 65 (5): 1299-1307

[2] Asada M, Okano Y, Imamura T, et al. Molecular characterization of galactokinase deficiency in Japanese patients. Journal of Human Genetics, 1999, 44 (6): 377-382

[3] Tedesco TA, Miller KL, Rawnsley BE, et al. The Philadelphia variant of galactokinase. Am J Hum Genet, 1977, 29: 240-247

[4] Stambolian D, Ai Y, Sidjanin D, et al. Cloning of the galactokinase cDNA and identification of mutations in two families with cataracts. Nat Genet, 1995, 10: 307-312

[5] Ai Y, Zheng ZO. Brien-Jenkins A, et al. A mouse model of galactose-induced cataracts. Hum Mol Genet, 2000, 9: 1821-1827

541　半乳糖表异构酶缺乏症
(galactose epimerase deficiency; OMIM 230350)

一、临床诊断

(1) 概述

半乳糖表异构酶缺乏症，也称为 GALE 缺乏症，半乳糖血症Ⅲ和 UDP- 半乳糖 -4- 表异构酶缺乏症，很罕见，是伴随半乳糖表异构酶缺乏的半乳糖血症的常染色体退行性病变。

有两种表异构酶缺乏形式：良性的 RBC 缺乏和

严重的肝脏缺乏[11]。严重的形式类似于半乳糖血症。

(2) 临床表现

先天性半乳糖血症Ⅲ的症状在出生时即显现，但是严重程度取决于出现的疾病形式是外周的还是整体的[12]。症状表现：①婴儿黄疸；②婴儿肌张力减低；③异形性特征[13]；④感觉神经性听力丧失；⑤生长迟缓；⑥认知缺陷[14]；⑦小脑浦肯野细胞耗竭[15]；⑧卵巢衰竭（POI）和性欲亢进；⑨肝衰竭；⑩肾衰竭；⑪脾大[16]；⑫白内障。

(3) 辅助检查

检查半乳糖水平可检测婴儿的 GALE 缺乏或功能不良[17]，GALE 突变的研究在临床上很可靠。

(4) 病理表现

暂无报道。

(5) 基因突变及受累部位

半乳糖表异构酶缺乏症是一种常染色体隐性病变，意味着缺陷基因位于常染色体，并且两份缺陷基因的拷贝（每条来自于父母中之一）遗传了这种病变[8]。有常染色体隐性病变的个体父母双方都携带一份缺陷基因的拷贝，但是通常不表现出这种病变的任何症状和体征[9]。

大多数人类 GALE 突变导致的半乳糖血症Ⅲ已经被发现。这些突变的 GALE 异构体功能性分析提示催化剂效应减低和蛋白水解消化的增加可能是半乳糖血症Ⅲ的病因[10]。

半乳糖血症Ⅲ症状的研究大多是描述性的，而且精确的病理机制目前仍不清楚。这很大程度是由于缺乏典型的半乳糖血症Ⅲ功能性动物模型[11]。

二、基因诊断

(1) 概述

GALE 基因，编码 UDP- 半乳糖 -4- 表异构酶，位于 1 号染色体短臂的 3 区 5 带至 6 带（1p35—p36），基因组坐标为 (GRCh37): 1: 24122089-24127294，基因全长 5206bp，包含 12 个外显子，编码 348 个氨基酸。

(2) 基因对应蛋白结构及功能

GALE 基因编码的 UDP- 半乳糖 -4- 表异构酶属于短链脱氢酶 / 还原酶 (SDR) 超家族蛋白。该蛋白家族特征包括含有一条保证酶活性的保守酪氨酸 -X-X-X- 赖氨酸模序，一个或多个 Rossmann 卷曲 ($\beta\alpha\beta\alpha\beta$ 结构) 及可结合 NAD$^+$ 的部分[12]。UDP- 半乳糖 -4-

表异构酶的功能是催化两种不同但类似的反应，包括 UDP- 葡萄糖到 UDP- 半乳糖的差向异构化和 UDP-N- 乙酰氨基葡萄糖到 UDP-N- 乙酰半乳糖胺的差向异构。这种具有双功能特性的酶的重要代谢结果是，突变细胞（或个体）不仅依赖于外源的半乳糖，还依赖于外源的 N- 乙酰半乳糖胺作为糖蛋白和糖脂合成的必要前体。该基因突变导致表异构酶缺乏的半乳糖血症，即半乳糖血症Ⅲ，表现为肝损伤、早发性白内障、耳聋和智力发育迟缓[13]。

(3) 基因突变致病机制

半乳糖表异构酶缺乏症患者的印迹杂交分析结果显示 GALE 基因结构是完整的，表明该病变原因与基因缺失或重排无关，可能是特异性位点的自发突变影响了 GALE 基因编码的蛋白的物理特性或表达。1998 年，Alano 等报道 GALE 基因突变 p.N34S 和 p.L183P 会导致 GALE 缺乏症，同一年 Maceratesi 等也发现 5 个突变会导致该病[14, 15]。

(4) 目前基因突变概述

目前人类基因突变数据库收录了 GALE 基因突变 23 个，均为错义 / 无义突变。

（储成成　邓　庆）

参考文献

[1] Park HD, Park KU, Kim JQ, et al. The molecular basis of UDP-galactose-4-epimerase (GALE) deficiency galactosemia in Korean patientsxz. Genetics in Medicine: Official Journal of the American College of Medical Genetics, 2005, 7 (9): 646-649

[2] Timson DJ.Functional analysis of disease-causing mutations in human UDP-galactose 4-epimerase. FEBS J, 2005, 272 (23): 6170-6177

[3] Lai K, Elsas LJ, Wierenga KJ. Galactose toxicity in animals. IUBMB Life, 2009, 61 (11): 1063-1074

[4] Jongh WA, Bro C, Ostergaard S, et al. The roles of galactitol, galactose-1-phosphate, and phosphoglucomutase in galactose-induced toxicity in Saccharomyces cerevisiae. Biotechnol Bioeng, 2008, 101 (2): 317-326

[5] Maddaiah VT, Madsen NB. Kinetics of purified liver phosphorylase. J Biol Chem, 1966, 241 (17): 3873-3881

[6] Lai K, Elsas LJ. Overexpression of human UDP-glucose pyrophosphorylase rescues galactose-1-phosphate uridyltransferase-deficient yeast. Biochem Biophys Res Commun, 2000, 271 (2): 392-400

[7] Bhat PJ. Galactose-1-phosphate is a regulator of inositol monophosphatase: a fact or a fiction? Med Hypotheses,

2003, 60 (1): 123-128

[8] Guerrero NV, Singh RH, Manatunga A, et al. Risk factors for premature ovarian failure in females with galactosemia. J Pediatr, 2000, 137 (6): 833-841

[9] Wehrli SL, Berry GT, Palmieri M, et al. Urinary galactonate in patients with galactosemia: quantitation by nuclear magnetic resonance spectroscopy. Pediatr Res, 1997, 42 (6): 855-861

[10] Kinoshita JH, Dvornik D, Kraml M, et al. The effect of an aldose reductase inhibitor on the galactose-exposed rabbit lens.Biochim Biophys Acta, 1968, 158 (3): 472-475

[11] Walter JH, Roberts RE, Besley GT, et al.Generalised uridine diphosphate galactose-4-epimerase deficiency. Arch Dis Child, 1999, 80 (4): 374-376

[12] Kavanagh KL, Jornvall H, Persson B, et al. Medium- and short-chain dehydrogenase/reductase gene and protein families: the SDR superfamily: functional and structural diversity within a family of metabolic and regulatory enzymes. Cell Mol Life Sci, 2008, 65: 3895-3906

[13] Daude N, Gallaher TK, Zeschnigk M, et al. Molecular cloning, characterization, and mapping of a full-length cDNA encoding human UDP-galactose 4-epimerase. Biochem Mol Med, 1995, 56: 1-7

[14] Alano A, Almashanu S, Chinsky JM, et al. Molecular characterization of a unique patient with epimerase-deficiency galactosaemia. J Inherit Metab Dis, 1998, 21: 341-350

[15] Maceratesi P, Daude N, Dallapiccola B, et al. Human UDP-galactose 4-epimerase (GALE) gene and identification of five missense mutations in patients with epimerase-deficiency galactosemia. Mol Genet Metab, 1998, 63: 26-30

542 半乳糖血症
(galactosemia; OMIM 230400)

一、临床诊断

(1) 概述

半乳糖血症为血半乳糖增高的中毒性临床代谢综合征。半乳糖代谢中有 3 种相关酶中的任何一种酶先天性缺陷均可致半乳糖血症[1]。

半乳糖血症均为常染色体隐性遗传的先天性代谢性疾病，杂合子者上述半乳糖代谢的 3 种相关酶活性约为正常人的 1/2，而纯合子者酶活性则显著降低[2]。控制上述 3 种酶的基因位点现已清楚，尿苷酰转移酶在第 9 号染色体短臂，半乳糖激酶在第 17 号染色体长臂，半乳糖表异构酶在第 1 号染色体[3]。

(2) 临床表现

半乳糖 -1- 磷酸尿苷酰转移酶的地区变异型甚多，该酶活性受累程度不一，酶蛋白分子在电泳中显示不同的泳行速度，此有助于类型的鉴别。半乳糖激酶的变异型较少，半乳糖血症的临床表现视病型及病程有较大差异，轻者可无临床症状，最严重者呈暴发型。

1) 急性病程：多数患儿在出生后数天，因哺乳或人工喂养牛乳中含有半乳糖，出现拒乳、呕吐、恶心、腹泻、体重不增加、肝大、黄疸、腹胀、低血糖、蛋白尿等，有上述表现者应考虑有半乳糖血症的可能[4]，需立即施行有关实验室检查，若不能及时检出及采取相应措施，可迅速出现白内障及精神发育障碍。

2) 轻型病程：多无急性症状，但随年龄增长逐渐出现发音障碍、白内障、智力障碍及肝硬化等。

3) 其他：假大脑肿瘤，为一少见表现，此系半乳糖在脑内积蓄，转变为半乳糖醇遂致脑水肿及颅压增高。

(3) 辅助检查

1) 实验室检查

A. 尿液半乳糖检查：尿糖阳性，葡萄糖氧化酶法尿糖阴性，纸层析可鉴别出其为半乳糖。

B. 新生儿筛查半乳糖血症：用 Beutler 法过筛缺陷酶，观察有无荧光产生，以此作为最后评定的依据，本病无荧光产生。酶活性的缺陷也可从肝、肠黏膜，成纤维细胞及白细胞中得到反映。

C. 血半乳糖浓度测定：正常浓度为 110~194μmol/L(应用半乳糖氧化酶或半乳糖脱氢酶法)，患者血半乳糖浓度升高。

D. 尿半乳糖和半乳糖醇浓度测定：可用酶法测定。

E. 红细胞 1- 磷酸半乳糖测定。

F. 半乳糖代谢相关酶测定：此为确诊本病的重

要依据。

G. 非特异性的生化指标测定：如蛋白尿、葡萄糖尿等。

2) 其他辅助检查

A. B 超：依据临床表现选做 B 超。

B. 通过胎儿镜采取胎血进行酶活性测定：测定羊水中半乳糖醇的含量及羊水细胞中酶的活性等。做酶基因的突变分析，可对胎儿进行产前诊断。

C. 半乳糖呼吸试验：可对 ^{13}C- 半乳糖转化为 $^{13}CO_2$ 进行定量测定，以了解机体对半乳糖的氧化能力。

(4) 病理表现

暂无报道。

(5) 基因突变及受累部位病变

半乳糖代谢过程中所需的任何一种酶发生缺陷，均可导致半乳糖的代谢障碍，直接引起血中半乳糖及半乳糖 -1- 磷酸浓度的升高。其中，以半乳糖 -1- 磷酸尿苷转移酶 (GALT) 缺乏所致的半乳糖血症最为常见。

半乳糖 -1- 磷酸尿苷转移酶缺乏是由基因突变所致，呈常染色体隐性遗传。半乳糖 -1- 磷酸尿苷转移酶的基因位于 9p13 区，人群中的基因频率为 1/150。患者均为纯合子，杂合子一般不发病。患者的父母可为纯合子或杂合子，杂合子的父母为致病基因的携带者，其半乳糖 -1- 磷酸尿苷转移酶活性仅为正常人的 50%。体内的半乳糖 -1- 磷酸尿苷转移酶缺陷，主要由 GALT 的点突变所致。目前已发现数十种突变位点，由于酶的活性降低，导致血中半乳糖 -1- 磷酸浓度显著升高。过多的半乳糖 -1- 磷酸堆积于脑、肝、肾小管等组织中，可干扰正常的代谢而引起器官的损害。此外，半乳糖 -1- 磷酸还可抑制磷酸葡萄糖变位酶、葡萄糖 -6- 磷酸酶、葡萄糖 -6- 磷酸脱氢酶等的活性，阻止糖原分解为葡萄糖，引起低血糖。半乳糖 -1- 磷酸增多继而导致半乳糖的正常代谢受阻，引起血中半乳糖浓度升高。半乳糖旁路代谢代偿性增强，使半乳糖醇的产生也同时增多。半乳糖醇沉积在晶状体内引起白内障。

除了半乳糖 -1- 磷酸尿苷转移酶缺乏外，半乳糖激酶和二磷酸尿苷半乳糖 -4- 差向酶缺乏，亦可引起半乳糖血症。二者均是由基因缺陷所致，呈常染色体隐性遗传。半乳糖激酶的基因位于染色体 17q21—q22，国外的调查资料显示，新生儿

杂合子的频率为 1/107，纯合子频率为 1/40 000。半乳糖激酶缺乏直接引起体内半乳糖的增多，导致半乳糖旁路代谢增强和半乳糖醇产生增多。二磷酸尿苷半乳糖 -4- 差向酶的基因位于染色体 1p35—p36。二磷酸尿苷半乳糖 -4- 差向酶缺乏主要是通过影响半乳糖 -1- 磷酸的代谢而导致体内半乳糖和半乳糖醇的增多。

二、基因诊断

(1) 概述

GALT 基因，编码半乳糖 -1- 磷酸尿苷酰转移酶，位于 9 号染色体短臂 1 区 3 带 (9p13)，基因组坐标为 (GRCh37):9:34646586-34650595，基因全长 4010bp，包含 11 个外显子，编码 379 个氨基酸。

(2) 基因对应蛋白结构及功能

GALT 基因编码半乳糖 -1- 磷酸尿苷酰转移酶，而 GALT 的表达受到 FOXO3 基因的调控，半乳糖 -1- 磷酸尿苷酰转移酶负责催化 Leloir 途径中的半乳糖代谢的第二个步骤，即转化 UDP 葡萄糖和 1- 磷酸半乳糖为 1- 磷酸葡萄糖和 UDP 半乳糖。

(3) 基因突变致病机制

Wedekind 等通过对该酶进行三维结构分析发现：一些非常重要的氨基酸残基，如 Leu4、Phe75、Asn77、Asp78、Phe79、Val108 等，与人类半乳糖血症密切相关，这些结果也与点突变试验和临床筛查检测出来的氨基酸位点一致 [5]。Reichardt 等通过体外扩增一位典型的半乳糖血症患者半乳糖 -1- 磷酸尿苷酰转移酶的 cDNA 序列，经过测序发现 2 个重要突变：44 位的缬氨酸被蛋氨酸替换及 142 位的蛋氨酸被赖氨酸替换。经过体外哺乳动物细胞体系实验，发现这 2 个突变使半乳糖 -1- 磷酸尿苷酰转移酶的活性急剧下降 [6]。

几个氨基酸的突变都会引起 GALT 活性的缺陷。例如，Elsas 等发现在 GALT 基因的 6 号外显子 A 到 G 突变 (谷氨酸 188 转变为精氨酸)、10 号外显子 A 到 G 的突变 (天冬酰胺转变为天冬氨酸) 都会形成新的限制性酶切位点 [7]。除了典型的半乳糖血症，半乳糖血症也可能由于其他酶如半乳糖激酶、UDP 半乳糖表异构酶等的缺乏而引起。

(4) 目前基因突变概述

目前人类基因突变数据库报道了 GALT 基因突变 238 个，其中错义 / 无义突变 191 个，剪接突变

15个,小的缺失21个,小的插入5个,大的缺失6个。

（储成成　张要磊）

参考文献

[1] Goppert F. Galaktosurie nach Milchzuckergabe bei angeborenem, familiaerem chronischem Leberleiden. Klin Wschr, 1917, 54: 473-477

[2] Isselbacher KJ, Anderson EP, Kurahashi K, et al. Congenital galactosemia, a single enzymatic block in galactose metabolism. Science, 1956, 13 (123): 635-636

[3] Murphy M, McHugh B, Tighe O, et al. Genetic basis of transferase-deficient galactosaemia in Ireland and the population history of the Irish Travellers. Eur J Hum Genet, 1999, 7 (5): 549-554

[4] Fensom AH, Benson PF, Blunt S.Prenatal diagnosis of galactosaemia. Br Med J, 1974, 4 (5941): 386, 387

[5] Wedekind JE, Frey PA, Rayment I. Three-dimensional structure of galactose-1-phosphate uridylyltransferase from Escherichia coli at 1.8 A resolution. Biochemistry, 1995, 34: 11049-11061

[6] Reichardt JK, Woo SL. Molecular basis of galactosemia: mutations and polymorphismsin the gene encoding human galactose-1-phosphate uridylyltransferase. Proceedings of the National Academy of Sciences, 1991, 88: 2633-2637

[7] Elsas LJ, Langley S, Paulk EM, et al. A molecular approach to galactosemia. Eur J Pediatr, 1995, 154: S21-27

543　半乳糖唾液酸贮积症
(galactosialidosis, GSL; OMIM 256540)

一、临床诊断

(1) 概述

半乳糖唾液酸贮积症 (GSL) 由 Galjaard 等于 1975 年发现，由 Wenger 等于 1978 年命名，是一种溶酶体贮积症。由于 β- 半乳糖苷酶和唾液酸苷酶 2 种酶联合缺乏，是糖蛋白和糖脂的糖链分解代谢障碍而引起的疾病，致病基因是编码组织蛋白酶 A(cathepsin A) 的 *CTSA* 基因[1]。

(2) 临床表现

起病年龄不一，从婴儿型直到晚发型均有。患者有溶酶体贮积症典型的临床表现，如面部粗糙、樱桃红斑、脊柱改变等。根据起病年龄及严重程度可分为 3 种亚型[2]，早期婴儿型表现为胎儿水肿、腹水、内脏肥大[3]、骨骼发育不良及早期死亡；晚期婴儿型典型表现为肝脾大、生长迟滞、心脏受累和罕见的神经系统体征；青少年 / 成年型以肌阵挛、共济失调、癫痫、血管角质瘤、智力减退、神经系统退变为主要表现，无内脏肥大，可存活较长时间。本病的诊断较困难，主要依靠皮肤成纤维细胞培养和多次的酶学分析。目前尚无特殊疗法。

(3) 影像学表现 (图 543-1)

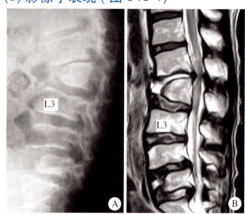

图 543-1　腰椎 X 线及 MRI 表现

A. X 线显示 L_2 椎体号角样畸形，L_2 椎间隙变窄和局部脊柱后突；B. MRI 显示 $L_{1/2}$ 椎间盘突出和神经根受压 (Eur Spine J, 2014, 23: 201-205)

(4) 病理表现

尚不清楚。

(5) 受累部位病变汇总 (表 543-1)

表 543-1　受累部位及表现

受累部位	主要表现
骨	多发性成骨异常
神经系统	精神发育迟滞，癫痫
皮肤	广泛的血管瘤
心脏	二尖瓣瓣膜病，主动脉瓣瓣膜病
面部	面部粗糙，樱桃红斑
眼	结膜毛细血管扩张，角膜混浊
耳	听力丧失

二、基因诊断

(1) 概述

CTSA 基因，即编码组织蛋白酶 A 的基因，位于 20 号染色体长臂 1 区 3 带 1 亚带 2 次亚带 (20q13.12)，基因组坐标为 (GRCh37):20: 44519591-44527459，基因全长 7869bp，包含 15 个外显子，编码 498 个氨基酸。

(2) 基因对应蛋白结构及功能

CTSA 编码的组织蛋白酶 A 是一种糖蛋白，其 N 端有一段由 28 个氨基酸组成的信号肽，其后接由 32kDa 和 22kDa 两个亚基通过二硫键形成的异二聚体。该蛋白与溶酶体酶的 β- 半乳糖苷酶和神经氨酸苷酶形成高分子量的多聚复合物，这种化合物的结构维持了 β- 半乳糖苷酶和神经氨酸苷酶的稳定性和活性。

(3) 基因突变致病机制

1991 年，Takano 等分别对来自 15 个家系的 19 例 GSL 日本患者进行临床和分子生物学分析，发现 2 例患者为新生儿期开始发病且表型严重，另外 17 例患者为晚发型的神经系统异常，所有晚发型患者都有一个造成 CTSA 基因第 7 号外显子缺失的剪接位点突变[4]。

1993 年，Shimmoto 等回顾了日本 GSL 患者的 6 个突变。多数患者为复合杂合突变，如携带一个丧失酶活性的 p.Y395C 突变和一个仅产生少量正常剪接 mRNA 的 EX7DEL 突变[5]。

1996 年，Zhou 等通过 RT-PCR 扩增整个编码序列进行测序突变分析，研究了 8 个不同年龄的 GSL 患者[6]。在早发型患者中发现 2 个新突变：p.V104M 和 p.L208P。在一个早发型患者中还发现 p.G411S 突变。一个青少年 / 成年发病的患者为 p.S23Y 和 7 号内含子剪接突变的复合杂合突变。5 个晚期婴儿型 GSL 患者为 p.F412V 或 p.Y221N 纯合突变。Zhou 等认为这些突变的纯合或复合杂合形式都可作为晚期婴儿型的诊断指标。在两个表型严重的早期婴儿型患者中他们发现了 3 个新的突变：p.V104M，p.L208P 和 p.G411S，这些突变阻止了 PPCA 前体的磷酸化从而影响其转运到溶酶体。晚期婴儿型 GSL 患者至少有一个等位基因表达的蛋白能被磷酸化并转运到溶酶体。Zhou 等发现 p.M378T 突变在一个患者中以复合杂合形式存在，该突变产生了一个新的 N- 连接糖基化位点，且新形成的寡糖链可能影响正常的蛋白折叠。

(4) 目前基因突变概述

目前人类基因突变数据库收录了 CTSA 基因突变 22 个，其中错义 / 无义突变 15 个，剪接突变 3 个，小的缺失 3 个，小的插入 1 个。

（苏　芳　王文婧）

参考文献

[1] Pate MS, Callahan JW, Zhang S, et al.Early-infantilegalactosialidosis: prenatal presentation and postnatal followup.American Journal of Medical Genetics, 1999, 85: 38-47

[2] D'Azzo A, Andria G, Strisciuglio P, et al. Galactosialidosis. The Metabolic and Molecular Bases of Inherited Disease, 2001, 3811-3826

[3] Durante AI, Traini M, Spoladore R. Left ventricular "diverticulum" in a patientaffected by galactosialidosis. Case Rep Med, 2011, 2011(4):356056

[4] Izumi Y, Tatsumi K, Okamoto S, et al. Analysis of the KAL1 gene in 19 Japanese patients with Kallmann syndrome. Endocr J, 2001, 48: 143-149

[5] Shimmoto M, Fukuhara Y, Itoh K, et al. Protective protein gene mutations in galactosialidosis. J Clin Invest, 1993, 91: 2393-2398

[6] Zhou XY, van der Spoel A, Rottier R, et al. Molecular and biochemical analysis of protective protein/cathepsin A mutations: correlation with clinical severity in galactosialidosis. Hum Mol Genet, 1996, 5: 1977-1987

544 γ- 谷氨酰半胱氨酸合成酶缺乏症
(gamma-glutamylcysteine synthetase deficiency; OMIM 230450)

一、临床诊断

(1) 概述

谷氨酸半胱氨酸连接酶的调节单位是人体内一种由 GCLC 基因编码的酶。谷氨酸半胱氨酸连接酶，又被称为 γ- 谷氨酰半胱氨酸合成酶，是谷胱甘肽合成的第一限速酶。这种酶包含两个单位，一个重链的催化剂单位和一个轻链的调节单位。γ- 谷氨酰半胱氨酸合成酶缺乏症在一些类型的溶血性贫血中多见 [1]。

(2) 临床表现

γ- 谷氨酰半胱氨酸合成酶缺乏症患者都表现为溶血性贫血，一般表现轻微。另外，有两例同胞也有脊髓小脑变性、周围神经变性、肌肉变性、氨基酸尿症。其中的一例患者使用氨苯磺胺治疗精神病和显著的溶血性贫血。一例患者表现为学习无能中的诵读困难，也被认为智力发育迟缓，另一例有迟发精神运动发育和下肢进行性感觉神经病变，共济失调、反射亢进、发音困难和脊髓小脑变性征象的特殊步态。γ- 谷氨酰半胱氨酸合成酶缺乏症患者的其他症状有暂时性黄疸、网状细胞增多和肝脾大。

(3) 辅助检查

暂无报道

(4) 病理表现

暂无报道

(5) 受累部位病变汇总 (表 544-1)

表 544-1　受累部位及表现

受累部位	主要表现
血液系统	溶血性贫血
神经系统	脊髓小脑变性、周围神经变、智力发育迟缓

二、基因诊断

(1) 概述

GCLC 基因，即编码谷氨酸半胱氨酸连接酶催化亚基蛋白的基因，位于 6 号染色体短臂 1 区 2 带 (6p12)，基因组坐标为 (GRCh37):6:53362139-

53409927，基因全长 47 789bp，包含 16 个外显子，编码 637 个氨基酸。

(2) 基因对应蛋白结构及功能

GCLC 基因编码的谷氨酸半胱氨酸连接酶，GCLC 基因编码催化亚基，而 GCLM 基因编码调节亚基。谷氨酸半胱氨酸连接酶催化亚基拥有所有的底物与辅酶因子的结合位点，并且负责所有的催化作用；谷氨酸半胱氨酸连接酶调节亚基本身没有酶活性，但是与催化亚基组成全酶后可增加催化亚基的催化效率。

(3) 基因突变致病机制

γ- 谷氨酰半胱氨酸合成酶是一种谷胱甘肽合成酶，该酶缺陷最初被发现时，被认为与脊髓小脑退化和溶血性贫血有关，但 Beutler 等通过实验发现该酶缺陷仅引起溶血性贫血 [2]。

1999 年，Beutler 等在研究谷氨酸半胱氨酸连接酶催化亚基突变时发现：一位溶血性贫血患者红细胞内呈现低水平的谷胱甘肽含量，同时该患者也表现出 γ- 谷氨酰半胱氨酸合成酶缺陷 [3]。2003 年，Hamilton 等发现了一种新的 γ- 谷氨酰半胱氨酸合成酶的无义突变，经过转染实验发现该突变导致谷胱甘肽的合成减少 [4]，研究表明该突变明显的降低了 γ- 谷氨酰半胱氨酸合成酶的催化活性。

小鼠作为模式生物已经被用来研究 GCLC 基因的功能，国际基因敲除小鼠协会已经通过建立基因敲除小鼠 Gclc[tm1a(EUCOMM)Wtsi] 来支持 GCLC 基因的研究。

(4) 前基因突变概述

目前人类基因突变数据库收录了 GCLC 基因突变 5 个，均为错义 / 无义突变。

（储成成　张要磊）

参考文献

[1] Gipp JJ, Bailey HH, Mulcahy RT. Cloning and sequencing of the cDNA for the light subunit of human liver gamma-glutamylcysteine synthetase and relative mRNA levels for heavy and light subunits in human normal tissues. Biochem Biophys Res Commun, 1995, 206 (2): 584-589

[2] Beutler E, Moroose R, Kramer L, et al. Gammaglutamylcysteine synthetase deficiency and hemolytic anemia. Blood, 1990, 75: 271-273

[3] Beutler E, Gelbart T, Kondo T, et al. The molecular basis of a case of gamma-glutamylcysteine synthetase deficiency. Blood, 1999, 94: 2890-2894

[4] Hamilton D, Wu JH, Alaoui-Jamali M, et al. A novel missense mutation in the gamma-glutamylcysteine synthetase catalytic subunit gene causes both decreased enzymatic activity and glutathione production. Blood, 2003, 102: 725-730

545　戈谢病围生期致死型
(Gaucher disease, perinatal lethal; OMIM 608013)

一、临床诊断

(1) 概述

戈谢病是溶酶体贮积症中最常见的一种类型，是溶酶体中酸性 β- 葡糖苷酶缺陷所致，为常染色体隐性遗传病。其致病基因为 *GBA*。其中，围生期致死型是戈谢病的少见类型。

(2) 临床表现

戈谢病婴儿表现为严重的水肿、先天性鱼鳞样皮肤、肝脾大 (图 545-1)，多在宫内或出生后 1 天内死亡。孕妇常在妊娠后期表现为羊水过多，常规产检超声检查提示头小、脑室扩大、颈过伸或缺少胎儿吞咽动作[1]。

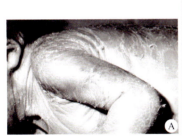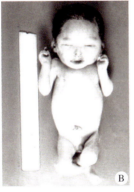

图 545-1　临床表现
A. 先天性鱼鳞；B. 戈谢病胎儿尸检照片可见胎儿水肿
(Fetal Pediatr Pathol，2005，24: 205-222)

(3) 辅助检查

头颅 CT 检查可见脑室扩大。

(4) 病理表现

典型的病理特征是 PAS(+) 且有过多糖脂沉积的巨噬细胞(戈谢细胞)，可见于肝脏、脾、肺、胸腺、淋巴结、肾上腺、心肌和骨髓 (图 545-2)。中枢神经系统受累的病例，偶可见 CD68(+) 和 PAS(+)

细胞，尤其是在基底核、脑桥、延髓和脊髓前角、脊髓后角。

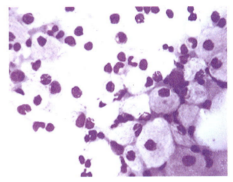

图 545-2　骨髓戈谢细胞
细胞增大，因葡糖脑苷脂沉积导致细胞核移位
(Fetal Pediatr Pathol，2005，24: 205-222)

(5) 受累部位病变汇总 (表 545-1)

表 545-1　受累部位及表现

受累部位	主要表现
神经系统	脑室扩大、缺乏吞咽动作
皮肤	先天性鱼鳞病
皮下组织	水肿
消化系统	肝脾大

二、基因诊断

(1) 概述

GBA 基因，编码溶酶体膜蛋白，位于 1 号染色体长臂 2 区 1 带 (1q21)，基因组坐标为 (GRCh37): 1: 155204239-155214653，基因全长 10 415bp，包含 13 外显子，编码 536 个氨基酸。

(2) 基因对应蛋白结构及功能

GBA 基因编码一种溶酶体膜蛋白，能够断裂糖脂代谢中间产物糖苷酰基鞘氨醇的 β- 葡糖苷键。此基因突变能引起戈谢病，一种由于葡糖脑苷脂不

断累积形成的溶酶体贮积症。此基因位于 1 号染色体上，在下游约 12kb 处有一个假基因。

(3) 基因突变致病机制

1996 年，Sidransky 等描述了一个患有围生期致命型戈谢病的阿富汗家庭，在其中的两个孕体中发现了纯合性三重 *GBA* 突变等位基因[2]。研究结果与对戈谢病基因敲除小鼠的研究相似，即 GBA 蛋白功能缺失导致小鼠不能长期生存。1997 年，Tayebi 等在一名患有围生期致命型戈谢病的婴儿中发现了 *GBA* 基因失活突变[3]。这项研究结果明确了 GBA 蛋白在人体生长过程中的重要作用。

1992 年，Tybulewicz 等构建了 *Gba* 基因失活小鼠模型[4]。研究者发现，携带纯合失活突变的小鼠在出生后 24h 内死亡，脑苷脂酶活性低于正常值的 4%，并将葡糖脑苷脂存储在单核 – 吞噬细胞系统的溶酶体中。

(4) 目前基因突变概述

目前人类基因突变数据库收录了 *GBA* 基因的突变 335 个，其中错义 / 无义突变 273 个，剪接突变 16 个，小的缺失 27 个，小的插入 13 个，大片段缺失 4 个，大片段插入 1 个，调控区突变 1 个。突变分布在基因整个编码区，热点突变包括 p.N370S、p.84insG、IVS2+1G>A、p.L444P、p.D409H 等。

（石玉芝　张乐橦）

参考文献

[1] Stone DL, Tayebi N, Orvisky E, et al. Glucocerebrosidase gene mutations in patients with type 2 Gaucher disease. Hum Mutat, 2000, 15: 181-188

[2] Sidransky E, Tayebi N, Stubblefield BK, et al. The clinical, molecular, and pathological characterisation of a family with two cases of lethal perinatal type 2 Gaucher disease. J Med Genet, 1996, 33: 132-136

[3] Tayebi N, Cushner SR, Kleijer W, et al. Prenatal lethality of a homozygous null mutation in the human glucocerebrosidase gene. Am J Med Genet, 1997, 73: 41-47

[4] Tybulewicz VLJ, Tremblay ML, LaMarca ME, et al. Animal model of Gaucher's disease from targeted disruption of the mouse glucocerebrosidase gene. Nature, 1992, 357: 407-410

546　戈谢病 Ⅱ 型
(Gaucher disease, type Ⅱ, GD Ⅱ; OMIM 230900)

一、临床诊断

(1) 概述

戈谢病 (GD) 是溶酶体贮积病 (LSD) 中最常见的一种，为常染色体隐性遗传病，引起不正常的葡糖脑苷脂在单核 – 吞噬细胞内积聚。法国医生 Gaucher 在 1882 年首先报道本病[1]，50 年后 Aghion 报道戈谢病是由葡糖脑苷脂 (GC) 在肝、脾、骨骼和中枢神经系统的单核 – 吞噬细胞内蓄积所致。Brady 等在 1964 年发现葡糖脑苷脂的贮积是由 β - 葡糖苷酶 - 葡糖脑苷脂酶 (GBA) 缺乏所致，为戈谢病的诊断和治疗提供了理论依据。

(2) 临床表现

Ⅱ 型急性神经病型戈谢病，又称婴儿型戈谢病，占所有戈谢病的 15%，常于出生后 6 个月内发病，1~2 岁时死亡，平均存活期为 9 个月。此型患者常有腹部隆起，肝脾大[2]。中枢神经系统发育异常，主要为运动功能退行性变和痉挛；神经病学体征包括斜视、肌张力过高、颈强直或头向后屈、牙关紧闭、吞咽困难、喉喘鸣[3]、反射亢进和跖伸肌过度反应，偶有耳聋，脑干诱发电位测听反应异常，晚期可有惊厥发作。主要死亡原因为肺部受累和感染[4]。

(3) 辅助检查

1) 血常规：可为正常，脾功能亢进者可见三系减少，或仅血小板减少。

2) 骨髓涂片：在片尾可找到戈谢细胞，这种细胞体积大、直径 20~80μm，有丰富细胞质，胞质内充满交织成网状或洋葱皮样的条纹结构，有一个或数个偏心核[5]；还可见糖原和酸性磷酸酶染色呈强阳性的苷脂包涵体。此外，在肝、脾、淋巴结中也可见到戈谢细胞。

3) 酶学检查：GC 是一种外周膜蛋白，在人类细胞中常与激活蛋白 (Saposin C) 聚集在一起[6]。当测酶活性时，需加去污剂牛磺胆酸钠将其溶解。测患者的白细胞或皮肤成纤维细胞中 GC 活性可对 GD 做确诊。此法也用于产前诊断。通过测绒毛和羊水细胞中的酶活性，判断胎儿是否正常。

4) X 线检查：广泛性骨质疏松影响股骨、肱骨、腓骨等，表现为海绵样多孔透明区改变[7]、虫食样骨质破坏、骨干扩宽或在股骨下端可见扩宽的"三角烧瓶样"[8]畸形；骨皮质变薄，并有化骨核愈合较晚等发育障碍现象。

5) 脑电图检查：可较早发现神经系统浸润[9]。

6) B 超检查：可提示肝脾大。

7) 其他检查：应做肝功能及凝血检查等。可在患儿骨髓、脾、肝或淋巴结穿刺液进行戈谢细胞检查[10]。

(4) 病理表现

戈谢病可累及脾、肝、肾、肺、心血管系统、淋巴系统、神经系统及骨骼、眼和皮肤，在这些器官系统和组织中，有葡糖脑苷脂的过多堆积[11]。正常人脾中葡糖脑苷脂平均浓度为 170μg/g(湿度)，肝内为 31~46mg/g(湿度)；而戈谢病患者脾中葡糖脑苷脂浓度大大增加，为 3~40.5mg/g(湿度)，较正常高出 18~238 倍，肝较正常增加 23~389 倍，而脑中葡糖脑苷脂量不足，血浆中葡糖脑苷脂较正常值增加 2 倍[12]。

在形态学上戈谢病的特征是具有满载脂质的组织细胞，称为戈谢细胞，也含碳水化合物，PAS 染色阳性，苏丹Ⅱ脂肪染色阳性[13]。这些细胞散布于整个单核 – 吞噬细胞系统中，在脾的红髓、淋巴结的窦和髓、肝窦和骨髓中特别突出，也见于小动脉的内壁和外膜、静脉、血窦、淋巴结和肺泡的毛细血管中，肝内的库普弗细胞可变成戈谢细胞。有时可见戈谢细胞呈被单样分布，在戈谢病Ⅱ型患者可有血管周围戈谢细胞的丛集。其他器官，如胰腺、甲状腺和肾上腺皮质也可有戈谢细胞的存在。

显微镜下可见戈谢细胞大小为 20~100μm，核常偏于一侧，胞质含细纤维，呈皱纸状或皱丝绸状，含有棒状包涵体。电镜下戈谢细胞呈典型的组织细胞结构，有一小而偏位的核，胞质内有纺锤状或棒状膜包围的包涵体，直径为 0.6~4μm，偶见微粒体和少数电子致密颗粒存在于胞质内。戈谢细胞内常见有吞噬的红细胞[14]。

(5) 基因突变及受累部位

本病为常染色体隐性遗传，个别报道提示在某些家族可能为外显不全的常染色体显性遗传，目前已证实戈谢病Ⅰ型系由结构基因突变引起。根据本病在临床上有不同的类型，有人认为可能是突变基因产物的不同表型，也可能是不同突变等位基因的表现，也可能戈谢病Ⅲ型是两种不同突变等位基因的杂合子。

戈谢病可见于各人种，但以 Ashkenazi 犹太人为多，发病率可高达 1/2500。戈谢病Ⅰ型犹太人发病率较其他种族高 30 倍；戈谢病Ⅱ型较罕见，以非犹太人的婴儿占多数；戈谢病Ⅲ型以瑞典人为多。

二、基因诊断

(1) 概述

GBA 基因，编码 β- 葡糖苷酶 – 葡糖脑苷脂酶蛋白，位于 1 号染色体长臂 2 区 1 带 (1q21)，基因组坐标为 (GRCh37):1:155204243-155214490，基因全长 10 248bp，包含 11 个外显子，编码 536 个氨基酸。

(2) 基因对应蛋白结构及功能

β- 葡糖苷酶 – 葡糖脑苷脂酶蛋白是一种溶酶体膜蛋白，负责解开糖脂代谢过程中间产物葡糖苷酰鞘氨醇的 β- 糖苷键。溶酶体利用消化酶来降解有毒物质、侵入细胞的细菌等，维持细胞组分的再循环。根据酶的作用，溶酶体酶有时被称为管家酶，β- 葡糖苷酶 – 葡糖脑苷脂酶就是其中一种管家酶，用来催化葡糖脑苷脂大分子分解为葡萄糖和神经酰胺。GBA 基因突变会导致一种以葡糖脑苷脂贮积为特征的溶酶体贮积症，称为戈谢病。

(3) 基因突变致病机制

戈谢病Ⅱ型是一种神经损伤型疾病，一般在 2 岁以内发病并死亡[15]。目前认为本病主要与 GBA 基因突变相关；GBA 基因突变导致体内无 β- 葡糖苷酶 – 葡糖脑苷脂酶生成或生成的 β- 葡糖苷酶 – 葡糖脑苷脂酶无活性，造成单核 – 吞噬细胞内的葡糖脑苷脂不能被有效水解，大量葡糖脑苷脂在肝、脾、骨骼、骨髓、肺和脑组织的单核 – 吞噬细胞中蓄积，形成典型的戈谢细胞，导致戈谢病。Tsuji 等从戈谢病Ⅱ型患者确定了 GBA 的纯合突变基因 p.L444P[16]；Wigderson 等从戈谢病Ⅱ型患者确定了 GBA 杂合突变基因型 p.L444P 和 p.P415R[17]；Grace 等采用基因定向突变及表达突变基因的方法来研究表型不同的Ⅱ型和Ⅲ型戈谢病患者 β- 葡糖苷酶 – 葡糖脑苷脂酶突变的分子机制，发现戈谢病Ⅱ型患者至少存在一个无功能的 GBA 基因[18]。

Enquist 等培养了专门研究 GBA 基因功能的小

鼠，研究中的小鼠表现出与戈谢病相似的神经损伤症状[19]，为戈谢病Ⅱ型的研究提供了动物研究模型。

(4) 目前基因突变概述

目前人类基因突变数据库报道了 *GBA* 基因突变 335 个，其中错义 / 无义突变 273 个，剪接突变 16 个，小的缺失 27 个，小的插入 13 个，大的缺失 4 个，大的插入 1 个，调控区突变 1 个。其中与戈谢病Ⅱ型相关的突变为 41 个。

（储成成　张要磊）

参考文献

[1] Zimran A, Gelbart T, Westwood B, et al. High frequency of the Gaucher disease mutation at nucleotide 1226 among Ashkenazi Jews. Am J Hum Genet, 1991, 49 (4): 855-859

[2] McNeill A, Duran R, Proukakis C, et al. Hyposmia and cognitive impairment in Gaucher disease. Mov Disord, 2012a, 27(4):526-532

[3] Sten D, Anders E, Bengt H. Gaucher disease-norrbottnian type. European Journal of Pediatrics, 1980, 133(2): 107-118

[4] McNeill A, Duran R, Hughes DA, et al. A clinical and family history study of Parkinson. s disease in heterozygous glucocerebrosidase mutation carriers. J Neurol Neurosurg Psych, 2012b, , 83(8):853-854

[5] Aharon-Peretz J, Rosenbaum H, Gershoni-Baruch R. Mutations in the glucocerebrosidase gene and Parkinson's disease in Ashkenazi Jews. N Engl J Med, 2004, 351 (19): 1972-1977

[6] Landgren O, Turesson I, Gridley G, et al. Risk of malignant disease among 1525 adult male US Veterans with Gaucher disease. Archives of Internal Medicine, 2007, 167 (11): 1189-1194

[7] Grabowski GA. Phenotype, diagnosis, and treatment of Gaucher's disease. Lancet, 2008, 372 (9645): 1263-1271

[8] Weinreb NJ, Deegan P, Kacena KA, et al. Life expectancy in Gaucher disease type 1. Am J Hematol, 2008, 83 (12): 896-900

[9] Dahl N, Lagerström M, Erikson A, et al. Gaucher disease type III (Norrbottnian type) is caused by a single mutation in exon 10 of the glucocerebrosidase gene. American journal of human genetics, 1990, 47 (2): 275-278

[10] Diaz GA, Gelb BD, Risch N, et al. Gaucher disease: the origins of the Ashkenazi Jewish N370S and 84GG acid beta-glucosidase mutations. Am J Hum Genet, 2000, 66 (6): 1821-1832

[11] Grabowski GA. Gaucher disease and other storage disorders. Hematology Am Soc Hematol Educ Program, 2012, 2012:13-18

[12] Deegan PB, Cox TM. Imiglucerase in the treatment of Gaucher disease: a history and perspective. Drug Des Devel Ther, 2012, 6:81-106

[13] World Health Organization. Regulatory matters. WHO Drug Information, 5:3, 123

[14] Yukhananov A. U.S. FDA approves Pfizer/Protalix drug for Gaucher. Chicago Tribune: Reuters, 2012

[15] Nagral A. Gaucher disease. J Clin Exp Hepatol, 2014, 4: 37-50

[16] Tsuji S, Choudary PV, Martin BM, et al. A mutation in the human glucocerebrosidase gene in neuronopathic Gaucher's disease. N Engl J Med, 1987, 316: 570-575

[17] Wigderson M, Firon N, Horowitz Z, et al. Characterization of mutations in Gaucher patients by cDNA cloning. Am J Hum Genet, 1989, 44: 365-377

[18] Grace ME., Smith F, Latham T, et al. Gaucher disease: a molecular basis for the type 2 and type 3 phenotypes. (Abstract) Am J Hum Genet, 1990, 47 (suppl): A156

[19] Enquist IB, Bianco CL, Ooka A, et al. Murine models of acute neuronopathic Gaucher disease. Proceedings of the National Academy of Sciences, 2007, 104: 17483-17488

547　戈谢病Ⅲ型
(Gaucher disease, type Ⅲ, GD Ⅲ; OMIM 231000)

一、临床诊断

(1) 概述

戈谢病 (GD) 是溶酶体贮积症中最常见的一种，引起不正常的葡糖脑苷脂在单核 – 吞噬细胞内积聚，首先由 Gaucher 于 1882 年描述。为常染色体隐性遗传病，Brady 等在 1964 年发现葡糖脑苷脂的贮积是由 β- 葡糖苷酶 – 葡糖脑甘脂酶 (GBA) 缺乏所致，为戈谢病的诊断和治疗提供了理论依据。根据神经系统是否受累，将戈谢病主要分为非神经病变型（Ⅰ型）及神经病变型（Ⅱ型及Ⅲ型）。戈谢病Ⅲ型是戈谢病神经病变亚急性型[1]。

(2) 临床表现

戈谢病Ⅲ型包含多种不同的表型。通常儿童期发病，与Ⅱ型（急性神经病变型）相比起病较晚，进展较慢，寿命可较长。患者有原发性内脏受累，如慢性肝脾大、脾功能亢进，侵及骨髓时出现缓慢发生的贫血或出血倾向等，多数患者有骨骼损害。神经系统受累表现为水平凝视麻痹及眼球运动障碍、肌阵挛、共济失调、癫痫及痴呆等[2]。戈谢病Ⅲ型又可分为[3] ⅢA：轻度内脏受累，肌阵挛及癫痫；ⅢB：早期出现分离性核上性水平凝视麻痹及进行性内脏受累；ⅢC：眼球运动失调伴进行性心血管钙化和内脏受累。

(3) 影像学表现

B超或CT检查可提示肝脾大。X线片表现为长骨远端的烧瓶样畸形（图547-1）、骨质减少、骨质疏松，重者出现骨的局部溶解、骨梗死。CT检查显示大脑皮质普遍萎缩，以额区显著。脑电图显示广泛异常。

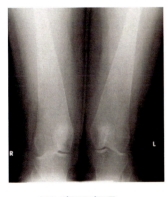

图 547-1　X 线检查显示
股骨远端烧瓶样畸形
[World J Radiol, 2014, 6(9):
657-668]

(4) 病理表现

病理表现为葡糖脑苷脂在单核 – 吞噬细胞系统的溶酶体中累积形成戈谢细胞。该细胞变形，胞质皱缩或成褶状，可见于肝、脾、淋巴结及骨髓中。大脑皮质的锥体细胞、基底核、小脑齿状核和脑干核团中神经元也可有神经元肿胀。髓鞘呈斑块状脱失。

(5) 受累部位病变汇总（表 547-1）

表 547-1　受累部位及表现

受累部位	主要表现
神经系统	亚急性神经退变，癫痫，运动发育迟滞，智力减退，共济失调，肌阵挛（ⅢA），痴呆（ⅢA），抑郁
眼	眼球运动异常，异常扫视，核上性水平性凝视麻痹（ⅢB），斜视

续表

受累部位	主要表现
肝脏	肝大
脾脏	脾大
血液系统	骨髓中见戈谢细胞，血细胞减少症，血小板减少症

二、基因诊断

(1) 概述

GBA 基因，即编码 β- 葡糖苷酶的基因，位于 1 号染色体长臂 2 区 2 带 (1q22)，基因组坐标为 (GRCh37): 1: 155204239-155211069，基因全长 6831bp，包含 11 个外显子，编码 537 个氨基酸。

(2) 基因对应蛋白结构及功能

GBA 基因编码 β- 葡糖苷酶，该酶为溶酶体膜蛋白。该蛋白 N 端含有 19 个氨基酸的信号序列，该蛋白的 5 个保守的氨基酸残基对保持正常的酶活性至关重要。β- 葡糖苷酶能水解糖脂代谢的中间物糖苷酰基鞘氨醇的 β- 内糖苷键，分别释放 α- 葡萄糖和 β- 葡萄糖。

(3) 基因突变致病机制

Tsuji 等在戈谢病 Ⅰ ~ Ⅲ 型患者中发现了 1 个 GBA 基因的突变 (p.L444P)，既有纯合突变又有杂合突变[4]。在分析 60 例戈谢病 Ⅰ 型及 Ⅱ 型患者中，Sidransky 等发现了 5 个 GBA 基因突变 (p.N370S、p.L444P、p.R463C、c.84_85insG、IVS2+1G>A)[5]。这些发现显示，具有相同基因型的戈谢病患者显示重要的临床异质性。

Van De Water 等报道了首例自然发生的戈谢病犬类动物模型[6]。Tybulewicz 等通过基因打靶技术获得了 Gba⁻/⁻ 敲除小鼠动物模型，Gba⁻/⁻ 小鼠葡糖脑苷脂酶活性不到正常的 4%[7]。为了更好地模拟临床表现，Liu 等通过单插入突变技术获得引起戈谢病 Ⅱ 重型的 Gba 基因 3 倍体突变小鼠模型和戈谢病 Ⅲ 轻型的 p.L444P 突变小鼠模型，Ⅱ 型突变能够引起小鼠中 GBA 酶活性基本失活，脑和肝脏少量累积 GBA 蛋白。而 p.L444P 突变小鼠却有更高的 GBA 表达水平，脑和肝脏没有检测到 GBA 蛋白累积[8]。

(4) 目前基因突变概述

目前人类基因突变数据库收录了 GBA 基因突变 335 个，其中错义 / 无义突变 273 个，剪接突变 16 个，小的缺失 7 个，小的插入 3 个，大片段缺失

4 个，大片段插入 1 个，调控区突变 1 个。

（苏 芳 孙伊索）

参考文献

[1] Guggenbuhl P, Grosbois B, Chales G. Gaucher disease. Joint Bone Spine, 2008, 75(2):116-124

[2] Sidransky E. Gaucher disease: complexity in a "simple" disorder. Mol Genet Metab, 2004, 83: 6-15

[3] Patterson MC, Horowitz M, Abel RB, et al. Isolated horizontal supranuclear gaze palsy as a marker of severe systemic involvement in Gaucher's disease. Neurology, 1993, 43: 1993-1997

[4] Tsuji S, Choudary PV, Martin BM, et al. A mutation in the human glucocerebrosidase gene in neuronopathic Gaucher's disease. N Engl J Med, 1987, 316: 570-575

[5] Sidransky E, Tayebi N, Stubblefield BK, et al. The clinical, molecular, and pathological characterisation of a family with two cases of lethal perinatal type 2 Gaucher disease. J Med Genet, 1996, 33: 132-136

[6] Van De Water NS, Jolly RD, Farrow BR. Canine Gaucher disease--the enzymic defect. Aust J Exp Biol Med Sci, 1979, 57: 551-554

[7] Tybulewicz VL, Tremblay ML, LaMarca ME, et al. Animal model of Gaucher's disease from targeted disruption of the mouse glucocerebrosidase gene. Nature, 1992, 357: 407-410

[8] Liu Y, Suzuki K, Reed JD, et al. Mice with type 2 and 3 Gaucher disease point mutations generated by a single insertion mutagenesis procedure. Proc Natl Acad Sci USA, 1998, 95: 2503-2508

548　戈谢病ⅢC 型
(Gaucher disease, type ⅢC; OMIM 231005)

一、临床诊断

(1) 概述

戈谢病是一种基因疾病，脂肪物质（鞘脂类）在细胞和特定器官沉积。这种失调特征表现为皮肤变厚、疲劳、贫血、血小板减少及肝脾大[1]。它是由葡糖脑苷脂酶遗传性缺陷引起的。这种酶对葡糖脑苷脂起作用。当这种酶有缺陷时，葡糖苷（脂）酰鞘氨醇沉积，特别是在白细胞中，最常见的是巨噬细胞（单核细胞）。葡糖苷（脂）酰鞘氨醇可在脾脏、肝脏、肾脏、肺、脑和骨髓中检测到。

戈谢病Ⅲ型（慢性神经性戈谢病）可以在童年或成年任何时期发病，发病率约为 1/10 万。它的特点是缓慢进展性，与急性或Ⅱ型相比，神经症状较轻。主要的症状包括脾脏和（或）肝脏增大、癫痫、协调障碍、骨骼畸形、眼动障碍、血液紊乱（如贫血）及呼吸问题。患者通常存活到少年和成年初期[2]。

(2) 临床表现

无痛性脾大：脾脏大小可达 1500~3000ml，正常大小为 50~200ml。脾大可增大对患者胃的压力，从而减少食物的储存空间。虽然是无痛性的，但脾脏的增大增加了脾破裂的风险[3]。脾功能亢进和全血细胞减少症：对血细胞快速和过早的破坏，导致贫血、中性粒细胞减少症、淋巴细胞减少症和血小板减少症（感染和出血风险增加）。肝硬化少见[4]。严重的疼痛与关节和骨骼有关，通常发生在髋关节和膝关节。神经症状：肌肉痉挛，即肌阵挛、抽搐、痴呆，以及眼肌麻痹[5]。

(3) 辅助检查

最初的实验室检查包括酶的检测。酶水平下降通常由基因检测证实。大量的不同突变发生；β- 葡（萄）糖苷酶基因序列通常对确诊至关重要。可行产前诊断，并且当一个已知的基因危险因素出现时可使用。

(4) 病理表现

显微照片（图 548-1）显示戈谢病患者骨髓中褶

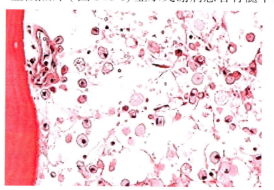

图 548-1　病理表现

[Biochem Biophys Res Commun, 1965, 18 (2): 221-225]

皱的巨噬细胞 (HE 染色)。

二、基因诊断

(1) 概述

　　GBA 基因，编码 β- 葡糖苷酶 – 葡糖脑苷脂酶蛋白，位于 1 号染色体长臂 2 区 1 带 (1q21)，基因组坐标为 (GRCh37):1:155204239-155214653，基因全长 10 415bp，包含 13 个外显子，编码 536 个氨基酸。

(2) 基因对应蛋白结构及功能

　　GBA 基因编码的 β- 葡糖苷酶 – 葡糖脑苷脂酶蛋白是一种溶酶体膜蛋白，负责解开糖脂代谢过程中间产物葡糖苷 (脂) 酰鞘氨醇的 β- 糖苷键。溶酶体利用消化酶来降解有毒物质、细菌等，维持细胞组分的再循环。基于上述功能，溶酶体酶有时被称为管家酶，β- 葡糖苷酶 – 葡糖脑苷脂酶即其中一种管家酶，将葡糖脑苷脂大分子分解为葡萄糖和神经酰胺。*GBA* 基因突变会导致一种以葡糖脑苷脂累积为特征的溶酶体贮积症。

(3) 基因突变致病机制

　　戈谢病Ⅲ C 型：较戈谢病Ⅱ型发病缓慢，是一种亚急性神经损伤型疾病，但由于表现出特殊的心血管钙化症状而与其他戈谢病不同。研究表明，从 3 个表现出心血管钙化的戈谢病Ⅲ型姐妹患者及 3 个日本患病兄妹中，都确定了 *GBA* 基因的纯合突变基因型 p.D409H[6-9]。2001 年，George 等在一个 17 岁的巴勒斯坦戈谢病患者中同样确定了 *GBA* 基因的纯合突变 p.D409H 型，此患者也表现出心血管钙化 [10]。由此可以得出：戈谢病主要与 *GBA* 基因突变相关；*GBA* 基因突变 (目前确定了 p.D409H 的纯合突变) 导致体内无 β- 葡糖苷酶 – 葡糖脑苷脂酶生成或生成的 β- 葡糖苷酶 – 葡糖脑苷脂酶无活性，造成单核 – 吞噬细胞内的葡糖脑苷脂不能被有效水解，大量葡糖脑苷脂在肝、脾、骨骼、骨髓、肺和脑组织的单核 – 吞噬细胞中贮积，并表现出特殊的心血管钙化症状。

　　Enquist 等于 2007 年培养了溶酶体葡糖脑苷脂酶活性异常的小鼠，研究中的小鼠表现出与戈谢病相似的神经损伤症状，为戈谢病或戈谢病Ⅲ C 型的研究提供了动物模型 [11]。

(4) 目前基因突变概述

　　目前人类基因突变数据库收录了 *GBA* 基因突变 335 个，其中错义 / 无义突变 273 个，剪接突变 16 个，小的缺失 27 个，小的插入 13 个，大片段缺失 4 个，大片段插入 1 个，调控区突变 1 个。

（储成成　张耍磊）

参考文献

[1] Zimran A, Gelbart T, Westwood B, et al. High frequency of the Gaucher disease mutation at nucleotide 1226 among Ashkenazi Jews. Am J Hum Genet, 1991, 49 (4): 855-859

[2] McNeill A, Duran R, Proukakis C, et al. Hyposmia and cognitive impairment in Gaucher disease. Mov Disord, 2012a, 27(4):526-532

[3] Sten D, Anders E, Bengt H. Gaucher disease-norrbottnian type. European Journal of Pediatrics, 1980, 133(2): 107-118

[4] Aharon-Peretz J, Rosenbaum H, Gershoni-Baruch R. Mutations in the glucocerebrosidase gene and Parkinson's disease in Ashkenazi Jews. N Engl J Med, 2004, 351 (19): 1972-1977

[5] Landgren O, Turesson I, Gridley G, et al. Risk of malignant disease among 1525 adult male US Veterans with Gaucher disease. Archives of Internal Medicine, 2007, 167 (11): 1189-1194

[6] Grabowski GA. Phenotype, diagnosis, and treatment of Gaucher's disease. Lancet, 2008, 372 (9645): 1263-1271

[7] Chabas A, Cormand B, Grinberg D, et al. Unusual expression of Gaucher's disease: cardiovascular calcifications in three sibs homozygous for the D409H mutation. J Med Genet, 1995, 32: 740-742

[8] Uyama E, Takahashi K, Owada M, et al. Hydrocephalus, corneal opacities, deafness, valvular heart disease, deformed toes and leptomeningeal fibrous thickening in adult siblings: a new syndrome associated with beta-glucocerebrosidase deficiency and a mosaic population of storage cells. Acta Neurol Scand, 1992, 86: 407-420

[9] Uyama E, Uchino M, Ida H, et al. D409H/D409H genotype in Gaucher-like disease. J Med Genet, 1997, 34: 175

[10] George R, McMahon J, Lytle B, et al. Severe valvular and aortic arch calcification in a patient with Gaucher's disease homozygous for the D409H mutation. Clin Genet, 2001, 59: 360-363

[11] Enquist IB, Lo Bianco C, Ooka A, et al. Murine models of acute neuronopathic Gaucher disease. Proc Natl Acad Sci USA, 2007, 104: 17483-17488

549 1 型 geleophysic 发育不良
(geleophysic dysplasia 1, GPHYSD1; OMIM 231050)

一、临床诊断

(1) 概述

1 型 geleophysic 发育不良又称为猫体侏儒 (geleophysic dwarf)，为罕见常染色体隐性遗传病，致病基因为 *ADAMTSL2*，其编码一种功能未知的分泌型糖蛋白，在细胞外基质中发现了该分泌型糖蛋白。有研究表明 ADAMTSL2 蛋白可能在微纤维化网络中发挥重要作用，该纤维网络为全身组织提供力量和弹性。

(2) 临床表现

临床特点为累及骨骼、关节、心脏、皮肤等处的畸形，可表现为严重的身材矮小、手足短小伴近节指/趾骨增宽、关节活动受限、皮肤增厚。患者可表现出特征性面容，包括"欢乐"面容(图 549-1)、鼻部变短、双眼间距过大、人中长而扁平、上唇变薄。其他临床特点有可致早期死亡的进行性心脏瓣膜增厚、踮脚步态、气管狭窄、呼吸困难及不同组织内溶酶体样贮存空泡[1]。还有一部分患者存在肝脾大、肝脏纤维化及肝脏脂肪变性。

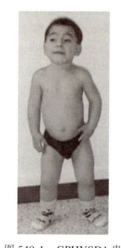

图 549-1 GPHYSD1 患者临床表现

注意患者面部特点，包括圆脸、长人中、薄上唇，患者(9岁)双侧手足短小 [Nat Genet, 2008, 40(9): 1119-1123]

(3) 影像学表现

X 线表现包括骨龄延迟、锥形骨骺、长骨缩短、卵形椎体等 (图 549-2，图 549-3)。

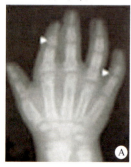

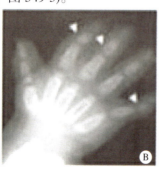

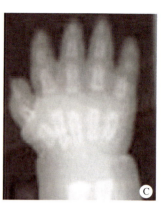

图 549-2 GPHYSD1 患者手部 X 线表现

显示手掌短小、管状骨增宽变短，掌骨近端变尖及锥形骨骺(箭头)，同时存在腕骨骨化延迟，[Nat Genet，2008，40(9): 1119-1123]

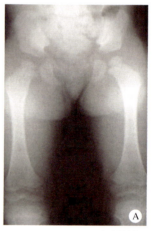

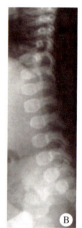

图 549-3 GPHYSD1 患者髋部、股骨和脊柱 X 线表现

3 岁患者的髋部以及 1 岁患者的脊柱；注意股骨头骨骺变小、椎体呈卵圆形 [Nat Genet，2008，40(9): 1119-1123]

(4) 病理表现

皮肤、肝脏、气管、心脏组织学检查示溶酶体样 PAS 染色阳性空泡，提示糖蛋白贮存障碍。组织学检查示肝脏细胞、成纤维细胞、巨噬细胞中存在大量溶酶体样空泡，提示贮存功能障碍。然而，生化检查未发现酶缺乏或明确贮积物质性质。

(5) 受累部位病变汇总 (表 549-1)

表 549-1 受累部位及表现

受累部位	主要表现
神经系统	生长发育迟滞、癫痫
面部	圆脸、"欢乐"面容、嘴宽、鼻短、鼻孔前倾、睑裂向上倾斜、耳轮增厚、人中长而扁平
骨骼	身材矮小、手足短小、管状骨增宽变短、掌骨近端变尖、短指 / 趾、关节活动受限、腕关节挛缩、指关节挛缩、骨质减少、J 形蝶鞍、髋外翻、长骨变短、股骨头骨骺小而不规则、漏斗胸

续表

受累部位	主要表现
皮肤	皮肤增厚
心脏	心脏衰竭、心脏瓣膜异常（二尖瓣狭窄、三尖瓣狭窄、主动脉瓣狭窄）
呼吸系统	气管狭窄，可致严重呼吸困难
肝脏	肝大

二、基因诊断

(1) 概述

ADAMTSL2 基因，即编码 ADAMTS 样 2 蛋白的基因，位于 9 号染色体长臂 3 区 4 带 2 亚带 (9q34.2)，基因组坐标为 (GRCh37): 9: 136397286-136440641，基因全长 43 356bp，包含 21 个外显子，编码 951 个氨基酸。

(2) 基因对应蛋白结构及功能

ADAMTSL2 基因编码的蛋白是 ADAMTS 蛋白家族的成员，是一种结合在细胞表面及存在于细胞外基质中的分泌蛋白。它含有一个前肽区，一个去整合素样结构域和血小板 1 型 (TS) 基序，能与隐性转化生长因子 β 结合蛋白 1 相互作用。ADAMTSL2 基因的突变与 GPHYSD1 有关。

(3) 基因突变致病机制

Le Goff 等通过对 6 个拥有 GPHYSD1 特征的家族患病成员进行研究，在 ADAMTSL2 基因上发现了 5 种不同的突变[3]。

Allali 等分析了来自 30 个家族共 33 个 GPHYSD1 患者的 ADAMTSL2 基因，其中有 14 个患者含有突变[4]。随后，研究人员对 20 个含有 ADAMTSL2 突变（包括了之前 Le Goff 等研究中的 6 个患者）和 19 个无突变的患者进行比较，发现踮脚走路现象在突变患者中出现的概率远高于非突变患者，分别是 88% 和 18%。研究结果表明 GPHYSD1 具有遗传异质性。

本病尚无相应的分子研究，致病机制未明。

(4) 目前基因突变概述

目前人类基因突变数据库收录了 ADAMTSL2 基因突变 5 个，均为错义 / 无义突变。

（吕肖玉　沈俊芳）

参考文献

[1] Le Goff C, Mahaut C, Wang LW, et al. Mutations in the TGF-beta binding-protein-like domain 5 of FBN1 are responsible for acromicric and geleophysic dysplasias. Am J Hum Genet, 2011, 89: 7-14

[2] Carine Le Goff, et al. ADAMTSL2 mutations in geleophysic dysplasia demonstrate a role for ADAMTS-like proteins in TGF-β bioavailability regulation. Nat Genet, 2008, 40(9): 1119-1123

[3] Le Goff C, Morice-Picard F, Dagoneau N, et al. ADAMTSL2 mutations in geleophysic dysplasia demonstrate a role for ADAMTS-like proteins in TGF-beta bioavailability regulation. Nature Genet, 2008, 40: 1119-1123

[4] Allali S, Le Goff C, Pressac-Diebold I, et al. Molecular screening of ADAMTSL2 gene in 33 patients reveals the genetic heterogeneity of geleophysic dysplasia. J Med Genet, 2011, 48: 417-421

550　全面性癫痫合并阵发性运动障碍
(generalized epilepsy and paroxyxmal dyskinesia, GEPD; OMIM 609446)

一、临床诊断

(1) 概述

癫痫是最常见的神经系统疾病之一，阵发性运动障碍是神经系统疾病另一个异质群体。2001 年 Guerrini 描述了癫痫和运动障碍共存于同一个体或家族[1]，2005 年 Du 等研究了一个全面性癫痫合并阵发性运动障碍 (GEPD) 的家系[2]。GEPD 为常染色体显性遗传性疾病，由 KCNMA1 基因突变所致。

(2) 临床表现

患者常在童年期起病，可有全面性癫痫、失神癫痫、阵发性运动障碍，亦可见张力障碍或舞蹈样动作，运动障碍可被乙醇、应激或疲劳等因素诱发。

(3) 影像学表现

脑电图见弥漫性棘慢波综合 (图 550-1)。

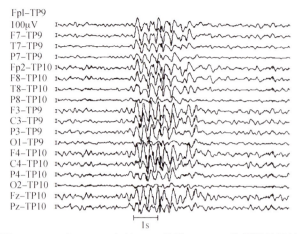

图 550-1　5 岁 GEPD 患者 EEG 显示 3~3.5Hz 弥漫性棘慢波

(Nat Genet, 2005, 37: 733-738)

(4) 病理表现

尚不清楚。

(5) 受累部位病变汇总（表 550-1）

表 550-1　受累部位及表现

受累部位	主要表现
神经系统	失神癫痫，全面性强直 - 阵挛癫痫，发作性非运动诱发性运动障碍，偶见张力障碍或舞蹈样动作

二、基因诊断

(1) 概述

KCNMA1 基因，即编码大电导钙离子激活的钾通道 M 亚族 α 亚基 1 的基因，位于 10 号染色体长臂 2 区 2 带 3 亚带 (10q22.3)，基因组坐标为 (GRCh37): 10: 78629359-79397577，基因全长 768 219bp，包含 29 个外显子，编码 1183 个氨基酸。

(2) 基因对应蛋白结构及功能

大电导钙离子激活的钾通道 M 亚族 α 亚基 1，又称 BK 通道，不同于其他钾离子通道，BK 通道既能够被胞内的钙离子激活，也能够被膜电位去极化所激活。BK 通道包含 4 个 α 亚基及 4 个辅助的 β 亚基。大电导、电压和钙敏感性钾离子通道是平滑肌张力和神经元兴奋性的调控基础。钾离子通道有多种激活机制：它不仅可由细胞膜去极化或增加细胞内钙离子介导的钾离子输出来激活，同时它也受胞质镁离子浓度的作用。其激活能抑制胞质钙离子浓度和细胞膜去极化。因此，它有助于膜电位的复极化，在调节平滑肌的收缩、调节耳蜗毛细胞、调节递质释放及先天免疫等多个系统的应激性上起关键作用。

(3) 基因突变致病机制

在一个全身性癫痫和阵发性癫痫并存的大家族中、一个常染色体显性家谱中，Du 等通过基因组全扫描发现突变基因位于 10q22 的基因座，由于在全身性癫痫和阵发性癫痫疾病中离子通道起着重要作用，他们推断突变位于 *KCNMA1* 基因内，因为 *KCNMA1* 位于 10q22 位置 [1]。的确，他们发现了一个错义突变 (p.D434G)。

2005 年，Du 等报道了染色体 10q22 上与此疾病相关联的遗传基因座，并表明钾离子通道的 α 亚基中的突变会导致此综合征 [2]。突变的钾离子通道有一个显著增大的电流，他们认为体内钾离子通道的增强引起动作电位快速复极化，最终导致神经元快速失活从而引起全身性癫痫和运动障碍症状。这些结果确定此基因与全身性癫痫发作及运动障碍相关，对研究人类癫痫的发病机制、阵发性运动障碍神经生理学和钾离子通道在神经系统疾病中的作用有巨大意义。

Sausbier[3] 等通过靶向敲除 *Kcnma1* 基因，获得了 BK⁻ᐟ⁻ 纯合小鼠。与野生型相比，突变小鼠具有正常的寿命，但具有明显的共济失调症状。BK⁻ᐟ⁻ 突变小鼠的血管平滑肌显示温和的血管功能障碍。神经学分析显示 BK⁻ᐟ⁻ 突变小鼠小脑功能紊乱，视力反射异常等。细胞水平上，BK⁻ᐟ⁻ 突变小鼠的脑神经元自发性活动减少，动作电位机制失活等。

(4) 目前基因突变概述

目前人类基因突变数据库收录了 *KCNMA1* 基因突变 2 个，其中错义 / 无义突变 1 个，剪接突变 1 个。

（苏　芳　孙伊索）

参考文献

[1] Guerrini R. Idiopathic epilepsy and paroxysmal dyskinesia. Epilepsia, 2001, 42: 36-41

[2] Du W, Bautista JF, Yang H, et al. Calcium-sensitive potassium channelopathy in human epilepsy and paroxysmal movement disorder. Nature Genet, 2005, 37: 733-738

[3] Sausbier M, Hu H, Arntz C, et al. Cerebellar ataxia and Purkinje cell dysfunction caused by Ca²⁺-activated K⁺ channel deficiency. Proc Natl Acad Sci USA, 2004, 101: 9474-9478

551~554　全面性癫痫伴热性惊厥附加症
(generalized epilepsy with febrile seizures plus，GEFSP)
(551. GEFSP1, OMIM 604233; 552. GEFSP2, OMIM 604403; 553. GEFSP3, OMIM 611277; 554. GEFSP7, OMIM 613863)

一、临床诊断

(1) 概述

全面性癫痫伴热性惊厥附加症 (GEFSP) 是一种早期与一般热性惊厥 (febile seizures，FS) 有类似临床表现的儿童期常见癫痫综合征，是一种常染色体显性遗传的遗传异质性疾病，有多种不同表型[1]。其中，GEFSP1 是编码钠通道 β 亚基的 *SCN1B* 基因突变所致；GEFSP2 是编码钠通道 α 亚基的 *SCN1A* 基因突变所致；GEFSP3 是编码 GABA 受体 γ2 亚基的 *GABRG2* 基因突变所致；GEFSP7 是编码钠通道 α 亚基的 *SCN9A* 基因突变所致。

(2) 临床表现

GEFSP 临床表现各异，其中最常见的表现是热性惊厥和热性惊厥附加症。前者呈典型热性惊厥过程，发生于生后 3 个月至 6 岁，其惊厥发作与发热密切相关。GEFSP 患者中存在热性惊厥和多种癫痫发作形式，如失神发作、肌阵挛、部分性发作、失张力发作等[2]，每个受累者可以有一种或几种发作形式。患者于 6 岁后继续有频繁的、伴发热或无热的痫性发作，总发作次数超过一般热性惊厥。

(3) 影像学表现

尚不清楚。

(4) 病理表现

尚不清楚。

(5) 亚型汇总 (表 551-1)

表 551-1　亚型及致病基因

GEFSP 亚型	致病基因
GEFSP1	*SCN1B*
GEFSP2	*SCN1A*
GEFSP3	*GABRG2*
GEFSP5	*GABRD*
GEFSP7	*SCN9A*
GEFSP 9	*STX1B*

(6) 受累部位病变汇总 (表 551-2)

表 551-2　受累部位及表现

亚型	受累部位	主要表现
GEFSP1	中枢神经系统	与发热相关的全面性癫痫，热性惊厥，全面强直 - 阵挛发作，失神发作，肌强直发作，失张力发作
	其他	表型多变，典型的热性惊厥在 6 个月至 6 岁起病，6 岁后热性惊厥持续存在，儿童后期出现无热性惊厥，不完全外显
GEFSP2	中枢神经系统	与发热相关的全面性癫痫，热性惊厥，全面性强直 - 阵挛发作，失神发作，肌阵挛发作，偏侧阵挛发作，部分性发作，精神运动发育正常
	其他	典型的热性惊厥在 6 个月至 6 岁起病，单纯的热性惊厥通常在 6 岁缓解，严重程度多变，部分患者有较严重的表现，儿童期后有热性和无热性惊厥存在，33% 患者癫痫复发，2%~7% 儿童后期会发展成无热癫痫
GEFSP3	中枢神经系统	与发热相关的全面性癫痫，全面性强直 - 阵挛发作，无热性惊厥，失神发作，部分性发作，失张力发作
	其他	典型的热性惊厥在 6 个月至 6 岁起病，单纯的热性惊厥通常在 6 岁缓解，严重程度多变，部分患者有较严重的表现，儿童期后有热性和无热性惊厥存在
GEFSP7	中枢神经系统	与发热相关的全面性癫痫，全面性强直 - 阵挛发作，热性惊厥，无热性惊厥，失神发作，部分性发作，失张力发作
	其他	典型的热性惊厥在 6 个月至 6 岁起病，单纯的热性惊厥通常在 6 岁缓解，严重程度多变，部分患者有较严重的表现，儿童期后有热性和无热性惊厥存在

二、GEFSP1 基因诊断

(1) 概述

SCN1B 基因，即编码 I 型钠离子通道蛋白 β 亚基的基因，位于 19 号染色体长臂 1 区 3 带 1 亚带 2 次亚带 (19q13.12)，基因组坐标为 (GRCh37): 19: 35521592-35525174，基因全长 3583bp，包含 3 个外显子，编码 269 个氨基酸。

(2) 基因对应蛋白结构及功能

I 型钠离子通道蛋白 β 亚基，该 β 亚基与 α 亚基和另外一个 β 亚基构成了电压门控钠离子通道。

该通道是一种在肌肉和神经元细胞动作电位产生和传播过程中起作用的异构三聚体蛋白。Ⅰ型钠离子通道蛋白β亚基分子质量为 30.4kDa，C 端包含一个跨膜区。Ⅰ型钠离子通道蛋白β亚基在钠离子通道异构三聚体的组装、表达与功能调节中起关键作用。它可以调节脑、骨骼肌和心脏中的多种α亚基异构体。

(3) 基因突变致病机制

1998 年 Wallace 等[2] 发现染色体 19q13.1 区域与此病相关，研究进一步确认了此病由电压门控钠离子通道 β1 亚基基因 (SCN1B) 上的突变导致。所述突变改变了一个保守的半胱氨酸残基，从而扰乱了维持胞外免疫球蛋白折叠的二硫键。爪蟾卵母细胞内突变的 β1 亚基与脑部钠 β 亚基的共表达发现该突变干扰了亚基调节通道门控的能力。这一观察表明此病是一类离子通道病，并提示了其他钠离子通道亚基基因参与此病复杂遗传模式的可能性。

Chen 等[3] 通过基因打靶技术获得 Scn1b⁻′⁻ 的基因敲除小鼠，该基因敲除小鼠显示了共济失调自发性癫痫，生长迟缓和出生后 20 天死亡。在锥体神经元 CA2/CA3 细胞的研究显示基因敲除小鼠动作电位传导速度减慢，成熟的郎飞结数量减少，传导节点改变和钠离子通道接触蛋白失活和畸形。因此，Chen 等认为 SCN1B 蛋白调节钠离子通道密度和定位，涉及郎飞结的轴－神经胶质的信息传递，这种信息传递需要体内正常的动作电位传导和对应激性的控制。

(4) 目前基因突变概述

目前人类基因突变数据库收录 SCN1B 基因突变 9 个，其中错义／无义突变为 8 个，剪接突变为 1 个。

三、GEFSP2 基因诊断

(1) 概述

SCN1A 基因，即编码 Ⅰ 型钠离子通道蛋白 α 亚基的基因，位于 2 号染色体长臂 2 区 4 带 3 亚带 (2q24.3)，基因组坐标为 (GRCh37):2:166845670-166930149，基因全长 84 480bp，包含 26 个外显子，编码 2010 个氨基酸。

(2) 基因对应蛋白结构及功能

脊椎动物的钠离子通道是一个电压门控离子通道，是动作电位产生和传播的必需通道，主要存在于神经和肌肉中。SCN1A 基因编码的蛋白主要由一个孔状的 α 亚基连接着一个或多个 β 亚基组成。α 亚基由 4 个同源结构域组成，每一个结构域包含 6 个跨膜片段。该基因通过调节电压敏感性钠离子通道来维持膜的兴奋性。

(3) 基因突变致病机制

1999 年 Moulard 等[4] 最先报道了一个患有 GEFSP2 的家庭。Escayg 等[5] 在一个家庭中确定了 SCN1A 基因的 2624 位核苷酸由 C 转变成了 T，而 875 位的氨基酸由 Thr 转变为 Met。这个突变是由 AcII 位点的缺失造成的，该家庭中有 11 例患者和 1 例杂合携带者，4 个不受影响的亲属携带了 2 个正常的等位基因。

在报道的一个三代常染色体显性遗传的全身性癫痫伴热性惊厥附加症 2 型疾病中，Escayg 等[5] 确定了 SCN1A 的 26 号外显子 4943 位点的 G 到 A 的核苷酸转换会导致发生 1648 位的氨基酸由 Arg 转变为 His。这个突变由 Mae Ⅱ 位点的缺失引起，并在该家庭中家系共分离。这个突变在一个无症状的个体中出现，说明不完全外显。一个患者没有携带这个突变，被认为是一个拟表型。

Yu 等[6] 研究发现在 Scn1a⁻′⁻ 基因的小鼠中会导致小鼠的运动失调和癫痫发作，出生后 15 天死亡；Scn1a⁺′⁻ 基因的小鼠在出生后 21 天有自发的癫痫和散发的死亡。Scn1a 基因的缺失没有改变电压敏感性激活或者在海马神经元中钠离子通道的失活。但是，Scn1a⁻′⁻ 和 Scn1a⁺′⁻ 基因小鼠在抑制性中间神经元中的钠离子电流密度会显著降低，这些发现显示钠离子电流的减小是由 SCN1A 基因的杂合突变造成的，从而导致患者兴奋过度继而发生肌阵挛性癫痫。

(4) 目前基因突变概述

目前人类基因突变数据库收录了 SCN1A 基因突变 684 个，其中错义／无义突变为 477 个，剪接突变 62 个，小的缺失 107 个，小的插入 38 个。突变分布在基因整个编码区，无突变热点。

四、GEFSP3 基因诊断

(1) 概述

GABRG2 基因，即编码 γ- 氨基丁酸 A 受体 2 蛋白的基因，位于 5 号染色体长臂 3 区 4 带 (5q34)，基因组坐标为 (GRCh37):5:161494648-161582545，

基因全长 87 898bp，包含 11 个外显子，编码 516 个氨基酸。

(2) 基因对应蛋白结构及功能

GABRG2 基因编码的 γ- 氨基丁酸 (GABA) 受体蛋白，属于氨基丁酸受体家族成员，该家族涉及哺乳类动物中枢神经系统氨基丁酸的神经传递。γ- 氨基丁酸 A 受体 2 蛋白包含信号肽序列，二硫化物结合的 β 结构环，胞外区 3 个潜在的 N 端糖基化位点和 C 端 4 个跨膜区段。GABA 是哺乳动物大脑中主要的神经递质抑制剂，在大脑中它作为一个 γ- 氨基丁酸受体行使功能，控制配体门控氯离子通道。γ- 氨基丁酸为脊椎动物中主要的神经递质抑制剂，通过结合 γ- 氨基丁酸 / 苯二酚受体，打开一个完整的氯离子通道，从而介导神经抑制。

(3) 基因突变致病机制

GABRG2 基因的突变会导致一系列的痉挛疾病，从早发型孤立高热惊厥到全面性癫痫伴热性惊厥附加症 3 型，后者代表着一个更加严重的表型。孤立型高热惊厥的患者通常在 1 岁内发病，到 6 岁时症状有所减轻，在生活中，全面性癫痫伴热性惊厥患者有各种表型的高热或无热惊厥。此基因的突变还可以导致儿童失神性癫痫。

在 Baulac 等[7] 报道的患有全面性癫痫伴热性惊厥的家族中，确定了一个 *GABRG2* 基因的杂合突变 p.K289M，这个突变影响了一个高度保守的氨基酸残基，它位于跨膜片段 M2 和 M3 之间的细胞外的环状结构中。在非洲爪蟾的卵母细胞中对突变型和野生型的等位基因分析，证明了这个突变会使活化的 γ- 氨基丁酸电流减小。

Wallace 等[8] 在高热惊厥和儿童失神性癫痫的家系中，确定了 *GABRG2* 基因的 p.R43Q 杂合突变。

Tan 等[9] 发现 *Gabrg2* 基因纯合的 p.R43Q 突变小鼠只有少量是能存活的。这些存活的突变小鼠发生严重的颤动，出生后 19 天死亡。杂合的突变小鼠显示了行为学的改变。大约 20 日龄的突变小鼠会突发癫痫。

Chiu 等[10] 形成前脑特异性开关的 p.R43Q 条件突变小鼠模型，在发育过程中亚等位基因 *Gln43* 的活化显示了癫痫易感性增加。这些结果显示突变介导的发育过程中通道活性功能紊乱是癫痫易感性的一个重要的决定因素，突变可能影响了神经网络

的稳定性和结构的改变。

(4) 目前基因突变概述

目前人类基因突变数据库收录了 *GABRG2* 基因突变 9 个，其中错义 / 无义突变 8 个，剪接突变 1 个。

五、GEFSP7 基因诊断

(1) 概述

SCN9A 基因，编码 I 型钠离子通道 α 亚基蛋白的基因，位于 2 号染色体长臂 2 区 4 带 3 亚带 (2q24.3)，基因组坐标为 (GRCh37):2:167051695-167232497，基因全长 180 803bp，包含 27 个外显子，编码 1978 个氨基酸。

(2) 基因对应蛋白结构及功能

本基因编码钠离子通道的电压门控蛋白亚基，在伤害感受信号上发挥着重要的作用。

本基因主要由一个孔状的 α 亚单元连接着一个或多个 β 亚单元组成。α 亚单元由 4 个同源结构域组成，每一个结构域包含 6 个跨膜片段。该基因通过调节电压敏感性钠离子通道来维持膜的兴奋性。

本基因是一个河豚毒素敏感的钠离子通道的同工型，在疼痛机制特别是炎性疼痛的发展中发挥着作用。

(3) 基因突变致病机制

Yang 等[11] 在一个常染色体显性遗传红斑性肢痛病的中国家庭中，确定了 *SCN9A* 基因的 c.2573T>A 杂合突变，该突变导致了 858 位的氨基酸由 Leu 变换为 His，该突变在非患病的家庭成员和 400 个正常的中国人中没有发现。同时，在一个散发的红斑性肢痛病患者中，确定了 *SCN9A* 基因的 c.2543T>C 杂合突变，该突变导致了 848 位的氨基酸由 Ile 变换为 Thr，该突变在非患者或 400 个正常的中国人中没有发现。

Weiss 等[12] 将小鼠中的嗅感觉神经元移去，即无 NaV1.7 的小鼠。在 NaV1.7 缺失的条件下，这些神经元仍然会产生气味诱导的动作电位，但是在它的嗅觉系统中，不能从轴突末梢发射信号给突触。该突变使小鼠不再有活力，没有嗅觉引导的行为，例如，固有的识别和逃避气味，没有短期的气味学习能力及母亲对幼崽的拯救能力。该研究建立了一个先天性嗅觉缺失的小鼠模型，为探索人类嗅觉的遗传基础提供了新的策略。

(4) 目前基因突变概述

目前人类基因突变数据库收录了 *SCN9A* 基因突变 63 个，其中错义 / 无义突变 54 个，小的缺失 8 个，小的插入 1 个。突变分布在基因整个编码区，无突变热点。

（苏　芳　孙伊索　裴　娜）

参考文献

[1] Scheffer I, Berkovic S. Generalized epilepsy with febrile seizures plus. A genetic disorder with heterogeneous clinical phenotypes. Brain, 1997, 120: 479-490

[2] Wallace RH, Wang DW, Singh R, et al. Febrile seizures and generalized epilepsy associated with a mutation in the Na(+)-channel beta-1 subunit gene SCN1B.Nature Genet, 1998, 19: 366-370

[3] Chen C, Westenbroek RE, Xu X, et al. Mice lacking sodium channel beta1 subunits display defects in neuronal excitability, sodium channel expression, and nodal architecture. J Neurosci, 2004, 24: 4030-4042

[4] Moulard B, Guipponi M, Chaigne D, et al. Identification of a new locus for generalized epilepsy with febrile seizures plus (GEFS+) on chromosome 2q24—q33. Am J Hum Genet, 1999, 65: 1396-1400

[5] Escayg A, MacDonald BT, Meisler MH, et al. Mutations of SCN1A, encoding a neuronal sodium channel, in two families with GEFS+2. Nat Genet, 2000, 24: 343-345

[6] Yu FH, Mantegazza M, Westenbroek RE, et al. Reduced sodium current in GABAergic interneurons in a mouse model of severe myoclonic epilepsy in infancy. Nat Neurosci, 2006, 9: 1142-1149

[7] Baulac S, Huberfeld G, Gourfinkel-An I, et al. First genetic evidence of GABA(A) receptor dysfunction in epilepsy: a mutation in the gamma2-subunit gene. Nat Genet, 2001, 28: 46-48

[8] Bowser DN, Wagner DA, Czajkowski C, et al. Altered kinetics and benzodiazepine sensitivity of a GABAA receptor subunit mutation [gamma 2(R43Q)] found in human epilepsy. Proc Natl Acad Sci USA, 2002, 99: 15170-15175

[9] Tan HO, Reid CA, Single FN, et al. Reduced cortical inhibition in a mouse model of familial childhood absence epilepsy. Proc Natl Acad Sci USA, 2007, 104: 17536-17541

[10] Chiu C, Reid CA, Tan HO, et al. Developmental impact of a familial GABAA receptor epilepsy mutation. Ann Neurol, 2008, 64: 284-293

[11] Yang Y, Wang Y, Li S, et al. Mutations in SCN9A, encoding a sodium channel alpha subunit, in patients with primary erythermalgia. J Med Genet, 2004, 41: 171-174

[12] Weiss J, Pyrski M, Jacobi E, et al. Loss-of-function mutations in sodium channel Nav1.7 cause anosmia. Nature, 2011, 472: 186-190

555　生殖器–髌骨综合征
(genitopatellar syndrome, GTPTS; OMIM 606170)

一、临床诊断

(1) 概述

生殖器–髌骨综合征是一种罕见的常染色体显性遗传病，由 10 号染色体上的 *KAT6B* 基因突变引起，最初由 Goldblatt 等于 1988 年描述[1]。临床症状包括髌骨异常或缺如、生殖器异常、严重的精神运动发育迟缓、小头畸形、特殊面容及下肢先天性屈曲畸形[2]。

(2) 临床表现

本病可累及多个系统及器官。骨骼系统：主要症状为髌骨发育不良或缺如、髋关节和（或）膝关节屈曲畸形，部分患者可见先天性足内翻（图 555-2C）。神经系统：患者可有严重的发育迟缓及智力障碍，部分在出生时即可有肌张力降低的表现。生殖系统：大部分女性患者可有大阴唇或小阴唇发育不良或肥大和（或）阴蒂肥大（图 555-1A）。男性患者可有隐睾或阴囊发育不良（图 555-1B）。肛门异常（如肛门闭锁、肛门狭窄、肛门前置）及直肠重复畸形仅偶尔出现。大部分患者有肾盂积水表现，少数患者有多发性肾囊肿。先天性心脏病约在 50% 的患者中出现，表现为房间隔缺损、室间隔缺损及卵圆孔未闭。本病患者呈较为特征性的粗糙面容（图 555-2），包括球状鼻或宽鼻、鼻根宽大突出、鼻梁增

高（图 555-2B）、小颌畸形、缩颌畸形或凸颌畸形、
双颊突出及小头畸形。部分患者还有眼球突出，眼
裂狭小或上睑下垂的表现。除以上症状外，患者可
有喉软骨软化，婴儿时期喂养困难及呼吸困难。某
些患者还可有牙齿异常、甲状腺异常或听力减低[3]。
罕见症状还有胰腺增大及指过短[4]。

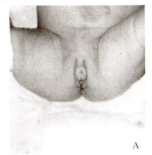
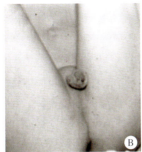

图 555-1　GTPTS 患者生殖器异常

A. 阴蒂及小阴唇肥大；B. 隐睾症及阴囊发育不全（J Med Genet，2000，37: 520-524）

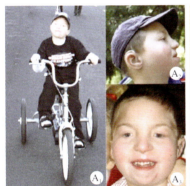
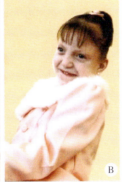
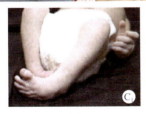

图 555-2　GTPT 患者

A.9 岁；B.8 岁；C.8 个月（Am J Hum Genet，2012，90: 282-289）

(3) 辅助检查

患者头颅磁共振检查可见轻度至中度的弥漫性
皮质萎缩，胼胝体前部发育不良，基底核区、丘脑、
胼胝体、脉络丛及脑室周围区域可见沙粒样钙化[4]。
患者 X 线片可见髌骨缺如、指（趾）过短及髋关节
脱位（图 555-3）[5]，部分患者还有肋骨、脊柱、骨
盆异常[3]。

(4) 病理表现

患者脑部尸检病理可见大脑皮质白质血管周围
异常的丛集状沙粒样钙化（图 555-4A）。胰腺病理
可见部分增生的胰岛（图 555-4B）。肾脏病理可见

被膜下肾囊肿（图 555-4C）。髌骨病理可见髌骨发
育不良（图 555-4D）[4]。

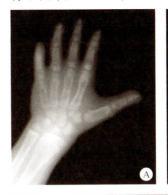
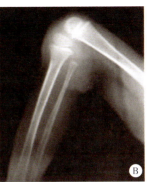
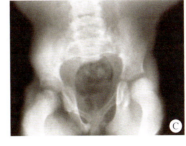

图 555-3　7 岁患者 X
线片

A. 指过短；B. 髌骨缺如；
C. 髋关节脱位及双侧坐骨、
耻骨下支发育不良（J Med
Genet，2000，37: 520-524）

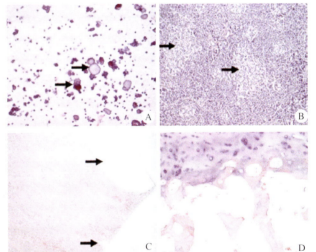

图 555-4　病理表现

A. 脑（400 倍）病理提示大脑皮质白质血管周围异常的丛集状沙粒样钙
化（黑色箭头）；B. 胰腺（100 倍）病理提示部分胰岛增生（黑色箭头）；
C. 肾脏（100 倍）病理提示被膜下大、小肾囊肿各一（黑色箭头）；D. 髌
骨（100 倍）病理提示髌骨发育不全（Am J Hum Genet，2012，90: 282-289）

(5) 受累部位病变汇总（表 555-1）

表 555-1　受累部位及表现

受累部位	主要表现
头	小头畸形
面	粗糙面容，小颌畸形
耳	听力下降
眼	上睑下垂
鼻	鼻梁增高，宽鼻，大鼻

续表

受累部位	主要表现
齿	牙齿萌出延迟
心脏	房间隔缺损, 室间隔缺损
喉	喉软骨软化病
肺	肺发育不全
胃肠道	吞咽困难, 肛门前置
外生殖器 (男性)	阴囊发育不全, 小阴茎畸形
外生殖器 (女性)	阴蒂肥厚, 大小阴唇肥厚, 会阴发育不良
内生殖器 (男性)	隐睾
肾脏	肾盂积水, 多发肾囊肿
骨盆	髋关节屈曲畸形, 坐骨发育不良, 耻骨下支发育不良
四肢	肢体屈曲畸形, 髌骨缺如, 膝关节屈曲畸形, 髌骨异位, 桡骨、尺骨融合 (仅见于 1 例患者)
手、足	指 (趾) 过短, 足内翻
皮肤	膝盖皮肤酒窝征
发	头发稀少
羊水	羊水过多
中枢神经系统	胼胝体发育不全, 严重精神运动发育迟缓, 肌张力减低, 脑室旁神经元异位, 侧脑室枕角增大

二、基因诊断

(1) 概述

KAT6B 基因, 编码组蛋白乙酰转移酶 KAT6B(histone acetyltransferase KAT6B) 蛋白, 位于 10 号染色体长臂 2 区 2 带 2 亚带 (10q22.2), 基因组坐标为 (GRCh37):10:76584685-76792380, 基因全长 207 696bp, 包含 18 个外显子, 编码 2073 个氨基酸。

(2) 基因对应蛋白结构及功能

KAT6B 基因编码的蛋白是一种组蛋白乙酰转移酶, 是 MOZ/MORF 蛋白的复合物的组件。该蛋白除了乙酰转移酶活性, 在其 N 端具有转录激活活性, 在其 C 端具有转录抑制活性。这种蛋白是 RUNX2 依赖的转录激活的必需蛋白并参与大脑发育。已有研究显示, 在 GTPTS 的患者中发现了本基因的突变。本基因与 CREBBP 基因的易位会导致急性髓性白血病。已有研究发现了此基因的 3 种编码不同亚型的转录本变体。

(3) 基因突变致病机制

Campeau 等 [4] 用全外显子测序在 3 个 GTPTS 患者的 KAT6B 基因上发现了 3 个杂合框移突变, 在另外 3 个患者的 KAT6B 基因上发现了杂合突变。他们发现 KAT6B 基因的突变也可以导致 Ohdo 综合征 (SBBYSS) 的 Say-Barber-Biesecker 突变, SBBYSS 与 GTPTS 有部分表现相同。

Simpson 等 [6] 用全外显子测序在 5 个无亲缘关系的 GTPTS 患者的 KAT6B 基因上发现了 4 个截短突变。但是他们在另外一个 GTPTS 患者的 KAT6B 基因上没有发现相关突变, 这表明该病例可能有拟表型或 GTPTS 的遗传异质性。

(4) 目前基因突变概述

目前人类基因突变数据库未报道 KAT6B 基因突变。有研究在 GTPTS 患者的 KAT6B 基因上发现了 3 个错义突变和 4 个截短突变 [4, 6]。

（王子璇　金　朝　陈　真）

参考文献

[1] Goldblatt J, Wallis C, Zieff S. A syndrome of hypoplastic patellae, mental retardation, skeletal and genitourinary anomalies with normal chromosomes. Dysmorph Clin Genet, 1988, 2:91-93

[2] Penttinen M, Koillinen H, Niinikoski H, et al. Genitopatellar syndrome in an adolescent female with severe osteoporosis and endocrine abnormalities. Am J Med Genet A, 2009, 149a: 451-455

[3] Campeau PM, Lu JT, Dawson BC, et al. The KAT6B-related disorders genitopatellar syndrome and Ohdo/SBBYS syndrome have distinct clinical features reflecting distinct molecular mechanisms. Hum Mutat, 2012, 33: 1520-1525

[4] Campeau PM, Kim JC, Lu JT, et al. Mutations in KAT6B, encoding a histone acetyltransferase, cause Genitopatellar syndrome. Am J Hum Genet, 2012, 90: 282-289

[5] Cormier-Daire V, Chauvet ML, Lyonnet S, et al. Genitopatellar syndrome: a new condition comprising absent patellae, scrotal hypoplasia, renal anomalies, facial dysmorphism, and mental retardation. J Med Genet, 2000, 37: 520-524

[6] Simpson MA, Deshpande C, Dafou D, et al. De novo mutations of the gene encoding the histone acetyltransferase KAT6B cause Genitopatellar syndrome. Am J Hum Genet, 2012, 90: 290-294

556 Gerstmann-Straussler 病
(Gerstmann-Straussler disease, GSD; cerebral amyloid angiopathy, PRNP-related, included; OMIM 137440)

一、临床诊断

(1) 概述

Gerstmann-Straussler 于 1936 年首先发现本病，故名 Gerstmann-Straussler 病 (GSD)，亦称 Gerstmann-Straussler-Scheinker 综合征，是人类传染性海绵状脑病之一，属罕见的家族性神经系统变性疾病。致病基因为 *PRNP* 基因，即编码朊蛋白的基因发生了突变。

(2) 临床表现

本病发病年龄为 19~66 岁，平均为 40 岁，男女无差异。一个家系中可以高达三代人发病，一般多为两代。散发病例亦不罕见。本病发病缓慢，进展也比较缓慢，病程中可出现共济失调、记忆障碍、痴呆、轻瘫，特别是双下肢痉挛性轻截瘫及肌肉萎缩等[1]。常见的 3 种类型：共济失调型、痴呆型和截瘫痴呆型。平均病程为 7 年，死亡原因多为肺部感染或因此而并发的感染性休克或心力衰竭。

(3) 影像学和电生理表现

头颅磁共振检查可见对称性小脑萎缩，严重者可出现不同程度的脑干萎缩，而大脑萎缩则十分罕见。Flair 和 DWI 像上可见皮质高信号改变 (图 556-1)。头颅 PET 检查可见大脑皮质不对称性葡萄糖代谢降低 (图 556-2)。脑电图无特异性改变，伴有痴呆时可见非特异性慢波。肌电图显示下肢萎缩肌群呈失神经改变。

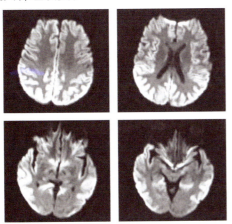

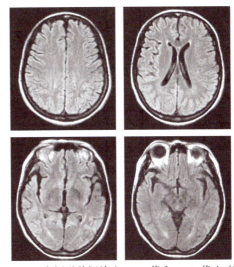

图 556-1　头颅磁共振检查 DWI 像和 Flair 像上广泛的皮质高信号[2]

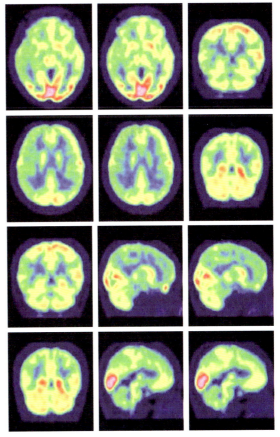

图 556-2　^{18}F-FDG PET 检查显示广泛的大脑皮质不对称性葡萄糖代谢减低[2]

(4) 病理表现

小脑活检可呈现海绵状改变、神经细胞脱失和散在的淀粉样斑块，免疫组化染色证实有 PrP 沉积（图 556-3）。

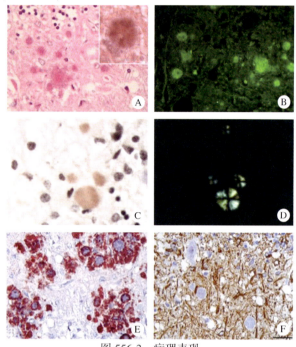

图 556-3　病理表现

A. HE 染色显示小脑分子层有大量散在的淀粉样斑块；B. 经硫黄素 S 染色后斑块在紫外灯下能自发荧光；C. 刚果红染色可显示这些斑块；D. 可见黄绿色的双折射现象；E. 经 PrP 免疫组化染色后淀粉样斑块的边缘呈强阳性；F. 小脑分子层中有 GFAP 阳性的星形胶质细胞[3]

(5) 受累部位病变汇总（表 556-1）

表 556-1　受累部位及表现

受累部位	主要表现
脑	共济失调，记忆障碍，痴呆
肢体	双下肢痉挛性轻截瘫及肌肉萎缩

二、基因诊断

(1) 概述

PRNP 基因，即编码朊蛋白(PrP 蛋白) 的基因，位于 20 号染色体短臂 1 区 3 带 (20p13)，基因组坐标为 (GRCh37): 20: 4666797-4682235，基因全长 15 439bp，包含 2 个外显子，编码 253 个氨基酸。

(2) 基因对应蛋白结构及功能

PRNP 基因编码的蛋白倾向于聚集成棒状结构的膜糖基磷脂酰肌醇锚定糖蛋白。该蛋白包含一个高度不稳定的区域，该区域含有五个串联重复八肽。PRNP 基因位于 20 号染色体，该基因编码的 PRNP 蛋白与其下游 20kb 区域某个基因编码的蛋白在生化性质和结构上高度相似。PRNP 在神经发育和突触可塑性方面发挥作用，是维护神经髓鞘所需要的，其同时也在铁的吸收和铁平衡中发挥作用。

(3) 基因突变致病机制

在两个无亲缘关系家系的 GSD 患者中，Hsiao 等[4] 于 1989 年在 PRNP 基因上找到一个致病杂合突变 (p.P102L)。1992 年，Hsiao 等[5] 在 PRNP 基因上确定了一个致病突变。Dlouhy 等[6] 于 1992 年的研究显示，在印第安纳家系中 PRNP 基因的突变与 GSD 疾病的临床表型完全连锁。他们的研究表明，在 PRNP 基因上的携带杂合突变 p.M129V 的患者与携带 M129 或者 V129 的纯合突变个体相比，更倾向于迟发患病。

Telling 等[7] 于 1996 年研究，在转基因小鼠模型中，Prnp 基因上发生的 p.P101L(脯氨酸 101 亮氨酸) 突变与人的 p.P102L 突变同源，且在 Prnp 转基因表达水平极大地改变转基因小鼠的阮蛋白病。他们还培养了携带纯合突变的转基因动物，这种动物与携带杂合突变的动物相比，能在更短时间内引起自发性疾病。研究者认为，小鼠 p.P101L 突变是中枢神经系统变性所必需的，转基因小鼠的临床和神经性疾病的表型可以通过去除野生型 Prnp 基因而发生显著改变，这种小鼠模型几乎概括了人 GSD 的几乎所有特征。

(4) 目前基因突变概述

目前人类基因突变数据库收录了 PRNP 基因突变 84 个，其中错义 / 无义突变 48 个，大片段缺失 3 个，大片段插入 32 个，调控区突变 1 个。

（王 展 党 孝）

参考文献

[1] 林世和 . Gerstmann-Straussler 综合征 . 神经疾病与精神卫生 , 2003, 3: 4, 5

[2] Park MJ, Jo HY, Cheon SM, et al. A case of gerstmann-straussler-scheinker disease. J Clin Neurol, 2010, 6: 46-50

[3] Vital A, Laplanche JL, Bastard JR, et al. A case of Gerstmann-Straussler-Scheinker disease with a novel six octapeptide repeat insertion. Neuropathol Appl Neurobiol, 2011, 37: 554-559

[4] Hsiao K, Baker HF, Crow TJ, et al. Linkage of a prion protein missense variant to Gerstmann-Straussler syndrome. Nature, 1989, 338: 342-345

[5] Hsiao K, Dlouhy SR, Farlow MR, et al. Mutant prion proteins in Gerstmann-Straussler-Scheinker disease with

neurofibrillary tangles. Nat Genet, 1992, 1: 68-71

[6] Dlouhy SR, Hsiao K, Farlow MR, et al. Linkage of the Indiana kindred of Gerstmann-Straussler-Scheinker disease to the prion protein gene. Nat Genet, 1992, 1: 64-67

[7] Telling GC, Haga T, Torchia M, et al. Interactions between wild-type and mutant prion proteins modulate neurodegeneration in transgenic mice. Genes Dev, 1996, 10: 1736-1750

557 巨轴索神经病 1 型
(giant axonal neuropathy 1, autosomal recessive, GAN1; OMIM 256850)

一、临床诊断

(1) 概述

巨轴索神经病 (GAN) 是一种罕见的常染色体隐性遗传病，可同时累及中枢及周围神经系统，1972 年首次报道。根据致病基因不同，分为巨轴索神经病 1 型 (GAN1) 和巨轴索神经病 2 型 (GAN2)，其中 GAN1 致病基因，编码一种细胞骨架蛋白，即巨轴索蛋白 (Gigaxonin)[1-3]。

(2) 临床表现

GAN1 的临床特征是儿童期发病，发病年龄通常小于 7 岁，呈常染色体隐性遗传，男女发病无差异。GAN 患者主要表现为头发紧密卷曲，行走笨拙，逐渐加重的肢体远端肌肉无力，痛觉减弱及腱反射消失，锥体束征往往阳性。之后病情逐渐进展，出现构音障碍、眼震、面瘫、反应迟钝及智力低下 (图 557-1)，一般在发病后 10~20 年丧失独立站立及行走能力，需要特殊护理。生存年龄一般为 10~30 岁[1, 2]。

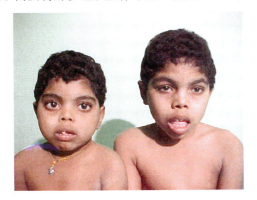

图 557-1 双胞胎 GAN1 患者

头发紧密卷曲，眉毛增粗，反应迟钝，智力低下 (European Journal of Medical Genetics，2008，51：426-435)

(3) 辅助检查

GAN1 患者 MRI 多显示进行性弥漫性幕上及幕下白质病变和小脑萎缩，在 T$_2$ 加权像上表现为高信号，在 T$_1$ 加权像上表现为不同质的低信号影。早期可见轻度侧脑室扩张，以侧脑室后角最为显著。随着年龄增长，侧脑室扩张、小脑萎缩及脑白质受累面积逐渐增大 (图 557-2)[2, 3]。

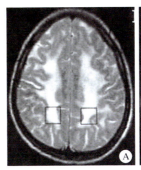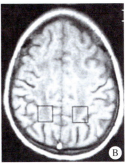

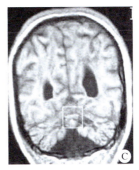

图 557-2 辅助检查

脑白质病变在 T$_2$ 像表现为高信号，T$_1$ 像表现为低信号，可见小脑萎缩 (方框) (Brain & Development，2003，25：45-50)

(4) 病理表现

GAN1 患者特征性的病理表现是轴索扩张、纤维成分聚集。光镜下可见大量扩张的轴索，出现率为 1%~5%；直径 20~30μm，可达 50μm，外被薄层髓鞘或完全裸露，大、中、小纤维均存在不同程度的轴索脱失。电镜下可见扩张的轴索内有直径 8~10nm 的神经原纤维、中间纤维聚集，线粒体、微管等细胞器被挤到胞质外围 (图 557-3)[2,4,5]。

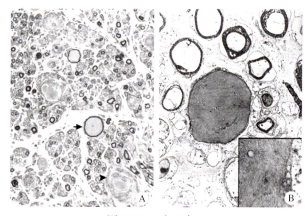

图 557-3　病理表现

A. 光镜可见不同大小的巨大轴索，完全脱髓鞘，或被薄层髓鞘包裹（箭头）；B. 电镜下可见巨大轴索中充满神经原纤维，被薄层髓鞘包裹（European Journal of Medical Genetics，2008，51：426-435）

(5) 受累部位病变汇总（表 557-1）

表 557-1　受累部位及表现

受累部位	主要表现
中枢神经系统	反应迟钝，智力低下，癫痫发作，病理征阳性
周围神经系统	肢体无力，站立及行走困难，痛觉减弱，腱反射消失，构音障碍，眼震，面瘫
皮肤、毛发	头发紧密卷曲，睫毛弯曲增粗，眉毛增粗
骨骼	脊柱后侧凸，胸部畸形，膝外翻等

二、基因诊断

(1) 概述

GAN 基因，即编码巨轴索蛋白的基因，位于 16 号染色体长臂 2 区 4 带 1 亚带 (16q24.1)，基因组坐标为 (GRCh37):16:81348571-81413803，基因全长 65 233bp，包含 11 个外显子，编码 597 个氨基酸。

(2) 基因对应蛋白结构及功能

GAN 基因编码的巨轴索蛋白是一种细胞骨架蛋白，是细胞骨架 BTB/kelch 重复家族的成员，在神经丝结构中发挥作用，并参与介导的泛素化和某些蛋白质的降解，对神经元的维护和生存至关重要。GAN 基因突变会导致 GAN1。

(3) 基因突变致病机制

2000 年，Bomont 等 [6] 在 GAN1 患者中发现关于 GAN 基因的 1 个移码突变，4 个无义突变和 9 个错义突变。

2003 年，Bomont 等 [7] 报道了在 12 个不同的 GAN1 患者家庭中，GAN 基因有 14 个明显的突变。通过对 6 个家庭的 GAN 基因进行分析，研究人员确定了 7 个新的突变，包括 3 个无义突变、2 个错义突变和 2 个缺失突变。

2007 年，Koop 等 [8] 分析了 10 例经过分子遗传学诊断的 GAN1 患者，所有患者均有典型的临床症状。研究人员在其中 7 个感染者中发现致病基因 GAN 突变会影响两个等位基因：2 个剪接位点和 4 个错义突变。巨轴索蛋白 N 端结合到泛素激活酶 E1，C 端与各个微管相关蛋白结合，从而导致其泛素降解。Koop 等 [8] 证实多个 GAN 突变可以阻碍微管相关蛋白的积累进程从而削弱细胞功能。

Duncan 等 [9] 在德国牧羊犬上描述了可能的同源性疾病，同时指出紧密卷发可作为人类疾病的特征，该疾病在犬类身上属于常染色体隐性遗传病。他们发现来自患病母体的二胎幼犬中有超过 3 个患病。对二胎的 11 个幼犬的常规临床及电生理检查发现：3 只幼犬在 14~16 月龄时开始出现轻微的臀部共济失调，继而发展成严重的运动神经紊乱，累及后肢。在此期间，每只犬因食管扩张而出现呕吐现象。从 12 月龄开始，发现其诱发肌肉动作电位的潜能逐步降低，在 16 月龄时，对其进行胫神经活检，发现有许多无髓鞘肿胀纤维和含有累积神经细丝的少量频繁放大的有髓纤维，由此可以证实 3 只犬患有 GAN1。

(4) 目前基因突变概述

目前人类基因突变数据库收录了 GAN 基因突变 49 个，其中错义 / 无义突变 37 个，剪接突变 5 个，小的缺失 2 个，小的插入 1 个，大片段缺失 3 个，大片段插入 1 个。突变分布在基因整个编码区，无突变热点。

（康开江　童　婷）

参考文献

[1] Abu-Rashid M, Mahajnah M, Jaber L, et al. A novel mutation in the GAN gene causes an intermediate form of giant axonal neuropathy in an ArabeIsraeli family. European Journal of Paediatric Neurology, 2013, 17:259-264

[2] Nalini A, Gayathri N, Yasha TC, et al. Clinical, pathological and molecular findings in two siblings with giant axonal neuropathy (GAN):Report from India. European Journal of Medical Genetics, 2008, 51:426-435

[3] Brockmanna K, Pouwelsb PJ, Dechentb P, et al. Cerebral proton magnetic resonance spectroscopy of a patient with giant axonal neuropathy. Brain & Development, 2003, 25: 45-50

[4] Tazira M, Vallatb JM, Bomontc P, et al. Genetic heterog-

eneity in giant axonal neuropathy: an Algerian family not linked to chromosome 16q24.1. Neuromuscular Disorders, 2002, 12: 849-852

[5] 徐敏, 刘璐耿, 志伟, 等. 巨轴索神经病一例临床、病理与分子遗传学. 中华神经科杂志, 2008, 41(7): 462-464

[6] Bomont P, Cavalier L, Blondeau F, et al. The gene encoding gigaxonin, a new member of the cytoskeletal BTB/kelch repeat family, is mutated in giant axonal neuropathy. Nat Genet, 2000, 26: 370-374

[7] Bomont P, Ioos C, Yalcinkaya C, et al. Identification of seven novel mutations in the GAN gene. Hum Mutat, 2003, 21: 446-446

[8] Koop O, SchirmacherA, Nelis E, et al. Genotype-phenotype analysis in patients with giant axonal neuropathy (GAN). Neuromuscul Disord, 2007, 17: 624-630

[9] Duncan ID, Griffiths IR, Carmichael S, et al. Inherited canine giant axonal neuropathy. Muscle Nerve, 1981, 4(3): 223-227

558　巨轴索神经病 2 型
(giant axonal neuropathy 2, GAN2; OMIM 610100)

一、临床诊断

(1) 概述

巨轴索神经病 2 型 (GAN2) 是一种常染色体显性遗传病, 主要临床特征为 20 岁以后出现感觉障碍、下肢肌无力和肌萎缩[1]。致病基因是 *DCAF8* 基因。周围神经活体组织检查可见轴索异常扩张。

(2) 临床表现

GAN2 患者婴儿期可表现为高弓足, 成年期逐渐出现步态异常, 表现为跨阈步态, 并出现腓骨肌无力和萎缩、双手无力、腱反射普遍减弱或消失、触觉和振动觉消失。症状缓慢进展, 严重者还可出现心肌损害[2]。

(3) 辅助检查

GAN2 患者肌电图可见慢性失神经表现, 神经传导速度多正常或轻度减慢。

(4) 病理表现

腓肠神经病理可见有髓纤维轻度减少, 偶可见 "洋葱头" 样结构形成, 并可见轴索肿胀和神经丝聚集 (图 558-1)。

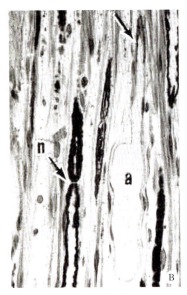

图 558-1　病理表现

A. 横切面: 垂直箭头示正常腓肠神经 (约 14μm), 水平箭头示巨轴索纤维 (直径可达 26μm); B. 纵切面: 可见巨大轴索 (a)(Pediatrics, 1972, 49: 894-899)[3]

(5) 受累部位病变汇总 (表 558-1)

表 558-1　受累部位及表现

受累部位	主要表现
骨骼肌	腓骨肌无力和萎缩, 双手无力
心肌	心肌损害, 严重时可致死
骨骼	高弓足

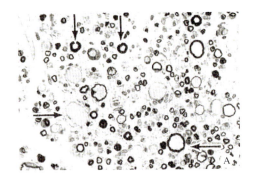

二、基因诊断

(1) 概述

DCAF8 基因, 即编码 WD 重复结构域 42-α 的基因, 位于 1 号染色体长臂 2 区 2 带至 3 带 (1q22—

q23)，基因组坐标为 (GRCh37): 1: 160185505-160232350，基因全长 46 846bp，包含 14 个外显子，编码 597 个氨基酸。

(2) 基因对应蛋白结构及功能

WD 重复蛋白，如 DCAF8(又名 WDR42A) 蛋白，通常包含 7 个 WD 序列的重复，每个 WD 序列由约 40 个氨基酸组成。这些重复原件折叠进一个六叶螺旋桨结构域中，与其他不同功能的蛋白相互作用。

(3) 基因突变致病机制

Klein 等[1] 确定 DCAF8 基因的一个杂合突变为一个德国 GAN2 家系的致病基因，该突变是 p.R317C 错义突变，位于第三个 WD 重复的高度保守残基上。研究者通过全外显子测序发现了这一突变，并由 Sanger 测序进行验证，同时在该家系中与疾病共分离。HEK293 细胞体外功能表达实验显示，p.R317C 突变蛋白降低了 DCAF8 与 DDB1 结合，表明该突变对 E3 泛素连接酶复合物的聚集具有不利影响。

(4) 目前基因突变概述

目前人类基因突变数据库中尚无该基因致病位点的收录，但人类孟德尔遗传数据库报道了 1 种 DCAF8 基因上的错义突变。

（陈遥枝　周　静）

参考文献

[1] Klein CJ, Wu Y, Vogel P, et al. Ubiquitin ligase defect by DCAF8 mutation causes HMSN2 with giant axons. Neurology, 2014, 82: 873-878

[2] Vogel P, Gabriel M, Goebel HH, et al. Hereditary motor sensory neuropathy type Ⅱ with neurofilament accumulation: new finding or new disorder? Ann Neurol, 1985, 17: 455-461

[3] Bruce O, Sidney H. Giant axonal neuropathy. Pediatrics, 1972, 49: 894-899

559　Gitelman 综合征
(Gitelman syndrome, GS; OMIM 263800)

一、临床诊断

(1) 概述

Gitelman 综合征 (GS) 是 Bartter 综合征 (BS) 的一种变异型，又称伴低尿钙、低血镁的巴特综合征，属常染色体隐性遗传的肾小管疾病，其病因是远曲小管细胞中的噻嗪类敏感性钠氯协同转运蛋白基因 TSC 发生突变。

在 1966 年，由 Gitelman 等首先报道了一个表现有典型的低钾血症、低镁血症、低钙血症、代谢性碱中毒和醛固酮增多症等症状的家系，其发病呈常染色体隐性遗传方式，遂命名为 Gitelman 综合征。

Gitelman 综合征的发病基础是编码噻嗪类利尿剂敏感的钠氯协同转运体 (NCCT) 的 SLC12A3 基因突变[1]。1996 年，Simon 等首次克隆出编码人 NCCT 的 SLC12A3 的 cDNA，并将其定位于人类染色体 16q13，该基因全长约 55kb，共有 26 个独立的外显子。

(2) 临床表现

患者一般在青少年或成年发病，生化异常可以出现得很早。通常认为 Gitelman 综合征的临床表现很轻，有些患者甚至终身无明显症状。

最常见的症状包括嗜盐，夜尿增多及明显的低钾低镁血症相关的肌肉乏力和抽搐发作。主要生化异常是低血钾、低血镁、低氯性代谢性碱中毒、肾性失钾失镁、低钙尿、肾素 – 血管紧张素系统激活、血压正常或偏低[2, 3]。

(3) 影像学表现 (图 559-1~ 图 559-3)

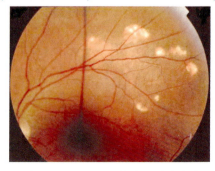

图 559-1　眼底照相显示左眼颞侧多个黄白色病灶 (右眼也有类似的外观，线性的假象是聚焦杆产生的伪迹)

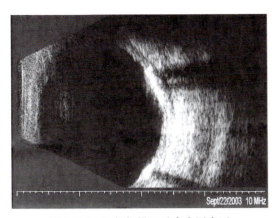

图 559-2　B 超扫描显示多个回声区
(J Clin Pathol，2005，58：E1334，1335)

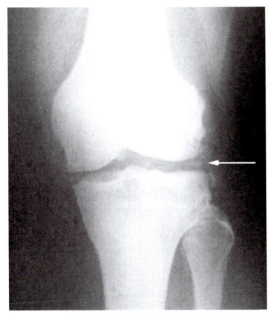

图 559-3　X 线片显示焦磷酸钙沉积在左膝关节软骨区
（白色箭头）
(J Clin Pathol，2005，58：E1334，1335)

(4) 病理表现

Gitelman 综合征患者病理生理学表现为尿钙减少、尿镁增多、血镁下降、震颤、肌纤维自发性收缩。血镁下降可损伤甲状旁腺，造成促钙激素的代谢作用失调。肾脏病理表现为肾小球旁细胞增生 [3、4]。

(5) 受累部位病变汇总（表 559-1）

表 559-1　受累部位及表现

受累部位	主要表现
肾	肾钾、镁消耗，肾小球旁细胞增生，尿钙低
神经系统	癫痫发作、感觉异常、剧烈运动后麻痹
甲状腺	甲状腺损伤，增加血浆肾素

二、基因诊断

(1) 概述

SLC12A3 基因，即编码钠氯协同转运蛋白的基因，位于 16 号染色体长臂 1 区 3 带 (16q13)，基因组坐标为 (GRCh37):16:56899119-56949762，基因全长 50 644bp，包含 26 个外显子，编码 1030 个氨基酸。

(2) 基因对应蛋白结构及功能

本基因编码肾脏噻嗪类药物敏感的钠氯协同转运蛋白，此蛋白对于控制电解质平衡十分重要，起介导钠氯离子在远曲小管的重吸收作用，同时也是噻嗪类利尿剂治疗高血压的靶点。

(3) 基因突变致病机制

在 Gitelman 综合征的患者中已发现了多种 SLC12A3 基因的突变。在 Nozu 等的研究中 [5]，他们第一次利用 PT-PCR 技术通过 mRNA 来研究深内含子突变造成的转录本异常。对白细胞 DNA 的直接测序分析显示在 6 号外显子有一个碱基插入 (c.818_819insG)，但在其等位基因上没有发现突变。他们分析了从白细胞和尿液沉淀物中提取到的 RNA，检测到了 13 号及 14 号外显子间长约 238bp 的未知序列。基因组 DNA 分析 13 号内含子显示有单个碱基的置换 (c.1670-191C>T) 形成了一个内含子中新的剪接位点，导致 mRNA 中包含了一个新的隐蔽的外显子。

Pathak 等 [6] 发现编码 NCC 蛋白的基因在小鼠的基因图谱上靠近 Os 基因。Yang 等 [7] 发现在 Slc12a3 基因纯合截短突变的小鼠表现出 Gitelman 综合征症状。Yang 等 [8] 发现将 Ncc 的 p.T58M 突变（相当于人的 p.T60M 突变）敲入的纯合子转基因小鼠，表现出 Gitelman 综合征的典型特征及对噻嗪类药物的低敏感性。

(4) 目前基因突变概述

目前人类基因突变数据库收录了 SLC12A3 基因突变 192 个，其中错义／无义突变 132 个，剪接突变 23 个，小的缺失 19 个，小的插入 12 个，小的插入缺失 3 个，大片段缺失 3 个。

（牛松涛　张春杨）

参考文献

[1] Knoers NV. Gitelman syndrome. Adv Chronic Kidney Dis, 2006,13(2): 148-154.

[2] Graziani G. Gitelman syndrome: pathophysiological and clinical aspects. QJM, 2010, 103(10): 741-748

[3] Demoulin N.Gitelman syndrome and glomerular proteinuria: a link between loss of sodium-chloride cotransporter and podocyte dysfunction? Nephrol Dial Transplant, 2014, 29 Suppl 4: iv117-120

[4] Bianchetti MG, Edefonti A, Bettinelli A. The biochemical diagnosis of Gitelman disease and the definition of "hypocalciuria". Pediatr Nephrol, 2003, 18(5): 409-411

[5] Nozu K, lijima K, Nozu Y, et al. A deep intronic mutation in the SLC12A3 gene leads to Gitelman syndrome.Pediatric Research, 2009, 66(5): 590-593

[6] Pathak BG, Shaughnessy JD, JrMeneton P, et al. Mouse chromosomal location of three epithelial sodium channel subunit genes and an apical sodium chloride cotransporter gene. Genomics, 1996, 33: 124-127

[7] Yang SS, Fang YW, Tseng MH, et al. Phosphorylation regulates NCC stability and transporter activity in vivo. J Am SocNephrol, 2013, 24: 1587-1597

[8] Yang SS, Lo YF, Yu IS, et al. Generation and analysis of the thiazide-sensitive Na$^+$-Cl$^-$ cotransporter (Ncc/Slc12a3) Ser707X knockin mouse as a model of Gitelman syndrome. Hum Mutat, 2010, 31:1304-1315

560　血小板无力症
(Glanzmann thrombasthenia, GT; OMIM 273800)

一、临床诊断

(1) 概述

血小板无力症 (GT) 是一种遗传性血小板功能障碍性疾病，临床特点表现为血小板对多种生理性诱聚剂反应低下或缺如。按常染色体隐性遗传，其致病基因为 *ITGA2B/ITGB3*。

(2) 临床表现

血小板无力症表现为终身存在出血倾向。血小板无力症患者常在出生不久后就会出现间歇性中重度皮肤、黏膜出血，最常表现为皮肤紫癜、鼻出血和牙龈出血。女性患者可出现月经量多。也可发生脑出血，但肌肉血肿、关节出血、胃肠道出血较罕见。

(3) 辅助检查

实验室检查：血小板计数、形态正常，血涂片血小板分散存在，无成簇聚集 (图 560-1)。出血时间延长。凝血象正常。血小板对多种诱聚剂 (肾上腺素、胶原、花生四烯酸、ADP) 反应低下或缺如 (图 560-2B~ 图 560-2D)，而对瑞斯托霉素反应正常或接近正常 (图 560-2A)。流式细胞术直接检测血小板表面的 GP Ⅱ b-GP Ⅲ a 复合物可对 GT 进行分型：Ⅰ 型，血小板表面缺乏糖蛋白 GP Ⅱ b- Ⅲ a 复合物，导致纤维蛋白原和血凝块收缩功能缺失；Ⅱ 型，血小板低表达 GP Ⅱ b- Ⅲ a 复合物 (为对照组的 5%~20%)，可以检出纤维蛋白原，有低或中度的血凝块收缩能力。变异型 GT 正常或接近正常 (60%~100%) 表达

异常的 GP Ⅱ b- Ⅲ a 复合物受体[1]。

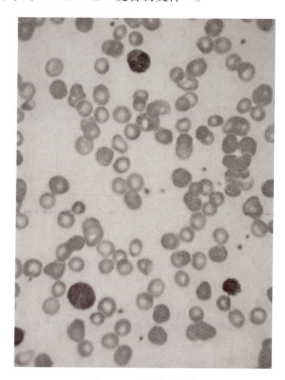

图 560-1　外周血涂片

血小板无聚集 (Wright 染色，×1000) (Ann Hematol, 2003, 82: 254-256)

(4) 病理表现

尚无报道。

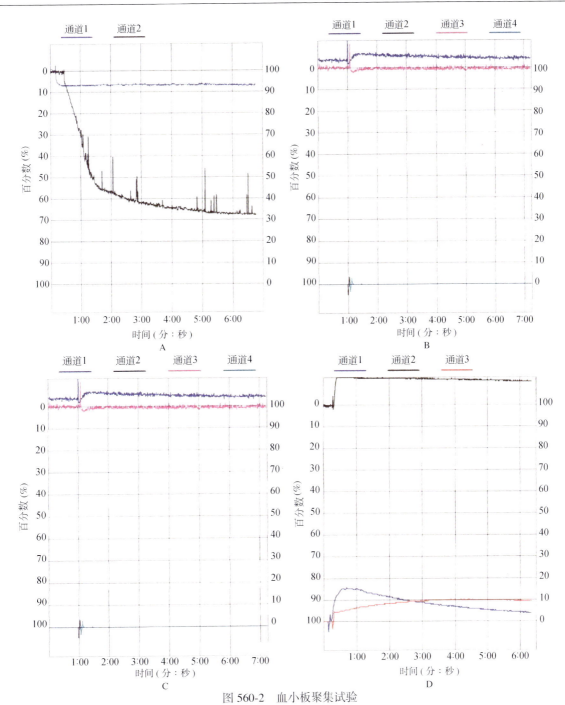

图 560-2　血小板聚集试验

A.瑞斯托霉素，血小板聚集正常；B.肾上腺素，无血小板聚集；C.胶原，无血小板聚集；D.ADP，无血小板聚集

(Int J Clin Exp Pathol，2010，3: 443-447)

二、基因诊断

(5) 受累部位病变汇总（表 560-1）

表 560-1　受累部位及表现

受累部位	主要表现
脑	脑出血
其他	皮肤紫癜，鼻出血，牙龈出血，肌肉血肿，关节出血，胃肠道出血，月经量过多

(1) 概述（表 560-2）

表 560-2　基因亚型汇总

基因	染色体位置	基因组起止坐标	基因全长 (bp)	外显子数	氨基酸数
ITGA2B	17q21.31	(GRCh37):17: 42449550-42466873	17 324	30	1039

续表

基因	染色体位置	基因组起止坐标	基因全长(bp)	外显子数	氨基酸数
ITGB3	17q21.32	(GRCh37):17:45331208-45390077	58 870	15	788

(2) 基因对应蛋白结构及功能

整联蛋白是由一个 α 链和一个 β 链组成的异二聚体膜蛋白。*ITGA2B* 基因编码整联蛋白 α 链 Ⅱb, *ITGB3* 基因编码整联蛋白 β 链 Ⅲa。α 链 Ⅱb 经过翻译后剪切形成由二硫键连接的轻重链,与 β 链 Ⅲa 结合形成 Ⅱb/Ⅲa 纤连蛋白受体复合物。这种纤连蛋白受体于血小板中表达,在凝血过程中起着至关重要的作用。如果 *ITGA2B* 或 *ITGB3* 基因发生功能性突变,纤连蛋白受体的凝血功能就会受到干扰,导致血小板功能不全。除了具有黏附功能,整联蛋白还参与细胞表面介导的信号通路活动。

(3) 基因突变致病机制

Newman 等[2] 在 3 个患有血小板无力症的阿拉伯家系中检测到 *ITGAB2* 基因的一个 13bp 缺失突变。Jallu 等[3] 在另 24 例血小板无力症患者和 2 例无症状携带者中对 *ITGA2B* 和 *ITGB3* 基因的突变情况进行了检测。他们在 18 位患者中发现 *ITGA2B* 基因的 20 个不同突变,在 8 位患者中发现 *ITGB3* 基因的 10 个不同突变,其中 17 个突变是首次发现。作者对 3 个 *ITGA2B* 突变进行了致病性分析,实验表明其中的 2 个突变导致 Ⅱb/Ⅲa 受体复合物的细胞表面表达降低,而第三个突变 (p.Q595H) 导致 mRNA 的拼接缺陷,无义突变介导的 mRNA 降解。

Basani 等[4] 研究了在 *ITGA2B* 基因钙结合区的突变缺陷机制。研究者在 COS 细胞中表达同为野生型的 β-3 亚基和 α-ⅡB 亚基或者野生型 β-3 亚基和缺失 4 个钙结合区其中之一的对应 α-ⅡB 亚基缺失突变体。他们发现缺失的任何钙结合结构域并没有妨碍 α-ⅡB 的合成或组装,但该突变体不能被异二聚体特异性抗体识别,并没有被剪切成蛋白质的成熟形式,并在细胞表面上没有表达。这种突变的后果是与之前报道的 3 个点突变相同。作者的结论是,钙结合结构域并不是组装 α-Ⅱb 族/β-3 异二聚体所必须的,但对蛋白正确组装和运送到细胞表面至关重要。

Hodivala-Dilke 等[5] 建立了 β-3 失活小鼠模型。这些小鼠可存活也可生育,并具有血小板无力症的所有基本特性。着床似乎未受影响,但胎盘缺陷时有发生,并且导致胎儿死亡。产后出血引起贫血,降低小鼠生存率。

(4) 目前基因突变概述

目前人类基因突变数据库报道的 *ITGA2B* 基因和 *ITGB3* 基因的相关突变情况如表 560-3。

表 560-3　基因突变汇总　　(单位:个)

基因	突变总数	错义/无义数	剪接突变数	小的缺失数	小的插入数	大的缺失数	大的插入数	调控区突变数
ITGA2B	144	75	26	24	17	1	0	1
ITGB3	104	70	8	18	5	1	2	0

ITGA2B 基因突变多集中在外显子 1 到外显子 14,由于这些区域是编码 β-启动子结构域序列; *ITGB3* 基因突变多集中在外显子 10 到外显子 11,因为这些区域是编码整联蛋白表皮生长因子结构域序列[6]。

(石玉芝　高晓岖)

参考文献

[1] Ferrer M, Tao J, Iruin G, et al. Truncation of glycoprotein (GP) IIIa (delta 616-762) prevents complex formation with GPIIb: novel mutation in exon 11 of GPIIIa associated with thrombasthenia. Blood, 1998, 92: 4712-4720

[2] Newman PJ, Seligsohn U, Lyman S, et al. The molecular genetic basis of Glanzmannthrombasthenia in the Iraqi-Jewish and Arab populations in Israel. Proc Nat Acad Sci, 1991, 88:3160-3164

[3] Jallu V, Dusseaux M, Panzer S, et al. Alpha-IIb-beta-3 integrin: new allelic variants in Glanzmannthrombasthenia, effects on *ITGA2B* and *ITGB3* mRNA splicing, expression, and structure-function. Hum Mutat, 2010, 31:237-246

[4] Basani RB, Vilaire G, Shattil SJ, et al. Glanzmann-thrombasthenia due to a two amino acid deletion in the fourth calcium-binding domain of alpha-IIb: demonstration of the importance of calcium-binding domains in the conformation of alpha-IIb/beta-3. Blood, 1996, 88:167-173

[5] Hodivala-Dilke KM, McHugh KP, Tsakiris DA, et al. Beta-3-integrin-deficient mice are a model for Glanzmannthrombasthenia showing placental defects and reduced survival. J Clin Invest, 1999, 103:229-238

[6] Nurden AT, Pillois X, Wilcox DA. Glanzmann Thrombasthenia: state of the art and future directions. Semin Thromb Hemost, 2013, 39:642-655

561 Glass 综合征
(Glass syndrome; OMIM 612313)

一、临床诊断

(1) 概述

Glass 综合征最先于 1989 年由 Glass 等描述 [1]，遂命名为 Glass 综合征。该病呈散发，患者父母的基因型可无明显异常，可由 2q32—q33 位点的间隙性杂合缺失，或 SATB2 基因的杂合突变所致 [2, 3]。

(2) 临床表现

本病主要累及来源于外胚层的器官，如神经系统、颅面部各器官、皮肤等，关节、四肢也可不同程度受累。患者常具有异常的面部特征 [1]，包括小颌畸形、帐篷形上唇、多涎、巨大鹰钩鼻、腭裂或高腭弓、前额高、眼距过宽、人中平等。神经系统受累患者可表现为不同程度的智力下降、精神发育迟滞、癫痫等，部分患者临床上可表现为皮肤萎缩、毛发稀少、牙齿畸形（如牙齿拥挤、乳牙萌出延迟、侧切牙缺失）、蜘蛛样手指、足外翻、腹股沟疝等，皮肤可见明显扇形色素沉着（图 561-1）。

部分患者可有激越行为，表现为异常活跃、坐立不安，可伴随焦虑、自残、睡眠障碍等。

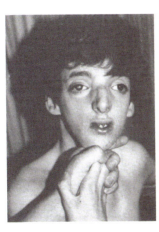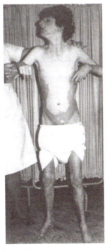

图 561-1　16 岁先证者
[J Med Genet, 1989, 26(2): 127-130]

(3) 辅助检查

本病无特异性辅助检查。

有报道 CT 平扫可见不对称的下颌发育不良、宽下颌角、前牙深覆合、中线腭裂、鼻窦异常、颧弓短、下颌骨髁状突扁平 [4]。MRI 检查可见侧脑室旁白质异常信号，如图 561-2 [5]。

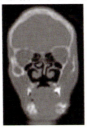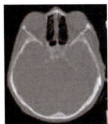
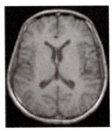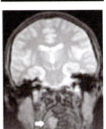
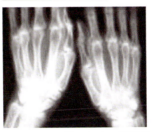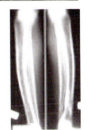

图 561-2　辅助检查
[Hum Mutat, 2007, 28(7): 732-738]

(4) 病理表现

尚无报道。

(5) 受累部位病变汇总（表 561-1）

表 561-1　受累部位及表现

受累部位	主要表现
头面部	小头畸形，小颌畸形，前额隆起，眼距过宽，鼻梁突出，鹰钩鼻，低位耳，眼睑下垂，高腭弓，牙齿畸形（如牙齿拥挤、乳牙萌出延迟、侧切牙缺失）
皮肤及毛发	皮肤萎缩，指甲发育异常，毛发稀少
神经系统	智力下降，癫痫，语言发育障碍，激越行为
骨骼	蜘蛛样脚趾，足外翻，马蹄内翻足
身材	矮小，发育迟缓

二、基因诊断

(1) 概述

SATB2 基因，即编码 DNA 结合蛋白 SATB2 的基因，位于 2 号染色体长臂 3 区 3 带 (2q33)，基因组坐标为 (GRCh37):2:200134223-200335989，基因全长 201 767bp，包含 11 个外显子，编码 733 个氨基酸。

(2) 基因对应蛋白结构及功能

SATB2 基因编码一个能特异性结合到核基质附着区的 DNA 结合蛋白。此蛋白质参与转录调控和染色质重塑。此基因缺陷与腭裂和智力迟钝有关。目前发现此基因的多个选择性剪接的转录变异本均编码同一个蛋白质。

(3) 基因突变致病机制

2007 年，Leoyklang 等 [2] 针对 59 个无血缘关系的具有颅面畸形伴或不伴有智力低下的泰国患者进行研究，发现其中的一个患者的 *SATB2* 基因上存在一个杂合的新发突变。此患者同时也伴有腭裂、全身骨质疏松、高度智力低下等临床症状，与 Glass 综合征一致。研究结果表明 *SATB2* 基因在涉及颅面和大脑发育畸形综合征中起重要作用。

2009 年，Rosenfeld 等 [6] 针对 3 个无血缘关系的 Glass 综合征 (又称 2q32—q33 缺失综合征) 患者进行研究，结果发现这 3 个患者的染色体 2q33.1 区段均有小片段的杂合缺失，缺失范围为 173.1~185.2 kb。这个缺失范围仅影响到一个基因，即 *SATB2* 基因。对其中 2 个提供母亲样本的患者进行家系验证发现：其母亲均未携带有该突变。最终，作者认为 *SATB2* 基因的单倍剂量不足会引起 Glass 综合征 (2q32—q33 缺失综合征) 中相关的临床症状。

2006 年，Britanova 等 [7] 通过研究小鼠 *Satb2* 基因的体内功能，发现 *Satb2* 基因在小鼠体内的表达类似于人类。Britanova 等构建了 *Satb2* 基因缺陷的小鼠模型，发现 *Satb2+/-* 的小鼠出现颅面畸形如腭裂 (约 25%)，表型类似于人类因 2q32—q33 缺失或易位引起的综合征。*Satb2-/-* 的小鼠，由于 *SATB2* 功能完全丧失，造成更大的缺陷并导致颅面间质细胞凋亡 (图 561-3)。

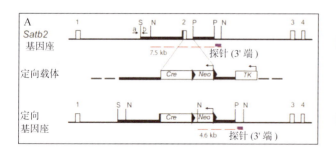

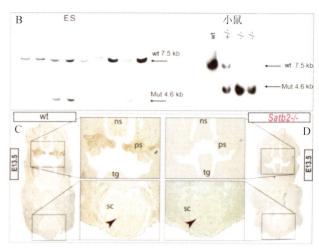

图 561-3　定向敲除 *Satb2* 基因的设计基本原理 [8]

A. *Satb2* 基因座、定向载体、定向基因座的图示，白色方块为编码的外显子，限制性酶切位点为 *Sma*I (S)、*Nsi*I (N)、*Pac*I (P)，"a"、"b" 箭头代表寡核苷酸，目标片段使用红色虚线表示，3' 外部探针 (紫色方块) 用于识别 *Nsi*I 的酶切片段，在野生型中该片段为 7.5kb，在突变型中为 4.6kb；B. 使用 3' 外部探针进行基因 Southern 印迹杂交的分析结果，左图为转染的 ES 细胞，右图分别为野生型 (wt)、杂合敲除 (+/-)、纯合敲除 (-/-) 小鼠，Mut 代表突变位置基因；C、D. 胚胎期第 13.5 天野生型 (C) 和纯合敲除型 (D) 小鼠胚胎 Satb2 蛋白的免疫组化检测结果，Satb2 免疫反应 (箭头所指) 能够在野生型小鼠胚胎正在形成的腭突 (ps) 中检测到，但没有在纯合敲除型小鼠胚胎的颅面原始细胞中检测到，然而，由于纯合敲除型小鼠存在外显子跳跃突变，因此能够在胚胎的脊髓检测到一些 Satb2 阳性细胞，与野生型小鼠相同，Ns 代表鼻中隔，sc 代表脊髓，tg 代表舌头

(4) 目前基因突变概述

目前人类基因突变数据库收录了 *SATB2* 基因突变 4 个，其中错义/无义突变 1 个，大片段缺失 3 个。

(王　铄　陈东娜)

参考文献

[1] Glass IA, Swindlehurst CA, Aitken DA, et al. Interstitial deletion of the long arm of chromosome 2 with normal levels of isocitrate dehydrogenase. J Med Genet, 1989, 26(2): 127-130

[2] Leoyklang P, Suphapeetiporn K, Srichomthong C, et al. Disorders with similar clinical phenotypes reveal underlying genetic interaction: SATB2 acts as an activator of the UPF3B gene. Hum Genet, 2013, 132(12): 1383-1393

[3] Docker D, Schubach M, Menzel M, et al. Further delineation of the SATB2 phenotype. Eur J Hum Genet, 2014, 22(8): 1034-1039

[4] Leoyklang P, Suphapeetiporn K, Siriwan P, et al. Heterozygous nonsense mutation SATB2 associated with cleft palate, osteoporosis, and cognitive defects. Hum Mutat, 2007, 28(7): 732-738

[5] Urquhart J, Black GC, Clayton-Smith J. 4.5 Mb microdeletion in chromosome band 2q33.1 associated with learning disability and cleft palate. Eur J Med Genet, 2009,

52(6): 454-457

[6] Rosenfeld JA, Ballif BC, Lucas A, et al. Small deletions of SATB2 cause some of the clinical features of the 2q33.1 microdeletion syndrome. PLoS One, 2009, 4: e6568

[7] Britanova O, Depew MJ, Schwark M, et al. Satb2 haploinsufficiency phenocopies 2q32-q33 deletions, whereas loss suggests a fundamental role in the coordination of jaw development. Am J Hum Genet, 2006, 79: 668-678

562,563　糖皮质激素缺乏或家族性糖皮质激素缺乏 (glucocorticoid deficiency, GCCD; familial glucocorticoid deficiency, FGD)(562. GCCD1, OMIM 202200; 563. GCCD4, OMIM 614736)

一、临床诊断

(1) 概述

糖皮质激素缺乏 (GCCD) 是一种罕见的肾上腺对促肾上腺皮质激素无反应的综合征，是以皮肤色素沉着、生长迟缓、低血糖、反复严重感染为特点的一种遗传性疾病，由 Shepard 等于 1959 年首先发现[1]，为常染色体隐性遗传，故又称为家族性糖皮质激素缺乏[2,3]。根据致病基因的不同，分为 4 个亚型。致病基因主要编码 2 型黑皮质素受体 (melanonocortin receptor type 2，MC2R) 及其相关调节蛋白。

(2) 临床表现

不同患者各种症状的首发年龄及严重程度差异相对较大，临床主要表现为婴儿期喂养困难，生长发育迟缓，反复低血糖，皮肤色素过度沉着及反复严重感染，致使昏迷、高热惊厥、痫性发作等。部分患者可因性激素缺乏而表现为毛发稀少 (头发、腋毛、阴毛) 等症状。

(3) 影像学表现

暂无报道。

(4) 病理表现

GCCD 患者肾上腺病理学表现为肾素 – 血管紧张素依赖的球状带正常，而 ACTH 依赖的网状带、束状带萎缩，结构紊乱，纤维结缔组织替代，绝大多数为球状带细胞，偶见束状带或网状带细胞 (图 562-1)。部分患者可表现为肾上腺显著性增生，多发结节改变，细胞呈多形性，且局部可见钙化灶，高倍镜可见肾上腺脂质沉积，并可见 "胆固醇样" 裂隙改变 (图 562-2)[4]。

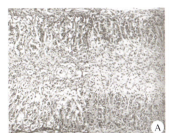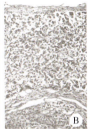

图 562-1　病理表现

A.肾上腺皮质萎缩，纤维组织替代，球状带细胞显著，偶见束状带、网状带细胞 (HE，×150)；B.肾上腺组织结构紊乱，球状带细胞显著 (光学显微镜下改变)[J Pediatr，1972，81(4):726-736]

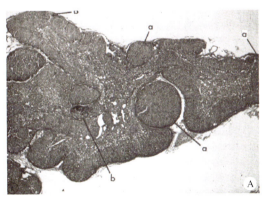

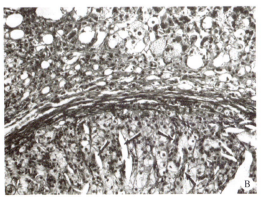

图 562-2　病理表现

A.肾上腺显著增生，多发结节 (a)、局部钙化 (b)(HE，×20)；B.脂质沉积，"胆固醇样" 裂隙 (箭头)(HE，×150)[J Pediatr，1972，81(4):726-736]

(5) 亚型汇总 (表 562-1)

表 562-1　基因突变汇总表

GCCD 亚型	致病基因
1 型	*MC2R*
2 型	*MRAP*
3 型	*StAR*
4 型	*NNT*

(6) 受累部位病变汇总 (表 562-2)

表 562-2　受累部位及表现

受累部位	主要表现
皮肤	色素过度沉着
神经系统	痫性发作, 昏迷
内分泌系统	反复低血糖发作
免疫系统	反复严重感染
血清 / 血浆	皮质醇减低, 促肾上腺皮质激素升高

二、GCCD1 基因诊断

(1) 概述

MC2R 基因, 即编码 2 型黑皮质素受体 (促肾上腺皮质激素) 蛋白的基因, 位于 18 号染色体短臂 1 区 1 带 2 亚带 (18p11.2), 基因组坐标为 (GRCh37): 18: 13882043-13915706, 基因全长 33 664bp, 包含 3 个外显子, 编码 297 个氨基酸。

(2) 基因对应蛋白结构及功能

MC2R 基因编码蛋白隶属于 G 蛋白相关的黑皮质素受体家族 (该蛋白家族可以激活腺苷酸环化酶)。黑皮质素受体家族是类吗啡样神经肽 (POMC) 衍生而来的多肽。该家族蛋白与色素沉着、能量平衡、炎症、免疫调节、类固醇生成及温度控制等生理功能有关。*MC2R* 编码蛋白能选择性地被促肾上腺皮质激素激活, 而其他 4 种黑皮质素受体则识别多重黑皮质素配体。*MC2R* 基因突变将导致家族性糖皮质激素缺乏症的发生。

(3) 基因突变致病机制

Turan 等 [5] 和 Tsigos 等 [6] 报道了 *MC2R* 基因突变与 GCCD1 的发生相关。后期大量研究发现 *MC2R* 基因多个位点突变与 GCCD1 相关 [7-9]。*MC2R* 基因突变主要的致病机制: ①编码跨膜结构域 DNA 突变, 导致跨膜结构域构象发生改变, 进而无法与肾上腺皮质激素 (ACTH) 结合而致病 [9, 10]; ②编码胞内环结构域 DNA 发生突变, 导致胞内环结构域构象发生改变进而影响信号转导致病 [8, 10]。

(4) 目前基因突变概述

目前人类基因突变数据库报道了 *MC2R* 基因突变 44 个, 其中错义 / 无义突变 34 个, 小的缺失 6 个, 小的插入 3 个, 调控区突变 1 个。突变分布在基因整个编码区, 无突变热点。

三、GCCD4 基因诊断

(1) 概述

NNT 基因, 即编码烟酰胺核苷酸转氢酶蛋白的基因, 位于 5 号染色体短臂 1 区 2 带 (5p12), 基因组坐标为 (GRCh37):5:43602791-43705668, 基因全长 102 878bp, 包含 26 个外显子, 编码 1086 个氨基酸。

(2) 基因对应蛋白结构及功能

NNT 基因编码蛋白为线粒体内膜整合蛋白。该蛋白介导 NAD(H) 与 NADP(+) 之间 H^+ 的转移, 进而使质子穿过线粒体内膜。在大多数生理条件下, 该酶能够利用线粒体的质子梯度提供的能量产生高浓度的 NADPH。生成的 NADPH 最终将参与生物合成和自由基的解毒过程。已经发现该基因的两种可变剪接突变体编码相同的蛋白。其具有功能: NADH 和 NADP 间的转氢作用被耦合进入呼吸作用和 ATP 水解作用, 并作为跨膜质子泵发挥其功能。该功能可能在肾上腺的氧自由基解毒过程中发挥作用。

(3) 基因突变致病机制

Meimaridou 等 [11] 在患有 GCCD 的家族中, 通过外显子测序中筛选出 5 个突变基因进行验证, 结果发现, 只有一个 *NNT* 基因上的错义突变是引起该病的主要原因。后来有研究发现, 在多个患病家族中会发生 *NNT* 基因的缺失或错义突变。随后, 研究发现肾上腺类固醇生成途径的受损和 GCCD 的发展是由于氧化应激反应的缺陷而造成的。

(4) 目前基因突变概述

目前人类基因突变数据库报道了 *NNT* 基因突变 5 个, 均为小的缺失。突变分布在基因整个编码区及剪接位点, 无突变热点。

(张正慧　张　弛　刘　磊)

参考文献

[1] Shepard TH , Landing BH , Mason DG. Familial Addison's disease; case reports of two sisters with corticoid deficiency unassociated with hypoaldosteronism. AMA J Dis Child,

1959, 97 (2): 154-162

[2] Migeon CJ, Kenny EM, Kowarski A, et al. The syndrome of congenital adre-nocortical unresponsiveness to ACTH. Report of six cases. Pediatr Res, 1968, 2(6): 501-513

[3] Franks RC, Nance WE. Hereditary adrenocortical unresponsiveness to ACTH. Pediatrics, 1970, 45(1): 43-48

[4] Kelch RP, Kaplan SL, Biglieri EG, et al. Hereditary adrenoc-ortical unresponsiveness to adrenocorticotropic hormone. J Pediatr, 1972, 81(4):726-736

[5] Turan S, Hughes C, Atay Z, et al. An atypical case of familial glucocorticoid deficiency without pigmentation caused by coexistent homozygous mutations in *MC2R* (T152K) and *MC1R* (R160W). J Clin Endocrinol Metab, 2012, 97: 2011-2414

[6] Tsigos C, Arai K, Hung W, et al. Hereditary isolated glucocorticoid deficiency is associated with abnormalities of the adrenocorticotropin receptor gene. J Clin Invest, 1993, 92: 2458-2461

[7] Akin MA, Akin L, Coban D, et al. A novel mutation in the *MC2R* gene causing familial glucocorticoid deficiency type 1. Neonatology, 2011, 100: 277-281

[8] Kandari HM, Katsumata N, Alwan I, et al. Familial glucocorticoid deficiency in five Arab kindreds with homozygous point mutations of the ACTH receptor (*MC2R*): genotype and phenotype correlations. Horm Res Paediatr, 2011, 76: 165-171

[9] Mazur A, Koehler K, Schuelke M, et al. Familial gluco-corticoid deficiency type 1 due to a novel compound heterozygous *MC2R* mutation. Horm Res, 2008, 69: 363-368

[10] Aza-Carmona M, Barreda-Bonis AC, Guerrero-Fernandez J, et al. Familial glucocorticoid deficiency due to compound heterozygosity of two novel *MC2R* mutations. J Pediatr Endocrinol Metab, 2011, 24: 395-397

[11] Meimaridou E, Kowalczyk J, Guasti L, et al. Mutations in *NNT* encoding nicotinamide nucleotide transhydrogenase cause familial glucocorticoid deficiency. Nat Genet, 2012, 44: 740-742

564, 565　葡萄糖转运体 1 缺陷综合征
(GLUT1 deficiency syndrome, GLUT1DS)
(564. GLUT1DS1, OMIM 606777; 565. GLUT1DS2, OMIM 612126)

一、临床诊断

(1) 概述

葡萄糖转运体 1 缺陷综合征 (GLUT1DS) 是以婴儿期发病的癫痫为典型表现的常染色体显性遗传疾病，致病基因为 *SLC2A1*，具有表型可变性。GLUT1 主要存在于红细胞及脑毛细血管内皮细胞，负责介导葡萄糖跨膜转运，GLUT1 表达障碍导致脑组织葡萄糖含量减低，而出现脑功能障碍[1]。

(2) 临床表现

GLUT1DS 典型表型称为 GLUT1DS1，发病年龄在出生后 1~4 个月。临床表现包括癫痫发作、发育迟缓、后天小头畸形、复杂的运动障碍(共济失调、肌张力障碍及痉挛) 及多种发作性症状[2]。癫痫发作形式多样，可表现为短暂微弱的肢体抽搐、呼吸暂停、凝视、眼球运动异常，或全面性强直阵挛发作、肌阵挛、失张力、非典型失神发作等。可因疲劳或饥饿加重，发作频率不等。发作性症状包括共济失调、意识模糊、乏力、肢体瘫痪、头痛及睡眠障碍。

认知障碍可仅表现为学习困难或严重智力损害。患儿存在语言障碍，表现为构音障碍或言语不能[3, 4]。

GLUT1DS 存在其他表型，如 GLUT1DS2。该表型发病年龄较 GLUT1DS1 晚，平均年龄为 2~3 岁。临床表现轻，以阵发性运动诱发运动障碍 (paroxysmal exertion-induced dystonia, PED) 为主要表现。运动障碍以肌张力障碍及手足徐动症为主。部分患儿出现癫痫，且以失神发作为主。部分患儿出现轻度智力减退。有报道表明 1 个家系伴有溶血性贫血[5]。其他表型还包括共济失调或肌张力障碍不伴癫痫发作、手足徐动症等。

(3) 辅助检查

实验室检查：脑脊液糖含量减低、脑脊液 / 血糖比值减低、乳酸含量减低。红细胞葡萄糖摄取试验示葡萄糖摄取能力减低 50% 左右，有诊断价值。

脑电图：不典型，表现为多灶性棘波、棘慢波发放，前者见于婴儿期。发作间期脑电图可正常 (图 564-1)。

头颅 PET：全脑普遍葡萄糖代谢率减低，颞

叶中部及丘脑尤为明显,但基底核代谢率升高[6]（图564-2）。

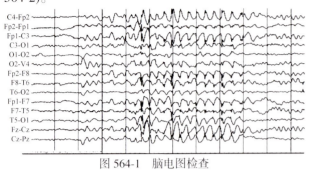

图 564-1　脑电图检查

过度换气时 GLUT1DS 患者出现失神发作,同时脑电图出现 6s 高波幅广泛 3Hz 棘慢波发放 (Brain. 2008, 131:1831-1844)

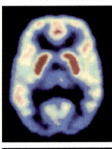
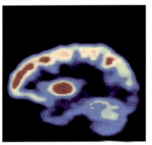
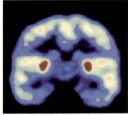

图 564-2　GLUT1DS 患者头颅 PET 检查

全脑葡萄糖代谢率减低,但基底核升高 (Ann Neurol, 2002, 52:458-464)

(4) 病理表现

GLUT1 表达下调导致红细胞内葡萄糖缺乏,红细胞形态异常,棘红细胞增多（图564-3）。

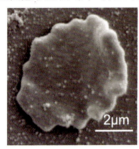
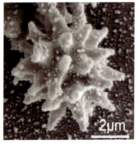

图 564-3　电镜下 GLUT1DS 患者血涂片示异形红细胞（棘红细胞）增多

[J clin Invest, 2008, 118(6): 2157-2168]

(5) 受累部位病变汇总（表 564-1）

表 564-1　受累部位及表现

受累部位	主要表现
头颅	后天小头畸形,头颅发育缓慢
眼	发作性眼动异常

续表

受累部位	主要表现
神经系统	婴儿惊厥（约80%的患者）,癫痫发作（部分患者）,肌阵挛性癫痫状态,共济失调,痉挛,肌张力增高,反射亢进,发作性意识模糊,发作性昏睡,睡眠障碍,发作性轻偏瘫,发作性全身瘫,发作性肌张力障碍,发作性肌阵挛,构音障碍,生长迟缓,学习困难,智力迟缓,语言困难,手足徐动症,脑电图异常

二、GLUT1DS1 基因诊断

(1) 概述

SLC2A1 基因,即编码葡萄糖转运蛋白1(又称 GLUT1 蛋白) 的基因, 位于 1 号染色体短臂 3 区 4 带 2 亚带 (1p34.2), 基因组坐标为 (GRCh37): 1: 43391046-43424847, 基因全长 33 802bp, 包含 10 个外显子, 编码 493 个氨基酸。

(2) 基因对应蛋白结构及功能

SLC2A1 基因在哺乳动物的血 - 脑屏障中编码一种主要的葡萄糖载体。SLC2A1 蛋白缺少信号肽序列, 但含有 12 个潜在的跨膜结构域。SLC2A1 基因编码的蛋白具有很广的底物, 可以运输很多种醛糖, 包括戊糖和己糖。SLC2A1 蛋白最早发现于细胞膜和细胞表面, 可能作为人的 T 淋巴细胞白血病病毒 I 、II 的受体。

(3) 基因突变致病机制

GLUT1DS1 是一种表型变化范围很广的神经性疾病。最严重的典型表现是婴儿时开始的癫痫性脑病, 伴随着发育迟缓, 后天小头畸形, 运动不协调和痉挛。开始的 4 个月, 一旦癫痫发作, 经常表现为窒息, 目光呆滞, 间断的眼球运动。其他的突发性表现包括间断性共济失调, 混乱, 嗜睡, 睡眠障碍和头痛。可能发生不同程度的认知障碍, 从学习障碍到严重智力迟钝。脑脊液糖分过少和脑脊液乳酸盐过少是疾病诊断的证据。

SLC2A1 基因的突变与患者中的脑脊液葡萄糖浓度的减少和红细胞葡萄糖转运的减少有关。SLC2A1 基因的突变包括 1 个大型的缺失（杂合子）, 5 个错义突变 (p.S66F、p.R126L、p.E146K、p.K256V、p.R333W), 3 个删除突变 (c.266delC、c.267A>T、c.904delA、c.1086delG), 3 个插入突变 (c.368_369insTCCTGCCCACCACGCTCACCACG、c.741_742insC、c.888_889insG), 3 个剪接突变 (c.197+1G> A、c.1151+1G> T、c.858+1del10), 1

个无义突变 (p.R330X)。

Moley 等[7] 研究发现，与对照小鼠相比，糖尿病小鼠植入前胚胎发现糖摄取显著低于胚胎。糖尿病小鼠胚胎 Glut1 的 mRNA 水平和蛋白水平显著降低，显示葡萄糖利用率的降低，这与糖运输的降低直接相关。Chi 等[8] 发现在小鼠的囊胚期 Glut1 表达量降低和功能降低都会引起高效率的细胞凋亡。这些发现显示了母系体内的高血糖症通过降低糖运输诱导了细胞死亡信号。通过反义 Glut1 方法获得的转基因小鼠中，Heilig 等[9] 发现葡萄糖摄取的降低和发育畸形，这些都与母体的糖尿病相关，包括胎儿宫内生长迟缓、先天无脑畸形、小眼畸形等。在妊娠期纯合的 Glut1 突变是致死的。Heilig 等认为 Glut1 缺失引起了胚胎葡萄糖摄取不足和细胞凋亡。

Wang 等[110] 发现 Glut1 缺失小鼠具有自发性癫痫，肌动活性受损，运动失调，脑脊液糖分过少和脑重量下降，脑葡萄糖摄取下降，Glut1 表达量下降的特征。Glut1$^{-/-}$ 纯合突变是胚胎致死性的。

(4) 目前基因突变概述

目前人类基因突变数据库收录了 SLC2A1 基因突变 106 个，其中错义 / 无义突变 56 个，剪接突变 8 个，小的缺失 13 个，小的插入 19 个，大片段缺失 8 个，大片段插入 1 个，调控区突变 1 个。

三、GLUT1DS2 基因诊断

(1) 概述

SLC2A1 基因，即编码葡萄糖转运蛋白1的基因，位于 1 号染色体短臂 3 区 4 带 2 亚带 (1p34.2)，基因组坐标为 (GRCh37):1:43391046-43424847，基因全长 33 802bp，包含 10 个外显子，编码 492 个氨基酸。

(2) 基因对应蛋白结构及功能

SLC2A1 基因编码一种在哺乳动物的血－脑屏障中的葡萄糖运转蛋白。该蛋白具有很广的底物，可以运输包括戊糖和己糖在内的很多种醛糖。该蛋白最早发现在细胞膜和细胞表面，可作为人类 T 淋巴细胞白血病病毒Ⅰ、Ⅱ的受体。GO 注释结果显示 SLC2A1 基因与蛋白自缔合及相同蛋白结合的功能有关。

(3) 基因突变致病机制

GLUT1DS2 是最初表现为童年时期的阵发性运动障碍的常染色体显性遗传病。运动障碍包括瞬态异常的不自主运动，如肌张力障碍和手足徐动症。一些患者伴随癫痫，平均在 2~3 岁发病，轻度的智力迟钝。Weber 在 GLUT1DS 家系患者中发现 SLC2A1 基因上 2 个杂合突变，而 2 个附加的发作性运动诱发性肌张力障碍家系没有发现 SLC2A1 基因突变，表明遗传的异质性[5]。

本病尚无相应的分子研究，致病机制未明。

(4) 目前基因突变概述

目前人类基因突变数据库收录了 SLC2A1 基因突变 106 个，其中错义 / 无义突变 56 个，剪接突变 8 个，小的缺失 13 个，小的插入 19 个，大片段缺失 8 个，大片段插入 1 个，调控区突变 1 个。

（董 培 时 硕）

参考文献

[1] Klepper J, Voit T. Facilitated glucose transporter protein type 1 (GLUT1) deficiency syndrome: impaired glucose transport into the brain-a review. Eur J Pecliatr, 2002, 161: 295-304

[2] Klepper J, Leiendecker B. GLUT1 deficiency syndrome-2007 update. Dev Med Child Neurol, 2007, 49: 707-716

[3] Brockmann K. The expanding phenotype of GLUT1-deficiency syndrome. Brain Dev, 2009, 31: 545-552

[4] Schneider SA, Paisan-Ruiz C, Garcia-Gorostiaga I, et al. GLUT1 gene mutations cause sporadic paroxysmal exercise-induced dyskinesias. Mov Disord, 2009, 24: 1684-1688.

[5] Weber YG, Storch A, Wuttke TV, et al. GLUT1 mutations are a cause of paroxysmal exertion-induced dyskinesias and induce hemolytic anemia by a cation leak. J Clin Invest, 2008, 118(6): 2157-2168

[6] Pascual JM, van Heertum RL, Wang D, et al. Imaging the metabolic footprint of GLUT1 deficiency on the brain. Ann Neurol, 2002, 52: 458-464

[7] Moley KH, Chi MM, Mueckler MM. Maternal hyperglycemia alters glucose transport and utilization in mouse preimplantation embryos. Am J Physiol, 1998, 275: E38-47

[8] Chi MM, Pingsterhaus J, Carayannopoulos M, et al. Decreased glucose transporter expression triggers BAX-dependent apoptosis in the murine blastocyst. J Biol Chem, 2000, 275: 40252-40257

[9] Heilig CW, Saunders T, Brosius FC, et al. Glucose transporter-1-deficient mice exhibit impaired development

and deformities that are similar to diabetic embryopathy. Proc Natl Acad Sci USA, 2003, 100: 15613-15618

[10] Wang D, Pascual JM, Yang H, et al. A mouse model for Glut-1 haploinsufficiency. Hum Mol Genet, 2006, 15: 1169-1179

566　先天性谷氨酰胺缺乏
（glutamine deficiency, congenital; OMIM 610015）

一、临床诊断

(1) 概述

先天性谷氨酰胺缺乏是由于表达谷氨酰胺合成酶的基因突变所致的遗传性疾病。致病基因为 GLUL。谷氨酰胺合成酶催化谷氨酸盐及氨转化为谷氨酰胺，在氨解毒、器官内氮流通、酸碱平衡及细胞信号转导中发挥着重要的作用，在人体内肝脏、脑、肌肉中含量丰富。先天性谷氨酰胺缺乏可导致代谢异常疾病。

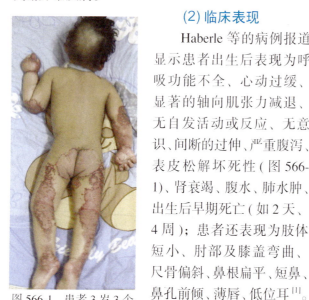

图 566-1　患者 3 岁 3 个月皮肤松解坏死性红斑愈合期
(Molecular Genetics and Metabolism, 2011, 103:89-91)

(2) 临床表现

Haberle 等的病例报道显示患者出生后表现为呼吸功能不全、心动过缓、显著的轴向肌张力减退、无自发活动或反应、无意识、间断的过伸、严重腹泻、表皮松解坏死性（图 566-1）、肾衰竭、腹水、肺水肿、出生后早期死亡（如 2 天、4 周）；患者还表现为肢体短小、肘部及膝盖弯曲、尺骨偏斜、鼻根扁平、短鼻、鼻孔前倾、薄唇、低位耳[1]。Haberle 的另一篇关于一名 3 岁患儿的报道中，患儿临床表现为高血氨，癫痫发作及严重早发的脑病，精神运动发育迟滞[2]。

(3) 辅助检查

1) 影像学检查（图 566-2）：患者头颅 MRI 检查显示了显著的脑发育不良包括脑白质低密度，脑室扩大，以及完全的无脑回畸形，脑室旁囊肿，小且光滑的小脑，脑周间隙扩大。

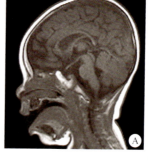
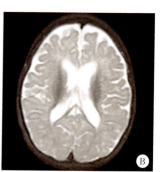
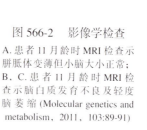
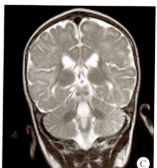

图 566-2　影像学检查
A.患者 11 月龄时 MRI 检查示胼胝体变薄但小脑大小正常；B、C.患者 11 月龄时 MRI 检查示脑白质发育不良及轻度脑萎缩 (Molecular genetics and metabolism, 2011, 103:89-91)

2) 实验室检查：血清、尿液及脑脊液谷氨酰胺水平明显低于正常，谷氨酸盐的水平基本正常。

3) 脑电图：θ 波暴发，泛化的癫痫波。

(4) 病理表现

尸检显示患者脑重量明显低于正常。

(5) 受累部位病变汇总（表 566-1）

基因突变影响了 GLUL（谷氨酰胺结合 ATP 的活性部位）。

表 566-1　受累部位及表现

受累部位	主要表现
皮肤	起疱性红斑皮疹、坏死性表皮松解
头面部	低位耳，扁平且宽的鼻根
骨骼	挛缩，短肢畸形
神经系统	脑病，肌张力减退，癫痫，严重精神发育迟滞，反射亢进，脑萎缩，薄胼胝体，脑回变薄，脑回异常，脑室旁/室管膜下囊肿，脑室扩大，小脑平滑、变小，髓鞘形成不足
心脏	心动过缓
呼吸系统	呼吸功能不全，呼吸暂停

二、基因诊断

(1) 概述

GLUL 基因，即编码谷氨酰胺合成酶的基因，它位于 1 号染色体长臂 3 区 1 带 (1q31)，基因组坐标为 (GRCh37):1:182350839-182361341，基因全长 10 503bp，包含 8 个外显子，编码 374 个氨基酸。

(2) 基因对应蛋白结构及功能

由 *GLUL* 基因编码的蛋白质属于谷氨酰胺合成酶家族，它催化谷氨酸盐和氨合成谷氨酰胺。谷氨酰胺是能量的主要来源，参与细胞增殖，抑制细胞凋亡，并且在细胞信号转导中也发挥作用。*GLUL* 基因在早期胚胎中表达，并通过去除循环中的氨而在调控机体的 pH 中发挥很大的作用。这个基因上的突变与先天性谷氨酰胺缺陷有关。

(3) 基因突变致病机制

Haberle 等[1] 在 2 个土耳其籍先天性谷氨酰胺缺乏患者的 *GLUL* 基因上分别检测出了纯合突变。一个患者携带 p.R324C 的氨基酸置换，另一个患者则是 p.R341C 置换。这两个突变在 160 个对照的等位基因中都没有出现，其中包括 60 个土耳其人的等位基因。双亲杂合携带提示是常染色体隐性遗传方式，并证实了疾病和突变在两个家系表现为共分离。Haberle 等[2] 确认了在一个患有先天性谷氨酰胺缺乏症的苏丹男孩的 *GLUL* 基因上发生了纯合突变。

本病尚无相应的分子研究，致病机制未明。

(4) 目前基因突变概述

目前人类基因突变数据库报道了 *GLUL* 基因突变 3 个，均为错义 / 无义突变。

（杨晓萌　王春丽）

参考文献

[1] Haberle J, Gorg B, Rutsch F, et al. Congenital glutamine deficiency with glutamine synthetase mutations.The New England Journal of Medicine, 2005, 353:1926-1933

[2] Haberle J, Shahbeck N, Ibrahim K, et al. Natural course of glutamine synthetase deficiency in a 3 year old patient. Molecular Genetics and Metabolism, 2011, 103:89-91

567　戊二酸血症 1 型
(glutaric academia 1, GA1; OMIM 231670)

一、临床诊断

(1) 概述

1975 年首次报道了戊二酸血症 1 型 (GA1)，为戊二酰辅酶 A 脱氢酶 (glutaryl-CoA dehydrogomase，*GCDH*) 基因缺陷所致的常染色体隐性遗传性疾病。*GCDH* 缺陷时，戊二酸和 3 - 羟基戊二酸在组织和体液中堆积导致神经毒性，引起一系列神经系统损伤，感染、腹泻、免疫接触等刺激而诱发急性脑病[1-4]。

(2) 临床表现

GA1 患者早期症状无特异性，包括兴奋、食欲减退、呕吐、精神差、肌张力减退等[5]。该病临床表现上有明显的异质性，重症患者新生儿期或婴幼儿早期即可发病，男、女患病率无差异，患儿常因感染、饮食不当、接种疫苗等刺激后诱发，最初表现为明显的大头畸形及生长发育落后[2-4]，并逐渐出现由于中枢神经系统受损而引发的一系列神经系统症状，主要表现为基底神经核受损、进行性肌张力障碍和震颤等锥体外系症状[4-6]。血戊二酰肉碱和尿中戊二酸和 3 - 羟基戊二酸含量增高是其生化代谢特点[9]。

(3) 辅助检查

经典 GA1 患者的影像学表现：大脑外侧裂及前纵裂增宽、脑白质减少、额颞叶脑发育不全、颞极蛛网膜囊肿、双侧侧脑室扩张、颞极前方蛛网膜囊肿、颞顶部硬膜下慢性血肿，磁共振检查双侧基底核区、丘脑、大脑脚可见对称性长 T_1、长 T_2 异常信号，Flair 像呈高信号影 (图 567-1)[4, 7, 9]。GA1 患者 FDG-PET 扫描表现为基底核、丘脑、脑岛和颞叶皮质区葡萄糖摄取减低，目前尚不清楚其代谢活性减低与大脑外侧裂增宽的关系[8]。

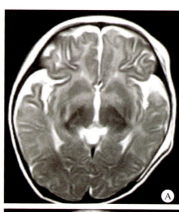

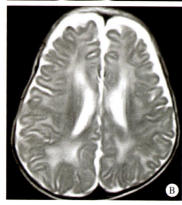

图 567-1　影像学表现

A. 两侧额、颞部脑外间隙扩大，双侧外侧裂池稍增宽，两侧基底核对称 T_2WI 稍高信号；B. 两侧额、颞部脑外间隙扩大，脑沟增深；两侧放射冠区 T_2WI 脑白质信号较同龄偏高 [医学影像学杂志，2014, 24(7): 1264-1266]

(4) 病理表现

GA1 患者病理学表现为脑内明显的灰质坏死及白质减少，灰质坏死一般可分为 3 个阶段：24h 内为急性期，表现为运动神经元功能减弱，出现基底核细胞毒性水肿、脑血流减少；临床症状出现后 4~5 天为亚急性期，主要表现为灰质低灌注、糖摄取减少及血管源性水肿；慢性期表现为灰质萎缩[10]。

(5) 受累部位病变汇总（表 567-1）

表 567-1　受累部位及表现

受累部位	主要表现
脑	主要表现为基底神经核受损、进行性肌张力障碍、震颤等锥体外系症状、精神运动发育迟滞、肌张力低下、惊厥、表情怪异、运动障碍较智力损害严重
其他	早期症状无特异性，包括兴奋、食欲减退、呕吐等

二、基因诊断

(1) 概述

GCDH 基因，即编码戊二酰基辅酶 A 脱氢酶的基因，位于 19 号染色体短臂 1 区 3 带 (19p13)，基因组坐标为 (GRCh37):19:13001974-13010783，基因全长 8810bp，包含 15 个外显子，编码 446 个氨基酸。

(2) 基因对应蛋白结构及功能

GCDH 基因编码的蛋白质属于戊二酰基辅酶 A 脱氢酶家族，它通过催化氧化 L- 赖氨酸、L- 羟基赖氨酸和 L- 色氨酸，使得戊二酰辅酶 A 发生脱羧反应从而转为巴豆酰辅酶 A 和 CO_2。它将电子传递黄素蛋白作为其电子受体，酶存在于线粒体基质为 45kD 的亚基同源四聚体上。GCDH 基因的突变将导致戊二酸血症 1 型。

(3) 基因突变致病机制

Goodman 等 [11, 12] 发现了戊二酸血症 1 型患者的 1 个 GCDH 基因纯合突变。Anikster 等 [13] 在 8 个以色列家庭的戊二酸血症 1 型患者发现了 GCDH 基因的 7 个突变。Goodman 等 [14] 在 20 个戊二酸血症 1 型患者中发现了 21 个不同的 GCDH 基因突变。

2002 年，Koeller[15] 等建立了在胚胎干细胞时期发生定向缺失的 Gcdh 基因而引起戊二酸血症 1 型的小鼠模型。所述 Gcdh$^{-/-}$ 小鼠具有与戊二酸血症 1 型患者相似的生化表型，包括戊二酸和 3- 羟基戊二酸的比例。受影响的小鼠有轻度运动障碍，但没有进一步的发展为肌张力障碍。可见病理上 Gcdh$^{-/-}$ 小鼠有类似患者的弥漫海绵状髓鞘质病。该 Gcdh$^{-/-}$ 小鼠对一个代谢应激未能有任何神经系统的反应。Koeller 等 [15] 推测与 Gcdh$^{-/-}$ 小鼠相比，戊二酸血症 1 型患者的神经表型和纹状体病理缺乏相似性，可能是由于小鼠和人的纹状体之间存在固有的差异。

2007 年，Zinnanti 等 [16] 证明了正常小鼠脑神经元中 Gcdh 的表达受到限制。Gcdh 缺陷小鼠易患脑病并与年龄相关，断奶的小鼠表现出比成年小鼠更多的神经元损伤。病理改变包括神经细胞空泡，线粒体增大和神经纤维混乱树枝状突起。断奶 Gcdh 缺陷的小鼠相比空白对照组表现出较高的大脑赖氨酸和戊二酸的积累。而成年 Gcdh 缺失的小鼠这些水平并没有表现出增加。断奶 Gcdh 缺陷小鼠增加赖氨酸和戊二酸的积累引起了脑损伤和相关脑疾病。生化条件的改变引起线粒体肿胀和功能的破坏，通过限制摄取赖氨酸和降低脑代谢赖氨酸的治疗可以改善生存和减少脑损伤。

（4）目前基因突变概述

目前人类基因突变数据库收录了 GCDH 基因突变 33 个，其中错义 / 无义突变 11 个，剪接突变 11 个，小的缺失 10 个，小的插入 1 个。

（康开江　莫　芬）

参考文献

[1] Alice A, Jessica K, Dianne M, et al.Glutaric acidemia type 1 in patients of Lumbee heritage from North Carolina. Molecular Genetics and Metabolism, 2006, 88: 90-92

[2] Yuichi M, Seiji F, Yuki H, et al.Clinical and molecular investigation of 19 Japanese cases of glutaric acidemia type 1. Molecular Genetics and Metabolism, 2011, 102 :343-348

[3] Kolker S, Christensen E, Leonard JV, et al.Guideline for the diagnosis and management of glutaryl-CoA dehydrogenase deficiency (glutaric aciduria type I). J Inherit Metab Dis, 2007, 30 : 5-22

[4] 温鹏强，王国兵，刘晓红，等.四例戊二酸血症 I 型患儿临床资料分析与基因突变研究.中华医学遗传学杂志，2012, 29(6)：642-647

[5] 张福荣.新生儿戊二酸血症 I 型 1 例报告.临床儿科杂志，2012, 30(9):882

[6] Korman SH, Jakobs C, Darmin PS, et al.Glutaric aciduria type 1：clinical, biochemical and molecular findings in patients from Israel. Eur J Paediatr Neurol, 2007, 11：81-89

[7] Desai NK, Runge VM, Crisp DE，et al. Magnetic resonanceimaging of the brain in glutaric acidemia type 1: a review of the literature and a report of four new cases with attention to the basal ganglia and imaging technique. Invest

Radiol, 2003, 38：489-496

[8] 林剑军 . 戊二酸血症 I 型的磁共振影像表现 . 医学影像学杂志，2014, 24(7)：1264-1266

[9] Bele'n P, Alberto D, Antoni C, et al. Brain injury in glutaric aciduria type I: The value of functional techniques in magnetic resonance imaging. European Journal of Paediatric Neurology, 2009, 13 :534-540

[10] Osama K, Heba S, Shaimaa G, et al. Demographic and clinical features of glutaric acidemia type 1； a high frequency among isolates in Upper Egypt.The Egyptian Journal of Medical Human Genetics, 2014, 15 : 187-192

[11] Goodman SI, Kratz LE, DiGiulio KA, et al. Cloning of glutaryl-CoA dehydrogenase cDNA, and expression of wild type and mutant enzymes in Escherichia cli. Hum Mol Genet, 1995, 4：1493-1498

[12] Goodman SI, Kratz LE, Frerman FE. Pork and human cDNAs encoding glutaryl-CoA dehydrogenase.In: New Developments in Fatty Acid Oxidation. New York: Wiley-Liss, 1992, 169-173

[13] Anikster Y, Shaag A, Joseph A, et al. Glutaricaciduria type I in the Arab and Jewish communities in Israel. Am J Hum Genet, 1996, 59: 1012-1018

[14] Goodman SI, Stein DE, Schlesinger S, et al. Glutaryl-CoA dehydrogenase mutations in glutaricacidemia (type I): review and report of thirty novel mutations. Hum Mutat, 1998, 12: 141-144

[15] Koeller DM, Woontner M, Crnic LS, et al. Biochemical, pathologic and behavioral analysis of a mouse model of glutaricacidemia type I. Hum Mol Genet, 2002, 11: 347-357

[16] Zinnanti WJ, Lazovic J, Housman C, et al. Mechanism of age-dependent susceptibility and novel treatment strategy in glutaricacidemia type I. J Clin Invest, 2007, 117: 3258-3270

568　谷胱甘肽（还原型）合成酶缺乏症
(glutathione synthetase deficiency, GSSD; OMIM 266130)

一、临床诊断

（1）概述

谷胱甘肽（还原型）合成酶缺乏症 (GSSD) 是一种罕见的常染色体退行性代谢失调，使谷胱甘肽不能产生。谷胱甘肽在能量产生过程中使有害的分子不能生成，可避免细胞损伤[1]。

（2）临床表现

谷胱甘肽合成酶缺乏症可分为 3 种类型：轻度、中度和重度。

轻度谷胱甘肽合成酶缺乏症通常导致红细胞破坏（溶血性贫血）。少数患者在尿中 (5- 羟脯氨酸尿) 排出大量的 5- 氧 (代) 脯氨酸的复合物 (也称焦谷氨酸或焦谷氨酸盐)。这种复合物在谷胱甘肽在细胞内不正常时堆积。

中度谷胱甘肽合成酶缺乏症患者通常在出生不久后表现出包括溶血性贫血、5- 羟脯氨酸尿，以及其他血或组织酸性升高的症状（代谢性酸中毒）[2]。

谷胱甘肽合成酶缺乏症患者可能出现神经症状。这些症状包括：癫痫；整体的物理反应速度减慢，运动、语言障碍（精神运动性阻滞）；智力缺陷；协调缺陷（共济失调）。有些重度谷胱甘肽合成酶缺乏症患者也会出现反复的细菌感染。

(3) 辅助检查

暂无报道。

(4) 病理表现

暂无报道。

(5) 基因突变及受累部位

谷胱甘肽合成酶缺乏症在遗传中有常染色体退行性形式。

GSS 基因突变导致谷胱甘肽合成酶缺乏症。这种基因为谷胱甘肽合成酶的合成提供指令。谷胱甘肽又被称为抗氧化剂。因为它在保护细胞不受在能量生成中的副产物——不稳定的含氧分子的破坏中起作用。*GSS* 基因的突变使细胞不能产生足够的谷胱甘肽，导致谷胱甘肽合成酶缺乏症的症状和体征。

二、基因诊断

(1) 概述

GSS 基因，编码谷胱甘肽（还原型）合成酶，位于 20 号染色体长臂 1 区 1 带 2 亚带 (20q11.2)，基因组坐标为 (GRCh37):20:33516236-33543794，基因全长 27 559bp，包含 15 个外显子，编码 474 个氨基酸。

(2) 基因对应蛋白结构及功能

GSS 基因编码谷胱甘肽合成酶。谷胱甘肽在多种生物学功能中发挥重要作用，包括保护细胞免受自由基的氧化损伤，异源物的解毒，膜运输。谷胱甘肽合成酶作为异二聚体催化谷胱甘肽的生物合成的第二步，即 γ-L- 谷氨酰 -L- 半胱氨酸向谷胱甘

肽的转换，这一步需依赖 ATP。该基因的缺陷是 GSSD 的病因。

(3) 基因突变致病机制

GSSD 是由于 *GSS* 基因的纯合突变或复合杂合突变造成的，由于该基因的突变会引起红细胞中谷胱甘肽的合成缺陷，因而也会导致溶血性贫血。

在 GSSD 的 3 个家族中，*GSS* 基因中 6 个位点的 7 种突变被鉴定[3]。在 41 例 (33 例已报道) 来自 33 个家族的 GSSD 患者的研究中，Njalsson 等[1] 对基因型、酶的活性、代谢物水平和临床表型均进行了评价。27 种不同的突变被确定，其中有 23 例患者为纯合突变，18 例为复合杂合突变。在培养的成纤维细胞中仅酶活性或谷胱甘肽、γ-谷氨酰半胱氨酸的含量水平变化，并无法区分临床表型的轻重程度。而所有的基因移码突变，提前终止或异常剪接均与中度或严重的临床表型相关联。Njalsson 等提出结论：额外的遗传或环境因素至少能够调整表型的轻重程度，而对患者的临床分类可以被后续的变化所影响。

(4) 目前基因突变概述

目前人类基因突变数据库报道了 *GSS* 基因的突变 32 个，其中错义 / 无义突变 19 个，剪接突变 9 个，小的缺失 2 个，小的插入 1 个，大的缺失 1 个。突变分布在基因整个编码区，无突变热点。

（储成成　陈晓丽）

参考文献

[1] Njålsson R, Ristoff E, Carlsson K, et al. Genotype, enzyme activity, glutathione level, and clinical phenotype in patients with glutathione synthetase deficiency. Human Genetics, 2005, 116 (5): 384-389

[2] Njålsson R. Glutathione synthetase deficiency. Cellular and Molecular Life Sciences, 2005, 62 (17): 1938-1945

[3] Shi ZZ, Habib GM, Rhead WJ, et al. Mutations in the glutathione synthetase genecause 5-oxoprolinuria. Nat Genet, 1996, 14: 361-365

569 甘油激酶缺乏症
(glycerol kinase deficiency, GKD; OMIM 307030)

一、临床诊断

(1) 概述

甘油激酶缺乏症 (GKD) 是目前唯一一种已知生化缺陷的甘油代谢缺陷病，是一种 X 染色体隐性遗传性代谢缺陷病，90% 为男性患者，临床上可分为 3 型：婴儿型、青少年型及成人型。其分子遗传学基础是由于编码甘油激酶的 GK 基因缺失导致甘油激酶活性减低，甘油不能转变为糖，则在体内异常堆积，引起高甘油血症、低血糖、类瑞氏综合征样表现等。

婴儿型常伴有严重的发育迟滞，成人型可无明显的临床症状而容易被忽略。婴儿型甘油激酶缺乏症即复合型 GKD 涉及染色体 Xp21 区域不同大小片段基因的缺失，而单纯型 GKD，仅与 GK 基因缺陷有关 [1,2]。

(2) 临床表现

单纯型 GKD 分为青少年型及成人型，青少年型可于出生后 1 周内即出现低体温、嗜睡，生长缓慢，常于 2~6 岁时出现发作性呕吐伴有不同程度的代谢性酸中毒、酮症性低血糖，甚至类瑞氏综合征样发作 [3,4]，如嗜睡、木僵、意识不清等，血及尿中甘油显著升高。而成年型患者可一直没有明显症状和体征，常规实验室检查可发现血中三酰甘油明显升高，这是因为血中大量的游离甘油被误检测为三酰甘油 [5]。

复合型 GKD 又称为 Xp21 邻近基因缺失综合征，临床表现为同时出现多个单基因缺陷病的综合征，主要包括先天性肾上腺发育不良、高甘油三酯血症、杜氏肌营养不良。婴儿型患者的临床表现主要取决于这种邻近基因综合征所涉及的位点。伴有 AHC 基因位点缺失患者，常于生后数周至数月内出现生长缓慢、进行性皮肤色素沉着，在应激状态（如感染、发热、疾病、外伤）时易发生肾上腺皮质功能危象，导致低血糖抽搐、低钠血症和高钾血症等失盐症状，严重者可导致死亡。存活至青春发育期的患儿会出现低促性腺激素性性腺发育不良。累及 DMD 基因位点的患者，和经典的杜氏肌营养不良

症一样，可有严重的进行性肌无力，但也可只出现较轻的肌病，血清中各种酶谱升高。若同时有 GK 及 DMD 基因位点受累的患儿均会出现明显的精神运动发育迟滞 [6]。少数患者会出现慢性肉芽肿、鸟氨酸氨甲酰基转移酶缺乏症、视网膜色素变性相应的慢性感染、高氨血症、色盲甚至失明等临床表现。部分患儿出现特殊面容：三角脸、宽大鼻梁和球状鼻尖等，被描述为沙漏样面中部 [7]。

(3) 辅助检查

做尿液 GC-MS 联用分析，发现甘油排出（正常情况下尿液中检测不到甘油排泄），有助于诊断该病。

(4) 受累部位病变汇总（表 569-1）

表 569-1 受累部位表现

受累部位	主要表现
神经、肌肉系统	发育迟缓，肌营养不良，嗜睡，木僵，意识不清，肌酶升高等
内分泌系统	先天性肾上腺发育不良，高甘油三酯血症，低血糖抽搐，低钠血症，高钾血症，进行性皮肤色素沉着，高氨血症
生殖系统	低促性腺激素性性腺发育不良等
视觉系统	视网膜色素变性，色盲，失明等
其他	三角脸，宽大鼻梁，球状鼻尖

二、基因诊断

(1) 概述

GK 基因，即编码甘油激酶的基因，位于 X 染色体短臂 2 区 1 带 3 亚带 (Xp21.3)，基因组坐标为 (GRCh37): X: 30671476-30749579，基因全长 78 104bp，包含 20 个外显子，编码 553 个氨基酸。

(2) 基因对应蛋白结构及功能

GK 编码的甘油激酶是甘油的摄取和代谢调节中的关键酶。它通过 ATP 催化甘油的磷酸化，产生 ADP 和甘油 -3- 磷酸。在该基因中发现多种选择性剪接转录类型，并编码不同的亚型。

(3) 基因突变致病机制

Walker 等 [2] 在单一性甘油激酶缺乏的 4 例患者中检测到 GK 基因的 3 种突变。Gaudet 等 [8] 在一

个法裔加拿大血统的患者的 *GK* 基因检测到一个突变 (p.N288D)，并导致严重的三酰甘油含量增高，但他们未表现任何临床症状。Gaudet 等对来自 5 个家庭的 18 位具有严重的高甘油三酯血症 (高于 2.0mmol/L) 的男性进行分析，发现其表现为 X 染色体连锁的遗传特征。其中 Xp21.3 的 *GK* 基因表现出最高的关联性。另外，由于所有的家族都是来自具有奠基者效应的群体，因此确定了一个常见的疾病单倍型。

(4) 目前基因突变概述

目前人类基因突变数据库报道了 *GK* 基因突变 84 个，其中错义 / 无义突变 48 个，大的缺失 3 个，大的插入 32 个，调控区突变 1 个。突变分布在基因整个编码区，无突变热点。

(姚婧璠　陈晓丽)

参考文献

[1] Francke U, Harper JF, Darras BT, et al. Congenital adrenal hypoplasia, myopathy, and glycerol kinase deficiency: molecular genetic evidence for deletions. Am J Hum Genet. 1987, 40(3):212-227

[2] Walker AP, Muscatelli F, Stafford AN, et al. Mutations and phenotype in isolated glycerol kinase deficiency. Am J Hum Genet. 1996, 58(6):1205-1211

[3] Sjarif DR, Sinke RJ, Duran M, et al. Clinical heterogeneity and novel mutations in the glycerol kinase gene in three families with isolated glycerol kinase deficiency. J Med Genet. 1998, 35(8):650-656

[4] Sehgal A, Stack J. Complex glycerol kinase deficiency: an X-linked disorder associated with adrenal hypoplasia congenita. Indian J Pediatr. 2005, 72(1):67-69

[5] Hellerud C, Burlina A, Gebellic C, et al. Glycerolmetabolism and the determination of triglycerides—clinica,l biochemical and molecular findings in six subjects. Clin Chem Lab Med, 2003, 41(1): 46-55

[6] Zaffanello M, Zamboni G, Tonin P, et al. Complex glycerol kinase deficiency leads to psychomotor and body-growth failure. J Paediatr Child Health, 2004, 40(4): 237-240

[7] Sjarif DR, Ploos van Amstel JK, Duran M, et al. Isolated and contiguous glycerol kinase gene disorders: a rview. J Inherit Metab Dis, 2000, 23(6): 529-547

[8] Gaudet D, Arsenault S, Pérusse L, et al. Glycerol as a Correlate of Impaired Glucose Tolerance: Dissection of a Complex System by Use of a Simple Genetic Trait. The Am J Hum Genet, 2000, 66: 1558-1568

570~575　糖原贮积症
(glycogen storage disease, GSD)(570. GSD0A, OMIM 240600; 571. GSD2, OMIM 232300; 572. GSD4, OMIM 232500; 573. GSD9A1, OMIM 306000; 574. GSD9C, OMIM 613027; 575. GSD12, OMIM 611881)

一、临床诊断

(1) 概述

糖原贮积症 (GSD) 是酶缺陷所致先天性糖代谢紊乱性疾病，多数属常染色体隐性遗传，个别属性连锁隐性遗传[1]。发病率因种族而异。根据欧洲资料，其发病率为 1/(2 万 ~2.5 万)。发病多在新生儿和婴幼儿期，少数患者到成年早期才发病。这类疾病中的糖原存在着量和 (或) 质的异常[2]，但有一个共同的生化特征，即糖原贮存异常，绝大多数是糖原在肝脏、肌肉、肾脏等组织中贮积量增加，仅少数病种的糖原贮积量正常，而糖原的分子结构异常。该病使患者的身体不能把吃掉的食物转换成能量，为了保持体力，患者必须不断摄取糖分。据所缺陷的酶发现的时间顺序将糖原贮积症按数字分为至少 12 型，其中Ⅰ、Ⅱ、Ⅲ、Ⅸ型是儿童早期最常见的类型，Ⅴ型是成年期最常见的类型。也有按糖原贮积的部位和临床症状分为肝糖原病 (0 、Ⅰ、Ⅲ、Ⅳ、Ⅵ及Ⅸ型) 和肌糖原病 (Ⅱ、Ⅴ、Ⅶ型)。

(2) 临床表现

0 型：为尿二磷葡萄糖 – 糖原转移酶缺陷。临床表现为肝大、低血糖、先天性肌无力，肌张力减低。此型是由于缺乏尿二磷葡萄糖 – 糖原转移酶，故肝细胞中储备肝糖原不足，餐后 4~6h 肝糖原含量只有正常人的 0.5%。多在出生后几小时即发病，如果未及时发现，则婴儿可死于低血糖和酮中毒[3]。本病患儿的临床特点之一为低血糖 – 高血糖交替出现，即白天高血糖，夜间低血糖，糖异生作用通路代偿性加强，故有高乳酸血症和酮血症，表现为代谢性酸中毒 (乳酸酸中毒)，这也是引起患儿死亡的原因之一。此外，血中丙氨酸也增高 (作为糖异生作用的基质)。早期无肝脏增大。

Ⅱ型：为 α-1,4- 糖苷酶缺陷。临床表现为心脏增大、心力衰竭、巨舌、肌无力。Ⅱ型糖原贮积症的婴儿型最为常见。此外，还有幼 (少) 年型和成人型。Ⅱ型病人病变范围广泛，除骨骼肌外，呼吸道、消化道、泌尿生殖道和血管平滑肌均可受累。

Ⅳ型：为 α-1,4- 糖苷酶缺陷。临床表现为肝、脾大、肝硬化。多发生于婴儿及儿童，少数在青少年期发病，临床表现不均一，新生儿表现为致命的神经肌肉疾病、肝硬化。

Ⅸ a 型：是一种 X 染色体隐性遗传疾病，是由肝磷酸化酶激酶缺乏造成的代谢紊乱。糖原贮积症Ⅸ a 型是糖原贮积症中最轻的一型。临床症状包括肝大、生长迟缓、谷丙转氨酶和谷草转氨酶升高、高胆固醇血症、高甘油三酯血症和酮症，这些临床和生化异常随着年龄增长逐渐消失，大多数成年患者无症状。其他临床症状包括肝大、身材矮小、低血糖、高尿酸血症、轻度运动发育迟缓[8,9]。

Ⅸ c 型：是肝脏和睾丸的同型磷酸化酶激酶 γ 亚基缺陷导致的。此型特点为儿童期出现肝大、张力减退、生长迟缓、肝功能障碍。在大多数情况下，这些症状随着年龄的增长而改善，但一些患者可能发展为肝纤维化或肝硬化[7]。

Ⅻ型：为编码 L-1,6- 二磷酸酶 A 的基因突变所致。临床表现可为溶血性贫血、精神发育迟缓、肝糖原消耗增加、肝脾大[4, 5]。也可以以肌病为主要临床表现[6]。

(3) 辅助检查

1) 生化检查：空腹血糖降低至 2.24~2.36mmol/L。乳酸及血糖原含量增高。血脂酸、尿酸值升高。ALT 和 AST 升高，血脂高等[10]。

2) 白细胞酶的测定：对Ⅳ型患者可能有帮助。

3) 糖代谢功能试验：①肾上腺素耐量试验：注射肾上腺素 60min 后，0 型患者血糖均不升高。②胰高血糖素试验：0、Ⅳ型患者示血糖反应曲线低平。餐后 1~2h 重复此试验，0 型血糖可转为正常。

③果糖或半乳糖变为葡萄糖试验：乳酸明显上升。④糖耐量试验呈现典型糖尿病特征。

4) 腹部超声：可以发现肝大[3]。

5) 肌肉组织或肝组织活检：活检组织做糖原定量和酶活性测定，可作为确诊的依据，但损伤性大。

6) 分子生物学检测：研究较多的为葡萄糖 -6- 磷酸酶 (G-6-Pase) 基因，G-6-Pase 缺乏可引起Ⅰ型 GSD。应用 PCR 结合 DNA 序列分析或 ASO 杂交方法能正确地确定 88%Ⅰ型糖原贮积症患者携带的突变等位基因，基因检测可避免侵害性的组织活检，亦可用于携带者的检出和产前诊断。

(4) 亚型汇总 (表 570-1)

表 570-1　亚型汇总

定位	基因	表型
12p12.1	GYS2	糖原贮积症 0 型
17q25.3	GAA	糖原贮积症Ⅱ型
3p12.2	GBE1	糖原贮积症Ⅳ型
Xp22.13	PHKA2	糖原贮积症Ⅸ a1
16p11.2	PHKG2	糖原贮积症Ⅸ c
16p11.2	ALDOA	糖原贮积症Ⅻ

(5) 受累部位病变汇总 (表 570-2)

表 570-2　受累部位及表现

受累部位	主要表现
肝脏	肝大，肝硬化等
肌肉系统	肌肉疼痛，先天性肌无力，肌张力减低等
其他	心力衰竭，巨舌，智力障碍，生长迟缓，肾脏肿大，肾衰竭等

二、GSD0A 基因诊断

(1) 概述

GYS2 基因，编码肝脏糖原合成酶，它位于 12 号染色体短臂 1 区 2 带 2 亚带 (12p12.2)，基因组坐标为 (GRCh37): 12: 21684461-21783722，基因全长 99 262bp，包含 20 个外显子，编码 703 个氨基酸。

(2) 基因对应蛋白结构和功能

GYS2 基因编码的肝脏糖原合成酶，催化糖原合成的限速步骤——将一个葡萄糖分子从 UDP- 葡萄糖转移到糖原分子的末端分支。该基因的突变将导致 GSD0A，一种罕见的儿童早期空腹低血糖，伴随肝脏糖原含量的降低。

(3) 基因突变致病机制

在 5 个家族的 9 位 GSD0A 儿童患者中，确定了 *GYS2* 基因的纯合或复合杂合突变[111]。包含第 5 个外显子中出现的提前终止密码子 (p.R246X)，第 6 个内含子中的 5′-剪接位点的突变 (G+1T → CT)，错义突变 (p.R39S、p.A339P、p.H446D、p.P479Q、p.S483P 和 p.M491R)。其中 7 名患者的两个等位基因都发生突变。但在 200 位健康个体中未发现突变。COS7 细胞中的 *GYS2* 基因突变时，表现出糖原合成酶活性严重受损[111]。

(4) 目前基因突变概述

目前人类基因突变数据库报道了 *GYS2* 基因突变 17 个，其中错义/无义突变 13 个，剪接突变 2 个，小的缺失插入 1 个，大的缺失 1 个。

三、GSD2 基因诊断

(1) 概述

GAA 基因，编码酸性 α 葡糖苷酶，位于 17 号染色体长臂 2 区 5 带 3 亚带 (17q25.3)，基因组坐标为 (GRCh37):17:78075355-78093679，基因全长 18 325bp，包含 20 个外显子，编码 952 个氨基酸。

(2) 基因对应蛋白结构及功能

GAA 基因编码酸性 α 葡糖苷酶，该酶在溶酶体中对糖原降解为葡萄糖至关重要。*GAA* 基因的一个重要横向同源物是 α 葡糖苷酶 (SI)。*GAA* 基因的 GO 注释与碳水化合物的结合和麦芽糖 α 葡糖苷酶的活性相关。蛋白水解过程会产生不同形式的酸性 α 葡糖苷酶，目前已发现 3 个 *GAA* 的基因序列编码这种蛋白。

GAA 基因的缺陷会导致 GSD2，是一种损害全身肌肉和神经细胞的常染色体隐性代谢疾病。与 *GAA* 基因关联的疾病还包括由酸性麦芽糖酶缺乏引起的 GSD2 等。

(3) 基因突变致病机制

GSD2 是由 *GAA* 基因突变引起的。截至 2010 年，发现突变的数量为 289 个，其中 67 个为非致病性突变，197 个为致病性突变，其余部分仍在评估当中。

基因跨度大约 20kb，共包含 20 个外显子，第一个外显子没有被编码。一个长 101bp 的内含子破坏了该编码序列的假定催化区域的中部。启动子具有管家基因的特点。GC 含量较高 (80%)，不能区分 TATA 和 CCAAT。

基因突变主要有以下几种：① c.336-13T>G，成年患者当中最常见的一个突变是 T → G，在所有突变中比例为 22%。这种突变中断某个区域的 RNA 拼接，但酶的活性并没有降低。② c.525delT，主要发生在荷兰患者身上，在所有突变中比例为 6%，会导致酶活性的下降。③ Exon 18 del，18 号外显子缺失在所有突变中比例为 6%，主要发生在荷兰和加拿大患者身上，会导致酶活性的下降[112]。

该基因编码一种酸性 α 葡糖苷酶，这是一种溶酶体水解酶。这种酶通常会降解糖原中的 α-1, 4 葡糖残基、α-1, 6 葡糖残基、麦芽糖和异麦芽糖，其中 1%~3% 细胞糖原降解也需要用到这个酶。这种酶的缺乏导致结构正常的糖原贮积在溶酶体和细胞质中。过多的糖原存储在溶酶体可能中断正常运作所需的其他细胞器并导致细胞损伤。

在线虫 *C. elegans* 中发现的酸性 α 葡糖苷酶同源基因 I 被认为是 *GAA* 的同系物[112]。

在 1991 年，两个荷兰科学家 Arnold Reuser 和 van der Ploeg 博士使用提取自牛睾丸的含有磷酸甘露糖残基的 α 葡糖苷酶证明，在正常小鼠肌肉中增强酶的活性是可行的[113]。

(4) 目前基因突变概述

目前人类基因突变数据库报道了 *GAA* 基因突变 306 个，其中错义/无义突变 192 个，剪接突变 41 个，小的缺失 49 个，小的插入 15 个，大片段缺失 9 个。

四、GSD4 基因诊断

(1) 概述

GBE1 基因，编码 1,4-α-葡聚糖分支酶 1，位于 3 号染色体短臂 1 区 2 带 2 亚带 (3p12.2)，基因组坐标为 (GRCh37):3:81538850-81811312，基因全长 272 463bp，包含 16 个外显子，编码 702 个氨基酸。

(2) 基因对应蛋白结构及功能

GBE1 基因编码 1,4-α-葡聚糖分支酶 1，催化 α-1, 4 葡糖残基从糖原的外链转移到自身或临近糖链的 α-1,6 糖苷键的位置。糖链分支可以增加糖原分子的溶解性，从而减少细胞内的渗透压。1,4-α-葡聚糖分支酶 1 通常在肝脏和肌肉中富集。*GBE1*

基因的 GO 注释包括 1,4-α- 葡聚糖分支酶 1 的活性、水解酶活性和水解糖化合物。

(3) 基因突变致病机制

在 2 个伴有经典型肝病的 GSD4 患者中，Bao 等[14] 在 GBE1 基因上发现了 2 个错义突变和 1 个无义突变。瞬时表达实验表明，这 3 个突变导致葡聚糖分支酶失活。在一个伴有非进行性肝病的 GSD4 患者中，Bao 等[14] 在 GBE1 基因上发现了 2 个复合杂合突变，突变导致 GBE1 活性完全或部分丧失。

Fyfe 等[15] 在挪威森林猫身上发现一种致死性 GSD4，这种疾病主要影响横纹肌和神经系统，是由 6.1kb 碱基缺失导致猫科动物 GBE1 基因的 12 号外显子消失。研究者进一步描述了挪威森林猫的 GBE1 基因突变，发现该突变是一个纯合且复杂的基因组 DNA 重排，是在 6.2kb 的缺失内插入 334bp 形成的 (IVS11 + 1552_IVS12-1339 del6.2kb ins334bp)，以致于 12 号外显子消失。尽管在 402 只挪威森林猫中发现了 58 只基因突变携带猫和 4 只患病猫，但并不是所有都在新生儿期间夭折，这预示着研究 GSD4 病理生理学动物模型是可行的，并有望开发出新型治疗药物。

(4) 目前基因突变概述

目前人类基因突变数据库收录了 GBE1 基因的突变 55 个，其中错义 / 无义突变 35 个，剪接突变 7 个，小的缺失 6 个，小的插入 2 个，大片段缺失 5 个，突变多数集中在 12 号外显子。

五、GSD9A1 基因诊断

(1) 概述

PHKA2 基因，编码肝脏中磷酸激酶的 α 亚基位于 X 染色体短臂 2 区 2 带 1 亚带 3 次亚带 (Xp22.13)。基因组坐标为 (GRCh38): X:18892298-18984362，基因全长 92 065bp，包含 33 个外显子，编码 1236 个氨基酸。

(2) 基因对应蛋白结构及功能

磷酸激酶是糖原降解的关键酶，在胰高血糖素或肾上腺素的刺激下，磷酸激酶被 cAMP 依赖的蛋白激酶激活。激活后的磷酸激酶可以使糖原磷酸化酶转变为活性状态，进而将糖原转化为葡萄糖 -1- 磷酸。磷酸激酶是一种复杂酶，由 α、β、γ 和 δ 四个亚基组成，其中具有调控作用的 α 亚基由 PHKA2 基因编码[16]。

(3) 基因突变致病机制

在糖原降解中起到主要调节作用的磷酸激酶的缺乏可导致糖原贮积病Ⅸ型 (GSD4)。该型为最常见的一种肌肉受累的糖原贮积病的类型，发病率约为 1/10 万。在所有糖原贮积病中，糖原贮积病Ⅸ型约占 1/4，而这其中由 PHKA2 基因突变引起的约占 75%。磷酸激酶由四拷贝的 α、β、γ 和 δ 四亚基组成。编码 α 亚基的 PHKA2 基因的突变导致绝大多数的肝磷酸激酶缺乏 (伴性肝糖原贮积病)[17]。

在体外实验发现无义突变、移码突变及错义突变可改变 α 亚基，引起磷酸激酶活性降低。Carrière 等[18] 发现 PHKA2 基因中的错义突变和小读码框的插入缺失集中出现在蛋白的以下两个区域：一个是 N 端糖化酶域，突变集中于被预测为糖苷结合位点的位置，这提示突变可能直接影响磷酸激酶 α 亚基的水解活性；另一个是 C 端类钙调磷酸酶 B 域，突变集中出现在被认为是调节磷酸激酶催化活性的作用区域。

(4) 目前基因突变概述

目前人类基因突变数据库报道的 PHKA2 基因突变有 49 个，其中错义 / 无义突变 28 个，剪接突变 4 个，小的缺失 11 个，小的插入 3 个，大的缺失 3 个。

六、GSD9C 基因诊断

(1) 概述

PHKG2 基因，编码肝脏中磷酸激酶的 γ 亚基，位于 16 号染色体短臂 1 区 1 带 2 亚带 (16p11.2)，基因组坐标为 (GRCh37):16:30759620-30772497，基因全长 12 878bp，包含 10 个外显子，编码 406 个氨基酸。

(2) 基因对应蛋白结构及功能

磷酸激酶是糖原降解的关键酶，在胰高血糖素或肾上腺素的刺激下，磷酸激酶被 cAMP 依赖的蛋白激酶激活。激活后的磷酸激酶将糖原磷酸化酶转变为活性状态，进而将糖原转化为葡萄糖 -1- 磷酸。磷酸激酶是一种复杂酶，由 α、β、γ 和 δ 四个亚基组成。其中具有催化活性的 γ 亚基由 PHKG2 基因编码[16]。

(3) 基因突变致病机制

PHKG2 基因通过可变剪切可产生不同 C 端的 374 个氨基酸片段。由于磷酸激酶 γ 亚基是该酶的催化活性中心，编码此亚基的 *PHKG2* 基因的突变将直接影响磷酸激酶对糖原的转化，从而导致糖原贮积症。*PHKG2* 基因的突变与多种临床及生化异常相关，包括肝脏中极低的磷酸激酶活性，明显的低血糖倾向，胰高血糖素反应异常及肝硬化风险的升高。但不同类型的 *PHKG2* 基因突变与疾病的严重程度之间似乎并不存在关联[17]。

(4) 目前基因突变概述

目前人类基因突变数据库报道的 *PHKG2* 基因突变有 13 个，其中错义突变 7 个，无义突变 2 个，剪接突变 1 个，小的缺失 2 个，小的插入 1 个。

七、GSD12 基因诊断

(1) 概述

ALDOA 基因，编码果糖二磷酸醛缩酶 A，位于 16 号染色体短臂 1 区 1 带 2 亚带 (16p11.2)，基因组坐标为 (GRCh37): 16: 30064411-30081741，基因全长 17 331bp，包含 10 个外显子，编码 418 个氨基酸。

(2) 基因对应蛋白结构及功能

ALDOA 基因编码果糖二磷酸醛缩酶 A，该酶可逆地催化果糖 1,6- 二磷酸转化为甘油醛 -3- 磷酸 (G3P) 和二羟基丙酮磷酸 (DHAP)，其中甘油醛 -3- 磷酸将直接进入糖酵解作用的下个步骤。果糖二磷酸醛缩酶是糖酵解作用中的一部分，有 A、B、C 三种同工酶分别在发育的不同阶段由不同的基因进行编码合成，各自的电泳结果和催化特性各不相同[19]。果糖二磷酸醛缩酶中赖氨酸活性位点附近的序列在进化上高度保守。果糖二磷酸醛缩酶 A 在发育期的胚胎中被发现，在成年个体的肌肉中大量产生，约占细胞蛋白的 5%。该酶在成年个体的肝脏、肾脏及肠组织中被抑制，在脑及神经组织中的水平同果糖二磷酸醛缩酶 C 相当。果糖二磷酸醛缩酶 A 缺乏也同肌病及溶血性贫血有关[20]。

(3) 基因突变致病机制

Kreuder 等[6] 对一位患有由果糖二磷酸醛缩酶 A 缺乏引起的肌病症状的 4 岁半儿童进行研究。这名儿童表现为肌无力及肌肉疲劳，行走不能超过 10min，无法一次性攀登 20 步。其果糖二磷酸醛缩酶 A 缺乏是由于该酶的四聚体的基本结合亚基中第 206 位密码子由 GAG(谷氨酸) 转变为 AAG(赖氨酸)。Kreuder 注意到人群中果糖二磷酸醛缩酶 A 氨基酸序列第 206 位上均为谷氨酸。

Kishi 等[21] 在一个 GSD12 的患者中发现果糖二磷酸醛缩酶第 128 位的氨基酸的核酸序列发生 A → G 的转变，使得氨基酸由天冬氨酸 (GAU) 转变为甘氨酸 (GGU)。患者的红细胞及培养的淋巴母细胞中果糖二磷酸醛缩酶高度热不稳定，在大肠杆菌中表达的该酶同样热不稳定。在真核生物中，果糖二磷酸醛缩酶氨基酸序列上 128 位的天冬氨酸具有保守性，这可能表示该位置在保持蛋白质空间结构方面发挥重要作用或执行该酶的催化功能。

(4) 目前基因突变概述

目前人类基因突变数据库报道了 *ALDOA* 基因有 5 个错义 / 无义突变。

（姚婧璠　陈晓丽　谢海亮　兰　周）

参考文献

[1] Lewis GM, Spencer-Peet J, Stewart KM. Infantile hypoglycaemia due to inherited deficiency of glycogen synthetase in liver. Arch Dis Child, 1963, 38: 40-48

[2] Gitzelmann R, Steinmann B, Aynsley-Green A. Hepatic glycogen synthetase deficiency not expressed in cultured skin fibroblasts. Clin Chim Acta, 1983, 130: 111-115

[3] Gitzelmann R, Spycher MA, Feil G, et al. Liver glycogen synthase deficiency: a rarely diagnosed entity. Europ J Pediat, 1996, 155: 561-567

[4] Beutler E, Scott S, Bishop A, et al. Red cell aldolase deficiency and hemolytic anemia: a new syndrome. Trans Assoc Am Phys, 1973, 86: 154-166

[5] Miwa S, Fujii H, Tani K, et al. Two cases of red cell aldolase deficiency associated with hereditary hemolytic anemia in a Japanese family. Am J Hemat, 1981, 11: 425-437

[6] Kreuder J, Borkhardt A, Repp R, et al. Brief report: inherited metabolic myopathy and hemolysis due to a mutation in aldolase A. New Eng J Med, 1996, 334: 1100-1104

[7] Burwinkel B, Shiomi S, Al Zaben A, et al. Liver glycogenosis due to phosphorylase kinase deficiency: PHKG2 gene structure and mutations associated with cirrhosis. Hum Molec Genet, 1998, 7: 149-154

[8] Schimke RN, Zakheim RM, Corder RC, et al. Glycogen storage disease type IX: benign glycogenosis of liver and hepatic phosphorylase kinase deficiency. J Pediat, 1973, 83: 1031-1034

[9] Willems PJ, Gerver WJM, Berger R, et al. The natural history of liver glycogenosis due to phosphorylase kinase deficiency: a longitudinal study of 41 patients. Europ J Pediat, 1990, 149: 268-271

[10] Roscher A, Patel J, Hewson S, et al. The natural history of glycogen storage disease types VI and IX: long-term outcome from the largest metabolic center in Canada. Molec Genet Metab, 2014, 113: 171-176

[11] Orho M, Bosshard NU, Buist NR, et al. Mutations in the liver glycogen synthase gene in children with hypoglycemia due to glycogen storage disease type 0. The Journal of Clinical Investigation, 1998, 102: 507-515

[12] Leslie N, Tinkle BT. Glycogen Storage Disease Type Ⅱ (Pompe Disease). In: Pagon RA, Adam MP, Ardinger HH, et al(eds). Gene Reviews. Seattle (WA): University of Washington, Seattle, 2007, 1993-2015

[13] van der Ploeg AT, Kroos MA, Willemsen R, et al. Intravenous administration of phosphorylated acid alpha-glucosidase leads to uptake of enzyme in heart and skeletal muscle of mice. J Clin Invest, 1991, 87: 513-518

[14] Bao Y, Kishnani P, Wu JY, et al. Hepatic and neuromuscular forms of glycogen storage disease type IV caused by mutations in the same glycogen-branching enzyme gene. J Clin Invest, 1996, 97: 941-948

[15] Fyfe JC, Kurzhals RL, Hawkins MG, et al. A complex rearrangement in *GBE1* causes both perinatal hypoglycemic collapse and late-juvenile-onset neuromuscular

degeneration in glycogen storage disease type IV of Norwegian forest cats. Mol Genet Metab, 2007, 90: 383-392

[16] van den Berg IET, van Beurden EACM, Malingre HEM, et al. X-linked liver phosphorylase kinase deficiency is associated with mutations in the human liver phosphorylase kinase α subunit. Am J Hum Genet,1995, 56: 381-387

[17] Maichele AJ, Burwinke lB, Maire I, et al. Mutations in the testis/liver isoform of the phosphorylase kinase gamma subunit (PHKG2) cause autosomal liver glycogenosis in the gsd rat and in humans. Nat Genet, 1996, 14: 337-340

[18] Carriere C, Jonic S, Mornon JP, et al. 3D mapping of glycogenosis-causing mutations in the large regulatory alpha subunit of phosphorylase kinase. Biochim Biophys Acta, 2008, 1782: 664-670

[19] Rottmann WH, Tolan DR, Penhoet EE. Complete amino acid sequence for human aldolase B derived from cDNA and genomic clones. Proc Natl Acad Sci USA, 1984, 81: 2738-2742

[20] Sekar Y, Moon TC, Slupsky CM, et al. Protein tyrosine nitration of aldolase in mast cells: a plausible pathway in nitric oxide-mediated regulation of mast cell function. J Immunol, 2010, 185: 578-587

[21] Kishi H, Mukai T, Hirono A, et al. Human aldolase A deficiency associated with a hemolytic anemia: thermolabile aldolase due to a single base mutation. Proc Nat Acad Sci, 1987, 84: 8623-8627

576　糖基化磷脂酰肌醇缺陷症
(glycosylphosphatidylinositol deficiency, GPID; OMIM 610293)

一、临床诊断

(1) 概述

　　糖基化磷脂酰肌醇缺陷症 (GPID) 是由于糖基化磷脂酰肌醇 (GPI) 合成障碍造成的以内脏静脉血栓形成、癫痫发作为主要表现的代谢性遗传疾病[1]。属于常染色体隐性遗传，致病基因为 *PIGM*。GPI 是真核细胞表面蛋白质的主要锚定物，蛋白质通过其羧基末端 GPI 结构锚定于细胞膜表面，跨过膜脂双层完成细胞信号转导[2]。*PIGM* 基因突变影响 GPI 生物合成，导致甘露糖残基不能连接到 GPI 中

间体磷脂酰肌醇 – 酰葡萄糖胺，GPI 合成障碍，与凝血剂神经信号转导相关的 GPI 连接蛋白表达下降而发病。

(2) 临床表现

　　GPID 已报道病例较少，国内尚无报道。已报道的先证者于 2 岁起病，表现为门静脉血栓及门静脉高压，随后出现癫痫发作，表现为失神发作、失张力发作。无颅内静脉血栓形成。与获得性 GPID 不同，不伴有溶血及骨髓抑制。

　　PIGM 基因突变也可造成获得性 GPID，已知阵发性血红蛋白尿 (paroxysmal nocturnal hemoglobinuria，PNH) 属于此类疾病，PNH 是一种获得性造血干细胞良性克隆性疾病，表现为溶血性贫血、血栓形成、骨髓抑制[3, 4]。发病机制为 *PIGM* 突变影响 GPI 生物合成的第一步，即 N- 乙酰葡萄糖胺不能连接到磷脂酰肌醇 (phosphatidylinositol，PI) 上，从而引起 PNH 血细胞 GPI 锚连接蛋白缺失而发病[5]。

(3) 辅助检查

实验室检查提示造血干细胞上 GPI 连接蛋白表达下降[1]。

(4) 病理表现

暂无报道。

(5) 受累部位病变汇总 (表 576-1)

表 576-1　受累部位及表现

受累部位	主要表现
脑	癫痫
内脏	肝静脉血栓形成，门静脉血栓形成，门静脉高压，肝脾大
血液	溶血性贫血，骨髓抑制 (获得性)

二、基因诊断

(1) 概述

PIGM 基因，即编码 M 类磷脂酰肌醇锚多糖生物合成蛋白的基因，位于 1 号染色体长臂 2 区 3 带 2 亚带 (1q23.2)，基因组坐标为 (GRCh37): 1: 159997462-160001783，基因全长 4322bp，包含 1 个外显子，编码 423 个氨基酸。

(2) 基因对应蛋白结构及功能

PIGM 蛋白是一个位于内质网的具有多跨膜结构的蛋白，是一个糖脂类膜镶嵌蛋白。PIGM 蛋白共 423 个氨基酸，包含 10 个跨膜结构域，在第一个跨膜结构域的亲水区还含有一个保守的 DXD 基序。DXD 基序能够结合锰离子，是核酸糖苷底物的结合中心。PIGM 蛋白是一个甘露糖转移酶，涉及糖基磷脂酰肌醇合成。

(3) 基因突变致病机制

Almeida 等[6] 从来自于 2 个无血缘家系的 3 个 GPID 患者中，确定了一个位于 *PIGM* 基因启动子区域的纯合突变。此突变位于基因启动子区域的保守区。这一突变扰乱了转录因子 SP1 的结合，导致 *PIGM* 基因的 mRNA 水平严重下降。结果证实，该疾病是由锚定蛋白与细胞表面的一个关键的生物合成途径缺陷引起。

Almeida 等[1] 对一位 GPI 缺陷的 14 岁的女性患者进行了深入研究。这位患者一天中会有多次严重的顽固性癫痫发作，从而导致她只能坐轮椅，反应迟钝，生活无法自理。对其采用苯丁酸钠及组蛋白去乙酰化酶抑制剂治疗，显著地改善了她的临床反应，并有效地缓解癫痫的发作。基于患者细胞的体外研究，发现在突变的 PIGM 启动子处，没有发生组蛋白乙酰化，这预示着 SP1 的结合位点对组蛋白乙酰化是至关重要的。在有丁酸钠或突变的情况下，*PIGM* 的转录和 mRNA 水平也会增加。基于患者细胞的体内、体外研究，结果表明 GPI 的生物合成和表达在治疗后都会恢复正常水平。

本病尚无相应的分子研究，致病机制未明。

(4) 目前基因突变概述

目前人类基因突变数据库收录了 *PIGM* 基因突变 1 个，为调控区突变。

（董　培　方　卫）

参考文献

[1] Almeida AM, Murakami Y, Layton DM, et al. Hypomorphic promoter mutation in PIGM causes inherited glycosylphosphatidylinositol deficiency. Nat Med, 2006, 12: 846-851

[2] Kinoshita T, Ohishi K, Takeda J. GPI anchorsynthesis in mammalian cells: genes, their products, and a deficiency. J Biochem (Tokyo), 1997,122: 251-257

[3] Hillmen P, Lewis SM, Bessler M, et al. Natural history of paroxysmal nocturnal hemoglobinuria. N Engl J Med, 1995, 333: 1253-1258

[4] Parker C, Omine M, Richards S, et al. Diagnosis and management of paroxysmal nocturnal hemoglobinuria. Blood, 2005, 106: 3699-3709

[5] Rosse WF, Ware RE. The molecular basis of paroxysmal nocturnal hemoglobinuria. Blood, 1995, 86: 3277-3286

[6] Almeida AM, Murakami Y, Baker A, et al. Targeted therapy for inherited GPI deficiency. N Engl J Med, 2007, 356: 1641-1647

577~579　GM1- 神经节苷脂沉积症
(GM1-gangliosidosis)(577. type Ⅰ, OMIM 230500; 578. type Ⅱ, OMIM 230600; 579. type Ⅲ, OMIM 230650)

一、临床诊断

(1) 概述

神经节苷脂类 (鞘脂类) 广泛存在于人体各种细胞中，是构成细胞膜的重要部分，在神经细胞中含量最高。人脑中含有多种不同结构的神经节苷脂，其中 GM1 是最重要的一种。GM1 需在溶酶体中经酸性 β- 半乳糖苷酶作用降解，β- 半乳糖酶缺陷导致 GM1 神经节苷脂降解障碍，在溶酶体中沉积，导致细胞和器官损害。GM1- 神经节苷脂沉积症 (GM1-gangliosidosis) 是一种罕见的常染色体隐性遗传性疾病，预后不良。其在 1959 年由 Morman 首次报道，随后其发病机制逐步阐明，1965 年被确定为一种新型先天代谢性疾病，迄今，世界各国陆续报道了婴儿至成年起病的多种表型。其突变基因为 *GLB1*。

(2) 临床表现

根据临床表现及发病年龄的不同，GM1- 神经节苷脂沉积症主要分为婴儿型 (Ⅰ 型)、幼年 / 少年型 (Ⅱ 型) 和成人 / 慢性晚发型 (Ⅲ 型)3 种类型，其中以婴儿型多见。Ⅰ 型多数出生后表现正常，常在 3~6 个月发病，少数患者于新生儿期起病。主要表现为精神、运动发育迟缓，全身肌张力低下，喂养困难，吸吮无力，对声音刺激敏感，面部畸形 (如前额突出、巨舌等)，颅骨粗糙变厚，宽掌及手指粗短，关节强直，惊厥，脊柱后凸，腱反射亢进等症状。半数患者眼底可见樱桃红斑，部分患者有角膜云翳。有些患儿仅表现为神经系统的退化而无上述典型的临床表现。患儿常于 2 岁之内死于肺部感染。Ⅱ 型患者发病较晚，多数于 12~18 个月时起病，发病前体格发育正常。首发症状常见步态异常、不能独站及独坐、失语，逐渐发展至痉挛性肢体截瘫。部分患者有惊厥发作及骨骼肌发育异常。患儿常无外周神经受累及肝脾大，巴氏征可阳性。部分患者于 6~9 岁发病，病程较长，持续时间达 2~6 年不等，多因肺部感染死亡。Ⅲ 型患者常于 3 岁至成年发病，部分患者迟至中年起病，常以肌张力异常及构音障

碍为首发症状，智力损害不明显，常无共济失调、震颤及癫痫，眼底无樱桃红斑，少数病人有角膜云翳，无肝脾大，罕见面部畸形。Ⅲ 型患者病程缓慢，可长达数十年。

(3) 辅助检查

Ⅰ 型患者骨骼 X 线片常显示骨质疏松、椎体前缘尖突等畸形，类似黏多糖病改变。患儿头颅 CT 或 MRI 检查可见轻重不等的脑萎缩。Ⅱ 型患者骨骼 X 线片可见轻度异常。Ⅲ 型患者骨骼 X 线片有时可见轻度脊柱发育异常。部分患者头颅 CT 扫描无异常，头 MRI T_2 像可见基底核损害 (图 577-1)[1,2]。

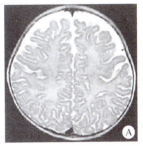

图 577-1　影像学检查

A. 脑白质发育不良伴大脑皮质萎缩；B. 丘脑呈对称性 T_1W 高信号，T_2W 低信号，脑白质髓鞘化不良，双侧底核信号正常 [临床儿科杂志，2006，24(12)：966-969]

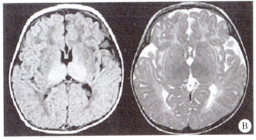

(4) 病理表现

病理分析患者骨髓、肝脾及淋巴细胞中可见特殊的泡沫细胞 (图 577-2)。

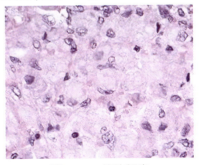

图 577-2　泡沫细胞
[中国医刊，2006，41(4):39-41]

(5) 受累部位病变汇总（表 577-1）

表 577-1 受累部位及表现

受累部位	主要表现
脑	进行性智力运动落后，肌张力低下，易惊，MRI 提示脑白质发育不良
骨骼	骨质疏松，指骨呈子弹头样改变，脊柱后凸畸形，下胸椎及腰椎椎体前下缘呈鸟嘴样突出
肝脏	肝大，肝损害
脾脏	脾大
眼	眼底樱桃红斑，角膜云翳

二、Ⅰ型基因诊断

(1) 概述

GLB1 基因，即编码 β- 半乳糖苷酶 -1 的基因，位于 3 号染色体短臂 2 区 2 带 3 亚带 (3p22.3)，基因组坐标为 (GRCh37):3:33038100-33138694，基因全长 100 595bp，包含 17 个外显子，编码 677 个氨基酸。

(2) 基因对应蛋白结构及功能

GLB1 基因编码 β- 半乳糖苷酶 -1，这是一种可以从神经节苷脂底物和其他复合糖中水解终端 β- 半乳糖的溶酶体酶蛋白。而神经节苷脂对于大脑中的神经细胞维持正常功能起着非常重要的作用。

(3) 基因突变致病机制

Yoshida、Nishimoto 和 Morron[3-5] 3 个不同的研究团队分别在不同形态的 GM1- 神经节苷脂沉积症的日本患者和意大利患者中发现了 GLB1 基因的突变。其中，婴儿型的患者拥有特定的基因突变。Yoshida 等 [3] 发现这些患者的 β- 半乳糖苷酶 -1 的残余活性只有对照值的 0.65%~1.58%。

O'Brien 等 [6] 对一只患有 GM1- 神经节苷脂沉积症的犬进行了异基因骨髓移植。尽管移植成功，但是没有发现有益的效果。Prieur 等 [7] 以羊为研究对象，阐述了 GM1- 神经节苷脂沉积症，其中，β- 半乳糖苷酶缺失和 α- 神经氨（糖）酸苷酶缺失同时发生。Skelly 等 [8] 描述了一种新的绵羊 GM1- 神经节苷脂沉积症，该疾病只和一种特定的 β-D- 半乳糖苷酶缺失有关。

(4) 目前基因突变概述

目前人类基因突变数据库收录了 GLB1 基因的突变 155 个，其中错义 / 无义突变 120 个，剪接突变 11 个，小的缺失 14 个，小的插入 7 个，大片段缺失 1 个，大片段插入 2 个。

三、Ⅱ型基因诊断

(1) 概述

同Ⅰ型基因诊断。

(2) 基因对应蛋白结构及功能

同Ⅰ型基因诊断。

(3) 基因突变致病机制

在 4 个少年 GM1- 神经节苷脂沉积症的日本患者身上，Nishimoto 等 [4] 发现了 GLB1 基因上的突变 (p.R201C)。其中一个患者是该突变的纯合子，而另外 3 名患者中并未发现 GLB1 基因上的第二个突变。所有患者均可检测到 GLB1 的 mRNA。Yoshida 等 [3] 在一个 GM1- 神经节苷脂沉积症的日本患者身上发现了一个 p.R201C 的杂合突变。β- 半乳糖苷酶的活性只有正常值的 3%。Caciotti 等 [9] 在一个晚婴儿期的 GM1- 神经节苷脂沉积症的患者身上发现了 GLB1 基因上的两个复合杂合形式的突变。

Holmes 和 O'Brien[10] 研究了和 GM1- 神经节苷脂沉积症，Ⅱ型类似的猫失调症。他们发现残余的酶不仅在催化活性和物理化学特征方面有变化，而且其抗性也不一样。

(4) 目前基因突变概述

目前人类基因突变数据库收录了 GLB1 基因突变 155 个，其中错义 / 无义突变 120 个，剪接突变 11 个，小的缺失 14 个，小的插入 7 个，大片段缺失 1 个，大片段插入 2 个。

四、Ⅲ型基因诊断

(1) 概述

同Ⅰ型基因诊断。

(2) 基因对应蛋白结构及功能

同Ⅰ型基因诊断。

(3) 基因突变致病机制

在 Wenger 等 [11] 报道的受影响的患者中，Chakraborty 等 [12] 发现了 GLB1 基因上的 2 个复合杂合的突变。在 6 个患有成熟 / 慢性形态的 GM1- 神经节苷脂沉积症的日本患者中，Nishimoto 等 [4] 识别出 GLB1 基因上的一个突变。Yoshida 等 [3、13] 也在患有成熟形态的 GM1- 神经节苷脂沉积症的日本患者中发现了 p.I51T 突变。除 1 名患者拥有包括 p.R457Q 突变的复合突变，其他患者均为结合突变。

　　Matsuda 等 [14] 通过对胚胎干细胞进行基因打靶，获得了 GM1- 神经节苷脂沉积症的老鼠模型。β- 半乳糖苷酶基因纯合敲除的老鼠表现出了 β- 半乳糖苷酶缺失表型，同时表现出渐进性痉挛性双瘫，出现恶病质并且在 7~10 个月的时候死亡。病理学上，在大脑的多个区域的神经元细胞中观测到 PAS 胞质内贮积。生化分析显示，在脑组织中有显著的神经节苷脂 GM1 和唾液酸 GM1 堆积。

(4) 目前基因突变概述

　　目前人类基因突变数据库收录了 *GLB1* 基因突变 155 个，其中错义 / 无义突变 120 个，剪接突变 11 个，小的缺失 14 个，小的插入 7 个，大片段缺失 1 个，大片段插入 2 个。

（周安娜　李振宇）

参考文献

[1] 钱宁 , 宋金青 , 张维民 , 等 . 婴儿型 GM1 神经节苷脂沉积病 1 例报告 . 中国医刊 , 2006, 41(4):39-41

[2] 齐朝月 , 张尧 , 张为民 , 等 . 婴儿型 GM1 神经节苷脂 5 例临床及影像学分析 . 临床儿科杂志 , 2006, 24(12): 966-969

[3] Yoshida K, Oshima A, Fau - Shimmoto M, et al. Human beta-galactosidase gene mutations in GM1-gangliosidosis: a common mutation among Japanese adult/chronic cases. American Journal of Human Genetics, 1991, 49(2):435-442

[4] Nishimoto J, Nanba E Fau - Inui K, Inui K Fau - Okada S, et al. GM1-gangliosidosis (genetic beta-galactosidase deficiency): identification of four mutations in different clinical phenotypes among Japanese patients. Am J Hum Gent, 1991, 49(3):566-574

[5] Morrone A, Bardelli T Fau - Donati MA, Donati Ma Fau - Giorgi M, et al. beta-galactosidase gene mutations affecting the lysosomal enzyme and the elastin-binding protein in GM1-gangliosidosis patients with cardiac involvement. Human mutation, 2000, 15(4):354-366

[6] O'Brien JS, Storb R Fau - Raff RF, Raff Rf Fau - Harding J, et al. Bone marrow transplantation in canine GM1 gangliosidosis. Clinical Genetics, 1990, 38(4):274-280

[7] Prieur DJ, Ahern-Rindell Aj Fau - Murnane RD, Murnane RD. Ovine GM-1 gangliosidosis. Small Raminat Research, 1991, 6(91):109-118

[8] Skelly BJ, Jeffrey M Fau - Franklin RJ, Franklin Rj Fau - Winchester BG, et al. A new form of ovine GM1-gangliosidosis. Acta Neuropathologica, 1995, 89(4):374-379

[9] Caciotti A, Bardelli T Fau - Cunningham J, Cunningham J Fau - D. Azzo A, et al. Modulating action of the new polymorphism L436F detected in the GLB1 gene of a type-II GM1 gangliosidosis patient. Human Genetics, 2003, 113(1):44-50

[10] Holmes Ew Fau - O'Brien JS, O'Brien JS. Feline GM1 gangliosidosis: characterization of the residual liver acid beta-galactosidase. Am J Hum Genet, 1978, 30(6):505-515

[11] Wenger Da Fau - Sattler M, Sattler M Fau - Mueller OT, Mueller Ot Fau - Myers GG, et al. Adult GM1 gangliosidosis: clinical and biochemical studies on two patients and comparison to other patients called variant or adult GM1 gangliosidosis.Clinical Genetics, 1980, 17(5):323-334

[12] Chakraborty S, Rafi Ma Fau - Wenger DA, Wenger DA. Mutations in the lysosomal beta-galactosidase gene that cause the adult form of GM1 gangliosidosis.Am J Hum Genet, 1994, 54

[13] Yoshida K, Oshima A Fau - Sakuraba H, Sakuraba H Fau- Nakano T, et al. GM1 gangliosidosis in adults: clinical and molecular analysis of 16 Japanese patients.Annals of Neurology, 1992, 31(3):328-332

[14] Matsuda J, Suzuki O Fau - Oshima A, Oshima A Fau - Ogura A, et al. Beta-galactosidase-deficient mouse as an animal model for GM1-gangliosidosis. Glycoconj J, 1997, 14(6):729-736

580　GM2- 神经节苷脂沉积症 AB 型
(GM2-gangliosidosis, AB variant; OMIM 272750)

一、临床诊断

(1) 概述

GM2- 神经节苷脂沉积症是一种慢性进行性神经系统受累的疾病，最初由眼科学者 Tay 及 Sachs 报道[1]。本病呈常染色体隐性遗传，是由于溶酶体氨基己糖苷酶 (Hex) 或 GM2 激活蛋白缺乏，导致 GM2 分子结合的 N- 乙酰半乳糖 (NANA) 不能被水解脱离，造成 GM2- 神经节苷脂降解障碍而在神经元内沉积引起的[2]。根据致病位点不同分为 3 型：B 型 (Tay-Sachs 病)，为 Hex A 活性丧失；O 型 (Sandhoff 病)，为 Hex A 和 B 活性均丧失导致；AB 型为 GM2 激活蛋白缺陷导致。其中 AB 变异型的致病基因为 *GM2A*，*GM2A* 基因突变后 GM2 激活蛋白功能缺陷。

(2) 临床表现

GM2- 神经节苷脂沉积症是由于 GM2 神经节苷脂及糖脂在溶酶体中异常沉积引起的一组疾病，神经元中沉积最常见。在几月龄婴儿到成人中均可见，临床上根据发病年龄不同分为婴儿型、晚婴型、少年型及成人型，其后 3 者又统称为晚发型。本病婴儿型最多见。典型表现为患儿出现进行性智力及运动倒退、声音刺激时出现异常惊跳反应、肌张力减退、锥体束征阳性、肢体阵挛抽搐、共济失调、视力减退甚至失明、眼底检查可见典型的樱桃红斑 (图 580-1) 等，但面容骨骼变化少见 (图 580-2)。晚发型可在婴儿晚期、儿童期、青春期及成人期任

何年龄段发病。早期出现构音、行走困难，逐渐出现智力减退、失明及抽搐等，也可出现下运动神经元及脊髓、小脑受累表现等。

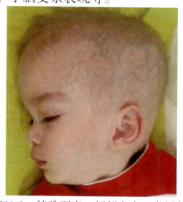

图 580-2　特殊面容，额部突出，鼻梁低平
(Iran J Child Neurol，2014，8: 55-60)

GM2- 神经节苷脂沉积症 AB 型的表现同经典的 Tay-Sachs 病 (B 型) 表现类似，Hex A 和 B 活性正常，但不能形成功能正常的 GM2 激活蛋白[3]。1978 年 Conzelmann 和 Sandhoff 首先报道该激活蛋白对 GM2 神经节苷脂降解的必要性，并从 Tay-Sachs 病和 Sandhoff 病中区分出 AB 变异型[4]。

(3) 辅助检查 (图 580-3)

该型患者血白细胞 Hex A 和 B 活性正常或稍高，其父母的 Hex 活性正常。眼底检查可见樱桃红斑、视神经萎缩等表现。头颅磁共振检查可见颅内双侧颞顶叶脑白质异常信号，双侧脑室旁、半卵圆中心等白质变性。部分患者脑电图可见棘慢波。脑干听觉诱发电位可见不同部位受损表现。

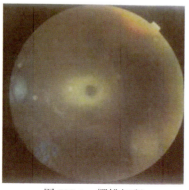

图 580-1　樱桃红斑
(Iran J Child Neurol，2014，8: 55-60)

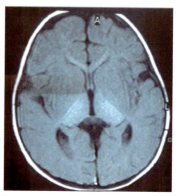

图 580-3　10 月龄患儿双侧丘脑受累
(Iran J Child Neurol，2014，8: 55-60)

(4) 受累部位病变汇总（表 580-1）

表 580-1　受累部位及表现

受累部位	主要表现
脑	进行性智力及运动倒退，肌张力减退，锥体束征阳性，肢体阵挛抽搐，共济失调等表现
眼	视力减退甚至失明，眼底检查可见视神经变性、樱桃红斑
耳	对声音刺激的异常惊跳反应，听觉过敏

二、基因诊断

(1) 概述

GM2A 基因，编码小糖脂转运蛋白，位于 5 号染色体长臂 3 区 3 带 1 亚带 (5q33.1)，基因组坐标为 (GRCh37)：5：150632613-150650083，基因全长 17 471bp，此基因包含 4 个外显子，编码 193 个氨基酸。

(2) 基因对应蛋白结构及功能

GM2A 编码小糖脂转运蛋白，该蛋白为溶酶体 β- 氨基己糖苷酶 A 的底物特异性辅助因子，其巨大的口袋状结构可容纳几个单链磷脂和脂肪酸，GM2A 还具有一些钙独立磷脂酶活性（通过相似性的比较研究）。β- 氨基己糖苷酶 A 具有和 GM2- 神经节苷脂活化剂一起催化降解 GM2- 神经节苷脂和末端含有 N- 乙酰基糖胺的其他分子的功能。此基因突变可导致 GM2- 神经节苷脂沉积症 AB 型。目前发现由于选择性剪接的存在此基因可有多种转录本。

(3) 基因突变致病机制

Chen 等 [5] 通过对一个鞘糖脂 GM2 激活蛋白缺乏症患者进行 GM2A 基因的 RT-PCR 后发现，一些正常大小的 cDNA 与正常对照组结果比较后发现一个新的较小的 cDNA。测序显示，患者正常大小的 cDNA 在 2 号外显子上有一个单点无义突变，新发现的小 cDNA 是由 2 号外显子的框内缺失造成的。进一步研究发现患者可能是发生了纯合 p.E54X 无义突变。Dietz 等的研究表明缩短阅读框架（即终止密码子前置）不仅会导致 mRNA 的不稳定，而且可能导致跳跃翻译。

目前，在 GM2 神经节苷脂沉积症患者体内仅发现了少数 GM2A 基因的突变 [6]：其中一些突变可改变 GM2- 神经节苷脂激活剂中单个蛋白质的构建模块（氨基酸）；另一些突变则可能直接删除

GM2A 基因上的少量 DNA 序列，这种改变导致不稳定的激活蛋白产生，该蛋白会被迅速降解，或者阻止其编码出任何有功能的蛋白。若缺失了 GM2- 神经节苷脂的活化剂作用，β- 氨基己糖苷酶 A 就无法降解 GM2- 神经节苷脂，产生的后果是 GM2- 神经节苷脂的积累直至产生毒害，特别是在大脑和脊髓的神经细胞中。目前认为该疾病的发生就是由于 GM2- 神经节苷脂积累使这些细胞遭到破坏。

Liu 等 [7] 构建了一只 GM2A 基因敲除小鼠。该小鼠仅在脑部部分区域表现出了神经元的贮积，其在小脑部位有明显的贮积，小鼠表现出平衡及协调能力的缺陷。小鼠体内非正常的神经节苷脂贮积由 GM2 及少量 GA2 构成。结果表明，激活蛋白是 GM2 降解所必需的，且 GM2 激活剂有可能在 GA2 降解过程中起作用。

(4) 目前基因突变概述

目前人类基因突变数据库收录了 GM2A 基因突变 6 个，其中错义 / 无义突变 4 个，小的缺失 2 个。

（张　鑫　蒋　璐）

参考文献

[1] 左启华 . 小儿神经系统疾病 . 北京：人民卫生出版社，2002：513-515

[2] 侯琳，Kousaku O. GM2 神经节苷脂沉积症发病的分子机理研究 . 中华医学遗传学杂志，2003，20：103-105

[3] Gravel RA, Kaback MM, Proia RL, et al. The GM2 gangliosidoses.The Metabolic and Molecular Bases of Inherited Disease, 2001, 3: 8

[4] Conzelmann E, Sandhoff K. AB variant of infantile Gm2-gangliosidosis: deficiency of a factor necessary for stimulation of hexosaminidase A-catalyzed degradation of ganglioside Gm2 and glycolipid Ga2. Proc Nat Acad,1978,75: 3979-3983

[5] Chen B, Rigat B, Curry C, et al. Structure of the GM2A gene: identification of an exon 2 nonsense mutation and a naturally occurring transcript with an in-frame deletion of exon 2. Am J Hum Genet, 1999, 65: 77-87

[6] Mahuran DJ. Biochemical consequences of mutations causing the GM2 gangliosidoses. Biochim Biophys Acta,1999, 1455: 105-138

[7] Liu Y, Hoffmann A, Grinberg A, et al. Mouse model of GM2 activator deficiency manifests cerebellar pathology and motor impairment. Proc Natl Acad Sci, 1997, 94: 8138-8143

581 Goldberg-Shprintzen 综合征
(Goldberg-Shprintzen syndrome, GOSHS; OMIM 609460)

一、临床诊断

(1) 概述

Goldberg-Shprintzen 综合征 (GOSHS) 是由 10 号染色体上的 *KIAA1279* 基因发生突变所致的一种常染色体隐性遗传性疾病，是累及多系统的先天性发育异常综合征。

(2) 临床表现

Goldberg-Shprintzen 综合征主要表现 (图 581-1) 为智力发育障碍，特殊面容，小头畸形[2]。大部分患者合并有希尔施普龙病，伴或不伴有脑组织沟回异常。智力发育障碍主要表现为学习能力下降。特殊面容主要包括眼距宽、黏膜下腭裂、眉弓高耸、长睫毛、眼睑下垂、厚耳垂、外翻的下嘴唇。其他特征包括球形角膜，泌尿生殖器畸形。另有文献报道少数患者合并先天性心脏病、少牙畸形、脊柱侧凸等[1]。

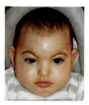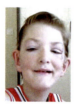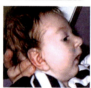

图 581-1 GOSHS 患者典型表现
[Hum Mol Genet，2013，22(12): 2387-2399]

(3) 辅助检查

磁共振检查 (图 581-2) 显示巨脑回、胼胝体发育不全及小脑发育不全[3]。还可出现蛛网膜下腔间隙增宽[1]。

(4) 病理表现

活检术后发现神经嵴细胞和神经元发生异位[1]。也可见到正常的皮质组织六层细胞结构分布异常，皮质出现更多畸形小脑回[4]。

(5) 受累部位病变汇总 (表 581-1)

表 581-1 受累部位及表现

受累部位	主要表现
脑	智力发育迟缓，磁共振检查显示巨脑回，胼胝体及小脑发育不全
面容	眼距宽，黏膜下腭裂，眉弓高耸，长睫毛，眼睑下垂，厚耳垂，外翻的下嘴唇
其他系统	球形角膜，泌尿生殖器畸形，先天性心脏病，少牙畸形，脊柱侧凸

二、基因诊断

(1) 概述

KIAA1279 基因，即编码 KIF1 结合蛋白的基因，此基因位于 10 号染色体长臂 2 区 2 带 1 亚带 (10q22.1)，基因组坐标为 (GRCh37):10:70748477-70776739，基因全长 28 263bp，包含 7 个外显子，编码 621 个氨基酸。

(2) 基因对应蛋白结构及功能

KIAA1279 基因编码一种驱动蛋白家族成员 1 结合蛋白，是 2 个三十四肽重复的蛋白。所编码的蛋白质定位于线粒体，可以参与调节线粒体的运输。外周和中枢神经系统的发育，轴突微管的组织，以及轴突生长和维护等过程都需要这个基因的表达。

(3) 基因突变致病机制

2005 年，Brooks 等[4]在 2 个隔离的 GOSHS 家系的患者中，发现了 *KIAA1279* 基因的纯合无义突变 (p.R90X，p.E84X)。该发现确定了 *KIAA1279* 基因在肠道和中枢神经系统发育过程中起重要的作用。2013 年，Drevillon 等[1]在 5 例来自 3 个无血缘关系的 GOSHS 家庭的患者中，发现了 *KIAA1279* 基

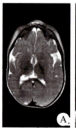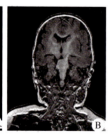

图 581-2 磁共振检查
A. 轴位 T₂ 序列，B. 冠状位 T₁ 序列；如图可见多个小脑回畸形及外侧裂增大，侧脑室扩张，但该患者胼胝体是正常的[1][Hum Mol Genet，2013，22(12): 2387-2399]

因存在纯合截断突变 (c.604_605delAG)。*KIAA1279* 基因的纯合突变会导致无义介导的 mRNA 降解和 KBP 功能的丧失。KBP 的表达直接影响神经突生长的神经元样细胞系，这与 GOSHS 患者的中央 (多小脑回) 和肠道 (HSCR) 神经元的发育缺陷是一致的。体外细胞研究表明，KBP 通常与肌动蛋白和微管相互作用，这说明此基因在神经元的发育和迁移过程中发挥作用。

本病尚无相应的分子研究，致病机制未明。

(4) 目前基因突变概述

目前人类基因突变数据库收录了 *KIAA1279* 基因突变 3 个，其中错义 / 无义突变 2 个，小的插入 1 个。

（刘　欣　王晓凤）

参考文献

[1] Drevillon L, Megarbane A, Demeer B, et al. KBP-cytoskeleton interactions underlie developmental anomalies in Goldberg-Shprintzen syndrome. Hum Mol Genet, 2013, 22: 2387-2399

[2] Goldberg RB, RJ Shprintzen. Hirschsprung megacolon and cleft palate in two sibs. J Craniofac Genet Dev Biol, 1981, 1(2): 185-189

[3] Silengo M. Pachygyria and cerebellar hypoplasia in Goldberg-Shprintzen syndrome. Am J Med Genet A, 2003, 118A(4): 388-390

[4] Brooks AS, Bertoli-Avella AM, Burzynski GM, et al. Homozygous nonsense mutations in *KIAA1279* are associated with malformations of the central and enteric nervous systems. Am J Hum Genet, 2005, 77: 120-126

582　戈登·霍姆斯综合征
(Gordon Holmes syndrome, GDHS; OMIM 212840)

一、临床诊断

(1) 概述

戈登·霍姆斯综合征 (GDHS) 为常染色体隐性遗传病，于 1907 年由戈登·霍姆斯首次描述，其临床特点为小脑性共济失调与性腺功能低下，突变基因为 *RNF216*[1]。

(2) 临床表现

中年起病，逐渐出现小脑症状及性激素缺乏的迹象，可表现为促性腺激素分泌过少及过多 [2]。此外还可表现为骨骼异常、神经性耳聋和进行性老年痴呆 [3]。

(3) 辅助检查

头颅 CT 及 MRI 检查可显示全脑萎缩、脑白质异常 (图 582-1，图 582-2)[4]

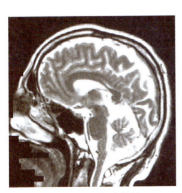

图 582-1　全脑萎缩
(Neurol Neurosurg Psychiat, 1982, 45: 747-751)

(4) 病理表现

海马结构 HE 染色可见免疫复合物沉积于细胞核内，电镜扫描可见其由颗粒状物质及细长丝组成 (图 582-3，图 582-4)[5]。

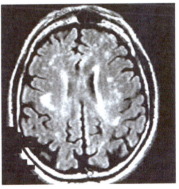

图 582-2　脑白质病变
(Neurol Neurosurg Psychiat, 1982,45: 747-751)

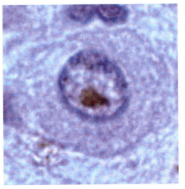

图 582-3　海马免疫组化染色可见抗泛素免疫复合物沉积于细胞核内 (棕色)
(New Eng J Med, 2013, 368: 1992-2003)

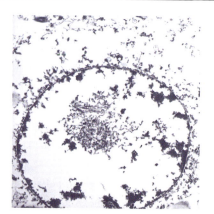

图 582-4　电镜扫描可见海马细胞核内异物，由颗粒状物质及细长丝组成

(New Eng J Med，2013，368：1992-2003)

(5) 受累部位病变汇总（表 582-1）

表 582-1　受累部位及表现

受累部位	主要表现
脑	全脑萎缩及脑白质营养不良，小脑性共济失调、进行性老年痴呆
性腺	性腺功能不良，促性腺激素缺陷

二、基因诊断

(1) 概述

RNF216 基因，编码环指蛋白，位于 7 号染色体短臂 2 区 2 带 1 亚带 (7p22.1)，基因组坐标为 (GRCh37)：7: 5659672-5821361，基因全长 161 690bp，包含 17 个外显子，编码 923 个氨基酸。

(2) 基因对应蛋白结构及功能

RNF216 基因编码的蛋白质是一个专门与丝氨酸 / 苏氨酸蛋白酶、受体互作用蛋白 (RIP) 同定位和相互交互的胞质蛋白。该蛋白的锌指结构域是该蛋白与 RIP 的相互作用、抑制 TNF-α 和 IL-1 诱导 NF-κB 的活性通路的重要功能区域。此蛋白还充当一种 E3 泛素蛋白连接酶，从 E2 类泛素交联酶中接收泛素，并将其传输到底物以通过蛋白酶体来促进其降解。此外，此蛋白可促进 TRAF3、TLR4 和 TLR9 的降解，调节抗病毒反应。另外，该蛋白还可以降低 NF-κB 和 IRF3 的活性及 IFNB 产物。异构体 3/ZIN 可以抑制 TNF 和 IL-1 介导的 NF-κB 的活性，促进 TNF 和 RIP 介导的细胞凋亡。

(3) 基因突变致病机制

Seminara 等 [2] 最先报道了来自于有七代亲缘

关系的巴勒斯坦家庭戈登·霍姆斯综合征 (GDHS) 的三个兄弟姐妹。Margolin 等在两个基因上识别出了两种纯合的错义突变：一个是在 RNF216 基因上的 c.2251C>T 转换，导致了在第二个指结构域的高度保守残基区发生了 p.R751C 的替换；另一个是在 OTUD4 基因 (p.G333V) 上的错义突变。研究发现，在该家系中，两个突变和疾病存在共分离的现象，且在 672 个中东人的参照染色体上（包括 36 个巴勒斯坦人的染色体）都没有找到这种突变。此外，在 NHLBI 外显子测序项目上的 13006 条染色体上也没有找到 RNF216 的 p.R751C 突变，但 OTUD4 的 p.G333V 变异在其中的两条染色体上被检测到。一种注射了抗 rnf216 的拼接阻断的吗啉寡核苷酸的斑马鱼突变体可以通过野生型而不是突变的 RNF216 mRNA 得到，因此推断 p.R751C 突变影响了蛋白的功能。这三个兄弟姐妹的脑 CT 结果提示均有突出的小脑，低密度脑白质轻度皮质萎缩 [6]。

Chen 等 [7] 通过免疫共沉淀实验和突变分析发现 ZIN 和 RIP 的交互作用需要 ZIN 的 RID。荧光素酶与免疫印迹分析表明 ZIN 抑制了 RIP、IKKB(IKBKB)、肿瘤坏死因子 (TNF) 及依赖于 RLD 方式的 IL-1 诱导的 NF-κB 激活。ZIN 还增强了 RIP 诱导的细胞凋亡。免疫共沉淀实验表明 TRAF2 不竞争性参与 ZIN 与 RIP 的相互作用。

利用酵母双杂交分析法，Chuang 和 Ulevitch 发现 TRIAD3 与 TLR3、TLR4、TLR5 和 TLR9 的胞质域进行相互作用，但并不与 TLR2 进行相互作用 [8]。免疫印迹分析表明 TRIAD3A 与泛素的表达导致 TRIAD3A 自身泛素化，并通过 UBCH7 促进了 TLR9 的泛素化。TRIAD3A 的过表达导致 TLR4 和 TLR9 蛋白几乎完全降解，不包括 TLR2 蛋白质，对 TLR3 和 TLR5 的影响则较小。正如逆转录 - 聚合酶链反应 (RT-PCR) 和小干扰 RNA 分析所示，由 TRIAD3A 导致的 TLR 蛋白表达的减少通常伴随着 TLRs 活性相关信号的减少。Chuang 和 Ulevitch 总结 TRIAD3A 是一种细胞内的蛋白质，能够调控 TLR 的表达和限制 TLR 激活后发生的潜在有害影响 [8]。

(4) 目前基因突变概述

目前人类孟德尔遗传在线数据库报道了 RNF216 基因突变 3 个，其中错义 / 无义突变 2 个，小的缺失 1 个。

（周安娜　韦贞乐）

参考文献

[1] Holmes G. A form of familial degeneration of the cerebellum. Brain, 1907, 30: 466-489

[2] Seminara SB, Acierno JS Jr, Abdulwahid NA, et al. Hypogonadotropic hypogonadism and cerebellar ataxia: detailed phenotypic characterization of a large, extended kindred. J Clin Endocr Metab, 2002, 87: 1607-1612

[3] Volpe R, Metzler WS, Johnston MW. Familial hypogonadotrophic eunuchoidism with cerebellar ataxia. J Clin Endocr Metab, 1963, 23: 107-115

[4] Berciano J, Amado JA, Freijanes J, et al. Familial cerebellar ataxia and hypogonadotropic hypogonadism: evidence for hypothalamic LHRH deficiency. J Neurol Neurosurg Psychiat, 1982, 45: 747-751

[5] Margolin DH, Kousi M, Chan YM, et al. Ataxia, dementia, and hypogonadotropism caused by disordered ubiquitination. New Eng J Med, 2013, 368: 1992-2003

[6] Margolin DH, Kousi M, Chan YM, et al. Ataxia, dementia, and hypogonadotropism caused by disordered ubiquitination. N Engl J Med, 2013, 368: 1992-2003

[7] Chen D, Li X, Zhai Z, et al. A novel zinc finger protein interacts with receptor-interacting protein (RIP) and inhibits tumor necrosis factor (TNF)- and IL1-induced NF-kappa B activation. J Biol Chem, 2002, 277: 15985-15991

[8] Chuang TH, Ulevitch RJ. Triad3A, an E3 ubiquitin-protein ligase regulating Toll-like receptors. Nat Immunol, 2004, 5: 495-502

583　竹叶骨发育不良
(gracile bone dysplasia, GCLEB; OMIM 602361)

一、临床诊断

(1) 概述

竹叶骨发育不良 (GCLEB) 是引起胎儿运动功能减退的常见原因之一。1966 年由 Kenny 和 Linarelli 首次报道，其特点为严重的身材矮小 (侏儒)，细细长长的骨头，而其骨干却是异常狭窄，伴低钙血症。1967 年 Caffey 从影像学方面对其进行了进一步描述，故曾命名为肯尼－卡菲综合征。其临床特点是囟门闭合延迟、牙齿缺失、小眼伴远视，伴前额突出所致三角形脸。同时患儿常伴反复低钙血症及甲状旁腺激素水平异常低下。1994 年，Verloes 及其同事将这种围生期致死性的变异命名为颅骨狭窄，其特点为颅缝过早闭合及小眼球，而导致此种病变的原因为竹叶骨变薄。骨及软骨变异形态通常是变短、骨板生长紊乱、软骨细胞存在粗面内质网扩张环，这是由细胞外基质中蛋白质异常所致。此种蛋白质异常影响骨－软骨、面部及中枢神经系统发育。因其表现为骨－软骨变薄、变短，故称为竹叶骨发育不良，其致病基因为 *FAM111A*。

(2) 临床表现

患儿通常因囟门过早闭合而出现前额突出，并出现牙齿部分融合，小眼伴远视，低位耳。同时身材矮小 (图 583-1A, 图 583-1E)。

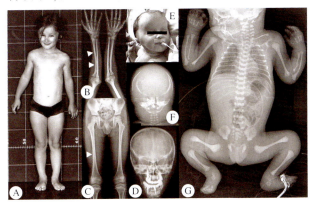

图 583-1　GCLEB 患者临床表现

A. 患儿身材矮小、前额突出伴三角形脸、小眼；B. 皮质骨的厚度增加；C. 延髓管状骨腔的变窄 (狭窄骨干)；D. 颅骨骨缝过早闭合所致 V 形头及牙齿部分融合 (对比 F)；E. 前额突出，低位耳，小而深陷的眼睛 (对比 A)；F. 颅缝过早闭合；G. 长骨变细，且髓腔显示不清
(The American Journal of Human Genetics, 2013, 92: 990-995)[1]

(3) 辅助检查

头颅 X 线片可见颅缝过早闭合，牙齿融合，X 线片可见长骨变细，且髓腔显示不清 (图 583-1B, 图 583-1C, 图 583-1E~ 图 583-1G)。

(4) 病理表现

病理中具有代表性的为股骨。大体解剖可见其骨干变细，干骺端张开，而干骺端软骨是正常的。取股骨近端结构，可见软骨细胞较正常软骨细胞变短而饱满，其形态一致性良好。取股骨皮质，可见皮质骨的厚度大于正常，这与 X 线片所示具有一致性，同时骨小梁较厚，类骨质片层呈波浪形 (图 583-2A~ 图 583-2C)。

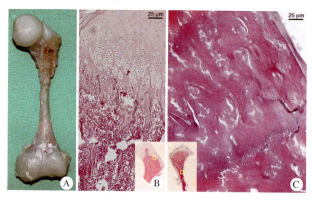

图 583-2　病理表现

A. 为图 590-1G 中左股骨宏观图，骨干变细及干骺端张开，该干骺端软骨是正常的；B. 为具有代表性的股骨近端结构：可见软骨细胞较正常软骨细胞变的短而饱满，形态相似；C . 股骨皮质：皮质骨的厚度大于正常（同 X 线片所示），骨小梁较厚，类骨质片层呈波浪形 (The American Journal of Human Genetics，2013,92：990-995)[1]

(5) 受累部位病变汇总 (表 583-1)

表 583-1　受累部位及表现

受累部位	主要表现
颅骨	骨缝过早闭合，前额突出，V 形头颅
牙齿	牙齿部分融合
长骨	身材矮小，骨干变短变细
眼	小眼，眼球深陷，远视
耳	低位耳

二、基因诊断

(1) 概述

FAM111A 基因，即编码 FAM111A 蛋白的基因，位于 11 号染色体长臂 1 区 2 带 1 亚带 (11q12.1)，基因组坐标为 (GRCh37):11:58910318-58922512，基因全长 12 195bp，包含 5 个外显子，编码 611 个氨基酸。

(2) 基因对应蛋白结构及功能

FAM11A 蛋白含有一个羧基端胰蛋白酶样丝氨酸肽酶结构域，该结构域包含由组氨酸、天冬氨酸和丝氨酸组成的保守催化三联体。Fine[2] 发现，FAM111A 蛋白的羧基端能和大 T 抗原的羧基端域发生相互作用。而生物学家通过对猿猴病毒 -40(SV40) 的研究发现 SV40 的大 T 抗原的羧基端域对于该病毒的宿主范围限制及腺病毒辅助功能来说是必需的。所以，FAM111A 蛋白能够起到一种宿主范围限制因素的作用。

(3) 基因突变致病机制

在 2 个患有 GCLEB 的男婴 (分别是出生后 3 天夭折的瑞典人和出生后 25 天夭折的意大利人) 体内，Unger 鉴别了一种 *FAM111A* 基因上的新的 3 个碱基缺失 (c.1026_1028delTTC)，直接导致了在位点 342(p.S342X) 处一个丝氨酸残基的缺失。

Fine 等 [2] 通过亲和纯化和质谱鉴定的方法，揭示出大 T 抗原的羧基端区域和 FAM111A 蛋白之间的一种特殊反应。FAM111A 损耗反映了大 T 抗原羧基端区域异源性表达的效果，包括增强病毒性基因表达，SV40 宿主范围突变体的裂解型感染及腺病毒在限定细胞中的复制。FAM111A 作为一种被 SV40 的大 T 抗原特异靶向的因子，起着限制宿主范围的作用。

(4) 目前基因突变概述

目前人类基因突变数据库收录了 *FAM111A* 基因突变 6 个，其中错义 / 无义突变 5 个，小的缺失 1 个。

（周安娜　吴　帅）

参考文献

[1] Sheila U, Maria WG, Antony L, et al. FAM111A mutations result in hypoparathyroidism and impaired skeletal development. The American Journal of Human Genetics, 2013, 92: 990-995

[2] Fine DA, Rozenblatt-Rosen O, Padi M, et al. Identification of FAM111A as an SV40 host range restriction and adenovirus helper factor. PLoS pathogens, 2012, 8(10): e1002949

584　格雷格颅脑畸形多指合指综合征
(Greig cephalopolysyndactyly syndrome, GCPS; OMIM 175700)

一、临床诊断

(1) 概述

格雷格颅脑畸形多指合指 (Greig cephalopoly-syndactyly) 综合征 (GCPS) 是一种罕见的先天性多发异常综合征，发病率为 (1~9)/100 万，为常染色体隐性遗传性疾病，其致病基因为 *GLI3*[1]。

(2) 临床表现

GCPS 初期可表现为巨头畸形，还可表现为宽额头、眼眶过宽、多指、并指，产前检查可发现胼胝体发育不良、轻度脑积水、心脏异常、腹股沟疝、脐疝、隐睾、尿道下裂、颅缝早闭。出生后可逐渐出现眼裂、认知功能障碍、癫痫、肌肉纤维异常、骨化过早、高血糖症或多毛症 (图 584-1)[2]。

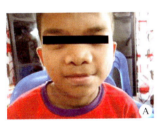
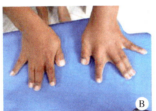
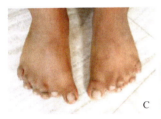
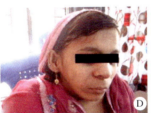
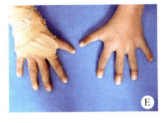
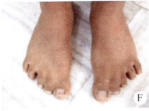

图 584-1　临床表现

A、D. 可见头部畸形；B、C、E、F. 可见并指 (趾)、多指 (趾)
(Meta Gene, 2014, 2:880-887)

(3) 辅助检查

手及足部 X 线片可见指 (趾) 间关节畸形 (图 584-2)。

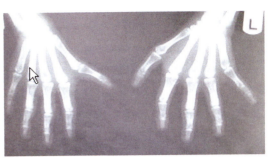
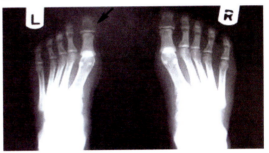

图 584-2　指 (趾) 间关节畸形
(Meta Gene, 2014, 2:880-887)

(4) 病理表现

目前未见病理报道。

(5) 受累部位病变汇总 (表 584-1)

表 584-1　受累部位及表现

受累部位	主要表现
脑	胼胝体发育不良，脑积水，认知功能障碍，癫痫
内分泌系统	血糖升高，多毛症
肌肉软组织	腹股沟疝，脐疝，肌肉纤维异常
泌尿系统	隐睾，尿道下裂
心脏	先天性心脏病
骨骼	巨头畸形，多指并指，骨化过早

二、基因诊断

(1) 概述

GLI3 基因，即编码转录激活因子 GLI3 蛋白的基因，位于 7 号染色体短臂 1 区 3 带 (7p13)，基因组坐标为 (GRCh37):7:42000547-42277469，基因全长 276 923bp，包含 20 个外显子，编码 1580 个氨基酸。

(2) 基因对应蛋白结构及功能

GLI3 基因编码的蛋白属于 Gli 家族的 C2H2 型

锌指蛋白亚家族，它们的特征是 DNA 结合转录因子和介导 Shh 信号通路。该蛋白位于细胞质并激活 *PTCH* 基因表达，该蛋白也参与胚胎发育。

(3) 基因突变致病机制

1991 年，Pettigrew 等[3] 在 GCPS 患者中发现了 *GLI3* 基因的大片段删除，研究显示尽管在有着正常染色体组型的 GCPS 患者中没有突变，*GLI3* 基因的大片段删除或易位导致其单倍剂量不足仍与 GCPS 有关[3-5]。而 Wild 等[6] 发现 GCPS 患者的 *GLI3* 基因有杂合子点突变。Kalff-Suske 等[7] 在 24 个 GCPS 患者中进行了 *GLI3* 基因突变分析，他们在患者的 *GLI3* 等位基因的杂合子位点发现了 15 个新的突变，其中 9 个是截短突变，突变会提前终止大部分蛋白质产物，但不完全包括该蛋白的 N 段区域和编码 DNA 结合域的中心区域。另外 5 个突变被确认在该蛋白的 C 端锌指区域，推断这些变异影响该蛋白的附加功能。在细胞转染实验中，将酵母 GAL4 的 DNA 结合域融合到 *GLI3* 基因的不同片段上，发现其反式激活能力被分配到 *GLI3* 基因 C 末端的 1/3 处的 2 个临近的独立域，由于这些是唯一受 3 个 C 末端截短突变影响的功能域，Kalff-Suske 等推测 GCPS 可能是由一个基因拷贝的完全丢失所致的单倍剂量不足引起，或者由这种转录因子的属性被破坏（如 DNA 结合和反式激活作用所致的单倍剂量不足）而引起。

1988 年，Winter 和 Huson[8] 注意到在形态学和比较基因图谱上，GCPS 与小鼠位于 13 号染色体的"多指"(Xt) 突变同源。2 个多脚趾畸形个体的模式非常相似，并且这 2 种都可能紧邻 T-gamma 受体位点 (TCRG)。1992 年，Vortkamp 等[9] 报道了在一个 Xt 突变体小鼠的 *GLI3* 基因 5′ 端的删除，Schimmang 等[10] 报道了 *GLI3* 基因的表达在该突变体中下降。Hui 和 Joyner[11] 描述了 Xt 突变体的分子特征，他们发现突变小鼠中 *GLI3* 基因表达的不足是由该基因 3′ 端的删除导致，而且，突变小鼠受影响的结构与小鼠的 *GLI3* 基因表达域有关，这些发现强有力地证明了 *GLI3* 基因功能的缺乏会导致多发性并指综合征的发生。

(4) 目前基因突变概述

目前人类基因突变数据库收录了 *GLI3* 基因突变 134 个，其中错义 / 无义突变 48 个，剪接突变 7 个，小的缺失 47 个，小的插入 13 个，大片段缺失 16 个，大片段插入 3 个。突变分布在基因整个编码区，无突变热点。

（周安娜 赵 辉）

参考文献

[1] Laura R, Helena F, Antonio SP, et al. Prenatal diagnosis of Greig cephalopolysyndactyly syndrome:a case report. Prenatal Diognosis, 2014, 34:1-3

[2] Rashmi P, Fanish MT, Subodh KS, et al. A novel GLI3c. 750delC truncation mutation in a multiplex Greig cephalopolysyndactyly syndrome family with an unusual phenotypic combination in a patient. Meta Gene, 2014, 2:880-887

[3] Pettigrew AL, Greenberg F, Caskey CT, et al. Greig syndrome associated with an interstitial deletion of 7p: confirmation of the localization of Greig syndrome to 7p13. Hum Genet, 1991, 87: 452-456

[4] Vortkamp A, Gessler M, Grzeschik KH. GLI3 zinc-finger gene interrupted by translocations in Greig syndrome families. Nature, 1991, 352: 539-540

[5] Brueton L, Huson SM, Winter RM, et al. Chromosomal localisation of a developmental gene in man: direct DNA analysis demonstrates that Greig cephalopolysyndactyly maps to 7p13. Am J Med Genet, 1988, 31: 799-804

[6] Wild A, Kalff-Suske M, Vortkamp A, et al. Point mutations in human GLI3 cause Greig syndrome. Hum Molec Genet, 1997, 6: 1979-1984

[7] Kalff-Suske M, Wild A, Topp J, et al. Point mutations throughout the GLI3 gene cause Greig cephalopolysyndactyly syndrome. Hum Molec Genet, 1999, 8: 1769-1777

[8] Winter RM, Huson SM. Greig cephalopolysyndactyly syndrome: a possible mouse homologue (Xt-extra toes). Am J Med Genet, 1988, 31: 793-798

[9] Vortkamp A, Franz T, Gessler M, et al. Deletion of GLI3 supports the homology of the human Greig cephalopolysyndactyly syndrome (GCPS) and the mouse mutant extra toes (Xt). Mammalian Genome, 1992, 3: 461-463

[10] Schimmang T, Lemaistre M, Vortkamp A, et al. Expression of the zinc finger gene Gli3 is affected in the morphogenetic mouse mutant extra-toes (Xt). Development, 1992, 116: 799-804

[11] Hui C, Joyner AL. A mouse model of Greig cephalopolysyndactyly syndrome: the extra-toes(J) mutation contains an intragenic deletion of the Gli3 gene. Nature Genet, 1993, 3: 241-245

585 格里希综合征 1 型
(Griscelli syndrome, type 1；GS1/Elejalde syndrome; OMIM 214450)

一、临床诊断

(1) 概述

格里希综合征 (GS) 是常染色体隐性遗传的疾病，包含 3 个亚型。1 型由 *MYO5A* 基因突变引起；2 型由 *RAB27A* 基因突变引起；3 型由 *MLPH* 基因或 *MYO5A* 基因突变引起。在此着重介绍格里希综合征 1 型 (GS1)，主要临床表现以黑色素过少和原发性神经功能损害为主[1]。

(2) 临床表现

格里希综合征患者可有运动发育延迟、智力低下表现。患者皮肤、毛发黑色素缺乏，但黑色素沉积于毛干[2]，患者有银灰色头发、眉毛、睫毛[3]（图585-1），日晒后皮肤散布铜色斑点。患者在早期可出现严重的神经功能损害，发病时间从 1~11 岁不等。症状包括肌张力减低、视觉改变、癫痫、精神运动发育迟缓及智力低下[4]。部分患者还有脊柱侧凸及眼球运动异常[5]。患者一般无明显免疫低下或缺陷，也无噬血细胞综合征。这与格里希综合征 2 型患者以免疫力低下或缺陷为特点不同。

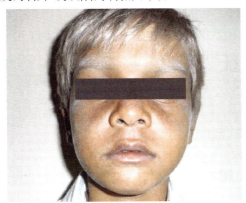

图 585-1　8 岁患者银灰头发、眉毛
(Int J Trichology，2012，4: 83-85)

(3) 辅助检查

患者毛发光学显微镜镜检可见毛干部位异常黑素小体沉积（图585-2）[3]。

(4) 病理表现

患者皮肤病理可见上皮基底核黑素小体沉积[3]。黑素小体沉积处皮肤周围色素减退[6]。

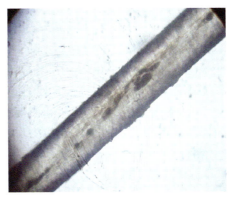

图 585-2　患者头发显微镜镜检
(Int J Trichology，2012，4: 83-85)

(5) 受累部位病变汇总 (表 585-1)

表 585-1　受累部位及表现

受累部位	主要表现
眼	注视异常，眼球异常运动
皮肤	皮肤色素减退，黑色素细胞内黑素小体沉积
中枢神经系统	发育迟缓，肌张力减低，智力低下，癫痫

二、基因诊断

(1) 概述

MYO5A 基因，即编码肌球蛋白 VA(重链 12) 的基因，位于 15 号染色体长臂 2 区 1 带 (15q21)，基因组坐标为 (GRCh37):15:52599480-52821247，基因全长 221 768bp，包含 44 个外显子，编码 1855 个氨基酸。

(2) 基因对应蛋白结构及功能

MYO5A 基因是 3 个肌球蛋白 V 重链的编码基因之一，属于肌球蛋白基因超家族。肌球蛋白 V 是一类基于肌动蛋白的马达蛋白，参与细胞质囊泡运输和锚固，促进纺锤体极排列和 mRNA 转位。该基因编码的蛋白在黑素细胞和神经细胞中含量丰富。此基因突变可引起 GS1、GS3 和神经外胚层的溶酶体病或埃莱哈尔德病。多个编码不同亚型的剪接异变体已被报道。

(3) 基因突变致病机制

Pastural 等[7] 在 3 个近亲家庭和 1 个非近亲家

庭中用连锁分析将 GS 定位于 15q21。由于一种非常规肌球蛋白基因突变而导致跟小鼠表型的相似性，因此他们研究了染色体 19、10 和 18 的已知含有这类基因的区域，并将那些区域排除在外。另一方面，他们获得了一组位于 15 号染色体上 LOD 值为 4.40 的标记，在这个区域包含 *MYO5A* 基因。Pastural 等证明，土耳其患者携带一个 *MYO5A* 基因的无义突变。

一些报道认为，由 RAB27A 引起的 GS2 患者的神经系统病变与中枢神经系统 (CNS) 的淋巴细胞浸润相关 [8,9]，而由 *MYO5A* 突变引起的 GS1 表现出初始的神经疾病 [9,10]。*MYO5A* 及 *RAB27A* 在相同的分子通路的相互作用，导致黑素小体在肌动蛋白丝上转运，并停靠于质膜。

(4) 目前基因突变概述

目前人类基因突变数据库报道了 *MYO5A* 基因突变 3 个，其中错义 / 无义突变 1 个，大的缺失 1 个，大的插入 1 个，无突变热点。

（王子璇　金　朝　陈　真）

参考文献

[1] Menasche G, Fischer A, de Saint Basile G. Griscelli syndrome types 1 and 2. Am J Hum Genet, 2002, 71: 1237-1238

[2] Menasche G, Pastural E, Feldmann J, et al. Mutations in RAB27A cause Griscelli syndrome associated with haemophagocytic syndrome. Nat Genet, 2000, 25: 173-176

[3] Sahana M, Sacchidanand S, Hiremagalore R, et al. Silvery grey hair: clue to diagnose immunodeficiency. Int J Trichology, 2012, 4: 83-85

[4] Duran-McKinster C, Rodriguez-Jurado R, Ridaura C, et al. Elejalde syndrome—a melanolysosomal neurocutaneous syndrome: clinical and morphological findings in 7 patients. Arch Dermatol, 1999, 135: 182-186

[5] Thomas ER, Walker LJ, Pullaperuma S, et al. Griscelli syndrome type 1: a report of two cases and review of the literature. Clin Dysmorphol, 2009, 18: 145-148

[6] Reddy RR, Babu BM, Venkateshwaramma B, et al. Silvery hair syndrome in two cousins: Chediak-Higashi syndrome vs Griscelli syndrome, with rare associations. Int J Trichology, 2011, 3: 107-111

[7] Pastural E, Barrat FJ, Dufourcq-Lagelouse R, et al. Griscelli disease maps to chromosome 15q21 and is associated with mutations in the myosin-Va gene. Nat Genet, 1997, 16: 289-292

[8] Pastural E, Ersoy F, Yalman N, et al. Two genes are responsible for Griscelli syndrome at the same 15q21 locus. Genomics, 2000, 63: 299-306

[9] de Saint Basile G, Fischer A. The role of cytotoxicity in lymphocyte homeostasis. Curr Opin Immunol, 2001, 13: 549-554

[10] vanovich J, Mallory S, Storer T, et al. 12-year-old male with Elejalde syndrome (neuroectodermal melanolysosomal disease). Am J Med Genet, 2001, 98: 313-316

586　格里希综合征 2 型
(Griscelli syndrome type 2, GS2; OMIM 607624)

一、临床诊断

(1) 概述

格里希综合征 (GS) 是噬血细胞淋巴细胞增生性组织细胞病的一种亚型，1978 年由 Griscelli 等首次报道 [1]。根据基因位点的不同，GS 分为 3 个表型，其中 GS2 是由 *RAB27A* 基因突变导致 [2]，属于常染色体隐性遗传的免疫缺陷综合征。*RAB27A* 编码的 RAB27A 蛋白是分布在囊泡表面上的膜结合三磷酸鸟苷 (GTP) 酶，它与 Munc13-4 相互作用，可影响溶酶体细胞颗粒的微管组织中心移动而导致淋巴细胞转移黑色素颗粒功能缺陷 [3-5]。

(2) 临床表现

GS2 大多发病年龄为 3 个月至 7 岁 [3]，临床表现为局部皮肤白化病，眉毛及头发呈银灰色（图 586-1A）。因为免疫功能缺陷，临床可出现肝脾大、

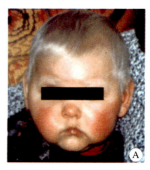

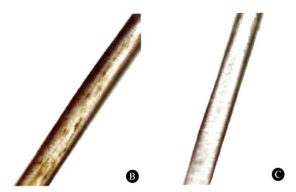

图 586-1 Griscelli 综合征典型特征

A. 患者头发和眉毛呈淡银灰色；B. 患者头发在光学显微镜下显示色素呈团块状不规则地分布在发干；C. 正常个体头发发干 (J Pigment Cell Melanoma Res, 2009, 22: 268-282)

反复感染等 T 淋巴细胞和巨噬细胞活化综合征的症状。由于白细胞浸润大脑，部分患者伴有神经症状，可表现为抽搐、继发性神经功能缺损及小脑症状[4,6]。

(3) 辅助检查

GS2 患者因淋巴细胞浸润脑部，在脑 MRI 检查可显示浸润部位多发高信号病变 (图 586-2)。

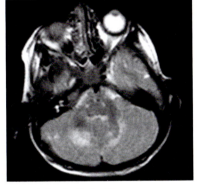

图 586-2 磁共振成像 (MRI) 显示小脑有多个高 T_2 加权像信号

(BMJ Case Rep, 2014)

(4) 病理表现

GS2 患者毛发的毛干在光学显微镜下显示为黑色素大小不一的团块不规则分布 (图 586-1B)。透射电子显微镜下可发现在黑素细胞胞质中聚集大量正常大小的 IV 期成熟黑色素，但临近的角化细胞中仅能观察到很少量的黑素体 (图 586-3)。

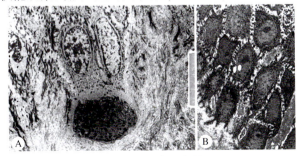

图 586-3 病理表现

A. 透射电镜下黑素细胞核周有 IV 期黑色素沉积，相邻的角质形成细胞，其胞质内黑色素稀疏而罕见 (初始放大倍数 ×3000)；B. 健康人表皮透射电镜表现 (初始放大倍数 ×1900)(J Dermatology, 2009, 218: 376-379)

(5) 受累部位病变汇总 (表 586-1)

表 586-1 受累部位及表现

受累部位	主要表现
皮肤、毛发	色素减退、缺失，局部皮肤白化，眉毛头发的发干呈淡银色
神经系统	继发性神经功能缺损症状，如抽搐、共济失调等
免疫系统	肝脾大，反复感染，T 淋巴细胞和巨噬细胞活化综合征

二、基因诊断

(1) 概述

RAB27A 基因，即编码 Rab-27A 蛋白的基因，位于 15 号染色体长臂 1 区 5 带到 2 区 1 带 1 亚带 (15q15—q21.1)，基因组坐标为 (GRCh37): 15:55495164-55582034，基因全长 86 871bp，包含 12 个外显子，编码 221 个氨基酸。

(2) 基因对应蛋白结构及功能

由 RAB27A 基因编码的蛋白质属于小 GTP 酶超家族：Rab 家族。该蛋白质是膜结合蛋白，并且可能参与蛋白质运输和小 GTP 酶介导的信号转导过程。另外参与淋巴细胞的细胞毒性颗粒胞外分泌。该蛋白对于颗粒成熟、转运和启动免疫突触过程是不可或缺的。

(3) 基因突变致病机制

GS2 是由 RAB27A 基因突变引起的，与 T 淋巴细胞和自然杀伤的细胞毒性的活性减弱引起的免疫缺陷而导致容易反复感染和危及生命的噬血细胞性综合征有关，后者通常由病毒引起。RAB27A 基因编码小 GTPase Rab27a 蛋白质，该蛋白质与黑素细胞中黑色素小体周边的锚定过程有关，另外，对于毒性 T 淋巴细胞中的细胞溶解颗粒的胞外分泌、自然杀伤细胞和内分泌细胞分泌囊泡的过程中也是不可或缺的[7]。

本病尚无相应的分子研究，致病机制未明。

(4) 目前基因突变概述

目前人类基因突变数据库收录的 RAB27A 基因突变有 22 个，其中，错义 / 无义突变 13 个，剪接突变 4 个，小的缺失 5 个。突变分布在基因整个编码区，无突变热点。

(杨 昕 赵 慧 邓建莲)

参考文献

[1] Griscelli C, Durandy A, Guy-Grand D, et al. A syndrome associating partial albinism and immunodeficiency. Am J Med, 1978, 65: 691-702

[2] Menasche G, Pastural E, Feldmann J, et al. Mutations

in RAB27A cause Griscelli syndrome associated with haemophagocytic syndrome. Nat Genet, 2000, 25: 173-176

[3] Mancini AJ, Chan LS, Paller AS. Partial albinism with immunodeficiency: Griscelli syndrome: report of a case and review of the literature. J Am Acad Dermatol, 1998, 38: 295-300

[4] Van Gele M, Dynoodt P, Lambert J. Griscelli syndrome: a model system to study vesicular trafficking. Pigment Cell Melanoma Res, 2009, 22: 268-282

[5] Cetica V, Hackmann Y, Grieve S, et al. Patients with Griscelli syndrome and normal pigmentation identify RAB27A

mutations that selectively disrupt MUNC13-4 binding. J Allergy Clin Immunol, 2015, 135:1310-1318

[6] Singh A, Garg A, Kapoor S, et al. An Indian boy with griscelli syndrome type 2: case report and review of literature. Indian J Dermatol, 2014, 59: 394-397

[7] Meschede IP, Santos TO, Izidoro-Toledo TC, et al. Griscelli syndrome-type 2 in twin siblings: case report and update on RAB27A human mutations and gene structure. Braz J Med Biol Res, 2008, 41: 839-848

587 格里西综合征 3 型
(Griscelli syndrome, type 3, GS3; OMIM 609227)

一、临床诊断

(1) 概述

格里西综合征 (GS) 是一种以罕见的皮肤及毛发色素缺失为特征的遗传性疾病，遗传方式为常染色体隐性遗传。研究者依据遗传方式及临川表现的不同将其分为三型。其中格里西综合征 3 型 (GS3) 累及的基因为 MLPH。

(2) 临床表现

GS3 不同于格里西综合征的另外两型，通常不累及神经系统，免疫系统亦不受累[1]。GS3 仅表现为罕见的银灰色毛发及皮肤颜色变浅[2]。此类患者起病多在婴儿期。

(3) 影像学表现

暂无报道。

(4) 病理表现

暂无报道。

(5) 受累部位病变汇总

表 587-1 受累部位及表现

受累部位	主要表现
毛发	银灰色的头发、眉毛、睫毛[2]
皮肤	颜色变浅，色素缺失[3]

二、基因诊断

(1) 概述

MLPH 基因，即编码黑素亲和素蛋白的基因，位于 2 号染色体长臂 3 区 7 带 3 亚带 (2q37.3)，基因组坐标为 (GRCh37):2:238394071-238463961，基因全长 69 891bp，包含 20 个外显子，编码 572 个氨基酸。

(2) 基因对应蛋白结构及功能

MLPH 基因编码产物隶属于 Rab 效应因子 exophilin 亚族。该蛋白的 GTP 结合构象能够与小 Ras 相关 GTP 酶 Rab27A 形成三元复合物。小鼠体内类似蛋白复合体的主要功能是在黑色素母细胞中，将黑色素体锚定至肌动蛋白细胞骨架。其在毛发及皮肤色素沉积过程中是必需的。该基因突变会导致 GS3，该病表现为银灰色头发以及发干异常的色素分布。已经发现该基因具有多种剪接体且每种剪接体编码不同亚型的蛋白。MLPH 基因编码蛋白功能主要涉及黑色素体的转运过程以及作为黑色素 -Rab27A 复合物与马达蛋白 MYO5A 的桥梁蛋白。

(3) 基因突变致病机制

Menasche[2] 等首次提出了编码黑素亲和素基因 MLPH 纯合错义突变与 GS3 相关，突变也存在于铅灰小鼠直系同源基因中。

MLPH 基因错义突变会影响其蛋白编码的功能。黑色素细胞中 MLPH 蛋白突变体无法与 Rab27a 互作，因此推测 35 号精氨酸是维持蛋白功能的必需活性基团。通过将 MLPH 蛋白的 35 号氨基酸位置替换与精氨酸性质相似的其他氨基酸，也无法恢复 MLPH-Rab27a 相互作用，说明此位点精氨酸高度保守且无法替代。故推测该位点突变可能是 MLPH 突变的致病原因。

(4) 目前基因突变概述

目前人类基因突变数据库报道了与 *MLPH* 基因突变有 1 个，为错义 / 无义突变，突变主要分布在基因整个编码区，无突变热点。

（刘　磊）

参考文献

[1] Cağdaş D, Ozgür TT, Asal GT, et al. Griscelli syndrome types 1 and 3: analysis of four new cases and long-term evaluation of previously diagnosed patients. Eur J Pediatr, 2012, 171(10):1527-1531.

[2] Menasche G, Ho CH, et al. Griscelli syndrome restricted to hypopigmentation results from a melanophilin defect (GS3) or a MYO5A F-exon deletion (GS1). J Clin Invest, 2003, 112: 450-456

[3] Sanal O, Ersoy F, Tezcan I, et al. Griscelli disease: genotype-phenotype correlation in an array of clinical heterogeneity. J Clin Immun, 2002, 22: 237-243

588　生长迟滞、发育迟缓、面容粗糙及早亡综合征
(growth retardation, developmental delay, coarse facies, and early death, GDFD; OMIM 612938)

一、临床诊断

(1) 概述

生长迟滞、发育迟缓、面容粗糙及早亡综合征 (GDFD) 是由 *FTO* 基因突变所致的一类综合征，主要表现为生长发育迟缓、智力发育迟滞、面部粗糙及早亡。

(2) 临床表现

Boissel 等[1] 于 2009 年报道了一个阿拉伯近亲结婚的家庭中 9 位患者出现严重的多系统先天发育异常综合征，且都在 3 岁以前死亡，目前研究认为这个家系罹患 GDFD 综合征。该综合征的主要特点是特殊面容，可表现为鼻孔前倾，牙槽呈朱红色，薄且突出，颌骨后缩，舌头突出。所有患儿在婴儿期不能正常生长，其中 6 位家长有心脏结构缺损，包括室间隔缺损，房室隔缺损和卵圆孔未闭，4 位伴发肥厚型心肌病。所有患者表现出严重的生长迟缓、小脑畸形、无脑回畸形、癫痫。其他特点包括短颈、指过短、趾发育不全、神经感音性耳聋、脐疝、大阴唇肥大、睾丸未降、上腭裂、视神经盘异常。

(3) 影像学表现

多无特异性，与累及系统相关。头颅磁共振检查可表现为无脑回或小脑畸形等。

(4) 病理表现

皮肤成纤维细胞培养可见数量增多的细胞内间质及细胞碎片形态学的改变，提示患者生命期限的缩短 (图 588-1)。

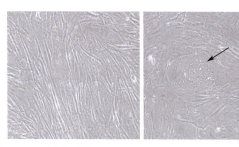

图 588-1　纤维活检：箭头显示细胞形态的改变及患者细胞体积增大[1]。

(5) 受累部位病变汇总 (表 588-1)

表 588-1　受累部位及表现

受累部位	主要表现
脑	小脑畸形，无脑回畸形，癫痫
面部	鼻孔前倾，薄的朱红色的牙槽突出，颌骨后缩，舌头突出，上腭裂
骨骼	短颈，指过短，趾发育不全
心脏	心脏结构缺损，包括室间隔缺损、房室隔缺损和卵圆孔未闭，或伴发肥厚型心肌病
耳	神经感音性耳聋
眼	视神经盘异常
泌尿生殖器	大阴唇肥大，睾丸未降

二、基因诊断

(1) 概述

FTO 基因，即编码一种 AlkB 相关非血红素铁和 2- 氧戊二酸盐依赖的氧合酶的基因，位于 16 号染色体长臂 1 区 2 带 2 亚带 (16q12.2)，基因组坐标为 (GRCh37): 16: 53737875-54148379，基因全长 410 505bp，包含 22 个外显子，编码 505 个氨基酸。

(2) 基因对应蛋白结构及功能

FTO 基因编码的氧合酶通过氧化去甲基化来修复烷基化的 DNA 和 RNA。对含 3- 甲基胸腺嘧啶的单链 RNA 有最高活性，对含有 3- 甲基胸腺嘧啶的单链 DNA 有次高活性，对含 1- 甲基腺嘌呤或 3- 甲基胞嘧啶的单链 DNA 有低的去甲基活性，对 1- 甲基鸟嘌呤没有活性，对双链 DNA 无可检测的活性。其活性需要分子氧、铁和 α- 酮戊二酸的存在。有助于全身代谢调节、能量消耗和能量平衡、有助于调节身体大小和身体脂肪堆积。

(3) 基因突变致病机制

Boissel 等[1] 于 2009 年在对有血缘关系的巴基斯坦家族大量 GDFD 病例研究中鉴定到 *FTO* 基因的 947 位 G → A 的转变，这个转变导致所有已知的旁系同源基因内完全保守的残基中 316 位精氨酸被谷氨酰胺替换。受影响的残基通过与共底物的羧化物形成稳定的盐桥来协调 2- 氧戊二酸盐的过程。这种变异在 730 个对照染色体中未检出。体外功能表达的研究表明，突变蛋白没有残余活性。通过对来自 1 例患者皮肤成纤维细胞的培养观察，显示出细胞形态改变，液泡数量和细胞碎片的增加，以及寿命的缩短，均属早衰特征。

Fischer 等[2] 于 2009 年通过对 *FTO* 基因敲除小鼠的研究证实，*FTO* 缺失小鼠会导致出生后生长迟缓、脂肪组织显著减少及瘦体质等表型。*FTO* 缺失小鼠的消瘦是由增加能量消耗和系统性交感神经的激活导致的。Fischer 等推断，*FTO* 通过控制能量消耗参与能量平衡。Church 等[3] 于 2010 年发现，增加 1 或 2 拷贝 *FTO* 基因表达量的转基因小鼠，尤其是雌鼠表现出体重和脂肪量与剂量依赖性增加。

(4) 目前基因突变概述

目前人类基因突变数据库收录了 *FTO* 基因的突变 5 个，其中错义 / 无义突变 3 个，剪接突变 2 个。突变分布在基因整个编码区，无突变热点。

（刘　欣　王海龙）

参考文献

[1] Boissel S, Reish O, Proulx K, et al. Loss-of-function mutation in the dioxygenase-encoding FTO gene causes severe growth retardation and multiple malformations. Am J Hum Genet, 2009, 85: 106-111

[2] Fischer J, Koch L, Emmerling C, et al. Inactivation of the *Fto* gene protects from obesity. Nature, 2009, 458: 894-898

[3] Church C, Moir L, McMurray F, et al. Overexpression of Fto leads to increased food intake and results in obesity. Nat Genet, 2010, 42: 1086-1092

589　遗传性吉兰 – 巴雷综合征
(Guillain-Barre syndrome, GBS; OMIM 139393)

一、临床诊断

(1) 概述

吉兰 – 巴雷综合征 (GBS) 是一类免疫介导的炎性周围神经病，多呈单时相自限性病程，主要表现为对称性肢体无力和腱反射消失。静脉注射免疫球蛋白和血浆置换治疗有效。目前公认的是 GBS 属于自身免疫性疾病，多存在空肠弯曲菌导致的急性肠炎等前驱感染[1, 2]。虽然已有罕见的家族遗传性病例的报道，但目前的观点认为 GBS 是一种与遗传和环境相关的多因素疾病，而不是简单地遵循孟德尔遗传定律[3]。遗传性 GBS 是由 17 号染色体上的 *PMP22* 基因突变导致的，此基因也是遗传性压力易感性周围神经病的致病基因。

(2) 临床表现

GBS 在全球的年发病率为 (0.60~4)/10 万，各年龄段均可发病，但是家族性 GBS 的报道很少。超过 2/3 的患者发病前数周内存在呼吸道或胃肠道前驱感染症状，病原体主要为空肠弯曲菌，还包括巨细胞病毒、肺炎支原体等。空肠弯曲菌所含糖脂成分与人类神经细胞膜上的神经节苷脂具有相同的抗原决定簇，细菌感染后机体产生的抗体易攻击自身的神经系统而致病。空肠弯曲菌感染后只有很少部分人罹患 GBS，这种个体差异性可能与基因有关。

急性 GBS 通常起病急，2 周左右达高峰，表现为对称性肢体无力和延髓支配肌肉、面部肌肉无力，重症患者可出现呼吸肌无力，腱反射减弱或消失，可伴四肢末端手套、袜套样感觉障碍，自主神经功能异常。急性 GBS 可分为急性炎性脱髓鞘性

多发神经根神经病 (AIDP)、急性运动轴索性神经病 (CIDP)、急性运动感觉轴索性神经病 (AMSAN)、Miller-Fisher 综合征 (MFS)、急性泛自主神经病和急性感觉神经病 (ASN) 等亚型，不同亚型临床表现各不相同。

(3) 辅助检查

脑脊液检查蛋白 – 细胞分离为 GBS 的特征之一，部分患者出现抗神经节苷脂抗体阳性或寡克隆区带。部分患者血清中可检测到空肠弯曲菌抗体。电生理检查为诊断的关键，不同亚型可出现脱髓鞘或轴索损害等。电生理改变的程度与疾病严重程度相关，病程不同阶段其电生理改变特点也不同，多数需要定期复查。

(4) 病理表现

神经活体检查为 GBS 诊断的金标准，但因其属有创性检查，临床上多不需要病理结果确定诊断。AIDP 患者腓肠神经活体检查可见有髓纤维脱髓鞘现象，部分出现吞噬细胞浸润，小血管周围可见炎性细胞浸润。剥离单纤维可见节段性脱髓鞘[4]。

(5) 受累部位病变汇总 (表 589-1)

表 589-1 受累部位及表现

受累部位	主要表现
周围运动神经	肢体无力和延髓支配肌肉无力，腱反射减弱或消失
周围感觉神经	四肢末端手套、袜套样感觉缺失或感觉过敏
自主神经	膀胱或直肠功能障碍

二、基因诊断

(1) 概述

PMP22 基因，即编码髓鞘周围神经系统中的膜蛋白的基因，位于 17 号染色体短臂 1 区 2 带 (17p12)，基因组坐标为 (GRCh37):17:15133094-15168674，基因全长 35 581bp，基因包含 5 个外显子，编码 160 个氨基酸。

(2) 基因对应蛋白结构及功能

PMP22 基因编码一种完整的膜蛋白，是髓鞘的外周神经系统的主要组成部分。研究表明，PMP22 基因存在两种交替使用启动子，不同的启动子在驱动基因的组织特异性表达中起作用。基因通过选择性剪接可产生多个转录本。该基因可能与生长调节及周围神经系统的髓鞘形成有关。

(3) 基因突变致病机制

2002 年，Korn-Lubetzki 等[5] 报道了 1 个库尔德犹太人父亲及其 2 个女儿在 10 年内先后患上 GBS。通过 DNA 分析，在这位父亲和其中一个女儿的 PMP22 基因上检出存在 1.5kb 的片段缺失。

本病尚无相应的分子研究，致病机制未明。

(4) 目前基因突变概述

目前人类基因突变数据库收录了 PMP22 基因突变 102 个，其中错义 / 无义突变 47 个，剪接突变 5 个，小的缺失 18 个，小的插入 3 个，大片段缺失 16 个，大片段插入 13 个。

（张　鑫　蒋　璐）

参考文献

[1] Yuki N, Tsujino Y. Familial Guillain-Barre syndrome subsequent to campylobacter jejuni enteritis. Pediat, 1995, 126: 162

[2] Koga M, Takahashi M, Masuda M, et al. Campylobacter gene polymorphism as a determinant of clinical features of Guillain-Barre syndrome. Neurology, 2005, 65: 1376-1381

[3] Geleijns K, Brouwer BA, Jacobs BC, et al. The occurrence of Guillain-Barre syndrome within families. Neurology, 2004, 63: 1747-1750

[4] 中华医学会神经病学分会神经肌肉病学组 . 中国吉兰 - 巴雷综合征诊治指南 . 中华神经科杂志 , 2010, 43(8): 583-586

[5] Korn-Lubetzki I, Argov Z, Raas-Rothschild A, et al. Family with inflammatory demyelinating polyneuropathy and the HNPP 17p12 deletion. Am J Med Genet, 2002, 113: 275-278

590　肘部多毛、身材矮小、面部畸形、发育迟缓综合征
(hairy elbows, short stature, facial dysmorphism, and developmental delay; OMIM 605130)

一、临床诊断

(1) 概述

肘部多毛，身材矮小，面部畸形，发育迟缓综合征是由于 KM2A 基因发生突变，主要表现为肘部多毛、身材矮小、面部畸形及生长发育迟缓等。

(2) 临床表现

本病患者的临床表现主要包括肘部多毛、面

部畸形、产前及产后发育迟缓、身材矮小等。肘部多毛主要表现为肘部毛发较正常部位毛发浓密、色黑[1]；面部畸形（图 590-1）主要包括大圆脸、短鼻、眼距过宽、眼裂短、人中浅长、低位耳、上腭高耸、双眼交替内斜视等[2]。此外，该类患者还可出现产前或产后发育迟缓、智力发育迟缓、语言发育迟缓、身材矮小等特点。泌尿系检查可发现肾小盏扩张，同时还可出现骨骼发育异常，主要表现为手指短粗。

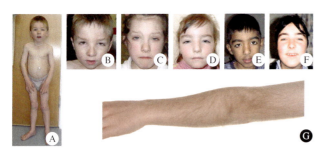

图 590-1　本病患者典型面部表现 (A~F) 及肘部多毛表现 (G)
[Am J Hum Genel, 2012, 91(2): 358-364]

(3) 影像学表现

头颅 CT、脑电图、超声心动图、腹部超声及骨盆检查均可正常。

(4) 病理表现

暂无报道。

(5) 受累部位病变汇总（表 590-1）

表 590-1　受累部位及表现

受累部位	主要表现
面部	大圆脸，短鼻，眼距过宽，眼裂短，人中浅长，低位耳，上腭高耸，双眼交替内斜视
手	手指短粗
毛发	肘部毛发较正常部位毛发浓密、色黑
泌尿系统	肾小盏扩张

二、基因诊断

(1) 概述

KMT2A 基因，即编码赖氨酸特异性甲基转移酶 2A 的基因，位于 11 号染色体长臂 2 区 3 带 (11q23)，基因组坐标为 (GRCh37):11:118307205-118397539，基因全长 90 335bp，包含 37 个外显子，编码 3969 个氨基酸。

(2) 基因对应蛋白结构及功能

KMT2A 基因编码的蛋白是一个转录激活因子，在早期发育和造血过程中，这个蛋白质在调控基因表达方面发挥了很大的作用。这个基因编码的蛋白含有多个保守功能域。其中的一个功能区域，即 SET 结构域，具有组蛋白 H3 第 4 赖氨酸 (H3K4) 甲基转移酶的活性，介导染色质修饰和表观遗传基因的转录激活。这个蛋白是由 Taspase1 酶分解产生的，在分解过程中产生了两个片段：MLL-C 和 MLL-N。这些片段聚集并且进一步组装成不同的多元蛋白复合物，从而调节特异性靶基因的转录，包括许多 HOX 基因。

(3) 基因突变致病机制

2012 年，Jones 等[3]对 4 例患者进行了全外显子测序，结果 4 例患者中的 3 例检测出了 KMT2A 基因上的杂合截短突变 (c.8806_8809delGTCT、c.8267delT、c.6913delT)。在另外两例患者的 KMT2A 基因上发现了其他 2 个突变 (c.7144C>T，c.4599dup)。这些突变都会导致翻译的提前终止。突变都通过 Sanger 测序验证，并且在 dbSNP 库和 1000 基因组计划数据库中没有发现该突变，在 600 个非相关的外显子对照或是未患病的父母的 DNA 中也没有发现该突变。

本病尚无相应的分子研究，致病机制未明。

(4) 目前基因突变概述

目前人类基因突变数据库没有收录 KMT2A 基因突变信息，但在文献中报道该基因有小的缺失 3 个，错义/无义突变 1 个，小的插入 1 个[1]。

（刘　欣　王春丽）

参考文献

[1] MacDermot KD, Patton MA, Williams MJ, et al. Hypertrichosis cubiti (hairy elbows) and short stature: a recognisable association. J Med Genet, 1989, 26(6):382-385

[2] Hosenfeld D, Wiedemann HR. Chondrodysplasia punctata in an adult recognized as vitamin K antagonist embryopathy. Clin Genet, 1989, 35(5):376-381

[3] Jones W D, Dafou D, McEntagart M, et al. De novo mutations in MLL cause Wiedemann-Steiner syndrome. Am J Hum Genet, 2012, 91: 358-364

591 Hajdu-Cheney 综合征
(Hajdu-Cheney syndrome, HJCYS; OMIM 102500)

一、临床诊断

(1) 概述

Hajdu-Cheney 综合征 (HJCYS) 又称为遗传性骨发育不良并肢端骨溶解症，是一种罕见的常染色体显性遗传性结缔组织病，以严重的骨质疏松、身材矮小、特殊面容、神经系统症状、心血管缺陷和多囊肾为主要特征。由 Hajdu 于 1948 年进行首次报道，而其相关症状由 Cheney 在 1965 年进行进一步的描述。其致病基因为 *NOTCH2* 基因 [1]。

(2) 临床表现

HJCYS 较为罕见，目前报道的患者仅有不足 100 例，但目前尚无准确流行病学数据。其临床表现为指 (趾) 骨的肢端骨质溶解、严重的骨质疏松、颅面部畸形及牙齿异常、身材矮小等。颅面部畸形表现为小颌畸形、鼻梁塌陷及牙齿异常。临床表现通常多变，但同时有些临床特点具有一致性，例如，出生后 2 年内与正常儿童相比，眉毛之间距离过短及内眦赘皮，长期由此导致的特殊面容。成年患者特征性面容为枕骨突出、眼睛连眉、低位耳、长人中、小颌畸形、高腭弓或腭裂、短颈。因指 (趾) 骨肢端骨质溶解导致的疼痛、肿胀 (图 591-1) [2]。体型为矮胖型。脊柱病变表现为压缩骨折、畸形、驼背、脊柱侧弯。牙齿异常、腐烂及过早脱落为常见表现，同时可见说话声音低沉、听力丧失及多毛症。心血管缺陷包括动脉导管未闭，房、室间隔缺损，二尖瓣和主动脉瓣畸形导致瓣膜关闭不全或狭窄。呼吸系统可见呼吸道感染。扁平颅底及颅底凹陷症可导致严重的神经系统并发症，如脑积水、中枢性呼吸骤停所致猝死。泌尿系统可出现肾囊肿、多囊肾 [3]。

(3) 辅助检查

双手及足部 X 线片可提示指端溶解 (图 591-2，图 591-3)，颅骨 X 线片可提示颅骨畸形、牙齿病变 (图 591-4 ~ 图 591-6)。脊柱 X 线片提示椎体骨质疏松及压缩骨折等 (图 591-7)。骨盆 X 线片与正常骨盆比较有所差异 (图 591-8)。胸部 X 线片可无明显异常表现 [3] (图 591-9)。颈椎 MRI 检查提示空蝶鞍等 (图 591-10)。

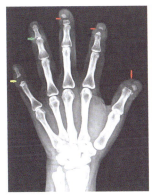
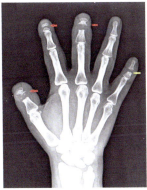

图 591-2　双手指末端骨质溶解
(Journal of Rare Diseases，2014，9:200)

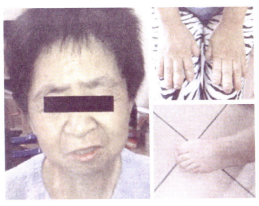

图 591-1　HJCYS 患者临床表现
[中华内科杂志，2010，49(12)：1055-1057]

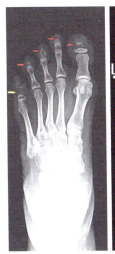
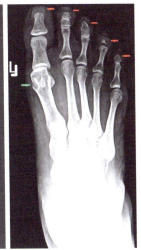

图 591-3　双脚趾末端骨质溶解
(Journal of Rare Diseases，2014，9:200)

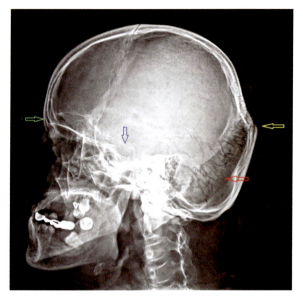

图 591-4　侧位颅骨的 X 线片

多块颅骨人字形骨缝，轻微的鳞状枕骨，额窦发育不全和细长的 J 形鞍
(Journal of Rare Diseases，2014，9:200)

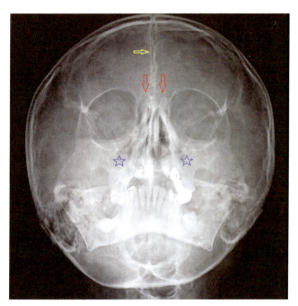

图 591-5　水平位可见鼻旁窦明显再生障碍性额窦发育不全
(Journal of Rare Diseases，2014，9:200)

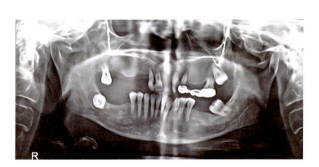

图 591-6　上颌和下颌的多个牙齿缺失
(Journal of Rare Diseases，2014，9:200)

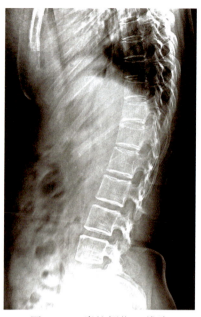

图 591-7　脊柱侧位 X 线片

显示椎骨的轻度骨质疏松症 (Journal of Rare Diseases，2014，9:200)

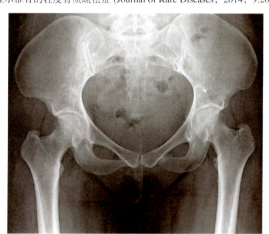

图 591-8　前后位的 X 线片

显示骨盆异常 (Journal of Rare Diseases，2014，9:200)

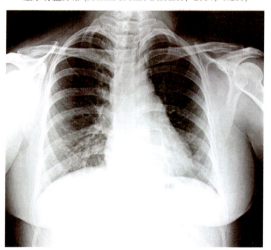

图 591-9　胸部后前位的 X 线片

不显示任何明显异常 (Journal of Rare Diseases，2014，9:200)

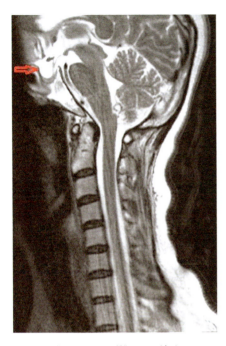

图 591-10　颈椎 MRI 检查

T₂W 显示部分空蝶鞍 (Journal of Rare Diseases，2014，9:200)

(4) 病理表现

目前暂无相关报道。

(5) 受累部位病变汇总（表 591-1）

表 591-1　受累部位及表现

受累部位	主要表现
脑	空蝶鞍，脑积水，中枢性呼吸骤停
毛发	多毛
骨骼	肢端骨质溶解，牙齿脱落，小颌畸形，椎体压缩性骨折，严重骨质疏松等
呼吸系统	呼吸道感染
循环系统	动脉导管未闭，房、室间隔缺损，二尖瓣和主动脉瓣畸形导致瓣膜关闭不全或狭窄
泌尿系统	多囊肾，肾囊肿等

二、基因诊断

(1) 概述

NOTCH2 基因，即编码神经源性基因同源蛋白 Notch2 的基因，位于 1 号染色体短臂 1 区 1 带 2 亚带 (1p11.2)，基因组坐标为 (GRCh37): 1:120454176-120612317，基因全长 158 142bp，包含 34 个外显子，编码 2472 个氨基酸。

(2) 基因对应蛋白结构及功能

NOTCH2 基因编码的蛋白是 Notch 家族的一个成员。Notch 是 1 型跨膜蛋白家族，其成员有一些共同的结构特征，包括一个由多个类表皮生长因子 (EGF) 重复片段组成的胞外功能域，和一个由多种不同类型的功能域组成的胞内功能域。Notch 家族通过控制细胞分化而在多个发育过程中起重要作用。Notch 信号通路是一个进化上保守的调控临近细胞间交互作用的细胞间信号转导系统。在果蝇中，Notch 和其细胞结合的配体 (delta，serrate) 结合，从而建立起细胞间的信号传递通路并在发育中起到重要作用。人类的同源 Notch 配体已经被发现，但这些配体和人 Notch 蛋白的精确结合的过程尚待确定。Notch 蛋白在反面高尔基网中被切开，然后以异源二聚体形式被呈递到细胞表面。作为膜结合配体对应的受体，Notch 蛋白可能在心血管、视网膜和肝脏的发育中起到一定作用。

(3) 基因突变致病机制

2011 年，Simpson 等 [4] 对 3 个无关 HJCYS 患者进行全外显子测序并在 NOTCH2 基因的第 34 个外显子上发现了 3 个不同的截短突变。其中一个患者的亲属中亦有患病，患病与否和该变异紧密相关。对另外 11 个 HJCYS 先证者的 NOTCH2 的 34 号外显子进行进一步分析，发现了 11 个截短突变，其中 8 个有散发临床症状的患者有新生突变。以上所有的突变都位于 NOTCH2 基因最后一个外显子，即第 34 号。这些突变会导致蛋白翻译在完成 PEST 区域之前提前终止，而 PEST 区域的功能是介导 Notch 蛋白的降解。造成突变的非同义信使 RNA 也逃避了被降解的命运并导致截短蛋白被表达。所以，该突变引起细胞内的 Notch 信号持续存在，属功能获得型突变。同年 Jsidor 等 [5] 独立地使用外显子测序，从 5 个无关 HJCYS 先证患者中发现了 5 个 NOTCH2 基因第 34 号外显子截短突变。该突变的 mRNA 比较稳定，且表达出具有持续激活的胞内结构域的截短蛋白。2012 年，Gray 等 [6] 从 2 个表现出 HJCYS 和 SFPKS 症状的无关患者身上发现了第 34 外显子杂合截短突变。HJCYS 和 SFPKS 疾病表型的相似性早年就被 Kaplan 等 [7] 和 Ramos 等 [8] 注意到，他们都认为这两种疾病可能是源自同一基因的等位变异。鉴于 Gray 等 [6] 发现的变异位于引起 HJCYS 疾病的同一基因区域，并激活蛋白类似功能，这些分子生物学的结果提示 SFPKS 应该归属于类 HJCYS 的疾病类型。

(4) 目前基因突变概述

目前人类基因突变数据库收录了 NOTCH2 基

因突变 17 个，其中错义 / 无义突变 9 个，剪接突变 1 个，小的缺失 6 个，小的插入 1 个。突变集中于其第 34 号外显子。

(周安娜　赵　辉)

参考文献

[1] Shailesh P, Jeevan, Sweta P, et al. Hajdu-Cheney Syndrome: a case report with review of literature. Radiology Case, 2014, 8(9):1-8

[2] 顾洁梅，张振林. Hajdu-Cheney 综合征一例并文献复习. 中华内科杂志, 2010, 49(12)：1055-1057

[3] Ernesto C, Stefano Z. Hajdu-Cheney syndrome: a review. Canalis and Zanotti Orphanet Journal of Rare Diseases, 2014, 9:200

[4] Simpson MA, Irving MD, Asilmaz E, et al. Mutations in NOTCH2 cause Hajdu-Cheney syndrome, a disorder of severe and progressive bone loss. Nature Genet, 2011, 43: 303-305

[5] Isidor B, Lindenbaum P, Pichon O, et al. Truncating mutations in the last exon of NOTCH2 cause a rare skeletal disorder with osteoporosis. Nature Genet, 2011, 43: 306-308

[6] Gray MJ, Kim CA, Bertola DR, et al. Serpentine fibula polycystic kidney syndrome is part of the phenotypic spectrum of Hajdu-Cheney syndrome. Europ J Hum Genet, 2012, 20: 122-124

[7] Kaplan P, Ramos F, Zackai EH, et al. Cystic kidney disease in Hajdu-Cheney syndrome. Am J Med Genet, 1995, 56: 25-30

[8] Ramos FJ, Kaplan BS, Bellah RD, et al. Further evidence that the Hajdu-Cheney syndrome and the serpentine fibula-polycystic kidney syndrome are a single entity. Am J Med Genet, 1998, 78: 474-481

592　Hamamy 综合征
(Hamamy syndrome, HMMS; OMIM 611174)

一、临床诊断

(1) 概述

Hamamy 综合征 (HMMS) 为常染色体隐性遗传病，由 Hamamy 等于 2007 年首次报道，其突变基因为 *IRX5*[1]。

(2) 临床表现

临床表现为特殊面容，眼裂增大、短头畸形、耳异常、肩膀倾斜、釉质发育不全、骨质疏松和反复骨折，累及眼睛可出现严重近视，轻至中度感音神经性耳聋，此外还可表现为智力下降 (图 592-1)[2]。

(3) 辅助检查

骨骼 X 线片可见病理性骨折 (图 592-2)。

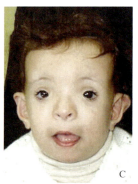
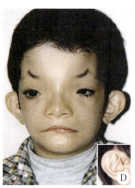

图 592-1　Hamamy 综合征特殊面容

(Nature Genet，2012，44: 709-713)

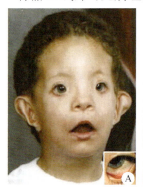
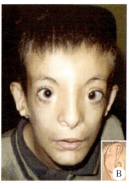

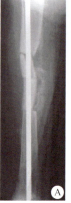
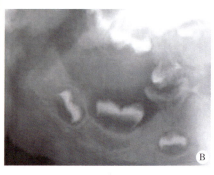

图 592-2　病理性骨折

(Nature Genet，2012，44: 709-713)

(4) 病理表现

目前暂无报道。

(5) 受累部位病变汇总（表 592-1）

表 592-1　受累部位及表现

受累部位	主要表现
神经系统	智力下降
骨骼系统	骨质疏松及反复病理性骨折
面部	眼裂增大、短头畸形、耳朵异常
眼	严重近视
耳	轻至中度感音神经性耳聋

二、基因诊断

(1) 概述

IRX5 基因，即编码 IRX5 基因家族中一员的基因，位于 16 号染色体长臂 1 区 2 带 2 亚带 (16q12.2)，基因组坐标为 (GRCh37):16:54965111-54968397，基因全长 3287bp，包含 4 个外显子，编码 413 个氨基酸。

(2) 基因对应蛋白结构及功能

该基因编码的蛋白属于 IRX5 基因家族中的一个成员，参与到多个胚胎发育过程。对小鼠的这个基因进行敲除分析，发现该基因是视网膜锥形双极细胞的分化所必需的，而且负调控心脏中钾通道基因表达以保证协调心脏复极化。该基因可变剪接形成的转录本编码不同的亚型均已被发现。

该蛋白能够通过抑制 KCND2 钾通道基因建立心脏复极化梯度，能够调节哺乳动物的视网膜的对比度适应，以及控制特定的视网膜视觉功能回路；可能参与前列腺癌细胞中细胞周期及细胞凋亡的调控；参与颅面和性腺发育；通过抑制 CXCL12 基因，调整鳃弓和性腺祖细胞的迁移。

(3) 基因突变致病机制

2012 年，Bonnard 等[2]在 5 个 Hamamy 综合征（在染色体 16q12.2—q21 的位置）患者中筛选出 73 个候选基因，并确定了基因 IRX5 的 2 个纯合错义突变，这 5 名患者来自在 2007 年被 Hamamy 等[1]报道过的 2 个有血缘关系的家庭，一个是土耳其的家庭，另一个是约旦的家庭。

(4) 目前基因突变概述

目前人类基因突变数据库暂未收录 IRX5 的基因突变信息，目前 OMIM 数据库收录的 IRX5 基因突变有 2 个，均为错义突变，无突变热点。

（周安娜　赵　辉）

参考文献

[1] Hamamy HA, Teebi AS, Oudjhane K, et al. Severe hypertelorism, midface prominence, prominent/simple ears, severe myopia, borderline intelligence, and bone fragility in two brothers: new syndrome? Am J Med Genet, 2007, 143A: 229-234

[2] Bonnard C, Strobl AC, Shboul M, et al. Mutations in IRX5 impair craniofacial development and germ cell migration via SDF1. Nature Genet, 2012, 44: 709-713

593　哈勒普病
(Hartnup disease, HND; OMIM 234500)

一、临床诊断

(1) 概述

哈勒普病 (HND) 又称糙皮病 – 小脑共济失调 – 氨基酸尿症，是一种遗传性氨基酸代谢障碍性疾病，属常染色体隐性遗传。本病最早在 1956 年由 Baron 等在一个名为 Hartnup 的家族中发现并报道。多种氨基酸吸收障碍，大量氨基酸从尿中排出体外，其中以色氨酸吸收障碍最为关键，而导致一系列临床表现。

(2) 临床表现

本病主要累及脑和皮肤。症状一般首次在婴幼儿期出现，但有时也会延迟至成人期。主要由日光、发热、药物或精神躯体方面的压力诱发。在症状出现之前通常会有一段时期的营养状况低下。随着年龄的增长，疾病的发作频率逐渐减低。皮肤暴露于日光下出现皮疹[1]（图 593-1），智力障碍、身材矮小、头痛、步伐不稳、昏厥等均为常见表现[2]。除此，还会出现精神心理方面的异常（如焦虑、情绪多变、幻觉等）[3]。

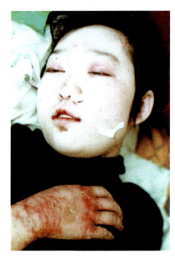

图 593-1　患者临床皮损
（中华皮肤科杂志，2006，39：56）

(3) 影像学表现

暂无报道。

(4) 病理表现

暂无报道。

(5) 受累部位病变汇总（表 593-1）

表 593-1　受累部位及表现

受累部位	主要表现
脑	智力低下，焦虑，幻觉，意向性震颤，步态异常（宽基底步态）
皮肤	皮疹
骨骼	身材矮小
肌肉	肌张力障碍（增高或减低）
肾脏	氨基酸尿

二、基因诊断

(1) 概述

SLC6A19 基因，即编码溶质运载蛋白家族成员 6(中性氨基酸转运体)、19 蛋白的基因，位于 5 号染色体短臂 1 区 5 带 3 亚带 3 次亚带 (5p15.33)，基因组坐标为 (GRCh37):5:1201710-1225232，基因全长 23 523bp，包含 12 个外显子，编码 634 个氨基酸。

(2) 基因对应蛋白结构及功能

SLC6A19 基因编码跨膜蛋白 B0(B0AT1)，该蛋白是介导肾脏和肠道上皮细胞顶膜摄入中性氨基酸的转运蛋白（亮氨酸为 B0AT1 的最适底物，但其他大分子中性非芳香族多硝基化合物 L- 氨基酸也均可与其结合）。相比于其他神经递质转运蛋白家族成员，B0AT1 介导的转运过程只具有 Na+ 依赖性，对 Cl- 无依赖。与 *SLC6A19* 相关的疾病包括哈勒普病及氨基酸尿症。

(3) 基因突变致病机制

Kleta 等 [4] 通过对第一例 HND 家系进行同源比对，证明了 *SLC6A19* 是 HND 的致病基因，并报道了 3 例日本 HND 家系携带相同的 *SLC6A19* 基因突变。与此同时，Seow 等 [5] 也报道了类似的结果。目前 *SLC6A19* 基因突变的致病机制尚不明确，Kleta 等在 B0AT1 突变体的体外功能研究中发现，p.R57C 突变能够完全破坏其钠依赖性氨基酸转运活性，使其失去质膜转运蛋白功能。后者与人类疾病相关，推测可能是 *SLC6A19* 基因突变的致病机制 [4,6]。

(4) 目前基因突变概述

目前人类基因突变数据库报道了 *SLC6A19* 基因突变 23 个，其中错义 / 无义突变 17 个，剪接突变 3 个，小的缺失 2 个，小的插入 1 个。c.517G>A 为 *SLC6A19* 基因突变热点，该位点纯合突变的发生概率为 1/20000。

（周怡茉　刘　磊）

参考文献

[1] 周存才 . 国内首报 Hartnup 病二例 . 中华皮肤科杂志，2006, 39：56

[2] Baron DN, Dent CE, Harris H, et al. Hereditary pellagra-like skin rash with temporary cerebellar ataxia, constant renal amino-aciduria and other bizarre biochemical features. Lancet, 1956, 268: 421-428

[3] Milne MD, Crawford MA, Girao CB, et al. The metabolic disorder of the Hartnup disease. Q J Med, 1961, 29: 407-421

[4] Kleta R, Romeo E, Ristic Z, et al. Mutations in *SLC6A19*, encoding B0AT1, cause Hartnup disorder. Nat Genet, 2004, 36: 999-1002

[5] Seow HF, Broer S, Broer A, et al. Hartnup disorder is caused by mutations in the gene encoding the neutral amino acid transporter SLC6A19. Nat Genet, 2004, 36: 1003-1007

[6] Kleta R, Stuart C, Gill FA, et al. Renal glucosuria due to SGLT2 mutations. Mol Genet Metab, 2004, 82: 56-58

594　哈兹菲尔德综合征
(Hartsfield syndrome, HRTFDS; OMIM 615465)

一、临床诊断

(1) 概述

哈兹菲尔德综合征 (Hartsfield syndrome, HRTFDS) 表现为短头畸形、先天性缺指畸形、唇 / 腭裂。于 1984 年由 Hartsfield 等首次描述，为常染色体隐性遗传性疾病，其突变基因为 *FGFR1*[1]。

(2) 临床表现

哈兹菲尔德综合征可表现为多重先天性畸形、短头畸形、先天性缺指畸形、唇 / 腭裂等，患儿可在出生后数天内死亡。颅面部畸形表现为特殊面容，鼻子异常，后悬及低位耳，颅缝早闭[2]。此外，还可表现为严重的精神发育迟滞、高钠血症[4]。该病还可导致视野缺损 (图 594-1，图 594-2)。

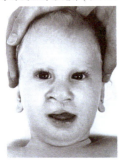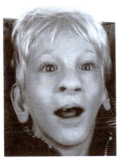

图 594-1　特殊面容

(Clin Dysmorph，2003，12: 221-225)

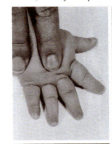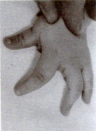
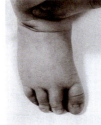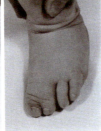

图 594-2　短指、缺趾畸形

(Clin Dysmorph，2003，12: 221-225)

(3) 辅助检查

头颅 MRI 可见双侧大脑半球仅部分分离，胼胝体发育不良，透明隔缺失，双侧额叶融合，嗅球缺损[3](图 594-3)。

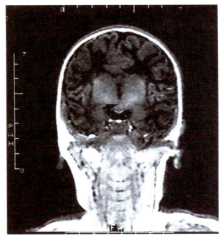

图 594-3　头颅 MRI 检查示双侧大脑半球仅部分分离

(Clin Dysmorph，1992，1: 47-51)[3]

(4) 病理表现

目前暂无病理报道。

(5) 受累部位病变汇总 (表 594-1)

表 594-1　受累部位及表现

受累部位	主要表现
神经系统	精神发育迟滞，大脑半球仅部分分离，胼胝体发育不良，透明隔缺失，双侧额叶融合，嗅球缺损
面部	鼻子异常，后悬及低位耳，颅缝早闭
骨骼系统	先天性缺指畸形
内分泌系统	高钠血症

二、基因诊断

(1) 概述

FGFR1 基因，编码成纤维细胞生长因子受体 1 蛋白，位于 8 号染色体短臂 1 区 1 带 2 亚带 2 次亚带 (8p11.22)，基因组坐标为 (GRCh37): 8: 38268656-38326352，基因全长 57 697bp，包含 24 个外显子，编码 820 个氨基酸。

(2) 基因对应蛋白结构及功能

FGFR1 基因编码的蛋白属于成纤维细胞生长

因子受体 (FGFR) 家族。这个家族中，氨基酸序列在进化中高度保守。全长的代表性蛋白由一个细胞外区段 (由 3 个免疫球蛋白样结构域组成)、一个疏水跨膜片段和一个胞质酪氨酸激酶结构域组成。该蛋白质其胞外部分与成纤维细胞生长因子相互作用，关联下游信号级联设置，最终影响有丝分裂和分化。这个 *FGFR1* 基因编码的蛋白能结合酸性和碱性成纤维细胞生长因子，并参与肢体感应。

(3) 基因突变致病机制

Simonis 等[5] 对 4 个互不相关的 HRTFDS 男性患者进行外显子组测序，发现这 4 个患者的 *FGFR1* 基因上都有错义突变。对一个男性 HRTFDS 患者、一个女性 HRTFDS 患者及一个有该综合征特征的女性胎儿的 *FGFR1* 基因进行测序，发现该基因在前二者中有突变而在女婴中无突变。Simonis 等注意到这个女婴表现出来的症状与那些有 *FGFR1* 基因突变的 HRTFDS 患者的症状相差很大，这可能代表了另一种诊断症状。这两个患者是纯合子突变，而其中一人的父母是杂合子突变，他们并没有 HRTFDS 的症状。Simonis 等推断 *FGFR1* 基因突变即使不是唯一引起 HRTFDS 的原因，也是最常见的引起 HRTFDS 的原因。

(4) 目前基因突变概述

目前人类基因突变数据库收录了 *FGFR1* 基因突变 96 个，其中错义 / 无义突变 81 个，剪接突变 6 个，小的缺失 6 个，小的插入 3 个。突变分布在基因整个编码区，无突变热点。

（周安娜　范　陆）

参考文献

[1] Hartsfield JK, Jr Bixler D, DeMyer WE. Hypertelorism associated with holoprosencephaly and ectrodactyly. J Clin Dysmorph, 1984, 2: 27-31

[2] Zechi-Ceide RM, Ribeiro LA, Raskin S, et al. A Holoprosencephaly, ectrodactyly, and bilateral cleft of lip and palate: exclusion of SHH, TGIF, SIX3, GLI2, TP73L, and DHCR7 as candidate genes. Am J Med Genet, 2009, 149A: 1277-1279

[3] Young ID, Zuccollo JM, Barrow MF. A holoprosencephaly telecanthus and ectrodactyly: a second case. Clin Dysmorph, 1992, 1: 47-51

[4] Konig R, Beeg T, Tariverdian G, et al. Holoprosencephaly, bilateral cleft lip and palate and ectrodactyly: another case and follow up. Clin Dysmorph, 2003, 12: 221-225

[5] Simonis N, Migeotte I, Lambert N, et al. FGFR1 mutations cause Hartsfield syndrome, the unique association of holoprosencephaly and ectrodactyly. J Med Genet, 2013, 50: 585-592

595　心 – 手综合征
(heart-hand syndrome, Slovenian type; OMIM 610140)

一、临床诊断

(1) 概述

2005 年 Sinkovec 报道了一个家系四代人中 10 个成员表现为进行性加重的窦房结病变和房室传导阻滞，死于室性心动过速，扩张型心肌病，特征性的表现为指过短，轻者为手部异常，近端、中端和远端指骨缩短；重者有脚趾的受累，近端、远端趾骨缩短，中端趾骨缺如、并趾。该报道疾病基因突变的表型和心 – 手综合征的其他亚型 (如 Holt-Oram 综合征、尺骨 – 乳腺综合征) 不同，是心 – 手综合征的一种新亚型，即 Slovenian 亚型[1]，该亚型的致病基因是 *LMNA* 基因。

(2) 临床表现

心 – 手综合征是一种常染色体显性遗传病，家族成员中的先证者有心源性猝死的风险，故应行 *LMNA* 基因检测。心 – 手综合征 Slovenian 亚型表现为骨骼系统及心血管系统畸形。

1) 骨骼异常：不同程度的手畸形，多数只显示四指，拇指缺如，手指弯曲，可合并部分腕骨缺如、第 1 掌骨缺如等。如能显示拇指，拇指多不正常、发育不良、细小且形态结构不正常；部分有无关节挛缩的上肢肌肉无力。

2) 心血管异常：窦房结病变和房室传导阻滞，室性心动过速，扩张型心肌病，同时有先天性心脏畸形，常为室间隔缺损、房间隔缺损、动脉导管未闭。

(3) 辅助检查

心 – 手综合征 Slovenian 型诊断时应注意和心 – 手综合征最常见的 Holt-Oram 综合征区别，后者同样表现为骨骼系统及心血管系统畸形，主要鉴别点为 Holt-Oram 综合征的骨骼畸形常为桡骨的发育不全和缺如，此外，做基因检测可见 Holt-Oram 综合征的致病基因为 12 号染色体上的 *TBX5* 基因。

(4) 受累部位病变汇总（表 595-1）

表 595-1 受累部位及表现

受累部位	主要表现
骨骼系统	指及趾的近端、中端、远端指（趾）骨缩短或缺如，并指（趾）
心血管系统	窦房结病变和房室传导阻滞，室性心动过速，扩张型心肌病
其他	肌无力、激酶升高

二、基因诊断

(1) 概述

LMNA 基因，编码核纤层蛋白 A/C，位于 1 号染色体长臂 2 区 2 带 (1q22)，基因组坐标为 (GRCh37): 1:156052369-156109880，基因全长 57 512bp，包含 12 个外显子，编码 664 个氨基酸。

(2) 基因对应蛋白结构及功能

核纤层由二维基质蛋白组成，位于核膜内侧。基质蛋白由核纤层蛋白家族的蛋白质组成，在进化上高度保守。在有丝分裂过程中，该基质可逆地分解为磷酸化的核纤层蛋白。核纤层蛋白被认为参与核稳定性、染色质结构及基因表达等过程。脊椎动物核纤层蛋白由 A、B 两种类型构成，可变剪接产生多种变异转录本。

(3) 基因突变致病机制

Sinkovec 等[1] 报道了一个出现 12 名心 – 手综合征患者的家庭。Renou 等[2] 分析了患者的 *LMNA* 基因，发现一种杂合的剪接位点突变，而在对照组 100 名健康人身上则没有发现。一名 32 岁的女性携带者仅表现出轻微的心脏病变，考虑到 *LNMA* 基因相关的其他疾病，Renou 认为疾病的严重程度可能与年龄有关。

Muchir 等[3] 研究了一个 *Lmna* 基因 p.H222P 突变的小鼠模型，并观察基因调控和代谢通路是如何起作用的。小鼠患有 Emery-Dreifuss 肌肉营养障碍症 (EDMD) 而出现肌肉营养不良和心肌病变。此研究揭示出丝裂原活化蛋白激酶 (MAPK) 通路的分支细胞外信号调节激酶 (ERK) 和 c-Jun N 端激酶 (JNK) 在动物体内发生任何可见的组织改变之前就已经被激活。此结果随后在表达核纤层蛋白 A 突变的体外实验中得到验证。MAPK 信号改变已被报道与心肌病有关[4-6]。在一个被敲除 *Emd* 基因的 X 连锁 EDMD 小鼠模型中也出现了类似的结果，其 MAPK 通路被激活[7]。

(4) 目前基因突变概述

目前人类基因突变数据库收录了 *LMNA* 基因突变 243 个，其中错义 / 无义突变 187 个，剪接突变 21 个，小的缺失 19 个，小的插入 10 个，大片段缺失 3 个，大片段插入 3 个。突变分布在基因整个编码区，无突变热点。

（张在强　梁　瀚）

参考文献

[1] Sinkovec M, Petrovic D, Volk M, et al. Familial progressive sinoatrial and atrioventricular conduction disease of adult onset with sudden death, dilated cardiomyopathy, and brachydactyly. A new type of heart-hand syndrome? Clin Genet, 2005, 68: 155-160

[2] Renou L, Stora S, Yaou RB, et al. Heart-hand syndrome of Slovenian type: a new kind of laminopathy. J Med Genet 2008, 45: 666-671

[3] Muchir A, Pavlidis P, Decostre V, et al. Activation of MAPK pathways links LMNA mutations to cardiomyopathy in Emery-Dreifuss muscular dystrophy. J Clin Invest, 2007, 117: 1282-1293

[4] Haq S, Choukroun G, Lim H, et al. Differential activation of signal transduction pathways in human hearts with hypertrophy versus advanced heart failure. Circulation, 2001, 103: 670-677

[5] Cook SA, Sugden PH, Clerk A. Activation of c-Jun N-terminal kinases and p38-mitogen-activated protein kinases in human heart failure secondary to ischaemic heart disease. J Mol Cell Cardiol, 1999, 31: 1429-1434

[6] Nicol RL, Frey N, Pearson G, et al. Activated MEK5 induces serial assembly of sarcomeres and eccentric cardiac hypertrophy. EMBO J, 2001, 20: 2757-2767

[7] Muchir A, Pavlidis P, Bonne G, et al. Activation of MAPK in hearts of EMD null mice: similarities between mouse models of X-linked and autosomal dominant Emery Dreifuss muscular dystrophy. Hum Mol Genet, 2007, 16: 1884-1895

596 CD59 介导的伴或不伴有多发神经病的溶血性贫血

(hemolytic anemia, CD59-mediated, with or without immune-mediated polyneuropathy, HACD59; OMIM 612300)

一、临床诊断

(1) 概述

CD59 介导的伴或不伴有多发神经病的溶血性贫血 (HACD59) 又称 CD59 缺乏症，是一种常染色体隐性遗传病[1]，由 11 号染色体上的 *CD59* 基因纯合突变致病，CD59 是一种通过糖基磷脂酰肌醇 (GPI) 锚定于细胞膜表面的补体调节蛋白，通过干扰 C8 和 C9 结合，在补体系统激活后的酶级联反应终末阶段抑制膜攻击复合物 (MAC) 的形成，进而保护宿主细胞。CD59 的异常表达可引起多种自身免疫性疾病，HACD59 为其一种。

(2) 临床表现

HACD59 临床表现有反复的溶血性贫血和神经系统异常，具体如下。

1) 溶血性贫血：有两种形式：①急性溶血常起病急骤，短期大量溶血可有明显的寒战，随后高热、腰背及四肢酸痛，伴头痛、呕吐等，患者面色苍白或有明显黄疸，这是红细胞大量破坏，其分解产物对机体的毒性作用所致，更严重的可有周围循环衰竭，由于溶血产物引起肾小管细胞坏死和管腔阻塞，最终导致急性肾衰竭。②慢性溶血起病缓慢，症状轻微，有贫血、黄疸、肝脾大三个特征，慢性溶血性贫血患者由于长期的高胆红素血症可并发胆石症和肝功能损害。

2) 神经系统：可有反复颅内感染[2]及慢性炎性脱髓鞘多神经根神经病 (CIDP)：HACD59 患者表现形式为 CIDP，患病率成人为 (1~9)/10 万，儿童为 0.48/100，半数发病前有感染史，常因感染加重，表现为肌张力减退，四肢肌无力，反射减弱[1]。其他神经系统表现有脑干受损 (表现为进行性吞咽困难) 及展神经核面神经受累[3]。

(3) 辅助检查

实验室检查：溶血性贫血的表现，血红蛋白降低，天冬氨酸转氨酶、C 反应蛋白、乳酸脱氢酶升高[3]，以及肾衰竭，腰穿脑脊液检查可见细胞数目正常，蛋白水平轻度升高。

影像学检查：腰椎增强 MRI 可见圆锥和马尾神经的背侧神经根强化和增粗。

肌电图和神经传导：可见双侧运动和感觉神经纤维脱髓鞘和轴索病变。

二、基因诊断

(1) 概述

CD59 基因，编码一种补体调控蛋白，位于 11 号染色体短臂 1 区 3 带 (11p13)，基因组坐标为 (GRCh37): 11: 33724556-33758025，基因全长 33 470bp，包含 4 个外显子，编码 128 个氨基酸。

(2) 基因对应蛋白结构及功能

CD59 基因编码一种位于细胞表面的糖蛋白，调节由补体介导的细胞裂解，并参与淋巴细胞信号转导。该蛋白是一种补体膜攻击复合物的强效抑制剂，凭借在组装复合物的过程中结合补体 C8 和 (或) C9，从而阻止多种 C9 复制物组装进复合物中，而此过程是形成渗透穿孔所必需的。此蛋白同样在激活 T 淋巴细胞的信号转导过程中发挥作用。在此基因中发现多种可变剪接产生的变异转录本，它们可编码同一蛋白。

(3) 基因突变致病机制

Yamashina 等[2]和 Ono 等[4]报道了 1 名患者，其 *CD59* 基因低表达并患有溶血性贫血。Motoyama 等[5]发现了该患者 *CD59* 基因中含有 1 个纯合的单核苷酸突变。

Nevo 等[1]报道了 5 名来自 4 个非亲缘北非犹太家庭的患者，其患有 *CD59* 基因介导性溶血性贫血和免疫介导性多发性神经病。在患者身上发现了 1 个 *CD59* 基因的纯合突变 (p.C89Y)。该突变最初在 2 名患病的兄妹的外显子序列中被发现，符合家系共分离特征，而在 dbSNP 及外显子变异服务数据库中没有相应记录。作者认为 *CD59* 低表达所导致的补体系统异常激活会破坏红细胞的胞膜，导致髓鞘及轴突的损伤。

为了验证 CD59 基因在健康人及患者组织中发挥的保护作用，Holt 等[6] 通过对胚胎干细胞进行基因打靶得到 Cd59 缺陷 (Cd59 -/-) 小鼠。虽然完全缺失了 Cd59 基因，小鼠仍然健康可育。体外培育的红细胞对补体的易感性增加，并且酸化血清裂解测试结果为阳性。Cd59 -/- 小鼠没有表现出贫血，但网织红细胞数量有所提高，说明血红细胞更新率有所增加。将从这些小鼠身上中得到的新鲜血浆、尿液与对照组同窝小鼠相比，血红蛋白量增多，为自发血管溶血提供了进一步的证据。注射激活补体系统的眼镜蛇毒素因子后，血管内溶血也增加了。

(4) 目前基因突变概述

目前人类基因突变数据库收录了 CD59 基因突变 3 个，其中错义 / 无义突变 1 个，小的缺失 2 个。

（张在强　梁　瀚）

参考文献

[1] Nevo Y, Ben-Zeev B, Tabib A, et al. CD59 deficiency is associated with chronic hemolysis and childhood relapsing immune-mediated polyneuropathy. Blood, 2013, 121(1): 129-135

[2] Yamashina M, Ueda E, Kinoshital T, et al. Inherited complete deficiency of 20-kilodalton homologous restriction factor (CD59) as a cause of paroxysmal nocturnal hemoglobinuria. N Engl J Med, 1990, 323: 1184-1189

[3] Höchsmann B, Dohna-Schwake C, Kyrieleis HA, et al. Targeted therapy with eculizumab for inherited CD59 deficiency. N Engl J Med, 2014, 370: 90-92

[4] Oho H, Kuno Y, Tanaka H, et al. A case of paroxysmal nocturnal hemoglobinuria without deficiency of decay-accelerating factor on erythrocytes. Blood, 1990, 75: 1746, 1747

[5] Motoyama N, Okada N, Yamashina M, et al. Paroxysmal nocturnal hemoglobinuria due to hereditary nucleotide deletion in the HRF20 (CD59) gene. Eur J Immunol, 1992, 22: 2669-2673

[6] Holt DS, Botto M, Bygrave AE, et al. Targeted deletion of the CD59 gene causes spontaneous intravascular hemolysis and hemoglobinuria. Blood, 2001, 98: 442-449

597　葡萄糖磷酸异构酶缺乏症
(hemolytic anemia, nonspherocytic, due to glucose phosphate isomerase deficiency; OMIM 613470)

一、临床诊断

(1) 概述

葡萄糖磷酸异构酶 (GPI) 缺乏症，是除 G-6-PD、PK、嘧啶 5′- 核苷酸酶 (P5′-NT) 缺乏症外，第 4 种较常见的红细胞酶病，至 2010 年 5 月，已报道了 50 余例，该病是一种常染色体隐性遗传病。复合型杂合子和纯合子表现出严重的慢性非球形红细胞溶血性贫血 (CNSHA)[1]，同时有神经、肌肉等多系统症状[2]。

(2) 发病机制

GPI 蛋白为二聚体，分子质量为 134kD。GPI 缺乏的特点是此酶对热不稳定，但酶动力学、最适 pH 和分子质量均正常。有 1 例患者切除脾时做了脾、肝、肌肉、白细胞及血浆 GPI 电泳检测，发现均有与红细胞同样的异常区带，提示各种组织中的 GPI 不存在组织特异性同工酶。现知 GPI 缺乏症患者有显著的分子异质性，有 GPI 结构基因突变和基因缺失。溶血发生机制仍不清楚。与同龄正常红细胞相比，GPI 缺乏症红细胞内 6- 磷酸葡萄糖蓄积，ATP 和 2,3-DPG 减少，红细胞膜变形性减低而变得特别僵硬，而 Hb 在红细胞内膜附着很紧因而网织红细胞及成熟红细胞易被脾脏扣留破坏。

(3) 临床表现

溶血性贫血，但病情严重程度可呈很大差异，严重者可呈胎儿水肿综合征而致死，1/3 的新生儿有贫血和黄疸而需换血，也可于婴儿及儿童期发病，可伴有轻度至中度脾大，伴或不伴肝大，有些因严重贫血而需长期输血，有的可完全代偿。可因感染或某些药物的诱导而出现再障和严重溶血危象。大多数病例无其他器官损害，仅见个别病例伴有智力低下、肌张力低、肝糖原贮积。

(4) 辅助检查

1) 外周血红细胞形态特征是大小不均、异形、多嗜性红细胞增多 (常见有核红细胞)，网织红细胞计数可以显著增高 (50%~60%)。

2) 红细胞寿命缩短，甚至只有 4.5 天，自身溶血试验加盐水时增高，加葡萄糖和 ATP 后可以得到部分纠正。

3) GPI 缺乏可用荧光点试验来进行筛选，但确定仍有赖于 GPI 活性的测定，纯合子、双重杂合子酶活性降至正常的 25% 左右。

二、基因诊断

(1) 概述

GPI 基因，编码葡萄糖 -6- 磷酸异构酶蛋白，位于 19 号染色体长臂 1 区 3 带 1 亚带 1 次亚带 (19q13.11)，基因组坐标为 (GRCh37): 19: 34855645-34893318，基因全长 37 674bp，包含 22 个外显子，编码 558 个氨基酸。

(2) 基因对应蛋白结构及功能

GPI 基因所编码的葡萄糖磷酸异构酶是一类多功能蛋白质。在细胞质中，葡萄糖磷酸异构酶作为糖酵解酶（葡萄糖 -6- 磷酸异构酶），能够催化葡萄糖 -6- 磷酸和果糖 -6- 磷酸之间的可逆反应。在细胞外，葡萄糖磷酸异构酶（亦称神经白细胞素）可作为促进骨骼运动神经元和感觉神经元存活的神经营养因子，也可作为诱导免疫球蛋白分泌的淋巴因子。该酶还是一种自分泌运动因子，可作为肿瘤细胞分泌的细胞因子和血管生成因子。人体 *GPI* 基因缺陷可导致 NSHA，与胎儿水肿、新生儿猝死和神经功能缺损有关。选择性剪接可产生多重转录变异体。

(3) 基因突变致病机制

Warang 等 [3] 报道了印度的 1 名 NSHA 患者体内葡萄糖磷酸异构酶 (GPI) 活性下降了 85%，源于 16 号外显子出现了纯合子的转换 c.1459C> T，导致该蛋白的第 487 位赖氨酸残基突变成脯氨酸。p.L487F 突变引起 GPI 蛋白形成二聚体的能力丧失，降低了该酶的热稳定性，对红细胞代谢产生显著影响。

Merkle 等 [4] 首次构建了葡萄糖磷酸异构酶 (GPI) 缺陷小鼠模型，GPI 的缺乏会引起非球形红细胞溶血性贫血。杂合突变小鼠约 40% 存在酶缺乏，其新陈代谢及生理上不受影响，然而纯合贫血小鼠显示出肝脾大及典型的缺氧症状。此外，这些小鼠还出现体重显著减少，致死率增加，这都与小鼠组织中 GPI 酶缺乏的程度相关。突变小鼠蛋白的物理化学性质及动力学特性与人类 GPI 缺乏症患者体内的同种异型酶相似，同时，小鼠及人体中葡萄糖磷酸异构酶的缺乏引起的新陈代谢及生理生化变化的相关性论证了构建的该小鼠突变体模型是研究人类疾病极好的动物模型。

(4) 目前基因突变概述

目前人类基因突变数据库报道了 *GPI* 基因突变 31 个，其中错义 / 无义突变 29 个，剪接突变 1 个，小的缺失 1 个。

（张在强　黄　英）

参考文献

[1] Repiso A, Oliva B, Vires Corrons JL, et al. Red cell glucose phosphate isomerase(GPI)：a molecular study of three novel mutations associated with hereditary nonspherocytic hemolytic anemia. Hum Mutat, 2006, 27(11)：11-59

[2] 程辉，李津婴 . 遗传性红细胞酶病的研究进展 . 诊断学理论与实践，2010, 9(3):271-273

[3] Warang P, Kedar P, Ghosh K, et al. Hereditary nonspherocytic hemolytic anemia and severe glucose phosphate isomerase deficiency in an Indian patient homozygous for the L487F mutation in the human GPI gene. Int J Hematol, 2012, 96: 263-267.

[4] Merkle S, Pretsch W. Glucose-6-phosphate isomerase deficiency associated with nonspherocytic hemolytic anemia in the mouse: an animal model for the human disease. Blood, 1993, 81: 206-213

598　溶血性尿毒综合征
(hemolytic uremic syndrome, HUS; OMIM 235400)

一、临床诊断

(1) 概述

溶血性尿毒综合征 (HUS) 于 1955 年首先由 Gasser 报道。临床特点是微血管性溶血性贫血、急性肾衰竭和血小板减少三联征 [1]。临床上分为典型 HUS 和非典型 HUS。典型 HUS 多见于儿童，约 90% 的 HUS 是由产志贺菌毒素的大肠杆菌引起，即 STx-HUS，散发多见，也可呈暴发流行，呈现明显季节性，夏季高发[2]。非典型 HUS 可发生于各个年龄段，多见于儿童及青少年，无季节性及前驱腹泻史，呈散发性或家族性[3]。基因分析表明呈家族性分布的这些病例均存在补体调节蛋白的遗传缺陷，而散发性分布的病例常合并其他细菌病毒感染、药物、妊娠及系统性疾病，部分呈特发性或伴有基因缺陷[4]，其预后差，超过半数患者可以进展至终末期肾病或不可逆的脑损害，25% 患者可在急性期死亡。该病发病率不高，但死亡率高。近年来 HUS 有增多趋势，尤其在发达国家更为明显。如能及时诊断并正确治疗，可以降低病死率，改善预后。

(2) 临床表现

典型患者常有前驱腹泻史，继而出现急性肾衰竭，两者间隔平均时间 3 天 (1~8 天)。典型临床表现为腹痛和非血性腹泻起病，70% 患者在 1~2 天出现血性腹泻，常伴有呕吐、发热、白细胞升高[5]。非典型患者常有感染、药物、移植及妊娠等诱因，其中肺炎链球菌感染引起者临床表现严重，伴有呼吸窘迫、神经系统症状及昏迷[6]。也有部分患者无明确诱因。

(3) 辅助检查

1) 血常规：血红蛋白明显下降，可降至 30~50g/L，网织红细胞明显增高，90% 的患者病初可见血小板减少，85% 患者可见白细胞升高，多于 2 周内恢复正常。

2) 血生化：乳酸脱氧酶 (LDH) 升高；而溶血相关检验阴性。肾功能异常，血尿素及肌酐异常增高，电解质异常或酸中毒。

3) 周围血涂片：红细胞形态异常、大小不等、形态各异，还可见红细胞碎片。

4) 凝血因子：早期可有凝血酶原时间延长，纤维蛋白原降低，纤维蛋白降解产物增高，凝血因子 Ⅱ、Ⅷ、Ⅸ 及 Ⅹ 减少，数天后即可恢复正常。

5) 尿常规：不同程度的血尿、血红蛋白尿、蛋白尿、管型等。

(4) 亚型汇总 (表 598-1)

表 598-1 亚型汇总

定位	基因	表型
1q31.3	HF1, CFH, HUS, ARMD4, AHUS1	非典型溶血性尿毒综合征
1q31.3	CFHR3, FHR3, HLF4, CFHL3	非典型溶血性尿毒综合征
1q31.3	CFHR1, FHR1, HFL1, CFHL1	非典型溶血性尿毒综合征

续表

定位	基因	表型
1q32.2	MCP, AHUS2	非典型溶血性尿毒综合征
4q25	CFI, FI, AHUS3, ARMD13	非典型溶血性尿毒综合征
6p21.33	CFB, BF, GBG, AHUS4, ARMD14, CFBD	非典型溶血性尿毒综合征
17q22	DGKE, NPHS7	肾病综合征
19p13.3	ARMD9	非典型溶血性尿毒综合征

(5) 受累部位病变汇总 (表 598-2)

表 598-2 受累部位及表现

受累部位	主要表现
血液系统	溶血性贫血、血小板减少等
肾脏	急性肾衰、慢性肾功能异常、肾病综合征等
神经系统	智力低下、肢体瘫痪、精神行为异常、癫痫发作、昏迷等
其他	腹痛、腹泻 (血性、非血性) 等

二、基因诊断

(1) 概述

CFHR3 基因，编码一种补体因子 H 相关的分泌蛋白 3，位于 1 号染色体 3 区 1 带 3 亚带 (1q31.3)，基因组坐标为 (GRCh37):1:196743925-196763203，基因全长 19 279bp，包含 6 个外显子，编码 330 个氨基酸。

(2) 基因对应蛋白结构及功能

CFHR3 基因编码一种属于补体因子 H 相关的蛋白家族的分泌蛋白。该蛋白与肝素结合，可能参与补体调控过程。该基因突变会降低患老年黄斑变性的风险，但是会增加患 AHUS 的风险。目前有研究发现了该基因通过选择性剪接形成的能编码不同蛋白亚型的转录变异体。

(3) 基因突变致病机制

AHUS 与补体调控缺陷有关。致病的 CFHR3 基因突变编码参与补体调控的补体调节因子 H，膜辅蛋白，调节因子 B 和调节因子 I。Zipfel 等[7] 对两组独立的 AHUS 患者的研究发现，密切相关的两个基因 (CFHR1 基因和 CFHR3 基因) 的缺失会增加患 AHUS 的风险。他们对 3 个 AHUS 患者的基因组 DNA 进行扩增和测序分析，发现 RCA 基因簇上有 84kb 的染色体缺失，这导致了 CFHR1 和 CFHR3 的基因缺失，虽然调节因子 H 的基因结构是完整的。CFHR1 基因和 CFHR3 基因的两侧有夹杂着长的核原件 (反转录转座子) 的长同源重复序列。他们认为这些重复序列间的非等位基因的同源重组导致了这两个基因的缺失，并且发现缺失这两个基因的 AHUS 患者的血清中的红细胞来自补体激活的保护受损，这表明 *CFHR1* 基因和 *CFHR3* 基因在补体激活过程中发挥调控作用。

(4) 目前基因突变概述

目前人类基因突变数据库报道了 *CFHR3* 基因突变 2 个，其中小的缺失 1 个，大的缺失 1 个。

（姚婧璠　郭锐进）

参考文献

[1] Gasser C, Gautie RE, Steck A, et al. Hemolytic-uremicsyndrome:bilateral necrosis of the renal cortex in acute ac-quired hemolytic anemia. Schweiz Med Wschr, 1955, 85(38):905-909

[2] Griffin PM, Tauxe RV. The epidemiology of infectionscaused by Escherichia coli O157 ： H7, other enterohemor-rhagic E.coli, and the associated hemolytic uremic syndrome. Epidemiol Rev, 1991, 13:60-98

[3] Constantinescu AR, Bitzan M, Weiss LS, et al. Non-enteropathic hemolytic uremic syndrome:causes and short-term course. Am J Kidney Dis, 2004, 43(6):976-982

[4] Noris M, Remuzzi G.Hemolytic uremic syndrome. J Am Soc Nephrol, 2005, 16(5):1035-1050

[5] Chandler WL, Jelacic S, Boster DR, et al. Prothrombotic coagulation abnormalities preceding the hemolytic-uremic syndrome. N Engl J Med, 2002, 346(1):23-32

[6] Novak RW, Martin CR, Orsini EN. Hemolytic-uremic syndrome and T-cryptantigen exposure by neuraminidase producing pneumococci:an emerging problem? Pediatr Pathol, 1983, 1(4):409-413

[7] Zipfel PF, Edey M, Heinen S, et al. Deletion of complement factor H-related genes *CFHR1* and *CFHR3* is associated with atypical hemolytic uremic syndrome. PLoS Genet, 2007, 3: e41

599　家族性噬血细胞性淋巴组织细胞增生症
(hemophagocytic lymphohistiocytosis familial, 2, FHL2; OMIM 603553)

一、临床诊断

(1) 概述

噬血细胞性淋巴组织细胞增生症 (hemophagocytic lymphohistiocytosis，HLH)，获得性 HLH 包含原发性 (家族性) 和继发性 (sHLH) 两种不同的类型，家族性噬血细胞性淋巴组织细胞增生症 (FHL) 由 Macmahon 于 1963 年首次报道，是一种罕见的常染色体隐性遗传病，发病率约为 $1/10^6$，主要见于婴幼儿，90% 在 2 岁以下发病，其中约 50% 有阳性家族史，临床表现呈致死性，未经治疗者生存期中位数为 2 个月。本病是定位于 10 号染色体的 Perforin[一种与 T 细胞、自然杀伤细胞 (NK) 杀灭靶细胞有关的细胞毒蛋白质] 缺陷所致[1]。临床特点为不规则发热，肝、脾、淋巴结肿大，部分有神经系统表现。实验室检查：全系或红系血细胞减少，血纤维蛋白原、血清白蛋白降低，三酰甘油、转氨酶升高。X 线胸片多有散在肺浸润表现[2]。

(2) 发病机制

1) 某些 FHL 与凋亡触发减低有关：研究发现，FHL 的基因缺陷为编码 PRF 的基因突变，20％~40％ FHL 受累家庭存在此突变。PRF 与粒酶 B 共同位于细胞毒性细胞颗粒中，当效应器与靶细胞结合时由细胞毒 T 淋巴细胞和 NK 细胞分泌，钙存在的条件下它能插入靶细胞的膜 (打孔)，并聚合形成诱导细胞死亡的孔，允许颗粒进入触发凋亡而致靶细胞破坏[3]。

2) 另一个与 FHL 相关的基因是 *STX11*(6q24)，它是新近发现的编码蛋白 syntaxin 11 的基因。据推测 syntaxin 11 蛋白可能参与细胞内运输，但其确切功能还不清楚。有 10％的 FHL 患儿存在 *STX11* 基因突变[3]。

(3) 临床表现

家族性噬血细胞性淋巴组织细胞增生症多见于婴幼儿和儿童，主要累及淋巴 – 网状内皮系统。70％FHL 于 1 岁以内发病，但也有迟至 8 岁才发病的。

1) 发热，肝、脾肿大：早期多有发热，体温波动而持续，可自行下降；肝、脾明显肿大，且呈进行性；约一半患者有淋巴结肿大，甚至为巨大淋巴结；约 20％的患者可出现一过性皮疹，多伴高热，发生率为 6％~43％，常于高热时出现，热退即消，皮疹可表现为多种形态。此外，还可出现贫血、消瘦、黄疸、腹水等，严重者可有多器官系统的出血症状。肺部淋巴细胞和巨噬细胞堆积，临床表现上很难与感染性肺炎区别。

2) 中枢神经系统症状：晚期和重症患者多见，但也可发生在病程早期。表现为兴奋、抽搐、小儿前囟饱胀、颈强直、肌张力增高或降低、第Ⅵ或第Ⅶ对脑神经麻痹、共济失调、偏瘫或全瘫、失明或意识障碍、颅内压增高等。

诊断标准参考世界组织细胞协会 HLH-2004 标准，符合以下标准中的一项可诊断为 HLH。

A. 分子生物学诊断符合 HLH，即基因确诊。

B. 符合以下 8 条中的 5 条：①发热；②脾大；③2~3 系血细胞减少(Hb<90g/L，4 周内婴儿 Hb<120 g/L；PLT<100×10⁹/L；ANC<1.0×10⁹/L)；④高甘油三酯血症和(或)低纤维蛋白原血症(空腹三酰甘油≥3.0mmol/L，Fib≤1.5g/L)；⑤骨髓、肝、脾、淋巴结活检可见噬血细胞，同时无恶性病证据；⑥NK 细胞活性降低或缺乏；⑦血清铁蛋白 >500μg/L；⑧可溶性 IL-2R(CD25)≥2.4×10⁶U/L。

C. 其他支持诊断：CNS 症状、转氨酶升高、胆红素升高、乳酸脱氢酶 >1000U/L、受累器官的组织学检查提示组织细胞和淋巴细胞增生且伴随嗜血细胞增生。在疾病的早期阶段，部分患者骨穿仅能见到单核细胞和组织细胞增多，而无特征性的嗜血现象，常需要多次复查才能发现典型的嗜血现象。有研究发现，嗜血现象对于诊断 HPS 敏感性约为 76%。因此无嗜血现象不能排除诊断。

(4) 影像学表现

CNS 病变时淋巴细胞及组织细胞首先浸润软脑膜，逐渐延至全脑，继而脑白质血管周围反应性胶质细胞增生，最后出现坏死区及局灶脱髓鞘。头颅影像学改变和组织病理改变相符，具体表现：①弥漫性软脑膜增生伴或不伴硬膜下积液；②弥漫或局灶性 T_2 信号增强，伴或不伴脑实质或脑白质萎缩，部分患者可见因活动性脱髓鞘造成血-脑屏障受损导致的脑实质病变结节或环状强化。

(5) 辅助检查

1) 外周血常规：多为全血细胞减少，以血小板减少为明显，白细胞减少的程度相对较轻。另外不少 FHL 病例的外周血常规中可见非典型或畸形的单个核细胞。

2) 血液生化、凝血检查：在疾病早期即可出现血三酰甘油、胆固醇和极低密度脂蛋白升高，

而高密度脂蛋白降低，肝功能异常，ALT 和胆红素明显升高。血清铁蛋白 (SF) 常显著升高，这是疾病活动的一个重要指标。Imashuku 等学者报道 82 例小儿 FHL 中，均有 SF 升高，其中 90% 的病例 SF>1000pLg/L；与 SF 一样，乳酸脱氢酶 (LDH) 升高也异常显著 (100%)，其中 LDH>1000U/L 者占 89.7%。另外，纤维蛋白原降低、部分活化凝血酶时间 (APTr) 延长、肝功能受损时凝血酶原时间 (PT) 延长。

3) 疫学检查：淋巴细胞增生减低，对促分裂原及抗原刺激无反应，皮肤迟发性超敏反应消失。NK 活性降低或消失。IL-1 受体拮抗物、可溶性 IL-2 受体、IL-6、IFN- γ、TNF- α 等均升高。

4) 脑脊液检查：压力升高，细胞数轻度增加，一般在 (5~20)×10⁶ /L，以淋巴细胞为主，蛋白可升高。但也有中枢神经系统症状明显而脑脊液正常者。

(6) 病理表现

病理特点：主要侵犯骨髓、淋巴结、肝、脾、脑、肺，其次是胸腺和消化道。浸润细胞以良性组织细胞为主。此类细胞分裂象少见，亦无结构破坏，不似恶性细胞，无肿瘤形成，而细胞质中吞噬大量红细胞 (图 599-1)。病程早期骨髓增生活跃，骨髓涂片中可见吞噬血细胞的吞噬细胞增多，而在疾病后期，骨髓增生低下，很难与细胞毒性药物所致的骨髓抑制鉴别。

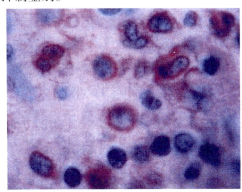

图 599-1　骨髓涂片

骨髓切片中巨噬细胞和非吞噬组织细胞显著增多，间质内淋巴细胞浸润，Gomori 染色无纤维组织增生 [诊断学理论与实践，2005，4(5)：379-381]

(7) 受累部位病变汇总 (表 599-1)

表 599-1　受累部位及表现

受累部位	主要表现
免疫系统	肝、脾明显肿大，且呈进行性，骨髓、肝、脾、淋巴结活检可见噬血细胞

续表

受累部位	主要表现
中枢系统	兴奋、抽搐、小儿前囟饱胀、颈强直、肌张力增高或降低、脑神经麻痹、共济失调、偏瘫或意识障碍、颅内压增高、腰穿脑脊液压力升高、细胞数轻度增加、淋巴细胞为主
呼吸系统	淋巴细胞和巨噬细胞堆积，与肺炎类似
其他	皮疹、贫血、消瘦、黄疸、腹水

二、基因诊断

(1) 概述

PRF1 基因，即编码穿孔素 -1(perforin-1) 的基因，位于 10 号染色体长臂 2 区 2 带 1 亚带 (10q22.1)，基因组坐标为 (GRCh37):10:72357104-72362531，基因全长 5428bp，包含 3 个外显子，编码 555 个氨基酸。

(2) 基因对应蛋白结构及功能

PRF1 基因所编码的穿孔素蛋白具有与补体 C9 相似的结构和功能。穿孔素能够穿透靶细胞膜形成管状小孔，裂解并杀灭多种非特异性的靶细胞。穿孔素是溶解细胞颗粒分泌的主要溶解蛋白之一，在 T 淋巴细胞和 NK 细胞介导的细胞溶解中起关键作用。*PRF1* 基因缺陷可引起 FHL2。

(3) 基因突变致病机制

1999 年，Stepp 等 [5] 在 8 名无亲缘关系的连锁到 10q21—q22 的 FHL2 患者，通过对 *PRF1* 基因的编码区进行测序，检出了该基因的纯合或复合杂合突变。培养这些患者的淋巴细胞发现存在细胞毒活性缺陷，免疫染色分析显示细胞颗粒中几乎没有穿孔素存在。1994 年，Lowin 等 [6] 发现 *Prf1* 基因纯合缺陷的小鼠没有穿孔素 mRNA。小鼠是健康的，但是无穿孔素的细胞毒 T 淋巴细胞的活化和颗粒酶的分泌没有被改变。细胞毒 T 淋巴细胞和 NT 细胞的杀伤活性存在受损现象。研究者认为穿孔素是 T 淋巴细胞和 NK 细胞介导的细胞溶解的重要效应分子。2000 年，Badovinac 等 [7] 发现 *Prf1* 敲除的小鼠与野生型小鼠一样可以消除单核细胞增生李斯特菌，但是会有更多的抗原特异性的细胞毒性 CD8 细胞，其比例与应答免疫显性抗原的细胞一致。研究者认为 *Prf1* 基因敲除的小鼠因无法清除淋巴细胞性脉络丛脑膜炎病毒而死亡。

(4) 目前基因突变概述

目前人类基因突变数据库收录了 *PRF1* 基因突变 104 个，其中错义 / 无义突变 87 个，小的缺失 13 个，小的插入 4 个。

（张在强　黄　英）

参考文献

[1] 雷明雨 . 小儿噬血细胞综合征研究进展 . 现代临床医学，2008，34(5):382-385

[2] 罗分平，毛青 . 原发性嗜血细胞性淋巴组织细胞增生症 1 例 . 诊断病理学杂志，2002；9(2)：95

[3] 胡群，张晓玲 . 噬血细胞综合征诊断指南 (2004). 实用临床儿科杂志，2008，23(3):235-236

[4] Osi A. Nilsson AS. Henter JI. Autopsy findings in 27 children with Hemophagocytic lymphohistiocytosis . Histopathology, 1998, 32: 310

[5] Stepp SE, Dufourcq-Lagelouse R, Le Deist F, et al. Perforin gene defects in familial hemophagocyticlymphohistiocytosis. Science, 1999, 286(5446): 1957-1959

[6] Lowin B, Beermann F, Schmidt A, et al. A null mutation in the perforin gene impairs cytolytic T lymphocyte-and natural killer cell-mediated cytotoxicity. Proc Nat Acad Sci, 1994, 91: 11571-11575

[7] Badovinac VP, Tvinnereim AR, Harty JT. Regulation of antigen-specific CD8(+) T cell homeostasis by perforin and interferon-gamma. Science, 2000, 290: 1354-1357

600　噬血细胞性淋巴组织细胞增生症
(hemophagocytic lymphohistiocytosis 4, FHL 4; OMIM 603552)

一、临床诊断

(1) 概述

噬血细胞性淋巴组织细胞增生症 (FLH，又称噬血细胞综合征) 被认为是一种单核巨噬系统反应性增生的组织细胞病，主要是由细胞毒杀伤细胞 (CTL) 及 NK 细胞功能缺陷导致抗原清除障碍，单核 – 巨噬细胞系统接受持续抗原刺激而过度活化增殖，产生大量炎症细胞因子而导致的一组临床综合征。噬血细胞综合征主要表现为发热、脾大、全血细胞减少、高甘油三酯、低纤维蛋白原、高血清铁蛋白，并可在骨髓、脾或淋巴结活检中发现噬血现象[1]。

噬血细胞综合征主要分为原发性（遗传性）及继发性。前者为常染色体隐性遗传或 X 连锁遗传，存在明确基因缺陷或家族史。后者可由感染（主要为 EB 病毒感染）、恶性肿瘤、自身免疫性疾病、药物、获得性免疫缺陷（如移植）等多种因素引起。

(2) 临床表现

1) 家族性噬血细胞综合征

发病年龄一般较早，多数于 1 岁以内发病，但亦有年长发病者。临床表现多样，早期多为发热、肝脾大，亦可有皮疹、淋巴结肿大及神经症状。发热多为持续性，亦可自行热退。肝脾大明显。皮疹无特征性，多为一过性。约半数患者可有淋巴结肿大，明显肿大者应与淋巴瘤鉴别。中枢神经系统受累多发生于晚期，可有兴奋性增高、前囟饱满、肌张力改变及抽搐，亦可有局部神经系统体征。肺部可为淋巴细胞或巨噬细胞浸润，与感染鉴别较困难。常见的死因为出血、感染、多器官功能衰竭及 DIC 等。

2) 继发性噬血细胞综合征

A. 感染相关性噬血细胞综合征：严重感染可引起强烈的免疫反应，多发生于免疫缺陷患者。常由病毒引起，但细菌、真菌、立克次体及原虫感染亦可引起。其临床表现除噬血细胞综合征的表现外还存在感染的表现。

B. 肿瘤相关性噬血细胞综合征：急性白血病、淋巴瘤、精原细胞瘤等可在治疗前、中、后并发或继发噬血细胞综合征。由于原发病可能较为隐匿，特别是淋巴瘤患者，故极易将其误诊为感染相关性噬血细胞综合征。

C. 巨噬细胞活化综合征：是儿童慢性风湿性疾病的严重并发症，多见于系统性青少年型类风湿关节炎患者。在慢性风湿性疾病的基础上，患者出现发热、肝脾大、全血细胞减少、肝功能异常及中枢神经系统病变等噬血细胞综合征的表现。

(3) 辅助检查

1) 血常规：多为全血细胞减少，血小板减少较为明显。

2) 生化检测：早期可出现三酰甘油升高，转氨酶及胆红素亦可升高。常见高密度脂蛋白胆固醇降低，低密度脂蛋白胆固醇及极低密度脂蛋白胆固醇降低，病情缓解时可恢复。乳酸脱氢酶常常升高，极度增高者需除外血液 / 淋巴系统肿瘤。血清铁蛋白可明显升高，可作为诊断及监测病情的手段。

3) 骨髓检查：骨髓涂片可见到噬血现象，早期噬血现象不明显，多次骨髓涂片有助于发现噬血现象。此外，还应行骨髓活检术，进行骨髓病理检查以除外血液 / 淋巴系统肿瘤。

4) 凝血功能：疾病活动时常存在凝血功能障碍，治疗有效凝血功能恢复，可发现凝血酶原时间及部分凝血活酶时间延长，纤维蛋白原可明显降低，D-二聚体可升高。

5) 免疫学检查：可出现 NK 细胞数量及功能的降低，细胞因子可溶性 CD25、IFN-γ、TNF 增多。

6) 影像学检查：胸片可见肺浸润，头颅 CT 及 MRI 检查可见异常表现，如脑白质异常、脱髓鞘改变、出血、萎缩或水肿等。

7) 脑脊液：细胞中度增多，主要为淋巴细胞。脑脊液蛋白增高、糖降低。部分患者有神经系统症状，但脑脊液未见异常。

二、基因诊断

(1) 概述

STX11 基因，即编码突触融合蛋白 11(syntaxin-11) 的基因，位于 6 号染色体长臂 2 区 4 带 2 亚带 (6q24.2)，基因组坐标为 (GRCh37):6:144461770-144513076，基因全长 51 307bp，包含 9 个外显子，编码 287 个氨基酸。

(2) 基因对应蛋白结构及功能

STX11 基因所编码的蛋白为突触融合蛋白家族的成员之一，参与囊泡的胞吐作用。该蛋白包含一个 C 端的 SNARE 结构域。SNARE 蛋白在细胞内供体和靶膜之间的转运过程中发挥重要作用。突触融合蛋白参与细胞内转运小泡的靶向及融合，并且可以调节晚期核内体及反面高尔基网络蛋白的转运。STX11 基因缺陷会引起 FHL4。

(3) 基因突变致病机制

2005 年，Zur 等[2] 在库尔德家系的 FHL4 患者中，发现了 STX11 基因的 5bp 缺失 (c.369_370delAG，c.374_376delCGC)。在这些患者的单核细胞中没有检测到突触融合蛋白 11。该突变在另外两个土耳其 / 库尔德近亲家系患者中同样被检出。研究者在其他 FHL4 家系中还发现了一个囊括 STX11 基因整个编码区在内的 19.2kb 的大片段缺失和一个无义突变 p.268X。

2014 年，Muller 等[3] 在 3 个父母均为近亲结婚的、无亲缘关系的 FHL4 的患者，检出了 *STX11* 基因的 p.L58P 纯合突变。对其中一个患者的外周血细胞（包括 NK 细胞）进行检测，发现 STX11 蛋白表达水平相比于对照组显著降低。通过对 HEK293 细胞的体外功能表达研究表明，p.L58P 突变蛋白虽然有表达，但是无法与 STXBP2 结合。而 C 末端 p.Q268X 突变蛋白能与 STXBP2 正常结合。研究人员推测 STXBP2 结合能力受损可能导致了 p.L58P 突变蛋白的降解。

(4) 目前基因突变概述

目前人类基因突变数据库收录了 *STX11* 基因突变 8 个，其中，错义 / 无义突变 4 个，小的缺失 2 个，小的插入 1 个，大片段缺失 1 个。

（张在强　黄　英）

参考文献

[1] Henter JI, Elinder G, SDer O, et al. Hypercytokinemia in familial hemophagocytic lymphohistiocytosis. Blood, 1991, 78(11):2918-2922

[2] Zur SU, Schmidt S, Kasper B, et al. Linkage of familial hemo-phagocyticlymphohistiocytosis (FHL) type-4 to chromosome 6q24 and identification of mutations in syntaxin 11. Hum Mol Genet, 2005, 14: 827-834

[3] Muller ML, Chiang SC, Meeths M, et al. An N-Terminal Missense Mutation in *STX11* Causative of FHL4 Abrogates Syntaxin-11 Binding to Munc18-2. Front Immunol, 2014, 4: 515

601　脑出血破坏性病变、室管膜下钙化和白内障
(hemorrhagic destruction of the brain, subependymal calcification, and cataracts, HDBSCC; OMIM 613730)

一、临床诊断

(1) 概述

脑出血破坏性病变、室管膜下钙化和白内障 (HDBSCC) 是常深色体隐性遗传病，主要表现为脑出血破坏性病变，室管膜下钙化和白内障。致病基因为 *JAM3*。

(2) 临床表现

患儿表现为神经功能严重损害，临床上可特征性表现为先天性白内障和严重的脑出血（图 601-1），也表现为癫痫、强直和反射亢进。有些患儿可伴有肾脏发育不良，表现为异位肾、肾囊性发育不良等。多数患者在婴幼儿期死亡，存活患儿常表现为严重的神经功能损害和癫痫发作[1, 2]。

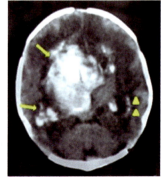

图 601-1　头颅 CT 检查示颅内多灶性出血
(Hum Mutat，2013，34: 498-505)

(3) 辅助检查

头颅影像学表现为多灶性脑实质出血、与出血相关的脑组织液化、囊变及脑室扩大。室管膜下区域和脑组织可见钙化（图 601-2）。

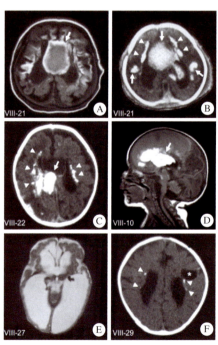

图 601-2　影像学表现

A~D. 头颅 MR/CT 示多灶性脑实质内出血，多位于脑白质和基底核；E. 基底核囊变导致双侧巨大侧脑室；F. 左侧额叶皮质下白质穿通性囊肿（星号），扩大的侧脑室和白质体积减少；B、C、F. 可见室管膜下钙化（箭头）
(Am J Hum Genet，2010，87: 882-889)

(4) 病理表现

尚无报道。

(5) 受累部位病变汇总（表 601-1）

表 601-1　受累部位及表现

受累部位	主要表现
脑	严重进展性脑出血性病变（主要位于脑白质和基底核），癫痫发作，意识障碍
眼	先天性白内障
肾	异位肾，肾囊性发育不良

二、基因诊断

(1) 概述

JAM3 基因，即编码连接黏附蛋白 3 的基因，位于 11 号染色体长臂 2 区 5 带 (11q25)，基因组坐标为 (GRCh37):11:133938820-134021652，基因全长 82 833bp，包含 9 个外显子，编码 310 个氨基酸。

(2) 基因对应蛋白结构及功能

紧密连接是上皮或内皮细胞片层中细胞之间的一种黏附模式。它在细胞周围形成连续密封并作为物理屏障，以防止溶质和水在细胞旁空间自由传递。由该免疫球蛋白超家族基因所编码的蛋白质被定位在高内皮细胞之间的紧密连接中。不同于在这个家族的其他蛋白，这种蛋白不能附着在白细胞上，只能形成弱的同型相互作用。*JAM3* 所编码的蛋白质是连接黏附分子蛋白家族的成员，并充当该家族的另一个成员的受体。在该基因内含子区域的突变与出血性脑破坏，室管膜下钙化和先天性白内障相关。选择性剪接导致多种转录变异体。

(3) 基因突变致病机制

通过对一个 HDBSCC 的沙特阿拉伯家族进行全基因组连锁分析结合候选基因测序，Mochida 等[1] 发现在 *JAM3* 基因中存在一个导致功能丧失的纯合突变。受影响的个体或死于婴儿早期或发育严重迟缓，并伴有痉挛和癫痫发作。

Gliki 等[3] 报道连接黏附蛋白分子在小鼠精子分化过程中有着至关重要的作用。他们发现圆形精子极化需要 JAM3 蛋白参与组装细胞极化复合体。他们使用靶向敲除技术制造了 Jam-C 纯合缺失小鼠。虽然大部分 Jam-C 缺失小鼠在出生后死亡，但约 40% 的突变体可以存活。Jam-C 缺失小鼠都是雄性不育，不能产生成熟的精子细胞。Jam-C 缺失小鼠睾丸大小仅为同窝出生正常对照组的 50%，并且缺乏分化的细长精子。Gliki 等提出在 Jam-C 蛋白下游的 PAR6、CDC42、PKC-λ 及 PATJ 蛋白，介导小鼠甚至是人的精子细胞极化。

Scheiermann 等[4] 通过形态学和电生理研究发现，*JAM3* 缺陷小鼠的坐骨神经丧失了髓鞘的完整性，神经传导也有缺陷。此外，行为测试表明敲除小鼠存在运动异常。

(4) 目前基因突变概述

目前人类基因突变数据库报道了 *JAM3* 基因突变 4 个，其中，错义／无义突变 3 个，剪接突变 1 个。突变分布在基因整个编码区，无突变热点。

（石玉芝　高晓嵋）

参考文献

[1] Mochida GH, Ganesh VS, Felie JM, et al. A homozygous mutation in the tight-junction protein *JAM3* causes hemorrhagic destruction of the brain, subependymal calcification, and congenital cataracts. Am J Hum Genet, 2010, 87: 882-889

[2] Akawi NA, Canpolat FE, White SM, et al. Delineation of the clinical, molecular and cellular aspects of novel JAM3 mutations underlying the autosomal recessive hemorrhagic destruction of the brain, subependymal calcification, and congenital cataracts. Hum Mutat, 2013, 34: 498-505

[3] Gliki G, Ebnet K, Aurrand-Lions M, et al. Spermatid differentiation requires the assembly of a cell polarity complex downstream of junctional adhesion molecule-C. Nature, 2004, 431: 320-324

[4] Scheiermann C, Meda P, Aurrand-Lions M, et al. Expression and function of junctional adhesion molecule-C in myelinated peripheral nerves. Science, 2007, 318: 1472-1475

602 Hennekam 淋巴管扩张 / 淋巴水肿综合征
(Hennekam lymphangiectasia-lymphedema syndrome; OMIM 235510)

一、临床诊断

(1) 概述

Hennekam 淋巴管扩张 / 淋巴水肿综合征是一种表现为颜面部形态异常、淋巴管发育异常、生长发育迟缓及不同程度智力低下的常染色体隐性遗传性疾病[1]。胶原蛋白和钙结合表皮生长因子域 1 (collagen- and calcium-binding epidermal growth factor domains 1，CCBE1) 基因突变可能参与了该综合征的发病。1989 年该疾病由 Hennekam 等[2] 首次报道。

(2) 临床表现

特征性颜面部异常包括眼距增宽、鼻梁扁平、面部平坦，这些形态异常不随患者年龄增长而发生明显改变 (图 602-1)；淋巴管发育异常主要表现为小肠淋巴管扩张，淋巴管扩张还可见于肾脏、皮肤等部位；淋巴水肿多在出生时或婴儿期即出现，主要位于四肢、面部及外生殖器，合并缺铁性贫血；生长发育迟缓，智力低下，其他较常见表现包括外耳发育不良、骨骺闭合延迟、牙齿发育异常、内眦赘皮等[3]。

(3) 影像学表现

小肠 CT 重建：回肠多发节段性肠壁增厚伴异常强化 (图 602-2)。

淋巴管造影：提示小肠、下肢淋巴管扩张及胸导管出口梗阻。

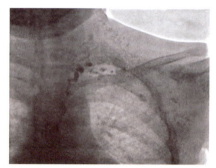

图 602-2 直接淋巴管造影示胸导管出口梗阻
(中华内科杂志，2013，52：192-196)

(4) 病理表现

Hennekam 淋巴管扩张 / 淋巴水肿综合征的病理表现为多发小肠黏膜淋巴管扩张。

(5) 受累部位病变汇总 (表 602-1)

表 602-1 受累部位及表现

受累部位	主要表现
眼面部	眼距增宽、鼻梁扁平、面部平坦、内眦赘皮、这些形态异常不随患者年龄增长而发生明显改变
淋巴管	小肠淋巴管扩张，淋巴管扩张还可见于肾脏、皮肤等部位；淋巴水肿多在出生时或婴儿期即出现，主要位于四肢、面部及外生殖器
牙齿	牙齿发育异常
骨骼	骨骺闭合延迟

二、基因诊断

(1) 概述

CCBE1 基因，即编码胶原与钙结合内皮生长因子结构域 1 蛋白的基因，该基因位于 18 号染色体长臂 2 区 1 带 3 亚带 2 次亚带 (18q21.32)，基因组坐标为 (GRCh37):18:57098171-57364860，基因全长 266 690bp，包含 11 个外显子，编码 407 个氨基酸。

(2) 基因对应蛋白结构及功能

CCBE1 基因编码的蛋白，大小约 44kDa，在细胞外基质重塑和细胞迁移中起作用，也参与胚胎形成时期的淋巴管出芽和静脉内皮血管生成。主要在宫颈中表达，但是在宫颈癌细胞和原发宫颈癌中下调，提示其具有抑制肿瘤的作用。

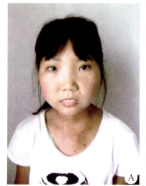
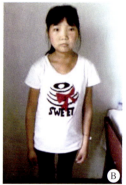

图 602-1 患者面部表现

A. 颜面部形态异常主要为眼距明显增宽、鼻梁低平及面部平坦；B. 患者容貌如 7、8 岁孩童 (实际年龄为 20 岁)(中华内科杂志，2013，52：192-196)

(3) 基因突变致病机制

Alders 等[4] 在 5 名有血缘关系的 Hennekam 淋巴管扩张 / 淋巴水肿综合征患者中（包括 3 名荷兰患者，1 名阿曼患者，1 名伊拉克患者），对候选基因 *CCBE1* 进行测序，发现所有 5 名患者身上均存在 *CCBE1* 的纯合错义突变。对 19 名追加的 Hennekam 淋巴管扩张 / 淋巴水肿综合征家系进行检测，在 2 名先证者身上检出了一个 1bp 插入的无义杂合突变和 2 个错义突变。患者的父母均未表现相关的疾病表型，但携带了 *CCBE1* 基因杂合突变，这些杂合突变在对照样本中没有发现。

Hogan 等[5] 描述了斑马鱼的一种称为 "液体充盈"(fof) 的突变，突变斑马鱼缺少胸导管、节间和背部纵向的淋巴管，但保留了正常的脉管系统。Hogan 等发现 fof 斑马鱼 *ccbe1* 基因发生了突变。在野生型斑马鱼中，*ccbe1* 基因在淋巴内皮的迁移途径中，随着时间和空间而表达，而不在淋巴内皮细胞内表达。*ccbe1* 基因与内皮生长因子 C 的同时发育，在静脉内皮淋巴管新生和血管新生过程是必需的。Alders 等认为 *ccbe1* 可能是调节淋巴管新生和迁移的调节因子。

(4) 目前基因突变概述

目前人类基因突变数据库收录了 *CCBE1* 基因的突变 6 个，其中，错义 / 无义突变 5 个，小的缺失 1 个。突变分布在基因整个编码区，无突变热点。

（左丽君　姬利延）

参考文献

[1] van Balkom ID, Alders M, Allanson J, et al. Lymphedema-lymphangiectasia-mental retardation (Hennekam) syndrome: a review.Am J Med Genet, 2002, 112(4): 412-421

[2] Hennekam RC, Geerdink RA, Hamel BC, et al. Autosomal recessive intestinal lymphangiectasia and lymphedema, with facial anomalies and mental retardation. Am J Med Genet, 1989, 34(4):593-600

[3] 张宁．沈文彬．蔡华聪，等．Hennekam 综合征一例并文献复习．中华内科杂志，2013, 52: 192-196

[4] Alders M, Hogan BM, Gjini E, et al. Mutations in *CCBE1* cause generalized lymph vessel dysplasia in humans. Nat Genet, 2009, 41: 1272-1274

[5] Hogan BM, Bas FL, Bussmann J, et al. ccbe1 is required for embryanic lymphany vogenecis and venous sproting Nature Genet, 2009, 41: 396-398

603　遗传性运动感觉神经病（近端为主型）
(hereditary motor and sensory neuropathy, proximal type, HMSNP; OMIM 604484)

一、临床诊断

(1) 概述

遗传性运动感觉神经病（近端型为主型）(HMSNP) 是一种常染色体显性遗传的神经变性疾病，由于大部分病例发生在日本冲绳家系，故又称遗传性运动感觉神经病冲绳型 (HMSNO)。致病基因为 *TFG* 基因。

(2) 临床表现

HMSNP 的主要特征是青年起病，表现为逐渐进展的以近端肌为主的肌无力和肌萎缩、痛性肌痉挛和肌束震颤、腱反射减弱或消失，后期出现远端感觉障碍[1]。

(3) 辅助检查

化验检查可见血清磷酸肌酸激酶 (CK) 水平升高、血脂异常和高血糖。肌电图可见肌肉失神经改变、运动及感觉神经传导速度减慢[2]。电生理检查显示周围神经轴索变性证据。MRI 检查可见下肢近端肌肉脂肪浸润[3]。

(4) 病理表现

HMSNP 患者病理表现为脊髓前角运动细胞和脊根神经节细胞减少，以及后索有髓纤维显著丢失。腓肠神经病理检查可见有髓纤维数量减少、髓鞘不规则增厚及轴索再生。

(5) 受累部位病变汇总（表 603-1）

表 603-1　受累部位及表现

受累部位	主要表现
肌肉	近端肌为主的肌无力和肌萎缩、痛性肌痉挛和肌束震颤，后期出现远端感觉障碍

二、基因诊断

(1) 概述

TFG 基因，即 TRK 融合基因，编码的蛋白对维持内质网的正常动态功能有作用，位于 3 号染色体长臂 1 区 2 带 2 亚带 (3q12.2)，基因组坐标为 (GRCh37): 3: 100428128-100467811，基因全长 39 684bp，包含 10 个外显子，编码 400 个氨基酸。

(2) 基因对应蛋白结构及功能

据报道，*TFG* 基因参与了多种融合肿瘤蛋白的编码，还参与了导致间变性淋巴瘤和黏液样软骨肉瘤的几个致病重排，此外也可能在 NF-κB 信号通路中发挥作用。

(3) 基因突变致病机制

Ishiura 等 [4] 在 4 个日本家系的患者中发现了 *TFG* 基因上的杂合突变 (p.P285L)。两个家系来自关西地区，另两个来自冲绳。单倍型分析提示该突变的发生有两个独立的起源。该突变是通过对连锁分析确定的候选区域进行外显子捕获测序发现的。在培养的细胞中表达突变的 TFG 蛋白会造成错误定位和 TDP43 内涵体的形成。这些发现提示病因与肌萎缩侧索硬化症 (ALS) 有相关性，HMSNO 中运动神经元退化的症状可能与囊泡运输的改变或 RNA 介导的机制有关。

Tsai 等 [5] 在台湾一成年发病的运动感觉轴索型神经病大家系的患病个体中，发现了 *TGF* 基因的杂合错义突变 (p.G269V)。p.G269V 突变蛋白在细胞内形成不溶性聚集体，并与野生型 TFG 共定位，从而消耗了可溶的功能性野生型 TFG。胞内 p.G269V 突变蛋白的聚集图中不能被 TDP43 染色。敲除 TFG 显著降低了内质网的蛋白质分泌，降低了细胞活力，可通过加入野生型 TFG 蛋白缓解这些现象，但加入 p.G269V 突变的 TFG 蛋白则无效。这些发现表明，该蛋白分泌通路的缺陷会导致外周神经系统的功能障碍。

(4) 目前基因突变概述

目前人类孟德尔遗传数据库 (OMIM) 收录了 *TFG* 基因突变 3 个，均为错义突变。

（陈遥枝 郭 健）

参考文献

[1] Takashima H, Nakagawa M, Nakahara K, et al. A new type of hereditary motor and sensory neuropathy linked to chromosome 3. Ann Neurol, 1997, 41: 771-780

[2] Patroclo CB, Lino AM, Marchiori PE, et al. Autosomal dominant HMSN with proximal involvement: new Brazilian cases. Arq Neuropsiquiatr, 2009, 67: 892-896

[3] Lee SS, Lee HJ, Park JM, et al. Proximal dominant hereditary motor and sensory neuropathy with proximal dominance association with mutation in the TRK-fused gene. JAMA Neurol, 2013, 70: 607-615

[4] Ishiura H, Sako W, Yoshida M, et al. The TRK-fused gene is mutated in hereditary motor and sensory neuropathy with proximal dominant involvement. Am J Hum Genet, 2012, 91: 320-329

[5] Tsai PC, Huang YH, Guo YC, et al. A novel TFG mutation causes Charcot-Marie-Tooth disease type 2 and impairs TFG function. Neurology, 2014, 83: 903-912

604 遗传性运动感觉神经病
(hereditary motor and sensory neuropathy, type ⅡC, HMSN2C; OMIM 606071)

一、临床诊断

(1) 概述

遗传性运动感觉神经病 (hereditary motor and sensory neuropathy，HMSN) 又称 Charcot-Marie-Tooth 病 (peronial myoatrophy) 或腓骨肌萎缩症 (CMT)，是一种慢性进行性神经性肌萎缩疾病，常有家族遗传史，故又名遗传性神经性肌萎缩。根据病理改变和神经传导速度测定结果分为 HMSN1 型和 HMSN2 型，HMSN1 型称肥大型 (hypertrophic type) 或称脱髓鞘型 (CMT1)，HMSN2 型称轴索型 (neuronal type，cut2)。

本节主要介绍的遗传性运动感觉神经病也被称为 Charcot-Marie-Tooth 病 2C 型 (CMT2C)，是一种常染色体显性遗传的、伴随横隔和声带麻痹的、以周围神经轴索病变为表现的遗传性运动感觉神经病。本病是由 *TRPV4* 基因杂合突变所致[1]。

(2) 临床表现

HMSN2C 可以婴儿期、儿童期或成年期起病，表现为不同程度的肢体无力、声带麻痹及肋间肌无力，无症状的感觉减退，最终导致呼吸衰竭，所以预期寿命缩短。有报道急性呼吸性喘鸣可发生于 6 个月的婴儿患者，该患儿 3 岁即因为声带麻痹接受了永久的气管造瘘术[1]。

本病也可以表现为行走困难、构音障碍、远端肌肉萎缩、高弓足、动眼神经麻痹、声带麻痹等[2]。有报道某患者出生即表现为斜肩，儿童期出现进行性双侧足下垂，青春期出现声音嘶哑，55 岁时因手灵巧度及步态受损而坐轮椅，日常所有活动需要帮助。因高碳酸血症及阻塞性睡眠呼吸暂停需要呼吸机辅助呼吸。并出现严重的远端肌肉及肩胛带肌萎缩[2]。骨骼受累可出现脊柱侧弯、长头症，还可以出现感音性耳聋。

(3) 辅助检查

HMSN2C 患者肌电图检查可见萎缩肌肉呈失神经性改变，运动神经传导速度正常，提示轴索损害[3]。部分患者有视、听和体感诱发电位的异常，提示中枢神经通路受累。X 线片可见椎体高度降低和长头症。

(4) 病理表现

本病神经肌肉病理活检，可发现腓肠肌的神经元萎缩（图 604-1），提示肌肉失去神经支配。亦可见感觉神经轴索缺失。CMT2 型为轴索变性。前角细胞数量轻度减少，一些细胞有染色质溶解，背根神经节细胞也有类似的改变。累及后根纤维时薄束变性比楔束严重，自主神经系统相对保持完整，肌肉呈现失神经支配改变。有簇状萎缩和靶型肌纤维。

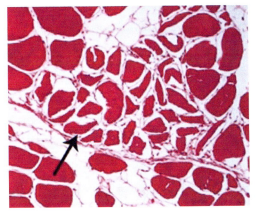

图 604-1　苏木紫伊红染色提示严重的肌纤维萎缩[4]
[Nat Genet, 2010, 42(2): 165-169]

(5) 亚型汇总（表 604-1）

CMT2 型为常染色体显性和隐性遗传及 X 连锁遗传，分为 15 个亚型。CMT2C 定位于 12q23—q24；CMT2G 定位于 12q12—q13.3；CMT2H 定位于 8q21.3；AR-CMT2B 定位于 19q13.3；CMT2K 定位于 8p13—q21.1，可能与 *GDAP1* 突变有关。以上各型遗传性质有待确定。

表 604-1　各亚型的致病基因及所在染色体

亚型	基因	染色体位点	蛋白产物
CMT2A	*KIF1B* *MFN2*	1p36.2	Kinesin 样蛋白 KIF1B 跨膜鸟苷三磷酸酶 MFN2
CMT2B	*RAB7*	3q21	Ras 相关蛋白 Rab-7
CMT2B1	*LMNA*	1q21.2	核纤层蛋白 A/C
CMT2B2	未知	19q13.3	未知
CMT2C	TRPV4	12q23—q24	未知
CMT2D	*GARS*	7p15	甘氨酰 -tRNA 合成酶
CMT2E/1F	*NEFL*	8p21	神经微丝三倍体 L 蛋白
CMT2F	*HSPB1*	7q	热休克蛋白 1
CMT2G	未知	12q12—q13	未知
CMT2H	未知	8q21.3	
CMT2I	*MPZ*	1q22	髓鞘蛋白零
CMT2J			
CMT2K	*GDAP1*	8q12—q21.1	神经节苷脂诱导分化关联蛋白 -1
CMT2L	未知	12q24	未知

(6) 受累部位病变汇总（表 604-2）

表 604-2　受累部位及表现

受累部位	主要表现
眼	眼外肌麻痹
骨骼	脊柱侧弯
耳	感音神经性耳聋
肌肉	远端肌无力、萎缩等，行走困难、构音障碍、高弓足、声带麻痹、肋间肌无力

二、基因诊断

(1) 概述

TRPV4 基因，编码离子通道 TRP 超家族 OTRPC 亚家族成员蛋白，位于 12 号染色体长臂 2 区 4 带 1 亚带 (12q24.1)，基因组坐标为 (GRCh37): 12: 110220892-110271212，基因全长 50 321bp，参考转录本号为 ENST00000418703，该基因包含 15

个外显子，编码 871 个氨基酸。

(2) 基因对应蛋白结构及功能

TRPV4 基因编码的蛋白，为离子通道中 TRP 超家族的 OTRPC 亚家族成员之一，为钙离子渗透、非选择性阳离子通道，被认为参与系统渗透压的调节。该基因突变引起 HMSN2C。目前已发现多种转录本。

(3) 基因突变致病机制

Klein 等[5] 在 2003 年对 HMSN2C 的大家系进行全基因组扫描和连锁分析，将疾病的连锁位点定位到 12q23—q24，D12S1645 和 D12S1583 之间，进一步利用单体型分析将区域缩减到 5cM。

Auer-Grumbach 等[6] 在先前报道的家系中发现了 *TRPV4* 基因上的杂合突变 (p.R315W)。在另一 HMSN2C 家系中发现 4 名患者也有 p.R315W 突变。之后，Auer-Grumbach 等又发现了 *TRPV4* 的第二个致病突变 p.R316C。

Deng 等[4] 和 Landoure 等[7] 的研究工作都发现了 *TRPV4* 基因的 p.R269H 突变。功能研究表明该突变为功能获得型突变。Landoure 等注意到 *Trpv4* 敲除小鼠有感觉神经性听力丧失和膀胱排尿障碍，表明 HMSN2C 的一些临床表现可能是由于 *Trpv4* 正常功能丧失，并同时获得了一种新的有害功能。

Klein 等[5] 在 *TRPV4* 基因上发现新的杂合突变 p.R232C 和 p.R316H。两个突变均位于锚蛋白重复序列结构域的保守区域。体外功能表达实验表明两种突变蛋白在 HEK293 和 HeLa 中的亚细胞定位与野生型基本一致。HEK293 细胞中突变蛋白促进了激动剂诱导的通道激活，增加了胞内基础钙浓度。HeLa 细胞中表达的突变蛋白导致细胞死亡率增高，

可被 TRPV 拮抗剂钌红抑制。Klein 等总结了该基因中的 CMT2C 致病突变通过显性获得型功能而非单倍剂量不足而引起疾病。

(4) 目前基因突变概述

目前人类基因突变数据库报道了 *TRPV4* 基因突变 41 个，其中错义 / 无义突变 38 个，小的缺失 3 个。

（于丹丹　郭　健）

参考文献

[1] Dyck PJ, Litchy WJ, Minnerath, et al. Hereditary motor and sensory neuropathy with diaphragm and vocal cord paresis. Ann Neurol, 1994, 35: 608-615

[2] McEntagart ME, Reid SL, Irrthum A, et al. Confirmation of a hereditary motor and sensory neuropathy IIC locus at chromosome 12q23-q24. Ann Neurol, 2005, 57: 293-297

[3] Chen DH, Sul Y, Weiss M, et al. CMT2C with vocal cord paresis associated with short stature and mutations in the TRPV4 gene. Neurology, 2010, 75: 1968-1975

[4] Deng HX, Klein CJ, Yan J, et al. Scapuloperoneal spinal muscular atrophy and CMT2C are allelicdisorders caused by alterations in TRPV4. Nat Genet, 2010, 42(2): 165-169

[5] Klein CJ, Shi Y, Fecto F, et al. *TRPV4* mutations and cytotoxic hypercalcemia in axonal Charcot-Marie-Tooth neuropathies. Neurology, 2011, 76: 887-894

[6] Auer-Grumbach M, Olschewski A, Papic L, et al. Alterations in the ankyrin domain of *TRPV4* cause congenital distal SMA, scapuloperoneal SMA and HMSN2C. Nat Genet, 2010, 42: 160-164

[7] Landoure G, Sullivan JM, Johnson JO, et al. Exome sequencing identifies a novel *TRPV4* mutation in a CMT2C family. Neurology, 2012, 79: 192-194

605　Hermansky-Pudlak 综合征
(Hermansky-Pudlak syndrome 2, HPS2; OMIM 608233)

一、临床诊断

(1) 概述

Hermansky-Pudlak 综合征 (HPS2) 是白化病综合征中的一种，呈常染色体隐性遗传，具有明显的遗传异质性。Hermanky 和 Pudlak 于 1959 年首次报道本病[1]，全世界范围内均有发病。该病在波

多黎各是一种常见的单基因遗传病，发病率高达 1/1800，在瑞士阿尔卑斯山一个长期隔离的村庄也比较常见[2, 3]。HPS2 由 *AP3B1* 基因突变引起。

(2) 临床表现

临床上以眼皮肤白化病 (oculocutaneous albinism，OCA) 症状、出血倾向和组织内蜡样脂质聚积三联症为主要特征，可伴致命性并发症如肺纤维化、

肉芽肿性结肠炎、肾衰竭及心肌病等[4]。

1) OCA 样表现：为先天性眼球震颤，视敏度下降，虹膜透照试验 (+)，虹膜颜色可能是蓝色、绿色或棕色，畏光，斜视，中度红绿色盲[5]。皮肤颜色从白色到橄榄色不等，头发颜色从白色到棕色不等，但是通常比家庭其他成员颜色浅，这与黑素小体 (melainsome) 异常有关[2、6、7]。

2) 出血倾向：患者可能出现鼻出血、牙龈出血、月经量过多和产后出血，易发生软组织淤血。

3) 蜡样脂质聚积：蜡样脂质 (一种无定形的类脂化合物复合体) 聚积可以致肺纤维化、肉芽肿性结肠炎和肾衰竭[7]。

(3) 影像学表现

HPS2 可以通过以下检查进行初步诊断。

1) 眼科检查：虹膜透照试验 (+)、眼底低色素、眼球震颤及视敏度降低。

2) 全数字电镜检查血小板：血小板致密颗粒缺失或者大量减少[8、9]。

3) 肺纤维化。

(4) 病理表现

病理表现见图 605-1[10]。

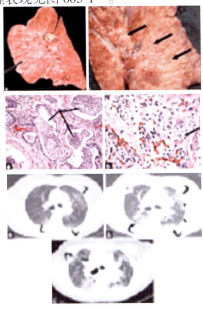

图 605-1　病理表现及肺 CT 检查示肺纤维化

(J Clin Imaging Sci，2014，4:59)

(5) 受累部位病变汇总 (表 605-1)

表 605-1　受累部位及表现

受累部位	主要表现
眼	先天性眼球震颤，视敏度下降，虹膜透照试验 (+)，虹膜颜色可能是蓝色、绿色或棕色，畏光，斜视，中度红绿色盲

续表

受累部位	主要表现
皮肤	皮肤颜色从白色到橄榄色不等，头发颜色从白色到棕色不等，但是通常比家庭其他成员颜色浅
肺	肺纤维化
结肠	肉芽肿性结肠炎年龄相关性黄斑变性
心脏	心肌病

二、基因诊断

(1) 概述

AP3B1 基因，即编码衔接蛋白复合体 β 亚基的基因，位于 5 号染色体长臂 1 区 4 带 1 亚带 (5q14.1)，基 因 组 坐 标 为 (GRCh37):5:77298150-77590579，基因全长 292 430bp，包含 27 个外显子，编码 1094 个氨基酸。

(2) 基因对应蛋白结构及功能

AP3B1 基因编码的蛋白可能在与黑色素体、血小板致密颗粒和溶酶体相关细胞器的生物合成中发挥作用。其编码的蛋白质是与网格支架蛋白 (clathrin) 相互作用的异四聚体 AP-3 蛋白复合体的一部分。AP 复合体负责招募 clathrin 至膜上，以及识别跨膜运输分子暴露在胞质中的分选信号。AP-3 负责分选的是一类运输至溶酶体及其相关细胞器的跨膜蛋白。

(3) 基因突变致病机制

在 2 例 HPS2 患者中，Dell'Angelica 等[11]确定了 AP3B1 基因的突变。患者的成纤维细胞由于突变蛋白降解的增强而表现为 AP3 水平显著降低。AP3 的不足导致溶酶体膜蛋白 CD63、LAMP1 和 LAMP2 的表面表达增加，而非溶酶体蛋白表达不增加。这些差异的影响，与溶酶体靶向过程中的 AP3 mu-3a 亚基与酪氨酸信号的特异性相互作用一致。

常染色体隐性遗传的小鼠突变 pearl(pe) 定位在小鼠 13 号染色体的远端。pearl 小鼠被认为是 HPS 的合适模型，因为它们表现出色素减退、溶酶体分泌异常和血小板致密颗粒腺嘌呤核苷酸和血清素水平降低。Feng 等[12]报道了 pearl 基因的位置 / 候选克隆，并由突变分析确认，pearl 基因的主要缺陷在编码 AP3 衔接复合物的 β-3a 亚基的 ap3b1 基因。pearl 的两个不同的等位基因突变，包括一个大型的内部串联重复和缺失，预示了 β-3a 蛋白质功能的丧失。在两个 *ap3b1* 基因突变的肾脏都能观察到 β-3a 的转录水平显著降低。

(4) 目前基因突变概述

目前人类基因突变数据库收录了 *AP3B1* 基因突变 10 个，其中，错义 / 无义突变 4 个，剪接突变 1 个，小的缺失 1 个，小的插入 1 个，大的缺失 3 个。突变分布在基因整个编码区，无突变热点。

（左丽君　王垚燊）

参考文献

[1] Iannello S, Fabbri G, Bosco P, et al. A clinical variant of familial Hermansky-Pudlak syndrome. Med Gen Med, 2003, 5(1):3

[2] Harris-Glocker M, Thornburg LL, Pressman EK. Hermansky-Pudlak syndrome in a pregnant patient. J Reprod Med, 2013, 58(5-6):267-270

[3] Iwakawa J, Matsuyama W, Watanabe M, et al. Hermansky-Pudlak syndrome with a novel mutation. Intern Med, 2005, 44(7):733-738

[4] Gahl WA, Brantly M, Troendle J, et al. Effect of pirfenidone on the pulmonary fibrosis of Hermansky-Pudlak syndrome. Mol Genet Metab, 2002, 76(3):234-242

[5] 李洪义，魏海云，吴维清，等 . 眼皮肤白化病的临床表现与危害 . 中国全科医学，2006, 9:1211-1212

[6] Gahl WA, Brantly M, Kaiser-Kupfer MI. Genetic defects and clinical characteristics of patients with a form of oculocutaneous albinism. N Engl J Med, 1998, 338(18):1258-1264

[7] Rodríguez JA, Blasini M, Blasini M, et al. Color vision in patients with the Hermansky-Pudlak syndrome. Bol Asoc Med P R, 2004, 96(2):84-90

[8] Wei ML. Hermansky-Pudlak syndrome: a disease of protein trafficking and organelle function. Pigment Cell Res, 2006, 19(1):19-42

[9] Huizing M, Gahl WA. Disorders of vesicles of lysosomal lineage: the Hermansky-Pudlak syndromes. Curr Mol Med, 2002, 2(5):451-467

[10] Kelil T, Shen J, O'Neill AC, et al. Hermansky-pudlak syndrome complicated by pulmonary fibrosis: radiologic-pathologic correlation and review of pulmonary complications. J Clin Imaging Sci, 2014, 4:59

[11] Dell'Angelica EC, Shotelersuk V, Aguilar RC, et al. Altered trafficking of lysosomal proteins in Hermansky-Pudlak syndrome due to mutations in the beta-3A subunit of the AP-3 adaptor. Molec Cell, 1999, 3: 11-21

[12] Feng L, Seymour AB, Jiang S, et al. The beta-3A subunit gene (*Ap3b1*) of the AP-3 adaptor complex is altered in the mouse hypopigmentation mutant pearl, a model for Hermansky-Pudlak syndrome and night blindness. Hum Molec Genet, 1999, 8: 323-330

606　脑室旁结节状灰质异位
(heterotopia, periventricular, X-linked dominant; OMIM 300049)

一、临床诊断

(1) 概述

脑室旁结节状灰质异位是神经元迁移异常，即神经元在发育过程中不能从室管膜层正确地迁移到皮质，引起灰质结节沿侧脑室壁分布。为 X 连锁显性遗传性疾病，由于编码细丝蛋白 -A 的基因 *FLNA* 杂合突变所致 [1]。*FLNA* 基因表达异常引起放射状神经胶质支架的破坏，使神经元不能移行到大脑皮质 [2]。大部分受累患者为女性，半合子的男性常常在宫内死亡。

(2) 临床表现

女性患者通常表现为癫痫，但智力正常。其他特征包括心血管系统缺陷，如动脉导管未闭，二瓣叶型主动脉瓣和主动脉窦或胸主动脉扩张 [3]。

(3) 影像学表现

影像学表现（图 606-1）为大小不等的结节状异位灶紧贴侧脑室表面或突入侧脑室，这些异位灶可

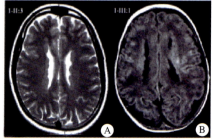

图 606-1　双侧侧脑室旁结节状异位，大脑皮质厚度正常
[Neurology, 2004, 63(1):51-56]

单发可多发，可分布在一侧侧脑室周围，也可分布在两侧侧脑室周围。

（4）病理表现

尚不清楚。

（5）受累部位病变汇总（表606-1）

表606-1　受累部位及表现

受累部位	主要表现
心脏	二瓣叶型主动脉瓣
血管	动脉导管未闭，主动脉窦扩张，胸主动脉扩张
神经系统	难治性癫痫，结节状灰质异位，轻度精神发育迟滞（部分患者），凝血障碍所致的卒中，神经元迁移异常
血液	凝血障碍

二、基因诊断

（1）概述

FLNA 基因，即编码 α-细丝蛋白 A 蛋白的基因，位于 X 染色体长臂 2 区 8 带 (Xq28)，基因组坐标为 (GRCh37):X:153576900-153603006，基因全长 26 107bp，包含 48 个外显子，编码 2648 个氨基酸。

（2）基因对应蛋白结构及功能

FLNA 基因编码肌动蛋白结合蛋白，其蛋白包含 3 个功能性结构域：N 端丝状肌动蛋白结合结构域，C 端自联合结构域和一个膜糖蛋白结合结构域。这种蛋白质与整联蛋白、跨膜受体复合物及第二信使相互作用，从而参与重塑细胞骨架、改变细胞形状及影响细胞迁移。FLNA 基因的缺陷将导致一些疾病，包括脑室周围结节性异位 (PVN1、PVNH4)，耳 - 腭 - 指综合征 (OPD1、OPD2)，额骨骺发育异常 (FMD)，Melnick-Needles 综合征 (MNS) 等。

（3）基因突变致病机制

Kamuro 等 [4] 报道了一位 13 岁女孩、她 34 岁的母亲及 60 岁的祖母的脑室周结节状灰质异位情况。其母亲 15 岁开始出现癫痫症状，但女孩和其祖母未出现此症状。CT 结果显示，三人侧脑室壁均有大量未钙化结节。MRI 结果显示，结节与大脑灰质的亮度一致，说明出现异位，未见其他异常。进一步检查未检测到结节性硬化迹象。由此，作者推测此家族的脑室周结节状灰质异位是一种由迁移障碍主导的特有的形式。Oda 等 [5] 对 1 个日本家庭，包括母亲、2 个女儿和半同胞姐妹中的 MRI 检查结果中，均出现多发性双侧室管膜下结节，且亮度与大脑灰质相同。母亲和小女儿均出现癫痫症状，所

有患者未见结节性硬化。

Jardine 等 [6] 报道的病例解释了双侧室管膜下结节与结节性硬化间的关系。一位母亲和其女儿最初被诊断为结节性硬化，女儿在 8 个月时开始出现局部癫痫症状。CT 结果显示有未钙化的结节，MRI 结果显示其为卵形，呈现几乎邻接，同灰质密度，且不因使用钆而加强。无癫痫症状的母亲也具有相似的检查结果。可以用是否出现重度精神发育迟滞、颅外错构瘤和色素脱失，来区分家族性双侧室管膜下结节与结节硬化。Jardine 等使用 FNH 作为这种障碍疾病的标志，且发现男性伴 X 染色体致命性遗传。这一结论是基于 5 个家庭中的 16 个女性的患病情况得出的。患者多出现局部和继发性全身性癫痫症状，也有一些成年患者未出现癫痫症状。此前，未见婴儿期患者癫痫症状报道。

Jefferies 等 [7] 指出其他心脏缺陷（如动脉导管未闭、二叶主动脉瓣和主动脉窦的扩张）也被报道出现在 X 染色体连锁的脑室周围异位患者和黏液瘤瓣膜病。此外还发现，黏液瓣膜病 (MVD;314400) 也与 FLNA 突变有关，这一发现鲜有报道。

Feng[8] 等研究发现 FLNA 杂合子突变男孩出生后就死亡或幸存下来但伴有心血管畸形，多因血管破裂而死亡。他们发现 Flna 功能缺失小鼠在妊娠中期就因为血管和脉干异常、心室瓣膜残缺而死亡。条件性敲除小鼠神经崤 Flna 基因引起心脏流出道的畸形。Flna 功能缺失的血管内皮细胞显示出异常的黏着连接和细胞间通信的缺陷。Feng 等认为 FLNA 引起的细胞的独自迁移功能——细胞间的联系和黏着连接会影响器官的发育。

Adams 等 [9] 发现在斑马鱼中敲减 FLNA 同系物 mks3 基因会引起相似的表型，包括脑和躯干的缺陷、心脏水肿、耳板和眼睛缺陷。加入低剂量的吗啉核酸后发病率增加，缺陷更加严重。而小鼠的 FLNA 功能缺失小鼠显示了类似的缺陷。

（4）目前基因突变概述

目前人类基因突变数据库收录了 FLNA 基因突变 105 个，其中，错义 / 无义突变 63 个，剪接突变 15 个，小的缺失 22 个，小的插入 5 个。突变分布在基因整个编码区，无突变热点。

（苏　芳　方　卫）

参考文献

[1] Sheen VL, Dixon PH, Fox JW, et al. Mutations in the X-linked

filamin 1 gene cause periventricular nodular heterotopias in males as well as in females. Hum Mol Genet, 2001, 10: 1775-1783

[2] Carabalona A, Beguin S, Pallesi-Pocachard E, et al. A glial origin for periventricular nodular heterotopias caused by impairedexpression of filamin-A. Hum Mol Genet, 2012, 21: 1004-1017

[3] Fox JW, Lamperti ED, Eksioglu YZ, et al. Mutations in filamin 1 prevent migration of cerebral cortical neurons in human periventricular heterotopia. Neuron, 1998, 21: 1315-1325

[4] Kamuro K, Tenokuchi Y. Familial periventricular nodular heterotopia. Brain & Development, 1993, 15(3): 237-241

[5] Oda T, Nagai Y, Fujimoto S, et al. Hereditary nodular heterotopia accompanied by mega cisterna magna. Am J

Med Genet, 1993, 47: 268-271

[6] Jardine PE, Clarke MA, Super M. Familial bilateral periventricular nodular heterotopia mimics tuberous sclerosis. Arch Dis Child, 1996, 74: 244-246

[7] Jefferies JL, Taylor MD, Rossano J, et al. Novel cardiac findings in periventricular nodular heterotopia. Am J Med Genet A, 2010, 152A: 165-168

[8] Feng Y, Chen MH, Moskowitz IP, et al. Filamin A (FLNA) is required for cell-cell contact in vascular development and cardiac morphogenesis. Proc Natl Acad Sci USA, 2006, 103: 19836-19841

[9] Adams M, Simms RJ, Abdelhamed Z, et al. A meckelin-filamin A interaction mediates ciliogenesis. Hum Mol Genet, 2012, 21: 1272-1286

607　组氨酸血症
(histidinemia; OMIM 235800)

一、临床诊断

(1) 概述

组氨酸血症是一种常染色体隐性遗传的组氨酸代谢异常疾病，由编码组氨酸解氨酶的基因 (histidine ammonia-lyase, HAL) 突变引起临床上以血、尿及脑脊液组氨酸水平升高，血、尿及皮肤细胞尿刊酸水平降低为特点。该病起初常表现为精神发育迟滞及言语功能障碍，被认为是一种良性疾病。该病可能是某些特定环境下 (如围生期) 某些人群发育障碍的危险因素[1, 2]。本病致病基因为 *HAL*。

(2) 临床表现

部分患者只有高组氨酸的现象，而没有其他症状。少数患者则可能有智力障碍与语言方面的问题，但目前认为这些患者的智力障碍可能与此症无关。曾有报道指出，组氨酸血症患者可能合并有神经系统与身体方面的异常，包括小脑运动失调、脑水肿、情绪不安、身材矮小、骨龄迟缓、癫痫、反复感染、早熟、先天再生障碍性贫血、血小板减少性紫癜、多种先天性异常等。因此有些学者认为，组氨酸血症可能包括至少 2 种亚型，常见的为良性非疾病亚型，另一种少见的为异常亚型。

有些新生儿患者被发现其体内的组氨酸浓度上升是因为母亲为组氨酸血症患者。目前认为这些新生儿并不会有不良的后遗症。此外，尿刊酸的缺乏可能造成患者皮肤异常。

(3) 辅助检查

1) 血、尿、CSF 组氨酸浓度升高，组氨酸酶的活性降低成活性丧失，尿刊酸含量下降。

2) 氯化铁试验，检验尿组氨酸代谢物。

(4) 病理表现

暂无报道。

(5) 受累部位病变汇总 (表 607-1)

表 607-1　受累部位及表现

受累部位	主要表现
皮肤	皮肤、指甲、毛发异常，组氨酸酶活性降低，角质层尿刊酸含量降低
神经系统	精神发育迟滞，言语功能障碍，行为异常，癫痫，小脑性共济失调，脑水肿等
其他	情绪不安，身材矮小，骨龄迟缓，反复感染，早熟，先天再生障碍性贫血，血小板减少性紫癜，多重先天性异常

二、基因诊断

(1) 概述

HAL 基因，即编码组氨酸解氨酶的基因，位于 12 号染色体长臂 2 区 2 带和 4 带 1 亚带之间 (12q22—q24.1)，基因组坐标为 (GRCh37):12:96366440-96390143，基因全长 23 704bp，包含 21 个外显子，编码 657 个氨基酸。

(2) 基因对应蛋白结构及功能

HAL 基因编码的组氨酸解氨酶是一种胞质酶，该酶催化组氨酸分解代谢的第一步反应，即催化 L- 组氨酸通过非氧化脱氨基作用形成反式尿刊酸。组氨酸解氨酶缺陷会引起组氨酸血症，其典型症状为体液中的组氨酸和组胺增加，尿刊酸减少。

(3) 基因突变致病机制

Kawai 等[3] 在 3 名组氨酸血症日本患者中，确认了一个杂合错义突变 c.617G>C(p.R206T)。在另一患者中，确认了一个杂合错义突变 c.623G>T (p.R208L)。研究者指出 208 位置精氨酸的存在很可能造成这部分多肽有强大的负电荷，当精氨酸变为中性苏氨酸或亮氨酸时可能造成该酶的主要构象发生改变。

Taylor 等[4] 通过克隆小鼠中组氨酸酶的 cDNA 来识别对组氨酸血症的小鼠 (his/his) 的突变并确定组氨酸酶结构基因位点 (Hal) 和染色体 10 号标记物，以及和组氨酸酶活性调节位点 Hsd 之间的关系。研究发现在 965 位置发生了 G 转换成 A 的单核苷酸突变，导致第 322 位的精氨酸转变成谷氨酰胺 (p.R322Q)。与野生型等位基因相比，p.R322Q 等位基因在 COS 细胞中的表达会相应的降低组氨酸酶蛋白的数量及其活性。此外，*Hsd* 与 *Hal* 紧密连锁，*Hsd* 等位基因的组氨酸酶活性降低与组氨酸酶的 mRNA 减少有关。研究表明 p.R322Q 等位基因的表达会降低组氨酸酶的稳定性，*Hal* 在染色体 10 连锁图谱上的位置也进一步证明 *Hsd* 与 *Hal* 是一对等位基因。

(4) 目前基因突变概述

目前人类基因突变数据库收录了 *HAL* 基因突变 5 个，其中，错义 / 无义突变 4 个，小的插入缺失 1 个，无突变热点。

（姚婧璠　郭锐进）

参考文献

[1] Levy HL, Taylor RG, McInnes RR. Disorders of histidine metabolism. //Scriver CR, Beaudet AL, Sly WS, et al. The Metabolic and Molecular Bases of Inherited Disease. Vol II. New York: McGraw-Hill 8th ed, 2001, 1807-1820

[2] Ishikawa M. Developmental disorders in histidinemia-follow-up study of language development in histidinemia. Acta Paediatr, 1987, 29: 224-228

[3] Kawai Y, Moriyama A, Asai K, et al. Molecular characterization of histidinemia: identification of four missense mutations in the histidase gene. Hum Genet, 2005, 116: 340-346

[4] Taylor RG, Grieco D, Clarke GA, et al. Identification of the mutation in murine histidinemia (his) and genetic mapping of the murine histidase locus (Hal) on chromosome 10. Genomics, 1993, 16: 231-240

608　全羧化酶合成酶缺陷症
(holocarboxylase synthetase deficiency, HLCSD; OMIM 253270)

一、临床诊断

(1) 概述

多羧化酶缺陷症 (multiple carboxylase deficiency, MCD) 是一组常染色体隐性遗传代谢性疾病，同时受环境因素影响。依据缺陷酶的种类分为全羧化酶合成酶缺陷症 (HLCSD)、生物素酶缺陷症 (biotinidase deficiency，BTD) 两类。在生理情况下，生物素在全羧化酶合成酶 (holocarboxylasesynthetase，HLCS) 催化下与生物素依赖羧化酶 (乙酰 CoA 羧化酶、丙酰 CoA 羧化酶、丙酮酸羧化酶、β- 甲基巴豆酰 CoA 羧化酶) 结合生成具有生物活性的羧化酶，参与糖异生、脂肪酸合成、氨基酸分解代谢过程。生物素酶 (biotinidase，BT) 则将生物素从降解的羧化酶裂解，使生物素循环利用。当 *HLCS/BTD* 基因突变，出现糖、脂肪、蛋白质代谢障碍，并伴有异常代谢产物在血、尿中蓄积，产生一系列毒性反应，包括代谢性酸中毒、低血糖及皮炎。

(2) 临床表现

HLCSD 也称为 MCD 的早发型，据估计，美国新生儿发病率 <1/20 万，男女发病率相同。由于水溶性生物素可透过胎盘，通常患儿出生时指标正常，多数患儿于出生后几小时发病，部分患儿于出生后数天至数周发病。主要临床表现为严重代谢紊乱，包括喂食困难、呕吐、昏睡、烦躁、肌张力减低

如治疗不及时患儿可能随后出现呼吸急促、昏迷甚至死亡，致死率接近 100%[1]。严重的剥脱性皮炎多不是首发表现。有机酸尿症患者尿液有雄猫气味。

BTD 也称为 MCD 的迟发型，在美国发病率为 1/6.1 万，其中基因携带者为 1/120。发病时间为 1 周 ~10 岁，平均年龄为 3.5 个月，其中病情严重患儿于 6 个月内起病[2, 3]。该病累及神经系统、眼、皮肤、免疫等多个器官系统。BTD 表现为顽固性癫痫发作、肌张力减低、痉挛性截瘫、酸中毒、不明原因的视力下降、视野缺损，感音性耳聋、脱发、持续性皮疹或伴发育迟缓[4]。约 38% 患者出现癫痫，表现为全面强直 – 阵挛发作、阵挛或肌阵挛[5]。呼吸障碍包括呼吸暂停，过度换气，喉喘鸣，可因延髓麻痹出现吞咽障碍。皮肤表现包括头发脱色变白、脱发和湿疹，口周、面部出现明显鳞屑性皮疹。严重的真菌感染是免疫系统受累的表现。

(3) 辅助检查

1) 血清酶学检查：HLCS 或 BT 活性丧失，是本病的确诊依据。

2) 血生化：酮症酸中毒、乳酸血症、高血氨、低血糖等代谢紊乱。

3) 尿标本气相色谱 / 质谱检查：乳酸、甲基柠檬酸、3- 羟基丙酸、3- 羟基异戊酸、3- 甲基巴豆酰甘氨酸等有机酸含量异常增高。

(4) 病理表现

HLCS 或 BT 活性丧失。

(5) 受累部位病变汇总（表 608-1）

表 608-1　受累部位及表现

受累部位	主要表现
呼吸系统	气促、过度换气、呼吸暂停
消化系统	喂食困难、呕吐
脑	烦躁、肌张力减低、癫痫发作、昏睡、发育迟缓、昏迷、肌张力增高、共济失调
皮肤	皮疹、脂溢性皮炎、脱发
头颈	感音性听力丧失、视力丧失

二、基因诊断

(1) 概述

HLCS 基因，即编码生物素蛋白连接酶蛋白的基因，位于 21 号染色体长臂 2 区 2 带 1 亚带 3 次亚带 (21q22.13)，基因组坐标为 (GRCh37):21:38123189-38362545，基因全长 239 357bp，包含 12 个外显子，编码 726 个氨基酸。

(2) 基因对应蛋白结构及功能

HLCS 基因编码能催化生物素羧化酶和组蛋白结合的酶。该酶包含生物素结合结构域和生物素连接酶结构域。该酶在糖异生、脂肪酸合成和支链氨基酸的分解代谢中起重要作用。HLCS 有多个可变剪接体，并且已经确定它们编码相同的蛋白。该基因的缺陷将导致全羧化酶合成酶缺陷症和多发性羧化酶缺乏症。

(3) 基因突变致病机制

Suzuki 等[6] 在 HLCSD 患者中发现 HLCS 基因 2 个复合杂合突变。在 9 例羧化酶缺失患者中，Dupuis 等[7] 确定了 6 个新的点突变，其中 2 个是突变热点。Aoki[8] 报道了 7 例来自欧洲和中东地区的羧化酶合成酶缺陷症患者，发现了 7 个突变 (包括 3 个错义突变、2 个单碱基突变，1 个 3bp 的侧翼删除和 1 个 68bp 删除)。在全羧化酶合成酶缺乏症患者的高通量分析中，Yang 等[9] 发现没有突变热点，在日本人和非日本人群中发现了 p.R508W，p.G581S 和 p.V550M 突变。而欧洲患者主要是 c.IVS10+5G>A 突变。c.780delG、p.L237P 和 c.665insA 突变只在日本患者中出现。

在 4 例 HLCS 缺陷症患者中，Morrone[10] 确定了 6 个 HLCS 基因突变，包括 2 个新的突变 (p.N511K 和 p.G582R) 和 4 个已知错义突变 (p.L216R、p.R508W、p.V550M 和 p.G581S)。5 个突变位于 HLCS 生物素结合结构域内，1 个位于 HLCS 生物素结合结构域外 (p.L216R)。

本病尚无相应的分子研究，致病机制未明。

(4) 目前基因突变概述

目前人类基因突变数据库收录了 HLCS 基因突变 37 个，其中错义 / 无义突变 28 个，剪接突变 1 个，小的缺失 4 个，小的插入 2 个，大片段缺失 2 个。突变分布在基因整个编码区，无突变热点。

（董　培　姬敬开）

参考文献

[1] Bailey LM, Ivanov RA, Jitrapakdee S, et al. Reduced half-life of holocarboxylase synthetase from patients with severe multiple carboxylase deficiency. Hum Mutat, 2008, 29(6): E47-57

[2] Venkataraman V, Balaji P, Panigrahi D, et al. Biotinidase deficiency in childhood. Neurol India, 2013, 61(4): 411-413

[3] Thodi G, Schulpis KH, Molou E, et al. High incidence of

partial biotinidase deficiency cases in newborns of Greek origin. Gene, 2013, 524(2): 361-362

[4] Welling DB. Long-term follow-up of hearingloss in biotinidase deficiency. J Child Neurol, 2007, 22(8): 1055

[5] Salbert BA, Pellock JM, Wolf B. Characterization of seizures associated with biotinidase deficiency. Neurology, 1993, 43(7): 1351-1355

[6] Suzuki Y, Aoki Y, Ishida Y, et al. Isolation and character-ization of mutations in the human holocarboxylase synthetase cDNA. Nat Genet, 1994, 8: 122-128

[7] Dupuis L, Leon-Del-Rio A, Leclerc D, et al. Clustering of mutations in the biotin-binding region of holocarboxylase synthetase in biotin-responsive multiple carboxylase

deficiency. Hum Mol Genet, 1996, 5: 1011-1016

[8] Aoki Y, Li X, Sakamoto O, et al. Identification and characterization of mutations in patients with holocarboxylase synthetase deficiency. Hum Genet, 1999, 104: 143-148

[9] Yang X, Aoki Y, Li X, et al. Haplotype analysis suggests that the two predominant mutations in Japanese patients with holocarboxylase synthetase deficiency are founder mutations. J Hum Genet, 2000, 45: 358-362

[10] Morrone A, Malvagia S, Donati MA, et al. Clinical findings and biochemical and molecular analysis of four patients with holocarboxylase synthetase deficiency. Am J Med Genet, 2002, 111: 10-18

609~613　全　前　脑
(holoprosencephaly, HPE)
(609. HPE2, OMIM 157170; 610, HPE3, OMIM 142945; 611. HPE4, OMIM 142946; 612. HPE5, OMIM 609637; 613. HPE9, OMIM 610829)

一、临床诊断

(1) 概述

全前脑 (HPE) 又称前脑无裂畸形，是一种神经系统和面部的多发性畸形。本病包括不同的亚型，HPE2、HPE3、HPE4、HPE5、HPE9 分别由染色体 2p21 上 *SIX3*、7q36.3 上 *SHH*、18p11.31 上 *TGIF*、13q32.3 上 *ZIC2*、2q14.2 上 *GLI2* 基因突变所致。

(2) 临床表现

HPE 是胎儿发育第 3 周中，脊索前面原发性中胚叶的缺陷 (premary prechordal mesoderm defect) 所致[1]。前脑分裂和形态发育不良导致小头、独眼、无眼等畸形；中部发育不良出现象鼻、单鼻孔、人中缺如、眼距过近等畸形。

(3) 影像学表现

HPE 的产前诊断主要依赖于 B 超，全前脑的类型不同，脑部表现有所不同，如无大脑镰、透明隔和第三脑室，丘脑融合，单个扩张的原始脑室左右贯通 (可见大小不等的脑积水暗区)。对胎儿面部做冠状面扫描检查可发现面部体征如眼距窄、独眼、鼻缺如、盲管状鼻、唇裂等，可诊断全前脑。脐血染色体检查部分患者可检查出染色体畸变[2]。

出生后诊断主要依据：①特征性的面部异常；②脑部 CT 检查可见脑室系统发育不完善，脑电图检查显示异常；③其家族史十分重要，家族中曾有一个该病的患儿或出现有精神迟缓、身体矮小或内分泌异常等情况均应引起重视。

(4) 病理表现

暂无报道。

(5) 受累部位病变汇总 (表 609-1)

表 609-1　受累部位及表现

受累部位	主要表现
眼部	小眼、独眼、眼距过窄
鼻部	无鼻、喙鼻、鼻翼塌陷或消失
唇腭部	唇裂或伴腭裂

二、HPE2 基因诊断

(1) 概述

SIX3 基因，即编码同源盒蛋白 SIX3 的基因，位于 2 号染色体短臂 2 区 1 带 (2p21)，基因组坐标为 (GRCh37):2:45169037-45173216，基因全长 4180bp，包含 2 个外显子，编码 333 个氨基酸。

(2) 基因对应蛋白结构及功能

SIX3 基因编码 sine oculis 同源盒转录因子家族的一个成员。*SIX* 基因编码的蛋白质具有不同的

DNA 结合结构域和上游 SIX 域，这可能涉及 DNA 结合的特异性和蛋白 – 蛋白相互作用。*SIX3* 基因在眼发育的早期表达于前脑中线、神经板前区、特别是视网膜内，之后在神经节细胞、内核层细胞表达，调节眼的发育。

(3) 基因突变致病机制

Wallis 等 [3] 证实了 HPE 患者有 *SIX3* 基因的突变，其中一个是新发突变 p.L226V，另一个是 p.R257P。Solomon 等 [4] 报道了一个 15 人跨越五代有不同严重程度的 HPE 的大家族。通过遗传分析，在 6 名患者中检出一个 *SIX3* 基因上的杂合突变 (p.W113C)。

Loosli 等 [5] 发现为青鳉鱼胚胎注射 *Six3* RNA 导致异位 Pax6 和 Rx2 在中脑和小脑的表达，从而导致异位视网膜原基的形成。注射小鼠 *Six3* RNA 引发异位表达的内源性 *Six3*，揭示 *Six3* 表达的反馈控制机制。异位视网膜的形成证明 *Six3* 基因对脊椎动物视网膜的发展有至关重要的作用。

(4) 目前基因突变概述

目前人类基因突变数据库收录了 *SIX3* 基因突变 60 个，其中，错义 / 无义突变 45 个，剪接突变 1 个，小的缺失 6 个，小的插入 5 个，大的缺失 2 个，大的插入 1 个。突变分布在基因整个编码区，无突变热点。

三、HPE3 基因诊断

(1) 概述

SHH 基因，即编码刺猬蛋白的基因，位于 7 号染色体长臂 3 区 6 带 (7q36)，基因组坐标为 (GRCh37): 7: 155595558-155604967，基因全长 9410bp，包含 3 个外显子，编码 462 个氨基酸。

(2) 基因对应蛋白结构及功能

SHH 基因编码一种在胚胎早期发育模式中发挥重要作用的蛋白质。它是影响腹侧神经管、颈椎肢轴和腹侧胚胎体节的模式的关键感应信号。SHH 蛋白质前体被自身催化裂解，N 端部分可溶且包含信号活性，而 C 端部分涉及前体加工。C 端产物通过共价键连接胆固醇基团到 N 端产物，从而将 N 端产物限制在细胞表面，从而防止其在整个胚胎发育中自由扩散。这种蛋白或其信号路径中的缺陷是造成 HPE，即发育中的前脑未能正确地分成左、右半球的原因。

(3) 基因突变致病机制

Belloni 等 [6] 通过分析 HPE3 患者的染色体重排和 HPE3 区域重叠群详细的表征确定 *SHH* 为常染色体显性遗传 HPE3 的候选基因。进一步的分析表明，*SHH* 分别映射约 250kb 和 15kb 到着丝粒的 T1 和 T2。Belloni 等提出染色体重排删除远端的顺式调控元件或产生长期的位置效应引起基因的异常表达。Roessler 等 [7] 通过对 30 个 HPE3 家系直接测序并设计引物扩增外显子和 SSCP 分析明确 *SHH* 的内含子 - 外显子边界，然后确定了在这些家系中导致 HPE3 的 *SHH* 的突变。Roessler 指出，一个 *SHH* 等位基因的丢失足以造成人类的 HPE。

本病尚无相应的分子研究，致病机制未明。

(4) 目前基因突变概述

目前人类基因突变数据库收录了 *SHH* 基因突变 147 个，其中，错义 / 无义突变 100 个，剪接突变 2 个，小的缺失 14 个，小的插入 3 个，大的缺失 4 个，大的插入 9 个，调控区突变 15 个。突变分布在基因整个编码区，无突变热点。

四、HPE4 基因诊断

(1) 概述

TGIF 基因，即编码转化生长因子 β 诱导因子蛋白的基因，位于 18 号染色体短臂 1 区 1 带 3 亚带 (18p11.3)，基因组坐标为 (GRCh37): 18: 3411925-3458409，基因全长 46 485bp，包含 3 个外显子，编码 286 个氨基酸。

(2) 基因对应蛋白结构及功能

TGIF 基因编码的蛋白是非典型同源结构域三氨基酸环扩展 (TALE) 超家族的成员。TALE 同源框蛋白是高度保守的转录调节因子。该蛋白能够结合细胞视黄醇结合蛋白 II 启动子上的类视黄醇 X 受体 (RXR) 响应元件，抑制视黄酸依赖的 RXR α 对视黄酸响应元件的转录激活；能够激活 SMAD2 的转录共抑制子；连接前脑分支的节点信号通路；建立腹正中线结构等。

(3) 基因突变致病机制

Gripp 等 [8] 通过 FISH 分析发现 *TGIF* 基因存在于 HPE4 的最小临界区域内。对 268 个 HPE 患者的 DNA 样本进行 *TGIF* 基因突变分析，发现编码区 4 例杂合错义突变，1 例发生在 HPE 患者家族，3 例发生在临床散发病例。其中一个突变是 c.451A>G，另一个是 c.485C>T，均导致氨基酸的改变，而且都是发生在结合 SMAD2 和 HDAC 的结构域。

Shen 和 Walsh[9] 在小鼠中发现 SHH 和 TGIF 没有直接的相互作用。Shen 和 Walsh 发现 TGIF [-/-] 的小鼠在混合遗传背景下有接近孟德尔遗传规律的出生率，并且与野生型小鼠没有区别。它们表现出正常的生长、行为和生育。大脑的尺寸和重量正常，且所有主要的大脑结构正常。组织学分析表明，其他的主要器官没有明显的病理变化。TGIF [-/-] 胚胎对维甲酸诱导的致畸作用表现出相同的敏感性。Shen 和 Walsh 推断在小鼠中可能存在 TGIF 基因功能冗余，很有可能是由 TGIF2 基因提供。

本病尚无相应的分子研究，致病机制未明。

(4) 目前基因突变概述

目前人类基因突变数据库收录了 TGIF 基因突变 24 个，其中，错义 / 无义突变 13 个，小的缺失 6 个，小的插入 3 个，大的缺失 2 个。突变分布在基因整个编码区，无突变热点。

五、HPE5 基因诊断

(1) 概述

ZIC2 基因，即编码锌指蛋白 Zic2 的基因，位于 13 号染色体长臂 3 区 2 带 3 亚带 (13q32.3)，基因组坐标为 (GRCh37):13:100634026-100639019，基因全长 4994bp，包含 3 个外显子，编码 533 个氨基酸。

(2) 基因对应蛋白结构及功能

ZIC2 基因编码 C2H2 型锌指蛋白家族的一个成员。这种蛋白质作为转录阻遏物，能够调节多巴胺 D1 受体的组织特异性表达。在早期的中枢神经系统器官发育中也有重要的作用。能够激活非交叉同侧的视网膜神经节细胞中 5- 羟色胺转运体 SERT 的转录，从而改善主视觉目标眼特异性的投射。该蛋白能够结合 GLI 保守序列 5′ -TGGGTGGTC-3′ 。

(3) 基因突变致病机制

Brown 等[10] 报道了人类 ZIC2 基因，一种果蝇的"奇怪的配对"(OPA) 基因的同源基因，能比到 13 号染色体区域，与 HPE5 有关。Aruga 等[11] 报道，一个鼠源的基因克隆被证明是 ZIC2 的一部分。所预测的人类和小鼠 Zic2 蛋白分别含有 533 和 530 个氨基酸，和一个相同的锌指结构域。Brown 等[12] 报道了 ZIC2 突变的患者的中枢神经系统畸形，从

脑叶 HPE(最常见) 到大脑两半球间的融合缺陷 (1 例)。此外，所有的 ZIC2 基因突变患者有相对正常的面孔，暗示 ZIC2 突变在无颜面部畸形 HPE 病例中占据高比例。

Zic2 的 kumba(Ku) 等位基因的小鼠携带一个失活错义突变。Warr 等[13] 发现交配后 12.5 天 Zic2 Ku/Ku 胚胎的头部发育严重异常。大多数有露脑畸形，都表现出眼睛距离异常，如距离过近或独眼畸形。Zic2 Ku / Ku 的胚胎在原肠胚中期表现出异常，有异常的核仁组织区 (或节点) 和前脊索前体生成不足，导致交配后 9.5 天脊索前板和前脊索发展停滞。Warr 等推断 HPE5 是在原肠胚形成过程中的组织区短暂的缺陷造成的。

(4) 目前基因突变概述

目前人类基因突变数据库收录了 ZIC2 基因突变 87 个，其中，错义 / 无义突变 34 个，剪接突变 4 个，小的缺失 28 个，小的插入 11 个，大的缺失 4 个，大的插入 5 个，调控区突变 1 个。突变分布在基因整个编码区，无突变热点。

六、HPE9 基因诊断

(1) 概述

GLI2 基因，即编码锌指蛋白 Gli2 的基因，位于 2 号染色休长臂 1 区 4 带 2 亚带 (2q14.2)，基因组坐标为 (GRCh37): 2: 121493441-121750229，基因全长 256 789bp，包含 13 个外显子，编码 1587 个氨基酸。

(2) 基因对应蛋白结构及功能

GLI2 基因编码的蛋白属于 C2H2 型锌指蛋白类的 Gli 家族。这类蛋白能够通过锌指结构域与 DNA 结合，从而调节转录，结构包含保守的 H-C 连接。Gli 家族锌指蛋白是 Shh(Sonic hedgehog) 信号的调节器，也可能是胚胎性癌细胞强效致癌基因。该基因编码的蛋白定位于细胞质，激活 PTCH 基因的表达。它也被认为在胚胎发育过程中发挥作用。

(3) 基因突变致病机制

在 2 个家族的受 HPE9 影响的成员中，Roessler 等[14] 确定了 GLI2 基因的杂合突变，一个是第 2274 位碱基的缺失突变，由未受影响的突变携带者传递而来；另一个是第 339 位的碱基替换 (c.339G>A)，导致翻译提前终止 (p.W113X)。Rahimov 等[15] 报道了 4 例 GLI2 基因错义突变的巴西患者，包括一个

类似 HPE 表型的有 *GLI2* 和 *PTCH1* 双杂合突变的女孩。

本病尚无相应的分子研究，致病机制未明。

(4) 目前基因突变概述

目前人类基因突变数据库收录了 *GLI2* 基因突变 14 个，其中错义 / 无义突变 10 个，剪接突变 1 个，小的缺失 3 个。突变分布在基因整个编码区，无突变热点。

（左丽君　王垚燊）

参考文献

[1] 何丽娟, 高秋, 曹毅, 等. 全前脑综合征 -11 例报告. 中国优生与遗传杂志, 2006, 3：104-105

[2] 杨敏, 刘红梅, 刘小渝, 等. 产前超声检查在胎儿全前脑畸形诊断与鉴别中的价值. 西部医学, 2014, 6：794-796

[3] Wallis DE, Roessler E, Hehr U, et al. Mutations in the homeodomain of the human *SIX3* gene cause holoprosencephaly. Nature Genet, 1999, 22: 196-198

[4] Solomon BD, Lacbawan F, Jain M, et al. A novel *SIX3* mutation segregates with holoprosencephaly in a large family. Am J Med Genet, 2009, 149A: 919-925

[5] Loosli F, Winkler S, Wittbrodt J. *Six3* overexpression initiates the formation of ectopic retina. Genes Dev, 1999, 13: 649-654

[6] Belloni E, Muenke M, Roessler E, et al. Identification of Sonic hedgehog as a candidate gene responsible for holoprosencephaly. Nat Genet, 1996, 14: 353-356

[7] Roessler E, Belloni E, Gaudenz K, et al. Mutations in the human Sonic Hedgehog gene cause holoprosencephaly. Nat Genet, 1996, 14: 357-360

[8] Gripp KW, Wotton D, Edwards MC, et al. Mutations in *TGIF* cause holoprosencephaly and link NODAL signalling to human neural axis determination. Nature Genet, 2000, 25: 205-208

[9] Shen J, Walsh CA. Targeted disruption of *Tgif*, the mouse ortholog of a human holoprosencephaly gene, does not result in holoprosencephaly in mice. Molec Cell Biol, 2005, 25: 3639-3647

[10] Brown SA, Warburton D, Brown LY, et al. Holoprosencephaly due to mutations in *ZIC2*, a homologue of Drosophila odd-paired. Nature Genet, 1998, 20: 180-183

[11] Aruga J, Nagai T, Tokuyama T, et al. The mouse *Zic* gene family: homologues of the Drosophila pair-rule gene odd-paired. J Biol Chem, 1996, 271: 1043-1047

[12] Brown LY, Odent S, David V, et al. Holoprosencephaly due to mutations in *ZIC2*: alanine tract expansion mutations may be caused by parental somatic recombination. Hum Molec Genet, 2001, 10: 791-796

[13] Warr N, Powles-Glover N, Chappell A, et al. *Zic2*-associated holoprosencephaly is caused by a transient defect in the organizer region during gastrulation. Hum Molec Genet, 2008, 17: 2986-2996

[14] Roessler E, Du YZ, Mullor JL, et al. Loss-of-function mutations in the human *GLI2* gene are associated with pituitary anomalies and holoprosencephaly-like features. Proc. Nat Acad Sci, 2003, 100: 13424-13429

[15] Rahimov F, Ribeiro LA, de Miranda E, et al. *GLI2* mutations in four Brazilian patients: how wide is the phenotypic spectrum？ Am J Med Genet, 2006, 140A: 2571-2576

614　胱硫醚合成酶基因突变所致同型胱氨酸尿症
(homocystinuria due to cystathionine beta-synthase deficiency; OMIM 236200)

一、临床诊断

(1) 概述

胱硫醚合成酶基因 (*GBS*) 突变所致同型胱氨酸尿症为常染色体隐性遗传病。在出生后前 20 年以近视、晶状体异位、智力低下、骨骼异常（类似于马方综合征）和血栓栓塞为临床特征。1962 年由 Gerritsen 首次报道[1]。

(2) 临床表现

本病临床表现以高胱氨酸尿症为特点。同时可表现为近视、晶状体异位、智力低下、骨骼异常（类似于马方综合征）和血栓栓塞，此外还可表现为皮肤色素减退。除脑血栓栓塞外，还可以表现为外周静脉血栓形成、肺栓塞、脑卒中、外周动脉闭塞和心肌梗死。16 岁以前血管事件的风险为 25%，30 岁以前为 50%[2]。

(3) 辅助检查

双膝关节正位片显示两侧股骨上细、下粗呈"喇叭"样改变，弯曲畸形，干骺端呈"喇叭口"样外展。骨骺变扁。两侧骨干可见多条生长恢复线（曾称生长障碍线）。骨密度普遍减低（图 614-1）。

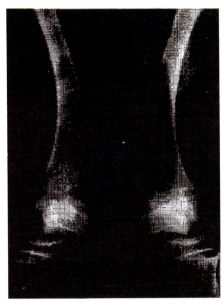

图 614-1　双膝关节正位片
[临床放射学杂志，2000，19(3)：243]

(4) 病理表现

目前暂无病理报道。

(5) 受累部位病变汇总（表 614-1）

表 614-1　受累部位及表现

受累部位	主要表现
脑	血栓栓塞，智力低下
眼	近视，晶状体异位
骨骼	骨质疏松，关节畸形
皮肤	色素减退

二、基因诊断

(1) 概述

CBS 基因，编码胱硫醚 -β- 合成酶蛋白，位于 21 号染色体长臂 2 区 2 带 3 亚带 (21q22.3)，基因组坐标为 (GRCh37):21:44473301-44496472，基因全长 23 172bp，包含 18 个外显子，编码 565 个氨基酸。

(2) 基因对应蛋白结构及功能

CBS 基因编码蛋白以同源四聚体的形式起到催化作用，在转硫通路的第一步中将高半胱氨酸转化为胱硫醚。所编码的蛋白质是由腺苷甲硫氨酸变构激活，并使用磷酸吡哆醛作为辅助因子。这个基因的缺陷可能导致胱硫醚 β- 内合成酶缺乏症 (CBSD)，这可能会引发高胱氨酸尿症。在这个基因中已发现了大量可变剪接转录变异体。

(3) 基因突变致病机制

1984 年 Skovby 等[3] 用抗人 CBS 蛋白的兔抗血清研究了源自 17 个胱氨酸尿患者的培养后的成纤维细胞中的酶。这些突变阻断胱硫醚 -β- 合成酶的正常功能，从而导致高半胱氨酸和其他潜在毒性化合物在血液中积累，并且高半胱氨酸通过尿液排出。研究者尚未明确过量高半胱氨酸如何引发高胱氨酸尿症的具体症状。

(4) 目前基因突变概述

目前人类基因突变数据库收录了 *CBS* 基因突变 135 个，其中，错义 / 无义突变 107 个，剪接突变 11 个，小的缺失 11 个，小的插入 6 个。突变分布在基因整个编码区，有 2 个突变热点，分别是 p.I278T 和 p.G307S。

（周安娜　范　陆）

参考文献

[1] Gerritsen T, Vaughn JG, Waisman HA, et al. The identification of homocystine in the urine. Biochem Biophys Res Commun, 1962, 9: 493-496

[2] Testai FD, Gorelick PB. Inherited metabolic disorders and stroke part 2:homocystinuria, organic acidurias, and urea cycle disorders. Arch Neurol, 2010, 67: 148-153

[3] Skovby F, Kraus JP, Rosenberg LE. Homocystinuria: biogenesis of cystathionine beta-synthase subunits in cultured fibroblasts and in an in vitro translation system programmed with fibroblast messenger RNA. Am J Hum Genet, 1984, 36: 452-459

615 *N*(5, 10)- 亚甲基四氢叶酸还原酶活性缺乏所致的高胱氨酸尿症 / 亚甲基四氢叶酸还原酶缺乏症

[homocystinuria due to deficiency of *N*(5, 10)-methylenetetrahydrofolate reductase activity/ methylenetetrahydrofolate reductase deficiency, MTHFR deficiency; OMIM 236250]

一、临床诊断

(1) 概述

1972 年 Freeman 首先报道亚甲基四氢叶酸还原酶 (MTHFR) 缺乏症[1]。MTHFR 在叶酸和同型半胱氨酸代谢、DNA 甲基化和 DNA 合成等方面起重要作用，MTHFR 缺陷导致机体多个基础生化过程紊乱，引起疾病。MTHFR 缺乏症是一种少见的常染色体隐性遗传性疾病，其致病基因为 *MTHFR* 基因，即亚甲基四氢叶酸还原酶基因[2]。

(2) 临床表现

MTHFR 缺乏症可分为早发型和晚发型，早发型患者多于婴儿期起病，病情较重，主要表现为精神运动发育迟滞、痫性发作和小头畸形，一些患者可出现呼吸暂停症状。晚发型患者可于儿童至成年发病，可表现为精神异常、癫痫、共济失调或类似维生素 B$_{12}$ 缺乏引起的亚急性联合变性样症状[3,4]，其中，脑血管病是晚发型患者较为常见的死亡原因[5]。此外，有报道患者出现类似 Angelman 综合征的表现[6]，但部分患者可能终身无症状[4]。

(3) 影像学表现

MTHFR 缺乏症患者脑磁共振扫描可见脑萎缩和脱髓鞘样改变[7, 8]（图 615-1）。

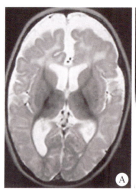
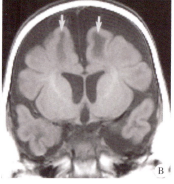

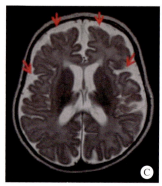
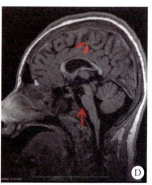

图 615-1　影像学表现

A. 脑萎缩改变，蛛网膜下腔显著增宽，脑室扩张；B. 脑萎缩，脑白质异常信号影，冠状位 T$_1$ 像；C. 脑萎缩，脑白质异常信号影，轴位 TSE T$_2$ 像）；D. 脑桥、胼胝体发育不全 [AJNR Am J Neuroradiol. 1997, 18(3): 536-539；Neurology, 2014, 83(3):e41-44]

(4) 病理表现

暂无报道。

(5) 受累部位病变汇总（表 615-1）

表 615-1　受累部位及表现

受累部位	主要表现
头	小头畸形
神经系统	精神发育迟滞，肌无力，痫性发作，步态异常，感觉异常，卒中，精神异常
血清 / 血浆	亚甲基四氢叶酸还原酶缺乏症，低甲硫氨酸血症，高同型半胱氨酸血症
尿	高胱氨酸尿症

二、基因诊断

(1) 概述

MTHFR 基因，即编码 (5,10)- 亚甲基四氢叶酸还原酶的基因，位于 1 号染色体短臂 3 区 6 带 2 亚带 2 次亚带 (1p36.22)，基因组坐标为 (GRCh37): 1: 11845787-11866160，基因全长 20 374bp，包含 12 个外显子，编码 657 个氨基酸。

(2) 基因对应蛋白结构及功能

MTHFR 基因编码 (5,10)- 亚甲基四氢叶酸还

原酶，该酶主要作用是在叶酸代谢通路中将 5,10-亚甲基四氢叶酸转化为具有生物学功能的 5- 甲基四氢叶酸。5- 甲基四氢叶酸可以进一步进入甲基传递通路，通过同型半胱氨酸的重新甲基化过程间接为 DNA 甲基化和蛋白质甲基化提供甲基并且使血液中的同型半胱氨酸水平保持在一个较低的水平。

(3) 基因突变致病机制

Goyette 等[9]通过对患者的 RNA 进行 RT-PCR 和 SSCP 分析发现 MTHFR 基因上 2 个错义突变和 1 个无义突变，该无义突变和 1 个错义突变是在严重的早发型患者身上发现的，另一个错义突变是在两个有不耐热酶和迟发型神经系统疾病的患者身上发现的。

为了研究 MTHFR 基因在体内发病机制，Chen 等[10]敲除小鼠的 MTHFR 基因。杂合和纯合敲除的小鼠血浆中同型半胱氨酸水平分别是同窝野生型小鼠的 1.6 倍和 10 倍。杂合和纯合敲除的小鼠都呈现出 S- 腺苷甲硫氨酸水平显著下降或 S- 腺苷高半胱氨酸水平显著升高。杂合子基因敲除小鼠表现正常，而纯合子体积较小，表现出发育迟缓与小脑病变。

(4) 目前基因突变概述

目前人类基因突变数据库收录了 MTHFR 基因突变 56 个，其中，错义 / 无义 49 个，剪接突变 5 个，小的缺失 2 个，突变分布在基因整个编码区，无突变热点。

（周安娜　张　驰）

参考文献

[1] Freeman JM, Finkelstein JD, Mudd SH, et al. Homocystinuria presenting as reversible, schizophrenia: a new defect in methionine metabolism with reduced methylene-tetrahydrofolate-reductase activity(Abstract). Pediat Res, 1972, 6:423

[2] Visy JM, Le Coz P, Chadefaux B, et al. Homocystinuria due to 5, 10-methy-lenetetrahydrofolate reductase deficiency revealed by stroke in adult siblings Neurology, 1991, 41(8):1313-1315.

[3] 王峤, 杨艳玲. 脑叶酸缺乏症诊断和治疗的研究进展. 中华儿科杂志, 2012, 50 (11): 874-877

[4] Haworth JC, Dilling LA, Surtees RA, et al. Symptomatic and asymptomatic methylenetetrahydrofolate reductase deficiency in two adult brothers. Am J Med Genet, 1993, 45(5):572-576

[5] Prasad AN, Rupar CA, Prasad C. Methylenetetrahydrofolate reductase (MT-HFR) deficiency and infantile epilepsy. Brain Dev, 2011, 33(9):758-769

[6] Arn PH, Williams CA, Zori RT, et al. Methylenete-trahydrofolate reductase deficiency in a patient with phenotypic findings of Angelman syndrome. Am J Med Genet, 1998, 77(3): 198-200

[7] Engelbrecht V, Rassek M, Huismann J, et al. MR and proton MR spectroscopy of the brain in hyperhomocysteinemia caused by methylenetetrahydrofolate reductasedeficiency. AJNR Am J Neuroradiol, 1997, 18(3): 536-539

[8] Cappuccio G, Cozzolino C, Frisso G, et al. Pearls & oysters: familial epileptic encephalopathy due to methylenete-trahydrofolate reductase deficiency. Neurology, 2014, 83(3):e41-44

[9] Goyette P, Sumner JS, Milos R et al. Human methylenetetr-ahydrofolate reductase: isolation of cDNA mapping and mutation identification. Nat Genet 1994; 7: 551

[10] Chen Z, Karaplis AC, Ackerman SL et al. Mice deficient in methylenetetrahydrofolate reductase exhibit hyperhomocysteinemia and decreased methylation capacity, with neuropathology and aortic lipid deposition. Hum Molec Genet2001;10: 433-443

616, 617　高胱氨酸尿症 – 巨红细胞性贫血
(homocystinuria-megaloblastic anemia, HMA)
(616. HMAE, OMIM 236270; 617. HMAG, OMIM 250940)

一、临床诊断

(1) 概述

高胱氨酸尿症 – 巨红细胞性贫血是一种罕见的常染色体隐性先天代谢缺陷遗传病，这种疾病由纯合子或杂合子上的基因突变引起的蛋氨酸合成酶合成缺陷或活性降低而致病，在儿童早期以巨红细胞性贫血和精神运动发育迟缓、肌张力减退、高胱氨

酸尿[1] 为主要临床特征。

(2) 临床表现

患者的典型临床表现包括巨红细胞性贫血、中性粒细胞减少、高胱氨酸尿症[1]、严重神经功能障碍。小儿的常见临床表现为喂养困难、小头畸形、精神运动发育迟滞、震颤、步态不稳[2]、意识障碍，严重的可导致肾衰竭[3]。

(3) 辅助检查

1) 尿检：尿中出现大量含硫氨基酸，硝普钠试验可呈强阳性，以高胱氨酸、蛋氨酸等为主。

2) 血液检查：高胱氨酸、蛋氨酸水平增高，血浆抗凝血酶活性降低，常伴血管内血栓形成倾向，血片注意有无巨幼红细胞及中性粒细胞分叶过多。

3) 骨髓检查：有无增生明显活跃的巨幼红细胞性造血。

4) CT/MRI 检查。

(4) 亚型汇总（表 616-1）

表 616-1 亚型汇总

定位	基因	表型
5p15.31	*MTRR*	cb1E 型
1q43	*MTR*	cb1G 型

(5) 受累部位病变汇总（表 616-2）

表 616-2 受累部位及表现

受累部位	主要表现
血液系统	巨红细胞性贫血、中性粒细胞减少、高胱氨酸尿症等
肾脏	慢性肾功能异常等
神经系统	智力低下、发育迟滞、精神行为异常、意识障碍等
肌肉骨骼系统	小头畸形、肌无力等

二、HMAE 基因诊断

(1) 概述

MTRR 基因，编码 5- 甲基四氢叶酸 – 同型半胱氨酸甲基转移酶还原酶，位于 5 号染色体短臂 1 区 5 带 3 亚带 1 次亚带 (5p15.31)，基因组坐标为 (GRCh37): 5: 7851299-7901237，基因全长 49 939bp，包含 15 个外显子，编码 725 个氨基酸。

(2) 基因对应蛋白结构及功能

甲硫氨酸是蛋白质合成和一碳代谢的必需氨基酸，它的合成是由甲硫氨酸合成酶 (*MTR* 基因编码) 催化的，而甲硫氨酸合成酶因为辅助因子

维生素 B$_{12}$ 被氧化而最终失活。*MTRR* 编码的甲硫氨酸合成酶还原酶能够通过还原型甲基化作用重新生成具有功能活性的甲硫氨酸合成酶。甲硫氨酸合成酶还原酶是具有电子转移作用的铁氧化还原蛋白 -NADP(+) 还原酶 [ferredoxin-NADP(+) reductase，FNR] 家族成员。

(3) 基因突变致病机制

Leclerc 等 [4] 在 1998 年利用依赖 RT-PCR 的异源双链分析及测序在 *MTRR* 基因上确认了一个杂合缺失 c.1675del4，该框移突变导致氨基酸链提前终止。另外，在一名 HMAE 患者上还确认了缺失突变 c.1726delTTG，导致 576 位高度保守亮氨酸的丢失。

本病尚无相应的分子研究，致病机制未明。

(4) 目前基因突变概述

目前人类基因突变数据库收录了 *MTRR* 基因突变 26 个，其中，错义 / 无义突变 15 个，剪接突变 1 个，调控区突变 1 个，小的缺失 7 个，小的插入 1 个，大片段插入 1 个。突变分布在基因整个编码区，无突变热点。

三、HMAG 基因诊断

(1) 概述

MTR 基因，即编码 5- 甲基四氢叶酸 – 同型半胱氨酸甲基转移酶的基因，位于 1 号染色体长臂 4 区 3 带 (1q43)，基因组坐标为 (GRCh37):1:236958581-237067281，基因全长 108 701bp，包含 34 个外显子，编码 1265 个氨基酸。

(2) 基因对应蛋白结构及功能

MTR 基因编码 5- 甲基四氢叶酸 – 同型半胱氨酸甲基转移酶，也称作钴胺素依赖性甲硫氨酸合成酶还原酶。此酶催化甲基从甲基钴胺素向同型半胱氨酸转化，得到酶结合钴 (I) 胺素和甲硫氨酸维生素 B$_{12}$ 结合区和甲硫氨酸，这是甲硫氨酸生物合成的最后一步。该酶共有 1265 个氨基酸，其中包含 7 个基于残基结构的序列指纹。*MTR* 基因的突变会导致甲基钴胺素缺陷。

(3) 基因突变致病机制

Li 等 [5] 在 1996 年阐述了 *MTR* 在同型半胱氨酸代谢中的作用。研究者指出，*MTR* 基因突变可引起血浆中同型半胱氨酸水平增加。并且 *MTR* 缺陷有可能在肿瘤发生过程中起作用，这是因为约 50%

的肿瘤细胞生长需要外源性甲硫氨酸，而同型半胱氨酸和叶酸不能代替甲硫氨酸。Li 等还指出由于甲硫氨酸只能通过同型半胱氨酸的甲基化合成，肿瘤细胞无法在同型半胱氨酸中生长表明甲硫氨酸合成酶缺陷。

Gulati 等[6]在 1996 年对 2 名 cbiG 患者的细胞系进行分析，研究甲硫氨酸合成酶缺陷的分子基础。实验表明，79/76 细胞系 MTR 活性低，MTR mRNA 水平低。在 WG1892 细胞系中，研究者检出错义突变 p.P1173L，缺失突变 p.I881del。

(4) 目前基因突变概述

目前人类基因突变数据库收录了 *MTR* 基因突变 22 个，错义 / 无义突变 9 个，剪接突变 4 个，小的缺失 7 个，小的插入 1 个，小的插入缺失 1 个。突变分布在基因整个编码区，无突变热点。

（姚婧璠　郭锐进　宋晓蕾）

参考文献

[1] Leclerc D, Campeau E, Goyette P, et al. Human methionine synthase: cDNA cloning and identification of mutations in patients of the cblG complementation group of folate/cobalamin disorders.Hum Molec Genet, 1996 , 5: 1867-1874

[2] Wilson A, Leclerc D, Saberi F, et al. Functionally null mutations in patients with the cblG-variant form of methionine synthase deficiency. Am J Hum Genet, 1998 , 63: 409-414

[3] Labrune P, Zittoun J, Duvaltier I, et al. Haemolytic uraemic syndrome and pulmonary hypertension in a patient with methionine synthase deficiency. Europ J Pediat, 1999, 158: 734-739

[4] Leclerc D, Wilson A, Dumas R, et al. Cloning and mapping of a cDNA for methionine synthase reductase, a flavoprotein defective in patients with homocystinuria. Proc Natl Acad Sci USA, 1998, 95: 3059-3064

[5] Li YN, Gulati S, Baker PJ, et al. Cloning, mapping and RNA analysis of the human methionine synthase gene. Hum Mol Genet, 1996, 5: 1851-1858

[6] Gulati S, Baker P, Li YN, et al. Defects in human methionine synthase in cblG patients. Hum Mol Genet, 1996, 5: 1859-1865

618　亨廷顿病
(Huntington disease, HD; OMIM 143100)

一、临床诊断

(1) 概述

亨廷顿病 (HD) 是在 1982 年由医生 George Huntington 的名字命名的一种常染色体显性遗传的进行性进展的神经退行性疾病，主要表现为不自主运动障碍、认知功能障碍和精神异常。其致病基因为 *HTT*。

(2) 临床表现

亨廷顿病多中年起病，以慢性进行性舞蹈样动作、认知障碍和精神行为异常三联征为典型特点，呈迟发型常染色体显性遗传的神经变性疾病，一般病程在 15~20 年。临床症状与 $(CAG)_n$ 重复数相关：CAG 重复数 ≤ 26 时不引起疾病；CAG 重复数在 27~35 时不引起疾病，但可引起突变，减数分裂时不稳定，易发生扩展突变，父系遗传时明显；CAG 重复数在 36~39 时为不完全外显的 HD 等位基因，携带者可能发病也可能不发病；CAG 重复数 ≥ 40 时为完全外显的 HD 等位基因，携带个体必然患病[1]。临床上可见"遗传早现"的特点，即 $(CAG)_n$ 重复越多，发病越早。

(3) 影像学表现

HD 患者头颅 MRI 显示全脑皮质萎缩、尾状核萎缩变小，脑室扩大，部分患者 T_2 像壳核信号增强。

(4) 病理表现

外观可见不同程度脑萎缩。脑内广泛神经元变性，尾状核萎缩最为明显，壳核、苍白球均有不同程度萎缩。HD 患者纹状体、大脑皮质等部位的神经元核内可见亨廷顿病蛋白凝聚物和核内包涵体，电镜下显示这种神经毡亨廷顿病蛋白凝聚物存在于神经元树突和树突棘内[2]。

(5) 受累部位病变汇总（表 618-1）

表 618-1　受累部位及表现

受累部位	主要表现
神经系统	舞蹈样动作、认知障碍和精神行为异常

二、基因诊断

(1) 概述

HTT 基因，即编码亨廷顿蛋白的基因，位于 4 号染色体短臂 1 区 6 带 3 亚带 (4p16.3)，基因组坐标为 (GRCh37): 4:3076408-3245687，基因全长 169 280bp，包含 67 个外显子，编码 3142 个氨基酸。

(2) 基因对应蛋白结构及功能

HTT 蛋白 N 末端谷氨酰胺和脯氨酸富集区域的构象容易变化且在 α- 螺旋、无规则卷曲和伸展构象中保持动态平衡。该蛋白在微管介导的运输和囊泡运输中起作用。*HTT* 基因在人体正常发育中广泛表达且是人体发育所必需的。

(3) 基因突变致病机制

HD 是一种常染色体显性遗传病。当 CAG 的重复数不少于 41 时，该病是完全显性的。当重复数在 36~40 时是不完全显性的。重复数中 60% 的突变是由年龄引起的，剩余的是由基因修饰和环境因素决定的[3]。该病中 HTT 蛋白的突变是由于 CAG 重复导致 N 末端的多聚谷氨酰胺重复且获得一个毒性功能。神经病理学的研究表明神经元夹杂物包含 polyQ 的聚合物[3]。

Von Horsten 等[4]建立 HD 转基因鼠模型，该鼠携带一个截短的亨廷顿蛋白的 cDNA 片段，该片段带有 51 个 CAG 重复且在鼠自有的亨廷顿蛋白启动子的控制下。这些鼠表现出成人发病的神经病学表型，即焦虑降低、认知障碍和缓慢进展的运动功能障碍，以及在形成大脑神经元细胞核内含物中典型的组织病理学改变。在患者中，MRI 检查显示纹状体收缩，PET 扫描显示脑葡萄糖代谢的减少。

Benn 等[5]为了研究细胞核和细胞质中变异的亨廷顿蛋白对疾病的发生和发展的影响，构建了一系列的转基因小鼠，且其核定位信号序列与核输出信号序列被放置在亨廷顿蛋白 N 末端含有 144 谷氨酰胺的 1 号外显子。1 号外显子的突变蛋白在细胞核中是以低聚物或聚集体的形式存在。当细胞核突变体浓度增加到足够浓度时，发现其显著加快该病行为表型的发生和发展。此外，细胞核中 1 号外显子突变的蛋白足以导致细胞质神经退化和转录的调节异常。Benn 等进一步研究发现如果细胞质中 *HTT* 基因 1 号外显子突变，也会促进疾病的发生和发展。

(4) 目前基因突变概述

目前人类基因突变数据库收录了 *HTT* 基因突变 3 个，都为序列重复突变。

（周安娜　黄田红）

参考文献

[1] ACMG/ASHG. Laboratory guidelines for Huntington disease genetic testing. Am J Hum Genet, 1998, 62(5): 1243-1247

[2] Martin L, Toutain A, Guillen C, et al. Inherited palmoplantar keratoderma and sensorineural deafness associated with A7445G point mutation in the mitochondrial genome. Br J Dermatol, 2000, 143(4): 876-883

[3] Walker FO. Huntington's disease. Lancet, 2007, 369: 218-228

[4] von Horsten S, Schmitt I, Nguyen HP, et al. Transgenic rat model of Huntington's disease. Hum Mol Genet, 2003, 12: 617-624

[5] Benn CL, Landles C, Li H, et al. Contribution of nuclear and extranuclear polyQ to neurological phenotypes in mouse models of Huntington's disease. Hum Mol Genet, 2005, 14: 3065-3078

619　类亨廷顿病 1
(Huntington disease-like 1, HDL1; OMIM 603218)

一、临床诊断

(1) 概述

类亨廷顿病 1(HDL1) 是由于 *PRNP* 基因的 8 个外显八肽重复导致的家族性蛋白疾病。

(2) 临床表现

Andrew 等在 1994 年发现 1022 个已经诊断为亨廷顿病的患者中有 30 个患者 (2.9%) 并未发现 Huntingtin 基因 CAG 扩增。他们推论，在极少数情况下其他基因的突变可引起与亨廷顿病非常相似的临床表现[1]。

Xiang 等随访了 Andrew 等报道的众多家系中的 1 个，3 代人中有 7 人受累，发病年龄 23~41 岁，表现有人格改变、认知下降、平衡步态异常。人格改变包括激越、焦虑和抑郁。有 1 名患者表现有错觉。运动障碍包括舞蹈症、强直、共济失调、构音障碍。3 名患者表现有癫痫[2]。Laplanche 等描述 1 个法国家系，5 代人中有 11 人患病，表现有海绵状脑病，最初被诊断为 GSS。平均发病年龄为 28 岁，其中 6 人因精神障碍住院治疗，最常见的表现为躁狂和躁狂样症状，经过缓慢进展的病程表现为痴呆[3]。

(3) 病理表现

神经病理可表现为基底核萎缩，各种额、颞叶萎缩，没有老年斑和神经纤维缠结。还会发现小脑分子层萎缩，朊蛋白抗体标记表现有 Kuru 和多中心斑。

(4) 受累部位病变汇总 (表 619-1)

表 619-1　受累部位及表现

受累部位	主要表现
脑	认知障碍、痴呆、协调困难、不稳定步态、共济失调、舞蹈症、构音障碍、辨距障碍、性格改变、焦虑

二、基因诊断

(1) 概述

PRNP 基因，编码朊蛋白 (PRP 蛋白)，位于 20 号染色体短臂 1 区 3 带 (20p13)，基因组坐标为 (GRCh37): 20: 4666797-4682235，基因全长 15 439bp，包含 2 个外显子，编码 253 个氨基酸。

(2) 基因对应蛋白结构及功能

PRNP 基因编码一种糖基磷脂酰肌醇锚定的膜糖蛋白，该蛋白聚缩成棒状结构。PRP 蛋白编码区域包含有高度不稳定区域——5 个八肽串联重复结构域。PRNP 基因位于 20 号染色体，该基因编码的 PRP 蛋白与其下游 20kbp 区域某个基因编码的蛋白在生化性质和结构上高度相似。该基因内部重复序列和其他位置的突变均与克 – 雅病 (Creutzfeldt-Jakob disease) 相关。在这个基因里还发现一个开放性阅读框，该阅读框编码小型的结构不相关的蛋白 ALTPRP。

该蛋白可能与神经元的发育和突触可塑性有关，可能是神经元髓鞘维持所必需，还可能在铁摄入和铁稳态的维持中起到一定作用。

(3) 基因突变致病机制

Laplanche 等[3] 于 1999 年在 1 个法国神经退行性疾病家系的 4 个具有显著精神病症状的患者中，发现在 PRNP 基因的八肽编码区域中存在有 1 个 192bp(8 个 24bp 的重复序列) 的杂合插入。插入位置为第 129 号编码 Met 的密码子处，所有患者第 129 号密码子均为 Met 等位基因纯合子。在发病早期，该病在精神病学的突出性状和疾病的长进程使其在临床上容易与其他朊蛋白病辨别。

以 R1R2R3R4R5 为代表的串联重复区域分布于 PRNP 基因的第 51 位密码子和第 91 位密码子之间。R1 编码一个九肽，而 R2~R4 编码八肽。在八肽重复插入片段中，额外的八肽重复插入片段存在两个同义核苷酸替换，因此被称为 R2g 和 R3g。这个额外八肽重复插入片段的位置在某些患病家系中相同，而在某些患病家系中不同。尽管存在这些不同，在已报道的四个家庭中，R2R3R4 编码的氨基酸序列是完全一样的 (PHGGGWGQ)。因此，他们的蛋白质结构唯一的不同就是 PRNP 基因 129 密码子的同义突变多态性导致的[4]。

(4) 目前基因突变概述

目前人类基因突变数据库报道了 PRNP 基因突变 84 个，其中，错义 / 无义突变 48 个，大片段缺失 3 个，大片段插入 32 个，调控区突变 1 个。突变分布在基因整个编码区，无突变热点。

(王雪梅　李　扬)

参考文献

[1] Andrew SE, Goldberg YP, Kremer B, et al. Huntington disease without CAG expansion: phenocopies or errors in assignment?Am J Hum Genet, 1994, 54: 852-863
[2] Xiang F, Almqvist EW, Huq M, et al. A Huntington disease-like neurodegenerative disorder maps to chromosome 20p. Am J Hum Genet, 1998, 63: 1431-1438
[3] Laplanche JL, Hachimi KH, Durieux I, et al. Prominent psychiatric features and early onset in an inherited prion disease with a new insertional mutation in the prion protein gene. Brain, 1999, 122: 2375-2386
[4] Paucar M, Xiang F, Moore R, et al. Genotype-phenotype analysis in inherited prion disease with eight octapeptide repeat insertional mutation. Prion, 2013, 7: 501-510

620 类亨廷顿病 2
(Huntington disease-like 2, HDL2; OMIM 606438)

一、临床诊断

(1) 概述

类亨廷顿病 2(HDL2) 与亨廷顿病 (HD) 类似，是一种成年起病、逐渐进展、伴有神经系统变性的常染色体显性遗传性疾病，由 *JPH3* 基因的 CAG/CTG 序列重复扩增所致。特征性表现为自主运动或非自主运动异常、痴呆及精神症状[1-6]。

(2) 临床表现

HDL2 常在成年发病，好发年龄为 40~50 岁，起初往往表现步态异常、行走困难，之后逐渐进展为四肢反射样运动、舞蹈样动作以及吞咽困难，同时出现失望、抑郁、性格改变、好争论、易怒、攻击行为等精神症状[1-4]。除此之外，患者还存在认知、心理控制、言语流畅性、计算、视觉构建障碍，以及一些额叶功能的损伤，个别患者可出现肌强直等帕金森样症状，有些患者肌强直症状较舞蹈样动作更为严重[2]。该病发病后逐渐进展，10~20 年可导致死亡[1]。

(3) 辅助检查

该病 MRI 检查可见双侧纹状体、尾状核及大脑皮质明显萎缩，脑干及小脑一般不受累。

PET-FDG 脑扫描可见双侧纹状体区低代谢[6]（图 620-1）。

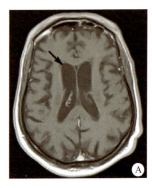
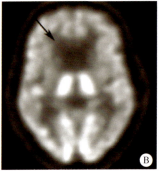

图 620-1 影像学检查

A. HDL2 患者 T₁ 像可见双侧尾状核明显萎缩；B. PET 脑扫描可见双侧纹状体低代谢区 (J Neuropsychiatry Clin Neurosci, 2012, 24:489-492)

(4) 病理表现（图 620-2）

尸检肉眼可见尾状核明显萎缩，皮质轻中度萎缩；尾状核组织活检，镜下可见神经元变性、星形胶质细胞增生，以及空泡化改变。

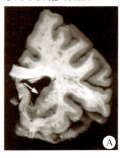
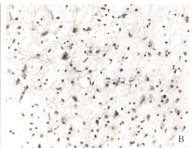

图 620-2 病理表现

A.HDL2 大体可见尾状核明显萎缩，皮质轻中度萎缩；B.尾状核组织活检，镜下可见神经元变性、星形胶质细胞增生 (Clinical Neuroscience Research，2003，3 :187-196)

(5) 亚型汇总（表 620-1）

表 620-1 亚型汇总

HDL 亚型	致病基因（别名）
1 型	*PRNP*
2 型	*JPH3*
3 型	未知
4 型	*TBP*

(6) 受累部位病变汇总（表 620-2）

表 620-2 受累部位及表现

受累部位	主要表现
脑	步态异常、行走困难、舞蹈样动作、吞咽困难、性格改变、精神症状、记忆及认知功能减退、计算力下降
	双侧纹状体、尾状核及大脑皮质萎缩
	尾状核神经元变性、星形胶质细胞增生等

二、基因诊断

(1) 概述

JPH3 基因，即编码 Junctophilin 3 连接蛋白的基因，位于 16 号染色体长臂 2 区 4 带 2 亚带 (16q24.2)，基因组坐标为 (GRCh37): 16: 87635441-

87731762，基因全长 96 322bp，包含 9 个外显子，编码 748 个氨基酸。

(2) 基因对应蛋白结构及功能

介于细胞膜与内质网 / 肌质网之间的连接复合体存在于所有可兴奋细胞中，介导细胞表面与细胞间离子通道的相互作用。*JPH3* 基因编码的蛋白质是连接复合体的组成成分，该蛋白由 C 端疏水的跨膜结构域和细胞质内与细胞膜有特异亲和力的一个结构域组成。该基因的 GO 分析表明其编码的蛋白与钙离子释放通道的活性相关。*JPH3* 基因编码的蛋白具有脑组织特异性，在特定的神经元中参与运动协调和记忆。在 HDL2 中鉴定到 *JPH3* 基因具有 CAG/CTG 的重复扩增，属于亲联蛋白基因家族。*JPH3* 基因的突变导致 HDL2。

(3) 基因突变致病机制

2001 年，Margolis 等[2] 指出 HDL2 以常染色体显性遗传模式在一个大的谱系中进行分离，并伴有一个未被鉴定的 CAG/CTG 序列的重复扩增。同年，Holmes 等[6] 报道了该扩增的克隆情况，以及它对 *JPH3* 基因的一个可变剪切的外显子位置的影响。*JPH3* 基因与连接膜结构的形成有关。所有 10 个患病个体均有 1 个从 51~57 大小的三联体重复序列扩增，而 3 个未患病个体则有 2 个未扩增的等位基因。3 个不同血缘关系人的重复性扩增长度不同，表明扩增的等位基因在垂直传递过程中是不稳定的。Holmes 等从 4 个来自美国东南部的非裔美国人个体中检查到 HDL2 相关的重复性扩增，每个个体都有家族性的 HDL2 障碍，并且在 HDL2 的突变检测中呈阴性。研究结果表明 CTG 重复有 760 个

核苷酸位于 1 号外显子末尾的 3′ 端。至少有 4 条证据表明 CTG 重复发生在可变剪切外显子内，并且 *JPH3* 基因有多个剪接受体位点。

本病尚无相应的分子研究，致病机制未明。

(4) 目前基因突变概述

目前人类基因突变数据库没有收录 *JPH3* 基因突变信息，但在文献中报道该基因存在 CAG/CTG 三核苷酸的重复性扩增突变。

（康开江　许少行）

参考文献

[1] Margolis R, O'Hearn E, Rosenblatt A, et al. A disorder similar to Huntington's disease is associated with a novel CAG repeat expansion. Ann Neurol, 2001, 50: 373-380

[2] Margolis R, Holmes S, Rosenblatt A. Huntington.s disease-like 2 (HDL2) in North America and Japan. Ann Neurol, 2004, 56: 670-674

[3] Walker R, Morgello S, Davidoff-Feldman B, et al. Autosomal dominant chorea-acanthocytosis with polyglut-aminecontaining neuronal inclusions. Neurology, 2002, 58: 1031-1037

[4] Walker R, Rasmussen A, Rudnicki D, et al. Huntington's disease-like 2 can present as chorea-acanthocytosis. Neurology, 2003, 61: 1002-1004

[5] Christopher A, Eliot A, MarioF. The neuropsychiatric manifestations of Huntington's disease-like 2.J Neuropsych-iatry Clin Neurosci, 2012, 24:489-492

[6] Holmes SE, O'Hearn E, Rosenblatt A, et al. A repeat expansion in the gene encoding junctophilin-3 isassoci-ated with Huntington disease-like 2. Nat Genet, 2001, 29: 377-378

621　Hurler 综合征（黏多糖病 IH 型）
(Hurler syndrome, HS; mucopolysaccharidosis type IH, MPS IH; OMIM 607014)

一、临床诊断

(1) 概述

Hurler 综合征，又称黏多糖病 IH 型 (MPS IH)，是黏多糖病 I 型的一个亚型。Hurler 综合征是由位于 4p16 染色体上的 *IDUA* 基因编码的纯合子

或杂合体突变导致的常染色体隐性遗传病。α-L-艾杜糖醛酸苷酶缺乏，可以导致硫酸肝素和硫酸皮肤素中的 L- 艾杜糖醛酸的成分在体内多组织器官中堆积。

(2) 临床表现

Hurler 综合征多于婴幼儿期起病，发病率约为

1:7.6 万。患儿出生时外表正常，但在出生后一年内出现异常面容 (图 621-1 和图 621-2)，如不治疗通常 10 岁前死亡。临床特征包括面容粗犷、头大短颈、舌肥大、角膜混浊、智力发育迟滞、疝气、反复呼吸道感染、骨发育不全、肌肉萎缩及肝脾大[1-6]。

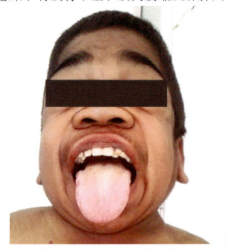

图 621-1　Hurler 综合征面容特点

(J Anaesthesiol Clin Pharmacol，2014，30: 558-561)

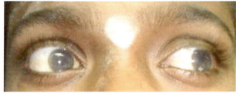

图 621-2　Hurler 综合征患者角膜浑浊

(J Skeletal Radiol，2014，44: 579-586)

(3) 辅助检查

Hurler 综合征患者超声心动检查可见二尖瓣关闭不全、主动脉瓣关闭不全、心脏瓣膜增厚。颈椎 X 线片可呈现齿状突发育不全、$C_1 \sim C_2$ 半脱位[7, 8]，胸部 X 线片显示肋骨前部扩大 (桨状肋)，如图 621-3。四肢 X 线显示胫腓骨和尺骨骨干半径扩大变形，骨骺变小、畸形 (图 621-4)。颅脑 MRI 检查显示白质 T_1 加权像低信号，T_2 加权像高信号。

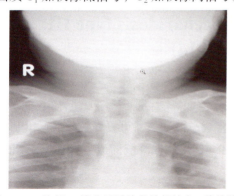

图 621-3　胸部 X 线片显示肋骨前部扩大 (桨状肋)

(J Anaesthesiol Clin Pharmacol，2014，30: 558-561)

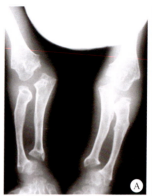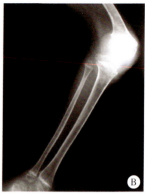

图 621-4　长骨上肢 (A) 和下肢的 X 线片 (B)

骨干加宽、骨骺畸形、长骨的干骺端张开，长骨短 (J Skeletal Radiol，2014，44: 579-586)

(4) 病理表现

软骨、骨膜、肌腱、筋膜、脑及脑膜、肝、角膜内有黏多糖沉积。心包、心内膜及瓣膜增厚 (图 621-5A)。心内膜及心瓣膜组织学检查显示成纤维内膜增厚 (图 621-5B)。

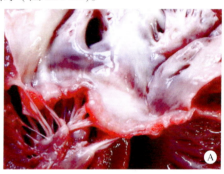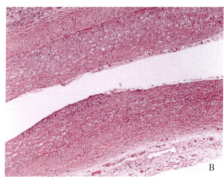

图 621-5　Hurler 综合征患者心脏尸检

A. 显示二尖瓣增厚，游离缘有结节；B. 左冠状动脉前降支近端内膜增厚 (JIMD Rep，2013，10: 1-5)

(5) 受累部位病变汇总 (表 621-1)

表 621-1　受累部位及表现

受累部位	主要表现
头颈	面容粗犷，舌头肥大，短颈，角膜混浊，颈部齿状突发育不全，颈椎半脱位
心脏	心内膜弹力纤维增生症，心脏瓣膜关闭不全，心脏瓣膜增厚

续表

受累部位	主要表现
呼吸系统	反复呼吸道感染
骨骼、肌肉	颅骨增厚、颅囟闭合早、浆状肋、椎体发育不良、盆骨发育异常、长骨干骺端畸形、关节僵硬、渐进性脊柱后凸、腕管综合征、肌肉萎缩
神经系统	智力发育迟滞、慢性听力丧失、髓鞘形成延迟

二、基因诊断

(1) 概述

IDUA 基因，即编码 α-L-艾杜糖苷酸酶的基因，位于 4 号染色体短臂 1 区 6 带 3 亚带 (4p16.3)，基因组坐标为 (GRCh37):4:980785-998317，基因全长 17 533bp，包含 14 个外显子，编码 653 个氨基酸。

(2) 基因对应蛋白结构及功能

IDUA 基因编码 α-L-艾杜糖苷酸酶，主要分解 2 种糖胺聚糖（硫酸皮肤素和硫酸乙酰肝素）的末端 α-L-艾杜糖醛酸残基，对于糖胺聚糖的分解十分重要。

(3) 基因突变致病机制

Scott 等[9]在 Hurler 综合征患者中检测到了 *IDUA* 基因的 1 个无义突变。*IDUA* 基因突变导致 α-L-艾杜糖苷酸酶活性异常，若活性完全丧失，则病症更加严重。由于酶活性降低，导致硫酸乙酰肝素和硫酸皮肤素在患者溶酶体内积累，引起溶酶体体积变大，这也是在患者体内常见的表现之一。研究者推测，积累的物质可能也会影响溶酶体内其他蛋白的正常功能，导致一些其他物质不能转运出溶酶体中。

(4) 目前基因突变概述

目前人类基因突变数据库收录了 *IDUA* 基因突变 121 个，其中错义/无义突变 82 个，剪接突变 11 个，小的缺失 20 个，小的插入 6 个，大片段缺失 2 个。突变分布在基因整个编码区，常见的热点突变有 p.G51D、p.Q70*、p.R89Q、p.A327P、p.W402*、p.P533R 等。

（杨　昕　赵　慧　刘　超）

参考文献

[1] Wraith JE, Rogers JG, Danks DM. The mucopolysaccharidoses. Aust Paediatr J, 1987, 23: 329-334

[2] Nowaczyk MJ, Clarke JT, Morin JD. Glaucoma as an early complication of Hurler's disease. Arch Dis Child, 1988, 63: 1091-1093

[3] Thomas SL, Childress MH, Quinton B. Hypoplasia of the odontoid with atlanto-axial subluxation in Hurler syndrome. Pediatr Radiol, 1985, 15: 353-354

[4] Shapiro J, Strome M, Crocker AC. Airway obstruction and sleep apnea in Hurler and Hunter syndromes. Ann Otol Rhinol Laryngol, 1985, 94: 458-461

[5] Braunlin E, Orchard PJ, Whitley CB, et al. Unexpected coronary artery findings in mucopolysaccharidosis. Report of four cases and literature review. Cardiovasc Pathol, 2014, 23: 145-151

[6] Baehner F, Schmiedeskamp C, Krummenauer F, et al. Cumulative incidence rates of the mucopolysaccharidoses in Germany. J Inherit Metab Dis, 2005, 28: 1011-1017

[7] Belani KG, Krivit W, Carpenter BL, et al. Children with mucopolysaccharidosis: perioperative care, morbidity, mortality, and new findings. J Pediatr Surg, 1993, 28: 403-410

[8] Wippermann CF, Beck M, Schranz D, et al. Mitral and aortic regurgitation in 84 patients with mucopolysaccharidoses. Eur J Pediatr, 1995, 154: 98-101

[9] Scott HS, Litjens T, Hopwood JJ, et al. A common mutation for mucopolysaccharidosis type I associated with a severe Hurler syndrome phenotype. Hum Mutat, 1992, 1: 103-108

622　Hurler-Scheie 综合征
(Hurler-Scheie syndrome, MPS Ⅰ ; OMIM 607015)

一、临床诊断

(1) 概述

Hurler-Scheie 综合征又称 Ⅰ 型黏多糖病 (mucopolysaccharidosis, type Ⅰ)，是一种遗传代谢性疾病，机体的损害广泛，临床表现复杂，是一种常染色体隐性遗传性疾病，其发病率约占活婴的 1/10 万，酶缺乏基因位于 22 号染色体，根据不同酶的缺陷分为8型，其中Hurler综合征最典型，为α-LIdu酶缺陷所致，致病基因为 *IDUA*。

(2) 临床表现

本病可累及心脏、肝脏、骨骼、皮肤、角膜、中枢神经系统等，导致体格、智力等发育障碍，重症者多因心功能不全或肺部感染在10岁内夭折。表现为出生时头较大，生长较同龄儿慢，智商较同龄低，易激惹，可有攻击行为，四肢协调性差。随着年龄的增长，智力障碍越来越明显。患儿出现特殊面容，表现为头大、前额突出、鼻梁低平、唇厚、两眼距宽、舌大肥厚、牙稀疏、耳较大、肥厚外展、颈部粗短、皮肤厚实，可逐渐出现双耳失聪等。累及骨骼系统时，患儿可表现为脊柱后凸、膝外翻、鸡胸、肋骨外翻、胸廓狭小、手镯脚镯征、四肢关节僵直、手指不能伸直、不能握拳。累及眼睛可出现角膜混浊、失明。累及双耳可出现失聪。还可出现脐疝、腹股沟疝、肝脾大、心脏病变等[1]。

(3) 影像学表现

X线片表现为多发性骨发育不全：头颅增大、颅骨肥厚、头颅前后径增长、蝶鞍呈"J"形。脊柱后凸畸形，胸椎下段及腰椎上段的椎体前后端发育不良，形成鸟嘴状。肋骨呈"桨"形如"飘带"状。掌、指骨增粗，掌骨近端、指骨远端变细变尖。骨盆的髂骨外展，髋臼浅及进行性髋外翻。长骨变短，骨髓腔扩张（图622-1）[1]。头MRI可见脑积水与脑萎缩。侧脑室、第三脑室明显扩大，脑室形态明显变化，脑室周围有脑脊液外渗，但脑皮质变薄、脑回窄、脑沟宽、深，双颞、枕叶脑实质内可见低信号病灶，脑积水及脑萎缩共存征象明显。双颞、枕叶脑实质内、脑室旁白质、胼胝体体区、海马旁回多发斑片状异常信号（图622-2）[2,3]，灰白质界限不清。

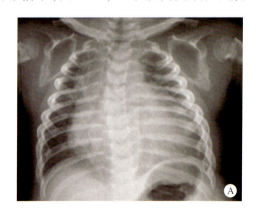

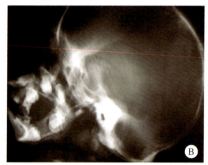

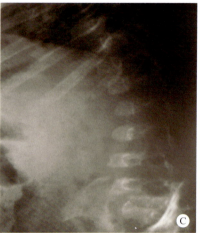

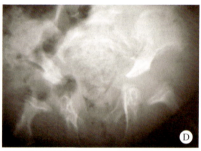

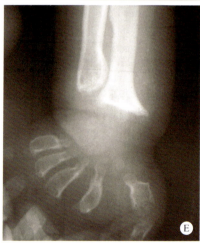

图 622-1　X线片表现

A.肋骨远端逐渐变宽，呈"飘带样"，心影增大；B.头颅呈舟状，蝶鞍前后径增宽，呈横置"鱼钩样"，下颌骨发育不全；C.腰1椎体轻度后滑脱，腰4椎体前缘喙状突出，腰椎管矢状径增宽；D.骨盆髂骨翼开大，髂骨体变细，耻骨联合增宽，髋臼浅平；E.尺桡骨远端变尖呈"V"形，指骨远端及掌骨近端变尖（医学信息，2010，12:3616，3617）

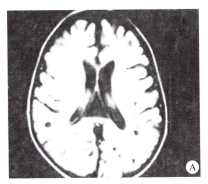

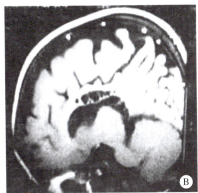

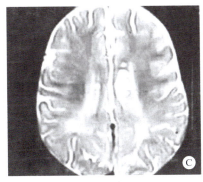

图 622-2　头 MRI

A. T₁WI 显示双侧脑室扩大、侧裂、纵裂池增宽、脑皮质变薄、脑回窄、脑沟宽、深，蛛网膜下腔增宽明显，脑室旁白质、额叶、枕叶多发斑片状低信号区；B. 矢状位：T₁WI 显示脑室变形、脑皮质变薄、脑回窄、脑沟宽、深，胼胝体体部见多发斑片状低信号影；C. T₂WI 胼胝体体部见多发斑片状异常高信号病灶 [中国临床医学影像杂志，2007，18(1)：72，73]

(4) 病理表现

目前暂无病理报道。

(5) 受累部位病变汇总（表 622-1）

表 622-1　受累部位及表现

受累部位	主要表现
脑	智力进行性下降、脑积水与脑萎缩共存
骨骼	患儿可表现为脊柱后凸、膝外翻、鸡胸、肋骨外翻、胸廓狭小、手镯脚镯征、四肢关节僵直、手指不能伸直、不能握拳
眼	角膜混浊、失明
耳	失聪
面部	头大、前额突出、鼻梁低平、唇厚、两眼距宽、舌大肥厚、牙稀疏、耳较大、肥厚外展、颈部粗短

续表

受累部位	主要表现
皮肤	皮肤粗厚
肝脾	肝脾大

二、基因诊断

(1) 概述

IDUA 基因，编码溶酶体水解酶，位于 4 号染色体短臂 1 区 6 带 3 亚带 (4p16.3)，基因组坐标为 (GRCh37)：4: 980785-998317，基因全长 17 533bp，包含 14 个外显子，编码 653 个氨基酸。

(2) 基因对应蛋白结构及功能

IDUA 基因编码水解两种糖胺聚糖，硫酸皮肤素和硫酸乙酰肝素的末端 α-L-艾杜糖醛酸残基酶。此水解需要由这些糖胺聚糖的溶酶体来降解。本基因突变导致酶缺乏引起的常染色体隐性遗传病黏多糖贮积症 I 型 (MPS I，Hurler-Scheie 综合征的别称)。

(3) 基因突变致病机制

1995 年，Bunge 等[4] 在 29 个不同严重程度的 MPS I 患者中确认了 13 个未被报道和 7 个之前被报道过的 *IDUA* 基因的变异，覆盖了 88% 的变异等位基因和 86% 的表现型。

1997 年，Lee-Chen 和 Wang 等[5] 在一个 10 岁 Hurler-Scheie 综合征的中国患儿中确认了 *IDUA* 基因纯合的 p.T346M 变异。Lee-Chen 等[6] 在 1999 年在一个 18 岁患者中确认了一个纯合的 *IDUA* 基因的 p.R619G 变异。

2001 年，通过对 85 个 MPS I 家族的变异分析，Beesley 等[7] 确认了 170 个变异等位基因中的 165 个。尽管 p.W402X 和 p.Q70X 突变频率高，这个分析依然确认了很多对一个家族来说是新的、独一无二的变异，极大地增加了 MPS I 的遗传异质性。

(4) 目前基因突变概述

目前人类基因突变数据库收录了 *IDUA* 基因突变 119 个，其中，错义 / 无义突变 82 个，剪接突变 11 个，小的缺失 20 个，小的插入 6 个。突变分布在基因整个编码区，无突变热点。

（周安娜　范　陆）

参考文献

[1] 白音嘎日迪，王峰 . 黏多糖病 I 型一例 . 医学信息，2010，12：3616，3617

[2] 姚洁民，郭春雨 . 1 例黏多糖病神经影像学改变 . 中国当

代儿科杂志, 2008, 10(2)：3, 4

[3] 全冠民, 袁涛. 黏多糖病颅脑病变影像学表现 1 例. 中国临床医学影像杂志, 2007, 18(1)：72, 73

[4] Bunge S, Kleijer WJ, Steglich C, et al. Mucopolysaccharidosis type I: identification of 13 novel mutations of the alpha-L-iduronidase gene. Hum Mutat, 1995, 6: 91-94

[5] Lee-Chen GJ, Wang TR. Mucopolysaccharidosis type I: identification of novel mutations that cause Hurler/Scheie syndrome in Chinese families. J Med Genet, 1997, 34: 939-941

[6] Lee-Chen GJ, Lin SP, Tang YF, et al. Mucopolysaccharidosis type I: characterization of novel mutations affecting alpha-L-iduronidase activity. Clin Genet, 1999, 56: 66-70

[7] Beesley CE, Meaney CA, Greenland G, et al. Mutational analysis of 85 mucopolysaccharidosis type I families: frequency of known mutations, identification of 17 novel mutations and in vitro expression of missense mutations. Hum Genet, 2001, 109: 503-511

623 透明性纤维瘤病综合征
(hyaline fibromatosis syndrome, HFS; OMIM 228600)

一、临床诊断

(1) 概述

透明性纤维瘤病综合征 (HFS) 是一种罕见的常染色体隐性遗传病。少年透明纤维瘤病 (juvenile hyaline fibromatosis，JHF) 和婴儿全身透明变性 (infantile systemic hyalinosis，ISH) 为两种不同疾病，而近年来以透明纤维瘤病综合征 (HFS) 代替前两者，该术语被引入，是因为 JHF 和 ISH 之间在临床表现、组织病理学方面存在许多相似之处，并且为同一基因突变所致，其突变基因为 *ANTXR2*。

(2) 临床表现

本疾病以透明性物质沉积于皮肤及各个器官为特征，导致丑陋、残疾及潜在威胁生命的并发症。大部分患者在出生后数年内出现临床症状，同时随着新病变的出现会出现典型进展性损害。轻型 HFS 患者表现为牙龈肥大、肛周结节、皮下结节、皮肤丘疹；重型 HFS 以肌肉骨骼症状明显，如疼痛关节挛缩和溶骨性骨病变，甚至可能涉及多种器官，包括胃、食管、心脏、脾脏、肾上腺、淋巴结和甲状腺，由于可累及多器官，HFS 可能导致面容丑陋、残疾，并因持续性腹泻、感染和营养不良等并发症危及生命。

(3) 辅助检查

X 线片可见软组织肿胀、钙化、关节积液，颅骨、指 (趾) 骨及长骨可见溶骨性骨病变，患者关节挛缩及骨质疏松。膝关节 MRI 检查可见关节囊内病灶 (图 623-1)。

(4) 病理表现

HFS 的特点是嗜酸性粒细胞 (透明) 呈矩形结

节样沉积。结节内不良细胞 (长箭头) 位于周边，而中央为上皮样细胞 (短箭头，如图 623-2 所示)。

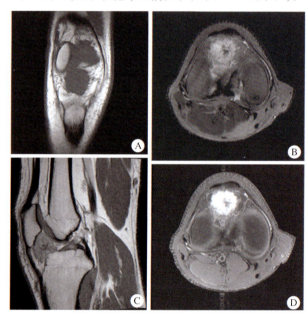

图 623-1 MRI 检查

A.冠状 T_1 加权像可见在髌下脂肪中有一呈分叶状的病灶，其信号与肌肉信号相等；B.轴向脂肪抑制 T_2 加权像可见一弥漫性高信号病灶，其中央呈低信号；C.矢状位质子密度加权像显示病灶与胫骨前方与髌尖之间有密切的关系；D.增强扫描可见上述病灶呈明显强化 (除中央低信号区)(Skeletal Radiology，2014，43:531-534)[1]

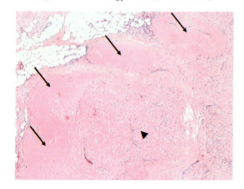

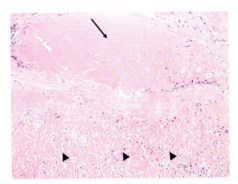

图 623-2　病理表现
(Skeletal Radiology，2014，43:531-534)

(5) 受累部位病变汇总（表 623-1）

表 623-1　受累部位及表现

受累部位	主要表现
牙龈	牙龈肥大
皮肤	肛周结节、皮下结节、皮肤丘疹
消化道	持续性腹泻
骨骼	疼痛，关节挛缩和溶骨性骨病变

二、基因诊断

(1) 概述

ANTXR2 基因，即编码炭疽毒素受体 2 蛋白 (anthrax toxin receptor 2) 的基因，位于 4 号染色体长臂 2 区 1 带 2 亚带 1 次亚带 (4q21.21)，基因组坐标为 (GRCh37)：4: 80898661-80994477，基因全长 95 817bp，包含 16 个外显子，编码 490 个氨基酸。

(2) 基因对应蛋白结构及功能

ANTXR2 基因编码的蛋白是炭疽毒素的一个受体。它结合在胶原蛋白Ⅳ和层粘连蛋白上，表明它可能参与细胞外基质黏附作用。

(3) 基因突变致病机制

在不同年龄层发病的 HFS 患者中，Hanks 等[2] 找到了 *ANTXR2* 基因的纯合子或复合杂合子突变位点。

使用 4q21 位置的基因突变体 HFS 作为候选鉴定基因，Dowling 等[3] 确定是 *CMG2(ANTXR2* 的别称) 基因突变导致了疾病。

在巴西双胞胎和两个无关的 HFS 患者中，Denadai 等[4] 于 2012 年发现了一个截断突变在 *ANTXR2* 基因中 (c.1074delT)，所有携带这种突变的患者都会和另一种致病性 *ANTXR2* 突变 (如 c.103insC) 发生复合杂合。c.1074delT 突变此前就由 El-Kamah 等[5] 报道过，它被发现于来自埃及的纯合子三胞胎，他们有共同的血缘父母，他们的父母患一种严重的 HFS。

(4) 目前基因突变概述

目前人类基因突变数据库收录了 *ANTXR2* 基因突变 25 个，错义 / 无义突变 13 个，剪接突变 5 个，小的缺失 3 个，小的插入 4 个。突变分布在基因整个编码区，无突变热点。

（ 周安娜　揭著业 ）

参考文献

[1] Sjoerd M, Van R, Duncan E, et al. Hyaline fibromatosis of Hoffa's fat in a patient with a mild type of hyaline fibromatosis syndrome. Skeletal Radiology, 2014, 43: 531-534

[2] Hanks S, Adams S, Douglas J, et al. Mutations in the gene encoding capillary morphogenesis protein 2 cause juvenile hyalinefibromatosis and infantile systemic hyalinosis. Am J Hum Genet, 2003, 73: 791-800

[3] Dowling O, Difeo A, Ramirez MC, et al. Mutations in capillary morphogenesis gene-2 result in the allelic disorders juvenile hyaline fibromatosis and infantile systemic hyalinosis. Am J Hum Genet, 2003, 73: 957-966

[4] Denadai R, Raposo-Amaral CE, Bertola D, et al. Identification of 2 novel ANTXR2 mutations in patients with hyaline fibromatosis syndrome and proposal of a modified grading system. Am J Med Genet, 2012, 158A: 732-742

[5] El-Kamah GY, Fong K, El-Ruby M, et al. Spectrum of mutations in the ANTXR2 (CMG2) gene in infantile systemic hyalinosis and juvenile hyaline fibromatosis (Letter). Brit J Derm, 2010, 163: 208-234

624 常染色体隐性遗传非综合征性脑积水 1 型
(hydrocephalus, nonsyndromic autosomal recessive 1, HYC1; OMIM 236600)

一、临床诊断

(1) 概述

常染色体隐性遗传非综合征性脑积水 -1(HYC1) 是一种先天性脑积水，由 14 号染色体上的 *CCDC88C* 基因纯合子突变所致[1]。

(2) 临床表现

HYC1 在子宫内胚胎期即可表现有因脑脊液异常聚集导致的脑室扩大。患儿可因脑积水出现神经功能受损症状，如癫痫发作、发育迟缓、智力低下、运动功能障碍[1, 2]。

(3) 辅助检查

新生儿或婴幼儿颅脑 MRI 检查可见脑积水、脑室扩张、中线囊性结构、脑实质受压、后颅窝扩大 (图 624-1)。妊娠期胎儿超声可见脑室扩大 (图 624-2)。

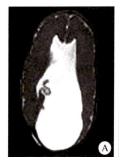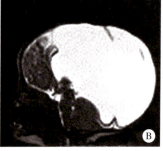

图 624-1 HYC1 患者头部磁共振成像
轴向 (A) 和中线矢状 (B) 大脑 T$_2$ 加权像可见中线囊性结构和侧脑室扩张
(J Med Genet，2012，49: 708-712)

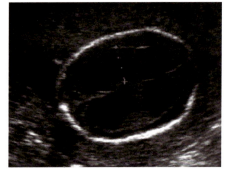

图 624-2 子宫内 20 周胚胎显示严重侧脑室扩张
(J Med Genet，2012，49: 708-712)

(4) 病理表现

大脑病理切片可见第三、第四脑室及侧脑室扩张，中脑导水管开放 (图 624-3)。染色体核型正常。

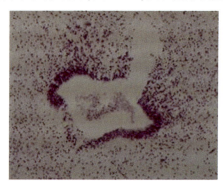

图 624-3 子宫内 20 周胚胎病理显示中脑导水管开放
(J Med Genet，2012，49: 708-712)

(5) 受累部位病变汇总 (表 624-1)

表 624-1 受累部位及表现

受累部位	主要表现
脑	脑积水，脑室扩张，脑中线呈囊状结构，导水管开放，脑实质受压
神经系统	癫痫发作，发育迟缓，智力低下，运动功能障碍

二、基因诊断

(1) 概述

CCDC88C 基因，编码卷曲螺旋结构域蛋白，位于 14 号染色体长臂 3 区 2 带 1 亚带 1 次亚带 (14q32.11)，基因组坐标为 (GRCh37):14:91737667-91884188，基因全长 146 522bp，包含 30 个外显子，编码 2028 个氨基酸。

(2) 基因对应蛋白结构及功能

CCDC88C 基因编码蛋白包含卷曲螺旋结构域，在人体内广泛表达，其 C 端存在一个 PDZ 结合结构域，可以与散乱蛋白相互作用，下调 Wnt 信号通路。散乱蛋白是一种支架蛋白，在 Wnt 信号通路的调节中发挥作用，而 Wnt 信号通路在胚胎发育、组

织维护、癌症演化过程中起到重要作用。

(3) 基因突变致病机制

Ekici 等[2] 在 1 名 HYC1 女性患者中检测到 CCDC88C 基因的 1 个纯合的剪接突变，导致蛋白编码提前终止，该患者的父母是近亲结婚。蛋白和基因表达谱分析表明，该突变影响了 WNT 信号通路的调控。

(4) 目前基因突变概述

目前人类基因突变数据库收录了 1 个与 CCDC88C 基因相关的剪接突变，未发现突变热点的相关报道。

（杨　昕　赵　慧　刘　超）

参考文献

[1] Drielsma A, Jalas C, Simonis N, et al. Two novel CCDC88C mutations confirm the role of DAPLE in autosomal recessive congenital hydrocephalus. J Med Genet, 2012, 49: 708-712

[2] Ekici AB, Hilfinger D, Jatzwauk M, et al. Disturbed wnt signalling due to a mutation in CCDC88C causes an autosomal recessive non-syndromic hydrocephalus with medial diverticulum. Mol Syndromol, 2010, 1: 99-112

625，626　水致死综合征
(hydrolethalus syndrome, HLS)
(625. HLS1, OMIM 236680; 626. HLS2, OMIM 614120)

一、临床诊断

(1) 概述

水致死综合征 (HLS) 最早于 1981 年在芬兰报道，系一种常染色体隐性遗传的畸形综合征，根据致病基因不同分为 1 型和 2 型。水致死综合征 1 型 (HLS1) 由 HYLS1 基因纯合突变所致。水致死综合征 2 型 (HLS2) 由 KIF7 基因突变所致[1-3]。羊水过多、脑积水和致死为该病三大特征[4]。

(2) 临床表现 (图 625-1)

水致死综合征常妊娠期发病，患儿往往死于妊娠期或新生儿期，呈隐性遗传，产前 B 超检查可做初步诊断。该病妊娠期间主要表现为羊水过多，且常发生早产。胎儿多表现为上肢伸侧及下肢屈侧多指畸形，其中双拇指畸形为特征性表现，中枢神经系统异常主要表现为脑积水或无脑畸形，且由于各脑室与蛛网膜下腔相通，所以脑积水范围较广。患者下颌一般较小，并可见鼻子及眼睛发育异常，部分患者可存在先天性心脏病或呼吸器官异常[3-5]。

(3) 辅助检查 (图 625-2)

水致死综合征的 X 线表现具有独特的异常改变，典型 X 线表现为胫骨发育不全伴各个骨线异常，如双侧姆趾内翻或脑积水和一种特征性的枕骨中线缺损。其他常见征象包括多指 (趾) 畸形、先天性心脏病及呼吸器官异常[4]。

水致死综合征患儿在妊娠 12 周后 B 超下可见羊水过多、颅内及肢体畸形，颅内主要表现为脑积水，异常的脑室与蛛网膜下腔直接相通，比一般侧

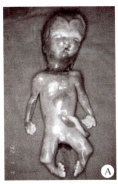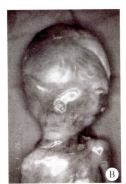

图 625-1　男性 HLS 胎儿

妊娠 18 周时发生早产，存在脑积水、眼裂较小、眼距较宽、双侧唇裂及鼻裂、小颌畸形、低位耳、宽颈、手足多指 (趾) 畸形，并伴下肢缩短及棒状足 (Am J Hum Genet, 1999, 65: 1086-1095)

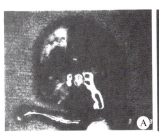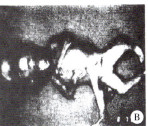

图 625-2　妊娠 13.5 周早产的 HLS 胎儿

B 超可见大头畸形、枕部隆起、宽颈、小颌、低位耳、眼睛倾斜，眼距变小、左侧棒状足等 (Ultrasound Obstet Gynecol, 1995, 5: 60-62)

脑室扩张引起的脑积水更早、更容易被发现；另一征象为肢体畸形，特征性的表现为棒状足，在妊娠早期，双顶径与股骨长度基本在正常范围内，妊娠13 周后，逐渐出现胎头增大，而股骨相对缩短[6、7]。

(4) 病理表现

暂无病理报道。

(5) 受累部位病变汇总（表 625-1）

表 625-1　受累部位及表现

受累部位	主要表现
脑	广泛脑积水，脑室与蛛网膜下腔直接相通，胎头增大
骨骼	上肢伸侧及下肢屈侧多指（趾）畸形，双拇指畸形，棒状足，股骨缩短
五官	下颌较小，鼻子及眼睛发育异常，唇裂，腭裂
心脏	有一半患者累及心脏，存在房室功能受损
呼吸系统	部分患者存在气道狭窄，肺叶位置异常

二、HLS1 基因诊断

(1) 概述

HYLS1 基因，即编码位于细胞质的一种蛋白质的基因，位于 11 号染色体长臂 2 区 4 带 2 亚带 (11q24.2)，基因组坐标为 (GRCh37)11:125756955-125770541，基因全长 13 587bp，包含 3 个外显子，编码 299 个氨基酸。

(2) 基因对应蛋白结构及功能

HYLS1 基因编码定位于细胞质的一种蛋白。该蛋白突变会引起 HLS1。

(3) 基因突变致病机制

Mee 等[8]于 2005 年已经报道在芬兰人当中 HYLS1 基因的突变会导致 HLS1。他们发现 p.D211G 突变在芬兰人群中的一个共有的变异。

本病尚无相应的分子研究，致病机制未明。

(4) 目前基因突变概述

目前人类基因突变数据库收录了 HYLS1 基因突变 1 个，为错义 / 无义突变。

三、HLS2 基因诊断

(1) 概述

KIF7 基因，即编码纤连蛋白的基因，位于 15 号长臂 2 区 6 带 1 亚带 (15q26.1)，基因组坐标为 (GRCh37): 15: 90171201-90198725，基因全长 27 525bp，包含 24 个外显子，编码 1343 个氨基酸。

(2) 基因对应蛋白结构及功能

KIF7 基因编码的纤连蛋白属驱动蛋白家族，该蛋白通过调节 GLI 转录介导的活性影响 "音猬因子" 介导的信号通路，通过使 GLI2 配基失活而对 "音猬因子" 介导的信号通路起负调控作用；通过阻止 GLI3 的活性促进该信号通路。

(3) 基因突变致病机制

Putoux 等[9]报道了一个有血缘关系的阿尔及利亚家族，其中有 4 个同胞胎儿患有 HLS2，胎儿的年龄为 11~15 孕周。通过全基因组连锁分析，在患者中检出 KIF7 基因纯合缺失。

本病尚无相应的分子研究，致病机制未明。

(4) 目前基因突变概述

目前人类基因突变数据库收录了 KIF7 基因突变 28 个，其中错义 / 无义突变 14 个，剪接突变 2 个，小的缺失 8 个，小的插入 2 个，小的插入缺失 1 个，大片段缺失 1 个。

（康开江　曾春薇　张　洁）

参考文献

[1] Ilona V, Riitta S, Teppo V, et al. Assignment of the locus for hydrolethalus syndrome to a highly restricted region on 11q23-25. Am J Hum Genet, 1999, 65:1086-1095

[2] Lisa Mee, Heli Honkala, Outi Kopra, et al. Hydrolethalus syndrome is caused by a missense mutation in a novel gene HYLS1. Human Molecular Genetics, 2005, 14(11):1475-1488

[3] Audrey P, Sophie T, Karlien L, et al. KIF7 mutations cause fetal hydroletha-lus and acrocallosal syndromes. Nat Genet, 2011, 43(6): 601-606

[4] Herva R, Seppanen U. Roentgenologic findings of the hydrolethalus syndrome. Pediatr Radiol, 1984, 14:41-43

[5] Salonen R, Herva R, Norio R. The hydrolethalus syndrome: delineation of a "new", lethal malformation syndrome based on 28 patients. Clin Genet, 1981, 19 : 321-330

[6] Ammala P, Salonen R. First-trimester diagnosis of hydrolethalus syndrome. Ultrasound Obstet Gynecol, 1995, 5:60-62

[7] Siffring P, Forrest T, Frick M. Sonographic detection of hydrolethalus syndrome. J Clin Ultrasound, 1991, 19: 43-47

[8] Mee L, Honkala H, Kopra O, et al. Hydrolethalus syndrome is caused by a missense mutation in a novel gene HYLS1. Hum Molec Genet, 2005, 14: 1475-1488

[9] Putoux A, Thomas S, Coene KL, et al. KIF7 mutations cause fetal hydrolethalus and acrocallosal syndromes. Nat Genet, 2011, 43: 601-606

627 暂时性家族性新生儿高胆红素血症
(hyperbilirubinemia, transient familial neonatal, HBLRTFN; OMIM 237900)

一、临床诊断

(1) 概述

暂时性家族性新生儿高胆红素血症 (HBLRTFN) 又称为 Lucey-Driscoll 综合征 (L-D 综合征)，是一种罕见的先天性非溶血性黄疸，婴儿多在出生后 48h 内出现黄疸[1]，血中非结合胆红素可达 340μmol/L 以上。目前认为发病机制与患儿母亲在妊娠末 3 个月时血浆中出现抑制葡萄糖醛酸转移酶的物质 [可能为一种孕酮类甾体物质 (促孕性激素)] 有关，引起肝细胞摄取和结合胆红素障碍，故母乳喂养的发病率要高于奶粉喂养[2]。本病凶险，部分患儿可在短期内死于核黄疸。不过，黄疸只是暂时的，采用输血换血疗法及光疗后，血清胆红素常在 1 个月内恢复正常。

(2) 发病机制

L-D 综合征是由 UGT1A1 基因缺陷使葡萄糖醛酸转移酶 (UGT) 表达水平或活性明显降低，此酶的缺陷使胆红素不能与葡萄糖醛酸结合形成结合胆红素，使胆红素以不易运输和排泄的非结合胆红素形式在体内蓄积，引起非溶血性高胆红素血症。

(3) 临床表现

1) 皮肤、巩膜等组织的黄染，多在新生儿出生后 48h 内出现，黄疸加深时，尿、痰、泪液及汗液也被黄染，唾液一般不变色。

2) 尿和粪的色泽改变。

3) 消化道症状，常有腹胀、腹痛、食欲不振、恶心、呕吐、腹泄或便秘等症状。

4) 胆盐血症表现的主要症状：皮肤瘙痒、心动过缓、腹胀、脂肪泄、夜盲症、乏力、精神萎靡和头痛等。

L-D 综合征常常出现核黄疸，表现为精神萎靡、嗜睡、吸吮无力、呕吐、拒奶等，持续加重可出现发热、呻吟、尖叫、凝视、抽搐、背部肌肉痉挛、身体弯成弓状、呼吸衰竭等症状。部分患者遗留核黄疸后遗症，即四肢不自主活动，头躯干扭转，眼球上转困难或斜视，听觉障碍，牙釉质发育不全，哭闹不安，智力落后，最终发展为手足徐动型脑瘫。

(4) 受累部位病变汇总 (表 627-1)

表 627-1 受累器官及表现

受累部位	主要表现
皮肤、巩膜	出生 48h 内出现黄染，程度重
消化系统	腹胀、食欲不振、恶心、呕吐、腹泄或便秘
神经系统	精神萎靡、嗜睡、抽搐、背部肌肉痉挛
其他	尿、便颜色变浅

二、基因诊断

(1) 概述

UGT1A1 基因，即编码尿苷二磷酸葡萄糖醛酸转移酶 1A1 的基因，位于 2 号染色体长臂 3 区 7 带 (2q37)，基因组坐标为 (GRCh37):2:234668919-234681945，基因全长 13 027bp，包含 5 个外显子，编码 533 个氨基酸。

(2) 基因对应蛋白结构及功能

UGT1A1 基因编码尿苷二磷酸葡萄糖醛酸转移酶，该酶在糖醛酸途径中可催化亲脂性小分子化合物，如类固醇、胆红素、激素和药物等，生成水溶性代谢产物。UGT1A1 基因是一个可编码多种尿苷二磷酸葡萄糖醛酸转移酶的复合基因座的一部分，该复合基因座包含 13 个不同的可剪切 1 号外显子和 4 个共同外显子。其中 4 个可剪切 1 号外显子被认为是假基因，剩下的 9 个可以与 4 个共同外显子拼接，产生 N 末端不同、C 末端相同的 9 个蛋白。每个 1 号外显子均编码底物结合位点，并由各自的启动子调控。该酶的最适底物为胆红素，另外对一些简单的酚类、黄酮类及 C18 类固醇分子也具有中等催化活性。

(3) 基因突变致病机制

2000 年，Maruo 等[3] 研究分析了 17 名母乳喂养的日本新生儿，均出现显著持续性的黄疸 (年龄为 3 周至 1 个月，血清胆红素高于 10mg/dl)。停止母乳喂养后，所有新生儿血清胆红素浓度开始降低，当再次恢复母乳喂养，一些新生儿血清胆红素浓度重新升高。4 个月时新生儿血清胆红素的浓度趋于标准水平。通过测序分析，在 15 名新生儿中发现了 UGT1A1 基因的 p.G17R 突变，其中 8 名为纯合子，7 名为杂合子。该突变在东亚人群中普遍存在。

2007 年，Udomuksorn 等[4] 发现 p.G17R 突变蛋白通过减少 Vmax 而导致体外清除总胆红素葡萄糖醛酸化能力降低了 50%。而清除其他底物能力的下降幅度根据底物的不同而不同。

Bortolussi 等[5] 构建了一组小鼠模型，即在 Ugt1a1 基因中导入一个终止密码子，使该基因编码产生无活性的尿苷二磷酸葡萄糖醛酸转移酶。新出生的纯合突变小鼠很快就出现严重的黄疸，于 11 天内死亡。对这些新生小鼠注射单剂量腺相关病毒表达的人 UGT1A1 进行基因治疗，发现所有小鼠均存活。

(4) 目前基因突变概述

目前人类基因突变数据库收录了 UGT1A1 基因突变 95 个，其中错义 / 无义突变 68 个，剪接突变 5 个，小的缺失 13 个，小的插入 5 个，大片段缺失 3 个，调控区突变 1 个。

（黄 英）

参考文献

[1] Lucey JF, Arias IM, McKay RJ. Transient familial neonatal hyperbilirubinemia. Am J Dis Child, 1960, 100: 787-789

[2] Arias IM, Wolfson S, Lucey JF, et al. Transient familial neonatal hyperbilirubinemia. J Clin Invest, 1965, 44: 1442-1450

[3] Maruo Y, Nishizawa K, Sato H, et al. Prolonged unconjugated hyperbilirubinemia associated with breast milk and mutations of the bilirubin uridinediphosphate-glucuronosyltransferase gene. Pediatrics, 2000, 106: E59

[4] Udomuksorn W, Elliot DJ, Lewis BC, et al. Influence of mutations associated with Gilbert and Crigler-Najjar type II syndromes on the glucuronidation kinetics of bilirubin and other UDP-glucuronosyltransferase 1A substrates. Pharmacogenet Genomics, 2007, 17: 1017-1029

[5] Bortolussi G, Zentilin L, Baj G, et al. Rescue of bilirubin-induced neonatal lethality in a mouse model of Crigler-Najjar syndrome type I by AAV9-mediated gene transfer. FASEB J, 2012, 26(3): 1052-1063

628　婴儿高钙血症
(hypercalcemia infantile; OMIM 143880)

一、临床诊断

(1) 概述

婴儿高钙血症主要表现为生长异常、呕吐、脱水、肾钙化。由 CYP24A1 基因突变所致。

(2) 临床特点

婴儿高钙血症表现为常染色体显性遗传，患儿在 6~8 个月出现高钙血症典型的症状，包括体重减少和生长发育延迟、多尿和脱水、肌张力低或嗜睡。但也有报道该基因突变患者在 19 岁出现由于高钙血症造成的反复肾结石。

(3) 辅助检查

血清钙增高、尿钙增高及甲状旁腺激素降低，肾脏超声检查提示肾脏髓质钙化 (图 628-1)。

(4) 病理表现

未见报道。

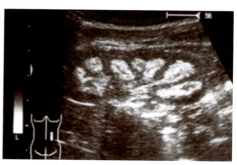

图 628-1　肾脏髓质钙化
(New Eng J Med, 2011, 365: 410-421)

(5) 受累部位病变汇总 (表 628-1)

表 628-1　受累部位及表现

受累部位	主要表现
肾脏	多尿、髓质钙化
骨骼肌	肌张力异常
内分泌系统	甲状旁腺素降低、高血钙、高尿钙

二、基因诊断

(1) 概述

CYP24A1 基因，即编码细胞色素 P450 超家族中一种酶的基因，位于 20 号染色体长臂 1 区 3 带 2 亚带 (20q13.2)，基因组坐标为 (GRCh37): 20: 52769985-52790516，基因全长 20 532bp，包含 12 个外显子，编码 514 个氨基酸。

(2) 基因对应蛋白结构及功能

CYP24A1 基因编码的酶隶属于细胞色素 P450 超家族，该家族成员为单氧酶，其对药物代谢，胆固醇、类固醇和其他脂类的合成等诸多反应均有催化作用。该线粒体蛋白可触发 1,25- 二羟维生素 D_3 的降解，通过将侧链羟基化而形成生理上活化的维生素 D_3。因此，该酶通过调节维生素 D_3 的水平来维持体内钙稳态和维生素 D 内分泌系统平衡。

(3) 基因突变致病机制

Schlingmann 等[1] 报道了在婴儿高钙血症患者中，CYP24A1 基因的突变与机体对维生素 D 敏感性增加相关。另有研究者发现 CYP24A1 基因的 p.R159Q 突变能够摧毁丙酸亚铁血红素和精氨酸之间的氢键而改变了亚铁血红素分子和 24- 羟化酶之间的相互作用[2]。

Kasuga 等[3] 发现结构性地表达 CYP24A1 的转基因小鼠的血浆中 24,25- 二羟维生素 D_3 的水平显得非常低，同时在断奶之后很快出现蛋白尿和高血脂等现象。血浆脂质出现表明总脂蛋白的表达提高。由于高脂和高胆固醇的喂养，转基因小鼠的主动脉中出现动脉粥样硬化病变。

(4) 目前基因突变概述

目前人类基因突变数据库收录了 CYP24A1 基因突变 1 个，为调控区突变。同时有文献报道该基因有 1 个错义突变 p.R159Q[1]。

（陈　彬　张　杰）

参考文献

[1] Schlingmann KP, Kaufmann M, Weber S, et al. Mutations in CYP24A1 and idiopathic infantile hypercalcemia. New Eng J Med, 2011, 365: 410-421

[2] Streeten EA, Zarbalian K, Damcott CM.CYP24A1 mutations in idiopathic infantile hypercalcemia. New Eng J Med, 2011, 365: 1741-1742

[3] Kasuga H, Hosogane N, Matsuoka K, et al. Characterization of transgenic rats constitutively expressing vitamin D-24-hydroxylase gene. Biochem Biophys Res Commun, 2002, 297: 1332-1338

629　过度惊骇症 3 型
(hyperekplexia 3, HKPX3; OMIM 614618)

一、临床诊断

(1) 概述

过度惊骇症 3 型 (HKPX3) 为常染色体遗传，可为显性遗传，也可为隐性遗传[1]。其致病基因为 SLC6A5，编码 GlyT2 转运体。GlyT2 转运体为神经前突触甘氨酸再摄取转运体，维持甘氨酸性神经元轴突终末内甘氨酸的高浓度[2]。甘氨酸是主要的抑制性神经递质之一。SLC6A5 基因突变会导致 GlyT2 转运体与细胞膜的结合力或与转运物质（如钠离子、甘氨酸等）的亲和力降低[1]。

(2) 临床表现

HKPX3 婴儿期即可发病，主要表现为新生儿对触觉或听觉的刺激产生过度的惊恐反应，导致张力亢进，甚至可能出现新生儿呼吸暂停或吸入性肺炎，危及新生儿生命。这些症状可延续至成人时期，导致无保护性摔倒。值得一提的是，一些患儿在出生后一年内症状有所缓解甚至消失[1, 3]。

药物治疗可进行干预，氯硝西泮可抑制 GABAA 再摄取，可减缓症状。有报道称，Vigevano 手法可以抵抗或消除张力亢进和呼吸暂停发作带来的影响，其手法包括将头和四肢向躯干屈曲等[3]。

(3) 辅助检查

暂无报道。

(4) 病理表现

暂无报道。

(5) 受累部位病变汇总（表 629-1）

表 629-1　受累部位及表现

受累部位	主要表现
呼吸系统	新生儿发作性呼吸暂停、婴儿发作性憋气
肌肉、软组织	新生儿张力亢进、肌强直
中枢神经系统	对触觉、听觉刺激产生过度的惊恐反应，张力亢进

二、基因诊断

(1) 概述

SLC6A5 基因，编码突触前甘氨酸转运蛋白，位于 11 号染色体短臂 1 区 5 带 1 亚带 (11p15.1)，基因组坐标为 (GRCh37):11:20620946-20676610，基因全长 55 665bp，包含 16 个外显子，编码 797 个氨基酸。

(2) 基因对应蛋白结构及功能

SLC6A5 基因编码突触前甘氨酸转运蛋白。甘氨酸是脊髓、脑干和视网膜里一个主要的抑制性神经递质，在这些部位主要通过与甘氨酸受体结合发挥作用。此外，甘氨酸在 *N*-甲基 -D- 天冬氨酸 (NMDA) 受体上可作为谷氨酸的协同激动剂。甘氨酸的功能结束时，像大多数其他神经递质一样，通过快速再吸收进入突触前末端或周围的神经胶质细胞。甘氨酸转运蛋白是钠 / 氯化物依赖性转运蛋白家族的成员，它们与 40%~50% 氨基酸具有相似性，并且都有 12 个跨膜区域的特征。

(3) 基因突变致病机制

Rees 等[1]在 6 个 HKPX3 病例中（其中 2 人是兄弟），确定了 *SLC6A5* 基因纯合和复合杂合突变。在另外一个 HKPX3 患者中发现一个杂合突变，这与常染色体显性遗传一致。携带 *SLC6A5* 基因突变个体表现为对触觉或听觉刺激亢进、夸张的吃惊反应，并会导致危及生命的呼吸暂停发作。在体外的功能性表达研究表明，*SLC6A5* 基因突变通过影响谷氨酸与钠离子的结合位点，进而导致甘氨酸Ⅱ型转运体的亚细胞定位出现障碍，降低了赖氨酸吸收。

Rees 等[1]还注意到虽然甘氨酸Ⅱ型转运体敲除小鼠已经表现为类似 HKPX3 的症状，但有几个标记与携带突变的个体的人类基因有差异。基因敲除的小鼠体重增加缓慢，出生后的第二周结束时过早死亡，呈现出复杂的神经系统的表型特征，包括痉挛、严重受损的翻正反射，特别值得注意的是肌肉僵硬和自发性震颤的表现。相反，携带 *SLC6A5* 突变的人类则没有表现类似的症状，不过这些症状可以通过听觉或触觉刺激引发。

(4) 目前基因突变概述

目前人类基因突变数据库报道了 *SLC6A5* 基因突变 11 个，其中，错义 / 无义突变 10 个，小的缺失 1 个。无突变热点。

（彭光格　张　宇）

参考文献

[1] Rees MI, Harvey K, Pearce BR, et al. Mutations in the gene encoding GlyT2 (*SLC6A5*) define a presynaptic component of human startle disease. Nat Genet, 2006, 38: 801-806

[2] Rousseau FKRASS. The glycine transporter glyT2 controls the dynamics of synaptic vesicle refilling in inhibitory spinal cord neurons. Journal of Neuroscience, 2008, 28: 9755-9768

[3] Carta E, Chung SK, James VM, et al. Mutations in the GlyT2 gene (SLC6A5) are a second major cause of startle disease. J Biol Chem, 2012, 287: 28975-28985

630　过度惊骇症 1 型
(hyperekplexia, hereditary 1, HKPX1; OMIM 149400)

一、临床诊断

(1) 概述

过度惊骇症 1 型 (HKPX1) 致病原因为 *GLRA1* 基因的杂合、纯合或复合杂合突变，常显、常隐均有报道，又称为惊恐症。

(2) 临床表现

对突然的、未知的听觉或触觉刺激的夸大反应。针对刺激，患者表现为强烈的全身肌张力亢进的短暂发作。新生儿表现为僵直。亢进的脑干反射（掌额、撅嘴反射），睡眠期的短暂的全身的阵挛发作。有可能因呼吸困难或误吸导致死亡。成人惊恐可诱发跌倒或肌肉抽搐，可伴有髋关节脱位、脐疝、腹股沟疝[1-5]。

(3) 影像学表现

暂无报道。

(4) 病理表现

暂无报道。

(5) 受累部位病变汇总（表 630-1）

表 630-1　受累部位及表现

受累部位	主要表现
肌肉	张力亢进
关节	脱位

二、基因诊断

(1) 概述

GLRA1 基因，即编码甘氨酸受体 α 1(glycine receptor，alpha 1) 的基因，位于 5 号染色体长臂 3 区 2 带 (5q32)，基因组坐标为 (GRCh37):5:151202074-151304397，基因全长 102 324bp，包含 10 个外显子，编码 457 个氨基酸。

(2) 基因对应蛋白结构及功能

甘氨酸受体 (GlyR) 是配体门控离子通道的 Cys 环家族成员，介导甘氨酸的抑制作用。它广泛分布于整个中枢神经系统，特别是海马区，脊髓和脑干。甘氨酸受体是一个五聚体蛋白，或由 α 亚型 (α1、α2、α3 或 α4) 形成同源寡聚体，或同时含有 β 亚型变异基团 (β1) 的 β 亚型组成异源寡聚体，这个变异基团对受体锚定到突触上非常重要。甘氨酸受体有一个完整的氯化物通道，并存在麻醉剂、神经甾体、大麻和乙醇的调控位点。干扰甘氨酸受体的表达或其离子通道的功能，会引发 HKPX1。

(3) 基因突变致病机制

1993 年，Shiang 等[6]在 4 个常染色体显性 HKPX1 家系中，发现了 *GLRA1* 基因的两个不同的杂合点突变。

2002 年，Zhou 等[7]总结了 *GLRA1* 基因突变的研究报道。在众多病患家庭中已经发现 *GLRA1* 的不同突变，最常见的是 p.R271Q。这些突变会引起受体与配体无法正常结合，甘氨酸受体的氯化物通道功能受到明显抑制，最终导致脑桥延髓网状神经的过度兴奋及不正常的脊髓正反馈应激。

(4) 目前基因突变概述

目前人类基因突变数据库收录了 *GLRA1* 基因突变 41 个，其中，错义 / 无义突变 35 个，小的缺失 3 个，大片段缺失 3 个。

（唐鹤飞　王博祥）

参考文献

[1] Andermann F, Keene DL, Andermann E, et al. Startle disease or hyperekplexia: further delineation of the syndrome. Brain, 1980, 103: 985-997

[2] Buckwalter MS, Cook SA, Davisson MT, et al. A frameshift mutation in the mouse alpha-1 glycine receptor gene (Glra1) results in progressive neurological symptoms and juvenile death. Hum Molec Genet, 1994, 3: 2025-2030

[3] Dubowitz LMS, Bouza H, Hird MF, et al. Low cerebrospinal fluid concentration of free gamma-aminobutyric acid in startle disease. Lancet, 1992, 340: 80, 81

[4] Stevens H. Jumping Frenchmen of Maine. Arch Neurol, 1965, 12: 311-314

[5] Suhren O, Bruyn GW, TuynmanJA. Hyperexplexia, a hereditary startle syndrome. J Neurol Sci, 1966, 3: 577-605

[6] Shiang R, Ryan SG, Zhu YZ, et al. Mutations in the alpha-1 subunit of the inhibitory glycine receptor cause the dominant neurologic disorder, hyperekplexia. Nature Genet, 1993, 5: 351-357

[7] Zhou L, Chillag KL, Nigro MA. Hyperekplexia: a treatable neurogenetic disease. Brain and Development, 2002, 24(7): 669-674

631 高 IgE 综合征伴复发性感染
—— 一种常染色体隐性遗传多系统疾病
(hyper-IgE recurrent infection syndrome, autosomal recessive; OMIM 243700)

一、临床诊断

(1) 概述

常染色体隐性遗传高 IgE 综合征伴复发性感染是一种原发性免疫缺陷症，其特点是复发性金黄色葡萄球菌皮肤脓肿、嗜酸性粒细胞增多、血清 IgE 升高。致病基因为 *DOCK8* 基因，其编码 DOCK8 蛋白。

(2) 临床表现

患者发病年龄由 6 个月至 5 岁不等。严重的皮炎样皮疹通常为首发表现 (图 631-1)，还可表现为反复上呼吸道感染、中耳炎等，患者通常伴有严重的过敏性疾病，如哮喘及对食物和环境过敏原过敏等。此外，严重慢性皮肤病毒感染是其显著特征，还可出现复发性自身免疫性溶血性贫血。少数患者因感染或血管病变发生严重的中枢神经系统病变[1-4]。

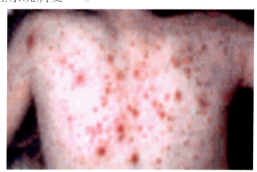

图 631-1　患者特异性皮肤改变
(New Eng J Med，2009，361: 2046-2055)

(3) 辅助检查

血清总 IgE 一般均超过 2000U/ml，个别患者可高达 50 000U/ml。高 IgE 综合征患者血清总 IgE 呈持续增高状态，波动率一般不超过 50%。高 IgE 综合征患者虽然外周血白细胞总数和中性粒细胞比例正常或偏高，吞噬功能也正常，但中性粒细胞的趋化能力却存在明显的缺陷。血沉长期增加，常达 30~60mm/h。嗜酸性粒细胞显著增高。出现中枢神经系统病变可以发现影像学异常，如脑梗死或脑出血等。

(4) 受累部位病变汇总 (表 631-1)

表 631-1　受累部位及表现

受累部位	主要表现
皮肤	皮疹，皮炎，软疣，皮肤脓肿
免疫系统	免疫缺陷
呼吸系统	咳嗽，咳痰
脑	偏瘫，失语，头疼

二、基因诊断

(1) 概述

DOCK8 基因，即编码 DOCK180 蛋白家族成员之一的基因，位于 9 号染色体短臂 2 区 4 带 3 亚带 (9p24.3)，基因组坐标为 (GRCh37):9:214865-465259，基因全长 250 395bp，包含 53 个外显子，编码 2099 个氨基酸。

(2) 基因对应蛋白结构及功能

DOCK8 基因编码的蛋白是鸟苷酸交换因子 DOCK180 蛋白家族的成员之一。鸟苷酸交换因子和 Rho GTP 酶相互作用，构成细胞间信号转导通路的组成成员。该蛋白包含 DHR-1 和 DHR-2 结构域，其中 DHR-2 结构域可调控鸟苷酸交换因子活性。鸟苷酸交换因子可以使 GDP 转变为 GTP，进而激活一些小 GTP 酶。

(3) 基因突变致病机制

2009 年，在来自 8 个无亲缘关系家系的 11 个患者中，Zhang 等[3]发现了 *DOCK8* 基因的纯合或复合杂合突变。所有的突变均会导致蛋白功能缺失。在 11 个患者的原始 T 淋巴细胞培养和转化淋巴细胞系中没有检测到 DOCK8 蛋白。研究者还发现虽然 CD8 T 淋巴细胞的细胞毒活性正常，但是其扩增和活化功能存在损伤。

本病尚无相应的分子研究，致病机制未明。

(4) 目前基因突变概述

目前人类基因突变数据库收录了 *DOCK8* 基因突变 23 个，其中错义 / 无义突变 5 个，剪接突变 5 个，小的缺失 1 个，大片段缺失 12 个。

（陈　彬　魏　静）

参考文献

[1] Grimbacher B, Holland SM, Gallin JI, et al. Hyper-IgE syndrome with recurrent infections--an autosomal dominant multisystem disorder. New Eng J Med, 1999, 340: 692-702

[2] Renner ED, Puck JM, Holland SM, et al. Autosomal recessive hyperimmunoglobulin E syndrome: a distinct disease entity. J Pediat, 2004, 144: 93-99

[3] Zhang Q, Daris JC, Lamborn IT, et al. Combined immunodeficiency associated with DOCK8 mutations. New Eng J Med, 2009, 361: 2046-2055

[4] 李春晓, 余红. 高 IgE 综合征诊疗进展. 临床儿科杂志, 2014, 32 (01):88-91

632~637　家族性高胰岛素性低血糖症
(hyperinsulinemic hypoglycemia, familial, HHF)
(632. HHF1, OMIM 256450; 633. HHF3, OMIM 602485; 634. HHF4, OMIM 609975; 635. HHF5, OMIM 609968; 636. HHF6, OMIM 606762; 637. HHF7, OMIM 610021)

一、临床诊断

(1) 概述

家族性高胰岛素低血糖血症 (hyperinsulinemic hypoglycemia, familial, HHF) 又称为先天性高胰岛素血症 (congenital hyperinsulinism, CHI)、胰岛细胞增生症、婴儿持续高胰岛素低血糖血症 (persistent hyperinsulinemic hypoglycemia infants, PHHI)，是婴儿持续性低血糖的最常见原因。当血糖 <20~30mg/dl(1.1mmol/L~1.6mmol/L) 出现神经低血糖症状，反复低血糖发作可导致不可逆的中枢神经系统损害[1]。本病临床、病理、基因异质性明显，受遗传、环境双重因素影响，依据致病基因可分为 7 类[2,3]。

(2) 临床表现

HHF 在美国发病率为 1/50 000，全球为 1/2500，男女发病比例为 1.3:1。病情及临床表现与发病时间有关，发病越早病情越重，致死率越高[4]。>50% 的新生儿起病患儿出现癫痫、昏迷，其他非特异性低血糖表现包括多汗、发绀、吸吮无力、烦躁，约 20% 患儿无症状[4]。由于胰岛素抑制脂肪分解，约 1/3 新生儿体质量大于胎龄[4]。如治疗不充分，患儿可遗留神经系统损害，包括智力发育迟缓、反复癫痫样发作。较晚发病患者临床表现较轻[4, 5]，多隐匿起病，以癫痫样发作、反复意识丧失为主要表现。发作与运动、进食相关，空腹 / 运动 / 餐后 2~5h 发生，进食缓解。部分患儿可表现为特征性的面部损害，如图 632-1。HHF5 可伴有发作性视力丧失。部分女性患者可出现为腋窝皮肤色素沉着[6]。HHF3 患儿发展出现胰岛素依赖型糖尿病。HHF7 患者低血糖症多在运动及饱食后出现。

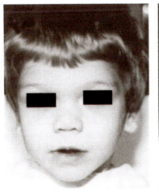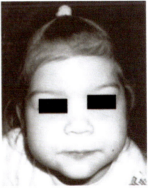

图 632-1　面部损害特征主要为肌肉对称性肥大且伴多毛征（多见于女性）

(American Journal of Medical Genetics, 2002, 111:130-133)

(3) 辅助检查

诊断标准：①低血糖发作，血糖 <1mmol/L 甚至检测不出；②绝对或相对的持续高胰岛素血症 [低血糖时空腹血胰岛素 >10U/L；血糖 0.6~0.8mmol/L 时血胰岛素 >5U/L；血胰岛素 (U/L) / 血葡萄糖 (mg/dl) 比值 >0.3；注射胰高血糖素 1mg 后半小时，血胰岛素 >80U/L]；③低血糖时无酮症；④静脉注射葡萄糖每分钟 10mg/kg 以上才能维持血糖在正常范围；⑤影像学无异常发现。

(4) 病理表现

HHF 主要病理改变为胰岛 B 细胞增生变性，一般可分为局限型及弥散型（图 632-2）[6]。

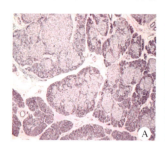
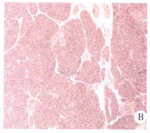
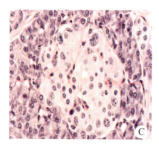
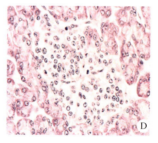
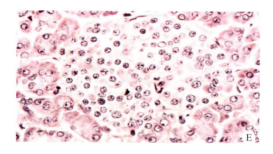

图 632-2 取自不同新生儿患者胰腺切片，显微镜下的表现

A. 局灶型的异常胰岛细胞是由看似正常的胰岛细胞组成的，外分泌腺细胞分布在胰管的周围；B、C. 弥散型的胰岛细胞增生，B. 低倍镜下所见，无明显异常，C. 高倍镜所见，可见异常细胞体积增大，胞质增多，核增大，周边分布有正常胰岛细胞；D. 局限型异常细胞在病损外侧，无功能胰岛细胞有小和正常的 B 细胞核；E. 取自血糖控制正常的儿童胰岛切片，正常 B 细胞和 A 细胞的细胞核直径平均 5~6μm[The New England Journal of Medicine,1999, 340(15):1170]

(5) 亚型汇总（表 632-1）

表 632-1 亚型汇总

HHF 亚型	致病基因	遗传方式
HHF1	ABCC8	常染色体显性、隐性
HHF2	KCNJ11	常染色体隐性
HHF3	GCK	常染色体显性
HHF4	HADH	常染色体隐性
HHF5	INSR	常染色体显性
HHF6	GLUD1	常染色体显性
HHF7	SLC16A1	常染色体显性

(6) 受累部位病变汇总（表 632-2）

表 632-2 受累器官及表现

受累部位	主要表现
脑	发作性癫痫，意识丧失，智力发育迟缓
眼	发作性视力丧失
胰腺	局灶性 / 弥漫性胰岛细胞腺瘤样增生
肝	肝大
皮肤	腋窝皮肤色素沉着
其他	大于胎龄

二、HHF1 基因诊断

(1) 概述

ABCC8 基因，即编码 ATP 结合盒式蛋白亚家族 C 成员 8 的基因，它位于 11 号染色体短臂 1 区 5 带 1 亚带 (11p15.1)，基因组坐标为 (GRCh37)：11:17414432-17498449，基因全长 84 018bp，包含 39 个外显子，编码 1581 个氨基酸。

(2) 基因对应蛋白结构及功能

ABCC8 基因编码的蛋白是 ATP- 结合盒转运蛋白家族的一员，可转运多种分子跨越细胞内外膜。ABC 基因编码的蛋白分为 7 个不同的亚族，即 ABC1、MDR/TAP、MRP、ALD、OABP、GCN20 及白蛋白。ABCC8 基因编码的蛋白是 MRP 亚家族的一员，参与多重耐药。该蛋白调节 ATP 敏感的钾离子通道及胰岛素的分泌。在患 HHF1 的婴儿中已发现该蛋白的突变和缺失，HHF1 是一种不受控制的胰岛素过度分泌的常染色体隐性遗传病。该蛋白的突变也与非胰岛素依赖糖尿病 2 型有关，后者是一种胰岛素分泌缺陷的常染色体显性遗传病。在 ABCC8 基因中也发现了可变剪接的转录变异体。

(3) 基因突变致病机制

1995 年，Thomas 等 [7] 在 9 位患有 HHF1 的近亲家族的 16 位受累者中发现，ABCC8 基因中有两个不同的纯合子剪接突变。1999 年，Otonkoski 等 [8] 对 24 位患有 HHF1 的芬兰患者及其父母 (33 位)、姊妹 (16 位、未患 HHF1) 进行了单体型分析，证实了 HHF1 与 11 号染色体有关。序列分析发现，15 位 HHF1 患者的 ABCC8 基因中均有一个 p.V187D 突变的纯合体或杂合体，而且这些患者药物治疗效果不佳，需要切除部分胰腺；但在其他 9 位患者中未发现突变。体外研究证实 p.V187D 突变的存在可使钾通道受阻。携带有突变的父母和姊妹未表现出临床症状。Otonkoski 等推断在患病的杂合体患者中存在另一种突变。

2001 年，Sund 等[9]在鼠胰岛 B 细胞中诱导 Foxa2 缺失，研究由胰岛素分泌过多引起的严重低血糖症的发生发展过程。在突变小鼠中，胰岛中 *Abcc8* 和 *Kcnj11* 的 mRNA 的表达水平分别降低了 81% 和 73%。

(4) 目前基因突变概述

目前人类基因突变数据库报道了 *ABCC8* 基因突变 316 个，其中，错义 / 无义突变 220 个，剪接突变 37 个，小的缺失 39 个，小的插入 11 个，大的缺失 6 个，大片段插入 2 个，调控区突变 1 个。未发现突变热点。

三、HHF3 基因诊断

(1) 概述

GCK 基因，即编码葡糖激酶（己糖激酶）的基因，位于 7 号染色体短臂 1 区 5 带 3 亚带至短臂 1 区 5 带 1 亚带 (7p15.3—p15.1)，基因组坐标为 (GRCh37): 7: 44183870-44198887；基因全长 15 018bp，包含 10 个外显子，编码 466 个氨基酸。

(2) 基因对应蛋白结构及功能

GCK 基因编码的己糖激酶可催化葡萄糖磷酸化生成葡糖 -6- 磷酸，这是大多数葡萄糖代谢途径的第一步反应。该基因的选择性剪切导致了葡糖激酶的 3 种组织特异性形式，一种发现于胰岛 B 细胞中，另外两种发现于肝脏中。该蛋白主要存在于线粒体的外膜上。与己糖激酶的其他形式相比，该酶不会受其催化产物葡糖 -6- 磷酸的抑制，在底物葡萄糖充足的情况下依旧保持活性。该基因的突变已证实与非胰岛素依赖型糖尿病 (NIDDM)、年轻的成人发病型糖尿病 2 型 (MODY2) 和婴儿持续性高胰岛素低血糖症 (PHHI) 的发病相关。

(3) 基因突变致病机制

2002 年，Christesen 等[10]在一位患有 HHF3 的 14 岁肥胖男孩的 *GCK* 基因中发现一杂合的激活突变，该男孩曾用二氮嗪治疗且曾因低血糖发作引起癫痫和意识丧失。该男孩的母亲体重正常，患有无症状的空腹低血糖症，也携带同样的突变。

Christesen 等指出，带有同样突变的母亲和儿子的临床症状有着如此显著的不同，这可追溯到 Glaser 等[11]在 1998 年发表的文章里提到的一个家族的相似的情形：溯源者患有肥胖症和严重的高胰岛素血症，但其携带有相同突变的姐姐（妹妹）体重正常，胰岛素水平相对较低，临床症状也比较缓和。

本病尚无相应的分子研究，致病机制未明。

(4) 目前基因突变概述

目前人类基因突变数据库报道了 *GCK* 基因突变 633 个，其中，错义 / 无义突变 453 个，剪接突变 53 个，小的缺失 83 个，小的插入 19 个，大的缺失 19 个，大的插入 3 个，调控区突变 3 个。对于成人发病型糖尿病来说，GCK 蛋白的小结构域是 1 个突变热点区域。

四、HHF4 基因诊断

(1) 概述

HADHSC 基因，即编码羟酰辅酶 A 脱氢酶的基因，位于 4 号染色体短臂 2 区 5 带 (4p25)，基因组坐标为 (GRCh37):4:108910870-108956331，基因全长 45 462bp，包含 9 个外显子，编码 331 个氨基酸。

(2) 基因对应蛋白结构及功能

HADHSC 基因属于 3- 羟酰辅酶 A 脱氢酶基因家族，编码的蛋白在线粒体基质中起到催化直链 3- 羟烷基辅酶 A 的作用，这是 β 氧化途径的中间步骤之一。其酶催化中等长度脂肪酸的活性是最高的。与 *HADHSC* 突变相关的疾病包括 3- 羟酰辅酶 A 脱氢酶缺乏症和 3- 羟酰 -CoA 脱氢酶缺乏症。同时，该基因的突变可导致 HHF4。人类基因组 15 号染色体上有一个与此基因相关的假基因。

(3) 基因突变致病机制

2001 年，Clayton 等[12]报道了一个 4 个月大的印度女孩患有 HHF4，并且在 *HADHSC* 这个基因上发现了一个纯合突变，而她的非近亲关系的父母是杂合携带者。

本病尚无相应的分子研究，致病机制未明。

(4) 目前基因突变概述

目前人类基因突变数据库报道了 *HADHSC* 基因突变 10 个，其中，错义 / 无义突变 7 个，剪接突变 1 个，小的缺失 1 个，大片段缺失 1 个。突变主要分布在基因整个编码区，无突变热点。

五、HHF5 基因诊断

(1) 概述

INSR 基因，即编码胰岛素受体蛋白的基因，位于 19 号染色体短臂 1 区 3 带 3 亚带到 2 亚带之间 (19p13.3—p13.2)，基因组坐标为 (GRCh37): 19: 7112266-7294011，基因全长 181 746bp，包含 22 个外显子，编码 1383 个氨基酸。

(2) 基因对应蛋白结构及功能

INSR 基因编码的胰岛素受体蛋白，是一个四聚体复合物，包含 2 个 α 亚基和 2 个 β 亚基，亚基间通过二硫键连接。胰岛素受体前体蛋白是一条单链，包含 1 个 27 个氨基酸的信号肽序列、α 亚基、前体酶加工位点和 23 个氨基酸转膜序列的 β 亚基，酶加工后除去信号肽，胰岛素受体前体蛋白被切割为两条链 (α 链和 β 链)。两个 α 亚基位于细胞质膜的外侧，其上有胰岛素的结合位点；两个 β 亚基是跨膜蛋白，起信号转导作用。胰岛素受体家族成员在与各自的配体 [如胰岛素、胰岛素样生长因子 (IGF-1 或 IGF-2)] 结合后，通过一系列的结构构象变化，激活胞内酪氨酸激酶，启动胞内信号转导，在生物体内发挥重要的生理功能。

(3) 基因突变致病机制

在 22 例无关联的女性胰岛素耐受症、黑棘皮症、多囊卵巢综合征患者中，Moller 等 [13] 发现了 *INSR* 基因的一个基因突变 (p.R1174Q)。Moller 认为 *INSR* 基因突变是 A 型极端胰岛素耐受比较罕见的起因。Hart[14] 等研究荷兰霍恩和鹿特丹的 NIDDM(非胰岛素依赖性糖尿病) 人群分布，发现 *INSR* 基因突变的 (p.V985M) 突变频率为 4.4% 和 1.8%。

McCarthy 等 [15] 研究 827 名白种人偏头痛，在 19p13 区域基因分出了 24 个单基因核苷酸多态性，其中 5 个 SNPs 定位于 *INSR* 基因内，这说明了 *INSR* 与偏头痛有重要的相关性。

Accili 等 [16] 通过定向突变技术获得胰岛素受体功能缺失小鼠，与人类 *INSR* 功能缺失不同，*INSR* 纯合子小鼠具有严重的高血糖症、高酮尿症，出生后 48~72h 内由于糖尿病酮症酸中毒而死亡。

Bruning 等 [17] 利用 Cre-loxP 系统敲除小鼠骨骼肌 *INSR* 基因，获得骨骼肌特异性 INSR⁻/⁻ 小鼠模型，该模型显示 INSR 受体浓度降低了 95%，小鼠的脂肪增多，血清三酰甘油、脂肪酸浓度升高。但血液中血糖、血清和糖耐受是正常的。因此，肌肉中的

胰岛素耐受改变了脂肪代谢。

(4) 目前基因突变概述

目前人类基因突变数据库收录了 *INSR* 基因突变 115 个，其中，错义 / 无义突变 95 个，剪接突变 6 个，小的缺失 11 个，小的插入 3 个。突变分布在基因整个编码区，无突变热点。

六、HHF6 基因诊断

(1) 概述

GLUD1 基因，即编码谷氨酸脱氢酶 1 的基因，它位于 10 号染色体长臂 2 区 3 带 3 亚带 (10q23.3)，基因组坐标为 (GRCh37):10:88809959-88854776，基因全长 44 818bp，包含 13 个外显子，编码 558 个氨基酸。

(2) 基因对应蛋白结构及功能

GLUD1 基因编码谷氨酸脱氢酶，是一种线粒体基质酶，在催化谷氨酸氧化脱氨生成三羧酸循环中一种重要的中间体 α - 酮戊二酸的过程中起到非常重要的作用。这种酶在调节氨基酸诱导的胰岛素分泌中起重要作用，并且该基因的激活突变是先天性高胰岛素血症的常见原因。该酶受 ADP 变构活化及 GTP/ATP 抑制，其可能通过增加兴奋性神经递质谷氨酸的吸收而参与大脑的学习与记忆活动。人类基因组中存在该基因的多个假基因。

(3) 基因突变致病机制

1997 年，Stanley 等 [18] 利用两位 HHF6 及高血氨症的婴儿及其父母的成淋巴细胞培养物研究了 GLUD 的活性及 cDNA。研究发现患者的 *GLUD1* 基因含有杂合突变，而且受突变影响，该蛋白的 C 末端区域对 GLUD 活性的变构调节子产生响应。

本病尚无相应的分子研究，致病机制未明。

(4) 目前基因突变概述

目前人类基因突变数据库报道了 *GLUD1* 基因突变 30 个，且都为错义 / 无义突变，突变分布在基因整个编码区，并且全部为点突变，无突变热点。

七、HHF7 基因诊断

(1) 概述

SLC16A1 基因，即编码溶质载体家族 16 成员 1(单羧酸转运蛋白) 的基因，位于 1 号染色体

短臂 1 区 2 带 (1p12)，基因组坐标为 (GRCh37): 1: 113454469-113498975，基因全长 44507bp，包含 5 个外显子，编码 500 个氨基酸。

(2) 基因对应蛋白结构及功能

SLC16A1 基因编码的质子 – 偶联的单羧酸转运蛋白可催化很多单羧酸跨越质膜，如乳酸和丙酮酸。该蛋白依赖于组织及环境的不同，调节乳酸及酮体的输入或输出。在对高脂肪饮食的细胞应答反应中，该蛋白可通过调节乳酸及丙酮酸、胰岛素分泌的小分子在细胞中的水平及参与中央代谢通路来发挥重要的作用，并对血浆胰岛素水平及血糖稳态产生影响。该基因的突变与红细胞乳酸盐转运蛋白的缺陷有关，该基因有编码不同亚型的选择性剪接变异体。

(3) 基因突变致病机制

Otonkoski 等[19] 在 2003 年的研究中发现了两个血糖受运动影响的常染色体显性芬兰家庭，并将症状定位到 1 号染色体短臂。然后 Otonkoski 等[20] 在 2007 年确定了 *SLC16A1* 基因 5′ UTR 区间分别发生了 c.163G>A 转换突变和一个 25 个碱基的重复变异。

本病尚无相应的分子研究，致病机制未明。

(4) 目前基因突变概述

目前人类基因突变数据库报道了 *SLC16A1* 基因突变 3 个，其中，错义 / 无义突变 2 个，调控区突变 1 个。2 个突变发生在基因编码区，1 个突变发生在调控区，无突变热点。

（张豪杰　董　培　宫艳萍　吴红龙　姬敬开）

参考文献

[1] Thornton PS, Satin-Smith MS, Herold K, et al. Familial hyperinsulinism with apparent autosomal dominant inheritance: clinical and genetic differences from the autosomal recessive variant.J Pediat, 1998. 132: 9-14

[2] Kapoor RR, Flanagan SE, Arya VB, et al. Clinical and molecular characterisation of 300 patients with congenital hyperinsulinism. Eur J Endocrinol, 2013. 168(4): 557-564

[3] Snider KE, Becker S, Boyajian L, et al. Genotype and phenotype correlations in 417 children with congenital hyperinsulinism. J Clin Endocrinol Metab, 2013. 98(2): E355-63

[4] Meissner T, Wendel U, Burgard P, et al. Long-term follow-up of 114 patients with congenital hyperinsulinism. Eur J Endocrinol, 2003. 149: 43-51

[5] Menni F, de Lonlay P, Sevin C, et al. Neurologic outcomes of 90 neonates and infants with persistent hyperinsulinemic hypoglycemia. Pediatrics, 2001. 107: 476-479

[6] Hojlund K, Hansen T, Lajer M, et al. A novel syndrome of autosomal-dominant hyperinsulinemic hypoglycemia linked to a mutation in the human insulin receptor gene. Diabetes, 2004. 53: 1592-1593

[7] Thomas PM, Cote GJ, Wohllk N, et al. Mutations in the sulfonylurea receptor gene in familial persistent hyperinsulinemic hypoglycemia of infancy. Science, 1995, 268: 426-429

[8] Otonkoski T, Ammala C, Huopio H, et al. A point mutation inactivating the sulfonylurea receptor causes the severe form of persistent hyperinsulinemic hypoglycemia of infancy in Finland. Diabetes, 1999, 48: 408-415

[9] Sund NJ, Vatamaniuk MZ, Casey M, et al. Tissue-specific deletion of Foxa2 in pancreatic beta cells results in hyperinsulinemic hypoglycemia. Genes Dev, 2001, 15: 1706-1715

[10] Christesen HB, Jacobsen BB, Odili S, et al. The second activating glucokinase mutation (A456V): implications for glucose homeostasis and diabetes therapy. Diabetes, 2002, 51: 1240-1246

[11] Glaser B, Kesavan P, Heyman M, et al. Familial hyperinsulinism caused by an activating glucokinase mutation. N Engl J Med, 1998, 338: 226-230

[12] Clayton PT, Eaton S, Aynsley-Green A, et al. Hyperinsulinism in short-chain L-3-hydroxyacyl-CoA dehydrogenase deficiency reveals the importance of beta-oxidation in insulin secretion. J Clin Invest, 2001, 108: 457-465

[13] Moller DE, Cohen O, Yamaguchi Y, et al. Prevalence of mutations in the insulin receptor gene in subjects with features of the type A syndrome of insulin resistance. Diabetes, 1994, 43: 247-255

[14] Hart LM, Stolk RP, Dekker JM, et al. Prevalence of variants in candidate genes for type 2 diabetes mellitus in The Netherlands: the Rotterdam study and the Hoorn study. J Clin Endocrinol Metab, 1999, 84: 1002-1006

[15] McCarthy LC, Hosford DA, Riley JH, et al. Single-nucleotide polymorphism alleles in the insulin receptor gene are associated with typical migraine. Genomics, 2001, 78: 135-149

[16] Accili D, Drago J, Lee EJ, et al. Early neonatal death in mice homozygous for a null allele of the insulin receptor gene. Nat Genet, 1996, 12: 106-109

[17] Bruning JC, Michael MD, Winnay JN, et al. A muscle-specific insulin receptor knockout exhibits features of the metabolic syndrome of NIDDM without altering glucose tolerance. Mol Cell, 1998, 2: 559-569

[18] Stanley CA, Lieu Y, Hsu B, et al. Hypoglycemia in infants with hyperinsulinism&hyperammonemia: gain of function

mutations in the pathway of leucine-mediated insulin secretion. (Abstract) Diabetes, 1997, 46 (suppl.1): 217A

[19] Otonkoski T, Jiao H, Kaminen-Ahola N, et al. Physical exercise-induced hypoglycemia caused by failed silencing of monocarboxylate transporter 1 in pancreatic beta cells.

Am J Hum Genet, 2007, 81: 467-474

[20] Otonkoski T, Kaminen N, Ustinov J, et al. Physical exercise-induced hyperinsulinemic hypoglycemia is an autosomal-dominant trait characterized by abnormal pyruvate-induced insulin release. Diabetes, 2003, 52: 199-204

638 高赖氨酸血症Ⅰ型
(hyperlysinemia, type Ⅰ; OMIM 238700)

一、临床诊断

(1) 概述

高赖氨酸血症是一种遗传代谢障碍性疾病，由 Woody 首先报道。是一种常染色体隐性遗传性疾病，致病基因为 *AASS*，该基因编码双功能酶：赖氨酸 α 酮戊酸还原酶和酵母氨酸脱氢酶，当这两种酶的功能均缺陷时为Ⅰ型高赖氨酸血症。

(2) 临床表现

患者可有多种临床表现，婴儿期起病，部分表现有婴儿期非特异性惊厥、肌张力减低及精神运动发育迟滞等，也可有周期性呕吐、腹泻、身材短小、多动症[1]、语言发育迟缓等症状（图 638-1），实验室检查发现血清赖氨酸和哌啶酸升高。然而，有研究表明约 50% 的先证者无临床症状，通常认为高赖氨酸血症是一种良性代谢变异[2]。

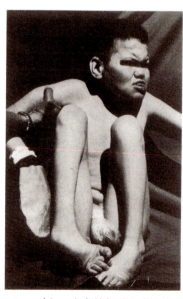

图 638-1　一例 27 岁高赖氨酸血症患者的外表
(New Eng J Med, 1965, 273:E723-729)

(3) 影像学表现
尚不清楚。
(4) 病理表现
尚不清楚。
(5) 受累部位病变汇总（表 638-1）

表 638-1　受累部位及表现

受累部位	主要表现
中枢神经系统	轻度精神发育迟滞，认知损害，语言发育迟缓，运动缺陷，癫痫
行为、精神	多动症，注意力不集中
体液	血清、尿液、脑脊液中赖氨酸升高，血浆和尿液中的哌啶酸升高，血浆和尿液鸟氨酸降低，血清、尿液、脑脊液中酵母氨酸升高（部分患者），赖氨酸 α 酮戊酸还原酶缺陷，酵母氨酸脱氢酶缺陷

二、基因诊断

(1) 概述

AASS 基因，即编码 α- 氨基半醛合成酶蛋白的基因，位于 7 号染色体长臂 3 区 1 带 3 亚带 2 次亚带 (7q31.32)，基因组坐标为 (GRCh37):7:121713598-121784344，基因全长 70 747bp，包含 23 个外显子，编码 926 个氨基酸。

(2) 基因对应蛋白结构及功能

AASS 基因编码的 α- 氨基半醛合成酶，是催化在哺乳动物赖氨酸降解途径的前两个步骤的双功能酶。这种酶的 N 末端部分和 C 末端部分含有赖氨酸 α 酮戊二酸还原酶和酵母氨酸脱氢酶活性，分别导致赖氨酸转化成 α- 氨基己半醛。这种基因突变与家族性高赖氨酸血症相关联。

(3) 基因突变致病机制

赖氨酸血症Ⅰ型患者中，Dancis 等[3] 和 Sacksteder 等[4] 发现了 *AASS* 基因 15 号外显子纯合的 9bp

缺失。在两个无关联的具有初期的癫痫和温和的认知缺陷症状的高赖氨酸血症Ⅰ型患者中，Tondo等[5]确定了 *AASS* 基因复合杂合的突变。所有突变影响 AASS 蛋白的拼接或形成截短型蛋白，从而失去了功能。Houten 等[6]直接测序了 8 个高赖氨酸血症患者的 *AASS* 基因，发现 *AASS* 基因的双等位基因突变或缺失。患者的成纤维细胞没有检测到赖氨酸 α 酮戊二酸脱氢酶或酵母氨酸脱氢酶活性。蛋白印迹分析显示除了一个患者的 AASS 蛋白表达量降低外，其他患者都没有检测到 AASS 蛋白的表达。这些患者的表型各一，Houten 认为 *AASS* 突变引起的高赖氨酸血症有一个广泛的临床特征。

高赖氨酸血症Ⅰ型相应的分子研究、致病机制未明。

(4) 目前基因突变概述

目前人类基因突变数据库收录了 *AASS* 基因突变 1 个，为小的缺失。突变分布在基因整个编码区，无突变热点。

（苏　芳　姬敬开）

参考文献

[1] Cederbaum SD, Shaw KNF, Dancis J, et al. Hyperlysinemia with saccharopinuria due to combined lysine-ketoglutaratereductase and saccharopine dehydrogenase deficiencies presenting as cystinuria. J Pediat, 1979, 95: 234-238

[2] Tondo M, Calpena E, Arriola G, et al. Clinical, biochemical, molecular and therapeutic aspects of 2 new cases of 2-aminoadipic semialdehyde synthase deficiency. Molec Genet Metab, 2013, 110: 231-236

[3] Dancis J, Hutzler J, Woody NC, et al. Multiple enzyme defects in familial hyperlysinemia. Pediatr Res, 1976, 10: 686-691

[4] Sacksteder KA, Biery BJ, Morrell JC et al. Identification of the alpha-aminoadipic semialdehyde synthase gene, which is defective in familial hyperlysinemia. American journal of human genetics, 2000, 66(6):1736-1743

[5] Tondo M, Calpena E, Arriola G, et al. Clinical, biochemical, molecular and therapeutic aspects of 2 new cases of 2-aminoadipic semialdehyde synthase deficiency. Mol Genet Metab, 2013, 110: 231-236

[6] Houten SM, Te Brinke H, Denis S, et al. Genetic basis of hyperlysinemia. Orphanet J Rare Dis, 2013, 8: 57

639　高甲硫氨酸血症
(hypermcthioninemia due to adenosine kinase deficiency; OMIM 614300)

一、临床诊断

(1) 概述

由于腺苷激酶缺乏引起的高甲硫氨酸血症是一种常染色体隐性遗传性先天性代谢障碍，由腺苷激酶 (*ADK*) 基因纯合子突变所致。

(2) 临床表现

患者多婴儿期起病，进行性加重，以发育迟缓、早发癫痫 (部分性或全面性发作)，肝功能异常、轻度的生理缺陷 (如巨头畸形、眼距过宽、心脏缺陷等) 和典型的生化异常 (如持续的高甲硫氨酸血症伴活性腺苷甲硫氨酸及腺苷同型半胱氨酸升高) 等为特点[1]。

(3) 影像学表现

头 MRI 检查可见脑萎缩，白质退变等改变。

(4) 病理表现

尚不清楚。

(5) 受累部位病变汇总 (表 639-1)

表 639-1　受累部位及表现

受累部位	主要表现
头	巨头畸形，额部隆起
耳	听力丧失
眼	眼距过宽
心脏	心脏缺陷，房间隔缺损，肺动脉瓣狭窄，主动脉狭窄
肝脏	轻度肝功能异常，脂肪肝，胆汁淤积，轻度门静脉纤维化
骨骼	手足纤细
肌肉及软组织	肌张力减低，肌肉萎缩
中枢神经系统	严重的发育迟缓，肌张力减低，癫痫，语言发育不良，脑萎缩，白质退变

二、基因诊断

(1) 概述

ADK 基因，编码腺苷激酶蛋白，位于 10 号染色

体长臂 2 区 2 带或 10 号染色体长臂 1 区 1 带到 2 区 4 带之间 (10q22/10q11—q24)，基因组坐标为 (GRCh37)：10: 75910943-76469061，基因全长 558 119bp，包含 11 个外显子，编码 362 个氨基酸。

(2) 基因对应蛋白结构及功能

ADK 基因编码腺苷激酶蛋白，是一种高度保守的单体酶，在正常情况下构成腺苷代谢的主要路径。该蛋白通过催化腺苷的氧化磷酸化，利用 ATP 提供的磷酸基团和二价阳离子作为辅助因子（如 Mg^{2+}），转化成 AMP 和 ADP，从而降低细胞内腺苷水平。腺苷激酶蛋白被体内无机磷酸、游离 Mg^{2+} 浓度调节，并含有对磷酸活化至关重要的 NXXE 模序。腺苷激酶蛋白被抑制可引起多种组织保护机制的生理应激，如局部缺血、癫痫、炎症反应和疼痛。

(3) 基因突变致病机制

2011 年，Bjursell 等[1] 通过外显子测序的方法，在两个具有发育严重迟缓、轻度肝功能异常并伴有持久的高甲硫氨酸血症的瑞典同胞的研究中，发现 *ADK* 基因有一个纯合子突变位点 c.902C>A，从而引起蛋白 301 位丙氨酸替换为谷氨酸 (p.A301E) 结合到催化的部位。在表型正常的父母中该基因是个杂合子，105 个对照中未发现该位点的突变。在大肠杆菌 (E.coli) 的体外功能研究中发现，突变的蛋白不具有酶的催化活性[1]。

(4) 目前基因突变概述

目前人类基因突变数据库没有收录 *ADK* 基因突变信息，但在文献中报道该基因有 3 个位点的基因突变 (c.902C>A、c.653A>C、c.38G>A)。

（苏　芳　利建东）

参考文献

[1] Bjursell MK、Blom HJ、Cayuela JA, et al. Adenosine kinase deficiency disrupts the methionine cycle and causes hypermethioninemia, encephalopathy, and abnormal liver function. Am J Hum Genet, 2011, 89: 507-515

640　高甲硫胺酸血症与 *S*-腺苷高半胱氨酸水解酶缺乏症 (hypermethioninemia with *S*-adenosylhomocysteine hydrolase deficiency; OMIM 613752)

一、临床诊断

(1) 概述

高甲硫胺酸血症与 *S*- 腺苷高半胱氨酸水解酶缺乏症为常染色体隐性遗传病，致病基因为 *AHCY*，于 1990 年由 Labrune 首次报道[1]。

(2) 临床表现

该病临床表现为肝脏中 *S*- 腺苷高半胱氨酸水解酶活性下降，导致高甲硫氨酸血症，从而表现为患儿生长发育受限，智力及运动发育迟缓，面部特殊面容及头发、牙齿异常，心肌病等。同时新生儿胆汁淤积也为其特点之一，患儿出生后可在数月内死于肝衰竭。神经系统方面，除精神、运动、智力发育迟缓及倒退外，还可表现为肌张力低下、行动迟缓、兴趣缺乏[2]。

(3) 辅助检查

头 MRI 检查可见脑白质脱髓鞘改变及萎缩

（图 640-1)[2]。

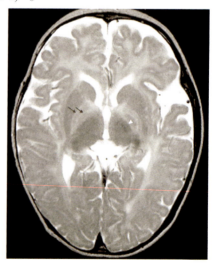

图 640-1　髓鞘仅存在于内囊后部（箭头）
(Nat Acad Sci，2004，101: 4234-4239)

(4) 病理表现

肌肉电子显微镜检查显示大量异常髓鞘信号，

肝活检可见轻度炎症反应及粗面内质网稀疏。

(5) 受累部位病变汇总（表 640-1）

表 640-1 受累部位及表现

受累部位	主要表现
神经系统	发育迟缓及倒退，肌张力低，行动迟缓、缺乏兴趣，脑白质脱髓鞘改变
肝脏	肝功能异常及肝衰竭，新生儿胆汁淤积症
心脏	心肌病

二、基因诊断

(1) 概述

AHCY 基因，即编码腺苷同型半胱氨酸酶蛋白的基因，位于 20 号染色体长臂 1 区 1 带 2 亚带 2 次亚带 (20q11.22)，基因组坐标为 (GRCh37): 20: 32868070-32899607，基因全长 31 538bp，包含 10 个外显子，编码 405 个氨基酸。

(2) 基因对应蛋白结构及功能

AHCY 基因编码的蛋白属于腺苷同型半胱氨酸酶家族，它催化 S- 腺苷同型半胱氨酸 (AdoHcy) 生成为腺苷 (Ado) 和 L- 同型半胱氨酸 (Hcy) 的可逆反应，因此，该酶调控胞内 S- 腺苷同型半胱氨酸 (SAH)

的浓度，并且这一调控作用对转甲基化反应是很重要的。该蛋白的缺乏是高甲硫氨酸血症的一个致病因素。

(3) 基因突变致病机制

Baric 等 [2] 在一个患高甲硫胺酸血症与 S- 腺苷高半胱氨酸水解酶缺乏症的克罗地亚男孩身上找到了 *AHCY* 基因中 2 个位点的复合杂合突变。

本疾病暂无动物模型研究。

(4) 目前基因突变概述

目前人类基因突变数据库收录的 *AHCY* 基因突变有 9 个，其中，错义 / 无义突变 7 个，剪接突变 1 个，调控区突变 1 个。

（揭著业）

参考文献

[1] Labrune P, Perignon JL, Rault M, et al. Familial hypermethioninemia partially esponsive to dietary restriction. J Pediat, 1990, 117: 220-226

[2] Baric I, Fumic K, Glenn B, et al. S-adenosylhomocysteine hydrolase deficiency in a human: a genetic disorder of methionine metabolism. Proc Nat Acad Sci, 2004, 101: 4234-4239

641 高鸟氨酸血症 – 高氨血症 – 同型瓜氨酸尿症综合征
(hyperornithinemia-hyperammonemia-homocitrullinemia syndrome, HHHS; OMIM 238970)

一、临床诊断

(1) 概述

HHHS 是一种氨基酸代谢异常疾病，1969 年 Shih 等首次报道 [1]。HHHS 是常染色体隐性遗传病，由 *SLC25A15* 基因突变而导致 [2]。*SLC25A15* 基因编码线粒体膜上的鸟氨酸转运体，将鸟氨酸转运到线粒体内部参与尿素循环。HHHS 患者胞质内鸟氨酸堆积，线粒体内鸟氨酸缺乏、氨基甲酰磷酸堆积，因此，HHHS 患者血中鸟氨酸、血氨及瓜氨酸明显增高，尿液中同型瓜氨酸、乳清酸和尿嘧啶也显著增高。

(2) 临床表现

HHHS 可在任何年龄发病，多数在婴儿期至学

龄期发病，其中新生儿期发病者约占 10%，男女发病比例约为 2：1[3, 4]。主要临床表现为新生儿患者喂养困难、呕吐、肌张力低下、癫痫发作等。儿童和成年患者则因蛋白不耐受而拒绝进食高蛋白食物。临床可有智力发育迟滞、痉挛性瘫、抽搐及癫痫发作、小脑性共济失调、锥体系运动功能障碍等表现。重者意识模糊、嗜睡、昏迷。部分患者因肝功能不全继发凝血功能障碍[1, 3-9]。

(3) 辅助检查

有神经系统症状的部分患者，头部 CT 检查可见弥漫性脑白质低密度，小脑萎缩。头部 MRI 检查可见皮质萎缩，皮质下白质 T_2 加权像为高信号[2]。

(4) 病理表现

HHHS 患者肌肉组织活检病理显示线粒体增

生、扩大、形状异常 (图 641-1)。

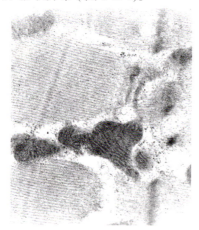

图 641-1　HHHS 患者肌肉活检电镜
(初始放大倍数，×70 400)
显示线粒体增大、形状异常 (J Neurology，2001，57: 911-914)

(5) 受累部位病变汇总 (表 641-1)

表 641-1　受累部位及表现

受累部位	主要表现
肝脏	肝脏功能不全甚至肾衰竭，凝血功能障碍，蛋白质不耐受，呕吐
神经及认知系统	智力低下，学习障碍，肌张力异常，意识不清，癫痫发作，肌阵挛性癫痫，阵挛，痉挛性瘫痪，急性脑病，共济失调，锥体系功能障碍，反射亢进，椎体束征，皮质萎缩

二、基因诊断

(1) 概述

SLC25A15 基因，即编码线粒体鸟氨酸转运蛋白1(ORNT1) 的基因，位于 13 号染色体长臂 1 区 4 带 1 亚带 1 次亚带 (13q14.11)，基因组坐标为 (GRCh37): 13: 41363547-41386601，基因全长 23 055bp，包含 7 个外显子，编码 301 个氨基酸。

(2) 基因对应蛋白结构及功能

SLC25A15 基因编码的鸟氨酸转运蛋白 1 属于线粒体载体家族的一员，该蛋白插入到线粒体内膜中，其氨基端和羧基端均位于细胞质一侧[10]。ORNT1 属于转运氨基化合物亚族，该蛋白通过线粒体内膜将鸟氨酸从细胞质转入线粒体基质。此蛋白是尿素循环的主要成分，在铵解毒和精氨酸的生物合成过程中起作用。SLC25A15 基因突变可引起HHHS。

生化研究显示，在中央静脉周围的肝细胞和边缘组织中，ORNT1 蛋白转运鸟氨酸、赖氨酸、精氨酸进入线粒体基质，并与线粒体基质内 H$^+$ 进行交换。肝门静脉细胞是尿素循环的一部分，而ORNT1 将线粒体内的瓜氨酸和 H$^+$ 与胞质中的鸟氨酸进行交换。ORNT1 蛋白在其表达的组织和细胞中起到一个复杂的生化作用角色。

(3) 基因突变致病机制

HHHS 是由线粒体鸟氨酸转运蛋白缺陷导致的，该缺陷可引起线粒体基质中代谢产物的大量积累。在肝门静脉区域转运的鸟氨酸穿越线粒体内膜减少，使尿素循环在鸟氨酸氨甲酰基转移酶步骤受阻，因而导致间歇或餐后的高血氨症。

Camacho 等 [11] 在 11 名 HHHS 患者中检测到 SLC25A15 基因的两个突变和一个大片段缺失。在 20 例法裔加拿大患者中，有 19 例在 SLC25A15 等位基因上存在 p.F188del 突变，在该人群中符合奠基者效应。

Tessa 等 [12] 在来自 13 个无血缘关系的 16 名 HHHS 患者中检测到 SLC25A15 基因的 13 个不同突变，其中包括 11 个新发现突变。体外功能表达实验显示，突变蛋白的转运活力与对照值相比下降 4%~19%。基因型与表型无明显的相关关系。

(4) 目前基因突变概述

目前人类基因突变数据库收录了 SLC25A15 基因突变 33 个，错义 / 无义突变 24 个，剪接突变 2 个，小的缺失 2 个，小的插入 5 个。突变分布在基因整个编码区。c.562_564delTTC(p.F188del) 在法裔加拿大患者中常见[11]，大约在 50% 的 HHHS 患者中存在。而 c.535C>T(p. R179*) 在日本和中东患者中常见 [9, 12]。

（杨　昕　赵　慧　任　飞）

参考文献

[1] Shih VE, Efron ML, Moser HW. Hyperornithinemia, hyperammonemia, and homocitrullinuria. A new disorder of amino acid metabolism associated with myoclonic seizures and mental retardation. Am J Dis Child, 1969, 117: 83-92

[2] Debray F, Lambert M, Lemieux B, et al. Phenotypic variability among patients with hyperornithinaemia-hyperammonaemia-homocitrullinuria syndrome homozygous for the delF188 mutation in SLC25A15. J Med Genet, 2008, 45: 759-764

[3] Palmieri F. Diseases caused by defects of mitochondrial carriers: A review. Biochim Biophys Acta, 2008, 1777: 564-578

[4] Camacho JA, Rioseco-Camacho N, Andrade D, et al.

Cloning and characterization of human ORNT2: a second mitochondrial ornithine transporter that can rescue a defective ORNT1 in patients with the hyperornithinemia–hyperammonemia–homocitrullinuria syndrome, a urea cycle disorder. Mol Genet Metab, 2003, 79: 257-271

[5] Rodes M, Ribes A, Pineda M, et al. A new family affected by the syndrome of hyperornithinaemia, hyperammonaemia and homocitrullinuria. J Inherit Metab Dis, 1987, 10: 73-81

[6] Dionisi VC, Bachmann C, Gambarara M, et al. Hyperornithinemia-hyperammonemia-homocitrullinuria syndrome: low creatine excretion and effect of citrulline, arginine, or ornithine supplement. Pediatr Res, 1987, 22: 364-367

[7] Koike R, Fujimori K, Yuasa T, et al. Hyperornithinemia, hyperammonemia, and homocitrullinuria: case report and biochemical study. Neurology, 1987, 37: 1813-1815

[8] Nakajima M, Ishii S, Mito T, et al. Clinical, biochemical and ultrastructural study on the pathogenesis of hyperornithinemia-hyperammonemia-homocitrullinuria

syndrome. Brain Dev, 1988, 10: 181-185

[9] Miyamoto T, Kanazawa N, Kato S, et al. Diagnosis of Japanese patients with HHH syndrome by molecular genetic analysis: a common mutation, R179X. J Hum Genet, 2001, 46: 260-262

[10] Camacho JA, Mardach R, Rioseco-Camacho N, et al. Clinical and functional characterization of a human ORNT1 mutation (T32R) in the hyperornithinemia-hyperammonemia-homocitrullinuria (HHH) syndrome. Pediatric Res, 2006, 60: 423-429

[11] Camacho JA, Obie C, Biery B, et al. Hyperornithinaemia-hyperammonaemia-homocitrullinuria syndrome is caused by mutations in a gene encoding a mitochondrial ornithine transporter. Nat genet, 1999, 22: 151-158

[12] Tessa A, Fiermonte G, Dionisi-Vici C, et al. Identification of novel mutations in the SLC25A15 gene in hyperornithinemia-hyperammonemia-homocitrullinuria (HHH) syndrome: A clinical, molecular, and functional study. Hum mutat, 2009, 30: 741-748

642 原发性高草酸尿症Ⅰ型
(hyperoxaluria, primary, typeⅠ, PHⅠ; OMIM 259900)

一、临床诊断

(1) 概述

原发性高草酸尿症 (PH) 是一种血、尿草酸异常增高的遗传代谢性疾病，为常染色体隐性遗传病。过量的草酸与钙结合形成草酸钙，沉积在肾脏和其他器官，导致肾衰竭和其他器官的损害[1-4]。PH 可分为 3 型，其中以Ⅰ型最多见 (70% ~80%)[2]，是由肝脏特异的过氧化物酶体丙氨酸乙醛酸转氨酶 (AGT) 的缺陷所致。AGT 是相对分子质量约为 86 000 的同源二聚体，每一单体结合一分子磷酸吡哆醛 (pyridoxal phosphate，PLP)。AGT 由 *AGXT* 基因编码，该基因约跨越 10kb，由 11 个外显子组成[3, 9]。

(2) 临床表现

欧洲人群中 PHⅠ发病年龄为 4~7 岁，日本人群中约为 13 岁，中国人群中发病年龄尚未见报道[5]。临床大多数患者表现为泌尿系统症状，主要有腰痛、腰酸、泌尿系统感染、血尿、多尿、低比重尿、慢性肾衰竭等，一般无大量蛋白尿，约有半数患者在 15 岁时即发展成肾衰竭。泌尿系统外表现有骨骼 (骨痛、骨钙化、骨关节畸形、病理性骨折)，心脏 (心

肌病、传导阻滞、低血压)，血管 (播散性/闭塞性血管病灶、肢体坏疽、内瘘栓塞)，神经系统 (周围神经病变、单神经炎、多神经炎)，皮肤 (皮肤溃烂、网状青斑)，视网膜，肝脏 (实质和血管)，睾丸，淋巴结等病变[4, 6]。

(3) 辅助检查

1) 肾脏：草酸钙结晶沉积累及肾脏，引起皮质或髓质肾钙质沉着症，X 线平片上表现为肾实质密度增高，轮廓僵硬；CT 检查主要表现为肾萎缩，皮质、髓质分界不清，呈弥漫性密度增高，肾实质钙化。草酸盐沉积，出现间质纤维化，进行性破坏和肾瘢痕形成[7](图 642-1)。

2) 骨骼：PHⅠ一般为全身多关节受累，骨骼中草酸盐结晶沉积的主要部位是长骨的干骺端，影像学表现为骨质疏松和特征性的长骨干骺端低密度横带[8]。

(4) 病理表现

1) 大体病理：表现为肾结石 (多发性、双侧性、X 线片表现为不透光) 和钙化等。由于高草酸尿形成，肾髓质草酸盐蓄积可导致髓质草酸钙结晶形成，最终形成肾脏钙化。肾髓质的钙化可导致髓质缺氧

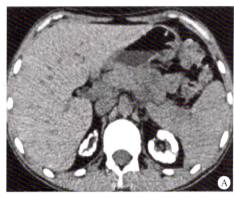

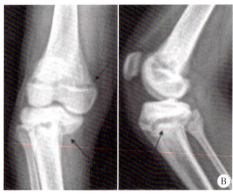

图 642-1　辅助检查

A. 双肾萎缩，肾实质弥漫性钙化；B. 右膝关节正位和侧位显示胫骨近端和股骨远端骨骺与干骺端之间半透明带（箭头），周围弥漫性骨质硬化，含多个玫瑰状小钙化灶 [实用放射学杂志，2013，30(1)：186-188]

性损伤。肾钙化导致慢性肾衰竭。

2) 肾脏病理活检：此类患者光镜下肾小管间质病变较肾小球病变重，肾小管腔内及肾小管上皮细胞胞质内见较多轻度嗜碱性的、有折光的物质聚集 [9]。偏光显微镜下见肾小管管腔、肾小管上皮细胞胞质及间质中有较多折光的晶状物质。

(5) 受累部位病变汇总（表 642-1）

表 642-1　受累部位及表现

受累部位	主要表现
神经系统	周围神经病变、单神经炎、多神经炎
肾	腰酸、腰痛、血尿、泌尿系统感染、多尿、低比重尿、一般无大量蛋白尿、慢性肾衰竭等
骨骼	骨痛、骨钙化、骨关节畸形、病理性骨折
心脏	心肌病、传导阻滞、低血压
血管	播散性 / 闭塞性血管病灶、肢体坏疽、内瘘栓塞
其他	皮肤溃烂、网状青斑、视网膜、肝脏、睾丸、淋巴结病变等

二、基因诊断

(1) 概述

AGXT 基因，即编码丙氨酸乙醛酸盐转氨酶的

基因，位于 2 号染色体长臂 3 区 7 带 3 亚带 (2q37.3)，基因组坐标为 (GRCh37):2:241808162-241818536，基因全长 10 375bp，包含 11 个外显子，编码 393 个氨基酸。

(2) 基因对应蛋白结构及功能

AGXT 基因仅在肝脏表达，所编码的丙氨酸乙醛酸盐转氨酶主要位于过氧化物酶体中，参与乙醛酸解毒。*AGXT* 基因的突变与 PH I 有关。

(3) 基因突变致病机制

1990 年，Purdue 等 [12] 在 PH I 患者中，发现有约 1/3 患者的 *AGXT* 等位基因中有 2 个点突变 (p.P11L、p.G170R)。

1991 年，Purdue 等 [13] 又在另外一个研究中发现 (P11L) 突变会使 AGXT 蛋白产生一个线粒体目标序列，导致该蛋白错误的以线粒体为靶向，而不是以溶酶体为靶向定位，从而没有起到乙醛酸解毒作用。

本病尚无相应的分子研究，致病机制未明。

(4) 目前基因突变概述

目前人类基因突变数据库收录了 *AGXT* 基因突变 140 个，其中，错义 / 无义突变 94 个，剪接突变 18 个，小的缺失 21 个，小的插入 7 个。

（康开江　张　星）

参考文献

[1] Coulter-Mackio MB, Lian Q, Appleqarth DA, et al. Mutation-based diagnostic testing for primary hyperoxaluria type 1: Survey of results. Clinical Biochemistry, 2008, 41：598-602

[2] Hoppe B, Beck BB, Milliner DS. The primary hyperoxalurias. Kidney Int, 2009, 75：1264-1271

[3] Purdue PE, Lumb MJ, Fox M, et al. Characterization and chromosomal mapping of a genomic clone encoding human alanine：dyoxylate aminotransferase. Genomics, 1991, 10：34-42

[4] Cochat P, Liutkus A, Fargue S, et al. Primary hyperoxaluria type1:still challenging.Pediatr Nephrol, 2006, 21(8):1075-1081

[5] Harambat J, Fargue S, Acquaviva C, et al. Genotype-phenotype correlation in primary hyperoxalufia type 1：the P. Glyl70Arg AGXT mutation is associated with a better outcome. Kidney Int, 2010, 77：443-449

[6] Tanriover B, Mejia A, Foster SV, et al. Primary hyperexaluria involving the liver and hepatic artery：images of an aggressive disease. Kidney Int, 2010, 77:651

[7] Fisher D, Hiller N, Drukker A, et al. Oxalosis of bone:report of four cases and a new radiological staging. Pediatr Radiol,

1995, 25(4):293-295

[8] Harambat J, Fargue S, Bacchetta J, et al. Primary hyperoxaluria. Int J Nephrol, 2011, 2011:864580

[9] Marion B. Coulter-Mackiea, Gill Rumsby. Genetic heterogeneity in primary hyperoxaluria type 1: impact on diagnosis. Molecular Genetics and Metabolism, 2004, 83 :38-46

[10] 陈惠萍，陈劲松，刘志红，等．肾移植术后肾草酸盐沉积．肾脏病与透析肾移植杂志，2008，17：90-93

[11] 李琼，高光峰，沈文．原发性高草酸尿症的影像学表现（附 1 例报告及文献复习）.实用放射学杂志，2013，

30(1)：186-188

[12] Purdue PE, Takada Y, Danpure CJ. Identification of mutations associated with peroxisome-to-mitochondrion mistargeting of alanine/glyoxylate aminotransferase in primary hyperoxaluria type 1. J Cell Biol, 1990, 111: 2341-2351

[13] Purdue PE, Allsop J, Isaya G, et al. Mistargeting of peroxisomal L-alanine:glyoxylate aminotransferase to mitochondria in primary hyperoxaluria patients depends upon activation of a cryptic mitochondrial targeting sequence by a point mutation. Proc Nat Acad Sci, 1991, 88: 10900-10904

643　新生儿严重甲状旁腺功能亢进症
(hyperparathyroidism, neonatal severe, NSHPT; OMIM 239200)

一、临床诊断

(1) 概述

新生儿严重甲状旁腺功能亢进症 (NSHPT，NSPH，NHPT)，为常染色体遗传性疾病，但隐性遗传或显性遗传目前尚未明确；致病基因为 *CASR* 基因，即钙敏感受体 (calcium-sensing receptor, CASR)。

(2) 临床表现

NSHPT 为先天性疾病，多发于 6 个月内的新生儿，一般合并严重的高钙血症、高尿钙、骨质脱钙、发育不良及低磷酸盐等一系列综合征，呈多系统受累，泌尿、骨骼及消化系统受累多见，神经系统受累主要表现为肌张力减低。病情一般较为严重，但也有报道称部分发病儿童呈温和型表现[1]。

(3) 辅助检查 (图 643-1)

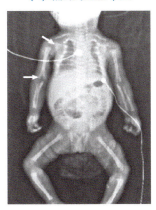
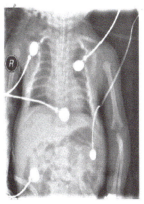

图 643-1　23 日龄的新生儿 X 线片表现

可见锁骨、肩胛骨、肋骨、肱骨、桡骨及股骨等发育不全 (Bone, 2014，64：102-107)[2]

(4) 病理表现

暂无报道。

(5) 受累部位病变汇总 (表 643-1)

表 643-1　受累部位及表现

受累部位	主要表现
泌尿系统	多尿，肾结石
呼吸系统	胸闷，呼吸困难
脑	肌张力减低
骨骼	骨质疏松、多发性骨折，窄胸，发育不良
消化系统	纳差，便秘，肝脾大
内分泌系统	原发甲状旁腺功能亢进症
血液	贫血

二、基因诊断

(1) 概述

CASR 基因，即编码钙离子敏感受体的基因，位于 3 号染色体长臂 1 区 3 带 (3q13)，基因组坐标为 (GRCh37): 3: 121902530-122005350，基因全长 102 821bp，包含 7 个外显子，编码 1088 个氨基酸。

(2) 基因对应蛋白结构及功能

CASR 基因编码的蛋白为 G 蛋白偶联受体，在甲状旁腺的产甲状旁腺激素主细胞及肾小管内皮细胞中表达。该蛋白可识别循环钙离子浓度的微小变化，并将变化信息传递给胞内信号转导通路来调节甲状旁腺激素的分泌及肾阳离子的平衡，故其在维护矿物离子体内平衡中扮演着重要角色。该基因的突变可引起家族性低钙尿高钙血症，家族性甲状旁

腺功能减退及新生儿严重原发性甲状旁腺功能亢进。

(3) 基因突变致病机制

NHSPT 是一种常染色体隐性遗传病[1]。1993 年，Pollak 等[3] 表明 NSHPT 和家族性低钙尿高钙血症皆由甲状旁腺钙离子敏感受体 (CASR) 的突变引起。1995 年，Pearce 等[4] 表明 NHSPT 也可由 CASR 基因的杂合突变引起。在 3 例 NSHPT 散发病例中，他们发现有 2 例为新的杂合错义突变，有 1 例为纯合移码突变。在 3 个家族中，父母和兄弟姐妹血钙正常，这表明父母为杂合突变携带者。

本病尚无相应的分子研究，致病机制未明。

(4) 目前基因突变概述

目前人类基因突变数据库报道了 CASR 基因突变 199 个，其中，错义 / 无义突变 181 个，剪接突变 3 个，小的缺失 8 个，小的插入 5 个，大片段缺失 1 个，大片段插入 1 个。CASR 基因突变集中在 4 号外显子，由于该区域编码钙离子敏感受体的胞外结构域。

（张豪杰　宫艳萍）

参考文献

[1] Egbuna OI, Brown EM. Hypercalcaemic and hypocalcaemic conditions due to calcium-sensing receptor mutations. Best Pract Res Clin Rheum, 2008, 22: 129-148

[2] Atay Z, Bereket A, Haliloglu B, et al. Novel homozygous inactivating mutation of the calcium-sensing receptor gene (CASR) in neonatal severe hyperparathyroidism lack of effect of cinacalcet. Bone, 2014, 64：102-107.

[3] Chou YH, Pollak MR, Brandi ML, et al. Mutations in the human Ca$^{(2+)}$-sensing-receptor gene that cause familial hypocalciuric hypercalcemia. Am J Hum Genet, 1995, 56: 1075-1079

[4] Pearce SH, Trump D, Wooding C, et al. Calcium-sensing receptor mutations in familial benignhypercalcemia and neonatal hyperparathyroidism. J Clin Invest, 1995, 96: 2683-2692

644~646　四氢生物蝶呤反应性高苯丙氨酸血症
(hyperphenylalaninemia, BH4-deficient; HPABH4)
(644. HPABH4A, OMIM 261640; 645. HPABH4B, OMIM 233910; 646. HPABH4D, OMIM 264070)

一、临床诊断

(1) 概述

四氢生物蝶呤反应性高苯丙氨酸血症 (HPABH4) 是一种特殊类型的 HPA，是最早发现的可治的遗传代谢病之一。由于四氢生物蝶呤合成过程中所需酶的基因异常导致 BH4 合成障碍引起的一种常染色体隐性遗传性疾病。BH4 是苯丙氨酸羟化酶、酪氨酸羟化酶及色氨酸羟化酶的辅助因子，其中后两者与神经递质的合成紧密相关[1-3]。

(2) 临床表现

HPABH4 根据受累基因不同，该病可分为 A、B、C、D 四型，其中以 A 型最常见。患儿在新生儿期常无明显临床症状，但随年龄增长，智力低下越来越明显，严重者可引起死亡。患者的特征性表现为血苯丙氨酸升高，多巴胺、5- 羟色胺等神经递质减少，以及进行性加重的认知和运动功能缺陷。给予四氢生物蝶呤 (BH4) 后患者血苯丙氨酸水平逐步下降，

但患者体内尿蝶呤及二氢蝶呤还原酶活性均正常。在临床上，患儿的出生体重较轻，多数未治疗的患者出现智力低下，生命后期有各种神经异常和行为异常。由于患者体内多巴胺减少，其症状类似帕金森患者，出现躯干肌张力减低、四肢肌张力增高、运动减少、姿势与步态异常等锥体外系症状[1, 3-6]。70% 未治疗患儿出现小头畸形，80% 有脑电图异常。此外，可见有头发、皮肤及巩膜色素稀释，湿疹，鼠臭味等。上述各种症状体征可通过早期应用低苯丙氨酸饮食而改善，如治疗开始较迟，患儿的其他症状体征虽可缓解，但智力损害却难以恢复[3]。其中 HPABH4D 患者通常在出生后 3 个月出现惊厥、吞咽困难、肌张力低下或亢进、发育落后等症状，低苯丙氨酸饮食治疗无效。

(3) 影像学表现

MRI 检查表现为脑室周围的高信号改变，白质异常程度和血苯丙氨酸水平相关，但与神经系统症状无关，其中脑白质异常可以逆转[3]。

(4) 病理表现

HPABH4B 患者肝脏活检可见 GCH1 环化水解酶减少或缺失[7]。

(5) 亚型汇总 (表 644-1)

表 644-1　亚型分型

HPABH4 亚型	致病基因
HPABH4 A 型	*PTS*
HPABH4 B 型	*GCH1*
HPABH4 C 型	*QDPR*
HPABH4 D 型	*PCBD1*

(6) 受累部位病变汇总 (表 644-2)

表 644-2　累及部位及表现

受累部位	主要表现
脑	进行性加重的认知和运动功能缺陷，智力低下，MRI 检查显示脑室周围的高信号改变，脑电图异常改变
皮肤、毛发	头发、皮肤及巩膜色素稀释，湿疹，鼠臭味等
肝脏	肝脏活检可见 GCH1 环化水解酶减少或缺失
骨骼、肌肉	出生体重较轻，生长发育迟缓

二、HPABH4A 基因诊断

(1) 概述

PTS 基因，即编码丙二酮四氢蝶呤合成酶的基因，位于 11 号染色体长臂 2 区 3 带 1 亚带 (11q23.1)，基因组坐标为 (GRCh37):11:112097088-112104696，基因全长 7609bp，包含 6 个外显子，编码 146 个氨基酸。

(2) 基因对应蛋白结构及功能

PTS 基因编码的丙二酮四氢蝶呤合成酶 (EC 4.6.1.10)，参与 BH4 的生物合成过程，是芳香族氨基酸羟化酶重要的辅助因子，如肝脏苯丙氨酸羟化酶 (PAH)、酪氨酸羟化酶 (TH)、色氨酸羟化酶 (TPH1)，以及 3 种一氧化氮合酶，这个基因的突变导致 HPABH4A。

(3) 基因突变致病机制

大部分高苯丙氨酸血症患者存在 *PTS* 基因缺陷。Thony 等[8]确定了 *PST* 基因中的 2 个杂合突变：一个 C 到 T 的突变导致 p.R16C 的氨基酸突变；另外，发现 C370 — C383 有一个 14bp 的片段缺失，从而导致终止密码子提前。异源表达 p.R16C 突变型蛋白，发现仅有 7% 的酶活，而等位基因缺失的

蛋白酶活性完全丧失。Oppliger 等[9]又在 4 个患有高苯丙氨酸血症的意大利家族中确定了 4 个新的突变。Thony 和 Blau[10]通过对 *PTS* 基因突变图谱的分析，杂合突变和纯合突变分布在这个基因的 6 个外显子上，产生高苯丙氨酸血症患者常染色体上的阴性突变，从而导致多巴胺和 5 - 羟色胺分泌不足。

Sumi-Ichinose 等[11]通过打乱 *PTS* 基因建立了不能合成 BH4 的小鼠模型。纯合子的小鼠几乎都以预期的孟德尔式比例出生，但在出生 48h 内死亡。在这些纯合突变型小鼠的大脑中，生物蝶呤、儿茶酚胺、5 - 羟色胺的水平是极低的。BH4 的缺乏严重影响了 TH 的活性，神经末端的 TH 免疫反应性也有所降低，但这些变化不发生在体细胞内。BH4 的缺乏在不同程度上影响到儿茶酚胺、5 - 羟色胺和一氧化氮的含量，并且 BH4 的互补可以恢复这些组分的含量。

Elzaouk 等[12]通过每日口服 BH4 和神经递质前体细胞治疗 PST 基因失效型新生儿小鼠。但是，6 周 (性成熟期) 的突变型小鼠仅有正常体重的 1/3 并且性未成熟。生化分析表明，这些小鼠是非高苯丙氨酸血症，拥有正常的大脑 NOS 活性、正常的 5 - 羟色胺的水平，但大脑的多巴胺仅是正常水平的 3%。严重的生长缺陷和血清 IGF-1 水平 7 倍的降低量表明低浓度的多巴胺降低了食物的摄取量。

(4) 目前基因突变概述

目前人类基因突变数据库报道了 *PTS* 基因突变 66 个，错义 / 无义突变 50 个，剪接突变 7 个，小的缺失 4 个，小的插入 3 个，大的缺失 2 个。

三、HPABH4B 基因诊断

(1) 概述

GCH1 基因，即编码三磷酸鸟苷环式水解酶 1 的基因，位于 14 号染色体长臂 2 区 2 带 2 亚带 (14q22.2)，基因组坐标为 (GRCh37):14:5530823-55369542，基因全长 60 820bp，包含 9 个外显子，编码 250 个氨基酸。

(2) 基因对应蛋白结构及功能

GCH1 基因编码的三磷酸鸟苷环式水解酶 1 属于三磷酸鸟苷环式水解酶家族，是四氢生物蝶呤 (BH4) 生物合成过程中的第一个限速酶，催化三磷酸鸟苷 (GTP) 转化成 7,8- 二氢新蝶呤三磷酸盐。BH4 是芳香族氨基酸羟化酶和一氧化氮合酶的

重要辅因子。GCH1 能在脐静脉内皮细胞中正调节一氧化氮合成酶的活性。该蛋白可能参与到多巴胺的合成，也可能参与降低疼痛敏感性和持续性。*GCH1* 基因突变与 HPABH4B 相关。

(3) 基因突变致病机制

1995 年，Ichinose 等[13] 在 1 个患有 HPABH4B 的 6 岁女孩中发现了 *GCH1* 基因有 1 个错义突变 (p.R184H)，这个突变导致 GCH1 酶活缺失。

1998 年，Furukawa 等[14] 报道了 1 个 HPABH4B 的 6 岁女孩，她的 *GCH1* 基因有 2 处杂合突变：外显子 2 有 1 个核苷酸插入、外显子 6 有 1 个错义突变 (p.M221T)。其中突变的母系等位基因也在女孩的母亲、外婆及外婆的母亲中找到，她们也同样患有 HPABH4B。

2003 年，Hyland 等[15] 发现小鼠中 *Hph1* 基因突变与 GCH1 结构基因在 8cm 区域内连锁，*Hph1* 基因突变会导致 GCH1 含量降低，GCH1 降低会导致在纹状体中的 BH4、儿茶酚胺、血清素和它们对应的代谢物及酪氨酸脱氢酶蛋白的含量降低。*Hph1* 基因突变型小鼠表现型与 *GCH1* 基因突变的患者类似。

(4) 目前基因突变概述

目前人类基因突变数据库收录了 *GCH1* 基因突变 176 种，其中，错义 / 无义突变 117 个，剪接突变 24 个，小的缺失 28 个，小的插入 8 个，大片段缺失 15 个，大片段插入 1 个，调控区突变 3 个。

四、HPABH4D 基因诊断

(1) 概述

PCBD1 基因，即编码蝶呤 -4-α- 甲醇胺脱水酶蛋白的基因，位于 10 号染色体长臂 2 区 2 带 (10q22)，基因组坐标为 (GRCh37):10:72642037-72648541，基因全长 6505bp，包含 6 个外显子，编码 104 个氨基酸。

(2) 基因对应蛋白结构及功能

PCBD1 基因编码一种双功能的蛋白，该蛋白作为酶作用于四氢生物蝶呤 (BH4) 的再生，辅助因子为芳香族氨基酸羟化酶。它还充当 HNF1 家族转录因子的结合剂。HNF1(PCBD/ DCOH) 的蝶呤甲醇胺脱水 / 二聚化辅助因子是一种双功能蛋白。在细胞质中，它在 BH4 的再生过程中负责脱水功能。而在细胞核中，它用作 HNF1 的二聚化辅助因子，并增加 HNF1 的转录活性。孟德尔等发现 DCOH 未与 DNA 结合，而是有选择地稳定 HNF1A 二聚体。

(3) 基因突变致病机制

在 6 例 HPABH4D 患者中，Thony 等[16] 证明 *PCBD* 基因上第 4 个外显子的纯合单核苷酸突变。在先前报道的 HPABH4D 患者中，Ferre 等[17] 发现 *PCBD1* 基因 7 个突变位点中有 5 个突变会引起蛋白水解作用的不稳定，从而减少 *FXYD2* 启动子的活性。而且，当与 *HNFB* 突变基因共表达时，PCBD1 蛋白胞质定位数量会增加。总的来说，研究发现 PCBD1 作为一个与 *HNF1B* 调控的转录共激活剂，在远曲小管 (DCT) 的 *FXYD2* 转录微调中发挥着必要的作用。

在小鼠的研究中，Ferre 等[17] 发现 *PCBD1* 表达大多位于肾远曲小管。当给小鼠喂食低镁饮食时，*Pcbd1* 表达增加。这表明 *Pcbd1* 对于肾脏镁重吸收的重要作用。体外研究表明，PCBD1 蛋白调节 *HNF1B* 介导的 *FXYD2* 转录，影响肾脏活跃的镁吸收。Bayle 等[18] 发现，*Dcoh* 基因无效的小鼠可生长并可育，并且存活 1 年以上。但这些小鼠表现出高苯丙氨酸血症，易患白内障。在 *Dcoh* 基因沉默的小鼠上，HNF1 的功能仅受到轻微的损伤，表明一部分的 DCOH 活性被 DCOH2 补偿。Simaite 等[19] 发现，通过吗啉代敲除 *PCBD1* 基因的非洲爪蟾，会导致胰腺祖基因表达量的显著降低，同时也减少了 *HNF1B* 的表达。这一发现表明，在非洲爪蟾内胚层中，胰腺的建立需要 *PCBD1* 的参与。

(4) 目前基因突变概述

目前人类基因突变数据库收录了 *PCBD1* 基因突变 9 个，错义 / 无义突变 8 个，小的缺失 1 个，突变分布在基因整个编码区，无突变热点。

（康开江　张在强　赵容丽　周宝津　吴汉杰）

参考文献

[1] Dudesek A, Roschinger W, Muntau A, et al. Molecular analysis and long-term follow-up of patients with different forms of 6-pyruvoyl-tetrahydropterin synthase deficiency. Europ J Pediat, 2001, 160: 267-276

[2] Niederwieser A, Curtius H, Wang M, et al. Atypical phenylketonuria with defective biopterin metabolism: monotherapy with tetrahydrobiopterin or sepiapterin, screening and study of biosynthesis in man. Europ J Pediat, 1982, 138: 110-112

[3] Georg F, 喻唯民, 方俊敏. 高苯丙氨酸血症的治疗和研究进展. CJCHC, 2006, 14(1):2-4

[4] 邹卉, 杨绪庆, 刘玉俊. 高苯丙氨酸血症的鉴别诊断. CJCHC, 2006, 14(4):423-424

[5] 李晓雯, 杨凌, 沈明. 不同类型高苯丙氨酸血症的临床表型. J Appl Clin Pediatr, 2007, 22(8):573-575

[6] Kaufman S, Berlow S, Summer G, et al. Hyperphenylalaninemia due to a deficiency of biopterin. New Eng J Med, 1978, 299: 673-679

[7] Niederwieser A, Blau N, Wang M, et al. GTP cyclohydrolase I deficiency, a new enzyme defect causing hyperphenylalaninemia with neopterin, biopterin, dopamine, and serotonin deficiencies and muscular hypotonia. Europ J Pediat, 1984, 141, 208-214

[8] Thony B, Leimbacher W, Blau N, et al. Hyperphenylalaninemia due to defects in tetrahydrobiopterin metabolism: molecular characterization of mutations in 6-pyruvoyl-tetrahydropterin synthase. Am J Hum Genet, 1994, 54: 782-792

[9] Oppliger T, Thony B, Kluge C, et al. Identification of mutations causing 6-pyruvoyltetrahydropterin synthase deficiency in four Italian families. Hum Mutat, 1997, 10: 25-35

[10] Thöny B, Blau N. Mutations in the GTP cyclohydrolase I and 6-pyruvoyl-tetrahydropter in synthase genes. Hum Mutat, 1997, 10: 29498-29506

[11] Sumi-Ichinose C, Urano F, Kuroda R, et al. Catecholamines and serotonin are differently regulated by tetrahydrobiopterin: a study from 6-pyruvoyltetrahydropterin synthase knockout mice. J Biol Chem, 2001, 276: 41150-41160

[12] Elzaouk L, Leimbacher W, Urri M, et al. Dwarfism and low insulin-like growth factor-1 due to dopamine depletion in Pts mice rescued by feeding neurotransmitter precursors and H4-biopterin. J Biol Chem, 2003, 278: 28303-28311

[13] Ichinose H, Ohye T, Matsuda Y, et al. Characterization of mouse and human GTP cyclohydrolase I genes: mutations in patients with GTP cyclohydrolase I deficiency. J Biol Chem, 1995, 270: 10062-10071

[14] Furukawa Y, Kish SJ, Bebin EM, et al. Dystonia with motor delay in compound heterozygotes for GTP-cyclohydrolase I gene mutations. Ann Neurol, 1998, 44: 10-16

[15] Hyland K, Gunasekara RS, Munk-Martin TL, et al. The hph-1 mouse: a model for dominantly inherited GTP-cyclohydrolase deficiency. Ann Neurol, 2003, 54: S46-S48

[16] Thony B, Neuheiser F, Kierat L, et al. Hyperphenylalaninemia with high levels of 7-biopterin is associated with mutations in the PCBD gene encoding the bifunctional protein pterin-4a-carbinolamine dehydratase and transcriptional coactivator (DCoH). Am J Hum Genet, 1998, 62: 1302-1311

[17] Ferre S, de Baaij JH, Ferreira P, et al. Mutations inPCBD1 cause hypomagnesemia and renal magnesium wasting. J Am Soc Nephrol, 2014, 25: 574-586

[18] Bayle JH, Randazzo F, Johnen G, et al. Hyperphenylalaninemia and impaired glucose tolerance in mice lacking the bifunctional DCoH gene. J Biol Chem, 2002, 277: 28884-28891

[19] Simaite D, Kofent J, Gong M, et al. Recessive mutations in PCBD1 cause a new type of early-onset diabetes. Diabetes, 2014, 63: 3557-3564

647　高磷酸酶血症伴精神发育迟滞综合征 1 型
(hyperphosphatasia with mental retardation syndrome 1, HPMRS1; OMIM 239300)

一、临床诊断

(1) 概述

高磷酸酶血症伴精神发育迟滞综合征又称 Mabry 综合征, 可分为 HPMRS1~5 等亚型, 是一种罕见的遗传性智力障碍[1]。其中 HPMRS1 是由磷脂酰肌醇多糖 V 基因 (*PIGV*) 突变引起的常染色体隐性遗传性疾病。

(2) 临床表现

患者的典型表现为精神发育迟滞、各种神经系统异常 (如癫痫、肌张力减低) 和高磷酸酶血症。其他特征包括面部畸形 (凸颌畸形、眼距过宽、宽鼻梁等)、骨 (末端指骨发育不全、斜头畸形等)、毛发、指甲等异常[2, 3] (图 647-1)。

(3) 影像学表现

部分患者头 MRI 检查有中度的皮质萎缩, 髓鞘形成延迟。

(4) 病理表现

尚不清楚。

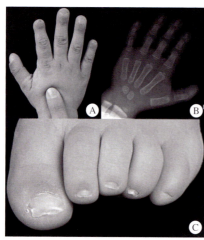

图 647-1　临床表现

A. 指甲发育不全或消失；B. 手部 X 线片显示远端指骨发育不全；C. 宽脚趾和趾甲发育不全 [Eur J Hum Genet, 2014, 22(6):762-767]

(5) 受累部位病变汇总 (表 647-1)

表 647-1　受累部位及表现

受累部位	主要表现
面	脸中央发育不全, 凸颌畸形
眼	眼距过宽, 长眼裂, 弓形眉
鼻	宽鼻梁, 宽鼻尖
口	腭裂 (罕见), 短人中等
心脏	房间隔缺损及室间隔缺损
胃肠	喂食障碍, 肛肠异常等
颅骨	斜头畸形
手	末端指骨发育不全, 锥形手指
足	部分患者脚趾发育不全等
指甲	指甲发育不全、指甲弯曲 (部分患者)
中枢神经系统	肌张力减低, 癫痫, 严重的精神发育迟滞, 部分患者手足徐动、中度的皮质萎缩、髓鞘形成延迟、言语发展迟缓

二、基因诊断

(1) 概述

　　PIGV 基因, 即编码甘露糖转移酶蛋白的基因, 位于 1 号染色体短臂 3 区 6 带 1 号亚带的 1 次亚带 (1p36.11), 基因组坐标为 (GRCh37):1:27114454-27124894, 基因全长 10 441bp, 包含 4 个外显子, 编码 493 个氨基酸。

(2) 基因对应蛋白结构及功能

　　PIGV 基因编码甘露糖转移酶, 参与合成糖基磷脂酰肌醇 (GPI)。GPI 是一种复合的糖脂, 它主要作为很多蛋白与膜结合的锚定物, 并在蛋白质分选、信号转导等多种细胞进程中起作用。

(3) 基因突变致病机制

　　2010 年, 利用全外显子捕获测序与隐马尔可夫模型算法相结合的方法, 检测基因组上同源一致性的区域, Krawitz 等在 3 个 HPMRS1 的德国兄妹中 (他们的父母没有亲缘关系) 确定 *PIGV* 基因的纯合子突变 c.1022C>A, 从而导致 341 处丙氨酸替换为谷氨酸 (p.A341E)[2]。在 1991 年 Rabe 等报道过的 2 个 HPMRS1 的同胞中, Krawitz 等发现他们的复合杂合突变 p.A341E 和一个 c.1154C>A 的颠换, 从而引起 358 处组氨酸替换为脯氨酸 (p.H385P)。该病还存在另一个复合杂合突变 p.A341E 和 c.1022C>T 的转换, 导致 341 丙氨酸替换为缬氨酸 (p.A341V)。所有的突变都具有高度保守的残基, 并在 200 名对照中未发现突变 [4]。

(4) 目前基因突变概述

　　目前人类基因突变数据库收录了 *PIGV* 基因突变 4 个, 均为错义 / 无义突变。突变分布在基因整个编码区, 无突变热点。

(苏　芳　利建东)

参考文献

[1] Horn D, Wieczorek D, Metcalfe K, et al. Delineation of PIGV mutation spectrum and associated phenotypes in hyperphosphatasia with mental retardation syndrome. Eur J Hum Genet, 2014, 22: 762-767

[2] Krawitz PM, Schweiger MR, Rodelsperger C, et al. Identity-by-descent filtering of exome sequence data identifies PIGV mutations in hyperphosphatasia mental retardation syndrome. Nature Genet, 2010, 42: 827-829

[3] Horn D, Schottmann G, Meinecke P. Hyperphosphatasia with mental retardation, brachytelephalangy, and a distinct facial gestalt: delineation of a recognizable syndrome. Europ J Med Genet, 2010, 53: 85-88

[4] Rabe P, Haverkamp F, Emons D, et al. Syndrome of developmental retardation, facial and skeletal anomalies, and hyperphosphatasia in two sisters: nosology and genetics of the Coffin-Siris syndrome. Am J Med Genet, 1991, 41: 350-354

648 高磷酸酶血症伴精神发育迟滞综合征 2 型 (hyperphosphatasia with mental retardation syndrome 2, HPRMS2; OMIM 614749)

一、临床诊断

(1) 概述

HPRMS2 属于一种常染色体隐性遗传病，由 *PIGO* 基因复合杂合突变引起[1, 2]。

(2) 临床表现

HPRMS2 主要临床表现是严重的智力发育迟滞、脸部畸形、肌张力减低及癫痫发作等[1, 2]。HPRMS2 患者面部特征包括头骨畸形、睑裂长、鼻子短、鼻梁阔、口呈帐篷状、远端指（趾）骨短，指（趾）甲发育不良或缺如（图 648-1）。

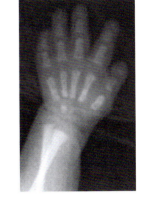

图 648-2　HPRMS2 患儿(1 岁) 手 X 线特点
广泛手指远端指骨缩短 (Am J Hum Genet，2012，91:146-151)

(4) 病理表现

尚不清楚。

(5) 受累部位病变汇总（表 648-1）

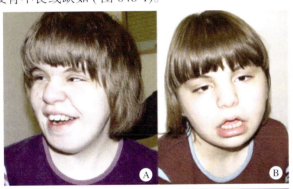

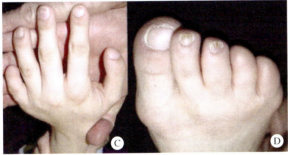

图 648-1　HPRMS2 临床特征

A. 头面部特点（15 岁）；B. 头面部特点（12 岁）；C. 15 岁患者指甲特点：第 2 和第 4 指甲发育不良、第五指甲缺如；D. 12 岁患者趾甲特点: 拇指宽、第 2 和第 3 趾甲小、第 4 和第 5 趾甲缺如 (Am J Hum Genet，2012，91:146-151)

(3) 辅助检查

实验室检查可见血清碱性磷酸酶异常增高。

影像学表现：手部 X 线检查可见远端指骨缩短（图 648-2）；长期反复癫痫发作患儿脑部 MRI 检查可见弥漫性脑和小脑萎缩[2]。

表 648-1　受累部位及表现

受累部位	主要表现
头面部	脸部畸形，头骨畸形，睑裂长，鼻子短，鼻梁阔，口呈帐篷状
神经认知	严重的智力发育迟滞、言语发育迟滞、癫痫发作，肌张力低下，脑室扩大
骨骼	远端指（趾）骨短，指（趾）甲发育不良或缺如，冠状缝早闭
心脏系统	房间隔缺损
消化系统	肛门闭锁，肛门狭窄
泌尿系统	膀胱输尿管反流

二、基因诊断

(1) 概述

PIGO 基因，即编码糖基磷脂酰肌醇 (GPI) 乙醇胺磷酸转移酶 3 的基因，位于 9 号染色体短臂 1 区 3 带 3 亚带 (9p13.3)，基因组坐标为 (GRCh37): 9: 35087028-35096598，基因全长 9571bp，包含 11 个外显子，编码 1089 个氨基酸。

(2) 基因对应蛋白结构及功能

PIGO 基因编码 GPI 乙醇胺磷酸转移酶 3，该蛋白参与 GPI 的生物合成。GPI 是一种糖脂，在其核心骨干上包含 3 个甘露糖分子。在许多血细胞中都能发现 GIP，其作用是将多种蛋白锚定到细胞表

面。它也参与乙醇胺磷酸 (EtNP) 转移到 GPI 的第三个甘露糖的过程。

(3) 基因突变致病机制

Krawitz 等[1] 对患 HPMRS 的两姐妹进行外显子测序，确定了 *PIGO* 基因上的复合杂合突变。之后又对另外 11 名具有相似症状患者的 *PIGO* 基因进行测序，在一名患者中检测到一例复合杂合突变。体外功能实验表明，突变蛋白的功能活性会降低或丧失。观察 PIGO 缺陷的 CHO 细胞系发现，胎盘细胞表面的碱性磷酸酶活性下降，碱性磷酸酶的分泌量增多，注射野生型的 PIGO 蛋白能缓解上述现象。这些发现表明，携带 *PIGO* 基因突变的患者体内的碱性磷酸酶释放进入血清，使糖基磷脂酰肌醇不能锚定到细胞膜，从而引发缺陷。

(4) 目前基因突变概述

目前人类基因突变数据库未报道与 *PIGO* 基因相关的突变，但目前文献报道了 *PIGO* 基因突变 3 个，错义突变 1 个，剪接突变 1 个，小的缺失 1 个[1]。

（杨　昕　赵　慧　任飞）

参考文献

[1] Krawitz PM, Murakami Y, Hecht J, et al. Mutations in PIGO, a member of the GPI-anchor-synthesis pathway, cause hyperphosphatasia with mental retardation. Am J Hum Genet, 2012, 91: 146-151

[2] Nakamura K, Osaka H, Murakami Y, et al. PIGO mutations in intractable epilepsy and severe developmental delay with mild elevation of alkaline phosphatase levels. Epilepsia, 2014, 55: e13-e17

649　高磷酸酶血症伴精神发育迟滞综合征 3 型
(hyperphosphatasia with mental retardation syndrome 3, HPMRS3; OMIM 614207)

一、临床诊断

(1) 概述

2011 年 Rami 首次报道 *PGAP2* 基因突变与智力残疾有关，随后为 Rehman 所证实，并发现该基因突变呈常染色体隐性遗传，进一步的研究发现该致病基因为编码 GPI 锚定修饰蛋白 2 (post-GPI attachment to proteins 2，PGAP2) 的基因。*PGAP2* 基因突变特征性临床表现包括癫痫发作、肌张力减低、智力低下和血清碱性磷酸酶水平明显升高，定义为高磷酸酶血症伴精神发育迟滞综合征 3 型。

(2) 临床表现

患儿在产前、产期及产后阶段一般不发病，发育正常[1]，有部分患者胎儿期胎动减少，产后啼哭延迟、喂养困难[2]。一般于婴儿后期或幼儿期发病，临床表现为严重的精神运动发育迟滞，表现为坐立或行走等运动功能发育延迟或受阻、严重智力残疾[1, 4]、肌张力减低[3, 4]。多数患者有强直-阵挛性癫痫发作[3,4]，对解痉药物治疗效果好。患者可有特殊的体貌特征，包括身材矮小、小头畸形、帐篷样上唇、腭裂、宽鼻梁、斜视、感应神经性耳聋、指甲短缩等[3, 4]（图 649-1）。其他表现还包括智力低下、语词贫乏、睡眠模式紊乱、房间隔缺损、先天性巨结肠、便秘、发热等[4]。

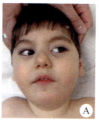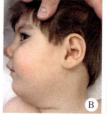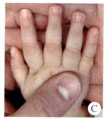

图 649-1　临床表现
A、B.帐篷样上唇和宽鼻梁；C.第 5 指指甲发育不良
(Am J Hum Genet，2013，92: 584-589)

(3) 辅助检查

部分患者心脏超声检查表现为房间隔缺损[4]。部分患者头颅CT检查显示脑萎缩[3]、胼胝体萎缩[4]。

(4) 病理表现

肌肉活检提示肌萎缩[3]。

(5) 受累部位病变汇总（表 649-1）

表 649-1　受累部位及表现

受累部位	主要表现
头部	小头畸形
肌肉、软组织	肌张力减低

续表

受累部位	主要表现
神经系统	精神运动发育迟滞
	严重智力缺陷
	轻度智力低下（部分患者）
	癫痫发作（部分患者）
	睡眠模式紊乱（部分患者）
	脑萎缩（部分患者）
血液	血清碱性磷酸酶水平明显升高，为正常上限 6 倍以上 [3,4]
	高磷酸酯酶血症
其他	出生后发病
	大部分患者病情严重

二、基因诊断

(1) 概述

PGAP2 基因，即编码 PGAP2(post-GPI attachment to proteins 2) 的基因，位于 11 号染色体短臂 1 区 5 带 5 亚带 (11p15.5)，基因组坐标为 (GRCh37): 11: 3818954-3847601，基因全长 28 648bp，包含 7 个外显子，编码 315 个氨基酸。

(2) 基因对应蛋白结构及功能

PGAP2 基因编码 PGAP2，该蛋白参与了糖基磷脂酰肌醇 (GPI) 锚着点成熟过程中的脂质重塑这一步骤。GPI 对细胞质膜蛋白的修饰工作发生在内质网上，GPI 锚定蛋白在转运到细胞表面的过程中会整合到高尔基体的脂筏中 [5]。PGAP2 蛋白参与了 GPI 锚定蛋白表面 GPI 锚着点的成熟，细胞表面 GPI 锚定蛋白的稳定表达需要 PGAP2 蛋白发挥作用。

(3) 基因突变致病机制

Hansen 等 [3] 在精神发育迟滞患病家庭的患者中检测到 PGAP2 基因 2 个纯合错义突变。体外功能研究实验表明，突变的等位基因均为亚等位基因，都能引起酶活性降低。作者指出，参与 GPI 锚着点生物合成的基因发生突变引发了一系列疾病，由

PGAP2 基因引起的疾病可以被看作是这类疾病家族的一员。因此，相比于下游基因而言，在通路上游的基因发生突变可导致生理缺陷更加严重的表型。

Krawitz 等 [4] 研究了 13 名具有智力残疾和血清碱性磷酸酶增加表型的患者，并对编码参与 GPI 锚着点生物合成蛋白的基因进行检测。作者在 2 名无亲缘关系的患者中检测到 PGAP2 基因的双等位基因错义突变。体外功能实验表明，突变可引起酶活性降低。

(4) 目前基因突变概述

目前人类基因突变数据库未收录与 PGAP2 基因相关的突变，但目前文献报道的 PGAP2 基因突变有 5 个，均为错义/无义突变，无突变热点 [3, 4]。

(刘 丽 任 飞)

参考文献

[1] Abou Jamra RA, Wohlfart S, Zweier M, et al. Homozygosity mapping in 64 Syrian consanguineous families with non-specific intellectual disability reveals 11 novel loci and high heterogeneity. Europ J Hum Genet, 2011, 19: 1161-1166

[2] Rehman S, Baig SM, Eiberg H, et al. Autozygosity mapping of a large consanguineous Pakistani family reveals a novel non-syndromic autosomal recessive mental retardation locus on 11p15-tel. Neurogenetics, 2011, 12: 247-251

[3] Hansen L, Tawamie H, Murakami Y, et al. Hypomorphic mutations in PGAP2, encoding a GPI-anchor-remodeling protein, cause autosomal-recessive intellectual disability. Am J Hum Genet, 2013, 92: 575-583

[4] Krawitz PM, Murakami Y, Riess A, et al. PGAP2 mutations, affecting the GPI-anchor-synthesis pathway, cause hyperphosphatasis with mental retardation syndrome. Am J Hum Genet, 2013, 92: 584-589

[5] Tashima Y, Taguchi R, Murata C, et al. PGAP2 is essential for correct processing and stable expression of GPI-anchored proteins. Mol Biol Cell, 2006, 17: 1410-1420

650　高脯氨酸血症 I 型
(hyperprol inemia, type I, HP I ; OMIM 239500)

一、临床诊断

(1) 概述

Schafer 首次描述了脯氨酸代谢异常与人类疾病有关 [1]，高脯氨酸血症 I 型 (HP I) 为常染色体隐性遗传性疾病，致病基因为 PRODH，即脯氨酸脱氢酶基因。该基因缺陷导致脯氨酸不降解，从而蓄积在血液中，产生一系列临床表现。

(2) 临床表现

HP I 为一种代谢紊乱疾病，没有明确的临床表现 [2]。有研究报道，多数患者中 HP I 为相对良性的疾病，然而也有研究报道一些患者有严重的表型，有癫痫、精神发育迟滞或其他神经系统表现 [3]。此外，患者还可有肾病、精神分裂症、多动症等表现 [4]。

(3) 辅助检查
尚不清楚。

(4) 病理表现
尚不清楚。

(5) 受累部位病变汇总 (表 650-1)

表 650-1　受累部位及表现

受累部位	主要表现
肾脏	肾功能异常 (部分患者)
中枢神经系统	精神运动发育迟滞 (轻至重度)，肌张力减低，癫痫，光源性癫痫，癫痫持续状态，脑电图异常
神经、行为	自闭症特征，刻板行为，攻击性，多动症，精神分裂症易感性增加
血液和尿液	高脯氨酸血症 (5~10 倍于正常)，氨基酸尿，脯氨酸尿，羟脯氨酸蛋白尿，甘氨酸尿，脯氨酸氧化酶缺乏

二、基因诊断

(1) 概述

PRODH 基因，即编码脯氨酸脱氢酶 1 的基因，位于 22 号染色体长臂 1 区 1 带 2 亚带 1 次亚带 (22q11.21)，基因组坐标为 (GRCh37): 22: 18900287-18924066，基因全长 23 780 bp，包含 15 个外显子，编码 600 个氨基酸。

(2) 基因对应蛋白结构及功能

PRODH 基因编码一种线粒体蛋白，在脯氨酸降解的第一步起催化作用。该基因的突变与高脯氨酸血症 I 型和 4 型精神分裂症有关。选择性剪切具有很多转录本，具有多个不同的蛋白亚基。

(3) 基因突变致病机制

很多研究已经表明 PRODH 基因突变是导致高脯氨酸血症的原因之一。PRODH 基因突变可导致不同程度的脯氨酸脱氢酶活性的降低甚至失活。根据酶活性降低程度，PRODH 突变可分为 3 大类：轻微突变 (酶活性降低在 30% 以下)、中性突变 (酶活性降低 30%~70%)，以及严重突变 (酶活性降低 70% 以上)。脯氨酸的代谢水平和上述酶活性变化直接相关。PRODH 编码的脯氨酸脱氢酶活性降低导致脯氨酸不能及时被氧化成 P5C，中断了脯氨酸的降解，造成脯氨酸在体内的过量累积，从而发病 [4]。

本病尚无相应的分子研究，致病机制未明。

(4) 目前基因突变概述

目前人类基因突变数据库收录了 PRODH 基因突变 24 个，其中错义 / 无义突变 23 个和大片段缺失 1 个。

(苏　芳　李力强)

参考文献

[1] Schafer IA, Scriver CR, Efron ML. Familial hyperprolinemia, cerebral dysfunction and renal anomalies occurring in a family with hereditary nephropathy and deafness. N Engl J Med, 1962, 267:51-60

[2] Phang JM, Chien-an AH, Valle D. Disorders of proline and hydroxyproline metabolism. The Metabolic and Molecular Bases of Inherited Disease, 2001, 2：1820-1838

[3] Jacquet H, Berthelot J, Bonnemains C. The severe form of type I hyperprolinaemia results from homozygous inactivation of the PRODH gene. J Med Genet, 2003, 40: e7

[4] Mitsubuchi H, Nakamura K, Matsumoto S, et al. Biochemical and clinical features of hereditary hyperprolinemia. Pediatr Int, 2014, 56:492-496

651　高脯氨酸血症 II 型
(hyperprolinemia type II, HP II ; OMIM 239510)

一、临床诊断

(1) 概述

高脯氨酸血症 (HP) 根据致病基因不同分为 I 型和 II 型，1968 年 Emery [1] 描述了高脯氨酸血症 II 型，HP II 是由编码乙醛脱氢酶 4 (aldehyde dehydrogenase 4，ALDH4) 的基因发生突变所致 [2]，为常染色体隐性遗传病。HP I 与 HP II 的重要区别在于尿液中 δ-1- 吡咯啉 -5- 羧酸 (δ-1-pyrroline-5-carboxylate，P5C) 水平有无升高，尿液 P5C 水平明显升高者为 HP II。

(2) 临床表现

发病率不详，但极为罕见，日本至今仅发现 1 例 HPⅡ患者[3]。HPⅡ患者临床表现无明显特异性。童年期反复癫痫发作较为常见，感染或发热常为诱因，部分患者在成年后癫痫可自行消失[2]。部分患者出现轻度智力发育不全[4,5]，也可仅有血浆脯氨酸升高和高甘氨酸血症[6]。若癫痫发作期能及时得到控制，患者一般预后良好，但部分患者后期可能会出现生物行为异常，如焦虑、幻觉等[7]。

(3) 辅助检查

患者头颅 CT 或磁共振检查表现无明显异常，部分患者脑电图检查有癫痫样波形。

(4) 病理表现

目前暂无报道。

(5) 受累部位病变汇总（表 651-1）

表 651-1　受累部位及表现

受累部位	主要表现
神经系统	反复癫痫发作，智力缺陷
血液和尿液	血浆脯氨酸增高（为正常值的 10~15 倍）
	血浆二氢吡咯 -5- 羧酸还原酶水平升高
	尿中吡咯 -5- 羧酸水平升高
	尿中 δ-1- 二氢吡咯 -3 羧基 -5- 还原酶水平升高
	氨基酸尿
	脯氨酸尿
	羟基脯氨酸尿
	甘氨酸尿
	成纤维细胞或淋巴细胞中吡咯 -5- 羧酸脱氢酶活性下降[8]

二、基因诊断

(1) 概述

ALDH4A1 基因，即编码醛脱氢酶家族 4 成员 A1 的基因，位于 1 号染色体短臂 3 区 6 带 (1p36)，基因组坐标为 (GRCh37):1:19197924-19229293，基因全长 31 370bp，包含 17 个外显子，编码 503 个氨基酸。

(2) 基因对应蛋白功能

ALDH4A1 基因编码的蛋白属于醛脱氢酶蛋白家族。该酶是线粒体基质 NAD 依赖性脱氢酶，催化脯氨酸降解的第二步反应，即将吡咯啉 -5- 羧酸转化为谷氨酸。该酶缺乏可引起 HPⅡ，一种常染色体隐性遗传疾病，主要临床表现为 δ-1- 吡咯啉 -5 羧酸和脯氨酸的积累。

(3) 基因突变致病机制

Geraghty 等[9]在 3 个无血缘关系的 HPⅡ家系

中发现 3 个突变：2 个移码突变和 1 个错义突变。作者对 4 个散发 HPⅡ患者的 *ALDH4A1* 基因进行研究，通过 RT-PCR、基因组 PCR 扩增和测序，在 *ALDH4A1* 基因上发现 4 个变异位点，包括 2 个移码突变和 2 个错义突变。作者对其中 3 个突变进行了功能研究，在 P5CDh 缺陷的酵母中分别表达突变型和野生型的蛋白。其中 2 种移码突变的蛋白产物没有 P5CDh 活性，也不能在脯氨酸培养基生长。p.P16L 错义突变则可以产生全功能的 P5CDh，进一步分析表明 p.P16L 为多态性而不是突变。

(4) 目前基因突变概述

目前人类基因突变数据库收录了 *ALDH4A1* 基因突变 3 个，其中，错义 / 无义突变 1 个，小的缺失 1 个，小的插入 1 个。无突变热点报道。

（刘　丽　郭　健）

参考文献

[1] Emery F A, Goldie L, Stern J. Hyperprolinaemia type 2. Ment Defic Res, 1968, 12: 187-195

[2] Önenli-Mungan N, Yüksel B, Elkay M, et al. Type Ⅱ hypeprolinemia: a case report. The Turkish Journal of Pediatrics, 2004, 46: 167-169

[3] Mitsubuchi H, Nakamura K, Matsumoto S, et al. Biochemical and clinical features of hereditary hyperprolinemia. Pediatr Int, 2014, 56(4): 492-496

[4] Vasiliou V, Bairoch A, Tipton KF, et al. Eukaryotic aldehyde dehydrogenase (ALDH) genes: human polymorphisms, and recommended nomenclature based on divergent evolution and chromosomal mapping. Pharmacogenetics, 1999, 9: 421-434

[5] Selkoe DJ. Familial hyperprolinemia and mental retardation: a second metabolic type. Neurology, 1969, 19: 494-502

[6] Pavone L, Mollica F, Levy HL. Asymptomatic type Ⅱ hyperprolinaemia associated with hyperglycinaemia in three sibs. Arch Dis Child, 1975, 50: 637-641

[7] van de Ven S, Gardeitchik T, Kouwenberg D. Long-term clinical outcome, therapy and mild mitochondrial dysfunction in hyperprolinemia. J Inherit Metab Dis, 2014, 37: 383-390

[8] Valle D, Goodman SI, Applegarth DA, et al. Type Ⅱ hyperprolinaemia: delta-1-pyrroline-5-carboxylic acid dehydrogenase deficiency in cultured skin fibroblasts and circulating lymphocytes. J Clin Invest, 1976, 58: 598-603

[9] Geraghty MT, Vaughn D, Nicholson AJ, et al. Mutations in the Delta1-pyrroline 5-carboxylate dehydrogenase gene cause type Ⅱ hyperprolinemia. Hum Mol Genet, 1998, 7: 1411-1415

652 非自身免疫性甲状腺功能亢进
(hyperthyroidism, nonautoimmune; OMIM 609152)

一、临床诊断

(1) 概述

先天性非自身免疫性甲状腺功能亢进(persistent sporadic congenital non-autoimmune hyperthyroidism，PSNAH)不同于自身免疫性甲状腺功能亢进、Graves 病、新生儿短暂的甲状腺功能亢进，为常染色体显性遗传病，女性常见[1]，是少见的由促甲状腺素受体(TSHR)胚系突变导致的甲状腺功能亢进（甲亢），非自身免疫性常染色体显性遗传性甲亢家族的表型于 1982 年首次由 Thomas 等描述。

(2) 临床表现

PSNAH 可在新生儿阶段起病（先天性散发性非自身免疫性甲亢），或者在之后被诊断为 TSHR 胚系突变引起的散发性甲亢[2]，可发生在新生儿期到成人的任何阶段，一般起病较早，几乎所有的 PSNAH 患者在 1 岁以内都表现出临床症状，且病情严重，几乎均有甲状腺肿。起初甲状腺为弥漫性肿大，随着病程进展表现出多结节性甲状腺肿；患者存在孤立性甲亢（如与促性腺激素依赖性性早熟无关的甲亢或有 McCune Albright 综合征的典型咖啡色皮损和骨纤维化改变），没有家族史或为非自身免疫性甲亢。胎儿甲亢随着病程进展出现多种并发症，如颅缝早闭或低出生体重。半数 PSNAH 患者存在颅缝早闭、生长迟缓、智力偏低、言语障碍和腹积水，需检测是否存在 TSHR 胚系突变。一般没有炎性的突眼表现，但非炎性的眼征如眼球突出，并不能除外 PSNAH 的诊断。停药或甲状腺次全切除术后短期内甲亢易复发，为了使大多数病例得到彻底缓解，手术后需追加甲状腺同位素治疗。

(3) 辅助检查

超声检查无低回声区，弥漫性甲状腺肿。实验室检查显示甲状腺功能亢进表现。

(4) 病理表现

实验室检查 TSHR 抗体(TRAb)或 TPOAb 阴性，细胞学检查无淋巴细胞浸润和免疫复合物[3]。

(5) 受累部位病变汇总（表 652-1）

表 652-1 受累部位及表现

受累部位	主要表现
代谢系统	疲乏无力，怕热多汗，皮肤潮湿，多食善饥，体重显著下降
神经系统	多言好动，紧张焦虑，焦躁易怒，失眠不安，思想不集中，记忆力减退，手和眼睑震颤，智力偏低，言语障碍和脑积水
心血管系统	心悸气短，心动过速，第一心音亢进，心律失常
消化系统	稀便，排便次数增加，重者肝大、肝功能异常
骨骼肌肉	甲状腺毒症性周期性瘫痪
造血系统	淋巴细胞比例增高，单核细胞增加，白细胞减少，可伴发血小板减少性紫癜
其他	咖啡色皮损，骨纤维化改变，颅缝早闭，低出生体重，生长迟缓

二、基因诊断

(1) 概述

TSHR 基因，即编码促甲状腺激素受体的基因，位于 14 号染色体长臂 3 区 1 带 (14q31)，基因组坐标为 (GRCh37):14:81421333-81612646，基因全长 191 314bp，包含 11 个外显子，编码 764 个氨基酸。

(2) 基因对应蛋白结构及功能

TSHR 基因编码一种膜蛋白，为甲状腺细胞代谢的主要调控因子。这种蛋白是促甲状腺激素的受体，活性由腺苷酸环化酶介导。该基因缺陷导致几种类型的甲状腺功能亢进。目前已发现该基因 3 种转录本。

(3) 基因突变致病机制

促甲状腺激素受体基因的胚系突变引起非自身免疫性常染色体显性甲状腺功能亢进症，Duprez 等于 1994 年报道了患有非自身免疫性常染色体显性甲状腺功能亢进的两大家系，在患者 TSHR 基因中确定了 2 个不同的突变。

非自身免疫性常染色体显性甲状腺功能亢进在新生儿期发病的家系中发现了一种新的 TSHR 基因胚系突变 (p.L629F)，Führer 等确定了新 TSHR 基因家系突变的组成性活性。

促甲状腺激素 (TSH) 与受体结合，通过 cAMP 和肌醇磷酸通路发挥作用，主要信号转导通路是通过 G 蛋白偶联激活腺苷环化酶，刺激细胞内 cAMP 生成。cAMP 通路可导致甲状腺激素合成和甲状腺细胞生长，从而引起甲状腺功能和细胞增殖改变。*TSHR* 基因突变导致 cAMP 水平较野生型升高，使受体 cAMP 第二信使系统处于组成性激活，从而导致甲状腺功能亢进[4]。

(4) 目前基因突变概述

目前人类基因突变数据库报道了 *TSHR* 基因突变 107 个，其中，错义 / 无义突变 94 个，剪接突变 7 个，小的缺失 2 个，小的插入 2 个，小的插入缺失 2 个。

（姚婧璠　李　飞）

参考文献

[1] Wsapa CT, Duprez L, Ludgate M, et a1.A novel thyrotropin receptor mutationin aninfantwithseverethyrotoxieosis. Thyroid, 1999, 9:1005-1010

[2] Hollingsworth DR, Mabry CC, Eckerd JM. Hereditary aspects of Graves. disease in infancy and childhood. Journal of Pediatrics, 1972, 81(3):446-459

[3] Thomas J L, Leclere J, Hartemann P, et al. Familial hyperthyroidism without evidence of autoimmunity. Acta Endocr, 1982, 100: 512-518

[4] Paschke R, Niedziela M, Vaidya B, et al. European Thyroid Association Guidelines for the Management of Familial and Persistent Sporadic Non-Autoimmune Hyperthyroidism Caused by Thyroid Stimulating Hormone Receptor Germline Mutations. Eur Thyroid J, 2012, 1: 142-147

653　进行性间质肥大性多神经病 (Dejerine-Sottas 综合征） (hypertrophic neuropathy of Dejerine-Sottas; OMIM 145900)

一、临床诊断

(1) 概述

进行性间质肥大性多神经病，亦称遗传性肥大性间质性多神经病。此病 1893 年由 Dejerine-Sottas 首次报道，故又称为 Dejerine-Sottas 综合征。报道的病例为婴儿期和儿童期起病的两个兄妹，表现为足畸形、脊柱后侧凸、肢体远端无力、萎缩、感觉障碍、上肢共济失调、腱反射消失、瞳孔光反射迟钝和眼球震颤，其中女性患者后期已不能行走，于 45 岁死亡，病理学检查发现周围神经粗大[1, 2]。现多将其归类于遗传性感觉运动性神经病变 (HSMN) Ⅲ型，是一种罕见的常染色体隐性遗传疾病，致病基因包括 *MPZ*、*EGR2*、*PMP22*、*PRX* 等[3]。

(2) 临床表现

Dejerine-Sottas 综合征是一种多发生在婴儿期的脱髓鞘性周围神经病。患者表现为运动发育落后，远端运动和感觉功能受损，步态异常；有些患者在婴儿期全身肌无力。其他症状还包括高弓足、脊柱侧弯和感觉性共济失调。

若于儿童期发病，临床多表现为进行性肢体无力，手套袜套样感觉丧失，腱反射消失。开始时可能与 Charcot-Marie-Tooth 病相似，但肌肉无力进展速度较快，也有脱髓鞘变化与重新髓鞘化的发生，周围神经变粗，神经活检显示洋葱球样病变。

电生理检查可发现神经传导速度严重降低（有时小于 10m/s）、脑、脊神经受累。腓肠神经活检可见有髓纤维的严重损失。脊髓造影可见脊神经根膨大[4-6]。

(3) 影像学表现

影像学研究可发现马尾的脊神经根出现明显异常增厚和结块。Meckel 腔的第Ⅴ脑神经异常突出，第Ⅲ、Ⅴ、Ⅶ脑神经都显示出双侧的放大和异常强化[7]（图 653-1）。

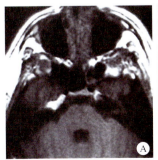
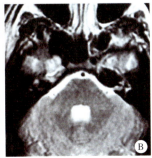

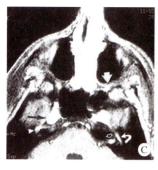
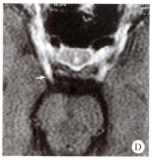

图 653-1　扩大的脑神经

轴流无对比 T₁ 加权像（A）、轴向自旋回波 T₂ 加权像（B），不像作为轴向对比增强 T₁ 加权像一样明显（C 和 D）；在左耳门有显著的增强（开放式箭头，C），在 Meckel 腔第 V 脑神经处有扩大和增强、在右侧比左侧有稍微的增强（黑色箭头，C），在左侧的翼腭窝的颌神经有一个扩大增强分支（宽的白色箭头，C）；右侧膝状神经节（箭头，C）和左第Ⅶ脑神经鼓室部（弯曲箭头，C）是放大并加强的；在第Ⅲ脑神经出现两侧扩大和增强，右侧（箭头，D）更突出（AJNR，1999，20:E378-380）

（4）病理表现

Dejerine-Sottas 综合征病理所见为肥大神经及葱球样结构形成，神经电生理可见神经传导速度低于 10m/s，EMG 提示周围神经源性损害[8, 9]（图 653-2）。

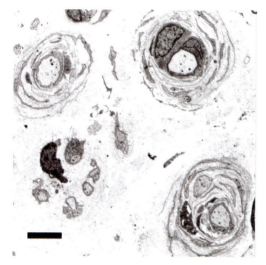

图 653-2　神经活检电镜

施万细胞的大洋葱鳞茎片层出现在脱髓鞘或低髓鞘纤维周围[8][J Anat, 2002, 200(4): 341-356]

（5）受累部位病变汇总（表 653-1）

表 653-1　受累部位及表现

受累部位	主要表现
肌肉	肌肉萎缩，四肢肌无力，步态异常
神经系统	共济失调，神经间质膨大，感觉受损，神经活检表现洋葱头状
骨骼	脊柱侧弯，高弓足，锤状趾，足部畸形
眼	眼球震颤

二、基因诊断

（1）概述（表 653-2）

表 653-2　基因亚型汇总

基因	染色体位置	基因组起止坐标（GRCh37）	基因全长（bp）	外显子数	氨基酸数
EGR2	10q21.3	64571756-64576126	4 371	3	477
MPZ	1q23.3	161274525-161279762	5 238	6	249
PMP22	17p12	15133097-15164093	30 997	4	161
PRX	19q13.2	40899671-40919271	19 601	7	1462

（2）基因对应蛋白结构及功能

EGR2 蛋白是早期生长因子家族的一员。它们与 DNA 的某些序列特异结合从而协助调控特定基因的表达。由此，这些蛋白也被称为转录因子。

MPZ 基因负责调控髓鞘蛋白零的合成，它是髓鞘中最丰富的蛋白。髓鞘作为保护性的组分，覆盖在神经上，并促进神经冲动的有效传导。一种名为施万的专能细胞，负责包裹并隔离神经，是唯一能产生髓鞘蛋白零的细胞。而髓鞘蛋白零在髓鞘的形成和维持过程中是必需的。这个蛋白是一种黏着分子，也就是说，它像是一种"分子胶水"，起着让髓鞘紧密包裹神经细胞的作用。

PMP22 基因负责调控外周髓鞘蛋白 22 的合成。这种蛋白最早在外周神经系统中被发现。外周髓鞘蛋白 22 是髓鞘的组分之一，主要由施万专能细胞合成，在髓鞘的发育和维持过程中起着至关重要的作用。*PMP22* 基因也许参与了施万细胞的成长和分化过程。

PRX 基因负责合成两个亚型的结构蛋白，L- 和 S- 表角质蛋白，它们主要被外周神经系统中的髓鞘化施万细胞所表达。表胶质蛋白与营养不良蛋白复合体通过 DRP2 进行相互作用，由此将基底膜连接到施万细胞的细胞骨架上。富精氨酸 / 赖氨酸基团发挥着三重核定位信号的作用。该蛋白似乎在外周神经髓鞘的维持过程中是必需的，可能与轴突 - 胶质相互作用有关，也许是通过与内在膜蛋白（如施万细胞细胞膜的轴周间质区的髓鞘相关糖蛋白）的胞质区相互作用而实现的，也可能在髓鞘沉积的早期阶段发挥着某些作用。

(3) 基因突变致病机制

在一个先证者和其母亲及同母异父的姊妹共患 Charcot-Marie-Tooth 病 1D 型 (607678) 的家庭中，Warner 等[110] 发现患者 EEGR2 基因有着一个杂合 C 到 T 转换点突变，预示着在该蛋白的第 3 个锌指结构中有一个 p.R409W 的替换。CMT1 在 15 岁的先证者身上被诊断出来，他的母亲在 37 岁时被诊断出来，但是描述称她的初始症状起于 18 岁的第一次怀孕期，神经传导速率被大幅降低。

Thomas 等[111] 通过对来源于一个家庭里父亲和儿子的活组织的检查证明，髓鞘包裹神经纤维的减少是腓肠样神经病的特征变化。早期发育阶段髓鞘与腓肠相似的折叠和环结可能反映出不成熟的或者异常的轴突 – 髓鞘相互作用。腓肠样神经病以遗传性压力易感性神经病著称，其由外周髓鞘蛋白 22 编码基因缺失所致。在 Charcot-Marie-Tooth 病 1A 型中，PMP22 基因存在点突变位点倍增。

Wrabetz 提出，正常的外周神经髓鞘化依赖于严格剂量的 MPZ，MPZ 同时也是表达量最大的髓鞘基因。含有额外 MPZ 拷贝数的转基因小鼠显示出剂量依赖的去髓鞘化神经病，出现从短暂的产期髓鞘形成减少到髓鞘化抑制和施万细胞对轴突的错误分类的轻重不同的症状。通过将这些转基因小鼠向无 MPZ 基因背景方向育种，髓鞘化被恢复正常，说明去髓鞘化并非由结构性改变或者转基因 P0- 糖蛋白在施万细胞外的效应所导致。这个发现表明，施万细胞在神经发育过程中易受基因拷贝数的影响。

Valentij 等[112] 证明，一个导致 PMP22 蛋白的第一个公认的跨膜区域发生脯氨酸取代亮氨酸的突变，是一个荷兰家族患上 CMT1A 的病因。一个在 c.96T>C 转换导致了 p.L16P 替换。同样的突变也在 "Trembler-J" 小鼠中发现，它是人类 CMT1A 的同源体。因此，PMP22 基因的倍增或者突变能导致 CMT1A。Hoogendijk 等[113] 在先前表示，这个家族中的临床疾病与一个位于 17p11.2 的探针紧密相关。在神经活体组织检查中，这个家庭显现出非同寻常的组织病理学的畸形。

在同一家庭患有常染色体隐性遗传 Dejerine-Sottas 神经病的患者当中，Boerkoel 等[114] 发现了角质蛋白基因中 p.R953X 替换和 1bp 缺失 (2787delC)，从而导致蛋白在密码子 957 处终止的复合杂合性移码突变，出现了明显的神经传导速度下降和"洋葱头"构造。

为了确证角质蛋白对于髓鞘维持的必要性，Gillespie 等[115] 提出，Prx⁻ 小鼠似乎能正常的进行周围轴突的髓鞘化，但是后续发展出与异常性疼痛和痛觉过敏相关的严重的脱髓鞘神经病症。Sherman 等[116] 发现，在施万细胞质膜上的营养不良聚合体内，L-胶质蛋白能够与 DRP2 进行相互作用。在 Prx 缺失的小鼠中存在 Drp2 的错位分布和伴随消失，提示着 L-胶质蛋白可以稳定 Drp2-营养不良复合体。Sherman 总结到，L-胶质蛋白 -Drp2-营养不良复合体对于髓鞘化最终阶段的调控而言是十分重要的。

(4) 目前基因突变概述（表 653-3）

表 653-3　基因突变汇总　　　（单位：个）

基因	基因突变数	错义/无义数	剪接突变数	小的缺失数	小的插入数	大片段缺失数	大片段插入数	调控区突变数
EGR2	13	11	0	0	0	0	0	2
MPZ	167	129	8	18	10	1	0	1
PMP22	102	47	5	18	3	16	13	0
PRX	17	10	0	6	0	1	0	0

（牛松涛　宋　波）

参考文献

[1] Juliao OF. Dejerine-Sottas progressive hypertrophic neuritis. Arq Neuropsiquiatr, 1952, 10(2): 221-246

[2] OdZ JC, Ruggieri F. Dejerine-Sottas hypertrophic interstitial neuritis and von Recklinghausen's neurofibromatosis. Prensa Med Argent, 1950, 37(37): 2181-2191

[3] Choi YJ, Hyun YS, Nam SH, et al. Novel Compound Heterozygous Nonsense PRX Mutations in a Korean Dejerine-Sottas Neuropathy Family. J Clin Neurol, 2015, 11(1):92-96

[4] Beighton PH.Hypertrophic interstitial neuropathy of Dejerine-Sottas. Birth Defects Orig Artic Ser, 1971, 7(2):103, 104

[5] de Vito EL. Dejerine-Sottas disease. Rev Esp Anestesiol Reanim, 1994, 41(2):121

[6] Marinho JL, Alonso Nieto JL, Calore EE. Dejerine-Sottas disease: a case report. Sao Paulo Med J, 2003, 121(5):207-209

[7] Maki DD, Yousem DM, Corcoran C, et al. MR imaging of Dejerine-Sottas disease. AJNR Am J Neuroradiol, 1999, 20(3):378-380

[8] Gabreels-Festen A. Dejerine-Sottas syndrome grown to maturity: overview of genetic and morphological

heterogeneity and follow-up of 25 patients. J Anat, 2002, 200(4): 341-356

[9] Nakao T, Takahashi K, O Kuma T, et al, A case of Dejerine-Sottas disease with schizophrenic symptoms. A clinical and pathological study. Folia Psychiatr Neurol Jpn, 1975, 29(1):13-24

[10] Warner LE, Mancias P, Butler IJ, et al. Mutations in the early growth response 2 (EGR2) gene are associated with hereditary myelinopathies. Nat Genet, 1998, 18: 382-384

[11] Thomas FP, Lebo RV, Rosoklija G, et al. Tomaculous neuropathy in chromosome 1 Charcot-Marie-Tooth syndrome. Acta Neuropathol, 1994, 87: 91-97

[12] Valentijn LJ, Baas F, Wolterman RA, et al. Identical point mutations of PMP-22 in Trembler-J mouse and Charcot-Marie-Tooth disease type 1A. Nat Genet, 1992, 2: 288-291

[13] Hoogendijk JE, Janssen EA, Gabreels-Festen AA, et al. Allelic heterogeneity in hereditary motor and sensory neuropathy type Ia (Charcot-Marie-Tooth disease type 1a). Neurology, 1993, 43: 1010-1015

[14] Boerkoel CF, Takashima H, Stankiewicz P, et al. Periaxin mutations cause recessive Dejerine-Sottas neuropathy. Am J Hum Genet, 2001, 68: 325-333

[15] Gillespie CS, Sherman DL, Fleetwood-Walker SM, et al. Peripheral demyelination and neuropathic pain behavior in periaxin-deficient mice. Neuron, 2000, 26: 523-531

[16] Sherman DL, Fabrizi C, Gillespie CS, et al. Specific disruption of a schwann cell dystrophin-related protein complex in a demyelinating neuropathy. Neuron, 2001, 30: 677-687

654 高尿酸血症伴肺动脉高压、肾衰竭、碱中毒综合征 (hyperuricemia, pulmonary hypertension, renal failure, and alkalosis syndrome, HUPRAS; OMIM 613845)

一、临床诊断

(1) 概述

高尿酸血症伴肺动脉高压、肾衰竭、碱中毒 (HUPRAS) 是一种累及全身多个系统的常染色体隐性遗传病。HUPRAS 是由编码线粒体 seryl-tRNA 合酶的 SARS2 基因纯合突变所致[1-4]。

(2) 临床表现

HUPRAS 患儿常于婴儿期出现进行性肾衰竭，从而导致水电解质紊乱、代谢性碱中毒、高血压、肺动脉高压、心室肥大、肌张力低下及生长发育迟缓等，患者常发生早产，其中电解质紊乱主要有高尿酸血症、低钠血症、低镁血症及低钾低氯性碱中毒等[1, 2, 5]。部分患者可表现为贫血、白细胞及血小板减少、糖尿病等[2]。

(3) 辅助检查

血常规可见三系细胞均减少，血生化检查主要表现为高尿酸血症、低钠血症、低镁血症及低钾、低氯性碱中毒等。

(4) 病理表现

HUPRAS 患者肾脏活检可见肾小管萎缩、去分化，并伴有基底膜增厚。电镜下可见小管上皮细胞线粒体肥大，存在类结晶样病灶及线粒体细胞变性[11](图 654-1)。

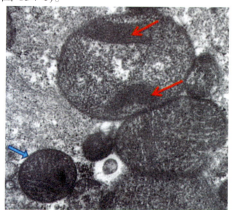

图 654-1 病理表现

部分肾小管上皮细胞中可见线粒体肿大，并含有结晶状物质(红色箭头)，蓝色箭头标识为正常线粒体 (Am J Hum Genet，2011，88: 193-200)

(5) 受累部位病变汇总 (表 654-1)

表 654-1 受累部位及表现

受累部位	主要表现
肾脏	高尿酸血症，失盐综合征，多尿，血尿素氮升高，低钾、低氯性碱中毒，低镁血症，进行性肾衰竭
神经系统	肌张力低下、生长发育迟缓等
其他	高血压，肺动脉高压，心室肥大，贫血，白细胞及血小板减少，糖尿病等

二、基因诊断

(1) 概述

SARS2 基因，即编码线粒体蛋白丝氨酰 tRNA 合成酶 2 的基因，位于 19 号染色体长臂 1 区 3 带 2 亚带 (19q13.2)，基因组坐标为 (GRCh37)：19: 39405904-3942536，基因全长 15 633bp，包含 17 个外显子，编码 520 个氨基酸。

(2) 基因对应蛋白结构及功能

SARS2 基因编码线粒体中丝氨酰 tRNA 合成酶的前体，是 Ⅱ 型 tRNA 合成酶家族的成员。该酶催化丝氨酸连接到 tRNA(Ser) 上，并参与线粒体中硒酰 -tRNA(sec) 的生物合成。该蛋白包含 N 端的 tRNA 结合结构域和核心的催化结构域，与 tRNA 结合后使其以稳定的同源二聚体的形式发挥功能。该基因是由一个同时调控线粒体、核糖体、蛋白 S12 表达的双向启动子调控。*SARS2* 基因的突变会导致 HUPRAS。

(3) 基因突变致病机制

2011 年，Belostotsky 等[1] 在一个父母为非近亲且患有 HUPRA 的巴勒斯坦男婴中，检测到他的 *SARS2* 基因上有一个纯合突变 (p.D390G)。在这个大家庭中，父母为表亲的一个女婴患有 HUPRA，作者在该女婴中发现了相同的 p.D390G 纯合突变。研究人员也在来自同一个村庄不相关的巴勒斯坦家庭并患有类似疾病的婴儿身上发现携带有相同的纯合子突变。

本病尚无相应的分子研究，致病机制未明。

(4) 目前基因突变概述

目前人类基因突变数据库收录了 *SARS2* 基因突变 1 个，为错义 / 无义突变。

（康开江　周　若）

参考文献

[1] Belostotsky R, Ben-Shalom E, Rinat C, et al. Mutations in the mitochondrial seryl-tRNA synthetase cause hyperuricemia, pulmonary hypertension, renal failure in infancy and alkalosis, HUPRA syndrome. Am J Hum Genet, 2011, 88: 193-200

[2] Henry R, Elena M, Aitor D, et al. A new mutation in the gene encoding mitochondrial seryl-tRNA synthetase as a cause of HUPRA syndrome. BMC Nephrology, 2013, 14:195

[3] Bonnefond L, Fender A, Rudinger-Thirion J, et al. Toward the full set of human mitochondrial aminoacyl-tRNA synthetases: characterization of AspRS and TyrRS. Biochemistry, 2005, 44: 4805-4816

[4] Chimnaronk S, Gravers J, Suzuki T, et al. Dualmode recognition of noncanonical tRNAs(Ser) by seryl-tRNA synthetase in mammalian mitochondria. EMBO J, 2005, 24: 3369-3379

[5] 陈星华, 丁国华. 高尿酸血症与肾脏疾病的关系研究进展. Chinese General Practice, 2012, 15(9B): 3083-3085

655　家族性低 β 脂蛋白血症 1 型
(hypobetalipoproteinemia familial 1, FHBL1; OMIM 615558)

一、临床诊断

(1) 概述

1969 年 Mars 首次报道家族性低 β 脂蛋白血症 (FHBL)[1]，FHBL 根据致病基因的不同而分为 1 型和 2 型，FHBL1 型由编码 ApoB 的基因发生突变所致，符合常染色体隐性遗传方式。

(2) 临床表现

FHBL1 纯合子极其罕见，发病率 < 1/100 万[2]。由于编码 ApoB 的基因出现不同程度的突变，导致不同大小的 ApoB 节段出现，使得 ApoB 原有功能破坏或丧失。患者临床表现有很大的差异，最常见的临床表现为不同程度的低胆固醇血症和肝脏脂肪变性。一般来说，临床表现与突变部位相关，过小的 ApoB 节段不能被分泌到血清，因此在血清中不能被检测到，患者的低胆固醇血症就会更明显，临床表现也更重[2-4]。患者可出现慢性脂肪泻等小肠脂肪吸收不良表现。婴儿期起病患者可表现为生长停滞、体重不增、体型消瘦、脂肪含量下降 (图 655-1)。脂肪吸收障碍导致脂溶性维生素吸收不足，患者出现视网膜变性、中枢神经进行性脱髓鞘及凝血功能异常[2-4]。部分患者可出现精神运动发育迟滞[5]、非酒精性脂肪性肝硬化[6]。

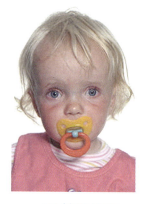

图 655-1 婴儿期起病患者临床表现

患者生长停滞，发育不良，头发稀疏，眼距过宽，前额突出，5 岁身体发育如同 3 岁 (Journal of Clinical Lipidology，2010，4: 181-184)

(3) 辅助检查

超声或磁共振检查显示脂肪肝、肝硬化等肝脏病变 (图 655-2)。

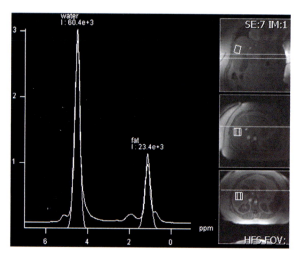

图 655-2 脂肪肝性肝硬化的磁共振表现
(Clinica Chimica Acta，2013，421: 121-125)

(4) 病理表现

小肠黏膜活检显示肠上皮细胞脂肪变性 (图 655-3)。肝硬化患者肝脏组织活检显示肝脏纤维组织增生，肝细胞内脂肪变性 (图 655-4)。

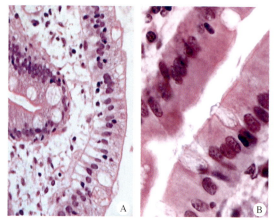

图 655-3 病理表现
左侧为患者小肠黏膜，显示肠上皮细胞内出现脂肪空泡；右侧为正常人小肠黏膜，未见脂肪空泡等病变 (Gene，2013，531: 92-96)

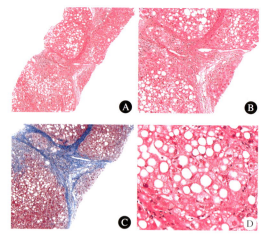

图 655-4 肝脏脂肪炎性肝硬化

A、B、D. 显示肝细胞内脂肪空泡，分别为 HE 染色 ×10、×20、×40；C. Masson 染色显示肝脏内纤维增生，分隔形成 (Clinica Chimica Acta，2013，421: 121-125)

(5) 受累部位病变汇总 (表 655-1)

表 655-1 受累部位及表现

受累部位	主要表现
眼	视网膜色素变性 (部分患者)
	视网膜变性
胃肠道	脂肪吸收不良
中枢神经系统	共济失调
外周神经系统	腱反射减弱或消失
造血系统	棘红细胞
血液	低 β 脂蛋白血症：患者血浆总胆固醇 (TC)、低密度脂蛋白胆固醇 (LDL-C) 及 ApoB 水平明显减低，低于普通人群的第 5 百分位数水平，ApoB 或检测不出；患者的父母 TC、LDL-C 及 ApoB 也较正常人减低，为患者的 2 倍左右 [5]
肝	肝功能可有轻度异常，表现为谷丙转氨酶 (ALT)、谷草转氨酶 (AST) 及谷氨酰转肽酶 (GGT) 水平轻度升高 [2-6]
大便	部分患者大便苏丹染色可见呈阳性的脂肪成分 [7]
外周血	患者外周血涂片可无棘细胞，但患者红细胞加入含 10% 自体血清的组织培养基中均会成为棘细胞 [5]

二、基因诊断

(1) 概述

APOB 基因，编码载脂蛋白 B，位于 2 号染色体短臂 2 区 4 带至 3 带 (2p24—p23)，基因组坐标为 (GRCh37): 2: 21224301-21266945，基因全长 42 645bp，包含 29 个外显子，编码 4563 个氨基酸。

(2) 基因对应蛋白结构及功能

APOB 基因编码的蛋白为乳糜微粒和低密度脂蛋白的主要载脂蛋白，此蛋白在血浆中有两种亚型：载脂蛋白 B 48(仅在肠道合成) 和载脂蛋白 B 100(在肝脏中合成)。载脂蛋白 B 在肠道和肝内的

两种异构体是由来自于同一个单基因的一条很长的单链 mRNA 编码的。这两种亚型有共同的 N 末端序列。载脂蛋白 B 48 比较短，它是由载脂蛋白 B 100 转录产物在第 2180 个密码子处发生 RNA 编辑后产生的，导致第 2180 个密码子变成终止密码子，使得翻译提早终止。在该基因或其调控区发生突变会造成配体缺陷型载脂蛋白 B，影响血浆胆固醇和载脂蛋白 B 水平，进而引起低 β 脂蛋白血症，三酰甘油正常性低 β 脂蛋白血症，血胆固醇过多症。

(3) 基因突变致病机制

Leppert 等[9]在一个 Idaho 系谱中发现，*APOB* 基因的某种单体型与低 β 脂蛋白血症发生共分离，在重组率 (θ)=0.0 时配合比例分数 (LOD) 为 7.56。这一发现强烈表明是 *APOB* 基因突变引发了低 β 脂蛋白血症。1998 年，Boren 等[10]在转基因小鼠中表达了人载脂蛋白 B 突变体，然后对得到的重组人低密度脂蛋白 (LDL) 进行纯化，并检测它们的受体结合活性。研究者发现，LDL 受体的第 3359~3369 个氨基酸及第 3500 个位置的精氨酸不直接参与受体结合。然而，对 ApoB 100 的 p.R3500Q 突变体而言，载脂蛋白 B 100 的 C 末端 20% 的氨基酸是破坏受体结合所必需的，因为该突变蛋白在移除 C 末端之后可以有正常的受体结合活性。Boren 等认为，C 端的正常功能抑制 ApoB 100 极低密度脂蛋白 (VLDL) 与 LDL 受体发生反应，但在富含三酰甘油的 VLDL 转变为较小的富含胆固醇的 LDL 后，3500 位精氨酸与 C 端反应，进而允许 LDL 与其受体发生正常的相互作用。此外，3500 位氨基酸的缺失影响了 LDL 与其受体的相互作用，导致受体结合缺陷 LDL。

1993 年，Homanics 等[11]利用基因靶向技术构建了一个患有低 β 脂蛋白血症的小鼠模型。携带已被破坏的 *ApoB* 基因的小鼠合成了载脂蛋白 B 48 及一种截断载脂蛋白 B 70。这些小鼠有着与人类家族性低 β 脂蛋白血症非常相似的脂蛋白表型，并出现脑积水等症状。研究者同样地通过在胚胎干细胞中靶向基因产生了 *ApoB* 敲除型小鼠。纯合子缺陷导致胚胎死亡，杂合子缺陷表现出宫内死亡增加的趋势，一些胚胎伴有不完全性神经管闭合，一些活产胚胎伴有脑积水的症状。

(4) 目前基因突变概述

目前人类基因突变数据库收录了与 *APOB* 基因相关的突变 210 个，其中错义 / 无义突变 129 个，剪接突变 12 个，调控区突变 2 个，小的缺失 52 个，小的插入 15 个。突变分布在基因整个编码区，无突变热点。

（刘　丽　田　甜）

参考文献

[1] Mars H, Lewis LA, Robertson AL, et al. Familial hypobetalipoproteinemia: a genetic disorder of lipid metabolism with nervous system involvement. Am J Med, 1969, 46: 886-900

[2] Lee J, Hegele RA. Abetalipoproteinemia and homozygous hypobetalipoproteinemia: a framework for diagnosis and management. J Inherit Metab, 2014, 37: 333-339

[3] Tarugi P, Averna M, Di Leo E, et al. Molecular diagnosis of hypobetalipoproteinemia:an ENID review. Atherosclerosis, 2007, 195: e19-e27

[4] Cefalu AB, Norata GD, Ghiglioni DG. Homozggous familial hypobetalipoproteinemia: Two novel mutations in the splicing sites of apolipoprotein B gene and review of the literature. Atherosclerosis, 2015, 239: 209-217

[5] Brown BJ, Lewis LA, Mercer RD. Familial hypobetalipoproteinemia: report of a case with psychomotor retardation. Pediatrics, 1974, 54: 111-113

[6] Heeks LV, Hooper AJ, Adams LA, et al. Non-alcoholic steatohepatitis-related cirrhosis in a patient with APOB L343V familial hypobetalipoproteinaemia. Clinica Chimica Acta, 2013, 421: 121-125

[7] Martín-Morales R, García-Díaz JD, Tarugi P, et al. Familial hypobetalipoproteinemia: Analysis of three Spanish cases with two new mutations in the APOB gene. Gene, 2013, 531: 92-96

[8] Brusgaard K, Kjaersgaard L, Bo Hansen AB, et al. New mutations in APOB100 involved in familial hypobetalipoproteinemia. Journal of Clinical Lipidology, 2010, 4: 181-184

[9] Leppert M, Breslow JL, Wu L, et al. Inference of a molecular defect of apolipoprotein B in hypobetalipoproteinemia by linkage analysis in a large kindred. Journal of Clinical Investigation, 1988, 82: 847-851

[10] Borén J, Lee I. Identification of the low density lipoprotein receptor-binding site in apolipoprotein B100 and the modulation of its binding activity by the carboxyl terminus in familial defective apo-B100. Journal of Clinical Investigation, 1998, 101(5):1084

[11] Homanics GE, Smith TJ, Zhang SH, et al. Targeted modification of the apolipoprotein B gene results in hypobetalipoproteinemia and developmental abnormalities in mice. Proceedings of the National Academy of Sciences, 1993, 90(6):2389-2393

656，657　常染色体显性低钙血症
(hypocalcemia, autosomal dominant, HYPOC)
(656. HYPOC1, OMIM 601198; 657. HYPOC2, OMIM 615361)

一、临床诊断

(1) 概述

血液中总钙正常浓度是 2.5mmol/L(10mg/dl)，当血总钙量低于 1.75~2mmol/L(7.0~8.0mg/dl) 或游离钙低于 0.9mmol/L(3.5mg/dl) 时称低钙血症。常染色体显性遗传低钙血症包括 HYPOC1(致病基因为 CARS 基因) 和 HYPOC2(致病基因为 GNA11 基因)。

(2) 临床表现

HYPOC1 患者甲状旁腺激素低于正常或正常，约 50% 患者有轻微的或无症状的低钙血症，约 50% 患者有感觉异常、痉挛和抽搐，10% 患者有高尿钙伴肾结石或肾钙质沉着症，大于 35% 的患者存在异位和基底神经核钙化[1]。CARS 基因扩增时，导致普遍的无症状低血钙伴高尿钙，血清甲状旁腺激素 (PTH) 浓度低于正常。

常染色体显性遗传低钙血症 2 患者可以无症状，有的患者出现发热惊厥、陶瑟征和 Chvostek 征、低血钙、低血磷，血清甲状旁腺激素低于正常，但有的发生手足抽搐的患者血磷和甲状旁腺激素正常，此外还可能出现僵硬、感觉异常和手足痉挛[2]。

(3) 辅助检查

甲状旁腺激素正常或者下降。常染色体显性遗传低钙血症 1 患者 CT 扫描检查可以发现额叶皮质和基底核钙化[3]。

(4) 病理表现

目前尚无报道。

(5) 受累部位病变汇总 (表 656-1)

表 656-1　受累部位及表现

受累部位	主要表现
脑	额叶皮质和基底神经核钙化
肾	肾结石、肾钙质沉着
神经肌肉	手足抽搐，肌肉痉挛
其他	低血钙、低血磷、甲状旁腺激素低于正常

二、HYPOC1 基因诊断

(1) 概述

CASR 基因，编码细胞外钙敏感受体，位于 3 号染色体长臂 1 区 3 带 (3q13)，基因组坐标为 (GRCh37): 3:121902530-122005350，基因全长 102 821bp，包含 7 个外显子，编码 1088 个氨基酸。

(2) 基因对应蛋白结构及功能

CASR 基因编码的蛋白是一种 G 蛋白偶联受体，在甲状旁腺产生甲状旁腺激素 (PTH) 的主细胞和肾小管的内衬细胞中表达。它能感应到循环的钙含量的微小变化，并且耦合此信息的细胞内信号通路，该通路可调节甲状旁腺激素分泌或肾阳离子排泌，因此该蛋白在维持矿物离子的动态平衡中扮演着至关重要的角色。在该基因上的突变会引起家族性低尿钙高钙血症，家族性孤立性甲状旁腺功能减退症和新生儿重度原发性甲状旁腺功能亢进症。

(3) 基因突变致病机制

除了家族性低尿钙高钙血症和新生儿重度原发性甲状旁腺功能亢进症，CASR 基因上的突变也能导致一种常染色体显性遗传的低血钙症 (HYPOC1)。Pollak 等[4] 猜测在家族性低尿钙高钙血症中，轻微高钙血由致使钙敏感受体活性降低的突变引起，与之相反，轻微低血钙可能由非正常方式在次正常钙水平上激活了受体的突变引起。这样的激活突变在其他的 G 蛋白偶联受体中也有发现。

Finegold 等[5] 给出了常染色体显性遗传的低钙血症与染色体的 3q13 侧翼标记序列 D3S1303 相互关联的证据，并且暗示这个家庭的异常状况是由钙敏感受体的激活突变引起的，该突变抑制了甲状旁腺激素分泌，降低了血清钙水平的设置点。Baron 等发现两个患有常染色体显性遗传的低钙血症的家庭在 CASR 基因上都存在杂合突变。他们在一个患有严重低钙血症的婴儿中也发现了一个新的 CASR 错义突变。这些突变在正常对照组中都没有找到。

Hough 等[6] 建立了一个名字为 Nuf 的钙敏感

受体基因的激活突变小鼠模型，通过眼部突变出现的晶状体核上的不透明斑点进行筛选。Nuf 小鼠同时表现出异位性钙化，低钙血症，高磷血症，白内障，非正常低水平血浆甲状旁腺激素。这些特征与患有常染色体显性遗传的低钙血症的患者观察到的症状相似。Nuf 小鼠的遗传研究表明这些表征为常染色体显性遗传，比对显示该基因位点位于小鼠的 16 号染色体上，在钙敏感受体 Gprc2a 基因的附近，该基因为对应于人 CASR 基因的小鼠直系同源基因。DNA 分析发现了一个位于 Gprc2a 基因上的一个 p.L723Q(Leu723Gln) 的突变。野生型和突变型 CASR 基因在人体胚肾 (HEK293) 细胞的瞬时表达证明了突变会使受体获得新的功能，导致 EC(50) 值显著降低。异位性钙化和白内障在杂合 Nuf 小鼠中较为温和，暗示存在激活性 CASR 突变的常染色体显性低钙血症患者的异常状态评估是很有必要的。

(4) 目前基因突变概述

目前人类基因突变数据库报道了 CASR 基因突变 197 个，其中，错义 / 无义突变 181 个，剪接突变 3 个，小的缺失 8 个，小的插入 5 个。

三、HYPOC2 基因诊断

(1) 概述

GNA11 基因，编码鸟嘌呤核苷酸结合蛋白 α-11 亚基 (guanine nucleotide-binding protein subunit alpha-11)，位于 19 号染色体短臂 1 区 3 带 3 亚带 (19p13.3)，基因组坐标为 (GRCh37): 19:3094408-3121468，基因全长 27 061bp，包含 7 个外显子，编码 359 个氨基酸。

(2) 基因对应蛋白结构及功能

GNA11 基因编码的蛋白属于鸟嘌呤核苷酸结合蛋白 (G 蛋白) 家族，它们在多个跨膜信号系统中起着调节和传导的作用。G 蛋白有 3 个亚基：α，β 和 γ 亚基。该基因编码其中的一个 α 亚基 (α-11)。据报道，该基因发生突变与低尿钙高钙血症 2 型 (HHC2) 和常染色体显性低钙血症 2 型 (HYPOC2) 相关。患有 HHC2 和 HYPOC2 的患者对细胞外钙离子浓度的变化分别呈现出较低和较高的敏感性。

(3) 基因突变致病机制

Nesbit 等[7]2013 年报道，在 2 个无血缘关系的 HYPOC2 患者中发现 GNA11 基因上存在杂合突变。

预测 GNA11 基因 2 个突变位点会破坏蛋白结构，在 HEK293 细胞中的功能分析显示：常染色体显性低钙血症 2 型关联的突变可增加表达钙敏感受体细胞对细胞外钙离子浓度变化的敏感度。

在 2 个无血缘关系的 4 代常染色体显性遗传低钙血症家族患病成员中，Mannstadt 等[8] 于 2013 年发现 GNA11 杂合突变，而且这些突变均在 2 个家族里患者身上发现。

Li 等[9] 于 2014 年对一个 4 代 HYPOC 患者进行研究，在该基因上发现杂合错义突变 (p.R60L)，该突变在家族患病成员中均存在，在内部 1200 个全外显子测序样本中未发现该突变。

Offermanns 等[10] 于 1989 年利用基因靶向技术培育了 GNA11 基因缺陷但能存活并有生育能力的小鼠，且目前没有明显行为和形态上的缺陷。他们分别培育了有 Gnaq 和 Gna11 缺陷的小鼠，观察到了 Gnaq 和 Gna11 基因间的基因剂量效应。完全缺失这 2 个基因的胚胎由于心脏形成不完全在胚胎状态下就死亡。含有任一种基因的小鼠数小时后由于心脏问题死亡。Offermanns 等得出结论，这 2 个基因上至少 2 个活性等位基因对子宫外存活有必要[4]。遗传有这 2 个突变的不同组合的杂交后代的基因，形态和药理分析暗示 Gnaq 和 Gna11 在胚胎心肌细胞发育和颅面发育方面发挥的作用存在重叠。

(4) 目前基因突变概述

目前 NCBI ClinVar 数据库报道了 GNA11 基因突变 9 个，其中，错义 / 无义突变 8 个，小的缺失 1 个。

（姚婧璠　汪晓丹）

参考文献

[1] Nesbit MA, Hannan FM, Howles SA, et al. Mutations affecting G-protein subunit alpha-11 in hypercalcemia and hypocalcemia. N Engl J Med, 2013, 368(26):2476-2486

[2] Hunter AGW, Heick H, Poznanski WJ, et al. Autosomal dominant hypoparathyroidism: a proband with concurrent nephrogenic diabetes insipidus. Journal of Medical Genetics, 1981, 18(6):431-435

[3] De Luca F, Ray K, Mancilla EE, et al. Sporadic hypoparathyroidism caused by de novo gain-of-function mutations of the Ca(2+)-sensing receptor. J Clin Endocr Metab, 1997, 82: 2710-2715

[4] Pollak MR, Brown EM, Estep HL, et al. Autosomal dominant hypocalcaemia caused by a Ca(2+)-sensing receptor gene

mutation. Nature Genet, 1994, 8: 303-307

[5] Finegold DN, Armitage MM, Galiani M, et al. Preliminary localization of a gene for autosomal dominant hypoparathyroidism to chromosome 3q13. Pediat Res, 1994, 36: 414-417

[6] Hough TA, Bogani D, Cheeseman M T, et al. Activating calcium-sensing receptor mutation in the mouse is associated with cataracts and ectopic calcification. Proc Nat Acad Sci, 2004, 101: 13566-13571

[7] Nesbit MA, Hannan FM, Howles SA, et al. Mutations affecting G-protein subunit alpha-11 in hypercalcemia and hypocalcemia. New Eng J Med, 2013, 368: 2476-2486

[8] Mannstadt M, Harris M, Bravenboer B, et al. Germline mutations affecting G-alpha-11 in hypoparathyroidism. (Letter) New Eng J Med, 2013, 368: 2352-2354

[9] Li D, Opas EE, Tuluc F, et al. Autosomal dominant hypoparathyroidism caused by germline mutation in GNA11: phenotypic and molecular characterization. J Clin Endocr Metab, 2014, 99: E1774-E1783

[10] Offermanns S, Zhao LP, Gohla A, et al. Embryonic cardiomyocyte hypoplasia and craniofacial defects in G-alpha-q/G-alpha-11-mutant mice. EMBO J, 1998, 17: 4304-4312

658　亮氨酸诱导性低血糖症
(hypoglycemia, leucine-induced, LIH; OMIM 240800)

一、临床诊断

(1) 概述

1956 年 Cochrane 等首次报道了亮氨酸诱导性低血糖症 (LIH)[1]，此病主要与摄入亮氨酸有关，呈常染色体显性遗传，致病基因为 *ABCC8*，但此病不同于家族性高胰岛素性低血糖，与原发性胰岛素增高引起低血糖症关联不大。

(2) 临床表现

LIH 多在进食或静脉注射亮氨酸后发病，儿童及成人均可发病，临床可表现为嗜睡、易激惹、痫性发作、肌张力障碍、短暂性共济失调、昏迷等神经系统受损。有文献报道部分患儿出生时高体重。

(3) 辅助检查
暂无报道。

(4) 病理表现
暂无报道。

(5) 受累部位病变汇总（表 658-1）

表 658-1　受累部位及表现

受累部位	主要表现
眼	斜视或交替性斜视（部分）
脑	嗜睡，易激惹，痫性发作，肌张力障碍，短暂性共济失调，腱反射亢进，昏迷等
胰腺	胰岛细胞病理性增生
内分泌系统	部分为间断性低血糖

二、基因诊断

(1) 概述

ABCC8 基因，即编码 ATP 结合家族 C 亚家族 8 号蛋白的基因，位于 11 号染色体短臂 1 区 5 带 1 亚带 (11p15.1)，基因组坐标为 (GRCh37): 11:17414432-17498449，基因全长 84 018bp，包含 39 个外显子，编码 1581 个氨基酸。

(2) 基因对应蛋白结构及功能

ABCC8 基因编码的蛋白属于 ATP 结合转运蛋白家族的一员，可转运多种分子跨越细胞内外膜。*ABC* 基因分为 7 种不同的亚家族，即 ABC1、MDR/TAP、MRP、ALD、OABP、GCN20 及白蛋白。*ABCC8* 基因编码的蛋白是 MRP 亚家族的一员，参与多重耐药。该蛋白调节 ATP 敏感性钾通道及胰岛素的分泌。已在高胰岛素低血糖婴儿患者中发现该蛋白的突变和缺失，高胰岛素低血糖症是一种不受监管的高胰岛素分泌的常染色体隐性遗传病。该蛋白的突变也与非胰岛素依赖 2 型糖尿病有关，非胰岛素依赖 2 型糖尿病是一种胰岛素分泌缺陷的常染色体显性遗传病。在 *ABCC8* 基因中也发现了可变剪接的转录变异体。

(3) 基因突变致病机制

2004 年，Magge 等[2] 对 Mabry[3] 在 1960 年报道的一例新生儿胰岛功能亢进患者的侄子进行了检测，发现先证者 10 个月时亮氨酸 AIR 试验阳性（急性胰岛素反应）。先证者与其家族的其他 4 名成员

的磺脲类药物受体 (SUR1) 基因 (*ABCC8*) 都携带一个 1353 位置精氨酸被组氨酸替代的杂合突变。这 5 位受累者的钙离子 AIR 试验均为阳性，其中有 2 位的亮氨酸 AIR 试验呈阳性。

本病尚无相应的分子研究，致病机制未明。

(4) 目前基因突变概述

目前人类基因突变数据库报道了 *ABCC8* 基因突变 316 个，其中，错义 / 无义突变 220 个，剪接突变 37 个，小的缺失 39 个，小的插入 11 个，大的缺失 6 个，大的插入 2 个，调控区突变 1 个。无突变热点。

（张豪杰　张印新）

参考文献

[1] Cochrane WA, Payne WW, Simpkiss MJ, et al. Familial hypoglycemia precipitated by amino acids. J Clin Invest, 1956, 35: 411-422

[2] Magge SN, Shyng SL, MacMullen C, et al. Familial leucine-sensitive hypoglycemia of infancy due to a dominant mutation of the beta-cell sulfonylurea receptor. J Clin Endocrinol Metab, 2004, 89: 4450-4456

[3] Mabry CC, Digeorge AM, Auerbach VH. Leucine-induced hypoglycemia. I. Clinical observations and diagnostic considerations. J Pediatr, 1960, 57: 526-538

659　低促性腺激素性性腺功能减退症 1 型伴或不伴嗅觉丧失
(hypogonadotropic hypogonadism 1 with or without anosmia, HH1; OMIM 308700)

一、临床诊断

(1) 概述
HH1 致病基因为 *KAL1* 基因。

(2) 临床表现
HH1 主要表现为先天性特发性促性腺激素分泌不足，性腺功能减退，18 岁性不成熟，促性腺素类和睾酮低水平，不伴有其他下丘脑 - 垂体轴异常。其他症状还包括嗅觉丧失症、腭裂、感音神经性听觉丧失[1]。伴有嗅觉缺失者称卡尔曼综合征 (Kallmann syndrome, KS)。男性患者，嗅叶发育不全，导致嗅觉缺失，下丘脑的促性腺素释放素分泌不全导致的性腺功能减退，隐睾和睾丸萎缩[2]。女性伴有部分或完全的嗅觉缺失，肾脏发育不全，双手联带动作，高弓足，高腭弓，小脑性共济失调。

(3) 影像学表现
磁共振检查发现嗅脑发育不全。

(4) 病理表现
暂无报道。

(5) 受累部位病变汇总（表 659-1）

表 659-1　受累部位及表现

受累部位	主要表现
嗅脑	发育不全
睾丸	发育不全

二、基因诊断

(1) 概述
KAL1 基因，即编码 anosmin 的基因，位于 X 染色体短臂 2 区 2 带 3 亚带 2 次亚带 (Xp22.32)，基因组坐标为 (GRCh37):X:8496915-8700227，基因全长 203 313bp，包含 15 个外显子，编码 681 个氨基酸。

(2) 基因对应蛋白功能
KAL1 基因编码的是 anosmin 蛋白。该蛋白的主要功能是影响嗅觉和分泌 GnRH 的神经元向下丘脑迁移。

(3) 基因突变机制
1992 年，Bick 等[3] 在一个 HH1 家系的两个患者中发现了 *KAL1* 基因 3300bp 的缺失。其母亲为该突变的携带者。作者分析了缺失区域两端边界的序列，发现断点区域存在 6bp 的同源序列 (CAAATT)。

1993 年，Hardelin 等[4] 分析了 21 个无血缘的男性家族性 Kallmann 综合征（即 HH) 患者的 *KAL1* 基因，在两个家系中发现了 Xp22.3 的大的缺失，缺失完全涵盖 *KAL1* 基因，另外他们还发现了 9 个点突变。在这 11 个检出 *KAL1* 基因突变的男性患者中，有 6 个还存在单侧肾发育不全。

本病尚无相应的分子研究，致病机制未明。

(4) 目前基因突变概述
目前人类基因突变数据库记录了 *KAL1* 基因突

变 83 个,其中,错义 / 无义突变 34 个,剪接突变 6 个,小的缺失 15 个,小的插入 4 个,大片段缺失 24 个。

（唐鹤飞　徐礼钦）

参考文献

[1] Ballabio A. Personal Communication. Houston, 1993, 3：11
[2] Ballabio A, Parenti G, Tippett P, et al. X-linked ichthyosis, due to steroid sulphatase deficiency, associated with Kallmann syndrome (hypogonadotropic hypogonadism and anosmia): linkage relationships with Xg and cloned DNA sequences from the distal short arm of the X chromosome. Hum Genet, 1986, 72: 237-240
[3] Bick D, Franco B, Sherins RJ, et al. Brief report: intragenic deletion of the KALIG-1 gene in Kallmann.s syndrome. N Engl J Med, 1992, 326: 1752-1755
[4] Hardelin JP, Levilliers J, Blanchard S, et al. Heterogeneity in the mutations responsible for X chromosome-linked Kallmann syndrome. Hum Mol Genet, 1993, 2: 373-377

660　低促性腺激素性性腺功能减退症 10 型伴或不伴嗅觉丧失 (hypogonadotropic hypogonadism 10 with or without anosmia, HH10; OMIM 614839)

一、临床诊断

(1) 概述
HH10 致病基因为 TAC3 基因。

(2) 临床表现
先天性特发性促性腺激素分泌不足,18 岁性不成熟。促性腺素类和睾酮低水平,不伴有其他下丘脑 – 垂体轴异常。其他症状还包括嗅觉丧失症、腭裂、感音神经性听觉丧失。伴有嗅觉缺失者,称卡尔曼综合征[1-3]。

(3) 影像学表现
暂无报道。

(4) 病理表现
暂无报道。

二、基因诊断

(1) 概述
TAC3 基因,即编码速激肽 -3(achykinin 3) 的基因,位于 12 号染色体长臂 1 区 3 带 3 亚带 (12q13.3),基因组坐标为 (GRCh37):12:57403781-57410344,基因全长 6564bp,包含 9 个外显子,编码 121 个氨基酸。

(2) 基因对应蛋白结构及功能
TAC3 基因编码的蛋白是隶属于分泌型神经肽的速激肽家族的成员。该蛋白主要表达于中枢和外周神经系统,发挥神经递质的作用。该蛋白是神经激肽 -3 受体的配体。同时,该蛋白也在胎盘外部的合体滋养层中表达,可能与妊娠诱导的高血压及先兆子痫有关。该基因的突变与低促性腺素性功能减退症有关。

(3) 基因突变致病机制
Topaloglu 等[4] 在一个近亲土耳其 HH10 大家系中,分析了定位在 12q 的候选基因 TAC3,在该基因上发现了纯合突变。功能研究显示突变蛋白的活性相对于野生型下降了 10 倍。

Gianetti 等[5] 对患有 HH 的 345 名先证者和 18 个家庭成员及 292 个对照样本进行 TAC3/TACR3 的测序。作者在 TAC3 基因上发现了一个碱基的纯合缺失,导致了神经激肽 B 十肽 (neurokinin B decapeptide) 功能的完全丧失。作者认为神经激肽 B 通路的突变通常与性腺功能减退相关。

本病尚无相应的分子研究,致病机制未明。

(4) 目前基因突变概述
目前人类基因突变数据库记录了 TAC3 基因突变 4 个,其中,错义 / 无义突变 2 个,剪接突变 1 个,小的缺失 1 个。突变分布在基因整个编码区,无突变热点。

（唐鹤飞　张小龙）

参考文献

[1] Salzer U, Bacchelli C, Buckridge S, et al. Relevance of biallelic versus monoallelic TNFRSF13B mutations in distinguishing disease-causing from risk-increasing

TNFRSF13B variants in antibody deficiency syndromes. Blood, 2009, 113: 1967-1976

[2] Salzer U, Chapel HM, Webster ADB, et al. Mutations in TNFRSF13B encoding TACI are associated with common variable immunodeficiency in humans. Nature Genet, 2005, 37: 820-828

[3] Raivio T, Falardeau J, Dwyer A, et al. Reversal of idiopathic hypogonadotropic hypogonadism. New Eng J Med, 2007, 357: 863-873

[4] Topaloglu AK, Reimann F, Guclu M, et al. TAC3 and TACR3 mutations in familial hypogonadotropic hypogonadism reveal a key role for neurokinin B in the central control of reproduction. Nature Genet, 2009, 41: 354-358

[5] Gianetti E, Tusset C, Noel SD, et al. TAC3/TACR3 mutations reveal preferential activation of gonadotropin-releasing hormone release by neurokinin B in neonatal life followed by reversal in adulthood. J Clin Endocr Metab, 2010, 95: 2857-2867

661~663　低促性腺激素性性腺功能减退症
(hypogonadotropic hypogonadism, HH)(661. HH14, OMIM 614858; 662. HH15, OMIM 614880; 663. HH16, OMIM 614897)

一、临床诊断

(1) 概述

低促性腺激素性性腺功能减退症 (HH) 是由于下丘脑分泌 GnRH 神经元的缺失或功能损害，导致垂体分泌 FSH 和 LH 障碍引起的。遗传方式多样，包括常染色体显性遗传、常染色体隐性遗传、X 染色体隐性遗传。发病率为 (1~10)/10 000 人，男女比例为 5 : 1。依据是否伴嗅觉障碍分为两个亚型：伴有嗅觉缺如或减退的称为卡尔曼综合征 (Kallmann syndrome，KS)，占 HH 患者的 50%~60%；嗅觉正常则称为嗅觉正常的特发低促性腺激素性性腺功能减退症[1,2]。

(2) 临床表现

男性患者多见，多为散发病例；而女性患者则一般为家族性病例。但是，由于一些女性患者仅表现为轻度的性腺功能减退且一些原发性闭经患者未明确病因，导致女性患者的发病率可能被低估。临床表现主要为性腺功能的减退，根据发病年龄不同，其临床表现有所差异：在胎儿期发病者有小阴茎、尿道下裂、隐睾、两性畸形等表现；在青春期，由于雄激素不足，导致第二性征缺乏或发育延迟，可表现为未变声、无喉结、无胡须生长等；在成年期，可导致男性不育症、少精子症或性功能障碍；老年男性则表现为部分雄激素缺乏症。女性患者可有内外生殖器发育不良，至青春期无月经，不出现第二性征。KS 患者还出现嗅觉丧失或减退，儿童嗅觉障碍不易被早期发现。一些 KS 患者还合并其他表现如单侧肾发育不全、颅面部畸形、耳聋等。

(3) 辅助检查

相关激素水平异常，如血卵泡刺激素、黄体生成素、睾酮和雌二醇，有助于诊断。此外促甲状腺激素、催乳素、血游离皮质醇、甲状腺激素和 IGF-1 的测定，有助于评价腺垂体其他激素的功能。可行 GnRH 兴奋试验。影像学检查包括睾丸和肾脏 B 超 (检查有无单侧肾脏缺如) 和鞍区 MRI。不能忽视颅内肿瘤引起性腺功能减退的可能。男性睾丸活检可出现精原细胞缺乏 (图 661-1)。

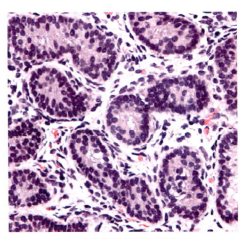

图 661-1　睾丸活检显示精原细胞缺乏 (HE×100)
[Urology，2012，79(3):684-686)][4]

(4) 影像学表现

KS 患者可以出现嗅球缺乏 (图 661-2)，嗅束异常，可以出现胼胝体部分缺如 (图 661-3)、白质脑病等。

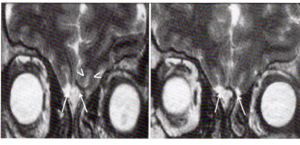

图 661-2　嗅球缺如，左侧嗅沟发育不良
[Indian J Endocr Metab，2013，17(Suppl S1):142-145][2]

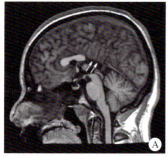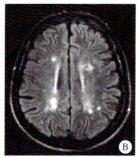

图 661-3　胼胝体部分缺如，白质脑病
A. 胼胝体部分缺失；B. 白质脑病 [AJNR Am J Neuroradiol，2014，35(9):1700-1706][3]

(5) 病理表现

尚无报道。

(6) 受累部位病变汇总 (表 661-1)

表 661-1　受累部位及表现

受累部位	主要表现
脑	嗅觉缺失，癫痫，白质脑病，胼胝体缺如等
生殖器	小阴茎，隐睾等畸形，闭经
骨骼	骨质发育不良，膝内翻，腭裂
耳	耳聋，外耳发育不良
肾脏	可缺如

二、HH14 基因诊断

(1) 概述

WDR11 基因，即编码 WD 重复蛋白 11(WD repeat-containing protein 11) 的基因，位于 10 号染色体长臂 2 区 6 带 1 亚带 2 次亚带 (10q26.12)，基因组坐标为 (GRCh37):10:122610687-122669038，基因全长 58 352bp，包含 30 个外显子，编码 1224 个氨基酸。

(2) 基因对应蛋白结构及功能

WDR11 基因编码的蛋白隶属于 WD 重复蛋白家族成员。WD 重复是一个大约至少 40 个氨基酸长度的保守区域，该结构域的两端分别为 Gly-His

和 Trp-Asp (GH-WD)，这种结构特征能够促进异源三聚体或多聚复合体的形成。该蛋白家族的成员参与多种细胞过程，包括细胞周期进展、信号转导、细胞凋亡、基因调控等。

(3) 基因突变致病机制

2010 年，Kim 等 [5] 筛查了 123 位具有正常嗅觉功能或嗅觉功能缺失 / 半缺失的 HH 患者的 10 号染色体长臂 2 区 6 带 (10q26) 上的 3 个候选基因，并没有发现致病性的突变。当他们在 201 个嗅觉正常或嗅觉缺失 / 半缺失的患者中对第 4 个基因 (*WDR11*) 进行测序时，他们检测到 5 个不同的杂合错义突变。这些突变存在于 6 个无亲缘关系的患者中，包括 5 位嗅觉正常和 1 位嗅觉缺失的患者。虽然没有能够获得父母的 DNA 样本进行家系分析，但是这些突变在 400 个对照者中并没有检测到，表现出突变与疾病高度相关。

本病针对该基因尚无相应的分子研究，致病机制未明。

(4) 目前基因突变概述

目前人类基因突变数据库收录了 *WDR11* 基因突变 5 个，均为错义 / 无义突变。

三、HH15 基因诊断

(1) 概述

HS6ST1 基因，编码硫酸乙酰肝素 6- 磺基转移酶 1，位于 2 号染色体长臂 1 区 4 带 3 亚带 (2q14.3)，基因组坐标为 (GRCh37):2:129023054-129076171，基因全长 53 118bp，包含 2 个外显子，编码 411 个氨基酸。

(2) 基因对应蛋白结构及功能

HS6ST1 基因编码的蛋白是硫酸乙酰肝素生物合成酶家族中的一个成员。这种酶与其他已知的磺基转移酶并没有显著的序列相似性。乙酰肝素生物合成酶是产生各种不同的硫酸乙酰肝素精细结构进而发挥多种生物活性的基础组分。其作为一种 II 型膜内蛋白质，负责硫酸乙酰肝素的 6-*O*- 硫酸化作用。

(3) 基因突变致病机制

2011 年，Tornberg 等 [16] 在 7 位 HH15 先证者中，发现了 *HS6ST1* 基因的 5 个杂合的错义突变。所有突变均位于高度保守区域，并且酶活性相对于野生型的比较低。在这 7 人中，有 5 人伴随有嗅觉缺失，另外 2 人具有正常嗅觉功能。由于携带同一个突变的家系的临床表现呈现出明显的可变性，作者分析了 HH 相关的另外 8 个基因，在其中 2 个 HH 家系中，分别检出了 *FGFR1* 基因和 *NELF* 基因的杂合突变。作者认为 *HS6ST1* 基因上的错义突变可能不足以导致疾病的发生，但是 *HS6ST1* 为负责人类生殖的神经内分泌调控基因网络提供了致病等位基因。

本病针对该基因尚无相应的分子研究，致病机制未明。

(4) 目前基因突变概述

目前人类基因突变数据库没有收录 *HS6ST1* 基因突变信息，但在文献中报道此基因有 5 个错义突变，为 p.R372W、p.R296W、p.R296Q、p.R313Q 和 p. M394V[1]。

四、HH16 基因诊断

(1) 概述

SEMA3A 基因，即编码脑信号蛋白 3A 的基因，位于 7 号染色体长臂 2 区 1 带 1 亚带 1 次亚带 (7q21.11)，基因组坐标为 (GRCh37): 7: 83587659-84122040，基因全长 534 382bp，包含 17 个外显子，编码 771 个氨基酸。

(2) 基因对应蛋白结构及功能

SEMA3A 基因所编码蛋白是脑信号蛋白家族 (semap-horin family) 的成员，是拥有类似于免疫球蛋白的 C2 型结构域、PSI 结构域和 SEMA 结构域的蛋白质。这个分泌蛋白可以作为抑制轴突生长的化学抑制剂或作为刺激尖端树突生长的化学诱导剂。在这两种情况下，该蛋白对正常神经元的发育至关重要。

(3) 基因突变致病机制

在一对 HH16 兄妹及其父亲的病例中，Young 等[7]发现了 *SEMA3A* 基因中 213kb 长的杂合缺失，但是没有在 *SEMA3A* 基因的非缺失的等位基因和 12 个已知的 HH 相关的基因上发现突变。因而，Young 等得出结论认为 *SEMA3A* 基因的功能缺失对嗅觉缺失的 HH16 患者的表型发挥了作用。

Hanchate 等[8]在 16 个患有嗅觉缺失的 HH16 患者中的 *SEMA3A* 基因的第 11 个外显子上识别了 G 到 A 的杂合转换，导致了 SEMA 结构域中高度保守的第 435 位氨基酸由缬氨酸到异亮氨酸的置换。COS-7 细胞转染研究表明有突变蛋白的缺陷分泌蛋白不会在条件培养基中被检测到。而 3 个携带 p.V435I 突变的患者同样携带了 3 个其他 HH 相关

的基因上的突变。Hanchate 等认为 *SEMA3A* 基因的单等位基因的突变，以及与其他疾病相关的基因的等位基因的变异是造成嗅觉缺失 HH16 的原因。

Behar 等[9]构造了 *SEMA3A* 突变的变异小鼠。杂合突变的小鼠表型正常。纯合突变小鼠的大脑皮质，尤其是大型锥体神经元，呈神经纤维贫乏和面向异常神经元突起。某些小鼠胚胎骨骼和软骨结构发育异常，椎融合和部分肋骨重复。为数不多的小鼠存活超过几天后表现为右心房的显著的选择性肥大和右心室扩张。Behar 等认为，*SEMA3A* 可以作为抑制器官生长的信号。

(4) 目前基因突变概述

目前人类基因突变数据库收录了 *SEMA3A* 基因突变 3 个，其中，错义 / 无义突变 1 个，小的缺失 1 个，大片段缺失 1 个。

（陈　彬　张小龙　史旭莲）

参考文献

[1] 刘雅儒，李小英 . 特发性低促性腺激素性性腺功能减退症的遗传学研究进展 . 中华内分泌代谢杂志，2012，28(3): 244-277

[2] Zaghouani H, Slim I, Zina NB, et al. Kallmann syndrome: MRI findings. Indian J Endocr Metab, 2013, 17Suppl S1:142-5

[3] Houneida Zaghouani. Brain changes in Kallmann syndrome. AJNR Am J Neuroradiol, 2014, 35(9): 1700-1706

[4] Nishio H. Clinical features and testicular morphology in patients with Kallmann syndrome. Urology, 2012, 79(3):684-686

[5] Kim HG, Ahn JW, Kurth I, et al. *WDR11*, a WD protein that interacts with transcription factor EMX1, is mutated in idiopathic hypogonadotropichypogonadism and Kallmann syndrome. Am J Hum Genet, 2010, 87: 465-479

[6] Tornberg J, Sykiotis GP, Keefe K, et al. Heparan sulfate 6-O-sulfotransferase 1, a gene involved in extracellular sugar modifications, is mutated in patients with idiopathic hypogonadotrophic hypogonadism. Proc Nat Acad Sci, 2011, 108: 11524-11529

[7] Young J, Metay C, Bouligand J, et al. *SEMA3A* deletion in a family with Kallmann syndrome validates the role of semaphorin 3A in human puberty and olfactory system development. Hum Reprod，2012，27: 1460-1465

[8] Hanchate NK, Giacobini P, Lhuillier P, et al. *SEMA3A*, a gene involved in axonal pathfinding, is mutated in patients with Kallmann syndrome. PLoS Genet，2012，8: e1002896

[9] Behar O, Golden JA, Mashimo H, et al. Semaphorin III is needed for normal patterning and growth of nerves, bones and heart. Nature，1996，383: 525-528

664　促性腺激素减低性性腺功能减退症 2 型伴或不伴嗅觉丧失症

(hypogonadotropic hypogonadism 2 with or without anosmia, HH2; OMIM 147950)

一、临床诊断

(1) 概述

促性腺激素减低性性腺功能减退症 (IHH) 是指在 18 岁时性成熟障碍或不完全成熟，血液中促性腺激素和性激素水平降低而其他与下丘脑 - 垂体轴的有关激素正常。促性腺激素释放激素 (gonadotropin-releasing hormone，GnRH) 释放或作用的缺陷均可引起促性腺激素减低性性腺功能减退症。有些患者可合并嗅觉丧失、腭裂和感音性听力损失。合并有嗅觉丧失的性腺功能减退症称为卡尔曼综合征 (Kallmann syndrome，KS)，如果嗅觉正常则称为正常特发性性腺功能减退，统称为性腺功能减退伴或不伴嗅觉丧失症 (HH)。该病由 *FEGR1* 基因突变引起。

(2) 临床表现

HH2 可累及多个器官、系统，包括生殖系统、中枢神经系统、骨骼系统等。以生殖系统受累为主。患者常表现为青春期无性发育，还有一部分患者表现为性成熟过程未能如期完成，但这些患者中的男性患者睾丸体积较大。男性患者还可表现为乳腺增生、小阴茎、隐睾和输精管缺如。大多数患者骨龄落后于实际年龄。还常合并有其他躯体或器官异常，如面颅中线畸形：兔唇、腭裂、腭弓高尖和舌系带短[1]。中枢神经系统受累常表现为神经性耳聋、眼球运动或视力异常、小脑性共济失调、手足联带运动和癫痫发作，还可合并有皮肤牛奶咖啡斑[2]。

(3) 辅助检查

实验室检查：血清性激素、促性激素水平低于正常，GnRH 兴奋实验：LH 的分泌反应一般是减低的，少数患者完全无反应或反应正常。

KS 患者，鼻窦 MRI 检查可见单侧或双侧嗅球或嗅束发育不良[3, 4]；头磁共振示脑白质改变，胼胝体萎缩（图 664-1、图 664-2）。

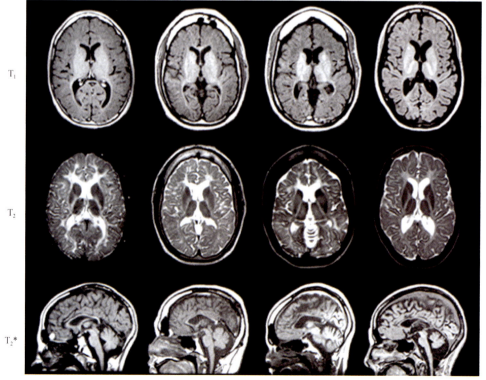

图 664-1　头颅 MRI 检查
T₁加权像：幕上白质高信号；
T₂加权像：幕上白质低信号；
胼胝体变薄、小脑萎缩 (Am J Hematol，1994，47:89-93)

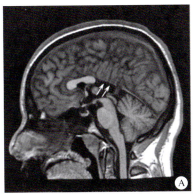

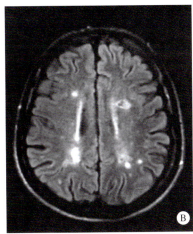

图 664-2　头颅 MRI 检查

A. 正中矢状位 T_1 加权像，胼胝体缺如（白色箭头）；B. 轴位 Flair 像，
双侧半卵圆中心白质高信号（Am J Neuroradiol，2014，35:1700-1706）

(4) 病理表现

尚无报道。

(5) 受累部位病变汇总（表 664-1）

表 664-1　受累部位及表现

受累部位	主要表现
耳	听力丧失，只有单侧（罕见）
眼	虹膜缺损（罕见）
鼻	嗅觉减退或丧失（部分患者），鼻软骨缺失
口	口唇裂，腭裂
牙	牙齿发育不良
胸部	乳腺发育延迟或缺失，男性乳腺发育
生殖器	男：小阴茎、隐睾症；女：原发性闭经
中枢神经系统	双手联带运动，胼胝体发育不良（罕见）
骨骼系统	第 4、第 5 掌骨融合
内分泌系统	低促性腺激素水平，低睾酮水平，低雌激素水平

二、基因诊断

(1) 概述

FGFR1 基因，即编码成纤维细胞生长因子受

体 1 的基因，位于 8 号染色体短臂 1 区 1 带 2 亚区 2 次亚带 (8p11.22)，基因组坐标为 (GRCh37): 8: 38268656-38326352，基因全长 57 697bp，包含 24 个外显子，编码 820 个氨基酸。

(2) 基因对应蛋白结构及功能

FGFR1 基因编码的蛋白质属于成纤维细胞生长因子受体 (FGFR) 蛋白家族，成员之间的氨基酸序列高度保守，并且在不断进化。完整的蛋白包含 1 个胞外区，该胞外区由 3 个免疫球蛋白样结构域，1 个疏水性跨膜区段和 1 个胞质内酪氨酸激酶结构域组成。酪氨酸蛋白激酶是纤维母细胞生长因子的细胞膜受体并且在胚胎发育，细胞增殖、分化和迁移中起重要的调节作用。

(3) 基因突变致病机制

2013 年，Miraoui 等 [5] 报道了该疾病是由影响不同基因位点的突变引起的，某些携带 *FGFR1* 基因突变的患者同时也携带 HH 相关的其他基因，如 *DUSP6*、*FGF8*、*FGF17*、*FLRT3*、*GNRH1*、*GNRHR*、*HS6ST1*、*IL17RD*、*KAL1*、*KISS1R*、*NSMF*、*PROKR2*、*SPRY4* 和 *TACR3*。2005 年，Pitteloud 等 [6] 报道了 *FGFR1* 基因突变导致卡尔曼综合征伴随生殖系统异常表型。

2014 年，Wendt 等 [7] 利用小鼠模型进行研究，发现 FGFR1 异构体的表达可以作为激酶抑制剂治疗应用的可预测生物标志物。

(4) 目前基因突变概述

目前人类基因突变数据库收录了 *FGFR1* 基因的突变 97 个，其中，错义／无义突变 81 个，剪接突变 6 个，小的缺失 6 个，小的插入 3 个，大片段缺失 1 个。突变分布在基因整个编码区，无突变热点。

（杨　洋　Bhaskar Roy）

参考文献

[1] Rodbard HW, Braithwaite SS, American association of clinical endocrinologists medical guidelines for clinical practice for the management of diabetes mellitus. Endocr Pract, 2007, 13 :1-68

[2] Meczekalski B, Podfigurna-Stopa A, Smolarczyk R, et al. Kallmann syndrome in women: from genes to diagnosis and treatment. Gynecol Endocrinol, 2013, 29:296-300

[3] Harrington J, Palmert MR. Clinical review: Distinguishing constitutional delay of growth and puberty from isolated hypogonadotropic hypogonadism: critical appraisal of available diagnostic tests. J Clin Endocrinol Metab, 2012,

97:3056-3067

[4] 王宇，闫娜娜，何薇，等．特发性促性腺激素减低性性腺功能减退症诊治进展．中华实用诊断与治疗杂志，2014，02:110-111

[5] Miraoui H, Dwyer AA, Sykiotis GP, et al. Mutations in FGF17, IL17RD, DUSP6, SPRY4, and FLRT3 are identified in individuals with congenital hypogonadotropic hypogonadism. Am J Hum Genet, 2013, 92:725-743

[6] Pitteloud N, Meysing A, Quinton R, et al. Mutations in fibroblast growth factor receptor 1 cause Kallmann syndrome with a wide spectrum ofreproductive phenotypes. Mol Cell Endocrinol, 2006, 254-255:60-69

[7] Wendt MK, Taylor MA, Schiemann BJ, et al. Fibroblast growth factor receptor splice variants are stable markers of oncogenic transforming growth factor β1 signaling in metastatic breast cancers. Breast Cancer Res, 2014, 16:R24

665　低胰岛素血症性低血糖及偏身肥大
(hypoinsulinemic hypoglycemia with hemihypertrophy, HIHGHH; OMIM 240900)

一、临床诊断

(1) 概述

Hussain 于 2004 年报道了一例低胰岛素血症性低血糖及偏身肥大 (HIHGHH) 患者，该病是一种常染色体显性遗传疾病，由 *AKT2* 杂合子基因突变所致[1]。

(2) 临床表现

HIHGHH 患者表现为与低血糖有关的意识不清、癫痫等，常在禁食 3h 以上出现，并有左侧颜面及偏身肥大 (图 665-1)、向心性肥胖、男性乳腺发育等。

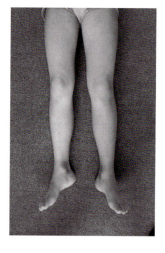

图 665-1　患者临床照片显示左腿变长、大腿和小腿的周长增加
[J Clin Endocrinol Metab, 2014, 99(2):391-394]

(3) 辅助检查

试验室检查血清胰岛素降低或检测不到，低血糖，血清酮体下降，血清支链氨基酸下降[2, 3]。

(4) 影像学表现

尚不清楚。

(5) 病理表现

尚不清楚。

(6) 受累部位病变汇总 (表 665-1)

表 665-1　受累部位及表现

受累部位	主要表现
身体	巨大儿，左侧偏身肥大
脸	左侧颜面偏侧肥大
胸部	男性乳腺发育
腹部	向心性肥胖
中枢神经系统	低血糖相关的意识水平下降，癫痫
代谢系统	低胰岛素血症，低血糖症

二、基因诊断

(1) 概述

AKT2 基因，即编码丝氨酸 / 苏氨酸蛋白激酶 2 的基因，位于 19 号染色体长臂 1 区 3 带 2 亚带 (19q13.2)，基因组坐标为 (GRCh37): 19: 40736224-40791302，基因全长 55 079bp，包含 14 个外显子，编码 481 个氨基酸。

(2) 基因对应蛋白结构及功能

AKT2 编码丝氨酸 / 苏氨酸蛋白激酶 2(serine/threonine-protein kinases，AKT2 激酶)，是丝氨酸 / 苏氨酸激酶家族中的一员，该激酶家族还包括 ATK1 和 AKT3。AKT2 蛋白在细胞生存、胰岛信号通路、血管生成和肿瘤发生中起重要的作用。AKT2 蛋白含有 3 个主要的结构域，从 N 端到 C 端依次为 PH

结构域 (pleckstrin homology domain，PH domain)、蛋白激酶结构域和蛋白激酶 C 端结构域。AKT2 蛋白是 PI3K 信号通路的下游调节者，通过 PH 结构域使 ATK 蛋白富集在离子通道处。AKT2 蛋白可以通过 Ser308 和 Thr478 磷酸化被激活。

(3) 基因突变致病机制

2011 年，Hussain 等对 3 个 HIHGHH 的患者进行研究，发现他们不是由编码前胰岛素原编码基因 (INS)、胰岛素样生长因子 1 和 2(IGF1、IGF2) 基因及其受体 (ISNR、IGF1R、IGF2R) 等基因的突变引起的[1]。通过对 Hussain 等 2004 年报道过的患者进行外显子测序分析发现，ATK2 基因存在一个杂合位点的错义突变 c.49G>A，从而导致 17 谷氨酸替换为赖氨酸 (p.E17K)。同样的突变，在 2 个先证者均有发现，但是在 1130 例对照的基因组和外显子组人群及其父母均未发现突变[2]。

(4) 目前基因突变概述

目前人类基因突变数据库收录了 AKT2 基因突变 1 个，为错义 / 无义突变。

（苏　芳　李力强）

参考文献

[1] Hussain K, Bodamer OAF, Cameron FJ, et al. Hypoketotic hypofattyacidaemic hypoinsulinaemic hypoglycaemia in a child with hemihypertrophy? A new syndrome. Horm Res, 2004, 61: 222-227

[2] Hussain K, Challis B, Rocha N, et al. An activating mutation of AKT2 and human hypoglycemia. Science, 2011, 334: 474

[3] Arya VB, Flanagan SE, Schober E, et al. Activating AKT2 mutation: hypoinsulinemic hypoketotic hypoglycemia. J Clin Endocrinol Metab, 2014, 99: 391-394

666~668　低镁血症
(hypomagnesemia, HOMG)(666. HOMG1, OMIM 602014; 667. HOMG2, OMIM 154020; 668. HOMG3, OMIM 248250)

一、临床诊断

(1) 概述

镁是细胞内仅次于钾的第二大阳离子，在蛋白质合成、核酸稳定、神经肌肉兴奋性和氧化磷酸化等方面发挥重要的作用。原发性镁丢失过多造成的低镁血症较罕见，遗传性低镁血症可分为 HOGM1~HOGM6 六个亚型。其中 HOGM1 为家族性低镁血症继发低钙血症，为编码瞬时受体电位阳离子通道 M6 蛋白的 TRPM6 基因突变所致的常染色体隐性遗传疾病；HOGM2 为常染色体显性遗传低镁血症合并低尿钙，为编码远曲小管基底外侧膜的 Na^+/K^+-ATP 酶的 γ 亚单位的 FXYD2 基因突变所致；HOGM3 为家族性低镁血症合并高尿钙和肾钙质沉着，为编码 Claudin-16 蛋白的 CLDN16 基因突变所致的常染色体隐性遗传疾病。

(2) 临床表现

HOGM1 通常在新生儿期或儿童早期典型的表现为全面性惊厥，神经肌肉兴奋性增高（如肌肉痉挛或手足搐搦），如未经治疗，疾病可以致命或引起严重的神经系统损伤[1]。HOGM2 通常在儿童期至成年早期发病，临床表现轻微，部分成年患者可表现为关节软骨钙化症的症状，当严重低镁血症时出现手足搐搦和惊厥[2]。HOGM3 临床特点为低镁血症合并尿镁、尿钙过多，双侧肾钙质沉着和进行性肾衰竭[3]，患者在婴幼儿期甚至在新生儿期即可有临床症状。惊厥和手足搐搦等严重低镁血症的症状少见，部分患者也可有肾脏外的异常表现。

(3) 影像学表现

超生检查可见肾结石，部分成年患者 X 线片有关节软骨钙化的表现。

(4) 病理表现

尚不清楚。

(5) 亚型汇总（表 666-1）

表 666-1　亚型汇总

HOMG 亚型	致病基因（别名）
HOMG 1	TRPM6
HOMG 2	FXYD2
HOMG 3	CLDN16
HOMG 4	EGF

续表

HOMG 亚型	致病基因（别名）
HOMG 5	CLDN19
HOMG 6	CNNM2

(6) 受累部位病变汇总（表 666-2）

表 666-2　受累部位及表现

受累部位	主要表现
肌肉，软组织	肌肉痉挛，手足搐搦
神经系统	癫痫
肾脏	肾脏镁丢失过多，多尿症，肾钙质沉着，肾功能不全，肾结石，肾脏钙丢失过多
膀胱	复发性尿路感染
眼	斜视，眼球震颤，远视，近视，散光
胃肠	腹痛，喂食障碍

二、HOMG1 基因诊断

(1) 概述

TRPM6 基因，即编码一个受体电位阳离子通道 M 子家族的基因，位于 9 号染色体长臂 2 区 1 带 1 亚带 3 次亚带 (9q21.13)，基因组坐标为 (GRCh37): 9:77337411-77503010，基因全长 165 600bp，包含 39 个外显子，编码 2023 个氨基酸。

(2) 基因对应蛋白结构及功能

TRPM6 基因主要在肾脏和结肠中表达，编码的蛋白质含有离子通道及蛋白激酶结构域。它是维持体内镁离子代谢平衡的关键基因，对镁离子在上皮组织、肠道及肾脏中的运输吸收有重要作用。该基因突变与伴随继发性低钙血症的 HOMG1 相关。

(3) 基因突变致病机制

2002 年，Schlingmann 等 [4] 研究了 5 个典型性 HOMG1 家系 (2 个土耳其家系、1 个瑞典家系、1 个以色列家系、1 个阿尔巴尼亚家系)，在 TRPM6 基因中发现了 7 个突变。瑞典和以色列两个家庭成员并无血缘关系，但患病后代均有 TRPM6 的复合杂合突变。同年，Walder 等 [5] 在 7 个患病家系 (3 个来自以色列的阿拉伯贝多因家系、1 个来自希腊的阿拉伯家系、1 个来自德国的家系、2 个来自以色列阿拉伯家系) 中也确定了 TRPM6 的突变。这是被发现的第一例由离子通道激酶突变引起的人类疾病。

2009 年，Walder 等 [6] 发现几乎所有 TRPM6$^{-/-}$ 基因型小鼠都无法活到断奶期，大部分在胚胎期第 12.5 天死亡。喂养含高浓度镁的食物能略微提高后代寿命，存活至断奶期；但即使个别后代能存活，TRPM6$^{-/-}$ 小鼠之间交配也无法孕育后代。TRPM6$^{-/-}$ 基因型小鼠除了镁含量稍低外其他电解质均正常。

(4) 目前基因突变概述

目前人类基因突变数据库收录了 TRPM6 基因突变 32 个，其中，错义 / 无义突变 11 个，剪接突变 11 个，小的缺失 6 个，大片段缺失 4 个。

三、HOMG2 基因诊断

(1) 概述

FXYD2 基因，属于 FXYD 基因家族的一员，即编码 Na$^+$/K$^+$-ATP 酶 γ 亚基的基因，位于 11 号染色体短臂 2 区 3 带 3 亚带 (11p23.3)，基因组坐标为 (GRCh37):11:117690790-117698807，基因全长 8018bp，包含 6 个外显子，编码 65 个氨基酸。

(2) 基因对应蛋白结构及功能

FXYD2 属于 FXYD 基因家族的一员，编码一种跨膜运输蛋白，这一特殊蛋白编码 Na$^+$/K$^+$-ATP 酶 γ 亚基。FXYD2 基因突变与肾低镁血症 -2 有关，对 Na$^+$/K$^+$-ATP 酶活性及运输载体活性有影响。FXYD2 及其上游 FXYD 结构域之间发现了转录通读现象，此结构域包含离子转运调控因子 6(FXYD6，GeneID 53826)。FXDY2 可能参与强心苷结合位点的形成或调节钠 ATP 酶的转运功能。

(3) 基因突变致病机制

Meij 等 [7] 在编码 Na$^+$/K$^+$-ATP 酶 γ 亚基的基因中发现了一个假定的显性负突变，疾病 HOMG2 映射到 11q23，通过候选筛选，得到了一个 EST，该 EST 编码的蛋白与鼠的 Na$^+$/K$^+$-ATP 酶 γ 亚基高度同源。这一小型 I 型膜蛋白位于肾上皮细胞基底膜，并在肾镁离子重吸收的主要场所——远曲小管表达。Meij 等对显性低镁血症患者进行 FXDY2 基因筛选，并确定了一个杂合突变在家族的 3 个不同分支中与该疾病共分离。这一突变造成该蛋白质假定的跨膜域内 41 位甘氨酸被精氨酸取代，他们调查了两个有 11q23.3—qter 缺失 (包括 FXYD2) 的人，都具有正常血清镁离子水平，显示低镁血症不是单倍的基因不足所引起，而是 γ 亚基的突变导致，这一发现与显性负机制一致。对昆虫细胞的研究显示，野生型 γ 亚基虽然主要定位在质膜，突变蛋白积聚在细胞质中。这是首次发现编码 Na$^+$/K$^+$-ATP 酶 γ

亚基的基因突变与人类疾病相关。

(4) 目前基因突变概述

目前人类基因突变数据库收录了 *FXYD2* 基因的突变 1 个，为错义 / 无义突变。

四、HOGM3 基因诊断

(1) 概述

CLDN16，即编码 Claudin-16 蛋白的基因，位于 3 号染色体长臂 2 区 8 带 (3q28)，基因组坐标为 (GRCh37): 3: 190105661-190129932，基因全长24 272bp，包含 5 个外显子，编码 306 个氨基酸。

(2) 基因对应蛋白结构及功能

CLDN16 基因编码的蛋白质属于 Claudin 家族，是一个完整的膜蛋白和紧密连接链的组成部分。紧密连接是一个上皮或内皮细胞片层的细胞间黏附模式，形成周围细胞的连续密封圈，并作为一种物理屏障阻止溶质和水自由通过细胞旁路空间。这些连接包含一组连续的网络链，向外面对胞质微区，向内以互补槽面面对其余的胞质微区。它主要发现于肾脏中，特别是在厚壁段升支部位，充当细胞间孔隙或离子浓度传感器，以调节细胞旁路镁离子的吸收。它可能单独或与其他成分共同形成细胞孔洞，作为细胞旁路通道允许镁离子和钙离子沿电化学梯度降低的方向运动。*CLDN16* 相关疾病包括肾钙质沉着症和原发性低镁血症。

(3) 基因突变致病机制

Muller 等[8] 筛选出有原发性高钙尿的 11 个家系，并在 2 个家系中确定出了新的 *CLDN16* 纯合突变。与伴随高尿钙和肾钙质沉着症的典型家族高尿酸血症不同，该病患者有严重的自限性儿童高钙尿与完好的肾小球滤过率。研究表明，突变导致 PDZ- 域结合动机的激活，从而使 *CLDN16* 与紧密连接支撑蛋白 ZO1 的联合作用失效。与野生型 *CLDN16* 相比，突变使之不再位于肾脏上皮细胞间的紧密连接，而是积累在溶酶体中。因此，*CLDN16* 基因在不同位点的突变可能会导致特定的有不同预后的临床表型。影响了与 ZO1 作用的 *CLDN16* 突变导致了溶酶体的错误靶定，提供了 *CLDN16* 基因与疾病相关的突变的分子机制的重要信息。

Kausalya 等[9] 通过转染突变 *CLDN16* cDNA 导入人类和犬类的极化上皮细胞发现，21 个与疾病有关的 *CLDN16* 突变蛋白中有 9 个保留于内质网，在这里经历了蛋白酶降解。其他的蛋白中，有 3 个在高尔基体中积累，2 个进入了溶酶体，7 个位于紧密连接处，2 个递送至溶酶体中的蛋白，1 个内化前暴露在细胞表面。递送至细胞表面的突变体，4 个对细胞旁路的镁转运有影响。其药理学伴侣可使几个保留的 *CLDN16* 突变体在细胞表面表达。

Muller 等[10] 在 1 个有 HOMG3 和肾钙化的 2.5 岁伊朗男孩身上确定了 *CLDN16* 基因的纯合无义突变。组织培养细胞研究发现，*CLDN16* 的细胞表面表达大大减少，而相反地却大量存在于内质网和溶酶体中。阻断网格蛋白调节的内吞作用恢复了 *CLDN16* 突变的细胞表面表达，这暗示了一种针对此基因缺陷或与 *CLDN16* 突变类似的疾患可能的治疗策略。

Ohba 等[11] 发现，日本黑牛的一种常染色体隐性遗传性肾小管发育不良，与牛 1 号染色体微卫星标记的缺失有关。这个标记区包括编码牛 *CLDN16* 的序列。他们认为，牛的这个疾病可能是人类肾 HOMG3 疾病的一个模型。

(4) 目前基因突变概述

目前人类基因突变数据库收录了 *CLDN16* 基因突变 42 个，其中，错义 / 无义突变 35 个，剪接突变 4 个，小的缺失 3 个。突变分布在基因整个编码区，无突变热点。

（苏　芳　施成成　王佳昊　詹　筱）

参考文献

[1] Knoers VAM. Inherited forms of renal hypomagnesemia: an update. Pediat Nephrol, 2009, 24: 697-705

[2] Meij IC, van den Heuvel LP, Hemmes S, et al. Exclusion of mutations in FXYD2, CLDN16 and SLC12A3 in two families with primary renal Mg(2+) loss. Nephrol Dial Transplant, 2003, 18: 512-516

[3] Praga M, Vara J, Gonzalez-Parra E, et al. Familial hypomagnesemia with hypercalciuria and nephrocalcinosis. Kidney Int, 1995, 47: 1419-1425

[4] Schlingmann KP, Weber S, Peters M, et al. Hypomagnesemia with secondary hypocalcemia is caused by mutations in TRPM6, a new member of the TRPM gene family. Nat Genet, 2002, 31: 166-170

[5] Walder RY, Landau D, Meyer P, et al. Mutation of TRPM6 causes familial hypomagnesemia with secondary hypocalcemia. Nat Genet, 2002, 31: 171-174

[6] Walder RY, Yang B, Stokes JB, et al. Mice defective in

Trpm6 show embryonic mortality and neural tube defects. Hum Mol Genet, 2009, 18: 4367-4375

[7] Meij IC, Koenderink JB, van Bokhoven H, et al. Dominant isolated renal magnesium loss is caused by misrouting of the Na$^+$, K$^+$-ATPase gamma-subunit. Nat Genet, 2000, 26: 265, 266

[8] Muller D, Kausalya PJ, Claverie-Martin F, et al. A novel claudin 16 mutation associated with childhood hypercalciuria abolishes binding to ZO-1 and results in lysosomal mistargeting. Am J Hum Genet, 2003, 73: 1293-1301

[9] Kausalya PJ, Amasheh S, Gunzel D, et al. Disease-associated mutations affect intracellular traffic and paracellular Mg^{2+} transport function of Claudin-16. J Clin Invest, 2006, 116:878-891

[10] Muller D, Kausalya PJ, Bockenhauer D, et al. Unusual clinical presentation and possible rescue of a novel claudin-16 mutation. J Clin Endocrinol Metab, 2006, 91: 3076-3079

[11] Ohba Y, Kitagawa H, Kitoh K, et al. A deletion of the paracellin-1 gene is responsible for renal tubular dysplasia in cattle. Genomics, 2000, 68: 229-236

669　全脑髓鞘形成不良
(hypomyelination, global cerebral; OMIM 612949)

一、临床诊断

(1) 概述

全脑髓鞘形成不良也称为天冬氨酸/谷氨酸载体缺陷，是由编码天冬氨酸/谷氨酸载体1(AGC1)蛋白的溶质转运蛋白家族 *SLC25A12* 基因突变所致[1]，为常染色体隐性遗传性疾病。

(2) 临床表现

全脑髓鞘形成不良典型表现为婴儿期起病，精神运动发育迟缓，肌张力减低，癫痫，血浆乳酸升高等。此外，患者还有眼部、呼吸系统等受累表现[2]。

(3) 影像学表现

MRI 检查显示大脑半球髓鞘形成缺乏，频谱成像显示 *N*-乙酰天冬氨酸降低，灰质相对不受累。

(4) 病理表现

尚不清楚。

(5) 受累部位病变汇总 (表 669-1)

表 669-1　受累部位及表现

受累部位	主要表现
眼	目光交流少
呼吸	呼吸暂停
肌肉、软组织	严重的肌张力减低
中枢神经系统	严重的精神运动发育迟缓，爬行和站立不能，癫痫，严重的肌张力减低，痉挛，反射亢进，MRI 检查显示大脑半球髓鞘形成不良，幕上体积减少，频谱成像显示 *N*-乙酰天冬氨酸降低，灰质相对不受累

二、基因诊断

(1) 概述

SLC25A12 基因，是溶质载体家族 25(天冬氨酸/谷氨酸载体) 成员 12，编码钙结合线粒体载体蛋白，位于 2 号染色体长臂 2 区 4 带 (2q24)，基因组坐标 (GRCh37): 2: 172639915-172750816，基因全长 110 902bp，包含 18 个外显子，编码 678 个氨基酸。

(2) 基因对应蛋白结构和功能

SLC25A12 编码钙结合线粒体载体蛋白，该蛋白定位在线粒体上，参与跨线粒体内膜运输，交换细胞质中的谷氨酸与线粒体内的天冬氨酸。

(3) 基因突变致病机制

Wibom 等[2]研究发现了 *SLC25A12* 基因 17 号外显子上的错义突变 c.1769A>G(p.Q590R)。在野生型和突变型大肠杆菌细胞研究结果中显示，p.Q590R 使线粒体不能将天冬氨酸转移出线粒体膜。在神经细胞中，天冬氨酸对于 *N*-乙酰天冬氨酸和髓鞘的形成是必要的，因此，并非能量摄入不足，而是改变了神经细胞的物质转运，才导致了该疾病的发生。

在小鼠细胞内，Aralar 蛋白是一种由 *SLC25A12*(又名 *Aralar*) 基因编码的蛋白，是一种线粒体天冬氨酸、谷氨酸载体，功能是将细胞质的谷氨酸转运至线粒体中，并同时将天冬氨酸转移至细胞质中。这种蛋白在小鼠脑部、骨骼肌及心脏中高表达。*Aralar* 纯合缺失的小鼠发育迟缓，表现出震颤，并且有明显运动协调缺陷。这种运动协调缺陷是因中枢神经系统髓鞘形成障碍导致的。在 *Aralar* 纯合缺失的小鼠大脑内，髓磷脂脂质体前体 *N*- 乙酰天冬氨酸和 *N*- 乙酰天冬氨酸的前体天冬氨酸明显减少。在小鼠胚胎中也观察到 *N*- 乙酰天冬氨酸缺失。这些结果表明，在神经细胞髓鞘形成的过程中，*Aralar* 蛋白起着重要作用[3]。

(4) 目前基因突变概述

目前人类基因突变数据库收录了 *SLC25A12* 基因的突变 3 个，均为错义 / 无义突变，无突变热点。

（苏　芳　徐寒石）

参考文献

[1] Falk MJ, Li D, Gai X, et al. AGC1 Deficiency Causes Infantile Epilepsy, Abnormal Myelination, and Reduced N-Acetylaspartate. JIMD Rep, 2014, 14: 77-85

[2] Wibom R, Lasorsa FM, Tohonen V, et al. AGC1 deficiency associated with global cerebral hypomyelination. New Eng J Med, 2009, 361: 489-495

[3] Jalil MA, Begum L, Contreras L, et al. Reduced N-acetylaspartate levels in mice lacking aralar, a brain- and muscle-type mitochondrial aspartate-glutamate carrier. J Biol Chem, 2005, 280: 31333-31339

670　家族性孤立性甲状旁腺功能减退
(hypoparathyroidism, familial isolated, FIH; OMIM 146200)

一、临床诊断

(1) 概述

甲状旁腺功能减退是一种以低钙血症和高磷血症为特点的临床疾病。当甲状旁腺分泌的甲状旁腺激素 (PTH) 不足以维持正常细胞外钙水平，或少数情况下，循环血中 PTH 水平充足，但不能适宜的作用于靶器官，甲状旁腺功能减退即显现出来[1]。它是由甲状旁腺激素基因 *PTH*[2] 或 *GCMB*[3] 基因突变引起，其遗传模式为常染色体显性遗传。

(2) 临床表现

甲状旁腺功能减退突出的临床表现是与低钙血症相关的部分。在急性期，神经肌肉兴奋性增高，包括口周感觉异常，手指和脚趾刺痛，自发性潜在性手足搐搦及癫痫大发作，喉头疼挛明显。在慢性期，甲状旁腺功能减退可以是无症状的，仅在例行的血液筛查中表现出来。本病还可表现为轻度的神经肌肉兴奋性增高，基底核钙化，锥体外系异常，白内障，秃头症，牙齿发育障碍，毛发粗糙易脱落，精神发育迟滞或人格障碍[1]。生化方面特征性的表现为肾功能正常情况下的低血钙和血磷升高。血清免疫反应性 PTH 浓度降低或测不到，在 PTH 抵抗的情况下，PTH 水平可高于正常。循环 1,25-(OH)$_2$D$_3$ 通常低于正常。24 小时尿钙降低，肾源性 cAMP 排泄降低，肾小管对磷的重吸收增加。

(3) 影像学表现

CT 检查显示颅内钙化灶。

(4) 病理表现

尚不清楚。

(5) 受累部位病变汇总（表 670-1）

表 670-1　受累部位及表现

受累器官	主要表现
眼	白内障
神经系统	癫痫，慢性手足搐搦
内分泌系统	甲状旁腺功能减退
血液	循环中无 PTH 抗体，血浆免疫反应性 PTH 测不到或降低，低钙血症，高磷血症

二、基因诊断

(1) 概述

与 FIH 相关的基因共 2 个：*GCMB* 和 *PTH*，描述如下（表 670-2）。

表 670-2　基因亚型汇总

基因	染色体位置	基因组起止坐标	基因全长 (bp)	外显子数	氨基酸数
GCMB	6p23	(GRCh37):6: 10873456 - 10882098	8643	5	506
PTH	11p15.2	(GRCh37):11: 13513601 - 13517567	3967	3	115

(2) 基因对应蛋白结构及功能

GCMB 是果蝇神经胶质细胞缺失基因的同源基因。该基因被认为是在神经元和神经胶质细胞测定之间的二进制开关。该基因所编码的蛋白包含一个保守的 N 末端的 GCM 基序，该基序有 DNA 结合活性。该蛋白是甲状旁腺发展的主要调控者。

PTH 编码的蛋白是一种甲状旁腺细胞分泌的激素。这种激素的功能是通过溶解骨中的盐份和防止其肾排泄来提高血钙水平。

(3) 基因突变致病机制

Ding 等[3] 通过研究一对表型正常的夫妇产下的 FIH 患儿，发现该患儿 *GCMB* 基因发生纯合变异。这个纯合变异来自父母双方的杂合突变。研究发现该变异损害了正常甲状旁腺的胚胎细胞，从而导致了甲状旁腺功能减退。

在一个 FIH 的家族中，Arnold 等[4] 研究发现 *PTH* 基因 2 号外显子的一个 T 到 C 的点突变。该突变导致第 18 位的氨基酸由半胱氨酸变为精氨酸，破坏了疏水核心的信号序列。因为疏水核心为蛋白高效分泌出内质网所需，突变可能导致蛋白穿过内质网的效率低下。

在小鼠细胞内，神经胶质细胞缺失 2 蛋白，一种果蝇 Gcm 蛋白的同源蛋白，是唯一一种在甲状旁腺中表达的转录因子。Gunther 等通过靶向断裂，建立了 Gcm2 缺陷的小鼠模型。这种 Gcm2 缺陷型小鼠缺少甲状旁腺，仅有轻度异常骨骼的表型。这和可存活的可育的 PTH 受体缺陷小鼠不同。条件基因敲除表现出低钙血症，以及与之相关的血磷酸盐过多和肾脏正常状态下的尿液钙含量上升。除了缺少甲状旁腺外，Gcm2 缺陷小鼠有着和野生型小鼠相同的血清中 PTH 的含量。这一点和甲状旁腺切除后的小鼠也一致。表达和消融研究确定了胸腺作为一个附加的下游调控的 PTH 源被表达。因此，Gcm2 缺失揭示了一种辅助机制，用于甲状旁腺缺失的情况下钙稳态的调控。Gunther 等认为此备份机制可能是内分泌调节的一般特征[5]。

Miao 等[6] 比较了缺乏 PTH 或者 PTH 相关的多肽 (PTHLH) 之一及二者都缺乏的新生小鼠骨骼发育。PTH 缺陷型小鼠是畸形的，但是可以存活。这些小鼠表现出了减弱了的软骨基质矿化和血管生成素 -1 表达下降的新血管生成减少，以及减少的干骺端成骨细胞和松骨质。缺乏 PTHLH 的小鼠在出生时由于软骨发育不良而死亡。这两种激素都是正常胚胎骨骼发育不可或缺的。

Healy 等[7] 给野生型小鼠注入人类 PTH 超过 48h，同时观察到肾脏中维生素 D 受体 (VDR) 减少了 15%($p<0.03$)。当研究者用同样的方法，把 PTH 注入到 Cyp27b1 无功能的小鼠 (该种小鼠不能产生内源性的维生素 D 激素) 时，VDR 水平减少了 29%($p<0.001$)。Healy 等推断，PTH 是一种在体内有效的 VDR 下游调控分子。

(4) 目前基因突变概述

目前人类基因突变数据库中，没有收录 *GCMB* 基因的突变信息，但在文献中报道该基因有 1 个错义突变 p.C18R[3]。此外，该数据库收录了 *PTH* 基因突变 5 个，其中，错义 / 无义突变 4 个，剪接突变 1 个。突变分布在基因整个编码区，无突变热点。

（苏　芳　徐寒石）

参考文献

[1] Garfield N, Karaplis AC. Genetics and animal models of hypoparathyroidism. Trends Endocr. Metab, 2001, 12: 288-294

[2] Parkinson DB, Thakker RV. A donor splice site mutation in the parathyroid hormone gene is associated with autosomal recessive hypoparathyroidism. Nature Genet, 1992, 1: 149-152

[3] Ding C, Buckingham B, Levine MA. Familial isolated hypoparathyroidism caused by a mutation in the gene for the transcription factor GCMB. J Clin Invest, 2001, 108: 1215-1220

[4] Arnold A, Horst SA, Gardella TJ, et al. Mutation of the signal peptide-encoding region of the preproparathyroid hormone gene in familial isolated hypoparathyroidism. J Clin Invest, 1990, 86: 1084-1087

[5] Gunther T, Chen ZF, Kim J, et al. Genetic ablation of parathyroid glands reveals another source of parathyroid hormone. Nature, 2000, 406: 199-203

[6] Miao D, He B, Karaplis AC, et al. Parathyroid hormone is essential for normal fetal bone formation. J Clin Invest, 2002, 109: 1173-1182

[7] Healy KD, Vanhooke JL, Prahl JM, et al. Parathyroid hormone decreases renal vitamin D receptor expression in vivo. Proc Natl Acad Sci USA, 2005, 102: 4724-4728

671 甲状旁腺功能减退 – 发育迟缓 – 畸形综合征
(hypoparathyroidism-retardation-dysmorphism syndrome; OMIM 241410)

一、临床诊断

(1) 概述

甲状旁腺功能减退 – 发育迟缓 – 畸形综合征 (HRD 综合征) 表现为先天性甲状旁腺功能减退伴有生长和精神发育迟滞、癫痫，首次由 Sanjad 于 1988 年报道[1]，也称为 Sanjad-Sakati 综合征，由编码微管辅因子 E 的基因突变所致，是一种常染色体隐性遗传病。此类疾病仅见于儿童，其父母来自中东地区。

(2) 临床表现

HRD 综合征的临床表现包括甲状旁腺功能减退、低钙血症、癫痫、高磷血症、生长迟缓、侏儒症、智力减退和包括小头畸形、双目凹陷、鼻梁塌陷及小颌畸形等的颅面畸形 (图 671-1)[2]。其中，甲状旁腺功能减退和生长障碍在所有患儿中均存在。实验室检查见低钙血症和高磷血症。

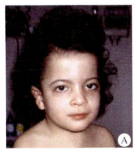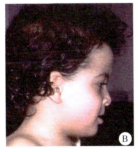

图 671-1 临床表现

A. 4.5 岁先证者的一般外貌显示前额突出、低位耳、双目凹陷、上唇薄；B. 同一年龄的侧面 (Am J Med Genet，2006，140A(6): 611-617)

(3) 影像学表现

X 线检查见骨龄延迟，斑片状骨硬化，头 MRI 检查可见轻至中度脑室扩张。

(4) 病理表现

尚不清楚。

(5) 受累部位病变汇总 (表 671-1)

表 671-1 受累部位及表现

受累部位	主要表现
生长	严重的宫内发育迟缓，出生后生长障碍
头	小头畸形

续表

受累部位	主要表现
脸	小颌畸形，前额突出，人中长
耳	低位耳，耳朵向后旋转
眼	双目凹陷
鼻	鼻梁塌陷，钩形鼻
口	薄嘴唇
生殖系统	小阴茎畸形，隐睾
骨骼	骨龄延迟，斑片状骨硬化，小手，小脚
中枢神经系统	手足抽搐，低血钙癫痫，精神发育迟滞，轻至中度脑室扩张
内分泌系统	低甲状旁腺激素，先天性甲状旁腺功能减退
免疫系统	细胞免疫正常，反复的细菌感染

二、基因诊断

(1) 概述

TBCE 基因，即编码微管蛋白折叠辅助因子 E 蛋白的基因，位于 1 号染色体长臂 4 区 2 带 3 亚带 (1q42.3)，基因组坐标为 (GRCh37):1:235530728-235612280，基因全长 81 553bp，包含 17 个外显子，编码 527 个氨基酸。

(2) 基因对应蛋白结构及功能

微管蛋白折叠辅助因子 E 是参与将折叠中间体正确折叠为 β 微管蛋白的通路的 4 种蛋白之一 (辅助因子 A、D、E、C)。它与辅助因子 D/β 微管蛋白复合体结合，并与辅助因子 C 相互作用，从而释放原始状态的 β 微管蛋白多肽。它似乎与神经元微管网络的维持及微管蛋白异质二聚体的分解有关。

(3) 基因突变致病机制

Parvari 等[3]证明了常染色体隐性 Kenny-Caffey 综合征和 HRD 综合征都是由 TBCE 基因的突变导致的。突变分析显示在所有患者的 TBCE 基因 2 号外显子中都存在一个 12bp 的缺失。对患者的纤维母细胞和类淋巴母细胞的分析显示微管组织中心呈现低微管密度和急性微管扰乱的现象。免疫荧光和超微结构研究发现亚细胞器紊乱，而这些亚细胞器需要微管来完成膜运输。这些发现证明了 HRD 综合征和常染色体隐性 Kenny-Caffey 综合征是由微管蛋白组装通路的基因缺陷导致的伴侣疾病。

(4) 目前基因突变概述

目前人类基因突变数据库报道的 *TBCE* 基因突变有 3 个，其中，错义/无义突变 1 个，小的缺失 2 个。

（苏　芳　章元伟）

参考文献

[1] Sanjad S, Sakati N, Abu-Osba Y. Congenital hypopa-rathyroidism with dysmorphic features: a new syndrome. (Abstract)Pediat Res, 1988, 23: 271A

[2] Courtens W, Wuyts W, Poot M, et al. Hypoparathyroidism-retardation-dysmorphism syndrome in a girl: a new variant not caused by a TBCE mutation—clinical report and review. Am J Med Genet, 2006, 140A: 611-617

[3] Parvari R, Hershkovitz E, Grossman N, et al. Mutation of TBCE causes hypoparathyroidism-retardation-dysmorphism and autosomal recessive Kenny-Caffey syndrome. Nature Genet, 2002, 32: 448-452

672　儿童型碱性磷酸酶过少症
(hypophosphatasia, childhood; OMIM 241510)

一、临床诊断

(1) 概述

碱性磷酸酶过少症是一种先天性代谢障碍性疾病，临床以骨化不全为特点，生化以组织非特异性碱性磷酸酶同工酶活性降低为特点。1957 年，Fraser 根据起病年龄将其分为围生期、婴儿期、儿童期及成人期 4 型[1]。儿童型为常染色体隐性遗传性疾病，是由碱性磷酸酶基因 (*ALPL*) 突变所致。

(2) 临床表现

儿童型碱性磷酸酶过少症临床表现多变，多 6 个月后起病，连接牙根与牙周韧带的牙骨质发育不全或发育异常引起乳牙过早缺失，佝偻病引起身材矮小，干骺端扩大引起膝内翻，腕、膝和踝增大[2]。本病还可有其他系统并发症，如癫痫、鸭步、走路较晚、呼吸系统损害、肾钙质沉着和慢性疼痛等[3]。

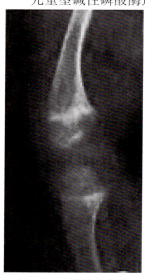

图 672-1　影像学表现
女，3 岁，低碱性磷酸酶血症患儿，股骨及胫骨密度减低并弯曲，干骺端凹陷 [中华放射医学, 2012, 46(1):70-72]

(3) 影像学表现

X 线检查显示干骺端磨损增宽，骨骺小，骨密度减低（图 672-1）。

(4) 病理表现

尚不清楚。

(5) 受累部位病变汇总（表 672-1）

表 672-1　受累部位及表现

受累部位	主要表现
头	狭颅症，长头症
脸	额部隆起
眼	眼球突出
牙齿	龋齿
胸部	串珠肋
骨骼	佝偻病骨改变，膝内翻，特征性的干骺端透亮区
中枢神经系统	癫痫，肌病

二、基因诊断

(1) 概述

ALPL 基因，编码骨 / 肝 / 肾碱性磷酸酶，位于 1 号染色体短臂 3 区 6 带 1 亚带 2 次亚带 (1p36.12)，基因组坐标为 (GRCh37):1:21835475-21904905，基因全长 69 431bp，包含 12 个外显子，编码 524 个氨基酸。

(2) 基因对应蛋白结构及功能

ALPL 基因编码非组织特异性表达的膜结合糖基化酶。这个酶与低磷酸酯酶症直接相关，低磷酸酯酶症的发作年龄和症状的严重程度取决于 *ALPL* 基因的特异性突变。目前，碱性磷酸酶的确切生理学功

能尚不清楚。一个功能假说是此酶参与基质的矿化。

(3) 基因突变致病机制

Lia-Baldini 等[4]在患有儿童型碱性磷酸酶过少症的 15 月龄女孩身上，确认了一个杂合错义突变 c.746G>T(p.G232V)。研究者进一步对 p.G232V 突变进行了功能研究，发现此突变型蛋白在细胞中封存了部分野生型蛋白，防止其到达细胞膜上。这些研究结果表明磷酸酶过少症的一种新机制，涉及突变的同源二聚体和异二聚体被封存在细胞中，只有野生型同源二聚体（总二聚体的 25%）能够在细胞中发挥生理作用[5]。

(4) 目前基因突变概述

目前人类基因突变数据库收录了 *ALPL* 基因突变 240 个，其中，错义 / 无义突变 193 个，剪接突变 13 个，小的缺失 25 个，小的插入 6 个，大片段缺失 2 个，调控区突变 1 个。

（苏　芳　章元伟）

参考文献

[1] Fraser D. Hypophosphatasia. Am J Med, 1957, 22: 730-746

[2] Millán JL, Plotkin H. Hypophosphatasia-pathophysiology and treatment. Actual Osteol, 2012, 8: 164-182

[3] Rockman-Greenberg C. Hypophosphatasia. Pediatr Endocrinol Rev, 2013, 10:380-388

[4] Lia-Baldini AS, Muller F, Taillandier A, et al. A molecular approach to dominance in hypophosphatasia. Hum Genet, 2001, 109: 99-108

[5] Lia-Baldini AS, Brun-Heath I, Carrion C, et al. A new mechanism of dominance in hypophosphatasia: the mutated protein can disturb the cell localization of the wild-type protein. Hum Genet, 2008, 123: 429-432

673　婴儿型碱性磷酸酶过少症
(hypophosphatasia, infantile; OMIM 241500)

一、临床诊断

(1) 概述

碱性磷酸酶过少症是一种先天性代谢障碍性疾病，临床以骨化不全为特点，生化以组织非特异性碱性磷酸酶同工酶活性降低为特点。1957 年，Fraser 根据起病年龄将其分为围生期、婴儿型、儿童型及成人型 4 型[1]，Whyte 于 1988 年指出第 5型——牙型碱性磷酸酶过少症。婴儿型为常染色体隐性遗传性疾病，是由编码组织非特异性碱性磷酸酶 (*ALPL*) 基因突变所致。

(2) 临床表现

婴儿型常于生后 1~6 个月发病，表现为体重不增、生长缓慢，头围增长亦缓慢，还可表现为颅骨软化、颅缝增宽、囟门突出、头皮静脉怒张、胸廓畸形和四肢弯曲。当高钙血症和肾功能损伤时，可出现厌食、呕吐、便秘、发热、多饮、多尿、肌张力低下、惊厥等，有些患儿可见皮肤色素沉着。

(3) 影像学表现

X 线片表现与佝偻病相似，骨密度减低，骨化不良，同时可伴有腓骨缺失，肋骨骨折，颅缝增宽等[2]（图 673-1）。超声检查可见肾钙质沉着（图 673-2）。

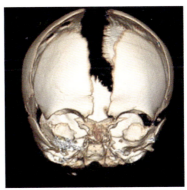

图 673-1　2 月龄患儿 CT 重建显示由于骨化不良所致的骨缝增大

（JIMD Rep, 2013, 11: 17-24）

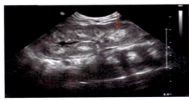

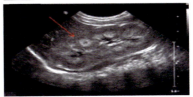

图 673-2　2 月龄患儿肾脏超声显示髓质钙质沉着

（JIMD Rep, 2013, 11: 17-24）

(4) 病理表现

尚不清楚。

(5) 受累部位病变汇总（表 673-1）

表 673-1　受累部位及表现

受累部位	主要表现
眼	蓝色巩膜
牙	牙齿形成不良
呼吸系统	反复呼吸道感染，呼吸暂停
胸部	短肋，串珠肋，肋骨骨折，小胸廓
胃肠	厌食症，呕吐，便秘
肾	肾钙质沉着
颅骨	颅骨矿化不良，颅缝扩大，婴儿期颅缝早闭
脊柱	椎体常未骨化，脊柱裂，扁平椎
肢体	短肢，骨生成缺陷，下肢弯曲、短小，尺骨和腓骨中段骨刺
中枢神经系统	癫痫，肌张力减低，易怒，颅内出血
声音	高音调哭声
血液	骨髓病性贫血
其他	羊水过多；分娩时死胎或婴儿死亡；短肢侏儒症，生长迟缓

二、基因诊断

(1) 概述

ALPL 基因，编码骨 / 肝 / 肾碱性磷酸酶，位于1 号染色体短臂 3 区 6 带 1 亚带 2 次亚带 (1p36.12)，基因组坐标为 (GRCh37):1:21835475-21904905，基因全长 69 431bp，包含 12 个外显子，编码 524 个氨基酸。

(2) 基因对应蛋白结构及功能

ALPL 基因编码非组织特异性表达的膜结合糖基化酶。这个酶与低磷酸酯酶症直接相关，低磷酸酯酶症的发作年龄和症状的严重程度取决于 *ALPL* 基因的特异性突变。目前，碱性磷酸酶的确切生理学功能尚不清楚。一个功能假说是此酶参与基质的矿化。然而，缺乏这个酶正常功能型小鼠显示出正常的骨骼发育。

(3) 基因突变致病机制

Weiss 等 [3] 在夭折于出生后 3 个月患有婴儿型碱性磷酸酶过少症男婴上，发现了 *ALPL* 基因纯合错义突变 p.A162T。功能研究证明突变 p.A162T 会使活性酶无法表达。在患儿的父母及其临床上不受影响的亲戚中发现有 p.A162T 的杂合型突变，且他们肝脏、骨骼和肾脏的碱性磷酸酶活性水平都低于正常值。

非致死性碱性磷酸酶过少症的错义突变转染研究显示，检测的 32 个 *ALPL* 基因突变中有 6 个依然有显著的体外酶活性残留。这 6 位非致死性低磷酸酯酶症患者都至少携带其中一个突变。三维结构模型研究显示，温和的突变都不出现在活性位点，而绝大部分严重的突变都位于蛋白的重要区域，如活性位点、活性位点临近区域及同源二聚体的连接处。这些结果表明碱性磷酸酶过少症患者表型的极度异质性的主要原因是可变的残留酶活性，而可变的残留酶活性是由人类 *ALPL* 基因错义突变导致的 [4]。

(4) 目前基因突变概述

目前人类基因突变数据库收录了 *ALPL* 基因突变 240 个，错义 / 无义突变 193 个，剪接突变 13 个，小的缺失 25 个，小的插入 6 个，大片段缺失 2 个，调控区突变 1 个。

（苏　芳　章元伟）

参考文献

[1] Fraser D. Hypophosphatasia. Am J Med, 1957, 22: 730-746

[2] Deeb AA, Bruce SN, Morris AAM, et al. Infantile hypoph-osphatasia: disappointing results of treatment. Acta Pediatr, 2000, 89: 730-733

[3] Weiss MJ, Cole DEC, Ray K, et al. Amissense mutation in the human liver/bone/kidney alkaline phosphatase gene causing a lethal form of hypophosphatasia. Proc Nat Acad Sci, 1988, 85: 7666-7669

[4] Zurutuza L, Muller F, Gibrat JF, et al. Correlations of genotype and phenotype in hypophosphatasia. Hum Molec Genet, 1999, 8: 1039-1046

674　前 β- 脂蛋白降低伴棘红细胞增多、视网膜色素变性、苍白球变性
(hypoprebetalipoproteinemia, acanthocytosis, retinitis pigmentosa, and pallidal degeneration, HARP syndrome; OMIM 607236)

一、临床诊断

(1) 概述

HARP 综合征是一种罕见的常染色体隐性遗传性疾病，于 1992 年由 Higgins 等首次报道，是由编码泛酸激酶 -2 的 PANK2 基因突变所致。本病与泛酸激酶相关神经退行性变 (pantothenate kinase-associated neurodegeneration) 有很多相似之处，其主要特点为脂蛋白异常[1-4]。

(2) 临床表现

HARP 综合征既往报道较少，呈隐性遗传，于幼儿期即可发病，最初多表现为严重的肌肉痉挛、肌张力障碍、智力低下等，之后可出现夜盲，并出现由于肌张力障碍导致的构音障碍及吞咽困难等，眼底检查可见视网膜色素沉着，研究显示有 53% 的前 β- 脂蛋白降低伴棘细胞病患者同时存在视网膜色素变性[2, 3]。

(3) 辅助检查

HARP 综合征患者 MRI 检查可见"虎眼征"[2, 3]。

高分辨脂蛋白电泳可见前 β- 脂蛋白缺失，但血胆固醇、三酰甘油、低密度脂蛋白、高密度脂蛋白及载脂蛋白 A、B、C 均正常[2]。

(4) 病理表现

患者外周血涂片及电子显微镜可见棘形红细胞显著增多并伴有内在的红细胞蛋白缺陷[2]。

(5) 受累部位病变汇总（表 674-1）

表 674-1　受累部位及表现

受累部位	主要表现
脑	智力低下，苍白球变性等
眼	夜盲，视网膜色素沉着，MRI 检查可见"虎眼征"
肌肉	肌肉痉挛，肌张力障碍，构音障碍，吞咽困难等
血液系统	棘红细胞增多，前 β- 脂蛋白降低等

二、基因诊断

(1) 概述

PANK2 基因，即编码泛酸酯激酶 2 的基因，

位于 20 号染色体短臂 1 区 3 带 (20p13)，基因组坐标为 (GRCh37):20:3869742-3904502，基因全长 34 761bp，包含 7 个外显子，编码 570 个氨基酸。

(2) 基因对应蛋白结构及功能

PANK2 编码的蛋白是泛酸酯激酶家族的成员，而且是这个家族中仅有的一个在线粒体中表达的蛋白。泛酸酯激酶是细菌和哺乳动物细胞中辅酶 A 生物合成过程的关键调控酶，它在广泛的合成辅酶 A 的通路的第一步发挥催化作用，同时本身也受到酰基辅酶 A 类分子的反馈抑制调控。该基因的突变与 HARP 综合征和泛酸酯激酶相关的神经退化疾病 (PKAN，以往称为 Hallervorden-Spatz 综合征) 有关。涉及第一个外显子的选择性使用的可变剪接过程，会产生编码不同同工型蛋白的多个转录本。

(3) 基因突变致病机制

Ching 等[1] 于 2002 年通过对原发性的 HARP 患者进行研究，在其 PANK2 基因 5 号外显子上发现一个纯合的无义突变，该突变导致 371 号氨基酸 (p.R371X) 上出现一个终止子。该研究确定了 HARP 综合征属于 PKAN 疾病的一种。

Houlden 等[4] 于 2003 年描述了一位携带有 PANK2 基因的两个杂合突变 HARP 综合征的患者。其母亲和妹妹携带 IVS4-1 G>T 突变，且患有棘皮病及前 β- 脂蛋白降低。其父亲和两个兄弟表型正常，但是携带杂合的 p.M327T 突变。在 PANK2 基因区域也发现了另一个突变与 HARP 表型相关，证明了其在该疾病中的基因型效应。

本病尚无相应的分子研究，致病机制未明。

(4) 目前基因突变概述

目前人类基因突变数据库收录了 PANK2 基因突变 116 个，其中，错义 / 无义突变 75 个，剪接突变 10 个，小的缺失 17 个，小的插入 7 个，大片段缺失 7 个。突变分布在基因整个编码区，无突变热点。

（康开江　赵　鑫）

参考文献

[1] Ching K, Westaway S, Gitschier J, et al. HARP synd-

rome is allelic with pantothenate kinase-associated neurodegeneration. Neurology, 2002, 58: 1673-1674

[2] Higgins J, Patterson M, Papadopoulos N, et al. Hypoprebetalipoproteinemia, acanthocytosis, retinitis pigmentosa, and pallidal degeneration (HARP syndrome). Neurology, 1992, 42: 194-198

[3] Orrell R, Amrolia P, Heald A, et al. Acanthocytosis, retinitis pigmentosa, and pallidal degeneration: a report

of three patients, including the second reported case with hypoprebetalipoproteinemia (HARP syndrome). Neurology, 1995, 45: 487-492

[4] Houlden H, Lincoln S, Farrer M, et al. Compound heterozygous PANK2 mutations confirm HARP and Hallervorden-Spatz syndromes are allelic. Neurology, 2003, 61(10): 1423-1426

675~678　先天性非甲状腺肿性甲低
(hypothyroidism, congenital, nongoitrous)
(675. CHNG2, OMIM 218700; 676. CHNG4, OMIM 275100; 677. CHNG5, OMIM 225250; 678. CHNG6, OMIM 614450)

一、临床诊断

(1) 概述

甲状腺发育不全是导致先天性甲低最常见的原因，约占 85%，先天性非甲状腺肿性甲低 (CHNG) 是一种基因突变引起的遗传性疾病，患儿可表现为甲状腺异位或体积减小，甚至缺失[1]。根据致病基因的不同，分为 5 种类型，其中先天性非甲状腺肿性甲低 2 型 (CHNG2) 是由 PAX8 基因突变引起引起先天性甲状腺功能低下，从而导致严重的神经功能缺陷、智力及运动异常等，是一种常染色体显性遗传性疾病[1,2]。CHNG4 其发病呈常染色体隐性遗传方式，致病基因为 TSHB(促甲状腺素 β 多肽链) 基因。CHNG5 是一种常染色体显性遗传性疾病，由编码转录因子的 NKX2 基因突变所致。CHNG6 是先天性甲状腺功能减退症的一种，是由 THRA 基因的杂合突变所致。

(2) 临床表现

CHNG2 发病年龄较早，出生即可发病，女性发病率明显高于男性[3]，若在出生 2 个月内不积极补充甲状腺素，先天性甲状腺功能低下会导致严重的神经、精神及运动损伤、身材矮小、骨骼发育不全、脊椎异常等[4-7]。部分患者可于儿童晚期或青春期才出现甲状腺功能低下。触诊可见甲状腺体积减小、异位或不能触及，其中甲状腺异位可为舌下甲状腺、气管内甲状腺等。部分患者异位的甲状腺

可发展为甲状腺癌[5,6]。另外，患者可出现泌尿系统、消化系统、神经系统症状以及甲状腺以外器官异常，如先天性心脏病、面部畸形、腭裂、外耳道软骨瘤、子宫发育不全等[8]。

CHNG4 患者主要临床表现为体格和智力发育障碍，具体表现包括囟门增宽、巨舌 (图 675-1B)、面部粗糙、鼻梁塌陷 (图 675-1A)、声嘶、腹壁肌肉发育不良、脐疝、肌张力减退、便秘、睡眠障碍、代谢紊乱、肝脏异常、再生障碍性贫血、进行性智力发育不全、严重智力低下、严重出生后发育迟缓。

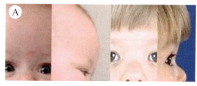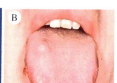

图 675-1　CHNG4 患者头颈部特征
A. 鼻梁塌陷；B. 巨舌 (http://www.omim.org/clinicalSynopsis/275100?highlight=congenita%20hypothyroidism%204%20nongoitrous)

CHNG5 患者表现为甲状腺缺失、异位、发育不全等。多数患儿在出生时并无症状，因为母体甲状腺素可通过胎盘，新生儿期该症状出现的早晚及轻重与甲减的强度和持续时间有关，儿童期典型表现为特殊面容，生长发育落后，智力发育迟缓等，可有便秘、骨痛、肌肉酸痛等症状。

CHNG6 是先天性甲状腺功能减退症的一种。其临床表现与其他类型的先天性甲状腺功能减退症无异。已报道的 2 例患儿主要表现为智力发育迟缓，

神经反射迟钝、生长发育落后、骨龄落后、身材矮小、四肢短促、行动迟缓、特殊面容如眼距宽、塌鼻等，或可有全身黏液性水肿。

(3) 辅助检查

甲状腺功能检测多数患者血 TSH 升高，游离 T_4 降低。同位素扫描可见甲状腺摄碘率下降。

(4) 病理表现

尚无报道。

(5) 亚型汇总 (表 675-1)

表 675-1　亚型汇总

CHNG 亚型	致病基因
CHNG1	TSHR
CHNG2	PAX8
CHNG3	15q25.3 染色体 (基因尚未确定)
CHNG4	TSHB
CHNG5	NKX2E
CHNG6	THRA

(6) 受累部位病变汇总 (表 675-2)

表 675-2　受累部位及表现

受累部位	主要受累表现
神经系统	神经发育不全、智力低下、精神异常及运动损伤等
甲状腺	甲状腺异位、体积减小或缺失，甲状腺功能低下
骨骼	身材矮小、骨骼发育不全、脊椎异常等
其他	先天性心脏病、面部畸形、腭裂、外耳道软骨瘤、子宫发育不全、泌尿系统异常等

二、CHNG2 基因诊断

(1) 概述

PAX8 基因，编码一种转录因子，位于 2 号染色体长臂 1 区 3 带 (2q13)，基因组坐标为 (GRCh37): 2: 113973574-114036498，基因全长 62 925bp，包含 12 个外显子，编码 450 个氨基酸。

(2) 基因对应蛋白结构及功能

PAX8 基因编码转录因子成对盒 (PAX) 家族中的一员。这个基因家族的成员编码的转录因子通常含有成对盒结构域，一个八肽蛋白和一个配对型同源结构域。这一核蛋白参与甲状腺滤泡细胞的发育和甲状腺特异性基因的表达。在这个基因的变异与甲状腺发育不全、甲状腺滤泡癌和不典型甲状腺滤泡性腺瘤相关。已有研究描述了基因的选择性剪接变异体编码不同亚型。

(3) 基因突变致病机制

Macchia 等 [2] 在 3 例患有 CHNG2 的婴幼儿中确定了 PAX8 基因 3 种不同的突变情况。Vilain 等 [9] 分别研究了患有 CHNG2 的一对母女，确定在 PAX8 基因的一个杂合突变，而同个家庭中没有疾病的女儿并未携带该突变。Congdon 等 [10] 研究了患病女孩，确定在 PAX8 基因有一个杂合突变。她的母亲也携带了该突变，但其有一个正常大小的甲状腺且没有迹象显示甲状腺功能减退。直到 31 岁后，当时她被诊断出患有轻度甲状腺功能低下与抗体阳性。没有患病的父亲和哥哥没有突变。表明 PAX8 突变可能存在不完全外显率或可变的表现力。Meeus 等 [11] 在新生儿筛查时发现 2 名儿童和他们的父亲患有 CHNG2，进一步确定在 PAX8 基因有杂合突变。尽管新生儿影像结果显示在哥哥和妹妹存有正常的形状和大小的原位甲状腺，但仍然发现有发育不全的腺体。Meeus 等还发现其父亲也存在右肾发育不全的现象并指出，PAX8 在肾脏发育过程中也存在强烈的表达。Grasberger 等 [12] 研究了一个非血缘关系家庭的 7 位成员，他们甲状腺功能减退有明显的常染色体显性遗传模式，在最初的临床表现上具有惊人的变化。连锁分析显示单倍型在 PAX8 基因存在于所有受影响的家庭成员中；测序分析显示受影响的家庭成员均携带 PAX8 基因突变。

本病尚无相应的分子研究，致病机制未明。

(4) 目前基因突变概述

目前人类基因突变数据库收录了 PAX8 基因突变 18 个，其中，错义 / 无义突变 13 个，剪接突变 2 个，小的缺失 1 个，小的插入 1 个，调控区突变 1 个。突变分布在基因整个编码区，无突变热点。

三、CHNG4 基因诊断

(1) 概述

TSHB 基因，即编码 β 促甲状腺激素的基因，位于 1 号染色体短臂 1 区 3 带 (1p13)，基因组坐标为 (GRCh37):1:115572445-115576930，基因全长 4486bp，包含 3 个外显子，编码 138 个氨基酸。

(2) 基因对应蛋白结构及功能

TSHB 基因编码 β 促甲状腺激素的蛋白质。促甲状腺激素对甲状腺结构和代谢调控而言是不可或缺的。该基因的突变与先天性中枢性甲状腺功能减退、继发性甲状腺功能减退和桥本甲状腺炎有关。

(3) 基因突变致病机制

Hayashizaki 等[13] 在一对患有 TSH 缺陷的姐妹中发现了一个 *TSHB* 基因的纯合错义突变 (p.G29R)，父母为近亲结婚。氨基酸的变化发生在 CAGYC 区域中心位置，所有已知的糖蛋白激素 β 亚基都在该区域包含一段保守的氨基酸序列。通过将突变的 β 亚基 mRNA 显微注射到爪蟾卵母细胞中，会导致 β 亚基的构象改变，无法与 α 亚基结合。p.G29R 突变使得 β 亚基产生了一个新的识别位点 MaeI。基因组 DNA 消化 MaeI 的 Southern 印迹杂交实验表明，患者为纯合突变，其父母为杂合突变。

Dacou-Voutetakis 等[14] 在两个相关的希腊家庭中发现 *TSHB* 的 c.94G>T 突变，此突变破坏了 TSHB 编码区唯一的 Taq I 位点，且产生了一个新的 8.5 kb 的 Taq I 片段。限制性分析结果表明 3 名患病的孩子为纯合突变，他们的父母为杂合突变，未发病的孩子为杂合突变。*TSHB* 的 c.94G>T 突变引起氨基酸链合成提前终止。

(4) 目前基因突变概述

目前人类基因突变数据库收录了 *TSHB* 基因突变 11 个，其中，错义/无义突变 6 个，剪接突变 2 个，小的缺失 2 个，大片段缺失 1 个，无突变热点。

四、CHNG5 基因诊断

(1) 概述

NKX2E 基因，编码含同源框的转录因子蛋白，位于 5 号染色体长臂 3 区 4 亚带 (5q34)，基因组坐标为 (GRCh37):5:172659107-172662315，基因全长 3209bp，包含 2 个外显子，编码 324 个氨基酸。

(2) 基因对应蛋白结构及功能

NKX2E 基因，编码一个包含同源框的转录因子。与此基因相关的 GO 注释包括序列特异性 DNA 结合和序列特异性 DNA 结合转录因子活性。它的基因产物能与 GATA4 作用，激活心钠素转录，也能作为 CDKN2B 的转录抑制因子。它自身的转录由 PBX1 控制。这个转录因子在心脏形成及发育过程中发挥作用。

(3) 基因突变致病机制

Dentice 等[15] 从 241 个 CHNG5 患者中筛查 *NKX2-5* 基因的编码区突变，包含 53 个甲状腺功能缺失，99 个甲状腺异位以及 15 个发育不全。在其

中 4 个患者中发现了 3 个不同的杂合错义突变：其中 2 个新发突变，另外 1 个曾被报道出现先天性心脏病。功能分析表明这 3 个错义突变降低了 DNA 结合和（或）反式激活特性，并呈现出对野生型 *NKX2E* 的显性负效应。

Jay 等[16] 发现 *Nkx2e* 基因敲除小鼠的心脏传导系统的细胞数目与基因拷贝数直接相关。无效突变体的胚胎缺乏房室结原基，而 *NKX2E* 基因单倍体不足时，传导系统的细胞量是正常情况的一半。另外，整个 connexin40⁻/connexin45⁺ 细胞群体都从 *Nkx2e* 基因杂合敲除小鼠的房室结中消失了。与 *Nkx2e* 基因失活相关的功能缺陷可能造成与传导系统相关的结构的发育不全。然而，细胞表达的 CX40，浦肯野纤维的主要间隙连接型和推定的 NKX2E 目标分子都不受影响。研究者指出，导致出生后的 *Nkx2e* 突变传导缺陷的部分原因是主导传导系统中心肌细胞的补充及保留的基因程序存在缺陷。

(4) 目前基因突变概述

目前人类基因突变数据库收录了 *NKX2E* 基因突变 88 个，其中，错义/无义突变 69 个，剪接突变 1 个，调控区突变 3 个，小的缺失 11 个，小的插入 3 个，大片段缺失 1 个。

五、CHNG6 基因诊断

(1) 概述

THRA 基因，编码三碘甲状腺氨酸核激素受体，位于 17 号染色体长臂 1 区 1 带 2 亚带 (17q11.2)，基因组坐标为 (GRCh37):17:38218446-38250120，基因全长 31 675bp，包含 9 个外显子，编码 410 个氨基酸。

(2) 基因对应蛋白结构及功能

THRA 编码的蛋白质是一种三碘甲状腺氨酸核激素受体。它是几种甲状腺激素受体之一，并具有调节甲状腺激素的生物活性。基因敲除小鼠的研究表明不同的受体虽然有一定程度的冗余，但可能是由于其调节甲状腺激素的功能不同。目前已经发现由于可变剪接存在导致有多种转录本。细胞核激素受体可作为转录的抑制剂或激活剂。

(3) 基因突变致病机制

CHNG6 是一种表现为生长迟缓，发育迟缓，骨骼发育不良，甲状腺素水平低和三碘甲状腺氨酸

水平高的疾病。这些症状对甲状腺激素的活动有不同的敏感性，在下丘脑 - 垂体和肝脏是一种滞留作用，但在骨骼、胃肠道、心肌是一种阻力作用。*THRA* 基因的突变可引发 CHCG6。

Bochukova 等[17] 对一个患有先天性非甲状腺肿性甲低的欧洲白人血统的 6 岁女孩进行全基因组测序，在 *THRA* 基因确定了一个新的杂合颠换 c.1207G>T，导致了 403 位氨基酸由谷氨酸变为了终止密码子 (p.E403X)，推测会导致带有 C 末端的 α- 螺旋的提前终止。该突变没有在公共数据库的正常个体基因组和外显子组及 200 个同种族的对照个体中找到。功能分析表明，该突变受体没有激活甲状腺激素响应性报告基因并介导了基本启动子活性的大幅降低，该现象与放射性标记的甲状腺素与突变 TR- α 的弱势结合现象是一致的。共表达的研究表明，p.E403X 突变受体通过野生型的 TR- α 以一种显性负效应的方式强烈抑制转录活性。与野生型相比，患者的外周血单核细胞中由三碘甲状腺氨酸介导的甲状腺素响应靶基因 *KLF9* 的表达显著降低。酵母双杂交试验表明 p.E403X 突变通过 TR- α 的作用引起了抑制因子的增多，导致依赖激素的分解失败，同时使得依赖三碘甲状腺氨酸并与共激活剂 SRC1 有关的活动降低。

van Mullem 等[18] 在患有 CHNG6 的父亲和女儿基因组上发现了 *THRA* 基因上的杂合的单碱基插入 (c.1190insT)，该移码突变可导致转录的过早终止 (F397fs406X)。该突变在该家庭表型正常的母亲、300 位高加索对照个体及公共数据库中都未发现。转染试验表明，突变体受体不能对由 T₃ 产生的刺激给予响应，并且对野生型 THRA 也有较强的反向作用。

Ng 等[19] 在 *Thra* 基因敲除小鼠中引入靶突变可抑制耳聋和甲状腺功能亢进。*Thra* 基因的剪接变体 TR- α -1 受体与听觉能力无关，较短的 TR-α-2 剪接变体功能未知，但既不结合甲状腺激素也与翻译激活无关。靶向突变删除了 TR-α-2，同时由于基因的外显子结构的改变引起了 TR-α-1 的过量表达。敲除 *Thra* 的小鼠有正常的听觉阈值，这表明 TR-α-2 对于听觉是不必要的，只是略微减少甲状腺活动。然而，通过将突变的等位基因引入到敲除 *Thrb* 的小鼠中发现该基因有一种强有力的功能是抑制由于 *Thrb* 的缺失而引起的听觉障碍和甲状腺表型。作者提出 *Thra* 等位基因具有修饰功能，表明 TR-α-1 的过量表达可以弥补 *Thrb* 基因的缺失而引起的效应。

(4) 目前基因突变概述

目前人类孟德尔遗传在线数据库报道了 *THRA* 基因突变 2 个，其中，错义 / 无义突变 1 个，小的插入 1 个。

（康开江　刘　丽　苏　芳　刘大成　赵　鑫
田　甜　章元伟　韩营民）

参考文献

[1] Fisher DA. Second international conference on neonatal thyroid screening: progress report. J Pediat, 1983, 102: 653, 654

[2] Macchia P, Lapi P, Krude H, et al. PAX8 mutations associated with congenital hypothyroidism caused by thyroid dysgenesis. Nature Genet, 1998, 19: 83-86

[3] Goujard J, Safar A, Rolland A, et al. Epidemiologie des hypothyroidies congenitales malformatives. Arch Franc Pediat, 1981, 38: 875-879

[4] Cross H, Hollander C, Rimoin D, et al. Familial agoitrous cretinism accompanied by muscular hypertrophy. Pediatrics, 1968, 41: 413-420

[5] Rosenberg T, Gilboa Y, et al. Familial thyroid ectopy and hemiagenesis. Arch Dis Child, 1980, 55: 639-641

[6] Donegan JO, Wood MD. Intratracheal thyroid--familial occurrence. Laryngoscope, 1985, 95: 6-8

[7] Eberle A. Congenital hypothyroidism presenting as apparent spondylo-epiphyseal dysplasia. Am J Med Genet, 1993, 47: 464-467

[8] Castanet M, Polak M, Bonaiti-Pellie C, et al.Nineteen years of national screening for congenital hypothyroidism: familial cases with thyroid dysgenesis suggest the involvement of genetic factors. J Clin Endocrinol Metab, 2001, 86: 2009-2014

[9] Vilain C, Rydlewski C, Duprez L, et al. Autosomal dominant transmission of congenital thyroid hypoplasia due to loss-of-function mutation of *PAX8*. J Clin Endocrinol Metab, 2001, 86: 234-238

[10] Congdon T, Nguyen LQ, Nogueira CR, et al. A novel mutation (Q40P) in *PAX8* associated with congenital hypothyroidism and thyroid hypoplasia: evidence for phenotypic variability in mother and child. J Clin Endocrinol Metab, 2001, 86: 3962-3967

[11] Meeus L, Gilbert B, Rydlewski C, et al. Characterization of a novel loss of function mutation of *PAX8* in a familial case of congenital hypothyroidism with in-place, normal-sized thyroid. J Clin Endocrinol Metab, 2004, 89: 4285-4291

[12] Grasberger H, Ringkananont U, Lefrancois P, et al. Thyroid transcription factor 1 rescues *PAX8*/p300 synergism impaired by a natural PAX8 paired domain mutation with dominant negative activity. Mol Endocrinol, 2005, 19:

1779-1791

[13] Hayashizak Y, Hiraoka Y, Endo Y, et al. Thyroid-stimulating hormone (TSH) deficiency caused by a single base substitution in the CAGYC region of the beta-subunit. EMBO J 1989; 8: 3542

[14] Dacou-Voutetakis C, Feltquate DM, Drakopoulou M, et al. Familial hypothyroidism caused by a nonsense mutation in the thyroid-stimulating hormone beta-subunit gene. Am J Hum Genet, 1990, 46: 988-993

[15] Dentice M, Cordeddu V, Rosica A, et al. Missense mutation in the transcription factor *NKX2-5*: a novel molecular event in the pathogenesis of thyroid dysgenesis. J Clin Endocr Metab, 2006, 91: 1428-1433

[16] Jay PY, Harris BS, Maguire CT, et al. *Nkx2-5* mutation causes anatomic hypoplasia of the cardiac conduction system. J Clin Invest, 2004, 113: 1130-1137

[17] Bochukova E, Schoenmakers N, Agostini M, et al. A mutation in the thyroid hormone receptor alpha gene. New Eng J Med, 2012, 366: 243-249

[18] van Mullem A, van Heerebeek R, Chrysis D, et al. Clinical phenotype and mutant TR-alpha-1. New Eng J Med, 2012, 366: 1451-1453

[19] Ng L, Rusch A, Amma LL, et al. Suppression of the deafness and thyroid dysfunction in Thrb-null mice by an independent mutation in the Thra thyroid hormone receptor gene. Hum Molec Genet, 2001, 10: 2701-2708

679　婴儿肌张力减低伴精神运动发育迟滞和特殊面容综合征 (hypotonia infantile with psychomotor retardation and characteristic facies, IHPRF; OMIM 615419)

一、临床诊断

(1) 概述

2002 年 Seven 首次报道了婴儿肌张力减低伴精神运动发育迟滞和特殊面容综合征 (IHPRF)[1]，IHPRF 是非选择性钠离子通道 (nonselective sodium leak channel，NALCN) 的编码基因出现突变所致，是一种严重的常染色体隐性遗传疾病。

(2) 临床表现

出生后或婴儿期发病，患者出现严重的精神运动发育迟缓，表现为喂养困难、生长不良、对头的控制能力差、不能坐立和行走、没有眼神交流、没有视觉或语言意识、多动症、部分患者智力低下[1, 2]。神经系统体征包括躯干肌张力低下、广泛骨骼肌萎缩、反射亢进、震颤、视神经萎缩，还可有严重便秘和胃食管反流[1, 2]。患者头部严重发育不良，如小头畸形、前额突出、三角脸、斜视、细长鼻、宽嘴、薄唇、小颌畸形、大而低位的耳朵、平滑的人中[1, 2]。患者骨骼发育异常，如鸡胸、足内翻[1]。患者成年后表现出严重的生长障碍和小头畸形，其他表现包括癫痫、肌阵挛、脊柱侧弯、隐睾等[3]。

(3) 辅助检查

IHPRF 患者头颅磁共振检查可以正常，部分患者表现为小脑萎缩[1]，有的患者表现为脑白质病变[2]。肌电图表现为运动神经传导速度下降[1]。

(4) 病理表现

腓肠神经活检表现为神经轴性营养不良，电镜下可见轴突水肿，形成球状，髓鞘消失[1]。

肌肉活检可正常[1]。

(5) 受累部位病变汇总 (表 679-1)

表 679-1　受累部位及表现

受累部位	主要表现
头	小头畸形，短头畸形
脸	前额突出，三角脸，小颌畸形，人中平滑
耳	低位耳，大耳朵
眼	斜视，眼球震颤，视神经萎缩（部分患者），目光接触减少
鼻	细长鼻
嘴	上唇薄，嘴巴宽大
胸部	外部特征：鸡胸
腹部	胃肠道：便秘，胃食管反流，营养不良
生殖系统	内生殖器（男性）：隐睾
骨骼	脊柱侧凸
足	足内翻
肌肉、软组织	重症肌无力，肌肉萎缩
中枢神经系统	严重精神运动发育迟缓
	语词少，语言发育障碍
	躯干肌张力减低
	痉挛性四肢瘫痪

受累部位	主要表现
中枢神经系统	反射亢进
	锥体束征
	癫痫发作（部分患者）
外周神经系统	营养不良
	腓肠神经活检显示轴突无髓鞘（部分患者）
	轴突水肿呈球状（部分患者）
	运动神经传导速度减低（部分患者）
其他	出生或婴儿期发病
	部分患者不能坐立
	步态异常
	出生后生长迟缓（部分患者）

续表

二、基因诊断

(1) 概述

NALCN 基因，编码非选择性钠泄漏通道蛋白（类电压控通道蛋白 1），位于 13 号染色体长臂 3 区 2 带 3 亚带 (13q32.3)，基因组坐标为 (GRCh37): 13: 101706130-102068813，基因全长 362 684bp，包含 44 个外显子，编码 1738 个氨基酸。

(2) 基因对应蛋白结构及功能

NALCN 编码具有不依赖电压、非选择性和非灭活性的阳离子通道，允许 Na^+、K^+ 和 Ca^{2+} 渗透，负责神经元的钠离子背景电流并控制神经元兴奋性，可被神经肽 P 物质或神经降压素激活。

(3) 基因突变致病机制

Al-Sayed 等[2] 在一个 IHPRF 患者体内检测到一个 NALCN 基因的纯合突变 c.3860G>T，导致 1287 位氨基酸从色氨酸变为亮氨酸，该氨基酸在离子输送域和电压门控钾通道超家族域中是高度保守的。另外，研究者还发现一个 NALCN 的纯合缺失 c.1489delT，导致发生框移突变，氨基酸链提前终止。该突变蛋白在患者的成纤维细胞中缺失，RT-PCR 分析证实突变的 mRNA 可由无义突变介导的途径降解。

(4) 目前基因突变概述

目前人类基因突变数据库没有收录 NALCN 基因突变信息，但在文献中报道该基因有 3 个突变，其中，错义突变 1 个[4]，无义突变 1 个[2]，小的缺失 1 个[2]。

（刘　丽　田　甜）

参考文献

[1] Seven M, Ozkilic A, Yuksel A. Dysmorphic face in two siblings with infantile neuroaxonal dystrophy. Genet Counsel, 2002, 13: 465-473

[2] Al-Sayed MD, Al-Zaidan H, Albakheet A, et al. Mutations in NALCN cause an autosomal-recessive syndrome with severe hypotonia, speech impairment, and cognitive delay. Am J Hum Genet, 2013, 93: 721-726

[3] Koroglu C, Seven M, Tolun A. Recessive truncating NALCN mutation in infantile neuroaxonal dystrophy with facial dysmorphism. J Med Genet, 2013, 50: 515-520

[4] Koroglu C, Seven M, Tolnn A. Recessive truncating NALCN mutation in infantile neuroaxonal dystrophy with facial dysmorphism. J Med Genet, 2013, 50: 515-520

680　张力减退 – 胱酸尿综合征
(hypotonia-cystinuria syndrome, HCS; OMIM 606407)

一、临床诊断

(1) 概述

张力减退 – 胱酸尿综合征 (HCS) 是一由纯合子缺失引起的相邻基因综合征，包含 SLC3A1 和 PREPL 基因的 23.8~75.5kb 缺失引起的 HCS，以及 SLC3A1、PREPL、PPM1B 和 C2ORF34 基因的 179kb 缺失引起 2 号染色体短臂 2 区 1 带 (2p21) 缺失综合征，为常染色体隐性遗传性疾病。

(2) 临床表现

患者表现为出生时肌张力减低、肾结石、生长激素缺乏、严重的躯体发育迟缓、胱氨酸尿、新生儿癫痫、性腺功能减退、面部畸形（图 680-1）和乳酸性酸中毒，随后伴有童年末期摄食过量和体重快速增加等[1]。其中，HCS 及 2p21 缺失综合征有相似的特征，如胱氨酸尿、生长迟缓和肌张力减低，然而，新生儿癫痫、严重的精神发育迟缓、线粒体功能障碍仅见于 2p21 缺失综合征[2]。

(3) 影像学表现

有的患者头颅 MRI 检查显示非特异性皮质下白质异常信号，也有患者头部 CT 检查正常。

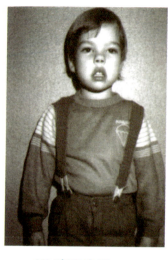

图 680-1 HCS 患者儿童期面部畸形

长头症及上睑下垂 [Am J Hum Genet，2006，78(1):38-51]

(4) 病理表现

病理检查可见破碎红纤维 (2p21del)，正常肌纤维 (HCS)。

(5) 受累部位病变汇总（表 680-1）

表 680-1 受累部位及表现

受累部位	主要表现
头	长头症
脸	额部隆起等
眼	杏仁眼，长睫毛，上睑下垂
鼻	低鼻梁
胃肠	喂食问题
肾脏	肾结石
膀胱	膀胱胱氨酸结石
肌肉及软组织	破碎红纤维，正常肌纤维
中枢神经系统	新生儿癫痫，无癫痫发作，肌张力减低，严重的发育迟缓，中至重度精神发育迟缓
内分泌系统	生长激素缺乏，促性腺激素分泌过多性腺功能低下
其他	胎动减少，分娩延迟
	童年末期体重快速增加，童年末期摄食过量，生长迟缓（出生至 6~8 岁），严重的生长迟缓

二、基因诊断

(1) 概述（表 680-2）

表 680-2 基因亚型汇总

基因	染色体位置	基因组起止坐标	基因全长 (bp)	外显子数	氨基酸数
SLC3A1	2p16.3	(GRCh37):2:44502597-44547963	45367	10	685
PREPL	2p21	(GRCh37):2:44544746-44589001	44256	15	727

(2) 基因对应蛋白结构及功能

SLC3A1 基因编码一种膜糖蛋白二型，此糖蛋白是肾脏氨基酸转运因子的组成成分之一，在肾小管上皮细胞、肠道转运中性及碱性的氨基酸。它是 SLC7A9 蛋白的催化剂，参与肾小管中胱氨酸的高亲和力吸收。

PREPL 基因编码的蛋白属于丝氨酸肽酶的脯氨酰寡肽亚家族。PREPL 定位在细胞质中，与脯氨酰肽链内切酶和寡肽酶 B 有同源性。

(3) 基因突变致病机制

1) SLC3A1 致病机制

Bartoccioni 等 [3] 分析了野生型 SLC3A1 和 I 型胱氨酸尿 SLC3A1 突变的初期生源论，发现 SLC3A1 由内质网相关降解 (ERAD) 途径降解，至少部分降解。在内质网内组装 SLC7A9 阻碍了 SLC3A1 的降解，并且组装 SLC7A9 这一过程可能是独立的钙联接蛋白伴侣系统。钙联接蛋白伴侣系统对异二聚体组装后的成熟是必需的。如果没有 SLC7A9，野生型和突变型 SLC3A1 以相似的动力学分解。在 SLC7A9 存在的条件下，SLC3A1 突变型 (p.L89P) 大量减少或无转运活性，且无法取得 N- 糖基化复合体或低聚。这就预示着组装和 (或) 折叠失败。绝大多数跨膜结构域突变 p.L89P 不能和 SLC7A9 组装成异二聚物，并且会被分解。但一小部分 p.L89P 突变 /SLC7A9 异二聚物是稳定的，这与组装一致，而不是与折叠失败一致。SLC3A1 细胞外域的突变 (如 p.M467T、p.M467K、p.T216M、p.R365W) 能有效地与 SLC7A9 组装在一起，但随后被降解。研究者表明，生源论为两步，第 1 步是亚单位的早期组装，第 2 步是 SLC3A1 细胞外域的折叠。无论哪一步失败，都会导致胱氨酸尿症。

2) SLC3A1 动物模型

通过 N- 乙基 -N- 亚硝基脲诱变筛选，Peters 等 [4] 发现了一种尿液中有较高浓度的赖氨酸、精氨酸和鸟氨酸的突变小鼠。这种小鼠有尿结石形成及并发症。对致病突变进行定位克隆，发现了 SLC3A1 基因的 1 个错义突变。这个突变导致了在细胞外蛋白 rBAT 中的 p.D140G 的氨基酸转变。小鼠的模型模拟了人 I 型胱氨酸尿的病因和临床表现。

3) PREPL 相关描述

Parvari 等 [5] 在一个张力减退 – 胱酸尿综合征家系中，发现 2 号染色体短臂上有 179kb 的大片段纯合缺失，该区段含有 SLC3A1、PPM1B 和 PREPL 基因。所有患者的父母都是杂合缺失。研究者表明，这些患病个体早期的肾结石症状可能和 *SLC3A1* 基因完全缺失有关，其他缺失基因和表型的关系不明确[5]。Jaeken 等[1] 在 9 个张力减退 - 胱酸尿综合征家系中发现 11 个患病个体在染色体 2p21 区域有 23.8kb 到 75.5kb 不等的缺失，这些区段都完全包含了 *SLC3A1* 基因。进一步分析发现所有的患者也有 *PREPL* 基因缺失，但其侧翼基因 *C2ORF34* 和 *PPM1B* 基因可以正常表达。因此研究者认为胱氨酸尿症状是 *SLC3A1* 基因缺失引起的，其他症状是 *PREPL* 基因缺失引起的[1]。

(4) 目前基因突变概述

目前人类基因突变数据库收录情况如下（表 680-3）。

表 680-3　基因突变汇总　　（单位：个）

基因	突变总数	错义/无义突变数	剪接突变数	小缺失数	小插入数	大片段缺失数	大片段插入数
SLC3A1	157	100	10	15	6	23	3
PREPL	3	0	0	0	0	3	0

（苏　芳　徐寒石）

参考文献

[1] Jaeken J, Martens K, Francois I, et al. Deletion of PREPL, a gene encoding a putative serine oligopeptidase, in patients with hypotonia-cystinuria syndrome.Am J Hum Genet, 2006, 78: 38-51

[2] Parvari R, Gonen Y, Alshafee I, et al. The 2p21 deletion syndrome: characterization of the transcription content. Genomics, 2005, 86: 195-211

[3] Bartoccioni P, Rius M, Zorzano A, et al. Distinct classes of trafficking rBAT mutants cause the type I cystinuria phenotype. Hum Mol Genet, 2008, 17: 1845-1854

[4] Peters T, Thaete C, Wolf S, et al. A mouse model for cystinuria type I. Hum Mol Genet, 2003, 12: 2109-2120

[5] Parvari R, Brodyansky I, Elpeleg O, et al. A recessive contiguous gene deletion of chromosome 2p16 associated with cystinuria and a mitochondrial disease. Am J Hum Genet, 2001, 69: 869-875

681　鱼鳞病痉挛性瘫痪智力障碍综合征
(ichthyosis, spastic quadriplegia, and mental retardatin, ISQMR; OMIM 614457)

一、临床诊断

(1) 概述

鱼鳞病痉挛性瘫痪智力障碍综合征 (ISQMR) 是由编码超长链脂肪酸延伸酶 4(ELOVL4) 的基因突变所致[1] 的常染色体隐性遗传性疾病。

(2) 临床表现

ISQMR 临床表现与 Sjögren-Larsson 综合征相似。几乎所有患者出生时就有广泛的鱼鳞病损害、皮肤干燥、鳞状皮肤、红斑、角化过度等 (图 681-1A，图 681-1B)。神经系统主要为精神发育迟滞、痉挛性四肢瘫痪、髓鞘形成迟缓、脑萎缩等表现。此外，患者也可有骨骼、面部、腹部等损害[2]。

(3) 影像学表现

头颅 MRI 检查显示髓鞘形成迟缓、脑萎缩（图 681-1C，图 681-1D)。

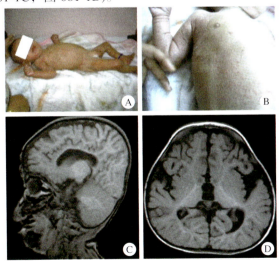

图 681-1　临床及影像学表现

A. 鱼鳞病皮肤改变；B. 皮肤改变的特写图像；C、D. MRI 示脑萎缩
[Am J Hum Genet，2011，89(1): 745-750]

(4) 病理表现

尚不清楚。

(5) 受累部位病变汇总 (表 681-1)

表 681-1　受累部位及表现

受累部位	主要表现
头	小头畸形
眼	视觉诱发电位异常、高度近视
呼吸系统	哮喘
腹部	腹股沟疝
外生殖器	男性小睾丸
骨骼	关节挛缩
皮肤	鱼鳞癣、皮肤干燥、鳞状皮肤、红斑、角化过度
中枢神经系统	发育迟缓、缺乏精神运动发育、精神发育迟滞、癫痫、肌阵挛发作、痉挛性四肢瘫、不能移动、髓鞘形成延迟、脑萎缩
其他	生长缓慢

二、基因诊断

(1) 概述

ELOVL4 基因，编码脂肪酸延长家族蛋白的一种，位于 6 号染色体长臂 1 区 4 带 (6q14)，基因组坐标为 (GRCh37):6:80624529-80657315，基因全长 32 787bp，包含 6 个外显子，编码 314 个氨基酸。

(2) 基因对应蛋白结构及功能

ELOVL4 基因编码的蛋白是一种膜结合蛋白，能够延长饱和脂肪酸和长链单不饱和脂肪酸。这种蛋白是内质网上脂肪酸衍生系统中特殊的光感受器组分。参与二十二碳六烯酸 (DHA) 的生物合成，以及在早期大脑和皮肤发育上起着重要作用。

(3) 基因突变致病机制

Aldahmesh 等[2] 对 1 个患鱼鳞病伴痉挛型四肢麻痹及智力障碍的沙特阿拉伯男孩测序，发现

ELOVL4 基因上有 1 个纯合突变。其后分析另 15 个有相似症状的患者发现，有 1 个患者含有 1 个不同的 ELOVL4 基因突变。这个发现表明极长链脂肪酸在早期大脑发育和表皮防水层完整性中有着重要作用。

Vasireddy 等[3] 发现 ELOVL4 基因敲出小鼠皮肤有鳞片与褶皱，以及严重的表皮渗透障碍，在出生几小时后死亡。组织病理学发现重要器官功能没有异常，但皮肤组织表现出不正常的致密角质层，电子显微镜发现其缺乏表皮的板层小体内容物和角质层的薄膜，脂质分析显示极长链脂肪酸中酸神经酰胺 / 葡糖神经酰胺和自由脂肪酸组分都降低。此外，ELOVL4 基因敲除小鼠缺乏表皮特有的 ω-O-酰化脂质。Vasireddy 推断 ELOVL4 蛋白是产生极长链脂肪酸，以及形成表皮屏障功能的关键，缺乏 ω-O- 酰化脂质在干燥环境中难以生存。

(4) 目前基因突变概述

目前人类基因突变数据库中，报道了与 ELOVL4 基因相关的基因突变 3 个，其中，错义 / 无义突变 2 个，小缺失 1 个。

（苏　芳　徐寒石）

参考文献

[1] Mir H, Raza SI, Touseef M, et al. A novel recessive mutation in the gene ELOVL4 causes a neuro-ichthyotic disorder with variable expressivity. BMC Med Genet, 2014, 26: 15-25

[2] Aldahmesh MA, Mohamed JY, Alkuraya HS, et al. Recessive mutations in ELOVL4 cause ichthyosis, intellectual disability, and spastic quadriplegia. Am J Hum Genet, 2011, 89: 745-750

[3] Vasireddy V, Uchida Y, Salem N, et al. Loss of functional ELOVL4 depletes very long-chain fatty acids (> or =C28) and the unique omega-O-acylceramides in skin leading to neonatal death. Hum Mol Genet, 2007, 16: 471-482

682　IFAP 综合征伴或不伴 Bresheck 综合征
(IFAP syndrome with or without Bresheck syndrome; OMIM 308205)

一、临床诊断

(1) 概述

IFAP 综合征伴或不伴 Bresheck 综合征系

MBTPS2 基因突变所致，为性连锁隐性遗传性疾病[1, 2]。经典的临床特征主要表现为三联征：毛囊性鱼鳞病、脱发及畏光。其他表现还包括精神发育迟滞、先天性巨结肠、角膜混浊、肾脏发育不良、

隐睾症、腭裂及骨骼畸形[3]。

(2) 临床表现

IFAP 综合征 (the syndrome of ichthyosis follicularis with atrichia and photophobia) 主要表现为先天性头皮、肢体远端及腹部毛囊过度角化症 / 毛囊性鱼鳞病，秃头，畏光三联征[4,5,6]。出生时或出生后不久即出现血管化角膜炎、沙眼、皮肤干燥，2 岁后出现角化病，7 岁后出现秃头。还可表现为精神发育迟滞、癫痫、反复肺部感染[7]。患儿可在 1 岁内出现全面性肌阵挛 – 失神发作，3.5 岁后出现精神运动发育迟滞，身高、体重及头围均低于正常儿童，大耳畸形、头皮、眉毛、睫毛及躯干毛发缺失[8]，全身片状脱皮及皮肤红斑，可见指甲营养不良、念珠菌性甲床炎及甲沟炎，双侧第四指缺如[9]。牙齿及出汗正常。女性携带者可表现为皮肤萎缩、鱼鳞癣样皮肤损害、秃头，皮肤过度角化及萎缩区出汗减少 (图 682-1)[10]。

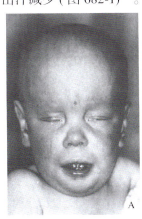
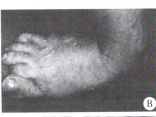
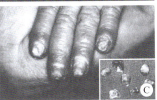

图 682-1　IFAP 综合征

A. 18 月龄男性患儿，秃头、因畏光而闭眼；B. 右足鱼鳞病；C. 远端指甲中度萎缩 (Europ J Pediat，1991，150: 627-629)

Bresheck 综合征则表现为身材矮小、先天性巨结肠、腹股沟疝、肾脏及脊柱发育不良、少汗症、指甲异常、牙釉质形成不良。其他表现包括阴囊对裂、隐睾症。

(3) 影像学表现

3 岁龄头颅 MRI 检查显示额、顶叶体积缩小、胼胝体变薄及脑室扩大。头颅 MRI 检查显示脑干高信号影。患儿可在 1 岁龄内出现脑干听觉诱发电位异常。第 11~12 胸椎发育不全导致脊柱稳定性下降。肾脏发育不全。

(4) 病理表现

神经病理检查发现颞叶及小脑萎缩。皮肤活检显示局灶性角化不全、毛囊减少、毛发滤泡丢失、皮脂腺缺乏。

(5) 受累部位病变汇总 (表 682-1)

表 682-1　受累部位及表现

受累部位	主要表现
神经系统	精神发育迟滞，癫痫，额、颞、顶叶及小脑萎缩，胼胝体变薄及脑室扩大
皮肤	毛囊性鱼鳞病，脱发，指甲营养不良，念珠菌性甲床炎及甲沟炎
五官	畏光，血管化角膜炎，沙眼，腭裂，大耳畸形，牙釉质形成不良
消化系统	先天性巨结肠，腹股沟疝
呼吸系统	反复肺部感染
泌尿系统	肾脏发育不良
骨骼系统	手指缺如，椎体发育不良
生殖系统	隐睾症，阴囊对裂

二、基因诊断

(1) 概述

MBTPS2 基因，编码膜结合的转录因子肽酶位点 2，位于 X 染色体短臂 2 区 2 带 1 亚带 2 次亚带和 1 次亚带之间 (Xp22.12—p22.11)，基因组坐标 (GRCh37): X: 21857656-21916427，基因全长 58 772bp，包含 11 个外显子，编码 519 个氨基酸。

(2) 基因对应蛋白结构及功能

MBTPS2 基因编码一种膜内锌金属蛋白酶，在发育过程中起重要作用。该蛋白酶的功能是参与固醇转录的调节和内质网应激反应的信号蛋白激活。

(3) 基因突变致病机制

在三代患 IFAP 综合征的家系患者和两个不相关的男性患者中，Oeffner 等[11]发现 MBTPS2 基因上存在 5 个不同的错义突变。MBTPS2 基因突变引起其蛋白缺陷，破坏了胆固醇平衡和内质网应激能力，功能研究表明突变的 MBTPS2 蛋白活性和患者表型的严重程度正相关，最低 MBTPS2 蛋白活性与最严重的表型相符。

(4) 目前基因突变概述

目前人类基因突变数据库收录了 MBTPS2 基因突变 19 个，其中，错义 / 无义突变 17 个，剪接突变 2 个。

（史伟雄　徐寒石）

参考文献

[1] Hamm H, Meinecke P, Traupe H. Further delineation of the ichthyosis follicularis, atrichia, and photophobia syndrome. Europ J Pediat, 1991, 150: 627-629

[2] Martino F, D'Eufemia P, Pergola MS, et al. Child with manifestations of dermotrichic syndrome and ichthyosis follicularis-alopecia-photophobia (IFAP) syndrome. Am J Med Genet 1992, 44: 233-236

[3] MacLeod JMH. Three cases of 'ichthyosis follicularis' associated with baldness. Brit J Derm, 1909, 21: 165-189

[4] Zeligman I, Fleisher T L. Ichthyosis follicularis. Arch Derm, 1959, 80: 413-420

[5] Eramo LR, Esterly NB, Zieserl EJ, et al. Ichthyosis follicularis with alopecia and photophobia. Arch Derm, 1985, 121: 1167-1174

[6] Freire-Maia N, Pinheiro M. Ectodermal Dysplasias: A Clinical and Genetic Study. New York: Alan R Liss (pub.), 1984, 126-127

[7] Boente MC, Bibas-Bonet H, Coronel AM, et al. Atrichia, ichthyosis, follicular hyperkeratosis, chronic candidiasis, keratitis, seizures, mental retardation and inguinal hernia: a severe manifestation of IFAP syndrome? Europ J Derm, 2000, 10: 98-102

[8] Megarbane H, Zablit C, Waked N, et al. Ichthyosis follicularis, alopecia, and photophobia (IFAP) syndrome: report of a new family with additional features and review. Am J Med Genet, 2004, 124A: 323-327

[9] Konig A, Happle R. Linear lesions reflecting lyonization in women heterozygous for IFAP syndrome (ichthyosis follicularis with atrichia and photophobia). Am J Med Genet, 1999, 85: 365-368

[10] Reish O, Gorlin RJ, Hordinsky M, et al. Brain anomalies, retardation of mentality and growth, ectodermal dysplasia, skeletal malformations, Hirschsprung disease, ear deformity and deafness, eye hypoplasia, cleft palate, cryptorchidism, and kidney dysplasia/hypoplasia (BRESEK/BRESHECK): new X-linked syndrome? Am J Med Genet, 1997, 68: 386-390

[11] Oeffner F, Fischer G, Happle R, et al. IFAP syndrome is caused by deficiency in *MBTPS2*, an intramembrane zinc metalloprotease essential for cholesterol homeostasis and ER stress response. Am J Hum Genet, 2009, 84: 459-467

683 亚氨基甘氨酸尿症
(iminoglycinuria, IG; OMIM 242600)

一、临床诊断

(1) 概述

1968 年 Rosenberg 首先发现亚氨基甘氨酸尿症 (IG)，发病呈常染色体隐性遗传，为双基因表型，因 *SLC36A2* 基因纯合突变和 *SLC6A20* 基因杂合突变或 *SLC6A19* 基因纯合突变而致病。

(2) 临床表现

亚氨基酸转运子在肠道和肾脏转运脯氨酸和羟脯氨酸中发挥重要作用，由于 IG 患者肾小管的亚氨基酸转运子编码基因发生突变，从而出现对亚氨基酸和甘氨酸的重吸收的缺陷，纯合子患者尿液中亚氨基酸 (脯氨酸、羟脯氨酸) 和甘氨酸水平明显增加，杂合子患者尿液中仅有甘氨酸水平增加[11]。新生儿期亚氨基酸尿是正常现象[2]。IG 多见于德系犹太人[3]。其他临床表现还可包括耳聋[4]、智力发育迟滞[5]、失明[3, 6]、鸟氨酸血症和视网膜回旋状萎缩[6]。

(3) 辅助检查

眼底检查可见回旋状脉络膜、视网膜萎缩。

(4) 病理表现

患者肾脏病理切片免疫组化染色可见 *SLC36A2*、*SLC6A19*、*SLC6A20* 表达 (图 683-1A、B、C)。

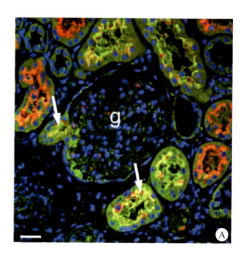

续表

基因	染色体位置	基因组起止坐标	基因全长 (bp)	外显子数	氨基酸数
SLC6A19	5p15.33	(GRCh37):5:1201710-1225232	23 523	12	634

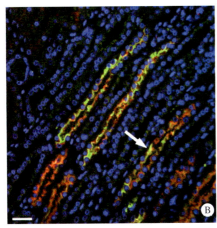
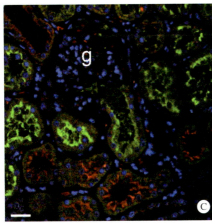

图 683-1　肾脏 SLC36A2 和 SLC6A20 免疫组化染色结果

A. 近曲小管 S1 段 SLC36A2 表达（白箭头所示，黄色和红色共表达区域）；B. 近曲小管 S2-S3 段 SLC6A20 表达（白箭头所示，黄色和红色共表达区域）；C. 为阴性对照（J Clin Invest，2008，118: 3881-3892）

(5) 受累部位病变汇总（表 683-1）

表 683-1　受累部位及表现

受累部位	主要表现
眼	脉络膜、视网膜回旋状萎缩
神经系统	智力缺陷
血液	血浆羟脯氨酸、甘氨酸及脯氨酸水平正常
	尿液中羟脯氨酸、甘氨酸及脯氨酸水平明显升高
其他	杂合子出现甘氨酸尿

二、基因诊断

(1) 概述（表 683-2）

表 683-2　基因亚型汇总

基因	染色体位置	基因组起止坐标	基因全长 (bp)	外显子数	氨基酸数
SLC6A20	3p21.31	(GRCh37):3:45796941-45838039	41 099	13	592
SLC36A2	5q33.1	(GRCh37):5:150694539-150727151	32 613	12	483

(2) 基因对应蛋白结构及功能

SLC6A20 基因编码的蛋白是未鉴明的基质内 Na^+ 转运亚组成员和 Cl^- 耦合转运蛋白家族成员。该基因在肾脏表达，其选择性剪接可产生两种转录本。

SLC36A2 基因编码 pH 依赖质子耦合氨基酸转运子，属于氨基酸生长素通透酶 1 蛋白家族。其编码的蛋白质主要参与甘氨酸、丙氨酸和脯氨酸等氨基酸的运输。

SLC6A19 基因编码系统 B(0) 跨膜蛋白，该蛋白通过上皮细胞顶膜运输中性氨基酸。

(3) 基因突变致病机制

2008 年，Broer 等[7] 开展了对 7 个家系进行以基因测序为主的 IG 筛查项目，其遗传方式与功能研究结果均表明，SLC36A2 基因异常是上述家系 IG 疾病主要致病原因，IG 可由 SLC36A2 基因突变结合 SLC6A20 基因突变或结合 SLC6A19 基因的突变而引发，说明 SLC36A2 是 IG 的主效基因，SLC6A20 和 SLC6A19 是修饰基因，能够调节 IG 表型。2009 年，Broer 等[8] 确定了 SLC6A20 基因两个高度保守的 Na^+ 结合位点和一个假定的 Cl^- 结合位点。突变研究表明两个 Na^+ 结合位点对于转运蛋白 IMINO 的吸收和完全激活是必不可少的，而 Cl^- 结合位点与转运蛋白的转运相关，上述位点均与 IG 疾病有关。无相关动物模型。

(4) 目前基因突变概述（表 683-3）

表 683-3　基因突变汇总　（单位：个）

基因	突变总数	错义/无义突变数	剪接突变数	小片段缺失突变数	小片段插入突变数	调节突变数
SLC6A20	1	1	0	0	0	0
SLC36A2	2	1	1	0	0	0
SLC6A19	24	17	3	2	1	1

（刘　丽　张　磊）

参考文献

[1] Rosenberg LE, Durant JL, Elsas LJ. Familial iminoglycinuria: an inborn error of renal tubular transport. New Eng J Med, 1968, 278: 1407-1413

[2] Chesney RW. Iminoglycinuria//Scriver CR, Beaudet AL, Sly WS, et al.The Metabolic and Molecular Bases of Inherited

Disease. Vol. III. 8th ed. New York: McGraw-Hill 2001: 4971-4981

[3] Tancredi F, Guazzi G, Auricchio S. Renal iminoglycinuria without intestinal malabsorption of glycine and imino acids. J Pediat, 1970, 76: 386

[4] Statter M, Ben-Zvi A, Shina A, et al. Familial iminoglycinuria with normal intestinal absorption of glycine and imino acids in association with profound mental retardation, a possible 'cerebral phenotype'. Helv Paediat Acta, 1976, 31: 173-182

[5] Fraser G R. More on renal iminoglycinuria. J Pediat, 1971, 79: 174

[6] Saito T, Hayasaka S, Yabata K, et al. Atypical gyrate atrophy of the choroid and retina and iminoglycinuria. Tohoku J Exp Med, 1981, 135: 331-332

[7] Broer S, Bailey CG, Kowalczuk S, et al. Iminoglycinuria and hyperglycinuria are discrete human phenotypes resulting from complex mutations in proline and glycine transporters. J Clin Invest, 2008, 118: 3881-3892

[8] Broer A, Balkrishna S, Kottra G, et al. Sodium translocation by the iminoglycinuria associated imino transporter (SLC6A20). Mol Membr Biol, 2009, 26: 333-346

684 免疫缺陷病 23 型
(immunodeficiency 23, IMD23; OMIM 615816)

一、临床诊断

(1) 概述

2004 年 Hay 报道了一种原发性免疫缺陷综合征，命名为免疫缺陷病 23 型 (IMD23)[1]。IMD23 是由编码磷酸葡萄糖转位酶 3(phosphoglucomutase 3，PGM3) 的基因出现突变所致，该病呈常染色体隐性遗传。

(2) 临床表现

发病率不详，婴儿期或儿童早期发病，临床主要表现为皮肤病变、复发性感染及过敏。皮肤病变最为突出，表现为重症特应性皮炎 (图 684-1)、重型多形性红斑、疱疹性湿疹等。患者常见感染包括葡萄球菌皮肤软组织感染、复发性支气管炎和肺炎、肺部真菌感染、复发性急性中耳炎、慢性外耳炎、单纯疱疹性食管炎、传染性软疣、扁平疣、EB 病毒血症、EB 病毒相关淋巴瘤等。患者多为过敏体质，易患哮喘、变应性鼻炎，对食物、药物或环境过敏，部分患者患有食物蛋白 – 小肠结肠炎综合征。自身免疫和特异性免疫介导的疾病也很常见，皮肤白细胞破碎性血管炎几乎见于所有患者，部分患者因膜增生性肾小球肾炎导致肾衰竭而进行透析治疗，还可见免疫介导的中性粒细胞减少和溶血性贫血。患者早期还表现出明显的神经系统病变，包括发育障碍、智力低下 (IQ 70~80)、共济失调、构音障碍、感应神经性耳聋、皮质性肌阵挛和癫痫发作等[2]。部分患者还伴有明显的面部发育不良，表现为高腭弓、单侧眼裂狭小[3]。部分患者骨骼发育异常，表现为身材矮小，短指畸形 (图 684-2)[4]。

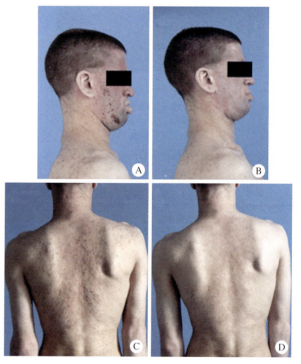

图 684-1 重度特应性皮炎 IMD23 患者治疗前后 (患者有脊柱侧凸)

A、C. 治疗前 ; B、D. 治疗后 (Allergy Clin Immun, 2014, 133: 1400-1409)

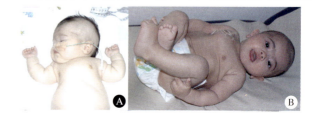

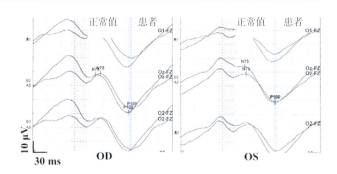

图 684-4　IMD23 患者视觉诱发电位检测

结果显示 IMD-23 患者双眼 P100 明显延长，与脱髓鞘性视神经损害相一致（Allergy Clin Immun，2014，133: 1400-1409）

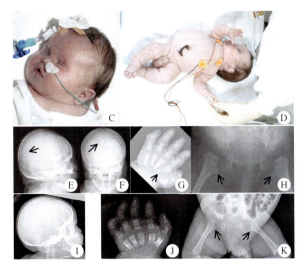

图 684-2　IMD23 患者骨骼发育异常和面部畸形特征

A.患儿1月龄，短指、短长骨、钟形漏斗胸、鸡胸；B.患儿1岁，面部异常，包括上唇外翻、面中部发育不良、小颌畸形、鸡胸仍很突出，身材矮小，不能自己独坐；C、D.另一患儿1月龄和3月龄时的面部畸形和身体畸形；E、F.患儿3月龄，X线片示囟门较大；G.患儿3月龄，X线片示额外的骨化中心（假髌）；H.患儿3月龄，夸张的小转子，近端股骨破坏，（猴子扳手样外观）；I~K.另一患儿3月龄时骨骼X线片表现，I图为头颅骨没有缝间骨，J图为严重的短指和指骨错位，K图为近端股骨被破坏（Am J Hum Genet，2014，95: 96-107）

(3) 辅助检查

头颅磁共振检查显示脑白质脱髓鞘性病变（图684-3）。

视觉诱发电位检测结果显示双眼 P100 延迟，提示视神经脱髓鞘病变（图684-4）。

体感诱发电位检测结果显示中枢神经传导延迟。

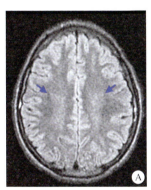
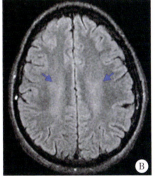
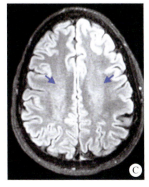

图 684-3　IMD23 患者的头颅磁共振检查

显示 MRI T_2-Flair 像可见脑白质半卵圆区域有高密度信号（Allergy Clin Immun，2014，133: 1400-1409）

(4) 病理表现

暂无报道。

(5) 受累部位病变汇总（表684-1）

表 684-1　受累部位及表现

受累部位	主要表现
面（耳）	传导性听力减退，感应神经性听力减退
鼻	过敏性鼻炎，鼻孔增宽
口	高腭弓，口腔运动障碍，嘴唇突出
呼吸系统	反复发作的呼吸系统感染，哮喘
	支气管扩张
泌尿系统	膜增生性肾小球肾炎
骨骼	脊柱侧凸
皮肤	皮炎，过敏体质，皮肤血管炎，重症多形性红斑
肌肉、软组织	肌张力减低
神经系统	发育迟滞，智力缺陷，共济失调，皮质肌阵挛，构音困难，脱髓鞘
	感觉损害，踝反射减弱
血液系统	溶血性贫血（部分患者）
其他	白细胞、淋巴细胞及中性粒细胞减少，CD8+T 淋巴细胞和 CD27+ 记忆 B 淋巴细胞减少，CD4+/CD8+ 比值下降
	IgE、IgA 及 IgG 水平明显升高，以 IgE 升高最为明显
	部分患者类风湿因子（RF）也升高
	DP-G1cNAc 下降
	复合物形成下降
	血清转铁蛋白糖基化正常
	EB 病毒血症

二、基因诊断

(1) 概述

PGM3 基因，编码乙酰葡萄糖胺磷酸变位酶，位于 6 号染色体长臂 1 区 4 带 2 亚带（6q14.2），基

因组坐标为 (GRCh37):6:83874592-83903655，基因全长 29 064bp，包含 13 个外显子，编码 542 个氨基酸。

(2) 基因对应蛋白结构及功能

PGM3 基因编码己糖磷酸变位酶家族的一个成员。该基因编码的蛋白通过催化葡萄糖 -1- 磷酸和葡萄糖 -6- 磷酸的互换来介导糖原的形成和利用。这种基因的非同义单核苷酸多态性可能对糖尿病型肾病和神经病有抵抗作用。目前已有研究发现该基因由可变剪接导致的可编码多个亚型的转录本变体。

(3) 基因突变致病机制

Sassi 等[3] 在北非裔 4 个近亲家族中 9 位 IMD23 患者的 *PGM3* 基因中发现了 3 种不同的纯合突变。前两个家庭中的突变通过纯合性比对和候选基因测序发现。另外两个先证者是通过直接对 32 位具有相似表型的无亲缘关系患者的 *PGM3* 基因进行测序发现的。与对照组相比，患者的中性粒细胞的三触角和四触角 N- 聚糖复合物减少，双触角 N- 聚糖增加，这表明 *PGM3* 功能降低和糖基化受损。

Stray-Pedersen 等[4] 在 3 个无亲缘关系的 IMD23 患者的 *PGM3* 基因上发现了一种纯合突变。他们用大肠杆菌进行体外功能性表达分析，结果表明所有的突变是由从 GlcNAc-6-P 转移到 GlcNAc-1-P 的磷酸基团的减少导致的，这与 *PGM3* 基因的酶功能丧失相一致。

(4) 目前基因突变概述

目前人类基因突变数据库没有收录 *PGM3* 基因突变信息。但在 Sassi 等[3] 的文献报道中，在 9 位 IMD23 患者的 *PGM3* 基因中发现了 3 种不同的纯合突变。在 Stray-Pedersen 等[4] 的文献报道中，在 3 个无亲缘关系的 IMD23 患者的 *PGM3* 基因上发现了 1 种纯合非同义 SNV。

（刘 丽 刘 洋）

参考文献

[1] Hay BN, Martin JE, Karp B, et al. Familial immunodeficiency with cutaneous vasculitis, myoclonus, and cognitive impairment. Am J Med Genet, 2004, 125A: 145-151

[2] Zhang Y, Yu X, Ichikawa M, et al. Autosomal recessive phosphoglucomutase 3 (PGM3) mutations link glycosylation defects to atopy, immune deficiency, autoimmunity, and neurocognitive impairment. Allergy Clin Immun, 2014, 133: 1400-1409

[3] Sassi A, Lazaroski S, Wu G, et al. Hypomorphic homozygous mutations in phosphoglucomutase 3 (PGM3) impair immunity and increase serum IgE levels. J Allergy Clin Immunol, 2014, 133: 1410-1419, 1419 e1411-1413

[4] Stray-Pedersen A, Backe PH, Sorte HS, et al. PGM3 mutations cause a congenital disorder of glycosylation with severe immunodeficiency and skeletal dysplasia. Am J Hum Genet, 2014, 95: 96-107

685　免疫缺陷病 8 型
(immunodeficiency 8, IMD8; OMIM 615401)

一、临床诊断

(1) 概述

免疫缺陷病 8 型 (IMD8) 是由编码 *CORO1A* 的基因突变所致，为常染色体隐性遗传病，最早被 Shiow 于 2009 年报道[1]。

(2) 临床表现

IMD8 患者免疫功能低下，极易患各种感染和肿瘤。患者出生后即开始反复感染，包括口腔疱疹性溃疡、耳鼻喉及呼吸系统感染、严重毁容的肉芽肿性结核型麻风感染 (图 685-1)、播散性疣状表皮发育不良的人类乳头状瘤病毒感染 (EV+HPV)(图 685-2A)、传染性软疣 (图 685-2B)、免疫接种后感染等[1-3]。其他表现包括微小病毒 19 相关的癫痫和贫血、EB 病毒相关的 B 淋巴细胞异常增生、EB 病毒相关的霍奇金淋巴瘤或非霍奇金淋巴瘤[2]。部分患者有神经系统异常，表现为注意力缺陷和多动症[1]。

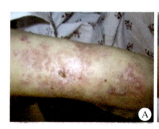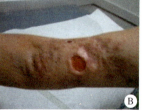

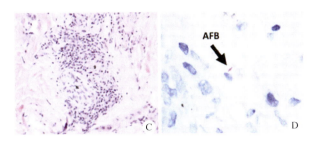

图 685-1 IMD8 患者皮肤严重毁容的肉芽肿性结核型麻风感染

A.肉芽肿病变；B.溃疡样皮损；C.皮肤病变组织染色，表现为肉芽肿干酪样坏死及中性粒细胞浸润；D.可见少量抗酸杆菌（黑箭头所示）(Clin Immun，2014，34: 871-890)

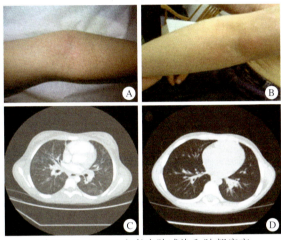

图 685-2 IMD8 患者皮肤感染和肺部病变

A.疣状表皮发育不良的 HPV 感染；B.传染性软疣；C、D.胸部 CT 检查示支气管扩张 (Clin Immun，2014，34: 871-890)

(3) 辅助检查

影像学提示感染或肿瘤性病变（图 685-3）。头颅 CT 或磁共振检查未见明显异常。

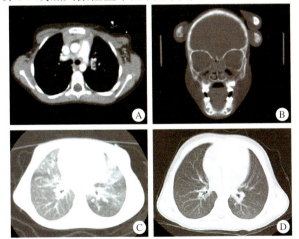

图 685-3 CT 检查示 IMD8 患者鼻窦感染和肺部感染

A.胸部 CT 检查显示胸腺正常存在；B.全鼻窦炎，鼻窦分泌物培养为肺炎链球菌和卡他莫拉菌；C.肺部磨玻璃样改变混合结节样病变；D.治疗后肺部病变明显消失 (Nature Immun，2008，9: 1307-1315)

(4) 病理表现

暂无报道。

(5) 受累部位病变汇总（表 685-1）

表 685-1 受累部位及表现

受累部位	主要表现
口	口腔溃疡（部分患者）
呼吸系统	反复呼吸系统感染
神经系统	精神运动发育迟滞（部分患者）
	注意力缺陷（部分患者）
	多动症（部分患者）
免疫系统	原发性免疫缺陷
	淋巴细胞数目减少
	幼稚 CD4+T 淋巴细胞和 CD8+T 淋巴细胞数目下降
	循环 CD4+T 淋巴细胞数目下降
	成熟 T 淋巴细胞生存能力受损
	固定 NK T 淋巴细胞数目下降
	免疫接种后水痘
	免疫球蛋白水平明显减低
	接种后出现多种抗体
	T 淋巴细胞增殖反应轻度下降或正常
	胸腺正常
	容易 EB 病毒感染
肿瘤	EB 病毒诱发的淋巴瘤
其他	婴儿期或童年发病
	皮肤黏膜的免疫缺陷也许最显著
	端粒缩短（部分患者）

二、基因诊断

(1) 概述

CORO1A 基因，编码冠蛋白 -1A，位于 16 号染色体短臂 1 区 1 带 2 亚带 (16p11.2)，基因组坐标为 (GRCh37):16:30194731-30200397，基因全长 5667bp，包含 11 个外显子，编码 461 个氨基酸。

(2) 基因对应蛋白结构及功能

CORO1A 基因编码 WD 重复蛋白家族的一员。WD 重复是一个主要由甘氨酸 – 组氨酸和色氨酸 – 天冬氨酸组成的约 40 个氨基酸的最低限度的保守区域，这可能促进异源三聚体或多蛋白复合物的形成。这个家族的成员参与多种细胞过程，包括细胞周期进程、信号转导、细胞凋亡和基因调控。可变剪接导致了多个转录本变体。有研究在 16 号染色体上发现了一个和 *CORO1A* 基因相关的假基因。

(3) 基因突变致病机制

Shiow 等 [4] 在一个 IMD8 女孩的 *CORO1A* 基因

上发现了复合杂合的截断突变，并且新发现了一个长 600kb 的杂合缺失，该缺失位于 16p11.2，包含了 24 个基因，*CORO1A* 基因是其中一个。因此，她的 *CORO1A* 基因发生了纯合缺失，这导致了她的淋巴细胞中没有该基因编码的蛋白表达。在外周 T 淋巴细胞缺陷小鼠模型的 *CORO1A* 基因上发现突变。突变的 T 淋巴细胞有内在的迁移缺陷，淋巴组织运输受损，出现形状不规则的突起，这表明肌动蛋白细胞骨架异常[1]。

(4) 目前基因突变概述

目前人类基因突变数据库收录了 *CORO1A* 基因突变 2 个，其中，小的缺失 1 个，大片缺失 1 个。

（刘　丽　刘　洋）

参考文献

[1] Shiow LR, Roadcap DW, Paris K, et al. The actin regulator coronin 1A is mutant in a thymic egress-deficient mouse strain and in a patient with severe combined immunodeficiency. Nature Immun, 2008, 9: 1307-1315

[2] Moshous D, Martin E, Carpentier W, et al. Whole-exome sequencing identifies coronin-1A deficiency in 3 siblings with immunodeficiency and EBV-associated B-cell lymphoproliferation. Allegy Clin Immun, 2013, 131: 1594-1603

[3] Stray-Pedersen A, Jouanguy E, Crequer A, et al. Compound heterozygous CORO1A mutations in siblings with a mucocutaneous-immunodeficiency syndrome of epidermodysplasia verruciformis-HPV, molluscum contagiosum and granulomatous tuberculoid leprosy. Clin Immun, 2014, 34: 871-890

[4] Shiow LR, Paris K, Akana MC, et al. Severe combined immunodeficiency (SCID) and attention deficit hyperactivity disorder (ADHD) associated with a Coronin-1A mutation and a chromosome 16p11.2 deletion. Clin Immunol, 2009, 131: 24-30

686　肿瘤坏死因子受体超家族 13B 相关普通变异性免疫缺陷病 (immunodeficiency, common variable, with *TNFRSF13B* gene, CVID2; OMIM 240500)

一、临床诊断

(1) 概述

肿瘤坏死因子受体超家族 13B 基因 (*TNFRSF13B*) 杂合、纯合或复杂突变导致普通变异性免疫缺陷病，该基因编码跨膜激活和 CAML 作用因子。

(2) 临床表现

主要临床表现是患者反复发生感染，包括中耳炎、呼吸道感染、胃肠道感染。患者出现 IgG、IgM 和 IgA 抗体水平降低，低丙种球蛋白血症等自身免疫异常现象，需要补充静脉注射丙种球蛋白[1, 2]。

(3) 影像学表现

暂未发现。

(4) 病理表现

扁桃体可以出现炎性反应，炎细胞浸润（图 686-1）等。

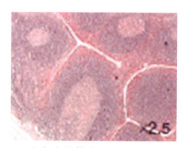

图 686-1　患者扁桃体炎性细胞浸润 (HE × 100)
(Nature Genet，2005，37: 820-828)

(5) 受累部位病变汇总（表 686-1）

表 686-1　受累部位及表现

受累部位	主要表现
血液系统	反复感染，免疫蛋白缺乏

二、基因诊断

(1) 概述

TNFRSF13B 基因，即编码肿瘤坏死因子受体蛋白的基因，位于 17 号染色体短臂 1 区 1 带 2 亚带

(17p11.2)，基因组坐标为 (GRCh37):17:16842398-16875432，基因全长 33 035bp，包含 5 个外显子，编码 293 个氨基酸。

(2) 基因对应蛋白结构及功能

TNFRSF13B 基因编码的蛋白是肿瘤坏死因子受体超家族中淋巴细胞特异性受体。该蛋白与钙调蛋白和亲环蛋白配体 (CAML) 相互作用，诱导转录因子 NFAT、AP1 和 NF-κB 的激活，并且通过与 TNF 配体的相互作用在体液免疫过程中发挥重要作用。

(3) 基因突变致病机制

2005 年，Castigli 等[3] 报道，一个 CVID2 家庭中的母子二人，均检出 *TNFRSF13B* 基因的 c.310T>C(p.C104R) 杂合突变；另有一个 IGAD2 家系的 4 名患者检出该杂合突变，研究发现，该突变使得其蛋白产物在 B 淋巴细胞表达，但是失去与 BAFF 相互结合的功能。几乎同一时期，Salzer 等[2] 报道了一个具有多种体液免疫缺陷表型的家系，其中 3 名携带 *TNFRSF13B* 基因的 p.C104R 杂合突变的家庭成员表现为 IGAD2 表型，一名 CVID2 表型的家庭成员检出 p.C104R 纯合突变；另有 2 名不相关的散发 CVID 患者检出该杂合突变。研究者发现患者 B 淋巴细胞的增殖能力及与 APRIL 结合的能力严重受损。2009 年，Salzer 等[1] 对 564 名抗体缺陷患者进行分析，发现其中 50 名患者携带至少 1 个 *TNFRSF13B* 基因的突变，其中 2 名患者检出纯合突变，7 名患者检出复合杂合突变，41 名患者检出杂合突变；频率最高的突变为 p.C104R 和 p.A181E。

2001 年，von Bulow 等[4] 通过动物模型实验发现，*Tnfrsf13b* 基因敲除小鼠可正常存活且无外形异常，但是小鼠脾脏增大，且 B 淋巴细胞显著增多。尽管 B 淋巴细胞的成熟及 T 淋巴细胞依赖性抗体表现正常，但是对非 T 淋巴细胞依赖性 II 型抗原的

刺激无应答反应。研究者认为，*Tnfrsf13b* 基因敲除小鼠的体液免疫缺陷，可能是由于细胞对非 T 淋巴细胞依赖性抗原刺激无应答而导致的。2003 年，Seshasayee 等[5] 研究发现，*Tnfrsf13b* 基因敲除小鼠有淋巴组织增生、转移性淋巴瘤、致死性自身免疫性肾炎等表现，认为 *Tnfrsf13b* 对于 B 淋巴细胞的动态平衡起到重要调控作用。

(4) 目前基因突变概述

目前人类基因突变数据库记录了 *TNFRSF13B* 基因突变 26 个，其中，错义 / 无义突变 21 个，剪接突变 1 个，小的缺失 1 个，小的插入 3 个。突变分布在基因整个编码区，无突变热点。

（陈　彬　朱　双）

参考文献

[1] Salzer U, Bacchelli C, Buckridge S, et al. Relevance of biallelic versus monoallelic TNFRSF13B mutations in distinguishing disease-causing from risk-increasing TNFRSF13B variants in antibody deficiency syndromes. Blood, 2009, 113: 1967-1976

[2] Salzer U, Chapel HM, Webster ADB, et al. Mutations in TNFRSF13B encoding TACI are associated with common variable immunodeficiency in humans. Nature Genet, 2005, 37: 820-828

[3] Castigli E, Wilson SA, Garibyan L, et al. TACI is mutant in common variable immunodeficiency and IgA deficiency. Nat Genet, 2005, 37: 829-834

[4] von Bulow GU, van Deursen JM, Bram RJ. Regulation of the T-independent humoral response by TACI. Immunity, 2001, 14: 573-582

[5] Seshasayee D, Valdez P, Yan M, et al. Loss of TACI causes fatal lymphoproliferation and autoimmunity, establishing TACI as an inhibitory BLyS receptor. Immunity, 2003, 18: 279-288

687　免疫缺陷－着丝点不稳定－面部异常综合征1型
(immunodeficiency-centromeric instability-facial anomalies syndrome 1, ICF1; OMIM 242860)

一、临床诊断

(1) 概述

免疫缺陷－着丝点不稳定－面部异常综合征 1 型 (ICF1) 是一种罕见的常染色体隐性遗传病，表现为不同程度的免疫缺陷、血丙种球蛋白缺乏、着丝粒不稳定、面部异常等。本病与两种基因突变有关，包括 *DNMT3B* 和 *ZBTB24*[1]。

(2) 临床表现

本病临床表现包括以下几个方面。

免疫缺陷：易感染，包括呼吸道感染、脓毒血症等；恶性肿瘤风险高，如血管肉瘤、霍奇金淋巴瘤等；脑血管畸形：胼胝体发育不良、巨颅畸形、蛛网膜下腔囊肿、视网膜营养障碍等；染色体不稳定：染色体 1、9、16 的着丝粒周围不稳定（图 687-1）；面部异常：圆脸、扁平鼻梁、眼距过宽、内眦赘皮、鼻孔朝上、巨舌畸形、小颌畸形和低位耳，杵状指（趾）、双牙畸形、腹部膨隆，走路晚、语言发育迟滞，甚至智力发育迟滞[2]（图 687-2）。

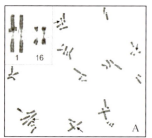
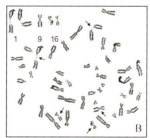
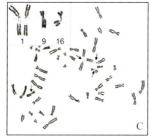

图 687-1　染色体 1、9、16 的着丝粒周围不稳定
(Hum Mol Genet, 1993, 2:731-735)

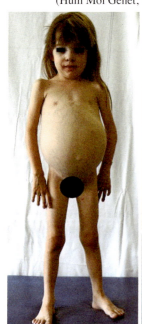
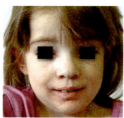
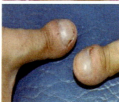
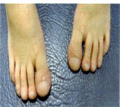

图 687-2　腹部膨隆、异常面容、杵状指（趾）
[Eur J Hum Genet，2013，21(11): 1219-1225]

(3) 辅助检查

血液检查：低丙种球蛋白血症、血中丙种球蛋白缺乏是 ICF 的免疫学标志；淋巴细胞增殖缺陷：血液循环中未成熟 B 淋巴细胞增多、记忆细胞缺乏。

(4) 病理表现

目前暂无报道。

(5) 受累部位病变汇总（表 687-1）

表 687-1　受累部位及表现

受累部位	主要表现
面部	圆脸、扁平鼻梁、眼距过宽、内眦赘皮、巨舌畸形、小颌畸形、低位耳
脑血管	畸形脑动脉畸形
其他	恶性肿瘤风险高，如血管肉瘤、霍奇金淋巴瘤等；低体重、呼吸困难、运动发育迟缓、语言发育迟缓、智力发育异常

二、基因诊断

(1) 概述

DNMT3B 基因，编码 DNA(胞嘧啶 -5)- 甲基转移酶 3B 蛋白，位于 20 号染色体长臂 1 区 1 带 (20q11)，基因组坐标为 (GRCh37):13:20:31350191-31397162，基因全长 46 972bp，包含 23 个外显子，编码 853 个氨基酸。

(2) 基因对应蛋白结构及功能

CpG 甲基化是一种表观遗传修饰，对胚胎发育、基因印记和 X 染色体失活有重要作用。对小鼠的研究已证明了 DNA 甲基化是哺乳动物生长发育必需的。DNMT3B 基因编码一个 DNA 甲基转移酶，可在重新甲基化中起作用，而不是维持甲基化。该蛋白主要位于细胞核且它的表达受到发育系统调控。该基因的突变会导致 ICF 综合征。已有研究发现了该基因的 8 个可变剪接的转录本变体。转录本变体 4 和 5 的全序列尚未确定。

(3) 基因突变致病机制

ICF1 已被定位于 20q11—q13[3]，Xu 等 [4] 确定了这个区域包含 DNMT3B 基因，并在 5 个无亲缘关系的 ICF 综合征患者的 DNMT3B 基因上发现了纯合和复合杂合突变。ICF 综合征患者的 1 号、9 号和 16 号染色体的近着丝粒区域的 2 号和 3 号经典卫星 DNA 上含有甲基化缺陷，在胞嘧啶残基上甲基化程度严重。对这些患者的突变研究表明，胞嘧啶甲基化对于特殊类型的异染色质的组装和稳定很重要，并且甲基化可能是被一种特定的酶催化发生的。

Okano 等[5]将小鼠的 *Dnmt3a* 基因和 *Dnmt3b* 基因靶向破坏，这两个基因的失活阻止了胚胎干细胞和早期胚胎的重新甲基化，但对于维持印记甲基化模式没有影响。*Dnmt3a*[-/-] 小鼠发育至足月且出生时表现正常。然而，大多数有纯合突变的小鼠发育不全并在 4 周龄时死亡。相反，出生时正常的 *Dnmt3b*[-/-] 小鼠都没能存活。对在不同发育阶段的胚胎的解剖揭示了 *Dnmt3b* 胚胎有多种发育缺陷，包括生长缺陷，以及后期表现严重的延髓神经管缺陷，虽然大多数在 E9.5 之前发育正常。*Dnmt3a* 和 *Dnmt3b* 在发育方面表现出不重叠的功能，*Dnmt3b* 在着丝粒的小卫星重复的甲基化中是必须的。这些结果表明 *Dnmt3a* 基因和 *Dnmt3b* 基因在基因组的重新甲基化和哺乳动物的发育中是必不可少的。

(4) 目前基因突变概述

目前人类基因突变数据库收录了 *DNMT3B* 基因突变 34 个，其中，错义/无义突变 26 个，剪接突变 2 个，调控区突变 3 个，小的缺失 1 个，小的插入 1 个，大片段缺失 1 个。

（张铁梅 刘 丽 陈晓彤）

参考文献

[1] Weemaes CM, van Tol MJ, Wang J, et al. Heterogeneous clinical presentation in ICF syndrome: correlation with underlying gene defects. Eur J Hum Genet, 2013, 21(11): 1219-1225

[2] von Bernuth H, Ravindran E, Du H, et al. Combined immunodeficiency develops with age in Immunodeficiency-centromeric instability-facial anomalies syndrome 2 (ICF2) Orphanet J Rare Dis, 2014, 9(1): 116

[3] Wijmenga C, van den Heuvel LP, Strengman E, et al. Localization of the ICF syndrome to chromosome 20 by homozygosity mapping. Am J Hum Genet, 1998, 63: 803-809

[4] Xu GL, Bestor TH, Bourc'his D, et al. Chromosome instability and immunodeficiency syndrome caused by mutations in a DNA methyltransferase gene. Nature, 1999, 402: 187-191

[5] Okano M, Bell DW, Haber DA, et al. DNA methyltransferases Dnmt3a and Dnmt3b are essential for de novo methylation and mammalian development. Cell, 1999, 99: 247-257

688 免疫缺陷－着丝粒不稳定－面部畸形综合征 2 型
(immunodeficiency-centromeric instability-facial anomalies syndrome 2, ICF2; OMIM 614069)

一、临床诊断

(1) 概述

免疫缺陷－着丝粒不稳定－面部畸形综合征 2 型 (ICF2) 是一种罕见的常染色体隐性遗传病。它的致病基因为 *ZBTB24* 基因。

(2) 临床表现

ICF2 综合征的特征性临床表现为面部畸形，免疫球蛋白缺乏导致反复感染（尤其是呼吸道及胃肠道的感染）及精神发育迟滞。其中，面部畸形表现为扁平鼻、眼距过宽、低位耳、内眦赘皮和巨舌。患者常在儿童时期因感染死亡。在临床表现上，ICF1 及 ICF2 没有明显的差异[1]（图 688-1）。

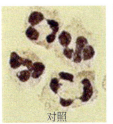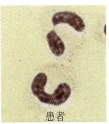

对照　　　　患者

图 688-1 临床表现
异常中性粒细胞 (Orphanet J Rare Dis，2014，9: 116)

(3) 辅助检查

本病患者的常规实验室检查及 X 线检查一般正常[2]。

(4) 病理表现

ZBTB24 基因的突变导致着丝粒重复序列的低甲基化，从而表现为着丝粒的不稳定，造成在细胞

分裂时，1、9、16 号染色体的整臂缺失和着丝粒断裂[2]。最近的研究发现 ZBTB24 在幼稚 B 淋巴细胞中表达最多，并与 DNMT3B 基因共同调节 B 淋巴细胞的分化[3]。

另一方面，ZBTB24 可能在 BMP2 信号通路中发挥作用。BMP2 诱导骨和软骨的形成，而 ZBTB24 通过对 BMP2 基因表达的调控使观察到了 ICF2 中的发育迟缓[4]。

(5) 受累部位病变汇总 (表 688-1)

表 688-1　受累部位及表现

受累部位	主要表现
免疫系统	免疫缺陷，免疫球蛋白缺乏，反复感染
面部	扁平鼻，眼距过宽，低位耳，内眦赘皮和巨舌
神经系统	精神发育迟滞
骨骼系统	发育迟缓

二、基因诊断

(1) 概述

ZBTB24 基因，编码包含 24 个 BTB 区域的锌指蛋白，位于 6 号染色体长臂 2 区 1 带 (6q21)，基因组坐标为 (GRCh37):6:109783719-109804440，基因全长 20 722bp，包含 7 个外显子，编码 697 个氨基酸。

(2) 基因对应蛋白结构及功能

ZBTB24 基因编码的蛋白质和由成骨蛋白 2 在体外诱导产生的啮齿类动物的蛋白质相似。

(3) 基因突变致病机制

Weemaes 等[5]2013 年在 44 例患者中发现，23 例 (52%) 在 DNMT3B 基因存在突变，13 例 (30%) 在 ZBTB24 基因存在突变，其中 8 例没有找到致病基因。虽然临床表型较为相似，但系统的表型评价结果表明，体液免疫缺陷在有智力障碍的 ICF1 患者和 ICF2 患者中发生率显著升高。ICF1 和 ICF2 患者均有 T 淋巴细胞和 B 淋巴细胞参与反应。来自这两个群体的患者少数有先天性畸形，包括心脏缺陷、唇裂、手指弯曲变形、后鼻孔狭窄、髋关节脱位和脑畸形。

本病尚无相应的分子研究，致病机制未明。

(4) 目前基因突变概述

目前人类基因突变数据库收录了 ZBTB24 基因突变 12 个，其中，错义 / 无义突变 8 个，小的缺失 3 个，小的插入 1 个。

（张铁梅　刘　丽　王正肖）

参考文献

[1] Bernuth H, Ravindran E, Du H, et al. Combined immunodeficiency develops with age in immunodeficiency-centromeric instability-facial anomalies syndrome 2 (ICF2). Orphanet J Rare Dis, 2014, 9: 116

[2] Chouery E, Abou-Ghoch J, Corbani S, et al. A novel deletion in ZBTB24 in a lebanese family with immunodeficiency, centromeric instability, and facial anomalies syndrome type 2. Clin Genet, 2012, 82: 489-493

[3] De Greef JC, Wang J, Balog J, et al. Mutations in ZBTB24 are associated with immunodeficiency, centromeric instability, and facial anomalies syndrome type 2. Am J Hum Genet, 2011, 88: 796-804

[4] Cheng H, Jiang W, Phillips FM, et al. Osteogenic activity of the fourteen types of human bone morphogenetic proteins(BMPs). J Bone Joint Surg Am, 2003, 85-A: 1544-1552

[5] Weemaes CM, van Tol MJ, Wang J, et al. Heterogeneous clinical presentation in ICF syndrome: correlation with underlying gene defects. Eur J Hum Genet, 2013, 21: 1219-1225

689　Schimke 免疫 – 骨发育不良
(immunoosseous dysplasia, Schimke type, SIOD; OMIM 242900)

一、临床诊断

(1) 概述

Schimke 免疫 – 骨发育不良 (SIOD) 最早于 1974 年由 Schimke 等报道。它是一种罕见的常染色体隐性遗传病，常累及免疫系统及骨骼系统。该病常早期起病，患者多在 16 岁之前因肾衰竭、免疫缺陷或脑血管疾病死亡[1]。

(2) 临床表现

SIOD 典型的临床表现包括脊椎骨骺发育不良 (spondyloepiphyseal dysplasia，SED)，肾脏病变及 T 淋巴细胞免疫缺陷。此外本病常有生长发育迟缓，特殊面容 (图 689-1)，进展性免疫缺陷及肾衰竭等表现。其中，严重的肾病可能导致患儿在 8 岁死亡。SIOD 患者的神经认知功能一般正常，但常可出现脑血管等异常。

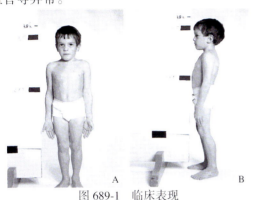

图 689-1　临床表现

6 岁 SIOD 男孩、轻度的特殊面容 (前额宽阔突出，下颌小而尖，三角形面容)，轻至中度的腰椎前凸及相对较小的颈部及躯干 (J Pediatr，2000，137: 882-886)

(3) 辅助检查

本病常根据临床表现及实验室检查明确诊断。脊柱的 X 线片表现为椎体小并呈轻度扁平卵圆形，髋臼窝浅，股骨头骨骺发育不良等 (图 689-2)。

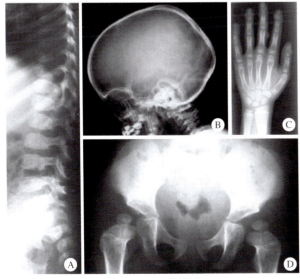

图 689-2　X 线检查

A.椎体侧位片：扁平、卵圆形椎体；B.头颅侧位片：蝶鞍扩大；C.手平片：骨质异常；D.髋关节平片：股骨头骨骺发育不良[2](J Pediatr，2000，137: 882-886)

(4) 病理表现

致病基因所编码的蛋白可表达于全身多个系统，但目前尚无更深入的研究。

(5) 受累部位病变汇总 (表 689-1)

SIOD 的致病基因为 SMARCAL1 基因，其表达的蛋白常导致多个系统受累，包括肾脏、骨骼、胸腺、甲状腺及血管等，其中最常见的为免疫及骨骼系统受累。

表 689-1　受累部位及表现

受累部位	主要表现
免疫系统	免疫缺陷，T 淋巴细胞免疫缺陷，反复感染
骨骼系统	脊椎骨骺发育不良
胸腺	生长发育迟缓
甲状腺	甲状腺功能低下
血管	烟雾病，脑出血
肾脏	肾衰竭

二、基因诊断

(1) 概述

SMARCAL1 基因，即编码与 SWI/SNF 相关的、与基质结合的、肌动蛋白依赖的染色质调剂亚科 a 型 1 蛋白，位于 2 号染色体长臂 3 区 5 带 (2q35)，基因组坐标为 (GRCh37):2:217277137-217347776，基因全长 70 640bp，包含 18 个外显子，编码 954 个氨基酸。

(2) 基因对应蛋白结构及功能

SMARCAL1 基因编码的蛋白为 SWI / SNF 系列的蛋白。该系列的组分有解旋酶和 ATP 酶活性，它们通过改变周围基因的染色质结构可以调节某些基因的转录。编码的蛋白显示出与大肠杆菌核糖核酸聚合酶结合蛋白 HepA 相似的序列。

(3) 基因突变致病机制

使用全基因组图谱和位置候选的方法，Boerkoel 等[3]于 2002 年确定，SMARCAL1 基因突变可导致 SIOD。Bansbach 等[4]于 2010 年确定与 SIOD 相关的 SMARCAL1 基因突变体不能阻止细胞中相关 DNA 损伤部分的复制，其中内源性 SMARCAL1 不表达。他们还指出 SIOD 的患者的细胞显示出比损伤了的 DNA 水平更高，损伤的细胞可以通过重新引入野生型 SMARCAL1 得救。其数据表明，患者 SMARCAL1 功能的损失可能会造成 DNA 复制相关基因组的不稳定性，该不稳定性有助于 SIOD 多效性的显型。

(4) 目前基因突变概述

目前人类基因突变数据库报道了 SMARCAL1

基因突变 56 个，其中，错义 / 无义突变 38 个，剪接突变 3 个，小的缺失 10 个，小的插入 4 个，大片段缺失 1 个。突变分布在基因整个编码区，无突变热点。

（张铁梅　刘　丽　王正肖）

参考文献

[1] Petty E, Yanik G, Hutchinson R, et al. Successful bone marrow transplantation in a patient with Schimke immunoosseous dysplasia. J Pediatr, 2000, 137:882-886

[2] Hunter KB, Lücke T, Spranger J, et al. Schimke immunoosseous dysplasia: defining skeletal features. Eur J Pediatr, 2010, 169: 801-811

[3] Boerkoel CF, Takashima H, John J, et al. Mutant chromatin remodeling protein SMARCAL1 causes Schimke immuno-osseous dysplasia. Nat Genet, 2002, 30: 215-220

[4] Bansbach CE, Boerkoel CF, Cortez D. SMARCAL1 and replication stress: an explanation for SIOD? Nucleus, 2010, 1: 245-248

690　包涵体肌病伴有早发畸形性骨炎伴或不伴额颞叶痴呆 1 型 (inclusion body myopathy with early-onset paget disease with or without frontotemporal dementia 1, IBMPFD1; OMIM 167320)

一、临床诊断

(1) 概述

包涵体肌病伴有早发畸形性骨炎伴或不伴额颞叶痴呆 1 型 (IBMPFD1) 是 Tucker 等于 1982 年首次报道，该疾病与骨骼的 Paget 疾病及前额叶痴呆症状有重叠部分，均是由 *VCP* 基因杂合突变引起。但本病是一种累及多系统的疾病，以 3 个主要临床表现的不全外显为特征：肌无力占 90%，溶骨性损伤伴骨炎占 51%，额颞叶痴呆占 32%。肌无力在 30% 的患者中是一个独立性的症状，且为超过一半的患者的主要症状 [1]。

(2) 临床表现

本病发病为成年期，隐袭起病，寿命较短。主要表现为肌无力、溶骨性损伤伴骨炎及额颞叶痴呆。本病具体可表现为进行性加重的慢性病程，开始先出现腿和胳膊近端肌无力和萎缩，逐渐进展至患者只能坐轮椅或卧床、四肢瘫痪、痴呆、呼吸困难等 [2]，其中伴有早发性畸形性骨炎的患者较伴发额颞叶痴呆的患者发病年龄早，大约早 10 年 [3]。

(3) 辅助检查

1) X 线骨扫描显示骨小梁变粗糙，皮质增厚，斑点状硬化，弥漫性放射性核素摄取增加，血清碱性磷酸酶增加。

2) 肌电图显示肌肉呈失神经表现，但神经传导速度正常。

(4) 病理表现

患者肌肉组织病理可见包涵体肌炎，神经纤维周围可见嗜酸碎片，甚至可见明显的嗜酸粒细胞（图 690-1）[1]。

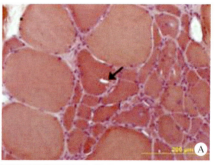
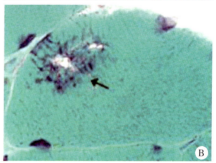

图 690-1　包涵体肌炎

图 B 神经纤维周围可见嗜酸碎片 (Neuromusc Disord，2009，19: 308-315)

(5) 受累部位病变汇总（表 690-1）

表 690-1　受累部位及表现

受累部位	主要表现
脑	额颞叶痴呆
肌肉	包涵体肌炎，腿和胳膊近端肌无力和萎缩

续表

受累部位	主要表现
骨骼	X 线骨扫描显示骨小梁变粗糙，皮质增厚，斑点状硬化，弥漫性放射性核素摄取增加，血清碱性磷酸酶增加
呼吸系统	呼吸困难

二、基因诊断

(1) 概述

VCP 基因，即编码含缬酪肽蛋白的基因，位于 9 号染色体短臂 1 区 3 带 3 亚带 (9p13.3)，基因组坐标为 (GRCh37):9:35056065-35072739，基因全长 16 675bp，包含 17 个外显子，编码 806 个氨基酸。

(2) 基因对应蛋白结构及功能

VCP 基因编码的蛋白质属于包含假定 ATP 结合蛋白的蛋白家族，囊泡运输和融合、26S 蛋白酶体功能、过氧化物酶的组装都与其相关。这种蛋白可作为结构蛋白与网格蛋白、热休克蛋白 HSC70 相结合而形成复合物。同时，这个蛋白在有丝分裂过程中能够调控细胞活动，包括同型膜融合，纺锤体极体功能及泛素依赖的蛋白质的降解。

(3) 基因突变致病机制

Watts 等[3] 发现的突变 (p.R155H、p.R155P、p.R155C 等) 不会扰乱细胞周期或细胞凋亡通路。VCP 突变通过影响泛素结合和类似的细胞通路或蛋白，从而引起 Paget 骨病。推测渐进的神经元变性，与蛋白的质量控制和泛素蛋白降解途径有关。因为 IBMPFD 是显性渐进综合征，所以其基因突变可能是相对比较敏感的，衰老、氧化应激和内质网应激达到一定阈值就可能导致 IBMPFD 的发生。

在含有与 IBMPFD 相关基因突变的人类细胞中，Ju 等[4] 发现使用蛋白酶体抑制剂治疗会增加核周泛素化蛋白和细胞死亡，但与对照组相比没有产生明显的聚集体。在突变的细胞中，聚集蛋白的表达不能形成正常的包涵体或聚集体。在观察突变小鼠体内的肌肉纤维时，发现也同样缺乏包涵体的形成。进一步的研究表明，突变的 VCP 能捕获聚集蛋白，但不能将它们释放到聚集体或包涵体中。

HDAC6 是一种有助于形成聚集体的 VCP 结合蛋白，VCP 与 HDAC6 的共表达能够逆转这一现象，并且有利于形成聚集体，推断 VCP 基因突变影响了聚集蛋白的正常清除。

Custer 等[5] 研发了一种转基因小鼠，可普遍表达野生型和致病型的人类 VCP/p97 基因。VCP/p97 基因突变 p.R155H 或 p.A232E 的转基因小鼠表现出进行性肌无力与包涵体肌病，包括镶边空泡和 TDP43 病理性改变，其大脑表现出广泛的 TDP43 病理性改变，骨骼表现出严重的骨质疏松，并且伴有脊椎、股骨的点状溶解性硬化性病灶。体外研究表明，突变的 VCP 引起 NF-κB 信号级联通路的异常激活，这可能解释了多种组织包括肌肉、骨和脑的发病机制。

(4) 目前基因突变概述

目前人类基因突变数据库收录的 VCP 基因突变有 22 个，均为错义 / 无义突变。

（王雪梅　王伊卓）

参考文献

[1] Weihl CC, Pestronk A, Kimonis VE. Valosin-containing protein disease: Inclusion body myopathy with Paget's disease of the bone and fronto-temporal dementia. Neuromusc Disord, 2009, 19: 308-315

[2] Tucker WS Jr, Hubbard WH, Stryker TD, et al. A new familial disorder of combined lower motor neuron degeneration and skeletal disorganization. Trans Assoc Am Phys, 1982, 95: 126-134

[3] Watts GD, Wymer J, Kovach MJ, et al. Inclusion body myopathy associated with Paget disease of bone and frontotemporal dementia is caused by mutant valosin-containing protein. Nature Genet, 2004, 36: 377-381

[4] Ju JS, Miller SE, Hanson PI, et al. Impaired protein aggregate handling and clearance underlie the pathogenesis of p97/VCP-associated disease. J Biol Chem, 2008, 283: 30289-30299

[5] Custer SK, Neumann M, Lu H, et al. Transgenic mice expressing mutant forms VCP/p97 recapitulate the full spectrum of IBMPFD including degeneration in muscle, brain and bone. Hum Mol Genet, 2010, 19: 1741-1755

691　色素失禁症
(incontinentia pigment, IP; OMIM 308300)

一、临床诊断

(1) 概述

家族性色素失禁症 (IP) 系 *IKBKG* 基因突变所致的 X 连锁显性遗传性皮肤疾病[1]。女性杂合子病情不严重，而男性异常基因位于仅有的一个 X 染色体上，因而病情严重，常在胎儿期即死亡[2]。因此，临床上多见于女性患者[3]。女性患者主要表现为皮肤色素沉着异常，也可累及毛发、指甲、牙齿、眼部及中枢神经系统。眼部表现为视网膜血管硬化、新生血管形成、缺血、视网膜色素上皮细胞异常、视网膜脱落[4]。

(2) 临床表现

患者于出生后 2 周左右于躯干两侧出现荨麻疹样、水疱样、疣状皮疹。继发色素性斑疹，好发于躯干、上臂和大腿。色素沉着如辣椒粉样或旋涡样，损害不沿皮纹或神经分布。色素可持续数年，消退后不留痕迹，或留有淡的色素脱失斑。

皮肤损害临床可分为 4 期[5]。第 1 期 (图 691-1)：围生期红斑、脓疱排列成行，出生时即有或出生后 2 周内显著，常波及四肢和躯干，不累及面部。第 2 期：角化过度的疣状皮疹期[6]，见于 2/3 的患者，是继水疱后在相同的部位出现的皮疹。疣状损害类似线状表皮痣，这些损害通常达数月之久，1 周岁消失，少数持续数年。有广泛播散、不规则分布或漩涡状的色素沉着。第 3 期：异常色素沉着期，持续数年，少数可至 20 年。以躯干部损害最显著。典型者乳头处色素沉着过度，腹股沟和腋部色素沉着最有特征性。第 4 期：皮肤苍白、色素减少、萎缩、瘢痕形成。其他异常包括瘢痕性脱发、牙齿发育不全、先天性无齿症、视网膜瘢痕形成、慢性萎缩性肢端皮炎样的皮肤萎缩、指甲萎缩、中度指甲营养不良、指甲下肿瘤伴其下的溶骨性损害及掌跖多汗。70%~80% 的患者有皮肤外表现，多累及牙齿、中枢神经系统、眼睛和骨骼。患者可表现为智力障碍、四肢瘫痪、单侧乳房发育不良[7, 8]。

本病需要与大疱性表皮松解症、儿童期大疱性类天疱疮、脱色性色素失禁症、Franceschetti-Jadasson 综合征鉴别诊断。

本病无特殊治疗。通常在 2 岁以后逐渐消退，到成年期除一些原有的并发症外，色素基本褪却，无其他不适。在水疱期应注意防止继发感染，可外用含肾上腺皮质激素类的抗生素软膏。

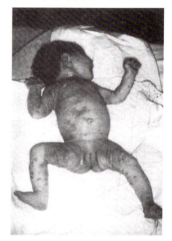

图 691-1　10 日龄患儿第 1 期皮肤损害

除了面部，躯干及四肢线样分布的脓疱 (J Med Genet, 1993, 30: 53-59)

(3) 影像学表现
暂无报道。

(4) 病理表现
皮肤活检可见真皮层黑色素沉积。

(5) 受累部位病变汇总 (表 691-1)

表 691-1　受累部位及表现

受累部位	主要表现
皮肤	红斑，疣状皮疹，色素沉着，色素脱失，瘢痕性脱发
五官	视网膜血管硬化，新生血管形成，缺血，视网膜色素上皮细胞异常，视网膜脱落，牙齿发育不全，先天性无齿症，指甲萎缩，中度指甲营养不良，指甲下肿瘤
神经系统	智力障碍，四肢瘫
其他	单侧乳房发育不良

二、基因诊断

(1) 概述

IKBKG 基因，即编码 B 淋巴细胞 κ 轻链基因增强子抑制因子 γ 激酶蛋白的基因，位于 X 染色体长臂 2 区 8 带 (Xq28)，基因组坐标为 (GRCh37): X:

153770459-153793261，基因全长 22 803bp，包含 10 个外显子，编码 487 个氨基酸。

(2) 基因对应蛋白结构及功能

IKBKG 基因编码 B 淋巴细胞 κ 轻链基因增强子抑制因子 γ 激酶蛋白，又称 NEMO 蛋白，是一个进化上保守的 NEMO 样激酶成员。IKBKG 蛋白是酸性蛋白，富含谷氨酸和谷氨酰胺，在氨基酸 315 ～ 342 位还含有一个亮氨酸拉链基序。IKBKG 蛋白可以通过激活 NF-κB 从而激活炎症、免疫、细胞存活相关的通路。该突变基因会导致色素失禁症、少汗性外胚层发育不良，以及其他几种类型的免疫缺陷。

(3) 基因突变致病机制

国际色素失调症协会[9]研究证明 *IKBKG* 基因突变将会引起色素失调症 (IP)。在 IP2 型疾病中，最常见的基因突变为重组后 *IKBKG* 基因的部分删除。*IKBKG* 基因的 3 号内含子及 3 号到 10 号外显子的 3′ 端均包含一段高度类似的 MER67 重复序列，该区域发生重组后将会导致该基因的 4 号到 10 号外显子全部被删除。国际色素失调症协会同时认为发生在父本减数分裂的重组将会导致 80% 的新型突变。上述删除突变将会导致细胞内 NF-κB 信号通路活性降低，细胞极易凋亡，该突变对雄性胚胎具有致死性，而患有 IP2 的雌性胚胎则可观察到极度异常的 X 染色体失活现象。

在 122 名 IP 患者中，Fusco 等[10]在其中的 83 名患者中发现了 *NEMO* 基因突变，随后他们还利用 Nemo 缺陷的 B 淋巴细胞前体细胞系，检查了 *NEMO* 基因点突变对于 NF-κB 信号通路的影响。他们发现，发生在蛋白 N 端负责招募 IKK 蛋白的结构域的突变，将会降低但不能完全消除由 LPS 介导的 NF-κB 信号通路激活。而破坏 C 端结合上游因子的蛋白结构域的突变体，则表现为更低的 NF-κB 信号强度，甚至完全失活。Fusco 等据此认为，X 染色体失活，以及 NEMO 蛋白负责结合上游激活因子的结构域突变这两者的组合作用是 IP 的可能的发病机制。

Rudolph 等[11]通过基因敲除获得 NEMO/IKK-γ 功能缺失小鼠，研究发现，由于细胞凋亡导致肝损伤，从而导致 d12.5~d13 的胚胎死亡。而 NEMO/IKK-γ 功能缺失小鼠的胚胎成纤维细胞没有 NF-κB 激酶活性，但增加了 TNF-α 诱导的细胞凋亡的敏感性。Rudolph 等[11]认为 IKBKG 是 IKK 复合物至关重要的非催化组成成分。

Makris 等[12]证实，雌性杂合 IKBKG 蛋白功能缺失小鼠会患一种特殊的皮肤病。尽管杂合 *Ikbkg* 功能缺失雌性小鼠最终能够痊愈，但雄性纯合小鼠则在胚胎期死亡。该疾病的病征与遗传模式与 IP2 疾病非常类似。而对 IP2 患者组织和细胞进行检测后发现，患者的 *IKBKG* 基因表达量明显降低但 IKK 催化亚基表达正常。因此研究者认为正是由于 *IKBKG* 基因缺陷导致了炎症反应，从而最终使得该缺陷型细胞死亡。

(4) 目前基因突变概述

目前人类基因突变数据库收录了 *IKBKG* 基因突变 84 个，错义 / 无义突变 40 个，剪接突变 6 个，小的缺失 20 个，小的插入 15 个，大片段缺失 2 个，大的插入 1 个，突变分布在基因整个编码区，无突变热点。

（史伟雄　郭瑞东）

参考文献

[1] Roberts JL, Morrow B, Vega-Rich C, et al. Incontinentia pigmenti in a newborn male infant with DNA confirmation. Am J Med Genet, 1998, 75: 159-163

[2] Devriendt K, Matthijs G, Fryns JP, et al. Second trimester miscarriage of a male fetus with incontinentia pigmenti. Am J Med Genet, 1998, 80: 298, 299

[3] Spallone A. Incontinentia pigmenti (Bloch-Sulzberger syndrome): seven case reports from one family. Brit J Ophthal, 1987, 71: 629-634

[4] O'Doherty M, McCreery K, Green AJ, et al. Incontinentia pigmenti-ophthalmological observation of a series of cases and review of the literature. Brit J Ophthal, 2011, 95: 11-16

[5] Landy SJ, Donnai D. Incontinentia pigmenti (Bloch-Sulzberger syndrome). J Med Genet, 1993, 30: 53-59

[6] Pfau A, Landthaler M. Recurrent inflammation in incontinentia pigmenti of a seven-year-old child. Dermatology, 1995, 191: 161-163

[7] Garrod AE. Peculiar pigmentation of the skin in an infant. Trans Clin Soc London, 1906, 39: 216

[8] Parrish JE, Scheuerle AE, Lewis RA, et al. Selection against mutant alleles in blood leukocytes is a consistent feature in incontinentia pigmenti type 2. Hum Molec Genet, 1996, 5: 1777-1783

[9] Smahi A, Courtois G, Vabres P, et al. Genomic rearrangement in NEMO impairs NF-kappaB activation and is a cause of incontinentia pigmenti. The International Incontinentia Pigmenti (IP) Consortium. Nature, 2000, 405: 466-472

[10] Fusco F, Bardaro T, Fimiani G, et al. Molecular analysis of the genetic defect in a large cohort of IP patients and identification of novel NEMO mutations interfering with NF-kappaB activation. Hum Mol Genet, 2004, 13: 1763-1773

[11] Rudolph D, Yeh WC, Wakeham A, et al. Severe liver degeneration and lack of NF-kappaB activation in NEMO/

IKKgamma-deficient mice. Genes Dev, 2000, 14: 854-862

[12] Makris C, Godfrey VL, Krahn-Senftleben G, et al. Female mice heterozygous for IKK gamma/NEMO deficiencies develop a dermatopathy similar to the human X-linked disorder incontinentia pigmenti. Mol Cell, 2000, 5: 969-979

692 先天性无痛症
(indifference to pain, congenital, CIP; OMIM 243000)

一、临床诊断

(1) 概述

先天性无痛症 (CIP) 是一种罕见的常染色体隐性遗传的疾病，主要表现为对有害刺激出现痛觉缺失，患者可以感觉到刺激，但是不能感觉到疼痛，大多数患者有嗅觉，其他感觉形式没有影响，也缺乏明显的自主神经症状，腓肠神经活检和神经传导速度正常。致病基因是 *SCN9A* 基因[11]，编码电压门控钠离子通道 α 亚单位蛋白家族中的第 IX 型。主要在周围神经系统的感觉神经和交感神经中表达。

(2) 临床表现

患者表现为先天性痛觉缺失[2]，其他感觉是正常的，多在婴幼儿期发现患者对疼痛刺激没有反应而无法做出正常的反射动作，经常跌伤造成骨折脱位、变形，甚至缺血性坏死等，若反复出现会导致感染、伤口不愈合。有些患者出现不明原因发热、少汗或无汗，可以合并智力减退等表现。最常见的是骨关节半脱位、滑膜肥大、软骨退行性变等 Chroact 关节病表现。骨折发生于踝关节、膝、髋等下肢持重关节，常因肢体畸形才引起注意。

(3) 病理表现

尸检发现患者背侧神经节缺乏小神经元[3]，后根缺乏小纤维，三叉神经脊髓束缩小和缺乏小纤维束，表明负责痛觉和温度觉的传入纤维完全缺乏。大腿皮神经活检提示有髓感觉纤维丧失，没有发生退变和反应性变化的证据。

(4) 辅助检查

X 线片可以显示骨折、关节畸形及骨髓炎征象（图 692-1)[4]。

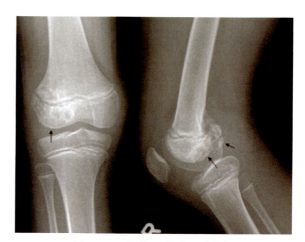

图 692-1 股骨 X 线片显示骨折
[J Radiol Case Rep, 2014, 8(8):16-230]

(5) 受累部位病变汇总（表 692-1)

表 692-1 受累部位及表现

受累部位	主要表现
周围神经	痛觉缺失，少汗等
骨骼	骨折，关节脱位，畸形，伤口不愈合

二、基因诊断

(1) 概述

SCN9A 基因，即编码电压门控钠离子通道蛋白的基因，位于 2 号染色体长臂 2 区 4 带 3 亚带 (2q24.3)，基因组坐标为 (GRCh37):2:167051695-167232497，基因全长 180 803bp，包含 27 个外显子，编码 1977 个氨基酸。

(2) 基因对应蛋白结构及功能

SCN9A 基因编码电压门控钠离子通道蛋白，该蛋白通道由 α 亚基组成，可能和 1 个或多个 β 亚基相结合。α 亚基由 4 个同源结构域组成，每个结构

域包括 6 个跨膜区。第 4 个跨膜环 (S4) 发挥电压感应的功能，可被膜电位的改变而激活。S4 区还可能与通道门控相关。该蛋白负责可兴奋细胞中动作电位的产生和扩展，包括神经细胞、肌肉细胞和神经内分泌细胞。该基因在非可兴奋细胞中低水平表达，但其生理功能不明。

(3) 基因突变致病机制

Goldberg 等 [5] 对来自 7 个不同国家的 9 位 CIP 患者的 DNA 进行了研究。作者通过纯合子定位法和单体型关联分析方法，将 CIP 的致病位点缩小在 2 号染色体长臂 2 区 4 带至短臂 3 区 1 带之间 (2q24—p31)，该区域已知含有电压门控钠离子通道基因群。从这些优先候选钠离子通道中，作者在编码钠离子通道蛋白 Nav1.7 的 SCN9A 基因上确定了 10 个突变位点。这些突变位点在该家系中与疾病表型共分离，并且其中 9 个突变导致了 Nav1.7 通道蛋白的截断和功能丧失。这些基因数据证明了 Nav1.7 对人类疼痛的调解的重要性，并且在多个不同的 CIP 患者群体中发现 SCN9A 基因的突变。

Weiss 等 [6] 培养了条件性 Nav1.7 缺陷型小鼠，这些小鼠的嗅觉神经元的 Nav1.7 蛋白被敲除。在 Nav1.7 蛋白缺失的情况下，这些神经元仍然产生气味诱发的动作电位，但是未能在嗅觉系统的第一个突触的轴突末梢发起突触信号。这些变异小鼠不再拥有气味指导的行为，如气味识别和逃避的天性、短期的气味学习，以及母性的关爱行为等。

(4) 目前基因突变概述

目前人类基因突变数据库收录了 SCN9A 基因突变 64 个，其中错义 / 无义突变 54 个，小的缺失 9 个，小的插入 1 个。

（陈　彬　史旭莲）

参考文献

[1] 孙贺东，资晓宏 . SCN9A 基因研究进展 . 国际遗传学杂志，2009, 32(1): 27-31

[2] 王定深，刘德鑫 . 关于先天性无痛症 . 福建医药杂志，1994, 16(3): 56, 57

[3] Swanson AG, Buchan GC, Aloord Ec Jr. Anatomic changes in congenital insensitivity to pain.Absence of small primary sensory neurons in ganglia, roots, and lissauer's tract. Arch Neurol, 1965, 12(1): 12-18

[4] Golshani AE, Kamclar AA, Spence SC, et al.Congenital indifference to pain: an illustrated case report and literature review. J Radiol Case Rep, 2014, 8(8): 16-23

[5] Goldberg YP, MacFarlane J, MacDonald ML, et al. Loss-of-function mutations in the Nav1.7 gene underlie congenital indifference to pain in multiple human populations. Clin Genet, 2007, 71: 311-319

[6] Weiss J, Pyrski M, Jacobi E, et al. Loss-of-function mutations in sodium channel Nav1.7 cause anosmia. Nature, 2011, 472: 186-190

693　婴儿小脑、视网膜变性病
(infantile cerebellar-retinal degeneration, ICRD; OMIM 614559)

一、临床诊断

(1) 概述

婴儿小脑、视网膜变性病 (ICRD) 是一种呈常染色体隐性遗传的神经系统严重退行性疾病，病因未明，有家族遗传倾向，因 22 号染色体上的 ACO2 编码基因发生纯合子突变致病 [1]。

(2) 临床表现

至今已报道 8 名 ICRD 患者，分别来自 2 个家庭。发病年龄为 2~6 个月，现存最年长患者为 18 岁，目前处于植物状态。主要临床表现为躯干皮肤张力减退、头摆动、手足徐动、癫痫发作，部分患者出现眼科疾患，包括斜视、眼球震颤、眼球运动异常、视神经萎缩和视网膜变性。患者皮肤萎缩、低级反射消失、精神运动发育迟缓，只有少数患者能翻滚、坐、识别家人。2 名患者进行性听力丧失，脑电图显示广泛或局限性棘慢波 [1]。

(3) 辅助检查

ICRD 患者胎儿期和出生后 6 个月脑部 MRI 检查通常正常，此后病情进展，脑部 MRI 扫描可显示大脑半球和小脑蚓部进行性萎缩，逐渐可发展为对称性皮质萎缩，额叶、颞叶连同胼胝体显著变薄。出生后第二年脑白质异常，在 T_2 和 Flair 像显示脑室周围白质高信号 (图 693-1)。

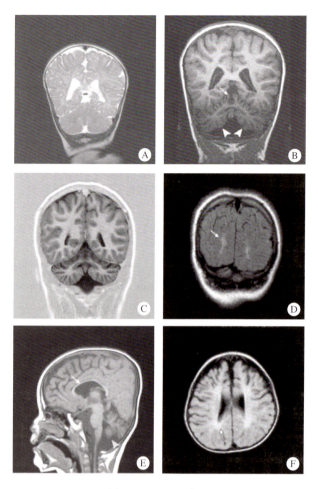

图 693-1　MRI 表现

A. T_2 加权示出生 3 个月小脑正常和轻微皮质萎缩；B. T_1 加权示同一个体 4 年后的 T_1 加权冠状切面显示小脑半球和蚓部（箭头）的严重萎缩；C. T_1 加权示轻度皮质萎缩，脑沟较前明显；D. Flair 像证实白质异常信号；E. T_1 加权是中度皮质萎缩，胼胝体变薄、小脑萎缩（箭头）；F. Flair 像示重度皮质萎缩、胼胝体较前更薄、小脑萎缩较前进展（箭头），脑室周围白质同髓鞘形成障碍相符（Elsevier Science，2012，90:518-523）

(4) 病理表现

目前尚未见报道。

(5) 受累部位病变汇总（表 693-1）

表 693-1　受累部位及表现

受累部位	主要表现
脑	小头、严重精神运动发育迟缓、共济失调、癫痫、手足徐动、肌张力减退、进行性皮质萎缩、小脑萎缩、白质异常
耳	听力损伤、感觉神经异常
肌肉	谷氨酸氧化减少（约为正常值的 63%）、肌肉萎缩
眼	视网膜营养性萎缩、视神经萎缩、斜视、反常运动、眼球震颤

二、基因诊断

(1) 概述

ACO2 基因，即编码线粒体顺乌头酸酶蛋白 2 的基因，位于 22 号染色体长臂 1 区 3 带 2 亚带 (22q12.2)，基因组坐标为 (GRCh37):22:41865099-41924993，基因全长 59 895bp，包括 18 个外显子，编码 780 个氨基酸。

(2) 基因对应蛋白结构及功能

ACO2 基因编码线粒体顺乌头酸酶蛋白 2，该蛋白属于顺乌头酸酶 /IPM 异构酶家族。顺乌头酸酶是一个 4 结构域蛋白，在第 3 结构域内含有铁硫簇 ($[4Fe—4S]^{2+}$)，它是由 4 个铁原子，4 个无机硫原子及 4 个半胱氨酸硫原子形成的铁硫中心，参与底物的去水和加水反应。该酶是含铁的非铁卟啉蛋白。ACO2 蛋白催化三羧酸循环的第 2 步及第 3 步，ACO2 蛋白催化枸橼酸脱水，然后再加水，从而改变分子内 OH^- 和 H^+ 的位置，生成异枸橼酸。

(3) 基因突变致病机制

从来自两个不相关联的患有 ICRD 疾病的家族的 3 个患者身上，Metodiev 等在 ACO2 基因上发现了纯合突变或复合杂合突变[2]。这些在之前全外显子测序中发现的突变，集中在两个家族的患病成员身上。所有含有突变的蛋白都不能完全地补偿 37℃ 下 aco1 缺失的酵母菌株的呼吸生长缺陷。

本病尚无相应的分子研究，致病机制未明。

(4) 目前基因突变概述

目前 NCBI ClinVar 数据库收录了 ACO2 基因突变 16 个，其中，错义 / 无义突变 12 个，内含子区域 3 个，小的插入 1 个。

（于　洋　邓庆媛　邢欣来）

参考文献

[1] Spiegel R, Pines O, Ta-Shma A, et al. Infantile cerebellar-retinal degeneration associated with a mutation in mitochondrial aconitase, ACO2. Elsevier Science, 2012, 90:518-523

[2] Metodiev MD, Gerber S, Hubert L, et al. Mutations in the tricarboxylic acid cycle enzyme, aconitase 2, cause either isolated or syndromic optic neuropathy with encephalopathy and cerebellar atrophy. J Med Genet, 2014, 51: 834-838

694　婴儿唾液酸贮积病
(infantile sialic acid storage disease, ISSD; OMIM 269920)

一、临床诊断

(1) 概述

婴儿唾液酸贮积病 (ISSD) 系 *SLC17A5* 基因突变所致常染色体隐性遗传性神经系统变性性疾病。由于溶酶体唾液酸跨膜转运障碍，导致溶酶体内大量唾液酸堆积[1]。本病主要表现为肌张力减退、小脑性共济失调、精神发育迟滞。其他表现包括内脏巨大、粗糙面容、角膜混浊。

(2) 临床表现

婴儿唾液酸贮积病可表现为面容粗糙、肝脾大、肾病综合征、精神运动发育迟滞、皮肤苍白[2-4]（图 694-1）。出生时出现腹股沟疝、腹水。5 月龄出现发育异常，并进行性加重。3 岁龄出现球结膜毛细血管动脉瘤样扩张。其他表现包括多发性骨发育不良[5]。患儿通常在婴幼儿期死亡。

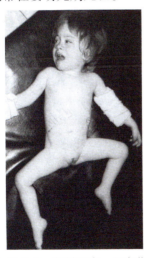

图 694-1　2 岁患儿：粗糙面容，肌肉萎缩，肝脾大
(Europ J Pediat, 1982, 139: 142-147)

(3) 影像学表现

头颅 MRI 检查表现为进行性小脑萎缩。尿液（升高 20 倍）、血清、小脑组织中游离唾液酸显著升高[6-9]。活检组织中游离唾液酸也显著升高 (39.8nmol/mg 蛋白，正常含量 1~2nmol/mg 蛋白)。结合型唾液酸水平处于正常高限。免疫组化研究发现细胞间存在游离唾液酸堆积，而细胞器内未发现游离唾液酸堆积。

(4) 病理表现

电镜下可见溶酶体增大（图 694-2）。聚多糖样物质大量堆积。病理检查发现，很多空泡样组织形成蜂窝状结构[10]。

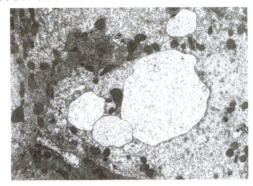

图 694-2　肝活检
肝细胞内出现溶酶体体积增大，内含纤维 – 颗粒样物质、囊泡、外围中性脂滴样物质（×4900）(Europ J Pediat, 1982, 139: 142-147)

(5) 受累部位病变汇总（表 694-1）

表 694-1　受累部位及表现

受累部位	主要表现
神经系统	肌张力减退，小脑性共济失调，精神发育迟滞
消化系统	肝脾大，腹股沟疝，腹水
泌尿系统	肾病综合征
五官	角膜混浊，球结膜毛细血管动脉瘤样扩张
骨骼系统	多发性骨发育不良
其他	粗糙面容，皮肤苍白

二、基因诊断

(1) 概述

SLC17A5 基因，即编码唾液酸转运蛋白的基因，位于 6 号染色体长臂 1 区 3 带 (6q13)，基因组坐标为 (GRCh37): 74303102-74363878，基因全长 60 777bp，包含 11 个外显子，编码 495 个氨基酸。

(2) 基因对应蛋白结构及功能

SLC17A5 基因编码的膜转运蛋白，属于溶解载体 17 家族 5 号成员。SLC17A5 蛋白与阴阳离子转运载体 (ACS) 家族的转运蛋白同源，SLC17A5 蛋

白在第 4 个横跨膜结构域中包含一个典型的基序。SLC17A5 蛋白负责从细胞膜表面脂类和溶酶体中的蛋白上切割下的游离唾液酸的转运。这个基因的突变导致唾液酸贮积病，包括婴儿型的唾液酸贮积症和成人的 Salla 疾病。

(3) 基因突变致病机制

Kleta 等[11] 从临床、生化及分子生物学角度，详细研究了 2 位患有游离溶酶体唾液酸贮积病患者的病情。其中一位患有严度的具有典型临床特征的 ISSD，其成纤维细胞内游离唾液酸的含量是正常值的 86 倍，其中 62% 唾液酸被贮存在溶酶体内。该患者的 SLC17A5 基因的 9 号外显子上携带有 1 个 148bp 的删除突变，6 号外显子上具有 1 个 15bp 的删除突变。另外一名患者，表现为"中度"唾液酸贮积病，其分离培养的成纤维细胞中游离唾液酸含量是正常值的 9 倍，且 87% 储存于溶酶体中。她的 SLC17A5 基因携带有复合杂合突变，其一为芬兰 Salla 病中常见的 p.R39C 突变，另外一个为上述 6 号外显子中 15bp 的删除突变。

Miyaji 等[12] 的研究表明 SLC17A5 基因在大脑中发挥囊泡天冬氨酸转运的功能。唾液酸转运蛋白被发现存在于大鼠松果体内的海马突触小泡和类突触微泡中。干扰唾液酸转运蛋白表达将会降低松果腺细胞对天冬氨酸及谷氨酸的胞吐作用。不仅如此，含有纯化唾液酸转运蛋白的脂蛋白体可以主动富集天冬氨酸及谷氨酸。Slc17a5 基因突变的小鼠中 (p.R39C)，研究者发现能量依耐性天冬氨酸和谷氨酸的摄取完全失活，但是与野生型相比，保留了唾液酸氢离子 34% 的转运活性。这些结果证明唾液酸转运蛋白具有两种生理功能，其一为神经信号传递过程中的囊泡转运载体，其二为溶酶体转运载体。患有唾液酸贮积病的患者很可能缺乏依赖天冬氨酸能 (及关联的谷氨酸能) 的神经传递，而这正好解释了为何唾液酸贮积病会导致严重的神经系统缺陷。

(4) 目前基因突变概述

目前人类基因突变数据库收录了 SLC17A5 基因突变 31 个，错义 / 无义突变 14 个，剪接突变 4 个，小的缺失 7 个，大片段缺失 5 个，大的插入 1 个，突变分布在基因整个编码区，无突变热点。

（史伟雄 郭瑞东）

参考文献

[1] Mancini GMS, Beerens CEMT, Aula PP, et al. Sialic acid storage diseases: a multiple lysosomal transport defect for acidic monosaccharides. J Clin Invest, 1991, 87: 1329-1335

[2] Tondeur M, Libert J, Vamos E, et al. Infantile form of sialic acid storage disorder: clinical, ultrastructural, and biochemical studies in two siblings. Europ J Pediat, 1982, 139: 142-147

[3] Thomas GH, Scocca J, Libert J, et al. Alterations in cultured fibroblasts of sibs with an infantile form of a free (unbound) sialic acid storage disorder. Pediat Res, 1983, 17: 307-312

[4] Lemyre E, Russo P, Melancon SB, et al. Clinical spectrum of infantile free sialic acid storage disease. Am J Med Genet, 1999, 82: 385-391

[5] Baumkotter J, Cantz M, Mendla K, et al. N-acetylneuraminic acid storage disease. Hum Genet, 1985, 71: 155-159

[6] Berra B, Gornati R, Rapelli S, et al. Infantile sialic acid storage disease: biochemical studies. Am J Med Genet, 1995, 58: 24-31

[7] Stevenson RE, Taylor HA, Schroer RJ. Sialuria-clinical and laboratory features of a severe infantile form. Proc Greenwood Genet, 1982, 1: 73-78

[8] Hancock LW, Thaler MM, Horwitz AL, et al. Generalized N-acetylneuraminic acid storage disease: quantitation and identification of the monosaccharide accumulating in brain and other tissues. J Neurochem, 1982, 38: 803-809

[9] Verheijen FW, Verbeek E, Aula N, et al. A new gene, encoding an anion transporter, is mutated in sialic acid storage diseases. Nature Genet, 1999, 23: 462-465

[10] Lefebvre G, Wehbe G, Heron D, et al. Recurrent nonimmune hydrops fetalis: a rare presentation of sialic acid storage disease. Genet Counsel, 1999, 10: 277-284

[11] Kleta R, Aughton DJ, Rivkin MJ, et al. Biochemical and molecular analyses of infantile free sialic acid storage disease in North American children. Am J Med Genet A, 2003, 120A: 28-33

[12] Hiasa M, Miyaji T, Haruna Y, et al. Identification of a mammalian vesicular polyamine transporter. Sci Rep, 2014, 4: 6836

695　反复发作的感染性脑病、肝功能异常及心血管畸形综合征
(infections, recurrent, with encephalophathy, hepatic dysfunction, and cardiovascular malformations; OMIM 613759)

一、临床诊断

(1) 概述
反复发作的感染性脑病、肝功能异常及心血管畸形综合征是由 *FADD* 基因突变所致。

(2) 临床表现
本病主要表现为反复发热、脑病、中度肝功能异常 (转氨酶中度升高而无胆汁淤积)、功能性脾功能减退、代谢性脑病、全面性药物难治性癫痫发作、先天性心血管畸形[1]。每次发作持续数天，有

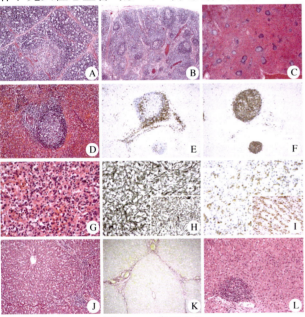

图 695-1　病理改变

A. 正常胸腺结构，皮质易染体巨噬细胞增多 (HE 染色，×100)；B. 正常的淋巴结反应，淋巴滤泡增加 (HE 染色，×40)；C. 脾脏增大，红髓增加，白髓减少 (HE 染色，×20)；D. 白髓结节内反应性生发中心的囊泡，但是淋巴鞘边缘带无相应的增生反应 (HE 染色，×200)；E. CD3 免疫组化染色：白髓结节内 CD3 阳性 T 淋巴细胞分布正常 (Ventana Benchmark XT 免疫染色，单克隆抗体 LN10，×100)；F. CD20 免疫组化染色：白髓结节内 CD20 阳性 B 淋巴细胞分布正常 (Ventana Benchmark XT 免疫染色，单克隆抗体 L26，×100)；G. 红髓增生、结构紊乱，中心性细胞增多 (HE 染色，×400)；H. 脾脏红髓网状蛋白结构紊乱 (Gordon 和 Sweet 网状蛋白染色，×400)；I. CD68 免疫组化染色：脾脏红髓内巨噬细胞散在分布，右下图示脾脏内正常规律分布的巨噬细胞 (Ventana Benchmark XT 免疫染色，单克隆抗体 PG-M1，×400)；J. 肝脏汇管区扩大，中度慢性炎性细胞浸润 (HE 染色，×100)；K. 肝脏 Sirius red 染色：胶原沉积 (红色)(Sirius red 和 Fast green 染色，×100)；L. 汇管区轻度扩大，慢性炎性细胞浸润，但没有纤维化 (HE 染色，×200)(A~K 为 14 月龄患儿的组织改变；L 为 22 月龄患儿肝脏)(Am J Hum Genet, 2010, 87: 873-881)

时需要进监护室治疗。有时可能是病毒感染诱发，如水痘 – 带状疱疹病毒、风疹减毒疫苗接种、副流感病毒及 EB 病毒，患儿可出现肺炎、麻疹。心血管畸形包括肺动脉闭锁、室间隔缺损、上腔静脉自左侧汇入左房。患儿通常在婴幼儿期死亡。

(3) 影像学表现
头颅影像学检查提示脑萎缩，部分患者可以逆转。

(4) 病理表现 (图 695-1)
(5) 受累部位病变汇总 (表 695-1)

表 695-1　受累部位及表现

受累部位	主要表现
神经系统	癫痫、颅内感染
消化系统	肝功能异常、脾功能减退
循环系统	先天性心血管畸形，如肺动脉闭锁、室间隔缺损、上腔静脉自左侧汇入左心房
呼吸系统	肺炎
其他	麻疹

二、基因诊断

(1) 概述
FADD 基因，即编码脂肪酸合酶相关蛋白的基因，位于 11 号染色体长臂 1 区 3 带 3 亚带 (11q13.3)，基因组坐标为 (GRCh37):11:70049269-70053508，基因全长 4240bp，包含 2 个外显子，编码 208 个氨基酸。

(2) 基因对应蛋白结构及功能
FADD 基因编码的蛋白是一种与多种细胞表面受体相互作用且可以介导细胞凋亡信号的衔接分子。通过其 C 端的死亡结构域，该蛋白可以被招募到 TNFRSF6/fas、肿瘤坏死因子、tnfrsf25、TNFSF10/TRAIL 等受体，从而参与由这些受体启动的死亡信号通路。该蛋白与受体的相互作用表明这种蛋白的 N 末端效应结构域可以募集 caspase-8，从而激活半胱氨酸蛋白酶级联反应。

(3) 基因突变致病机制

在一个大的血统巴基斯坦家系中，有两个姐妹和她们的表亲都患有脑病、肝功能障碍和心血管畸形的复发性感染。Bolze 等在患者的 *FADD* 基因的 2 号外显子中发现了 1 个纯合的 c.315T>G 颠换突变，导致该蛋白的 105 位残基由半胱氨酸突变为色氨酸 (p.C105W)，该突变发生在 FADD 死亡结构域 (DD) 与 Fas 相互作用的 α- 螺旋 -1 高度保守区。该突变仅发现于该家族，在其他 282 个巴基斯坦人中并没有发现该突变。对患者 EBV-B 细胞分析发现，*FADD* 基因的 mRNA 含量与正常人相当，但是在成纤维细胞中，患者 FADD 蛋白含量仅为正常的 16%~21%，携带有杂合突变的亲属为正常值的 62%。差示扫描量热法显示，该突变体蛋白的折叠稳定性比正常蛋白低 10℃，而凝胶共纯化实验显示突变型蛋白与 Fas 蛋白的结合的能力要低于野生型 FADD，表明患者细胞中初级 Fas-FADD 复合物稳定性较差。Bolze 等认为 p.C105W 突变能够极大程度上降低 FADD 蛋白结构稳定性，同时损害 FADD 与 Fas 蛋白结合能力。随后在患者细胞中使用 Fas 蛋白诱导凋亡的实验结果确证了 p.C105W 突变会对体内和体外的凋亡过程造成不利影响[1]。

Fas 相关死亡结构域蛋白 (FADD)/MORT1 是一个 23kDa 细胞质蛋白，它包含一个 C 末端死亡结构域，该结构可以与 Fas 跨膜受体的细胞内死亡结构域相互作用。与 Fas 蛋白偶联调控着多种细胞的凋亡过程，如外周血 T 淋巴细胞，这一通路在成熟淋巴细胞内稳态平衡方面起着重要的作用。Kim 等[2]报道了人 *FADD* 基因的特征，其跨度约 3.6kb，包含两个外显子 (286bp 和 341bp)，间隔 2kb 的内含子。*FADD* 基因定位于染色体 11q13.3，由两种独立的技术手段确定了其染色体位置 (体细胞杂交比对库 PCR 筛选技术及原位荧光杂交技术)。此外通过原位荧光杂交技术，研究者发现在 MDA-MB-134-Ⅵ 乳腺癌细胞系中，*FADD* 基因连同染色体 11q13.3 区域出现了拷贝数增加，提示过表达 *FADD* 有可能导致肿瘤的侵袭性增强并增加预后不良的可能性。其已知在细胞凋亡过程中的作用使 *FADD* 成为自身免疫性淋巴增生综合征可能的易感基因[2]。

(4) 目前基因突变概述

目前人类基因突变数据库报道了 *FADD* 基因突变 1 个，为错义 / 无义突变。突变分布在基因整个编码区，无突变热点。

（史伟雄　郭瑞东）

参考文献

[1] Bolze A, Byun M, McDonald D, et al. Whole-exome-sequencing-based discovery of human FADD deficiency. Am J Hum Genet, 2010, 87: 873-881

[2] Kim P, Dutra AS, Chandrasekharappa SC, et al. Genomic structure and mapping of human FADD, an intracellular mediator of lymphocyte apoptosis. The Journal of Immunology, 1996, 157, 5461-5466

696　先天性无痛无汗症
(insensitivity to pain, congenital, with anhidrosis, CIPA; OMIM 106100)

一、临床诊断

(1) 概述

先天性无痛无汗症 (CIPA) 又称遗传性感觉和自主神经障碍 (HSAN) Ⅳ型，患者遗传性感觉自主神经功能障碍，周身痛觉丧失、无汗，因酪氨酸受体激酶 1(*NTRK1*) 基因突变而致病。CIPA 患者痛觉丧失，常有自残、自伤行为。患者汗腺发育不良、体温调节功能丧失，反复出现发热。常伴有智力发育迟缓。

(2) 临床表现

CIPA 是一种罕见的先天性疾病。据文献记载，发病率是几百万分之一，全球仅有数十例患者[1]。临床表现如下。

1) 痛觉部分或完全丧失：为全身性，80% 的患者痛觉完全丧失，温度觉减低或消失，易发生烫伤。触觉正常。

2) 无汗：全身无汗，皮肤干燥，手背及指 (趾) 端有细小皲裂，冬季为重。极少数患者在夏季仅鼻部两侧或后背部有汗。

3) 发热：由于排汗障碍，患者出生后即反复高热，热型为弛张热或不规则热，体温易受环境温度的影响[2]。

4) 智力迟缓：精神运动发育迟滞，部分患儿视神经萎缩，双眼失明。

5) 多发性骨折：因缺乏对疼痛的防御反应，易发生骨折。

6) 关节囊松弛：全身关节囊松弛，各关节活动度超过正常范围，常发生关节脱位，表浅关节囊肿胀等。

7) 感染：患者存在自残行为，因经常咬伤手指、舌、唇等，易引发感染，免疫功能低下者更易发生。

8) 其他：关节脱位、肢端溶解、骨关节感染等[3]。

患者多于幼儿期发病，成年后痛觉是否恢复尚无明确定论。

(3) 辅助检查

1) 常规检查：痛觉、温度觉试验及碘淀粉法发汗定性试验。

2) 特异性检查：酪氨酸受体激酶 1(*NTRK1*) 变异性检测。

(4) 病理表现

皮肤活检显示皮肤组织结构及汗腺形态正常或萎缩，周围神经无髓鞘及细小有髓鞘纤维丢失等。

(5) 受累部位病变汇总（表 696-1）

表 696-1　受累部位及表现

受累部位	主要表现
骨骼	骨折
关节	关节畸形、脱位、肿胀，关节囊松弛
眼	视神经萎缩，视物不能

二、基因诊断

(1) 概述

NTRK1 基因，即编码高亲和力神经生长因子受体蛋白（也称 TRKA 蛋白）的基因，位于 1 号染色体长臂 2 区 1 带到 2 带之间 (1q21—q22)，基因组坐标为 (GRCh37):1:156785542-156851642，基因全长 66 101bp，包括 16 个外显子，编码 790 个氨基酸。

(2) 基因对应蛋白质结构及功能

NTRK1 基因编码高亲和力神经生长因子受体蛋白，该蛋白定位在细胞的表面，包含 790 或 796 个氨基酸残基和单个跨膜区，胞外区包含 2 个免疫球蛋白样结构域。胞内近膜区包含一个酪氨酸激酶结

构域和一个短的 C 末端。TRKA 蛋白中的酪氨酸激酶是一个膜结合受体，该激酶可以导致细胞分化，在特定的感觉神经元亚型中起作用。*NTRK1* 基因上发生的突变与疼痛、无汗、自残行为、精神发育迟滞和癌症的先天性感觉障碍相关联。

(3) 基因突变致病机制

在 7 个患有 CIPA 疾病的家族中，Mardy 等[4]发现了 *NTRK1* 基因上的 11 个新突变: 6 个错义突变，2 个移码突变，1 个无义突变和 2 个剪接位点突变。这些突变分布在细胞外区域，包括神经生长因子结合域和细胞内信号转导域。

Miura 等[5]研究了来自 23 个不相关联的日本 CIPA 家族的 46 个 *NTRK1* 基因，其中有 3 个家族被报道过，发现了 11 个新的突变。其中 4 个为错义突变，发生在 TRA 家族中的保守区域。另外有 3 个移码突变和 3 个无义突变，还有 1 个位于内含子分歧位点，在体外引起异常剪接突变。

Smeyne 等[6]发现小鼠缺失 *NTRK1* 基因会出现明显的 CIPA，包括对痛觉刺激应答缺失，不过无汗症状并不明显。Indo 等[7]对 3 个有血缘关系的 CIPA 患者的研究发现，他们的 *NTRK1* 基因的的酪氨酸激酶结构域有 1 个基因删除，1 个剪接位点的畸变和 1 个错义突变。他们的发现显示了神经生长因子及受体系统 (NGF-TRKA system) 在人类痛觉神经系统的发育和功能中及通过出汗调节体温的重要作用。

(4) 目前基因突变概述

目前人类基因突变数据库收录了 *NTRK1* 基因突变 76 个，其中，错义／无义突变 43 个，剪接突变 11 个，小的缺失 12 个，小的插入 10 个。

（于　洋　邓庆媛　邢欣来）

参考文献

[1] Kilic SS, Ozturk R, Sarisozen B, et al. Humoral immunodeficiency in congenital insensitivity to pain with anhidrosis. Neurogenetics, 2009, 10: 161-165

[2] Rapp M, Spiegler J, Hartel C, et al. Severe complications in wound healing and fracture treatment in two brothers with congenital insensitivity to pain with anhidrosis. J Pediatr Orthop B, 2013, 22: 76-80

[3] Li WQ, Guo YM, Wang QC, et al. Congenital insensitivity to pain with anhidrosis combined with habituation hip joint dislocation: a case report. Zhongguo Gu Shang, 2010, 23: 388, 389

[4] Mardy S, Miura Y, Endo F, et al. Congenital insensitivity to pain with anhidrosis: novel mutations in the TRKA (NTRK1) gene encoding a high-affinity receptor for nerve growth factor. Am J Hum Genet, 1999, 64: 1570-1579

[5] Miura Y, Mardy S, Awaya Y, et al. Mutation and polymorphism analysis of the TRKA (NTRK1) gene encoding a high-affinity receptor for nerve growth factor in congenital insensitivity to pain with anhidrosis (CIPA)

families. Hum Genet, 2000, 106: 116-124

[6] Smeyne RJ, Klein R, Schnapp A, et al. Severe sensory and sympathetic neuropathies in mice carrying a disrupted Trk/NGF receptor gene. Nature, 1994, 368: 246-249

[7] Indo Y, Tsuruta M, Hayashida Y, et al. Mutations in the TRKA/NGF receptor gene in patients with congenital insensitivity to pain with anhidrosis. Nat Genet, 1996, 13: 485-488

697 胰岛素样生长因子 1 缺乏症
(insulin-like growth factor 1 deficiency, IGF 1 deficiency; OMIM 608747)

一、临床诊断

(1) 概述

1996 年 Woods 等报道了 1 例神经性耳聋伴智力低下的 15 岁患儿，其胎儿期、婴儿期及儿童期均出现明显的发育迟缓，患者血清生长激素水平升高，胰岛素样生长因子 (IGF) 水平降低，对生长激素治疗无反应[1]。原发性 IGF1 缺乏的可能原因是 *IGF1* 基因缺失[2]，而继发性 IGF1 缺乏的原因可能包括生长激素及其受体异常或 IGF1 受体异常[3]。IGF1 染色体基因 12 号染色体长臂 2 区 3 带位点突变也是该病的主要发病机制。

(2) 临床表现

1) 发育迟缓：主要表现为发育状况差，身材矮小、反应迟钝、缓慢无力、嗜睡、表情淡漠、行动笨拙、肌肉松弛无力。随着年龄增长，智力低下更明显。可有面部发育异常，如小颌畸形 (图 697-1)。

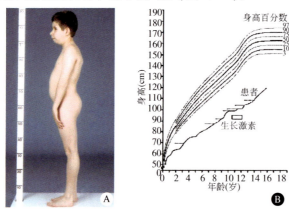

图 697-1 临床表现
A. 显示小颌畸形；B. 成长图显示婴儿和儿童期生长不良，且对生长激素治疗无反应 (11~12.7 岁)，虚线表示延迟的骨龄程度
(New Eng J Med, 1996, 335:1363-1367)

2) 体重减轻：患者常伴有体重下降。
(3) 辅助检查
血清 IGF1 及生长激素的水平明显升高。
(4) 病理表现
暂无报道。
(5) 受累部位病变汇总 (表 697-1)

表 697-1 受累部位及表现

受累部位	主要表现
神经系统	智力低下，反应迟钝
面部	发育异常，小颌畸形

二、基因诊断

(1) 概述

IGF1 基因，即编码胰岛素样生长因子 1 蛋白的基因，位于 12 号染色体长臂 2 区 3 带 2 亚带 (12q23.2)，基因组坐标为 (GRCH37):12:102789645-102875563，基因全长 85 919bp，包含 4 个外显子，编码 195 个氨基酸。

(2) 基因对应蛋白结构及功能

IGF1 基因编码胰岛素样生长因子 1 蛋白，是参与生长和发育调控的蛋白家族中的成员。IGF1 蛋白是一个单链多肽，包含 70 个氨基酸和 3 个二硫键。通过蛋白酶的水解作用，IGF1 前体蛋白氨基端的 25 个氨基酸和羧基端的 35 个氨基酸被水解掉，形成成熟的 IGF1 蛋白。IGF1 蛋白在胚胎和出生后的发育过程中都表现出重要的调节作用，它在成骨细胞中能够调节葡萄糖的转运和糖原的合成，增加糖摄取。在神经突触的成熟中也可能起重要作用。

(3) 基因突变致病机制

在一个因患有本病而导致的严重产前和产后生长障碍、神经性耳聋和智力迟钝的患者的 *IGF1* 基因，Woods 等 [11] 发现了 1 个纯合的缺失。Bonapace 等 [4] 在另一个 IGF1 缺失的患者多聚腺苷酸信号序列上也发现了 1 个纯合突变。

为了证明 *IGF1* 基因的完全缺失是胚胎致死性的，Lembo 等 [5] 通过获得纯合的位点特异性 *IGF1* 等位基因突变的小鼠，发现 *IGF1* 基因表达量只有野生型的 30%，而这些小鼠还能够存活到成年。而 Liu 等 [6]、Baker 等 [7]、Powell-Braxton 等 [8] 通过获得纯合型的 *IGF1* 基因敲除小鼠显示了胚胎时期和出生后的生长阻滞。

(4) 目前基因突变概述

目前人类基因突变数据库收录了 *IGF1* 基因突变 8 个，其中，错义 / 无义突变 3 个，剪接突变 1 个，调控区突变 3 个，小的插入 1 个。

（张　彩　邓庆媛　邢欣来）

参考文献

[1] Woods KA, Camacho-Hubner C, Savage MO, et al. Intrauterine growth retardation and postnatal growth failure associated with deletion of the insulin-like growth factor I gene. N Engl J Med, 1996, 335: 1363-1367

[2] Backeljauw P, Bang P, Clayton PE, et al. Diagnosis and management of primary insulin-like growth factor-I deficiency: current perspectives and clinical update. Pediatr Endocrinol Rev, 2010, 7(Suppl 1): 154-171

[3] Walenkamp MJ, Karperien M, Pereira AM, et al. Homozygous and heterozygous expression of a novel insulin-like growth factor-I mutation. J Clin Endocrinol Metab, 2005, 90: 2855-2864

[4] Bonapace G, Concolino D, Formicola S, et al. A novel mutation in a patient with insulin-like growth factor 1 (IGF1) deficiency. J Med Genet, 2003, 40: 913-917

[5] Lembo G, Rockman HA, Hunter JJ, et al. Elevated blood pressure and enhanced myocardial contractility in mice with severe IGF-1 deficiency. J Clin Invest, 1996, 98: 2648-2655

[6] Liu JP, Baker J, Perkins AS, et al. Mice carrying null mutations of the genes encoding insulin-like growth factor I (Igf-1) and type 1 IGF receptor (Igf1r). Cell, 1993, 75: 59-72

[7] Baker J, Liu JP, Robertson EJ, et al. Role of insulin-like growth factors in embryonic and postnatal growth. Cell, 1993, 75: 73-82

[8] Powell-Braxton L, Hollingshead P, Warburton C, et al. IGF-I is required for normal embryonic growth in mice. Genes Dev, 1993, 7: 2609-2617

698　胰岛素样生长因子 1 抵抗
(insulin-like growth factor 1 resistance, IGF 1 resistance; OMIM 270450)

一、临床诊断

(1) 概述

1980 年 Lanes 等报道 1 例生长发育明显迟缓的 10 岁患儿，其身高、体重及头围明显低于同龄儿童，患者血清生长激素水平正常，IGF1 水平明显升高，生长激素刺激可出现 IGF1 分泌增加，但靶器官对 IGF1 敏感性明显降低 [1]。发病机制为编码 IGF1 受体的基因发生突变，导致其编码的 IGF1 受体水平异常，同时患者体内 IGF 结合蛋白水平明显升高，影响 IGF1 与 IGF1 受体的正常结合，继而导致相应的一系列临床症状 [2]。

(2) 临床表现

发病年龄早，多为婴儿期和儿童期发病。主要表现为发育迟缓、发育差、身材矮小、反应迟钝、缓慢无力，部分患者可伴有颧骨发育不全、眼睑畸形、毛发及巩膜异常 [3]。患者还可表现为小头畸形、面部轻度异形、漏斗胸、骨龄延迟、运动和语言功能发育明显延迟 [4]。

(3) 辅助检查

血清 IGF1 及生长激素的水平；IGF1 受体表达水平；IGF 结合蛋白水平。

(4) 病理表现

暂无报道。

(5) 受累部位病变汇总 (表 698-1)

表 698-1　受累部位及表现

受累部位	主要表现
面部	颧骨发育不全，异形
毛发	稀少
头部	小头畸形
眼	眼睑裂

二、基因诊断

(1) 概述

IGF1R 基因，即编码胰岛素样生长因子 1 受体蛋白的基因，位于 15 号染色体长臂 2 区 6 带 3 亚带 (15q26.3)，基因组坐标为 (GRCh37):15:99192272-99507759，基因全长 315 488bp，包含 21 个外显子，编码 1367 个氨基酸。

(2) 基因对应蛋白结构及功能

IGF1R 受体与胰岛素样生长因子以高亲和力结合而发挥作用。IGF1R 受体蛋白由 2 个亚基组成，每一个都包含胞外的 α 亚基和跨膜的 β 亚基及胞内的酪氨酸激酶活性。活化的 IGF1R 在细胞生长和生存中发挥作用。

(3) 基因突变致病机制

大约有 10% 的婴儿宫内生长迟缓，Abuzzahab 等 [4] 认为 IGF1R 基因突变引起 IGF1 的抵抗，可能是某些产前和产后发育不良的病因。在一组原因不详的婴儿宫内生长迟缓和出生后身材矮小的 42 个患者中，他们在一个女孩的 IGF1R 基因的 2 号外显子上找到了 1 个混合杂合的错义突变 (p.R108Q)。另外 1 个等位基因突变导致了 p.K115N 的替换。患者的成纤维细胞的 IGF1 功能与对照相比有所降低。在身材矮小的 50 个儿童患者中，血液中的 IGF1 浓度升高，Abuzzahab 等 [4] 发现了一个男孩带有 p.R59X 的点突变并导致了成纤维细胞中的 IGF1 受体浓度的降低。这个男孩和前面提到的女孩都具有宫内生长迟缓和出生后发育缓慢的特征。

Liu 等 [5] 通过基因打靶技术获得了 IGF1R−/− 小鼠，纯合的 IGF1R−/− 小鼠出生时因为呼吸衰竭而死亡，这些出生的小鼠显示出严重的生长障碍 (比正常要小 45%)。此外，与正常对照相比，IGF1R−/− 小鼠胚胎的器官普遍发育不全，包括肌肉、成骨、中枢神经系统和表皮等的发育迟缓。Holzenberger 等 [6] 研究 IGF1R+/− 杂合型小鼠后发现，与对照相比，杂合型雌鼠比野生型雌鼠寿命要长 33%，而杂合型公鼠寿命延长了 16%。更长寿命的 IGF1R+/− 杂合型小鼠生长不受阻滞，它们的能量代谢、营养吸收、身体活动、生育力和繁殖都不受影响。IGF1R+/− 杂合型小鼠显示了对氧化应激更大的抵抗力。Holzenberger 认为 IGF1R 很可能是哺乳类动物寿命的一个中心调节器。

(4) 目前基因突变概述

目前人类基因突变数据库收录了 IGF1R 基因突变 36 个，其中，错义 / 无义突变 31 个，调控区突变 1 个，小的缺失 1 个，小的插入 3 个。

(张　彩　邓庆媛　邢欣来)

参考文献

[1] Lanes R, Plotnick LP, Spencer EM, et al. Dwarfism associated with normal serum growth hormone and increased bioassayable, receptorassayable, and immunoassayable somatomedin. J Clin Endocrinol Metab, 1980, 50: 485-488

[2] Tollefsen SE, Heath-Monnig E, Cascieri MA, et al. Endogenous insulin-like growth factor (IGF) binding proteins cause IGF-1 resistance in cultured fibroblasts from a patient with short stature. J Clin Invest, 1991, 87: 1241-1250

[3] Momoi T, Yamanaka C, Kobayashi M, et al. Short stature with normal growth hormone and elevated IGF-I. Eur J Pediatr, 1992, 151: 321-325

[4] Abuzzahab MJ, Schneider A, Goddard A, et al. IGF-I receptor mutations resulting in intrauterine and postnatal growth retardation. N Eng J Med, 2003, 349: 2211-2222

[5] Liu JP, Baker J, Perkins AS, et al. Mice carrying null mutations of the genes encoding insulin-like growth factor I (Igf-1) and type 1 IGF receptor (Igf1r). Cell, 1993, 75: 59-72

[6] Holzenberger M, Dupont J, Ducos B, et al. IGF-1 receptor regulates lifespan and resistance to oxidative stress in mice. Nature, 2003, 421: 182-187

699　X 连锁慢性特发性神经性肠道假性梗阻
(intestinal pseudoobstruction, neuronal, chronic idiopathic, X-linked; OMIM 300048)

一、临床诊断

(1) 概述

X 连锁慢性特发性神经性肠道假性梗阻是由编码细丝蛋白 A 的 FLNA 基因突变或者重复片段所致 [1]。慢性特发性肠道假性梗阻 (CIIP) 是由于严重的胃肠道蠕动异常所致。症状反复，可见肠道梗阻的体征，而无机械性梗阻的原因 [2]。

(2) 临床表现

肠扭转不良可能是 X 连锁 CIIP 特征性临床表型。患者 (图 699-1) 在婴幼儿期即可出现先天性短肠综合征、功能性肠梗阻、胆汁性呕吐、慢性血小板减少症、血小板异常增大、关节滑膜脂肪瘤病、轻度面部畸形 [3-8]。小肠的长度 (从 Trietz 韧带至回盲瓣) 仅为正常人的 1/3。部分患者需要对坏死的部分行空肠切除术。剖腹术中可见一小段小肠扭转不良、肠道扩张、肠壁肥厚、幽门肥大、回肠扭转 [9]。患者通常需要 Ladd 手术、回肠造口术、回直肠吻合术以恢复肠道的连续性，并且需要联合胃肠外营养。7 岁后出现不对称性痉挛性四肢瘫、癫痫，通常需要跟腱延长手术。患儿通常在婴幼儿期死亡。

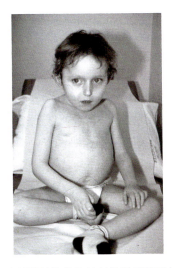

图 699-1　X 连锁慢性特发性神经性肠道假性梗阻患者表现
慢性假性肠梗阻导致严重的腹部膨隆、鼻紧缩、额头突出 (Europ J Hum Genet，2009，17：434-443)

(3) 影像学表现

头颅 MRI 检查可见围三角区白质内异常信号。

(4) 病理表现

暂无报道。

(5) 受累部位病变汇总 (表 699-1)

表 699-1　受累部位及表现

受累部位	主要表现
神经系统	不对称性痉挛性四肢瘫、癫痫
消化系统	慢性特发性肠道假性梗阻、先天性短肠综合征、胆汁性呕吐
血液系统	慢性血小板减少症、血小板异常增大
骨骼系统	关节滑膜脂肪瘤病
其他	轻度面部畸形

二、基因诊断

(1) 概述

FLNA 基因，即编码肌动蛋白结合蛋白或细丝蛋白的基因，位于 X 染色体长臂 2 区 8 带 (Xq28)，基因组坐标为 (GRCh37): X: 153576900-153603006，基因全长 26 107bp，包含 48 个外显子，编码 2647 个氨基酸。

(2) 基因对应蛋白结构及功能

FLNA 基因编码的蛋白质是一种肌动蛋白结合蛋白，可以交联肌动蛋白丝和链接微丝到膜糖蛋白。肌动蛋白结合蛋白的结构包括 1 个绑定 N 端结构域的肌动蛋白，24 个内部重复和 2 个铰链区。肌动蛋白结合蛋白参与重塑细胞骨架，以实现改变细胞形状和迁移等过程。该蛋白可以与整合素、跨膜受体复合物、第二信使相互作用 [10]。已经发现这个基因有两种转录变异体编码不同的亚型。

(3) 基因突变致病机制

在一个 X 连锁慢性突发性神经性肠道假性梗阻 (该疾病定位于 X 染色体 2 区 8 带) 的意大利患者家族中，Gargiulo 等 [9] 于 2007 年在该家族一位女性杂合携带者体内的 FLNA 基因的 2 号外显子中检测到了一个 2bp 的删除突变。该移码突变位于 filamin 蛋白 N 端结构域两个甲硫氨酸之间，将会导致一个截短型蛋白产物。由于 *FLNA* 基因的功能丧失突变会导致 X 染色体连锁的显性结节性心室异位及中枢神经系统迁移缺陷，从而使得女性患者出现癫痫症状，而男性则表现为死亡，值得注意的是携带 *FLNA* 突变的男性也表现出中枢神经系统问题及潜在的 X 染色体连锁的显性结节性心室异位 (PVNH) 迹象。为了研究该移码突变的危害，Gargiulo 等于 2007 年在培养细胞中瞬时表达了突变型及野生型基因，并发现在这两组中，filamin 蛋白可以从两个不同的甲硫氨酸起始翻译。Gargiulo 等于 2007 年在该患者的类淋巴母细胞中发现了该异常蛋白的表达，这些细胞的细胞骨架肌动蛋白排列明显异常。据此，研究者认为在 filamin 蛋白 N 端两个甲硫氨酸之间的区域对肠神经元发育具有非常重要的作用。

Feng 等[11]于 2006 年指出，含有 *FLNA* 突变半合子的人类男性胎儿会出现产前死亡，伴随先天性心脏畸形生存下来的胎儿，随后也往往死于血管破裂。他们发现，不含 *FLNA* 基因的小鼠死于妊娠中期，伴随着异常血管，永存动脉干和不完整的心脏分隔的大量出血。Feng 等[11]认为，*FLNA* 的基因具有一些与细胞运动无关的功能，这些功能在细胞间的接触和黏着连接中发挥作用，并最终影响器官的发育。

(4) 目前基因突变概述

目前人类基因突变数据库报道了 *FLNA* 基因突变 110 个，其中，错义 / 无义突变 63 个，剪接突变 15 个，小的缺失 22 个，小的插入 5 个，大片缺失 2 个，大片插入 3 个。

（史伟雄　唐静波）

参考文献

[1] Clayton-Smith J, Walters S, Hobson E, et al. Xq28 duplication presenting with intestinal and bladder dysfunction and a distinctive facial appearance. Europ J Hum Genet, 2009, 17: 434-443

[2] Auricchio A, Brancolini V, Casari G, et al. The locus for a novel syndromic form of neuronal intestinal pseudoobstruction maps to Xq28. Am J Hum Genet, 1996, 58: 743-748

[3] FitzPatrick DR, Strain L, Thomas AE, et al. Neurogenic chronic idiopathic intestinal pseudo-obstruction, patent ductus arteriosus, and thrombocytopenia segregating as an X linked recessive disorder. J Med Genet, 1997, 34: 666-669

[4] Harris DJ, Ashcraft KW, Beatty EC, et al. Natal teeth, patent ductus arteriosus and intestinal pseudo-obstruction: a lethal syndrome in the newborn. Clin Genet, 1976, 9:479-482

[5] Pollock I, Holmes SJK, Patton MA, et al. Congenital intestinal pseudo-obstruction associated with a giant platelet disorder. J Med Genet, 1991, 28: 495-496

[6] Kern IB, Leece A, Bohane T. Congenitalshort gut, malrotation, and dysmotility of the small bowel. J Pediat Gastroent Nutr, 1990, 11: 411-415

[7] van der Werf CS, Sribudiani Y, Verheij JBGM, et al. Congenital short bowel syndrome as the presenting symptom in male patients with FLNA mutations. Genet Med, 2013, 15: 310-313

[8] Siva C, Brasington R, Totty W, et al. Synovial lipomatosis (lipoma arborescens) affecting multiple joints in a patient with congenital short bowel syndrome. J Rheum, 2002, 29: 1088-1092

[9] Gargiulo A, Auricchio R, Barone MV, et al. Filamin A is mutated inX-linked chronic idiopathic intestinal pseudo-obstruction with central nervous system involvement. Am J Hum Genet, 2007, 80: 751-758

[10] Maestrini E. Mapping of two genes encoding isoforms of the actin binding protein ABP-280, a dystrophin like protein, to Xq28 and to chromosome 7. Human Molecular Genetics, 1993, 2:761-766

[11] Feng Y. Filamin A (FLNA) is required for cell–cell contact in vascular development and cardiac morphogenesis. Proceedings of the National Academy of Sciences, 2006, 103:19836-19841

700 胎儿宫内生长迟缓、骨骼发育不良、先天性肾上腺皮质发育不良、生殖异常综合征

(intrauterine growth retardation, metaphyseal dysplasia, adrenal hypoplasia congenita, and genital anomalies; OMIM 614732)

一、临床诊断

(1) 概述

Vilain 等于 1999 年首次报道了胎儿宫内生长迟缓、骨骼发育不良、先天性肾上腺皮质发育不良、生殖异常 (IMAGe) 综合征，该综合征是一种罕见的多系统疾病，表现为胎儿宫内发育迟缓，骨骼发育不良，先天性肾上腺发育不良和生殖系统异常[1]。患者出生后不久可能会出现严重的肾上腺皮质功能不全，可危及生命。IMAGe 综合征是由 11 号染色体短臂 1 区 5 带 (11P15) 上的 CDKN1C 基因杂合突变引起的。

(2) 临床表现

IMAGe 综合征的患者表现为生长发育迟缓，以及出生后不久出现严重的肾上腺皮质功能不全，生殖异常表现为双侧隐睾、阴茎小、性腺功能减退，骨骼表现为干骺端发育不良、脊柱侧凸。其他临床表现还包括低钙血症、颅缝早闭、腭裂、突出的前额、低耳、双侧感音神经性听力丧失[2]。

(3) 辅助检查

IMAGe 综合征的患者骨盆和腿的 X 线片显示小、不规则、扁平的股骨和胫骨骨骺，以及扩大、条纹状、不规则的股骨干骺端，脊柱的 X 线片显示重度的脊柱侧凸 (图 700-1)。

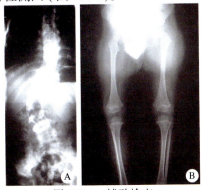

图 700-1 辅助检查

A. 重度脊柱侧凸；B. 骨骺、干骺端发育不良 (J Clin Endocrinol Metab，1999，84:4335-4340)

(4) 病理表现

目前尚未见病理报道。

(5) 受累部位病变汇总 (表 700-1)

表 700-1 受累部位及表现

受累部位	主要表现
生长发育	宫内发育迟缓，产后增长缓慢
泌尿生殖系统	小阴茎畸形，尿道下裂，隐睾症，肾钙化，高钙血症，尿钙增高
头	巨头，突出的前额
骨骼	干骺端发育不良，脊柱侧凸，骨龄延迟
内分泌器官	肾上腺发育不良，肾上腺危象，生长激素缺乏

二、基因诊断

(1) 概述

CDKN1C 基因，编码细胞周期蛋白依赖性激酶抑制剂 1C(cyclin-dependent kinase inhibitor 1C) 蛋白，位于 11 号染色体短臂 1 区 5 带 5 亚带 (11p15.5)，基因组坐标为 (GRCh37): 11: 2904448-2907063，基因全长 2616bp，包含 3 个外显子，编码 316 个氨基酸。

(2) 基因对应蛋白结构及功能

CDKN1C 基因是一种优先表达母系等位基因的印记基因。该基因编码的蛋白是一种紧密结合抑制剂，它可以抑制 G_1 周期蛋白 /CDK 复合物的结合及细胞的增殖。此基因的突变与散发的癌症和 Beckwith-Wiedemann 综合征有关，这表明该基因可能是肿瘤抑制基因。已发现了该基因 3 种转录本编码 2 种不同的蛋白亚型。

(3) 基因突变致病机制

Bergada 等[3] 最初通过 2 名来自一个 5 代患有 IMAGe 综合征的阿根廷家系患者，找到 CDKN1C 的 4 个杂合错义突变，而后，Arboleda 等[4] 通过全外显子捕获测序从 3 个无亲缘关系的患者中，找到了同一基因的相同突变。所有与 IMAGe 综合征有

关的突变都聚集在 *CDKN1C* 基因的一个高度保守的区域，临近增殖细胞核抗原 (*PCNA*) 结合域，导致 *PCNA* 结合缺失。研究发现在果蝇中靶向表达与 IMAGe 综合征相关的 *CDKN1C* 突变会限制果蝇眼睛和翅膀的生长。阿根廷家系分析结果表明 IMAGe 综合征的遗传呈现印迹遗传模式，即通过母亲遗传该突变并导致 IMAGe 综合征。

本病尚无相应的分子研究，致病机制未明。

(4) 目前基因突变概述

目前人类基因突变数据库收录了 *CDKN1C* 基因突变 44 个，其中，错义 / 无义突变 24 个，剪接突变 2 个，调控区突变 4 个，小的缺失 8 个，小的插入 2 个，小的插入缺失 2 个，大片段插入 2 个。

（余秋瑾　张印新）

参考文献

[1] Vilain E, Le Merrer M, Lecointre C, et al. IMAGe, a new clinical association of intrauterine growth retardation, metaphyseal dysplasia, adrenal hypoplasia congenita, and genital anomalies. J Clin Endocrinol Metab, 1999, 84: 4335–4340

[2] Balasubramanian M, Sprigg A, Johnson DS, et al. IMAGe syndrome: Case report with a previously unreported feature and review of published literature. Am J Med Genet A, 2010, 152A:3138-3142

[3] Bergada I, Del Rey G, Lapunzina P, et al. Familial occurrence of the IMAGe association: additional clinical variants and a proposed mode of inheritance. J Clin Endocrinol Metab, 2005, 90: 3186-3190

[4] Arboleda VA, Lee H, Parnaik R, et al. Mutations in the PCNA-binding domain of CDKN1C cause IMAGe syndrome. Nat Genet, 2012, 44: 788-792

701　内因子缺乏
(intrinsic factor deficiency, IFD; OMIM 261000)

一、临床诊断

(1) 概述

20 世纪 60 年代左右就有儿童患恶性贫血 (per-nicious anemia，PA) 的报道，这些儿童胃黏膜组织学结构正常，胃酸分泌物中内因子缺乏，但血清中未检测到内因子抗体[1]。1966 年，米勒将这种先天性胃内因子缺乏导致维生素 B_{12} 不足引起的贫血命名为青少年先天性恶性贫血 (juvenile congenital pernicious anemia)[2]。内因子缺乏 (IFD) 为常染色体隐性遗传，其致病基因是 *GIF*，编码胃内因子。

(2) 临床表现

IFD 起病早，儿童期即出现巨幼细胞性贫血，在血液或骨髓中可有巨幼红细胞。胃黏膜及其他结构正常，胃酸分泌无异常，血清中未检测到内因子抗体或胃壁细胞抗体，也不合并其他内分泌疾病等，内因子缺乏及维生素 B_{12} 不足可能是仅有的异常特征。维生素 B_{12} 缺乏可能会导致神经发育延迟。

内因子缺乏可能有几种原因：①细胞内产生过程异常，产生无功能性内因子；②分泌过程有缺陷；③内因子过快灭活[3]。

(3) 辅助检查

血象：红细胞减少，血红蛋白降低，MCV>100fl 表现为大细胞正色素性贫血。血涂片可见多数大卵圆形的红细胞，中性粒细胞分叶过多，可有 5 叶或 6 叶以上的分叶。网织红细胞计数正常或轻度增高。

骨髓象：骨髓呈增生活跃，红系细胞增生明显，各系细胞均有巨幼变，以红系细胞最为显著 (图 701-1)。红系各阶段细胞均较正常大，胞质比胞核发育成熟 (核质发育不平衡)，核染色质呈分散的颗粒状浓缩。类似的形态改变亦可见于粒细胞系及巨核细胞系，以晚幼粒细胞和杆状核粒细胞更为明显。

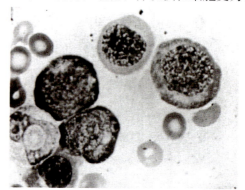

图 701-1　骨髓象有巨幼红细胞，并成熟停滞

(New Eng J Med，1965，272: 981-986)

免疫学测定维生素 B$_{12}$、内因子及内因子抗体：维生素 B$_{12}$ 及内因子数量减少，血清中无内因子抗体。

(4) 病理改变

暂无报道。

(5) 受累部位病变汇总（表 701-1）

表 701-1　受累部位及表现

受累部位	主要表现
血液系统	巨幼细胞性贫血，骨髓象可见巨幼红细胞，血清维生素 B$_{12}$ 降低
神经系统	感觉异常，神经发育迟缓

二、基因诊断

(1) 概述

GIF 基因，即编码胃内因子前体 (gastric intrinsic factor precursor) 蛋白的基因，位于 11 号染色体长臂 1 区 3 带 (11q13)，基因组坐标为 (GRCh37): 11: 59596746-59612974，基因全长 16 229bp，包含 9 个外显子，编码 417 个氨基酸。

(2) 基因对应蛋白结构及功能

GIF 基因编码胃黏膜细胞分泌的一种糖蛋白，维生素 B$_{12}$ 的充分吸收需要该糖蛋白的作用，该糖蛋白还会促进回肠对必要维生素氰钴胺素的吸收。该蛋白与 CUBN 相互作用，形成的复合物可通过受体介导实现胞吞行为。

(3) 基因突变致病机制

Gordon 等 [4] 对 5 名 IFD 的患者进行 GIF 基因编码区测序，在所有患者中均检出 c.68A>G 突变。

Yassin 等 [5] 对一个 11 岁患有严重贫血及维生素 B$_{12}$ 缺乏的女孩进行研究，发现其在 GIF 基因编码区存在一个 4bp 的小片段缺失。该患者骨髓巨成红细胞形态检测及希林测试均表现出维生素 B$_{12}$ 吸收缺陷，但是该缺陷通过服用 IF 可以修正。本病尚无相应的分子研究，致病机制未明。

(4) 目前基因突变概述

目前人类基因突变数据库收录了 GIF 基因突变 9 个，其中，错义 / 无义突变 3 个，剪接突变 3 个，小的缺失 2 个，小的插入 1 个。

（彭光格　张陆诚）

参考文献

[1] Mcintyre OR, Sullivan LW, Jeffries GH, et al. Pernicious anemia in childhood. New Eng J Med, 1965, 272: 981-986

[2] Miller DR, Bloom GE, Streiff RR, et al. Juvenile congenital pernicious anemia. New England Journal of Medicine, 1966, 275: 978-983

[3] Carmel R. Gastric juice in congenital pernicious anemia contains no immunoreactive intrinsic factor molecule: study of three kindreds with variable ages at presentation, including a patient first diagnosed in adulthood. Am J Hum Genet, 1983, 35: 67-77

[4] Gordon MM. A genetic polymorphism in the coding region of the gastric intrinsic factor gene (GIF) is associated with congenital intrinsic factor deficiency. Hum Mutat, 2004, 23(1): 85-91

[5] Yassin F, Rothenberg SP, Rao S, et al. Identification of a 4-base deletion in the gene in inherited intrinsic factor deficiency. Blood, 2004, 103: 1515-1517

702　虹膜前房角发育不全 1 型
(iridogoniodysgenesis, type 1, IRID1; OMIM 601631)

一、临床诊断

(1) 概述

虹膜前房角发育不全 (IRID) 是一种常染色体显性遗传性疾病，于 1932 年由 Berg 首次提出，并于 1972 年被 Jerndal 证实 [1]。根据致病基因不同分为 2 种类型，即 IRID1 和 IRID2。其中 IRID1 是由 FOXC1 基因突变，导致眼前段的神经鞘细胞的迁移所致，主要特征为虹膜发育不全、前房角发育异常、青少年性青光眼 [2, 3]。

(2) 临床表现

IRID1 患儿发病年龄较早，新生儿期即可发病，最初表现为虹膜及虹膜角膜角发育异常，主要为虹膜基质发育不全，呈黑巧克力色，表面光滑，裂隙灯检查可见周围血管显露，患儿在出生时多存在虹膜颜色及血管异常，并逐渐出现眼压升高，最后进展为青光眼，出现头痛等症状，最终导致失明[1-3](图 702-1)。

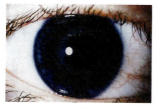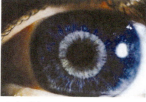

图 702-1　IRID 患者眼部照相

可见虹膜基质发育不全，瞳孔括约肌显露（瞳孔周围白色条纹）(Am J Hum Genet，1996，59: 1321-1327)

(3) 辅助检查

IRID1 患者头磁共振检查可见小脑发育不全，小脑蚓部缩小，脑池扩大[4](图 702-2)。

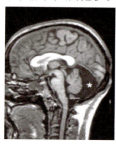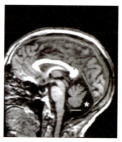

图 702-2　*FOXC1* 基因突变患者，MRI 矢状位 T_1 加权像

可见小脑发育不全，后颅窝及枕大池扩大 (Nature Genet，2009，41: 1037-1042)

(4) 病理表现

病理可见虹膜颜色异常，虹膜基质发育不全，但表面光滑，虹膜可插入到小梁网中，色素上皮及瞳孔括约肌一般不受累。

(5) 亚型汇总 (表 702-1)

表 702-1　亚型汇总

IRID 亚型	致病基因
IRID1	*FOXC1*
IRID2	*PITX2*

(6) 受累部位病变汇总 (表 702-2)

表 702-2　受累部位及表现

受累部位	主要表现
脑	小脑发育不全，小脑蚓部缩小，脑池及后颅窝扩大
眼	虹膜基质发育不全，前房角发育异常，虹膜颜色及血管异常，眼压升高，青光眼

二、基因诊断

(1) 概述

FOXC1 基因，即编码叉头框蛋白 C1 的基因，位于 6 号染色体短臂 2 区 5 带 3 亚带 (6p25.3)，基因组坐标为 (GRCh7):6:1610681-1614132，基因全长 3452bp，包含 1 个外显子，编码 553 个氨基酸。

(2) 基因对应蛋白结构及功能

FOXC1 基因编码的叉头框蛋白 C1 属于叉头转录因子家族，该家族蛋白以一个独特的 100 个氨基酸的 DNA 结合基序结构为特点，称为叉头结构域。目前已知人类基因组中有 7 个基因含有叉头结构域，包括 *FOXC1* 基因。该基因的特定功能尚未完全清楚，目前已经发现其在胚胎和眼的发育过程中起到调控作用，可以通过与 *FOXO1* 启动子区域的保守序列 5'-GTAAACAAA-3' 结合对 *FOXO1* 活性进行调控。*FOXC1* 基因的突变与各种青光眼表型相关，包括原发性先天性青光眼及 Axenfeld-Rieger 异常等。

(3) 基因突变致病机制

Nishimura 等[5] 报道了一名原发性先天性青光眼存在平衡易位，研究者对平衡易位断点进行分析并确定了 2 个候选基因，其中一个是 *FOXC1* 基因。研究者在后续研究中，对 4 个不相关的眼发育异常家系患者进行检测，包括 Rieger 异常、Axenfeld 异常及虹膜发育不全等，共发现 *FOXC1* 基因的 4 种突变；研究者认为 *FOXC1* 基因突变与多种青光眼表型相关。2000 年，Lehmann 等[6] 对一个常染色体显性遗传性虹膜发育不全伴青光眼的 6 代大家系进行研究，连锁分析发现该家系致病位点定位于 6p25，但是并未检测到 *FOXC1* 基因的突变，研究者对家系中患者进行 FISH 分析，发现患者存在 6p25 区域内的染色体大片段重复变异，该区域包含 *FOXC1* 基因。

Aldinger 等[4] 对 *Foxc1* 基因敲除小鼠进行研究分析，观察到小鼠胚胎中小脑菱唇发育异常，该异常是由于小脑蚓体中 *Atoh1* 表达缺失导致细胞间质分泌的信号肽分子缺乏引起的。*FOXC1* 基因纯合子过表达与小脑发育不全相关。

(4) 目前基因突变概述

目前人类基因突变数据库收录了 *FOXC1* 基因突变 55 个，其中，错义 / 无义突变 30 个，小的缺失 13 个，小的插入 2 个，大的缺失 3 个，大的插入 7 个。突变分布在基因整个编码区，无突变热点。

（康开江　刘　耿）

参考文献

[1] Jerndal T. Dominant goniodysgenesis with late congenital

glaucoma: a re-examination of Berg's pedigree. Am J Ophthal, 1972, 74: 28-33

[2] Jordan T, Ebenezer N, Manners R, et al. Familial glaucoma iridogoniodysplasia maps to a 6p25 region implicated in primary congenital glaucoma and iridogoniodysgenesis anomaly. Am J Hum Genet, 1997, 61: 882-888

[3] Mears A, Mirzayans F, Gould D, et al. Autosomal dominant iridogoniodysgenesis anomaly maps to 6p25. Am J Hum Genet, 1996, 59: 1321-1327

[4] Aldinger KA, Lehmann OJ, Hudgins L, et al. FOXC1 is required for normal cerebellar development and is a major contributor to chromosome 6p25. 3 Dandy-Walker malformation. Nature Genetics, 2009, 41: 1037-1042

[5] Nishimura DY, Swiderski RE, Alward WL, et al. The forkhead transcription factor gene FKHL7 is responsible for glaucoma phenotypes which map to 6p25. Nature Genetics, 1998, 19: 140-147

[6] Lehmann OJ, Ebenezer ND, Jordan T, et al. Chromosomal duplication involving theforkhead transcription factor gene FOXC1 causes iris hypoplasia and glaucoma. The American Journal of Human Genetics, 2000, 67: 1129-1135

703　生长激素缺乏症
(isolated growth hormone deficiency type Ⅲ, IGHD3; OMIM 307200)

一、临床诊断

(1) 概述

生长激素缺乏症 (GHD) 是临床常见的矮小症，发病率为 1/(4000~5000)。根据临床表现的不同，本病又分为单纯 GHD 和多垂体激素缺乏症。BTK(Bruton 酪氨酸激酶) 基因编码酪氨酸激酶蛋白，对 B 淋巴细胞发育起决定性的作用。BTK 基因突变可导致 1 型 X 连锁低丙种球蛋白血症。有研究证实 X 连锁的 GHD 的家系中存在 BTK 基因突变。然而，许多携带 BTK 基因突变患者并未同时患有 IGHD3。

(2) 临床表现

多见于男性患儿，不同家系临床症状存在差异。患者除了身材矮小、骨龄与青春期延迟外，还表现为低丙种球蛋白血症致反复呼吸道或其他器官感染。缺乏循环 B 淋巴细胞，补充外源性生长激素有效。

(3) 辅助检查

实验室检查提示生长激素和胰岛素样生长因子水平明显降低，免疫球蛋白异常偏低，可以发现骨骼异常。

(4) 受累部位病变汇总 (表 703-1)

表 703-1　受累部位及表现

受累部位	主要表现
内分泌系统	身材矮小
呼吸道	反复感染
血液系统	低丙种球蛋白，B 淋巴细胞缺乏

二、基因诊断

(1) 概述

BTK 基因，即编码布鲁顿丙种球蛋白血症酪氨酸激酶的基因，位于 X 染色体长臂 2 区 2 带 1 亚带 (Xq22.1)，基因组坐标为 (GRCh37): X: 100604435-100641212，基因全长 36 778bp，包含 21 个外显子，编码 660 个氨基酸。

(2) 基因对应蛋白结构及功能

BTK 基因编码的蛋白激酶在 B 淋巴细胞的发育过程中起着重要作用，同时其可能在生长激素的生物合成和分泌过程中也具有重要作用。

(3) 基因突变致病机制

1994 年，Duriez 等[1] 发现合并 X 连锁无病种球蛋白血和 IGHD3 是由于 BTK 基因突变导致的。研究者发现了一个内含子的突变 c.1882+5G>A，该突变会引起酪氨酸激酶结构域的一个外显子跳跃，而导致蛋白羧基端丢失 61 个残基。作者猜测，BTK 蛋白的一些突变形式会同时导致生长激素的产生和 B 谱系细胞的发育受损。

对于本基因的突变机制研究[2] 均集中于 X 连锁无病种球蛋白血，对于本病尚无相应的分子研究，致病机制未明。

(4) 目前基因突变概述

目前人类基因突变数据库记录了 BTK 基因突变 737 个，其中，错义 / 无义突变 337 个，剪接突变 121 个，小的缺失 152 个，小的插入 53 个，大片段缺失 59 个，大片段插入 13 个，调控区突变 2 个。突变分布在基因整个编码区，无突变热点。

（陈　彬　朱　双）

参考文献

[1] Duriez B, Duquesnoy P, Dastot F, et al. An exon-skipping mutation in the btk gene of a patient with X-linked agammaglobulinemia and isolated growth hormone deficiency. FEBS Lett, 1994, 346(2-3):165-170

[2] 王春林，梁黎. X-连锁隐性遗传生长激素缺乏症及其基因研究. 中华医学遗传杂志, 2013, 30(1):67-69

704　异戊酸血症
(isovaleric acidemia, IVA; OMIM 243500)

一、临床诊断

(1) 概述

异戊酸血症 (IVA) 是由 *IVD* 基因突变导致异戊酰辅酶 A 脱氢酶异常所致的常染色体隐性遗传性疾病。同一家族中可有急性新生儿期发病者或慢性间歇型患者，提示临床表型不一，部分是由非遗传因素所致。

异戊酸血症是由于先天缺乏亮氨酸代谢酶（异戊酸辅酶 A 脱氢酶），导致血中异戊酸量增加或从尿中大量排出异戊酸甘氨酸。本病主要症状为剧烈呕吐。重症的有酮症酸中毒伴间歇性嗜睡、昏睡发作。由于异戊酸蓄积，呼气及体表均有恶臭。

(2) 临床表现

Tanaka 及其同事于 1966 年报道首例异戊酸血症，是应用气相色谱—质谱联用技术诊断的第一种遗传性有机酸病。迄今已报道 60 余例。有两种不同的临床类型，约半数病人表现为急性严重的新生儿型，而另一半病例表现为慢性间歇性发作型。

急性型婴儿在出生时正常，数天内（通常 3~4 天，但可早至出生后第 1 天或迟至第 14 天）出现拒奶、剧烈呕吐，继而表现为脱水、嗜睡[1, 2]。多有体温低、震颤或抽搐、惊厥、中度肝大。常伴有因异戊酸增高引起的难闻的"汗脚"气味。代谢性酸中毒伴轻至中度酮尿、乳酸血症、显著高氨血症，以及低钙血症均较常见。典型病程为迅速出现青紫，继而昏迷、死亡。死亡原因可能是严重代谢性酸中毒、脑水肿、出血或继发性感染。已报道的急性型病例半数以上已死亡。出生后数月出现精神运动发育迟滞[3]。随着诊断技术的提高和治疗手段改善，如甘氨酸和肉碱的使用等，预后好转。如患者在新生儿期存活，随后病程可转为慢性间歇型，其后发育可能正常。

慢性间歇型患者第一次临床发作通常在一岁以内[4]，一般在上呼吸道感染或高蛋白饮食后发生。反复发作的症状包括呕吐、嗜睡，进展为昏迷。还可表现为酮症酸中毒伴酮尿及特殊的"汗脚"气味等。限制蛋白质摄入和输注葡萄糖可缓解症状。其他伴随症状包括腹泻、血小板减少、中性粒细胞减少和全血细胞减少，部分病例有脱发、高血糖。许多有机酸尿症病例可伴有高血糖症，但同一病例不一定在每次发作时都伴有高血糖，可能与疾病本身性质无关，而是应激性激素反应所致。本型在婴儿期发作最为频繁，随年龄增长感染机会减低、蛋白质摄入减少而发作减少。多数慢性间歇型病例精神运动发育正常，但部分病例可有轻度甚或重度智力落后。许多患者对高蛋白食物产生自然厌恶。目前已能在第一次发作时进行生化诊断，早期诊断结合限制蛋白质摄入，以及使用甘氨酸和肉碱等，使患者正常发育的可能性大大提高。

由于异戊酸血症的临床表现为许多有机酸尿症共有，其诊断有赖于有机酸分析。急性发作期的"汗脚"气味可能提示本病，但戊二酸尿症 Ⅱ 型因体内有丁酸、异丁酸、2-甲基丁酸和异戊酸积聚亦可有类似气味，需进行鉴别诊断。在缓解期通常没有气味，且发作时亦并非总能嗅到。新生儿或年长婴儿同时出现多种症状，如拒奶、呕吐、嗜睡、昏迷、代谢性酸中毒、酮症、高氨血症、低钙血症、血小板减少、中性粒细胞减少、发作性酮症酸中毒等，均应考虑到本病。血浆挥发性短链酸分析显示异戊酸增高而无其他短链酸增高应考虑异戊酸血症诊断，但检测比较困难，且不能诊断其他有机酸尿症。由于异戊酸血症患者均有尿中异戊酰甘氨酸增高，故通常采用尿非挥发性有机酸分析进行诊断及与其他有机酸尿症鉴别诊断。典型异戊酸血症患者急性期的尿有机酸谱为异戊酰甘氨酸极度增高，伴有显著 3- 羟基异戊酸增高，和其他代谢物如 4- 羟基异戊酸、甲基琥珀酸、3- 羟基异庚酸、异戊酰谷氨酸、异戊酰葡萄糖醛酸、异戊酰丙氨酸和异戊酰肌氨酸明显增高。此外，非特异性乳酸、3- 羟基丁酸和乙酰乙酸显著增高较为常见。在缓解期具有诊断意义的唯一有机酸增高为异戊酰甘氨酸。

本病给予低蛋白或低亮氨酸饮食及三种支链氨基酸饮食效果较好[5]。口服甘氨酸可以预防并发症[6]，但需注意高甘氨酸血症所致的神经毒性反应，也可口服 L- 肉毒碱。

(3) 辅助检查

异戊酸血症因患者体内异戊酸浓度升高而得名。正常血浆异戊酸浓度低于 10μmol/L，异戊酸血症病人血浆异戊酸浓度可为正常或有 10 倍增高 (10~450μmol/L)，但在急性发作期浓度高于正常的 100~400 倍 (600~5000μmol/L)。尿中异戊酸浓度明显低于血浆，排泄量为 8~300μmol/d(正常低于 2μmol/d)。尿中肉碱酯分析可作为异戊酸血症的辅助诊断，酰基辅酶 A 类产物与相应酰基肉碱处于平衡状态，经尿中排泄。缓解期异戊酸血症患者尿中可检出少量异戊酰肉碱。

异戊酸血症的生化诊断可用氚释放法或荧光法测定成纤维细胞中异戊酰辅酶 A 脱氢酶活性，但方法较为困难。用荧光法测定异戊酰辅酶 A 脱氢酶活性或培养羊水细胞中异戊酸大分子标记或用稳定性同位素稀释法测定羊水中异戊酰甘氨酸含量可对异戊酸血症进行产前诊断。

高场质子磁共振 (NMR) 可直接检测小量尿样中的异戊酰甘氨酸，是一种颇有应用前景的快速诊断有机酸尿症的新方法。NMR 对异戊酸血症的诊断尤有价值，因为异戊酸血症 (无论患者是处于急性期或缓解期) 是出现尿异戊酰甘氨酸极度增高的唯一疾病。

(4) 病理表现

患者成纤维细胞线粒体中酶活性约为正常值的 0~43%，残余酶活性与临床严重程度并不相关。尸检显示骨髓发育不良、内脏散在出血、败血症。

(5) 受累部位病变汇总 (表 704-1)

表 704-1　受累部位及表现

受累部位	主要表现
神经系统	惊厥、脑出血、精神运动发育迟滞
内分泌系统	酮症酸中毒、脱水、体温低下、低钙血症、乳酸血症、高氨血症
消化系统	剧烈呕吐、肝大、腹泻
血液系统	中性粒细胞减少、血小板减少

二、基因诊断

(1) 概述

IVD 基因，即编码异戊酰辅酶 A 脱氢酶的基因，位于 15 号染色体长臂 1 区 5 带 1 亚带 (15q15.1)，基因组坐标为 (GRCh37):15:40697686-40728146，基因全长 30 461bp，包含 12 个外显子，编码 426 个氨基酸。

(2) 基因对应蛋白结构及功能

异戊酰辅酶 A 脱氢酶是催化亮氨酸第三步分解代谢的线粒体基质酶。Parimoo 等[7] 于 1993 年确定 IVD 基因含有 12 个外显子并在起始密码子的上游具有高 GC 含量。IVD 的遗传缺陷导致异戊酸的积累，这对中枢神经系统是有毒的，并导致 IVA。

(3) 基因突变致病机制

这种疾病的表型异常由异戊酸的积累造成，异戊酸的积累对中枢神经系统是有毒的。

Rhead 等[8] 证明，在 IVA 患者的皮肤成纤维细胞中，线粒体异戊酰辅酶 A 脱氢酶活性具有明显缺陷。而线粒体丁酰辅酶 A 脱氢酶的活性保持在正常水平。虽然本疾病具有临床异质性，但在 Dubiel 等[9] 的细胞融合研究中，采用来自 12 个不同的患者和代表各种临床表现的细胞系进行融合，却并没有表现出互补作用。只有在戊二酸尿症 Ⅱ 型和ⅣA 症细胞融合时才观察到互补作用。因此作者认为在上述所有的细胞系中，编码异戊酰辅酶 A 脱氢酶的基因均发生了相同突变。

Vockley 等[10] 对一个 IVA Ⅰ型患者的研究表明，IVD 基因在 c.125T>C 发生基因突变，预测这将导致成熟 IVD 蛋白发生 p.P13L 替换。

(4) 目前基因突变概述

目前人类基因突变数据库报道了 IVD 基因突变

38 个，其中，错义 / 无义突变 26 个，剪接突变 9 个，小的缺失 1 个，小的插入 2 个。

（史伟雄　唐静波）

参考文献

[1] Newman CGH, Wilson BDR, Callaghan P, et al. Neonatal death associated with isovalericacidaemia. Lancet, 1967, 290: 439-441

[2] Sidbury JB, Jr Smith EK, Harlan W. An inborn error of short-chain fatty acid metabolism: the odor-of-sweaty-feet syndrome. J Pediat, 1967, 70: 8-15

[3] Budd MA, Tanaka KR, Holmes LB, et al. Isovaleric acidemia: clinical feature of a new genetic defect of leucine metabolism. New Eng J Med, 1967, 277: 321-327

[4] Tanaka K, Budd MA, Efron ML, et al. Isovaleric acidemia: a new genetic defect of leucine metabolism. Proc Nat Acad Sci, 1996, 56: 236-242

[5] Naglak M, Salvo R, Madsen K, et al. The treatment of isovaleric acidemia with glycine supplement. Pediat Res, 1988, 24: 9-13

[6] Cohn RM, Yudkoff R, Rothman R, et al. Isovaleric acidemia: use of glycine therapy in neonates. New Eng J Med, 1978, 299: 996-999

[7] Parimoo B, Tanaka K. Structural organization of the human isovaleryl-CoA dehydrogenase gene. Genomics, 1993, 15: 582-590

[8] Rhead WJ, Tanaka K. Demonstration of a specific mitochondrial isovaleryl-CoA dehydrogenase deficiency in fibroblasts from patients with isovaleric acidemia. Proc Natl Acad Sci USA, 1980, 77: 580-583

[9] Dubiel B, Dabrowski C, Wetts R, et al. Complementation studies of isovaleric acidemia and glutaric aciduria type II using cultured skin fibroblasts. J Clin Invest, 1983, 72: 1543-1552

[10] Vockley J, Parimoo B, Tanaka K. Molecular characterization of four different classes of mutations in the isovaleryl-CoA dehydrogenase gene responsible for isovaleric acidemia. Am J Hum Genet, 1991, 49: 147-157

705　贾瓦德综合征
(Jawad syndrome, JWDS; OMIM 251255)

一、临床诊断

(1) 概述

贾瓦德综合征 (JWDS) 是一种常染色体隐性遗传病[1]，因 *RBBP8* 基因纯合突变所致。患者有先天性小头畸形综合征，中度精神发育迟滞，对称性手指异常等临床表现。该病由 Kelly 等[2] 于 1993 年提出。

(2) 临床表现

疾病可累及身体多系统多器官，常见临床表现包括先天性小头畸形综合征，胸椎侧弯，突鼻，下颌后缩，第 4、5 指并指，拇指外翻，第 4 指无远端指间折痕，第 5 指短。其他症状还包括精神发育迟滞，智力缺陷，出现攻击行为。

(3) 辅助检查

目前暂无报道。

(4) 病理表现

尚未见报道。

(5) 受累部位病变汇总（表 705-1）

表 705-1　受累部位及表现

受累部位	主要表现
头部	先天性小头畸形，突鼻，下颌后缩
骨骼	胸椎侧弯，肘部背伸受限，第 5 指短，第 4 指无远端指间折痕，第 4、5 指掌骨短，第 5 指骨中远端融合，趾外翻，并趾畸形，第 4、5 足趾骨缺失
神经系统	精神发育迟滞

二、基因诊断

(1) 概述

RBBP8 基因，编码视网膜母细胞瘤结合蛋白 8，位于 18 号染色体长臂 1 区 1 带 2 亚带 (18q11.2)，基因组坐标为 (GRCh37): 18: 20513295-20606451，基因全长 93 157bp，包含 19 个外显子，编码 897 个氨基酸。

(2) 基因对应蛋白结构及功能

RBBP8 基因编码的蛋白是广泛表达的核蛋白。直接与多种视网膜母细胞瘤蛋白结合，该蛋白具有调控细胞增殖的功能，并与转录抑制因子 CTBP

形成复合体。该蛋白参与了 *BRCA1* 基因的转录调控、DNA 修复、细胞循环周期节点控制等环节。*RBBP8* 基因在 *BRCA1* 信号通路中起到肿瘤抑制作用。已知该基因 3 种转录突变编码 2 种不同亚型，并且存在着更多转录本，但全长尚未鉴定出来。

(3) 基因突变致病机制

Hassan 等[1] 于 2008 年对患有畸形综合征近亲结婚的巴基斯坦家系患者进行分析，将致病基因定位于 18p11.22—q11.2。Qvist 等[3] 于 2011 年在 *RBBP8* 基因中发现 2bp 纯合缺失，该突变在有亲缘关系的携带者中发现杂合突变，但在正常对照中并未检测到。

本病尚无相应的分子研究，致病机制未明。

(4) 目前基因突变概述

目前人类基因突变数据库没有收录 *RBBP8* 基因突变信息，但在文献中报道 *RBBP8* 基因有 1 个纯合缺失。

（金　朝　张印新）

参考文献

[1] Hassan MJ, Chisti MS, Chishti MS, et al. A syndromic form of autosomal recessive congenital microcephaly (Jawad syndrome) maps to chromosome 18p11.22-q11.2. Hum Genet, 2008, 123: 77-82

[2] Kelly. TE., Kirson L, Wyatt L. Microcephaly and digital anomalies: a newly recognized syndrome of recessively inherited mental retardation. Am J Med Genet, 1993, 45: 353-355

[3] Qvist P, Huertas P, Jimeno S, et al. CtIP Mutations Cause Seckel and Jawad Syndromes. PLoS Genet, 2011, 7: e1002310

706 Johanson-Blizzard 综合征
(Johanson-Blizzard syndrome, JBS; OMIM 243800)

一、临床诊断

(1) 概述

1971 年 Johanson 和 Blizzard 首次描述该病[1]，并以他们的名字来命名。Johanson-Blizzard 综合征 (JBS) 是由 15 号染色体长臂上的 *UBR1* 基因突变导致，是一种罕见的常染色体隐性遗传性疾病。

(2) 临床表现

JBS 非常罕见，新生儿中患病率约为 1:25 万[2]，Johanson-Blizzard 综合征的特点为生长发育不良，精神发育迟滞，以及各种畸形，包括鼻翼不发育或发育不全，毛发异常，头皮缺损，先天性无牙，(图 706-1) 脏器异常包括胰腺外分泌功能不全、感应神经性耳聋，甲状腺功能减低，胆汁淤积性肝病。

(3) 辅助检查

目前暂无报道。

(4) 病理表现

苏木精 - 伊红染色 (HE 染色) 显示大面积的腺泡组织丢失，血管过度生成，结缔组织沉积，大量炎性细胞浸润。未受累的胰腺腺泡细胞显示正常的结构 (图 706-2)[3]。

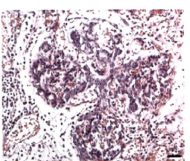

图 706-2　胰腺病理 (HE 染色 ×40)
胰腺细胞丢失，血管过度形成，结缔组织沉积，炎性细胞浸润 (Nature Genetics，2005，37: 1346-1350)

(5) 受累部位病变汇总 (表 706-1)

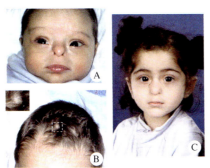

图 706-1　患者临床表现
A. 鼻翼发育不全；B. 头皮生长方向异常；C. 鼻翼发育不全 (American Journal of Medical Genetics Part A, 2008, 146A:1875-1879，3058-3061)

表 706-1　受累部位及表现

受累部位	主要表现
神经系统	智力低下，肌张力减低
鼻	鼻翼发育不全，鹰钩鼻
耳	感应神经性耳聋，耳蜗和前庭囊状扩张
毛发	头发稀疏呈金色，头发向上弯曲，侧面发际线延伸到前额

续表

受累部位	主要表现
皮肤	咖啡色斑，表皮先天性发育不良
胰腺	外分泌功能不全
肝脏	肝衰竭，胆汁淤积
骨骼	骨龄延迟，关节松弛，横向手掌折痕，第五指弯曲

二、基因诊断

(1) 概述

UBR1 基因，编码 N 端规则 E3 泛肽连接酶，位于 15 号染色体长臂 1 区 3 带 (15q13)，基因组坐标为 (GRCh37):15:43235095-43398286，基因全长 163 192bp，包含 47 个外显子，编码 1749 个氨基酸。

(2) 基因对应蛋白结构及功能

UBR1 基因编码的 N 端规则 E3 泛肽连接酶有环形和 UBR 型两种锌指结构，它是泛素蛋白系统的一种蛋白质降解通路。该蛋白与底物蛋白结合在不稳定的 N 末端残基上，参与形成底物连接多聚泛素链，最终使底物蛋白降解。

(3) 基因突变致病机制

Zenker 等[3] 于 2005 年通过功能和表达数据进行突变筛查将 *UBR1* 基因定位在 15 号染色体长臂，并通过对 JBS 患者的 DNA 进行高通量测序，而发现 *UBR1* 基因突变。他们共研究了 13 个患病家系，其中在 12 个家系中发现 *UBR1* 基因双等位突变，而在另一个家系中只发现了父系遗传突变。另外，Al-Dosari 等在一个近亲婚配的沙特阿拉伯男性 JBS 患儿中找到了 *UBR1* 基因的纯合剪接突变。

本病尚无相应的分子研究，致病机制未明。

(4) 目前基因突变概述

目前人类基因突变数据库收录了 *UBR1* 基因突变 19 个，其中，错义/无义突变 7 个，剪接突变 6 个，小的缺失 5 个，小的插入 1 个。

（余秋瑾　才吉卓玛）

参考文献

[1] Johanson A J, Blizzard RM. A syndrome of congenital aplasia of the alae nasi, deafness, hypothyroidism, dwarfism, absent permanent teeth, and malabsorption. J Pediatr, 1971, 79: 982-987

[2] Cuschieri A. Anorectal anomalies associated with or as part of other anomalies. Am J Med Genet, 2002, 110: 122-130

[3] Zenker M, Mayerle J, Lerch MM, et al. Deficiency of UBR1, a ubiquitin ligase of the N-end rule pathway, causes pancreatic dysfunction, malformations and mental retardation (Johanson-Blizzard syndrome). Nature Genetics, 2005, 37: 1346-1350

707~722　Joubert 综合征
(Joubert syndrome, JBTS)(707. JBTS1, OMIM 213300; 708. JBTS13, OMIM 614173; 709. JBTS14, OMIM 614424; 710. JBTS15, OMIM 614464; 711. JBTS16, OMIM 614465; 712. JBTS17, OMIM 614615; 713. JBTS18, OMIM 614815; 714. JBTS2, OMIM 608091; 715. JBTS20, OMIM 614970; 716. JBTS21, OMIM 615636; 717. JBTS22, OMIM 615665; 718. JBTS3, OMIM 608629; 719. JBTS4, OMIM 609583; 720. JBTS5, OMIM 610188; 721. JBTS6, OMIM 610688; 722. JBTS9, OMIM 612285)

一、临床诊断

(1) 概述

Joubert 综合征 (JBTS) 是 1969 年发现的一种疾病综合征，由 Marie Joubert 及其同事首先描述[1]。它是一种较为罕见的主要以影响小脑蚓部发育缺陷的常染色体隐性遗传病。目前，已发现 21 种致病基因。

(2) 临床表现

欧美数据表明，新生儿 Joubert 综合征的发生率为 1:8 万 ~1:10 万 [2,3]。所有患者均表现有 Joubert 综合征典型的临床表现，患儿年龄很小即可出现临床症状，表现为肌张力减低，共济失调，眼球运动异常（典型表现为部分至完全性眼球运动不能），呼吸异常（以发作性呼吸急促、睡眠呼吸暂停为特征，新生儿时期尤为常见），运动及智力发育落后 [4,5]。

　　除典型的 Joubert 综合征的临床表现外，不同亚型因致病基因不同可出现其他脏器功能缺损症状。JBTS2 常见躯干共济失调，肌张力异常，精神运动发育障碍等；JBTS18 可见多指（趾）畸形，屈曲指，眼球运动障碍，严重的智力缺陷，关节松弛，小颌畸形以及马蹄肾等；JBTS20 可见言语障碍，视网膜缺损或萎缩，肾囊肿及自残行为；JBTS21 可见上睑下垂，眼震，枕部脑膨出；JBTS22 患者伴有宫内生长迟缓、面部畸形、肾脏畸形、小眼畸形。部分病例尚有其他表现：心脏畸形，面部形态异常（前额突出、高而圆的眉弓、鼻梁宽扁、低耳位、小下颌），睑下垂以及畸形等（图 707-1）

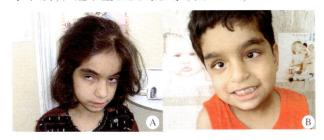

图 707-1　患者临床表现
A. 患者 10 岁，斜视，视力下降，智力障碍，发育迟缓；B. 患者 3.5 岁，双侧外展神经麻痹，智力障碍（Iran J Child Neurology, 2013, 7）

　　JBTS3 型常见视网膜发育不良（因色素性视网膜炎及视网膜萎缩出现视力障碍），同时易出现癫痫及肌痉挛等 [5,6]；JBTS4 型常伴肾脏损害（在不同年龄阶段均可出现，主要表现为肾消耗病样肾病或囊性肾发育不良）[7]，部分患者可出现耳蜗前庭综合征（表现为水平眼动障碍伴抽筋）[8]；JBTS5 型又称"小脑-眼-肾型"，常合并视网膜色素变性（包括 Leber 先天性黑矇：视力下降、眼球震颤、瞳孔对光反应迟钝或消失、畏光、远视及圆锥角膜）及青少年肾消耗病 [9]；JBTS6 常伴先天性肝纤维化（部分患者可无症状或轻度转氨酶增高，严重者出现门脉高压及食管静脉曲张等并发症），部分病例可有脉络膜及视神经缺损（图 707-2）以及肾脏损害 [4,5]。JBTS9 主要表现为小脑蚓发育不全/发育不良和共济失调、胼胝体发育不全、脑积水、脑室扩大、癫痫发作、轻中度精神发育迟滞、脑膨出、眼动障碍、

眼缺失、色素性视网膜炎、视网膜发育不良、早期白内障、散光及眼球震颤、肾脏异常、肝脾大、肝纤维化，甚至需要肝移植治疗。JBTS17 型临床可伴舌错构瘤，额外的舌系带，上唇缺口，并指，轴前或轴后多指畸形，唇腭裂，下丘脑错构瘤等 [10,11]。

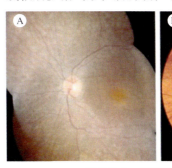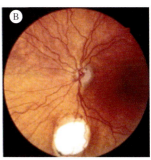

图 707-2　患者眼部临床表现
A. 色素性视网膜营养不良；B. 脉络膜缺损（白色区域）
(Semin Pediatr Neurol, 2009, 16: 143-154)

(3) 辅助检查

　　MRI 为 Joubert 综合征首选的神经影像学检查方法，能清楚显示后颅窝畸形及相关的幕上畸形。特征性表现为小脑蚓部部分或完全缺如。脑干发育异常。小脑蚓部完全缺如者，两侧小脑半球于中线处并列但并不融合；小脑蚓部部分存在者，其中可可见裂缝。由于蚓部发育不良，第 4 脑室中部呈倒三角形而上部则呈蝙蝠翼状。峡部（脑桥中脑结合部）变薄、延长，从而导致小脑上脚延长并增厚，与脑干近于垂直。增厚延长的小脑上脚和发育不良的小脑蚓部在通过峡部的轴面像上类似臼齿，称为"臼齿征"。即小脑半球间"中线裂"、"蝙蝠翼"状和"三角形"第 4 脑室，以及脑干"臼齿征"[5]（图 707-3）。

　　产前超声可发现小脑蚓部发育不良，多指畸形或枕部脑膨出（图 707-4）。

(4) 病理表现

　　神经病理学改变为小脑蚓部发育不良或不发育，齿状核、下橄榄核、脑桥基底部及延髓的神经核团也可发育不良，锥体交叉几乎完全缺如 [2,12]。

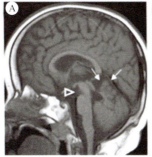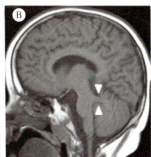

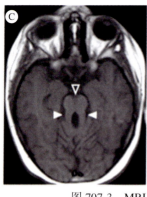
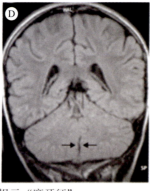

图 707-3　MRI 提示"磨牙征"

A.中脑变薄，脚间池扩大，上蚓部发育不良；B.小脑上脚增厚；C.磨牙征；
D.冠状位 Flair 像提示小脑中线裂 (Orphanet J Rare Dis, 2010, 5: 20)

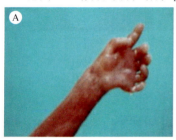
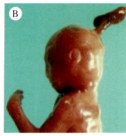

图 707-4　患者产前超声

A. 孕 19 周超声提示轴后性多指畸形；B. 孕 19 周胎儿的枕部脑膨出
(Semin Pediatr Neurol, 2009, 16: 143-154)

(5) 亚型汇总（表 707-1)

表 707-1　亚型汇总

JBT 亚型	致病基因	临床表现
JBTS1	INPP5E	典型 Joubert 综合征症状 ± 视网膜病变（典型 Joubert 综合征症状 + 肝脏病变）
JBTS2	TMEM216	典型 Joubert 综合征症状 ± 肾脏病变（典型 Joubert 综合征症状 + 肝脏病变）
JBTS3	AHI1	典型 Joubert 综合征症状 ± 视网膜病变
JBTS4	NPHP1	典型 Joubert 综合征症状 + 肾脏病变
JBTS5	CEP290 NPHP6	典型 Joubert 综合征症状 + 肾脏病变 + 视网膜病变
JBTS6	TMEM67	典型 Joubert 综合征症状 + 肝脏病变
JBTS7	RPGRIP1L	典型 Joubert 综合征症状 + 肾脏病变（典型 Joubert 综合征症状 + 肝脏病变）
JBTS8	ARL13B	典型 Joubert 综合征症状
JBTS9	CC2D2A	典型 Joubert 综合征症状 ± 视网膜病变（典型 Joubert 综合征症状 + 肝脏病变）
JBTS10	CXOrf5(OFD1)	不同表型
JBTS11	TTC21B	—
JBTS12	KIF7	典型 Joubert 综合征症状，(OFDVI)
JBTS13	TCTN1	典型 Joubert 综合征症状 ± 视网膜病变
JBTS14	TMEM237	典型 Joubert 综合征症状 + 肾脏病变
JBTS15	CEP41	典型 Joubert 综合征症状
JBTS16	TMEM138	不同表型
JBTS17	C5Orf42	典型 Joubert 综合征症状 +OFD 临床特点
JBTS18	TCTN3	典型 Joubert 综合征症状 ± OFD 临床特点
JBTS19	ZNF423	典型 Joubert 综合征症状 + 肾脏病变
JBTS20	TMEM231	典型 Joubert 综合征症状 + 肾脏病变 + 视网膜病变
JBTS21	CSPP1	典型 Joubert 综合征症状 + 眼部异常
JBTS22	PDE6D	典型 Joubert 综合征症状 + 面部畸形
JBTS	TCTN2	典型 Joubert 综合征症状

OFDVI: oral-facial-digital type Ⅵ syndrome（口腔颌面手指Ⅵ型综合征）。

(6) 受累部位病变汇总（表 707-2)

表 707-2　受累部位及其表现

受累部位	主要表现
肾脏	多尿、多饮、烦渴、遗尿，肾功能衰竭，多发肾囊肿
肝脏	肝功能异常，肝纤维化
脑	小脑性共济失调，精神运动发育迟滞，下丘脑错构瘤，枕叶脑膨出，脑积水，胼胝体发育异常，脑穿通畸形，颅脑 MRI 白齿征
眼	视力障碍，色素性视网膜营养不良，脉络膜缺损，眼球震颤，眼球运动障碍
心脏	先天性心脏异常
内脏	先天性巨结肠，内脏移位
骨骼肌	多指（趾），脊柱侧弯
舌面部肌	舌错构瘤，唇裂，腭裂，牙齿畸形，分叶舌，短系带

二、JBTS1 基因诊断

(1) 概述

INPP5E 基因，即编码肌醇多磷酸盐 5- 磷酸蛋白酶的基因，位于 9 号染色体长臂 3 区 4 带 3 亚带 (9q34.3)，基因组坐标为 (GRCh37): 9:139323067-139334305，基因全长 11 239bp，包含 10 个外显子，编码 644 个氨基酸。

(2) 基因对应蛋白结构及功能

INPP5E 基因编码的蛋白调动细胞内游离的钙作为第二信使去调节细胞以应对各种刺激。该蛋白可能水解细胞质高尔基体膜上的三磷酸磷脂酰肌醇和二磷酸磷脂酰肌醇，以此来调节高尔基囊泡的转运。

(3) 基因突变致病机制

Bielas 等[13]于 2009 年对 7 个 JBTS1 患者进行研究，发现在 INPP5E 基因上存在 5 个纯合突变，而且所有的突变都存在于蛋白的催化区并伴有磷酸酶活性减弱。

本病尚无相应的分子研究，致病机制未明。

(4) 目前基因突变概述

目前人类基因突变数据库收录了 *INPP5E* 基因突变 22 个，其中，错义 / 无义突变 20 个，小的插入 1 个，小的插入缺失 1 个。

三、JBTS13 基因诊断

(1) 概述

TCTN1 基因，即编码 Tectonic-1 蛋白的基因，位于 12 号染色体长臂 2 区 4 带 1 亚带 1 次亚带 (12q24.11)，基因组坐标为 (GRCh7):12:111051832-111086935，基因全长 35 104bp，包含 19 个外显子，编码 592 个氨基酸。

(2) 基因对应蛋白结构及功能

TCTN1 基因编码的 Tectonic-1 蛋白，是组成 Tectonic 样复合体的成分之一，该复合体定位在初级纤毛的过渡区，并充当防止纤毛和基质膜之间的跨膜蛋白的扩散的阻挡层。Tectonic-1 蛋白的结构特点为含有一个富含半胱氨酸序列的结构域。作为 Hh 通路的调控原件，该蛋白在神经管结构确定过程、Hh 通路的激活和抑制中发挥作用。在神经管的发育过程中，绝大部分腹侧细胞类型的形成和全部 Hh 信号通路的激活都需要 *TCTN1* 的参与。其主要功能之一是在存在高水平的 Hh 信号情况下，激活整个 Hh 通路；在缺乏 Hh 信号时，抑制 Hh 信号通路；并通过 Hh 信号转导的下游基因 *SMO* 和 *RAB23*，来调控 Hh 信号通路。

(3) 基因突变致病机制

Garcia-Gonzalo 等 [14] 通过纯合性映射及候选基因测序的方法，对一个孟加拉籍的近亲婚配的 JBTS13 家系进行研究分析，该家系中 2 名同胞姐妹患者均存在 *TCTN1* 基因的 IVS1-2A>G 纯合突变，该突变引起异常剪接从而导致异常蛋白产物的产生。该突变在千人基因组数据库中频率为 0，在 96 名对照人群中未检出。脑部 MRI 检测结果显示患者存在小脑蚓部发育不全的病理变化，其中一名患者同时存在双侧额颞巨脑回，两名患者分别在 4 岁和 7 岁时进行眼部及肾脏检查，未见异常。

Garcia-Gonzalo 等 [14] 对 *Tctn1* 基因敲除小鼠进行研究，发现 Tectonic-1 蛋白是组织依赖性纤毛产生过程所必需的。*Tctn1* 基因敲除小鼠胚胎有异常的肢体发育。尽管 shh 表达正常，但是其信号通路下游出现异常，说明 *Tctn1* 基因对于 shh 信号通路是必需的。

(4) 目前基因突变概述

目前人类孟德尔遗传在线数据库收录了 *TCTN1* 基因的一个剪接突变，即 IVS1-2A>G。该基因报道突变较少，热点突变未知。

四、JBTS14 基因诊断

(1) 概述

TMEM237 基因，即编码跨膜蛋白 237 的基因，位于 2 号染色体长臂 3 区 3 带 2 亚带 (2q33.2)，基因组坐标为 (GRCh37): 2: 202484907-202508252，基因全长 23 346bp，包含 14 个外显子，编码 408 个氨基酸。

(2) 基因对应蛋白结构及功能

由 *TMEM237* 基因编码的蛋白是一种四旋蛋白而且参与 WNT 信号通路。该基因的异常会引起 JBTS14。目前已发现该基因的两种转录变异体编码不同的蛋白亚型。与 *TMEM237* 基因有关的疾病包括 JBTS14 和 tctn2 相关 Joubert 综合征。

(3) 基因突变致病机制

通过对患有 JBTS14 的加拿大哈特派信徒家系共计 10 人进行基因分析，Huang 等 [15] 于 2011 年在 *TMEM237* 基因上发现了一个纯合突变 (p.C52T)，导致氨基酸的提前终止 (p.R18X)。而哈特派正常组中有 6% 的携带者，在超过 105 个北欧正常组中都未发现该突变。相对于正常组，患者的成纤维细胞中 *TMEM237* 基因表达降低了 99.6%，并且在纤毛形成和中心粒配对上有缺陷。

本病尚无相应的分子研究，致病机制未明。

(4) 目前基因突变概述

目前人类基因突变数据库没有收录 *TMEM237* 基因突变信息，但在文献中报道该基因有 1 个错义突变 p.R18X。

五、JBTS15 基因诊断

(1) 概述

CEP41 基因，编码 CEP41 蛋白，位于 7 号染色体长臂 3 区 2 带 2 亚带 (7q32.2)，基因组坐标为 (GRCh37): 7:130033612-130081051，基因全长 47 440bp，包含 11 个外显子，编码 374 个氨基酸。

(2) 基因对应蛋白结构及功能

CEP41 基因负责编码中心体和微管结合蛋白，经预测，该蛋白有两个卷曲螺旋域和一个硫氰酸酶域。在人体视网膜色素上皮细胞当中，这个蛋白被定位于中心粒和纤毛。虽然它含有硫氰酸酶域，但是并不显现出磷酸酶活性，说明该微管蛋白在纤毛处发生了糖基化。它也许参与了 TTLL6(一个位于基体和纤毛之间的多聚糖基化酶) 的运输。

(3) 基因突变致病机制

在 3 个有着亲缘关系并患有 Joubert 综合征 15 的家庭中 (其中两个源于埃及，一个源于葡萄牙)，Lee 等[16] 于 2012 年发现了 3 个位于 CEP41 基因的纯合突变。第一个突变是通过在其中一个家庭中的连锁分析和候选基因测序所得到的。纯合 CEP41 突变出现在患有 Joubert 综合征的另外 5 位患者身上，其中有 3 位携带着与纤毛疾病相关的其他基因的纯合 突 变 (KIF7;611254.0007 和 CC2D2A;612013.0007 和 612013.0009)。这些发现揭示了双基因遗传现象的存在，同时说明 CEP41 也许在较为宏观的纤毛疾病类别中，起着修饰基因的作用。

Lee 等[16] 提出，斑马鱼内 cep41 的吗啉代基因敲除会导致心脏周围水肿和尾部缺陷，伴随着纤毛疾病相关的表型，包括脑积水、异常听石的形成和小眼，而人类 CEP41 的转染能部分缓解症状。在斑马鱼心肌层的 cep41 的特异性敲除会导致倒转缺陷或者心室心房不对称现象。纯合体 Cep41 小鼠突变显现出多种表型，包括畸形后脑、露脑畸形、脑出血、心包液囊和致死。然而，一些突变体能够正常发育，说明存在着基因外的表型修饰物。在 cep41 缺陷的斑马鱼体内，纤毛显现出微管蛋白糖基化缺陷，电子显微镜检查发现斑马鱼肾脏的纤毛存在结构性缺陷，伴随轴丝外部的微管双联管中的 A- 小管塌陷或者倍增。柯弗泡和肾脏的纤毛显现出运动障碍。数据显示，cep41 通过在纤毛微管蛋白糖基化过程中的重要作用，参与了纤毛的结构形成和运动过程。

(4) 目前基因突变概述

目前人类基因突变数据库没有收录 CEP41 基因突变信息。

六、JBTS16 基因诊断

(1) 概述

TMEM138 基因，编码跨膜蛋白 138，位于 11 号染色体长臂 1 区 2 带 2 亚带 (11q12.2)，基因组坐标为 (GRCh37):11:61129473-61136977，基因全长 7505bp，包含 8 个外显子，编码 163 个氨基酸。

(2) 基因对应蛋白结构及功能

TMEM138 基因编码多次跨膜蛋白。该基因与其在基因组上相邻的 TMEM216 基因共用反式调控区并协同表达，形成头 - 尾连接的复合物。该复合物在纤毛发生中发挥重要功能。降低小鼠成纤维细胞中该基因的表达会导致纤毛变短，并且导致纤毛形成失败。

(3) 基因突变致病机制

Lee 等[17] 对 6 个 TMEM216 基因上未发现致病突变的阿拉伯近亲 JBTS 家系患者进行检测分析，发现了 TMEM138 基因的纯合突变。携带该突变的患者的表型与携带 TMEM216 基因的患者的表型比较难分辨。研究者发现敲低了 tmem138 或 tmem216 基因的斑马鱼会表现出相似但又能区分的表型。二者均会导致心包积液、尾巴扭曲和原肠胚形成缺陷。但是 tmem216 基因被敲低的斑马鱼同时还存在脑积水症状。

(4) 目前基因突变概述

目前人类基因突变数据库没有收录 TMEM138 基因的突变信息，但在文献中报道该基因有 5 个突变[17]。

七、JBTS17 基因诊断

(1) 概述

C5orf42 基因，即编码 C5ORF42 蛋白的基因，位于 5 号染色体短臂 1 区 3 带 2 亚带 (5p13.2)，基因组坐标为 (GRCh37):5:37079423-37249530，基因全长 170 108bp，包含 58 个外显子，编码 3198 个氨基酸。

(2) 基因对应蛋白结构及功能

C5orf42 基因编码的 C5ORF42 蛋白，由 3198 个氨基酸组成，有一个典型的卷曲螺旋结构域，可能是一种跨膜蛋白。该蛋白在体内广泛表达，包括脑部组织中，其具体功能目前尚未完全清楚。

(3) 基因突变致病机制

2012 年，Srour 等[18] 对 7 个法裔加拿大籍的 JBTS17 家系进行全外显子测序研究，在患者中检出 C5orf42 基因的 6 种突变。其中，有 3 种突变在多个家系中被检出，单体型分析显示出了这 3 个突变的奠基者效应，这与该地区患者中该突变较高检出率相一致。2015 年，Romani 等[19] 于 2015 年对

313 个 JBTS 家系进行 C5orf42 基因测序，在其中 28 个家系中检测到 C5orf42 基因的突变。

本病尚无相应的分子研究，致病机制未明。

(4) 目前基因突变概述

目前基因变异数据库收录了 C5orf42 基因的突变 8 个，小的缺失 2 个，大片段缺失 2 个，大片段插入 4 个。突变分布在基因整个编码区，无突变热点。

八、JBTS18 基因诊断

(1) 概述

TCTN3 基因，编码构造家族蛋白 3，位于 10 号染色体长臂 2 区 4 带 1 亚带 (10q24.1)，基因组坐标为 (GRCh37): 10: 97423153-97453900，基因全长 30 748bp，包含 14 个外显子，编码 625 个氨基酸。

(2) 基因对应蛋白结构及功能

TCTN3 基因编码构造基因家族的成员，该蛋白主要在 Hedgehog 信号转导和神经管发育过程中起作用。该基因的突变与口 – 面 – 指综合征 Ⅳ 和 JBTS18 相关。目前，该基因已经发现可变剪接转录变异体编码的多种亚型。

(3) 基因突变致病机制

2012 年，Thomas 等[20] 对来自土耳其家庭患有 Joubert 综合征的两个同胞个体开展研究，在 TCTN3 基因的第 8 个外显子上确定了一个纯合突变 (p.G940A)，该突变发生在一个高度保守的残基上。

本病尚无相应的分子研究，致病机制未明。

(4) 目前基因突变概述

目前人类基因突变数据库没有收录 TCTN3 基因突变信息，但在文献中报道该基因有 1 个错义突变 p.G940A[20]。

九、JBTS2 基因诊断

(1) 概述

TMEM216 基因，即编码跨膜蛋白 216 的基因，位于 11 号染色体长臂 1 区 2 带 2 亚带 (11q12.2)；基因组坐标为 (GRCh37):11:61159832-61166335，基因全长 6505bp，包含 6 个外显子，编码 148 个氨基酸。

(2) 基因对应蛋白结构及功能

TMEM216 基因编码的是一种跨膜结构域蛋白。它参与构成特异性的纤毛生成所需的构造状复合物，可能具有调节纤毛膜的构成的功能。该基因的

突变与 MGS2 和 JBTS2 的发生相关。

(3) 基因突变致病机制

Edvardson 等[21] 对 13 例来自 8 个德系犹太裔家庭的病患使用遗传连锁分析将 JBTS2 致病基因定位于 11 号染色体短臂上。其中 3 个家庭同属一个祖先。应用纯合子定位的方法对 8 个家庭的 13 位患者进行分析，确定了所有患者的 TMEM216 基因都发生了 p.R12L 纯合子突变。在对 2766 名匿名德系犹太裔人群的杂合突变检测中，检测到了 30 人携带有 p.R12L 杂合突变，表明了该突变人群携带率为 1:92。

在 14 个家庭中的 JBTS 患者和 6 个家庭总的 MKS2 患者中，Valente 等[22] 发现了 TMEM216 基因上 7 个不同的纯合突变。TMEM216 基因编码的这种新型的跨膜蛋白质会与 Meckelin 形成非典型 Wnt 受体复合物。肌动蛋白重组是中心体、基体正确对接及启动纤毛发生前的一个重要步骤。

(4) 目前基因突变概述

目前人类基因突变数据库收录了 TMEM216 基因突变 5 个，其中，错义 / 无义突变 4 个，剪接突变 1 个。突变分布在基因整个编码区，无突变热点。

十、JBTS20 基因诊断

(1) 概述

TMEM231 基因，即编码跨膜蛋白 231 的基因，位于 16 号染色体长臂 2 区 3 带 1 亚带 (16q23.1)，基因组坐标为 (GRCh37):16:75572015-75590184，基因全长 18 170bp，包含 7 个外显子，编码 369 个氨基酸。

(2) 基因对应蛋白结构及功能

TMEM231 基因编码的是一种跨膜蛋白，它是 B9 复合物的组成部分，参与形成纤毛与质膜之间的扩散屏障。TMEM231 基因的突变会导致 JBTS。

(3) 基因突变致病机制

Srour 等[23] 报道，对来自两个法裔加拿大家族的 3 名患者进行外显子测序，并进行 Sanger 测序验证，在 TMEM231 基因上发现两个复合杂合突变。TMEM231 是基体复合物中的一种蛋白，基体复合物呈环状结构，在纤毛基座的转移区发挥作用[24]。

Chih 等[24] 发现，Ttem231 基因敲除的小鼠会在胚胎期的 15.5 天因严重的血管缺陷而死亡。症状包括小眼畸形和多趾，以及腹侧脊髓结构的缺陷。Tmem231-/- 胚胎表现出纤毛缺失，Shh 基因表达改变。

(4) 目前基因突变概述

目前人类基因突变数据库没有收录 *TMEM231* 基因突变信息，但在文献中报道，该基因有错义/无义突变 2 个，1 个无义突变 p.Y4X 和 1 个错义突变 p.D209N[23]。

十一、JBTS21 基因诊断

(1) 概述

CSPP1 基因，编码中心粒和纺锤体极体关联蛋白 1，位于 8 号染色体长臂 1 区 3 带 2 亚带 (8q13.2)，基因组坐标为 (GRCh37):8:67976588-68108849，基因全长 132 262bp，包含 37 个外显子，编码 1316 个氨基酸。

(2) 基因对应蛋白结构及功能

CSPP1 基因所编码的蛋白是一种中心粒和纺锤体极体关联蛋白，参与细胞周期进程和纺锤体组织过程，调整细胞质分裂，可与 Nephrocystin-8 蛋白相互作用，并且在纤毛形成中是必需的。

(3) 基因突变致病机制

Tuz 等[25] 研究了来自 15 个家族的 19 名 JBTS21 患者，确认了该疾病与 *CSPP1* 的双等位基因的截短突变相关 (图 707-5)，之后通过 Sanger 测

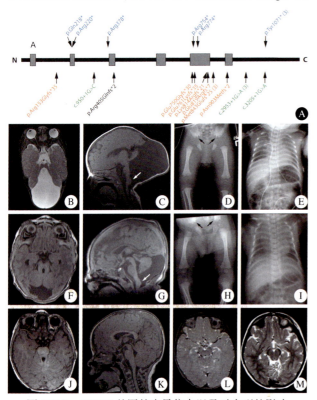

图 707-5　*CSPP1* 基因的变异位点以及对表型的影响
(橙色标示了引起移码的截短突变 Am J Hum Genet, 2014, 94:62-72)

序进一步确认了这一变异的发生限于家族内部。该基因突变没有明显的表型特征与之关联。来自两名无亲缘关系的患者的纤维原细胞在使用免疫染色法后，尽管可以在其纤毛根部观察到 CSPP1 蛋白的存在，但无法在其纤毛轴丝中发现该蛋白。与健康对照样本相比，患者的细胞显示出纤毛形成过程缺陷，包括纤毛的数量和长度的减少，以及患者纤毛轴丝上的纤毛蛋白 ALR13B 和 ADCY3 数量也有明显降低。以上结果表明，*CSPP1* 基因的变异会引发一系列的功能缺失。

Tuz 等发现用吗啉基敲除斑马鱼卵中的 *cspp1* 基因，会使其身体发育呈弯曲状，心室及原肾包囊扩增，与纤毛类疾病特征吻合。同时，胚胎脑颅也显示缺陷。该基因敲除的斑马鱼未出现纤毛生成受损症状，但纤毛中 arl13b 蛋白含量减少。

(4) 目前基因突变概述

目前人类基因突变数据库没有收录 *CSPP1* 基因突变信息。OMIM 收录的 *CSPP1* 基因突变有 11 个，其中错义/无义突变 5 个，小的缺失 5 个，小的插入 1 个。

十二、JBTS22 基因诊断

(1) 概述

PDE6D 基因，编码磷酸二酯酶 6 的 δ 亚基蛋白，位于 2 号染色体长臂 3 区 5 带 (2q35)，基因组坐标为 (GRCh37):2:232597135-232646019，基因全长 48 885bp，包含 5 个外显子，编码 150 个氨基酸。

(2) 基因对应蛋白结构及功能

PDE6D 基因编码的蛋白是磷酸二酯酶 6 的 δ 亚基，磷酸二酯酶 6 是光传导过程中的关键酶。磷酸二酯酶 (PDE) 有 11 种亚型，分别为磷酸二酯酶 1~11，其中磷酸二酯酶 5、6 和 9 能够选择性地降解环磷酸鸟苷 (cGMP)。这些酶广泛地参与到众多信号转导通路中，与其相关的功能包括血管平滑肌的收缩和扩张、心肌收缩、血小板凝集、激素分泌及免疫细胞激活等，它们同时也与学习和记忆功能相关。除了作为磷酸二酯酶的一部分所起的作用以外，该基因编码的蛋白还被认为可以结合某些蛋白上的异戊二烯基部分，将后者导向亚细胞器纤毛。

(3) 基因突变致病机制

Thomas 等[26] 研究了 3 例有亲缘关系的来自近

亲父母的 JBTS22 患者，确认了该病症与 *PDE6D* 基因上的一个纯合子剪接位点突变相关。该突变是通过纯合性基因定位和全外显子组测序的方法发现的，并且确认了所导致的病症限于家族内部。变异蛋白通常位于患者的纤维原细胞的初级纤毛基底小体上，纤毛形态仍维持正常。免疫共沉淀分析显示，变异的 PDE6D 蛋白无法结合到 INPP5E 蛋白上，而 siRNA 介导的 PDE6D 蛋白的消耗导致了纤毛中 INPP5E 蛋白的彻底缺失。患者的纤维原细胞中的 INPP5E 蛋白在细长管细胞的顶端堆积，却在纤毛中缺失。这些发现显示了 PDE6D 蛋白在纤毛 INPP5E 蛋白的准确运动和导向上是不可或缺的。此外，针对 940 名纤毛类症状患者的筛查并没有发现 *PDE6E* 基因的变异。

Thomas 等[26] 发现使用吗啉基敲除斑马鱼卵中的 *pde6d* 基因，会使其眼睛变小，心包积液，肾脏的原肾管肿胀并无法张开，肾近曲小管囊肿，以及视网膜细胞层紊乱。

(4) 目前基因突变概述

目前人类基因突变数据库报道了与 *KDM6A* 基因相关的突变 1 个，为剪接突变。

十三、JBTS3 基因诊断

(1) 概述

AHI1 基因，即编码 AHI1 蛋白的基因，位于 6 号染色体长臂 2 区 3 带 3 亚带 (6q23.3)，基因组坐标为 (GRCh37):6:135604670-135818903，基因全长 214 234bp，包含 35 个外显子，编码 1196 个氨基酸。

(2) 基因对应蛋白结构及功能

AHI1 基因编码的 AHI1 蛋白是位于基体中一种环状结构的蛋白复合体的组成成分之一，该复合体定位在初级纤毛的过渡区，并充当防止纤毛和基质膜之间的跨膜蛋白扩散的阻挡层。*AHI1* 基因是人类小脑和大脑皮质发育所需的基因，该基因缺陷可导致特殊形式的 JBTS3 相关疾病。

(3) 基因突变致病机制

Ferland 等[27] 于 2004 年对来自同一地理区域患常染色体隐性遗传 JBTS 的 3 个阿拉伯家系进行了一个全基因组的筛查。候选基因测序通过最小区域联系确认在 *AHI1* 基因中存在 3 个独立的突变 (608894.0001-608894.0003)。

Dixon-Salazar 等[28] 于 2004 年在 *AHI1* 基因中

确定了 1 个错义和 2 个移码突变。他们将 AHI1 蛋白质命名为 Jouberin。这个基因在胚胎后脑和前脑高表达。他们提出 *AHI1* 基因是人类小脑和大脑皮质发育所必需的。作者指出在 JBTS 伴肾消耗病患者中，他们的表型是由 *NPHP1* 基因 (607100.0005) 突变引起的。Nephrocystin 是由 *NPHP1* 基因编码的蛋白，包含 SH3 结构域，表明参与这些不同形式的 JBTS 可能存在一个共同的途径。

Lancaster 等[29] 于 2011 年发现 *AHI1* 基因缺陷小鼠有一个发育不全的小脑，即不发达的小脑蚓部和轻微缺陷的叶状结构，症状与 JBTS 类似。在野生型小鼠中，*AHI1* 基因位于小脑颗粒神经元的基体上。基因突变小鼠的小脑颗粒神经元拥有正常数量和形态的纤毛，表明 *AHI1* 不是纤毛发生必需的，而参与纤毛介导的信号功能。因此，在半球融合位点上减少 Wnt 活性，伴随着在融合位点上细胞增殖的减少。

(4) 目前基因突变概述

目前人类基因突变数据库收录了 *AHI1* 基因的突变 43 个，其中，错义 / 无义突变 24 个，剪接突变 4 个，小的缺失 4 个，小的插入 10 个，大片段缺失 1 个。突变分布在基因整个编码区，无突变热点。

十四、JBTS4 基因诊断

(1) 概述

NPHP1 基因，编码 Nephrocystin-1 蛋白 (Nephrocystin-1)，位于 2 号染色体长臂 1 区 3 带 (2q13)，基因组坐标为 (GRCh37):2:110880913-110962639，基因全长 81 727bp，包含 23 个外显子，编码 733 个氨基酸。

(2) 基因对应蛋白结构及功能

NPHP1 基因编码的蛋白能够与 Crk 相关底物相互作用，它位于肌动蛋白和微管形成的结构中，可能作为一个多功能复合体的一部分在控制细胞分裂、细胞与细胞之间和细胞与基质之间的黏附信号转导通路中产生作用。该基因具有多种不同的转录本亚型。

(3) 基因突变致病机制

在患有 JBTS4 的两个家庭成员中，Parisi 等[30] 证明 *NPHP1* 基因的纯合缺失与导致青少年肾消耗病的突变相同，并认为 *NPHP1* 基因突变是 JBTS4 的一种罕见原因。随后，Parisi 等[31] 在另外 4 例来自 3 个非近亲结婚家庭的 JBTS4 患者中确定了 NPHP1 基因的纯合缺失突变。除此之外，NPHP1 基因的缺失也是 JBTS4 相关疾病的一个罕见致病因素[32]。

本病尚无相应的分子研究，致病机制未明。

(4) 目前基因突变概述

目前人类基因突变数据库报道了 NPHP1 基因突变 25 个，其中，错义 / 无义突变 7 个，剪接突变 4 个，小的缺失 4 个，小的插入 3 个，大的缺失 6 个，大的插入 1 个。突变分布在基因整个编码区，无突变热点。

十五、JBTS5 基因诊断

(1) 概述

CEP290 基因，编码中心体蛋白 290，位于 12 号染色体长臂 2 区 1 带 3 亚带 2 次亚带 (12q21.32)，基因组坐标为 (GRCh37):12:88442790-88535993，基因全长 93 204bp，包含 60 个外显子，编码 2479 个氨基酸。

(2) 基因对应蛋白结构及功能

CEP290 基因编码的蛋白包括 13 个推定的卷曲螺旋结构域，这个结构域含有 6 个 KID 模体、3 个原肌球蛋白同源区和一个 A 型的 ATP/GTP 结合位点基序，并且与从 SMC 染色体分离到的 ATP 酶有同源区域。这种蛋白定位于中心体和纤毛，具有 N- 糖基化、酪氨酸硫酸化、磷酸化、N- 豆蔻酰化及酰胺化作用的位点。该基因的突变与 JBTS5、肾衰竭有关，该蛋白抗体的出现与多种肿瘤有关。

(3) 基因突变致病机制

通过对 CEP290 遗传区间的突变分析，Sayer 等[33]在两个家族中检出了 1 个位于 CEP290 基因上的纯合无义突变 c.5668G>T (p.G1890X)，该基因被认为是中心体蛋白质的组分之一。通过对 96 例无血缘关系的 JBTS 患者直接测序进行进一步的突变筛选，在第 3 个家族中也检出了这种突变。Sayer 等在 7 个 JBTS 家族一共识别了 8 种不同的突变。

在 5 个患有 JBTS 的家庭中，Valente 等在 CEP290 基因中发现了 5 个突变，其中 3 个无义突变，1 个 1bp 缺失突变，以及 1 个错义突变 (p.W7C)[34]。

Valente 等[34]用 RNA 印记、RT-PCR 及原位杂交的方法对小鼠组织内的 Cep290 基因的表达情况

进行检验。对小鼠整个胚胎的 RNA 印记分析表明该基因在小鼠的胚胎期表达量基本相等。在小鼠出生后的发育早期，Cep290 在多种器官中表达，通过 RNA 印记分析发现存在 2 种表达量相当的主要转录本。RT-PCR 结果表明在不同的发育时间点，小鼠脑部不同位置中 Cep290 的表达量基本相等。对小脑的原位杂交分析表明外颗粒层的分裂细胞群在发育期具有最高的表达水平，说明 CEP290 在细胞分裂中可能起作用。

(4) 目前基因突变概述

目前人类基因突变数据库报道了 CEP290 基因突变 135 个，其中，错义 / 无义突变 53 个，剪接突变 17 个，小的缺失 56 个，小的插入 8 个，大的缺失 1 个。突变分布在基因整个编码区，无突变热点。

十六、JBTS6 基因诊断

(1) 概述

TMEM67 基因，又称 MKS3 基因，即编码跨膜蛋白 67 的基因，位于 8 号染色体长臂 2 区 2 带 1 亚带 (8q22.1)，基因组坐标为 (GRCh37):8:94767072-94831462，基因全长 64 391bp，包含 28 个外显子，编码 995 个氨基酸。

(2) 基因对应蛋白结构及功能

由 TMEM67 基因编码的蛋白质位于初级纤毛和质膜中。该基因在中心体转移到顶膜，以及形成初级纤毛的过程中发挥功能。该基因中存在多种转录本变异型，编码不同的同工型蛋白。该基因的缺陷引起 Meckel 综合征 3 型 (MKS3) 及 Joubert 综合征 6 型 (JBTS6)。

(3) 基因突变致病机制

Baala 等[35]对 Joubert 综合征患者进行研究，发现患者存在复合杂合或纯合 TMEM67 突变，同时 TMEM67 基因突变导致了 MKS3 以及 JBTS6。Dafinger 等[36]对一名 JBTS6 的德国女孩进行研究，发现 TMEM67 基因存在 2 个致病错义突变 (p.I833T、609884.0013 和 p.P358L、609884.0024)，包括 KIF7 基因 12bp 缺失杂合突变。

Dawe 等[39]在小鼠内髓 IMCD-3 细胞中发现，Mks1 或 Mks3 基因敲除，阻断中心粒迁移到顶膜，以及主要纤毛的形成。Tammachote 等[38]通过对患者的肾组织和细胞研究，揭示 MKS1 和 MKS3 基因对纤毛的结构和功能发挥是必需的，MKS 蛋白的

突变，影响了纤毛形成和上皮形态发生。Williams 等[39]对早期的秀丽隐杆线虫 (C. elegans) 的包括 TMEM67/MKS3 的 8 个蛋白进行功能研究，这些蛋白主要是位于纤毛转换区和顶膜转换区，结果证实这些蛋白影响纤毛形成，最终引起 MKS/NPHP 疾病表型。

(4) 目前基因突变概述

目前人类基因突变数据库收录了 TMEM67 基因的突变 98 个，其中，错义 / 无义突变 68 个，剪接突变 16 个，小的缺失 10 个，小的插入 3 个，大片段缺失 1 个。突变分布在基因整个编码区，无突变热点。

十七、JBTS9 基因诊断

(1) 概述

CC2D2A 基因，即编码一种卷曲螺旋和钙结合蛋白的基因，位于 4 号染色体短臂 1 区 5 带 3 亚带 2 次亚带 (4p15.32)，基因组坐标为 (GRCh37):4:15471489-15603594，基因全长 132 106bp，包含 38 个外显子，编码 1620 个氨基酸。

(2) 基因对应蛋白结构及功能

CC2D2A 基因编码一种在纤毛形成中起关键作用的卷曲螺旋与钙结合蛋白。它是定位在初级纤毛过渡区的一个复合体的组件，充当防止纤毛和质膜之间的跨膜蛋白扩散的屏障。CC2D2A 蛋白包含 3 个卷曲螺旋结构域，C 端 C2 结构域，潜在的 CaMK Ⅱ 识别位点和 PKC 磷酸化位点和 2 个核定位序列。CC2D2A 蛋白是纤毛形成和 SHH 信号通路所必需的。这个基因突变将导致麦克尔综合征 6 型和 Joubert 综合征 9 型。

(3) 基因突变致病机制

在 Joubert 综合征的巴基斯坦患者中，Noor 等[40]定位到了染色体 4p15.33—p15.2 的 11.2Mb 区域的 CC2D2A 基因的剪接位点突变。在 11 个无关联的麦克尔综合征芬兰患者中，Tallila 等[41]发现 CC2D2A 基因的一个纯合突变。Gorden 等[42]在 70 个 Joubert 综合征的家庭中的 6 个患者中发现 7 个 CC2D2A 基因突变，这说明了 CC2D2A 基因突变具有广泛的表型。具有肝脏纤维化的 Joubert 综合征患者中，Doherty 等确定了 CC2D2A 基因 2 个复合杂合的突变，这证明了 CC2D2A 对肝脏疾病的病理生理学的作用。

Gorden 等[42]发现，相比于野生型斑马鱼，33% 的 cc2d2a 基因敲除斑马鱼在受精 6 天后出现了原肾囊肿。其中一些突变型斑马鱼甚至出现了心包积液。然而在纤毛数量及形态学方面，突变型和野生型斑马鱼并没有明显差别。Garcia-Gonzalo 等[43]发现 Cc2d2a 基因敲除小鼠显示了随机的左 – 右神经轴，前脑无裂畸形，小眼畸形和身体易于弯曲。虽然胚胎成纤维细胞能形成纤毛，但是 Cc2d2a 基因敲除小鼠胚胎也有纤毛缺陷，显示了组织特异性的纤毛功能。

(4) 目前基因突变概述

目前人类基因突变数据库收录了 CC2D2A 基因突变 33 个，其中，错义 / 无义突变 17 个，剪接突变 5 个，小的缺失 8 个，小的插入 2 个，大片缺失 1 个。

（郭　鹏　李朝霞　牛松涛　陈　彬　史伟雄
才吉卓玛　刘　耿　栗东芳　宋　波　魏　静
刘石平　王小涵　蔡锴晔　赵至坤
禹奇超　梁　颜　唐静波）

参考文献

[1] Joubert M, Eisenring JJ, Robb JP, et al. Familial agenesis of the cerebellar vermis. A syndrome of episodic hyperpnea, abnormal eye movements, ataxia, and retardation. Neurology, 1969. 19: 813-825

[2] Juric-Sekhar G, Adkins J, Doherty D, et al. Joubert syndrome: brain and spinal cord malformations in genotyped cases and implications for neurodevelopmental functions of primary cilia. Acta Neuropathol, 2012. 123: 695-709

[3] Parisi M, Glass I. Joubert Syndrome and Related Disorders. In Pagon RA, Adam MP, Ardinger HH et al. (eds): Gene Reviews(R). Seattle (WA): 1993

[4] Romani M, Micalizzi A, Valente EM. Joubert syndrome: congenital cerebellar ataxia with the molar tooth. Lancet Neurol, 2013. 12: 894-905

[5] Brancati F, Dallapiccola B, Valente EM. Joubert Syndrome and related disorders. Orphanet J Rare Dis, 2010. 5: 20

[6] Valente EM, Marsh SE, Castori M, et al. Distinguishing the four genetic causes of Jouberts syndrome-related disorders. Ann Neurol, 2005. 57: 513-519

[7] Parisi MA, Bennett CL, Eckert ML, et al. The NPHP1 gene deletion associated with juvenile nephronophthisis is present in a subset of individuals with Joubert syndrome. Am J Hum Genet, 2004.75: 82-91

[8] Merlini L, Vargas MI, De Haller R, et al. MRI with fibre

tracking in Cogan congenital oculomotor apraxia. Pediatr Radiol, 2010. 40: 1625-1633.

[9] Valente EM, Silhavy JL, Brancati F, et al. Mutations in CEP290, which encodes a centrosomal protein, cause pleiotropic forms of Joubert syndrome. Nat Genet, 2006. 38: 623-625.

[10] Srour M, Schwartzentruber J, Hamdan FF, et al. Mutations in C5ORF42 cause Joubert syndrome in the French Canadian population. Am J Hum Genet, 2012. 90: 693-700

[11] Romani M, Mancini F, Micalizzi A, et al. Oral-facial-digital syndrome type VI: is C5orf42 really the major gene? Hum Genet, 2015.134: 123-126

[12] Yachnis AT, Rorke LB. Neuropathology of Joubert syndrome. J Child Neurol, 1999. 14: 655-659; discussion 669-672

[13] Bielas SL, Silhavy JL, Brancati F, et al. Mutations in INPP5E, encoding inositol polyphosphate-5-phosphatase E, link phosphatidyl inositol signaling to the ciliopathies. Nat Genet, 2009, 41: 1032-1036

[14] Garcia-Gonzalo FR, Corbit KC, Sirerol-Piquer MS, et al. A transition zone complex regulates mammalian ciliogenesis and ciliary membrane composition. Nature Genetics, 2011, 43: 776-784

[15] Huang L, Szymanska K, Jensen VL, et al. TMEM237 is mutated in individuals with a Joubert syndrome related disorder and expands the role of the TMEM family at the ciliary transition zone. Am J Hum Genet, 2011, 89: 713-730

[16] Lee JE. CEP41 is mutated in Joubert syndrome and is required for tubulin glutamylation at the cilium. Nat Genet, 2012, 44(2): 193-199

[17] Lee JH, Silhavy JL, Lee JE, et al. Evolutionarily assembled cis-regulatory module at a human ciliopathy locus. Science, 2012, 335: 966-996

[18] Srour M, Schwartzentruber J, Hamdan FF, et al. Mutations in C5ORF42 cause Joubert syndrome in the French Canadian population. The American Journal of Human Genetics, 2012, 90: 693-700

[19] Romani M, Mancini F, Micalizzi A,et al. Oral-facial-digital syndrome type VI: is C5orf42 really the major gene? Human genetics,2015,134: 123-126

[20] Thomas S, Legendre M, Saunier S, et al. TCTN3 mutations cause Mohr-Majewski syndrome. Am J Hum Genet, 2012, 91: 372-378

[21] Simon E, Avraham S, Shamir Z, et al. Syndrome 2 (JBTS2) in Ashkenazi Jews Is Associated with a TMEM216 Mutation. Am J Hum Genet, 2010, 86: 93-97

[22] Valente EM, Logan CV, Soumaya MZ, et al. Mutations in TMEM216 perturb ciliogenesis and cause Joubert, Meckel and related syndromes. Nat Genet, 2010, 42: 619-625

[23] Srour M, Hamdan FF, Schwartzentruber JA, et al. Mutations in TMEM231 cause Joubert syndrome in French Canadians. J Med Genet, 2012, 49: 636-641

[24] Chih B, Liu P, Chinn Y, et al. A ciliopathy complex at the transition zone protects the cilia as a privileged membrane domain. Nat Cell Biol, 2012, 14: 61-72

[25] Tuz K, Bachmann-Gagescu R, O'Day DR, et al. Mutations in CSPP1 cause primary cilia abnormalities and Joubert syndrome with or without Jeune asphyxiating thoracic dystrophy. Am J Hum Genet, 2014, 94: 62-72

[26] Thomas S, Wright KJ, Le Corre S, et al. A homozygous PDE6D mutation in Joubert syndrome impairs targeting of farnesylated INPP5E protein to the primary cilium. Hum Mutat, 2014, 35: 137-146

[27] Ferland RJ, Eyaid W, Collura RV, et al. Abnormal cerebellar development and axonal decussation due to mutations in AHI1 in Joubert syndrome. Nature genetics, 2004, 36: 1008-1013

[28] Dixon-Salazar T, Silhavy JL, Marsh SE, et al. Mutations in the AHI1 gene, encoding jouberin, cause Joubert syndrome with cortical polymicrogyria. The American Journal of Human Genetics, 2004, 75: 979-987

[29] Lancaster MA, Gopal DJ, Kim J, et al. Defective Wnt-dependent cerebellar midline fusion in a mouse model of Joubert syndrome. Nature Medicine, 2011, 17: 726-731

[30] Parisi MA, Bennett CL, Eckert ML, et al. The NPHP1 gene deletion associated with juvenile nephronophthisis is present in a subset of individuals with Joubert syndrome. Am J Hum Genet, 2004, 75: 82-91

[31] Parisi MA, Doherty D, Eckert ML, et al. AHI1 mutations cause both retinal dystrophy and renal cystic disease in Joubert syndrome. J Med Genet, 2006, 43: 334-339

[32] Castori M, Valente EM, Donati MA, et al. NPHP1 gene deletion is a rare cause of Joubert syndrome related disorders. J Med Genet, 2005, 42: e9

[33] Sayer JA, Otto EA, O'Toole JF, et al. The centrosomal protein nephrocystin-6 is mutated in Joubert syndrome and activates transcription factor ATF4. Nature Genetics, 2006, 38(6): 674-681

[34] Valente EM, Silhavy JL, Brancati F, et al. Mutations in CEP290, which encodes a centrosomal protein, cause pleiotropic forms of Joubert syndrome. Nature Genetics, 2006, 38(6): 623-625

[35] Baala L, Romano S, Khaddour R, et al. The Meckel-Gruber syndrome gene, *MKS3*, is mutated in Joubert syndrome. Am J Hum Genet, 2007, 80: 186-194

[36] Dafinger C, Liebau MC, Elsayed SM, et al. Mutations in *KIF7* link Joubert syndrome with Sonic Hedgehog signaling and microtubule dynamics. J Clin Invest, 2011, 121: 2662-2667

[37] Dawe HR, Smith UM, Cullinane AR, et al. The Meckel-Gruber Syndrome proteins *MKS1* and meckelin interact and are required for primary cilium formation. Hum Mol Genet, 2007, 16: 173-186

[38] Tammachote R, Hommerding CJ, Sinders RM, et al. Ciliary and centrosomal defects associated with mutation and depletion of the Meckel syndrome genes *MKS1* and *MKS3*. Hum Mol Genet, 2009, 18: 3311-3323

[39] Williams CL, Li C, Kida K, et al. *MKS* and *NPHP* modules cooperate to establish basal body/transition zone membrane associations and ciliary gate function during ciliogenesis. J Cell Biol, 2011, 192: 1023-1041

[40] Noor A, Windpassinger C, Patel M, et al. CC2D2A, encoding a coiled-coil and C2 domain protein, causes autosomal-recessive mental retardation with retinitis pigmentosa. Am J Hum Genet, 2008, 82: 1011-1018

[41] Tallila J, Jakkula E, Peltonen L, et al. Identification of CC2D2A as a Meckel syndrome gene adds an important piece to the ciliopathy puzzle. Am J Hum Genet, 2008, 82: 1361-1367

[42] Gorden NT, Arts HH, Parisi MA, et al. CC2D2A is mutated in Joubert syndrome and interacts with the ciliopathy-associated basal body protein CEP290. Am J Hum Genet, 2008, 83: 559-571

[43] Garcia-Gonzalo FR, Corbit KC, Sirerol-Piquer MS, et al. A transition zone complex regulates mammalian ciliogenesis and ciliary membrane composition. Nat Genet, 2011, 43: 776-784

723 幼年性息肉病／遗传性出血性毛细血管扩张症
(juvenile polyposis/hereditary hemorrhagic telangiectasia syndrome, JPHT; OMIM 175050)

一、临床诊断

(1) 概述

幼年性息肉病／遗传性出血性毛细血管扩张症 (JPHT) 患者特征的改变在于胃肠道错构瘤性息肉，导致胃肠癌的风险增加，合并血管发育异常，表现为皮肤毛细血管扩张及多个器官动静脉畸形。

(2) 临床表现

JPHT 主要表现为鼻及上消化道出血、皮肤黏膜毛细血管扩张、内脏动静脉畸形。鼻出血是最常见的临床表现，具有自发及反复发作的特点；毛细血管扩张发症年龄通常比鼻出血晚 5~30 年，常发生在皮肤黏膜如面部、甲床、消化道等部位，而消化道毛细血管扩张最常见于胃和十二指肠上部。肺 AVM (动静脉畸形) 可出现右向左的血液分流，有引起栓子进入体循环的风险；肝 AVM 可引起肝脏结节样增生而致肝硬化、门静脉高压、脾功能亢进；脑 AVM 可引起脑出血。患者胃肠道肿瘤的风险均较高。

(3) 影像学表现

CT 和 MRI 扫描检查可以发现相应器官异常[1,2]，血管造影检查进一步发现血管畸形。肠镜可以发现肠道息肉 (图 723-1)。

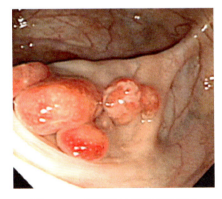

图 723-1　肠镜显示肠道多发息肉
(Gut Liver，2013，7:747-751)

(4) 病理表现

病理检查 (图 723-2) 可以发现毛细血管扩张和消化道腺体异常，甚至癌变。

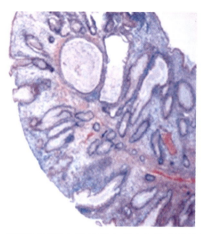

图 723-2　光镜下可见大量的息肉炎症细胞浸润和腺管扩张
(HE×40)

(Gut Liver, 2013, 7:747-751)

(5) 受累部位病变汇总 (表 723-1)

表 723-1　受累部位及表现

受累部位	主要表现
鼻	鼻出血
血管	毛细血管扩张
胃肠道	消化道出血，息肉，肿瘤
脑	脑梗死，脑出血
肺	肺动静脉畸形
肝	肝动静脉畸形，肝硬化

二、基因诊断

(1) 概述

SMAD4 基因，即编码信号转导蛋白 (signal transduction protein)Smad 家族蛋白中的一种，位于 18 号染色体长臂 2 区 1 带 2 亚带 (18q21.2)，基因组坐标为 (GRCh37): 18: 48556583-48611412，基因全长 54 830bp，包含 12 个外显子，编码 552 个氨基酸。

(2) 基因对应蛋白结构及功能

SMAD4 基因编码 Smad 家族信号转导蛋白。该蛋白在 TGF-β 信号转导通路中，在跨膜丝 - 苏氨酸受体激酶作用下，被磷酸化而激活。该蛋白与其他 Smad 蛋白家族成员一起形成同源或异源复合物，然后聚集在细胞核，调控目标基因的转录。它

们能特异性的识别并结合在 DNA 上 8bp 的回文序列 (GTCTAGAC，Smad 结合元件) 上。异源三亚基蛋白复合物 SMAD2/SMAD3-SMAD4 形成于细胞核并介导 TGF-β 信号转导通路。该蛋白还可促进 SMAD2/SMAD4/FAST-1 复合物结合到 DNA 上，并且激活 SMAD1 或 SMAD2 进而刺激转录。多聚体 SMAD3/SMAD4/JUN/FOS 复合物在 AP1 启动子上形成，协同调控 TGF-β 信号通路引起的转录。

(3) 基因突变致病机制

Gallione 等 [3] 在 6 个无血缘关系的 JPHT 家系患者中，发现了 SMAD4 基因的突变。

Costello 等 [4] 发现 SMAD4 基因突变的胚胎植入后不久便停滞生长，近端至远端轴明显缩短，外胚层显著变薄，内脏内胚层显著增厚。SMAD4 的功能丧失导致了基因表达模式和内胚层细胞谱系发生巨大改变，引起过量沉积或无法降解和重塑的 BM 层。这些结构异常可能扰乱外胚层和原肠胚形成所需的内脏内胚层之间的信号。

(4) 目前基因突变概述

目前人类基因突变数据库收录了 SMAD4 基因突变 77 个，其中，错义 / 无义突变 33 个，剪接突变 5 个，小的缺失 23 个，小的插入 11 个，大片段缺失 5 个。突变分布在基因整个编码区，无突变热点。

（陈　彬　魏　静）

参考文献

[1] Jee MJ, Yoon SM, Kim EJ, et al. A novel germline mutation in exon 10 of the SMAD4 gene in a familial juvenile polyposis. Gut Liver, 2013, 7(6):747-751

[2] Ribeiro E, Cogez J, Babin E, et al. Stroke in hereditary hemorrhagic telangiectasia patients. New evidence for repeated screening and early treatment of pulmonary vascular malformations: two case reports. BMC Neurol, 2011, 11:84

[3] Gallione CJ, Repetto GM, Legius E, et al. A combined syndrome of juvenile polyposis and hereditary haemorrhagic telangiectasia associated with mutations in MADH4 (SMAD4). Lancet，2004，363: 852-859

[4] Costello I, Biondi CA, Taylor JM, et al. Smad4-dependent pathways control basement membrane deposition and endodermal cell migration at early stages of mouse development. BMC Dev Biol, 2009, 9: 54

724　歌舞伎综合征 1 型
(Kabuki syndrome 1, KABUK1; OMIM 147920)

一、临床诊断

(1) 概述

1981 年由日本学者新川 (Niikawa) 和黑木 (Kuroki) 等报道。因患者面容酷似日本传统戏剧中歌舞伎演员化妆的脸谱，故命名为歌舞伎化妆综合征 (Kabuki make-up syndrome, KMS)，又称为新川 - 黑木综合征、歌舞伎演员综合征及歌舞伎综合征 (KABUK)，欧美国家则将其称为 Niikawa-Kuroki 综合征。本病由 *MLL2* 基因突变引起[1,2]。

(2) 临床表现

歌舞伎综合征 1 主要表现为新生儿喂养困难、小头畸形、身体发育不良、骨骼发育异常、身材矮小、特殊容貌、先天内脏发育畸形、皮肤纹理异常、癫痫、肌张力减退及轻度或中度精神运动发育迟滞等症状[3,4]。日本新生儿中总患病率约为 1：32000[5]。确诊年龄为 3 个月至 22 岁，平均 6.4 岁[6]。出生时平均体重为 2868g，平均身长为 48.3cm，与正常婴儿差异无统计学意义，但出生后身高渐矮于同龄儿童。

本病具有 5 种典型的临床表现。

1) 特殊面容[7,8](图 724-1)：睑裂向外侧延长、眼内眦赘皮、下眼睑外侧 1/3 轻度外翻、弓形眉伴外侧 1/3 眉毛稀疏、鼻尖扁平或鼻中隔较短、弓形腭、腭裂、下唇凹陷、唇裂；耳大而突出，牙齿萌出和排列异常，下颌小，后发际线低等。1/4~1/3 的患者发现有小头畸形。1/3~1/2 的患者有上睑下垂、斜视、巩膜蓝染、少见的有屈光不正、Peters 畸形、眼球震颤、动眼神经麻痹、MarcusGunn 现象、白内障、视神经发育不良、先天性巨角膜或小角膜、视网膜缺损等。

2) 骨骼异常 (92%)[9,10]：第 5 指很短、内弯或第 5 指中节骨短缩，第 4 和 (或) 第 5 掌骨短缩，腕骨粗，关节松弛，骶骨内凹，脊柱侧凸和脊椎裂，肋骨变形，髋 / 膝关节脱位，足畸形等。

3) 皮纹异常 (93%)：皮纹多皱褶，手部尺侧箕形纹增多，指腹突出样隆起，第 4、5 指单一横纹，断掌，指纹三角的 c 或 d 缺失，小鱼际区箕形纹增多等。

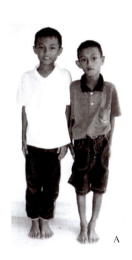
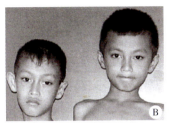
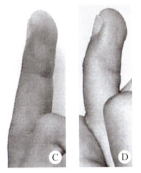

图 724-1　临床表现

歌舞伎综合征的特殊面容：A. 右侧为患者，生长迟缓，左侧为正常的单卵双生子；B. 左侧为患者，睑裂长，耳大且突出；C. 双胞胎中正常者的左手第 4 指；D. 患儿的指垫 (Am J Med Genet, 2002, 110: 384-390)

4) 轻至中度智力障碍 (92%)：智商在 30~83，平均为 62.1；痴呆指数在 22~71，平均为 51.7；患者还特别表现出语言表达和说话发音方面的障碍，发音不清又因口腔肌肉松弛、关节协调能力差及颅面部畸形而加剧。

5) 发育迟缓 (83%)[11]：患儿出生体重正常，一年后逐渐低于正常儿童，有 83.3% 的患儿低于同龄儿童 2.4s。半数以上的患者幼年发育停滞后体重继续增加或表现为青少年及成年肥胖。

心血管系统[12]：个别患者合并先天性心脏病、主动脉缩窄、房间隔缺损、室间隔缺损并肥厚型心肌病，复杂畸形包括右室双出口、动脉导管未闭和主动脉缩窄。

呼吸系统：58% 合并呼吸道疾病，如反复发作的肺炎，膈肌异常包括先天性膈肌缺损、膈疝及膈神经麻痹[13]。

消化系统：主要包括斜疝、脐疝、结肠炎、肛门闭锁、肛瘘、胆道闭锁、新生儿肝纤维化，严重的病例需要肝移植治疗[14]。

生殖泌尿系统：如输尿管畸形、肾脏疾病，包括肾脏异位、肾积水、肾发育不良、马蹄肾，此外，还有隐睾、小阴茎、尿道下裂，原发性卵巢功能不全导致性发育迟缓。

内分泌系统：孤立型女性乳房提早发育。生长激素缺乏、低血糖、先天性甲状腺功能减退、胰岛素依赖型糖尿病、尿崩症、自身免疫性溶血性贫血。

免疫系统：包括桥本甲状腺炎及白癜风。

神经系统[15]：肌张力减退、上眼睑下垂、面具脸、下唇闭合不全等，发音困难和行动障碍、癫痫发作，后头部脑电图异常。非特异性脑萎缩或脑室扩大，主要的脑部结构异常如多小脑回，脑室导管狭窄致脑水肿，蛛网膜囊肿。

(3) 影像学表现

肾脏超声提示肾萎缩。岩骨 CT 可见双侧内耳发育异常[16]。MRI 可见脑室旁结节异位、胼胝体发育不全 (图 724-2)[17]。

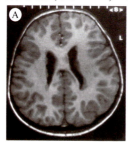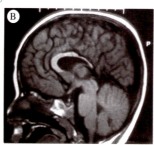

图 724-2　歌舞伎综合征的头颅 MRI
A. 侧脑室周围灰质结节异位；B. 胼胝体后部发育不全 (Am J Med Genet, 111: 448-449, 2002.)

(4) 病理表现

病理表现包括新生儿硬化性胆管炎。

(5) 受累部位病变汇总 (表 724-1)

表 724-1　受累部位及表现

受累部位	主要表现
面部	睑裂向外侧延长、眼内眦赘皮、下眼睑外侧 1/3 轻度外翻，弓形眉伴外侧 1/3 眉毛稀疏，鼻尖扁平或鼻中隔较短、弓形腭、腭裂、下唇凹陷、唇裂；耳大而突出，牙齿萌出和排列异常等，下颌小，后发际线低等，小头畸形、上睑下垂、斜视、巩膜蓝染、屈光不正、Peters 畸形、眼球震颤、动眼神经麻痹、MarcusGunn 现象，白内障、视神经发育不良、先天性巨角膜或小角膜、视网膜缺损
骨骼系统	第 5 指很短、内弯或第 5 指中节骨短缩，第 4 和 (或) 第 5 掌骨短缩，腕骨粗，关节松弛，骶骨内凹，脊柱侧凸和脊椎裂，肋骨变形，髋 / 膝关节脱位，足畸形
皮纹	皮纹多皱褶，手部尺侧箕型纹增多，指腹突出样隆起，第 4、5 指单一横纹，断掌，指纹三角的 c 或 d 缺失，小鱼际区箕形纹增多
神经系统	肌张力减退、上眼睑下垂、面具脸、下唇闭合不全等，发音困难和行动障碍、癫痫发作，非特异性脑萎缩或脑室扩大，多小脑回，脑室导管狭窄、蛛网膜囊肿

续表

受累部位	主要表现
心血管系统	主动脉缩窄、房间隔缺损、室间隔缺损并肥厚型心肌病，复杂畸形包括右室双出口、动脉导管未闭和主动脉缩窄
呼吸系统	反复发作的肺炎，膈肌异常包括先天性膈肌缺损、膈疝，膈神经麻痹
消化系统	斜疝、脐疝、结肠炎、肛门闭锁、肛瘘、胆道闭锁，新生儿肝纤维化
生殖泌尿系统	输尿管畸形、肾脏异位、肾积水、肾发育不良、马蹄肾，隐睾、小阴茎、尿道下裂，原发性卵巢功能不全导致性发育迟缓
内分泌系统	孤立型女性乳房提早发育，生长激素缺乏、低血糖、先天性甲状腺功能减退、胰岛素依赖型糖尿病、尿崩症、自身免疫性溶血性贫血
免疫系统	桥本甲状腺炎及白癜风

二、基因诊断

(1) 概述

MLL2 基因，又称为 *KMT2D* 或 *ALR* 基因，即编码组蛋白赖氨酸甲基转移酶的基因，位于 12 号染色体长臂 1 区 3 带 1 亚带 2 次亚带 (12q13.12)，基因组坐标为 (GRCh37):12:49412758-49449107，基因全长 36 350bp，包含 54 个外显子，编码 5538 个氨基酸。

(2) 基因对应蛋白结构及功能

MLL2 基因编码的蛋白是一种组蛋白甲基转移酶，能使 H3 组蛋白第 4 位的赖氨酸位置发生甲基化。该蛋白包含 SET 结构域、PHD 指和锌指结构及一段长的被疏水残基隔开的富含谷氨酰胺序列。该蛋白是 ASCOM 的蛋白复合体的一部分，这个复合蛋白已被证明在 β- 球蛋白和雌激素受体基因中起着转录调控作用。该基因的突变已被证明会导致歌舞伎综合征 1 的产生。

(3) 基因突变致病机制

在 110 个患有歌舞伎综合征的同血缘患者中，Hannibal 等[18] 在其中的 81 名患者的 *MLL2* 基因中确定了 70 个基因突变。通过对可以获得双亲基因型的样品进行分析后，他们发现其中 25 种突变是全新突变，尽管同时也发现了 2 个家族遗传案例。绝大部分突变均表现为无义或者移码突变，并预期会导致单倍剂量不足。突变遍布整个基因，但 39 号外显子和 48 号外显子为突变高发区。

Li 等[19] 对 34 名歌舞伎综合征患者的 *MLL2* 基因的 54 个编码外显子进行了测序，并在 19 名患者中确定了 18 种不同类型的突变。其中 11 种为全新突变。突变遍布整个基因，包括 3 个无义突变，2 个剪接位点突变，6 个小微缺失或插入，以及 7 个错义突变。

在 81 名歌舞伎综合征的患者中，Miyake 等[20] 发现其中 50 名患者的 *MLL2* 基因携带有不同类型的突变。大部分突变被预测会导致翻译的蛋白被截断。这些截断性突变散布于整个编码区，而非截断性突变大多数位于或临近蛋白质功能结构域。

利用直接测序，MLPA 以及定量 PCR 等实验手段，Micale 等[21] 对 303 名歌舞伎综合征的患者进行了筛查，并确定了 *KMT2D(MLL2)* 基因中的 133 种突变，其中 62 种为全新突变。Micale 等发现，通过无义 mRNA 介导的降解机制，*KMT2D* 基因的截断性突变将会导致该基因转录的 mRNA 被降解，从而最终导致单倍剂量不足。研究者还发现，在携带有这些突变的患者的类淋巴母细胞及皮肤成纤维细胞系中 KMT2D 蛋白表达量明显降低，同时该表达量下调会影响到已知的 KMT2D 蛋白标靶基因的表达水平。

本病尚无相应的分子研究，致病机制未明。

(4) 目前基因突变概述

目前人类基因突变数据库收录了 *MLL2* 基因突变 63 个，其中，错义 / 无义突变 35 个，剪接突变 4 个，小的缺失 16 个，小的插入 7 个。大片段缺失 1 个，突变分布在基因整个编码区，但 39 号外显子和 48 号外显子为突变高发区。

（史伟雄　程小芳）

参考文献

[1] Halal F, Gledhill R, Dudkiewicz A. Autosomal dominant inheritance of the Kabuki make-up (Niikawa-Kuroki) syndrome. Am J Med Genet, 1989, 33: 376-381

[2] Shotelersuk V, Punyashthiti R, Srivuthana S, et al. Kabuki syndrome: report of six Thai children and further phenotypic and genetic delineation. Am J Med Genet, 2002, 110: 384-390

[3] Clarke LA, Hall JG. Kabuki make-up syndrome in three Caucasian children. (Abstract) Am J Hum Genet, 1990. 47 (Suppl): A52

[4] Philip N, Meinecke P, David A, et al. Kabuki make-up (Niikawa-Kuroki) syndrome: a study of 16 non-Japanese cases. Clin Dysmorph,1992,1: 63-77

[5] Niikawa N, Kuroki Y, Kajii T, et al. Kabuki make-up (Niikawa-Kuroki) syndrome: a study of 62 patients. Am J Med Genet, 1988, 31: 565-589

[6] Hughes H E, Davies SJ. Coarctation of the aorta in Kabuki syndrome. Arch Dis Child, 1994, 70: 512-514

[7] Lerone M, Priolo M, Naselli A, et al. Ectodermal abnormalities in Kabuki syndrome. Am J Med Genet, 1997, 73: 263-266

[8] Matsune K, Shimizu T, Tohma T, et al. Craniofacial and dental characteristics of Kabuki syndrome. Am J Med Genet, 2001, 98: 185-190

[9] Galan-Gomez E, Cardesa-Garcia JJ, Campo-Sampedro FM, et al. Kabuki make-up (Niikawa-Kuroki) syndrome in five Spanish children. Am J Med Genet, 1995, 59: 276-282

[10] Kobayashi O, Sakuragawa N. Inheritance in Kabuki make-up (Niikawa-Kuroki) syndrome. (Letter) Am J Med Genet, 1996, 61: 92-93

[11] Wessels MW, Brooks AS, Hoogeboom J, et al. Kabuki syndrome: a review study of three hundred patients. Clin Dysmorph, 2002, 11: 95-102

[12] Digilio MC, Marino B, Toscano A, et al. Congenital heart defects in Kabuki syndrome. Am J Med Genet, 2001, 100: 269-274

[13] Genevieve D, Amiel J, Viot G, et al. Atypical findings in Kabuki syndrome: report of 8 patients in a series of 20 and review of the literature. Am J Med Genet, 2004, 129A: 64-68

[14] Selicorni A, Colombo C, Bonato S, et al. Biliary atresia and Kabuki syndrome: another case with long-term follow-up. (Letter) Am J Med Genet, 2001, 100: 251

[15] Kawame H, Hannibal MC, Hudgins L, et al. Phenotypic spectrum and management issues in Kabuki syndrome. J Pediat, 1999, 134: 480-485

[16] Igawa HH, Nishizawa N, Sugihara T, et al. Inner ear abnormalities in Kabuki make-up syndrome: report of three cases. Am J Med Genet, 2000, 92: 87-89

[17] Mihci E, Tacoy S, Haspolat S, et al. Central nervous system abnormalities in Kabuki (Niikawa-Kuroki) syndrome. (Letter) Am J Med Genet, 2002, 111: 448-449

[18] Hannibal MC, Buckingham KJ, Ng SB, et al. Spectrum of MLL2 (ALR) mutations in 110 cases of Kabuki syndrome. Am J Med Genet A, 2011, 155A: 1511-1516

[19] Li Y, Bogershausen N, Alanay Y, et al. A mutation screen in patients with Kabuki syndrome. Hum Genet, 2011, 130: 715-724

[20] Miyake N, Koshimizu E, Okamoto N,et al. *MLL2* and *KDM6A* mutations in patients with Kabuki syndrome. Am J Med Genet A, 2013, 161A: 2234-2243

[21] Micale L, Augello B, Maffeo C,et al. Molecular analysis, pathogenic mechanisms, and readthrough therapy on a large cohort of Kabuki syndrome patients. Hum Mutat, 2014, 35: 841-850

725 歌舞伎综合征 2 型
(kabuki syndrome 2, KABUK2; OMIM 300867)

一、临床诊断

(1) 概述

1981 年 Niikawa 和 Kuroki 两个研究小组同时报道了 Kabuki 综合征，描述了一组有特殊外貌的疾病，患者具有骨骼发育异常，皮肤纹理异常，身材矮小和视力障碍等共同特征。由于这些患者的外貌特点与日本传统歌舞伎演员的装扮相似，故 Niikawa 等将其命名为歌舞伎化妆综合征。此后又有学者称其为 Niikawa-Kuroki 综合征。由于“化妆 (makeup)”容易造成患者家属对概念的混淆及情感伤害，故现在文献中常见的命名为歌舞伎综合征 (KS)[1]。患者的确诊年龄为 3 个月至 22 岁，平均 6.4 岁。在日本新生儿中患病率约为 1/32 000，在澳大利亚和新西兰的新生儿中患病率为 1/86 000，男：女性别比为 1.16：1。致病基因为 KDM6A 基因，该综合征面容表现存在种族差异。

(2) 临床表现

研究发现歌舞伎综合征 2(KABUK2) 患者具有 5 种典型的临床表现。①特殊面容 (100%)：睑裂向外侧延长、内眦赘皮、下眼睑外侧 1/3 轻度外翻、弓形眉伴外侧 1/3 眉毛稀疏、鼻尖扁平或鼻中隔较短、弓形腭、腭裂、下唇凹陷、唇裂；耳大而突出，牙齿萌出和排列异常，下颌小，后发际线低等。②骨骼异常 (92%)：第 5 指短、内弯或第 5 指中节指骨短缩，第 4 和 (或) 第 5 掌骨短缩，腕骨粗，关节松弛，骶骨内凹，脊柱侧凸和脊椎裂，肋骨变形，髋 / 膝关节脱位，足畸形等。③皮纹异常 (93%)：皮肤多皱褶，手部尺侧箕形纹增多，指腹隆起，第 4、5 指单一横纹，断掌。④轻至中度智力障碍 (92%)：智商在 30~83，平均为 62.1；痴呆指数在 22~71，平均为 51.7。⑤发育迟缓 (83%)：患儿出生体重正常，一年后逐渐低于正常儿童[2, 3]。

(3) 辅助检查

患者常见骨骼异常、畸形，臀部周围骨骼结构紊乱，髋关节脱臼等 (图 725-1)[4]。部分患者 MRI 检查显示眼球异常 [5]，大脑发育不良 (图 725-2)[6]。

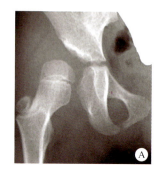
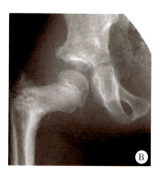
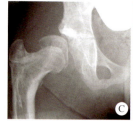
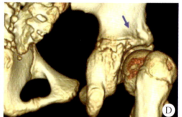

图 725-1 髋关节 X 线表现

A. X 线检查显示 5.7 岁患者右侧髋关节半脱位；B. 术后显示复位良好；C. 患者 11.1 岁时显示右侧髋关节再次脱位；D. 三维 CT 检查显示右侧髋臼部分缺失 (J Child Orthop，2012，6:261-267)

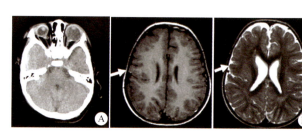

图 725-2 头颅 MRI 表现

A. 计算机眼眶断层扫描显示右侧眼球较对侧小，球后囊性突出；B. 右侧大脑侧裂皮质发育不全 [BMC Ophthalmology，2014，14:143；J Pediatr Neurosci，2013，8(3):259-260]

(4) 病理表现

部分患者心肌异常，肺部结构异常[7]（图 725-3）。

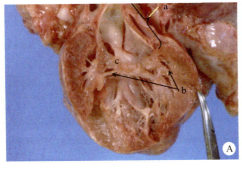

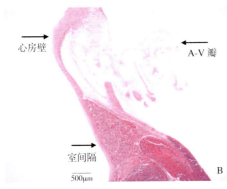

心房壁　　　　　　　　A-V 瓣

室间隔

500μm

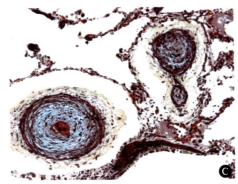

图 725-3　病理表现

A. 患者左侧心房心室解剖，心内膜纤维弹性组织增生，腱索短粗，二尖瓣狭窄；B. 心肌传导系统异常；C. 肺泡小动脉狭窄（BMC Medical Genetics, 2005, 6:28）

(5) 受累部位病变汇总（表 725-1）

表 725-1　受累部位及表现

受累部位	主要表现
颅面、五官	特殊面容（见临床表现），腭裂或唇裂、唇瘘，牙发育不全，上颌骨及面部中央发育不良，耳郭畸形、中耳炎、耳聋，上睑下垂、斜视、巩膜蓝染，少见的有屈光不正、眼球震颤、动眼神经麻痹、Marcus Gunn 现象、白内障、视神经发育不良、先天性巨角膜或小角膜、视网膜缺损等
皮肤纹理	多皱褶，指尖突起的肉垫，皮肤色素减少和色素沉着过度

续表

受累部位	主要表现
心血管	先天性心脏病，房间隔缺损并肥厚型心肌病，室间隔缺损，后自发性闭合，右室双出口，动脉导管未闭和主动脉缩窄
消化系统	结肠炎，肛门闭锁，肛瘘，胆道闭锁，新生儿肝纤维化
生殖泌尿	输尿管畸形，肾脏异位，肾积水，肾发育不良，马蹄肾，隐睾
运动系统	第 5 指短、内弯或第 5 指中节指骨短缩，第 4 和（或）第 5 掌骨短缩，腕骨粗，骶骨内凹，肋骨变形，足畸形，各种椎骨畸形，如蝶形椎骨，矢状形椎骨，椎间盘间隙变窄，脊柱侧凸和脊椎裂
内分泌系统	女性乳房提早发育，先天性甲状腺功能减退、胰岛素依赖型糖尿病，尿崩症
免疫 / 血液	感染风险增加，自身免疫性疾病，包括桥本甲状腺炎和白癜风
神经系统	肌张力减退，上眼睑下垂、面具脸、下唇闭合不全，发音困难和行动障碍，癫痫，发育停滞或发育迟缓，智力障碍等

二、基因诊断

(1) 概述

KDM6A 基因，即编码赖氨酸特异性去甲基酶 6A 蛋白的基因，位于 X 染色体短臂 1 区 1 带 2 亚带 (Xp11.2)，基因组坐标为 (GRCh37): X: 44732757-44971847，基因全长 239 091bp，包含 29 个外显子，编码 1401 个氨基酸。

(2) 基因对应蛋白结构及功能

KDM6A 基因编码一种三角形四肽重复 (TPR) 蛋白，该蛋白包含一个 JmjC 区，特异性地催化二 / 三甲基化组蛋白 H3 上第 27 位赖氨酸的去甲基化，因此在组蛋白密码中起着重要作用。该蛋白通过调控 *HOX* 基因的表达从而调节后期发育过程。此外，组蛋白 H3 上第 27 位赖氨酸的去甲基化伴随第 4 位赖氨酸的甲基化，可调控与 PRC1 复合体的结合，以及组蛋白 H2A 的单泛素化作用。

(3) 基因突变致病机制

Lederer 等[8] 使用微阵列比较基因组杂交技术对 2 名患有 KABUK2 的无亲缘关系的比利时女孩进行了研究，这 2 名患者均已排除 *MLL2* 基因的变异，最终确认她们都在 X 染色体短臂 1 区 1 带 3 亚带

(Xp11.3) 存在新发微小缺失，这 2 例缺失所在区域都部分或完整地包括了 *KDM6A* 基因。13 岁女孩的缺失变异包括了 *KDM6A* 基因的 21~29 号外显子，以及 *CXORF36* 基因；而 10 岁女孩的缺失变异则完全移除了 *KDM6A*、*CXORF36*、*DUSP21* 和 *FUNDC1* 基因。此外，他们还针对另外 22 名已排除 *MLL2* 基因变异的 KABUK2 患者进行了 *KDM6A* 基因的测序分析和定向微阵列比较基因组杂交分析，结果在 1 名 2 岁意大利男孩身上同样发现了 *KDM6A* 基因的新发基因内缺失现象 (图 725-4)。

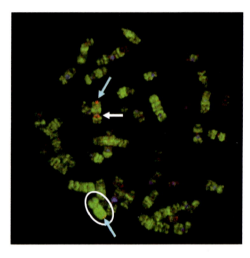

图 725-4　FISH 实验 5-BrdU 标记的病患 X 染色体上的差异

(4) 目前基因突变概述

目前人类基因突变数据库收录了 *KDM6A* 基因突变 1 个，为错义 / 无义突变。OMIM 收录的 *KDM6A* 基因突变有 6 个，其中，错义 / 无义突变 2 个，小的缺失 3 个，大片段缺失 1 个。

（郭　鹏　蔡锴晔）

参考文献

[1] Niikawa N, Matsuura N, Fukushima Y，et al. Kabuki make-up syndrome: a syndrome of mental retardation, unusual facies, large and protruding ears, and postnatal growth deficiency. J Pediat, 1981，99: 565-569

[2] Miyake N, Mizuno S, Okamoto N，et al. KDM6A point mutations cause Kabbuki syndrome. Hum Mutat, 2013，34: 108-110

[3] Miyake N, Koshimizu E, Okamoto N, et al. MLL2 and KDM6A mutations in patients with Kabuki syndrome. Am J Med Genet, 2013，161A: 2234-2243

[4] Wada A, Nakamura T,Yamaguchi T, et al. Surgical treatment of hip dislocation in Kabuki syndrome:use of incomplete periacetabular osteotomy for posterior acetabular wall deficiency. J Child Orthop, 2012, 6:261-267

[5] Chen YH, Sun MH, Hsia SH, et al. Rare ocular features in a case of Kabuki syndrome(Niikawa-Kuroki syndrome). BMC Ophthalmology, 2014, 14:143

[6] Topcu Y, Bayram E. Kabuki syndrome and perisylvian cortical dysplasia in a Turkish girl. J Pediatr Neurosci, 2013, 8(3): 259, 260

[7] Shah M, Bogucki B, Mavers M, et al. Cardiac conduction abnormalities and congenital immunodeficiency in a child with Kabuki syndrome: Case report. BMC Medical Genetics, 2005, 6:28

[8] Lederer D, Grisart B, Digilio MC，et al. Deletion of KDM6A, a histone demethylase interacting with MLL2, in three patients with Kabuki syndrome. Am J Hum Genet，2012，90: 119-124

726　Kahrizi 综合征
(Kahrizi syndrome, KHRZ; OMIM 612713)

一、临床诊断

(1) 概述

2009 年 Kahrizi 等以 Kahrizi 命名了一种常染色体隐性遗传综合征，表现为精神发育迟滞、眼组织缺失、白内障、脊柱后凸畸形及粗糙的面容特征[1]。致病基因为类固醇 5α- 还原酶 3 型基因 (*SRD5A3*)，由 4 号染色体长臂 1 区 2 带 (4q12) 着丝粒附近插入了一个 10.4Mb 片段造成移码突变。该基因编码的酶是蛋白质 N 末端糖基化的关键酶，催化多萜醇转变为聚戊烯醇。

(2) 临床表现

患者主要表现为重度精神运动发育迟滞、青春期后期白内障、虹膜缺损、脊柱后凸畸形、大关节

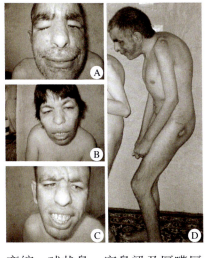

图 726-1　Kahrizi 综合征的特殊面容及脊柱后凸畸形
球状鼻、宽鼻梁、厚嘴唇，左面部血管瘤，双侧虹膜缺损，脊柱后凸畸形及膝关节 / 肘关节挛缩畸形 (Eur J Hum Genet, 2009, 17:125-128)

挛缩、球状鼻、宽鼻梁及厚嘴唇 (图 726-1)。患者存在语言发育障碍。青少年期即出现脊柱后凸畸形，膝关节、肘关节挛缩畸形。面颊部可见毛细血管瘤。未见癫痫及其他神经系统损害的报道。

(3) 影像学表现

尽管在青少年期即出现脊柱后凸畸形，但 X 线检查脊椎未见异常改变。头颅 CT 扫描未见异常。

(4) 病理表现

暂无报道。

(5) 受累部位病变汇总 (表 726-1)

表 726-1　受累部位及表现

受累部位	主要表现
神经系统	严重的精神运动发育迟滞、语言障碍
五官	白内障、眼组织缺损，如虹膜缺损、宽鼻梁、球状鼻、厚嘴唇
皮肤	面部毛细血管瘤
骨骼系统	脊柱后凸畸形、膝关节 / 肘关节挛缩畸形

二、基因诊断

(1) 概述

SRD5A3 基因，即编码类固醇 5α- 还原酶 3 蛋白的基因，位于 4 号染色体长臂 1 区 2 带 (4q12)，基因组坐标为 (GRCh37):4:56212388-56239267，基因全长 26 880bp，包含 5 个外显子，编码 319 个氨基酸。

(2) 基因对应蛋白结构及功能

SRD5A3 基因编码的蛋白属于类固醇 5α- 还原酶家族，聚戊烯醇还原酶亚族。SRD5A3 蛋白包含一个保守的 C 端区域和 6 个预测的跨膜结构域。它参与由睾酮生成雄激素 5α- 双氢睾酮 (DHT) 的过程，也参与维持雄激素和雄激素受体途径的激活。

这种蛋白是聚异戊烯醇转化为多萜醇所必需的，而多萜醇是合成多萜醇联单糖必需的，多萜醇同时也是蛋白质 N- 糖基化所需的寡糖前体。这个基因的突变与糖基化 Iq 型的先天性疾病相关。

(3) 基因突变致病机制

通过连锁分析和候选基因测序分析一个已报道的患有多系统紊乱的家庭，Cantagrel 等 [3] 确定了 SRD5A3 基因的一个纯合突变，相同分析确定了其他家庭发现 SRD5A3 基因 6 个纯合或复合杂合突变。这些来自于 7 个家庭中的 11 个患儿都是因为 SRD5A3 基因失去了功能。

在 3 名由近亲结婚造成的 Kahrizi 综合征患者中，通过利用固相芯片外显子捕获及新一代高通量测序技术，Kahrizi 等 [2] 在患者的 SRD5A3 基因中确定了一个截短突变。RT-PCR 分析结果显示，在患者的类淋巴母细胞中 SRD5A3 基因表达量降低或不表达。然而，在 CDG 的常规测试中，患者的转铁蛋白移动性并没有出现明显异常。

Cantagrel 等 [3] 发现，在小鼠中敲除 Srd5a3 基因将会导致胚胎在 E12.5 天死亡。突变小鼠胚胎相较正常胚胎更小，并且无法进行绕轴旋转。无症状杂合携带小鼠的 Srd5a3 基因在卵黄囊、眼、心脏及神经管中具有高表达。纯合突变体通常具有膨大的心脏及开放的神经管。对纯合突变体小鼠胚胎进行转录组分析表明，参与调节未折叠蛋白反应的基因出现了约 20% 的上调。这些发现表明 Srd5a3 基因产物可以通过催化多萜醇转化为长萜醇，从而参与到发生在内质网中的蛋白折叠过程，而该过程是发育过程中 N 连接糖基化的重要步骤。

(4) 目前基因突变概述

目前人类基因突变数据库收录了 SRD5A3 基因突变 7 个，其中，错义 / 无义突变 5 个，小的缺失 1 个，小的插入 1 个。突变分布在基因整个编码区，无突变热点。

（ 苏　芳　程小芳 ）

参考文献

[1] Kahrizi K, Najmabadi H, Kariminejad R, et al. An autosomal recessive syndrome of severe mental retardation, cataract, coloboma and kyphosis maps to the pericentromeric region of chromosome 4. Eur J Hum Genet, 2009, 17:125-128

[2] Kahrizi K, Hu CH, Garshasbi M, et al. Next generation sequencing in a family with autosomal recessive Kahrizi syndrome (OMIM 612713) reveals a homozygous

frameshift mutation in SRD5A3. Eur J Hum Genet，2011，19(1):115-117

[3] Cantagrel V, Lefeber DJ, Ng BG，et al. SRD5A3 is required for converting polyprenol to dolichol and is mutated in a congenital glycosylation disorder. Cell，2010，142: 203-217

727　神　崎　病
(Kanzaki disease/Schindler disease Ⅱ/alpha-*N*-acetylgalactosaminidase deficiency, type Ⅱ; OMIM 609242)

一、临床诊断

(1) 概述

神崎病 (Kanzaki disease)，也称为辛德勒疾病 Ⅱ 型 (Schindler disease Ⅱ)，是一种非常罕见的遗传性代谢疾病，1989 年由日本生化学家 Kanzaki 首次发现。通常成年期起病，可致轻度功能异常，症状一般在 30 岁后出现，少数在婴儿或儿童期出现严重异常。致病基因为 22 号染色体上的 *NAGA* 基因，呈常染色体隐性遗传[1]。患者出生时携有单个编码 α-*N*- 乙酰半乳糖胺酶 (alpha-*N*-acetylgalactosaminidase, α-NAGA) 的缺陷性基因拷贝。α-NAGA 是清除使用过的毒性底物的细胞回收装置的一部分。这种缺陷性的基因导致酶 α-NAGA 错误折叠，因而不稳定性增加且功能变差。目前仍无治愈方法。

(2) 临床表现

神崎病特征性表现为血管角质瘤和轻微的智力缺陷，也可伴有听力缺陷。通常神崎病起病年龄较其他亚型晚，神经系统异常也不明显。患者还可出现毛细血管扩张，皮肤干燥，皮肤颜色异常，面部粗糙[4](图 727-1)。肾脏和皮肤细胞空泡变 [2]，轻度智力损害，周围神经病变 [3]，偶可见淋巴水肿。

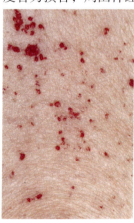

图 727-1　人体躯干的血管角质瘤
(British Journal of Dermatology，2001，144:363-368)

(3) 辅助检查 (图 727-2)

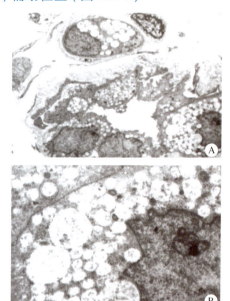

图 727-2　电镜表现
皮肤血管内皮细胞溶酶体扩大，出现模糊的纤维状和颗粒状物质 (A,×3000; B,×10 000)(British Journal of Dermatology, 2001, 144: 363-368)

(4) 病理表现

患者皮肤病理可见真皮层角化过度及毛细血管扩张 (图 727-3)。

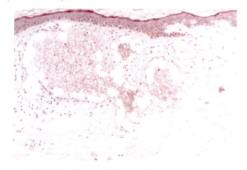

图 727-3　苏木精 – 伊红染色显示真皮层角化过度及毛细血管扩张
(British Journal of Dermatology, 2001, 144:363-368)

(5) 受累部位病变汇总（表727-1）

表727-1 受累部位及表现

受累部位	主要表现
皮肤	毛细血管扩张，血管角质瘤，皮肤干燥，皮肤颜色异常，面部粗糙
神经系统	智力损害，周围神经病变，梅尼埃综合征，眩晕，肌无力
颅面	鼻尖增大，鼻梁塌陷，嘴唇增厚
淋巴系统	淋巴水肿

二、基因诊断

(1) 概述

NAGA 基因，编码 α-N-乙酰半乳糖胺酶，位于 22 号染色体长臂 1 区 1 带 (22q11)，基因组坐标为 (GRCh37):22:42454338-42466852，基因全长 12 515bp，包含 9 个外显子，编码 411 个氨基酸。

(2) 基因对应蛋白结构及功能

α-N-乙酰半乳糖胺酶 (NAGA) 可以将 α-N-乙酰氨基半乳糖从糖复合物中裂解出来。该酶属于糖基水解酶 27 家族。NAGA 从糖脂和糖肽去除末端 α-N-乙酰残基，为糖脂的分解过程所必需。

(3) 基因突变致病机制

Kanzaki 等[2] 报道了一名日本女性患有弥散性血管角化瘤，Wang 等[1] 对这名患者进行研究，发现在其 NAGA 基因上存在 1 个纯合的 c.985C>T 变异，因此导致了 1 个 Arg329 Trp (p.R329W) 替代。

Keulemans 等[6] 通过 PCR 和序列分析的技术发现由 Chabas 等[7] 报道的一对存在神崎病临床症状的西班牙兄妹在 NAGA 基因的 5 号外显子上存在 1 个纯合的 c.5371G>T 突变。这个突变导致了 1 个 Glu193 Ter (p.E193X) 替代，转录提前终止，致使 NAGA 蛋白完全丢失。

据 Desnick 和 Schindler 等[5] 报道，NAGA 基因缺失小鼠的中枢神经系统和其他器官中广泛分布有存储异常物质的溶酶体，且在其脑部和脊髓出现局灶性轴突肿胀或球状体。

(4) 目前基因突变概述

目前人类基因突变数据库收录了 NAGA 基因突变 7 个，均为错义/无义突变。

（郭 鹏 何 媛）

参考文献

[1] Wang AM, Schindler D, Desnick R. Schindler disease: the molecular lesion in the alpha-N-acetylgalactosaminidase gene that causes an infantile neuroaxonal dystrophy. J Clin Invest, 1990, 86: 1752-1756

[2] Kanzaki T,Yokota M, Mizuno N, et al. Novel lysosomal glycoaminoacid storagedisease with angiokeratoma corporis diffusum. Lancet, 1989, 333: 875, 876

[3] Kanzaki T, Yokota M, Irie F, et al. Angiokeratoma corporis diffusum with glycopeptiduria due to deficient lysosomal alpha-N-acetylgalactosaminidase activity: clinical, morphologic, and biochemical studies. Arch, 1993, 129: 460-465

[4] Kodama K, Kobayashi H, Abe R, et al. A new case of alpha-N-acetylgalactosaminidase deficiency with angiokeratoma corporis diffusum, with Meniere's syndrome and without mental retardation. British Journal of Dermatology, 2001, 144:363-368

[5] Kanzaki T, Wang A, Desnick RJ. Lysosomal alpha-N-acetylgalactosaminidase deficiency, the enzymatic defect in angiokeratoma corporis diffusum with glycopeptiduria. J Clin Invest, 1991, 88: 707-711

[6] Keulemans JL, Reuser AJ, Kroos MA, et al. Human alpha-N-acetylgalactosaminidase (alpha-NAGA) deficiency: new mutations and the paradox between genotype and phenotype. J Med Genet, 1996, 33: 458-464

[7] Chabas A, Coll MJ, Aparicio M, et al. Mild phenotypic expression of alpha-N-acetylgalactosaminidase deficiency in two adult siblings. J Inherit Metab Dis, 1994, 17: 724-731

728 KBG 综合征
(KBG syndrome, KBGS; OMIM 148050)

一、临床诊断

(1) 概述

1975 年 Herrmann[1] 报道了一组病例，该病例多具有以下共同特征：身材矮小，特征性面容（宽眉、内眦距过宽、短头畸形），巨牙，精神发育迟滞及骨骼异常（肋骨常见）。KBG 综合征 (KBGS) 呈常染色体显性遗传[2]，致病基因为位于 16 号染色体

的 *ANKRD11* 基因。

(2) 临床表现

KBGS 的特征性临床表现为上中切牙巨大，面容异常，身材矮小，骨骼异常及神经系统损害 (大脑发育迟缓、癫痫、智力残疾等)[3]。少见症状包括并指、短脖、隐睾、听力缺失、腭裂、斜视、先天性心脏病 (图 728-1)。症状复杂，诊断困难。

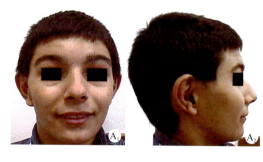
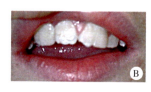

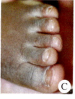

图 728-1　临床表现

A. KBGS 患者 [正面 (A₁) 和侧面 (A₂)] 典型的面部特征：发际线偏低、宽眉，连眉，鼻子突出，鼻孔前倾，人中长，上唇薄；B. 巨大门齿，牙齿融合；C. 指过短、脚趾不全性并趾 (Journal of Rare Diseases, 2006, 1:50)

(3) 辅助检查

X 线检查可见各种骨骼发育异常 (图 728-2)。

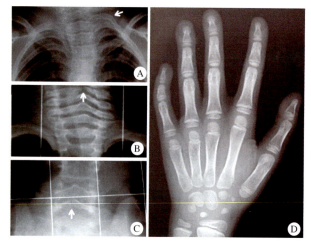

图 728-2　辅助检查

箭头所指 A. 多余的颈肋；B. 骨裂；C. 骶骨骨裂；D.10 岁男性 KBGS 患者左手示骨过短，骨龄延迟，尤其以 3~5 掌骨明显 (Journal of Rare Diseases, 2006, 1:50)

(4) 病理表现

未见报道。

(5) 受累部位病变汇总 (表 728-1)

表 728-1　受累部位及表现

受累部位	主要表现
颅面	高鼻、薄上唇、鼻孔前倾、短头畸形、内眦距过宽、长人中、宽眉、连眉、内眦赘皮、上睑下垂、面部不对称、腭裂
牙齿	巨牙、少牙
骨骼	身材矮小、肋骨异常、骨龄延迟、脊柱弯曲、股骨颈短、胸骨畸形
神经系统	认知障碍
心血管系统	先天性心脏病

二、基因诊断

(1) 概述

ANKRD11 基因，编码锚蛋白重复序列结构域蛋白 11，位于 16 号染色体长臂 2 区 4 带 3 亚带 (16q24.3)，基因组坐标为 (GRCh37):16:89334029-89556969，基因全长 222 941bp，包含 20 个外显子，编码 2663 个氨基酸。

(2) 基因对应蛋白结构及功能

ANKRD11 基因编码锚蛋白重复序列结构域蛋白，进而抑制配体依赖的转录激活过程。该蛋白包含 4 个锚蛋白重复结构域 (ANK)。ANKRD11 蛋白可能会募集 HDACs 到 p160 共激活因子 / 核受体复合物上，从而抑制配体依赖型转录的激活。

(3) 基因突变致病机制

Sirmac 等 [3] 通过全外显子测序，在 ANKRD11 编码基因中的锚蛋白 11 号重复序列结构域中确定了有害的杂合突变。该结构区域也被称为锚蛋白重复辅因子 1 区。通过对来自 3 个无亲缘关系家庭中的 7 位 KBGS 患者进行研究，他们从来自一个家族的 3 名患者中都分离到与该疾病相关的剪接位点突变造成的大片段缺失：c.7570-1G>C(p.E2524_K2525del)。同时，还在另一例患者中检测到一个新发的截短突变：c.2305delT(p.S769Qfs*8)。Sanger 测序结果揭示了其他 3 例患者的 *ANKRD11* 基因也发生了这个新发截短突变。ANKRD11 蛋白通过与核受体复合物相互作用从而调节转录激活。ANKRD11 蛋白主要定位于神经元的细胞核上，当神经元去极化之后，聚集成离散的包涵体，这表明 ANKRD11 影响神经元的可塑性。

使用 P160 核受体共激活因子 RAC3(NCOA3) N 末端保守的碱性螺旋 – 环 – 螺旋 (bHLH) 结构域

为诱饵进行酵母双杂交分析，Zhang 等 [4] 克隆得到 *ANKRD11*，并将其命名为 ANCO1。利用 GST pull-down 试验及免疫共沉淀实验，揭示了 ANCO1 通过一个不同于 ANCO1 p160 共激活因子结合域的 HDAC 结合域与组蛋白去乙酰化酶 HDAC3、HDAC4 及 HDAC5 结合。过表达 ANCO1 蛋白能够抑制由核受体介导的转录激活，这些核受体包括盐皮质激素 (NR3C2)、雄激素 (AR)、孕酮 (PGR)、糖皮质激素 (GCCR) 受体等。其他对 ANCO1 及 p160 共激活因子 TIF2 的研究结果表明 ANCO1 通过招募 HDAC 到共激活因子 / 核受体复合物来抑制配体依赖的转录激活。

(4) 目前基因突变概述

目前人类基因突变数据库收录了 *ANKRD11* 基因突变 1 个，为大片段缺失。OMIM 收录了 *ANKRD11* 基因突变 3 个，其中，小的缺失 2 个，大片段缺失 1 个。

（郭　鹏　何　媛）

参考文献

[1] Herrmann J, Pallister TW. The KBG syndrome-a syndrome of short stature, characteristic facies, mental retardation, macrodontia and skeletal anomalies. Birth Defects Orig Art, 1975, 5: 7-18

[2] Tekin M, Kavaz A, Berberoglu M.The KBG syndrome: confirmation of autosomal dominant inheritance and further delineation of the phenotype. Am J Med Genet, 2004, 130A: 284-287

[3] Sirmaci A, Spiliopoulos M, Brancati F. Mutations in ANKRD11 causeKBGsyndrome, characterized by intellectual disability, skeletal malformations, and macrodontia. Am J Hum Genet, 2011, 89: 289-294

[4] Zhang A, Yeung PL, Li CW, et al. Identification of a novel family of ankyrin repeats containing cofactors for p160 nuclear receptor coactivators. J Biol Chem, 2004, 279: 33799-33805

729　肯－卡二氏综合征 1 型
(Kenny-Caffey syndrome, type 1, KCS1; OMIM 244460)

一、临床诊断

(1) 概述

肯－卡二氏综合征 1 型 (KCS1) 又称管状骨管腔狭窄症，遗传性骨骼异常 [1]，常染色体隐性遗传，致病基因为微管蛋白的伴侣蛋白 E 基因 (*TBCE*)。

(2) 临床表现

强直癫痫伴低钙血症，新生儿甲状旁腺功能减退，身材矮小，但智力不受影响。骨皮质增厚，髓腔狭窄。出生正常，生长迟滞，颅面异常，小手小脚 (图 729-1)，低钙血症，甲状旁腺功能减退诱发的低钙血症 [3]。长骨的皮质增厚，骨髓腔狭窄。头骨的板障间隙缺如。婴儿期可死于低钙性惊厥。精神运动发育迟滞，无大头畸形。

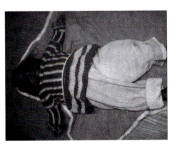

图 729-1　患者临床表现
(Genomic, 1998, 54:13-18)

(3) 影像学表现 (图 729-2)

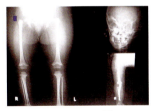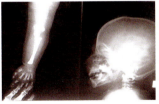

图 729-2　影像学表现
长骨的皮质增厚，骨髓腔狭窄，颅骨板障间隙缺如

(4) 病理表现
暂无报道。

(5) 受累部位病变汇总 (表 729-1)

表 729-1　受累部位及表现

受累部位	主要表现
脑	精神运动发育迟滞
甲状旁腺	功能减退
骨骼	骨皮质增厚，髓腔狭窄

二、基因诊断

(1) 概述

TBCE 基因，即编码微管蛋白折叠辅助因子 E 的基因，位于 1 号染色体长臂 4 区 2 带 3 亚带 (1q42.3)，基因组坐标为 (GRCh37):1:235530728-235612280，基因全长 81 553bp，包含 18 个外显子，编码 527 个氨基酸。

(2) 基因对应蛋白结构及功能

TBCE 基因编码伴侣蛋白其中的一种，它们参与 α- 微管蛋白亚基的正确折叠及 α-β- 微管蛋白二聚体的形成。辅助因子 E 结合辅助因子 D/β- 微管蛋白复合物，与辅助因子 C 相互作用并引起 β- 微管蛋白多肽的释放，后者将形成自然的状态。

(3) 基因突变致病机制

Parvari 等[4] 证明 TBCE 基因突变可引起 KCS1。

Martin 等[5] 证实 TBCE 基因突变 p.W524A，可影响蛋白的稳定性。该突变小鼠表现出坐骨神经和膈神经微管数量减少，这可能是由于稳定化缺陷所致。将野生型 TBCE 基因转到突变小鼠中，小鼠表型恢复正常。这一表现说明，TBCE 蛋白在小鼠运动神经元轴突微管中起重要作用。

(4) 目前基因突变概述

目前人类基因突变数据库收录了 TBCE 基因突变 3 个，其中，错义 / 无义突变 1 个，小的缺失 2 个。突变分布在基因整个编码区，无突变热点。

（唐鹤飞　王博祥）

参考文献

[1] Metwalley KA, Farghaly HS. Kenny-Caffey syndrome type 1 in an Egyptian girl. Indian J Endocrinol Metab，2012，16(5): 827-829

[2] Bergada I, Schiffrin A, Abu Srair H, et al. Kenny syndrome: description of additional abnormalities and molecular studies. Hum Genet, 1988, 80: 39-42

[3] Diaz GA, Khan KTS, Gelb BD. The autosomal recessive Kenny-Caffey syndrome locus maps to chromosome 1q42-q43. Genomics, 1998, 54: 13-18

[4] Parvari R, Hershkovitz E, Grossman N，et al. Mutation of TBCE causes hypoparathyroidism-retardation-dysmorphism and autosomal recessive Kenny-Caffey syndrome. Nat Genet，2002，32: 448-452

[5] Martin N, Jaubert J, Gounon P，et al. A missense mutation in Tbce causes progressive motor neuronopathy in mice. Nat Genet，2002，32: 443-447

730　肯 - 卡二氏综合征 2 型
(Kenny-Caffey syndrome, type 2, KCS2; OMIM 127000)

一、临床诊断

(1) 概述

肯 - 卡二氏综合征 2 型 (KCS2) 呈常染色体显性遗传，因 FAM111A 基因杂合突变致病。成比例的身材矮小，管状骨的皮质增厚，官腔狭窄。前囟闭合延迟，眼畸形，短暂的低钙血症，智力正常。

(2) 临床表现

临床可表现为成比例的身材矮小，管状骨的皮质增厚，管腔狭窄，前囟闭合延迟；短暂的低钙血症、高磷血症；智力正常；眼部症状有远视，角膜和视网膜钙化，视乳头水肿，扭曲、扩张的视网膜血管，白内障；头发稀疏、大头畸形；可伴有癫痫；指甲发育不良；中性粒细胞减少；男性患者小睾丸、不育。区别于 KCS1 的临床表现：角膜视网膜的钙化，先天白内障、智力正常；T 淋巴细胞免疫缺陷，短暂的甲状旁腺功能减退[1-3]。

(3) 影像学表现 (图 730-1)[4]

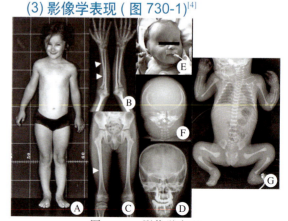

图 730-1　影像学表现

A. 身材矮小，额部膨隆，三角形面容；B、C. 长骨的骨皮质增厚，骨髓腔变窄；D. "V" 形眶顶；E. 额部膨隆，低位耳，小眼睛；F. 颅顶矿质减少；G. 长骨短、密，髓质消失

(4) 病理表现 (图 730-2)

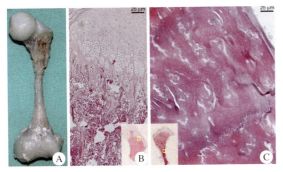

图 730-2　病理表现

A. 干骺端增大，长骨短细；B、C. 骨皮质增厚，骨小梁增厚，骨髓腔减少

(5) 受累部位病变汇总 (表 730-1)

表 730-1　受累部位及表现

受累部位	主要表现
脑	钙化
毛发	稀疏
骨骼	骨的皮质增厚，管腔狭窄

二、基因诊断

(1) 概述

FAM111A 基因，即编码与 111 号序列相似基因家族第 A 号成员蛋白的基因，位于 11 号染色体长臂 1 区 2 带 1 亚带 (11q12.1)，基因组坐标为 (GRCh37): 11: 58910318-58922512，基因全长 12 195bp，包含 6 个外显子，编码 611 个氨基酸。

(2) 基因对应蛋白结构及功能

FAM111A 基因编码的蛋白，是与 111 号序列相似的基因家族第 A 号成员。该基因的 1 个重要同源基因是 FAM111B 基因。它作为一种猴病毒 40(SV40) 宿主范围的限制因子可以抑制 SV40 病毒和腺病毒的复制。

(3) 基因突变致病机制

在 5 例常染色体显性遗传 KCS 和 5 例竹叶骨发育不良的患者中，Unger 等[1]确定了 FAM111A 基因的 6 个杂合突变。在 7 个遗传父母 DNA 的家庭中，都发现有这些新发突变。这些突变在 1000 基因组数据库和 NHLBI 数据库中都没有被收录。作者得出的结论为 KCS2 和竹叶骨发育不良代表着不同程度的等位基因疾病。

本病尚无相应的分子研究，致病机制未明。

(4) 目前基因突变概述

目前人类基因突变数据库没有收录 FAM111A 基因突变信息，但在文献中报道该基因有 1 个错义突变与 KCS 相关。

（唐鹤飞　王博祥）

参考文献

[1] Unger S, Gorna MW, Le BA, et al. FAM111A mutations result in hypoparathyroidism and impaired skeletal development. Am J Hum Genet, 2013, 92(6): 990-995

[2] Bergada I, Schiffrin A, Abu Srair H, et al. Kenny syndrome: description of additional abnormalities and molecular studies. Hum Genet, 1988, 80: 39-42

[3] Boynton JR, Pheasant TR, Johnson BL, et al. Ocular findings in Kenny's syndrome. Arch Ophthal, 1979, 97: 896-900

[4] Wilson MG, Maronde RF, Mikity VG, et al. Dwarfism and congenital medullary stenosis (Kenny syndrome). Birth Defects Orig Art Ser, 1974, X(12): 128-132

731　Keutel 综合征
(Keutel syndrome, KS; OMIM 245150)

一、临床诊断

(1) 概述

Keutel 综合征 (KS) 是一种罕见的常染色体隐性遗传性疾病，其特点为广泛软骨异常钙化，面中部发育不全，肺动脉瓣狭窄，听力损害，远节指 (趾) 骨过短，以及轻度精神发育迟滞等[1, 2]。该病 1972 年被 Keutel 首次报道，发病率约为 1/100 万，致病基因为位于 12 号染色体上的 MGP 基因，MGP 为 Gla 蛋白家族成员之一[3,4]。

(2) 临床表现

KS 患者常常表现为肺动脉瓣狭窄，听力丧失，异常软骨骨化，颜面中部发育不全[4]。颅面部异常包括额头倾斜，上颌发育不全，鼻梁塌陷，宽嘴，下腭塌陷等。软骨钙化可见于耳软骨、会厌软骨、甲状腺软骨、气管软骨等（图 731-1）。部分患者患有上下呼吸道疾病，如慢性鼻窦炎、慢性阻塞性肺疾病、哮喘、肺气肿等。还可表现为一过性意识丧失[4]。

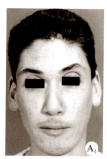
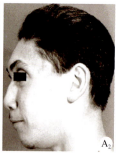
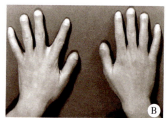

图 731-1　临床表现

A_1. 正面，A_2. 侧面，倾斜的额头，面中部发育不全，下腭塌陷；B. 手指末节过短 [Am J Med Genet, 1998, 78(2): 182-187]

(3) 辅助检查

X 线检查可见软骨骨化或钙化，CT 检查可见颅内钙化[1,2]（图 731-2）。

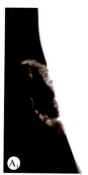
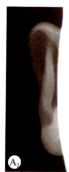
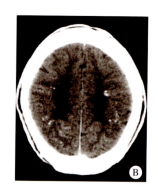
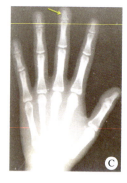

图 731-2　辅助检查

A_1. X 线检查显示耳软骨钙化；A_2. 正常人耳软骨；B.CT 示颅内多发钙化；C. 末端指节过短 [Nat Genet, 1999, 21(1): 142-144; Am J Med Genet, 1998, 78(2): 182-187; Am J Med Genet, 2014, 164A: 2849-2856]

(4) 病理表现

皮肤活检可见皮肤角化，表皮棘皮症，血管增生，血管周围慢性炎性改变，胶原纤维病变[4]（图 731-3）。

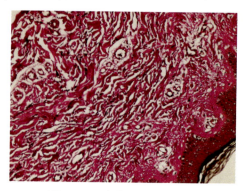

图 731-3　真皮弹力纤维断裂

(Am J Med Genet, 2014, 164A: 2849-2856)

(5) 受累部位病变汇总（表 731-1）

表 731-1　受累部位及表现

受累部位	主要表现
骨骼	软骨钙化、远节指（趾）骨过短、颅面骨发育不全、骨骼发育迟缓
软骨	软骨钙化可见于耳软骨、会厌软骨、甲状腺软骨、气管软骨
心血管系统	动脉粥样硬化、肺动脉瓣狭窄
神经系统	颅内钙化、听力丧失

二、基因诊断

(1) 概述

MGP 基因，编码基质 Gla 蛋白，位于 12 号染色体短臂 1 区 2 带 3 亚带 (12p12.3)，基因组坐标为 (GRCh37):12:15034115-15038853，基因全长 4739bp，包含 5 个外显子，编码 103 个氨基酸。

(2) 基因对应蛋白结构及功能

MGP 基因编码的是分泌蛋白，存在于骨质和软骨的有机基质中，可在骨质形成中起抑制作用。该基因发生缺陷可引发 KS。目前已发现该基因有 2 个转录本，编码不同的蛋白亚型。

(3) 基因突变致病机制

Keutel 综合征是一种常染色体隐性遗传疾病，主要表现为软骨反常钙化、外周肺动脉瓣狭窄、以及面部发育不良。Munroe 等[1] 以土耳其的 2 个患有 KS 的近亲家庭为研究对象，进行全基因组研究，将疾病相关位点定位到 12p13.1—p12.3。由于 *MGP*

基因位于这段染色体区域内，且其编码的蛋白功能已知，因此 *MGP* 被他们作为与 KS 相关的候选基因。通过对 3 个无亲缘关系先证者的 *MGP* 突变分析，Munroe 等[1] 发现 3 种不同的突变，这些突变均可导致 *MGP* 功能丢失。

　　MGP 蛋白由血管平滑肌细胞和软骨细胞合成，这两种细胞可产生未钙化的细胞外基质 (ECM)。为从分子水平上探究调控胞外基质钙化的决定因素，Luo 等[5] 对 MGP 蛋白进行了进一步的研究。他们利用基因靶向技术破坏小鼠胚胎干细胞的 *Mgp* 等位基因，将存活的杂合小鼠进行交配，产生 *Mgp* 缺陷小鼠。这些缺陷小鼠能够存活至足月，但由于动脉钙化致使血管破裂而在 2 个月内死亡。在钙质化的动脉中观察到了典型的软骨基质，说明存在软骨细胞。*Mgp* 缺陷的小鼠还表现出软骨组织的非正常钙化，最终导致体型矮小、骨质疏松、容易骨折。这些结果都表明必须有效抑制软组织中 ECM 的钙化过程。

(4) 目前基因突变概述

　　目前人类基因突变数据库报道了 *MGP* 基因的突变 8 个，其中，错义/无义突变 2 个，剪接突变 2 个，小的缺失 1 个，调控区突变 2 个，重复突变 1 个。

（郭　鹏　何　媛）

参考文献

[1] Munroe PB, Olgunturk RO, Fryns JP, et al. Mutations in the gene encoding the human matrix Gla protein cause Keutel syndrome. Nat Genet, 1999，21 (1): 142-144

[2] Teebi AS, Lambert DM, Kaye GM, et al. Keutel syndrome: further characterization and review. Am J Med Genet, 1998, 78(2): 182-187

[3] Keutel J, Jorgensen G, Gabriel P. A new autosomal recessive syndrome: peripheral pulmonary stenoses, brachytelephalangism, neural hearing loss and abnormalcartilage calcificationsossification. Birth Defects Orig Art, 1972, Ⅷ (5): 60-68

[4] Khosroshahi HE, Sahin SC, Akyuz Y, et al. Long term follow-up of four patients with Keutel syndrome. Am J Med Genet, 2014, 164A: 2849-2856

[5] Luo G, Ducy P, McKee MD, et al. Spontaneous calcification of arteries and cartilage in mice lacking matrix GLA protein. Nat, 1997, 386: 78-81

732　Kleefstra 综合征
(Kleefstra syndrome, KS; OMIM 610253)

一、临床诊断

(1) 概述

　　Kleefstra 综合征是由 *EHMT1* 基因发生重组（以微缺失为主，少见微重复），占所有病例的 75%~85%。缺失片段在 0.16~3.25Mb。EHMT1 是人体中重要的组蛋白甲基转移酶之一，在细胞周期的调控中起重要作用，它的异常或缺失将导致胚胎发育异常。

(2) 临床表现

　　Knight 等于 1999 年首先认识到一组疾病系亚端粒缺失综合征，Kleefstra 等于 2005 年证实了位于 9q34.3 染色体长臂亚端粒的 *EHMT1* 基因与该病的关系[1-5]，随后该病被命名为 Kleefstra 综合征，其发病率尚未知。

　　Kleefstra 综合征主要表现为严重的精神运动发育迟滞、儿童期肌张力低下和中面部发育不良为主的特殊面容[6]。精神发育迟滞从轻度到极重度不等，语言发育迟缓突出，睡眠觉醒周期异常；特殊面容包括小头和（或）短头、连眉、眼距宽、中面部发育不良、鼻孔前倾、巨舌、下唇外翻、下颌前突等。出生体重偏大，可发展为儿童期肥胖。部分患儿合并先天性心脏病，包括房（室）间隔缺损、法洛四联症、主动脉狭窄、肺动脉狭窄等。合并癫痫者也较常见。其他少见的异常有指（趾）畸形、小阴茎、隐睾、膀胱输尿管反流、胃食管反流等。随着年龄增长，行为问题比较突出，如冲动、攻击或退缩、孤僻、淡漠、社交障碍、刻板动作等异常[7]。目前该病的自然病程尚无足够的病例总结。

　　Kleefstra 综合征的诊断依据除了典型的临床表现外，主要靠遗传学检查。绝大多数病例为新发突变，也有个别病例系显性遗传（来自母亲）的报道。对有过 Kleefstra 综合征患儿生产史的母亲可以进行产前诊断。15~18 孕周时通过羊水穿刺取样或

10~12 孕周时通过绒毛膜取样法获取标本，然后选择基因测序或 MLPA 等分子遗传学技术进行诊断或排除诊断。

目前，Kleefstra 综合征无特效治疗方法。制订长期的康复训练计划，包括大运动、精细动作、生活技能、智力、语言、交流交往训练等有助于提高生活质量、融入社会，这是非常重要的。对症治疗包括先天性心脏病的处理、其他内脏及肢体畸形和功能缺陷的综合管理、选择合适的抗癫痫药等。患者预后与病情轻重、累及器官功能受损情况、护理质量等有关。

(3) 影像学表现

Kleefstra 综合征患儿头颅影像学多数正常，也可以有脑室扩大、白质异常信号等。心脏、泌尿生殖系统的超声检查可以发现合并的器官畸形等异常（图 732-1）。

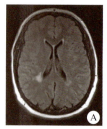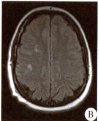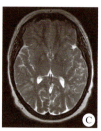

图 732-1　Kleefstra 综合征患儿 MRI 表现

轴位 Flair 显示双侧脑白质不对称性高信号（右侧多于左侧），A.白质改变分布于顶枕部侧脑室周围；B.额顶叶皮质下；C.周围 T_2W 显示双侧苍白球高信号 (Am J Med Genet, 2011, 155A: 2409-2415)

(4) 病理表现

未见报道。

(5) 受累部位病变汇总（表 732-1）

表 732-1　受累部位及表现

受累部位	主要表现
神经系统	精神运动发育迟滞、肌张力低下、癫痫
精神系统	冲动、攻击或退缩、孤僻、淡漠、社交障碍、刻板动作
面部	小头和（或）短头、连眉、眼距宽、中面部发育不良、鼻孔前倾、巨舌、下唇外翻、下颌前突、肥胖
循环系统	房（室）间隔缺损、法洛四联症、主动脉狭窄、肺动脉狭窄
泌尿系统	小阴茎、隐睾、膀胱输尿管反流
消化系统	胃食管反流
骨骼系统	小头畸形、短头畸形、指（趾）畸形

二、基因诊断

(1) 概述

EHMT1 基因，即编码组蛋白甲基转移酶的基因，位于 9 号染色体长臂 3 区 4 带 3 亚带 (9q34.3)，基因组坐标为 (GRCh37):9:140513444-140730579，基因全长 217 136bp，包含 27 个外显子，编码 1299 个氨基酸。

(2) 基因对应蛋白结构及功能

EHMT1 基因编码的蛋白是一种组蛋白甲基转移酶，是 E2F6 复合体的一部分，该复合体有转录抑制作用。EHMT1 蛋白包含锚蛋白重复序列和 SET 结构域。EHMT1 蛋白能使组蛋白 H3 的第 9 位赖氨酸发生甲基化，从而导致转录抑制。该蛋白可能参与 Myc 和 E2F 应答的基因沉默，因此在细胞周期由 G_0 期向 G_1 期转变过程中发挥作用。这个基因的缺失是产生染色体 9q 端粒缺失综合征 (9Q syndrome) 的原因。该基因已被发现具有编码不同亚型的两个剪接变异体。

(3) 基因突变致病机制

Kleefstra 综合征，是一种由 9 号染色体长臂端粒的近端区域的小片段中间缺失所造成的智力缺陷疾病。Kleefstra 等 [8] 在一名平衡异位 [t(X;9)(p11.23；q34.3)] 女性患者中鉴定出了缺失断点，并发现该染色体断点位于 *EHMT1* 基因的 9 号内含子上。2006 年，Kleefstra 等 [9] 对 23 名具有 Kleefstra 综合征临床表征的 23 名患者的 *EHMT1* 基因进行了一系列突变分析，发现其中 3 名患者携带有影响 *EHMT1* 基因表达的微缺失。另外两名患者携带有两个 *EMHT1* 基因上的新型突变，其一为无义突变，另外一个为移码突变。这些结果表明 Kleefstra 综合征与 *EHMT1* 基因的单倍染色体剂量不足有关。

在 24 个具有正常核型分析结果但又表现出 Kleefstra 综合征症状的患者中，Kleefstra 等 [6] 在其中的 6 人中发现了 6 种不同的 *EHMT1* 基因突变。其中包括两个无义突变，一个删除突变，两个剪接突变和一个在高度保守区域内的错义突变。Kleefstra 等据此认为，*EHMT1* 基因的单倍染色体剂量不足是导致该疾病的关键原因。

通过对出生后小鼠的前脑神经元中条件性抑制 *Ehmt2* 或 *Ehmt1* 基因的基因表达，Schaefer 等 [10] 发现该抑制将会导致前脑细胞中常染色质 H3K9 甲基化程度降低，并上调（或抑制）某些神经元性或非神经元性的基因的表达，包括那些与发育阶段密切相关的基因表达。而这些变化并不会影响神经元排布或它们的电生理特质。当进入新环境时，那些出生后在前脑中敲除 *Ehmt1* 或 *Ehmt2* 基因的小鼠的探索行为明显少于野生型小鼠，并且突变型小鼠对于蔗糖溶液的喜好程度也低于野生型小鼠。小鼠的这些变化与人类 Kleefstra 综合征的症状高度相似。Schaefer 等[10]认为，*Ehmt1* 和 *Ehmt2* 基因可以通过调节基因表达稳态，来调节成年小鼠的认知和适应性行为。

(4) 目前基因突变概述

目前人类基因突变数据库收录了 *EHMT1* 基因突变 9 个，其中，错义/无义突变 4 个，剪接突变 2 个，小的缺失 2 个，小的插入 1 个。突变分布在基因整个编码区，无突变热点。

（史伟雄 程小芳）

参考文献

[1] Harada N, Visser R, Dawson A, et al. A 1-Mb critical region in six patients with 9q34.3 terminal deletion syndrome. J Hum Genet, 2004, 49: 440-444

[2] Iwakoshi M, Okamoto N, Harada N, et al. 9q34.3 deletion syndrome in three unrelated children. Am J Med Genet, 2004, 126A: 278-283

[3] Stewart DR, Huang A, Faravelli F, et al. Subtelomeric deletions of chromosome 9q: a novel microdeletion syndrome. Am J Med Genet, 2004, 128A: 340-351

[4] Neas KR, Smith JM, Chia N, et al. Three patients with terminal deletions within the subtelomeric region of chromosome 9q. Am J Med Genet, 2005, 132A: 425-430

[5] Willemsen MH, Beunders G, Callaghan M, et al. Familial Kleefstra syndrome due to maternal somatic mosaicism for interstitial 9q34.3 microdeletions. Clin Genet, 2011, 80: 31-38

[6] Kleefstra T, van Zelst-Stams WA, Nillesen WM, et al. Further clinical and molecular delineation of the 9q subtelomeric deletion syndrome supports a major contribution of EHMT1 haploinsufficiency to the core phenotype. J Med Genet, 2009, 46: 598-606

[7] Verhoeven WMA, Egger JIM, Vermeulen K, et al. Kleefstra syndrome in three adult patients: further delineation of the behavioral and neurological phenotype shows aspects of a neurodegenerative course. Am J Med Genet, 2011, 155A: 2409-2415

[8] Kleefstra T, Smidt M, Banning MJ, et al. Disruption of the gene Euchromatin Histone Methyl Transferase1 (Eu-HMTase1) is associated with the 9q34 subtelomeric deletion syndrome. J Med Genet, 2005, 42: 299-306

[9] Kleefstra T, Brunner HG, Amiel J, et al. Loss-of-function mutations in euchromatin histone methyl transferase 1 (EHMT1) cause the 9q34 subtelomeric deletion syndrome. Am J Hum Genet, 2006, 79: 370-377

[10] Schaefer A, Sampath SC, Intrator A, et al. Control of cognition and adaptive behavior by the GLP/G9a epigenetic suppressor complex. Neuron, 2009, 64: 678-691

733 克诺布洛赫综合征 1 型
(Knobloch syndrome 1, KNO1; OMIM 267750)

一、临床诊断

(1) 概述

克诺布洛赫综合征 (KNO) 是一种罕见的常染色体隐性遗传性疾病，根据致病基因的不同，分为 2 种不同亚型，其中克诺布洛赫综合征 1 型 (KNO1) 是由 *COL18A1* 基因突变所致。

(2) 临床表现

KNO1 的特征性临床表现为高度近视、黄斑异常玻璃体视网膜变性、视网膜脱落、晶状体移位、白内障及枕部脑膨出等[1-3]，且眼部病变常逐渐加重，不可逆转，智力及运动一般不受影响，部分患者可出现不典型的枕部膨出、掌纹异常、眼震等，个别患者可出现前正中或额骨缺损及宽额、窄脸等面部畸形，小脑性共济失调等[1,2,4-6]。

(3) 辅助检查

KNO1 患者头颅 MRI 检查可见透明隔发育不全，双侧额叶巨脑回或小脑回畸形伴大脑或小脑萎缩，并可见异位性病变及神经元迁移缺陷。部分患者可见枕部皮肤窦道、额叶皮质发育不全、白质疏松及轻度脑室扩大[5-8]。

(4) 病理表现

头皮组织病理活检可见异位神经组织[9,10]。

(5) 受累部位病变汇总（表 733-1）

表 733-1 受累部位及表现

受累部位	主要表现
脑	先天性枕部脑膨出，额叶巨脑回或小脑回畸形、额叶发育不全或大脑或小脑萎缩，白质疏松，脑室扩大等

续表

受累部位	主要表现
眼	高度近视、黄斑异常、玻璃体视网膜变性、视网膜脱落、眼震等
骨骼、肌肉、皮肤	额骨缺损及宽额、窄脸、枕部皮肤窦道等头面部畸形

二、基因诊断

(1) 概述

COL18A1 基因，即编码 XVIII 型胶原 α 链的基因，位于 21 号染色体长臂 2 区 2 带 3 亚带 (21q22.3)，基因组坐标为 (GRCh37): 21: 46875424-46933634，基因全长 58 211bp，包含 41 个外显子，编码 1519 个氨基酸。

(2) 基因对应蛋白结构及功能

COL18A1 基因编码 XVIII 型胶原蛋白的 α 链，该蛋白是多元胞外基质蛋白中的一种，前者包含多个被非胶原结构域间隔的三重螺旋结构域 (胶原结构域)。酶解作用产生 XVIII 型胶原蛋白的 C 端，是一种内皮抑制素。此基因突变与 Knobloch 综合征相关。Knobloch 综合征的主要特征为视网膜异常，所以 COL18A1 基因可能在视网膜结构和神经管闭合发挥重要的作用。目前已经发现在该基因上有编码不同同工型的可变剪接转录突变体。

(3) 基因突变致病机制

Sertie 等[11] 于 1996 年总结出 Knobloch 综合征是一种常染色体隐性遗传疾病。通过对一个巴西家族的连锁分析，将 Knobloch 综合征诱发基因定位于 21 号染色体长臂 2 区 2 带 3 亚带 (21q22.3) 的 4.3 厘摩区域。Sertie 等[3] 于 2000 年在 12 名 Knobloch 综合征患者的 COL18A1 基因上检出 1 个纯合剪接突变，在 140 个正常人染色体中却没有发现该突变，预测该突变在外显子 4 中新生成了 1 个终止密码子，从而造成在成体视网膜上表达的 XVIII 型胶原 α 链发生截断。这些发现提供证据表明，Knobloch 综合征是由 COL18A1 基因突变引起的，该基因在视网膜结构形成及神经管闭合中承担重要功能。

通过对来自匈牙利和新西兰的两个 Knobloch 综合征的家庭分析，Menzel 等[12] 于 2004 年确认该疾病的发病机制中有 COL18A1 基因的参与，并表明遗传异质性的存在。匈牙利家族成员受两种 COL18A1 基因突变影响：1bp 的插入引起移码和提前终止密码子 (120328.0003) 和氨基酸置换 (D104N 抑素 / D1437N COL18A1；120328.0004)。

COL18A1−/− 敲除小鼠表现为虹膜和睫状体的异常，证明 XVIII 型胶原蛋白在眼部基底膜功能的缺失中起重要作用。缺乏这种胶原蛋白会改变眼部基底膜的功能，并导致虹膜严重的缺陷，与人类色素播散综合征表现出惊人的相似。此外，XVIII 型胶原蛋白的损失会使其细胞迁移出虹膜。在目前的研究中发现这些细胞类似巨噬细胞，能够渗入突变小鼠的内界膜[13]。

(4) 目前基因突变概述

目前人类基因突变数据库收录了 COL18A1 基因的突变 14 个，其中，错义 / 无义突变 2 个，剪接突变 4 个，小的缺失 4 个，小的插入 3 个，大片段缺失 1 个。

（康开江 葛 蕾）

参考文献

[1] Aldahmesh M, Khan A, Mohamed J, et al. Identification of ADAMTS18 as a gene mutated in Knobloch syndrome. J Med Genet, 2011, 48: 597-601

[2] Ahmet O, Jacob F, Fesih A, et al. Brain malformations associated with knobloch syndrome-review of literature, expanding clinical spectrum, and identification of novel mutations. Pediatric Neurology, 2014, 51(6):806-813

[3] Sertie A, Sossi V, Camargo A, et al. Collagen XVIII, containing an endogenous inhibitor of angiogenesis and tumor growth, plays a critical role in the maintenance of retinal structure and in neural tube closure (Knobloch syndrome). Hum Molec Genet, 2000, 9: 2051-2058

[4] Pagon R, Chandler J, Collie W, et al. Hydrocephalus, agyria, retinal dysplasia, encephalocele (HARD E) syndrome: an autosomal recessive condition. Birth Defects Orig Art Ser, 1978, 14(6B): 233-241

[5] Keren B, Suzuki O, Gerard-Blanluet M, et al. CNS malformations in Knobloch syndrome with splice mutation in COL18A1 gene. Am J Med Genet, 2007, 143A: 1514-1518

[6] Paisan-Ruiz C, Scopes G, Lee P, et al. Homozygosity mapping through whole genome analysis identifies a COL18A1 mutation in an Indian family presenting with an autosomal recessive neurological disorder. Am J Med Genet, 2009, 150B: 993-997

[7] Paisan-Ruiz C, Scopes G, Lee P, et al. Homozygosity mapping through whole genome analysis identifies a COL18A1 mutation in an Indian family presenting with an autosomal recessive neurological disorder. Am J Med Genet,2009,150B:

993-997

[8] Mahajan V, Olney A, Garrett P, et al. Collagen XVIII mutation in Knobloch syndrome with acute lymphoblastic leukemia. Am J Med Genet, 2010, 152A: 2875-2879

[9] Hoyme H, Seaver L, Joffe L, et al. Congenital scalp defects and vitreoretinal degeneration: confirmation of the Knobloch syndrome.Am J Hum Genet, 1992, 51 (suppl.): A98

[10] Seaver L, Joffe L, Spark R, et al. Congenital scalp defects and vitreoretinal degeneration: redefining the Knobloch syndrome. Am J Med Genet, 1993, 46: 203-208

[11] Sertie AL, Quimby M, Moreira ES, et al. A gene which causes severe ocular alterations and occipital encephalocele (Knobloch syndrome) is mapped to 21q22.3. Hum Mol Genet, 1996, 5: 843-847

[12] Menzel O, Bekkeheien RC, Reymond A, et al. Knobloch syndrome: novel mutations in COL18A1, evidence for genetic heterogeneity, and a functionally impaired polymorphism in endostatin. Hum Mutat, 2004, 23: 77-84

[13] Marneros AG, Olsen BR. Age-dependent iris abnormalities in collagen XVIII/endostatin deficient mice with similarities to human pigment dispersion syndrome. Invest Ophthalmol Vis Sci, 2003, 44: 2367-2372

734　Kohlschutter-Tonz 综合征
(Kohlschutter-Tonz syndrome, KTZS; OMIM 226750)

一、临床诊断

(1) 概述

Kohlschutter-Tonz 综合征 (KTZS) 是由 *ROGDI* 基因突变所致的常染色体隐性遗传性疾病。主要表现为严重的精神运动发育迟滞、早发难治性癫痫、癫痫性脑病、肌痉挛、乳牙及恒牙牙釉质发育不良，牙齿呈棕黄色[1,2]。大部分患儿出生时即存在智力缺陷，但部分患儿智力发育正常，直到癫痫发作后才出现智能缺陷。严重者继发精神发育迟滞，无语言发育，早期即卧床不起[3,4]。

(2) 临床表现

Kohlschutter-Tonz综合征通常婴幼儿期起病[5]，主要表现为进行性精神运动发育迟滞、早发难治性癫痫，乳牙萌出延迟 (13~14 月龄)，牙齿表面无光泽、褐色变。牙齿 X 线检查显示牙釉质缺如 (图 734-1、图 734-2)，外观呈黄牙。通常在婴儿期出现癫痫发作，儿童期缓解，表现为难治性偏侧惊厥性抽搐，也可表现为失张力发作、强直阵挛发作、局灶性发作继发全面性发作，通常药物治疗有效。脑电图可表现为枕叶棘波。起初智力发育正常，癫痫发作开始后出现进行性智力障碍及肌痉挛，语言发育落后，仅能表达词语或简单的句子。患者可出现宽脚趾及拇指，儿童期 MRI 表现为侧脑室扩大、小脑蚓部发育不全[6,7]。脑萎缩常见。颅骨不对称，也可表现为小头畸形。毛发粗，人中平坦[8]。

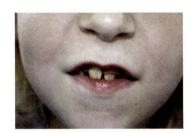

图 734-1　牙釉质发育不良
(Am J Hum Genet, 2012, 90: 701-707)

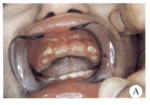
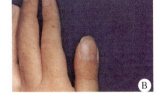
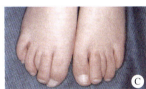

图 734-2　Kohlschutter-Tonz 综合征的临床表现

A. 牙釉质发育不良，牙齿呈黄色；B. 拇指粗大；C. 脚趾粗大 (Brain Dev, 1995, 17: 133-138)

(3) 辅助检查 (图 734-3~ 图 734-5)

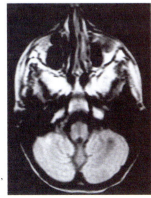

图 734-3　Kohlschutter-Tonz 综合征的 MRI 表现

小脑蚓部发育不良 (Brain Dev, 1995, 17: 133-138)

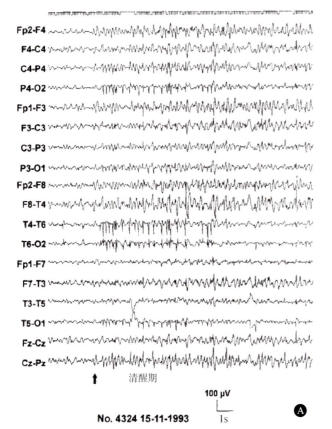

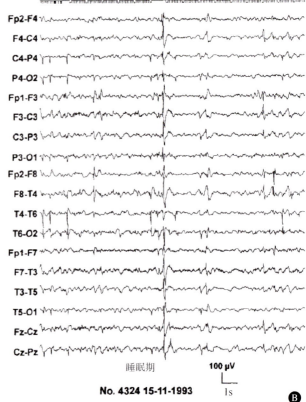

图 734-4 Kohlschutter-Tonz 综合征发作间期的 EEG 表现

A. 清醒期；B. 睡眠期 (Brain Dev, 1995, 17: 133-138)

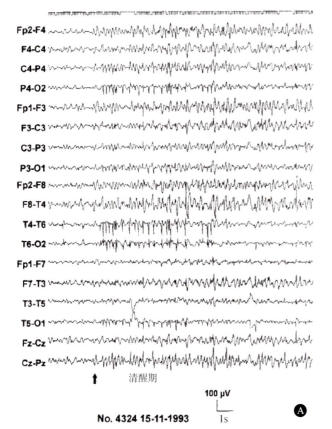

图 734-5 11 岁 Kohlschutter-Tonz 综合征患儿

A、B. 患儿到了儿童期则临床表现轻微；C、D. 牙齿外观及 X 线检查显示牙釉质发育不良；E~G. 6 岁患儿的 MRI 检查表现 (1.5 T)，T₁W 矢状位显示前额蛛网膜下腔中度扩大及小脑蚓部发育不良，T₁W 轴位显示灰白质分界正常，T₂W 冠状位显示右侧海马较左侧小 (Am J Med Genet, 2006, 140A: 281-283)

(4) 病理表现

未见报道。

(5) 受累部位病变汇总 (表 734-1)

表 734-1 受累部位及表现

受累部位	主要表现
口腔	牙釉质发育不良
神经系统	精神运动发育迟滞，早发难治性癫痫，癫痫性脑病，肌痉挛，语言贫瘠，小脑蚓部发育不全
骨骼系统	宽脚趾及拇指，小头畸形

二、基因诊断

(1) 概述

ROGDI 基因，编码一种亮氨酸拉链蛋白，位于 16 号染色体短臂 1 区 3 带 3 亚带 (16p13.3)，基因组坐标为 (GRCh37):16:4846963-4852951，基因全长 5989bp，包含 11 个外显子，编码 287 个氨基酸。

(2) 基因对应蛋白结构及功能

ROGDI 基因编码的是一种在人类大脑及脊髓中高表达的亮氨酸拉链蛋白，该蛋白分子量为 32kDa，一级结构经过折叠形成一个球状结构。

ROGDI 蛋白可能在细胞增殖中起到正调节的作用。与该基因相关的疾病包含 Kohlschutter-Tonz 综合征及局灶性癫痫。该基因的功能丧失型突变会导致 Kohlschutter-Tonz 综合征，而其对应蛋白的功能尚不明确。

(3) 基因突变致病机制

在来自于 3 个无亲缘关系家庭的 Kohlschutter-Tonz 综合征患者中，Schossig 等[3] 在患者的 ROGDI 基因确定了多个纯合或复合杂合突变。所有的这些变异都被认为会导致蛋白功能的完全丧失。另一个同时而独立的研究中，在来自 5 个德鲁士 (Druze) 家庭的 14 名 KTZS 患者中，Mory 等[4] 发现一个共有的 ROGDI 基因截断突变。通过酵母双杂交筛选，Schossig 等[11] 和 Mory 等[2] 的研究都发现 ROGDI 可以和 DISC1 基因相互作用，而 DISC1 蛋白参与了稳定细胞骨架、神经元迁移、胞内运输和细胞分裂等一系列生理过程。

Tucci 等[9] 通过结合全外显子测序、连锁分析及 Sanger 测序在来自 5 个家庭的 KTZS 的患者中确定了 4 种不同的 ROGDI 基因的双等位基因突变。这些患者表现出该疾病典型的核心特征。相比之下，另 5 个具有类似但非典型的表型的家系中则没有鉴定出 ROGDI 基因的变异。Tucci 等[9] 指出其研究结果证实了 Schossig 等[3] 和 Mory 等[4] 关于该基因功能丧失型突变导致 KTZS 的观点。

本病尚无相应的分子研究，致病机制未明。

(4) 目前基因突变概述

目前人类基因突变数据库收录了 ROGDI 基因上的突变 8 个，其中错义 / 无义突变 2 个，剪接突变 2 个，小的缺失 4 个。

（史伟雄　谢寅龙）

参考文献

[1] Christodoulou J, Hall RK, Menahem S, et al. A syndrome of epilepsy, dementia, and amelogenesis imperfecta: genetic and clinical features. J Med Genet, 1988, 25: 827-830

[2] Zlotogora J, Fuks A, Borochowitz Z, et al. Kohlschutter-Tonz syndrome: epilepsy, dementia, and amelogenesis imperfecta. Am J Med Genet, 1993, 46: 453-454

[3] Schossig A, Wolf NI, Fischer C, et al. Mutations in ROGDI cause Kohlschutter-Tonz syndrome. Am J Hum Genet, 2012, 90: 701-707

[4] Mory A, Dagan E, Illi B, et al. A nonsense mutation in the human homolog of Drosophila rogdi causes Kohlschutter-Tonz syndrome. Am J Hum Genet, 2012, 90: 708-714

[5] Kohlschutter A, Chappuis D, Meier C, et al. Familial epilepsy and yellow teeth—a disease of the CNS associated with enamel hypoplasia. Helv Paediat Acta, 1974, 29: 283-294

[6] Petermoller M, Kunze J, Gross-Selbeck G. Kohlschutter syndrome: syndrome of epilepsy-dementia-amelogenesis imperfecta. Neuropediatrics, 1993, 24: 337-338

[7] Musumeci SA, Elia M, Ferri R, et al. A further family with epilepsy, dementia and yellow teeth: the Kohlschutter syndrome. Brain Dev, 1995, 17: 133-138

[8] Haberlandt E, Svejda C, Felber S, et al. Yellow teeth, seizures, and mental retardation: a less severe case of Kohlschutter-Tonz syndrome. Am J Med Genet, 2006, 140A: 281-283

[9] Tucci A, Kara E, Schossig A, et al. Kohlschutter-Tonz syndrome: mutations in ROGDI and evidence of genetic heterogeneity. Hum Mutat, 2013, 34: 296-300

735　Koolen-de Vries 综合征
(Koolen-de Vries syndrome, KDVS; OMIM 610443)

一、临床诊断

(1) 概述

Koolen-de Vries 综合征的特征包括中度至重度智力障碍，肌张力低下，面部异常。面部异常包括高大、宽阔的前额，长脸，内眦赘皮和大耳，有时还包括心脏或泌尿生殖系统异常与癫痫[1]。致病基因可能是 KANSL1 基因杂合突变或 17 号染色体长臂 2 区 1 带 3 亚带 1 次亚带 (17q21.31) 上较大的几个基因缺失，患病率约为 1/16 000[2]。

(2) 临床表现

Koolen 等使用比较基因组杂交技术对 1200 名

智障人士进行研究[3]，其中 3 人有共同的临床表现，如神经发育迟缓，肌张力低下，特征的面部表现。他们发现 3 人从出生起就有严重的肌张力低下，导致严重的运动发育迟缓。3 岁以前不能站立和（或）行走。面部特征包括上睑下垂，睑裂狭小，大耳和低位耳，管状的梨形鼻、球根鼻尖和宽下颌。此外，他们的手指都较长。Tan 等[4]报道 11 例 17q21.31 缺失综合征，面部特点为长脸，高或宽额头，耳朵前倾、增厚，管状或梨形或球形鼻，经常张嘴。与婴儿期相比，儿童早期的面部特征更加独特。11 例患者均有肌张力低下及语言表达障碍。先天性心脏缺陷包括肺动脉瓣狭窄 3 例 (27.3%)，室间隔缺损 2 例 (18.2%)，二叶主动脉瓣 2 例 (18.2%)，主动脉根部扩张 1 例。其他异常包括泌尿系统异常，如隐睾、尿道下裂、膀胱输尿管反流、瘢痕肾、肾积水，和中枢神经系统异常如癫痫、胼胝体缺失、脑室扩大。常见关节过度活动和（或）髋关节脱位或发育不良。外胚层发育不良导致的头发、皮肤和牙齿的异常。以前未报道的特点为持续性胎儿指尖垫，复发性肘关节脱位，传导性听力丧失，牙齿异常，高血压和瘢痕肾（图 735-1）[5]。

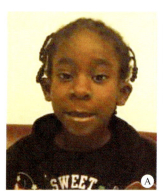
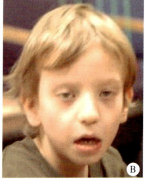

图 735-1　临床表现

患者脸部表现为球状鼻、杏仁形睑裂、长脸、斜视、内眦赘皮，A. 5 岁女性患者，特点为出生低体重、身材矮小、小头畸形、手指较长和心脏缺陷；B. 9 岁男性患者，肌张力减低、癫痫、自闭症、精神发育迟滞
(Nature Genet，2011，43: 838-846)

(3) 辅助检查（图 735-2）

本病主要依靠基因鉴定。

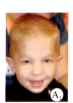
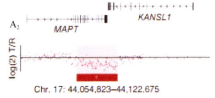

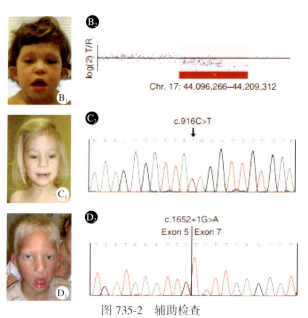

图 735-2　辅助检查

A、B. 17q21.31 基因组拷贝数分布；C、D. KANSL1 cDNA 测序
(Nature Genet, 2012, 44: 639-641)

(4) 病理表现

未见报道。

(5) 受累部位病变汇总（表 735-1）

表 735-1　受累部位及表现

受累部位	主要表现
头颈部	毛发异常、高 / 宽额头、长脸、远视、斜视、虹膜苍白、鼻音、眼裂狭小、上睑下垂、内眦赘皮、球形鼻尖、大耳朵、腭裂
心血管	肺动脉瓣狭窄、室间隔缺损、二叶主动脉瓣、主动脉根部扩张
泌尿生殖系统	隐睾、尿道下裂、膀胱输尿管反流、瘢痕肾形成、肾积水
骨骼	髋关节脱位、下肢纤细
神经系统	癫痫、胼胝体缺失、脑室扩大、自闭症、精神发育迟滞

二、基因诊断

(1) 概述

KANSL1 基因，编码 KAT8 调节性 NSL 复合体亚基 1，位于 17 号染色体长臂 2 区 1 带 3 亚带 1 次亚带 (17q21.31)，基因组坐标为 (GRCh37): 17: 44107282-44302740，基因全长 195 459bp，包含 20 个外显子，编码 1106 个氨基酸。

(2) 基因对应蛋白结构及功能

KANSL1 基因编码的是参与了组蛋白的乙酰化过程的两种蛋白复合物的亚基，即 MLL1 和 NSL1 蛋白复合物。该蛋白作为 NSL 复合物的组成部分，参与了核小体组蛋白 H4 中某些赖氨酸残基的乙酰化，可能也参与转录调控。

(3) 基因突变致病机制

Tan 等[4] 在有 17q21.31 缺失综合征的 11 个患者中发现基因缺失长度范围为 0.44~0.68Mb，包括 *CRHR1*、*MAPT*、*IMP5* 和 *STH* 缺失及部分 KIAA1267(*KANSL1*) 缺失。

Zollino 等[6] 以一名表型为 17q21.31 缺失通过 FISH 和 CGH 方法发现没有染色体缺失的女孩为研究对象，在 *KANSL1* 基因中发现，一个新发的杂合截短突变可以引起 KDVS。

Koolen 等[1] 对携带有 17q21.31 缺失特征却没有 *MAPT* 或 *KANSL1* 拷贝数变异的 16 个个体进行 sanger 测序，在 *KANSL1* 基因上确定了几个不同的新发杂合子截短突变可以引起 KDVS。

(4) 目前基因突变概述

目前人类基因突变数据库没有收录 *KANSL1* 基因突变。OMIM 收录的 *KANSL1* 基因突变共有 4 个，其中，错义 / 无义突变 2 个，剪接突变 1 个，小的缺失 1 个。

（杨跃青）

参考文献

[1] Koolen DA, Kramer JM, Neveling K, et al. Mutations in the chromatin modifier gene KANSL1 cause the 17q21.31 microdeletion syndrome. Nature Genet, 2012, 44: 639-641

[2] Koolen DA, Sharp AJ, Hurst JA, et al. Clinical and molecular delineation of the 17q21.31 microdeletion syndrome.J Med Genet, 2008, 45: 710-720

[3] Koolen DA, Vissers LELM, Pfundt R, et al. A new chromosome 17q21.31 microdeletion syndrome associated with a common inversion polymorphism. Nature Genet, 2006, 8: 999-1001

[4] Tan TY, Aftimos S, Worgan L, et al. Phenotypic expa-nsion and further characterisation of the 17q21.31 microdeletio-nsyndrome. J Med Genet, 2009, 46: 480-489

[5] Cooper GM, Coe BP, Girirajan S, et al. A copy number variation morbidity map of developmental delay. Nature Genet, 2011, 43: 838-846

[6] Zollino M, Orteschi D, Murdolo M, et al. Mutations in KANSL1 cause the 17q21.31 microdeletion syndrome phenotype. Nat Genet, 2012, 44: 636-638

736 克拉伯病
(Krabbe disease; OMIM 245200)

一、临床诊断

(1) 概述

克拉伯病又称婴儿家族性弥漫性硬化，为常染色体隐性遗传代谢性疾病，是 *GALC* 基因突变所致。克拉伯病的基因缺陷引起半乳糖脑苷 -β- 半乳糖苷酶缺乏 (低至 0~22%)，主要累及脑白质。通常在 6 月龄内发病。本病无特殊治疗方法，主要是支持疗法，临床可对症处理，延长患儿存活期。溶酶体酶代替疗法和骨髓移植仍在动物实验阶段。本病预后极差，婴儿型患者常于 1~2 岁之内病故。晚发者可生存至 10 岁左右。

(2) 临床表现

本病在临床上可分为两型。

1) 婴儿型：患儿多数在 1~5 个月时发病，首发症状以易激惹、阵哭、淡漠或呕吐等喂养困难为主，多数伴有营养不良[1,2]；病情发展迅速，很快即出现进行性躯干和四肢肌张力降低、肌阵挛、腱反射亢进和锥体束征阳性；1 岁时即可出现水平眼震、斜视等，继而视神经萎缩、失明；少数患儿听力亦丧失。晚期患儿肌张力亢进，常呈角弓反张，多数在 6~29 月龄内死于呼吸困难或肺部感染。GALC 活性仅为正常的 0.39%~5.8%[3]。头颅 MRI：对称性幕上及幕下白质脱髓鞘，并累及胼胝体及基底核，全脑萎缩、脑室扩大。影像学提示白质病变和 (或) 髓鞘形成不良、颅内钙化。88% 患者存在脑干诱发电位异常。65% 存在 EEG 异常。早期即出现周围神经病表现[4]。

2) 晚发型：进一步分为婴儿晚期型 (6 月龄至 3 岁)、青少年型 (3~8 岁)、成年型[5,6]。发病年龄自 15 个月至 10 岁不等，但多数在 5 岁以前；临床表型较轻，进展较为缓慢。早期无异常，随后逐渐出现肌无力、视力障碍、智力倒退。行走困难、痉挛性单侧下肢瘫痪或偏瘫最先出现[7]，数周或数月后出现双侧锥体束征、姿势性震颤[8]；半数以上患儿可见腱反射消失、神经传导速度减低等征象。随着病程进展，神经系统症状日益加重，由视神经脱髓鞘所致的失明常见，患儿或迟或早出现智力衰退和行为异常，但癫痫发作不多见。病程长短不一，多数在起病 2~5 年后出现四肢瘫和痴呆，少数可长达 10~20 年。同种异体干细胞移植能改善本病的 CNS 症状[7]。

(3) 影像学表现

脑脊液蛋白定量升高明显。血清培养成纤维细胞中测定半乳糖脑苷 -β- 半乳糖苷酶活性缺乏。脑电图呈非特异性慢波或局灶性慢波。产前诊断可采取培养羊水细胞或绒毛活检进行酶学检测[9]。

头颅 MRI 检查示脑室周围和顶枕叶、胼胝体及皮质脊髓束脱髓鞘最早出现 (图 736-1)。后期累及双侧内囊、基底核和脑干。

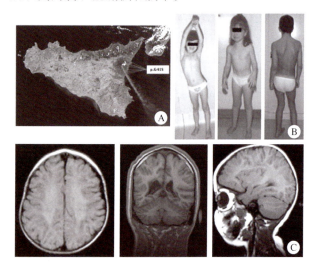

图 736-1　克拉伯病患者的脑白质萎缩
A. 西西里岛的卫星图，p.G41S 突变高发区；B. 3 例患者的偏瘫表现；C. 头颅 MRI (T₁W)：脑白质病变 (Clin Genet, 2011, 80: 452-458)

肌电图检查表现为去神经支配和运动感觉神经传导速度减慢。神经传导速度检查是早期筛查本病的一个有效工具[10]。部分表现为轴索型感觉运动性神经病。神经传导速度降低。视觉诱发电位及听觉诱发电位异常。

(4) 病理表现

脑组织病理检查可见细胞外 PAS 阳性物质及球状细胞 (图 736-2)。这些细胞来源于骨髓单核 – 巨噬细胞干细胞，细胞内聚集鞘氨醇半乳糖苷及半乳糖神经酰胺[11,12]。

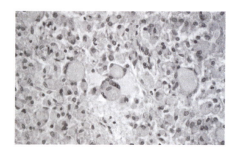

图 736-2　脑白质营养不良患者的病理改变——典型的球状细胞
(Brain, 1973, 96: 841-848)

(5) 受累部位病变汇总 (表 736-1)

表 736-1　受累部位及表现

受累部位	主要表现
神经系统	肌阵挛，偏瘫，视神经萎缩，听力丧失，周围神经病，智力倒退

二、基因诊断

(1) 概述

GALC 基因，即编码一种溶酶体酶蛋白的基因，位于 14 号染色体长臂 3 区 1 带 3 亚带 (14q31.3)，基因组坐标为 (GRCh37):14:88304164-88460009，基因全长 155 846bp，包含 19 个外显子，编码 685 个氨基酸。

(2) 基因对应蛋白结构及功能

GALC 基因编码一种水解半乳糖酰基鞘氨醇、半乳糖基鞘氨醇、乳糖酶基鞘氨醇及单半乳糖二酯酰甘油酯的半乳糖酯键的溶酶体蛋白。GALC 蛋白为 N 端包含 26 个氨基酸残基的信号肽和 6 个潜在的天冬酰胺相连的糖基化位点的单链多肽。GALC 蛋白涉及半乳糖酰基鞘氨醇的分解代谢作用，该基因的变异与克拉伯病 (也称为球形细胞脑白质营养不良) 相关。

(3) 基因突变致病机制

Sakai 等[13] 在典型的克拉伯病中发现了 1 个无义突变 (p.G385T)。Rafi 等[14] 分析了两名克拉伯病患者的 *GALC* 基因，并确定了 1 个 30kb 的删除突变，且该删除突变与同等位基因上的 c.502C>T 转换突变连锁 (研究者将该突变类型命名为 502/del)。该 c.502C>T 转换被认定为是正常多态性位点。此外，Rafi 等[14] 还对 46 名婴儿型克拉伯病患者进行了研究，发现其中 8 名患者携带有纯合 502/del 等位基因，而 5 名患者表现为复合杂合突变，其中 1 个等位基因为 502/del 突变，而另外 1 个等位基因也为突变基因，包括 3 个错义突变和 1 个单碱基插入突变。在 30 位无关联的意大利籍患者中，Tappino 等[7]发现了位于 *GALC* 基因的 33 种不同突变，包含 15 种新的突变。这 15 种新的突变包括 4 种在高度保守的氨基酸残基上的错义突变，7 种移码突变，3 种无义突变及 1 种剪接突变。

Victoria 等发现在犬的 *GALC* 基因的致病突变是 1 个在 cDNA 的 473(p.Y158S) 位置上的 A 到 C 颠换。Luzi 等[115]发现在恒河猴中导致 GLD 的突变对应于 cDNA 的 4 号外显子的 387 和 388 位置的 1 个 AC 缺失。该突变将导致移码并在 46 个核苷酸后产生了 1 个终止密码子。通过使用 1 对改造过的来自 4 号内含子的正向和反向引物，Luzi 等开发了一种快速的方法来检测 *GALC* 突变。对来自同一群体的 45 只猴子进行了检测，发现其中 22 只是携带者。GLD 非人灵长类动物模型为评估该疾病的治疗方案提供了独特的条件。

(4) 目前基因突变概述

目前人类基因突变数据库收录了 *GALC* 基因上的突变 91 个，其中错义 / 无义突变 65 个，剪接突变 4 个，小的缺失 14 个，小的插入 4 个，大片段缺失 3 个，大片段插入 1 个。

（史伟雄　谢寅龙）

参考文献

[1] Hofman KJ, Naidu S, Moser HW, et al. Cherry red spot in association with galactosylceramide-beta-galactosidase deficiency. J Inherit Metab Dis, 1987, 10: 273-274

[2] Fiumara A, Barone R, Arena A, et al. Krabbe leukodystrophy in a selected population with high rate of late onset forms: longer survival linked to c.121G-A (p.gly41ser) mutation. Clin Genet, 2011, 80: 452-458

[3] Wenger DA, Rafi MA, Luzi P, et al. Krabbe disease: genetic aspects and progress toward therapy. Molec Genet Metab, 2000, 70: 1-9

[4] Husain AM, Altuwaijri M, Aldosari M. Krabbe disease: neurophysiologic studies and MRI correlations. Neurology, 2004, 63: 617-620

[5] Crome L, Hanefeld F, Patrick D, et al. Late onset globoid cell leucodystrophy. Brain, 1973, 96: 841-848

[6] Loonen MCB, Van Diggelen OP, Janse HC, et al. Late-onset globoid cell leucodystrophy (Krabbe's disease): clinical and genetic delineation of two forms and their relation to the early-infantile form. Neuropediatrics, 1985, 16: 137-142

[7] Tappino B, Biancheri R, Mort M, et al. Identification and characterization of 15 novel GALC gene mutations causing Krabbe disease. Hum Mutat, 2010, 31: E1894-1914

[8] Verdru P, Lammens M, Dom R, et al. Globoid cell leukodystrophy: a family with both late-infantile and adult type. Neurology, 1991, 41: 1382-1384

[9] Harzer K, Hager HD, Tariverdian G. Prenatal enzymatic diagnosis and exclusion of Krabbe's disease (globoid-cell leukodystrophy) using chorionic villi in five risk pregnancies. Hum Genet, 1987, 77: 342-344

[10] Siddiqi ZA, Sanders DB, Massey JM. Peripheral neuropathy in Krabbe disease: effect of hematopoietic stem cell transplantation. Neurology, 2006, 67: 268-272

[11] D'Agostino AN, Sayre GP, Hayles AB. Krabbe's disease: globoid cell type of leukodystrophy. Arch Neurol, 1963, 8: 82-96

[12] Martin JJ, Leroy JG, Ceuterick C, et al. Fetal Krabbe leukodystrophy: a morphologic study of two cases. Acta Neuropath, 1981, 53: 87-91

[13] Sakai N, Inui K, Fujii N, et al. Krabbe disease: isolation and characterization of a full-length cDNA for human galactocerebrosidase. Biochem Biophys Res Commun, 1994, 198: 485-491

[14] Rafi MA, Luzi P, Chen YQ, et al. A large deletion together with a point mutation in the GALC gene is a common mutant allele in patients with infantile Krabbe disease. Hum Mol Genet, 1995, 4: 1285-1289

[15] Luzi P, Rafi MA, Victoria T, et al. Characterization of the rhesus monkey galactocerebrosidase (GALC) cDNA and gene and identification of the mutation causing globoid cell leukodystrophy (Krabbe disease) in this primate. Genomics, 1997, 42: 319-324

737　鞘脂激活蛋白 A 缺乏症导致的非典型性克拉伯病
(Krabbe disease, atypical, due to saposin A deficiency; OMIM 611722)

一、临床诊断

(1) 概述

克拉伯病是一种由半乳糖神经酰胺酶 (半乳糖脑苷脂酶) 基因突变导致的基因紊乱。该病是一种婴儿致死性疾病，会导致进行性智障、失明、耳聋、瘫痪及假性延髓麻痹。部分研究提示鞘脂激活蛋白 A 缺乏会导致晚发的非典型的无半乳糖神经酰胺酶缺乏的克拉伯病的发生。本节所描述克拉伯病是由于鞘脂激活蛋白 A 缺乏症导致的非典型性克拉伯病，致病基因为 *PSAP*[1, 2]。

(2) 临床表现

典型克拉伯病患者主要是由于脑白质营养不良而出现一系列临床表现。早发型患者可有快速进展的严重运动和智力退化，可伴有癫痫样发作和视力障碍，进而发展为植物状态或死亡。晚发型起病缓慢，临床表现可有痉挛性偏瘫、延髓麻痹、视力障碍等，少数患者可合并周围神经病变 [3]。

Spiegel 等 [1] 报道了一个由同血统阿拉伯双亲生育的患有鞘脂激活蛋白 A 缺乏症的患儿。她在 3.5 月龄前发育良好，但其后表现出神经系统症状并频繁恶化。在 6 月龄的时候，她已几乎进入植物状态，无眼神交流并几乎没有自发性运动。肌张力增加但是反射降低，2 个月后因中枢神经性睡眠呼吸暂停症及呼吸衰竭而死亡。

(3) 影像学表现

头颅 MRI 检查显示出普遍的脑萎缩及脑白质脱髓鞘改变。肌电图可显示肌肉神经传导速度脱髓鞘性改变。脑脊液检查提示蛋白有所增加。生化研究表现出鞘脂激活蛋白在患者脑部、肝脏和脾脏中含量都较少 [4]。

(4) 病理表现

未见报道。

(5) 受累部位病变汇总 (表 737-1)

表 737-1　受累部位及表现

受累部位	主要表现
神经系统	智障、失明、耳聋、瘫痪及假性延髓麻痹
其他系统	呼吸衰竭等系统性病变

二、基因诊断

(1) 概述

PSAP 基因，即编码鞘脂激活蛋白原的基因，位于 10 号染色体长臂 2 区 2 带 1 亚带 (10q22.1)，基因组坐标为 (GRCh7): 10: 73576055-73611126，基因全长 35 072bp，包含 15 个外显子，编码 524 个氨基酸。

(2) 基因对应蛋白结构及功能

PSAP 基因编码一个高度保守的糖蛋白，它是 4 种鞘脂激活蛋白原 A、B、C 和 D 产物的前体。每个结构域的前体蛋白大约有 80 个氨基酸，以及几乎相同的半胱氨酸残基位点和糖基化位点。鞘脂激活蛋白原 A~D 主要位于溶酶体，促进含有短寡糖的鞘糖脂的分解代谢。前体蛋白既可以作为分泌蛋白存在，也可以作为膜本体蛋白存在且具有神经营养活性。

(3) 基因突变致病机制

一个父母近亲结婚的阿拉伯婴儿，由于鞘脂激活蛋白 A 缺乏症导致了非典型的克拉伯病，Spiegel 等 [1] 于 2005 年在其 *PSAP* 基因上确定了一个纯合突变。这个患者在 3.5 个月的时候显示快速神经退化，在 8 个月的时候该患儿死于脑病。生化研究显示在白细胞中半乳糖脑苷脂酶活性减少，而成纤维细胞中并没有减少。

本病尚无相应的分子研究，致病机制未明。

(4) 目前基因突变概述

目前人类基因突变数据库收录了 *PSAP* 基因的突变 21 个，其中，错义 / 无义突变 11 个，剪接突变 5 个，小的缺失 4 个，大片段缺失 1 个。突变分布在基因整个编码区，无突变热点。

（王丹丹　张　伟）

参考文献

[1] Spiegel R, Bach G, Sury V, et al. A mutation in the saposinA coding region of the prosaposin gene in an infant presenting as Krabbe disease: report of saposin A deficiency in humans. Molec Genet Metab, 2005, 84: 160-166

[2] Matsuda J,Vanier MT, Saito Y, et al. A mutation in the saposinA domain of the sphingolipid activator protein (prosaposin) gene results in a late-onset, chronic form of globoid cell leukodystrophy in the mouse. Hum Mol Genet, 2001, 10(11): 1191-1199

[3] 何月涛、魏微、高姝茹, 等 . 球形细胞脑白质营养不良 1 例报告及文献复习 . 西南国防医药 , 2014, 24(7):807,808

[4] Morimoto S,Yamamoto Y, Obrien JS, et al. Distribution of saposin proteins (sphingolipid activator proteins) in lysosomal storage and other diseases. Proc Nati Acad Sci, 1990, 87: 3493-3497

738　Kufor-Rakeb 综合征
(Kufor-Rakeb syndrome, KRS; OMIM 606693)

一、临床诊断

(1) 概述

Kufor-Rakeb 综合征 (KRS) 是一种与 *ATP13A2* 基因突变相关的疾病，该基因编码溶酶体 P5 型 ATP 水解酶，生理作用仍待阐明。该病是一种罕见的青少年起病的帕金森综合征 (PARK9)[1]，部分病人脑内如基底核区存在铁沉积，临床以痴呆、核上性眼肌麻痹、椎体束损害为特征，面 – 咽 – 手指轻微的肌阵挛也是特征性的体征。多巴丝肼 (美多巴) 治疗有一定效果，但是容易出现异常不随意运动和视幻觉。

(2) 临床表现

1994 年 Najim Al-Din 等 [2] 首次报道了 5 例 KRS[2]。平均发病年龄为 13 岁，亚急性起病，通常 6~24 个月内快速发展。临床表现类似特发性帕金森病和苍白球 – 锥体束综合征，开始出现疲劳、全身无力、淡漠、下肢僵硬，同时伴有不自主运动等，之后逐渐出现包括面具脸、强直、运动减少、姿势不稳、行走困难、发音困难、核上性凝视麻痹和认知功能减退等表现。还可有临床表现如幻视、面部 - 咽 - 手指微小肌阵挛 (facial-faucial-finger mini-myoclonus，FFF)。

(3) 辅助检查

神经影像学检查可见多巴胺转运体明显减少。头颅 CT 或磁共振检查可见中度弥漫性脑萎缩，随病程进展可见进行性弥漫性全脑萎缩，累及皮质、皮质下和小脑。部分患者可发现尾状核扁平化，基底核区铁沉积 (图 738-1)[3]。PET 扫描见灰质结构葡萄糖利用减少，在丘脑和后部皮质最明显，代谢异常程度与疾病严重程度相关 [4]。

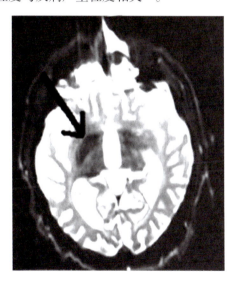

图 738-1　KRS 患者头颅磁共振 T_2* 序列显示双侧尾状核及壳核低信号 (箭头) 提示有铁沉积
(Mov Disord, 2010, 25: 979-984)

(4) 病理表现

Bras 等 [5] 尸检结果显示皮质、基底核和小脑有大量神经元和胶质细胞胞质内广泛沉积具有黄色自发荧光特性的脂色素，从而导致神经的气球样肿胀，以及以大脑皮质及视网膜为主的神经细胞脱失病变。视网膜病变开始于感光细胞层，出现进行性的视网膜色素变性，导致整个视网膜萎缩、视网膜血管狭窄和色素从视网膜色素细胞上脱失，视网膜病随着病情的发展从视网膜周边向中心进展。电镜下可见指纹体和脂褐素体为神经元蜡样脂褐质沉积症 (CLN) 的典型表现 (图 738-2)。

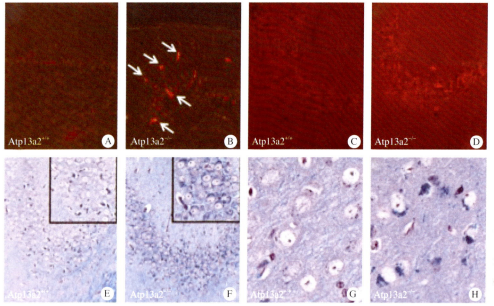

图 738-2　神经细胞内脂色素沉积

对照组和有自发荧光物质沉积于 Atp13a2 突变小鼠个体的小脑神经元 (A 和 B、E 和 F) 及下丘脑 CA-3 区神经元 (C 和 D、G 和 H) [Hum Mol Genet, 2013, 22(10): 2067-2082]

(5) 受累部位病变汇总 (表 738-1)

表 738-1　受累部位及表现

受累部位	主要表现
面部	面具脸
眼睛	核上性眼肌麻痹、眼肌痉挛、慢扫视
鼻	嗅觉减退或缺失
颈部	斜颈
脑	帕金森综合征、运动减少、运动障碍、面具脸、僵直、构音障碍、慌张 (PD) 步态、面部 - 咽 - 手指肌阵挛 (FFF)、痉挛、姿势不稳、轻瘫、反射亢进、踝阵挛、锥体束征、锥体外系症状、肌张力障碍、肌阵挛、癫痫发作 (部分患者)、认知障碍、广泛进展性脑萎缩、尾状核扁平化、椎体萎缩、基底核区铁沉积
周围神经	远端感觉减退
精神、行为	幻觉、精神症状发作、侵略行为

二、基因诊断

(1) 概述

ATP13A2 基因，即编码 ATP 酶的基因，位于 1 号染色体短臂 3 区 6 带 1 亚带 3 次亚带 (1p36.13)，基因组坐标为 (GRCh37.p13):1:17312453-17338423，基因全长 25 971bp，包含 29 个外显子，编码 1181 个氨基酸。

(2) 基因对应蛋白功能

ATP13A2 基因编码 ATP 酶 P5 亚家族中的一员，其蛋白质功能是转运无机阳离子及其他底物。此基因突变与 Kufor-Rakeb 综合征 (KRS) 相关，该病也被称为帕金森病 9。在该基因中已经发现了编码不同亚型的多个转录本变体。

P 型 ATP 酶组成了一个庞大的阳离子和脂质泵超家族。它们结构非常简单，只有一个催化亚基并在转运过程中携带大的结构域。不同构象的 P 型 ATP 酶的原子结构为这些生物纳米结构的泵浦机制的研究带来了更为深入的视角。从系统发生角度，P 型 ATP 酶分为 P1~ P5 五个亚家族，这些亚家族有各自不同的配体转运和调控机制 [6]。

(3) 基因突变致病机制

Hampshire 等 [7] 利用自结合定位方法对 KRS 患者进行研究，在标记 1 号染色体短臂 3 区 6 带的 D1S436 和 D1S2843 之间鉴出一个 9cM 的区域与该疾病有关。通过突变筛选和关联分析方法，Ramirez 等 [8] 在一个大的非同源的智利家系中发现与 KRS 关联的区域位于 D1S2736 至 D1S2644 之间的 23cM 区域。接着利用测序分析技术，在 P 型 ATP 酶基因 (*ATP13A2*) 上发现一个功能缺失突变，从而引起 KRS。智利家系患者的突变为混合杂合的 1 个缺失突变和 1 个剪接位点突变；而原著约旦家系患者的突变为纯合的位于 16 号外显子上的 22bp 重复突变。Park 等 [9] 在 *ATP12A2* 中确定了两个新的能够引起 Kufor-Rakeb 综合征的复合杂合突变：c.3176T4G(p.L1059R) 和 c.3253delC (p.L1085Wfs*1088)。*ATP13A2* 基因的一个纯合的截断突变 (c.1623delC) 可以引起藏獒出现 NCL(neuronal ceroid lipofuscinosis)。尽管人类 *ATP13A2* 基因的截断突变引起 KRS，但是其表型却与藏獒的 NCL 有明显不同，表明 KRS 可能是一种成年发病型 NCL。

(4) 目前基因突变概述

目前人类基因突变数据库收录了 *MPL* 基因突变 18 个，其中，错义 / 无义突变 12 个，剪接突变 1 个，小的缺失 3 个，小的插入 1 个，大的插入缺失 1 个。突变分布在基因整个编码区，无突变热点。

（姜睿璇　高　健）

参考文献

[1] Bruggemann N, Hagenah J, Reetz K, et al. Recessively inherited parkinsonism: effect of ATP13A2 mutations on the clinical and neuroimaging phenotype. Arch Neurol, 2010, 67: 1357-1363

[2] Najim Al-Din AS, Wriekat A, Mubaidin A. Pallido-pyramidal degeneration, supranuclearupgaze paresis and dementia: Kufor-Rakeb syndrome. Acta Neurol, 1994, 89: 347-352

[3] Schneider SA, Paisan-Ruiz C, Quinn NP, et al. ATP13A2 mutations (PARK9) cause neurodegeneration with brain iron accumulation. Mov Disord, 2010, 25: 979-984

[4] De Volder AG, Cirelli S, de Barsy T, et al. Neuronal ceroid-lipofuscinosis: preferential metabolic alterations in thalamus and posterior association cortex demonstrated by PET. J Neurol Neurosurg Psychiat, 1990, 53: 1063-1067

[5] Bras J, Verloes A, Schneider SA, et al. Mutation of the parkinsonism gene ATP13A2 causes neuronal ceroid-lipofuscinosis. Hum Molec Genet, 2012, 21: 2646-2650

[6] Palmgren MG, Nissen P. P-Type ATPases. Annual Review of Biophysics, 2011, 40: 243-266

[7] Hampshire DJ, Roberts E, Crow Y, et al. Kufor-Rakeb syndrome, pallido-pyramidal degeneration with supranuclear upgaze paresis and dementia, maps to 1p36. J Med Genet, 2001, 38: 680-682

[8] Ramirez A, Heimbach A, Grundemann J, et al. Hereditary parkinsonism with dementia is caused by mutations in ATP13A2, encoding a lysosomal type 5 P-type ATPase. Nat Genet, 2006, 38: 1184-1191

[9] Park JS, Mehta P, Cooper AA, et al. Pathogenic effects of novel mutations in the P-type ATPase ATP13A2 (PARK9) causing Kufor-Rakeb syndrome, a form of early-onset parkinsonism. Hum Mutat, 2011, 32: 956-964

739　L-2-羟基戊二酸尿症
(L-2-hydroxyglutaric aciduria, L-2-HGA; OMIM 236792)

一、临床诊断

(1) 概述

2 - 羟基戊二酸是由羟基酸 – 含氧酸转氢酶合成的。在 2- 羟基戊二酸脱氢酶的作用下，2 - 羟基戊二酸可以被转换成 α - 酮戊二酸。2- 羟基戊二酸尿症是一种罕见的常染色体隐性遗传的神经代谢障碍性疾病，以血浆、尿及脑脊液中 2- 羟基戊二酸浓度升高为主要特点，并依据构型不同分为 D-2- 羟基戊二酸尿症和 L-2- 羟基戊二酸尿症 (L-2-HGA)。后者主要是由 *L2HGDH* 基因纯合子突变所致。

(2) 临床表现

幼儿期、儿童期发病，也可中年期发病 (47~57 岁)[1]。L-2- 羟基戊二酸尿症患者主要表现为巨头畸形[2, 3]、小脑功能障碍、缓慢进展的精神运动发育迟滞、癫痫[4, 5]。学龄期智力略差，成年期仍能工作。癫痫发作可表现为夜间肌阵挛发作、负性肌阵挛。患者也可表现为双侧视神经萎缩、斜视、听力减退。

成年后行走困难。晚发型成年期发病，表现为进行性小脑性意向性震颤。精神运动发育迟滞轻微，仍能保持简单的劳动能力[6]。

神经系统检查可见轻微的智力障碍及小脑性语言、水平眼震、肌张力障碍、腱反射亢进、轻度肢体及躯干共济失调、痉挛性四肢瘫。

病程中可合并间变型室管膜瘤、颅内肿瘤[7]。个别患者死于弥漫性肠系膜动脉血栓形成[8]。

尿、血浆及脑脊液 L-2- 羟基戊二酸水平升高。血浆及脑脊液中赖氨酸水平升高。血浆异亮氨酸、亮氨酸、缬氨酸及胱氨酸水平升高。患者经低赖氨酸饮食后各项指标好转，但 MRI 检查异常无改变。

(3) 影像学表现

MRI 检查 (图 739-1) 显示皮层下白质脑病及壳核、齿状核异常信号，尤其以额顶叶白质多见。MRI 检查显示脑干萎缩、颅骨增厚。基底核及小脑无异常信号。MRS 检查显示胆碱峰下降，提示髓鞘变性。

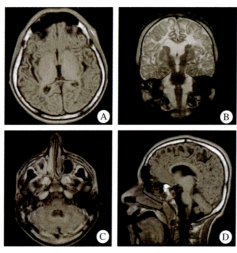

图 739-1　L-2-HGA 的 MRI

A. 轴位 T_1W：皮质边缘、皮质下白质低信号影，丘脑信号正常；B. 冠状位 T_2W：双侧半球白质高信号，主要位于皮质下白质，内囊未累及、尾状核、壳核、苍白球及丘脑信号正常，脑萎缩明显，双侧脑室扩大；C. 轴位 Flair：齿状核信号正常，小脑萎缩不明显，第四脑室轻微扩大；D. 矢状位 T_1W：皮质下白质低信号改变 (Arch Neurol, 2005, 62: 666-670)

(4) 病理表现

神经病理检查 (图 739-2 和图 739-3) 显示，轻度皮质神经元脱失、胶质增生、神经纤维空泡形成。皮质下白质出现大量的星形胶质细胞增生、脱髓鞘改变。基底核及小脑异常相对轻微，仅表现为轻度的神经元脱失，但是海绵样改变突出。脑神经核团正常。

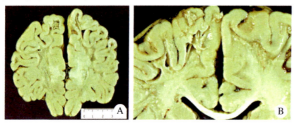

图 739-2　脑组织病理

A. 额叶冠状切面：大量脱髓鞘改变，皮质下囊性改变；B. 顶叶脱髓鞘，白质轻度萎缩，胼胝体变薄 (Arch Neurol, 2005, 62: 666-670)

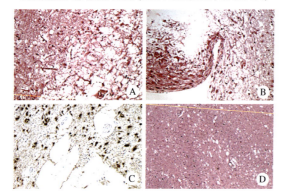

图 739-3　L-2-HGA 脑组织病理改变

A. 皮质及白质严重的海绵样改变 (HE 染色，×10)；B. 囊性区域周围大量星形胶质细胞增生 (HE 染色，×10)；C. 脑白质囊性改变周围 GFAP 免疫染色阳性的星形胶质细胞增生 (GFAP 染色，×20)；D. 齿状核未累及，很少有神经元脱失，但齿状核周围可见海绵样改变及空泡形成 (HE 染色，×5)(Arch Neurol, 2005, 62: 666-670)

(5) 受累部位病变汇总 (表 739-1)

表 739-1　受累部位及表现

受累部位	主要表现
神经系统	巨头畸形、共济失调、缓慢进展的精神运动发育迟滞、癫痫发作、视神经萎缩、斜视、听力减退、间变型室管膜瘤、颅内肿瘤
消化系统	弥漫性肠系膜动脉血栓形成

二、基因诊断

(1) 概述

L2HGDH 基因，编码 L-2- 羟基戊二酸脱氢酶，位于 14 号染色体长臂 2 区 1 带 3 亚带 (14q21.3)，基因组坐标为 (GRCh37):14:50704281-50779266，基因全长 74 986bp，包含 10 个外显子，编码 463 个氨基酸。

(2) 基因对应蛋白结构及功能

L2HGDH 基因编码的 L-2- 羟基戊二酸脱氢酶是一种属于 FAD 结合氧化还原酶，哺乳动物中多个组织均有表达，可以将 L-2- 羟基戊二酸氧化为 α 酮基戊二酸。该基因发生突变会导致 L-2- 羟基戊二酸尿症，该疾病是一种罕见的常染色体隐性神经代谢类疾病，可导致中度或重度神经发育迟滞。

(3) 基因突变致病机制

在来自 15 个不同家系 (14 个为同血缘家系) 中的 21 个 L-2- 羟基戊二酸尿症患者中，Topcu 等[9] 确定了 *L2HGDH* 基因中的 9 个纯合突变，包括 3 个错义突变，2 个无义突变，2 个剪接突变及 2 个删除突变。

在 3 个分别来自比利时、突尼斯和黎巴嫩的患有 L-2- 羟基戊二酸尿症的同血缘家系中，Rzem 等[10] 发现了 *L2HGDH* 基因中的 3 个纯合突变，且这些突变仅出现在这些患病家系中。Rzem 等[10] 还证实了在正常情况下，L-2- 羟基戊二酸会被氧化为 α 酮基戊二酸。因此考虑到该酶的生化性质，Rzem 等认为该代谢疾病是由于 L-2- 羟基戊二酸的浓度异常升高，其累计会对中枢神经系统产生毒性所导致的 [2]。

Penderis 等[11] 描述了一种由远源杂交繁育形成的斯塔福德牛头梗品系中，发现了自发形成的患有 L-2- 羟基戊二酸尿症的犬类模型。21 只患病犬均表现出 2- 羟基戊二酸升高，其中 12 只犬的 MRI 图像中高强度信号对称区域与患有同种疾病的人类的图像高度相似。纯合比对法及直接测序法均表明，在这些患病犬中的 *L2hgdh* 基因 10 号外显子发生了纯合突变。通过家系分析研究，研究者认为这些突变是由奠基者效应造成的。

(4) 目前基因突变概述

目前人类基因突变数据库收录了 *L2HGDH* 基因上的突变 71 个，其中错义 / 无义突变 43 个，剪接突变 9 个，小的缺失 9 个，小的插入 1 个，大片段缺失 9 个。

（史伟雄　谢寅龙）

参考文献

[1] Fujitake J, Ishikawa Y, Fujii H, et al. L-2-hydroxyglutaric aciduria: two Japanese adult cases in one family. J Neurol, 1999, 246: 378-382

[2] Wilcken B, Pitt J, Heath D, et al. L-2-hydroxyglutaric aciduria: three Australian cases. J Inherit Metab Dis, 1993, 16: 501-504

[3] Divry P, Jakobs C, Vianey-Saban C, et al. L-2-hydroxyglutaric aciduria: two further cases. J Inherit Metab Dis, 1993, 16: 505-507

[4] Duran M, Kamerling JP, Bakker HD, et al. L-2-hydroxyglutaric aciduria: an inborn error of metabolism? J Inherit Metab Dis, 1980, 3: 109-112

[5] Barth PG, Hoffmann GF, Jaeken J, et al. L-2-hydroxyglutaric acidemia: a novel inherited neurometabolic disease. Ann Neurol, 1992, 32: 66-71

[6] Suhs KW, Erdmann P, Shamdeen MG, et al. Adult manifestation of L-2-hydroxyglutarate dehydrogenase deficiency by a novel mutation. Neurology, 2012, 78: 1186-1187

[7] Aghili M, Zahedi F, Rafiee E. Hydroxyglutaric aciduria and malignant brain tumor: a case report and literature review. J Neurooncol, 2009, 91: 233-236

[8] Seijo-Martinez M, Navarro C, Castro del Rio M, et al. L-2-hydroxyglutaric aciduria: clinical, neuroimaging, and neuropathological findings. Arch Neurol, 2005, 62: 666-670

[9] Topcu M, Jobard F, Halliez S, et al. L-2-Hydroxyglutaric aciduria: identification of a mutant gene C14orf160, localized on chromosome 14q22.1. Hum Mol Genet, 2004, 13: 2803-2811

[10] Rzem R, Veiga-da-Cunha M, Noel G, et al. A gene encoding a putative FAD-dependent L-2-hydroxyglutarate dehydrogenase is mutated in L-2-hydroxyglutaric aciduria. Proc Natl Acad Sci USA, 2004, 101: 16849-16854

[11] Penderis J, Calvin J, Abramson C, et al. L-2-hydroxyglutaric aciduria: characterisation of the molecular defect in a spontaneous canine model. J Med Genet, 2007, 44: 334-340

740　Langer 肢中部骨发育不良
(Langer mesomelic dysplasia, LMD; OMIM 249700)

一、临床诊断

(1) 概述

Langer 肢中部骨发育不良 (LMD) 是指伴有四肢的肢中部及肢根部发育障碍的严重身材矮小症，为常染色体隐性遗传。矮小同源盒基因即 *SHOX* 基因突变引起遗传病，*SHOX* 基因位于 X、Y 的拟常染色体区域 (pseudoautosomal region，PAR1)，*SHOX* 基因主要在四肢骨表达，尤其是尺骨、桡骨、腕骨、胫骨、腓骨远端骨骺，促进四肢骨远端软骨细胞分化，调节软骨细胞增殖与凋亡间的平衡，并抑制雌激素对加速生长板成熟的作用，利于骨发育和身体生长。*SHOX* 基因的纯合性缺陷导致严重的矮小，即少见的 Langer 肢中部骨发育不良 [1]。临床特点为由于中段和近端肢体缩短引起的不成比例身材矮小 [2]。

(2) 临床表现

伴有尺骨或腓骨的发育不全或不发育是 LMD 描述最多的类型，即以前臂和小腿缩短为主的身材矮小 (图 740-1)，同时可有肘外翻、短掌骨短趾骨、高腭弓、小颌症和短颈症，部分患者可合并心房发育异常及并指等软组织异常，患者智力通常正常 [3]。

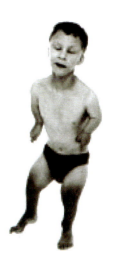

图 740-1　LMD 患者临床表现

一家族中 12 岁的先证者，表现明显的中段及近端肢体缩短，此外可见并指、屈曲指及近端生长的大脚趾 (J Med Genet, 2000, 37:959-964)

(3) 影像学表现

骨的影像学表现：骨小梁粗，股骨颈异常，近胫 / 腓骨外生骨疣，股骨异常隆突，桡骨 / 胫骨弓形突出，弓形和角度增加 (图 740-2)，干骺端增粗的短趾骨 / 掌骨，桡骨头呈三角形。

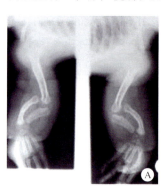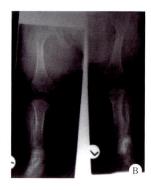

图 740-2　影像学表现

A. 所有长骨都缩短，近端尺骨发育不全，桡骨弯曲；B. 下肢可见长骨缩短，腓骨发育不全和干骺端扩张 (J Med Genet, 2000, 37:959-964)

(4) 病理表现 (图 740-3)

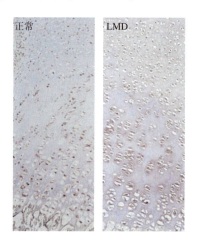

图 740-3　病理改变

SHOX 基因在胎儿骨板上表达，图中为 22 周大小的 LMD 患儿和 23 周大小的正常者尺、桡骨的病理表现，和正常者相比，在软骨细胞柱状堆积区，LMD 的生长板较混乱 (European Journal of Human Genetics, 2011, 19:1218-1225)

二、基因诊断

(1) 概述

SHOX 基因，即编码短小同源框蛋白的基因，位于 X 染色体短臂 2 区 2 带 3 亚带 3 次亚带 (Xp22.33)，在 Yp11.3 上具有同源区段，基因组坐标为 (GRCh37):X:585079-620146、Y:535079-570146，基因全长 35 068bp，包含 7 个外显子，编码 292 个氨基酸。

(2) 基因对应蛋白结构及功能

SHOX 基因位于 X 和 Y 染色体的拟常染色体区域，属于同源框基因家族。编码的蛋白包含一个同源框 DNA 结合域 (PROSITE-ProRule: PRU00108)，在哺乳动物、鱼类、昆虫里面都是高度保守的基因。这个基因已知有多个可变剪切的转录本，它在个体发育，尤其是手臂和腿部骨骼生长中起关键作用。

(3) 基因突变致病机制

Belin 等 [4] 在对同一家族内两代间 4 个软骨发育不良症 (Leri-Weill dyschondrosteosis, LWD) 的研究中发现，软骨发育不良症的发生与 *SHOX* 基因上杂合的缺失突变相关。*SHOX* 基因上纯合的缺失会导致 Langer 肢中骨发育不良 (LMD)。

Beiser 等 [5] 建立了表达人类 SHOX 蛋白的大鼠模型，虽然转基因大鼠和野生型大鼠在骨骼表型上没有显著差异，但是在转基因大鼠肢体发育早期，*Tg(Col2a1-SHOX)* 影响胞外基质基因表达，表明 *SHOX* 基因在胞外基质合成中起调控作用。

(4) 目前基因突变概述

目前人类基因突变数据库报道了 *SHOX* 基因突变 180 个，其中，错义 / 无义突变 70 个，剪接突变 3 个，小的缺失 14 个，小的插入 6 个，大片段缺失 69 个，大片段插入 17 个，调控区突变 1 个。突变分布在基因整个编码区，无突变热点。

（张在强　刘兴民）

参考文献

[1] Sabherwal N, Blaseke RJ. A novel point mutation A170P in the SHOX genedeftneff impaired nuclear translocation as amolecular cau for L6ri-Weill dyschondrosteosis and langer dysplasia. Jounal of Medi-calgenetics, 2004, 4: 83

[2] Langer Jr L. Mesomelic dwarfism of the hypoplastic ulna, fibula, mandible type. Radiology, 1967, 89: 654-660

[3] 卢洪涌 . SHOX 基因缺陷与身材矮小症研究进展 . 中国优生与遗传杂志 , 2008, 16(3): 7-9

[4] Belin V, Cusin V, Viot G, et al. SHOX mutations in dyschondrosteosis (Leri-Weill syndrome). Nature Genetics, 1998, 19(1): 67-69

[5] Beiser KU, Glaser A, Kleinschmidt K, et al. Identification of novel SHOX target genes in the developing limb using a transgenic mouse model. PloS One, 2014, 9(6): e98543

741 Larsen 综合征
(Larsen syndrome, LRS; OMIM 150250)

一、临床诊断

(1) 概述

1950 年 Larsen 及其团队发现了一种先天性疾病并为其命名为 Larsen 综合征 (LRS)，该病呈常染色体显性或隐性遗传，以显性遗传多见[1]。致病基因为位于 3 号染色体上的 *FLNB* 基因，其编码一种胞质蛋白，调节细胞骨架的结构和活性。在西方国家，Larsen 综合征发病率约为 1/10 万[2]。

(2) 临床表现

Larsen 综合征特征性病变为骨软骨发育不良，如大关节脱臼及颅面部异常，表现为髋关节、膝关节、肘关节脱位，及马蹄内翻足等足部畸形。颅面畸形包括眼距过宽、前额突出、鼻梁塌陷及面中部扁平。脊椎异常包括脊柱侧弯，颈椎后凸畸形，部分患者伴有腭裂、耳聋及身材矮小[3,4]（图 741-1）。

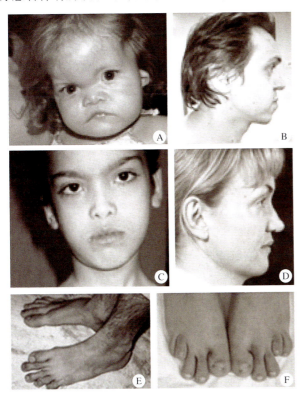

图 741-1 临床表现

A~D. LRS 患者特征性的额头突出，眼距过宽，颜面中部发育不全和鼻梁塌陷；E、F. 足部畸形 (J Med Genet, 2007, 44: 89-98)

(3) 辅助检查

X 线检查可见颈椎后凸，椎骨融合，手足畸形等（图 741-2）。

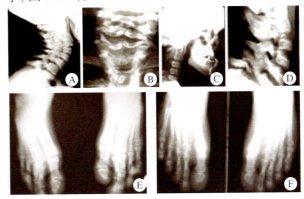

图 741-2 辅助检查

A~D. 可见颈椎后凸，椎骨融合；E、F. 马蹄内翻足，足部畸形 (J Med Genet, 2007, 44:89-98)

(4) 病理表现

暂无报道。

(5) 受累部位病变汇总（表 741-1）

表 741-1 受累部位及表现

受累部位	主要表现
关节	先天性膝关节脱位、髋关节、肩关节脱位，面部扁平，额头突出，畸形足，鼻梁塌陷，颈椎后凸畸形
心血管	主动脉迂长、二叶主动脉瓣、二尖瓣脱垂、二尖瓣反流、三尖瓣脱垂、房间隔缺损、动脉导管未闭、主动脉夹层、动脉瘤
骨骼	腭裂、牙齿畸形
眼	白内障
其他	肛门发育不全、子宫畸形、分叉舌

二、基因诊断

(1) 概述

FLNB 基因，编码细丝蛋白，位于 3 号染色体短臂 1 区 4 带 3 亚带 (3p14.3)，基因组坐标为 (GRCh37): 3: 57994127-58157982，基因全长 163 856bp，包含 47 个外显子，编码 2633 个氨基酸。

(2) 基因对应蛋白结构及功能

FLNB 基因编码的蛋白质属于细丝蛋白家族，

该蛋白与 α- 糖蛋白 I B 相互作用进而参与血管损伤修复过程。编码蛋白质由一个 NH₂ 末端肌动蛋白结合域、24 段内部同源重复序列及两个铰链区组成。24 段重复序列和第二铰链结构域在二聚体形成过程中起重要作用。第一个铰链区可以防止结合到 ITGA 和 ITGB 亚基上。该蛋白将细胞膜成分连接至肌动蛋白细胞骨架，同时能够将肌动蛋白微丝与细胞膜膜糖蛋白连接起来。

(3) 基因突变致病机制

Larsen 综合征是一种由 FLNB 基因突变导致的、影响整个身体骨骼发育的疾病。细丝蛋白 B 编码序列中的某个氨基酸发生突变或一小部分缺失，都可能导致功能异常，新产生的蛋白能够干扰细胞增殖或软骨细胞的分化，妨碍骨化并产生 Larsen 综合征的其他症状。

Krakow 等 [5] 于 2004 年对 4 个无 Larsen 综合征家族史的患者和 1 个具有 Larsen 综合征家族史的成员进行研究，在 FLNB 基因中发现一个新发杂合错义突变。

Bicknell 等 [4] 于 2007 年对 20 个无亲缘关系的 Larsen 综合征患者进行研究，在 FLNB 基因中确定了数个不同的杂合突变，其中一个突变在 6 个无亲缘关系的先证者中均有发现。

Zhou 等 [6] 于 2007 年在小鼠血管内皮细胞和软骨细胞中检测到 FLNB 基因高表达。在 Flnb ⁻ᐟ⁻ 小鼠中，他们观测到这些小鼠的表型与那些因 FLNB 基因突变而患有骨骼疾病的人相似。

(4) 目前基因突变概述

目前人类基因突变数据库报道了与 FLNB 基因相关的突变共有 84 个，其中，错义 / 无义突变 77 个，剪接突变 1 个，小的缺失 6 个。

（郭　鹏　杨跃青）

参考文献

[1] Mitra N, Kannan N, Kumar VS, et al. Larsen syndrome: a case report. Journal of Nepal Paediatric Society, 2012, 32(1): 85-87

[2] Vujic M. Localization of a gene for autosomal dominant Larsen syndrome to chromosome region 3p21.1—p14.1 in the proximity of, but distinct from, the COL7A I locus. American Journal of Human Genetics, 1995, 57: 1104-1113

[3] Johnston CE, Birch JG, Daniels JL. Cervical kyphosis in patients who have Larsen syndrome. Journal of Bone and Joint Surgery, 1996, 78(4): 538-545

[4] Bicknell LS, Farrington-Rock C, Shafeghati Y, et al. A molecular and clinical study of Larsen syndrome caused by mutations in FLNB. J Med Genet, 2007, 44: 89-98

[5] Krakow D, Robertson SP, King LM, et al. Mutations in the gene encoding filamin B disrupt vertebral segmentation, joint formation and skeletogenesis. Nature Genet, 2004, 36: 405-410

[6] Zhou X, Tian F, Sandzen J, et al. Filamin B deficiency in mice results in skeletal malformations and impaired microvascular development. Proc Nat Acad Sci USA, 2007, 104: 3919-3924

742　烯固醇病
(lathosterolosis, LS; OMIM 607330)

一、临床诊断

(1) 概述

2002 年 Brunetti-Pierri 等 [1] 首次报道了一种多发先天畸形、智力减退和肝脏疾病的遗传性疾病 [1]，因其以血烯类固醇增加的胆固醇合成障碍为特征而被命名为烯固醇病 (LS)。此病呈常染色体隐性遗传，由编码 3-β- 脱氢类固醇 -δ-5- 去饱和酶 (又称固醇 C5 去饱和酶) 的 SC5DL 基因发生纯合或复合杂合突变所致。

(2) 临床表现

LS 是一种罕见的出生缺陷，患者染色体核型正常。目前仅限于临床个案报道。常累及多个器官，早期以先天畸形、智力减退和肝病为主要临床表现 [2]。患者常伴有小头畸形、小颌畸形、高腭弓、上唇突出和长人中等颜面部畸形和并趾、多趾等骨骼畸形 (图 742-1) [1]，晚期因骨质疏松易合并病理性骨折 (图 742-2) [3]。患者智力减退，可伴有精神运动迟缓。患者出生后即出现新生儿黄疸，并因烯类固醇转化障碍导致胆汁淤积、胆管炎、胆汁性肝硬化等。部分患者可合并血液系统异常[2]，一般无鱼鳞癣和软骨发育、生殖器异常。其临床表现与 Smith-Lemli-Opitz 综合征类似，需注意鉴别[4,5]。患者预后极差，多胎死宫内或婴幼儿期因肝衰竭死亡[6]。

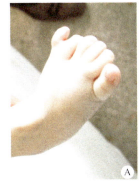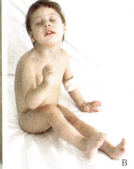

图 742-1　烯固醇病患者典型骨骼和颅面畸形
多趾、并趾、小头畸形、双侧内眦赘皮、长人中、薄嘴唇、上唇突出
(Am J Hum Genet，2002，71:952-958)

(3) 辅助检查

腹部超声检查提示双叶胆囊，轻度左侧肾盂扩张。骨骼 X 线检查提示骨质疏松、病理性骨折 (图 742-2)[2]。听觉诱发电位可提示传导性耳聋。早期脑部磁共振检查无异常，终末期可伴有胼胝体变薄、白质退变和脑室扩张 (图 742-3)[6]。

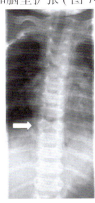

图 742-2　胸椎 X 线检查提示第 8 胸椎骨折

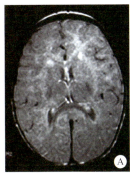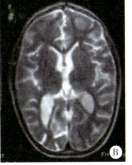

图 742-3　头颅 MRI 检查
提示由胼胝体变薄和脑室无扩张进展至终末期的脑室扩张、白质变薄
(Am J Transplant，2014，14:960-965)

(4) 病理表现

胎儿肝脏病理提示汇管区正常，但可见明显髓外造血表现，肝细胞板层萎缩[2]。出生后患者可见肝内胆汁淤积伴胆管不规则和胆管炎，门静脉周围角蛋白弥散性分布，细胞内胆固醇无聚积。1 例终末期需肝移植的 7 岁患者组织病理学发现不均一性肝小叶再生结节形成和大量纤维化组织，小叶间胆管缺乏，外周结节内胆管增生[3]。电子显微镜下培养的皮肤成纤维细胞可见向心性层状包涵小体，逐渐被溶酶体吞噬降解形成空泡 (图 742-4)[3]。

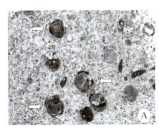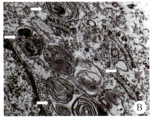

图 742-4　电子显微镜图
A. 提示患者皮肤成纤维细胞内板层状包涵体形成；B. 提示板层状包涵体随溶酶体降解 (Am J Med Genet, 2007, 143A:2371-2381)

(5) 受累部位病变汇总 (表 742-1)

表 742-1　受累部位及表现

受累部位	主要表现
颅面	小头畸形、下颌后缩、小颌畸形、高腭弓、上唇突出
骨骼	多趾 (指)、并趾 (指)、马蹄足、腰骶硬脊膜膨出、骨质疏松、病理性骨折
脑	智力障碍、轴向张力减退、精神运动迟缓
肝脏	新生儿黄疸、肝功能异常、胆汁淤积
眼	晶状体浑浊、白内障
血液系统	异形红细胞、棘状红细胞、裂细胞、大血小板、单核细胞囊泡形成 谷丙转氨酶、谷草转氨酶、γ-谷氨酰转移酶、碱性磷酸酶、总胆红素和间接胆红素水平升高，血氨升高

二、基因诊断

(1) 概述

SC5DL 基因，编码固醇 C5 脱饱和酶，位于 11 号染色体长臂 2 区 3 带 3 亚带 (11q23.3)，基因组坐标为 (GRCh37):11:121163388-121184119，基因全长 20 732bp，包含 6 个外显子，编码 299 个氨基酸。

(2) 基因对应蛋白结构及功能

SC5DL 基因编码胆固醇合成酶，催化烯胆甾烷醇转化成 7-脱氢胆甾醇。该蛋白有一个组氨酸盒结构域，在结构域中可能包含参与金属离子结合的活性位点。参与催化烯胆甾烷醇里的 C5-6 的脱氢反应。

(3) 基因突变致病机制

Brunetti-Pierri 等[1] 在一名烯固醇病患者中证实了 *SC5DL* 基因上存在复合杂合错义突变。

Krakowiak 等[7] 在一名烯固醇病患者中证实了 *SC5DL* 基因上存在纯合错义突变。

功能研究或动物模型：Krakowiak 等[7] 对编码小鼠的 *Sc5d* 进行破坏。研究结果表明，*Sc5d*[-/-] 缺陷小鼠出生后夭折，在其体内发现烯胆甾烷醇水平升高，胆固醇水平降低，并发现腭裂、小颌畸形等颅面畸形和肢体结构的缺陷。*Sc5d*[-/-] 缺陷小鼠的许多畸形症状均与其 hedgehog 信号通路受损的结果相一致，这可能是由于小鼠体内胆固醇水平的降低而非烯胆甾烷醇水平升高所导致。

(4) 目前基因突变概述

目前人类基因突变数据库收录了 *SC5DL* 基因的突变 3 个，均为错义 / 无义突变。

（余秋瑾　杨跃青）

参考文献

[1] Brunetti-Pierri N, Corso G, Rossi M，et al. Lathosterolosis, a novel multiple-malformation/mental retardation syndrome due to deficiency of 3beta-hydroxysteroid-delta5-desaturase. Am J Hum Genet, 2002, 71: 952-958

[2] Rossi M, D'Armiento M, Parisi I，et al. Clinical phenotype of lathosterolosis. Am J Med Genet A, 2007, 143A: 2371-2381

[3] Calvo PL, Brunati A, Spada M，et al. Liver transplantation in defects of cholesterol biosynthesis: the case of lathosterolosis. Am J Transplant, 2014, 14: 960-965

[4] Herman GE. Disorders of cholesterol biosynthesis: prototypic metabolic malformation syndromes. Hum Mol Genet, 2003, 12(1): R75-88

[5] Rossi M, Hall CM, Bouvier R, et al. Radiographic features of the skeleton in disorders of post-squalene cholesterol biosynthesis. Pediatr Radiol, 2015, 45: 965-976

[6] Ho AC, Fung CW, Siu TS, et al. Lathosterolosis: a disorder of cholesterol biosynthesis resembling smith-lemli-opitz syndrome. JIMD Rep, 2014, 12: 129-134

[7] Krakowiak PA, Wassif CA, Kratz L, et al. Lathosterolosis: an inborn error of human and murine cholesterol synthesis due to lathosterol 5-desaturase deficiency. Hum Mol Genet, 2003, 12: 1631-1641

743，744　Leber 先天性黑矇症
(Leber's congenital amaurosis, LCA)
(743. LCA1, OMIM 204000; 744. LCA2, OMIM 204100)

一、临床诊断

(1) 概述

Leber 先天性黑矇症 (LCA)，又称先天遗传性视网膜病、Alströem-Olsen 综合征等。Leber 于 1869 年首次报道了这种色素性视网膜病变性疾病[1]。LCA 是发生最早、最严重的遗传性视网膜病变之一，出生时或出生一年内双眼锥杆细胞功能完全丧失，导致婴幼儿先天性盲，本病为常染色体隐性遗传性疾病。根据致病基因不同可分为 1~18 亚型，本病因缺乏氨基己糖苷酶 A 而致。不能裂解神经节苷分子末端的 N- 乙酰半乳糖胺，导致神经节苷脂在脑组织中积蓄致病，故又名神经节苷脂累积病。同胞再发风险为 1/4。

(2) 临床表现

主要表现为视力减退、神经性耳聋、肥胖、糖尿病、尿崩症、肾功能不全、性腺功能低下、高尿酸血症及高甘油三酯血症等。肥胖一般始于婴幼儿期，躯干型，2~10 岁时最显著。自幼烦渴、多饮、多尿、食欲亢进。

视力进行性减退是本病的特征表现，常始于 2 岁，伴双眼轻度内斜。眼底检查示双侧原发性视神经萎缩。听力轻度减退亦为本病特征表现，听力测定显示中度神经性耳聋。患儿智力正常。静脉肾盂造影示双侧肾盂输尿管扩张。本病征不伴有多指畸形、精神发育迟缓及智力低下等改变，这也是与其他病征不同之处[2]。各种 LCA 亚型会有不同的眼底表现，LCA1 型常表现为严重的视力减退，眼底

检查可正常[3]；LCA2 型表现为夜盲、一过性视力好转，早期视力相对较好[4]。

(3) 辅助检查

眼底检查早期多为正常，随着病变进展而进行性发展，数年后可见眼底椒盐样色素沉着、骨细胞样色素沉着、视网膜血管狭窄、广泛视网膜色素上皮和脉络膜萎缩[2]（图 743-1）。头部 MRI 显示异常[5]（图 743-2）。视网膜电图表现为 a、b 波平坦，甚至消失。可伴有圆锥角膜、远视、发育迟缓和神经系统异常等。

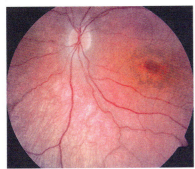

图 743-1　眼底检查显示黄斑病变，视网膜小动脉周边视网膜色素细胞相对保留

(J AAPOS，2009，13:587-592)

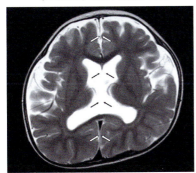

图 743-2　患者头部 MRI 示透明隔缺失（黑色箭头）

(Korean J Opthalmol，2010，24(6):360-363)

(4) 病理表现（图 743-3）

视网膜病理显示小动脉、毛细血管、小静脉数量增多，管径变大[6]（图 743-3）。

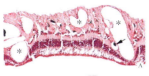

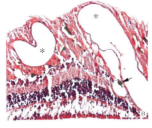

图 743-3　视网膜组织切片异常，血管网密集（* 显示血管扩张）

(Br J Ophthalmol，2003，87:980-983)

(5) 亚型汇总（表 743-1）

表 743-1　亚型汇总

LCA 亚型	致病基因
LCA1 型	*GUCY2D*
LCA2 型	*RPE65*

(6) 受累部位病变汇总（表 743-2）

表 743-2　受累部位及表现

受累部位	主要表现
眼	视力障碍、色素性视网膜炎、内斜视、视神经萎缩
肾脏	多尿、多饮、烦渴、尿崩症肾功能不全、性腺功能低下
内分泌系统	肥胖、糖尿病
代谢系统	高尿酸血症及高甘油三酯血症
耳	听力减退

二、LCA1 基因诊断

(1) 概述

GUCY2D 基因，即编码视网膜鸟苷酸环化酶 1 的基因，位于 17 号染色体短臂 1 区 3 带 1 亚带 (17p13.1)，基因组坐标为 (GRCh37):17:7905988-7923658，基因全长 17 671bp，包含 20 个外显子，编码 1103 个氨基酸。

(2) 基因对应蛋白结构及功能

GUCY2D 基因编码视网膜专属的鸟苷酸环化酶，它属于细胞膜鸟苷酸环化酶家族。视网膜鸟苷酸环化酶有一段疏水氨基信号序列，紧跟一个大的胞外域，一个单跨膜域，一个激酶同源结构域以及鸟苷酸环化酶催化结构域。与其他细胞膜鸟苷酸环化酶不同，此蛋白不能被利钠肽活化。它可能在视锥细胞和视杆细胞中有特殊功能，并且可能参与光传导之后暗态恢复所必须的环鸟苷酸 (cGMP) 的再合成。

(3) 基因突变致病机制

Camuzat 等[7]通过关联分析对 15 名 Leber 先天性黑内障患病家族进行研究，最早绘制了 17 号染色体短臂上的基因可引起该疾病。随后，Perrault 等[8]证实 *GUCY2D* 基因突变可引起部分家族患 Leber 先天性黑内障 1 型。在 *GUCY2D* 基因中，他们确认了 2 个错义突变和 2 个移码突变，并认为 Leber 先天性黑内障 1 型的病因是由于视网膜的环鸟苷酸合成受损，并伴随环鸟苷酸阳离子通道的永久关闭。

(4) 目前基因突变概述

目前人类基因突变数据库收录的 *GUCY2D* 基因突变有 162 个，其中，错义 / 无义突变 113 个，剪接突变 14 个，调控区突变 1 个，小的缺失 19 个，小的插入 9 个，小的插入缺失 6 个。

三、LCA2 基因诊断

(1) 概述

RPE65 基因，即编码视网膜色素上皮细胞特异蛋白的基因，位于 1 号染色体短臂 3 区 1 带 (1p31)，基因组坐标为 (GRCh37):1:68894507-68915642，基因全长 21 136bp，包含 14 个外显子，编码 533 个氨基酸。

(2) 基因对应蛋白结构及功能

RPE65 基因所编码的是视网膜色素上皮细胞蛋白，参与 11- 顺式视黄醛产生的调控过程和视觉色素再生过程。此蛋白有两种构型：一种为 sRPE65 的可溶性蛋白；另一种为 mRPE65 经过棕榈酰化，附着在膜上的蛋白。可溶构型结合维生素 A(全反式视黄醇)，使其可被卵磷脂视黄醇酰基转移酶 (LRAT) 加工为全反式视黄酯。而这转移作用是全色团再生的一个步骤。mRPE65 为 LRAT 提供棕榈酰基。两种构型的 RPE65 蛋白通过二者的比例和浓度的变化，在 11- 顺式视黄醛的合成过程中的起抑制作用。

(3) 基因突变致病机制

Marlhens 等 [9] 证实至少存在 2 种明确的 LCA2 的遗传形式，这种病症可能不仅仅是由于视网膜鸟苷酸环化酶 (retinal guanylatecyclase) 的基因突变造成，也有可能是 *RPE65* 基因突变所引起。在 2 个患有 LCA2 的姐弟身上，他们发现了 *RPE65* 基因的复合杂合突变：遗传自母亲的一个碱基对缺失和遗传自父亲的一个无义突变。

动物的类似病症最初由 Narfstrom 等 [10] 做了描述：类似于人类先天静止性夜盲 (CSNB) 的静止性紊乱症。随后 Wrigstad 等 [11] 发现此病症会随时间加重，重新将其命名为遗传性视网膜营养性不良。Agurre 等 [12] 检测了 10 只患有类似 CSNB 病症的瑞典伯瑞犬，发现其 *RPE65* 基因缺失了 4 个碱基对，这个突变在这 10 只患病犬中都存在，显示了可能存在奠基者效应。

(4) 目前基因突变概述

目前人类基因突变数据库收录的 *RPE65* 基因突变有 126 个，其中，错义 / 无义突变 82 个，剪接突变 14 个，小的缺失 14 个，小的插入 13 个，小的插入缺失 2 个，大片段缺失 1 个。

（郭 鹏 童 斌）

参考文献

[1] Leber T. Ueber Retinitis pigmentosa und angeborene Amaurose. Albrecht von Graefes Arch Ophthal, 1869, 15:1-25

[2] Chung DC, Traboulsi EI. Leber congenital amaurosis: clinical correlations with genotypes, gene therapy trials update, and future directions. JAAPOS, 2009, 13: 587-592

[3] Perrault I, Hanien S, Gerber S, et al. A novel mutation in the GUCY2D gene responsible for an early onset severe RP different from the usual GUCY2D-LCA phenotype. Hum Mutat, 2005, 25: 222

[4] Redmond TM, Poliakov E, Yu S, et al. Mutation of key residues of RPE65 abolishes its enzymatic role as isomerohydrolase in the visual cycle. Proc Natl Acad Sci USA, 2005, 102: 13658-13663

[5] Yang HK, Hwang JM, Park SS, et al. Brain imaging studies in Leber's congenital amaurosis: new radiologic findings associated with the complex trait. Korean J Ophthalmol, 2010, 24(6): 360-363

[6] Heegaard S, Rosenberg T, Preising M, et al. An unusual retinal vascular morphology in connection with a novel AIPL1 mutation in Leber's congenital amaurosis. Br J Ophthalmol, 2003, 87: 980-983

[7] Camuzat A, Dollfus H, Rozet JM, et al. A gene for Leber's congenital amaurosis maps to chromosome 17p. Hum Mol Genet. 1995, 4:1447-1452

[8] Perrault I, Rozet JM, Calvas P, et al. Retinal–specific guanylate cyclase gene mutations in Leber's congenital amaurosis. Nature genetics. 1996, 14: 461-464

[9] Marlhens F, Bareil C, Griffoin JM, et al. Mutations in RPE65 causeLeber's congenital amaurosis. Nat Genet 1997, 17: 139-141

[10] Narfstrom K, Wrigstad A, Nilsson SE. The Briard dog: a new animal model of congenital stationary night blindness. Br J Ophthalmol 1989, 73: 750-756

[11] Wrigstad A, Narfstrom K, Nilsson SE. Slowly progressive changes of the retina and retinal pigment epithelium in Briard dogs with hereditary retinal dystrophy. A morphological study. Doc Ophthalmol, 1994, 87: 337-354

[12] Aguirre GD, Baldwin V, Pearce-Kelling S, et al. Congenital stationary night blindness in the dog: common mutation in the RPE65 gene indicates founder effect. Mol Vis, 1998, 4: 23

745　Legius 综合征
(Legius syndrome, LS; OMIM 611431)

一、临床诊断

(1) 概述

Legius 综合征 (LS) 是 *SPRED1* 基因突变引起的常染色体显性遗传病，*SPRED1* 编码 RAS- 丝裂原活化蛋白激酶旁路的负调节因子。LS 和神经纤维瘤病 I 型 (NFI) 相似，同属于 RAS-MAPK 旁路病变的疾病，与其临床表现也类似，但症状稍轻，且基因突变位点不同。LS 的临床特点为皮肤多处咖啡斑、皮肤褶皱斑点、眼距过宽、巨头、脂肪瘤、中度学习障碍或注意力集中问题，和 NFI 相比神经纤维瘤、骨改变和视神经胶质瘤较少见。

(2) 临床表现

1) 皮肤改变：牛奶咖啡斑，几乎所有病例出生时可见皮肤牛奶咖啡斑 (图 745-1)，形状大小不一，边缘不整，不凸出皮面，好发于躯干非暴露部位；青春期前 6 个以上 >5mm 皮肤牛奶咖啡斑 (青春期后 >15mm) 具有高度诊断价值。皮肤其他改变有腋窝雀斑。

2) 肿瘤：脂肪瘤、肺癌、结肠腺癌、儿童肾癌[1]，也可出现皮肤纤维瘤以及视神经胶质瘤。

3) 神经症状：不同程度的认知障碍、运动和语言发育迟缓[2]。

4) 骨骼：和 NFI 相比，骨骼异常发生率较低，部分有先天性骨发育异常包括脊柱侧突、前突和后凸畸形，颅骨不对称、缺损和凹陷等。

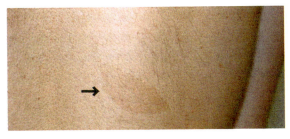

图 745-1　患者皮肤咖啡斑
[Keio J Med，2013，62 (4): 107-112]

(3) 影像学表现

部分患者可见皮质下白质高信号 (图 745-2)。

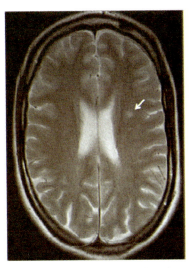

图 745-2　Legius 综合征影像学表现
(Mutation in Brief，2010, 32: E1985-E1998)

(4) 受累部位病变汇总 (表 745-1)

表 745-1　受累部位及表现

受累部位	主要表现
皮肤	牛奶咖啡斑、腋窝雀斑
神经系统	不同程度的认知障碍、运动和语言发育迟缓，神经纤维瘤
骨骼	脊柱侧弯、前凸以及颅骨异常

二、基因诊断

(1) 概述

SPRED1 基因，即编码 Spred-1 蛋白的基因，位于 15 号染色体长臂 1 区 4 带 (15q14)，基因组坐标为 (GRCh37): 15: 38544927-38649450，基因全长 104 524bp，包含 11 个外显子，编码 444 个氨基酸。

(2) 基因对应蛋白结构及功能

SPRED1 基因编码的 Spred-1 蛋白是 Sprouty 蛋白家族中的一员，有 3 个已知的功能区域：一个 N 端 EVH-1 域，一个 c-KIT 结合域和一个 C 端 SPRY 相关的功能域。它可以响应几个生长因子信号而被酪氨酸激酶磷酸化，也可以作为 SPRED2 的同源二聚体或异源二聚体调节 MAP 激酶级联放大通路的激活。

(3) 基因突变致病机制

Brems 等[1]研究了 5 个患有表型类似 I 型神经纤维素瘤疾病的家系，这些病例在编码神经纤维素蛋白的基因中都没有发生突变。他们利用基因组连锁分析的方法，分析了其中两个家系，结果显示导致疾病发生的基因最可能位于 15 号染色体 4 区 8 带。作者推断 *SPRED1* 是导致 Legius 综合征的候选基因，因为 *SPRED1* 编码的蛋白具有负调控 MAPK 信号通路的功能（神经纤维素蛋白也具有类似功能）。

Spurlock 等[3]的研究中找到了 6 个不同的 *SPRED1* 杂合突变，其中 5 个突变会导致表达的 Spred-1 蛋白片段缺失，丧失功能。丧失功能的 Spred-1 蛋白无法结合和失活 Raf 蛋白，会导致 Ras/MAPK 信号通路持续激活。

Denayer[4]在对敲除了 *Spred1* 基因的小鼠试验中发现，完全敲除 *Spred1* 基因的小鼠在莫里斯水迷宫和 T 迷宫试验中，有明显的空间学习能力缺陷。虽然导致 *Spred1* 基因敲除小鼠空间学习能力下降的机制并不清楚，Ras/MAPK 信号通路持续激活肯定是一个重要原因。

(4) 目前基因突变概述

目前人类基因突变数据库收录的 *SPRED1* 基因突变有 43 个，其中，错义 / 无义突变 22 个，剪接突变 1 个，小的缺失 12 个，小的插入 8 个。突变分布在基因整个编码区，无突变热点。

（张在强　刘兴民）

参考文献

[1] Brems H, Chmara M, Sahbatou M, et al. Germline loss-of-function mutations in SPRED1 cause a neurofibromatosis 1-like phenotype. Nature Genet, 2007, 39: 1120-1126

[2] Ellen Denayer.Observations on intelligence and behavior in 15 patients with Legius Syndrome. Am J Med Genet C Semin Med Genet, 2011, 157(2): 123-128

[3] Spurlock G, Bennett E, Chuzhanova N, et al. SPRED1 mutations (Legius syndrome): another clinically useful genotype for dissecting the neurofibromatosis type 1 phenotype. J Med Genet, 2009, 46: 431-437

[4] Denayer E, Ahmed T, Brems H, et al. Spred1 is required for synaptic plasticity and hippocampus-dependent learning. J Neurosci, 2008, 28: 14443-14449

746　Leigh 综合征法裔加拿大型
(Leigh syndrome, French Canadian type, LSFC; OMIM 220111)

一、临床诊断

(1) 概述

Leigh 综合征又称 Leigh 脑病、亚急性坏死性脑病，是婴幼儿期亚急性进行性遗传变性疾病。Leigh 综合征法裔加拿大人型 (LSFC) 是一种常染色体隐性遗传的严重神经功能障碍性疾病，该病在婴儿期发病，临床特点包括精神运动发育迟缓，智力缺陷，面容轻度异常，肌张力减低，共济失调，脑干和基底神经节病变。儿童早期易因代谢和神经系统异常而致命[1]。致病基因为位于 2 号染色体的 *LRPPRC* 基因[2, 3]，基因突变引起细胞色素 c 氧化酶 (COX) 不足，从而导致严重的酸中毒，患者常常死亡[4]。

(2) 临床表现

Debray 等[1]回顾性分析了 56 例被证实为 Leigh 综合征法国加拿大型患者。平均发病年龄为 5 个月，临床表现包括新生儿窒息，精神运动迟缓，生长迟缓，共济失调，急性代谢性酸中毒。其他特征包括肌张力减低 (58%)、新生儿短暂呼吸急促 (47%)、吸吮困难 (44%)、震颤 (28%) 和低血糖症 (17%)。颅面轻度异常，包括前额轻度突出，面中部发育不全，宽鼻，多毛症，拱形眉[5]（图 746-1）。所有患者均有生长和语言发育延迟。平均死亡年龄为 1.6 岁。代谢障碍易合并传染性疾病，表现为血清乳酸增加、高血糖、肌张力减低、昏迷、肝脏功能障碍、休克、呼吸窘迫和多器官衰竭。神经功能障碍表现为肌张力减低、共济失调、昏迷、呼吸模式异常，癫痫发作，类似脑卒中发作。

(3) 辅助检查

MRI 主要表现为长 T_1、长 T_2 信号影，Flair 为高信号影，增强扫描通常不强化。通常呈对称性分布于双侧壳核及导水管周围灰质，也可以见于丘脑和小脑齿状核[6]（图 746-2）。

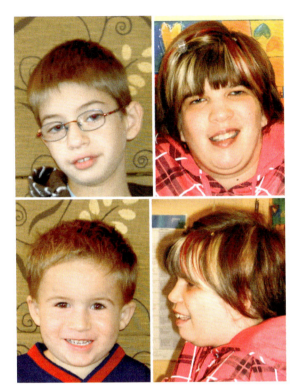

图 746-1　LSFC 患者特征

突出的前额，面中部发育不全，轻度多毛症，拱形的眉毛
(J Med Genet，2011，48:183-189)

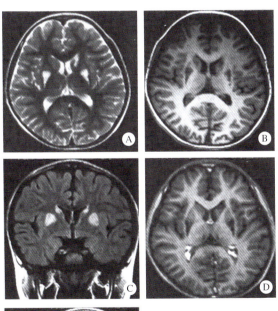

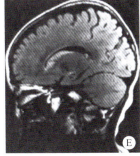

图 746-2　LSFC 患者 MRI 检查

病变位于双侧壳核后部，双侧尾状核头部及体部，双侧丘脑（中华医学影像学杂志，2011，11：839-843)

(4) 病理表现

镜下可见从丘脑到脑干多处基层溶解，重者完全坏死，并伴有脱髓鞘斑块，广泛的血管增生和星形胶质细胞增生反应。少数病例可波及下丘脑和尾状核等，但乳头体通常不受侵犯[7]（图 746-3，图 746-4)。

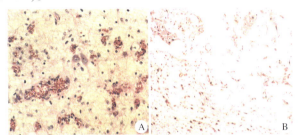

图 746-3　LSFC 患者病理表现

A.红核神经细胞脱失伴毛细血管增生，出现大量格子细胞；B.壳核囊性变

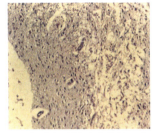

图 746-4　皮质海绵样改变伴神经细胞脱失

(5) 受累部位病变汇总（表 746-1）

表 746-1　受累部位及表现

受累部位	主要表现
脑	肌张力减低、共济失调、癫痫发作、脑干和基底神经节病变
精神系统	精神运动发育迟缓、智力缺陷
生长代谢	生长迟缓、急性代谢性酸中毒、低血糖、血清乳酸增加、高血糖、昏迷、肝脏功能障碍、休克、呼吸窘迫和多器官衰竭
面部	前额轻度突出、面中部发育不全、宽鼻、多毛症、拱形眉

二、基因诊断

(1) 概述

LRPPRC 基因，即编码富含亮氨酸 PPR 基元蛋白的基因，位于 2 号染色体短臂 2 区 1 带 (2p21)，基因组坐标为 (GRCh37):2:44113363-44223144，基因全长 109 782bp，包含 38 个外显子，编码 1394 个氨基酸。

(2) 基因对应蛋白结构及功能

LRPPRC 基因编码富含亮氨酸并拥有多个三角

状五肽重复序列的蛋白，该蛋白的确切作用还未知，但研究表明它可能在细胞骨架组织、膜泡运输，或在细胞核和线粒体基因的转录调控中起作用。蛋白主要定位在线粒体，并且预测该蛋白有一个 N 端线粒体靶向序列。

(3) 基因突变致病机制

为证明 LRPPRC 基因突变可引起 LSFC，Vamsi 等[3]对两个患者、一个亲本和一个无亲缘关系的健康对照进行该基因 38 个外显子区域的测序。在 9 号外显子发现了一个碱基的突变 (核苷酸 1119C>T)，预测为 p.A354V 错义突变。该氨基酸残基在人类、小鼠、大鼠和河豚中保守。随后对剩下的 22 个患者进行基因分型，其中 21 个患者是 p.A354V 的纯合突变，1 个患者为杂合突变。与预期一致，在检测的 32 个双亲中发现 31 个双亲是 A354V 杂合突变，而在 175 个无亲缘关系的健康对照中没发现该突变。

唯一一例 p.A354V 杂合子突变的患者是风险单体型的杂合子，因为 LSFC 是一种常染色体隐性疾病，因此推断该患者一定存在另一处明显的突变。于是我们对其该基因的 38 个外显子进行筛查，结果在 35 号外显子上发现有 8 个碱基的缺失，导致第 1277 号氨基酸的提前终止。因此，该患者属于复合杂合突变，他的母亲经检测也携带该基因 35 号外显子中 8 个碱基的缺失，但其母亲不属于 350 个无亲缘关系的健康对照之一。LRPPRC 基因中存在的两个突变为 LRPPRC 基因突变导致 LSFC 提供了明确的遗传证据。

(4) 目前基因突变概述

目前人类基因突变数据库收录的 LRPPPC 基因突变有 2 个，其中，错义 / 无义突变 1 个，小的插入 1 个。

（郭　鹏　丁秋霞）

参考文献

[1] Debray FG, Morin C, Janvier A, et al. LRPPRC mutations cause a phenotypically distinct form of Leigh syndrome with cytochrome coxidase deficiency. J Med Genet, 2011, 48: 183-189

[2] Ruzzenente B, Metodiev MD, Wredenberg A. LRPPRC is necessary for polyadenylation and coordination of translation of mitochondrial mRNAs. The EMBO Journal, 2012, 31: 443-456

[3] Mootha VK, Lepage P, Miller K, et al. Identification of a gene causing human cytochrome c oxidase deficiency by integrative genomics. Proc Nat Acad Sci, 2003, 100: 605-610

[4] Legault J, Larouche PL, et al. Low-concentration methylene blue maintains energy production and strongly improves survival of Leigh syndrome French Canadian skin fibroblasts. J Pharm Pharm Sci, 2011, 14(3): 438-449

[5] Debray FG, Morin C, Janvier A. LRPPRC mutations cause a phenotypically distinct form of Leigh syndrome with cytochrome coxidase deficiency. J Med Genet, 2011, 48: 183-189

[6] 陈志晔，马林. Leigh 综合征 MRI 表现. 中华医学影像学杂志, 2011, 11: 839-843

[7] 袁云. Leigh 综合征的病理和基因. 中国神经精神疾病杂志, 2001. 27(6): 421-424

747　Leigh 综合征 X 连锁
(Leigh syndrome, X-linked, LS; OMIM 256000)

一、临床诊断

(1) 概述

Leigh 综合征 X 连锁 (LS) 又称亚急性坏死性脑病，最早由英国病理学家 Denis Leigh 于 1951 年报道，为一表现为严重脑病和呼吸困难的 7 个月患儿；该病是因线粒体能量生成障碍导致中枢神经系统进行性变性，核基因组和线粒体基因的突变都可以是其发病原因。LS 属于线粒体脑病的一个亚型，多发于婴儿期至学龄期，病理特征为大脑基底节和脑干海绵样变性[1]。呼吸链中丙酮酸脱氢酶复合体由三种酶和一种结合蛋白组成，分别是丙酮酸脱氢酶 (E1)、二氢硫辛酸转乙酰化酶 (E2)、二氢硫辛酸脱氢酶 (E3) 和 E3 结合蛋白。E1 是由 E1α 和 E1β 各两个单位组成的四聚体，丙酮酸脱氢酶 E1α 亚单位 (pyruvate dehydrogenase E1 alphasubunit，PDHA1) 缺陷会导致丙酮酸脱氢酶复合物缺乏，国外资料中 PDHA1 缺陷占 LS 病因的 10%，国内报道要低于该比例[2]。

本病发病率不高，约为 1/40 000，目前国内报道较少。

(2) 临床表现

1) 神经系统：大多数患者呈中枢神经系统和周围神经系统异常，不涉及其他组织。很少病例神经系统完全正常[3]。中枢神经系统异常表现为精神运动迟滞，眼球震颤，眼肌瘫痪，视神经萎缩，共济失调，吞咽困难，颅神经麻痹，体弱，低血压，张力障碍，呼吸受损。其他神经系统异常包括色素性视网膜炎或耳聋。周围神经系统异常表现包括多发性神经病或肌病[4]。

2) 急性呼吸衰竭：是 LS 常见症状，发生率达64% ~72%。呼吸衰竭可能是病变累及脑干，但是在一些严重肌病的病例中，呼吸衰竭可能是由于呼吸肌无力引起。

3) 非神经系统表现：运动不耐受，内分泌异常（多毛症、身材矮小），心脏异常（肥厚型或扩张型心肌病），胃肠道疾病（腹泻）。

(3) 影像学表现

LS 可以同时累及双侧壳核、尾状核、丘脑背内侧核、脊髓及视觉通路。DWI、MRS、Flair 及视路 DTI 可以用来检出 LS 的脑部、脊髓及视觉通路病变（图 747-1~ 图 747-5）。

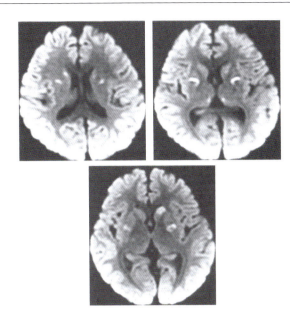

图 747-2　横轴位 DWI，双侧壳核、双侧尾状核、丘脑病变明显高信号影

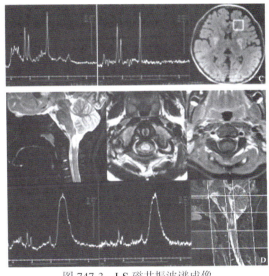

图 747-3　LS 磁共振波谱成像

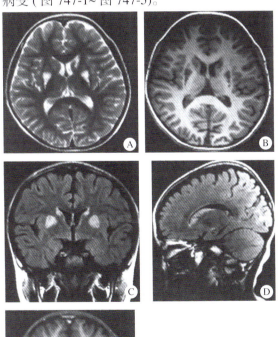

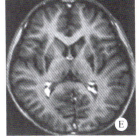

图 747-1　LS 常规 MRI 表现

A. 横轴位 T₂WI；B. 横轴位 T₁WI；
C. 冠状位 T₂Flair；D. 横轴位增强 T₁WI，病变位于双侧壳核后部、双侧尾状核头部及体部、双侧丘脑，呈长 T₁、长 T₂ 信号影，边界清楚；
E. 矢状位 T₂Flair

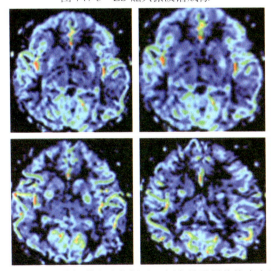

图 747-4　磁共振灌注成像提示双侧壳核及尾状核病变呈高信号

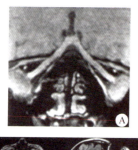

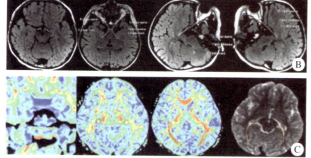

图 747-5 LS 视觉通路磁共振表现

A. 3D 重建可见双侧视神经形态及走行未见异常；B. 显示双侧视束高信号，双侧膝状体及视辐射未见异常；C. 视路 DTI 提示双侧视神经眶内段、管内段、视交叉 FA 值未见异常，而双侧视束、外侧膝状体及视辐射 FA 值减低、双侧视辐射纤维束变细

(4) 病理表现

LS 的诊断主要依靠病理检查，表现为脑干为主的中枢神经系统多发性和对称性的灰质破坏，神经细胞脱失明显，病变区表现为海绵样改变伴随细胞丰富的毛细血管增生，陈旧的病变出现显著的星形胶质细胞增生，而在新鲜的病变存在较多的格子细胞 (图 747-6、图 747-7)[5]。

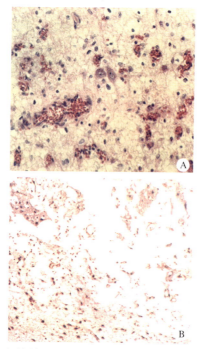

图 747-6 红核神经细胞脱失伴毛细血管增生和出现许多格子细胞 (A)，壳核囊性变 (B)

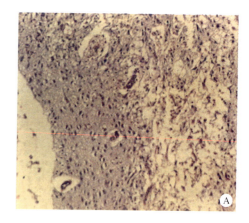

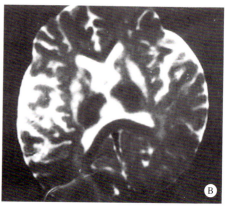

图 747-7 大脑岛叶皮质出现海绵样改变伴随神经细胞脱失 (A)，MR 上双侧壳核出现长 T_2 信号病灶 (B)

(5) 受累部位病变汇总 (表 747-1)

表 747-1 受累部位及表现

受累部位	主要表现
脑	精神运动迟滞，眼球震颤，眼肌瘫痪，视神经萎缩，共济失调，吞咽困难，脑神经麻痹，体弱，低血压，张力障碍，呼吸受损，色素性视网膜炎，耳聋，多发性神经病或肌病；在头颅 MRI 上出现双侧壳核、尾状核、丘脑背内侧核、脊髓及视觉通路异常信号
肺	急性呼吸衰竭，发生率 64%~72%
其他	内分泌异常 (多毛症、身材矮小)，心脏异常 (肥厚或扩张型心肌病)，胃肠道疾病 (腹泻)，血清乳酸正常值为 0.056~0.22mmol/dl(0.5~2mg/dl) 或丙酮酸升高 新生儿表现为吸吮、吞咽障碍及呼吸困难，年长儿表现为运动不耐受

二、基因诊断

(1) 概述

PDHA1 基因，即编码丙酮酸脱氢酶 (硫辛酰胺) α1 蛋白的基因，位于 X 染色体短臂 2 区 2 带 1 亚带 2 次亚带 (Xp22.12)，基因组坐标为 (GRCh37): X: 19362011-19379825，基因全长 17 815bp，包含 12

个外显子，编码 428 个氨基酸。

(2) 基因对应蛋白结构及功能

丙酮酸脱氢酶 (PDH) 复合物是由细胞核基因编码的线粒体多酶复合物，其催化全部丙酮酸转化为乙酰辅酶 A 和二氧化碳，并提供了糖酵解和三羧酸 (TCA) 循环之间的主要连接。PDH 复合物由 3 种酶及 5 种辅酶组成，其中 3 种酶分别为丙酮酸脱氢酶 (E1)、二氢硫辛酰基乙酰基转基酶 (E2) 和二氢硫辛酰基脱氢酶 (E3)。E1 酶是由两个 α 和两个 β 亚基组成的异四聚体。*PDHA1* 基因编码 E1 的 α1 亚基 (含有 E1 的活性位点)，并对 PDH 复合物的功能起到关键的作用。该基因上的突变与丙酮酸脱氢酶的 E1-α 缺陷和 LS，X 连锁相关。目前，该基因已经发现编码不同亚型的选择性剪接转录变异体。

(3) 基因突变致病机制

1996 年，DiMauro 和 De Vivo[6] 对 LS 的遗传异质性做了归纳，指出当前已经报道了多种与 LS 相关的基因变异，包括 *PDHA1* 基因突变，线粒体 *MTATP6* 基因突变和线粒体呼吸链复合体 Ⅳ 缺陷。因此，引起 LS 至少有 3 个主要的原因，源自于不同的遗传方式：X 染色体连锁隐性遗传、线粒体遗传和常染色体隐性遗传。

同年，Rahman 等 [7] 调查了来自 56 个澳大利亚家系的 67 例 LS 病例，其中 35 例被确诊为 LS，另外 32 例有一些非典型的特征。在 LS 确诊组和疑似 LS 组病例中确定了生化或 DNA 异常分别为 80% 和 41%。该研究在 29 例中发现了酶缺陷，其中发生在线粒体呼吸链复合物 Ⅰ 中为 13 例，复合物 Ⅳ 中为 9 例，丙酮酸脱氢酶复合物 (PDHC) 中为 7 例。在 7 例 PDHC 缺陷患者中，有 6 例在 X 染色体连锁的 PDHC E1-α 亚基 (PDHA1) 中发现突变。

(4) 目前基因突变概述

目前人类基因突变数据库收录的 *PDHA1* 基因突变有 121 个，其中错义 / 无义突变 68 个，剪接突变 9 个，小的缺失 14 个，小的插入 16 个，大片段缺失 4 个，大片段插入 10 个。

（张在强　宋　彬）

参考文献

[1] Leigh D. Subacutenecrotizing encephalomyelopathyin an irlfanti-J3. J Neurochem, 1951, 14(3): 218-221

[2] 张尧 , 孙芳 . Leigh 综合征患儿核基因和线粒体基因突变的初步分析 . 临床儿科杂志 , 2008, 26(13): 1021-1025

[3] Debray FG, Lmbert M, Lrtie A, et al. Long-term outcome of Leigh syndrome caused by the NARP-T8993C mtDNA mutation. AM J Med Genet, 2007, 143(20): 2046-2051

[4] Bugiani M, Tiranti V, Farina L, et al. Novel mutation in COXl5 in a long surviving leigh syndrome patient with cytochrome c oxidase deficiency. J Med Genet, 2005, 42(1): 28

[5] 袁云 , 陈清棠 . Leigh 综合征的病理和基因 . 中国神经精神疾病杂志 , 2001, 27(6): 421-423

[6] DiMauro S, De Vivo DC. Genetic heterogeneity in Leigh syndrome. Ann Neurol, 1996, 40: 5-7

[7] Rahman S, Blok RB, Dahl HH, et al. Leigh syndrome: clinical features and biochemical and DNA abnormalities. Ann Neurol, 1996, 39: 343-351

748　亚急性坏死性脑脊髓病
(Leigh syndrome, LS, SNE; OMIM 256000)

一、临床诊断

(1) 概述

亚急性坏死性脑脊髓病 (LS 或 SNE) 又称 Leigh 脑病、亚急性坏死性脑病、小儿 Wernicke 病 (误称)，是婴幼儿期亚急性的进行性遗传变性疾病，是一种罕见的、家族性常染色体隐性遗传病，主要见于婴幼儿。多变的临床表现以及非特异性实验室检查使其诊断相当困难，磁共振的使用大大提高该病的早期诊断率。

(2) 临床表现

多见于婴幼儿，成人病例极为罕见。SNE 常呈亚急性，部分患者疾病呈间歇性进展，其病程较长。往往在非特异感染后神经系统症状恶化。部分患者仅为一过性。

SNE 的临床表现复杂多样，一岁内患儿常丧失已获得的运动功能，如不能控制头的运动、肌张力减退、吸吮力弱、厌食和呕吐、易激惹、持续哭闹、癫痫大发作及肌阵挛。两岁以内患儿常有走路困难、共济失调、发音及吞咽障碍、智力倒退、强直性痉挛、肢体运动异常如舞蹈样动作、腿外肌麻痹、眼震及注视障碍。约 3/4 患者常有特征性的发作性过度换气及发作性窒息等呼吸运动障碍，尤其多见于疾病后期。周围神经受损也有报道。大多数患者死于发病后半年或稍长时期，少数患者可有自发性缓解。死因多为呼吸衰竭。按临床症状可将患者分为两组，一组以新生儿为主，表现以酸中毒、严重的发育迟滞为特点，其存活时间较短；另一组以共济失调脑病为特征，表现为肌张力减退、共济运动失调、眼球活动障碍，常伴周围神经病，其发育缓慢。 1951 年，Leigh 报道 1 例男婴在患病后 6 周死去。临床表现为嗜睡、失明、耳聋及四肢痉挛。神经病理显示从丘脑到脑桥、下橄榄体及脊髓呈双侧对称性、局限性、亚急性坏死病变。病理特点与 Wernicke 脑病相似，不同之处是乳头体极少受损。此后，各地报道的这种坏死性脑病已超过 100 例，并称这种病为 SNE 或 LS。现认为 SNE 是一种线粒体脑肌病，是一组线粒体功能异常引起氧化代谢紊乱的疾病，其临床特点是骨骼肌及脑组织受损显著。

(3) 实验室检查

一般实验室检查正常。约 1/3 患者的脑脊液蛋白含量增高，脑脊液及血中乳酸及丙酮酸常升高，乳酸血症常有发生。脑电图记录在各导联常出现非特异性慢波。细胞色素氧化酶 c(COX) 缺乏，有些病人 COX 活性只有正常人的 15%~25%。

CT 动态观察所显示的病灶具有特殊的意义。在疾病早期，基底节低密度区的四周呈轻度增强效应。继而病灶渐缩小、边缘渐清晰。疾病后期可见皮质萎缩。除个别患者外，大多数未发现增强效应及占位效应。

MRI 显示脑室周围白质、胼胝体、延髓及黑质等处的病灶，纹状体特别是壳核受累一直被认为是本病特征性影像所见。MRI 可以比 CT 更早地显示病灶而有利于临床诊断。

(4) 诊断检查

SNE 没有特征性的临床表现及实验室资料，其诊断主要依靠病理检查。一些作者认为特征性 CT 或 MRI 的发现，如果能够与适当的临床和实验室资料结合在一起，对 ESNE 的临床诊断具有很重要的价值。

(5) 鉴别诊断

1) Wernicke 脑病：其黑质受损率低 (5%)，而乳头体受损率高 (96%)，恰与 SNE 相反。

2) Wilson 病、CO 中毒、纹状体黑质变性以及中枢神经系统海绵状变性等病：这些病变罕有脑干受损的征候，结合病史及实验室检查并不难以鉴别。

3) 双侧纹状体坏死：为一种婴幼儿的家族性疾病，临床表现有肌张力障碍、视力丧失等。另一组称为 MELAS 综合征，临床表现有线粒体脑肌病及乳酸血症等，它们被认为是 SNE 的变异型。

目前尚无对 SNE 的有效治疗。大剂量的维生素 B_1 及其衍生物可以使部分患者的临床症状有所改善，但继续用药病情仍会发展。

4) 原发性扭转痉挛 (primary torsion spasm)：通常在儿童期起病。以肌张力障碍和四肢、躯干甚至全身的剧烈而不随意的扭转为特点，躯干及脊旁肌的受累则引起全身扭转或做螺旋形运动是本病的特征性表现。扭转痉挛于自主运动或精神紧张时加重，入睡后完全消失，肌力、反射、深浅感觉和智力一般无改变，但也可能有智力减退者。

5) 手足徐动症 (athetosis)：特征为肌强硬和手足发生缓慢、不规则的扭转运动，四肢远端较近端显著。先天性者通常出生后即出现不自主运动，发育迟缓，这种不自主运动可因情绪紧张、精神刺激或做随意运动时加重，安静时减轻，入睡时停止，肌张力痉挛时增高，肌松弛时正常。全身感觉正常，半数有智力障碍。

6) 癫痫 (epilepsy)：在 Leigh 综合征的早期可能与肌阵挛性癫痫发作混淆。但后者的突然、短暂、快速的肌肉收缩可能遍及全身，也可能局限于某一部位，可能单个发生，但常见快速重复。缓解期正常，无神经受累症状。脑电图多见棘慢波。

二、基因诊断

(1) 概述（表 748-1）

表 748-1　基因亚型汇总

基因	染色体位置	基因组起止坐标 (GRCh37)	基因全长 (bp)	外显子数	氨基酸数
BCS1L	2q35	2:219524379-219528166	3788	8	419
COX10	17p12	17:13972719-14111996	139 278	7	443
COX15	10q24.2	10:101468505-101492423	23 919	9	410

续表

基因	染色体位置	基因组起止坐标(GRCh37)	基因全长(bp)	外显子数	氨基酸数
FOXRED1	11q24.2	11: 126138935-126148027	9093	11	486
NDUFA2	5q31.3	5:140024948-140027370	2423	3	99
NDUFA9	12p13.32	12:4758264-4796720	38 457	11	377
NDUFA10	2q37.3	2:240896789-240964819	68 031	10	355
NDUFA12	12q22	12:95365104-95397489	32 386	4	145
NDUFAF2	5q12.1	5:60240956-60448864	207 909	4	169
NDUFAF6	8q22.1	8:96037214-96070944	33 731	9	333
NDUFS3	11p11.2	11:47600562-47606115	5554	7	264
NDUFS4	5q11.2	5:52856465-52979171	122 707	5	175
NDUFS7	19p13.3	19:1383883-1395588	11 706	8	213
NDUFS8	11q13.2	11:67798084-67804114	6031	7	210
SDHA	5p15.33	5:218356-256815	38 460	15	664
SURF1	9q34.2	9:136218666-136223361	4696	9	300

(2) 基因对应蛋白结构及功能

1) *BCS1L* 基因：该基因编码的蛋白是酿酒酵母 bcs1 蛋白的同源物，酿酒酵母 bcs1 蛋白参与了线粒体呼吸链复合体Ⅲ组装。*BCS1L* 基因编码的蛋白质不含有线粒体靶向序列，但实验研究证实，该蛋白被导入线粒体。该基因的突变与线粒体复合体Ⅲ缺乏以及 GRACILE 综合征有关。

2) *COX10* 基因：细胞色素 c 氧化酶 (COX) 是线粒体呼吸链的末端部件，能催化电子从还原型细胞色素 c 到氧的转移。该酶是一个异源复合物，包括 3 个由线粒体基因编码的催化亚基和多个由核基因编码的结构亚基。其中，线粒体编码的亚基参与电子转移，核基因编码的亚基参与复合体的调节与组装。*COX10* 基因编码血红素 A：法尼基转移酶，虽然不是 COX 的结构亚基，但它是功能性 COX 表达所必须的，而且在 COX 的血红素 A 辅基的成熟过程中起作用。这种蛋白质被预测含有定位于线粒体内膜的 7~9 个跨膜结构域。

3) *COX15* 基因：*COX15* 基因编码的蛋白不是 COX 的结构亚基，但它对于细胞色素 c 氧化酶 (COX) 的生物合成可能是必不可少的，可能参与了血红素 O 的羟基化。这种蛋白质被预测含有定位于线粒体内膜的 5 个跨膜结构域。

4) *FOXRED1* 基因：该基因编码一种含有 FAD 依赖性氧化还原酶结构域的蛋白。该蛋白位于线粒体中，它的功能是作为线粒体复合体Ⅰ的分子伴侣蛋白。该基因的突变与线粒体复合体Ⅰ缺陷相关。

5) *NDUFA2* 基因：*NDUFA2* 所编码的蛋白质是 NADH：泛醌氧化还原酶 (复合物 1) 的疏水蛋白部分的一个亚基，而该复合物 1 是在电子传递链中位于线粒体内膜的第 1 种酶复合物。该基因编码的蛋白可能通过氧化还原过程中的协助作用来参与调节复合物Ⅰ活性或它的组装。该基因的突变与 leigh 综合征相关。

6) *NDUFA9* 基因：*NDUFA9* 基因编码的是 NADH，复合体 1 的功能是将 NADH 上的电子转移至呼吸链。泛醌是该酶的直接电子接收器。

7) *NDUFA10* 基因：*NDUFA10* 编码蛋白是复合体 1 中的 42kDa 亚基，哺乳动物的复合体 1 是线粒体电子传递链的第 1 个酶复合体，包括 45 个不同的亚基。*NDUFA10* 编码蛋白是其中疏水亚基的一个组成部分，具有 NADH 脱氢酶活性和氧化还原酶活性，能将电子从 NADH 转移至呼吸链中。

8) *NDUFA12* 基因：*NDUFA12* 编码蛋白是线粒体复合体 1 的一个部分，也是线粒体中氧化磷酸化系统的组成部分。复合体 1 将电子由 NADH 转移至泛醌，从而建立一个氢离子梯度来产生 ATP。

9) *NDUFAF2* 基因：该基因编码线粒体 NADH，即泛醌氧化还原酶的一个装配因子蛋白。该编码蛋白是复合体Ⅰ的后期装配因子，它与复合体Ⅰ形成组装中间物，这种中间物含有膜臂和连接部分，但缺少酶的 N 模块。

10) *NDUFAF6* 基因：该基因编码线粒体 NADH，即泛醌氧化还原酶的一个装配因子蛋白。该编码蛋白位于线粒体，包含一个预测的八氢番茄红素合成酶域。它在复合物Ⅰ的早期装配中具有重要作用。

11) *NDUFS3* 基因：*NDUFS3* 基因编码线粒体 NADH，即泛醌氧化还原酶 (也称作复合物Ⅰ) 的一个铁硫蛋白 (IP) 组分。该核心亚基被认为是复合物Ⅰ发挥催化作用的必要组件。复合物Ⅰ的功能主要是将 NADH 中的电子转移到呼吸链中，而电子的接受载体就是泛醌。该基因的突变会导致线粒体中复合物Ⅰ缺陷，从而可能导致 Leigh 综合征的发生。

12) *NDUFS4* 基因：该基因编码线粒体

NADH，即泛醌氧化还原酶（复合物Ⅰ）的一个辅助亚基。复合物Ⅰ对细胞产生 ATP 起着至关重要的作用，是活细胞中许多关键活动的主要能量来源。它通过一系列不同的蛋白偶联氧化还原作用中心将 NADH 上的电子迁移到电子载体泛醌上。在偶联线粒体中，电子流形成穿过内膜的质子梯度来产生 ATP。复合物Ⅰ至少由 41 种亚基组成，其中 7 种是由线粒体基因组编码，其他的由核基因编码。

13) *NDUFS7* 基因：该基因编码的蛋白是形成线粒体呼吸链的复合体Ⅰ的一个亚基，它是在复合物Ⅰ中发现的 40 个亚基之一。人类 NDUFS7 蛋白是线粒体呼吸链复合物Ⅰ中最保守的亚基，其在与电子载体相互作用以及在质子转运中起着核心的作用。

14) *NDUFS8* 基因：该基因编码线粒 NADH，即泛醌氧化还原酶（复合物Ⅰ）的一个亚基。该编码蛋白无论在真核生物还是原核生物中都高度保守，含有 2 个 [4Fe4S] 铁氧化还原蛋白的一致模式，这可能为铁硫 N-2 簇提供了结合位点。该蛋白亚基能与复合物Ⅰ中 6~8 个铁硫簇中的 2 个进行结合，行使电子传递作用。

15) *SDHA* 基因：琥珀酸-泛醌氧化还原酶是线粒体呼吸链中的复合体Ⅱ，*SDHA* 基因编码它的主要催化亚基蛋白。线粒体复合体Ⅱ不同于线粒体呼吸链中的其他复合体，因为它的 4 种结构亚基 (SDHA、SDHB、SDHC 和 SDHD) 和 2 种已知的组装因子 (SDHAF1 和 SDHAF2) 都由核基因编码。*SDHA* 和 *SDHB* 分别编码可溶性黄素蛋白 (Fp/SDHA) 和铁硫蛋白 (Fe-S/SDHB)，二者均有催化能力，共同组成琥珀酸脱氢酶 (SDH)。SDHC 和 SDHD 亚基的功能是将复合体锚定到线粒体内膜以及和醌池相互作用。

16) *SURF1* 基因：该基因编码的蛋白位于线粒体内膜，是 SURF1 蛋白家族的一个成员，它具有 2 个保守的跨膜结构域，并在 N 端有一个典型的线粒体靶向序列。目前认为，该蛋白参与了细胞色素 c 氧化酶复合体的生物合成。

(3) 基因突变致病机制

1) *BCS1L* 基因：在 2 例来自无关家庭的线粒体复合物Ⅲ缺乏症患者中，de Lonlay 等[1] 在编码参与线粒体复合物Ⅲ组装相关蛋白的核基因 *BCS1L* 中发现了相同的纯合突变。

Tamai 等[2] 发现，敲除 *BCS1L* 基因将导致呼吸链组装失败、*LETM1* 下调以及引起线粒体形态的明显改变。

2) *COX10* 基因：Antonicka 等[3] 在一例有细胞色素 c 氧化酶 (COX) 缺陷的病人中发现了 *COX10* 基因 7 号外显子上的 2 个复合杂合突变，一个是 c.1211A>T 突变，导致了蛋白质第 336 位氨基酸由 asp 转变为 val，另一个是 c.1211A>G 突变，导致了蛋白质第 336 位氨基酸由 Asp 转变为 Gly。

Diaz 等[4] 构建了骨骼肌特异性的 *COX10* 基因敲除小鼠模型，并且在 3 个月大的小鼠观察到缓慢渐进性肌病的发展。在 2.5 个月的时候，虽然 *COX10* 敲除小鼠肌肉中 COX 活性还不足对照组的 5%，但这些肌肉的收缩能力却能达到对照组最大力量的 80%~100%，仅增加 10% 的疲劳性，并且没有迹象显示氧化损伤或细胞凋亡。然而，随着时间的推移，肌病会逐渐恶化，特别是在雌性动物中。

3) *COX15* 基因：Bugiani 等[5] 在一个患有 LS 的 16 岁意大利男孩身上检测出了 *COX15* 基因的 2 个复合杂合性突变，一个是 4 号外显子 c.452C>G 突变，导致了蛋白质第 151 位氨基酸由 Ser 转变为了 Ter(p.S151X)，另一个是 8 号外显子 c.1030T>C 突变，导致了蛋白质第 344 位氨基酸由 Ser 转变为了 Pro(p.S344P)，而该位置氨基酸是第 5 个跨膜结构域 C 末端的保守残基。

Antonicka 等[6] 使用了一系列可表达 COX 组装因子的逆转录病毒载体，通过功能性互补来研究 COX 缺陷的分子基础。他们发现，*COX15* 的过表达，可以从功能上弥补成纤维细胞中单独的 COX 缺陷。

4) *FOXRED1* 基因：Calvo 等[7] 在一例由线粒体复合物Ⅰ缺陷导致的 LS 患者中发现 *FOXRED1* 基因存在 2 个复合杂合性突变，一个是 c.694C>T 突变，导致蛋白质第 232 位由谷氨酰胺转变为合成终止 (p.Q232X)，另一个是 c.1289A>G 突变，导致蛋白质第 430 位氨基酸由天冬酰胺转变为丝氨酸 (p.N430S)。

Formosa 等[8] 研究指出，*FOXRED1* 参与了线粒体复合物Ⅰ的中后期组装。在一例有 *FOXRED1* 基因突变的患者中，成熟复合物Ⅰ的合成水平明显降低。当缺乏 *FOXRED1* 时，线粒体 DNA 编码的复合物Ⅰ亚基仍能够进行翻译并且能暂时组装成后期 815kDa 的中间体，但是这一中间体没有进一步形成成熟，而是分解为一个 475kDa 的复合物。研究显示，过表达含有突变的 *FOXRED1* 基因，可以恢复复合物Ⅰ的组装，且 FOXRED1 能够与复合物Ⅰ的亚基进行免疫共沉淀反应。这些数据表明，*FOXRED1* 是复合物Ⅰ组装所必需的，该基因的突变会导致其部分功能缺失并阻碍复合物Ⅰ的合成。

5) *NDUFA2* 基因：Hoefs 等[9] 在一例由于线粒体复合物Ⅰ缺陷导致的 LS 男孩身上发现 *NDUFA2* 基因的 2 号内含子上有一个纯合的 G 到 A 突变，该突变导致了 2 号外显子跳读，从而产生未成熟的截短型蛋白，该检测结果同时也用 PCR 的方法进行了验证。

Dieteren 等[10] 首先根据目前的复合物1(CI)组装模型选择了 6 个亚基，在 HEK293 细胞中利用 GFP 对 6 个亚基进行荧光标记。随后他们对这些 HEK293 细胞进行光褪色，再应用亚线粒体荧光恢复技术进行处理。他们发现每个亚基都部分存在于一个不移动的组分里，这一组分可能代表了全酶。4 个亚基 (NDUFV1、NDUFV2、NDUFA2、NDUFA12) 作为高移动性基质可溶性单体存在，相反，另外 2 个亚基 (NDUFB6、NDUFS3) 作为缓慢移动的组分而存在。

6) *NDUFA9* 基因：Van 等[11] 报道在一个父母同为库尔德人的 LS 患者中发现其病因为线粒体复合体 1 缺陷，并证实是由于 *NDUFA9* 基因纯合突变 p.R321P 引起。

凝胶电泳和免疫印迹分析显示患者成纤维细胞中的复合体 1 明显减少，而野生型的 *NDUFA9* 修复了患者成纤维细胞中复合体 1 的活性，证实 *NDUFA9* 基因突变是引起 Leigh 综合征的原因。患者 *NDUFA9* 基因携带有 c.962G>C 纯合突变，导致对应氨基酸由精氨酸变为脯氨酸 (p.R321P)。其父母均为杂合携带者。而 321 位氨基酸在从果蝇到人类的不同物种间，都被认为是高度保守序列。

7) *NDUFA10* 基因：Hoefs 等[12] 报道一个 LS 患者，在其成纤维细胞和肌肉细胞体外培养时发现复合体 1 缺陷表达。为找出复合体 1 缺陷在基因层面上的原因，作者检测了线粒体 DNA 和核基因组中编码复合体 1 的部分。他们发现编码复合体 1 辅助亚基的 *NDUFA10* 基因的复合杂合突变。第一个突变是 1 号外显子中 A-G 碱基替换 (c.1A>G)，从而破坏了起始密码子 (p.Met1)。第二个突变在 3 号外显子 (c.425A>G)，导致氨基酸替换 (p.Q142R)。

关于该辅助亚基的功能没有已知信息，但是检测到的 *NDUFA10* 基因突变证实该辅助亚基对于复合体 1 的正常运行具有重要作用。*NDUFA10* 通常被认为是与复合体 1 弱相关的，其磷酸化作用可能对 *NDUFA10* 的亲和力产生影响并调节完全激活的复合体的数量。

8) *NDUFA12* 基因：Ostergaard 等[13] 报道在一个 10 岁女性 Leigh 综合征患者 (父母均为巴基斯坦人) 中证实病因为线粒体复合体 1 缺陷，并发现 *NDUFA12* 基因中的 p.R60X 纯合无义突变。

患者的成纤维细胞表现为 *NDUFA12* 编码蛋白完全缺失，但是复合体 1 仍有少量存在。野生型 *NDUFA12* 转导修复了蛋白表达，复合体 1 的数量以及活性。在复合体 1 缺陷的另外 122 个患者中没有发现 *NDUFA12* 突变，表明这不是引起 Leigh 综合征的常见病因。

9) *NDUFAF2* 基因：Ogilvie 等[14] 在一个线粒体复合物Ⅰ缺陷的患者中确定了一个 *NDUFAF2* 基因 2 号外显子 c.182C>T 纯合突变，该突变导致翻译提前终止 (p.R45X)。对该患者的成纤维细胞转导逆转录表达的野生型 *NDUFAF2* cDNA 能够修复这个缺陷。该患者表现为严重的儿童期发病的进行性脑病，并在 13 岁死亡。其复合物Ⅰ的活性不到参考值的 20%。

在一个家系的同胞兄妹中，二人患有线粒体复合物Ⅰ缺陷及 LS，Calvo 等[15] 发现他们 *NDUFAF2* 基因上存在一个纯合 1bp 碱基缺失 (c.103delA) 突变，这种移码突变导致蛋白合成提前终止 (p.135Sfs*17)。通过蛋白印迹分析也未发现 *NDUFAF2* 编码蛋白，这表明该突变会导致 *NDUFAF2* 蛋白不稳定。

本病尚无该基因相应的分子研究，致病机制未明。

10) *NDUFAF6* 基因：Pagliarini 等[16] 在一个黎巴嫩兄妹的 *NDUFAF6* 基因上发现一个纯合突变，该兄妹为同胞兄妹，患有线粒体复合物Ⅰ缺陷导致的 Leigh 综合征。

本病尚无该基因相应的分子研究，致病机制未明。

11) *NDUFS3* 基因：Benit 等[17] 在一位来自留尼旺岛，患有复合物Ⅰ缺陷的 Leigh 综合征小男孩身上，确认了 *NDUFS3* 基因两个复合杂合突变，一个是 5 号外显子第 434 个碱基由 C 转变为 T，导致

145 位苏氨酸转变为异亮氨酸，另外一个是 6 号外显子第 595 个碱基由 C 转变为 T，导致 199 位精氨酸转变成色氨酸。患者直到 9 岁，其精神运动的发育是正常的。后来逐渐发展为严重的口腔轴性张力失常和咽部运动功能障碍，甚至吞咽困难和引发四肢轻瘫，患者很快就因为多器官恶化而死亡。

本病尚无该基因相应的分子研究，致病机制未明。

12) NDUFS4 基因

van 等[18] 发现在 20 位复合物 I 缺陷患者中，有一位带有 NDUFS4 基因 5bp 纯合重复突变，位置是 466 至 470(AAGTC)，导致密码子 K158 移码突变，因此破坏了蛋白质 C 端的磷酸化位点。此外，这个重复突变还改变了第 158 位至 C 端的所有氨基酸序列，其所翻译出来的蛋白比正常的长了 14 个氨基酸。通过进一步的研究发现，其父母均为杂合子突变。

Budde 等[19] 发现一些 NDUFS4 基因突变的患者，他们表现为复合物 I 缺陷和复合物 III 活性降低。其中一个突变为第 289 或 290 位碱基 G 的纯合缺失，导致第 96 位色氨酸转变成终止密码子。患者父母双方为该位置杂合突变。女性患者在年龄 1 周内表现出肌张力低下、目光呆滞、嗜睡并且发育缓慢；患者在大约 3 个月时，其头小畸形逐渐显现，并出现伴随乳酸 / 丙酮酸比值升高的乳糖血症。CT 和 MRI 均显示双侧基底神经节细胞低密度病变。患者 3 个月左右死亡。

Johnson 等[20] 发现雷帕霉素是 mTOR 信号通路的一种特异性抑制剂，能有效提高患者生存率和减缓患有 Leigh 综合征小鼠的病情。向这些缺乏线粒体呼吸链亚基 Ndufs4 的小鼠注射雷帕霉素，可以延迟神经系统症状的发作、减少神经炎症以及脑组织损伤。雷帕霉素诱导氨基酸分解代谢，减少糖酵解，从而减轻糖酵解中间产物的积累。因此，Johnson 等认为这种策略可以被应用到广泛的线粒体疾病上。

13) NDUFS7 基因：Visch 等[21] 提供的证据表明，p.V122M 突变导致了钙稳态缺陷。携带这种突变的患者，其皮肤成纤维细胞中激动剂诱导的线粒体钙的吸收减弱，从而刺激线粒体产生 ATP 的能力也减弱。这病症可以使用苯硫䓬类药物通过抑制线粒体中钠钙交换泵的作用来使钙离子释放出来，从而达到治疗效果。他们推测这种导致 ATP 生成减少的缺陷，有可能会进一步引起细胞质中能量依懒性钙外排的减少，从而增加胞内钙离子的水平，最终造成细胞毒性。

Lebon 等[22] 报道了一个病例，患者的父母是自突尼斯人，新生儿患者患有 Leigh 综合征且严重的复合物 I 缺陷。患者为纯合的 NDUFS7 基因第 434 碱基突变 (G → A 替换)，结果导致其蛋白高度保守区域中 145 号密码子发生改变 (精氨酸改变成组氨酸)。其父母为该突变的杂合子携带者，在 100 例健康突尼斯对照者中并未发现该突变。

本病尚无该基因相应的分子研究，致病机制未明。

14) NDUFS8 基因：Loeffen 等[23] 通过对 20 例患者的 NDUFS8 基因 cDNA 测序，发现 1 例患者同时含有 2 种不同的遗传突变，该患者经病理学确诊为 Leigh 综合征。这 2 个突变未在 70 个对照等位基因中出现，并与所在家系中共分离。蛋白印迹分析发现 NDUFS8 所编码的蛋白量及其他核编码的复合体 I 亚基均减少，这表明 NDUFS8 编码蛋白在复合物 I 的组装中具有重要作用。

本病尚无该基因相应的分子研究，致病机制未明。

15) SDHA 基因：Bourgeron 等[24] 在患有线粒体复合体 II 缺陷相关的 Leigh 综合征的两对姐弟中发现由核基因编码的琥珀酸脱氢酶的黄素蛋白亚基 (Fp) 基因上有一个突变。两个病人在 Fp 亚基处均出现 p.R554W 的纯合替换突变。他们的双亲 (堂兄弟姊妹) 在这个蛋白的保守功能域处有一个杂合突变而这个突变在 120 个对照中是不存在的。患有 SDH 缺陷的病人的所有被测组织的 Fp 亚基的编码序列上均发生纯合的 C>T 转换，而他们双亲在此位点是杂合的。这个发生在 CpG 岛上的 C>T 转换被认为是由脱氨基作用造成的 5- 甲基胞嘧啶到胸腺嘧啶的热点突变，这一突变将位于蛋白质保守区域的带正电荷的氨基酸 (Arg) 转变为一个中性氨基酸 (Trp)。另外，这个突变也会改变蛋白的氧化还原状态和构造，这些都可能会改变酶的催化效果和对草酰乙酸 (OAA) 的反应[25]。

为了证实 SDH Fp 基因 C>T 转换带来的有害影响，最先考虑的是在培养的人类细胞中进行表达分析。但人类细胞株存在高的残余酶活力 (高于 40%) 和 SDH 不足使得功能测试无法顺利进行。由于突变位于蛋白质的保守区域，作者通过对酵母 SDH

Fp 的 cDNA 采用体外诱变的策略进行突变功能研究。通过比较经过突变改造的 Fp cDNA(*SDHYm*) 和野生型的 FpcDNA(*SDHYwt*)SDH- 酿酒酵母的 SDH 活性，作者证明了突变的有害性。结果 *SDHYm* 转化株的复合体 II 和 SCCR 活性比 *SDHYwt* 转化株降低了 50%[24]。

16) *SURF1* 基因：利用微细胞介导的转染色体技术，Zhu 等 [26] 通过 LS 患者的成纤维细胞中的呼吸链缺陷互补实验，发现 COX 缺陷相关的基因位于 9q34。*SURF1* 是该区域中的一个候选基因。通过对 *SURF1* 进一步研究，发现了一些变异，这些变异预测出了一个截短型蛋白。这些发现表明 *SURF1* 与 COX 复合体的生物合成有关，并确定了一类新的导致人类神经退化疾病的基因缺陷。

Agostino 等 [27] 通过用抗新霉素 (neo) 片段替换 *Surf1* 的 5 至 7 号外显子，建立了 *Surf1* 基因敲除小鼠模型。植入后期胚胎致死率在 *Surf1*-/- 纯合子中达到了 90%；大约 30% 活下来的小鼠在出生后的第一个月死亡，另外有 15% 在出生后的 6 个月内死亡。*Surf1*-/- 小鼠出现了肌肉力量和运动能力的显著缺陷，但并未发现明显的脑部形态畸形或神经异常。更严重且独立的骨骼肌和肝脏 COX 活性缺陷被检出，同时还出现了对 COX 的组织化学反应减少以及骨骼肌线粒体增生。

Dell' Agnello 等 [28] 通过在 7 号外显子中插入一段会导致 Surf1 蛋白被截短而不表达的 loxP 序列，构建了 *Surf1*-/- 小鼠模型。这些小鼠出生率符合孟德尔频率，说明之前在 Agostino 等的实验中出现的胚胎期致死不是由于单纯敲除 *Surf1* 导致的，而是由于 neo 片段的存在或敲除区域中调控元素的消失而导致的。虽然在 Dell' Agnello 等构建的 *Surf1*-/- 小鼠模型中观察到了 COX 组装和活性的轻微缺陷，但并未出现神经系统或额外神经系统的缺陷。相对于野生型，*Surf1*-/- 小鼠的寿命更长，且具有 Ca^{2+} 依赖型兴奋性毒素抗性。相对于对照组，原代培养的 *Surf1*-/- 小鼠神经细胞表现出了对谷氨酸毒性的抗性、能够减少细胞质基质和线粒体腔中谷氨酸导致的 Ca^{2+} 增加、并减少线粒体 Ca^{2+} 吸收。Dell' Agnello 等 [28] 认为，*Surf1* 消除对 Ca^{2+} 内稳态的影响以及可能的延长寿命的效果可能与其对 COX 组装和线粒体产能的影响无关。

(4) 目前基因突变概述（表 748-2）

表 748-2　基因突变汇总　　　（单位：个）

基因	突变总数	错义/无义突变数	剪接突变数	小片段缺失突变数	小片段插入突变数	大片段缺失突变数	大片段插入突变数	调控区突变数
BCS1L	23	21	2	0	0	0	0	0
COX10	6	6	0	0	0	0	0	0
COX15	4	3	1	0	0	0	0	0
FOXRED1	3	3	0	0	0	0	0	0
NDUFA2	1	0	1	0	0	0	0	0
NDUFA9	1	1	0	0	0	0	0	0
NDUFA10	2	2	0	0	0	0	0	0
NDUFA12	1	1	0	0	0	0	0	0
NDUFAF2	7	5	0	0	0	0	0	0
NDUFAF6	9	7	2	0	0	0	0	0
NDUFS3	3	3	0	0	0	0	0	0
NDUFS4	8	3	2	2	1	0	0	0
NDUFS7	3	2	1	0	0	0	0	0
NDUFS8	7	7	0	0	0	0	0	0
SDHA	8	8	0	0	0	0	0	0
SURF1	59	23	10	17	8	1	0	0

（张在强　李　剑）

参考文献

[1] de Lonlay P, Valnot I, Barrientos A, et al. A mutant mitochondrial respiratory chain assembly protein causes complex III deficiency in patientswith tubulopathy, encephalopathy and liver failure. Nature Genet, 2001, 29: 57-60

[2] Tamai S, Iida H, Yokota S, et al. Characterization of the mitochondrialprotein LETM1, which maintains the mitochondrial tubular shapes and interacts with the AAA-ATPase BCS1L. J Cell Sci, 2008, 121(Pt 15):2588-2600

[3] Antonicka H, LearySC, GuercinGH, et al. Mutations in COX10 result in a defect in mitochondrial heme A biosynthesis and account for multiple, early-onset clinical phenotypes associated with isolated COX deficiency. Hum Molec Genet, 2003, 12: 2693-2702

[4] Diaz F, Thomas CK, Garcia S, et al. Mice lacking COX10 in skeletal muscle recapitulate the phenotype of progressive mitochondrial myopathies associated with cytochrome c

oxidase deficiency. Hum Molec Genet, 2005, 14: 2737-2748

[5] Bugiani M, Tiranti V, Farina L, et al. Novel mutations in COX15 in a long surviving Leigh syndrome patient with cytochrome c oxidase deficiency. J Med Genet, 2005, 42: e28

[6] Antonicka H, Mattman A, Carlson CG, et al. Mutations in COX15 produce a defect in the mitochondrial heme biosynthetic pathway, causing early-onset fatal hypertrophic cardiomyopathy. Am J Hum Genet, 2003, 72: 101-114

[7] Calvo SE, Tucker EJ, Compton AG, et al. High-throughput, pooled sequencing identifies mutations in NUBPL and FOXRED1 in human complex I deficiency. Nature Genet, 2010, 42: 851-858

[8] Formosa LE, Mimaki M, Frazier AE, et al. Characterization of mitochondrial FOXRED1 in the assembly of respiratory chain complex I. Hum Mol Genet, 2015, pii: ddv058

[9] Hoefs SJG, Dieteren CEJ, Distelmaier F, et al. NDUFA2 complex I mutation leads to Leigh disease. Am J Hum Genet, 2008, 82: 1306-1315

[10] Dieteren CE, Willems PH, Vogel RO, et al. Subunits of mitochondrial complex I exist as part of matrix- and membrane-associated subcomplexes in living cells. J BiolChem, 2008, 283(50):34753-34761

[11] van den Bosch BJC, Gerards M, Sluiter W, et al. Defective NDUFA9 as a novel cause of neonatally fatal complex I disease. J Med Genet, 2012, 49: 10-15

[12] Hoefs SJ, van Spronsen FJ, Lenssen EW, et al. NDUFA10 mutations cause complex I deficiency in a patient with Leigh disease. Eur J Hum Genet, 2011 Mar, 19(3):270-274

[13] Ostergaard E, Rodenburg RJ, van den Brand M, et al. Respiratory chain complex I deficiency due to NDUFA12 mutations as a new cause of Leigh syndrome. J Med Genet, 2011, 48: 737-740

[14] Ogilvie I, Kennaway NG, Shoubridge EA. A molecular chaperone for mitochondrial complex I assembly is mutated in a progressive encephalopathy. J Clin Invest, 2005, 115: 2784-2792

[15] Calvo SE, Tucker EJ, Compton AG, et al. High-throughput, pooled sequencing identifies mutations in NUBPL and FOXRED1 in human complex I deficiency. Nature Genet, 2010, 42: 851-858

[16] Pagliarini DJ, Calvo SE, Chang B, et al. A mitochondrial protein compendium elucidates complex I disease biology. Cell, 2008, 134: 112-123

[17] Benit P, Slama A, Cartault F et al. Mutant NDUFS3 subunit of mitochondrial complex I causes Leigh syndrome. J Med Genet, 2004, 41: 14-17

[18] van den Heuvel L, Ruitenbeek W, Smeets R, et al. Demonstration of a new pathogenic mutation in human complex I deficiency: a 5-bp duplication in the nuclear gene encoding the 18-kD (AQDQ) subunit. Am J Hum Genet, 1998, 62: 262-268

[19] Budde SM, van den Heuvel LP, et al. Combined enzymatic complex I and III deficiency associated with mutations in the nuclear encoded NDUFS4 gene. Biochem Biophys Res Commun, 2000, 275: 63-68

[20] Johnson SC, Yanos ME, Kayser EB, et al. mTOR inhibition alleviates mitochondrial disease in a mouse model of Leigh syndrome. Science, 2013, 342: 1524-1528

[21] Visch HJ, Rutter GA, Koopman WJ, et al. Inhibition of mitochondrial Na(+)-Ca(2+) exchange restores agonist-induced ATP production and Ca(2+) handling in human complex I deficiency. J Biol Chem, 2004, 279: 40328-40336

[22] Lebon S, Rodriguez D, Bridoux D, et al. A novel mutation in the human complex I NDUFS7 subunit associated with Leigh syndrome. Molec Genet Metab, 2007, 90: 379-382

[23] Loeffen J, Smeitink J, Triepels R, et al. The first nuclear-encoded complex I mutation in a patient with Leigh syndrome. Am J Hum Genet, 1998, 63: 1598-1608

[24] Bourgeron T, Rustin P, Chretien D, et al. Mutation of a nuclear succinate dehydrogenase gene results in mitochondrial respiratory chain deficiency. Nature Genet, 1995, 11: 144-149

[25] Mandel JL, Chambon P. DNA methylation: organ specific variations in the methylation pattern within and around ovalbumin and other chicken genes. Nucleic acids research, 1979, 7(8): 2081-2103

[26] Zhu Z, Yao J, Johns T, et al. SURF1, encoding a factor involved in the biogenesis of cytochrome c oxidase, is mutated in Leigh syndrome. Nat Genet, 1998, 20: 337-343

[27] Agostino A, Invernizzi F, Tiveron C, et al. Constitutive knockout of Surf1 is associated with high embryonic lethality, mitochondrial disease and cytochrome c oxidase deficiency in mice. Hum Mol Genet, 2003, 12: 399-413

[28] Dell'Agnello C, Leo S, Agostino A, et al. Increased longevity and refractoriness to Ca(2+)-dependent neurodegeneration in Surf1 knockout mice. Hum Mol Genet, 2007, 16: 431-444

749　Lenz-Majewski 骨肥大性侏儒症
(Lenz-Majewski hyperostotic dwarfism, LMHD; OMIM 151050)

一、临床表现

(1) 概述

Lenz-Majewski 骨肥大性侏儒症 (LMHD) 是由 *PTDSS1* 基因杂合突变所致，符合常染色体显性遗传特点，也可见散发型。本病主要表现为智力低下、硬化性骨发育不良、显著的颅面骨及牙齿异常及远端肢体异常，如短指症及指关节粘连。影像学表现为颅骨、脊柱、长骨骨干进行性骨质增生[1, 2]。全世界迄今为止仅报道了 10 例[3-7]。

(2) 临床表现

神经系统表现为囟门延迟闭合、骨缝扩大、精神发育迟滞。儿童晚期患者通常语言贫瘠，需要如厕训练。患儿也可表现为胼胝体压部及膝部发育不良、轻度的大脑半球白质萎缩[8]、面瘫、腭裂、胎儿晚期脑积水、颅内压增高[9]。

骨骼系统改变包括进行性颅骨硬化、肥厚、小头畸形 (-4~-5s)、囟门闭合延迟。下颌骨僵硬宽大、颈项短小、锁骨及肋骨宽大畸形。髋骨肥厚、髋关节发育不良、脊柱后侧凸[2]。管状长骨骨干发育不良、骨皮质增厚。双侧肱骨及桡骨骨性融合。成年后身材矮小 (-4~-10s)，个别也可表现为正常体型，

身高及肌肉发育正常[10]。双侧对称性掌骨、指骨、趾骨短小或缺如、双侧近端掌骨、指间关节融合。部分并指畸形。指甲过凸。

其他还包括牙釉质形成不良、关节松弛，月经初潮延迟 (可延至 19 岁)。女性乳房发育正常，皮下脂肪少，阴毛少，无腋毛。

面容特征表现为早衰，皮肤松弛、萎缩，胸腹部皮下脂肪减少，前额头皮静脉、胸腹部静脉凸显。双侧后鼻孔狭窄或闭锁，出现鼻翼煽动及鼻泪管阻塞[11, 12]。大眼、大耳朵。眼距过宽、外斜视、口裂大、唇舌肥厚、鼻根深、高腭弓。下颌宽大前突。恒压萌出延迟及牙釉质发育不良。牙齿小、发黄，龋齿常见。

(3) 影像学表现

影像学检查可见进行性颅骨、椎骨硬化、骨板肥大、颈项短小，锁骨及肋骨宽大畸形、中间指骨短小或缺如。骨干发育不良、中间骨干骨皮质增厚、骨骼系统发育延迟。

神经系统影像学改变皮质发育不良、脑积水、垂体发育不良。男性可合并隐睾症。生育能力不详 (图 749-1)。

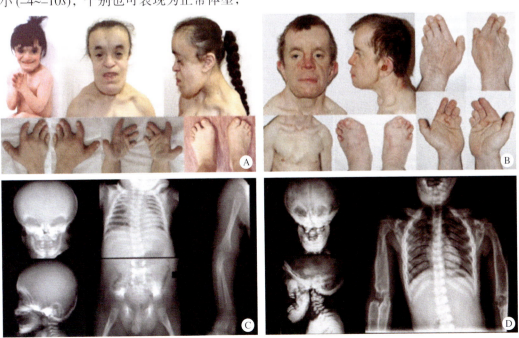

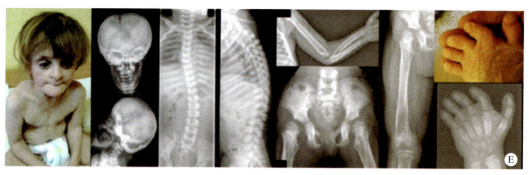

图 749-1　Lenz-Majewski 骨肥大性侏儒症患者的临床及影像学表现

A. 左 1 图患者 7 岁,后 2 图为 17 岁患者,舌体缩小术后;B. 36 岁患者;C. 4 月龄患儿;D. 10 岁患者;E. 7 岁患者,患者表现为典型颅面部畸形 (前额宽大、前突、眼距过宽、人中长、下颌前突),囟门大、延迟闭合,下颌、锁骨、肋骨增厚及肢端异常 (短指症、近端指间关节融合),皮肤松弛明显 [Nature Genet,2014,(46): 70-76]

(4) 病理表现

暂无报道。

(5) 受累部位病变汇总 (表 749-1)

表 749-1　受累部位及表现

受累部位	主要表现
骨骼系统	颅骨肥厚、小头畸形、囟门闭合延迟;下颌骨僵硬宽大、颈项短小、锁骨及肋骨宽大畸形;髋关节发育不良、脊柱后侧凸;长骨骨皮质增厚;双侧肱骨及桡骨骨性融合;身材矮小;掌骨、指骨、趾骨短小或缺如、双侧近端掌骨、指间关节融合、并指畸形;指甲过凸
神经 / 精神系统	囟门闭合延迟、骨缝扩大、精神发育迟滞、语言贫瘠、胼胝体压部及膝部发育不良、脑白质萎缩、面瘫、腭裂、脑积水、颅内压增高
呼吸系统	双侧后鼻孔狭窄、闭锁
其他	牙齿小、发黄、龋齿常见、牙釉质形成不良、皮肤松弛、头皮静脉、胸腹部静脉凸显;眼距过宽、口裂大、鼻根深、高腭弓

二、基因诊断

(1) 概述

PTDSS1 基因,即编码磷脂酰丝氨酸合酶 1 蛋白的基因,位于 8 号染色体长臂 2 区 2 带 1 亚带 (8q22.1),基因组坐标为 (GRCh37):8:97273943-97349223,基因全长 75 281bp,包含 13 个外显子,编码 473 个氨基酸。

(2) 基因对应蛋白结构及功能

PTDSS1 基因所编码的 PTDSS1 蛋白专一性定位于线粒体相关的内质网膜分隔间。PTDSS1 蛋白有多个跨膜结构域和一个推导的酪氨酸磷酸化位点,与中国仓鼠磷脂酰丝氨酸合酶同源性达 97.3%。在钙离子存在的情况下,PTDSS1 蛋白可以催化磷脂酰丝氨酸合成过程中的基团交换反应。该基因缺失会引起 LMHD。

(3) 基因突变致病机制

Sousa 等 [11] 在 5 名患有 Lenz-Majewski 骨肥大性侏儒症 (LMHD) 患者的 PTDSS1 基因中确定了 3 种不同的杂合错义突变。研究者通过全外显子测序发现了这些突变,并利用 Sanger 测序验证了该结果的可靠性。该突变之前未见任何数据库报道。这些突变均会导致患者的成纤维细胞中 PTDSS1 合酶负反馈抑制机制完全消失,表现为基因功能增强。在随后的斑马鱼胚胎实验中,研究者在一些胚胎中过表达了这些含有突变的 ptdss1 基因。受精后 5 天后,有 6%~40% 的胚胎出现了不同程度的 PTDSS1 剂量依赖的发育缺陷。同样的,这些突变也会导致斑马鱼细胞中 Ptdss1 合酶的负反馈抑制机制完全消失。该研究首次发现了由磷脂酰丝氨酸代谢异常所导致的人类疾病。

Arikketh 等 [13] 发现 Pss1[-/-](PTDSS1 曾用名) 小鼠可以存活并具有繁殖能力,且敲除后存活时间与正常小鼠相当。在这些小鼠的脑、肝脏,以及心脏的微粒体提取物中,总丝氨酸转移活性下降可达 85%,但是磷脂酰丝氨酸含量,以及 Pss2 基因 mRNA 表达量并没有出现明显异常。使用 Pss1[-/-] 和 Pss2[-/-] 小鼠进行杂交,只能得到敲除 3 个 Pss 等位基因的小鼠后代,而没有缺少 4 个 Pss 等位基因的小鼠出生。在 Pss1[+/-] Pss2[-/-] 和 Pss1[-/-] Pss2[+/-] 小鼠体内,丝氨酸转移活性降低了 65%~91%,组织内磷脂酰丝氨酸和磷脂酰乙醇胺的含量也随之降低。

(4) 目前基因突变概述

目前人类基因突变数据库收录的 PTDSS1 基因突变有 3 个,其中错义 / 无义突变 3 个。突变分布在基因整个编码区，无突变热点。

（史伟雄 王 欧）

参考文献

[1] Sousa SB, Jenkins D, Chanudet E, et al. Gain-of-function mutations in the phosphatidylserine synthase 1 (PTDSS1) gene cause Lenz-Majewski syndrome. Nature Genet, 2014, (46): 70-76

[2] Majewski F. Lenz-Majewski hyperostotic dwarfism: reexamination of the original patient. Am J Med Genet, 2000, (93): 335-338

[3] Lenz WD, Majewski F. A generalized disorder of the connectivetissues with progeria, choanal atresia, symphalangism, hypoplasia of dentine and craniodiaphyseal hyperostosis. Birth Defects Orig Art Ser, 1974, X(12): 133-136

[4] Braham RL. Multiple congenital anomalies with diaphyseal dysplasia (Camurati-Engelmann's syndrome). Oral Surg, 1969, 27: 20-26

[5] Macpherson RI. Craniodiaphyseal dysplasia, a disease or a group of diseases. J Canad Assoc Radiol, 1974, 25: 22-33

[6] Kaye CI, Fischer DE, Esterly BE. Cutis laxa, skeletal anomalies and ambiguous genitalia. Am J Dis Child, 1974, 127: 115-117

[7] Robinow M, Johanson AJ, Smith TH. The Lenz-Majewski hyperostotic dwarfism: a syndrome of multiple congenital anomalies, mental retardation, and progressive skeletal sclerosis. J Pediat, 1977, 91: 417-421

[8] Saraiva JM. Dysgenesis of corpus callosum in Lenz-Majewski hyperostotic dwarfism. Am J Med Genet, 2000, 91: 198-200

[9] Wattanasirichaigoon D, Visudtibhan A, Jaovisidha S, et al. Expanding the phenotypic spectrum of Lenz-Majewski syndrome: facial palsy, cleft palate and hydrocephalus. Clin Dysmorph, 2004, 13: 137-142

[10] Gorlin RJ, Whitley CB. Lenz-Majewski syndrome. Radiology, 1983, 149: 129-131

[11] Chrzanowska KH, Fryns JP, Krajewska-Walasek M, et al. Skeletal dysplasia syndrome with progeroid appearance, characteristic facial and limb anomalies, multiple synostoses, and distinct skeletal changes: a variant example of the Lenz-Majewski syndrome. Am J Med, Genet, 1989, 32: 470-474

[12] Dateki S, Kondoh T, Nishimura G, et al. A Japanese patient with a mild Lenz-Majewski syndrome. J Hum Genet, 2007, 52: 686-689

[13] Arikketh D, Nelson R, Vance JE. Defining the importance of phosphatidylserine synthase-1 (PSS1): unexpected viability of PSS1-deficient mice. J Biol Chem, 2008, 283: 12888-12897

750　豹皮综合征1
(leopard syndrome 1, LRPD1; OMIM 151100)

一、临床诊断

(1) 概述

豹皮综合征1(LRPD1)也称多发性黑痣综合征、弥漫性黑痣综合征、心脏皮肤综合征、神经心肌病性黑痣病、Moynahan综合征、心脏雀斑综合征等。本病为一种常染色体显性遗传性疾病，致病基因为*PTPN11*基因。1969年被Gorlin命名为豹皮综合征[1]。多发性黑痣、皮肤色素沉着是由于垂体黑色素细胞刺激素(MSH)分泌增多，刺激黑色素细胞产生过多黑色素所致。当黑色素代谢过程或表皮黑色素沉着出现紊乱时致多发性黑痣，发病机制尚不清楚。本病较少见，主要是根据本病征的7个症状，取各症状第一个字母，形成"豹皮(leopard)"，患儿出生后的全身斑疹正好与"豹皮"色素斑相似，因而得名。

(2) 临床表现

临床表现主要特点为多发性黑痣，褐色或黑褐色，以面部、颈部、躯干部多见（图750-1)[2]，其

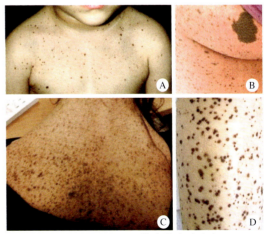

图 750-1　LRPD1 特有的皮肤斑点

A. 躯干上部；B. 臀部；C. 后颈部和背部；D. 小腿部 (Orphanet J Rare Dis, 2008, 3: 13)

他临床表现包括心电图异常、先天性心血管异常、心肌病、主动脉缩窄[3]；骨骼异常、发育障碍、眼距过宽、睑下垂、低位耳、皮肤皱褶、漏斗胸、脊柱后凸、侧弯等（图 750-2）[4]；神经性耳聋[5]；性腺发育不全，尿道下裂、卵巢缺如或发育不全、隐睾[6]；智力障碍、自主神经系统紊乱、癫痫等[4]；中枢神经异常；全身斑疹似"豹皮"色素斑。

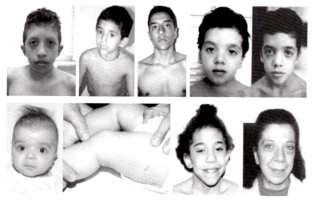

图 750-2　LRPD1 患者面部畸形，眼距过宽，睑下垂，低位耳
[Best Pract Res Clin Endocrinol Metab, 2011, 25(1):161-179]

(3) 辅助检查

心电图显示 P 波异常，P-R 间期延长，QRS 增宽，束支传导阻滞和 ST-T 改变等（图 750-3）。心脏超声检查可发现心肌病变（图 750-4）[7]。

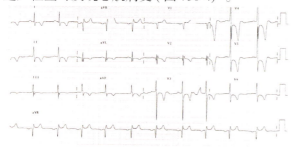

图 750-3　12 导联心电图显示右胸导联
ST 段压低，T 波倒置

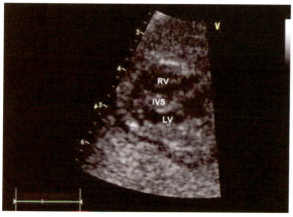

图 750-4　胎儿心脏超声显示肥大的心肌
[Journal of Prenatal Medicine, 2008, 2 (2): 24-26]

(4) 病理表现

皮肤斑点活检显示单位面积黑色素细胞数量增加，真皮和表皮黑色素沉积（图 750-5）[8]。

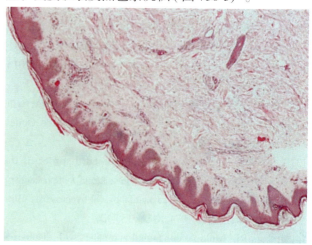

图 750-5　斑点的组织学活检
显示色素过度沉着，黑素细胞数量增多，淋巴细胞浸润，弥散的嗜黑素细胞 (Mol Syndromol, 2012, 3:145-157)

(5) 受累部位病变汇总（表 750-1）

表 750-1　受累部位及表现

受累部位	主要表现
皮肤	全身皮肤散在黑痣，直径 2~8mm，扁平，褐色或黑褐色，面部、颈部、躯干部较多，也可出现于四肢、手掌、脚心、头皮、生殖器等处
心血管	肺动脉狭窄、心肌病、主动脉缩窄、左房黏液瘤和心电图、出现异常 P 波、PR 间期延长、QRS 增宽、束支传导阻滞和 ST-T 改变等
骨骼	发育障碍、眼距增宽、漏斗胸、脊柱后凸、侧弯等、下颌突出、翼状骨、骨囊肿和纤维性骨发育不良等
耳	神经性耳聋
泌尿生殖系统	性腺发育不全、尿道下裂、卵巢缺如或发育不全、隐睾等
眼	斜视、眼球震颤、眼睑下垂
神经系统	轻、中度智力障碍，自主神经系统紊乱，癫痫等

二、基因诊断

(1) 概述

PTPN11 基因，即编码第 11 号非受体类型酪氨酸磷酸酶蛋白 Shp2(protein tyrosine phosphatase, non-receptor type 11, Shp2) 的基因，位于 12 号染色体长臂 2 区 4 带 (12q24)，基因组坐标为 (GRCh37): 12: 112856536-112947717，基因全长 91 182bp，包含 16 个外显子，编码 593 个氨基酸。

(2) 基因对应蛋白结构及功能

该基因所编码的蛋白属于蛋白酪氨酸磷酸酶家族 (PTP)。该蛋白有一个域结构，由 2 个串联 Src 异构体 (SH2) 组成。这个域结构可参与磷酸 - 酪氨酸结合，并介导该蛋白与其底物的相互作用。该蛋白可在大部分组织中表达，是重要的分子信号通路调控蛋白，参与多种细胞功能，例如有丝分裂激活，代谢调节，转录调控和细胞迁移。

(3) 基因突变致病机制

Digilio 等 [9] 对 9 名 LRPD1 患者 (包含一对母女) 以及 2 例有浅褐色色斑的努南综合征 (Noonan syndrome) 儿童进行了 *PTPN11* 基因的筛查，该基因的变异已知与努南综合征相关。在其中 10 例患者身上，他们发现有以下 2 种突变：酪氨酸 279 变成半胱氨酸 (p.Y279C)，或苏氨酸 468 变成甲硫氨酸 (p.T468M)。

Kontaridis 等 [10] 研究了 LRPD1 相关的 *PTPN11* 突变的酶学特性，他们发现，不同于导致努南综合征及成瘤的活化突变，LRPD1 的基因突变是催化抑制突变，并且其干扰了生长因子 /ERK-MAPK 介导的信号传导。经过进一步的分子建模和生物化学研究，他们发现 LRPD1 突变控制了该基因所编码的 Shp2 蛋白的催化域，导致 Shp2 蛋白结构开放并失活。Kontaridis 认为豹皮综合征不同于努南综合征，建议这两种病应该通过突变分析来鉴别，而非临床特征。

(4) 目前基因突变概述

目前人类基因突变数据库收录的 *PTPN11* 基因突变有 96 个，其中错义 / 无义突变 80 个，剪接突变 3 个，小的缺失 7 个，小的插入缺失 2 个，大片段缺失 2 个，复杂重组 2 个。

(郭　鹏　童　斌)

参考文献

[1] Gorlin RJ, Anderson RC, Blaw ME. Multiple lentigines syndrome: complex comprising multiple lentigines, electrocardiographic conduction abnormalities, ocular hypertelorism, pulmonary stenosis, abnormalities of genitalia, retardation of growth, sensorineural deafness, and autosomal dominant hereditary pattern. Am J Dis Child , 1969, 117: 652-662

[2] Sarkozy A, Digilio MC, Dallapiccola B. Leopard syndrome. Orphanet J Rare Dis, 2008, 3: 13

[3] Limongelli G, Pacileo G, Marino B, et al. Prevalence and clinical significance of cardiovascular abnormalities in patients with the LEOPARD syndrome. Am J Cardiol, 2007, 100: 736-741

[4] Digilio MC, Sarkozy A, de Zorzi A, et al. leopard syndrome: clinical diagnosis in the first year of life. Am J Med Genet A, 2006, 140: 740-746

[5] Coppin BD, Temple IK. Multiple lentigines syndrome (LEOPARD syndrome or progressive cardiomyopathic lentiginosis) . J Med Genet, 1997, 34: 582-586

[6] Voron DA, Hatfield HH, Kalkhoff RK. Multiple lentigines syndrome. Case report and review of the literature. Am J Med, 1976. 60:447-456

[7] Limongelli G, Pacileo G, Russo MG, et al. Severe, early onset hypertrophic cardiomyopathy in a family with Leopard syndrome. Journal of prenatal Medicine, 2008, 2 (2): 24-26

[8] Martínez-Quintana E. Rodríguez-González F. Leopard syndrome:clinical features and gene mutations. Mol Syndromol, 2012, 3:145-157

[9] Digilio MC, Conti E, Sarkozy A, et al. Grouping of multiple-lentigines/LEOPARD and Noonan syndromes on the PTPN11 gene. Am J Hum Genet, 2002, 71: 389-394

[10] Kontaridis MI, Swanson KD, David FS, et al. *PTPN11* (Shp2) mutations in LEOPARD syndrome have dominant negative, not activating, effects. J Biol Chem, 2006, 281: 6785-6792

751　莱施 - 尼汉综合征
(Lesch-Nyhan syndrome, LNS; OMIM 300322)

一、临床诊断

(1) 概述

莱施 - 尼汉综合征 (LNS) 又称自毁容貌综合征，为一种遗传代谢性疾病，呈 X 染色体连锁隐性遗传，其致病基因为编码次黄嘌呤 - 鸟嘌呤磷酸核糖转移酶的 *HPRT* 基因。该酶活性不同，引发不同的临床表现。当 *HPRT* 基因突变导致此酶活性严重降低，即小于正常的 1.5% 时，临床即表现为 LNS；酶活性在 8% 以上时表现为凯利 – 塞米勒综合征 (KSS)；而当酶活性介于中间时则表现为变异型 LNS[1]。

(2) 临床表现

LNS 的典型临床表现包括自残、攻击性行为、智力低下、痉挛性脑性瘫痪、手足徐动及高尿酸血症、尿路结石等，部分患者可出现巨幼细胞性贫血。该病中枢神经系统异常表现突出，生后 3~4 个月开始出现，如手、足、面部的不自主运动，还可出现运动发育延迟或倒退、锥体外系受累、肌张力低下及肌张力障碍等。初期肌张力异常呈舞蹈、手足徐动及运动障碍，甚至不能独坐，不能站立，可致步行困难，激动时可诱发突然角弓反张体位；重者躯干、颈部伸肌痉挛，角弓反张，下肢呈剪刀步态，也可出现巴氏征、踝阵挛阳性等锥体束征。患儿 1~2 岁逐渐开始出现顽固性自我残伤行为，咬伤自己的手指、舌、口唇，使之破裂断残。自残是一种强迫行为，有时主动伤害他人。患儿多智力低下，部分伴语言发育延迟、癫痫发作等。该病患者也可出现高尿酸血症、痛风、肾结石、尿酸性肾病等，甚至由此导致肾衰竭，但不及在 KSS 中常见。其他临床表现还包括频繁呕吐、吞咽困难等，可因此死于营养障碍[1-6]。

(3) 辅助检查

患者血液及尿液中尿酸水平均可升高；B 超或 X 线平片可发现泌尿系结石。患者红细胞或皮肤成纤维细胞中次黄嘌呤 – 鸟嘌呤磷酸核糖转移酶活性减低或消失[7]。此外，该病可进行产前诊断，通过羊水穿刺获得羊水细胞，或取得绒毛细胞，培养后测定 HPRT 活性[8, 9]。

(4) 病理表现

有报道 LNS 患者尸检病理发现，尾状核和壳核处多巴胺含量和 DNA 合成酶活性降低[10]。

(5) 受累部位病变汇总 (表 751-1)

表 751-1　受累部位及表现

受累部位	主要表现
中枢神经系统	运动发育缓慢、肌张力低、自伤行为、中位出现年龄 2 岁、锥体外系受累表现、手足徐动、肌张力障碍、基底节功能异常、痉挛性瘫痪、腱反射亢进、角弓反张、构音障碍、吞咽困难、智力低下 (IQ 45~75)
胃肠道	呕吐
外生殖器 (男性)	睾丸萎缩

续表

受累部位	主要表现
肾脏	肾结石
足	痛风
皮肤	痛风石
血液系统	贫血，巨幼细胞性贫血
其他	身材矮小、生长迟缓

二、基因诊断

(1) 概述

HPRT1 基因，即编码次黄嘌呤 – 鸟嘌呤磷酸核糖基转移酶的基因，位于 X 染色体长臂 2 区 6 带 3 亚带 (Xq26.3)，基因组坐标为 (GRCh37): X: 133594175-133634698，基因全长 40 524bp，包含 9 个外显子，编码 219 个氨基酸。

(2) 基因对应蛋白结构及功能

HPRT1 基因编码的蛋白是一种转移酶，该酶通过转移 5-磷酸核糖 -1-焦磷酸上的 5-磷酸核糖基团，可以将鸟嘌呤转变成鸟苷酸，将次黄嘌呤转变成次肌甘酸。将另外，该酶通过嘌呤补救途径在嘌呤核苷酸的产生中起重要作用。

(3) 基因突变致病机制

Mizunuma 等[11] 发现 2 例日本 LNS 患者的 HPRT1 基因发生了相同的大片段基因缺失。

HRPT 缺陷患者会大量产生尿酸，与结石和痛风等症状相关。遗传性的 HPRT 缺陷是 X 染色体连锁隐性遗传，因此男性患者更多，而女性如果是杂合突变则为携带者[12]。

Urbach 等[13] 在人的胚胎干细胞上建立了一个 LNS 模型。在该模型中，HPRT1 的等位基因在 DNA 和 RNA 水平上均发生了突变。突变的细胞失去了 HPRT1 活性，并以比野生型细胞更高的速度产生尿酸。

(4) 目前基因突变概述

目前人类基因突变数据库收录的 HPRT1 基因突变有 300 个，其中，错义 / 无义突变 146 个，剪接突变 46 个，小片段缺失 35 个，小片段插入 21 个，大片段缺失 46 个，大片段插入 6 个。突变分布在基因整个编码区，无突变热点。

（李金鑫　王琳琳）

参考文献

[1] Jinnah HA, Friedmann T. Lesch-Nyhan disease and its

variants//Scriver CR, Beaudet AL, Sly WS, et al. (eds). The Metabolic & Molecular Bases of Inherited Disease. 8 ed. New York: McGraw-Hill, 2001:2537

[2] van der Zee SPM, Schretlen EDAM, Monnens LAH. Megaloblastic anaemia in the Lesch-Nyhan syndrome. (Letter) Lancet, 1968, 291: 1427

[3] Bakay B, Nissinen E, Sweetman L, et al. Utilization of purines by an HPRT variant in an intelligent, nonmutilative patient with features of the Lesch-Nyhan syndrome. Pediat Res, 1979, 13: 1365-1370

[4] Page T, Nyhan WL, Morena de Vega V. Syndrome of mild mental retardation, spastic gait, and skeletal malformations in a family with partial deficiency of hypoxanthine-guanine phosphoribosyltransferase. Pediatrics, 1987, 79: 713-717

[5] Hladnik U, Nyhan WL, Bertelli M. Variable expression of HPRT deficiency in 5 members of a family with the same mutation. Arch Neurol, 2008, 65: 1240-1243

[6] Sarafoglou K, Grosse-Redlinger K, Boys CJ, et al. Lesch-Nyhan variant syndrome: variable presentation in 3 affected family members. Arch Neurol, 2010, 67: 761-764

[7] Seegmiller JE, Rosenbloom FM, Kelley WN. Enzyme defect associated with a sex-linked human neurological disorder and excessive purine synthesis. Science, 1967, 155: 1682-1684

[8] Fujimoto WY, Seegmiller JE, Uhlendorf BW, et al. Biochemical diagnosis of X-linked disease in utero. (Letter) Lancet, 1968, 292: 511-512

[9] Gibbs RA, McFadyen IR, Crawfurd M, et al. First-trimester diagnosis of Lesch-Nyhan syndrome. Lancet, 1984, 324: 1180-1183

[10] Lloyd KG, Hornykiewicz O, Davidson L, et al. Biochemical evidence of dysfunction of brain neurotransmitters in the Lesch-Nyhan syndrome. New Eng J Med, 1981, 305: 1106-1111

[11] Mizunuma M, Fujimori S, Ogino H, et al. A recurrent large Alu-mediated deletion in the hypoxanthine phosphoribosyltransferase (HPRT1) gene associated with Lesch-Nyhan syndrome. Hum Mutat, 2001, 18: 435-443

[12] Torres RJ, Puig JG. Hypoxanthine-guanine phosophoribosyltransferase (HPRT) deficiency: Lesch-Nyhan syndrome. Orphanet J Rare Dis, 2007, 2: 48

[13] Urbach A, Schuldiner M, Benvenisty N. Modeling for Lesch-Nyhan disease by gene targeting in human embryonic stem cells. Stem Cells, 2004, 22: 635-641

752，753　致死性先天挛缩综合征
(lethal congenital contracture syndrome, LCCS)
(752. LCCS1, OMIM 253310; 753. LCCS2, OMIM 607598)

一、临床诊断

(1) 概述

致死性先天挛缩综合征 (lethal congenital contracture syndrome，LCCS) 是最严重的先天性疾病之一，主要表现为关节挛缩，可累及上下肢和 (或) 脊柱，导致不同程度的弯曲[11]。该病是一种常染色体隐性遗传病，其中 LCCS1 型的致病基因为 *GLE1* 基因，LCCS2 型的致病基因为 *ERBB3* 基因。

(2) 临床表现

临床主要表现为早期胎儿积水、运动不能、肢体骨骼肌萎缩。患儿多在出生后不久死亡，最早可于怀孕 15 周诊断，患病胎儿表现为运动不能、肢体挛缩、羊水过多、膀胱膨胀等[2]。

(3) 病理表现

病理活检发现患者前角神经元变性，脊髓腹侧严重萎缩，肢体骨骼肌萎缩。

(4) 受累部位病变汇总 (表 752-1)

表 752-1　受累部位及表现

受累部位	主要表现
面	小颌畸形、半侧面瘫
眼	高度近视、玻璃体视网膜病变
肺	肺发育不良、呼吸衰竭
心脏	室中隔缺损 (部分患者)、扩张型心肌病 (部分患者)
胸	薄鱼骨样肋骨
泌尿系统	肾盂积水、肾脏囊性变、膀胱扩张
四肢	多发先天性挛缩、管状骨广泛纤细
肌肉、软组织	肌萎缩 (下肢重)、肌发育不良
中枢神经系统	前角运动神经元缺乏、脊髓神经胶质增生
其他	显著胎儿积水，胎儿运动减少，羊水过多

二、LCCS1 基因诊断

(1) 概述

GLE1 基因，即编码 RNA 输出介导蛋白的基因，位于 9 号染色体长臂 3 区 4 带 1 亚带 1 次亚带 (9q34.11)，基因组坐标为 (GRCh37):9:131266971-131304580，基因全长 37 610bp，包含 16 个外显子，编码 699 个氨基酸。

(2) 基因对应蛋白结构及功能

GLE1 基因编码的核孔蛋白，预测大小为 75kDa，与酵母的 Gle1p 蛋白具有高度的序列和结构同源性。人 HeLa 细胞内 GLE1L 基因被抑制后，poly(A)+RNA 的转运也被抑制。免疫荧光研究显示，GLE1L 基因编码的蛋白定位在核孔复合物上。这表明 GLE1L 基因编码的蛋白可能在成熟的 RNA 信使输出到细胞质的过程中起作用。该基因已经发现有两个选择性剪切转录本变体编码不同的亚型蛋白。

(3) 基因突变致病机制

Makela-Bengs 等[3] 通过对 2 个家系的 5 个患病胎儿进行基因组水平筛选，发现这些患病胎儿在 9 号染色体长臂 (9q) 的 20cM 区域拥有相同的突变序列。通过对另外拥有共 19 个患者的 10 个家系进行关联分析，确认了致病突变发生在此区域。

Nousiaineo 等[4] 通过对芬兰家系的研究，进一步将突变区域限制到 9 号染色体长臂 3 区 4 带 (9q34)。通过对该区域候选基因进行系统测序，在 GLE1 基因上发现潜在突变。通过对 LCCS1 患者进行基因组测序，在 GLE1 基因的 3 号内含子发现 1 个纯合替代突变 (A>G)，在 4 号外显子发现 10 个核苷酸上流突变。

在 mRNA 输出的过程中，GLE1 编码的蛋白与 6- 磷酸肌醇 (IP6) 连接，调节 DEAD-box 蛋白 Dbp5 的活性。结构预测和功能分析证明，LCCS1 中的突变会干扰 GLE1 在 mRNA 输出中的功能。活细胞荧光显微成像显示，GLE1 基因发生突变后，稳定状态的核孔复合物明显减少[5]。

本病尚无相应的分子研究，致病机制未明。

(4) 目前基因突变概述

目前人类基因突变数据库收录的 GLE1 基因突变有 4 个，其中，错义 / 无义突变 3 个，剪接突变 1 个。突变分布在基因整个编码区，无突变热点。

三、LCCS2 基因诊断

(1) 概述

ERBB3 基因，即编码 erbB-3 酪氨酸激酶受体前体蛋白的基因，位于 12 号染色体长臂 1 区 3 带 2 亚带 (12q13.2)，基因组坐标为 (GRCh37): 12: 56473809-56497291，基因全长 23 483bp，包含 28 个外显子，编码 1343 个氨基酸。

(2) 基因对应蛋白结构及功能

ERBB3 编码的蛋白是表皮生长因子受体 (epidermal growth factor receptor，EGFR) 家族中的的一员。该蛋白具有一个神经调节蛋白结合结构域，但这激酶结构域不能够被活化。因此，ERBB3 编码的蛋白可以与配体连接，却不能通过蛋白磷酸化将信号传递到细胞内。ERBB3 编码的蛋白可以通过结合 EGFR 家族的其他成员形成异二聚体而具有激酶活性，激活信号通路，使细胞增殖或者分化。ERBB3 基因和编码的蛋白在大量的癌症中扩增和 (或) 过表达，如前列腺癌、膀胱癌和乳腺癌。

(3) 基因突变致病机制

LCCS2 是一种常染色体隐性遗传疾病，表现为神经性的关节弯曲。Narkis 等[6] 证明该疾病是由 ERBB3 基因的异常剪接造成的，蛋白产物形成了一个截短蛋白。ERBB3(Her3) 是磷酸酰肌醇 -3- 激酶 / Aktx 信号通路的激活因子，该信号通路调节细胞活性和囊泡运输，对施万细胞前体的产生是必需的，该细胞一般在运动神经元的周围轴突周围。

本病尚无相应的分子研究，致病机制未明。

(4) 目前基因突变概述

目前人类基因突变数据库收录的 ERBB3 基因突变有 1 个，为剪接突变。

（杨　骏　贾娇坤　王琳琳）

参考文献

[1] Markus B, Narkis G, Landau D, et al. Autosomal recessive lethal congenital contractural syndrome type 4 (LCCS4) caused by a mutation in MYBPC1. Hum Mutat, 2012, 33: 1435-1438

[2] Landau D, Mishori-Dery A, Hershkovitz R, et al. A new autosomal recessive congenital contractural syndrome in an Israeli Bedouin kindred. Am J Med Genet A, 2003, 117A: 37-40

[3] Makela-Bengs P, Jarvinen N, Vuopala K, et al. The Assignment of The Iethal Congenital Contracture Syndrome (LCCS) Locus to Chromosome 9q33-34. American Journal

of Human Genetics. CHICAGO, Univ Chicago Press, 1997, A30-A30

[4] Nousiainen HO, Kestila M, Pakkasjarvi N, et al. Mutations in mRNA export mediator GLE1 result in a fetal motoneuron disease. Nat Genet, 2008, 40: 155-157

[5] Folkmann AW, Dawson TR, Wente SR. Insights into mRNA export-linked molecular mechanisms of human disease through a Gle1 structure-function analysis. Adv Biol Regul, 2014, 54: 74-91

[6] Narkis G, Ofir R, Manor E, et al. Lethal congenital contractural syndrome type 2 (LCCS2) is caused by a mutation in *ERBB3* (Her3), a modulator of the phosphatidylinositol-3-kinase/Akt pathway. Am J Hum Genet, 2007, 81: 589-595

754　致死性先天挛缩综合征 5 型
(lethal congenital contracture syndrome, LCCS5; OMIM 615368)

一、临床诊断

(1) 概述

LCCS5 是由于 19 号染色体 p13 上的 *DNM2* 基因纯合突变引起，最早由 Koutsopoulos 等于 2013 年报道，该基因杂合突变亦和腓骨肌萎缩症 (CMT) 相关 [1,2]，该基因在细胞内吞中有重要作用，导致该功能的基因突变是致病性的 [2]。LCCS5 是关节挛缩中最严重的一种形式，出生致死，显著特点为关节挛缩，挛缩可以涉及上、下肢和 (或) 脊柱，导致出生时不同程度的弯曲或伸展受限，出生后短期内死亡，常死于呼吸衰竭。

(2) 临床表现

主要临床表现为无活动能力、关节挛缩、张力减退、骨骼异常、脑和视网膜出血。

Koutsopoulos 等 [2] 报道的 3 位 LCCS5 患者的临床表现为妊娠期胎动减少、羊水过多，出生时低体重、反射减低、肌张力减退和呼吸衰竭、关节挛缩和骨骼异常 (图 754-1)。其他表现有视网膜出血、硬膜下血肿、蛛网膜下隙出血 (图 754-2)，肺动脉高血压和动脉导管未闭。

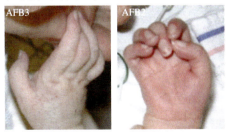

图 754-1　LCCS5 临床表现
(European Journal of Human Genetics，2013，21:637-642)

(3) 辅助检查

磁共振：可见硬膜下血肿、蛛网膜下腔出血 (图

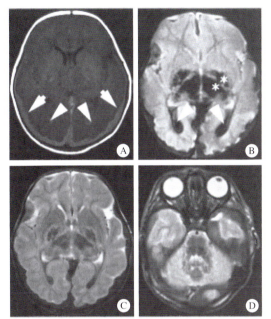

图 754-2　LCCS5 磁共振表现
(European Journal of Human Genetics，2013，21:637-642)

754-2)。

肌电图：可见肌病和下运动神经元损害表现，神经传导速度严重下降。

肌肉活检：部分患者肌肉活检可见核集中的小圆形纤维，一些表现为无明显核集中的肌纤维萎缩 (图 754-3)。

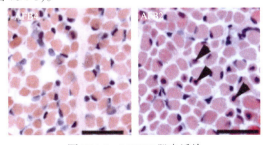

图 754-3　LCCS5 肌肉活检
(European Journal of Human Genetics，2013，21:637-642)

(4) 受累部位病变汇总 (表 754-1)

表 754-1 受累部位及表现

受累部位	主要表现
骨骼	关节挛缩、骨骼异常
神经肌肉	肌张力减低、腱反射减弱、呼吸衰竭
颅内	硬膜下血肿、蛛网膜下隙出血

二、基因诊断

(1) 概述

DNM2 基因，即编码三磷酸鸟苷 (GTP) 酶蛋白 (dynamins 2) 的基因，位于 19 号染色体短臂 1 区 3 带 2 亚带 (19p13.2)，基因组坐标为 (GRCh37): 19:10828729-10944169，基因全长 115 441bp，包含 21 个外显子，编码 870 个氨基酸。

(2) 基因对应蛋白结构及功能

此基因编码的蛋白是三磷酸鸟苷 (GTP) 结合蛋白亚家族中的一员。这些蛋白质分子的 N 末端 (包含一个 GTP 酶结构域) 的氨基酸序列高度相似。动力蛋白结合在微管上，参与细胞内吞作用和细胞运动等细胞过程，并在一些膜转变过程中发挥作用，这些膜转变伴随一些诸如破骨细胞骨吸收的过程。它结合在许多与肌动蛋白及细胞骨架蛋白结合的蛋白上，还可自组装，这一过程能够刺激 GTP 酶的活性。目前，已报道该基因有 5 个因可变剪接形成的不同蛋白质，它可能还存在其他的转录本，但它们的性质尚未完全确定。

(3) 基因突变致病机制

2013 年，Koutsopoulos 等[2] 报道在 3 个巴基斯坦同胞兄妹患者的 DNM2 基因中确定了 1 个纯合错义突变 (p.F379V)。在候选基因测序后通过纯合子定位法发现，该突变在家系中随疾病共分离，且不存在于对照组中。患者细胞和体外功能分析研究表明，该突变属于亚效等位基因。小鼠和斑马鱼的动物研究表明 DNM2 基因在肌肉纤维和脉管系统形成过程中起作用。用吗啉环取代的方法从斑马鱼胚胎中 (morpholino) 敲除 dnm2 基因后，导致了 10% 的致死率和 20% 的尾巴弯曲。吗啉环突变体肌纤维表现出轻度错位，而肌肉神经表现正常。同时在血管系统的内皮细胞也有缺陷。

(4) 目前基因突变概述

目前人类基因突变数据库收录的 DNM2 基因突变有 23 个，其中错义 / 无义突变 18 个，小的缺失 5 个。

（张在强 宋 彬）

参考文献

[1] Bitoun M, Maugenre S, Jeannet PY, et al. Mutations in dynamin 2 cause dominant centronuclear myopathy. Nat Genet, 2005, 37: 1207-1209

[2] Koutsopoulos OS, Kretz C, Weller CM, et al. Dynamin 2 homozygous mutation in humans with a lethal congenital syndrome. European Journal of Human Genetics, 2013, 21:637-642

755 常染色体显性遗传成人型脱髓鞘性脑白质营养不良
(leukodystrophy demyelinating adult-onset autosomal dominant, ADLD; OMIM 169500)

一、临床诊断

(1) 概述

常染色体显性遗传成人型脱髓鞘性脑白质营养不良 (ADLD) 是一种慢性进展性致死性疾病。该病为常染色体显性遗传，致病基因为 LMNB1。

(2) 临床表现

一般 40~60 岁发病，临床表现为自主神经功能异常 (直肠 / 膀胱功能障碍、阳痿、直立性低血压等)，锥体束损害 (上下肢痉挛性瘫痪)，小脑功能异常 (共济失调、辨距不良、眼球震颤、动作性震颤) 和中枢神经系统对称性脱髓鞘。有些患者还出现轻度认知障碍，视听觉异常，一般无周围神经受累表现。

(3) 辅助检查

头 MRI 表现为 T_2 加权像皮质脊髓束上部、小脑脚的高信号，随后发展为额顶区白质病变成片汇合，脑室周围白质、U 型纤维相对保留[1]。除此之外还可以看到胼胝体萎缩，脱髓鞘也可累及脑干 (图 755-1)。

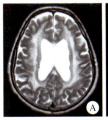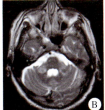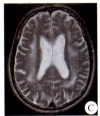
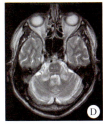

图 755-1 患者头 MRI 表现

可见侧脑室旁白质受累较少，小脑中脚及脑桥部锥体束有所受累 (Neurogenetics，2011，12: 65-72)

(4) 病理表现

白质空泡变性，ADLD 与多发性硬化和其他脱髓鞘病不同，其神经病理学表现为少突胶质细胞保留，而星形胶质细胞缺乏 [2]。

(5) 受累部位病变汇总（表 755-1）

表 755-1 受累部位及表现

受累部位	主要表现
眼	眼球震颤
自主神经系统	直立性低血压、肠道调节异常、阳痿、膀胱调节功能异常、出汗减少
中枢神经系统	小脑性共济失调、小肌肉运动功能减退、锥体征、痉挛状态、减反射亢进、假性球麻痹、自主神经功能异常、认知功能障碍（部分患者）
精神、行为	个性改变、抑郁

二、基因诊断

(1) 概述

LMNB1 基因，即编码核纤层蛋白 B1(Lamin-B1) 的基因，位于 5 号染色体长臂 2 区 3 带 2 亚带 (5q23.2)，基因组坐标为 (GRCh37):5:126112315-126172712，基因全长 60 398bp，包含 12 个外显子，编码 586 个氨基酸。

(2) 基因对应蛋白结构及功能

核纤层由位于核膜内侧的一个二维矩阵蛋白质组成，在进化上高度保守。在有丝分裂过程中，由于核纤层蛋白的磷酸化，核纤层蛋白矩阵发生可逆的分解。核纤层蛋白被认为参与了核的稳定，染色质的结构和基因的表达。脊椎动物的核纤层蛋白有 A 和 B 两种类型，该基因编码其中一种 B 型蛋白，即 B1。选择性剪接产生的该基因的转录变异体与常染色体显性遗传性成年型脑白质营养不良相关。

(3) 基因突变致病机制

Padiath 等 [2] 证明 LMNB1 基因拷贝数增加可导致成年人患一种缓慢渐进性神经系统疾病，即 ADLD。其特点是中枢神经系统弥漫性髓鞘丢失。该基因的重复变异最初是通过基因组 DNA 测序在患者和患者与鼠杂交的细胞系中鉴定出。当识别变异序列时，杂交细胞株可以明确地区分个体中分别遗传自两个亲本的染色体。他们建立了一个携带致病基因突变的染色体单倍型图谱，并且在重要区域观察到了一个大的共享单倍型域，这表明 2 个家族来源于同一祖先。果蝇的 Lamin B1 表达增加可导致退行性病变。此外，当培养的细胞中这种蛋白过度表达时，细胞核形态明显异常。Padiath 等 [3] 表明，ADLD 是人类首次发现由于 LMNB1 基因突变导致的人类疾病。

Brussino 等 [3] 在 8 个意大利成年脑白质病患者中发现 1 个患者携带有 140~190kb 的片段重复，该片段包括整个 LMNB1 基因、AX748201 转录区域和 MARCH3 基因的 3′ 端。Schuster 等 [1] 在 4 个无血缘关系的 ADLD 患者中发现了 LMNB1 基因重复变异，这 4 例患者中基因重复片段大小不同，为 107~218kb。来自两个家庭的 5 例患者血液的白细胞中 LMNB1 基因表达增加约 2 倍，与对照组相比 mRNA 的表达水平也增加。他们表明，有自主神经症状的 ADLD 的分子诊断可以通过对外周血白细胞 Lamin B1 的直接分析得到。

(4) 目前基因突变概述

目前人类基因突变数据库收录的 LMNB1 基因突变有 3 个，大的缺失 1 个，大的插入 2 个。

（杨　骏　贾娇坤　崔路漫）

参考文献

[1] Schuster J, Sundblom J, Thuresson AC, et al. Genomic duplications mediate overexpression of lamin B1 in adult-onset autosomal dominant leukodystrophy (ADLD) with autonomic symptoms. Neurogenetics, 2011, 12: 65-72

[2] Padiath QS, Saigoh K, Schiffmann R, et al. Lamin B1 duplications cause autosomal dominant leukodystrophy. Nat Genet, 2006, 38: 1114-1123

[3] Brussino A1, Vaula G, Cagnoli C, et al. A novel family with Lamin B1 duplication associated with adult-onset leucoencephalopathy. J Neurol Neurosurg Psychiatry, 2009, 80: 237-240

756~761　髓鞘形成不足性脑白质营养不良

(leukodystrophy hypomyelinating)(756. HLD2, OMIM 608804; 757. HLD3, OMIM 260600; 758. HLD4, OMIM 612233; 759. HLD5, OMIM 610532; 760. HLD6, OMIM 612438; 761. HLD7, OMIM 607694)

一、临床诊断

(1) 概述

髓鞘形成不足性脑白质营养不良（HLD）是一组遗传性神经系统变性病。其中 HLD2 为常染色体隐性遗传，致病基因为 *GJA12* 基因。HLD3 是 *AIMP1* 基因纯合子突变导致的常染色体隐性遗传病。HLD4 为常染色体隐性遗传，致病基因为 *HSPD1*。HLD5 为常染色体隐性遗传，致病基因为 *FAM126A*。HLD6 为常染色体显性遗传，致病基因为 *TUBB4A*；HLD7 为常染色体隐性遗传，致病基因为 *POLR3A*。

(2) 临床表现

患者多于婴儿或儿童早期起病，症状散发，表现为进行性加重的运动障碍，出现椎体外系症状及小脑体征，包括肌张力障碍、手足徐动症、肌强直、角弓反张、动眼神经危象、进行性痉挛性截瘫、共济失调、震颤等。大部分患者出现认知功能障碍、言语迟滞[1]，同时，有些患者还会出现牙齿发育不全或少牙畸形，以及促性腺激素分泌不足，而极少部分患者会出现癫痫。

(3) 辅助检查

头 MRI 表现为髓鞘形成不足，皮质、基底节、小脑、胼胝体、壳核萎缩或消失（图 756-1）[2]。

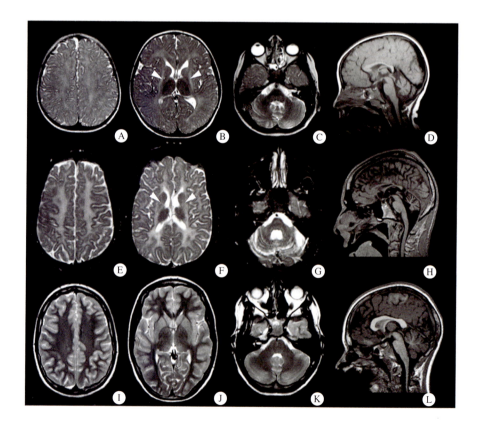

图 756-1　(A~D) 所示为一位 3.5 岁患者的头核磁，(E~H) 为一位 21 岁患者的头核磁，(I~L) 为一位 14 岁正常人的头核磁；A、B、E、F 可见脑白质 T_2 高信号，表示髓鞘缺失；B、F 未见壳核（箭头所指为壳核应该出现的地方）；年轻患者已经出现小脑萎缩 (D)，但年长患者表现更为严重 (H)

(Am J Hum Genet, 2013, 92: 767-773)

(4) 病理表现

腓肠神经活检可见有鞘纤维减少，髓鞘折叠异常，葱皮样改变。

(5) 亚型汇总（表 756-1）

表 756-1　亚型汇总

HLD 亚型	致病基因
HLD2	GJA12
HLD3	AIMP1
HLD4	HSPD1
HLD5	FAM126A
HLD6	TUBB4A
HLD7	POLR3A

(6) 受累部位病变汇总（表 756-2）

表 756-2　受累部位及表现

受累部位	主要表现
眼	垂直凝视麻痹、眼球震颤、视神经萎缩、视力减退、先天性白内障
口	流涎
牙	牙发育不全、少牙畸形
头	小头畸形
耳	听力丧失
胃肠道	吞咽困难
膀胱	膀胱功能障碍
中枢神经	痉挛状态、共济失调、反射亢进、锥体束征、躯干张力减低、肌张力障碍、姿势性、意向性震颤、手足徐动症、小脑体征、辨距不良、构音障碍、癫痫、认知功能障碍、智力减退
周围神经	周围神经病、振动觉、位置觉减退、运动神经传导速度减低
骨骼	脊柱侧凸、身材矮小
内分泌系统	促性腺激素分泌减少

二、HLD2 基因诊断

(1) 概述

GJA12 基因，即编码 γ2- 间隙连接蛋白 (gap junction gamma-2 protein) 的基因，位于 1 号染色体长臂 4 区 2 带 1 亚带 3 次亚带 (1q42.13)，基因组坐标为 (GRCh37):1:228337415-228347527，基因全长

10 113bp，包含 2 个外显子，编码 439 个氨基酸。

(2) 基因对应蛋白结构及功能

GJA12 基因编码间隙连接蛋白。间隙连接蛋白是同源连接蛋白大家族的成员，由 4 个跨膜区、2 个胞外区和 3 个胞内区组成。它对人类中央髓鞘和外周髓鞘的形成有关键的作用。该基因缺陷是导致 HLD2 的原因。

(3) 基因突变致病机制

Uhlenberg 等 [3] 在土耳其一个近亲结婚家系和德国 2 个非近亲结婚家系的 HLD2 患者中发现了 5 种不同的 GJA12 突变。正如预期的那样，近亲结婚家庭中的患者携带 c.857T>C 纯合突变，非近亲结婚的 2 个德国家庭中的患者携带杂合突变。有的患者表现出神经传导速度的衰减，这一症状表明主要累及下肢的外周性运动神经轻度病变的出现，与 GJA12 在腓肠神经和坐骨神经组织的表达一致。由于小鼠中 GJB1 和 GJA12 基因的功能冗余，Uhlenberg 等 [3] 认为，在佩梅样疾病的患者中发现的 GJA12 基因错义突变导致少突胶质细胞的获得性有害功能。

Henneke 等 [4] 在 182 个患有疾病家系中发现 14 个家系 (7.7%) 中携带 GJA12 基因的 11 个突变，他们认为 GJA12 突变不是疾病发生的常见原因。

Diekmann 等 [5] 研究了 GJC2 基因的 4 种不同突变对 HeLa 细胞和少突胶质细胞的影响，发现 p.T265A 和复杂的 A98G_V99insT 突变存在于内质网，p.G149S 突变位于内质网和细胞膜，p.T398I 突变在细胞膜形成了间隙连接斑。

(4) 目前基因突变概述

目前人类基因突变数据库收录的 GJA12 基因突变有 31 个，其中，错义 / 无义突变 18 个，小的缺失 3 个，小的插入 6 个，小的插入缺失 1 个，大的缺失 1 个，大的插入 1 个，调控区突变 1 个。突变分布在基因整个编码区，无突变热点。

三、HLD3 基因诊断

(1) 概述

AIMP1 基因，即可以编码氨酰基 tRNA 合成酶复合物相互作用多功能蛋白 1 的基因，位于 4 号染色体长臂 2 区 4 带 (4q24)，基因组坐标为 (GRCh37): 4:107236701-107270383，基因全长 33 683bp，包含 7

个外显子，编码 336 个氨基酸。

(2) 基因对应蛋白结构及功能

AIMP1 蛋白是一个多功能蛋白，具有细胞因子和 tRNA 结合活性。该蛋白的 tRNA 结合结构域与多种氨酰基 tRNA 合成酶有关联。将其从多合成酶复合体的 p43 蛋白中分离后，该结构即可成为一个具有活性的炎性细胞因子。该蛋白具有两个有紧密关联的结构域，这两个结构域分别由 100 个和 60 个氨基酸组成。该蛋白的 N 端结构域包含一个经典的寡核苷酸结合折叠结构，而 C 端结构与通过一段氨基酸序列与该寡核苷酸结合折叠结构相链接。两个结构域通过一个紧密疏水界面相互作用，形成拟对称结构。因此与其他具有核苷酸结合能力的蛋白不同，AIMP1 不能形成二聚体，该结合寡核苷酸的位点很可能是一个单独的 tRNA 结合位点。研究表明，在鼠的运动神经轴突中，Aimp1 蛋白与神经丝蛋白轻链的杆状结构域相互作用并共定位于细胞骨架上。在 SH-SY5Y 成神经细胞瘤细胞系中过表达 Aimp1 蛋白将会导致神经丝蛋白在胞体成簇聚集，并抑制神经丝形成。该机制有可能是通过降低神经丝蛋白的磷酸化程度实现的。这些结果表明 AIMP1 是神经丝蛋白的磷酸化过程的负调因子，并且在神经丝网络形成过程中扮演了非常重要的角色。

(3) 基因突变致病机制

在对一个以色列贝都因人的同血统家系中感染婴儿期 HLD3 患者的研究中，Feinstein 等[6] 在 *AIMP1* 基因中确定了一个纯合突变。该突变基因型对应的表型为早发性婴儿发育迟缓，语言习得推迟，外周肌肉痉挛并伴随中枢神经系统中髓鞘形成减少。Armstrong 等[7] 在一个患有严重神经退行性疾病的菲律宾女孩的 *AIMP1* 基因上发现了一个新的纯合缺失突变。他们采用了全外显子组测序的方式发现了该突变，该突变总是伴随疾病出现。该患者具有小头畸形，顽固性癫痫，高幅失律，以及精神心理发育过早终止等症状。她最终夭亡于 15 个月时。脑成像分析显示该患者患有髓鞘质缺失及渐进性脑萎缩，核磁共振谱表明该患者缺少 *N*- 乙酰天冬氨酸 (NAA)。Armstrong 等据此认为该表型与次级低髓鞘化导致的主要神经退行性疾病高度相关。

Park 等[8] 发现敲除 *Aimp1* 基因后，小鼠会呈现多种不同表型，这是由于 *Aimp1* 基因具有多种不同功能所造成的。许多表型具有异型葡萄糖代谢的特点，如生长迟缓、食物摄入量降低、体重下降等。敲除 *Aimp1* 基因小鼠的胰岛素和胰高血糖素在胰岛中的浓度水平均正常。但一旦进行禁食处理后，该敲除小鼠血液中的葡萄糖浓度会迅速下降至低于 70 mg/dl，而对照组小鼠仍维持在 90mg/dl。

Zhu 等[9] 发现，敲除 *Aimp1* 基因后，小鼠体重明显下降，繁殖能力下降，理毛次数下降，并出现了多种运动缺陷，包括自发的有时是痉挛性的震颤，不能伸展后肢，奔跑速度变慢及运动能力下降等。组织学检查显示该小鼠体内具有大面积的肌肉萎缩，大量肌肉神经元连接点异常，以及运动神经元末梢退化等现象，并伴随着缩小且畸形的脊髓的腹侧根髓鞘轴突。进一步的研究表明，不仅运动神经元，感觉神经元也存在轴突缺陷。这些发现表明 *AIMP1* 基因在神经元轴突的发育及维持方面具有重要作用。

(4) 目前基因突变概述

目前人类基因突变数据库收录的 *AIMP1* 基因突变有 2 个，其中错义 / 无义突变 1 个，小的缺失 1 个。

四、HLD4 基因诊断

(1) 概述

HSPD1 基因，编码 60kD 热休克蛋白，位于 2 号染色体长臂 3 区 3 带 1 亚带 (2q33.1)，基因组坐标为 (GRCh37):2:198351308-198364998，基因全长 13 691bp，包含 12 个外显子，编码 573 个氨基酸。

(2) 基因对应蛋白结构及功能

HSPD1 基因编码的蛋白属于伴侣素蛋白家族。编码的线粒体蛋白在先天免疫系统中作为信号分子起作用。这种蛋白对线粒体中新进入的蛋白的折叠和组装起重要的作用，会协助蛋白的正确折叠、避免错误折叠、促进重新折叠，以及在线粒体基质的压力环境下促进未折叠的多肽正确整合。

(3) 基因突变致病机制

一个以色列贝多因人家系中有 10 名患有常染色体隐性遗传的髓鞘发育不良性脑白质营养不良 4 型 (HLD4) 患者，Magen 等[10] 对该家系进行连锁分析，发现在 *HSPD1* 基因上存在纯合突变，而杂合突变携带者未患病。

该突变位于 *HSPD1* 基因 2 号外显子上的一个碱基对的突变 (c.1512A>G)，导致一个高度保守的氨基酸残基由天冬氨酸变为甘氨酸 (p.D29G)，该氨基酸残基和与之相邻的 26 个 N 端残基构成了线粒体基质靶向序列。体外功能表达研究表明用突变蛋白进行转染细胞，将导致细胞生长受损，并随着温度升高进一步恶化。

(4) 目前基因突变概述

目前人类基因突变数据库收录的 *HSPD1* 基因突变有 4 个，均为错义 / 无义突变。

五、HLD5 基因诊断

(1) 概述

FAM126A 基因，即编码一种髓鞘缺陷相关蛋白 (Hyccin) 的基因，位于 7 号染色体短臂 1 区 5 带 3 亚带 (7p15.3)，基因组坐标为 (GRCh37):7:22980878-23053814，基因全长 72 937bp，包含 14 个外显子，编码 521 个氨基酸。

(2) 基因对应蛋白结构及功能

FAM126A 基因编码的蛋白可能在 β- 连环蛋白 / Lef 信号通路发挥作用，β- 连环蛋白可以负调控该基因的表达。该基因缺陷是髓鞘减少伴先天性白内障的原因。

(3) 基因突变致病机制

Zara 等[11] 通过对 HLD5 伴先天性白内障家系中 7p21.3—p15.3 关键连锁区的全部 31 个转录本进行筛选，在 5 个家族中检测到了 *DRCTNNB1A* 基因的 3 个突变，其中 2 个是剪接位点，1 个是错义突变。他们的研究结果表明中枢和外周髓鞘形成障碍与先天性白内障之间存在分子关联。

Ugur 和 Tolun[12] 在患有 HLD5 和先天性白内障的一个近亲结婚的土耳其家族的患者中检测到了 *FAM126A* 基因的基因内纯合缺失，其中一例患者 9 岁发生了白内障。

(4) 目前基因突变概述

目前人类基因突变数据库收录的 *FAM126A* 基因突变有 4 个，其中，错义 / 无义突变 1 个，剪接突变 2 个，大的缺失 1 个。

六、HLD6 基因诊断

(1) 概述

TUBB4A 基因，即编码微管蛋白 β-4A 链的基因，位于 19 号染色体短臂 1 区 3 带 3 亚带 (19p13.3)，基因组坐标为 (GRCh37):19:6494330-6502595，基因全长 8266bp，包含 5 个外显子，编码 444 个氨基酸。

(2) 基因对应蛋白结构及功能

TUBB4A 基因编码 β- 微管蛋白家族的一种。β- 微管蛋白是两个核心蛋白 (α 和 β- 微管蛋白) 家族成员之一，它们通过形成异源二聚体组成微管。该基因突变可导致 HLD6 和常染色体显性遗传的肌张力障碍 (DYT4)。由于该基因的可变剪接，使得该基因有多个转录本变体，编码不同的蛋白亚型。在 X 染色体上存在该基因的一个假基因。

(3) 基因突变致病机制

Simons 等通过外显子测序在 9 例无亲缘关系的 HLD6 患者中检出到了 *TUBB4A* 基因上相同的杂合突变 (p.D249N)。其中两例同胞患者的该突变遗传自其嵌合携带但不患病的母亲。p.D249N 突变没有在大量对照样本的外显子组数据库中发现。*TUBB4A* 在神经细胞中高表达，Simons 等[13] 认为该基因突变可能抑制微管蛋白二聚化、微管聚合或降低微管稳定性。Blumkin 等[14] 在一例 HLD6 的 9 岁男孩体内检测到 *TUBB4A* 基因杂合错义突变 (p.E410K)。Purnell 等[13] 在 HLD6 的 4 岁女孩体内检测到了 *TUBB4A* 基因杂合错义突变 (p.R156L)。

本病尚无相应的分子研究，致病机制未明。

(4) 目前基因突变概述

目前人类基因突变数据库没有收录基因突变信息。但在文献中报道该基因有 3 个错义突变 p.D249N[13]、p.E410K[14] 和 p.R156L[15]。

七、HLD7 基因诊断

(1) 概述

POLR3A 基因，即编码 RNA 聚合酶 Ⅲ 亚基 POLR3A 的基因，位于 10 号染色体 2 区 2 带 3 亚带 (10q22.3)，基因组坐标为 (GRCh37): 10: 79734907-79789298，基因全长 54 392bp，包含 31 个外显子，编码 1390 个氨基酸。

(2) 基因对应蛋白结构及功能

POLR3A 基因编码的 POLR3A 蛋白，是 RNA

聚合酶Ⅲ的亚基之一，是 RNA 聚合酶Ⅲ在合成小 RNAs 时的催化元件，同时也作为感受器参与外源 DNA 的检测和激发内源免疫反应的过程。RNA 聚合酶Ⅲ是 DNA 依赖性的 RNA 聚合酶，在催化 DNA 转录为 RNA 的过程中，RNA 聚合酶Ⅲ的最大催化中心元件催化合成小 RNAs，包括 5S rRNA 和 tRNAs 等，与第二大元件一起构成酶的活性中心。启动子区的单链 DNA 模板位于聚合酶Ⅲ的活性中心位点，一个桥接螺旋从 RPC1 发出然后穿过催化位点附近的裂缝，类似于齿轮的作用，随着每一步核苷酸的加入，构象由直变弯，从而移动 RNA-DNA 杂交，促进了聚合酶Ⅲ的易位。另外，*POLR3A* 基因编码的蛋白在检测限制胞内细菌和 DNA 病毒感染中起重要作用。在免疫反应中起 DNA 探测作用，可以探测到非自身的 dsDNA 的转录，比如通过 RIG-Ⅰ通路诱导Ⅰ型干扰素和 NF-κB 的人类疱疹病毒的 RNAs。

(3) 基因突变致病机制

Bernard 等[16]通过对有脑白质病变的 12 个家系的 19 名患者进行候选基因测序，在 *POLR3A* 基因上发现了 14 个不同的突变。所有的突变都是纯合子或者复合杂合状态，没有患者存在 2 个截短突变。免疫印迹分析显示，POLR3A 蛋白质在 4 患者的纤维母细胞中表达降低，并且在另一个患者的皮质和脑白质中表达降低，研究者认为蛋白功能的丢失可能与患者疾病表型相关，*POLR3A* 基因的突变可能引起 RNA 聚合酶Ⅲ调节异常，导致在发育和损伤蛋白的合成过程中必要的 tRNAs 表达降低。2011 年，Saitsu 等[17]对一名 17 岁的日本籍 HLD7 患者进行研究分析，发现该患者存在 POLR3A 基因的 c.2690T>A 和 c.3013C>T 复合杂合突变，2 个突变分别遗传自其表型正常的父亲和母亲。上述突变在 270 名对照人群中均未检出。研究者通过酵母结构模型研究发现 c.2690T>A 和 c.3013C>T 突变会导致亚基相互作用的破坏，从而引起 RNA 聚合酶Ⅲ活性丢失。

(4) 目前基因突变概述

目前人类基因突变数据库收录的 *POLR3A* 基因突变有 26 个，其中，错义/无义突变 21 个，剪接突变 2 个，小的插入 3 个。突变分布在基因整个编码区，无突变热点。

（杨　骏　贾娇坤　郭　鹏　崔路漫　王　欧

陈日宏　成　诚）

参考文献

[1] Bernard G, Chouery E, Putorti ML, et al. Mutations of POLR3A encoding a catalytic subunit of RNA polymerase Pol Ⅲ cause a recessive hypomyelinating leukodystrophy. Am J Hum Genet, 2011, 89: 415-423

[2] Simons C, Wolf NI, McNeil N, et al. A de novo mutation in the beta-tubulin gene TUBB4A results in the leukoencephalopathy hypomyelination with atrophy of the basal ganglia and cerebellum. Am J Hum Genet, 2013, 92: 767-773

[3] Uhlenberg B, Schuelke M, et al. Mutations in the gene encoding gap junction protein alpha 12 (connexin 46.6) cause Pelizaeus-Merzbacher-like disease. Am J Hum Genet, 2004, 75: 251-260

[4] Henneke M, Combes P, et al. GJA12 mutations are a rare cause of Pelizaeus-Merzbacher-like disease. Neurology, 2008, 70: 748-754

[5] Diekmann S, Henneke M, et al. Pelizaeus-Merzbacher-like disease is caused not only by a loss of connexin47 function but also by a hemichannel dysfunction.Eur J Hum Genet, 2010, 18: 985-992

[6] Feinstein M, Markus B, Noyman I, et al. Pelizaeus-Merzbacher-like disease caused by AIMP1/p43 homozygous mutation. The American Journal of Human Genetics, 2010, 87:820-828

[7] Armstrong L, Biancheri R, Shyr C, et al. AIMP1 deficiency presents as a cortical neurodegenerative disease with infantile onset. Neurogenetics, 2014, 15:157-159

[8] GP Sang, Kim S. Hormonal activity of AIMP1/p43 for glucose homeostasis. Proceedings of the National Academy of Sciences, 2006, 103:14913-14918

[9] Zhu X, Liu Y, Yin Y, et al. MSC p43 required for axonal development in motor neurons. Proceedings of the National Academy of Sciences, 2009, 106:15944-15949

[10] Magen D, Georgopoulos C, Bross P, et al. Mitochondrial Hsp60 chaperonopathy causes an autosomal-recessive neurodegenerative disorder linked to brain hypomyelination and leukodystrophy. Am J Hum Genet, 2008, 83: 30-42

[11] Zara F, Biancheri R, et al. Deficiency of hyccin, a newly identified membrane protein, causes hypomyelination and congenital cataract. Nat Genet, 2006, 38: 1111-1113.

[12] Ugur SA, Tolun A. A deletion in DRCTNNB1A associated with hypomyelination and juvenile onset cataract.Eur J Hum Genet, 2008, 16: 261-264

[13] Simons C, Wolf NI, McNeil N, et al. A de novo mutation in the beta-tubulin gene TUBB4A results in the leukoencephalopathy hypomyelination with atrophy of the basal ganglia and

cerebellum. Am J Hum Genet, 2013, 92: 767-773

[14] Blumkin L, Halevy A, Ben-Ami-Raichman D, et al. Expansion of the spectrum of TUBB4A-related disorders: a new phenotype associated with a novel mutation in the TUBB4A gene. Neurogenetics, 2014, 15: 107-113.

[15] Purnell SM, Bleyl SB, Bonkowsky JL. Clinical exome sequencing identifies a novel TUBB4A mutation in a child with static hypomyelinating leukodystrophy. Pediatr Neurol, 2014, 50: 608-611

[16] Bernard G, Chouery E, Putorti Maria L, et al. Mutations of

POLR3A Encoding a Catalytic Subunit of RNA Polymerase Pol III Cause a Recessive Hypomyelinating Leukodystrophy. The American Journal of Human Genetics, 2011, 89: 415-423

[17] Saitsu H, Osaka H, Sasaki M, et al. Mutations in POLR3A and POLR3B encoding RNA Polymerase III subunits cause an autosomal-recessive hypomyelinating leukoencephalopathy. The American Journal of Human Genetics, 2011, 89: 644-651

762 伴有共济失调的脑白质病
(leukoencephalopathy with ataxia, LKPAT; OMIM 615651)

一、临床诊断

(1) 概述

伴有共济失调性的脑白质病 (LKPAT) 是一种常染色体隐性遗传病。临床表现主要包括共济失调及步态不稳，有些患者还表现为视野缺损、头痛及学习障碍[1]。该病主要特征为 MRI 上可见脑白质异常，内囊后肢、大脑脚、脑桥锥体束及小脑中脚 ADC 信号减低。该病致病基因为 CLCN2 基因。

(2) 临床表现

该病有儿童期和成人期两个发病高峰，临床表现变异率较大。成人患者主要表现为轻度小脑性共济失调，可合并视网膜脉络膜病、视野缺损、视神经病及头痛，个别患者合并精神分裂症。儿童患者表现为轻度小脑性共济失调、合并轻度痉挛状态、视野缺损、学习障碍以及头痛。未见患者合并癫痫[1]。

(3) 辅助检查

头颅 MRI 表现为大脑脚中部、中脑大脑脚、脑桥锥体束及内囊后肢信号异常，脑干神经束和小脑白质也有特异性改变。ADC 减低，表明组织微观结构中水间隙小。儿童患者也表现出脑白质弥散信号轻度异常，T_2、T_1 加权像上可见白质信号较灰质信号高。这些表现提示髓鞘微空泡样改变，而不是髓鞘合成减少[1]。

(4) 病理表现

病理变化为病变部分髓鞘微空泡样改变[1]。

(5) 受累部位病变汇总 (表 762-1)

表 762-1 受累部位及表现

受累部位	主要表现
眼	视野缺损 (部分患者)
	视网膜脉络膜病 (部分患者)
	视神经病 (部分患者)
中枢神经系统	共济失调步态、头痛、学习障碍 (部分患者)、脑白质病、轻度痉挛状态

二、基因诊断

(1) 概述

CLCN2 基因，即编码电压门控氯离子通道蛋白 2 的基因，位于 3 号染色体长臂 2 区 7 带 1 亚带 (3q27.1)，基因组坐标为 (GRCh37):3:184063973-184079439，基因全长 15 467bp，包含 25 个外显子，编码 898 个氨基酸。

(2) 基因对应蛋白结构及功能

CLCN2 基因编码的电压门控氯离子通道蛋白 2，是一个跨膜蛋白，在多种细胞中起到维护氯离子平衡的作用。该蛋白包含 10 个跨膜结构域，以及 CBS 1 和 CBS 2 两个重要结构域。氯离子通道的功能包括调节细胞体积、维护膜电位稳定、参与信号转导以及经上皮转运过程等。CLCN2 基因的缺陷可能与脑白质病及癫痫的发生相关。

(3) 基因突变致病机制

Depienne 等[1]对两名不相关的北非的成年发病型 LKPAT 患者进行全外显子测序检测，发现了

CLCN2 基因 c.1709G>A 纯合突变，该突变导致其编码的蛋白质氨基酸序列提前终止于 570 位密码子，产生截短蛋白。该突变在 HapMap 及千人基因组数据库中均无收录，在对照人群中亦未检出。患者成纤维细胞中检测到 mRNA 表达水平降低，说明该无义突变导致异常蛋白产物的产生并被降解。研究者对另外 4 名不相关的 LKPAT 患者进行该基因的检测，均发现了 CLCN2 基因的纯合或复合杂合突变。

Bosl 等[2] 对 Clcn2 基因敲除小鼠模型进行研究，发现小鼠出现严重的视网膜和睾丸退化、雄性不育、输精管腔不发育、生殖细胞不能完成减数分裂等病理变化。在视网膜上的感光细胞异常，经过视网膜色素上皮细胞的电流降低，Clcn2 基因的缺陷导致了依赖血液 – 睾丸屏障和血液 – 视网膜屏障的支持细胞的的 2 类细胞的死亡。Blanz 等[3] 发现，Clcn2 基因敲除会导致小鼠失明，并且在大脑和脊髓中出现进行性发展的广泛的脑白质海绵状空泡，但是神经元形态未见异常。研究者还发现 Clcn2 基因杂合和纯和缺失都可导致小鼠的癫痫发作阈值降低。

(4) 目前基因突变概述

目前人类基因突变数据库收录的 CLCN2 基因突变有 16 个，其中错义 / 无义突变 12 个，剪接突变 2 个，小的缺失 1 个，小的插入 1 个。突变分布在基因整个编码区，无突变热点。

（杨　骏　贾娇坤　成　诚）

参考文献

[1] Depienne C, Bugiani M, Dupuits C, et al. Brain white matter oedema due to ClC-2 chloride channel deficiency: an observational analytical study. Lancet Neurol, 2013, 12: 659-668

[2] Bösl MR, Stein V, Hübner C, et al. Male germ cells and photoreceptors, both dependent on close cell–cell interactions, degenerate upon ClC-2 Cl-channel disruption. The EMBO Journal, 2001, 20: 1289-1299

[3] Blanz J, Schweizer M, Auberson M, et al. Leukoencephalopathy upon disruption of the chloride channel ClC-2. J Neurosci, 2007, 27: 6581-6589

763　包括脑干和脊髓受累的脑白质病合并乳酸增高
(leukoencephalopathy with brainstem and spinal cord involvement and lactate elevation, LBSL; OMIM 611105)

一、临床诊断

(1) 概述

包括脑干和脊髓受累的脑白质病合并乳酸增高 (LBSL)，为常染色体隐性遗传，主要表现为慢性进展性小脑共济失调、强直状态、脊柱功能异常，有时合并轻度认知功能障碍。该病致病基因为 DARS2 基因[1-5]。

(2) 临床表现

发病年龄为 2~15 岁，缓慢进展性病程。主要表现为慢性进展性小脑共济失调 (也有表现为深感觉共济失调)、强直状态、震颤、脊柱功能异常、关节挛缩 (随年龄)、肌萎缩、肌无力、深感觉减弱等，有时合并轻度认知功能障碍。

(3) 辅助检查

磁共振可见脑室周围、深部脑白质、脑干、小脑及脊髓对称脑白质异常改变。MRS 可见受累脑白质乳酸增高。

(4) 受累部位病变汇总 (表 763-1)

表 763-1　受累部位及表现

受累部位	主要表现
眼	眼球震颤
骨骼	关节挛缩 (随年龄)
肌肉、软组织	肌萎缩、肌无力
中枢神经系统	运动发育迟滞、共济失调、震颤、强直状态、伸肌足底反射亢进、认知障碍 (少见)、构音障碍 (少见)
周围神经	周围神经轴索病变、反射减弱、本体感觉及振动觉减退

二、基因诊断

(1) 概述

DARS2 基因，即编码天冬氨酸 tRNA 连接酶的基因，位于 1 号染色体长臂 2 区 5 带 1 亚带 (1q25.1)，基因组坐标为 (GRCh37):1:173793719-173827682，基因全长 33 964bp，包含 18 个外显子，编码 645 个氨基酸。

(2) 基因对应蛋白结构及功能

DARS2 基因编码的天冬氨酸 tRNA 连接酶，是一种线粒体酶，可以特异性的酰化天冬氨酰 tRNA，是氨酰 tRNA 合成酶家族的成员之一。DARS2 基因编码的成熟蛋白含有 598 个氨基酸，包括与 ATP 结合、tRNA 结合相关的保守序列，以及具有氨酰 tRNA 合成酶特性的天冬氨酸识别和催化基序。DARS2 基因的缺陷与脑干和脊髓白质病变有关。

(3) 基因突变致病机制

Scheper 等 [5] 对 30 个家系中的患者进行 1 号染色体上与 LBSL 相关区域的基因进行测序，发现了 DARS2 基因。研究者发现 DARS2 基因突变使得其蛋白产物的酶活性降低，但是患者纤维母细胞和淋巴细胞中的线粒体复合物活性是正常的。此研究中，所有 LBSL 患者都检出 DARS2 基因的 3 号外显子上游的 T 到 C 的突变。正常对照人群基因型为 11 个 C 之前有 3 个 T，或者 10 个 C 之前有 4 个 T。研究者发现，有 6 名患者是存在 1 个 C 的突变，而其他 22 个患者的突变类型为串联 C 之前仅 2 个 T。Scheper 等认为，这种突变影响了 3 号外显子的剪接，从而导致移码突变和蛋白质的截断。2010 年，Isohanni 等 [6] 报道，8 名 LBSL 患者检出 DARS2 基因复合杂合突变，认为纯合的突变为致死性突变。DARS2 突变与 321 个患者的多发性硬化无关。Miyake 等 [7] 报道了 3 名日本籍的 LBSL 患者，表现为严重的 LBSL 表型，其父母为近亲婚配，患者检出 DARS2 基因的纯合突变。

(4) 目前基因突变概述

目前人类基因突变数据库收录的 DARS2 基因突变有 24 个，其中错义 / 无义突变 14 个，剪接突变 9 个，大的缺失 1 个。突变分布在基因整个编码区，无突变热点。

（杨　骏　贾娇坤　成　诚）

参考文献

[1] van der Knaap MS, van der Voorn P, Barkhof F, et al. A new leukoencephalopathy with brainstem and spinal cord involvement and high lactate. Ann Neurol, 2003, 53: 252-258

[2] Serkov SV, Pronin IN, Bykova OV, et al. Five patients with a recently described novel leukoencephalopathy with brainstem and spinal cord involvement and elevated lactate. Neuropediatrics, 2004, 35: 1-5

[3] Linnankivi T, Lundbom N, Autti T, et al. Five new cases of a recently described leukoencephalopathy with high brain lactate. Neurology, 2004, 63: 688-692

[4] Petzold GC, Bohner G, Klingebiel R, et al. Adult onset leucoencephalopathy with brain stem and spinal cord involvement and normal lactate. J Neurol Neurosurg Psychiatry, 2006, 77: 889-891

[5] Scheper GC, van der Klok T, van Andel RJ, et al. Mitochondrial aspartyl-tRNA synthetase deficiency causes leukoencephalopathy with brain stem and spinal cord involvement and lactate elevation. Nat Genet, 2007, 39: 534-539

[6] Isohanni P, Linnankivi T, Buzkova J, et al. DARS2 mutations in mitochondrial leucoencephalopathy and multiple sclerosis. Journal of Medical Genetics, 2010, 47: 66-70

[7] Miyake N, Yamashita S, Kurosawa K, et al. A novel homozygous mutation of DARS2 may cause a severe LBSL variant. Clinical Genetics, 2011, 80: 293-296

764　白质消融性脑病
(leukoencephalopathy with vanishing white matter, VWM; OMIM 603896)

一、临床诊断

(1) 概述

白质消融性脑病 (VWM) 是一种具有独特生化异常反应的脑白质病 [1]。VWM 只有少突胶质细胞和星形胶质细胞受累，而其他的神经元和神经胶质细胞似乎不受影响。该病是一种常染色体隐性遗传病，致病基因为 EIF2B1、EIF2B2、EIF2B3、EIF2B4、EIF2B5 中的一个或多个。

(2) 临床表现

发病年龄多在婴儿晚期或儿童期 (1~6 岁)，少部分患者于婴儿早期、青春期或成人期 (20~30 岁) 发病。患者可能发病早期就死亡 (发病后数天至数月)。主要症状包括精神症状、痴呆、运动功能减退、小脑性共济失调、视神经萎缩、癫痫、痉挛状态、易怒、呕吐、昏迷和发热等[1-3]。这些症状与国家和人种无关，世界范围内基本一致。轻微头外伤、高热、惊吓常常为起病激发因素。

(3) 辅助检查

MRI 表现为对称弥散病灶，脑白质信号强度反转，可以看见脑白质中有孔隙。随着病情推移，脑白质变得稀疏、囊性改变，其中被液体填充[2](图 764-1)。磁共振波谱 (MRI) 显示未受累的白质 N- 乙酰天冬氨酸减少，受累白质胆碱减少，肌酸下降。

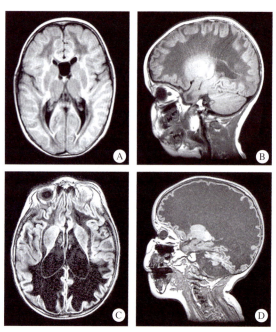

图 764-1　患者在 1.5 岁和 2.5 岁的头颅磁共振表现

A、B 为刚发病时，A 表现为脑白质信号异常及部分囊性改变，对应随访时 (C) 表现为全部脑白质被液体取代，B 可见异常脑白质内典型的条纹样改变，随访时 (D) 可见全部脑白质消失，仅剩大脑皮质及室管膜内层保留，小脑也严重萎缩 (Lancet Neurol，2006，5: 413-423)

(4) 病理表现

病理活检显示患者灰质并未受累，白质则变得松软，呈凝胶状。光学显微镜可见少部分轴突和 U 型纤维受累。VWM 区别于其他脑白质病的特征性改变是脑白质存在泡沫状少突胶质细胞，这些细胞的细胞质结构增加，不规则线粒体增多，因此导致细胞凋亡概率增高。而星形胶质细胞受累较少突胶质细胞重 (图 764-2、图 764-3)[4]。

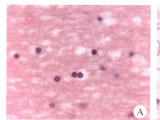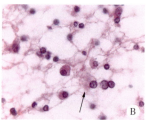

图 764-2　少突胶质细胞的光镜表现

A. 正常少突胶质细胞，B.VWM 的少突胶质细胞；应用苏木精 - 伊红染色，正常少突胶质细胞较小，其内可见少量细胞质及均匀圆形细胞核 (A)，VWM 的少突胶质细胞，其内可见丰富均匀或微小颗粒状细胞质，细胞核位置偏心，箭头所指为一泡沫状细胞质 (Lancet Neurol，2006，5: 413-423)

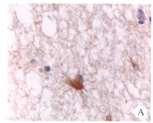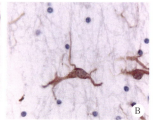

图 764-3　星形胶质细胞的光镜表现

A. 正常星形胶质细胞，B.VWM 的星形胶质细胞；应用胶质纤丝的酸性蛋白抗体染色，正常星形胶质细胞可见精细的树状分支网络 (A)，VWM 的星形胶质细胞具有少量、粗糙、较钝的分支 (Lancet Neurol，2006，5: 413-423)

(5) 受累部位病变汇总 (表 764-1)

表 764-1　受累部位及表现

受累部位	主要表现
脑	患病婴儿头部生长停止、2 岁以上患儿可能出现巨头畸形
眼	视神经萎缩、新生儿可能失明
内生殖器 (女性)	卵巢衰竭、先天性腺发育不良
中枢神经系统	运动发育迟缓、步态不稳、发热、头部创伤和惊吓后神经功能迅速恶化、肌张力减退、嗜睡、癫痫、痉挛状态、轻度精神障碍、记忆力减退、认知功能障碍、构音障碍、保留皮质的脑白质囊性变性、随着时间推移、白质消失、被脑脊液替代
内分泌系统	原发闭经或继发闭经、血清促性腺激素升高、血清雌激素降低、血清黄体酮降低
其他	人格改变、妄想、淡漠、情绪不稳、精神行为异常更多见于成人发病患者

二、基因诊断

(1) 概述 (表 764-2)

表 764-2　基因亚型汇总

基因	染色体位置	基因组起止坐标	基因全长 (bp)	外显子数	氨基酸数
EIF2B1	12q24.31	chr12:124105570-124118323	12 754	9	301

续表

基因	染色体位置	基因组起止坐标	基因全长 (bp)	外显子数	氨基酸数
EIF2B2	14q24.3	chr14:75469612-75476294	6683	8	351
EIF2B3	1p34.1	chr1:45316194-45452394	136 201	12	452
EIF2B4	2p23.3	chr2:27587219-27592919	5701	12	543
EIF2B5	3q27.1	chr3:183852810-183863099	10 290	17	721

(2) 基因对应蛋白结构及功能

真核翻译起始因子 2B(*EIF2B*)，是一种三磷酸鸟苷交换因子，由 α、β、γ、δ、ε 5 个亚基组成，分别由 *EIF2B1*、*EIF2B2*、*EIF2B3*、*EIF2B4*、*EIF2B5* 基因编码。此基因功能与 GDP 和 GTP 之间的转化、活化及去活化相关，*EIF2B* 与 eIF2 蛋白相互作用，参与真核细胞内所有蛋白的合成，对于蛋白质的合成有着重要的调节作用。

(3) 基因突变致病机制

Leegwater 等[5]和 van der Knaap 等[2]的团队分别提出，翻译起始因子 *EIF2B* 的 5 个亚基上的突变都可能引起 VWM。Leegwater 等[5]通过对 9 个家系 12 个 VWM 患者进行分析，将疾病相关基因定位在一个包含 25 个基因的区域。研究者在来自 23 个家系的 29 名患者中，检测到 *EIF2B5* 基因的 16 种不同的突变；在两名不相关的患者中检测到 *EIF2B2* 基因的纯合错义突变。van der Knaap 等[6]对未检出 *EIF2B5* 基因和 *EIF2B2* 基因突变的患者进行检测，发现 1 名患者存在 *EIF2B1* 基因的复合杂合突变；2 名患者检出 *EIF2B1* 基因突变，分别为纯合及复合杂合突变；另有 2 名患者检出 *EIF2B4* 基因的复合杂合突变。van der Knaap 等[7]对产前或婴幼儿时期发病的 9 名患者进行基因检测，其中 8 名患者检测到了基因突变，包含 7 个不同的突变：2 个 *EIF2B2* 基因突变，2 个 *EIF2B4* 基因突变，3 个 *EIF2B5* 基因突变。患者除了严重的脑病症状，还存在羊水过少、宫内生长阻滞、白内障、胰腺炎、肝脾大、肾发育不全、卵巢发育不全等多种表型。Wu 等[8]对 11 名不相关的中国籍 VWM 患者进行检测，发现了 *EIF2B5* 基因的 6 个突变和 *EIF2B3* 基因的 5 个突变。*EIF2B* 基因上的突变会导致部分功能缺失[9]，从而使体细胞在环境或压力状态改变时，对蛋白合成的调节过程更困难。在脑白质中的细胞可能更容易受异常压力环境的影响，从而产生病变症状。

(4) 目前基因突变概述（表 764-3）

表 764-3 目前基因突变汇总 （单位：个）

基因	突变总数	错义/无义突变	剪接突变数	小片段缺失数	小片段插入数	大片段缺失数
EIF2B1	6	4	1	1	0	0
EIF2B2	15	12	0	2	1	0
EIF2B3	12	11	0	1	0	0
EIF2B4	17	14	1	1	1	0
EIF2B5	73	66	2	4	0	1

（杨 骏 贾娇坤 王 杰）

参考文献

[1] Baumann N, Turpin JC. Adult-onset leukodystrophies. J Neurol, 2000, 247: 751-759

[2] van der Knaap MS, Pronk JC, Scheper GC. Vanishing white matter disease. Lancet Neurol, 2006, 5: 413-423

[3] Kuhlmann T, Lassmann H, Bruck W. Diagnosis of inflammatory demyelination in biopsy specimens: a practical approach. Acta Neuropathol, 2008, 115: 275-287

[4] Schiffmann R, Elroy-Stein O. Childhood ataxia with CNS hypomyelination/vanishing white matter disease-a common leukodystrophy caused by abnormal control of protein synthesis. Mol Genet Metab, 2006, 88: 7-15

[5] Leegwater PA, Vermeulen G, Konst AA, et al. Subunits of the translation initiation factor eIF2B are mutant in leukoencephalopathy with vanishing white matter. Nat Genet, 2001, 29: 383-388

[6] van der Knaap MS, Leegwater PA, Konst AA, et al. Mutations in each of the five subunits of translation initiation factor eIF2B can cause leukoencephalopathy with vanishing white matter. Ann Neurol, 2002, 51: 264-270

[7] van der Knaap MS, van Berkel CG, Herms J, et al. eIF2B-related disorders: antenatal onset and involvement of multiple organs. Am J Hum Genet, 2003, 73: 1199-1207

[8] Wu Y, Pan Y, Du L, et al. Identification of novel EIF2B mutations in Chinese patients with vanishing white matter disease. J Hum Genet, 2009, 54: 74-77

[9] Matsukawa T, Wang X, Liu R, et al. Adult-onset leukoencephalopathies with vanishing white matter with novel missense mutations in *EIF2B2*, *EIF2B3*, and *EIF2B5*. Neurogenetics, 2011, 12: 259-261

765 伴皮质下囊肿的非巨颅性脑白质病
(leukoencephalopathy cystic without megalencephaly; OMIM 612951)

一、临床诊断

(1) 概述

伴皮质下囊肿的非巨颅性脑白质病是由 *RNASET2* 基因突变所致[1]。本病在婴儿时期出现精神运动发育迟滞；患儿头围正常，部分可表现为小头畸形；运动功能障碍突出，伴语言发育障碍。诊断本病须与先天性巨细胞病毒感染相鉴别。

(2) 临床表现

患儿出生时正常，神经功能缺陷通常在 1 月龄至 1 岁内出现，包括严重的智力损害及运动发育迟滞。患者头围正常，或表现为小头畸形、感音神经性耳聋。患儿行走需要帮助，甚至只能坐或爬行，绝大多数患儿无语言发育。其他还包括癫痫发作、肌痉挛、手足徐动症、肌张力障碍、眼球震颤及听力丧失。本病通常病情稳定或进展缓慢[2]。

头颅 MRI(图 765-1) 提示前颞叶皮质下囊性变、侧脑室下角扩大、侧脑室增大及多灶性脑白质变性。囊肿内的信号强度与脑脊液等同。MRI 显示囊变周围白质异常髓鞘形成及脑室周围对称性白质损害。白质改变同样累及半卵圆中心[3]。其他导致脑白质病的先天性代谢性疾病或感染性疾病筛查无异常。本病通常与新生儿无症状性先天性颅内巨细胞病毒感染难以鉴别[4]。部分患者头颅 CT 扫描显示颅内钙化。

(3) 影像学表现

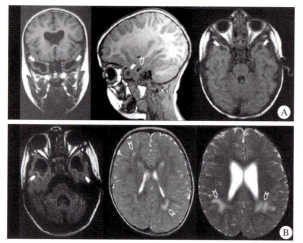

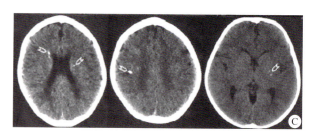

图 765-1　头颅 MRI

A. 双侧前颞叶囊肿、侧脑室前下角扩大；B. 囊肿周围及深部白质多灶性白质损害；C. 脑室周围、顶叶白质及底节区多发钙化 [Nature Genet，2009，(41)：773-775]

(4) 病理表现

暂无报道。

(5) 受累部位病变汇总 (表 765-1)

表 765-1　受累部位及表现

受累部位	主要表现
神经系统	精神运动发育迟滞、小头畸形、癫痫发作、肌痉挛、手足徐动症、肌张力障碍、眼球震颤
五官	感音性神经性耳聋

二、基因诊断

(1) 概述

RNASET2 基因，即编码一种核糖核酸酶的基因，位于 6 号染色体长臂 2 区 7 带 (6q27)，基因组坐标为 (GRCh37)：6：167342992-167370679，基因全长 27 688bp，包含 9 个外显子，编码 256 个氨基酸。

(2) 基因对应蛋白结构及功能

RNASET2 基因编码的核糖核酸酶蛋白是 Rh/T2/S- 糖蛋白细胞外核糖核酸酶家族的新成员。RNASET2 蛋白的包含 N 端的信号肽序列和 3 个推导的 *N*- 糖基化位点以及 2 个高度保守的五聚体的催化基序。RNASET2 蛋白具有 Has 核糖核酸酶活性，在 pH 酸性条件下活性更高，可能在细胞 RNA 分解代谢中具有重要作用。*RNASET2* 基因的突变会导致非巨颅性脑白质病或巨颅症等。

(3) 基因突变致病机制

通过基因测序以及家系分析，Henneke 等[1] 在

2 个同血缘的土耳其家庭中发现了可以导致非巨颅性脑白质病的 2 种不同的纯合突变。这 2 种突变均位于 *RNASET2* 基因上，且该突变伴随着该疾病出现。对其他 3 个不属于同一家系的个体进行分析后发现，这些个体均携带或纯合或复合杂合的 *RNASET2* 基因突变。所有突变均有可能导致基因功能丧失。

本病尚无相应的分子研究，致病机制未明。

(4) 目前基因突变概述

目前人类基因突变数据库收录的 *RNASET2* 基因突变有 6 个，其中错义 / 无义突变 1 个，剪接突变 2 个，小的缺失 2 个，大片段缺失 1 个。

（史伟雄 王 欧）

参考文献

[1] Henneke M, Diekmann S, Ohlenbusch A, et al. RNASET2-deficient cystic leukoencephalopathy resembles congenital cytomegalovirus brain infection. Nature Genet, 2009, 41: 773-775

[2] Olivier M, Lenard HG, Aksu F, Gartner J. A new leukoencephalopathy with bilateral anterior temporal lobe cysts. Neuropediatrics, 1998, 29: 225-228

[3] Henneke M, Preuss N, Engelbrecht V, et al. Cystic leukoencephalopathy without megalencephaly: a distinct disease entity in 15 children. Neurology, 2005, 64: 1411-1416

[4] Gomes AL, Vieira JP, Saldanha J. Non-progressive leukoencephalopathy with bilateral temporal cysts. Europ J Paediat Neurol, 2001, 5: 121-125

766 伴有球状体的散发性脑白质病
(leukoencephalopathy, diffuse hereditary with spheroids, HDLS; OMIM 221820)

一、临床诊断

(1) 概述

伴有球状体的散发性脑白质病 (HDLS) 是一种常染色体显性遗传的疾病，它由 Lanska 等[1] 在 1994 年首次报道。本病主要是成年期发病，快速进展的神经变性疾病。致病基因为 *CSF1R* 基因的杂合突变引起。

(2) 临床表现

HDLS 特征性临床表现为各种行为异常，认知障碍和运动改变。具体临床表现为人格改变，情感淡漠，社交能力减退，行为不当，注意力不集中，执行功能障碍；发病后期可出现严重痴呆，甚至出现植物状态，并通常在痴呆发病 6 年内死亡；疾病发展过程中还可出现运动障碍，表现为行走缓慢、步态不稳、强直、不安腿综合征、痉挛状态、共济失调，有些患者可出现吞咽困难等锥体外系表现[2]。

(3) 辅助检查

影像学检查：头颅影像显示脑白质斑片状异常[3]，主要发生在额顶叶（图 766-1）。

(4) 病理检查

神经病理检查提示髓鞘脱失，轴突球状体包含神经纤维，胶质细胞增生，神经元膨胀。尸检可见脑室扩大，胼胝体变扁[4]（图 766-2）。

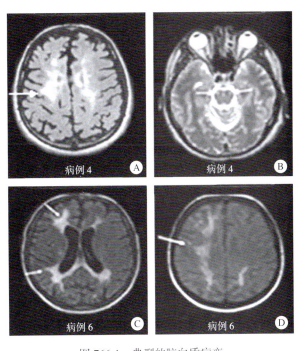

图 766-1 典型的脑白质病变
(Neurology，2012，79: 566-574)

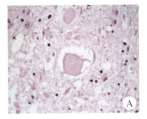
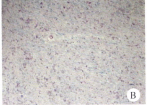

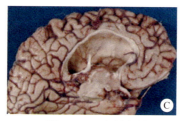

图766-2 病理表现

A.可见神经元膨胀变大，B.可见神经纤维及胶质细胞增生；C.可见脑室扩大、胼胝体变薄 (Acta Neuropath，2006，111：300-311)

(5) 受累部位病变汇总 (表766-1)

表766-1 受累部位及表现

受累部位	主要表现
大脑	各种行为异常，认知障碍和运动改变，头颅影像显示脑白质斑片状异常，主要发生在额顶叶
小脑	共济失调

二、基因诊断

(1) 概述

CSF1R 基因，编码细胞集落刺激因子1的受体蛋白，位于5号染色体长臂3区2带(5q32)，基因组坐标为(GRCh37):5:149432854-149492935，基因全长 60 082bp，包含22个外显子，编码972个氨基酸。

(2) 基因对应蛋白结构及功能

CSF1R 基因编码的蛋白是细胞集落刺激因子1的受体。细胞集落刺激因子1作为一种细胞因子，能够控制巨噬细胞的产生、分化和功能。该基因编码的受体介导了大多数细胞集落刺激因子1的生物学效应。配体结合受体后通过寡聚反应和磷酸转移的过程来激活受体的激酶。该基因编码的蛋白是一种酪氨酸激酶跨膜受体，属于酪氨酸蛋白激酶CSF1/ PDGF 受体家族的成员之一。该基因突变与骨髓恶性肿瘤的易患性相关。该基因的第一个内含子中包含一个方向相反的转录失活核糖体蛋白L7假基因。选择性剪接导致产生了多个转录变异体。

(3) 基因突变致病机制

在 HDLS 患者中已经发现十几种 CSF1R 基因的突变。 HDLS 是一种严重的神经系统疾病，它的特点是脑组织白质的损伤。脑白质病变的症状：典型发病于成年期，后来会进展到严重的认知和运动问题。HDLS 患者中，大多数的 CSF1R 基因突变会导致其蛋白结构单元 (氨基酸) 的改变，其他突变

通过其他办法改变氨基酸的序列。突变都发生在受体激活其他蛋白的区域 (称为激酶结构域)。突变的受体似乎不能再激活细胞信号转导通路。但是目前仍不太清楚该基因突变如何导致 HDLS 患者产生脑白质损伤或认知和运动问题[4]。

Swerdlow 等[5]报道了一个患有 HDLS 的家系。Rademakers 等[2]对该家系进行全外显子组测序及连锁分析，在 CSF1R 基因中发现了一个杂合突变。通过对其他 13 个 HDLS 患者进行测序，每个患者都确定了另一个不同的杂合突变。该疾病表型特点是成年期发病，进展迅速的神经退行性疾病，行为、认知和运动有差异性的改变。患者往往在痴呆发病 6 年内死亡。脑成像显示出异常的斑片状脑白质，主要影响额叶和顶叶。在体外针对一些错义突变的功能性表达的研究表明，该突变体蛋白没有自磷酸化，这表明激酶活性的缺陷很有可能影响下游的目标。因为 CSF1R 组装成二聚体，该突变体蛋白也可能形成显性抑制的效应。总体而言，研究结果表明，因 CSF1R 基因突变而造成的小胶质细胞信号转导和功能的缺陷会导致中枢神经系统退行性病变。

(4) 目前基因突变概述

目前人类基因突变数据库收录的 CSF1R 基因突变有 2 个，其中错义 / 无义突变 1 个，调控区突变 1 个。

(王雪梅　王伊卓)

参考文献

[1] Lanska DJ, Currier RD, Cohen M, et al. Familial progressive subcortical gliosis. Neurology, 1994, 44: 1633-1643

[2] Rademakers R, Baker M, Nicholson AM, et al. Mutations in the colony stimulating factor 1 receptor (CSF1R) gene cause hereditary diffuse leukoencephalopathy with spheroids. Nature Genet, 2012, 44: 200-205

[3] Sundal C, Van Gerpen JA, Nicholson A M. MRI characteristics and scoring in HDLS due to CSF1R gene mutations. Neurology, 2012, 79: 566-574

[4] Baba Y, Ghetti B, Baker MC, et al. Hereditary diffuse leukoencephalopathy with spheroids: clinical, pathologic and genetic studies of a new kindred. Acta Neuropath, 2006, 111: 300-311

[5] Swerdlow RH, Miller BB, Lopes MBS, et al. Autosomal dominant subcortical gliosis presenting as frontotemporal dementia. Neurology, 2009, 72: 260-267

767 L 型铁蛋白缺陷
(L-ferritin deficiency, LFTD; OMIM 615604)

一、临床诊断

(1) 概述

L 型铁蛋白缺陷 (LFTD) 是由 *FTL* 基因起始密码子 ATG 突变所致。目前文献报道仅 2 例。

(2) 临床表现

2004 年 Cremonesi 等发现 1 例 52 岁低血清 L 型铁蛋白水平的健康女性[1]，她当时作为储铁蛋白 - 白内障综合征遗传研究的健康对照进入观察。该患者无铁缺乏及相关神经功能障碍的病史，血液学检查仅见血清 L 型铁蛋白水平降低。

2013 年 Cozzi 等报道了第 2 例[2]，为一名 23 岁女性，血清中测不到 L 型铁蛋白，但其他血液学指标均正常。该患者 7 岁时患特发性全面性癫痫，药物控制理想。22 岁时停止服用抗癫痫药而没有复发。患者合并轻度神经心理学异常，多导睡眠图提示存在不宁腿综合征，其他症状还包括进行性脱发。血常规中血红蛋白、平均红细胞容积、红细胞数、铁含量、转铁蛋白、转铁蛋白饱和度均正常。提示 L 型铁蛋白不影响系统性铁代谢，也不会出现神经系统及血液系统症状。

(3) 影像学表现

头颅影像学及肝脏影像学检查均未见铁沉积。

(4) 病理表现

成纤维细胞中缺乏 L 型铁蛋白。

(5) 受累部位病变汇总（表 767-1）

表 767-1 受累部位及表现

受累部位	主要表现
血液系统	低血清 L 型铁蛋白
神经系统	特发性全面性癫痫，不宁腿综合征
皮肤	进行性脱发

二、基因诊断

(1) 概述

FTL 基因，即编码铁蛋白轻链亚基的基因，

位于 19 号染色体长臂 1 区 3 带 3 亚带 3 次亚带 (19q13.33)。基因组坐标为 (GRCh37): 19: 49468566-49470136，基因全长 1571bp，包含 4 个外显子，编码 175 个氨基酸。

(2) 基因对应蛋白结构及功能

FTL 基因编码铁蛋白的轻链亚基，是铁蛋白 24 个亚基中的 1 个。人 FTL 蛋白分子质量大小为 19kDa，经过折叠形成从 A 到 E 的 5 个 α- 螺旋结构域。铁蛋白亚基的变异可能会影响铁离子在不同组织中的吸收和释放速率。铁蛋白的另一个主要功能是保证铁离子的溶解性和无毒性。编码轻链的 *FTL* 基因出现缺陷会导致储铁蛋白 - 白内障综合征和神经退行性疾病。

(3) 基因突变致病机制

Beaumont 等[3] 在储铁蛋白白内障综合征患者中位于 *FTL* 基因 5′ 端非编码区铁离子响应元件 (IRE) 检测到突变 (c.40A>G)。Camaschella 等[4] 报道了一个家庭中患有轻度储铁蛋白白内障综合征的父女的 *FTL* 的 IRE 元件的一个突变 (c.51G>C)。在 17 个无关联的储铁蛋白 - 白内障综合征病人中，Kannengiesser 等[5] 确定了一个位于 *FTL* 基因 N 端的杂合性的错义突变 (p.T30I)。Curtis 等[6] 在脑铁积聚 -3(NBIA3) 神经退行性病变患者中识别了 *FTL* 基因 460 核苷酸位置的一个 A 碱基插入，从而改变了 FTL 蛋白 C 端氨基酸残基。Cremonesi 等[1] 在一位血浆铁蛋白轻链含量偏低的 52 岁健康女性中检出 *FTL* 基因起始密码子发生杂合突变 (p.M1V)，并预测该突变会导致蛋白的翻译和表达缺陷。Cozzi 等[2] 在一位患有常染色体隐性遗传血浆铁蛋白缺失的 23 岁女性中检测到 *FTL* 基因纯合截短突变 (p.E104X)。

Vidal 等[7] 发现，经过表达 c.498_499insTC 突变型的转基因小鼠会表现出类似于人类遗传性铁蛋白疾病的组织学和行为学特征。该转基因的表达引起行为及运动功能障碍，导致生命周期缩短。组织学及免疫组织化学分析显示，小鼠出生后第 8 周，在转基因小鼠的整个神经系统及大多数外周组织的有丝分裂后期细胞中，神经元及神经胶质发育出核

和胞质内含物。

(4) 目前基因突变概述

目前人类基因突变数据库收录的 *FTL* 基因突变共 48 个，其中错义 / 无义突变 4 个，小的缺失 4 个，小的插入 6 个，大片段缺失 2 个，小的突变 32 个。

（苏 芳 常灿坤）

参考文献

[1] Cremonesi L, Cozzi A, Girelli D, et al. Case report: a subject with a mutation in the ATG start codon of L-ferritin has no haematological or neurological symptoms. J Med Genet, 2004, 41: e81

[2] Cozzi A, Santambrogio P, Privitera D, et al. Human L-ferritin deficiency is characterized by idiopathic generalized seizures and atypical restless leg syndrome. J Exp Med, 2013, 210: 1779-1791

[3] Beaumont C, Leneuve P, Devaux I, et al. Mutation in the iron responsive element of the L ferritin mRNA in a family with dominant hyperferritinaemia and cataract. Nat Genet, 1995, 11: 444-446

[4] Camaschella C, Zecchina G, Lockitch G, et al. A new mutation (*G51C*) in the iron-responsive element (IRE) of L-ferritin associated with hyperferritinaemia-cataract syndrome decreases the binding affinity of the mutated IRE for iron-regulatory proteins. Br J Haematol, 2000, 108: 480-482

[5] Kannengiesser C, Jouanolle AM, Hetet G, et al. A new missense mutation in the L ferritin coding sequence associated with elevated levels of glycosylated ferritin in serum and absence of iron overload. Haematologica, 2009, 94: 335-339

[6] Curtis AR, Fey C, Morris CM, et al. Mutation in the gene encoding ferritin light polypeptide causes dominant adult-onset basal ganglia disease. Nat Genet, 2001, 28: 350-354

[7] Vidal R, Miravalle L, Gao X, et al. Expression of a mutant form of the ferritin light chain gene induces neurodegeneration and iron overload in transgenic mice. J Neurosci, 2008, 28: 60-67

---

768 先天性全身性脂代谢营养不良 2 型
(lipodystrophy congenital generalized type 2, CGL2; OMIM 269700)

一、临床诊断

(1) 概述

先天性全身性脂代谢营养不良 2 型 (CGL2) 又称贝拉迪内利 – 塞普综合征 (Berar-dinelli-Seip syndrome，type 2, BSCL)，是一种以全身脂肪组织显著缺乏为特点的常染色体隐性遗传性疾病 [1]。致病基因为编码 seipin 蛋白的 *BSCL2* 基因。

(2) 临床表现

CGL2 患者婴幼儿时期发病，近亲结婚发病率增高。女性患者症状为严重 [2]，约 15% 的患者在 35 岁之前死亡 [3]。临床特征为全身皮下脂肪组织消失、多毛、色素沉着、生长加速、骨龄提前、四肢肌肉发达 (图 768-1)、脐疝、肝脾大、脂肪肝、肥厚型心肌病、外生殖器增大、多囊卵巢。约 78% 患者出现轻中度智力障碍 [3]。常伴糖尿病，胰岛素抵抗明显。

(3) 辅助检查

MRI 显像可见全身性脂肪组织减少，呈短 T_1 信号影 (图 768-1)。

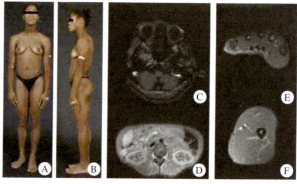

图 768-1 临床和影像表现

A、B. 一例女性患者 [4](Biochimica et Biophysica Acta. 2009, 1791:507-513)；C~F. 分别为头颅、腹部、足、大腿 MRI T_1 加权像表现 [5][The Journal of Clinical Endocrinology & Metabolism，2004, 89(5):2360-2364]

(4) 病理表现

尚未见报道。

(5) 受累部位病变汇总 (表 768-1)

表 768-1 受累部位及表现

受累部位	主要表现
皮肤、毛发	多毛、色素沉着
头面部	颜面增宽、下颌骨增大

续表

受累部位	主要表现
心脏	肥厚型心肌病
消化系统	脐疝、肝脾大、脂肪肝、急性胰腺炎、食欲旺盛
生殖系统	外阴增大、多囊卵巢、女性不育
肌肉、骨骼	骨龄提前、肌肉发达、手足偏大
脑	轻中度智力减退
内分泌	糖尿病、胰岛素抵抗、高胰岛素血症、高甘油三酯血症

二、基因诊断

(1) 概述

BSCL2 基因，即编码先天性脂肪代谢障碍 2 蛋白 (seipin) 的基因，位于 11 号染色体长臂 1 区 3 带 (11q13)，基因组坐标为 (GRCh37):11:62457747-62477046，基因全长 19 300bp，包含 12 个外显子，编码 462 个氨基酸。

(2) 基因对应蛋白结构及功能

BSCL2 编码的蛋白是一种多通道跨膜蛋白 seipin 蛋白，该蛋白位于内质网上，可能对于脂滴的形态具有重要影响。该基因可通过可变剪接产生不同的转录本编码不同的蛋白亚型。该蛋白参与调控脂质的分解代谢过程，对于脂肪细胞的分化具有重要作用，可能也参与体内能量稳态的中枢调控过程。该蛋白对于脂肪的正常存储和脂滴的累积是必需的，有可能承担细胞组织中自主调控的职责，控制脂质存储于脂肪细胞并防止在无脂肪细胞的组织中形成异位的脂滴。

(3) 基因突变致病机制

Magre 等[6] 在 3 个独立的患有先天性全身性脂代谢营养不良 2 型病家庭的患者中发现 11 号染色体长臂上 *BSCL2* 基因的突变 (图 768-2)。患病个体或者是某一个突变的纯合子，或者是不同突变的复合杂合子，所有未患病子代的父母都只携带了一个突变。通过对挪威和黎巴嫩两地的 9 个 BSCL 患者家族进行的全基因组扫描显示，来自黎巴嫩的 5 个家族的病患在连续的 9 个突变标记上是纯合子，这可能是由于奠基者效应所造成。在来自挪威西南部的家族中，Magre 等则发现了患者在 4 个连续的突变标记上是纯合子，进一步确认了奠基者效应的影响。后续对另外 20 个不同种族起源的 BSCL 家族的研究则显示，其中 11 个家族的疾病同样与 11q13 的基因变异相关联，而另 9 个家族的疾病则

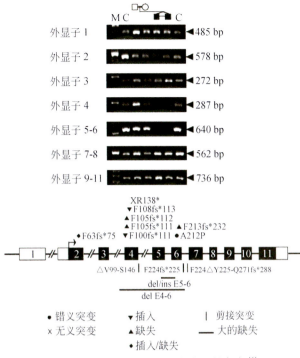

图 768-2　*BSCL2* 基因上所发生的突变[6]

与 9 号染色体长臂 3 区 4 带 (9q34) 的基因变异相关联。

(4) 目前基因突变概述

目前人类基因突变数据库收录的 *BSCL2* 基因突变有 29 个，其中错义 / 无义突变 11 个，剪接突变 6 个，小的缺失 4 个，小的插入 4 个，小的插入缺失 2 个，大片段缺失 1 个，复杂重组 1 个。

（ 张　彩　邓庆媛　蔡锴晔 ）

参考文献

[1] Garg A. Acquired and inherited lipodystrophies. New Eng J Med, 2004, 350: 1220-1234

[2] Gedde-Dahl T Jr, Trygstad O, van Maldergem L, et al. Genetics of the Berardinelli-Seip syndrome (congenital generalized lipodystrophy) in Norway: epidemiology and gene mapping. Acta Paediat Suppl, 1996, 413: 52-58

[3] Van Maldergem L, Magre J, Khallouf TE, et al. Genotype-phenotype relationships in Berardinelli-Seip congenital lipodystrophy. J Med Genet, 2002, 39: 722-733

[4] Garg A1, Agarwal AK. Lipodystrophies: Disorders of adipose tissue biology. Biochimica Biophysica Acta, 2009, 1791: 507-513

[5] Ebihara K, Kusakabe T, Masuzaki H, et al. Gene and Phenotype Analysis of Congenital Generalized Lipodystrophy in Japanese: A novel homozygous nonsense mutation in seipin gene. J Clin Endocrinol Metab, 2004, 89:2360-2364

[6] Magre J, Delepine M, Khallouf E, et al. Identification of the gene altered in Berardinelli-Seip congenital lipodystrophy on chromosome 11q13. Nat Genet, 2001, 28: 365-370

769　家族遗传性局部脂肪代谢障碍 2 型
(lipodystrophy, familial partial, type 2, FPLD2; OMIM 151660)

一、临床诊断

(1) 概述

家族遗传性局部脂肪代谢障碍 2 型 (FPLD2) 是一种代谢失调疾病，属于家族遗传性局部脂肪代谢障碍的一个亚型，主要表现为儿童晚期或成人早期出现的皮下脂肪组织分布异常。本病可能和脂肪缺乏性糖尿病相关，其基本特征为皮下脂肪减少。是一种常染色体显性遗传疾病，由 *LMNA* 基因突变导致。

(2) 临床表现

FPLD2 多于青春期发病，主要表现为皮下脂肪组织分布异常，患者逐渐出现四肢、臀部及躯干脂肪减少，从而导致肌肉及浅静脉外露突出。部分患者表现为面颈部脂肪组织堆积，导致双下巴或库欣面容 (图 769-1)。本病常误诊为库欣病[1]。

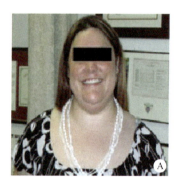
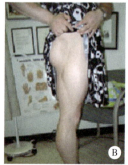
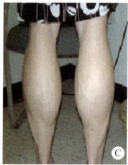

图 769-1　FPLD2 患者临床表现
[Endocrine Practice，2011，17(4):665]

(3) 辅助检查

磁共振可见皮下脂肪分布异常 (图 769-2，图 769-3)。

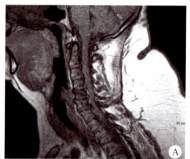
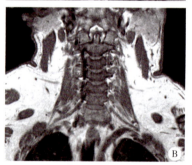

图 769-2　颈部 MRI 矢状位和冠状位 T₁ 加权像

图中可见颈部及胸椎后部皮下脂肪显著增厚，颈前部中度增厚 (Sleep Breath，2009，13: 425-427)

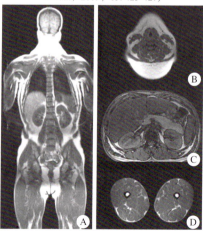

图 769-3　MRI 表现

A~D 为治疗前典型影像学表现，全身 MRI 冠状位 T₁ 加权像 (A)，颈部 MRI 轴位 T₁ 加权像 (B) 及双侧大腿 MRI(D) 可见典型的颈部脂肪增生 ("水牛背") 及外阴部脂肪堆积，以及肢体脂肪萎缩，轴位梯度回波 MRI(C) 可见肝实质信号降低伴随肝脂肪变性 (AJR Am J Roentgenol，2012，199: W602-606)

(4) 病理表现

骨骼肌活检表现为 1 型及 2 型肌纤维肥大。

(5) 受累部位病变汇总（表 769-1）

表 769-1　受累部位及表现

受累部位	主要表现
面	正常或面部脂肪组织增多，"满月脸"
颈	正常或颈部脂肪组织增多
心血管	动脉粥样硬化、高血压、血清三酰甘油增高、高密度脂蛋白减少
肝	肝大、肝性脂肪变性
胰腺	胰腺炎（部分为急性）
外生殖器（女性）	阴唇假性肥大、多囊卵巢（不常见）
皮肤	浅静脉突出、黄疸、黑棘皮症（不常见）
毛发	多毛症（不常见）
肌肉、软组织	局部脂肪代谢障碍（皮下脂肪组织分布异常）、躯干皮下脂肪组织减少、四肢皮下脂肪组织减少、脂肪组织减少多发生于青春期、肌肉外露、肌肉肥大、肌痛、肌内脂肪增多、腹内脂肪增多、骨骼肌活检表现为 1 型及 2 型肌纤维肥大、非特异性肌病改变
神经系统	神经压迫、神经卡压、周围神经增大、副结髓鞘肿胀
内分泌系统	胰岛素抵抗糖尿病（青春期左右发病）、高血糖、高胰岛素血症

二、基因诊断

(1) 概述

LMNA 基因，即编码核纤层蛋白的基因，位于 1 号染色体长臂 2 区 2 带（1q22），基因组坐标为（GRCh37）：1: 156084461-156109880，基因全长 25 420，包含 12 个外显子，编码 664 个氨基酸。

(2) 基因对应蛋白结构及功能

LMNA 基因编码核纤层蛋白 A 和核纤层蛋白 C，核纤层蛋白是核纤层的结构蛋白成分。核纤层是细胞核核膜下的蛋白网络结构，由靠近核膜的二维基质蛋白构成，对细胞核大小和结构起决定作用。核纤层蛋白家族构成细胞基质，并且该家族在进化上高度保守，家族成员包括核纤层蛋白 A、核纤层蛋白 B 及核纤层蛋白 C。在哺乳动物中，核纤层蛋白 A 和核纤层蛋白 C 等量存在，在细胞核组装、染色体组织、核膜以及端粒的动力学等方面发挥作用，

对于周围神经系统、骨骼肌以及骨组织等的正常发育具有重要意义，还可以保护肌肉及骨组织不被脂肪浸润、维持骨骼肌及骨组织的正常体积和强度。

(3) 基因突变致病机制

Peters 等[2]采用高多态性 STR 基因组扫描技术，对来自 5 个家系的患者进行检测分析，将 FPLD 的致病位点定位在 1 号染色体长臂 2 区 1 带至 2 区 2 带（1q21—q22）之间。在加拿大 5 个 FPLD 家庭中，Cao 等[3]发现 *LAMIN A/C* 基因存在一个杂合突变（p.R482Q）。这些家庭中的 Q482/R482 杂合个体与 R482/R482 纯合个体（正常人）在年龄、性别和体重等指标中均无差异，然而患有局部脂肪代谢障碍和糖尿病的人 Q482/R482 杂合比例显著升高。与正常的纯合个体相比，杂合个体的血清胰岛素水平和 C-肽水平也显著升高。患有糖尿病的 *LMNA* 杂合个体比不患有糖尿病的杂合个体年龄显著偏大。在患有局部脂肪代谢障碍的 6 个家庭和 3 个独立个体中，Shackleton 等[4]在 *LMNA* 基因中发现杂合 p.R482W 错义突变，Cao 等[3]在加拿大患病家庭中也发现同一密码子 p.R482Q 的突变。Shackleton 等[4]在另一患有局部脂肪代谢障碍的家庭中发现这一密码子的第三种突变 p.R482L。

本病尚无相应的分子研究，致病机制未明。

(4) 目前基因突变概述

目前人类基因突变数据库收录的 *LMNA* 基因突变有 243 个，其中错义 / 无义突变 187 个，剪接突变 21 个，小的缺失 19 个，小的插入 10 个。大片段缺失 3 个，大片段插入 3 个。突变分布在基因整个编码区，无突变热点。

（杨　骏　贾娇坤　常　辽）

参考文献

[1] Garg A. Acquired and inherited lipodystrophies. N Engl J Med, 2004, 350: 1220-1234

[2] Peters JM, Barnes R, Bennett L, et al. Localization of the gene for familial partial lipodystrophy (Dunnigan variety) to chromosome 1q21-22. Nature Genetics, 1998, 18: 292-295

[3] Cao H, Hegele RA. Nuclear lamin A/C R482Q mutation in canadian kindreds with Dunnigan-type familial partial lipodystrophy. Hum Mol Genet, 2000, 9: 109-112

[4] Shackleton S, Lloyd DJ, Jackson SN, et al. LMNA, encoding lamin A/C, is mutated in partial lipodystrophy. Nat Genet, 2000, 24: 153-156

770 类脂蛋白沉积症——Urbach-Wiethe 病
(lipoid proteinosis of Urbach and Wiethe; OMIM 247100)

一、临床诊断

(1) 概述

Urbach-Wiethe 病是由于 1q21.3 染色体上 *ECM1* 基因突变所致常染色体隐性遗传性疾病。这是一种溶酶体存储障碍性疾病，最常见于南非的北开普市。主要表现为不同程度的皮肤瘢痕，广泛性皮肤、黏膜及内脏增厚，串珠样睑缘丘疹，声音嘶哑及颞叶癫痫。病理上表现为广泛性玻璃样物质（一种糖蛋白）沉积及基底膜断裂或重复[1, 2]。

(2) 临床表现

1929 年 Urbach 及 Wiethe 首次报道此病。因类脂蛋白沉积从而出现面颈部皮肤增厚、脆性增加，下唇、舌体、软腭及咽喉部黄白色丘疹，眉毛或眼裂周围串珠样结节、肘部及膝关节皮肤红色疣状突起、手指两侧丘疹（图 770-1）。因累及咽喉部，患者出生后出现进行性声音嘶哑。少数合并秃头症。头颅 CT 及 MRI 可见双侧杏仁核对称性钙化[3]，钙化通常不累及海马及新皮层。患者可表现为癫痫（如失神发作）、近记忆力减退或精神发育迟滞，非言语性视觉记忆受损、执行功能减退及社交能力下降[4]，智商低于平均水平，精神方面可表现为偏执、多疑、好斗，因合并听幻觉及受虐妄想而表现为易激惹及攻击行为[5]。

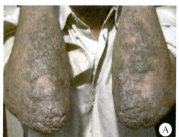
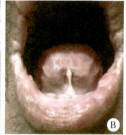
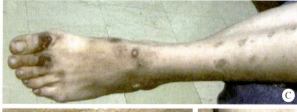
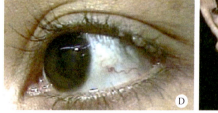
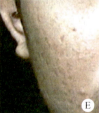

图 770-1　Urbach-Wiethe 病的皮肤及黏膜改变

A: 双侧前臂及肘部伸侧疣状斑; B: 嘴唇及舌体上的浸润斑, 舌系带增厚; C: 下肢瘢痕、过度角化性损害; D: 上睑缘串珠样疣状丘疹; E: 面颊部麻点样、痤疮样瘢痕 [J Invest Derm, 2003, 120: 345-350]

(3) 影像学表现（图 770-2）

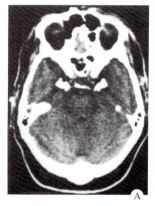
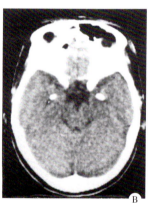

图 770-2　Urbach-Wiethe 病患者头颅 CT 表现
双侧颞叶前内侧对称性、椭圆形钙化 [J Neurol Neurosurg Psychiat, 1985, 48: 1290-1292]

(4) 病理表现

由于黏多糖代谢紊乱[6]，皮肤活检显示中性黏多糖沉积。电镜下皮肤损害中可见纤维样物质[7]。成纤维细胞胞质内空泡形成（图 770-3）。

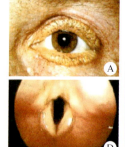
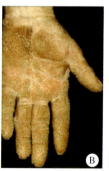
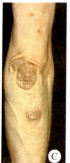

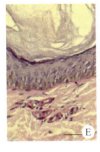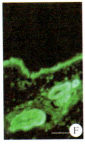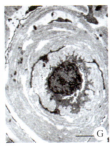

图 770-3 类脂蛋白沉积症患者的病理表现

A.眼睑串珠样丘疹；B.手掌疣状丘疹及皮肤角化过度；C.肘关节蜡样结节及瘢痕；D.声带增厚；E.皮肤表皮与真皮连接处 PAS 阳性物质沉积及真皮层周围的血管、过度角化；F.免疫荧光标志（抗Ⅳ型胶原抗体）显示表皮 - 真皮连接处及周围血管增厚的染色带，同样可见增厚的基底膜；G.透射电镜：真皮层内小血管壁基底膜同心圆样重复染色 [Molec Genet, 2002, 11: 833-840]

(5) 受累部位病变汇总 (表 770-1)

表 770-1 受累部位及表现

受累部位	主要表现
皮肤、黏膜	面颈部皮肤增厚、眉毛周围的串珠样结节、舌头增厚、肘部及膝关节皮肤红色疣状突起、手指两侧丘疹及皮肤脆性增加、颊部白癜、下唇、舌体、软腭及咽喉部黄白色丘疹、面部痤疮样改变及瘢痕形成、上睑或眼裂周围串珠样小结节
神经系统	杏仁核对称性钙化、癫痫（如失神发作）、近记忆力减退或精神发育迟滞
其他	偏执、多疑、好斗、听幻觉、受虐妄想、易激惹、攻击行为

二、基因诊断

(1) 概述

ECM1 基因，即编码胞外基质蛋白 1 的基因，位于 1 号染色体长臂 2 区 1 带 3 亚带 (1q21.3)，基因组坐标为 (GRCh37):1:150480487-150486265，基因全长 5779bp，包含 10 个外显子，编码 567 个氨基酸。

(2) 基因对应蛋白结构及功能

ECM1 基因编码的可溶性胞外基质蛋白 1，是一种分泌性糖蛋白。ECM1 蛋白分子质量大小为 85kDa，包含 19 个氨基酸的信号肽和紧随其后的 4 个功能区，一个不含半胱氨酸的 N 端区，含有大量的半胱氨酸残基的两个前后排列的重复序列区和一个 C 端区。ECM1 蛋白在参与软骨内成骨的形成、血管生成以及肿瘤发生等多个生物学过程，同时与多种胞外蛋白及结构蛋白相互作用，保持皮肤完整性和体内平衡。另外，该蛋白还可以刺激内皮细胞增殖和促进血管再生，并抑

制 MMP9 的蛋白水解酶活性。ECM1 基因突变与脂类蛋白质沉积症相关。

(3) 基因突变致病机制

Hamada 等 [2] 对 10 个无亲缘关系的脂类蛋白质沉积症患者的 ECM1 基因进行测序，发现 ECM1 基因外显子 6 和外显子 7 是最常见的脂类蛋白质沉积症突变发生位点。同时还发现，临床上发生在外显子 7 以外的突变往往出现相对较为严重的黏膜和皮肤脂类蛋白质沉积症症状。研究者在研究的 10 个非相关性患者当中，发现 7 个为纯合的小插入 / 缺失突变，2 个为复合杂合突变，1 个为纯合的无义突变。然而，暂时没有发现任何特殊的能够导致神经系统疾病的基因型 – 表型关联。

本病尚无相应的分子研究，致病机制未明。

(4) 目前基因突变概述

目前人类基因突变数据库收录的 ECM1 基因突变共 42 个，其中错义 / 无义突变 21 个，小的缺失 11 个，小的插入 3 个，大片段缺失 1 个，大片段插入 2 个。半数突变位于 6 号或 7 号外显子内。

（史伟雄　常灿坤）

参考文献

[1] Hamada T, McLean WHI, Ramsay M, et al. Lipoid proteinosis maps to 1q21 and is caused by mutations in the extracellular matrix protein 1 gene (ECM1). Hum Molec Genet, 2002, (11): 833-840

[2] Hamada T, Wessagowit V, South AP, et al. Extracellular matrix protein 1 gene (ECM1) mutations in lipoid proteinosis and genotype-phenotype correlation. J Invest Derm, 2003, (120): 345-350

[3] Emsley RA, Paster L. Lipoid proteinosis presenting with neuropsychiatric manifestations. J Neurol Neurosurg Psychiat, 1985, (48): 1290-1292

[4] Tranel D, Hyman BT. Neuropsychological correlates of bilateral amygdala damage. Arch Neurol, 1990, 47: 349-355

[5] Urbach E, Wiethe C. Lipoidosis cutis et mucosae. Virchows Arch Path Anat, 1929, 273: 285-319

[6] Moynahan EJ. Hyalinosis cutis et mucosae (lipoid proteinosis): demonstration of a new disorder of mucopolysaccharide metabolism. Proc Roy Soc Med, 1966, 59: 1125-1126

[7] Fabrizi G, Portiri B, Borgioli M, et al. Urbach-Wiethe disease: light and electron microscopic study. J Cutan Path, 1980, 7: 8-20

771~775　无脑回畸形综合征
(Lissencephaly)(771. LIS1, OMIM 607432; 772. LIS2, OMIM 257320; 773. LIS3, OMIM 611603; 774. LIS4, OMIM 614019; 775. LIS5, OMIM 615191)

一、临床诊断

(1) 概述

无脑回综合征 (Lissencephaly) 由 Bielchowsky 于 1923 年首次报道，是一类常染色体隐性遗传的神经发育障碍的罕见疾病，包含 LIS1、LIS2、LIS3、LIS4 和 LIS5 等亚型。其特点为脑表面光滑、脑回消失[1]，伴有严重的脑萎缩、极端畸形、严重的精神发育迟缓[2]、运动迟缓、失神发作等[3]。其发病机制主要为神经元内部异常、代谢缺陷或宫内缺氧致神经母细胞在胚胎期 9~13 周移动障碍。

(2) 临床表现

Miller-Dieker 综合征 (Miller-Dieker syndrome，MDS) 和 Walker-Warburg 综合征 (Walker-Warburg syndrome，WWS) 是常见的两种表型。

主要表现为出生时体重、身长和头围均小于正常低限。面容奇异，表现为额突、头细长、上颌小、眼距宽、耳位低、双下肢外展外旋、肌张力低、腱反射弱。MDS 中黄疸和内脏畸形多见，WWS 中脑积水和眼部畸形多见。生长明显迟滞，一般 3~4 个月死亡。MR 严重，去皮层或去大脑体位。个别存活至 9 岁，自主活动少，痉挛性截瘫，癫痫发作。

1) X 连锁显性遗传：部分无脑回畸形的遗传方式为 X 连锁显性遗传。一般来说，女性患者症状较轻，畸形也较轻，形成脑皮质下带状灰质异位，或典型的双皮层综合征。男性患者会出现典型症状，智力低下严重，癫痫发作明显，发作类型多样，常为婴儿痉挛，也可有行为障碍。

2) 常染色体隐性遗传：对于此类遗传方式的患者，男性多不能存活，故多见于女性患者。患者癫痫发作的发生率高，一般表现为全身性强直阵挛发作、局部发作，或继发泛化，认知缺陷在女性患者不严重。

3) 相邻基因综合征：此类患者无脑回畸形较为严重，大脑半球的岛盖有缺陷，脑容量小，患者常有面部畸形、严重智力低下和癫痫发作。癫痫发作常表现为婴儿痉挛。

(3) 辅助检查

患者心电图常表现为心律不齐。

头颅 CT 表现为脑表面光滑、脑回消失和大量钙化灶 (图 771-1)。

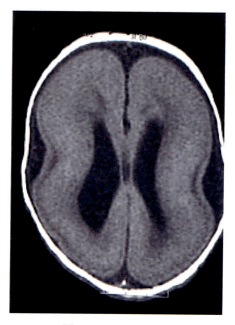

图 771-1　CT 显示脑回消失
(Am J Hum Genet, 2003, 72:918-930)

(4) 病理表现

脑回异常包括广泛或局限性无脑回 (apyria) 和巨脑回 (macrogyria)，结构似 3~4 月龄的胚胎脑；皮质厚达 4 层，结构紊乱，皮层锥体细胞倒置；白质薄，灰白质变界面光滑；脑干和小脑萎缩，Dandy-walker 畸形；小脑和脑干发育异常，胼胝体薄，海马异常，重度脑室扩张[4]；心、肾、消化道畸形。

（5）亚型汇总（表 771-1）

表 771-1 亚型汇总

Lissencephaly 亚型	致病基因
Lissencephaly 1(LIS1)	*PAFAH1B1*
Lissencephaly 2(LIS2)	*RELN*
Lissencephaly 3(LIS3)	*TUBA1A*
Lissencephaly 4(LIS4)	*NDE1*
Lissencephaly 5(LIS5)	*LAMB1*

（6）受累部位病变汇总（表 771-2）

表 771-2 受累部位及表现

受累器官	主要表现
头部	小头畸形
面部	畸形、奇异
脑	脑积水
肌肉	肌张力下降

二、LIS1 基因诊断

（1）概述

PAFAH1B1 基因（也称 *LIS1* 基因），编码血小板活化因子乙酰水解酶 1B 异构体调节亚基 1，位于 17 号染色体短臂 1 区 3 带 3 亚带 (17p13.3)，基因组坐标为 (GRCh37): 17:2496923-2588909，基因全长 91 987bp，包含 11 个外显子，编码 410 个氨基酸。

（2）基因对应蛋白结构及功能

PAFAH1B1 基因编码一种异三聚体酶，该酶能够特异地催化血小板活化因子的 SN-2 位的去乙酰基反应。该蛋白在 N 端含有卷曲螺旋结构域，在 C 端含有 7 个 WD 重复序列，二者都参与蛋白质 - 蛋白质相互作用[5]。该蛋白为乙酰水解酶复合体的非催化亚基，通过除去血小板活化因子 (PAF) 在 SN-2 位乙酰基而使其失活。该蛋白能够正向调节微管运动蛋白暨动力蛋白（负端定向）的活性；能够促进由动力蛋白介导的微管正端定向滑动；为某些依赖于动力蛋白及微管的过程所必需，如维持高尔基体的完整性、微管片段的周质运输及维持细胞核和中心体的耦合等。在大脑发育过程中，为神经元前体的增殖以及新形成的神经元从脑室 / 脑室下区迁移至皮质板的过程所必需。该蛋白也可能在其他形式的细胞运动中起作用，如在伤口愈合过程中成纤维

细胞的迁移等。

（3）基因突变致病机制

无脑回畸形是神经元迁移障碍，导致脑回缺失或减少，皮质异常增厚，组织性变差。最常见的是孤立的无脑回畸形，也称为经典无脑回畸形或无脑回畸形 1 型。无脑回畸形 1 型大多与整个 *LIS1* 基因杂合性缺失相关，而 *LIS1* 基因内杂合性突变或 DCX 半杂合性突变在男性中较为少见[6]。

Paylor 等[7] 的研究表明，*Pafah1b1(Lis1)* 杂合型突变小鼠的学习能力与运动行为受到了影响。为了评价 *Lis1* 基因突变对功能的影响，他们对 *Lis1* 杂合子小鼠与它们的野生型同窝小鼠进行了多项不同的行为测试。结果表明，*Lis1* 突变小鼠在后爪抓着反应、旋转试验及 Morris 水迷宫的空间学习测验中均表现出了异常。*Lis1* 突变小鼠表现出运动行为障碍，且空间学习能力和记忆均受到影响，这说明神经细胞迁移障碍可能影响复杂的行为反应。

（4）目前基因突变概述

目前人类基因突变数据库收录的 *LIS1* 基因突变有 67 个，其中错义 / 无义突变 36 个，剪接突变 10 个，小的缺失 12 个，小的插入 8 个，小的插入缺失 1 个。

三、LIS2 基因诊断

（1）概述

RELN 基因，即编码细胞外基质糖蛋白的基因，位于 7 号染色体长臂 2 区 2 带 1 亚带 (7q22.1)，基因组坐标为 (GRCh37):7:103112231-103629963，基因的核酸全长 517 733bp，包含 65 个外显子，编码 3460 个氨基酸。

（2）基因对应蛋白结构及功能

RELN 基因编码一种细胞外基质糖蛋白。在大脑发育过程中，该编码蛋白通过控制细胞与细胞之间的连接，参与调节神经元的细胞定位和迁移。而在脊髓神经元迁移过程中，编码蛋白则似乎作为一个迁移屏障，影响节前神经元迁移。另外，该编码蛋白还参与多种疾病的发生发展，如精神分裂症、自闭症、躁郁症、抑郁症及神经元迁移功能缺陷相关的颞叶癫痫等。

（3）基因突变致病机制

Hong 等[8] 报道发现了在 2 个近亲结婚家系中存

在一种常染色体隐性突变，该突变引起小脑、大脑海马区、脑干严重异常。Hourihane等[9]报道的家系中，其中一对近亲夫妇，其后代3个孩子虽出生时头部大小正常，但伴有先天淋巴水肿和肌肉张力低下。而通过脑磁共振成像，显示出中度无脑回畸形和严重小脑发育不全。随着年龄增长，表现为认知水平发育延迟、语言障碍、站立行走困难和癫痫等症状。另外一对近亲夫妇，其后代3个孩子表现为严重的神经和认知发育迟缓，并伴有肌张力低下和癫痫。

Zaki等[10]通过核型分析发现了一对近亲夫妇的2个孩子(均患有皮质无脑回畸形，并伴有小脑发育不全，严重的癫痫和智力低下症状)的RELN基因上存在纯合型染色体平衡易位，且检测不到RELN基因编码蛋白的表达。

(4) 目前基因突变概述

目前人类基因突变数据库收录的RELN基因突变有12个，其中错义/无义突变7个，剪接突变1个，大片段缺失2个，复杂重组1个，重复变异突变1个。

四、LIS3基因诊断

(1) 概述

TUBA1A基因，即编码α微管蛋白1A链的基因，位于12号染色体长臂1区3带1亚带2次亚带(12q13.12)，基因组坐标为(GRCh37):12:49578578-49583107，基因全长4530bp，包含4个外显子，编码451个氨基酸。

(2) 基因对应蛋白结构及功能

TUBA1A基因编码α微管蛋白，微管蛋白是微管的主要组成部分。微管起支架作用，决定细胞的形状，并提供了一个供细胞器和囊泡移动的骨架，该过程需要马达蛋白的参与。该基因的突变能够导致LIS3。

(3) 基因突变致病机制

在一名LIS3的患者中，Keays等[3]和Poirier等[4]在其TUBA1A基因的4号外显子中检测到了一个c.790C>T新的杂合突变，在H8和S7 loop环中产生一个精氨酸264-半胱氨酸置换突变(p.R264C)。患者小头畸形，巨脑回畸形，胼胝体形状异常，小脑蚓部和脑干发育不良。临床特征包括严重的智力低下，轻度的运动延迟和失神发作。据Poirier等报道，另一例无亲缘关系的患者携带p.R264C突变也出现了类似的表型。

据Keays等[3]报道，经N-乙基-N-亚硝基脲(ENU)诱导的小鼠突变体在海马和皮质区出现层状结构异常，并且神经细胞的迁移也受到影响。通过精细定位和基因组筛查，检测到TUBA1A基因中的S140G突变。功能学研究表明，该突变导致蛋白结合GTP的能力降低，微管蛋白异源二聚体的形成减少。行为学研究表明，该突变小鼠空间工作记忆受到影响、焦虑症状减少、嵌套异常，表现与海马区缺失症状一致。Keays等由此得出结论：TUBA1A基因发生突变，影响了微管的正常功能，从而损害神经元迁移过程。

(4) 目前基因突变概述

目前人类基因突变数据库收录的TUBA1A基因突变有53个，其中错义/无义突变52个，小的缺失1个。

五、LIS4基因诊断

(1) 概述

NDE1基因，即编码核分布基因E同源蛋白1的基因，位于16号染色体短臂1区3带1亚带1次亚带(16p13.11)，基因组坐标为(GRCh37): 16:15737124-15820210，基因全长83 087bp，包含15个外显子，编码335个氨基酸。

(2) 基因对应蛋白结构及功能

NDE1基因编码核分布基因E同源蛋白1。该蛋白被定位于中心体，并与其他中心体组分相互作用，组成多蛋白复合物，调节动力蛋白的功能。该蛋白在微管组织、有丝分裂和神经细胞迁移中起重要作用。该基因突变可导致4型无脑回畸形突变，表现为无脑回、严重脑萎缩、头小、严重的智力缺陷。

(3) 基因突变致病机制

通过连锁分析并对候选基因进行测序分析，Bakircioglu等[2]在3个有血缘关系的家族且为LIS4患者中检测到两个NDE1基因的截短突变，表现为产前早期无法产生神经元以及产前晚期皮质覆膜不足的双重病理症状。这些结果表明，在根尖神经上皮细胞的中心体上NDE1蛋白的缺失对这些过程有着重要影响，同时也突出了中心体在神经发生过程中的重要性。

Feng和Walsh等[4]发现，发生Nde1基因完全缺失时小鼠能够存活，但脑体积变小。在6~8

周龄，*Nde1* 基因缺失小鼠的大脑体积仅为野生型或杂合型小鼠大脑的 2/3。大脑体积的减小主要影响大脑皮质，而其他的大脑结构，包括海马、中脑、小脑均为正常或尺寸只略微减少。皮质层大部分被保留下来，但突变小鼠皮质神经元数目减少，浅表皮质 Ⅱ～Ⅳ 层变薄。溴脱氧尿苷标记新生细胞的结果表明神经元迁移出现滞后和无序现象。同时，有丝分裂过程、有丝分裂方向和染色体定位于皮质祖细胞等过程也受到了严重影响。体外分析结果表明 *Nde1* 为中心体复制和有丝分裂纺锤体组装所必需。

(4) 目前基因突变概述

目前人类基因突变数据库收录的 *NDE1* 基因突变有 3 个，其中剪接突变 1 个，小的缺失 1 个，小的插入 1 个。OMIM 收录了 *NDE1* 基因的突变有 4 个，其中剪接 1 个，小的缺失 1 个，小的插入 1 个，大片段缺失 1 个。

六、LIS5 基因诊断

(1) 概述

LAMB1 基因，即编码层粘连蛋白 β1 的基因，位于 7 号染色体长臂 2 区 2 带 (7q22)；基因组坐标为 (GRCh37): 7: 107564244-107643804，全长 79 561bp，包含 34 个外显子，编码 1786 个氨基酸。

(2) 基因对应蛋白结构及功能

层粘连蛋白，胞外基质糖蛋白的一个家族，是基底膜的非胶原区主要构成部分。该蛋白参与包括细胞黏附、分化、迁移、信号传递、神经突增生和新陈代谢等多个生物过程。层粘连蛋白由三条不同的链组成：层粘连蛋白 α、β 和 γ（原来分别记为 A、B1 和 B2）。它们结合形成十字架型结构，包含的 3 条短臂，每一条短臂都由不同的链构成，而另一条长臂由三条肽链共同构成。每一条层粘连蛋白链都是一个多区域蛋白，并由不同的基因编码而成。不同的 α、β 和 γ 异构体结合产生不同的异源三聚体层粘连蛋白亚型，这些亚型根据其被发现的顺序进行编号命名，例如 α、β、γ 异源三聚体称为层粘连蛋白 1。不同链及三聚物分子的生物学功能大部分仍然未知，然而一些链呈明显的组织特异性分布，据此推测在体内不同亚型具有的功能不同。*LAMB1* 基因编码 β 链亚型层粘连蛋白 β1，与其他 β 链亚型相比，该 β 链有

7 个结构上明显不同的区域，其中包含区域 Ⅰ 和 Ⅱ 的 C 端螺旋区域被 α 区域隔开，区域 Ⅲ 和 Ⅴ 包含有多个类 EGF 的重复区域，而区域 Ⅳ 和区域 Ⅵ 则呈球状结构。层粘连蛋白 β 大多数在产生基底膜的组织中表达，是层粘连蛋白 1 的三条构成链之一，而层粘连蛋白 1 是从 Engelbreth-Holm-Swarm 肿瘤中被分离出来的，第一个被发现的层粘连蛋白。β 链中的一段序列与细胞附着、趋药性以及层粘连蛋白受体的结合等生理过程有关，同时有抑制新陈代谢的作用。

(3) 基因突变致病机制

Radmanesh 等 [12] 研究了 2 个不同家庭的 4 名 LIS5 患者，作者通过外显子测序，确定了 2 个不同的致使 *LAMB1* 失去功能的纯合突变。该发现揭示了 *LAMB1* 基因在基底膜中的作用，它在神经元迁移过程中维持胶质界膜的完整性以及调节放射状胶质细胞轴突末端附着。

利用 LAMB1 抗体对出生 7 天小鼠的大脑进行免疫染色检测，结果显示 LAMB1 蛋白在小脑的基底膜有很高水平，与在患者中发现的小脑表型一致。斑马鱼 *lamb1* 的突变体表现为碎裂的视网膜内界膜，以及视网膜和晶状体之间的间质空间的异位突出。这些特点与皮质和小脑缺陷患者中观测到的症状一致。

(4) 目前基因突变概述

目前文献报道的 *LAMB1* 突变有 2 个，其中，错义 / 无义突变 1 个，大片段插入 1 个。

（张　彩　邓庆媛　张在强　史伟雄　伍锦花
王　飞　常灿坤）

参考文献

[1] Kato M, Dobyns WB. Lissencephaly and the molecular basis of neuronal migration. Hum Mol Genet, 2003, 12 (1):89-96

[2] Bakircioglu M, Carvalho OP, Khurshid M, et al. The essential role of centrosomal NDE1 in human cerebral cortex neurogenesis. Am J Hum Genet, 2011, 88: 523-535

[3] Keays DA, Tian G, Poirier K, et al. Mutations in alpha-tubulin cause abnormal neuronal migration in mice and lissencephaly in humans. Cell, 2007, 128: 45-57

[4] Poirier K, Keays DA, Francis F, et al. Large spectrum of lissencephaly and pachygyria phenotypes resulting from de novo missense mutations in tubulin alpha 1A (*TUBA1A*). Hum Mutat, 2007, 28: 1055-1064

[5] Leventer RJ, Cardoso C, Ledbetter DH, et al. LIS1 missense mutations cause milder lissencephaly phenotypes including a child with normal IQ. Neurology, 2001, 57: 416-422

[6] Cardoso C, Leventer RJ, Matsumoto N, et al. The location and type of mutation predict malformation severity in isolated lissencephaly caused by abnormalities within the *LIS1* gene. Hum Mol Genet, 2000, 9: 3019-3028

[7] Paylor R, Hirotsune S, Gambello MJ, et al. Impaired learning and motor behavior in heterozygous Pafah1b1 (LIS1) mutant mice. Learn Mem, 1999, 6: 521-537

[8] Hong SE, Shugart YY, Huang DT, et al. Autosomal recessive lissencephaly with cerebellar hypoplasia is associated with human *RELN* mutations. Nat Genet, 2000, 26: 93-96

[9] Hourihane JO, Bennett CP, Chaudhuri R, et al. A sibship with a neuronal migration defect, cerebellar hypoplasia and congenital lymphedema. Neuropediatrics, 1993, 24: 43-46

[10] Zaki M, Shehab M, El-Aleem AA, et al. Identification of a novel recessive *RELN* mutation using a homozygous balanced reciprocal translocation. Am J Med Genet A, 2007, 143A: 939-944

[11] Feng Y, Walsh CA. Mitotic spindle regulation by Nde1 controls cerebral cortical size. Neuron, 2004, 44: 279-293

[12] Radmanesh F, Caglayan AO, Silhavy JL, et al. Mutations in *LAMB1* cause cobblestone brain malformation without muscular or ocular abnormalities. Am J Hum Genet, 2013, 92: 468-474

776 1型X连锁无脑回畸形
(Lissencephaly, X-linked, 1, LISX1; OMIM 300067)

一、临床诊断

(1) 概述

无脑回畸形是一种发育过程中皮质神经元迁徙停止而未到达目的部位所导致的发育性疾病。主要表现为无脑回畸形、严重的精神运动发育迟滞及癫痫发作。1型X连锁无脑回畸形 (LISX1) 通常只累及男性，表型较家族中女性携带者严重得多。主要与 *DCX* 基因突变有关。男性患者主要表现为无脑回畸形、精神发育迟滞，家族中女性携带者主要表现为轻微的带状灰质异位。

(2) 临床表现

LISX1 是一种神经元移行障碍性疾病。患儿均表现为难治性癫痫、严重的精神发育迟滞、发育停止及小阴茎畸形，患者通常在婴儿期死亡[1]。影像学表现为巨脑回 – 无脑回畸形和胼胝体缺如。其中，额叶脑回缺如最常见。患儿家族中女性携带者或患儿母亲可表现为室管膜下异位灰质结节和难治性癫痫[2, 3]，认知功能正常或有轻微的精神运动发育迟滞。突变基因携带者或男性胎儿通常在胎儿期自然流产率高，女性携带者出生后通常发育差。

患者可表现为染色体镶嵌异常、*DCX* 基因突变 (错义突变或缺失突变)。如果男婴表现为染色体镶嵌异常，等同于女性携带者的 X 染色体失活，临床表现相对较轻。*DCX* 基因第 5 外显子缺失所致 LISX 表型相对严重[4]，如精神运动发育迟滞、癫痫、无脑回畸形、脑室发育异常及小头畸形。特殊面容包括前额前倾、两颞狭窄、上睑下垂及球形鼻尖。

(3) 影像学表现 (图 776-1)

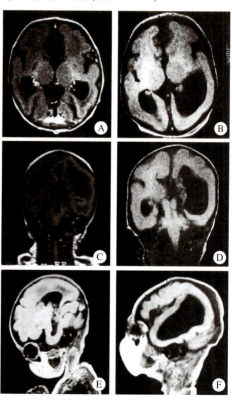

图 776-1 LISX1 的头颅 MRI 表现 (轴位、冠状位、矢状位)

A、C、E 为先证者，B、D、F 为患儿叔叔；两人均表现为胼胝体缺如、额叶巨脑回、后头部脑回缺如；患者叔叔的脑室系统较先证者的大且不对称；颞中回脑回发育较好 (Ann Neurol, 1994, 36: 229-233)

(4) 病理表现

未见报道。

(5) 受累部位病变汇总（表 776-1）

表 776-1　受累部位及表现

受累部位	主要表现
神经系统	难治性癫痫、严重的精神发育迟滞、发育停止、小头畸形、巨脑回 - 无脑回畸形和胼胝体缺如、灰质异位
特殊面容	前额前倾、两颞狭窄、上睑下垂及球形鼻尖
泌尿生殖系统	小阴茎畸形

二、基因诊断

(1) 概述

DCX 基因，即编码一种微管相关的双皮质素蛋白的基因，它位于 X 染色体长臂 2 区 3 带 (Xq23)，基因组坐标为 (GRCh37):X:110537007-110654460，基因全长 118 454bp，包含 8 个外显子，编码 442 个氨基酸。

(2) 基因对应蛋白结构及功能

DCX 基因是双皮质素家族成员之一，编码一种胞质蛋白。该蛋白含有两个双皮质素结构域，可以与微管结合。在脑皮质发育过程中，皮质神经元需要经过长距离迁移才能到达最终分化位点。该蛋白可能通过调节微管组织结构和稳定性来指示神经元迁移方向。另外，DCX 蛋白可以与 LIS1，即血小板激活因子乙酰水解酶的 γ 亚基相互作用，这对皮质发育过程中微管发挥正常功能起到重要作用。*DCX* 基因突变会造成神经元迁移异常和皮质分层被破坏，并导致癫痫，智力障碍，女性皮质下层带异常（"双皮质"综合征）和男性中的无回脑症（"光滑脑"综合征）。该基因具有多个编码不同亚型的转录本[5]。

(3) 基因突变致病机制

在 20 个 LISX1/SCLH 患者中，Gleeson 等[5] 发现其中 6 个患者的 *DCX* 基因中出现体细胞或生殖细胞嵌合突变。在两位均有两个患病后代而其自身未患病的女性中也发现了生殖细胞嵌合。另外，一个 SCLH 男性患者是体细胞嵌合，可能因此没有患有更为严重的无脑回畸形。高频率出现的嵌合体表明，即使在母亲未患病的情况下，在易感家系内这些疾病有很高的再次发病风险。

利用多重连接探针扩增 (MLPA) 技术，Have-

rfield 等[6] 检测了 9 名患有皮质下带异位 (SBH) 或 SBH 合并巨脑回症的女性，在其中 3 位中发现了 *DCX* 基因的缺失突变，而在之前的报道中，并没有在这些患者体内检测到分子异常。这 3 名患者脑前部区域表现出更为严重的病症。而在患有更严重的巨脑回症的 13 名女性及 7 名男性中，以及两名患有 SBH 合并巨脑回症但无基因异常的男性中，没有发现 *DCX* 基因的缺失或重复突变。

通过在子宫内进行对 DCX 蛋白的 RNA 干扰，Bai 等[7] 成功地获得了具有非常低 DCX 蛋白表达的大鼠模型。在迁移性新皮质神经元中抑制 DCX 蛋白表达破坏了其他迁移神经元的辐射状迁移运动。许多神经元过早停止迁移，并在中间区及白质内形成了皮质下带异位，另一些神经元能正确地迁移进入皮质，但却停留在了错误的新皮质片层。该研究者由此认为，在细胞迁移中，DCX 蛋白可能是细胞骨架正确应答外界刺激，确保细胞辐射状迁移所必需的。

在通过子宫内 RNA 干扰 *Dcx* 基因而形成的皮质下带异位 (SBH 即 SCLH) 大鼠模型中，Manent 等[8] 发现，在出生后条件性表达 DCX 蛋白，可以刺激那些在错误位置的神经元重新开始迁移。通过该方法可以减少新皮质畸形，修复神经元排布。该缓解 SBH 病症的能力可以持续到出生后早期发育。在出生后立刻表达 DCX 蛋白可以显著减轻 SBH 症状，同时重构新皮质分层。而在出生后第五天表达可以部分重构神经元位置并减轻 SBH。在出生后第 10 天重表达 DCX 仍可以部分重构神经元位置，但无法减轻 SBH 症状。出生后干预也可以将癫痫阈值降低至正常水平。该研究表明可以通过重启发育程序来治疗神经迁移障碍，并减轻皮质畸形和癫痫症状。

(4) 目前基因突变概述

目前人类基因突变数据库收录的 *DCX* 基因突变有 90 个，其中错义 / 无义突变 66 个，剪接突变 6 个，小的缺失 9 个，小的插入 2 个，大片段缺失 7 个。

（史伟雄　李净净）

参考文献

[1] Berry-Kravis E, Israel J X-linked pachygyria and agenesis of the corpus callosum: evidence for an X chromosome lissencephaly locus. Ann Neurol, 1994, 36: 229-233

[2] Huttenlocher P R, Taravath S, Mojtahedi S. Periventricular

heterotopias and epilepsy. Neurology, 1994, 44: 51-55

[3] Toyama J, Kasuya H, Higuchi S, et al. Familial neuronal migration disorder: subcortical laminar heterotopia in a mother and pachygyria in the son. Am J Med Genet, 1998, 75: 481-484

[4] Chou A, Boerkoel C, du Souich C, et al. Phenotypic and molecular characterization of a novel DCX deletion and a review of the literature. (Letter) Clin Genet, 2009, 76: 214-218

[5] Gleeson JG, Minnerath S, Kuzniecky RI, et al. Somatic and germline mosaic mutations in the doublecortin gene are associated with variable phenotypes. Am J Hum Genet, 2000, 67: 574-581

[6] Haverfield EV, Whited AJ, Petras KS, et al. Intragenic deletions and duplications of the *LIS1* and *DCX* genes: a major disease-causing mechanism in lissencephaly and subcortical band heterotopia. Eur J Hum Genet, 2009, 17: 911-918

[7] Bai J, Ramos RL, Ackman JB et al. RNAi reveals double-cortin is required for radial migration in rat neocortex. Nat Neurosci, 2003, 6: 1277-1283

[8] Manent JB, Wang Y, Chang Y, et al. *Dcx* reexpression reduces subcortical band heterotopia and seizure threshold in an animal model of neuronal migration disorder. Nat Med, 2009, 15: 84-90

777 2型X连锁无脑回畸形
(Lissencephaly, X-linked, 2, LISX2; OMIM 300215)

一、临床诊断

(1) 概述

2型X连锁无脑回畸形 (LISX2) 是一种由 *ARX* 基因突变引起的发育性疾病，主要表现为脑发育不全性脑积水 – 无脑回畸形、早发难治性癫痫、严重的精神运动发育迟滞及外阴性别不明[1-3]。LISX2 主要累及男性，常在出生后数天或数月内夭折。女性罕见，或者表型轻。

(2) 临床表现

患者通常为男性，主要表现为无脑回畸形 (额叶巨脑回、其余脑回缺如、基底节分界不清)、残留的大脑皮质中度增厚、胼胝体缺如 / 发育不良、脑室扩大、下丘脑功能障碍 (体温调节功能障碍)、新生儿癫痫 / 难治性癫痫及外阴性别不明[4, 5]。其他特征包括轻度异常的面容如前额突出、前额低平、小颌畸形、鼻翼紧缩及宽鼻梁。患者均符合X连锁、外生殖器不明 (小阴茎畸形、隐睾症) 的无脑回畸形的遗传特点。但是，与其他X连锁的 LISX2 基因突变或双肾上腺皮质激素基因突变所致的散发性无脑回畸形不同。LISX2 不同于经典的无脑回畸形，前者的皮质厚度仅为 6~7 mm，而经典的无脑回畸形患者皮质厚度达 15~20 mm。另外，与后者相比，LISX2 患者的白质发育通常不成熟[4, 5]。

胎儿期超声检查可见脑积水，或妊娠晚期 (如 32 周时) 早产，但出生后很快死于呼吸衰竭，或妊娠中期 (18 周) 胎死腹中，或出生数小时即出现肌张力低下、强直 – 阵挛发作。胎儿期也可能发现小头畸形或出生时即存在小头畸形或无脑回畸形、胼

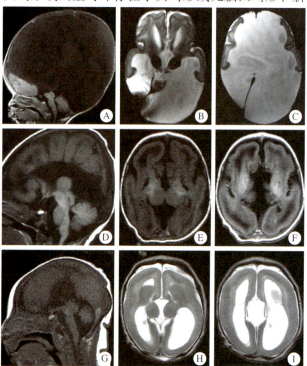

图 777-1 头颅 MRI 表现

头颅 MRI 显示：脑积水，除了额下回及前颞其余脑叶及胼胝体均缺如；残留的脑组织脑回形成不良，皮质厚度变薄 (B、C)；丘脑大小正常，但基底节小；核团分界不清 (B)；脑干及小脑发育尚可 (A)；D~F 显示，额叶巨脑回而颞顶叶无脑回，额叶皮质厚度 7~8mm，基底节多处空穴样病变 (E)，白质发育不成熟，呈长 T_1、长 T_2 改变，第三脑室中度增大，脑干及小脑正常 (D)；G~I 显示胼胝体缺如、小脑蚓部轻度萎缩、第四脑室扩大 (G)，无脑回畸形及中度增厚的大脑皮质、侧脑室扩大 (H、I)，基底节正常 (H)[Hum Mutat，2004，(23): 147-159]

胝体发育不全、新生儿难治性癫痫、体温调节障碍、慢性腹泻、外阴性别不明或发育不全。

男婴通常在出生6周后死亡，活检显示除了脑部结构异常外，还可存在室间隔缺损、动脉导管未闭、轻度左肺发育不全、巨结肠及睾丸小且移行异常。患儿家族中部分女性也可能合并胝体缺如或部分性缺如，但无临床症状，提示本病符合 X 连锁半显性遗传特点，可能源于神经发育过程中关键环节的紊乱。

(3) 影像学表现 (图 777-1 和图 777-2)

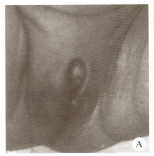
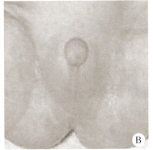
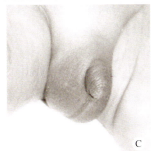

图 777-2　患者外生殖器性别不明

A. 外生殖器呈女性外观；B. 阴茎短至 1.5cm，阴囊小，睾丸未降至阴囊；C. 外生殖器可见，但明显发育不良，阴茎短小，双侧睾丸已降至阴囊 [Hum Mutat, 2004，(23): 147-159]

(4) 病理表现

脑组织病理检查提示新皮质分层异常、结构混乱、胶质增生，并出现大量的锥形细胞。

ARX 基因突变的女性携带者：家族中 35% 的女性携带者存在显著的发育性异常。但表现各异，包括胝体发育不全、运动发育延迟、注意缺陷——多动症、学习障碍、癫痫。女性携带者均无婴儿痉挛症。患儿母亲通常为无症状性 *ARX* 突变基因携带者，能够活到成年期，并且生殖能力正常。家族中其他女性亲属反而症状更重 (图 777-3、图 777-4)。

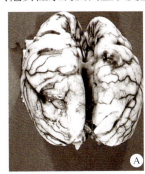
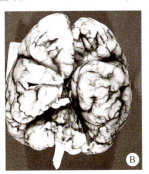

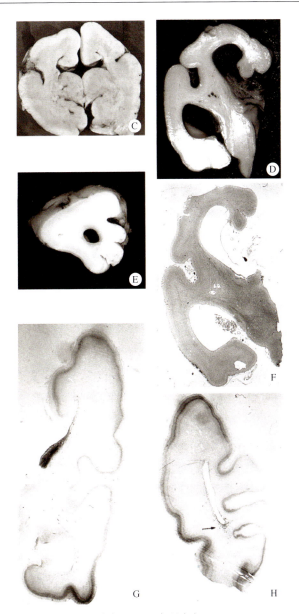

图 777-3　病理改变

A. 胝体缺如 (只有跨越中线的前连合的纤维) 及脑回发育不良；B. 向额极的纤维投射发育不良，而小脑半球的脑回发育良好；C. 外侧裂发育不良，海马结构异常，灰白质分界不清；D. 颞顶叶的冠状面，内囊形态不清晰，尾状核及白质萎缩明显；E. 枕叶的冠状面，枕叶腹侧面多余的脑裂及枕叶内的囊性空腔；F. 石蜡包埋脑组织切片，内囊神经纤维髓鞘未发育 (正常胎儿在妊娠晚期形成)，基底神经纤维髓鞘发育不良；G. 额颞叶底部至颞叶的皮质厚度增加；H. 皮质多层化，脑室旁异位结节 (箭头所示)[Ann Neurol，2002，(51): 340-349]

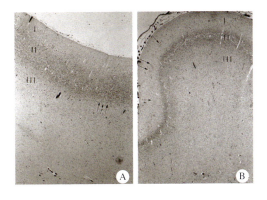

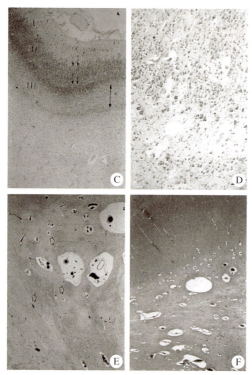

图777-4 显微镜下 LISX2 患者脑皮质细胞构筑
（Ⅰ、Ⅱ、Ⅲ层）

A. 额叶皮质Ⅱ与Ⅲ层连接处的大锥体细胞（箭头所示）；B. 额叶皮质Ⅰ层内异位神经元巢（箭头所示）；C. 枕叶皮质构筑，Ⅱ层分裂、Ⅲ层增厚（箭头所示）；D. 额叶皮质Ⅱ层底部及Ⅲ层顶部之间大的发育不良的神经元与锥体细胞混合存在；E. 血管及血管周围间隙旁的纹状体核碎片（空箭头所示）；F. 枕叶异常扩大的血管间隙导致海绵状白质的形成；标尺：25μm(A~C、E、F)，4μm(D)[Ann Neurol，2002，(51): 340-349]

(5) 受累部位病变汇总（表777-1）

表777-1 受累部位及表现

受累部位	主要表现
骨骼系统	小头畸形
神经系统	脑积水、无脑回畸形、早发难治性癫痫、严重的精神运动发育迟滞、婴儿痉挛症、胼胝体缺如/发育不良、下丘脑功能障碍
生殖系统	外阴性别不明、小阴茎畸形、隐睾症
特殊面容	前额突出、前额低平、小颌畸形、鼻翼紧缩及宽鼻梁
其他	室间隔缺损、动脉导管未闭、轻度左肺发育不全、巨结肠

二、基因诊断

(1) 概述

ARX 基因，即编码 ARX 蛋白的基因，位于 X 染色体短臂 2 区 1 带 3 亚带 (Xp21.3)，基因组坐标为 (GRCh37): X: 25021811-25034065，基因全长 12 255bp，包含 5 个外显子，编码 562 个氨基酸。

(2) 基因对应蛋白结构及功能

ARX 基因编码 ARX 蛋白，是 Aristaless-related 蛋白家族中的一员，是含有同源异型结构域的一类重要转录因子。同源异型结构域转录因子在大脑发育及神经元排布过程中具有重要作用。该蛋白包含两个保守结构域，C 端多肽（或称 Aristaless 结构域）及类 prd 样同源异型结构域。它属于Ⅱ型 Aristaless-related 蛋白家族，该家族蛋白主要在中枢及外周神经系统中表达。该基因在中枢神经系统发育过程中发挥作用，其突变会导致 X 染色体连锁的智力障碍以及癫痫。

(3) 基因突变致病机制

Kitamura 等 [6]2002 年在一个患有 XLAG(LISX2 的别称）的患者以及他的女性亲戚的研究中，发现 ARX 基因上确定一个功能缺失突变。2002 年，Kitamura 等报道这是首次在小鼠基因移除模型中利用表型分析来鉴定出与 X 染色体连锁的人类大脑发育异常相关的基因。他们同样利用 Arx 基因敲除小鼠的表型分析，确定了 Arx 基因与人类 X 连锁的脑畸 LISX2 疾病有关。鉴于 Arx 基因敲除小鼠的表型，以及 Arx 基因的染色体定位，均表明该基因很可能是导致 XLAG(LISX2) 疾病的主要原因 [6]。

(4) 目前基因突变概述

目前人类基因突变数据库收录的 ARX 基因突变有 52 个，其中错义/无义突变 21 个，剪接突变 2 个，小的缺失 6 个，小的插入 8 个，大片段缺失 8 个，大片段插入 7 个。

（史伟雄 李净净）

参考文献

[1] Bonneau D, Toutain A, Laquerriere A, et al. X-linked lissencephaly with absent corpus callosum and ambiguous genitalia (XLAG): clinical, magnetic resonance imaging, and neuropathological findings. Ann Neurol, 2002, 51: 340-349

[2] Kato M, Das S, Petras K, et al. Mutations of ARX are associated with striking pleiotropy and consistent genotype-phenotype correlation. Hum Mutat, 2004, 23: 147-159

[3] Wallerstein R, Sugalski R, Cohn L, et al. Expansion of the ARX spectrum. Clin Neurol Neurosurg, 2008, 110: 631-634

[4] Dobyns W B, Berry-Kravis E, Havernick N J, et al. X-linkedlissencephaly with absent corpus callosum and ambiguous genitalia. Am J Med Genet, 1999, 86: 331-337

[5] Ogata T, Matsuo N, Hiraoka N, et al. X-linked lissencephaly with ambiguous genitalia: delineation of further case. (Letter) Am J Med Genet, 2000, 94: 174-176

[6] Kitamura K, Yanazawa M, Sugiyama N, et al. Mutation of ARX causes abnormal development of forebrain and testes in mice and X-linked lissencephaly with abnormal genitalia in humans. Nat Genet, 2002, 32: 359-369

778~780　洛伊迪茨综合征
(Loeys-Dielz syndrome, LDS)(778, LDS1, OMIM 609192; 779, LDS2, OMIM 610168; 780, LDS4, OMIM 614816)

一、临床诊断

(1) 概述

2005 年洛伊和迪茨首先报道了洛伊迪茨综合症 (LDS)。LDS 是一种常染色体显性遗传的结缔组织疾病，且大部分因 *TGF-BR1* 或 *TGF-BR2* 基因出现突变所致。

(2) 临床表现

LDS 的典型临床表现为动脉迂曲和动脉瘤、眼距过宽、腭裂或腭垂分叉三联征。

在最初的文献中，LDS 根据面部表现严重及皮肤症状严重被分为两型。但此后由于发现了 4 种基因突变及更广泛的血管疾病等症状，人们认为此前的分型仅是 LDS 疾病谱中的一部分，并提出了另一种分型[1]。

LDS1 型与血管、骨骼、皮肤和颅面有关。患者会有眼距过宽、唇腭裂或腭垂分叉或颅缝早闭等症状。

LDS2 型与血管、骨骼和皮肤有关，患者表现出与 LDS1 型类似的全身症状，但无颅面部症状。

LDS3 型与血管和骨关节炎有关，患者会有血管的症状及骨关节炎。

LDS4 型与血管、骨骼和皮肤有关[2]。

在各系统的临床表现中，血管系统最常见的临床表现是主动脉根部扩张，易导致主动脉夹层甚至破裂。这些症状常发生于 6 月龄婴儿。此外，患者还会出现动脉瘤及血管迂曲。头颈部血管是血管迂曲的好发部位[3]。

骨骼系统的表现与马方综合征相似，但较之轻微。典型的表现包括漏斗胸或鸡胸、脊柱侧弯、关节松弛、四肢细长、马蹄内翻足、颈椎畸形和 (或) 颈椎不稳定。关节过度活动也很常见，包括先天性髋关节脱位和复发性关节半脱位。LDS 患者骨质疏松性骨折及骨愈合延迟的发病率较正常人升高[3]。

典型的颅面部异常包括眼距过宽、唇腭裂、腭垂分叉，患者颅缝早闭，出现长头畸形或短头畸形、

三角头畸形。其他常见的颅面部特征性表现还有颧骨扁平和下颌后缩。眼部的表现包括斜视、蓝色巩膜、近视等，后者相较于马方综合征患者症状较轻[3]（图 778-1）。

典型的皮肤表现为皮肤柔软透亮，容易出现瘀伤和营养不良性瘢痕。

此外，LDS 患者患有免疫异常疾病、过敏性疾病及嗜酸性胃肠炎等的风险较正常人增高，自发性肠破裂、围产期子宫破裂等并发症也有报道[3]。

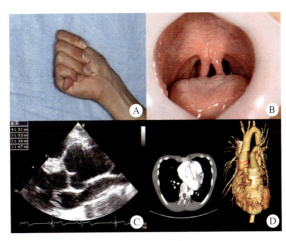

图 778-1　临床和影像学表现

A. 关节活动过度；B. 腭垂分叉；C. 超声显示主动脉根部扩张；D. 血管造影及重建显示主动脉扩张 (Heart Lung and Circulation, 2012, 21:215-217)

(3) 辅助检查

Loeys-Dielz 综合征患者超声[4]及 CT 血管造影可见主动脉扩张、动脉瘤、主动脉夹层（图 778-2）表现。而头部的磁共振等影像学检查则可发现头颈部血管迂曲（图 778-3）

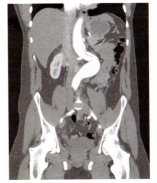

图 778-2　动脉 CT 显示主动脉夹层

(Acute Cardiac Care, 2014, 16:90-91)

等表现[5]。

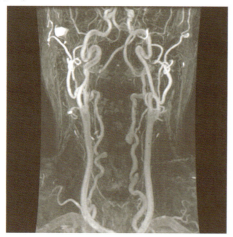

图 778-3　MRI 显示头颈部的异常血管迂曲
(Acute Cardiac Care, 2014,16:90-91)

(4) 病理表现

LDS 患者主动脉组织病理表现为弹性纤维断裂、弹性蛋白缺失、胶原蛋白增多、主动脉中膜非晶体物质沉积。电镜下可见弹性蛋白间及血管平滑肌间的空间连接结构缺失。

(5) 亚型汇总 (表 778-1)

表 778-1　亚型汇总

LDS 亚型	致病基因
LDS1	*TGFBR1*
LDS2	*TGFBR2*
LDS4	*TGFB2*

(6) 受累部位病变汇总 (表 778-2)

表 778-2　受累器官及表现

受累部位	主要表现
血管	主动脉根部扩张、动脉瘤、血管迂曲
骨骼	漏斗胸或鸡胸、脊柱侧弯、关节松弛或挛缩、关节活动过度、四肢细长、马蹄内翻足、颈椎畸形和 (或) 不稳
颜面	眼距过宽、唇腭裂、腭垂分叉、颅缝早闭、斜视、蓝色巩膜
皮肤	皮肤薄而透明、容易挫伤、伤口愈合延迟

二、LDS1 基因诊断

(1) 概述

TGFBR1 基因，即编码 I 型转化生长因子 β 受体蛋白的基因，位于 9 号染色体长臂 2 区 2 带 (9q22)，基因组坐标为 (GRCh37):9:101867412-101916474，基因全长 49 063bp，包含 9 个外显子，编码 503 个

氨基酸。

(2) 基因对应蛋白结构及功能

TGFBR1 编码丝氨酸 / 苏氨酸蛋白激酶，当该蛋白与 TGF-β 结合时，它会与 II 型 TGF-β 受体形成异聚复合体，将 TGF-β 的信号由细胞表面传递到细胞质中，并由此调控大量的生理和病理过程，包括对上皮细胞和造血细胞的细胞周期阻滞，调控间质细胞的增殖和分化，参与伤口愈合和细胞外间质生产过程，以及免疫抑制和肿瘤的发展过程。已发现该基因有多个转录本。

(3) 基因突变致病机制

Loeys 等[6] 在 4 个患有 LSD 但并不携带 *TGFBR2* 基因上的突变的家系中，在 *TGFBR1* 基因上各发现 1 个错义突变，导致了 I 型 TGF-β 受体上的进化保守的残基的突变。其中 2 个突变发生在激酶区域，1 个突变发生在甘氨酸 – 丝氨酸富集区域和激酶区域的连接处，另 1 个越过激酶区域发生在 C 端。来自患病个体的组织则显示出胶原蛋白和结缔组织生长因子 (CTGF) 的表达量的上升，以及细胞核中富集磷酸化的 SMAD2 蛋白，都显示出了 TGF-β 信号的增加。

Loeys 等[7] 对 30 名新的 LSD1 原发病者进行了研究，发现其中 9 名在 *TGFBR1* 基因上存在突变，21 名在 *TGFBR2* 基因上存在突变。

(4) 目前基因突变概述

目前人类基因突变数据库收录的 *TGFBR1* 基因突变有 39 个，其中错义 / 无义突变 32 个，剪接突变 2 个，小的缺失 2 个，小的插入 1 个，大片段插入 1 个，调控区突变 1 个。

三、LDS2 基因诊断

(1) 概述

TGFBR2 基因，即编码 II 型转化生长因子受体 β 蛋白的基因，位于 3 号染色体短臂 2 区 2 带 (3p22)，基因组坐标为 (GRCh37):3:30647994-30735634，基因全长 87 641bp，包含 7 个外显子，编码 567 个氨基酸。

(2) 基因对应蛋白结构及功能

TGFBR2 基因编码丝氨酸 / 苏氨酸蛋白激酶家族以及 TGF-β 受体亚家族成员之一，该蛋白包含蛋白激酶结构域的跨膜蛋白，与其他受体蛋白形成复杂的异质二聚体，然后与 TGF-β 相结合。该受

体/配体能够使蛋白磷酸化，并进入细胞核，调节与细胞增殖相关的一系列基因的转录。该基因的变异被认为跟马方综合征、LDS2及许多种肿瘤的发生相关。

(3) 基因突变致病机制

Mizuguchi 等[8]对一位日本已确诊的马方综合征患者研究发现，其位于3号染色体长臂2区4带1亚带(3p24.1)的染色体的断点导致 *TGFBR2* 基因异常，并认为 Boileau 等[9]报道的法国马方综合征家系的表型可能也与 *TGFBR2* 基因的突变相关。通过对该家系的分析，Mizuguchi 等在其中的患病个体身上，确认了位于 *TGFBR2* 基因上的一个碱基 (c.1524G>A) 突变，导致了同义氨基酸替换(p.Q508Q)，引起异常剪接。通过对另外4例无亲缘关系的患者研究，发现 *TGFBR2* 基因上的另外3个错义突变，这些突变导致细胞外基质 TGF-β 信号通路的功能失活。以上结果显示，*TGFBR2* 基因的杂合突变，与遗传性结缔组织病变有关联。

(4) 目前基因突变概述

目前人类基因突变数据库收录的 *TGFBR2* 基因突变有119个，其中错义/无义突变101个，剪接突变6个，调控区突变4个，小的缺失7个，小的插入缺失1个。

四、LDS4基因诊断

(1) 概述

TGFB2 基因，即编码 β- 转录生长因子家族的一种细胞因子的基因，位于1号染色体长臂4区1带 (1q41)，基因组坐标为 (GRCh37):1:218518676-218617961，基因全长99 286bp，包括8个外显子，编码442个氨基酸。

(2) 基因对应蛋白结构及功能

TGFB2 基因编码的蛋白属于 β- 转录生长因子(TGFB) 家族的细胞因子，以多肽形式存在，发挥多种功能。该细胞因子可通过与Ⅰ型、Ⅱ型 β- 转录生长因子受体 (TGFBR1 和 TGFBR2) 以及下游效应因子 (SMAD 蛋白) 结合，转导信号来调节细胞增殖、分化、黏附、迁移等，发挥其功能。研究者在多种类型癌症中，均发现 TGFB/SMAD 通路的紊乱。

(3) 基因突变致病机制

在 LDS 中，LDS1 由突变的 *TGFBR1* 基因引起，LDS2 是通过 *TGFBR2* 基因的突变引起。

LDS3与早发性关节炎有关，由突变的 *SMAD3* 基因引起。LDS4由 *TGFB2* 基因的突变引起。MacCarrick 等[11]提出 LDS 的检测标准：分子检测区分的 LDS1~LDS4，并结合4个基因 (*TGFBR1*、*TGFBR2*、*SMAD3*、*TGFB2*) 的突变、解剖学、LDS家族史等。

Lindsay 等[10]通过 SNP 阵列分析，在患有主动脉瘤、MFS 综合征和 LDS 的两位无关患者中，确定了1q41存在2个杂合微小片段缺失，该缺失片段区域包含基因 *TGFB2*。

Boileau 等[11]利用全基因组关联分析和全外显子组测序，在患有常染色体显性胸主动脉瘤综合征的两个家系中发现位于 *TGFB2* 基因的2个突变。1个家系为 *TGFB2* 基因编码氨基酸移位，1个为无义突变，这2个突变形式符合家系共分离。

(4) 目前基因突变概述

目前人类基因突变数据库收录的 *TGFB2* 基因突变有1个，为小的插入。

（于　洋　邓庆媛　张在强　陈日宏　王　飞）

参考文献

[1] MacCarrick G, Black J, Bowdin S, et al. Loeys-Dietz syndrome: a primer for diagnosis and management.Genet Med, 2014, 16:576-587

[2] Ritelli M, Chiarelli N, Dordoni C, et al. Further delineation of Loeys-Dietz syndrome type 4 in a family with mild vascular involvement and a TGFB2 splicing mutation. BMC Medical Genetics, 2014, 15:91

[3] Laer LV, Dietz H, Loeys B. Loeys-Dietz Syndrom. Progress in Heritable Soft Connective Tissue Diseases, Advances in Experimental Medicine and Biology. Springer Netherlands, 2014, 95-105

[4] Ma BO, Song BG, Yang HJ, et al. Annuloaortic ectasia in a 16 year-old boy with Loeys-Dietz syndrome. Heart, Lung and Circulation, 2012, 21:215-217

[5] Liang J, Fenstad E. Loeys-Dietz syndrome. Acute Cardiac Care, 2014, 16:90-91

[6] Loeys BL, Chen J, Neptune ER, et al. A syndrome of altered cardiovascular, craniofacial, neurocognitive and skeletal development caused by mutations in TGFBR1 or TGFBR2. Nat Genet, 2005, 37: 275-281

[7] Loeys BL, Schwarze U, Holm T, et al. Aneurysm syndromes caused by mutations in the TGF-beta receptor. N Engl J Med, 2006, 355: 788-798

[8] Mizuguchi T, Collod-Beroud G, Akiyama T, et al. Heterozygous *TGFBR2* mutations in Marfan syndrome.Nat

Genet, 2004, 36: 855-860

[9] Boileau C, Jondeau G, Babron MC, et al. Autosomal dominant Marfan-like connective-tissue disorder with aortic dilation and skeletal anomalies not linked to the fibrillin genes.Am J Hum Genet, 1993, 53: 46-54

[10] Lindsay ME, Schepers D, Bolar NA, et al. Loss-of-function mutations in *TGFB2* cause a syndromic presentation of thoracic aortic aneurysm. Nat Genet, 2012, 44: 922-927

[11] Boileau C, Guo DC, Hanna N, et al. *TGFB2* mutations cause familial thoracic aortic aneurysms and dissections associated with mild systemic features of Marfan syndrome. Nat Genet, 2012, 44: 916-921

781 眼脑肾综合征

(Lowe oculocerebrorenal syndrome, Lowe syndrome, OCRL; OMIM 309000)

一、临床诊断

(1) 概述

眼脑肾综合征 (OCRL) 也称 Lowe 综合征，是一种 X 染色体连锁隐性遗传病。发病以男性为主，主要影响眼部、脑部及肾脏，以先天性白内障、认知功能障碍及肾小管功能障碍等为特征[1]。

OCRL 的发病主要与 *OCRL1* 基因的突变有关。这个基因编码一种定位于高尔基体上的酶类蛋白质 (磷脂酰肌醇 -4, 5- 磷酸氢盐 -5- 磷酸酶)。基因的突变影响编码蛋白的折叠、表达数量、与受体结合等，从而导致了该病的临床表现[2]。

(2) 临床表现

OCRL 的临床表现分为三个阶段[1]。

第一阶段是指新生儿期，最常见临床表现为白内障，同时可伴有青光眼，逐渐导致视力受损或失明。智力障碍也很明显。

第二阶段是指从婴儿时期至儿童时期。在这一阶段，最明显的症状是肾小管功能障碍，导致代谢性酸中毒、氨生成的降低、高磷酸盐尿、蛋白尿及氨基酸尿。随着疾病的发展，患者还会出现中度至重度佝偻病、骨骼脱钙 (骨软化症)、骨折等并发症。

第三阶段的典型症状多为较轻的代谢症状及慢性肾衰竭。

其他临床表现包括前额突出、头发稀疏、声音尖细、招风耳、肌肉及腱反射减弱或消失、肌张力低下及发育停滞等。

OCRL 患者还可能出现行为异常，包括固执、易怒及复杂的重复行为等。

(3) 辅助检查

在 OCRL 患者的 X 线等相关检查中可看见明显的弥散性骨质疏松[3](图 781-1)，这是由于肾脏的功能障碍所致。患者肾脏的病变表现较多样，可由肾脏的影像学检查以明确 (图 781-2、图 781-3)。头部的检查中，MRI 检查可见不同程度的脑部异常[4](图 781-4)。

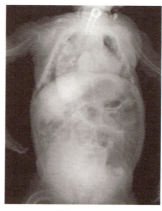

图 781-1　X 线片可见明显的弥散性骨质疏松
(J Formos Med Assoc，2009，108:730-735)

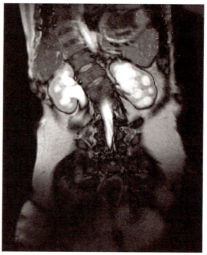

图 781-2　磁共振尿路造影显示双侧肾积水及左侧输尿管积水
(J Formos Med Assoc，2009，108:730-735)

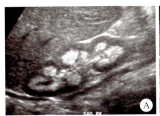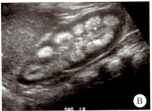

图 781-3 超声显示广泛的肾髓质钙化

(Radiology Case，2014，8:1-7)

图 781-4 MRI 表现

A、B. 显示 MRI 的 T_2 像中明显的脑室周围及白质内的血管周围间隙；C、D. 显示脑室周围白质的贫乏 (Radiology Case，2014，8:1-7)

(4) 病理表现

未见报道。

(5) 受累部位病变汇总（表 781-1）

表 781-1 受累部位及表现

受累部位	主要表现
脑	智力障碍、肌张力低下、肌肉及腱反射减弱或消失、癫痫、明显的行为表现异常
肾脏	肾小管功能异常
眼	先天性白内障、青光眼、视力障碍

二、基因诊断

(1) 概述

OCRL 基因，即编码一个参与肌动蛋白聚合的磷酸酶（多磷酸肌醇 -5- 磷酸酶）的基因，位于 X 染色体长臂 2 区 5 带 (Xq25)，基因组坐标为 (GRCh37): X:128673826-128726533，基因全长 52 708bp，包含 24 个外显子，编码 901 个氨基酸。

(2) 基因对应蛋白结构及功能

OCRL1 是一个 Rab 效应蛋白，可以结合大量不同的 Rab 蛋白[5]。这种磷酸酶的作用是促进磷脂酰肌醇 -4,5- 二磷酸转化为磷脂酰肌醇 -4- 磷酸盐，也可以促进肌糖 -1,4,5- 三磷酸盐转化为肌糖 -1,4- 二磷酸，以及促进肌糖 -1,3,4,5- 四磷酸肌醇转化为肌糖 -1,3,4- 三磷酸肌醇。可能通过调节与溶酶体相关的特殊的池里面的磷脂酰肌醇 -4,5- 二磷酸的量来作用于溶酶体的膜运输，参与初级纤毛的组装。

(3) 基因突变致病机制

OCRL 是由于编码多磷酸肌醇 -5- 磷酸的 OCRL1 基因突变导致的[6]。这个基因的突变会导致 Rab 结合结构域的丢失[5]。该蛋白与视网膜色素上皮细胞初级纤毛、成纤维细胞和肾小管上皮细胞相关[7]，这说明本病是由于上述细胞的纤毛功能丧失所致[8]。

(4) 目前基因突变概述

目前人类基因突变数据库收录的 OCRL 基因突变有 160 个，其中错义 / 无义突变 83 个，剪接突变 16 个，小的缺失 39 个，小的插入 13 个，大片段缺失 8 个。

（于　洋　邓庆媛　全　欣）

参考文献

[1] Santos M, Watanabe M, Manzano F, et al. Oculocerebrorenal Lowe syndrome: a literature review and two case reports. Spec Care Dentist, 2007, 27:108-111

[2] Hou JW. Amelioration of hypophosphatemic rickets and osteoporosis with pamidronate and growth hormone in Lowe syndrome. J Formos Med Assoc, 2009, 108:730-735

[3] Allmendinger A, Desai N, Burke A, et al. Neuroimaging and renal ultrasound manifestations of Oculocerebrorenal syndrome of Lowe. Radiology Case, 2014, 8:1-7

[4] Kawano T, Indo Y, Nakazato H, et al. Oculocerebrorenal syndrome of Lowe: three mutations in the OCRL1 gene derived from three patients with different phenotypes. Am J Med Genet, 1998, 77:348-355

[5] Hagemann N, Hou X, Goody RS, et al. Crystal structure of the Rab binding domain of OCRL1 in complex with Rab8 and functional implications of the OCRL1/Rab8 module for Lowe syndrome. Small GTPases, 2012, 3: 107-110

[6] Kanik A, Kasap-Demir B, Atesli R, et al. A novel OCRL1 gene mutation in a Turkish child with Lowe syndrome. Turk J Pediatr, 2013, 55: 82-85

[7] Luo N, West CC, Murga-Zamalloa CA, et al. OCRL localizes to the primary cilium: a new role for cilia in Lowe syndrome. Hum Mol Genet, 2012, 21: 3333-3344

[8] Rbaibi Y, Cui S, Mo D, et al. OCRL1 modulates cilia length in renal epithelial cells. Traffic, 2012, 13: 1295-1305

782 Lubs X 连锁智力低下综合征
(Lubs X-linked mental retardation syndrome, MRXSL; OMIM 300260)

一、临床诊断

(1) 概述

Lubs X 连锁智力低下综合征 (MRXSL) 又称 MECP2 重复综合征，是 X 染色体连锁隐性遗传病，Lubs 在 1999 年报道了第一个病例，其致病基因在 X 染色体远端，与 MECP2 基因二倍或三倍重复有关。该病只在男性中发病，女性携带者可能会出现一些轻微的精神症状，如焦虑等[1]。

(2) 临床表现

MRXSL 的特征性临床表现包括重度神经发育迟滞、婴儿肌张力低下、轻度畸形（图 782-1）、语言能力缺乏、自闭症、癫痫、进行性痉挛、反复感染等[1]。

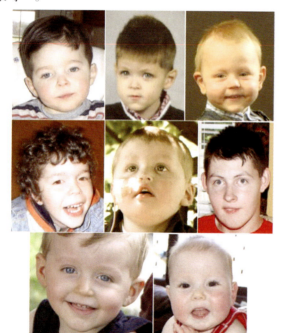

图 782-1　MRXSL 患者面部畸形
表现为短头畸形、大耳、面部发育不良、鼻梁扁平、以及鼻孔上翘
(Spec Care Dentist, 2007, 27: 108-111)

(3) 辅助检查

目前染色体序列分析是诊断本病的重要实验室检查。

(4) 病理表现

未见报道。

(5) 受累部位病变汇总（表 782-1）

表 782-1　受累部位及表现

受累部位	主要表现
神经系统	神经发育迟滞、语言能力缺乏、自闭症、癫痫、婴儿肌张力低下
面部	短头畸形、大耳、鼻梁扁平、鼻孔上翘

二、基因诊断

(1) 概述

MECP2 基因，即编码甲基化 CpG 结合蛋白 2 的基因，位于 X 染色体长臂 2 区 8 带 (Xq28)，基因组坐标为 (GRCh37):X:153287025-153363188，基因全长 76 164bp，包含 3 个外显子，编码 498 个氨基酸。

(2) 基因对应蛋白结构及功能

MECP2 基因编码的甲基化 CpG 结合蛋白 2 属于核酸蛋白家族，该家族由 MECP2、MBD1、MBD2、MBD3 和 MBD4 蛋白组成，每个蛋白都存在一个甲基化 CpG 结合域 (MBD)。除了 MBD3，每一个蛋白都可以和甲基化 DNA 特异性结合。MECP2、MBD1 和 MBD2 还可以通过基因启动子甲基化抑制转录。与 MBD 基因家族其他成员不同的是，MECP2 是一个 X 连锁基因并受 X 染色体失活影响。在干细胞中 MECP2 是可有可无的，但是对于胚胎发育却是必不可少的。同时，MECP2 蛋白是神经细胞行使正常功能所必不可少的，特别是对于成熟的神经细胞。

(3) 基因突变致病机制

Meins 等[2] 研究了一名智力低下，表现为 Rett 综合征疾病特征的男孩，发现一段 Xq28 区域的亚微观重复，包括 MECP2 基因。对其家族成员进行剂量分析显示，男孩携带 2 个基因拷贝而他的健康母亲则携带 3 个基因拷贝但发生了严重的 X 染色体失活偏移。转录水平定量分析表明患病男孩的 MECP2 蛋白达到双倍水平，但他的母亲 MECP2 蛋白表达正常。进一步分析显示，该 Xq28 重复区

段包括从 *AVPR2* 到 *TKTL1* 的 12 个基因，不包括 *L1CAM* 基因。

Horike 等[3] 发现突变的 *MECP2* 基因丧失了调节 *DLX5* 基因转录和表达的功能，没有 MECP2 蛋白，DLX5 蛋白的产物就会增加，后者的增加会影响 GABA 神经递质的生产，同时也影响到 DLX 家族其他相关基因的表达，进而影响大脑的发育，从而导致了智力低下。

在 *Mecp2* 基因敲除的小鼠大脑中，沉默染色质消失了，通过实验，研究人员发现在野生型小鼠中 *Mecp2* 对于 *Dlx5* 和 *Dlx6* 基因之间的环化是必需的，环化可以使距离 10000bp 的两段序列聚合在一起，而这种沉默染色质环状结构并没有在 *Mecp2* 敲除小鼠的大脑中被发现，并且 *Mecp2* 基因敲除小鼠的大脑中 DLX5 和 DLX6 的表达量都非常高[2]。

(4) 目前基因突变概述

目前人类基因突变数据库收录的 *MECP2* 基因

突变有 631 个，其中错义 / 无义突变 174 个，剪接突变 10 个，小的缺失 107 个，小的插入 55 个，大片段缺失 208 个，大片段插入 76 个，调控区突变 1 个。突变分布在基因整个编码区，无突变热点。

（于　洋　邓庆媛　仝　欣）

参考文献

[1] Ramocki MB, Tavyev YJ, Peters SU. The MECP2 duplication syndrome. Am J Med Genet A, 2010, 152A: 1079-1088

[1] Meins M, Lehmann J, Gerresheim F, et al.Submicroscopic duplication in Xq28 causes increased expression of the *MECP2* gene in a boy with severe mental retardation and features of Rett syndrome. J Med Genet, 2005, 42: e12

[2] Horike S, Cai S, Miyano M, et al. Loss of silent-chromatin looping and impaired imprinting of *DLX5* in Rett syndrome. Nat Genet, 2005, 37(1):31-40

783　Lujan-Fryns 综合征
(Lujan-Fryns syndrome; OMIM 309520)

一、临床诊断

(1) 概述

Lujan-Fryns 综合征是一种患者可具有类似马方综合征表现的疾病，可累及全身多个系统，患者通常有精神发育迟滞，还可表现出异常的精神行为。其发病呈 X 染色体连锁隐性遗传方式，致病基因为 *MED12*。

(2) 临床表现

自 1984 年 Lujan[1] 首次报道该病以来，陆续有多项研究报道该病。Lujan-Fryns 综合征患者可表现出与马方综合征患者相似的外表 (图 783-1)，包括身材高挑，长而消瘦的脸、高而窄的鼻梁、薄上唇、小下颌、腭弓高、手指细长及低沉粗重的声音等。患者可有轻度到中度的智力发育迟滞，1993 年的一项研究[2] 报道了 682 例精神发育迟滞的患者，其中 18 例为 Lujan-Fryns 综合征患者。部分患者还可表现出一系列精神行为异常[3]，包括攻击行为、自闭症倾向、较少的社交活动、情绪波动、强迫症、冲动控制障碍、对挫折低耐受及其他精神疾病。1999

年的一项研究[4] 首先报道了该病患者可伴有室间隔缺损、主动脉根部扩张等循环系统疾病，提示 *MED12* 基因突变也可累及心脏及血管。2006 年曾报道[5] 一名患者的舅舅表现出升主动脉瘤及双排牙齿等同患者相似的症状，该患者的姐姐也被诊断为精神性厌食症。

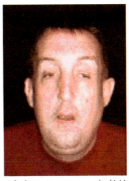

图 783-1　成人 Lujan-Fryns 患者的面部特征
(Orphanet J Rare Dis，2006，1: 26)

(3) 辅助检查

头颅 MRI 可见胼胝体发育不全[5]。

(4) 病理表现

未见报道。

(5) 受累部位病变汇总 (表 783-1)

表 783-1　受累部位及表现

受累部位	主要表现
头	巨头畸形
脸	额头突出、长脸、窄面、上颌骨发育不全、小颌畸形、短而深的人中
耳	低位耳
鼻	长鼻、高而窄的鼻梁
口腔	薄上唇、双排牙齿、牙齿拥挤
心脏	房间隔缺损、室间隔缺损
血管	升主动脉瘤
胸腔	漏斗胸
骨骼	关节松弛、关节挛缩、小下颌骨、细长的手指、宽拇指
中枢神经系统	轻度到中度精神发育迟滞、肌张力减退、癫痫发作、胼胝体发育不全

二、基因诊断

(1) 概述

MED12 基因，即编码中介体复合物亚单位 12(MED12) 的基因，位于 X 染色体长臂 1 区 3 带 (Xq13)，基因组坐标为 (GRCh37): X: 70338406-70362304，基因全长 23 899bp，包含 45 个外显子，编码 2180 个氨基酸。

(2) 基因对应蛋白结构及功能

MED12 基因编码的 MED12 蛋白是 CDK8 亚复合体的一部分，与 MED13、CDK8 激酶和细胞周期蛋白 C 一起组成 CDK8 亚复合体。MED12 蛋白对于 CDK8 激酶的激活是必需的。CDK8 亚复合体负责控制中介体 – 聚合酶 Ⅱ 的相互作用从而调节转录起始和再激活的速率。MED12 基因的缺陷会导致 Lujan-Fryns 综合征。

(3) 因突变致病机制

Lujan 等 [1] 曾报道过一个有 4 个 Lujan-Fryns 综合征患者的家系，Schwartz 等 [6] 在这个家系的患者的 MED12 基因上发现了 1 个错义突变。同样的突变也出现于另外一个和该家系没有任何亲缘关系的患者中。这些发现表明 Lujan-Fryns 综合征是由 MED12 等位基因突变导致的。

本病尚无相应的分子研究，致病机制未明。

(4) 目前基因突变概述

目前人类基因突变数据库收录的 MED12 基因突变有 13 个，其中错义 / 无义突变 12 个，小的插入 1 个。

（王瑞丹　仝　欣）

参考文献

[1] Lujan JE, Carlis ME, Lubs HA. A form of X-linked mental retardation with marfanoid habitus. Am J Med Genet, 1984, 17: 311-322

[2] Fryns JP. Personal Communication. Leuven Belgium, 1993, 5:28

[3] Lalatta F, Livini E, Selicorni A, et al. X-linked mental retardation with marfanoid habitus: first report of four Italian patients. Am J Med Genet, 1991, 38: 228-232.

[4] Wittine LM, Josephson KD, Williams MS. Aortic root dilation in apparent Lujan-Fryns syndrome. Am J Med Genet, 1999, 86: 405-409

[5] Lerma-Carrillo I, Molina JD, Cuevas-Duran T, et al. Psychopathology in the Lujan-Fryns syndrome: report of two patients and review. Am J Med Genet, 2006, 140A: 2807-2811

[6] Schwartz CE, Tarpey PS, Lubs HA.The original Lujan syndrome family has a novel missense mutation (p.N1007S) in the MED12 gene. Journal of Medical Genetics, 2007, 44 (7): 472-477

784　赖氨酸尿性蛋白耐受不良症
(lysinuric protein intolerance, LPI; OMIM 222700)

一、临床诊断

(1) 概述

赖氨酸尿性蛋白耐受不良症 (LPI) 是由于有缺陷的阳离子氨基酸 (CAA) 在肾脏和小肠的上皮细胞基底膜上运输造成的，主要的代谢异常表现为肾脏排泄 CAA 增加，小肠吸收 CAA 减少和乳清酸尿症 [1]。其发病方式为常染色体隐性遗传，是由于氨基酸转

运体基因 *SLC7A7* 突变造成的疾病。

(2) 临床表现

LPI 的临床表现多样，通常在婴儿期母乳喂养时即可发现，患者可表现出与蛋白缺乏或营养不良的患者相似的外观，该病在芬兰人群中的发生率为 1/76 000，在日本的发生率为 1/57 000。

LPI 主要表现为蛋白不耐受，可出现胃肠道症状，如恶心、呕吐、腹泻、营养不良等，还可伴有肝脾大、弥漫性硬化等表现，也可出现低血尿素、高氨血症及白细胞减少症。相较于赖氨酸，体液中精氨酸的低浓度可能是高氨血症及尿素合成减少的原因。有报道称，高蛋白摄入会导致症状加重，而限制蛋白摄入可减轻症状[2]。部分患者还可出现严重的智力缺陷、生长不良，并可伴有轻微的小肠吸收不良综合征[3]。

(3) 辅助检查

尿液中鸟氨酸、精氨酸及赖氨酸增多，而胱氨酸正常[2]。

骨平片可见骨质缺乏，骨量减少 (图 784-1)。

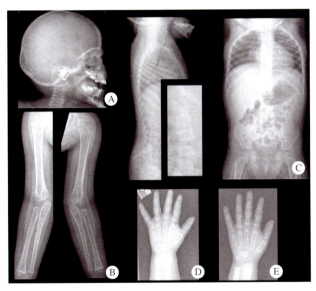

图 784-1　X 线片表现

A. 头骨片示无骨缝；B、C. 上肢及脊柱片示骨质缺乏，骨量减少；D. 左手骨平片提示使用唑来膦酸 (钙调节剂) 前第 2 掌骨骨皮质厚度约 0.5mm；E. 左手骨平片提示使用唑来膦酸 1 年后，第 2 掌骨骨皮质厚度约 1mm(Mol Genet Metab Rep，2014，1: 176-183)

(4) 病理表现

LPI 可累及肝脏，表现为肝脏弥漫性硬化等改变 (图 784-2)，LPI 患者肾脏吸收阳离子氨基酸功能受损，病理可见肾小球基底膜及肾小球毛细血管壁改变 (图 784-3)[5]。

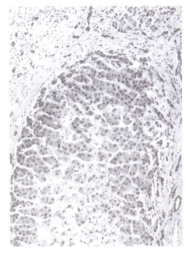

图 784-2　在肝硬化肝脏可见脂肪细胞改变

(苏木精 – 伊红染色，×200；J Clin Pathol，1996，49: 345-347)

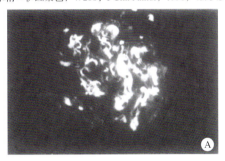

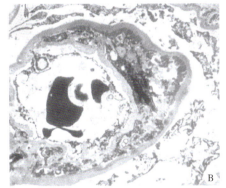

图 784-3　肾脏病理表现

A. 在肾小球毛细血管壁和肾小球膜 IgA 强阳性染色 (直接免疫荧光染色，IgA ×800)；B. 系膜干涉致肾小球基底膜内皮下沉积及分裂 (乙酸铀酰，×8000)(J Clin Pathol，1996，49: 345-347)

(5) 受累部位病变汇总 (表 784-1)

表 784-1　受累部位及表现

受累部位	主要表现
肺	胸片示肺间隙改变、呼吸功能不全、肺泡蛋白沉积症、肺出血
肝脏	肝大
胰腺	胰腺炎
脾脏	脾大
胃肠道	恶心、呕吐、腹泻、对高蛋白食物不耐受、肠道吸收阳离子氨基酸功能受损

续表

受累部位	主要表现
肾脏	慢性肾脏病，肾脏吸收阳离子氨基酸功能受损
骨骼	骨质疏松症，骨龄延迟，频发的骨折
皮肤、毛发	皮肤松弛，头发薄而稀疏
肌肉、软组织	肌张力降低，肌无力，肌萎缩
中枢神经系统	高蛋白饮食后可能会发生昏迷，精神迟滞（不常见）

二、基因诊断

(1) 概述

SLC7A7 基因，即编码溶质载体家族 7 的基因，位于 14 号染色体长臂 1 区 1 带 2 亚带 (14q11.2)，基因组坐标为 (GRCh37):14:23242431-23289020，基因全长 46 590bp，包含 11 个外显子，编码 511 个氨基酸。

(2) 基因对应蛋白结构及功能

SLC7A7 基因编码的蛋白是一个阳离子氨基酸运送载体的轻亚基。这个钠依赖的运输载体在该基因编码的轻亚基与重亚基转运蛋白 SLC3A2 聚合时形成。这个位于上皮细胞膜的运输载体将阳离子和大的中性氨基酸从细胞中运送到细胞外空隙。该基因的缺陷可以导致 LPI。

该蛋白影响非钠依赖的二元氨基酸的吸收以及钠依赖的中性氨基酸的吸收，且需要与 SLC3A2/4F2hc 共表达去调控谷氨酸、亮氨酸以及谷氨酸盐的吸收，并通过运输 L- 精氨酸在人脐静脉内皮细胞中合成一氧化氮起到一定的作用，也参与了单核细胞中 L- 精氨酸的运输。

(3) 基因突变致病机制

Torrents 等在芬兰 LPI 患者的 *SLC7A7* 基因的 6 号内含子剪接位点发现了 1 个 A 被 T 替换的纯合颠换突变。这个突变导致了始于第 1181 个核苷酸的 1 个 10bp 的缺失，这是 1 个框移突变，并导致了过早的蛋白截短。同样的突变也发生在另外的 5 个芬兰患者中，他们均发生了剪接突变 (c.1136-2A>T)，由于第二个受体序列的作用，这个突变导致了 10bp 的移码缺失，使下游 26bp 的翻译提前终止 [1]。

(4) 目前基因突变概述

目前人类基因突变数据库收录的 *SLC7A7* 基因突变有 51 个，其中错义 / 无义突变 26 个，剪接突变 5 个，小的缺失 9 个，小的插入 4 个，大片段缺失 7 个。

（王瑞丹　仝　欣）

参考文献

[1] Borsani G, Bassi MT, Sperandeo MP, et al. SLC7A7, encoding a putative permease-related protein, is mutated in patients with lysinuric protein intolerance. Nature Genet, 1999, 21: 297-301

[2] Kekomaki M, Visakorpi JK, Perheentupa J, et al. Familial protein intolerance with deficient transport of basic amino acids: an analysis of 10 patients. Acta Paediat Scand, 1967, 56: 617-630

[3] Oyanagi K, Miura R, Yamanouchi T. Congenital lysinuria: a new inherited transport disorder of dibasic amino acids. J Pediat, 1970, 77: 259-266

[4] Malmquist J, Jagenburg R, Lindstedt G. Fimilial protein intolerance: possible nature of enzyme defect. New Eng J Med, 1971, 284: 997-1002

[5] McManus DT, Moore R, Hill CM, et al. Necropsy findings in lysinuric protein intolerance. J Clin Pathol, 1996, 49: 345-347

785　脊髓小脑性共济失调 3 型 /Machdo-Joseph 病
(Machado-Joseph disease, MJD; OMIM 109150)

一、临床诊断

(1) 概述

脊髓小脑性共济失调 (spinocerebellar ataxias, SCAs) 是一大类以共济失调为主要表现的常染色体显性遗传的神经变性病。目前为止已发现了超过 30 个 SCAs 致病基因，并依次将 SCAs 分成了 30 多个亚型。包括中国在内的大多数国家和地区，脊髓小脑性共济失调 3 型 (SCA3/MJD) 被认为是发病率最高的亚型 [1, 2]。疾病的相关基因是 *ATXN3*，编码 Ataxin 蛋白。该病致病基因 *ATXN3(MJD1)* 3′ 端的 CAG 三核苷酸异常扩增后编码形成多聚谷氨酰胺 (Poly Q) 链。

(2) 临床表现

MJD 的临床特征为小脑性共济失调伴有不同程度的锥体束征、锥体外系征、眼外肌麻痹及周围神经病等[3]。根据临床表现可将 MJD 分为 5 型。Joseph 型: 以早期发病 (5~30 岁, 平均年龄 24.3 岁)、快速进展、症状最重为特征, 表现为小脑性共济失调、眼外肌麻痹、显著的锥体系和锥体外系症状 (如肌张力障碍)。Thomas 型: 发病年龄居中 (平均 40.5 岁), 伴或不伴锥体束征, 可出现锥体外系症状及周围神经病变, 但较轻微。病情可长期维持稳定 (平均 5~10 年), 当出现显著的锥体外系症状和 (或) 周围神经病变时, 疾病可以向 1 型或 3 型进展。Machado 型: 以发病年龄晚 (平均 46.8 岁), 伴周围神经病变为特征, 伴或不伴轻微的锥体系和锥体外系症状。帕金森型: 起病年龄不定, 以帕金森样症状、轻微小脑征、伴或不伴远端型感觉运动神经病、肌萎缩、对左旋多巴治疗效果好为特征[4]。痉挛性截瘫型: 表现为单纯型或复杂型的痉挛性截瘫, 伴或不伴小脑性共济失调[5], 目前此型尚未得到国际认可。

(3) 辅助检查

MJD 患者在 MRI 的典型表现为小脑及脑干的萎缩 (图 785-1), 主要表现为脑桥、小脑上脚、额叶、颞叶、苍白球等萎缩。脑 SPECT 可显示灌注异常的顶叶、额叶下部、颞叶内侧及外侧、基底神经节和小脑蚓部[6]。MRI 可显示深部白质轴突功能障碍。

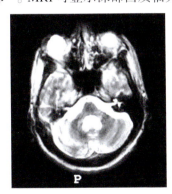
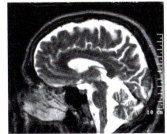

图 785-1　MRI 示小脑及脑干萎缩

[Parkinsonism Relat Disord, 2010, 16(1): 2]

(4) 病理表现

患者脑内出现的神经元核内包涵体 (neuronal intranuclear inclusions, NIIs) 和选择性的神经元丢失是特征性的病理改变。

(5) 受累部位病变汇总 (表 785-1)

表 785-1　受累部位及表现

受累部位	主要表现
眼	凝视诱发眼震、眼外肌麻痹、核上性眼肌麻痹、复视、眼睑下垂、眼球突出、眼电图异常
消化系统	吞咽困难
肌肉及软组织	肌肉痛性痉挛、肌束震颤
中枢神经系统	小脑性共济失调、肢体共济失调、痉挛状态、锥体束征、锥体外系征、帕金森样症状、运动迟缓、姿势不稳、构音障碍、痴呆、肌张力障碍、慢性疼痛、可能的自主神经功能障碍、小脑萎缩、第四脑室扩大、小脑神经元轻度丢失、脊髓小脑束变性
外周神经系统	周围神经病、振动觉减退、温度觉减退、踝反射减弱或消失、远端肌肉萎缩

二、基因诊断

(1) 概述

ATXN3 基因, 即编码脊髓小脑性共济失调蛋白 3 抗体 (ataxin 3) 的基因, 位于 14 号染色体长臂 2 区 1 带 (14q21), 基因组坐标为 (GRCh37):14: 92524896-92572965, 基因全长 48 070bp, 包含 11 个外显子, 编码 346 个氨基酸。

(2) 基因对应蛋白结构及功能

ATXN3 基因编码的 ataxin 3 属于 MJD 结构域蛋白酶家族的去泛素酶, 其含有一条多聚谷氨酰胺链, *ATXN3* 基因的编码区包含 (CAG)$_n$ 串联重复, 当此串联重复从正常的 13~36 个扩展到 68~79 个时, 该多聚谷氨酰胺链出现过度延伸, 导致 MJD[7]。

蛋白质泛素化是生物体内一种普遍而且重要的蛋白质翻译后的共价修饰, 主要功能是参与底物蛋白质的降解和异常蛋白的清除, 能调节许多细胞生物学功能, 如细胞增殖、细胞分化和细胞凋亡。去泛素化酶与蛋白在体内保持平衡、转录、细胞骨架调节、肌生成和错误折叠的伴侣蛋白基质退化有关。

(3) 基因突变致病机制

Kawaguchi 等[8] 确定发现 Machado-Joseph 病为 *ATXN3* 基因的一个常见突变导致。在正常人中, 该基因 (CAG)$_n$ 串联重复在 13~36 个, 然而多数临床诊断为 MJD 的患者和所有受累的 MJD 家族成员中均显示 (CAG)$_n$ 串联重复数量扩增到 68~79 个。

Cemal 等[9]通过引入致病 *ATXN3* 基因的等位基因产生了转基因小鼠模型，其分别带有 64、67、72、76 和 84 次重复的多聚谷氨酰胺，野生型的为 15 次重复。在 4 周龄时，重复次数超常的小鼠会表现出温和的缓慢的进行性小脑发育不良。当疾病进一步进展，骨盆明显变得扁平，伴随着张力减退，运动和感觉丧失。从 4 周开始，脑桥和齿状核中神经元核内包涵体形成和细胞消亡明显，并且小脑其他区域中的细胞也有消亡。末梢神经髓鞘脱失以及轴突减少从 26 周开始显现出来。与此相反，野生小鼠在 20 个月之前都非常正常。疾病的严重程度与扩增蛋白的表达水平和 $(CAG)_n$ 重复次数正相关。

Alves 等[10]通过研究过量表达以及沉默 *ATXN3* 基因的大鼠模型发现，野生型 *ATXN3* 基因的过表达未能使大鼠免于 MJD 病症，敲除野生型 *ATXN3* 基因也没有加重 MJD 病情，而非等位基因特异性的沉默 *ATXN3* 基因则有效减轻了病情。

(4) 目前基因突变概述

目前人类基因突变数据库没有收录 *ATXN3* 基因突变信息。MJD 患者该基因上多有 $(CAG)_n$ 串联重复，并显著多于正常人。

（王瑞丹　仝　欣）

参考文献

[1] Rosenberg RN. Machado-Joseph disease: an autosomal dominant motor system degeneration. Mov Disord, 1992, 7(3): 193-203

[2] Tang B, Liu C, Shen L, et al. Frequency of SCA1, SCA2, SCA3/MJD, SCA6, SCA7 and DRPLA CAG trinucleotide repeat expansion in patients with hereditary spinocerebellar ataxia from Chinese kindreds. Arch Neurol, 2000, 57(4): 540-544

[3] Durr A, Stevanin G, Cancel G, et al. Spinocerebellar ataxia 3 and Machado-Joseph disease: clinical, molecular, and neuropathological features. Ann Neurol, 1996, 39(4): 490-499

[4] Van Gaalen J, Giunti P, Van de Warremburg. Movement disorders in spinocerebellar ataxias. Mov Disord, 2011, 26: 792-800

[5] Rodríguez-Quiroga SA, González-Morón D, Arakaki T, et al. The broad phenotypic spectrum of SCA-3: hereditary spastic paraplegia. Medicina (B Aires), 2013, 73(6): 552-554

[6] Etchebehere EC, Cendes F, Lopes-Cendes I, et al. Brain single-photon emission computed tomography and magnetic resonance imaging in Machado-Joseph disease. Arch Neurol, 2001, 58: 1257-1263

[7] Nicastro G, Masino L, Esposito V, et al. The josephin domain of ataxin-3 contains two distinct ubiquitin binding sites. Biopolymers, 2009, 91(12): 1203-1214

[8] Kawaguchi Y, Okamoto T, Taniwaki M, et al. CAG expansions in a novel gene for Machado-Joseph disease at chromosome 14q32.1. Nature Genet, 1994, 8: 221-228

[9] Cemal CK, Carroll CJ, Lawrence L, Lowrie MB, et al. YAC transgenic mice carrying pathological alleles of the MJD1 locus exhibit a mild and slowly progressive cerebellar deficit. Hum Molec Genet, 2002, 11: 1075-1094

[10] Alves S, Nascimento-Ferreira I, Dufour N, et al. Silencing ataxin-3 mitigates degeneration in a rat model of Machado-Joseph disease: no role for wild-type ataxin-3? Hum Molec Genet, 2010, 19: 2380-2394

786　巨颅、孤独综合征
(macrocephaly/autism syndrome; OMIM 605309)

一、临床诊断

(1) 概述

巨颅、孤独综合征是一种罕见的常染色显性遗传病，主要是由于位于 10 号染色体上的编码磷酸酶和张力素同源蛋白 (phosphatase and tensin homolog，PTEN) 的基因突变所致的一系列临床症状，包括皮肤病变、巨头畸形、组织错构增生及肿瘤风险增加等。

(2) 临床表现

临床表现[1]为进行性发展的巨头畸形、面容异常、自闭症、掌跖点状的角质形成、Cowden 综合征等。面容异常包括额部隆起、面中部缺陷、双顶缩小，出生体重及身高正常或接近正常，而随后出现肥胖。自闭症患者以语言障碍、注意力缺陷和社交能力低下为特征；有的患者会有癫痫症状，尤其在自闭症患者中发生率很高，会导致精神发育迟滞、脑损伤等；Cowden 综合征是指多系统症状，包括高风险恶性肿瘤，如乳腺癌、甲状腺癌、皮肤黏液错构瘤、乳腺增生、甲状腺增生、巨头畸形等[2]；皮肤病损通常在 20 岁左右出现。

(3) 影像学表现

头磁共振[3]：T₂ 或 Flair 像可见脑室旁或深部白质斑点状高信号或血管间隙增宽，或 T₁ 像低信号，或血管周围间隙增大（图 786-1）。

神经心理学评估：评价自闭症，如儿童自闭症评估量表 (Childhood Autism Rating Scale)、自闭症诊断评估量表 (Autism Diagnostic Observation Schedule)。

脑电图：可见额颞中回弥漫性阵发性多尖波。

实验室检查：有皮肤病损的患者会存在游离的三碘甲状腺素和促甲状腺激素水平中度增高。

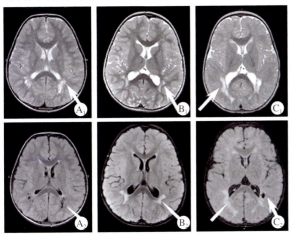

图 786-1 磁共振表现

A₁、A₂ 是年龄 4 岁患儿 T₂ 和 Flair 图像，T₂ 像可见脑室周围白质高信号，对应的 Flair 像提示血管间隙增大，少有白质高信号；B₁、B₂ 是年龄 10 个月患儿 T₂ 和 Flair 图像，T₂ 像可见脑室周围白质高信号，对应的 Flair 像提示白质高信号，没有血管间隙增大；C₁、C₂ 是年龄 12 个月患儿 T₂ 和 Flair 图像，T₂ 像可见脑室周围白质高信号，对应的 Flair 像提示既有脑室周围白质高信号又有血管间隙增大 [Am J Med Genet A，2014，164A(3):627-633]

(4) 病理表现

皮肤丘疹的组织学可见表皮组织增生，外周有边界清楚的脂肪层，楔形颗粒层和角化层，真皮乳头层血管扩张。

(5) 受累部位病变汇总（表 786-1）

表 786-1 受累部位及表现

受累部位	主要表现
头颈	巨头畸形、双顶缩小
面	宽扁额头、额部隆起、长人中
鼻	短鼻、低矮鼻梁
中枢神经系统	发育迟滞、自闭症
其他	肥胖（有些患者）

二、基因诊断

(1) 概述

PTEN 基因，即编码磷酸酶和张力素同源蛋白的基因，位于 10 号染色体长臂 2 区 3 带 3 亚带 (10q23.3)，基因组坐标为 (GRCh37):10:89623195-89728532，基因全长 105 338bp，包含 16 个外显子，编码 403 个氨基酸。

(2) 基因对应蛋白结构及功能

PTEN 基因作为抑癌基因，是多种癌症的高频突变基因。它编码的蛋白质是磷脂酰肌醇 -3,4,5- 三磷酸 -3- 磷酸酶。该酶包含一个张力蛋白样结构域和一个双特异性蛋白质酪氨酸磷酸酶结构类似的催化结构域。不同于大多数蛋白酪氨酸磷酸酶，PTEN 蛋白质会优先去磷酸化底物磷酸肌醇。在细胞中，PTEN 蛋白调控胞内磷脂酰肌醇 -3,4,5- 三磷酸的水平，并且通过负调控 AKT/PKB 信号通路发挥抑癌作用。另外从非经典途径的上游起始位点 (CUG) 开始翻译，会得到一条以亮氨酸起始，长度更长的亚型，该亚型与线粒体内膜特异相关，可能协助调控线粒体的能量代谢。

(3) 基因突变致病机制

2005 年，Butler 等[4] 曾对 18 例巨颅、孤独综合征患者进行了 PTEN 基因突变分析。他们在 3 名男孩中发现了生殖系突变，分别是 p.H93R、p.D252G 和 p.F241S。2012 年，O' Roak 等[5] 在对 2446 名自闭症先证患者的 44 个候选基因进行测序时，发现 3 例患者分别具有 1 个 PTEN 基因杂合突变，为 2 个错义突变和 1 个移码突变，而这 3 例患者均同时患有巨颅症。

2009 年，Page 等[6] 发现一种单倍体显性小鼠 (PTEN⁺ᐟ⁻)。其中雌性小鼠显示社交障碍，而雄性小鼠正常。而 PTEN 和 Slc6a4 双单倍体显性小鼠情况更严重，在不同基因型组合的雌性小鼠之间，脑体积的增加与社交能力下降相关，而在每种基因型内，脑体积增加却和社交能力增加相关，表明表观遗传和遗传因素会相互作用影响表型。这一发现证实了这两个自闭症候选基因在脑发育中有相互作用。

(4) 目前基因突变概述

目前人类基因突变数据库收录的 PTEN 基因突变有 349 个，其中错义 / 无义突变 150 个，剪接突变 31 个，小的缺失 71 个，小的插入 60 个，大片段缺失 21 个，调控区突变 16 个。突变分布在基因整个编码区，无突变热点。

（左丽君 张 鸣）

参考文献

[1] Eng C. PTEN: one gene, many syndromes. Hum Mutat, 2003, 22(3):183-198

[2] National Comprehensive Cancer Network. The NCCN genetic/familial high-risk assessment: breast and ovarian (version1.2008). Clinical Practice Guidelines in Oncology, 2008, New York: National Comprehensive Cancer Network.

[3] Vanderver A, Tonduti D, Kahn I, et al. characteristic brain magnetic resonance imaging pattern in patients with macrocephaly and pten mutations. Am J Med Genet A, 2014, 164A(3):627-633

[4] Butler MG, Dasouki MJ, Zhou XP, et al. Subset of individuals with autism spectrum disorders and extreme macrocephaly associated with germline *PTEN* tumour suppressor gene mutations. J Med Genet, 2005, 42: 318-321

[5] O' Roak BJ, Vives LF, Egertson JD, et al. Multiplex targeted sequencing identifies recurrently mutated genes in autism spectrum disorders. Science, 2012, 338: 1619-1622

[6] Page DT, Kuti OJ, Prestia CM. Haploinsufficiency for *PTEN* and Serotonin transporter cooperatively influences brain size and social behavior. Proc Nat Acad Sci, 2009, 106: 1989-1994

787 巨颅、秃头、皮肤松弛、脊柱侧凸综合征
(macrocephaly, alopecia, cutis laxa, and scoliosis syndrome; OMIM 613075)

一、临床诊断

(1) 概述

巨颅、秃头、皮肤松弛、脊柱侧凸综合征是一种常染色体隐性遗传病，是由于 RIN2 基因的纯合突变引起的[1]，临床上以畸形巨头 (macrocephaly)、秃头 (alopecia)、皮肤松弛 (cutis laxa) 和脊柱侧凸 (scoliosis) 为特点，故称为 MACS 综合征。

(2) 临床表现

MACS 综合征主要以巨头畸形、秃头、皮肤松弛和脊柱侧凸为突出症状，较多见的症状还有进行性粗糙水肿的面部外观：眼睑下垂，眼皮松弛，脸颊下垂，下唇外翻，牙龈增生，牙齿排列异常等 (图 787)。也有患者可表现出轻度主动脉弓扩张或广泛骨质疏松等。一项研究[2] 曾报道一名 18 岁 MACS 综合征的黎巴嫩男子，其父母为有血缘关系的近亲。该名男子智力低下 (智商 62)，身材矮小 (156cm)，巨头畸形 (OFC+3.5SD)，双颞缩小，下巴下垂，嘴唇突出，面部粗大，手、脚踝、手腕、脖子等处皮肤松弛，牙龈增生，牙齿排列不齐，头发稀疏，胸廓畸形而无脊柱侧凸，手及脚的一、二、四指 / 趾短。

也有学者认为[3]，"MACS" 并不是能够概括该疾病表型的最合适的缩写。真正的巨头畸形 (OFC+3SD) 在最初观察到的 5 例患者中仅出现 2 例，

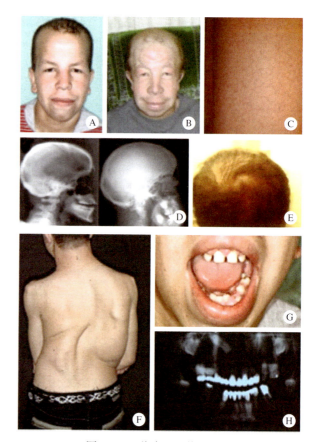

图 787-1 临床和影像学表现

A、B.患者的面部特征：随年龄增长的进行性皮肤粗糙松弛；C.轻度鱼鳞癣；D.颅骨放射平片见 MACS 患者头颅较正常对照者增大 (左为正常对照者，右为患者)；E.短而稀疏的头发；F.严重的脊柱后侧凸；G.牙齿排列不齐及牙龈增生；H.全口腔牙片可见未萌出的智齿及犬齿 [Am J Hum Genet，2009，85(2): 254-263]

并且随后有 1 例恢复正常，这意味着在 5 名患者中有 4 名头颅大小正常。该项研究认为进行性脊柱侧凸及颊面畸形是该综合征最共性的特点，头发稀疏及皮肤、关节松弛也较为常见。

(3) 辅助检查

头颅平片可见 MACS 患者头颅较正常对照者增大 (图 787-1D)。全口腔牙片可见牙齿萌出延迟 (图 787-1H)。

(4) 病理表现

皮肤的超微结构研究发现，皮肤松弛伴弹性纤维数量及结构的异常特征性改变；而在更深层，胶原纤维形态有轻度改变 (图 787-2)。

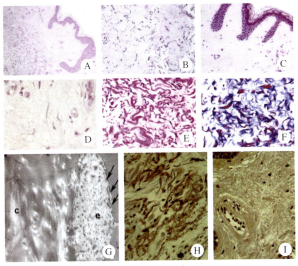

图 787-2　病理表现

A~C.皮肤组织学活检 A.正常上皮；B.乳突真皮质弹性纤维明显缺失；C.网状真皮质弹性纤维增加；D.高倍镜下可见耐碱纤维几乎完全缺失；E、F.VG 染色 (E) 及三色胶原染色 (F) 可见网状真皮质弹性纤维及胶原纤维为正常结构；G.电镜下可见真皮层弹性纤维的外围微纤维机构减少 (箭头 e 处为弹性纤维，箭头 c 处为胶原纤维)。H、I.免疫组化染色 I.患者皮肤腓骨蛋白 5 减少；H.正常对照皮肤 [Am J Hum Genet，2009，85(2)：254-263]

(5) 受累部位病变汇总 (表 787-1)

表 787-1　受累部位及表现

受累部位	主要表现
面部	面部粗大
眼	眼皮下垂、眉毛稀疏、眼皮松弛
口腔	厚嘴唇、翻唇、牙龈增生、高腭弓 (少见)
牙	牙齿排列不规则
心脏	轻度主动脉弓扩张
呼吸道	支气管扩张
胸部	胸部漏斗畸形
腹部	腹部疝
生殖系统	隐睾、尿道狭窄

续表

受累部位	主要表现
骨骼	骨质疏松、脊柱侧凸、指短、横贯掌、扁平足
皮肤、毛发	皮肤松弛 (尤其是面部)、鱼鳞癣、多种色素瘤、易挫伤、发际线增高、头发稀疏
肌肉、软组织	肌张力过低
中枢神经系统	正常或轻度的精神发育迟滞

二、基因诊断

(1) 概述

RIN2 基因，即编码 Ras 和 Rab 相互作用蛋白 2(RIN2 蛋白) 的基因，位于 20 号染色体短臂 1 区 1 带 2 亚带 2 次亚带 (20p11.22)，基因组坐标为 (GRCh37):20:19738254-19983103，基因全长 244 850bp，包含 22 个外显子，编码 944 个氨基酸。

(2) 基因对应蛋白结构及功能

RAB5 蛋白是在胞吞途径早期参与膜运输的小 GTP 酶。*RIN2* 基因编码的 RIN2 蛋白作为 RAB5 的鸟苷酸交换因子，优先于 GDP 结合形式更容易与 GTP 结合形式的 RAB5 蛋白结合，通过交替的结合 GDP 和释放 GTP 而激活 RAB5。该蛋白主要是一种没有和其他 RAB 家族成员相结合的四聚体形式。*RIN2* 基因突变会导致 MACS 综合征。

(3) 基因突变致病机制

2009 年，Basel-Vanagaite 等 [1] 发 现，MACS 综合征是由 *RIN2* 基因纯合突变引起的常染色体隐性遗传病。Basel-Vanagaite 等在 3 个 MACS 综合征患者中确定了 *RIN2* 基因上存在纯合的 1bp 缺失 (c.1878delC)，在对照组的 182 个同种族个体中没有发现该突变。MACS 综合征患者的纤维母细胞中 RIN2 蛋白缺失。

该疾病精确的致病机制仍是未知的，但已经确定与 RIN2 蛋白的缺失有关。RIN2 蛋白是 RAB5 的鸟嘌呤核苷酸交换因子，同时也是 GTP-Rab5 的稳定剂，它的功能可能是将 Ras 和 RAB5 蛋白连接起来 [4]。细胞内小泡必须靶向融合到早期胞内体，RAB5 能够刺激早期胞内体沿着微管运动 [5,6]。当 *RIN2* 基因发生纯合突变时，mRNA 表达量降低，RIN2 的表达量随之降低，影响了 RAB5 的作用，进而影响了内吞作用。RIN2 表达量降低与 MACS 综合征表型有关 [1]。

（4）目前基因突变概述

目前人类基因突变数据库收录的 *RIN2* 基因突变只有 2 个小的缺失。但另外在文献中报道 MACS 患者中还发现了 1 个小的插入。

（王瑞丹 杨焕杰）

参考文献

[1] Basel-Vanagaite L, sarig O, Hershkovitz D, et al. RIN2 deficiency results in macrocephaly, alopecia, cutis laxa, and scoliosis: MACS syndrome. Am J Hum Genet, 2009, 85: 254-263

[2] Aslanger AD, Altunoglu U, Aslanger E, et al. Newly described clinical features in two siblings with MACS syndrome and a novel mutation in *RIN2*. Am J Med Genet, 2014, 164A: 484-489

[3] Syx D, Malfait F, Van Laer L, et al. The RIN2 syndrome: a new autosomal recessive connective tissue disorder caused by deficiency of Ras and Rab interactor2 (RIN2). Hum Genet, 2010, 128: 79-88

[4] Saito K, Murai J, Kajiho H, et al. A novel binding protein composed of homophilic tetramer exhibits unique properties for the small GTPase Rab5. J Biol Chem, 2002, 277:3412-3418

[5] Loubery S, Wilhelm C, Hurbain I, et al. Different microtubule motors move early and late endocytic compartments. Traffic, 2008, 9:492-509

[6] Nielsen E, Severin F, Backer JM, et al. Rab5 regulates motility of early endosomes on microtubules. Nat Cell Biol, 1999, 1:376-382

788 丙二酰辅酶 A 脱羧酶缺乏症
(malonyl-CoA decarboxylase deficency, MCD; OMIM 248360)

一、临床诊断

（1）概述

丙二酰辅酶 A 脱羧酶 (malonyl-CoA decarboxylase，MCD) 缺乏症是一种极为罕见的常染色体隐性遗传性代谢病，其突变基因 (*MLYCD*) 定位于 16 号染色体上[1]，包括 5 个外显子和 3 个可能的起始子，尽管只有 2 个发挥生物学功能，迄今为止共有 23 个不同的突变位点被报道。1984 年 Brown 等[2] 首次报道了该病，目前全世界共报道 32 例，国内暂无该疾病的报道。

（2）临床表现

MCD 缺乏症导致的临床表型多样，包括早期出现的轻中度生长发育迟缓（也有部分患者表现正常）、癫痫、心肌病、代谢紊乱（如代谢性酸中毒）、高乳酸血症、酮症、低血糖、肌张力低下、腹泻、呕吐、矮小、腹痛、慢性便秘、髓鞘发育落后[3]。心肌细胞的能量代谢主要依赖脂肪酸氧化，所以多种脂肪酸氧化障碍均表现出心脏的症状，已报道的 32 例患者中有 16 例其临床表型与脂肪酸氧化障碍有部分重叠。

（3）辅助检查

MCD 缺乏症患者可以出现血氨、丙二酸、琥珀酸升高。MRI 表现为广泛脑萎缩、灰质异位、巨脑回、脑白质异常等[4]（图 788-1）。

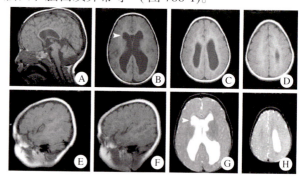

图 788-1 一名三岁患者的脑 MRI

A. T_1 胼胝体变薄，小脑蚓部和脑干萎缩；B. T_1 像示双侧脑室扩大、巨脑回、脑白质异常，箭头显示右侧脑室脚额部异位结节；C、D. T_1 像显示巨脑回；E、F. T_1 像显示的羽毛状大脑侧裂；G. 为 B 层面的 T_2 像，箭头指向异位结节；H. 为 T_2 像显示喙形图像 (Molec Genet Metab, 2006, 87: 102-106)

（4）病理表现

尿中丙二酸、甲基丙二酸增高是 MCD 缺乏症的特异性指标，为本病诊断的重要依据，外周皮肤成纤维细胞的 MCD 活性降低及 *MLYCD* 基因突变可进一步确诊本病[5]。

（5）受累部位病变汇总（表 788-1）

表 788-1 受累部位及表现

受累部位	主要表现
神经系统	生长发育迟缓、癫痫、肌张力低下、髓鞘发育落后，影像学可有灰质异位、巨脑回、脑白质异常等

受累部位	主要表现
心血管系统	心肌病
代谢	代谢紊乱（如代谢性酸中毒）、高乳酸血症、酮症、低血糖
消化系统	腹泻、呕吐、腹痛、慢性便秘

（右上角：续表）

二、基因诊断

(1) 概述

MLYCD 基因，编码丙二酰辅酶 A 脱羧酶，位于 16 号染色体长臂 2 区 4 带 (16q24)，基因组坐标为 (GRCh37): 16: 83932720-83962428，基因全长 29 709bp，包含 5 个外显子，编码 493 个氨基酸。

(2) 基因对应蛋白结构及功能

MLYCD 基因的产物催化了将丙二酰辅酶 A 分解成乙酰辅酶 A 和二氧化碳的过程。丙二酰辅酶 A 是脂肪酸合成过程中的中间产物，它会阻止脂肪酰辅酶 A 运输到线粒体中，因此，MLYCD 基因编码的蛋白起到了提高脂肪酸氧化速率的作用。该蛋白被发现于线粒体、过氧化酶和细胞质中。该基因上发生的突变会导致丙二酰辅酶 A 脱羧酶 (MCD) 缺乏症。

(3) 基因突变致病机制

Gao 等[6] 在一个患有丙二酰辅酶 A 脱羧酶缺乏症患者的 MLYCD 基因的第二个外显子的 3′ 端发现了 1 个 4bp 的纯合缺失。

MacPhee 等[7] 曾发现患有丙二酰辅酶 A 脱羧酶缺乏症的 2 个有血缘关系的苏格兰患者的 MLYCD 基因存在缺陷，FitzPatrick 等[8] 用 RT-PCR 方法对来自这两个患者的纤维原细胞 RNA 进行了分析，发现了 MLYCD 基因上的纯合突变。

Sacksteder 等[9] 在一个患有严重丙二酰辅酶 A 脱羧酶缺乏症的患者的 MLYCD 基因上发现了 1 个 2bp 的缺失。

An 等[10] 发现，在喂食了高脂肪食物的老鼠中，随着 MLYCD 基因在肝脏的过表达，整个动物、肌肉和肝脏的胰岛素耐受性被改善了，这降低了循环游离脂肪酸 (FFA) 的水平和肝脏三酰甘油的含量。在骨骼肌中，三酰甘油和长链酰基辅酶 A 这两种抗胰岛素的候选调节介质的含量有所增加或保持不变。36 种酰肉碱的串联质谱法代谢分析显示，在 MLYCD 基因过表达动物的肌肉中，只有一种脂类形成的代谢物 -β- 羟基丁酸盐的浓度降低了。An 等猜测 MLYCD 基因的肝脏表达降低了循环 FFA 的水平，从而降低了肌肉中的 β- 羟基丁酸盐水平，提高了抗胰岛素性[10]。

(4) 目前基因突变概述

目前人类基因突变数据库收录的 MLYCD 基因突变有 33 个，其中错义 / 无义突变 16 个，剪接突变 2 个，小的缺失 8 个，小的插入 2 个，大片段缺失 5 个。

（马艳玲 邢欣来）

参考文献

[1] Patrick F, DRHill A, Tolmie JL, et al. The molecular basis of malonyl-CoA decarboxylase deficiency. Am J Hum Genett, 1999, 65(2) : 318-326

[2] Brown GK, Scholem RD, Bankier A, et al. Malonyl coenzyme A decarboxylase deficiency. J Inherit Metab Dis, 1984, 7(1) : 21-26

[3] Sweetman, L, Williams JC. Branched chain organic acidurias// Scriver CR, Beaudet AL, Sly WS, et al. The Metabolic and Molecular Basis of Inherited Disease, 2001, 2:2155-2157

[4] de Wit MCY, de Coo IFM, Verbeek E, et al. Brain abnormalities in a case of malonyl-CoA decarboxylase deficiency. Molec Genet Metab, 2006, 87: 102-106

[5] 彭镜，邬玲仟，周明星，等 . 丙二酰辅酶 A 脱羧酶缺乏症 1 例临床及基因诊断分析 . 中国当代儿科杂志，2012, 14(11):879-880

[6] Gao J, Waber L, Bennett MJ, et al. Cloning and mutational analysis of human malonyl-coenzyme A decarboxylase. J Lipid Res, 1999, 40: 178-182

[7] MacPhee GB, Logan RW, Mitchell JS, et al. Malonyl coenzyme a decarboxylase deficiency. Arch Dis Child, 1993, 69: 433-436

[8] FitzPatrick DR, Hill A, Tolmie JL, et al. The molecular basis of malonyl-CoA decarboxylase deficiency. Am J Hum Genet, 1999, 65: 318-326

[9] Sacksteder KA, Morrell JC, Wanders RJ, et al. MCD encodes peroxisomal and cytoplasmic forms of malonyl-CoA decarboxylase and is mutated in malonyl-CoA decarboxylase deficiency. J Biol Chem, 1999, 274: 24461-24468

[10] An J, Muoio DM, Shiota M, et al. Hepatic expression of malonyl-CoA decarboxylase reverses muscle, liver and whole-animal insulin resistance. Nat Med, 2004, 10: 268-274

789 下颌骨颜面发育不全合并小头畸形
(mandibulofacial dysostosis with microcephaly, MFDM; OMIM 610536)

一、临床诊断

(1) 概述

2006 年 Guion-Almeida 等首次提出了一种新型的下颌骨颜面发育不全[1]疾病，后被命名为 MFDM。该病为一种常染色体显性遗传病，其致病基因为 *EFTUD2*[2]。

(2) 临床表现

MFDM 是一种罕见的综合征，主要表现为进行性头小畸形、面中部及颧骨发育不全、小颌畸形、小耳症、耳发育不良、耳前皮赘、显著的发育迟滞及言语迟缓等（图 789-1、图 789-2）。许多患者具有后遗症，包括鼻后孔闭锁导致的呼吸困难、传导性耳聋及腭裂等[3]。

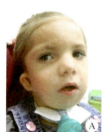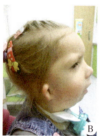

图 789-1 3 岁 MFDM 患者表现

A，B. 可见头小畸形、眉骨增生、低位耳及小颌向后畸形 [J Appl Genetics，2015，56:199-204]

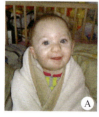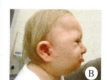

图 789-2 2 岁 MFDM 患者表现

A. 可见颧骨发育不良和宽鼻底鼻；B. 可见头小畸形、耳前皮赘、眉骨增生和后退颌 [J Appl Genetics，2015，56:199-204]

(3) 辅助检查

对于诊断最有帮助的检查为基因检查，即 *EFTUD2* 杂合子致病性突变或缺失。对于已有家庭成员确诊的高危家族，产前基因检查是可行的[2]。

(4) 病理表现

关于 MFDM 的病理学表现目前尚无报道。

(5) 受累部位病变汇总（表 789-1）

表 789-1 受累部位及表现

受累部位	主要表现
身材	身材矮小（不同程度）
头	进行性头小畸形、三角头畸形
面	面中部及颧骨发育不全、人中突出、小颌畸形
耳	小耳症、耳前皮赘、外耳道闭锁、低位耳、耳轮倒转褶皱、耳轮上部发育不全、耳部发育不良、传导性耳聋
眼	眼裂上斜或下斜、内眦赘皮、内眦距过宽
鼻	鼻后孔闭锁（部分患者）、朝天鼻、短鼻、鼻孔前倾
口	腭裂（部分患者）
心脏	房中隔缺损、室间隔缺损（部分患者）
呼吸系统	鼻后孔闭锁导致的呼吸困难
胃肠	食管闭锁（部分患者）、喂养困难
骨骼	轴前多指畸形、手指细长、拇指位低（部分患者）
神经系统	精神发育迟滞、严重言语迟缓、癫痫（部分患者）

二、基因诊断

(1) 概述

EFTUD2 基因，即编码 GTP 酶（GTPase）的基因，位于 17 号染色体长臂 2 区 1 带 3 亚带 1 次亚带 (17q21.31)，基因组坐标为 (GRCh37):17:42927655-42976736，基因全长 49 082bp，包含 28 个外显子，编码 972 个氨基酸。

(2) 基因对应蛋白结构及功能

EFTUD2 基因编码的 U5 116kDa 酶蛋白，是一个高度保守剪接 GTP 酶，是剪接复合物 U5 snRNP 以及 U4/U6-U5 反式 -snRNP 的组成成分之一，剪接复合物能够将前体 mRNA 加工产生成熟 mRNA。U5 116kDa 蛋白含有一个重要的鸟嘌呤核苷酸结合结构域。*EFTUD2* 基因的突变与下颌骨发育不全及小头畸形等疾病表型相关。

(3) 基因突变致病机制

Lines 等[2] 对 12 名无亲缘关系的 MFDM 患者进行研究分析，对其中 4 名患者进行全外显子测序

发现了 *EFTUD2* 基因的杂合突变，对另外 8 名患者进行 *EFTUD2* 基因测序检测，最终发现了 5 种 *EFTUD2* 基因的杂合突变，包括缺失突变、移码突变、剪接突变、无义突变及错义突变等多种突变类型。研究者认为，这些突变引起的单倍剂量不足是导致 MFDM 发病的原因。

因为由 *SF3B4* 基因突变引起的面骨发育不全 Nager 型 (AFD1) 与 MFDMU 症状相似，Bernier 等[3] 分析了 *SF3B4* 基因突变呈阴性 AFD 患者，发现其 *EFTUD2* 基因的 1 个无义突变位点。

Gordon 等[4] 在以下 3 组患者中对 *EFTUD2* 基因进行分析：第 1 组为 17 例单独食管闭锁患者，第 2 组为 19 例眼 – 耳 – 脊椎病 (OAVS; 164210) 患者，第 3 组为 14 例同时患有腭面发育不全和食管闭锁和 (或) 小头畸形患者。在前两组患者中没有发现基因突变，但最后一组的 10 名患者的 *EFTUD2* 基因表现出致病性突变或缺失。这 10 名患者中，8 名具有食管闭锁症表型；Gordon 等推断食管闭锁症是 *EFTUD2* 杂合功能丢失突变引起的另一畸形。作者也指出小头畸形并不是该综合征的一贯特征，并进一步提出 "MFD Guion-Almeida 型"。

本病尚无相应的分子研究，致病机制未明。

(4) 目前基因突变概述

目前人类基因突变数据库收录的 *EFTUD2* 基因突变有 25 个，其中错义 / 无义突变 13 个，剪接突变 4 个，小的缺失 2 个，大的缺失 6 个。突变分布在基因整个编码区，无突变热点。

（杨　骏　贾娇坤　常　辽）

参考文献

[1] Guion-Almeida ML, Zechi-Ceide RM, Vendramini S, et al. A new syndrome with growth and mental retardation, mandibulofacial dysostosis, microcephaly, and cleft palate. Clin Dysmorphol, 2006, 15: 171-174

[2] Lines MA, Huang L, Schwartzentruber J, et al. Haploinsufficiency of a spliceosomal GTPase encoded by EFTUD2 causes mandibulofacial dysostosis with microcephaly. Am J Hum Genet, 2012, 90: 369-377

[3] Bernier FP, Caluseriu O, Ng S, et al. Haploinsufficiency of SF3B4, a component of the pre-mRNA spliceosomal complex, causes Nager syndrome. Am J Hum Genet, 2012, 90: 925-933

[4] Gordon CT, Petit F, Oufadem M, et al. *EFTUD2* haploinsufficiency leads to syndromic oesophageal atresia. J Med Genet, 2012, 49: 737-746

790,791　甘露糖苷贮积症
(mannosidosis, MANS)
(790. MANSA, OMIM 248500; 791. MANSB, OMIM 248510)

一、临床诊断

(1) 概述

甘露糖苷贮积症 (MANS) 是一种常染色体隐性遗传病，为溶酶体贮积症的一种，包括溶酶体 α-甘露糖贮积症和溶酶体 β-甘露糖贮积症。溶酶体 α-甘露糖贮积症 (MANSA) 致病基因为 *MAN2B1*，*MAN2B1* 基因突变可导致 α-甘露糖苷酶缺乏或活性降低；溶酶体 β-甘露糖贮积症 (MANSB)，致病基因为 *MANBA*，*MANBA* 基因突变可导致 β-甘露糖苷酶缺乏或活性降低。

(2) 临床表现

溶酶体 α-甘露糖贮积症以精神发育迟缓、面容粗陋、骨骼异常、听力障碍、神经系统运动症状和免疫缺陷为特征。患儿出生时及早期发育阶段正常，儿童早期出现神经精神发育迟缓、言语延迟和听力丧失。其他临床表现包括大头伴前突出额、大耳、扁鼻、巨舌、宽牙缝、骨发育及运动障碍[1]。

目前，比较新的观点认为，MANSA 应分为三种临床类型：Ⅰ 型为轻型，无骨骼异常，病情进展非常缓慢，通常在 10 岁后发病；Ⅱ 型为中间型，10 岁之前发病，表现为骨骼异常并在 20~30 岁逐渐恶化发展为进行性的共济失调；Ⅲ 型为重型，出生不久即发病，出现骨骼异常，病情进展迅速，通常早夭于中枢神经系统功能紊乱或神经性肌病[1,2]。临床上以 Ⅱ 型最为常见。

溶酶体 β- 甘露糖贮积症的严重程度有很大差异，有的患者相对来说临床表现较轻，严重者可出现发育迟缓，智力低下，面容粗陋，轻度骨骼异常，言语发育障碍，多动，反复发生的感染。其他临床表现包括发声性抽动，注意力缺陷，易怒，易激惹，抽动，秽语等（图 790-1，图 790-2）。

Levade 等报道了一名 14 岁非洲人，表现为双侧大小鱼际萎缩，电生理提示周围神经脱髓鞘改变，皮肤活检可见成纤维细胞和淋巴细胞空泡形成。

Sedel 等报道了一名 22 岁女性仅表现为下肢和臀部进展性血管角质瘤。

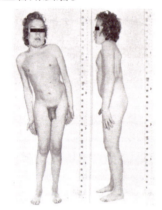

图 790-1　17 岁 MANSA 患者，粗陋面容和宽手掌
[Arch Dis Child，1977，52(12): 937-942]

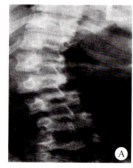
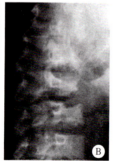

图 790-2　脊柱 X 线片
脊柱显著侧后凸，椎体被腐蚀，呈喙嘴状，部分椎体塌陷 [Arch Dis Child，1977，52(12): 937-942]

(3) 辅助检查

MRI 光谱学没有发现脱髓鞘证据[3]，X 线检查可有骨骼发育异常。MRI 可有 6 种影像学类型：①短头；②头骨增厚；③蝶骨体气腔形成；④局部空蝶鞍；⑤大脑萎缩和⑥白质信号异常，T_2 像上顶枕部白质高信号[4]。

(4) 病理表现

组织活检提示大脑皮质、脑干、脊髓髓质、神经垂体异常、对本病的诊断，早期主要通过外周血

检查和尿液中的低聚糖测定做出诊断。前者主要通过光学显微镜和透射电子显微镜 (TEM) 来观察重型患者骨髓涂片和外周血淋巴细胞中是否有空泡，从而做出诊断。后者是通过检测尿中富含甘露糖的低聚糖分子是否增多，可以由薄层色谱法和高效液相色谱法证实，但此法仅可作为辅助诊断。视网膜和肌间神经丛可有沉积物。肝脏中的甘露糖总量显著增加。所有组织中 α- 甘露糖苷酶活性低，而其他酸性水解酶高于正常组织[5, 6]（图 790-3）。

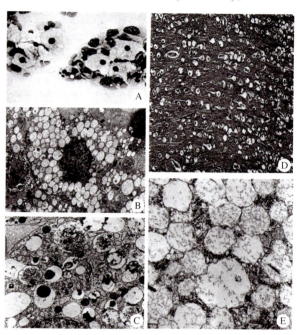

图 790-3　病理表现
A. 骨髓脂滴中可发现大量泡沫样巨噬细胞；B. 电镜下的骨髓巨噬细胞含大量流动胞质液泡；C. 电镜下骨髓巨噬细胞液泡结构中可见大量无定型碎片；D. 大脑皮质：所有的神经细胞肿胀，胞质水分增多；E. 脊髓的腹角细胞胞质 (Pediat Res, 1976, 10:985-996)

(5) 受累部位病变汇总（表 790-1）

表 790-1　受累部位汇总

受累部位	主要表现
面容	粗陋、前额突出、大耳、扁鼻、巨舌、牙缝宽
骨骼系统	多发性骨发育异常
中枢神经系统	智力低下、发育迟缓、运动失常
内脏系统	肝脾大
眼	角膜浑浊、白内障、结膜血管弯曲
其他	听力丧失

二、MANSA 基因诊断

(1) 概述

MAN2B1 基因，即编码溶酶体 α- 甘露糖苷酶

的基因，位于 19 号染色体短臂 1 区 3 带 2 亚带 (19p13.2)，基因组坐标为 (GRCh37): 19: 12757322-12777591，基因全长 20 270bp，包含 24 个外显子，编码 1011 个氨基酸。

(2) 基因对应蛋白结构及功能

MAN2B1 基因编码溶酶体 α- 甘露糖苷酶，这种酶可以水解 α-D- 甘露糖苷中末端的非还原性的 α-D- 甘露糖残基。它的活性在糖蛋白流动中释放出的 N 连接碳水化合物的分解代谢中是很有必要的，它是糖基水解酶 38 号家族的成员。整个蛋白通过两个步骤合成。第一步是一段有 49 个氨基酸的前导序列被剪切，蛋白的剩余部分被处理成 3 段长度分别为 70kDa、42kDa(D) 和 13/15kDa(E) 的肽链。第二步是 70 kDa 的那段肽链在进一步被处理成 3 段肽链 (A、B 和 C)。A、B 和 C 肽链是通过二硫键连接的。这个基因上的缺陷已经被证实与溶酶体 α- 甘露糖苷贮积症有关，而且已经有研究发现了该基因上由可变剪接得到的多种转录本变体的异构体。

(3) 基因突变致病机制

Bach 等 [7] 曾报道过 2 个患有 MANSA 的巴勒斯坦同胞，Nilssen 等 [1] 在这两个患者的 *MAN2B1* 基因上发现了 1 个纯合突变。

Gotoda 等 [8] 在无亲缘关系的 MANSA 患者的 *MAN2B1* 基因上找到了 5 个突变，既有纯合突变又有复合杂合突变。

Roces 等 [9] 建立 MANSA 小鼠模型，通过给小鼠静脉注射来自牛肾的 Man2b1 酶和人鼠重组的 MAN2B1 酶来校正中性寡糖的贮积。来自牛和人的酶几乎都没有被磷酸化，但是大量老鼠的 Man2b1 酶上含有甘露糖 6- 磷酸识别标记。酶的清除及内在化酶的半衰期依赖于酶的来源和组织类型。校正作用依赖于时间、组织和剂量，这些作用是瞬间的。在单剂量注入 MAN2B1 酶后，最大的校正作用在 2~6 天被观察到。他们以 250mU 每克体重的剂量给小鼠注射人类 MAN2B1 酶，然后隔 3.5 天再注射一次，这足以清除肝肾和心脏中的中性寡糖。他们在小鼠脑部也发现了含有中性寡糖量的甘露糖的降低，这与没有注射的对照小鼠相比，贮积水平降低了 30%。

(4) 目前基因突变概述

目前人类基因突变数据库收录的 *MANSA* 基因突变有 127 个，其中错义 / 无义突变 71 个，剪接突变 18 个，小的缺失 18 个，小的插入 16 个，大片段缺失 4 个。

三、MANSB 基因诊断

(1) 概述

MANBA 基因，即编码 β- 甘露糖苷酶的基因，位于 4 号染色体长臂 2 区 4 带 (4q24)，基因组坐标为 (GRCh37):4:103552643-103682151，基因全长 129 509bp，包含 19 个外显子，编码 879 个氨基酸。

(2) 基因对应蛋白结构及功能

MANBA 基因编码的 β- 甘露糖苷酶是糖基水解酶 2 号家族的一个成员。该蛋白定位到溶酶体，它是 N- 连接的糖蛋白寡糖代谢通路的最终外切糖苷酶。这个基因上的突变与 MANSB 有关。该疾病是一种溶酶体贮积症，影响神经系统范围较广。

(3) 基因突变致病机制

Kleijer 等 [10] 曾报道过有 2 个 MANSB 患者的捷克吉普赛家庭，Alkhayat 等 [11] 在这两个患者的 *MANBA* 基因上发现了 1 个纯合突变。

Sedel 等 [12] 在一个法国 MANSB 患者的 *MANBA* 基因上发现了含有 2 个突变的复合杂合突变。该患者的父母均未患病，分别携带其中 1 个杂合突变。他们还发现来自 4 个家庭的 5 个 MANSB 患者的 *MANBA* 基因上存在突变。

Zhu 等 [13] 发现敲除 *MANBA* 基因的老鼠能存活、繁殖，在超过 12 月龄里跟野生型老鼠相比，在形态和行为上没有表现出差异。胞质内液泡是贮积物的组织学证据，虽然积累的量较少，但是会出现在一些器官中，这些器官包括附睾、肝脏、肾脏和甲状腺。所有敲除 *MANBA* 基因的老鼠在中央神经系统中都有细胞质空泡化现象，但严重程度和分布存在个体差异。受影响的区域包括背外侧大脑皮质、海马、脉络丛和脊髓的锥体细胞。贮积物是一种双糖，类似于人体已经发现的 β- 甘露糖。该基因突变的老鼠的 α- 甘露糖苷酶的活性有所升高。

(4) 目前基因突变概述

目前人类基因突变数据库收录的 *MANBA* 基因突变有 16 个，其中错义 / 无义突变 9 个，剪接突变 4 个，小的缺失 2 个，小的插入 1 个。

（马艳玲　邢欣来）

参考文献

[1] Nilssen O, Berg T, Riise HMF, et al. Alpha-mannosidosis:

functional cloning of the lysosomal alpha-mannosidase cDNA and identification of a mutation in two affected siblings. Hum Molec Genet, 1997, 6: 717-726

[2] Berg T, Riise HMF, Hansen GM, et al. Spectrum of mutations in alpha-mannosidosis. Am J Hum Genet, 1999, 64: 77-88

[3] Gutschalk A, Harting I, Cantz M, et al. Adult alpha-mannosidosis: clinical progression in the absence of demyelination. Neurology, 2004, 63: 1744-1746

[4] Dietemann JL, Filippi MM, de la Tranchant PC, et al. MR findings in mannosidosis. Neuroradiology, 1990, 32:485-487

[5] Ockerman PA. Mannosidosis: isolation of oligosaccharide storage material from brain. J Pediat, 1969, 75: 360-365

[6] Ockerman PA. A generalized storage disorder resembling Hurler's syndrome. Lancet, 1967, 290(2): 239-241

[7] Bach G, Kohn G, Lasch EE, et al. A new variant of manno-sidosis with increased residual enzymatic activity and mild clinical manifestation. Pediatr Res, 1978, 12: 1010-1015

[8] Gotoda Y, Wakamatsu N, Kawai H, et al. Missense and nonsense mutations in the lysosomal alpha-mannosidase gene (MANB) in severe and mild forms of alpha-mannosidosis. Am J Hum Genet, 1998, 63: 1015-1024

[9] Roces DP, Lullmann-Rauch R, Peng J, et al. Efficacy of enzyme replacement therapy in alpha-mannosidosis mice: a preclinical animal study. Hum Mol Genet, 2004, 13: 1979-1988

[10] Kleijer WJ, Hu P, Thoomes R, et al. Beta-mannosidase deficiency: heterogeneous manifestation in the first female patient and her brother. J Inherit Metab Dis, 1990, 13: 867-872

[11] Alkhayat AH, Kraemer SA, Leipprandt, JR, et al. Human beta-mannosidase cDNA characterization and first identification of a mutation associated with human beta-mannosidosis. Hum Mol Genet, 1998, 7: 75-83

[12] Sedel F, Friderici K, Nummy K, et al. Atypical Gilles de la Tourette Syndrome with beta-mannosidase deficiency. Arch Neurol, 2006; 63: 129-131

[13] Zhu M, Lovell KL, Patterson JS, et al. Beta-mannosidosis mice: a model for the human lysosomal storage disease. Hum Mol Genet, 2006, 15: 493-500

792　枫糖尿病
(maple syrup urine disease, MSUD; OMIM 248600)

一、临床诊断

(1) 概述

枫糖尿病 (MSUD) 是常染色体隐性遗传性代谢病，首先由 Menkes 等发现，至少报道有 10 种类型。各类型普遍都存在支链氨基酸降解酶的缺乏，并早期出现智力发育障碍和其他神经症状。因尿中排出的代谢产物有类似"枫糖浆"味而命名，致病基因为 BCKDHA、BCKDHB、DBT 及 DLD。

(2) 临床表现

枫糖尿病极为罕见，临床表现主要是喂养困难，昏睡，呕吐，易激惹，惊厥，脱水，生活能力低下，尿和汗液有特殊气味。日本的发病率约 1 : 50 万，美国的发病率为 1 : 20 万[1]，中国自 1987 年起有报道。由于患儿多不满 2 周岁就夭亡，所以易被漏诊或误诊。根据各种症状出现的时期过程，分支酮酸脱羧酶的活性值，对蛋白质摄取的耐受性及对 VB_1 的反应将枫糖尿病分为以下几型[2]。

1) 经典型枫糖尿病：为枫糖尿病中最常见的类型，患儿在出生时状况良好，一般从出生后 4~7 天内发现嗜睡、体重减轻、喂养困难、啼哭声弱、拒乳和反应迟滞，以后逐渐出现消瘦、智力低下、同时呼吸变浅、间断出现发绀现象。查体可见全身肌张力减低或增高，Moro 反射减弱或消失、强直性惊厥或角弓反张等。小儿囟门常膨出而紧张，可出现眼震、眼肌瘫痪、眼睑下垂、瞳孔散大及光反射消失等。病情严重，进展迅速，预后较差，多死于酮症中毒。

2) 间歇性枫糖尿症：多在感染、手术时诱发。早期发育正常，反应正常，从生后 10 个月至 2 岁间歇性出现厌食、呕吐、表情淡漠、步态不稳、共济失调、嗜睡和行为改变等。尿中有特异的气味。病程长短不一，可以有多次起伏，严重者可引起死亡，少数出现智力低下。

3) 轻型枫糖尿症：表现为精神发育迟滞，无其他典型神经症状和体征，不出现急性恶化的经过，但常有智力低下。

4) VB_1 有效型枫糖尿症：仅有轻度智力发育迟滞，无典型的或间歇神经损害症状。仅有血中支链酮酸的含量比正常儿稍高。用 VB_1 可使临床症状

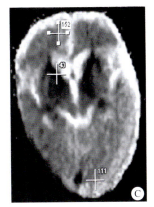

缓解。

5) 缺乏型枫糖尿症（E3）：极为罕见，临床表现类似中间型，但由于 E3 亚单位的缺陷，患儿除支链 α- 酮酸脱氢酶活力低下外，其丙酮酸脱氢酶和 α- 酮戊二酸脱氢酶功能亦受损，故伴有严重乳酸酸中毒。患儿在出生数月内通常不出现症状，随着病程进展，逐渐出现进行性的神经系统症状，如肌张力减低、运动障碍、发育迟滞等。本型患儿限制蛋白和脂肪摄入，应用大剂量 VB₁ 等治疗均无效。

(3) 辅助检查

1) 实验室检查：血丙氨酸升高，尿液含大量排出乳酸、丙酮酸、α- 酮戊二酸、α- 羟基异戊酸和 α- 羟基酮戊二酸等，尿液及汗液有特殊气味等。

2) 影像学检查：CT 表现为额、颞、顶叶脑白质、半卵圆区、脑桥后 1/2、中脑、丘脑、内囊后肢广泛低密度影，脑回肥大、脑沟消失。MRI 表现为脊髓、延髓、脑桥后 1/2、小脑脚、额、颞、顶叶脑白质、半卵圆区 T₁ Flair 像明显低信号，T₁WI 异常高信号，脑回厚，呈肿胀样改变，T₂ Flair 序列时上述 T₂WI 异常高信号区呈稍低信号，增强后病灶无强化，为髓鞘形成不良及脑水肿[3]（图 792-1，图 792-2）。

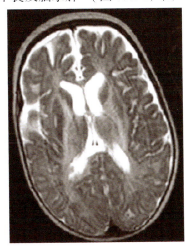

图 792-1　T₂ 加权像显示锥体束及内囊高信号

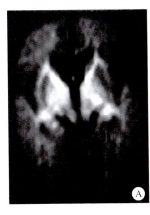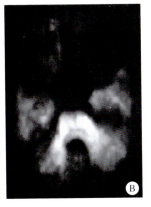

图 792-2　DWI 和 DAC 表现

A、B. DWI 上锥体束、内囊、脑干包括桥脑、中脑呈高信号；C. DAC 在受影响区域显示低 ADC 值（0.43×10⁻³ mm²/s），有髓鞘的枕部白质 ADC 值为 1.11×10⁻³ mm²/s，无髓鞘的额叶白质 ADC 值为 1.52×10⁻³ mm²/s

A. B. DWI 上锥体束、内囊、脑干包括桥脑、中脑呈高信号；C. DAC 在受影响区域显示低 ADC 值 $(0.43\times10^{-3}\ mm^2/s)$，有髓鞘的枕部白质 ADC 值为 $1.11\times10^{-3}\ mm^2/s$，无髓鞘的额叶白质 ADC 值为 $1.52\times10^{-3}\ mm^2/s$

(4) 病理表现

患儿神经系统正常发育过程受阻，大脑皮质除海马以外各部位层次不清，细胞结构也不成熟。神经母细胞的外向移动受阻，以致皮质以外有异位灰质存在（常见于脑室的室管膜周围），说明在妊娠后期 1/3 中枢神经系统的发育有明显受阻。其次，几乎所有中枢神经的髓鞘化过程都受损，在大脑半球白质、锥体束、小脑齿状核和胼胝体等部位尤其明显，仅有内囊、视束、嗅束和脊髓后索不受影响。此外，灰白质中有广泛的囊性改变，显示空泡形成，周围有多数星形胶质增生，形成海绵状态。用免疫组化方法染色发现空泡内含 PAS 阳性物质，但未发现髓鞘裂解的产物。

(5) 受累部位病变汇总（表 792-1）

表 792-1　受累部位及表现

受累部位	主要表现
脑	表情淡漠、步态不稳、共济失调、嗜睡、行为改变、精神和智力发育迟滞、抽搐、惊厥、肌张力减低或增高
尿液	枫糖浆味
血液系统	支链酮酸、丙氨酸升高
呼吸系统	呼吸变浅，间断出现发绀，三凹征

二、基因诊断

(1) 概述（表 792-2）

表 792-2　基因亚型汇总

基因	染色体位置	基因组起止坐标	基因全长（bp）	外显子数	氨基酸数
DBT	1p31	(GRCh37):1:100652478-100715409	62 932	11	482

续表

基因	染色体位置	基因组起止坐标	基因全长(bp)	外显子数	氨基酸数
BCKDHA	19q13.1—q13.2	(GRCh37):19:41903694-41930910	27 217	9	445
BCKDHB	6q14.1	(GRCh37):6:80816344-81055987	239 644	10	392

(2) 基因对应蛋白功能

支链 α- 酮酸脱氢酶复合物 BCKD 位于线粒体内膜上，由 3 部分组成：支链 α- 酮酸脱氢酶 (E1 部分)，二氢硫辛酸转乙酰基酶 (E2 部分) 和二氢硫辛酰胺脱氢酶 (E3 部分)。E2 部分由 DBT 基因编码，E1 部分的 α 亚基由 BCKDHA 基因编码，E1 部分的 β 亚基则由 BCKDHB 基因编码。该复合物参与了支链异亮氨酸、亮氨酸和缬氨酸的分解。

(3) 基因突变致病机制

DBT、BCKDHA 和 BCKDHB 这 3 个基因突变导致的支链 α- 酮酸脱氢酶复合物酶活性缺陷，会引发支链异亮氨酸、亮氨酸和缬氨酸的代谢紊乱。这 3 种支链氨基酸和其衍生物的体内积累引发脑部疾病和进行性神经退行疾病。

Zhang 等 [2] 在无角赫里福德牛 MSUD 模型中发现在 E1-α 基因上的 C 突变成 T，导致该蛋白质的前导肽出现了一个终止密码子。

Gortz 等 [4] 发现，从胚胎小鼠初次分离出的神经元细胞的自发网络活性会随着细胞外的亮氨酸或 α- 酮基异己酸的增加而减弱或阻断。MSUD 中可能由于谷氨酸能 /GABA 能神经元的神经递质的异常释放或浓度不平衡导致急性神经功能障碍。

Wu 等 [5] 在小鼠的一个 ENU(乙酰基亚硝基脲) 诱变的项目中，发现一种类似糖尿病的表型，包括血浆中显著提升的支链氨基酸和稍有提升的精氨酸浓度，小鼠还表现为存活率降低、体弱、自主运动减弱、毛发稀少等 MSUD 患者常见症状。而这种表

型的小鼠在 Bcat2 基因的 2 号外显子和 2 号内含子间的 5′ 剪接位点上具有纯合的 T → C 突变，导致了成熟 mRNA 中 2 号外显子缺失。而 2 号外显子包含了线粒体地位的前导肽序列。相比对照，患病小鼠在肌肉和肝脏中的 Bcat2 mRNA 含量显著降低。降低小鼠饮食中的支链氨基酸含量可以改善症状。

(4) 目前基因突变概述 (表 792-3)

表 792-3 目前基因突变汇总 （单位：个）

基因	突变总数	错义/无义突变数	剪接突变数	小片段缺失数	小片段插入数	大片段缺失数	大片段插入数	调控区突变数
DBT	63	31	8	12	1	10	0	1
BCKDHA	52	70	4	7	2	3	1	1
BCKDHB	69	49	2	15	2	1	0	0

（马艳玲 黄蕾环）

参考文献

[1] 孙多成 . 枫糖尿病 1 例影像学表现 . 放射学实践第七届全国放射学学术会议论文汇编 , 56-57

[2] Zhang B, Zhao Y, Harris RA, et al. Molecular defects in the E1 alpha subunit of the branched-chain alpha-ketoacid dehydrogenase complex that cause maple syrup urine disease. Mol Biol Med, 1991, 8: 39-47.

[3] Sener RN. Maple syrup urine disease: Diffusion MRI, and proton MR spectroscopy findings. Computerized Medical Imaging and Graphics, 2007, 31:106-110

[4] Gortz P, Koller H, Schwahn B, et al. Disturbance of cultured rat neuronal network activity depends on concentration and ratio of leucine and alpha-ketoisocaproate: implication for acute encephalopathy of maple syrup urine disease. Pediatr Res, 2003, 53: 320-324.

[5] Wu JY, Kao HJ, Li SC, et al. ENU mutagenesis identifies mice with mitochondrial branched-chain aminotransferase deficiency resembling human maple syrup urine disease. J Clin Invest, 2004, 113: 434-440.

793 马 - 沃综合征
(Marden-Walker syndrome, MWKS; OMIM 248700)

一、临床诊断

(1) 概述

马 - 沃综合征 (MWKS) 最初是在 1966 年，由 Marden 和 Walker 首先报道 [1] 的疾病，他们描述了一个出生 3 个月时死亡的女婴，现已报道的病例大约有 30 例。该病为常染色体显性遗传，致病基因为 PIEZO2。

(2) 临床表现

MWKS 以产前和出生后严重的生长发育缺陷为特征，表现为中度到重度的智力低下，大脑半球和脑干发育不良，生长发育迟缓，还可同时伴有肌张力减退及斜视。MWKS 患者具有特征性的颅面改变（图 793-1、图 793-2）[2]，包括小头畸形、前囟门大、面容呆板、睑裂狭小、腭裂、腭弓高、小颌畸形及小嘴，部分患者还可出现眼距过宽、短脖、低位耳等。其他还可见多发性关节挛缩、屈曲指、蜘蛛足样指（趾）、马蹄内翻足、脊柱侧凸／后凸、鸡胸、肌肉萎缩等。该病也可累及生殖系统、消化系统、呼吸系统、循环系统，部分患者可出现癫痫发作，脑电图可见异常结果。

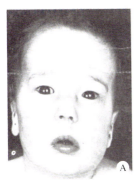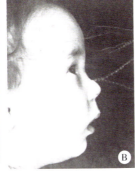

图 793-1　13 月龄患儿面部特征 (A. 正面；B. 侧面)
(Journal of Medical Genetics，1981，18:50-53)

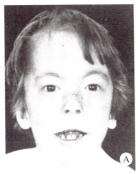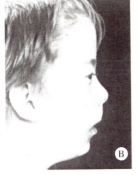

图 793-2　6 岁龄患儿面部特征 (A. 正面；B. 侧面)
(Journal of Medical Genetics，1981，18；50-53)

(3) 辅助检查

脑超声及影像学提示，患者可有胼胝体缺失，脑干发育不良，小脑蚓部及小脑半球发育不良[3]。

(4) 病理表现

研究表明，在胎龄 16 周以前中枢神经系统的异常即可出现，大脑皮质的超微结构可以改变。同时，光镜及电镜下可见三角肌、髂腰肌、膈肌及心肌的改变[4]。

(5) 受累部位病变汇总（表 793-1）

表 793-1　受累部位及表现

受累部位	主要表现
头	小头畸形、前囟大
脸	面部表情呆板、小颌畸形、人中过长
耳	低位耳
眼	斜视、眼裂减小、眼距过宽、小眼、内眦赘皮、上睑下垂
鼻	朝天鼻
口腔	腭裂、高腭弓
颈	短脖
心脏	右位心（胚胎）
肺	肺脏发育不全
胸腔	鸡胸、漏斗胸、锁骨缺失
胃肠道	卓－艾综合征、幽门狭窄、卵黄管未闭
生殖器（男性）	尿道下裂、小阴茎畸形、隐睾
肾脏	多囊肾、肾脏发育不全
骨骼	脊柱侧凸、驼背、先天性关节挛缩、桡尺关节脱位、屈曲指、细长指、马蹄内翻足
肌肉、软组织	肌容积萎缩
中枢神经系统	中度到重度精神发育迟滞、肌张力减退、癫痫、脑室扩大、胼胝体发育不良、小脑发育不全、原始反射消失、小脑蚓部发育不全、脑干发育不全

二、基因诊断

(1) 概述

PIEZO2 基因，即编码压电式机械敏感型离子通道组分 2(*PIEZO2*) 的基因，位于 18 号染色体短臂 1 区 1 带 2 亚带 2 次亚带 (18p11.22)，基因组坐标为 (GRCh37):18:10670244-11148761，基因全长 478 518bp，包含 52 个外显子，编码 2752 个氨基酸。

(2) 基因对应蛋白结构及功能

PIEZO2 基因编码的蛋白质至少包含 30 个跨膜结构域，可能是机械门控 (MA) 阳离子通道的一部分。这些通道用来连接机械力与生物信号。PIEZO2 蛋白能迅速适应躯体感觉神经元的 MA 电流信号。*PIEZO2* 基因的缺陷可导致 MWKS。

(3) 基因突变致病机制

2014 年，McMillin 等 [5] 在一个 MWKS 患者中确定了 *PIEZO2* 基因的 52 号外显子上有一个 c.8056C>T 的新发杂合突变，导致对应蛋白质上第 2686 位精氨酸变成半胱氨酸 (p.R2686C)。在 ESP6500 和千人基因组数据库中并没有收录该突变。

2014 年，Woo 等[6] 发现梅克尔细胞机械感受能力完全依赖于 PIEZO2 蛋白。该类细胞常与感觉神经末梢接触，能感受触觉或其他机械刺激。PIEZO2 蛋白则是将机械能和生物信号连接起来。当小鼠感觉神经元和梅克尔细胞敲除 Piezo2 基因后，小鼠触觉严重丧失[7]。

(4) 目前基因突变概述

目前人类基因突变数据库收录的 PIEZO2 基因突变 1 个，为错义 / 无义突变。

（王瑞丹　杨焕杰）

参考文献

[1] Marden PM, Walker WA. A new generalized connective tissue syndrome. Am J Dis Child, 1996, 112: 225-228

[2] Howard FM, Towlandson P. Two brothers with the Marden-Walker syndrome: case report and review. J Med Genet, 1981, 18: 50-53

[3] Garcia-Alix A, Blanco D, Cabanas F, et al. Early neurological manifestations and brain anomalies in Marden-Walker syndrome. Am J Med Genet, 1992, 44: 41-45

[4] Linder N, Mathor I, Livoff A, et al. Congenital myopathy with oculo-facial abnormalities (Marden-Walker syndrome). Am J Med Genet, 1991, 39: 377-379

[5] McMillin MJ, Beck AE, Chong JX, et al. Mutations in PIEZO2 cause Gordon syndrome, Marden-Walker syndrome, and distal arthrogryposis type 5. Am J Hum Genet, 2014, 94:734-744

[6] Woo SH, Ranade S, Weyer AD. Piezo2 is required for Merkel-cell mechanotransduction. Nature, 2014, 509:622-626

[7] Ranade SS, Woo SH, Dubin AE. PIEZO2 is the major transducer of mechanical forces for touch sensation in mice. Nature, 2014, 516:121-125

794　马 – 斯综合征
(Marinesco-Sjögren syndrome, MSS; OMIM 248800)

一、临床诊断

(1) 概述

马 – 斯综合征 (MSS) 为常染色体隐性遗传病，可因 SIL1 基因的纯合突变或复合杂合突变所致。体征为先天性白内障、小脑性共济失调、进展性肌病导致肌无力、精神运动发育延迟。其他表现包括身材矮小、高促性腺素性功能减退症、因肌无力导致骨骼畸形[1-3]。

(2) 临床表现

小脑性共济失调，先天性白内障和精神运动发育延迟是本病的主要特征。通常婴儿期出现肌张力低下、生长迟缓、头围小，也可出现双侧白内障，到了学龄期，出现共济失调、精神发育迟滞、进行性加重的肌无力、伴肌萎缩、高促性腺素性功能减退症、肌酸激酶轻度升高、肌电图及肌活检显示肌源性改变。头 MRI 显示明显的小脑萎缩、小脑蚓部突出。另外骨骼异常 (鸡胸、脊柱后凸侧弯、扁平足)、身材矮小、构音障碍、斜视、眼球震颤常见，也可出现癫痫、感觉运动神经病，以及多毛、连眉、眼凹陷等异常表现[4-7]。

(3) 病理表现

肌肉活检显示肌源性改变，肌纤维大小不等，伴空泡变性和脂肪组织增生，电镜下显示大量的溶酶体内含非结晶包涵体。

(4) 影像学表现

头磁共振显示脑萎缩，以小脑更为突出 (图 794-1)，脑室扩大，胼胝体变薄。

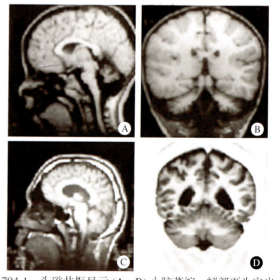

图 794-1　头磁共振显示 (A、B) 小脑萎缩，蚓部更为突出；弥漫性脑萎缩 (C、D)，侧脑室扩大，小脑萎缩，胼胝体变薄

(5) 受累部位病变汇总（表 794-1）

表 794-1　受累部位及表现

受累部位	主要表现
脑	精神运动发育延迟、小脑性共济失调、癫痫等
眼	先天性白内障
内分泌系统	身材矮小、高促性腺素性功能减退症
骨骼	骨骼畸形如鸡胸、脊柱后凸侧弯、扁平足
周围神经系统	感觉运动神经病
肌肉	肌无力、肌萎缩、肌酸激酶升高

二、基因诊断

(1) 概述

SIL1 基因，编码 SIL1 核苷酸交换蛋白，位于 5 号染色体长臂 3 区 1 带 (5q31)，基因组坐标为 (GRCh37): 5: 138282409-138534065，基因全长251 657bp，包含 12 个外显子，编码 461 个氨基酸。

(2) 基因对应蛋白结构及功能

SIL1 基因编码一个位于内质网 (ER) 的 N 连接的糖蛋白，该蛋白具有 N 端 ER 靶向序列，2 个潜在的 N 糖基化位点，以及一个 C 端 ER 滞留信号。该蛋白质作为另一非折叠蛋白反应蛋白的核苷酸交换因子，该基因的突变与 MSS 相关，目前已发现多个转录变异。

(3) 基因突变致病机制

Anttonen 等 [8] 在一个芬兰家庭中确认了该疾病表型与 5q31 之间的联系，减数分裂重组发现了一个 3.52Mb 的区域内，芬兰 MSS 患者所共有的单倍型。进一步研究将这个区域缩小到 1.98Mb，包括一个报告基因 SAPRA2。Anttonen 等 [8] 在该区域选取基因，根据组织表达或功能预测进行测序；最终在 *SIL1* 基因的 6 号外显子确定了一个纯合的四核苷酸重复 (c.506_509dupAAGA)，该突变在所有的芬兰 MSS 患者身上存在。两个瑞典 MSS 患者和一个芬兰患者的父系先辈是 c.506_509dupAAGA 和另一个 6 号内含子的剪接突变的杂合子。*SIL1* 基因中共发现 4 个基因相关的致丧失功能的突变，该基因为热休克蛋白 HPS70 和分子伴侣 HSPA5 编码一种分子转换因子。Anttonen 等 [8] 认为，从以上信息再加上 SIL1 和 SHPA5 在空间时间上的表达关系可以推断，SIL1 和 HSPA5 的相互作用受到扰乱是 MSS 的首要表现。Anttonen 等 [2] 在 5 个家庭的患者中又发现了 4 个新的 *SIL1* 基因的纯合突变。所有患者都有典型的小脑萎缩、共济失调等症状。

Senderk 等 [5] 同样地在 3 个小的有血缘关系的典型 MSS 患者家庭中发现了 9 个明显的 SIL1 突变。但在 4 个其他独立的 MSS 患者个体中并没有发现以上突变。

(4) 目前基因突变概述

目前人类基因突变数据库收录的 *SIL1* 基因突变有 21 个，其中错义 / 无义突变 8 个，剪接突变 5 个，小的缺失 3 个，小的插入 4 个，大片断插入 1 个。突变分布在基因整个编码区，无突变热点。

（王新高　金皓玄）

参考文献

[1] Anheim M, Fleury M, Monga B, et al. Epidemiological, clinical, paraclinical and molecular study of a cohort of 102 patients affected with autosomal recessive progressive cerebellar ataxia from Alsace, Eastern France: implications for clinical management. Neurogenetics, 2010, 11: 1-12.

[2] Anttonen AK, Siintola E, Tranebjaerg L, et al. Novel *SIL1* mutations and exclusion of functional candidate genes in Marinesco-Sjogren syndrome. Europ J Hum Genet, 2008, 16: 961-969.

[3] Lagier-Tourenne C, Chaigne D, Gong J, et al. Linkage to 18qter differentiates twoclinically overlapping syndromes: congenital cataracts-facialdysmorphism-neuropathy (CCFDN) syndrome and Marinesco-Sjogren syndrome. J Med Genet, 2002, 39: 838-843.

[4] Merlini L, Gooding R, Lochmuller H, et al. Genetic identity of Marinesco-Sjogren/myoglobinuria and CCFDN syndromes. Neurology, 2002, 58: 231-236.

[5] Senderek J, Krieger M, Stendel C, et al. Mutations in *SIL1* cause Marinesco-Sjogren syndrome, a cerebellar ataxia with cataract and myopathy. Nature Genet, 2005, 37: 1312-1314.

[6] Slavotinek A, Goldman J, Weisiger K, et al. Marinesco-Sjogren syndrome in a male with mild dysmorphism. Am.J. Med.Genet, 2005, 133A: 197-201.

[7] Takahata T, Yamada K, Yamada Y, et al. Novel mutations in the *SIL1* gene in a Japanese pedigree with the Marinesco-Sjogren syndrome. J Hum Genet, 2010, 55: 142-146.

[8] Anttonen AK, Mahjneh I, Hamalainen RH, et al. The gene disrupted in Marinesco-Sjogren syndrome encodes SIL1, an HSPA5 cochaperone. Nat Genet, 2005, 37: 1309-1311.

795 马歇尔 – 史密斯综合征
(Marshall-Smith syndrome, MRSHSS; OMIM 602535)

一、临床诊断

(1) 概述

马歇尔 – 史密斯综合征 (MRSHSS) 于 1971 年由 Marshall 首次报道[1]，以骨骼加速成熟为特点，继发成长受限。由 *NFIX* 基因突变所致[2]。

(2) 临床表现

MRSHSS 患者部分于婴儿期及幼年期死亡，目前为止已报道病例数不足 80 例。临床表现为骨骼成熟过早，导致生长发育受限、上呼吸道梗阻所致上呼吸道感染、智力低下、体形纤细及特殊面容，表现为前额突出、长窄脸、巩膜呈蓝色、鼻骨异常及小颌畸形 (图 795-1)[3, 4]。部分患儿皮肤色素沉着 (图 795-2)[4]。

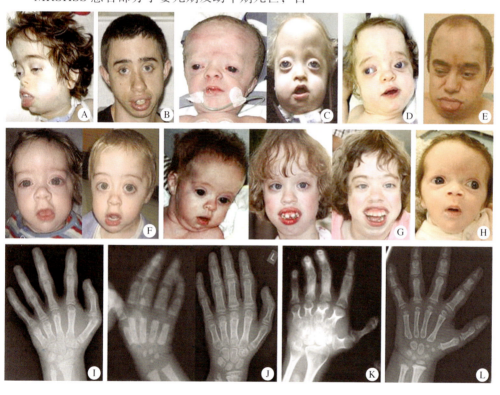

图 795-1 生长发育受限及特殊面容

(The American Journal of Human Genetics, 2010, (87): 189-198)

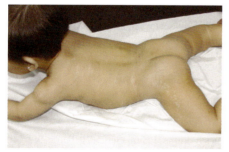

图 795-2 皮肤色素沉着

(Am J Med Genet Part A，2011，155:2015-2017)

(3) 辅助检查

X 线片可显示骨骼成熟过早 (图 795-3)[5]。

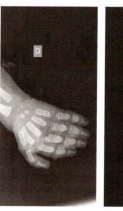
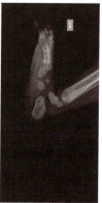

图 795-3 骨骼成熟过早

(Am J Med Genet Part A，2011，155，2015-2017)

(4) 受累部位病变汇总 (表 795-1)

表 795-1 受累部位及表现

受累部位	主要表现
皮肤	色素沉着
神经系统	认知功能障碍、智力低下
骨骼	肢体骨骼成熟过早、体形纤细、鼻骨异常、前额变长、小颌畸形、长窄脸
眼	蓝色巩膜
呼吸道	呼吸困难

二、基因诊断

(1) 概述

NFIX 基因，即编码 X 型核转录因子 1 蛋白的基因，位于 19 号染色体短臂 1 区 3 带 1 亚带 3 次亚带 (19p13.13)，基因组坐标为 (GRCh37): 19: 13106584-13209610，基因全长 103 027bp，包含 13 个外显子，编码 510 个氨基酸。

(2) 基因对应蛋白结构及功能

NFIX 基因编码的蛋白是结合在病毒和细胞启动子的回文序列 5′ -TTGGCNNNNNGCCAA-3′ 上的一个转录因子。该蛋白也能够刺激体外腺病毒复制。

(3) 基因突变致病机制

基于一个有着与 MRSHSS 表型相似的 Nfix- 缺乏的小鼠模型，Malan 等[2] 筛选出了 9 个 NFIX 基因突变所致的马氏综合征患者，发现 7 个独立的移码突变 (杂合性) 和外显子 6 的供体剪接位点上的 2 个不同突变。所有突变都是从头合成的并且在 300 例对照染色体上没有发现这些突变。对来自 3 个患者的皮肤成纤维细胞的 RNA 进行 RT-PCR 分析发现了正常和突变的等位基因，表明突变的 RNAs 逃避了无义介导的 RNA 降解的监控。Malan 等指出剪接突变有显性负效应并且会导致严重的表型。

Driller 等[6] 以正常的孟德尔式比例获得了 Nfix$^{-/-}$ 小鼠，但它们在出生不到 1 个月时几乎全部死亡，尽管 Nfix$^{-/-}$ 型新生儿表现正常，但慢慢地它们的头会变成圆顶形的，不能完全睁开眼睛，脊柱慢慢变形，表现出步态失调，并且体重不会增加。杂合小鼠显示出轻微的体重减轻，但有明显的组织学和行为学缺陷。除了个头变小，Nfix$^{-/-}$ 小鼠的大部分器官在组织学上都是正常的。但是，偏小的消化道显示出肠壁的病理学变薄和血液供给减少，并且能看到大量的肌肉组织损失。Nfix$^{-/-}$ 型和 Nfix$^{+/-}$ 型小鼠在出生后出现脑积水，并随着年龄的增长逐渐严重，这与部分的脑脑脉体发育不全有关。骨骼病理学包括损伤的软骨内骨化和下降的股骨头矿化作用也随着年龄增长而变严重并且与 TNA(tetranecin，参与矿化作用的蛋白) 表达的减少相关。

(4) 目前基因突变概述

目前人类基因突变数据库收录的 NFIX 基因突变有 10 个，其中错义 / 无义突变 1 个，剪接突变 2 个，小的缺失 3 个，小的插入 4 个。突变分布在基因整个编码区，无突变热点。

(周安娜　揭著业)

参考文献

[1] Marshall RE, Graham CB, Scott CR, et al. Syndrome of accelerated skeletal maturation and relative failure to thrive: a newly recognized clinical growth disorder. J Pediatr, 1971, 78:95-101

[2] Malan V, Rajan D, Thomas S, et al. Distinct effects of allelic NFIX mutations on nonsense-mediated mRNA decay engender either a Sotos-like or a Marshall-Smith syndrome. Am J Hum Genet, 2010, 87:189-198

[3] Valerie M, Diana R, Sophie T, et al. Distinct effects of Allelic NFIX mutations on nonsense-mediated mRNA decay engenderEither a sotos-like or a Marshall-Smith syndrome.The American Journal of Human Genetics, 2010, 87: 189-198

[4] Denny S, Dorothee N, Valerie CD, et al. Deletions in the 3 part of the NFIX gene including a recurrent Alu-mediated deletion of exon 6 and 7 account for previously unexplained cases of Marshall-Smith syndrome. Human Mmtation, 2014, 35(9):1092-1100

[5] Cristobal P, Camila M, Luz María Martín, et al. A pigmentary skin defect is a new finding in marshall-Smith syndrome. Am J Med Genet Part A, 2011, 155:2015-2017

[6] Driller K, Pagenstecher A, Uhl M, et al. Nuclear factor IX deficiency causes brain malformation and severe skeletal defects. Molec Cell Biol, 2007, 27: 3855-3867

796　Martsolf 综合征
(Martsolf syndrome; OMIM 212720)

一、临床诊断

(1) 概述

1978 年 Martsolf 首次报道该病，并以其名字将该病命名为 Martsolf 综合征。Martsolf 综合征是一种罕见的常染色体隐性遗传性疾病，致病基因为 *RAB3GAP2*，是在编码 RAB3-GTP 酶激活蛋白非催化亚基时基因错义突变引起的。

(2) 临床表现

Martsolf 综合征在近亲结婚中的发病率高，以身材矮小、智力低下、白内障、性腺功能减退、颅面畸形和骨关节症状为特征 [1]。颅面畸形表现为短头、上颌发育不良、小颌、人中短、塌鼻梁、宽鼻尖、撅嘴下唇、高腭等；骨关节症状表现为脊柱侧弯、四肢细长、尺桡骨细长、短掌、短指骨、短脚趾、手指关节松弛、外翻足、扁平足等。有些患者表现为心肌炎或心力衰竭；在婴儿期还表现为喂养困难。

(3) 辅助检查

1) 实验室检查：提示生长激素缺乏，促性腺激素释放激素刺激的反应缺失提示下丘脑 - 垂体功能不全。

2) 影像学检查：脑磁共振成像显示脑室周围白质高信号影 [2]（图 796-1）、侧裂增大、脑室扩张、轻度脑萎缩 [3]（图 796-2）。

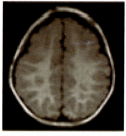

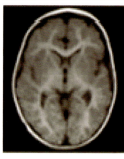

图 796-1　白质高信号影
[Human Mutation，2013，34(5):686-696]

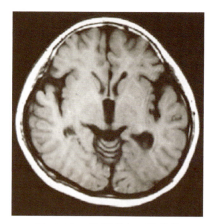

图 796-2　侧裂增大、脑萎缩
(American Journal of Medical Genetics Part A: DOI 10.1002/ajmg.a)

(4) 病理表现

目前暂无报道。

(5) 受累部位病变汇总 (表 796-1)

表 796-1　受累部位及表现

受累部位	主要表现
脑	智力低下
性腺	男性幼稚外生殖器、小阴茎、隐睾、女性无月经、乳房发育不良
骨骼	身材矮小、脊柱侧弯、四肢细长、尺桡骨细长、短掌、短指骨、短脚趾、手指关节松弛、外翻足、扁平足
面部	短头、上颌发育不良、小颌、人中短、塌鼻梁、宽鼻尖、撅嘴下唇、高腭弓
眼	白内障
心脏	心肌炎、心力衰竭
肺	反复呼吸道感染、气管软化

二、基因诊断

(1) 概述

RAB3GAP2 基因，即编码 RAB3-GTP 酶激活蛋白非催化亚基的基因，位于 1 号染色体长臂 4 区 1 带 (1q41)，基因组坐标为 (GRCh37):1:220321610-220445843，基因全长 124 234bp，包含 35 个外显子，编码 1393 个氨基酸。

(2) 基因对应蛋白结构及功能

RAB3GAP2 基因编码的蛋白属于 RAB3 蛋白家

族。RAB3 蛋白家族中的成员与神经递质和激素的细胞外分泌的调节有关。该蛋白与 RAB3GAP1 蛋白形成 RAB3-GTP 酶激活复合物，构成了调节亚基，后者是催化亚基。这个复合物可以将有活性的 RAB3-GTP 形式转化为无活性的 RAB3-GDP 形式。该基因在大脑中的表达水平最高，这与它在神经发育过程中起关键作用是一致的。该基因突变与 Martsolf 综合征有关。

(3) 基因突变致病机制

Martsolf 综合征是一种常染色体隐性遗传的发育障碍病，其特征为脑部、眼部及内分泌异常。Martsolf 综合征一部分是由 RAB3GAP2 基因纯合突变导致。但对于 RAB3GAP2 如何造成人类疾病的精确机制至今还不清楚。Aligianis 等 [4] 通过对 cDNA 测序发现，RAB3GAP2 基因发生纯合突变时，转录本剪接位点的突变，使 28 号外显子跳读和框移，进而导致氨基酸改变或蛋白质表达量降低。Handley 等 [2] 提出 RAB3GAP2 的功能缺失与 RAB3GAP1 或 RAB18 的功能缺失有难以区分的结果。RAB3GAP1 或 RAB18 的功能异常会造成 Warburg micro 综合征，与 Martsolf 综合征临床症状相似，但症状相对较轻。这可能与 RABs 蛋白在跨膜运输过程中起调控作用有关。

(4) 目前基因突变概述

目前人类基因突变数据库收录了 RAB3GAP2 基因突变 2 个，仅有小的缺失 1 个和剪接突变 1 个。

（余秋瑾　杨焕杰）

参考文献

[1] Martsolf JT, Hunter AG, Haworth JC.Severe mental retardation, cataracts, short stature, and primary hypogonadism in two brothers. Am J of Med Genet, 1978, 1: 291-299

[2] Handley MT, Morris-Rosendahl DJ, Brown S, et al. Mutation spectrum in *RAB3GAP1*, *RAB3GAP2*, and *RAB18* and genotype-phenotype correlations in Warburg Micro syndrome and Martsolf syndrome. Hum Mutat, 2013, 34: 686-696.

[3] Ehara H, Utsunomiya Y, Ieshima A, et al. Martsolf syndrome in Japanese siblings. Am J of Med Genet Part A, 2007, 143A: 973-978.

[4] Aligianis IA, Morgan NV, Mione M, et al. Mutation in Rab3 GTPase-activating protein (RAB3GAP) noncatalytic subunit in a kindred with Martsolf syndrome. Am J Hum Genet, 2006, 78: 702-707.

797　马萨综合征
(mental retardation, aphasia, shuffling gait, and adducted thumbs; OMIM 303350)

一、临床诊断

(1) 概述

1974 年 Bianchine 和 Lewis[1] 首先报道了马萨（MASA）综合征，并依据家族史的分析认为 MASA 综合征是一种 X 染色体连锁隐性遗传病，致病基因是 *L1CAM*，即 L1 细胞黏附分子（L1 cell adhesion molecule）基因。

(2) 临床表现

MASA 综合征又被称为痉挛性截瘫 1 型，患者出生时症状较轻或不明显，但是随着年龄的增长，症状逐渐加重，直至出现典型的 4 大症状。本病患者寿命一般较短，但可活至 30~40 岁，有些甚至更长 [2]。MASA 综合征 4 大典型的表现是智力低下、失语、拖曳步态和拇指内收（图 797-1），在有些患

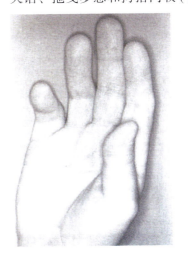

图 797-1　拇指内收
(J Med Genet, 1990, 27: 688-692)

者中，表现为示指的内收，一些患者还表现为身材矮小、小头畸形、巨头、高弓足、腰椎过度前凸、脊柱侧凸、下肢腱反射亢进[2]。还有些患者表现为斜视。

(3) 辅助检查

1) 影像学表现：MASA 综合征患者头颅 CT 表现为颅骨和脑组织不对称及脑室扩大 (图 797-2)。

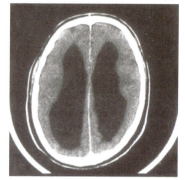

图 797-2　头颅和脑组织不对称及脑室扩大
(J Med Genet，1990，27: 688-692)

2) 电生理检查：拇指肌肉的电生理检查提示拇长展肌腱存在异常，当刺激拇长展肌时，拇指肌肉肌电图显示拇指内收，然而前臂肌肉组织的 CT 扫描却未见异常。

(4) 病理表现

目前暂无报道。

(5) 受累部位病变汇总 (表 797-1)

表 797-1　受累部位及表现

受累部位	主要表现
脑	智力低下、失语、拖曳步态、下肢痉挛、胼胝体发育不全、脑室扩大、脑积水
骨骼	拇指内收、高弓足、马蹄内翻足、脊柱前凸、脊柱后凸、脊柱侧弯
头颅	小头畸形、巨头
眼	斜视

二、基因诊断

(1) 概述

L1CAM 基因，即编码神经细胞黏附分子 L1 蛋白 (L1CAM) 的基因，位于 X 染色体长臂 2 区 8 带 (Xq28)，基因组坐标为 (GRCh37): X: 153126969-153151628，基因全长 24 660bp，包含 29 个外显子，编码 1257 个氨基酸。

(2) 基因对应蛋白结构及功能

L1CAM 基因编码的 L1CAM 属于免疫球蛋白超家族，是一种轴突上的糖蛋白。该蛋白的胞外域部分，由数个免疫球蛋白样结构域和纤连蛋白样重复单元构成，通过一段单跨膜序列连接到保守的胞内域部分。细胞黏附分子在神经系统发育中起着重要的作用，包括神经元迁移和分化。*L1CAM* 基因突变会导致 X 连锁的 MASA 综合征。

(3) 基因突变致病机制

1992 年，Rosenthal 等[3] 发现 *L1CAM* 基因突变可能与 MASA 综合征有关。1994 年，Jouet 等[4] 和 Vits 等[5] 证实了 MASA 综合征与 *L1CAM* 基因突变有关。

1994 年，Vits 等[5] 研究了 8 个 MASA 综合征患者的 *L1CAM* 基因突变情况，发现 *L1CAM* 基因有 3 个不同的突变：1 个缺失和 2 个点突变，前者造成部分开放阅读框移码，后者造成氨基酸的替换。这两个错义突变一个使 L1CAM 蛋白的第 6 个免疫球蛋白结构域上第 598 位天冬氨酸变成天冬酰胺 (p.D598N)，另一个使 L1CAM 蛋白的第 2 个免疫球蛋白结构域上第 210 位组氨酸变成谷氨酰胺 (p.H210Q)。

Dahme 等[6] 通过靶向敲除小鼠中的 *L1cam* 基因构建了 MASA 综合征动物模型。突变型小鼠相比于野生型小鼠个体更小，对触觉和痛觉不敏感，后肢无力且不协调，皮质脊髓束变小。根据遗传背景差异，还常常出现侧脑室增大。无髓鞘施万细胞形成过程不与轴突相关联或关联度减低。

(4) 目前基因突变概述

目前人类基因突变数据库收录了 *L1CAM* 基因突变 228 个，其中错义 / 无义突变 117 个，剪接突变 50 个，小的缺失 44 个，小的插入 7 个，大片段缺失 7 个，大片段插入 3 个。

（余秋瑾　杨焕杰）

参考文献

[1] Biachine JW, Lewis RC. The MASA Syndrome: A new hereditary mental retardation syndrome. Clin Genet, 1974, 5(4): 298-306.

[2] Winter RM, Davies KE, Bell MV, et al. MASA syndrome: Further clinical delineation and chromosomal localisation. Hum Genet, 1989, 82: 367-370.

[3] Rosenthal A, Joulet M, Kenwrick S. Aberrant splicing of neural cell adhesion molecule L1 mRNA in a family with X-linked hydrocephalus. Nature Genet, 1993, 2: 107-112.

[4] Jouet M, Rosenthal A, Armstrong G, et al. X-linked

spastic paraplegia (SPG1), MASA syndrome and X-linked hydrocephalus result from mutations in the *L1* gene. Nature Genet, 1994, 7:402-407.

[5] Vits L, Van Camp G, Coucke P, et al. MASA syndrome is due to mutations in the neural cell adhesion gene *L1CAM*.

Nature Genet, 1994, 7:408-413.

[6] Dahme M, Bartsch U, Martini R, et al. Disruption of the mouse *L1* gene leads to malformations of the nervous system. Nat Genet, 1997, 17: 346-349.

798　肥大综合征
(Mast syndrome; OMIM 248900)

一、临床诊断

(1) 概述

肥大综合征是一种常染色体隐性遗传疾病，是遗传性痉挛性截瘫伴痴呆的一种复杂形式[1]。童年期可能表现异常，但主要在成年期发病。在古老的阿米什人群有较高的发病率。这种疾病是缓慢进展的，在进展期患者中发现小脑和锥体外系症状。磁共振成像可见薄胼胝体及白质异常。致病基因是酸性蛋白质基因簇 (*ACP33*) 突变[2]。

(2) 临床表现

肥大综合征的临床特点是痉挛性截瘫、发育迟缓、假性球麻痹、小脑症状及锥体外系症状，部分患者可伴有周围神经病变。患者可能以步态障碍起病，包括痉挛状态、反射亢进和下肢力弱，上肢可能仅有亢进，逐渐出现认知障碍及失用症。胼胝体结构异常出现失用、失写和结构概念损害[3]。

(3) 辅助检查

肥大综合征患者头磁共振可见薄胼胝体及全脑脑萎缩，脑室周围白质高信号等异常表现（图 798-1、图 798-2）。

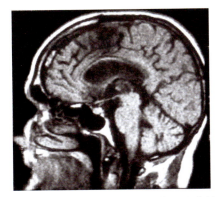

图 798-1　颅脑 MRI 示薄胼胝体和脑萎缩

[Am J Hum Genet，2003，73(5): 1147-1156]

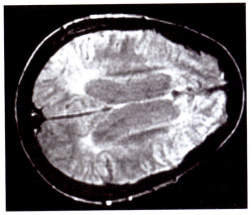

图 798-2　颅脑 MRI 示脑室周围白质高信号

[Am J Hum Genet，2003，73(5): 1147-1156]

(4) 病理表现

大体病理可见胼胝体及白质萎缩。

(5) 受累部位病变汇总（表 798-1）

表 798-1　受累部位及表现

受累部位	主要表现
头颈	下颌反射亢进
肌肉、软组织	下肢无力
神经系统	中枢神经：步态障碍、痉挛性截瘫、锥体束征、腱反射亢进、失用、延髓功能障碍、运动发育迟缓、构音障碍、认知功能下降及痴呆、无动性缄默、额颞叶萎缩、小脑症状（部分患者） 周围神经：周围神经病变

二、基因诊断

(1) 概述

ACP33 基因，又称 *SPG21* 基因，即编码 Maspardin 蛋白的基因，位于 15 号染色体长臂 2 区 2 带 3 亚带 1 次亚带 (15q22.31)，基因组坐标为 (GRCh37): 15: 65255363-65282251，基因全长 26 889bp，包含 13 个外显子，编码 308 个氨基酸。

(2) 基因对应蛋白结构及功能

ACP33 基因编码的 Maspardin 蛋白与 CD4 的 C 端疏水氨基酸结合，CD4 与 T 细胞激活抑制有关。该蛋白与 CD4 的相互作用依赖于其非催化 α/β 水解折叠功能域的介导。因此认为该基因的产物可能参与 CD4 的活性的调节，从而负向调控 CD4 依赖性的 T 细胞活性。*ACP33* 基因突变与痉挛性截瘫 21 即肥大综合征相关。

(3) 基因突变致病机制

Simpson 等[2] 报道了一个肥大综合征大家系，该家系患者表现为复杂的常染色体隐性遗传的痉挛性截瘫，同时表现为老年性痴呆及其他中枢神经系统异常。研究者将该家系的致病基因定位于 15q22.31 区域的一小段范围之内，该范围内包括了 3 个基因，对家系中 14 名患者进行这 3 个基因的测序分析，发现了 *ACP33* 基因的 c.601insA 纯合突变。

在患有肥大综合征的两名日本兄弟中，Ishiura 等[3] 发现 *ACP33* 基因的 1 个纯合错义突变 p.A108P。关于该变异的功能研究尚未进行。

本病尚无相应的分子研究，致病机制未明。

(4) 目前基因突变概述

目前人类基因突变数据库没有收录 *ACP33* 基因突变信息。但是人类孟德尔遗传在线数据库收录了 1 个错义突变，即 c.322G>C(p.A108P)，以及 1 个小的插入突变，即 c.601insA。该基因报道的突变较少，热点突变未知。

（刘丽娟　贾娇坤　常　辽）

参考文献

[1] Cross H, McKusick V. The Mast syndrome: a recessively inherited form of presenile dementia with motor disturbances. Arch Neurol, 1967, 16: 1-13

[2] Simpson M, Cross H, Proukakis C, et al. Maspardin is mutated in Mastsyndrome, a complicated form of hereditary spastic paraplegia associated with dementia. Am J Hum Genet, 2003, 73: 1147-1156

[3] Ishiura H, Takahashi Y, Hayashi T, et al. Molecular epidemiology and clinical spectrum of hereditary spastic paraplegia in the Japanese population based on comprehensive mutational analyses. J Hum Genet, 2014, 59: 163-172

799~802　内脏囊肿、脑发育不良综合征
(Meckel syndrome, MKS; Meckel-Gruber syndrome)
(799. MKS1, OMIM 249000; 800. MKS10, OMIM 614175; 801. MKS11; OMIM 615397; 802. MKS5, OMIM 611561)

一、临床诊断

(1) 概述

内脏囊肿、脑发育不良综合征 (Meckel 综合征) 也称为 Meckel-Gruber 综合征，是一种严重的常染色体隐性发育障碍，由在早期胚胎发育时的初级纤毛功能障碍导致。1822 年由 Meckel 首次报道提出的经典三联征包括枕叶脑膨出、囊性肾脏和肝脏纤维化[1]。近年来在其诊断最低标准上存在争议。

Meckel 综合征类型 1 是由于在 16 号染色体 2 区 2 带 1 亚带 (3q22.1) 上的鞭毛装置基体蛋白质组 (MKS1;609883) 的基因编码的一个组件发生了纯合或杂合的基因突变。Meckel 综合征类型 10(MKS10) 是由 *B9D2* 基因 (611951) 发生纯合突变引起的。Meckel 综合征类型 11(MKS11) 是由 *TMEM231* 基因 (614949) 发生纯合突变引起的，符合常染色体隐性遗传。Meckel 综合征类型 5 (MKS5) 是由 *RPGRIP1L* 纯合或杂合的基因突变引起的。

(2) 临床表现

早期的报道典型的 Meckel 综合征三联征包括：①囊性肾疾病；②中枢神经系统畸形，最常见的枕叶脑膨出；③多指趾畸，通常为下肢外侧[2, 3]。也有观点认为最低诊断标准：①囊性肾疾病；②中枢神经系统畸形；③肝异常，包括门静脉纤维化或胆管增生[4, 5]。Meckel 综合征是一种先天性致死性疾病，绝大多少患儿于出生后数小时内死亡。孕 11~14 周常规超声检查发现典型的 Meckel 综合征三

联征即可明确诊断。除了上述典型的临床表现外尚可合并多种畸形，如脑积水、前脑无裂畸形、小头畸形、Dandy-Walker 畸形、脊柱裂、轴后性多指(趾)、唇(腭)裂、长骨弯曲、小眼、泌尿生殖道畸形及先天性心脏畸形等(图 799-1)。

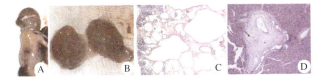

图 799-1　胎儿临床表现

A.妊娠孕 15 周引产胎儿外观可见枕部颅骨缺损及脑组织膨出，胎儿腹部明显增大；B.妊娠孕 15 周引产胎儿左肾剖面可见多个大小不一的囊肿；C.妊娠孕 15 周引产胎儿肾脏组织切片(HE×40)，见多个大小不一的囊肿，肾皮质及囊壁尚残存少量肾小球雏形；D.妊娠孕 15 周引产胎儿肝脏组织切片(HE×40)，箭头所指为肝脏汇管区纤维组织增生

(Taiwan J Obstet Gynecol, 2007, 46:9-14)

(3) 辅助检查

MKS 患者多可见头颅结构影像学异常，如脑膨出，小头，大脑、小脑发育不良或无脑，伴有 Arnold-Chiari 畸形的脑积水等(图 799-2)[2, 3]。

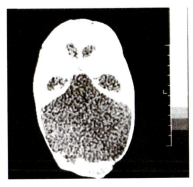

图 799-2　CT 扫描显示小脑半球发育不全、小脑蚓部缺失、巨大的颅后窝囊肿与第四脑室交通

(Clin Dysmorphol, 1996, 5: 73-76)

(4) 病理表现

MKS 患者大体病理可见脑膨出、肾脏和泌尿道囊性膀胱和输尿管等扩张等(图 799-3~ 图 799-6)。病理学表现胆管增生、胆管扩张、门静脉纤维化等。

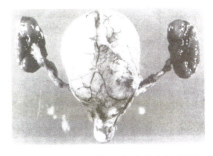

图 799-3　大规模扩张膀胱和输尿管

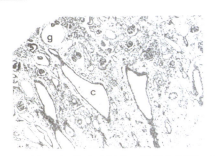

图 799-4　肾脏的组织学显示肾的一般架构保留，可见扩张收的集合管和偶可见肾小囊

(Clin Dysmorphol, 1996, 5: 73-76)

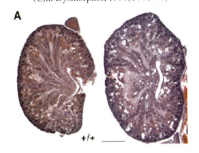

图 799-5　MKS10 患者 HE 染色病理图片提示：多囊肾且较正常肾体积大，图标尺代表 500 毫米

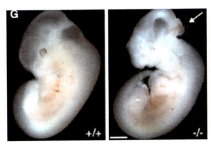

图 799-6　MKS10 患者胚胎，可见端脑减少，小眼，脑膨出畸形(箭头所指)

(Am J Hum Genet, 2011，89: 94-110)[6]

(5) 亚型汇总 (表 799-1)

表 799-1　亚型汇总

MKS 亚型	致病基因
MKS1	*MKS1*
MKS5	*RPGRIP1L*
MKS10	*B9D2*
MKS11	*TMEM231*

(6) 受累器官病变汇总 (表 799-2)

表 799-2　受累部位及表现

受累部位	主要表现
头颈部	可出现小头畸形、前额突出、小颌畸形、短颈、蹼状颈等

续表

受累部位	主要表现
五官	低位耳、眼距缩短、虹膜缺损、唇(腭)裂、舌分叶、宽口
骨骼	多指(趾)畸形、并指、指弯曲、畸形足
毛发	眉毛浓密、拱形眉毛
心血管	室间隔缺损、密集的主动脉、动脉导管未闭
呼吸系统	肺发育不全
腹部	胆管增生、胆管扩张;脾大、无脾、副脾;单脐动脉、脐突出、肠旋转不良、肛门闭锁
泌尿生殖系统	隐睾症(男)、小生殖器、多囊肾、肾发育不全、膀胱发育不全
中枢神经系统	Arnold-Chiari 畸形、枕叶脑膨出[7]、脑积水、Dandy-Walker 畸形、大脑、小脑发育不全、先天无脑畸形、缺乏胼胝体、视神经束发育不全

二、MKS1 基因诊断

(1) 概述

MKS1 基因,即编码 MKS1 蛋白的基因,位于 17 号染色体长臂 2 区 2 带 (17q22),基因组坐标为 (GRCh37):17:56282797-56296966,基因全长 14 170bp,包含 18 个外显子,编码 559 个氨基酸。

(2) 基因对应蛋白结构及功能

MKS1 基因编码蛋白属于 B9 结构域蛋白小家族,还包括 B9D1、B9D2 和 3 个与哺乳动物细胞中基体和原纤毛相关的 B9 结构域蛋白。MKS1 蛋白定位于基体上,在纤毛上皮细胞初生纤毛形成过程中是必需的。MKS1 基因突变可引起 MKS1 和 BBS13。

(3) 基因突变致病机制

2006 年,Kyttala 等[8]在 MKS1 患者家系中确定了 17 号染色体长臂 (17q) 上的 MKS1 基因存在突变。在鼠胚中,MKS1 基因的表达与 MKS1 患者的组织表型一致。比较基因组学和蛋白质组学数据表明 MKS1 基因与纤毛功能有关。该基因编码鞭毛装置基体蛋白质组的组分 MKS1。MKS1 蛋白定位在中心粒上,是大多数纤毛生成所必需的,也是 Hh 信号通路所必需的。纤毛具有多种功能,包括调节细胞运动、调节细胞感知和调节细胞机械感受能力[9]。在野生型细胞中,MKS1 蛋白定位于纤毛形成的母中心粒上,而在 MKS1 基因突变体的细胞中,MKS1 蛋白缩短,不能定位在中心粒上,出现多种组织的纤毛生成异常[9]。

2007 年,Consugar 等[10]对 17 个 MKS1 患者家系进行了研究,确定了 5 个受累个体中存在 MKS1 基因突变。这 5 个家系中主要存在缺失突变:2 个纯合突变,3 个复合杂合突变。所有记载的患者都有多指(趾)畸形。17 个家系中有 5 个在 TMEM67 基因上存在突变,和 MKS3 基因一样;7 个家系中没有检测到 TMEM67 基因或 MKS3 基因突变,表明了该疾病具有遗传异质性。

2009 年,Weatherbee 等[11]建立了小鼠 Mks1 功能缺失导致的 MKS1 模型。该小鼠模型存在神经管、胆管、肢体模式、骨骼发育及肾方面的异常。相对于细胞培养研究,Mks1 在体内的缺失没有影响上皮细胞基体的顶端定位,更确切地说,是这种缺失导致了大多数组织的纤毛生成缺陷,并不是所有组织都受影响。对神经管和肢体模式进行分析发现,改变的 Hh 信号通路是一些 MKS 缺陷的潜在原因。其他的缺陷,如骨骼、肺、胸腔和长骨缺陷,认为可能是 Hh 信号中断导致的。Hh 信号通路的中断能够解释大多数,但不是所有由 MKS1 蛋白缺失造成的缺陷。

(4) 目前基因突变概述

目前人类基因突变数据库收录的 MKS1 基因突变有 28 个,其中错义/无义突变 11 个,剪接突变 8 个,小的缺失 6 个,小的插入 3 个。

三、MKS10 基因诊断

(1) 概述

B9D2 基因,即编码 B9 蛋白结构域的基因,位于 19 号染色体长臂 1 区 3 带 2 亚带 (19q13.2),基因组坐标为 (GRCh37):19:41860322-41870078,基因全长 9757bp,包含 4 个外显子,编码 175 个氨基酸。

(2) 基因对应蛋白结构及功能

B9D2 基因编码 B9 结构域蛋白,这一蛋白仅发现在纤毛生物体中。这一基因的表达量在(哺乳动物呼吸系统)黏膜纤毛分化时会上调,此基因编码的蛋白会集中在细胞的基体和纤毛内。如果干扰此基因的表达,将会导致纤毛发生障碍。

(3) 基因突变致病机制

来自 MKS10 患者的 B9D2 基因 c.301A>C (p.S101R) 纯合突变,会影响一个进化上保守的残基,这个突变在正常对照中未检测到。与野生型斑马鱼的 B9D2 mRNA 不同的是,p.S101R 突变不会使 b9d2 蛋白抑制的表型恢复。通过免疫共沉淀和质谱分析,发现 MKS1、B9D1 和 B9D2 三个基因共同作用于机体;而一旦 B9D2 基因 p.S101R 突变,它就无法与 MKS1 基因相互作用;进而说明这一突变会使 B9D2 蛋白丧失功能。并且 B9D1 蛋白对 Hh 信号、纤毛生成和纤毛蛋白定位是必需的，B9D1 与 B9D2 蛋白是 B9 蛋白复合物的必须组成部分，其中某一个的损伤都将会引发 MKS10[6]。

(4) 目前基因突变概述

目前人类基因突变数据库还未收录 B9D2 基因突变类型。仅在文献[1]中报道了 1 个错义/无义突变。

四、MKS11 基因诊断

(1) 概述

TMEM231 基因，即编码跨膜蛋白 231 的基因，位于 16 号染色体长臂 2 区 3 带 1 亚带 (16q23.1)，基因组坐标为 (GRCh37):16:75572015-75590184，基因全长 18 170bp，包含 7 个外显子，编码 369 个氨基酸。

(2) 基因对应蛋白结构及功能

TMEM231 基因编码一种跨膜蛋白，该跨膜蛋白是 B9 蛋白复合体的组成部分，参与纤毛和细胞质膜之间的扩散屏障的形成。该基因发生突变将导致 MKS11。

(3) 基因突变致病机制

2013 年，Shaheen 等[7]报道了一名 MKS11 阿拉伯裔患者，该名患者的双亲为近亲婚配。在该名患者中确定了一个 TMEM231 基因纯合突变，检测发现另一名无亲缘关系的 MKS11 阿拉伯裔患者携带另一个纯合突变。这一研究表明 TMEM231 突变能导致不同的纤毛类疾病表型。

2012 年，Chih 等[12]发现将小鼠中的 Tmem231 基因敲除会导致小鼠在胚胎 15.5 天左右出现严重致死性血管缺陷。Tmem231 基因敲除小鼠表现出 Shh 信号中断的症状，包括小眼畸形和多指趾畸形，脊髓腹侧成形缺陷，与纤毛类疾病症状相符。Tmem231 基因敲除的小鼠胚胎表现出纤毛缺失和 Shh 基因表达改变，包括 Shh 表达阳性的层板细胞的缺乏。

(4) 前基因突变概述

目前人类基因突变数据库收录的 TMEM231 基因突变有 10 个，其中错义/无义突变 9 个，小的插入 1 个。

五、MKS5 基因诊断

(1) 概述

RPGRIP1L 基因，即编码 nephrocystin-8 蛋白

的基因，位于 16 号染色体长臂 1 区 2 带 2 亚带 (16q12.2)，基因组坐标为 (GRCh37):16:53633818-53737771，基因全长 103 954bp，包含 27 个外显子，编码 1315 个氨基酸。

(2) 基因对应蛋白结构及功能

RPGRIP1L 基因编码的蛋白能够定位于基体-中心体的复合体上或纤毛细胞的初级纤毛和中心体上。该蛋白与蛋白 nephrocystin-4 相互作用，并通过 G 蛋白偶联的血栓素 A2 受体 (TBXA2R) 下调 nephrocystin-4 蛋白。它可能与细胞程序性死亡、颅面发育、肢体模式和左右轴形成等机制有关，同时它参与肾脏细胞的顶端连接组织连同肾病 NPHP1 和 NPHP4。

(3) 基因突变致病机制

2007 年，Delous 等[13]在 3 个 MKS5 的胎儿中确定了 RPGRIP1L 基因的纯合子或复合杂合子截断突变，这些突变均导致该基因编码的蛋白的功能全部丧失。

2007 年，Delous 等[13]发现 RPGRIP1L 功能丧失的幼鼠出现头部畸形，畸形程度各异，从头骨盖呈明显的圆形状到露脑畸形。它们无眼或眼睛小而深陷；多半都会上唇唇裂和下腭发育不全；其脑多重异常，包括脑室膨胀、小脑发育不全和无脑胼胝。一些小鼠胎儿在妊娠期后期出现肾小管近端微囊扩张以及肝脏胆管增生的情况。

(4) 目前基因突变概述

目前人类基因突变数据库收录的 RPGRIP1L 基因突变有 29 个，其中错义/无义突变 23 个，剪接突变 2 个，小的缺失 4 个。突变分布在基因整个编码区，无突变热点。

（连腾宏　周安娜　杨焕杰　周　泽　夏慧华）

参考文献

[1] Logan CV, Abdel-Hamed Z, Johnson CA. Molecular genetics and pathogenic mechanisms for the severe ciliopathies: insights into neurodevelopment and pathogenesis of neural tube defects. Mol Neurobiol, 2011, 43: 12-26

[2] Opitz JM, Schultka R, Gobbel L. Meckel on developmental pathology. Am J Med Genet A, 2006, 140: 115-128

[3] Wright C, Healicon R, English C, et al. Meckel syndrome: what are the minimum diagnostic criteria? J Med Genet, 1994, 31: 482-485

[4] Salonen R. The Meckel syndrome: clinicopathological findings in 67 patients. Am J Med Genet, 1984, 18: 671-689

[5] Al-Gazali LI, Abdel Raziq A, Al-Shather W, et al.

Meckel syndrome and Dandy Walker malformation. Clin Dysmorphol, 1996, 5: 73-76

[6] Dowdle WE, Robinson JF, Kneist A, et al. Disruption of a ciliary B9 protein complex causes Meckel syndrome. Am J Hum Genet, 2011, 89: 94-110

[7] Shaheen R, Ansari S, Mardawi EA, et al. Mutations in TMEM231 cause Meckel-Gruber syndrome. J Med Genet, 2013, 50: 160-162

[8] Kyttala M, Tallila J, Salonen R, et al. MKS1, encoding a component of the flagellar apparatus basal bodyproteome, is mutated in Meckel syndrome. Nat Genet, 2006, 38(2), 155-157

[9] Cui C, Chatterjee B, Francis D, et al. Disruption of MKS1 localization to the mother centriole causes cilia defects and developmental malformations in Meckel-Gruber syndrome. Dis Model Mech, 2011, 4(1), 43-56

[10] Consugar MB, Kubly VJ, Lager DJ, et al. Molecular diagnostics of Meckel-Gruber syndrome highlights phenotypic differences between MKS1 and MKS3.Hum Genet, 2007, 121: 591-599

[11] Weatherbee SD, Niswander LA, Anderson KV. A mouse model for Meckel syndrome reveals MKS1 is required for ciliogenesis and hedgehog signaling. Hum Molec Genet, 2009, 18:4565-4575

[12] Chih B, Liu P, Chinn Y, et al. A ciliopathy complex at the transition zone protects the cilia as a privileged membrane domain. Nat Cell Biol, 2012, 14:61-72

[13] Delous M, Baala L, Salomon R, et al. The ciliary gene RPGRIP1L is mutated in cerebello-oculo-renal syndrome (Joubert syndrome type B) and Meckel syndrome. Nat Genet, 2007, 39: 875-881

803, 804　巨颅伴皮质下海绵样囊肿性脑白质病
(megalencephalic leukoencephalopathy with subcortical cysts, MLC)
(803. MLC2A, OMIM 613925; 804. MLC2B, OMIM 613926)

一、临床诊断

(1) 概述

巨颅伴皮质下海绵样囊肿性脑白质病 (MLC) 是近年来被认识的一种新的儿童脑白质病。1995 年荷兰学者 van der Knaap 等首次报道 8 例早期伴有脑组织肿胀的脑病症状，且具有与目前所能诊断的脑白质病完全不同临床经过的患儿[1]。该病是一种常染色体隐性遗传病，22 号染色体上的 *KIAA0027* 基因被认为是 MLC1 的致病基因，而 *HEPACAM* 被认为是 MLC2A 的致病基因，常染色体 *HEPACAM* 基因显性突变导致 MLC2B。

(2) 临床表现

MLC 很罕见，目前还没有官方统计的发病率，可能在土耳其和印度阿格拉洛发病率最高。累及男、女婴儿，男性略多于女性。出生时患儿正常，出生的第 1 年中仅出现头围增大而无其他神经功能缺损症状，1 岁之后头围增长速度逐渐正常，大多数患儿独自行走时间推迟且行走不稳。随后逐渐出现缓慢进展性运动功能恶化如共济失调、肢体痉挛和瘫痪，而智力损伤相对较轻。一些患者可能患有自闭症，一些患者可有椎体外系受累如肌张力障碍和手足徐动。几乎所有的患者都曾偶发癫痫，也可发生持续颤痛。一些患者临床进程急剧进展，可独立行走时间很短，甚至不能独立行走。其他患者可能为良性病程，一个成年患者可能只有头围增大，其认知及运动功能正常。最初有典型临床症状的患者，与 *HEPACAM* 的常染色体显性突变有关，称为 MLC2B 型，患者出生 1 年内头围增大，开始发育稍迟滞或正常，随后运动能力正常或仍笨拙，但没有麻痹和共济失调，IQ 正常或者轻度下降，约一半认知功能障碍的患者合并自闭症[2]。

(3) 辅助检查

在影像学上所有患儿的脑白质均受累，早期的磁共振成像显示脑组织水肿，特别是额叶、颞叶及顶叶的前部水肿十分明显。后期脑皮质下出现囊肿样变化。MRI 上表现弥漫的脑白质异常伴脑白质水肿，压迫脑室和蛛网膜下隙[2]（图 803-1、图 803-2）。

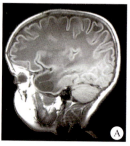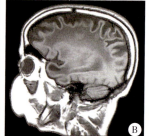

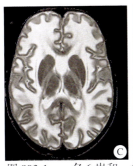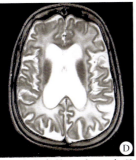

图 803-1　一名 6 岁和一名 30 岁患者的 T₁ 和 T₂ 表现

6 岁患者 T₁ 像示广泛的脑白质异常和肿胀，胼胝体、内囊及枕部相对未受累及，皮质下囊肿位于前颞部和枕部，30 岁的患者脑白质出现萎缩，皮质下囊肿位于前颞部 (Lancet Neurol, 2012, 11:973-985)

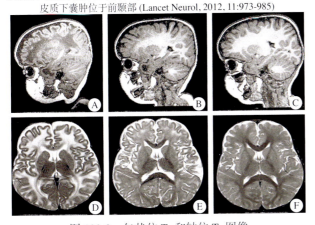

图 803-2　矢状位 T₁ 和轴位 T₂ 图像

患者为一个单纯 HEPACAM 突变的 MLC 患者在 9 个月、1.5 岁和 3.5 岁时的 MRI 表现 (Lancet Neurol, 2012, 11: 973-985)

(4) 病理表现

关于 MLC 没有过多的病理数据，大部分信息来自于 4 个脑组织活检，在所有活检中，脑皮质正常。Vail der Knaap 等对 1 例重症 MLC 患儿进行了脑组织活检，在电镜下发现脑皮质组织结构正常而皮质下脑白质中存在大量的空泡，似海绵样脑病改变，他们发现大多数空泡由单一的 5 层膜结构所构成的髓鞘板层覆盖，少部分空泡由 2 层髓鞘结构或

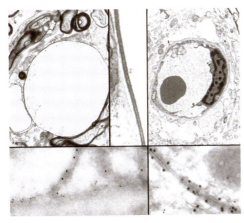

图 803-3　MLC 病理表现

(Lancet Neurol，2012，11: 973-985)

少突胶质细胞膜包裹。所有空泡均存在于神经元树突髓鞘的外层而轴突并不受累。在脑白质中并没有发现具有亚历山大病特性的 Rosentha 纤维，亦无阿尔茨海默病 Ⅱ 型细胞和星形胶质细胞，线粒体结构正常，据此认为 MLC 是一种新的海绵样脑白质病[2]（图 803-3）。

(5) 亚型汇总（表 803-1）

表 803-1　亚型汇总

MLC 亚型	致病基因
MLC1	KIAA0027
MLC2A	HEPACAM
MLC2B	HEPACAM（常染色体显性突变）

(6) 受累部位病变汇总（表 803-2）

表 803-2　受累部位及表现

受累部位	主要表现
脑	头围增大，智力下降，行走困难，共济失调，肢体痉挛，癫痫，脑白质异常，脑水肿，脑萎缩，大脑皮质下囊肿化
锥体外系	肌张力障碍、手足徐动
其他	自闭

二、MLC2A 基因诊断

(1) 概述

HEPACAM 基因，即编码肝细胞和神经胶质细胞黏附分子的基因，位于 11 号染色体长臂 2 区 4 带 2 亚带 (11q24.2)，基因组坐标为 (GRCh37): 11: 124789089-124806308，基因全长 17 220bp，包含 7 个外显子，编码 416 个氨基酸。

(2) 基因对应蛋白结构及功能

HEPACAM 编码的蛋白是位于胞质侧的单次 Ⅰ 型跨膜蛋白。这个蛋白作为同源二聚体参与细胞运动和细胞与细胞基质之间的相互作用。这个基因在很多肿瘤细胞中下调表达或者检测不到，因此它可能是一个抑癌基因。

(3) 基因突变致病机制

在来自 8 个 MLC2A 家庭中的 10 位患者中，Lopez-Hernandez 等[3]在 HEPACAM 基因上发现了纯合突变或复合杂合突变。

(4) 目前基因突变概述

目前人类基因突变数据库收录的 HEPACAM 基因突变有 14 个，其中错义 / 无义突变 12 个，小的缺失 2 个，突变分布在基因整个编码区，无突变热点。

三、MLC2B 基因诊断

(1) 概述

HEPACAM 基因，即编码 HEPACAM 蛋白的基因，位于 11 号染色体长臂 2 区 4 带 2 亚带 (11q24.2)，基因组坐标为 (GRCh37):11:124789089-124806308，基因全长 17 220bp，包含 7 个外显子，编码 416 个氨基酸。

(2) 基因对应蛋白结构及功能

HEPACAM 基因编码的 HEPACAM 蛋白是一个 Ⅰ 型单次跨膜蛋白，是免疫球蛋白 Ig 家族的细胞黏附分子成员。该蛋白定位于细胞膜的胞质侧，人脑组织的免疫组化显示 HEPACAM 蛋白主要在血管周围表达，HEPACAM 单克隆抗体和人 MLC1 多克隆抗体双免疫染色显示，HEPACAM 和 MLC1 共定位于星形胶质细胞 – 星形胶质细胞结的星形细胞终足处。该蛋白以同源二聚体形式发挥作用，与细胞运动和细胞 – 基质相互作用有关，可通过抑制细胞增殖抑制细胞生长。在许多癌症细胞系中，该基因表达下调或检测不到，因此该基因可能是肿瘤抑制基因。

(3) 基因突变致病机制

2011 年，Lopez-Hernandez 等[3] 对来自 16 个家庭中患有常染色体显性遗传疾病 MLC2B 的 18 名患者进行研究，其中 7 名患者检测出 *HEPACAM* 基因的 c.265G>A 杂合突变，该突变导致氨基酸序列第 89 位甘氨酸改变为丝氨酸。另一名患者检测 *HEPACAM* 基因的 c.266G>A 杂合突变，同样改变了第 89 位氨基酸。另有 6 名患者检测出 *HEPACAM* 基因的 c.274C>T 杂合体突变，以上突变在 200 名对照人群中均未检出。上述突变均位于第一个免疫球蛋白结构域。患者的主要临床表型特征为早发性大头畸形并伴有脑白质肿胀和皮质下囊肿，随着时间推移，MRI 表现会日益得到改善，患者会有相对正常的运动功能，仅有轻微力量减退或笨拙表现；

大约 40% 的患者会有精神发育迟滞的表现。

2014 年 Sirisi 等[4] 研究发现，斑马鱼基因组含有 2 个 *glialcam* 旁系同源基因 *glialcama* 和 *glialcamb*，只有 *glialcama* 表现出与哺乳动物 *GLIALCAM* 类似的亚细胞定位和受氯离子通道 Clc2 调控的现象。与小鼠中发现类似，Mlc1 与 Glialcama 共定位在斑马鱼的神经胶质细胞，特别是在脑屏障、放射状胶质终足，以及视网膜胶质细胞周围。*mlc1* 敲除斑马鱼表现出轻微病变及巨脑畸形，但没有脊髓空泡。然而，如在小鼠中一样，斑马鱼脑部缺少 Mlc1 会导致 Glialcama 错误定位。

(4) 目前基因突变概述

目前人类基因突变数据库收录的 *HEPACAM* 基因突变有 14 个，其中，错义 / 无义突变 12 个，小的缺失突变 2 个。突变分布在基因整个编码区，无突变热点。

（马艳玲　杨　骏　贾娇坤　钟朝芳　常　辽）

参考文献

[1] Van der Knaap Ms, Barth PG, Stroink H, et al. Leukoencephalopathy with swelllng and a discrepantly mild discrepantly mild clinical course in cight children. Ann Neurol, 1995, 37(3) : 324-334

[2] Marjo S, van der Knaap, Boor I, et al. Megalencephalic leukoencephalopathy with subcorticalcysts: chronic white matter oedema due to a defect in brain ion and wate homoeostasis. Lancet Neurol, 2012, 11: 973-985

[3] Lopez-Hernandez T, Ridder MC, Montolio M, et al. Mutant glialCAM causes megalencephalicleukoencephalopathy with subcortical cysts, benign familial macrocephaly, and macrocephaly with retardation and autism. Am J Hum Genet, 2011, 88: 422-432

[4] Sirisi S, Folgueira M, Lopez-Hernandez T, et al. Megalencephalic leukoencephalopathy with subcortical cysts protein 1 regulates glial surface localization of GLIALCAM from fish to humans. Hum Mol Genet, 2014, 23: 5069-5086

805　巨颅畸形
(megalencephaly, autosomal recessive, MGCPH; OMIM 248000)

一、临床诊断

(1) 概述

MGCPH 又称为巨颅综合征 (megalencephaly syndrome)，指头皮、颅骨及颅内容物的扩大，其病因为 *TBC1D7* 基因突变，为常染色体隐性遗传，由 Walsh 在 1957 年首次描述。

(2) 临床表现

患者临床表现为脑实质扩大，导致患儿在出生时或儿童早期表现为头盖骨明显扩大，精神发育迟滞和认知功能障碍，同时因为大头畸形导致面部畸形，还可表现为癫痫发作。颌面部畸形表现为舟状头/长头畸形，儿童期即可出现腹部及泌尿系草酸钙结石，年轻患者可出现抑郁症。此外，还可能表现为近视、散光，以及髌骨脱位 (图805-1)[1]。

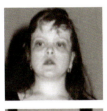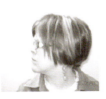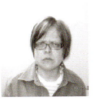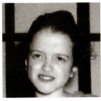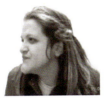

图 805-1　头面部畸形
(Med Genet, 2013, 50: 740-744)

(3) 辅助检查

头 MRI 可见脑室及蛛网膜下隙正常，胼胝体略大，表明巨颅畸形是因为脑体积增大而不是脑积水所致。同时可见脑内钙化 (图805-2)[2]。CT 可见髌骨脱位 (图805-3)。

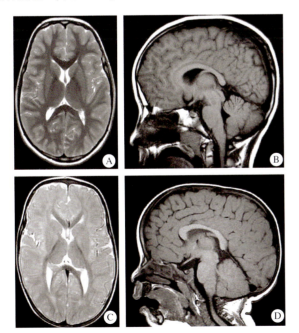

图 805-2　头 MRI 提示脑室及蛛网膜下隙正常，胼胝体略大
(Hum Mutat, 2014, 35: 447-451)

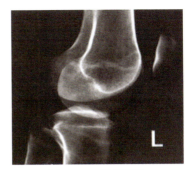

图 805-3　髌骨脱位
(Hum Mutat, 2014, 35: 447-451)

(4) 病理表现

目前暂无病理报道。

(5) 受累部位病变汇总 (表 805-1)

表 805-1　受累部位及表现

受累部位	主要表现
神经系统	巨脑畸形，脑室及蛛网膜下隙正常，胼胝体略大，精神发育迟滞及认知功能障碍
颅骨	舟状头/长头
腹部	结石
泌尿系统	结石
眼	近视、散光
骨骼	髌骨脱位

二、基因诊断

(1) 概述

TBC1D7 基因，即编码 TBC1 域家族成员 7 蛋白的基因，位于 6 号染色体短臂 2 区 4 带 1 亚带 (6p24.1)，基因组坐标为 (GRCh37): 6: 13305183-13328787，基因全长 23 605bp，包含 8 个外显子，编码 294 个氨基酸。

(2) 基因对应蛋白结构及功能

TBC1D7 基因编码的蛋白是 TSC-TBC 复合体的一个组成部分，它是结节性硬化 TSC1-TSC2 复合体的一个亚基，调控细胞生长和分化并且通过 C 端一半的卷曲螺旋域与 TSC1 相互作用。

(3) 基因突变致病机制

2013 年，Capo-Chichi 等[1]结合纯合子定位和外显子组测序技术，在与父母有血缘关系且患有 MGCPH 的 2 个同胞个体中检测到基因 TBC1D7 的一个纯合子截短突变。病患的细胞中未检测到 TBC1D7 转录的 mRNA 或 TBC1D7 编码的蛋白，与无义介导的 mRNA 降解 (NMD) 一致。相比正常人，病患的细胞表现出 mTORC1 复合体的组成性激活，

这与基因 *TBC1D7* 作为 mTORC1 的上游调控子一致。2014 年，Alfaiz 等[2] 通过外显子组测序技术，在两个都患有巨颅症和智力障碍的意大利姐妹中同样发现了基因 *TBC1D7* 的一个纯合子截短突变。在蛋白质印迹分析时患者的细胞中未检测到 *TBC1D7* 编码的蛋白，说明她们的该蛋白功能受损，这与 mTORC1 的激活相关，细胞学研究发现自噬过程的启动出现延迟。

(4) 目前基因突变概述

目前人类基因突变数据库暂未收录 *TBC1D7* 基因突变，但是 2013 年 Capo-Chichi 等[1] 和 2014 年 Alfaiz 等[2] 均发现了基因 *TBC1D7* 的 1 个纯合子截短突变，无突变热点。

（周安娜　夏慧华）

参考文献

[1] Capo-Chichi JM, Tcherkezian J, Hamdan FF, et al. Disruption of *TBC1D7*, a subunit of the TSC1-TSC2 protein complex, in intellectual disability and megalencephaly. J Med Genet, 2013, 50: 740-744

[2] Alfaiz AA, Micale L, Mandriani B, et al. *TBC1D7* mutations are associated with intellectual disability, macrocrania, patellar dislocation, and celiac disease. Hum Mutat, 2014, 35: 447-451

806 巨颅、多小脑回、多指畸形、脑积水综合征
(megalencephaly-polymicrogyria-polydactyly-hydrocephalus syndrome, MPPH; OMIM 603387)

一、临床诊断

(1) 概述

巨颅、多小脑回、多指畸形、脑积水综合征 (MPPH) 为常染色体隐性遗传性疾病，于 1998 年由 Gohlich-Ratmann 等首次报道，致病基因为 *PIK3R2*[1]。

(2) 临床表现

患儿未出生时超声检查即可表现为巨颅，出生后完全缺乏运动及语言，智力也基本无发育。可能会表现有特殊面容，即前额突出、低鼻梁、大眼睛（图 806-1）[2]。同时可出现多指（趾）畸形，症状性癫痫、视力障碍[3-5]，患儿多在儿童早期死亡。

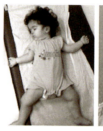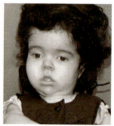

图 806-1　特殊面容
(Neuropediatrics, 2004, 35: 353-359)

(3) 辅助检查

头颅 MRI 可显示胼胝体较宽，脑白质扩大，皮质增厚，大脑外侧裂较大，多小脑回（图 806-2）[5]。

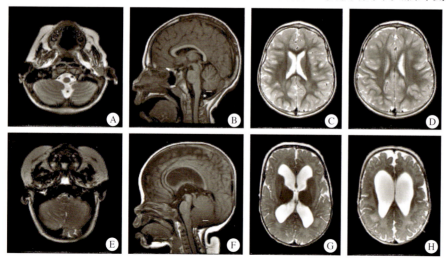

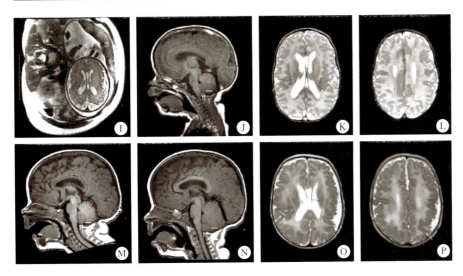

图 806-2　头颅 MRI 表现

可显示胼胝体较宽、脑白质扩大、皮质增厚、大脑外侧裂较大、多小脑回 (Med Genet, 2009, 149A: 868-876)

(4) 病理表现

目前暂无病理报道。

(5) 受累部位病变汇总（表 806-1）

表 806-1　受累部位及表现

受累部位	主要表现
神经系统	胼胝体较宽，脑白质扩大，皮质增厚，大脑外侧裂较大，多小脑回，完全缺乏运动及语言，智力也基本无发展，症状性癫痫
眼	视力障碍
骨骼	多指（趾）畸形
面部	前额突出、低鼻梁、大眼睛

二、基因诊断

(1) 概述

PIK3R2 基因，即编码磷酸肌醇 -3- 激酶调节亚基 2(β) 蛋白的基因，位于 19 号染色体短臂 1 区 3 带 1 亚带 1 次亚带 (19p13.11)，基因组坐标为 (GRCh37): 19: 18263988-18281343，基因全长 17 356bp，包含 16 个外显子，编码 729 个氨基酸。

(2) 基因对应蛋白结构及功能

PIK3R2 基因编码的蛋白是磷酸肌醇 -3- 激酶 (PI3K) 的一个调节亚基，该激酶是一种脂质激酶，主要磷酸化磷脂酰肌醇及类似物，产物作为生长信号通路的第二信使行使功能。

(3) 基因突变致病机制

2012 年，Riviere 等[6] 通过对 3 个 MPPH 老人进行外显子组测序，发现 PIK3R2 基因出现 1 个杂合突变。Sanger 测序证实了这 3 个老人的 PIK3R2 基因均发生突变，同时发现在他们的父母和未患 MPPH 的妹妹的唾液和血液中均未检测到这种突

变，表明该综合征是生殖细胞嵌合遗传。对 40 个患有巨脑症的个体的 PIK3R2 基因进行测序，在 10 个同时患有 MPPH 的患者中发现了相同的核苷酸变化，并且只要亲体 DNA 可用，这种突变就能够新发突变。该突变发生在一个 CpG 二核苷酸位点，这也许能够解释该突变频发的原因。Tohyama 等[3] 和 Nakamura 等[7] 均在一个 MPPH 日本女孩中发现 PIK3R2 基因的一个杂合子错义新生突变。

本疾病暂无动物模型研究。

(4) 目前基因突变概述

目前人类基因突变数据库暂未收录与 PIK3R2 基因相关的突变，但是 2014 年 Nakamura 等[7] 曾报道 1 个错义突变。

（周安娜　夏慧华）

参考文献

[1] Gohlich-Ratmann G, Baethmann M, Lorenz P, et al. Megalencephaly, mega corpus callosum, and complete lack of motor development: a previously undescribed syndrome. Am J Med Genet, 1998, 79: 161-167

[2] Mirzaa G, Dodge NN, Glass I, et al. Megalencephaly and perisylvian polymicrogyria with postaxial polydactyly and hydrocephalus: a rare brain malformation syndrome associated with mental retardation and seizures. Neuropediatrics, 2004, 35: 353-359

[3] Tohyama J, Akasaka N, Saito N, et al. Megalencephaly and polymicrogyria with polydactylysyndrome. Pediat Neurol, 2007, 37: 148-151

[4] Dagli AI, Stalker HJ, Williams CA, et al. A patient with the syndrome of megalencephaly, mega corpus callosum and complete lack of motor development. Am J Med Genet, 2008, 146A: 204-207

[5] Gripp KW, Hopkins E, Vinkler C, et al. Significant overlap and possible identity of macrocephaly capillary malformation and megalencephaly polymicrogyria-polydactyly hydrocephalus syndromes. Am J Med Genet, 2009, 149A: 868-876

[6] Rivière JB, Mirzaa GM, O' Roak BJ, et al. de novo germline and postzygotic mutations in AKT3, PIK3R2 and PIK3CA

cause a spectrum of related megalencephaly syndromes. Nature Genet, 2013, 44: 934-940

[7] Nakamura K, Kato M, Tohyama J, et al. AKT3 and PIK3R2 mutations in two patients with megalencephaly-related syndromes: MCAP and MPPH. (Letter) Clin Genet, 2014, 85: 396-298

807　巨幼细胞性贫血 1 型
(megaloblastic anemia 1, MGA1/imerslund-grasbeck syndrome, IGS; OMIM 261100)

一、临床诊断

(1) 概述

巨幼细胞性贫血 1 型 (MGA1) 也称 imerslund-grasbeck 综合征，是先天性巨幼细胞性贫血的一种类型。该病是由于内因子即维生素 B_{12} 缺乏引起。MGA1 也是一种自身免疫性疾病，患者血浆中存在针对胃壁细胞和内因子的自身抗体。常合并胃萎缩及甲状腺炎。该病为常染色体隐形遗传，致病基因为 *CUBILIN (CUBN)* 基因[1]。

(2) 临床表现

发病年龄较小 (通常小于 5 岁)，主要表现如下。

1) 贫血：贫血起病隐匿，临床上一般表现为中度至重度贫血，除贫血的症状如乏力、头晕、活动后气短心悸外，严重贫血者可有轻度黄疸同时有白细胞和血小板减少的情况，患者偶有感染及出血倾向。

2) 胃肠道症状：胃肠道症状表现为反复发作的舌炎，舌面光滑，乳突及味觉消失，食欲不振，腹胀，腹泻或偶见便秘。

3) 神经系统症状：维生素 B_{12} 缺乏特别是恶性贫血的患者常有神经系统症状，主要是由于脊髓后、侧索和周围神经受损所致。表现为乏力、手足对称性麻木、感觉障碍、下肢步态不稳、行走困难。小儿及老年人常表现脑神经受损的精神异常、无欲、抑郁、嗜睡或精神错乱。部分巨幼细胞贫血患者的神经系统症状可发生于贫血之前。

(3) 受累部位病变汇总 (表 807-1)

表 807-1　受累部位及表现

受累部位	主要表现
神经系统	痴呆、感觉异常、周围神经病
胃、肠	维生素 B_{12} 吸收不良、腹胀、腹泻、便秘 (偶见)
血液系统	巨幼细胞贫血 (慢性、复发性、难治性)，血清维生素 B_{12} 水平下降，血清叶酸水平正常
肾	蛋白尿

二、基因诊断

(1) 概述

CUBN 基因，即编码靶标蛋白 (CUBILIN) 的基因，位于 10 号染色体短臂 1 区 2 带 3 亚带 1 次亚带 (10p12.31)，基因组坐标为 (GRCh37):10:16865965-17171816，基因全长 305 852bp，包含 71 个外显子，编码 3623 个氨基酸。

(2) 基因对应蛋白结构及功能

CUBILIN(CUBN) 作为内因子维生素 B_{12} 复合物的受体发挥作用。该受体的作用是由 27 CUB 结构域的存在而维持的。*CUBILIN* 位于在小肠和肾脏上皮细胞。*CUBN* 基因的突变可能与常染色体隐性遗传病巨幼细胞贫血有关。

(3) 基因突变致病机制

Aminoff 等 [2] 通过芬兰和挪威家系的基因连锁分析确定 MGA1 关联基因座位于 10 号染色体短臂 1 区 2 带 1 亚带 (10p12.1) 的 6 厘摩区域内。Aminoff 等 [3] 通过连锁不平衡绘图方法研究 17 个 MGA1 芬兰家系，完善了 MGA1 致病基因 *CUBN* 的定位，并确定了 2 个互不关联的疾病特异性 *CUBN* 突变位点。

　　Xu 等[4] 报道雄性混种狗靶标蛋白的表达表现出常染色体隐性遗传。Nykjaer 等[5] 发现这些狗存在类似于维生素 B₁₂ 选择性吸收障碍综合征患者的维生素 D 代谢紊乱及严重维生素 B₁₂ 缺乏症状。

(4) 目前基因突变概述

　　目前人类基因突变数据库收录的 *CUBN* 基因突变有 9 个，其中错义／无义 5 个，剪接突变 3 个，大片段缺失 1 个。突变分布在基因整个编码区，无突变热点。

（杨　骏　贾娇坤　钟　娜）

参考文献

[1] Kristiansen M, Aminoff M, Jacobsen C, et al. Cubilin *P1297L* mutation associated with hereditary megaloblastic anemia 1 causes impaired recognition of intrinsic factor-vitamin B₁₂ by cubilin. Blood, 2000, 96: 405-409

[2] Aminoff M, Tahvanainen E, Grasbeck R, et al. Selective intestinal malabsorption of vitamin B₁₂ displays recessive mendelian inheritance: assignment of a locus to chromosome 10 by linkage. Am J Hum Genet, 1995, 57: 824-831

[3] Aminoff M, Carter JE, Chadwick RB, et al. Mutations in *CUBN*, encoding the intrinsic factor-vitamin B₁₂ receptor, cubilin, cause hereditary megaloblastic anaemia 1. Nat Genet, 1999, 21: 309-313

[4] Xu D, Kozyraki R, Newman TC, et al. Genetic evidence of an accessory activity required specifically for cubilin brush-border expression and intrinsic factor-cobalamin absorption. Blood, 1999, 94: 3604-3606

[5] Nykjaer A, Fyfe JC, Kozyraki R, et al. Cubilin dysfunction causes abnormal metabolism of the steroid hormone 25(OH) vitamin D(3). Proc Natl Acad Sci USA, 2001, 98: 13895-13900

808　二氢叶酸还原酶缺乏所致巨幼细胞性贫血症
(megaloblastic anemia due to dihydrofolate reductase deficiency; OMIM 613839)

一、临床诊断

(1) 概述

　　叶酸缺乏是全世界范围内最常见的微量元素缺乏之一，叶酸缺乏的严重程度，与巨幼细胞性贫血、精神和神经疾病、心血管疾病、胚胎缺陷（尤其是神经管缺陷）相关，同时可能和恶性肿瘤的发生相关。此外，细胞内叶酸的代谢水平与正常精神活动及认知功能发展息息相关，比如甲基四氢叶酸还原酶缺乏（MTHFR）或谷氨酸亚胺甲基转移酶缺乏症（FTCD），二氢叶酸（DHF）在二氢叶酸还原酶（DHFR）的催化还原为四氢叶酸（THF），并可使叶酸转化为二氢叶酸（DHF），因此 DHFR 对维持细胞内叶酸平衡至关重要。二氢叶酸还原酶缺乏所致巨幼细胞性贫血，其突变基因为 *DHFR*，遗传方式为常染色体隐性遗传[1]。

(2) 临床表现

　　DHFR 基因突变导致二氢叶酸还原酶缺乏，其特点是巨幼细胞性贫血和（或）全血细胞减少，及脑内四氢生物蝶呤缺乏症。因 DHFR 与脑内四氢生物蝶呤之间的关系，与脑内多巴胺、去甲肾上腺素的形成相关，并与芳香族氨基酸的羟基化相关，由此可致神经系统疾病，如抑郁症、早老性痴呆症及帕金森病[2]。

(3) 辅助检查

　　头颅 MRI 可见小脑萎缩、胼胝体变薄及广泛性脑萎缩（图 808-1）。

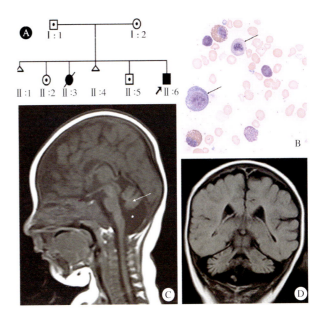

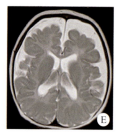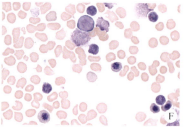

图 808-1 影像和病理表现

A. 家系图分析，Ⅱ：6 为发病者，其 DNA 来自于 Ⅱ：2 和 Ⅱ：5；B. 骨髓穿刺涂片可见早期及晚期巨幼红细胞；C~E. 可见小脑发育不全及小脑萎缩，胼胝体变薄，脑萎缩；F. 治疗后骨髓穿刺涂片，可见增多的巨幼红细胞减少 (The American Journal of Human Gentics，2011，88:216-225)

(4) 病理表现

骨髓穿刺涂片可见不同时期的巨幼细胞增生（图 808-1B，图 808-1F）。

(5) 受累部位病变汇总（表 808-1）

表 808-1 受累部位及表现

受累部位	主要表现
骨髓	骨髓穿刺图片可见不同时期巨幼细胞增生
外周血	巨幼细胞性贫血和（或）全血细胞减少
神经系统	脑萎缩、抑郁症、早老性痴呆症及帕金森病

二、基因诊断

(1) 概述

DHFR 基因，编码二氢叶酸还原酶蛋白，位于 5 号染色体长臂 1 区 4 带 1 亚带 (5q14.1)，基因组坐标为 (GRCh37):5:79922045-79950800，基因全长 28 756bp，包含 6 个外显子，编码 188 个氨基酸。

(2) 基因对应蛋白结构及功能

DHFR 基因编码的蛋白是二氢叶酸还原酶 (DHFR)，该还原酶在生物中广泛表达，是叶酸代谢中的一个很重要的酶。二氢叶酸还原酶催化二氢叶酸转化为四氢叶酸，即以 NADPH 为辅因子，通过还原二氢叶酸来实现四氢叶酸的再生。四氢叶酸是嘌呤和胸苷从头合成的必要元素，因此 DHFR 在细胞生长和繁殖中起着重要的作用。DHFR 是很多抗癌和抗生素治疗包括甲氨蝶呤和甲氧苄氨嘧啶的靶向因子。基因 *DHFR* 的基础表达和调节表达分别由 Sp1 和 E2F 家族转录因子控制，并且这个酶的表达水平在细胞周期的 G_1/S 临界点达到最高。

(3) 基因突变致病机制

2011 年，Banka 等[3] 和 Cario 等[4] 在患有二氢叶酸还原酶缺乏所致巨幼细胞性贫血的 6 个患者中同时检出 *DHFR* 基因的纯合突变 (p.L80F, p.D153V)。这 6 个患者的症状表现不同：Banka 等[3] 报道的 3 个患者有严重的心理运动发育迟缓、全身发作、大脑和小脑萎缩等症状，而 Cario 等[4] 报道的 3 个患者或者没有症状或者有儿童失神癫痫与眼睑肌阵挛以及轻微的学习障碍。用亚叶酸治疗能够改善其血液学表型和癫痫症状。这些表型是由于脑中甲基四氢叶酸水平降低所致。

(4) 目前基因突变概述

目前人类基因突变数据库收录的 *DHFR* 基因突变有 4 个，其中错义 / 无义突变 2 个，小的缺失 1 个，调控区突变 1 个。突变分布在基因整个编码区，无突变热点。

（周安娜　夏慧华）

参考文献

[1] Holger C, Desierr EC, Smith HB, et al. Dihydrofolate reductase deficiency due to a homozygous DHFR mutation causes megaloblastic anemia and cerebral folate deficiency leading to severe neurologic disease. The American Journal of Human Gentics, 2011, 88:226-231

[2] Siddharth B, Henk J, Blom JW, et al. Identification and characterization of an inborn error of metabolism caused by dihydrofolate reductase deficiency. The American Journal of Human Gentics, 2011, 88:216-225

[3] Banka S, Blom HJ, Walter J, et al. Identification and characterization of an inborn error of metabolism caused by dihydrofolate reductase deficiency. Am J Hum Genet, 2011, 88: 216-225

[4] Cario H, Smith DE, Blom H, et al. Dihydrofolate reductase deficiency due to a homozygous DHFR mutation causes megaloblastic anemia and cerebral folate deficiency leading to severe neurologic disease. Am J Hum Genet, 2011, 88: 226-231

809~811　Meier-Gorlin 综合征
(Meier-Gorlin syndrome, MGORS)(809. MGORS1, OMIM 224690; 810. MGORS4, OMIM 613804; 811. MGORS5, OMIM 613805)

一、临床诊断

(1) 概述

Meier 和 Gorlin 分别于 1959 年和 1975 年报道了此种常染色体隐性遗传性疾病，其典型临床表现为小耳畸形、髌骨发育不良和发育迟滞三联征，称 Meier-Gorlin 综合征 (MGORS) 亦称 ear-patella-short stature 综合征。根据致病基因不同，分为 1~5 亚型，MGORS1 型致病基因为 *ORC1* 基因，即起始识别复合物 (origin recognition complex, ORC)1 基因；MGORS4 型致病基因为 *CDT1* 基因，即细胞分裂周期蛋白 -10 依赖转录因子。MGORS5 呈常染色体隐性遗传，由 *CDC6* 基因纯合突变所致，基因位于 17q21 上。

(2) 临床表现

MGORS 呈常染色体隐性遗传，发病年龄小，男女均可发病，女性多见 (女：男 = 28 : 17)[1]。此病患者主要表现为小耳畸形、髌骨发育不良及发育迟滞三联征，其他常见症状包括典型的面部特征 (图 809-1)、先天性骨骼和 (或) 关节畸形、泌尿生殖系统异常、乳腺发育不良、皮肤菲薄等 [1,2]。即使伴有小脑畸形及发育迟滞，通常智力是正常的。

泌尿生殖系统异常主要有男性隐睾、尿道下裂、小阴茎畸形等；女性有乳腺发育不良、阴蒂肥大、大小阴唇发育不良等。

此外，尚有伴发肺气肿、生长激素缺乏等报道。

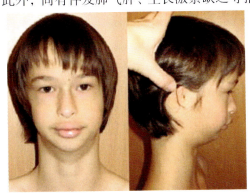

图 809-1　典型的面部特征：小耳畸形、钩形鼻、嘴唇饱满及小颌畸形

(American J Med Gene Part A, 2012, 2733-2742)

(3) 辅助检查

X 线片可见骨骼和关节异常，如髌骨发育不良或缺失 (图 809-2)[3]、股骨远端小骨骺、股骨远端及胫骨近端骨骺扁平增宽、骨骺骨化中心缺如、膝关节外翻或半脱位等，除此，还可有长管状骨细长、锁骨弯曲或呈钩状、肋骨缺如或短窄、先天性指屈曲、肘关节及髋关节脱位等。

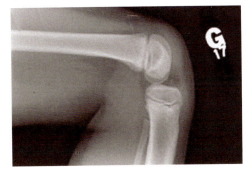

图 809-2　膝关节侧位 X 线片提示髌骨缺如

(Nature Gene, 2011, 43: 360-365)

(4) 亚型汇总 (表 809-1)

表 809-1　亚型汇总

MGORS 亚型	致病基因
Meier-Gorlin 综合征 1	*ORC1*
Meier-Gorlin 综合征 4	*CDT1*
Meier-Gorlin 综合征 5	*CDC6*

(5) 受累部位病变汇总 (表 809-1)

表 809-1　受累部位及表现

受累部位	主要表现
骨骼系统	囟门早闭、小脑畸形、小耳畸形、钩形鼻、嘴唇饱满、小颌畸形、髌骨缺如或发育不良、脊柱侧弯、长骨纤细、钩状锁骨、肋骨缺如、先天性指屈曲、关节窝异常、关节脱位、过度伸展等
泌尿生殖系统	男性：隐睾、小阴茎畸形、尿道下裂
	女性：阴蒂肥大、大小阴唇发育不良、乳腺发育不良等
皮肤、指甲	鼻额部静脉凸出、皮肤菲薄、指甲过度凸出
肺	肺气肿
内分泌系统	生长激素缺乏

二、MGORS1 基因诊断

(1) 概述

ORC1 基因,即编码起始识别复合物亚基 1 亚型 1 蛋白的基因,位于 1 号染色体短臂 3 区 2 带 3 亚带 (1p32.3),基因组坐标为 (GRCh37):1:52838501-52870143,基因全长 31 643bp,包含 17 个外显子,编码 862 个氨基酸。

(2) 基因对应蛋白结构及功能

起始识别复合物 (ORC) 是一种高度保守的 6 亚基蛋白复合物,是启动真核细胞 DNA 复制所必需的。对酵母的研究表明,ORC 特异性地结合复制的起点,并作为另外的起始因子 (如 Cdc6 和 Mcm 蛋白) 的集合平台。由该基因编码的蛋白质是 ORC 的最大亚基。虽然其他的 ORC 亚基在整个细胞周期保持稳定,但是这种蛋白的表达水平在细胞周期会发生变化,在 DNA 复制启动之后,通过泛素介导的蛋白水解而被控制。这种蛋白质被发现在有丝分裂期间选择性地磷酸化。此外,据报道,该蛋白和参与控制转录沉默的 MYST 组蛋白乙酰转移酶 2(MyST2/ HBO1) 相互作用。目前已发现该基因通过选择性剪接转录变异体编码不同亚型。

(3) 基因突变致病机制

2011 年,Bicknell 等[4] 在来自 1 个沙特阿拉伯家系的 2 名 MGORS1 患者中检出 ORC1 纯合错义突变,这 2 名患者为兄弟 / 兄妹。同时通过对另外 204 个患有类似症状的患者进行筛查,发现其中 3 个家系的患者携带有 *ORC1* 基因的双等位基因突变。所有的突变均位于序列的保守区,功能分析显示该突变破坏预复制复合物的形成、起源激活扰乱进入 S 期和进展。同年 Bicknell 等[5] 通过寡核苷酸建立了以 orc1 为目标的斑马鱼吗啡啉突变体模型,观察到在受精后 5 天胚胎大小大幅减少,80% 注射过的胚胎在结构上是正常和存活的,各组织的大小普遍减少。剩余的胚胎表现严重的表型异常机体弯曲,生育能力降低,并且这种表型与 orc1 转录缺失程度有关。Bicknell 等观察到,Mcm5 缺失的斑马鱼突变体和可生育的"侏儒"orc1 斑马鱼具有相同的表型,并表现出相似水平的生长迟缓,他们建议这种表型可能是由受损的起始许可直接导致的,而不是由 orc1 的一些其他功能间接引起的。

(4) 目前基因突变概述

目前人类基因突变数据库收录的 *ORC1* 基因突变有 6 个,其中错义 / 无义突变 5 个,剪接突变 1 个。突变分布在基因整个编码区,无突变热点。

三、MGORS4 基因诊断

(1) 概述

CDT1 基因,即编码 DNA 复制因子 CDT1 蛋白的基因,位于 16 号染色体长臂 2 区 4 带 3 亚带 (16q24.3),基因组坐标为 (GRCh37):16:88870186-88875666,基因全长 5481bp,包含 10 个外显子,编码 546 个氨基酸。

(2) 基因对应蛋白结构及功能

由 *CDT1* 基因编码的蛋白质是参与 DNA 复制所必需的前复制复合物的生成过程。该编码的蛋白可以结合联会蛋白,阻止复制,并且可能阻止这种蛋白在不适当起始点的启动复制。细胞周期蛋白 A 依赖性激酶引起,这种蛋白质磷酸化作用,导致该蛋白质的降解。

(3) 基因突变致病机制

2011 年 Bicknell 等[5] 对来自 5 个家庭的 7 例 MGORS4 患者进行分析,发现基因 *CDT1* 上有错义、无义和剪接突变等复合杂合突变。2011 年 Guernsey 等[3] 对一个患有 MGORS4,其 *ORC4* 基因没有突变的 15 岁女孩的编码 ORC 复合物或通路相关蛋白质的相关基因进行测序,确定了 *CDT1* 基因上有 1 个纯合错义突变。联会蛋白是一种抑制 DNA 复制的蛋白质,通过阻止染色质的微小染色体维持 (MCM) 复合物的加载。2000 年 Wohlschlegel 等[6] 提高抗体到细菌表达的 His6-联会蛋白,鉴定了 DUP,命名为 CDT1,并作为目标物。他们报道的人类 DUP 的 cDNA 有一个移码突变,这个突变导致氨基酸 1~145 的缺失,他们确定人类 CDT1 是一种包含 546 个氨基酸的 65kD 蛋白质,并和联会蛋白发生免疫共沉淀。在无细胞的 cDNA 复制萃取物中,可以通过加入过量的 CDT1,逆转联会蛋白抑制 DNA 复制的反应。在正常的细胞周期,CDT1 只存在于 G_1 和 S 期,而联会蛋白存在于 S 和 G_2 期。其研究结果表明,联会蛋白通过以 *CDT1* 为靶点抑制不合适的起源发生。2003 年 Zhong 等[7] 发现,CUL4 泛素连接酶可以暂时限制秀丽隐杆线虫的 DNA 复制许可。CUL4 的失活将导致大量 DNA 复制,产生高达 100C DNA 含量的细胞。线虫的直接同源物复制许可因子 CDT1 是 DNA 复制所必需的。线虫的 CDT1 出现在细胞核 G₁ 期，但随着细胞进入 S 期而消失。在缺乏 CUL4 的细胞中，CDT1 水平未能在 S 期降低，反而在细胞复制时保持不变。去除 CDT1 的 1 基因组拷贝可抑制 CUL4 复制表型。Zhong 等提出，CUL4 通过促进 CDT1 的降解，至少部分地阻止 DNA 复制的异常。

(4) 目前基因突变概述

目前人类基因突变数据库收录的 CDT1 基因突变有 7 个，全部为错义 / 无义突变。突变分布在基因整个编码区，无突变热点。

四、MGORS5 基因诊断

(1) 概述

CDC6 基因，即编码细胞周期蛋白 6 的基因，位于 17 号染色体长臂 2 区 1 带 3 亚带 (17q21.3)，基因组坐标为 (GRCh37):17:38444146-38459413，基因全长 15 268bp，包含 13 个外显子，编码 560 个氨基酸。

(2) 基因对应蛋白结构及功能

CDC6 基因编码的蛋白质与酿酒酵母 Cdc6 基因极为相似，是一种 DNA 复制起始所必须的蛋白质。该蛋白调控 DNA 复制的早期过程。在细胞周期 G₁ 期，CDC6 在细胞核中聚集，而在 S 期开始的时候转移到细胞质。这种伴随细胞周期进展的亚细胞水平迁移主要由 Cdk 蛋白通过磷酸化作用来调节。促有丝分裂信号通过涉及 E2F 蛋白质的转录控制机制调控 CDC6 基因转录。

(3) 基因突变致病机制

2011 年，Bicknell 等 [4] 报道了一名患有先天小头侏儒病 MGORS5 型的 7 岁吉普赛男孩。研究者发现，该患者携带 CDC6 基因的纯合错义突变。

本病尚无相应的分子研究，致病机制未明。

(4) 目前基因突变概述

目前人类基因突变数据库收录的 CDC6 基因突变有 3 个，其中，错义 / 无义突变 2 个，调控区突变 1 个。突变分布在基因整个编码区，无突变热点。

（弓晓青　王　铄　朱海群　刘　军）

参考文献

[1] Munnik SAD, Otten BJ, Schoots J, et al. Meire-Gorlin Syndrome: Growth and Secondary Sexual Development of a Microcephalic Primordial Dwarfism Disorder. American Journal of Medical Genetics Part A, 2012, 2733-2742

[2] Ernie MHFB, Opitz JM, Fryer A, et al. Meire-Gorlin Syndrome: Report of Eight Additional Cases and Review. American Journal of Medical Genetics, 2002, 102:115-124

[3] Guernsey DL, Matsuoka M, Jiang H, et al. Mutations in origin recognition complex gene ORC4 cause Meier-Gorlin syndrome. Nat Genet, 2011, 43: 360-365

[4] Bicknell LS, Bongers EM, Leitch A, et al. Mutations in the pre-replication complex cause Meier-Gorlin syndrome. Nat Genet, 2011, 43: 356-359

[5] Bicknell LS, Walker S, Klingseisen A, et al. Mutations in ORC1, encoding the largest subunit of the origin recognition complex, cause microcephalic primordial dwarfism resembling Meier-Gorlin syndrome. Nat Genet, 2011, 43: 350-355

[6] Wohlschlegel JA, Dwyer BT, Dhar SK, et al. Inhibition of eukaryotic DNA replication by geminin binding to Cdt1. Science, 2000, 290: 2309-2312

[7] Zhong W, Feng H, Santiago FE, et al. CUL-4 ubiquitin ligase maintains genome stability by restraining DNA-replication licensing. Nature, 2003, 423: 885-889

812　黑素瘤－星形细胞瘤综合征
(melanoma-astrocytoma syndrome; OMIM 155755)

一、临床诊断

(1) 概述

黑素瘤－星形细胞瘤综合征，是一种表现为皮肤黑素瘤、神经系统星形细胞瘤或二者并存的综合征，可伴或不伴全身其他系统肿瘤。该病呈常染色体显性遗传，致病基因为 CDKN2A 基因，位于 9 号染色体 [1]。

(2) 临床表现

黑素瘤–星形细胞瘤综合征主要累及皮肤和神经系统，以恶性肿瘤多见。皮肤表现为非典型黑素痣、恶性黑素瘤，神经系统表现为星形细胞瘤、成神经管细胞瘤、多形性成胶质细胞瘤、室管膜瘤、神经胶质瘤、脑膜瘤、听神经鞘瘤等。同时还可出现其他系统肿瘤，如肺癌、白血病、消化道恶性肿瘤等。其中，多中心性神经胶质瘤患者罹患系统性肿瘤的可能性增加。

(3) 辅助检查

MRI 可表现为多个病灶[2]（图 812-1）。

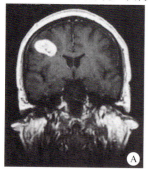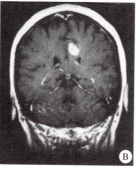

图 812-1　增强 MRI 显示右侧额叶及左侧扣带回强化信号，占位效应小

[Neurology, 1993, 43(9): 1728-1731]

(4) 病理表现

右侧额叶病灶切除后，病理学检查（图 812-2）显示 4 级星形细胞瘤（St. Anne-Mayo 分类）。

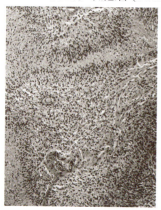

图 812-2　4 级星形细胞瘤（多形性成胶质细胞瘤）细胞形态多样，包括纤维性和小星形细胞，具有典型多形核、血管内皮细胞增殖和假栅栏样坏死（伊红染色法，×160 倍后稀释 16%）[Neurology, 1993, 43(9): 1728-1731]

(5) 受累部位病变汇总（表 812-1）

表 812-1　受累部位及表现

受累部位	主要表现
皮肤	非典型黑素痣，恶性黑素瘤
神经系统	星形细胞瘤、成神经管细胞瘤、多形性成胶质细胞瘤、室管膜瘤、神经胶质瘤、脑膜瘤、听神经鞘瘤
其他	肺癌、白血病、胰腺癌、其他消化道恶性肿瘤

二、基因诊断

(1) 概述

CDKN2A 基因，即编码周期蛋白依赖性激酶抑制剂 2A 的基因，位于 9 号染色体短臂 2 区 1 带 (9p21)，基因组坐标为 (GRCh37):9:21967751-21994490，基因全长 26 740bp，包含 12 个外显子，编码 167 个氨基酸。

(2) 基因对应蛋白结构及功能

CDKN2A 基因编码的蛋白调控 2 个关键的细胞周期调节通路，即 p53 和 RB1 通路。通过共用编码区和选择性使用读码框，CDKN2A 基因表达 2 个主要的蛋白：一个是 p16(INK4)，它是细胞周期蛋白依赖性激酶抑制剂；另一个是 p14(ARF)，它与 p53 稳定蛋白 MDM2 结合。p16(INK4) 分子质量为 15.8kDa，由 148 个氨基酸残基组成，有 4 个锚蛋白重复单元。p14(ARF) 由 132 个氨基酸残基组成，没有锚定蛋白单元。它们主要的功能是调控细胞周期。

(3) 基因突变致病机制

Liu 等分析了由 Kaufman 报道的家庭中 p15、p16(包括外显子 1-β) 和 CDK4 基因，结果并未发现突变[3]。之后，Tachibana 在一个 MAS 家庭中，发现了 p16/CDKN2A 基因上的一个杂合缺失[4]。

Randerson-Moor 等[5] 在一个患有黑素瘤和细胞肿瘤的家庭中报道了 CDKN2A 基因删除与疾病之间的共分离现象，这个删除并不影响 CDKN2A 或 CDKN2B 基因的编码区或启动子序列。因此，作者推测疾病是由 p14(ARF) 功能的缺失造成的，而不是 CDKN2A 和 CDKN2B 基因的同时缺失，也不是 p16 表达的紊乱所致。

通过大片段 PCR 和测序的方法，Pasmant 等[6] 研究了一个患有黑素瘤 -NST 的法国家庭成员中基因删除的确切位置，并在包含 p15/CDKN2B、p16/CDKN2A、p14/ARF 基因的位置发现了 403 231bp 的缺失。他们在这个 403kb 的删除区域中，还发现了一个长的反义非编码 RNA，并将其标记为 ANRIL。

(4) 目前基因突变概述

目前人类基因突据库收录的 CDKN2A 基因突变有 166 个，其中错义 / 无义突变 111 个，剪接突变 12 个，小的缺失 15 个，小的插入 11 个，大片段缺失 8 个，大片段插入 2 个。突变分布在基因整个编码区，无突变热点。

（王　铄　李英镇）

参考文献

[1] Bahuau M, Vidaud D, Jenkins RB, et al. Germ-line deletion involving the INK4 locus in familial proneness to melanoma and nervous system tumors. Cancer Res, 1998, 58(11): 2298-2303

[2] Kaufman DK, Kimmel DW, Parisi JE, et al, A familial syndrome with cutaneous malignant melanoma and cerebral astrocytoma. Neurology, 1993, 43(9): 1728-1731

[3] Liu L, Lassam NJ, Slingerland JM, et al. Germlinep16(INK4A) mutation and protein dysfunction in a family with inherited melanoma. Oncogene, 1995, 11: 405-412

[4] Tachibana I, Smith JS, Sato K, et al. Investigation of germline PTEN, p53, p16-INK4A/p14-ARF, and CDK4 alterations in familial glioma. Am J Med Genet, 2000, 92: 136-141

[5] Randerson-Moor JA, Harland M, Williams S, et al. A germline deletion of p14(ARF) but not CDKN2A in a melanoma-neural system tumour syndrome family. Hum Molec Genet, 2001, 10: 55-62

[6] Pasmant E, Laurendeau I, Heron D, et al. Characterization of a germ-line deletion, including the entire INK4/ARF locus, in a melanoma-neural system tumor family: identification of ANRIL, an antisense noncoding RNA whose expression coclusters with ARF. Cancer Res, 2007, 67: 3963-3969

813　耳-腭-指综合征
(Melnick-Needles syndrome, MNS; OMIM 309350)

一、临床诊断

(1) 概述

耳-腭-指综合征 (MNS) 是以骨骼发育不良为表现的一组疾病统称。MNS 又称骨营养不良综合征，为 4 种耳-腭-指综合征中的 1 种，是最严重的类型，多数患者为女性。致病基因为 FINA 基因[1]，该基因编码细丝蛋白 A，呈 X 连锁显性遗传，病例大都散在分布，可能出现不同的突变。

(2) 临床表现

耳-腭-指综合征主要累及全身骨骼，表现为严重的骨骼畸形[2]，累及额骨表现为前额增宽、眼球突出 (图 813-1)、前囟增大；累及下颌骨表现为小颌畸形；累及全身长骨表现为带状肋骨、肋骨不规则压缩、长骨弯曲、骨质不规则、漏斗胸；累及扁骨表现为髂骨骨质变薄、上髋臼压缩、骨盆畸形或狭窄[3]。也可累及内脏器官，累及消化系统时表现为脐疝、梅干腹、肠扭转；累及泌尿生殖系统时可表现为肾脏发育不良、异位肾、肾盂积水、输尿管狭窄或梗阻、尿道闭锁、巨大膀胱；累及心脏表现为法洛四联征、心房室管畸形等；累及神经系统表现为运动发育迟滞、步态异常、声音嘶哑。

(3) 辅助检查

X 线可表现为长骨干骺端处外倾、腿部骨骼 "S" 形弯曲、肋骨不规则压缩或带状肋骨、骨盆狭窄、颅底硬化 (图 813-2)。

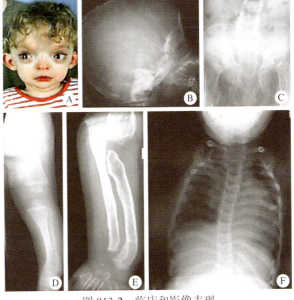

图 813-2　临床和影像表现

A.宽前额、眼球突出、小颌畸形；B.颅底硬化、小颌畸形；C.脊柱侧凸、上髋臼压缩、坐骨耻骨支发育不全、髋外翻；D、E.胫腓骨弯曲畸形、肱骨、尺桡骨及掌骨发育不全；F.脊柱侧凸及带状肋骨 [Genet Couns，1996,7(2): 123-129]

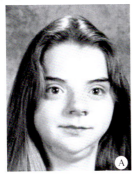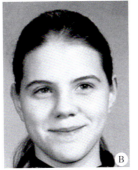

图 813-1　MNS 患者: 眼球突出、眶上骨肥大、小颌畸形
[Eur J Hum Genet，2006,14(5): 549-554]

(4) 病理表现

骨组织中胶原蛋白含量增加，胶原蛋白释放后引起骨质硬化[4]。

(5) 受累部位病变汇总 (表 813-1)

表 813-1　受累部位及表现

受累部位	主要表现
全身骨骼	前额增宽、眼球突出、前囟增大、小颌畸形、带状肋骨、肋骨不规则压缩、长骨弯曲、骨质不规则、漏斗胸、髂骨骨质变薄、上髂臼压缩、骨盆畸形或狭窄
消化系统	脐疝、梅干腹、肠旋转异常
泌尿系统	肾发育不良或异位肾、肾盂积水、输尿管狭窄或梗阻、尿道闭锁、巨大膀胱
循环系统	法洛四联征、心房室管畸形
神经系统	运动发育迟滞、步态异常、声音嘶哑

二、基因诊断

(1) 概述

FLNA 基因，即编码细丝蛋白 A 的基因，位于 X 染色体长臂 2 区 8 带 (Xq28)，基因组坐标为 (GRCh37): X: 153576900-153603006，基因全长 26 107bp，包含 48 个外显子，编码 2647 个氨基酸。

(2) 基因对应蛋白结构及功能

FLNA 基因编码一种肌动蛋白结合蛋白，由多个二级螺旋结构和多个 β 片段组成。二级螺旋结构能与肌动蛋白结合，β 片段构成细丝蛋白。这种肌动蛋白结合蛋白参与细胞骨架重塑，影响细胞形态的改变和迁移。细丝蛋白 A 和整合素、跨膜受体复合物、第二信使相互作用。该基因的缺陷引起一系列综合征，包括脑室周围结节状异位 (PVNH1、PVNH4)，耳 – 腭 – 指综合征 (OPD1、OPD2)，FMD，MNS 和 CIIPX。这种基因已经发现两种剪接变异编码的不同亚型。

(3) 基因突变致病机制

MNS 疾病的 X 连锁遗传由 Robertson 等证明，它是由 FLNA 基因的功能获得性突变所致[1]。FLNA 基因的突变在 12 个不相关的 MNS 患者中发现，这些患者全为女性，并都在基因的 22 号外显子上存在突变。其中，第 1 个突变存在于 6 位患者中，第 2 个突变存在于 5 位患者中，而第 3 个突变仅在 1 位患者中发现。

Robertson 等[5] 在 1 个 MNS 女孩中发现了 1 个 FLNA 基因的突变。这个女孩有 1 个健康的双胞胎姐妹，她没有携带该突变，并且女孩的母亲也未携带该突变。

(4) 目前基因突变概述

目前人类基因突变数据库收录的 FLNA 基因突变有 110 个，其中错义 / 无义突变 63 个，剪接突变 15 个，小的缺失 22 个，小的插入 5 个，大片段缺失 2 个，大片段插入 3 个。

（王　铄　李　飞）

参考文献

[1] Robertson SP, Twigg SR, Sutherland-Smith AJ, et al. Localized mutations in the gene encoding the cytoskeletal protein filamin a cause diverse malformations in humans. Nat Genet, 2003, 33(4): 487-491

[2] Melnick JC, Needles CF. An undiagnosed bone dysplasia. A 2 family study of 4 generations and 3 generations. Am J Roentgenol Radium Ther Nucl Med, 1966, 97(1): 39-48

[3] Coste F, Maroteaux P, Chouraki L. Osteodysplasty (Melnick and Needles syndrome). Report of a case. Ann Rheum Dis, 1968, 27(4): 360-366

[4] Svejcar J. Biochemical abnormalities in connective tissue of osteodysplasty of Melnick-Needles and dyssegmental dwarfism. Clin Genet, 1983, 23(5): 369-375

[5] Robertson SP, Thompson S, Morgan T, et al. Postzygotic mutation and germlinemosaicism in the otopalatodigital syndrome spectrum disorders. Europ J Hum Genet, 2006, 14: 549-554

814　缅克斯症候群
(Menkes disease, MD; OMIM 309400)

一、临床诊断

(1) 概述

缅克斯症候群又名缅克斯卷发症候群，由于铜代谢异常造成细胞内铜缺乏的 X 染色体隐性遗传性疾病，小肠细胞无法将吸收的铜分泌至血液中，造成细胞内铜降低，导致体内多种铜依赖酶无法发挥正常功能。其致病基因为 ATP7A 基因[1]。

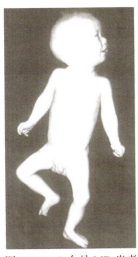

图 814-1　9 个月 MD 患者

[J Med Genet, 1997, 34(4): 265-274]

(2) 临床表现

缅克斯症候群最具特征的临床表现为头发卷曲、稀少、颜色发淡、无光泽[2]（图 814-1），累及中枢神经系统时可表现为共济失调、构音障碍、痴呆、癫痫、痉挛性四肢瘫痪（紧握拳头、角弓反张）等[3]；累及神经系统时，往往提示症状较重。大多数患者在出生后 6 个月至 3 岁死亡[4]。有些患者可表现为小颌畸形、高腭弓、直立性低血压、晕厥、巨大膀胱憩室、慢性腹泻、骨质疏松和长骨干骺端异常。该病常累及全身结缔组织，累及脑或全身动脉时，会出现动脉瘤、动脉狭窄或闭塞。有些患者可出现"枕角综合征"，主要表现为皮肤松弛[5]。枕角指在斜方肌及胸锁乳突肌枕骨肌腱附着部形成楔形钙化。

(3) 辅助检查

血清铜及铜蓝蛋白降低，血清生育酚浓度降低，血浆谷氨酸浓度升高。头发及蒲肯野纤维的轴突自身荧光免疫异常[6]。成纤维细胞的细胞质内铜的浓度是正常细胞内铜浓度的 5 倍[7]。

(4) 病理表现

病理学主要表现为铜代谢依赖相关酶活性的降低（图 814-2）。

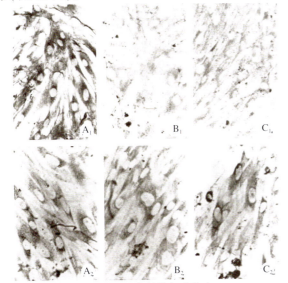

图 814-2　成纤维细胞染色

$A_1\sim C_1$. 为赖氨酸氧化酶染色；$A_2\sim C_2$. 为脯氨酰 4- 羟化酶染色；A_1、A_2 为正常对照；B_1、B_2. E-D IX 成纤维细胞；C_1、C_2. MD 患者的成纤维细胞 ×110 倍 [Am J Hum Genet，1985, 37(4): 798-808]

(5) 受累部位病变汇总（表 814-1）

表 814-1　受累部位及表现

受累部位	主要表现
头发	头发稀少、颜色变淡、卷曲
中枢神经系统	共济失调、构音障碍、痴呆、癫痫、痉挛性四肢瘫痪
结缔组织	脑或全身动脉出现动脉瘤、动脉狭窄或闭塞
皮肤	枕角综合征、主要表现为皮肤松弛
其他	小颌畸形、高腭弓、直立性低血压、晕厥、巨大膀胱憩室、慢性腹泻、骨质疏松、长骨干骺端异常

二、基因诊断

(1) 概述

ATP7A 基因，即编码 ATP 酶的基因 Cu^{2+} 运输 α 多肽的基因，位于 X 染色体长臂 2 区 1 带 1 亚带 (Xq21.1)，基因组坐标为 (GRCh37):X:77166194-77305892，全长 139 699bp，包含 23 个外显子，编码 1500 个氨基酸。

(2) 基因对应蛋白功能

ATP7A 基因所编码的蛋白对调节体内铜含量水平是非重要。铜本身是维持细胞功能的必要元素，但当其过量时又会产生毒性。除肝脏外，ATP7A 蛋白在全身内广泛表达。在小肠内，它调节对食品中铜的吸收。在其他细胞中，该蛋白穿梭在细胞的不同位置，起到双重作用。ATP7A 蛋白质通常定位于高尔基体，修饰新产生的蛋白，包括酶类。在高尔基体中，ATP7A 蛋白将铜传递给某些酶，这些酶对骨骼、皮肤、毛发、血管和神经系统结构和功能起着重要作用。如果在细胞环境中铜水平升高，ATP7A 蛋白迁移至细胞膜将多余的铜从细胞中清除。

(3) 基因突变致病机制

3 个独立的小组，分别在旧金山 (Vulpe 等[8])、牛津 (Chelly 等[9]) 和墨西哥 (Mercer 等[10]) 克隆了 1 个 MD 的候选基因。Vulpe 等采用 YAC cDNA 文库筛选和外显子捕获实验，成功获得了一整套编码 1500 个氨基酸的基因克隆。这个位点的 5′ 区域也被 Chelly 等得到，他们采用了落后但更为严谨的方法，首先在细胞遗传学上正常的 MD 患者上发现了该基因组片段。Mercer 等则采用长片段限制性图谱和 FISH 分析，也发现了该片段。

在 383 例不相关的 MD 患者中，Tumer 等[11] 发现了 57 例 *ATP7A* 基因的缺失。除了少数情况，该基因的缺失会导致患者在儿童期的死亡，而这是

MD 的一个典型的特点。

Moller 等 [12] 在 MD 患者的 *ATP7A* 基因上发现了 21 个新的突变。这些突变位于 Val842 到 ser1404 之间的保守区域中。

(4) 目前基因突变概述

目前人类基因突变数据库收录的 *ATP7A* 基因突变有 236 个，其中错义／无义突变 72 个，剪接突变 59 个，小的缺失 36 个，小的插入 11 个，大片段缺失 53 个，大片段插入 5 个。突变分布在基因整个编码区，无突变热点。

（王 铄 高 健）

参考文献

[1] Tumer Z, Horn N, Tønnesen T, et al. Early copper-histidine treatment for Menkes disease. Nat Genet, 1996, 12(1): 11-13

[2] Menkes JH, Alter M, Steigleder GK, et al. A sex-linked recessive disorder with retardation of growth, peculiar hair, and focal cerebral and cerebellar degeneration. Pediatrics, 1962, 29: 764-779

[3] Bray PF, Sex-linked neurodegenerative disease associated with monilethrix.Pediatrics, 1965, 36(3): 417-420

[4] Sander CH, Niederhoff, Horn N. Life-span and Menkes kinky hair syndrome: report of a 13-year course of this disease.Clin Genet, 1988, 33(3): 228-233

[5] Gerard-Blanluet M, Birk-Møller L, Caubel I, et al. Early development of occipital horns in a classical Menkes patient. Am J Med Genet A, 2004,130A(2): 211-213

[6] Danks DM, Cartwright E, Campbell PE, et al. Is Menkes' syndrome a heritable disorder of connective tissue? Lancet, 1971, 2(7733): 1089

[7] Peltonen L, Kuivaniemi H, Palotie A, et al. Alterations in copper and collagen metabolism in the Menkes syndrome and a new subtype of the Ehlers-Danlos syndrome. Biochemistry, 1983, 22(26): 6156-6163

[8] Vulpe C, Levinson B, Whitney S, et al. Isolation of a candidate gene for Menkes disease and evidence that it encodes a copper-transporting ATPase. Nature Genet, 1993, 3: 7-13

[9] Chelly J, Tumer Z, Tonnesen T, et al. Isolation of a candidate gene for Menkes disease that encodes a potential heavy metal binding protein. Nature Genet, 1993, 3: 14-19

[10] Mercer JF, Livingston J, Hall B, et al. Isolation of a partial candidate gene for Menkes disease by positional cloning. Nature Genet, 1993, 3: 20-25

[11] Tumer Z, Moller LB, Horn N. Screening of 383 unrelated patients affected with Menkes disease and finding of 57 gross deletions in ATP7A. Hum Mutat, 2003, 22: 457-464

[12] Moller LB, Bukrinsky JT, Molgaard A, et al. Identification and analysis of 21 novel disease-causing amino acid substitutions in the conserved part of ATP7A. Hum Mutat, 2005, 26: 84-93

815　精神发育迟滞、小头畸形伴脑桥及小脑发育不全
(mental retardation, microcephaly, pontine and cerebellar hypoplasia, MICPCH; OMIM 300749)

一、临床诊断

(1) 概述

精神发育迟滞、小头畸形、伴脑桥及小脑发育不全 (MICPCH) 是一种女性受累的 X 染色体连锁隐性疾病，其特点包括严重的智力残疾，头小畸形和不同程度的脑桥及小脑发育不全。MICPCH 综合征是由于 Xp11 染色体上的 *CASK* 基因 (300172) 的杂合突变或缺失引起的。

(2) 临床表现

患者精神运动发育很差，通常没有独立的行动或说话能力，背部张力减退或亢进。一些患者可能有神经性听力损失或眼部异常。畸形特征包括整体发育不良、严重小头畸形 (−3.5*s*~−10*s*)、宽鼻梁、大耳朵、长人中、小颌畸形、眼距过宽 [11]（图 815-1）。

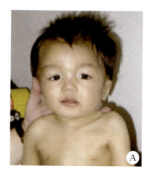
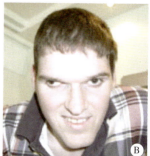

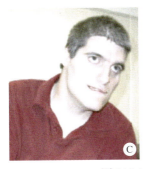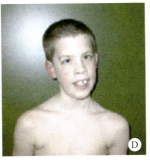

图 815-1　临床表现

A. 鼻面部先天性畸形发育不全、睑裂下斜、枕骨部平坦；B、C. 为两兄弟，都具有交替性斜视及深陷的眼睛；D. 轻度先天性面部畸形与宽鼻头、长人中、门齿纵裂突出 (Hum Mutat, 2007, 28: 1034-1042)

(3) 辅助检查

患者大脑磁共振成像显示小脑、中脑、脑桥发育不全[2]。脑回的数量和复杂性降低，薄脑干和严重小脑发育不全[3]，小脑脑桥的比例发育不均和第四脑室扩张，胼胝体多数正常[1, 4]。

(4) 病理表现

与正常同龄人相比，患者额叶皮质可出现轻度紊乱及增厚，可见模糊的结节组织并融合至白质；脑桥神经元损失严重，进而提示导致桥脑体积缩小；患者小脑切片显示不佳、突起较少[3]。

(5) 受累部位病变汇总 (表 815-1)

表 815-1　受累部位及表现

受累部位	主要表现
生长发育	身材矮小、低体重
头颈部	人中长、小颌畸形等
五官	大耳朵、感音神经性听力损失 (不常见)、眼距过宽、内眦赘皮折叠、视神经发育不全 (不常见)、视神经盘苍白 (不常见)、斜视 (不常见)、宽鼻梁、突出的鼻梁、广泛的鼻尖、小鼻子、上唇薄、下唇后翻、嘴角下滑等
骨骼	脊柱侧弯 (不常见)
中枢神经系统	精神发育迟滞，语言、运动发育延迟，背部张力减退或亢进，痉挛状态，癫痫 (不常见)

二、基因诊断

(1) 概述

CASK 基因，即编码外周质膜蛋白 CASK 的基因，位于 X 染色体短臂 1 区 1 带 4 亚带 (Xp11.4)，基因组坐标为 (GRCh37):X:41374187-41782415，基因全长 408 229bp，包含 28 个外显子，编码 921 个氨基酸。

(2) 基因对应蛋白结构及功能

CASK 基因编码的钙 / 钙调蛋白依赖的丝氨酸

蛋白激酶，属于 MAGUK(细胞膜相关的鸟苷酸激酶) 蛋白家族。该蛋白家族属于支架蛋白且位于大脑神经突触。该基因的突变与 FG 综合征 4 型、智力低下、脑桥小脑发育不全导致的小头畸形和伴 X 连锁的智力低下有关。

(3) 基因突变致病机制

由于 CASK 基因在神经元发育过程中发挥的功能，Najm 等 [3] 认为 CASK 基因很有可能是 MICPCH 的致病基因。Najm 等 [3] 分析了 46 名 MICPCH 患者 (33 名男性患者和 13 名女性患者) 中的 CASK 基因突变，在其中一名女性患者中发现一个无义突变，在另一男性患者中找到一个同义突变，研究者推断该同义突变可能会影响基因剪接。Najm 等 [3] 报道他们在 4 名女孩中发现 CASK 基因功能缺失型杂合突变，在另一名严重受累的男孩中发现部分渗透剪接突变，表明 CASK 基因突变相关的疾病表型属于 X 连锁性疾病，包括男性生存能力降低甚至宫内致死。然而，轻度突变，如 CASK 基因 9 号外显子发生同义突变，可能使男性患者活着出生。研究者从 4 个携带杂合 CASK 基因突变的女性患者的淋巴细胞中提取基因组 DNA，研究其 X 染色体失活方式，发现 X 染色体为随机失活。

Atasoy 等 [5] 发现 Cask 基因敲除的小鼠在出生后不到 1h 即死亡，表现为部分渗透性腭裂表型，丘脑细胞凋亡增加，不伴随其他主要的发育变化。取 Cask 基因敲除的小鼠中的神经元细胞进行培养，没有发现电特性的或诱发释放的改变，神经元细胞能够形成结构正常轴突，但谷氨酸自主释放增加。这一研究显示 CASK 是小鼠生存必需的，但不是核心神经元活性必需的。

(4) 目前基因突变概述

目前人类基因突变数据库收录的 CASK 基因突变有 10 个，其中错义 / 无义突变 5 个，剪接突变 3 个，大片段缺失 2 个。

(连腾宏　周　泽)

参考文献

[1] Moog U, Kutsche K, Kortum F, et al. Phenotypic spectrum associated with CASK loss-of-function mutations. J Med Genet, 2011, 48: 741-751

[2] Hayashi S, Okamoto N, Chinen Y, et al. Novel intragenic duplications and mutations of CASK in patients with mental retardation and microcephaly with pontine and cerebellar hypoplasia (MICPCH). Hum Genet, 2012, 131: 99-110

[3] Najm J, Horn D, Wimplinger I, et al. Mutations of *CASK* cause an X-linked brain malformation phenotype with microcephaly and hypoplasia of the brainstem and cerebellum. Nat Genet, 2008, 40: 1065-1067

[4] Froyen G, van Esch H, Bauters M, et al. Detection of genomic copy number changes in patients with idiopathic mental retardation by high-resolution X-array-CGH: important role for increased gene dosage of *XLMR* genes. Hum Mutat, 2007, 28: 1034-1042

[5] Atasoy D, Schoch S, HoA, et al. Deletion of *CASK* in mice is lethal and impairs synaptic function.Proc Natl Acad Sci USA, 2007, 104: 2525-2530

816 精神发育迟滞、语言障碍、自闭症倾向
(mental retardation with language impairment and autistic features; OMIM 613670)

一、临床诊断

(1) 概述

精神发育迟滞、语言障碍、自闭症倾向是一种神经发育障碍性疾病，其特点是整体发育迟缓并伴有语言障碍、中度到重度的语言发育延迟。患者多具有特殊的颜面部及肢体畸形等特点，部分患者出现自闭症特性的行为问题。本病是由 *FOXP1* 基因发生杂合突变[1]。

(2) 临床表现

患者整体发育迟缓、行动迟缓、严重的语言发育迟缓、部分患者肥胖。患者可出现精神发育迟滞，多低智商。患者的语言发育迟滞表现为开口说话较晚，大多数患者有发音缺陷进而影响表达、语法错乱、语音清晰度差、发音困难，但多无口部运动协调缺陷的证据[2]。患者常见的畸形特征包括额头突出、眼睑下斜、短鼻子和宽鼻头、广泛的指端、指肚突出及嘴唇突出等[1,2]。部分患者还可出现精神行为问题，包括自闭症特性行为、多动、刻板行为、侵略行为、情绪不稳定及易激怒等 (图 816-1)[3,4]。

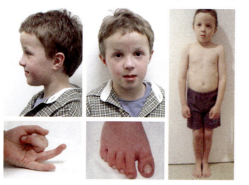

图 816-1　临床表现

可见患者前额突出、眼睑下斜、短鼻子且宽鼻头、广泛的指端及指肚突出 (J Med Genet, 2013, 161A: 3166-3175)

(3) 辅助检查

未见影像学报道。

(4) 病理表现

未见病理报道。

(5) 受累部位病变汇总 (表 816-1)

表 816-1　受累部位及表现

受累部位	主要表现
头部	额头突出
五官	短鼻子、宽鼻尖、口部运动困难及嘴唇突出
中枢神经系统	精神运动发育迟滞、语言发育迟缓及发音困难
精神	自闭症特性行为、多动、刻板行为、侵略行为、情绪不稳定易激惹
其他	(部分患者) 肥胖

二、基因诊断

(1) 概述

FOXP1 基因，即编码叉头框蛋白 P1 的基因，位于 3 号染色体短臂 1 区 4 带 1 亚带 (3p14.1)，基因组坐标为 (GRCh37):3:71003865-71633140，基因全长 629 276bp，包含 36 个外显子，编码 677 个氨基酸。

(2) 基因对应蛋白结构及功能

FOXP1 基因属于叉头框转录因子家族的 P 亚族。叉头框转录因子在生物体发育和成年过程中组织和细胞类型特异性基因转录调节中起重要作用。叉头框 P1 蛋白包含 DNA- 蛋白结合和蛋白 – 蛋白结合域。该基因可能是抑癌基因，因为该基因在一些类型的肿瘤中发生缺失并且可以比对到染色体 3p14.1 区域，而曾有研究报道这一区域包含一个抑癌基因。可变剪接导致多重转录变异会导致编码出

不同的亚型蛋白。

(3) 基因突变致病机制

2010 年，Hamdan 等[3] 在 2 名无亲缘关系的法裔加拿大儿童中发现 2 个新发杂合突变，这 2 名儿童都表现为中度智力低下，语言表达缺陷和自闭症谱系障碍 (ASD)。第 1 个微缺失突变是在 80 名 ASD 患者和 30 名智力低下患者中利用微阵列比较基因组杂交技术检测发现的。第 2 个错义突变 (p.R525X) 是在 110 名智力低下患者、84 名 ASD 患者和 51 名同时具有智力低下和 ASD 症状的患者中通过对 FOXP1 基因直接测序发现的。研究结果显示 FOXP1 的表达缺陷会严重影响大脑发育。

FOXP2 基因编码又头状转录因子，FOXP2 基因的杂合突变会导致发展性言语运用障碍和语言障碍。在大脑区域 FOXP2 和其最相近的同源基因 FOXP1 共同表达，二者对语言和协作调节发育过程十分重要。FOXP1 基因与语言障碍相关这一现象表明其很可能在个体发育过程中发挥重要作用。荧光素酶报告基因试验结果表明 FOXP1 基因 p.R525X 突变使得蛋白活性受损。综合评估揭示两名 FOXP1 基因新发突变的患者均表现出严重的语言损伤、情绪不稳定，并且伴随着攻击性和特殊的癖好以及强制行为。综上所述，FOXP1 和 FOXP2 基因均与语言受损有关，但是 FOXP1 基因表达量的下降比 FOXP2 对大脑发育影响更大。

(4) 目前基因突变概述

目前人类基因突变数据库收录的 FOXP1 基因突变有 7 个，其中错义/无义突变 1 个，大片段缺失 6 个。

（连腾宏 周 泽）

参考文献

[1] Le Fevre AK, Taylor S, Malek NH, et al. FOXP1 mutations cause intellectual disability and a recognizable phenotype. Am J Med Genet A, 2013, 161a: 3166-3175

[2] Horn D, Kapeller J, Rivera-Brugues N, et al. Identification of FOXP1 deletions in three unrelated patients with mental retardation and significant speech and language deficits. Hum Mutat, 2010, 31: E1851-1860

[3] Hamdan FF, Daoud H, Rochefort D, et al. De novo mutations in FOXP1 in cases with intellectual disability, autism, and language impairment. Am J Hum Genet, 2010, 87: 671-678

[4] Carr CW, Moreno-De-Luca D, Parker C, et al. Chiari I malformation, delayed gross motor skills, severe speech delay, and epileptiform discharges in a child with FOXP1 haploinsufficiency. Eur J Hum Genet, 2010,18: 1216-1220

817 精神发育迟滞、上颌骨突出、斜视
(mental retardation, anterior maxillary protrusion, and strabismus, MRAMS; OMIM 613671)

一、临床诊断

(1) 概述

2007 年报道了一种以严重的精神缺陷、上颌突出、斜视为特征的综合征。精神发育迟滞、上颌骨突出、斜视 (MRAMS) 是由纯合子的 SOBP 基因突变引起，是一种常染色体隐性遗传病，目前国际上报道较少，仅 7 名患者。

(2) 临床表现

已报道的 7 名患者中的 6 名出现在前上颌突出，并伴随开式咬合、牙齿突出密集、多具有精神发育迟滞及以斜视为主的视力受损。其中伴有精神缺陷但是上颌异常不太明显的患者表现出不严重的智障、癫痫和青春期精神病。这些患者常规实验室研究、脑部磁共振和细胞遗传学的研究都正常[1]。连续跟踪研究显示，其中 1 名患者出现伴随视力下降的内斜视和弱视、远视。1 名出现轻微的耳蜗听力受损，还有 1 名没有上颌畸形和斜视的患者在 11 岁时出现颞叶癫痫，并在 13 岁时出现精神症状 (图 817-1)。

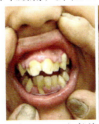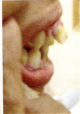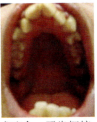

图 817-1 患者前上颌骨突出、开式咬合、牙齿拥挤
(Am J Med Genet，2007,143A: 1687-1691)

(3) 辅助检查

已发现的实验室研究、脑部磁共振和细胞遗传学未见明显异常。眼科会诊可见内斜视、弱视、远视、视力下降等[1, 2]。

(4) 病理表现

未见报道。

(5) 受累部位病变汇总（表 817-1）

表 817-1　受累部位及表现

受累部位	主要表现
头	上颌突出
耳	轻微的耳蜗听力受损
眼	内斜视、弱视、远视、视力下降
牙齿	前上颌骨突出、开式咬合、牙齿密集
中枢神经系统	精神发育迟滞，言语、运动发育缓慢，语言表达能力较差，颞叶癫痫
其他	注意力下降、精神缺陷

二、基因诊断

(1) 概述

SOBP 基因，即编码 SOBP 蛋白的基因，位于 6 号染色体长臂 2 区 1 带 (6q21)，基因组坐标为 (GRCh37):6:107811317-107982513，基因全长 171 197bp，包含 11 个外显子，编码 873 个氨基酸。

(2) 基因对应蛋白结构及功能

SOBP 基因编码的蛋白是锌指蛋白的中心蛋白，与耳蜗的发育相关。该基因缺损还会导致智力障碍。

(3) 基因突变致病机制

智力缺陷人数占总人口的 1%~3%。研究发现：同一家族内，SOBP 基因的截短突变会导致综合征和非综合征的智力缺陷。SOBP 基因编码的蛋白与眼结合蛋白是同源蛋白，是锌指蛋白的中心蛋白。在小鼠中，Sobp 基因又称 Jxc1 基因，对柯蒂器官起决定性作用；研究中一名患者有亚临床的耳蜗听力损伤，但没有总耳蜗畸形。在出生后的小鼠大脑内 RNA 表达的研究中发现，RNA 在大脑边缘系统中突触活动的间隙时存在高表达。大脑边缘系统调节学习、记忆和情感行为，但在智力缺陷的个体中大脑边缘系统回路中其他突变基因的表达量存在异常。通过蛋白质组学比较小鼠大脑中 +/jc 与 jc/jc 蛋白质含量，发现蛋白表达量大于正常值 1.5 倍，包括两种互相作用的蛋白：dynamin 蛋白和 pacsin1 蛋白。该研究表明，人体中突变的 SOBP 基因与综合征和非综合征型智力缺陷及精神疾病有关[2]。

(4) 目前基因突变概述

目前人类基因突变数据库收录的 SOBP 基因突变有 1 个，其中错义 / 无义突变 1 个。突变分布在基因整个编码区，无突变热点。

（连腾宏　周　泽）

参考文献

[1] Basel-Vanagaite L, Rainshtein L, Inbar D, et al. Autosomal recessive mental retardation syndrome with anterior maxillary protrusion and strabismus: MRAMS syndrome. Am J Med Genet A, 2007, 143a: 1687-1691

[2] Birk E, Har-Zahav A, Manzini CM, et al. SOBP is mutated in syndromic and nonsyndromic intellectual disability and is highly expressed in the brain limbic system. Am J Hum Genet, 2010, 87: 694-700

818~824　常染色体显性遗传性精神发育迟滞

(mental retardation, autosomal dominant, MRD)(818. MRD1, OMIM 156200; 819. MRD13, OMIM 614563; 820. MRD19, OMIM 615075; 821. MRD20, OMIM 613443; 822. MRD21, OMIM 615502; 823. MRD24, OMIM 615828; 824. MRD5, OMIM 612621)

一、临床诊断

(1) 概述

精神发育迟滞 (mental retardation, MR) 又称为智力低下，按临床体征可分为非特异性精神发育迟滞和智力低下伴发畸形两类。该病具有遗传异质性，遗传方式有常染色体隐性遗传，同时有多基因的主基因效应，以及常染色体显性遗传，不完全外显两种遗传方式。常染色体显性遗传性精神发育迟滞 (mental retardation, autosomal dominant, MRD) 目前已定位多个基因位点。MRD1 是由 *MBD5* 基因发生杂合突变所引起的。MRD13 致病基因为 *DYNC1H1* 基因。MRD19 由 *CTNNB1* 基因发生杂合突变所引起。

(2) 临床表现

精神发育迟滞的患者具有多种临床表型，但也可表现出一系列相似的临床特征，最主要的特征是精神发育迟滞，尤其是语言表达缺陷，但可轻度到重度不等，同时可表现自闭症及自闭症倾向、情绪波动、行为异常、攻击性行为及强迫行为等[1]，有些患者还可伴有运动发育迟滞。MRD 患者具有特征性的外表 (图 818-1)，如身材矮小、小头畸形、额头宽阔而突出、圆脸、人中短而平坦、低位耳、小颌、眼距过宽可伴有远视及斜视、眉毛粗直、鼻梁低平、部分患者可有腭裂及牙齿变形[2]。2013 年报道了一名 9 岁半 MRD 男孩同时伴有先天性心脏缺损[3]，随后的研究发现，少数 MRD 患者可有房间隔缺损，动脉导管未闭及轻度主动脉弓缩窄等。MRD 在神经系统可表现为肢体低张力，较高的疼痛阈值，胼胝体发育不全，脑室旁白质异常等，部分患者可能出现癫痫发作[4]。

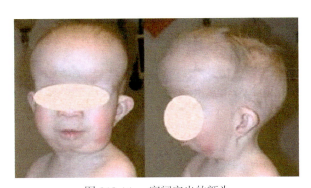

图 818-1A　宽阔突出的额头
(http://elementsofmorphology.nih.gov/images/terms/Forehead,Prominent-small.jpg)

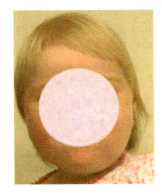

图 818-1B　圆脸
(http://elementsofmorphology.nih.gov/images/terms/Face,Round-small.jpg)

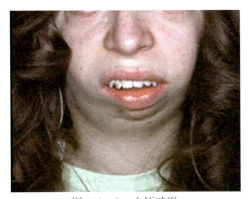

图 818-1C　小颌畸形
(http://elementsofmorphology.nih.gov/images/terms/Micrognathia-small.jpg)

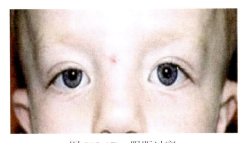

图 818-1D　眼距过宽
(http://elementsofmorphology.nih.gov/images/terms/Eyes,Widely_Spaced-small.jpg)

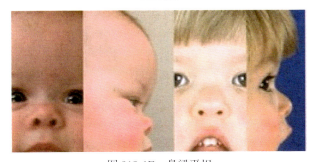

图 818-1E　鼻梁平坦
(http://elementsofmorphology.nih.gov/images/terms/Nasal_Bridge,Depressed-small.jpg)

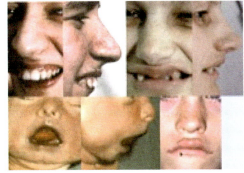

图 818-1F　短而平的人中
(http://elementsofmorphology.nih.gov/images/terms/Philtrum,Short-small.jpg)

MRD1 是一种以精神发育迟滞伴有颅面部畸形、精神症状、癫痫等症状的常染色体显性遗传疾病，患者均存在神经精神发育迟滞，多有智力、运动、语言发育迟缓。癫痫在婴幼儿时期多为热惊厥，有患者出现成人后失神性癫痫、局灶性癫痫伴认知障碍、局灶性癫痫和多脑电图异常的强直性癫痫等。大部分患者出现精神症状，有自闭症类似症状，患者的社会交往能力下降、注意力下降、自我伤害行为、侵略性行为等。常见的颅面畸形包括头小畸形、前额突出和外翻下唇、厚或拱形的眉毛、薄嘴唇、宽大的牙齿和小下巴。眼部异常包括内斜视、近视、远视、散光、视力低下，鼻畸形包括老年人突出的大鼻子和年轻人的小蒜头鼻。不太常见的特征包括食欲过盛、短手、第五指短小等（图818-2）。

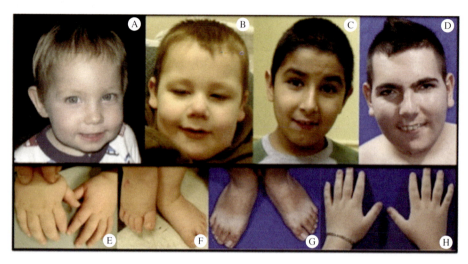

图818-2　MRD1患者临床表现

A.19月龄，头小畸形、宽阔的额头、蒜头鼻、耳垂突出和上唇薄；B.2岁，额头宽阔、颜面中部发育不全、高和宽鼻根、蒜头鼻、双侧结节肉质耳垂、薄嘴唇；C.7岁，前发际线低、短人中、门牙间有间隙；D.20岁，眼距小、连眉、耳朵突出、人中短、上牙裸露、短脖子；E.小手、指过短、第五指弯曲；F.小脚、第一和第二趾间的距离大；G.第一和第二趾间的距离大；H.小手、指过短、第五指弯曲（Am J Hum Genet, 2011, 89: 551-563）

　　MRD13是一种以精神发育迟滞及因神经元迁移而导致的皮质畸形为特征的常染色体显性遗传。其特点包括早发性癫痫发作和轻微生理缺陷。一些患者也可能表现出周围神经病变，如异常步态、反射减退、脚部畸形。

　　MRD19是一种以精神发育迟滞伴有颅面部畸形、精神症状、癫痫等症状的常染色体显性遗传。患者多由严重的智力残疾和非常有限的语言，生长发育、语言发育迟缓，存在精神行为异常，如自闭症类似行为、攻击、自伤等行为。可出现颅面部畸形，如头小畸形、大鼻头、鼻梁扁平、长人中、腭高窄、上嘴唇薄等，其他常见特征包括童年期张力减退，孤独症特征，双侧痉挛性瘫痪，胼胝体发育不全等（图818-3），除上述典型症状外，还可出现共济失调步态、稀疏头发、皮肤苍白、薄嘴唇、低位耳等。

(3) 辅助检查

　　影像学检查可见患者胼胝体发育异常，小脑蚓部减小，部分患者还可见脑室扩大及侧脑室旁白质异常（图818-4）[5]。

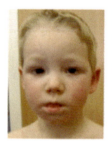
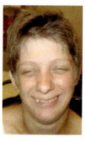
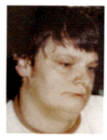
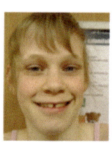

图818-3　MRD19患者临床表现

患者1(4岁)、2(29岁)、3(51岁)和4(14岁)均为CTNNB1基因突变导致的MRD19型，其典型的颅面特征包括小头畸形、宽鼻尖、薄嘴唇等(J Clin Invest, 2014, 124: 1468-1482)

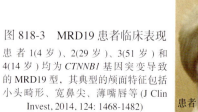
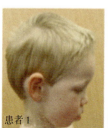
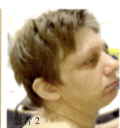
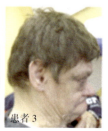
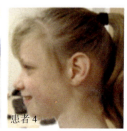

患者1　　患者2　　患者3　　患者4

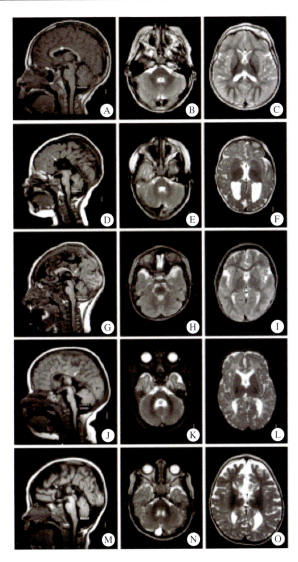

图 818-4　患者 (D~O) 及正常对照者 (A~C) 的脑影像学

在正常对照者，胼胝体被星号 (*) 标出 (A、C)，小脑蚓部下缘被白色横线标出 (A)；在患者，胼胝体可缺失 (D、M 中白色箭头所示；F、O 中黑色箭头所示)，也可缩小，表现为胼胝体体部狭窄压部缺失 (G、J 中白色箭头所示，I、L 中黑色箭头示缺失的后胼胝体)；3 名患者的小脑蚓部缩小 (D、G、J 中白线所示)；小脑蚓部前后径轻度减小，导致小脑延髓池扩大 (M 中虚线及实线所示)，小脑半球正常 (E、H、K、N)，第四脑室正常或轻度扩大 (E、H、N、K)(Am J Hum Genet. 2007, 81:292-303)

(4) 病理表现

暂无报道。

(5) 亚型汇总（表 818-1）

表 818-1　亚型汇总

MRD 亚型	致病基因
MRD1	MBD5
MRD5	SYNGAP1
MRD13	DYNC1H1
MRD19	CTNNB1
MRD20	MEF2C

续表

MRD 亚型	致病基因
MRD21	CTCF
MRD24	DEAF1

(6) 受累部位病变汇总（表 818-2）

表 818-2　受累部位及表现

受累部位	主要表现
头	小头畸形、额头宽阔
脸	小下巴、短人中、圆脸、额头突出、小颌畸形、人中平坦
耳	低位耳、畸形
眼	眼距过宽、内眦赘皮、远视、斜视、眉毛粗直
鼻	朝天鼻、鼻孔前倾、鼻梁低平
嘴	嘴角下垂、上唇薄、腭裂、帐篷形唇
牙	牙齿变形、门牙过大而其他牙齿小
心脏	房间隔缺损、动脉导管未闭、轻度主动脉弓缩窄
中枢神经系统	张力降低、发育延迟、轻度到重度不等的精神发育迟滞、脑电图异常、癫痫发作、脑 MRI 或 CT 可正常、步态异常、高疼痛阈、严重缺乏语言表达能力、喂养困难、胼胝体发育不全、脑室扩大、脑室旁白质异常

二、MRD1 基因诊断

(1) 概述

MBD5 基因，即编码甲基化 CpG 结合域蛋白 5 的基因，位于 2 号染色体长臂 2 区 3 带 1 亚带 (2q23.1)，基因组坐标为 (GRCh37):2:148778580-149271046，基因全长 492 467bp；包含 15 个外显子，编码 1494 个氨基酸。

(2) 基因对应蛋白结构及功能

MBD5 基因编码甲基化 CpG 结合域 (MBD) 家族的成员之一。MBD 域大概由 70 个残基组成，并且是甲基化 CpG 结合蛋白特异结合甲基化 DNA 所需的最小区域。除了 MBD 域之外，该蛋白还包含一个 PWWP 域 (Pro-Trp-Trp-Pro 基序)，该域由 100~150 个氨基酸组成，而且在很多细胞分裂、增长和分化相关的蛋白中存在。该蛋白与异染色质结合。

(3) 基因突变致病机制

在 Wagenstaller 等[6] 描述的 MRD1 患者中，在 *MBD5* 基因中发现了一个 200kb 的缺失。这个缺失区域存在于父母的 DNA 中。该作者在患有 MRD1 的 415 名孩子确定了 *MBD5* 基因的 4 个错义突变，这些突变不存在于 660 个对照样品中。

Talkowski 等[7]从大型国际多方合作中确定了 65 个带有杂合缺失 (63 例) 或易位 (2 例) 的患者与 MBD5 基因相关。针对 48 个表型特征的分析表明，大多数 (81.2%)2q23.1 缺失综合征特征在 MBD5 特异性改变和大的缺失中是一致的。所有患者具有发育迟缓、运动发育迟缓、癫痫、语言障碍及其他各种行为问题，包括注意力短暂、自残行为、攻击性行为和与自闭症相似的特征。常见的颅面畸形包括浓密的或拱形的眉毛、薄上唇、稀疏分散的牙齿和小下巴。眼部畸形包括斜视、近视、散光、远视和视力低下。鼻部畸形包括老年人有大而突出的鼻子和年轻人有小的蒜头鼻。作者还发现 MBD5 基因与 MECP2 一样属于 DNA 甲基化和染色质重组相关的基因家族，在雷氏综合征、智力障碍和自闭症中均存在基因突变或缺失，这进一步证明了 MBD5 的变化可能会增加神经发育障碍易感风险。

Carvill 等[4]在一名患有严重智力障碍和癫痫性脑病的 20 岁女性中发现 MBD5 基因一个新的杂合截短突变。

Kwon 等[8]建立了一个 Mbd5 基因诱捕老鼠模型，并第一次展示了 Mbd5 表达量减少的老鼠发生神经功能缺损的行为异常，这与 2q23.1 微缺失综合征的症状相仿，进一步支持 MBD5 剂量不足导致疾病发生。

(4) 目前基因突变概述

目前人类基因突变数据库收录的 MBD5 基因突变有 14 个，其中错义 / 无义突变 10 个，剪接突变 1 个，小的缺失 3 个。突变分布在基因整个编码区，无突变热点。

三、MRD13 基因诊断

(1) 概述

DYNC1H1 基因，即编码细胞质动力蛋白 1 的基因，位于 14 号染色体长臂 3 区 2 带 (14q32)，基因组坐标为 (GRCh37):14:102430865-102517135，基因全长 86 271bp，包含 78 个外显子，编码 4646 个氨基酸。

(2) 基因对应蛋白结构及功能

DYNC1H1 基因编码蛋白为细胞质动力蛋白重链家族中的一员。动力蛋白是一组充当分子马达的微管激活 ATP 酶。它们被分为纤毛轴动力蛋白和细胞质动力蛋白两个亚组。细胞质动力蛋白在细胞内运动性上发挥功能，包括逆向轴突运输、蛋白质分选、细胞器移动和纺锤体动态运动。常规的细胞质动力蛋白分子由两条重链多肽、若干中间链和轻链多肽构成。细胞质动力蛋白 1 充当细胞内囊泡和细胞器沿微管逆向运动的马达。

(3) 基因突变致病机制

Vissers 等[9]通过对 10 个新型智力低下的家系进行基于家系的全外显子测序，发现一名患者的 DYNC1H1 基因中存在一个新的杂合突变。Willemsen 等[10]注意到 DYNC1H1 与 LIS1 相互作用，LIS1 基因的单倍剂量不足导致严重的神经细胞移行异常无脑回畸形 -1，并且 DYNC1H1 突变小鼠表现出神经细胞迁移缺陷，这为该突变的致病机制提供了证据[11]。

Poirier 等[112]在 8 个诊断为皮质发育畸形的无亲缘关系的患者里找到 8 类不同的新发杂合突变。对其中 2 个突变体的体外功能性表达研究表明，与野生型相比，突变蛋白的微管结合亲和力降低。

(4) 目前基因突变概述

目前人类基因突变数据库收录的 DYNC1H1 基因突变有 9 个，都为错义 / 无义突变。

四、MRD19 基因诊断

(1) 概述

CTNNB1 基因，即编码连环蛋白 β1 的基因，位于 3 号染色体短臂 2 区 1 带 (3p21)，基因组坐标为 (GRCh37):3:41236401-41281939，基因全长 45 539bp，包含 15 个外显子，编码 781 个氨基酸。

(2) 基因对应蛋白结构及功能

CTNNB1 基因编码的蛋白质是构成黏着连接 (AJs) 蛋白复合体的一部分。黏着连接是生成和维持上皮细胞层所必需的，用于调节细胞生长和细胞之间的黏附性。该编码蛋白镶嵌在肌动蛋白细胞骨架上，并可能负责传递一种细胞接触抑制信号。一旦上皮薄层完成，该信号就会导致细胞停止分裂。该蛋白是经典 Wnt 信号转导通路的一个组成部分；与结肠腺瘤性息肉病中突变的 APC 基因进行结合；作为中心体连接的负调节蛋白，阻碍恶性肾和肠道上皮细胞的失巢凋亡，并通过下调 DAPK2 来促进它们的锚定非依赖生长，通过抑制 PML 的 RANBP2- 介导修饰蛋白来破坏 PML 功能和 PML-NB 的形成。

(3) 基因突变致病机制

通过对 3 名重度智力残疾、小头畸形和痉挛的患者的研究，de Ligt 等[113]发现了一些 CTNNB1 基因的功能丧失性杂合突变。其中有两个突变是新发的。在第三个患者中的突变，不是遗传自母亲，而父亲的 DNA 无法获得进行测试。

Tucci 等[114]确定了一个老鼠突变体，命名为"蝙蝠脸"，是由 CTNNB1 基因 C 端 armadillo 重复的一个 p.T653K 杂合突变造成的。突变体小鼠具有颅面畸形，包括缩短的前后轴、宽脸和缩短的鼻骨长度，以及脑形态上的改变，如加深的脑部结构、缩小的小脑和嗅球体积，不发达的胼胝体。突变小鼠表现出行为和认知上的异常，包括前脉冲抑制缺陷、运动障碍、减少发声复杂性及降低依赖海马的存储性能。体外细胞的研究表明，p.T653K 突变破坏了 CTNNB1 和钙黏蛋白之间的关联，表现为显性负作用。相比对照组，杂合突变小鼠的大脑，一开始表现出神经细胞的长度和数量增加，但随后树突分支减少。用 siRNA 敲除 CTNNB1 会导致相似的野生型神经元的神经炎长度和进程数减少，表明 p.T653K 突变同样会导致功能丧失。突变体神经元的电生理学研究表明，相比野生型，它的神经网络具有更高的兴奋性以及更低效率的功能连通性。该研究结果表明 CTNNB1 在神经发育和突触功能的许多方面起着关键作用。

(4) 目前基因突变概述

目前人类基因突变数据库收录的 CTNNB1 基因突变有 20 个，其中错义 / 无义突变 9 个，剪接突变 2 个，小的缺失 3 个，小的插入 5 个，小的插入缺失 1 个。突变分布在基因整个编码区，无突变热点。

五、MRD20 基因诊断

(1) 概述

MEF2C 基因，即编码肌细胞特异性增强因子 2 的基因，位于 5 号染色体长臂 1 区 4 带 3 亚带 (5q14.3)，基因组坐标为 (GRCh37):5:88014058-88199922，基因全长 185 865bp，包含 12 个外显子，编码 483 个氨基酸。

(2) 基因对应蛋白结构及功能

MEF2C 基因编码的 MEF2 多肽 C 蛋白属于 MADS 框转录增强因子 2(MEF2) 蛋白家族，在肌细胞生成中发挥作用。MEF2 多肽 C 蛋白，同时具有反式激活和 DNA 结合活性。该蛋白主要有以下几种作用：可能在维持肌细胞的分化状态中发挥作用；控制心脏形态发生和肌细胞生成，并且还参与血管发育；通过减少兴奋性突触的数目来对海马依赖性学习和记忆起重要作用，从而调节基部和诱发突触传递；在正常神经元发育、分配和新皮质中的电活动起至关重要的作用；是巨核细胞和血小板的正常发育以及骨髓 B 淋巴细胞的生成所必需的；是 B 细胞生存和在 BCR 刺激反应下进行增殖，IgG1 抗体对 T 细胞依赖性抗原进行高效反应以及生发中心 B 细胞正常感应的必要条件；也有可能参与神经形成和大脑皮质结构的发展。

(3) 基因突变致病机制

Le Meur 等[2]在一名出现严重智力低下、刻板运动、癫痫和大脑畸形的女孩中发现一个 MEF2C 基因的新发杂合无义突变，研究者提出 MEF2C 在突触可塑性中的作用与在学习和记忆方面的作用一致。

Barbosa 等[115]发现 Mef2c 基因脑特异性缺失的小鼠能成活至成年，个体比同胎出生的野生型稍小，不能在平衡木上行走，在小时候后腿 / 前肢抱握反射异常。另外，Mef2c 敲除小鼠表现出海马依赖性学习和记忆受损。由于突触前功能的改变，研究者发现这些行为变化伴随着兴奋性突触数量明显增加，基部和诱发突触传递增强。相反，在突触后细胞中，神经元表达超级激活型 MEF2C 会导致兴奋性突触后位点减少，但不影响小鼠学习和记忆表现。这一研究发现表明 Mef2c 活性本身不直接决定学习，但以某种方式通过控制过多的突触输入来促进学习相关可塑性。

(4) 目前基因突变概述

目前人类基因突变数据库收录的 MEF2C 基因突变有 22 个，其中错义 / 无义突变 3 个，小的缺失 1 个，小的插入 1 个，大片段缺失 17 个。突变分布在基因整个编码区，无突变热点。

六、MRD21 基因诊断

(1) 概述

CTCF 基因，即编码转录抑制因子 CTCF 的基因，位于 16 号染色体长臂 2 区 1 带到 2 带 3 亚带 (16q21—q22.3)，基因组坐标为 (GRCh37): 16: 67596310-67673088，基因全长 76 779bp，包含 12 个外显子，编码 727 个氨基酸。

(2) 基因对应蛋白结构及功能

CTCF 基因编码的转录抑制因子 CTCF，是一种带有 11 个高度保守的锌指 (ZF) 结构域的转录调节蛋白。该核蛋白可以利用 ZF 结构域的不同组合来结合不同的 DNA 目标序列和蛋白质。根据位点的环境，该蛋白可以作为转录激活因子与组蛋白乙酰转移酶 (HAT) 内含复合体结合，或作为转录抑制因子与组蛋白脱乙酰酶内含复合体结合。如果蛋白质结合到转录绝缘子元件上，它可以阻断增强子和上游启动子之间的通信，从而调节印迹表达。该蛋白通过激活或抑制转录在卵母细胞和植入前胚胎发育中起重要作用；对基因组中相当大间距的基因沉默起关键作用；在染色质重塑中起重要作用；可能在阻止 X- 灭活逃逸基因的稳定甲基化扩增起重要作用。

(3) 基因突变致病机制

Gregor 等[3] 通过对一名轻度智力低下、身材矮小、小头畸形、腭裂和先天性心脏缺陷的 9 岁半男孩进行家系外显子测序研究，发现一个 *CTCF* 基因新发的移码突变。对 399 名智力障碍患者进行 *CTCF* 基因筛选，发现 2 名男孩有额外的 2 个新发突变：另一个移码突变和一个错义突变 (p.R567W)。携带第二个移码突变的患者是一名 9 岁的男孩，智力曾接近正常但发育迟缓，明显的学习困难、行为障碍，以及小头畸形。而携带错义突变的患者是一名 4 岁男孩，小头畸形、严重智力低下伴有自闭症，以及严重的喂养困难导致必须胃管喂食。搜索 Decipher 数据库还发现一名智力障碍的 15 岁女孩携带新发的 16 号染色体缺失，涉及 8 个基因，包括 *CTCF* 基因。

本病尚无相应的分子研究，致病机制未明。

(4) 目前基因突变概述

目前人类基因突变数据库收录的 *CTCF* 基因突变有 3 个，其中错义/无义突变 1 个，小的缺失 2 个。突变分布在基因整个编码区，无突变热点。

七、MRD24 基因诊断

(1) 概述

DEAF1 基因，即编码锌指结构域蛋白的基因，位于 11 号染色体短臂 1 区 5 带 5 亚带 (11p15.5)，基因组坐标为 (GRCh37):11:644225-695740，基因全长 51 516bp，包含 12 个外显子，编码 566 个氨基酸。

(2) 基因对应蛋白结构及功能

DEAF1 基因编码具有转录调控功能的锌指结构域蛋白。该蛋白既可以与自身启动子结合也可以与其他几种靶基因的启动子结合。该蛋白的活性对于调节胚胎发育有着极其重要的作用。在常染色体显性遗传智障人士中发现该基因的突变。该基因的可变剪接导致多转录本变异。

(3) 基因突变致病机制

Vulto-van 等[11] 发现 *DEAF1* 基因的 SAND 区域突变会导致智力缺陷和行为障碍。Faqeih 等[12] 证实在白质异常、小头畸形和智力缺陷的患者中检出 *DEAF1* 基因 p.R226W(c.676C>T) 突变。该突变位于高度保守的 SAND 结构域，此区域通过调节 DNA 的结合，从而调控靶分子的转录活性。

Faqeih 等[16] 研究表明敲除大脑中 *DEAF1* 基因的小鼠 (NKO)，与未基因敲除的对照小鼠相比，在开放区域的移动距离较短。利用迷宫对一组成年雄鼠进行学习和记忆能力测试，48h 后进行第二轮测试的结果表明，与对照组小鼠相比，NKO 小鼠更快速地寻找迷宫中已移位的隐藏物。在恐惧度测试中，将小鼠置于一个新环境并在脚部给予电刺激以诱导恐惧产生 (也称为行为冻结)，结果发现 NKO 小鼠对脚部电刺激的恐惧敏感度降低，推测 *DEAF1* 基因发生 de novo 突变的个体，痛觉耐受性增强。

(4) 目前基因突变概述

目前人类基因突变数据库收录的 *DEAF1* 基因突变有 1 个，为错义突变。

八、MRD5 基因诊断

(1) 概述

SYNGAP1 基因，即编码突触后密集区蛋白的基因，位于 6 号染色体短臂 2 区 1 带 3 亚带 2 次亚带 (6p21.32)，基因组坐标为 (GRCh37):6:33387847-33421466，基因全长 33 620bp，包含 19 个外显子，编码 1344 个氨基酸。

(2) 基因对应蛋白结构及功能

SYNGAP1 基因编码突触后密集区蛋白 (PSD) 的主要元件，该蛋白与突触上的 NMDA 受体具有协同作用。该蛋白可被钙调蛋白依赖性蛋白激酶 Ⅱ 磷酸化和被活化的 NMDA 受体去磷酸化。该

蛋白对突触后的信号转导必不可少，并且是 Ras-cAMP 信号通路的抑制调节因子。作为兴奋性突触中 NMDAR 信号复合物的组成部分，该蛋白在 NMDAR 依赖性 AMPAR 增强，AMPAR 膜转运以及突触可塑性的调控中发挥作用。该蛋白还能够调节 AMPAR 介导的兴奋性突触后微电流并具有对 Ras 和 Rap 的双重 GTP 酶激活特异性。该基因缺陷可导致 MRD5。

(3) 基因突变致病机制

SYNGAP1 基因的单倍剂量不足是导致散发性智力缺陷的主要原因。虽然能够确定 *SYNGAP1* 基因突变可以阻断锥体神经元细胞发育，但是这个过程对形成认知障碍所起的作用还不明确。Ozkan 等[17]发现前脑谷氨酸能神经元限制的 *SYNGAP1* 基因的单倍剂量不足会扰乱认知，移除这种突变，即可避免认知障碍的发生。相反，破坏 GABA 能神经元的 *SYNGAP1* 的功能，对认知能力、应激性或者神经传递无影响。因此推测 *SYNGAP1* 基因突变导致认知能力降低的致病机制是前脑谷氨酸能神经元发育过程中被孤立性破坏，这种破坏引发成熟脑皮质锥体细胞突触稳态的二级破坏，最终形成永久性认知障碍。

Clement 等[18]发现 *Syngap1* 基因单倍剂量不足的新生小鼠在海马发育的最初几周，海马体内谷氨酸能突触的成熟加快，与野生型小鼠相比，突变小鼠的锥体神经元树突棘长得更大，并且这种改变一直持续到成年期。这种改变会使蘑菇型棘状突起的形成增多和短粗的棘状突起的形成减少，从而破坏脊柱头部结构，造成脊柱运动性降低以及信号转导异常。这种改变常伴随突触内不成熟的功能性 AMPA 受体产生。*Syngap1* 基因单倍剂量不足打乱海马内的兴奋性/抑制性平衡，导致兴奋性增强以及癫痫敏感性增强。像海马体这样的神经网络的功能改变会造成终生的智力障碍和记忆损伤。该研究表明人发育过程中异常的谷氨酸能突触成熟会导致持续的神经发育异常疾病。

(4) 目前基因突变概述

目前人类基因突变数据库收录的 *SYNGAP1* 基因突变有 9 个，其中错义/无义突变 2 个，剪接突变 1 个，小的缺失 4 个，大片段缺失 2 个。

（连腾宏　王瑞丹　杨师华　赵宏翠）

参考文献

[1] Vulto-van Silfhout AT, Rajamanickam S, Jensik PJ, et al. Mutations affecting the SAND domain of DEAF1 cause intellectual disability with severe speech impairment and behavioral problems. Am J Hum Genet, 2014, 94: 649-661

[2] Le Meur N, Holder-Espinasse M, Jaillard S, et al. MEF2C haploinsufficiency caused by either microdeletion of the 5q14.3 region or mutation is responsible for severe mental retardation with stereotypic movements, epilepsy and/or cerebral malformations. J Med Genet, 2010, 47: 22-29

[3] Gregor A, Oti M, Kouwenhoven EN, et al. De novo mutations in the genome organizer CTCF cause intellectual disability. Am J Hum Genet, 2013, 93:124-131

[4] Carvill GL, Heavin SB, Yendle SC, et al. Targeted resequencing in epileptic encephalopathies identifies de novo mutations in CHD2 and SYNGAP1. Nature Genet, 2013, 45: 825-830

[5] Boland E, Clayton-Smith J, Woo VG, et al. Mapping of deletion and translocation breakpoints in 1q44 implicates the serine/threonine kinase ATT3 in postnatal microcephaly and agenesis of the corpus callosum. Am J Hum Genet, 2007, 81: 292-303

[6] Wagenstaller J, Spranger S, Lorenz-Depiereux B,et al. Copy-number variations measured by single-nucleotide-polymorphism oligonucleotide arrays in patients with mental retardation. Am J Hum Genet, 2007, 81: 768-779

[7] Talkowski ME, Mullegama SV, Rosenfeld JA, et al. Assessment of 2q23.1 microdeletion syndrome implicates MBD5 as a single causal locus of intellectual disability, epilepsy, and autism spectrum disorder. Am J Hum Genet, 2011, 89: 551-563

[8] Kwon DY, Zhou Z.Trapping MBD5 to understand 2q23.1 microdeletion syndrome. EMBO Mol Med, 2014, 6: 993-994

[9] Vissers LE, De LJ, Gilissen C, et al. A de novo paradigm for mental retardation.Nature Genet, 2010, 42: 1109-1112

[10] Willemsen MH, Vissers LE, Willemsen MA, et al. Mutations in *DYNC1H1* cause severe intellectual disability with neuronal migration defects. J Med Genet, 2012, 49: 179-183

[11] Ori-McKenney KM, Vallee RB. Neuronal migration defects in the Loa dynein mutant mouse. Neural Dev, 2011, 6: 26

[12] Poirier K, Lebrun N, Broix L, et al. Mutations in *TUBG1*, *DYNC1H1*, *KIF5C* and *KIF2A* cause malformations of cortical development and microcephaly. Nature Genet, 2013, 45: 639-647

[13] de Ligt J, Willemsen MH, van Bon BW, et al. Diagnostic exome sequencing in persons with severe intellectual

disability. N Engl J Med, 2012, 367: 1921-1929

[14] Tucci V, Kleefstra T, Hardy A, et al. Dominant beta-catenin mutations cause intellectual disability with recognizable syndromic features. J Clin Invest, 2014,124: 1468-1482

[15] Barbosa AC, Kim MS, Ertunc M, et al. MEF2C, a transcription factor that facilitates learning and memory by negative regulation of synapse numbers and function. Proc Natl Acad Sci USA, 2008, 105: 9391-9396

[16] Faqeih EA, Al-Owain M, Colak D, et al. Novel homozygous *DEAF1* variant suspected in causing white matter disease,

intellectual disability, and microcephaly. Am J Med Genet A, 2014, 164A: 1565-1570

[17] Ozkan ED, Creson TK, Kramar EA, et al. Reduced cognition in *Syngap1* mutants is caused by isolated damage within developing forebrain excitatory neurons. Neuron, 2014, 82: 1317-1333

[18] Clement JP, Aceti M, Creson TK, et al. Pathogenic *SYNGAP1* mutations impair cognitive development by disrupting maturation of dendritic spine synapses. Cell, 2012, 151: 709-723

825~838　常染色体隐性遗传性精神发育迟滞
(mental retardation, autosomal recessive; MRT)
(825. MRT1, OMIM 249500; 826. MRT13, OMIM 613192; 827. MRT15, OMIM 614202; 828. MRT2, OMIM 607417; 829. MRT27, OMIM 614340; 830. MRT3, OMIM 608443; 831. MRT37, OMIM 615493; 832. MRT38, OMIM 615516; 833. MRT39, OMIM 615599; 834. MRT40, OMIM 615599; 835. MRT41, OMIM 615637; 836. MRT42, OMIM 615802; 837. MRT43, OMIM 615817; 838. MRT5, OMIM 611091)

一、临床诊断

(1) 概述

常染色体隐性遗传性精神发育迟滞 (MRT) 是一组以精神发育迟滞为主要特征的常染色体隐性遗传性综合征。MRT 相关基因的高表达部位通常位于海马、皮质等高级脑功能区。这些相关基因主要参与调控神经递质和线粒体基因转录翻译、细胞周期、信号转导等神经系统发育的关键过程，从而影响个体学习能力、记忆等[1-8]。目前已确定的相关致病基因有 40 余种，如 MRT37~MRT42 分别由 *ANK3* 基因[2]、*HERC2* 基因[5]、*TTI2* 基因[3]、*TAF2* 基因[4, 6]、*KPTN* 基因[11]、*PGAP1* 基因[8]突变导致。

(2) 临床表现

MRT 全球患病率为 1%~3%[9]，半数以上患者由遗传导致[7]。MRT 患者最主要临床特点[1-9]为个体发育成熟 (18 岁) 前出现智力显著低于正常同龄人平均水平，表现为语言思维发育迟滞或缺陷、阅读理解和计算能力差、学习困难、不同程度的社会适应困难等。智力低下既可是患者唯一临床表现，也可伴随其他精神行为症状，如癫痫、自闭症、注意缺陷、多动症、睡眠障碍、肌张力异常等。如 MRT5 患者多伴有轻微的畸形，如小头畸形、长脸、面部变窄，浓密的连眉、眼距过窄、鼻梁长而又宽的大鼻子、鼻翼发育不全、短人中及全上唇。如 MRT37 患者伴有肌张力低下、痉挛、癫痫发作、睡眠障碍和严重的行为异常，包括攻击性、多动、磨牙症[2]。MRT38 患者在婴儿期有肌张力低、吸吮困难、步态不稳，有自闭症特征、攻击、自伤、冲动、注意力分散等行为异常，虹膜呈蓝色[5]。MRT39 患者伴有小头畸形、身材矮小、脊柱侧弯及面部畸形 (额头倾斜、眼睛深陷、连眉、鼻子突出、耳朵大且前倾、牙齿异常，图 825-1B)，还有异常行为包括多动、攻击和刻板的动作[3]。MRT40 患者伴有小头畸形、足畸形。神经系统检查发现锥体束征、痉挛、反射亢进、伸跖反射阳性、水平性眼球震颤、视网膜色素改变等[4, 6]。MRT41 患者可伴有癫痫、焦虑、行为刻板、重复言语、巨头畸形、颅缝早闭、面部异常、肌张力低下、第 5 指侧弯、反复发作的肺炎及肝脾大等[11]。MRT42 患者在新生儿期肌张力低下、严重的精神运动发育迟缓、动作刻板，可伴有失神性癫痫、面部特征可有大耳、扁平鼻[8]。MRT43 主要表现为中重度的智力低下，学习能力下降，语言和适应能力差和精细动作发育迟缓。患者多身材矮小，头围可正常。

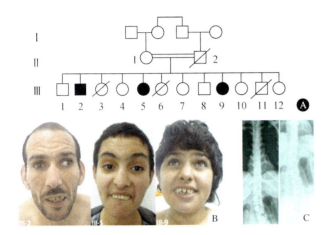

图 825-1 *TTI2* 基因突变家族系谱及受累个体 (MRT39) 面部特点及影像表现

A.*TTI2* 基因突变家族系谱，阴影符号表明受累个体；B.受累个体面部畸形：额头倾斜、鼻子突出、眼睛深陷、耳大前倾、斜视、牙齿异常；C.Ⅲ-5 患者脊柱 X 线片显示脊柱腰背部侧弯 [Hum Mutat，2013, 34(11): 1472-1476]

(3) 辅助检查

MRT 患者 18 岁前行 Stanford-Binet 量表、Wechsler 智力测量量表等智力检测显示智力显著低于平均水平，即智商均值比人群均值低 2 个标准差[10]。伴有其他临床症状的患者实验室检查、影像学检查等可见异常结果，如骨骼 X 线检查可见脊柱侧弯[3]（图 825-1C），颅脑影像学显示胼胝体压部薄、白质髓鞘发育延迟[6]（图 825-2），脑萎缩[8] 等。

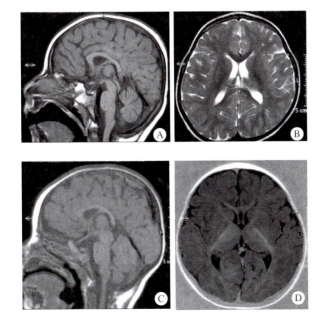

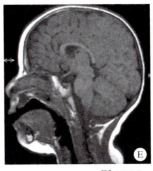
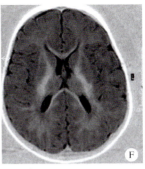

图 825-2 MRI 表现

A、B. 27 月龄大的患者头部 MRI 矢状面和横断面，A. T$_1$ 加权像显示胼胝体压部略薄；B. T$_2$ 加权图显示白质发育与其月龄相符；C、D. 14 月龄患者头部 MRI 矢状面和横断面；C. T$_1$ 加权像显示胼胝体压部薄；D.轴反转恢复序列显示脑白质成熟迟缓，相当于 8 个月大正常婴儿发育程度；E、F. 14 月龄的患者头部 MRI 矢状面和横断面，E. T$_1$ 加权像显示胼胝体压部薄，F.轴反转恢复序列显示白质的成熟延迟，相当于 6~7 月龄正常婴儿发育程度 (Pediat Neurol，2012，46: 363-368)

(4) 病理表现

尚无报道。

(5) 亚型汇总（表 825-1）

表 825-1 亚型汇总

亚型	致病基因
MRT1	*PRSS12*、*BSSP3*
MRT2	—
MRT3	*CC2D1A*
MRT4	—
MRT5	*NSUN2*、*TRM4*、*SAKI*、*MISU*
MRT6	*GRIK2*、*GLUR6*
MRT7	—
MRT8	—
MRT9	*MRT26*
MRT10/20	—
MRT11	—
MRT12	*ST3GAL3*、*SIAT6*、*ST3GALII*、*EIEE15*
MRT13	*TRAPPC9*、*NIBP*、*KIAA1882*
MRT14	*TECR*、*GPSN2*、*TER*、*SC2*
MRT15	*MAN1B1*
MRT16	—
MRT18	—
MRT19	—
MRT23	—
MRT24	—
MRT25	—
MRT27	*LINS1*、*WINS1*、*FLJ10583*
MRT28	—
MRT29	—

续表

亚型	致病基因
MRT30	—
MRT31	—
MRT32	—
MRT33	—
MRT34	*CRADD*、*RAIDD*
MRT35	—
MRT36	*ADAT3*、*TAD3*
MRT37	*ANK3*
MRT38	*HERC2*、*SHEP1*
MRT39	*TTI2*
MRT40	*TAF2*、*TAF2B*、*TAFII150*、*CIF150*
MRT41	*KPTN*、*2E4*
MRT42	*PGAP1*
MRT43	*KIAA1033*、*SWIP*
MRT44	*METTL23*、*C17orf95*
MRT45	*FBXO31*、*FBX31*、*FBXO14*、*FBX14*
MRT46	—
MRT47	*FMN2*

(6) 受累部位病变汇总 (表 825-2)

表 825-2 受累部位及表现

受累部位	主要表现
神经系统	智力障碍、睡眠障碍、癫痫发作、锥体束征、痉挛、反射亢进、伸跖反射阳性、眼球震颤、肌张力异常
精神行为	攻击行为、多动、焦虑、自闭症、刻板行为、磨齿
骨骼发育	小头 / 巨头畸形、身材矮小、脊柱侧弯、面部畸形、小指先天性侧弯
眼	视网膜色素改变 (蓝色虹膜)、斜视

二、MRT1 基因诊断

(1) 概述

PRSS12 基因，即编码丝氨酸蛋白酶的基因，位于 4 号染色体长臂 2 区 6 带 (4q26)，基因组坐标为 (GRCh37): 4: 119201193-119273922，基因全长 72 729bp，包含 13 个外显子，编码 876 个氨基酸。

(2) 基因对应蛋白结构及功能

PRSS12 基因编码的丝氨酸蛋白酶，是胰蛋白家族中的一员。该蛋白在 N 端有 1 个疏水跨膜区的信号肽、Kringle 结构域、4 个重复性 Scavebger 受体半胱氨酸富集区以及位于 C 端的丝氨酸蛋白酶结构域。该蛋白酶可能与学习和记忆涉及的结构重组有关。该蛋白酶也在睾丸间质细胞中表达，但在该组织中的功能未知。编码该蛋白的基因缺陷常导致 MRT1 的发生。

(3) 基因突变致病机制

2002 年，Florence 等 [7] 在 1 个 MRT1 家系中，检出 *PRSS12* 基因上的 4 个碱基对纯合缺失，8 名儿童中有 4 名 (3 名女孩、1 名男孩) 认知障碍并且 IQ 低于 50。该突变也在另一个近亲结婚的堂兄妹所生的男孩中检出。该男孩与其他患病的兄弟姐妹的单体型一致。

为了进一步研究神经胰蛋白酶缺乏的病理机制，Didelot 等 [8] 采用组合记忆方式作为行为阅读器，对果蝇中的人同源性神经胰蛋白酶 Tequila(Teq) 进行研究，结果表明 Teq 失活造成长期特定性记忆缺陷，在成年果蝇蕈形体内的 Teq 特异性抑制造成可逆的长期记忆缺陷。因此，该研究人员推断 Teq 信号通路对于信息加工至关重要。

(4) 目前基因突变概述

目前人类基因突变数据库收录的 *PRSS12* 基因突变有 1 个，为错义突变。

三、MRT13 基因诊断

(1) 概述

TRAPPC9 基因，即编码转运蛋白颗粒复合体蛋白9(trafficking protein particle complex 9) 的基因，位于 8 号染色体长臂 2 区 4 带 3 亚带 (8q24.3)，基因组坐标为 (GRCh37):8:140740324-141468678，基因全长 728 355bp，包含 30 个外显子，编码 1247 个氨基酸。

(2) 基因对应蛋白结构及功能

TRAPPC9 基因编码转运蛋白颗粒复合体蛋白9，该蛋白可能参与 NF-κB 信号转导，通过增强 IKK 复合体的磷酸化水平激活 NF-κB，并且参与神经元的分化过程，该蛋白在从内质网到高尔基体的囊泡转运过程中也发挥作用。编码该蛋白的基因突变会导致 MRT13 疾病，该基因有可变剪接会形成不同的转录本。

(3) 基因突变致病机制

2009 年，Mochida 等 [6] 利用基因组连锁分析和候选基因测序技术，在 1 个 MRT13 以色列裔阿拉伯家系中，检出为 8q24 的 *TRAPPC9* 基因的纯合突变 (p.R475X)。同年，Mir 等 [9] 在 1 个 MRT13 巴基斯坦家系患者中也检测到该突变。2013 年，

Marangi 等[10] 在带有该疾病的来自南意大利姐妹患者，在 TRAPPC9 基因确定了一个纯合剪接突变 c.2851-2A>C，p.T951Y fsX17，使外显子 18 缺失导致基因移码突变使蛋白翻译提前终止。Philippe 等[11] 在 3 名患有 MRT13 疾病的患者中，检出 TRAPPC9 基因 9 号外显子的纯合突变 (p.R570X)，而在 1120 条对照染色体中未检出该突变，并且还发现患者细胞中存在 TNF 积累，表明患者 TRAPPC9 基因突变导致 NF-κB 信号转导功能缺失。

(4) 目前基因突变概述

目前人类基因突变数据库收录的 TRAPPC9 基因突变有 4 个，其中错义 / 无义突变 2 个，小的缺失 1 个，大片段缺失 1 个。

四、MRT15 基因诊断

(1) 概述

MAN1B1 基因，即编码 1B1 类 α- 甘露糖苷酶 (mannosidase，alpha，class 1B，member 1) 的基因，位于 9 号染色体长臂 3 区 4 带 3 亚带 (9q34.3)，基因组坐标为 (GRCh37):9:139981379-140003639，基因全长 22 261bp，包含 14 个外显子，编码 700 个氨基酸。

(2) 基因对应蛋白结构及功能

MAN1B1 基因编码的蛋白属于糖基水解酶 47 家族，参与 N- 聚糖生物合成，为 1 类 α-1，2- 甘露糖苷酶，特异性催化 Man9GlcNAc 转换为 Man8GlcNAc 异构体 B。该蛋白也在内质网降解途径内将 N- 聚糖分解为 Man5-6GlcNAc2 的过程中发挥作用。该蛋白活性具有钙离子依赖性，并且受 1 类 α- 甘露糖苷酶抑制剂抑制，如 1- 脱氧甘露野尻霉素和几夫碱。编码该蛋白的基因突变会导致 MRT15 疾病。该基因的可变剪接形成不同的转录本。

(3) 基因突变致病机制

Rafiq 等[12] 结合 Sanger 测序与第二代测序技术 (NGS)，在对 5 个家系中 12 名 MRT15 患者中确定了在 MAN1B1 基因中有 3 种不同的纯合突变。在一个巴基斯坦家系中的 3 名患者中识别出 MAN1B1 基因 1 个无义突变 (c.1418G>A，p.W473X)。同时，在同一个村庄的 3 个巴基斯坦家系中的 6 名患者中确定了 MAN1B1 基因同一错义突变 (c.1189G>A，p.E397K)，并且又在一个意大利家系中的 3 名患者

中确定了 MAN1B1 基因 1 个错义突变 (c.1189G>A，p.E397K)。这 2 个错义突变位于该基因保守区，该保守区编码与聚糖作用的核心蛋白结构域，使蛋白活性降低了 1300 倍，也影响蛋白的稳定表达。

Rymen 等[13] 通过外显子捕获测序，在 7 名患者中确定了在 MAN1B1 基因中存在有多种突变 (c.1225T>C，p.S409P；c.172G>T，pE58X；c.1000C>T，p.R334C；c.1833_1834delAG，p.T611del；c.1445+2delTGAG；c.465+1460_620+527del)，并观测到定位在高尔基体的 MAN1B1 蛋白，膨胀或破碎的高尔基体结构，这表明 MRT15 疾病也与 MAN1B1 基因突变引起的高尔基体糖基化紊乱有关。

(4) 目前基因突变概述

目前人类基因突变数据库收录的 MAN1B1 基因突变有 1 个，为调控区突变，同时在文献中报道该基因有 6 个错义 / 无义突变，小的缺失 2 个，大片段缺失 1 个[12, 13]。

五、MRT2 基因诊断

(1) 概述

CRBN 基因，即编码 cereblon 蛋白的基因，位于 3 号染色体短臂 3 区 6 带 2 亚带 (3p36.2)。基因组坐标为 (GRCh37):3:3191317-3221401，基因全长 30 085bp，包含 12 个外显子，编码 443 个氨基酸。

(2) 基因对应蛋白结构及功能

CRBN 基因编码的 cereblon 蛋白是 Lon 蛋白酶家族相关蛋白，具有 ATP 依赖性蛋白酶结构域，此外还具有酪蛋白激酶 II 磷酸化位点、N- 十四酰化位点、蛋白激酶 C 磷酸化位点和 N 糖基化位点。在啮齿动物和其他哺乳动物中发现该蛋白定位在细胞质内钙离子通道的膜蛋白上，在大脑发育中发挥作用。该蛋白还是 DCX(DDB1-CUL4-X -box) 和 E3 蛋白连接酶复合体的组成成分，可以介导靶蛋白的泛素化和随后的蛋白酶体降解，并且在肢体生长和成纤维细胞生长因子 FGF8 的表达中发挥作用。该蛋白复合体还能够通过脑部神经元表面高传导性钙离子激活钾离子通道募集，并与 KCNT1 相互作用，调节大脑的记忆和学习功能。该基因突变会导致 MRT2 疾病。

(3) 基因突变致病机制

Jan 等[14] 和 Amold 等[15] 研究表明在 3 号染色体短臂 2 区 5 带 (3p25) 的两个位点 D3S3630 和

D3S1304 之间的小片段缺失会导致轻度智力障碍，而 CRBN 基因就位于这个区段中。Higgins 等 [16] 在 1 个患有 MRT2 疾病的家系成员中检出 CRBN 基因在 11 号外显子的 (p.R419X) 纯合突变，使精氨酸密码变为终止密码，导致翻译提前终止。2008 年 Higgins 等 [17] 发现 CRBN 蛋白调控涉及记忆和学习的脑区中由钙离子激活的钾离子通道 (BKca) 的装配与在神经元细胞表面的表达，而其突变阻碍了脑部 BKca 的形成。突变 BKca 通道可能导致具有较高的细胞内 Ca^{2+} 灵敏度，激活更快而失活更慢，从而使患者的认知能力受到损害。

Jo 等 [18] 观察到小鼠脑内 CRBN 蛋白与高传导性钙离子激活钾离子通道 (BKca)α 亚基 (KCNMA1) 的细胞质基质 C 端发生直接相互作用，并且这 2 种蛋白共定位到体外培养的小鼠海马神经元内。小鼠 CRBN 蛋白通过抑制离子通道电流，减少四聚体 BKca 通道复合体的形成，从而减弱功能性离子通道在神经元表面的表达，在 BKca 通道活性调节中起到重要作用。

(4) 目前基因突变概述

目前人类基因突变数据库收录的 CRBN 基因突变有 1 个，为错义 / 无义突变。

六、MRT27 基因诊断

(1) 概述

LINS1 基因，即编码蛋白 lines 的基因，位于 15 号染色体长臂 2 区 6 带 3 亚带 (15q26.3)，基因组坐标为 (GRCh37):15:101109428-101142445，基因全长 33 018bp，包含 8 个外显子，编码 757 个氨基酸。

(2) 基因对应蛋白结构及功能

LINS1 基因编码蛋白中包含一段类线性功能域且被认为在认知通路中起重要作用。

(3) 基因突变致病机制

Najmabadi 等 [19] 从一个患有中度智力缺陷的家系的 4 个儿童中发现，在 LINS 基因区域，存在纯合的截短变异。Akawi 等 [20] 在 LINS 基因中鉴定出 5bp 的缺失，这将导致剪接缺陷。从对患者细胞的分析中得知该变异引起外显子的丢失，导致从外显子 4 到外显子 6 的直接剪切，这将很可能产生一个缺少若干个保守的氨基酸区域截短蛋白。而这被认为损伤了蛋白的功能。这种缺陷蛋白会导致认知通

路的紊乱从而引起疾病的产生。

Akawi 等 [20] 发现在果蝇中，lines 是 LINS 的同源体，它是无翅信号通路中的具有组织和阶段特异性的调节因子。无翅型整合位点家族 1(WNT1) 是果蝇 wg 在人类中的同源体，所以这一发现引出了后续对 WNT 通路的研究。WNT1 从信号发出中心分泌，调节脑中两区域的发育。在信号传输中，由于在正反调节因子上存在的遗传突变而引起的 WNT 通路的扰乱，会引起常染色体隐性智力低下。

(4) 目前基因突变概述

目前人类基因突变数据库收录的 LINS1 基因突变有 2 个，为小的缺失，变异均发生在 5 号外显子中。

七、MRT3 基因诊断

(1) 概述

CC2D1A 基因，即卷曲螺旋和包含 C2 功能域蛋白 1A(coiled-coil and C2 domain-containing protein 1A) 基因，编码一种转录抑制子蛋白，位于 19 号染色体短臂 1 区 3 带 1 亚带 2 次亚带 (19p13.12)，基因组坐标为 (GRCh37): 19: 14016956-14041693，基因全长 24 738bp，包含 29 个外显子，编码 952 个氨基酸。

(2) 基因对应蛋白结构及功能

CC2D1A 基因编码一种转录抑制因子，可结合到一个保守的 14bp 长的 5′ 端抑制子元件上，进而调节神经细胞中 5- 复合胺受体 1A 基因的表达。钙离子可以抑制该蛋白的 DNA 结合及转录抑制子的活性。

(3) 基因突变致病机制

Basel-Vanagaite 等 [21] 从来自同一个村庄，在患 MRT3 疾病的 9 个有血缘关系的以色列阿拉伯家庭的患者确定出在 CC2D1A 基因上存在从内含子 13 到内含子 16 的一段包含 3589 个核酸缺失的纯合子，该缺失导致读码框移位，产生了一个 30 个氨基酸的无义肽段并在突变蛋白 438 位形成终止密码子，患者其父母均为杂合子。而在 300 个对照染色体中未发现这种突变。

Gallagher 和 Knoblich[22] 发现一种和 CC2D1A 及 CC2D1B 的果蝇同源蛋白 Lgd，该蛋白可调节细胞内吞作用，而且是 Notch 信号通路中细胞内含体的运输所必需。Jaekel 和 Klein[23] 的研究显示，在所有成虫圆盘细胞中都需要 Lgd 基因来抑制 Notch 通路活性。Lgd 编码的蛋白是一个保守蛋白家族的

成员之一，该蛋白家族存在所有动物中。该家族的蛋白之一与人类可遗传的智力迟滞相关。分析表明 Notch 以及其他蛋白的胞体内运输均需要 Lgd 的参与。

(4) 目前基因突变概述

目前人类基因突变数据库收录的 CC2D1A 基因突变有 1 个，为小的缺失。

八、MRT37 基因诊断

(1) 概述

ANK3 基因，即编码锚定蛋白 3(锚定蛋白 G) 的基因，位于 10 号染色体长臂 2 区 1 带 2 亚带 (10q21.2)，基因组坐标为 (GRCh37):10:61786056-62493284，基因全长 707 229bp，包含 60 个外显子，编码 4377 个氨基酸。

(2) 基因对应蛋白结构及功能

锚定蛋白 3(ANK3)，也被称为锚定蛋白 G，是锚定蛋白家族一员，在人类中由 ANK3 基因编码。在细胞移动、活化、增殖、接触和保持特定膜结构域方面起着重要的作用。锚定蛋白的亚型对目标蛋白的亲和力依据组织特异性和发育调控方式的不同而有所变化。多数锚定蛋白由 3 部分组成：含有多个锚定蛋白重复序列的氨基末端结构域；具有高度保守的收缩蛋白结合区的中心区域；羧基末端调节域，此部分是最保守的结构域。在免疫学上，锚定蛋白 3 是不同于锚定蛋白 1 和 2 的基因产物。最初发现是在神经元的轴突前端、神经元中心 Ranvier 节点和外周神经系统。该基因中已发现不同突变类型。已有研究表明，ANK3 基因与躁郁症和精神分裂症有关。

(3) 基因突变致病机制

3 位来自巴基斯坦的同胞患有常染色体隐性智力缺陷 -37(MRT37)，他们的父母有血缘关系。Iqbal 等 [24] 在对他们的研究中发现，ANK3 基因中有纯合的读码框移位突变。该突变是通过纯合性比对和全外显子测序发现的，并通过 Sanger 测序得以证实，最终认为 ANK3 基因的变异及多态性与众多智力缺陷有关。

Sobotzik 等 [25] 表示，在老鼠小脑中，AnkG 基因靶向缺失会造成轴突伸出，很像树枝状的刺。这些突变的刺在突触后蛋白处富集，而且缺少典型的轴突始段的亚显微结构特点。这些轴突刺通过突触

前的谷氨酸小结接触，与树突特性一致。这一发现指出 AnkG 的缺失会引起在轴树突触的极性紊乱。

Iqbal 等 [24] 发现，当在果蝇中靶向敲除与人 ANK3 同源的 Ank2 基因时，会在神经肌肉连接处产生小的突触，与对照组相比后并非突触结。突触范围及长度方面均有减少。在快速生长的果蝇身体中，蕈形体 (学习和记忆中心区) 中的 Ank2 基因人工缺失，将导致短期的记忆衰退，但仍具备正常的学习和运动能力。这一发现意味着一个特定的认知缺陷。

(4) 目前基因突变概述

目前人类基因突变数据库收录的 ANK3 基因突变有 10 个，其中，错义 / 无义突变 1 个，小的缺失 3 个，小的插入 6 个。

九、MRT38 基因诊断

(1) 概述

HERC2 基因，即编码 E3 泛素蛋白连接酶 2(E3 ubiquitin-protein ligase 2) 的基因，位于 15 号染色体长臂 1 区 3 带 1 亚带 (15q13.1)，基因组坐标为 (GRCh37): 15: 28356183-28567298，基因全长 211 116bp，包含 93 个外显子，编码 4834 个氨基酸。

(2) 基因对应蛋白结构及功能

HERC2 基因编码的是一个 E3 泛素连接酶蛋白，穿梭于细胞核与细胞质之间。该蛋白包含 5 个 RCC1 重复。E3 泛素连接酶能够以泛素依赖性的方式调节修复蛋白是否停留在损伤染色质上。当 DNA 发生电离辐射 (IR) 损伤时，该酶发生应答并与损伤位点结合，协助 EBE2N 和 RNF8 的组装，促进 DNA 损伤诱导的 "Lys-63" 连接的泛素链的形成，并参与维持 RNF168 的水平。E3 泛素连接酶还可以促进 XPA 的泛素化和降解，后者会影响 DNA 切除修复活性的周期调节。

(3) 基因突变致病机制

Puffenberger 等 [26] 通过纯合子作图和外显子测序相结合的研究，从 7 个 MRT38 型疾病患者体内检测出了同一个 HERC2 基因的纯合错义突变 p.P594L。在 dbSNP 数据库和对照组的 760 个等位基因中均不存在这个变异。

细胞转染实验表明，突变蛋白比野生型稳定性更差，在细胞质中呈弥散性分布，并有异常聚集。HERC2 的丰度降低或活性下降都会引起 E3 泛素连接酶活性丧失，进而导致 ARC 的降解变慢和突触

后膜谷氨酸 AMPA 受体减少。

(4) 目前基因突变概述

目前人类基因突变数据库没有收录的 *HERC2* 的基因突变信息，但在文献中报道该基因有 1 个错义突变 p.P594L[26]。

十、MRT39 基因诊断

(1) 概述

TTI2 基因，即编码 TELO2 互作蛋白 2(TELO2-interacting protein 2) 的基因，位于 8 号染色体短臂 1 区 2 带 (8p12)，基因组坐标为 (GRCh37): 8: 33356027-33370703，基因全长 14 676bp，包含 7 个外显子，编码 508 个氨基酸。

(2) 基因对应蛋白结构及功能

TTI2 基因编码的蛋白可以调节 DNA 损伤应答 (DDR)，是 TTT 复合体的组成部分。该复合体由 TELO2、TTI1 和 TTI2 组成，功能之一是维持磷酸酯肌醇 3 激酶相关的蛋白激酶 (PIKK) 家族的蛋白水平。TTT 复合体还参与抵抗电离辐射 (IR)、紫外线照射 (UV)、丝裂霉素 C(MMC) 等因素对 DNA 造成的损害。TTT 复合体还有可能和 HSP90 一起参与 PIKK 蛋白的折叠和成熟过程。

(3) 基因突变致病机制

Najmabadi 等[27]通过外显子富集和二代测序对 136 名患者进行了纯合子定位，这些人均患有综合征型或非综合征型常染色体隐性智力障碍。在家系 M100 的 4 个中度非综合征型智力障碍的患者中，检测出了 *TTI2* 基因的纯合突变 p.P367L。2013 年 Langouet 等[28]又在另外 3 个家系成员中检测出了另一个 *TTI2* 基因的纯合突变 p.I436N，这 3 个人均患有智力障碍和畸形。

与对照组相比，患者细胞内的 mRNA 水平正常，但突变的 TTI2 蛋白水平极低。和 ATM(607585)、PRKDC(600899)、MTOR(601231) 一样，3T 复合体的另外两个组分 TTI1(614425) 和 TEL02(611140) 的蛋白水平也表现为降低，证明该复合体的稳定性确实已受损。

(4) 目前基因突变概述

目前人类基因突变数据库没有收录的 *TTI2* 基因突变信息，但在文献中报道该基因有 2 个错义突变 p.P367L[27] 和 p.I436N[28]。

十一、MRT40 基因诊断

(1) 概述

TAF2 基因，即编码转录起始因子 TFIID 亚基 2(transcription initiation factor TFIID subunit 2) 蛋白的基因，位于 8 号染色体长臂 2 区 4 带 12 亚带 (8q24.12)，基因组坐标为 (GRCh37): 8: 120743014-120845074，基因全长 102 061bp，包含 27 个外显子，编码 1199 个氨基酸。

(2) 基因对应蛋白结构及功能

TAF2 基因编码的蛋白是转录起始因子 TFIID 的组成部分。TFIID 由 TBP 及 TBP 相关因子组成，是一个多亚基蛋白复合体，在启动子对激活或抑制因子的应答调控中起核心作用，是 RNA 聚合酶Ⅱ精确起始转录的必需调控因子之一。高效转录需要特异的辅因子的激活，而 TAF2 能够使 TFIID 与核心启动子的结合更加稳定。

(3) 基因突变致病机制

在家系 M177 的 2 名患者中检测出了 *TAF2* 基因的纯合错义突变 p.W649R，这些人患有常染色体隐性智力发育迟缓、头畸形和足畸形。Halevy 等[29]、Hellman 等[30]分别从 4 名儿童体内检测到了 2 个 *TAF2* 基因的 2 个纯合错义突变 p.T186R 和 p.P416H，他们均患有常染色体隐性智力发育迟缓，而 Halevy 等研究中的儿童的父母都是这两个突变的杂合子 (携带者)。与 p.P416H 相比，p.T186R 的变异发生在更为保守的氨基酸残基上，但这 2 个变异是共同致病还是单独致病尚未可知。

本病尚无相应的分子研究，致病机制未明。

(4) 目前基因突变概述

目前人类基因突变数据库没有收录 *TAF2* 的基因突变信息，但在文献中报道该基因有 3 个错义突变，分别为 p.W649R[27]、p.T186R[29] 和 p.P416H[30]。

十二、MRT41 基因诊断

(1) 概述

KPTN 基因，即编码肌动蛋白结合蛋白 (Kaptin) 的基因，位于 19 号染色体长臂 1 区 3 带 3 亚带 2 次亚带 (19q13.32)，基因组坐标为 (GRCh37): 19: 47978398-47987521，基因全长 9124bp，包含 17 个外显子，编码 437 个氨基酸。

(2) 基因对应蛋白结构及功能

KPTN 基因编码纤维状的肌动蛋白结合蛋白 (Kaptin)。Kaptin 参与肌动蛋白的动力学过程，在神经元的形态生成过程中起重要作用。*KPTN* 基因发生突变会导致 MRT41 疾病的发生。Kaptin 还在毛发细胞感官元件的生成，伴随血小板激活、纤毛形成的肌动蛋白重组过程中起重要作用。

(3) 基因突变致病机制

Baple 等[31]利用纯合子定位和全外显子测序联用的技术，在来自两个不同血缘分支的 Amish 家系的 4 位 MRT41 患者中，检测出 *KPTN* 基因的纯合缺失突变 (p.S259X)。在另外两个不同血缘分支的 Amish 家系的 5 位 MRT41 患者中，检出 *KPTN* 基因的纯合缺失突变 (p.S259X) 和框内重复突变的复合杂合突变 (615620.0002)。将发生突变的 *KPTN* 基因转入 COS-7 细胞后发现，突变基因编码的蛋白没有像正常蛋白那样定位到富含纤维状肌动蛋白的板状伪足上，而是无规律地聚集到细胞核周围，表明这些蛋白失去了正常的活性。相对于发生重复突变的蛋白，发生缺失突变的蛋白无规律聚集性更显著。Baple 等指出 *KPTN* 基因的缺失突变使得 KPTN 蛋白功能丧失，从而破坏了神经元肌动蛋白细胞骨架的形成，使得神经元的形成过程中的树突分支或脊柱形成受到抑制。

本病尚无相应的分子研究，致病机制未明。

(4) 目前基因突变概述

目前人类基因突变数据库没有收录 *KPTN* 基因突变信息，但在文献中报道该基因有 1 个缺失突变[1]。

十三、MRT42 基因诊断

(1) 概述

PGAP1 基因，即编码 PGAP1 蛋白的基因，位于 2 号染色体长臂 3 区 3 带 1 亚带 (2q33.1)，基因组坐标为 (GRCh37): 2: 197697728-197791454，基因全长 93 727bp，包含 28 个外显子，编码 923 个氨基酸。

(2) 基因对应蛋白结构及功能

PGAP1 基因编码 PGAP1 蛋白。PGAP1 蛋白在糖基磷脂酰肌醇 (glycosylphosphatidylinositol，GPI) 生物合成的早期过程中催化 GPI 的肌醇脱酰化。PGAP1 蛋白催化的肌醇脱酰化对生成有蛋白结合活性的成熟 GPI 起至关重要的作用。与 *PGAP1* 基因

相关的疾病包括常染色体隐性遗传痉挛 67 型和 MRT42 型。GO 注释表明 PGAP1 蛋白具有磷脂水解酶活性和核酸酶活性，并参与 GPI 锚定蛋白的肌醇脱酰化。肌醇脱酰化对 GPI 锚定蛋白从内质网到高尔基体的转运有重要的作用。

(3) 基因突变致病机制

Murakami 等[32]利用纯合子定位和全外显子测序联用的技术，在 2 位来自叙利亚、父母是近亲结婚的 MRT42 兄妹中，检出 *PGAP1* 基因的纯合突变。从患者体内分离出来的淋巴样干细胞显示 GPI 锚定蛋白能够正常表达，但是却对磷脂酰肌醇特异性磷脂酶 C 的解离产生耐受。这个结果表明在 GPI 锚定蛋白重构过程早期，PGAP1 蛋白酶活性丧失会导致 GPI 结构异常。在 CHO 细胞中表达 *PGAP1* 基因的突变也证实了突变蛋白对磷脂酰肌醇特异性磷脂酶 C 无敏感性，但是在表达了正常的 *PGAP1* 基因之后，磷脂酰肌醇特异性磷脂酶 C 能够正常发挥作用。Western 印迹分析没有检测到突变蛋白，说明该突变蛋白不稳定。

本病尚无相应的分子研究，致病机制未明。

(4) 目前基因突变概述

目前人类基因突变数据库没有收录 *PGAP1* 基因突变信息，但在文献中报道该基因有 1 个错义突变[32]。

十四、MRT43 基因诊断

(1) 概述

KIAA1033 基因，即编码 WASH 复合体蛋白亚基的基因，位于 12 号染色体长臂 2 区 3 带 3 亚带 (12q23.3)，基因组坐标为 (GRCh37):12:105501492-105562912，基因全长 61 421bp，包含 37 个外显子，编码 1174 个氨基酸。

(2) 基因对应蛋白结构及功能

KIAA1033 基因编码 WASH 复合体的蛋白亚基。WASH 复合体通常出现在核内体表面，在核内体的胞内转运中起作用。WASH 复合体负责募集和激活 Arp2/3 复合体以诱导肌动蛋白聚合，WASH 复合体在核内体分类过程中，作为细管分裂的中间载体起至关重要的作用。与 *KIAA1033* 基因缺陷相关的疾病包括 MRT43 和包茎。

(3) 基因突变致病机制

Ropers 等[33]在 1 个 MRT43 家系中，检出 *KIAA1033* 基因的纯合错义突变 (p.P1019R)。体外

功能表达研究显示，*KIAA1033* 突变基因编码的突变蛋白结构不稳定，从而使 WASH 复合体变得不稳定，因此该研究认为异常的肌动蛋白动力学和核内体转运会导致智力缺陷。

本病尚无相应的分子研究，致病机制未明。

(4) 目前基因突变概述

目前人类基因突变数据库收录的 *KIAA1033* 基因突变有 1 个，为错义突变。

十五、MRT5 基因诊断

(1) 概述

NSUN2 基因，即编码 NOP2/Sun RNA 甲基转移酶 2(NOP2/Sun RNA methyltransferase 2) 的基因，位于 5 号染色体短臂 1 区 5 带 3 亚带 1 次亚带 (5p15.31)，基因组坐标为 (GRCh37):5:6599352-6633473，基因全长 34 122bp，包含 19 个外显子，编码 768 个氨基酸。

(2) 基因对应蛋白结构及功能

该基因编码的甲基转移酶可以催化胞嘧啶的甲基化将其转换为 5- 甲基胞嘧啶 (m5C)，m5C 位于含有 tRNA(Leu)(CAA) 前体的 34 号内含子。这种修饰作用对于密码子 – 反密码子配对以及 mRNA 的正确翻译来说是必需的。RNA 甲基转移酶除了能使 tRNAs 甲基化，还可能作为 Myc 下游的调节因子参与上皮细胞的生长和增殖调控。除了甲基转移酶活性外，该蛋白在纺锤丝的正确组装和染色体的分离中也必不可少。

(3) 基因突变致病机制

Khan 等[34] 通过纯合子定位法和候选基因分析，在一个 MRT5 巴基斯坦家系中，检出 *NSUN2* 基因的纯合突变 (p.G679R)。Martinez 等[35] 通过外显子测序，在一个 MRT5 黎巴嫩家系中，检出 *NSUN2* 基因的纯和突变 (IVS5-1G>C)，该突变导致相应蛋白表达缺失。Abbasi-Moheb 等[36] 利用 Sanger 测序，在一个 MRT5 家系中，检出 *NSUN2* 基因的纯合无义突变 (p.Q227X)。对另外两个患病家系，测序分析又分别发现了该基因两种不同的纯合突变 (p.Q372X 和 IVS5-11A>C)。这两种突变分别由 Najmabadi 等和 Kuss 等报道过。Abbasi-Moheb 等在果蝇中发现与人类同源的 *NSUN2* 基因的表达，该基因的缺失会导致认知功能障碍，在条件性嗅觉测试中会导致短期记忆受损，但是果蝇大脑形态正常，且生存不受影响。在这些 *NSUN2* 基因缺陷的果蝇中表达野生型基因，可治愈缺陷。

(4) 目前基因突变概述

目前人类基因突变数据库没有收录 *NSUN2* 基因突变信息。但在文献中报道该基因有 2 个纯合无义突变 p.Q227X 和 p.Q372X，1 个纯合错义突变 p.G679R，2 个纯合碱基颠换突变 IVS5-11A>C 和 IVS5-11A>C。

（郭　鹏　杨　昕　赵　慧　黄燕飞　邓庆媛
赵宏翠　王　云　高　峰　陈　泰　龚剑辉
邓　洋）

参考文献

[1] Friedman AP, Roy JE. An unusual familial syndrome. J Nerv Ment Dis, 1944, 99:42-44

[2] 石张燕, 张富昌, 高晓彩. 常染色体非特异性精神发育迟滞相关基因研究进展. Hereditas, 2010, 32(2): 135-140

[3] Basel-Vanagaite L, Attia R, Yahav M.The *CC2D1A*, a member of a new gene family with C2 domains, is involved in autosomal recessive nonsyndromic mental retardation. J Med Genet, 2006, 43:203-210

[4] Breg WR. Genetic aspects of mental retardation. Quart Rev. Pediat, 1962, 17: 9-23

[5] Basel-Vanagaite L, Taub1 E, Halpern GJ. Genetic screening for autosomal recessive nonsyndromic mental retardation in an isolated population in Israel. European Journal of Human Genetics, 2007, 15: 250-253

[6] Mochida GH, Mahajnah M, Hill AD. A Truncating Mutation of *TRAPPC9* Is Associated with Autosomal-Recessive Intellectual Disability and Postnatal Microcephaly. The American Journal of Human Genetics, 2009, 85:897-902

[7] Molinari F, Rio M, Meskenaite V, et al. Truncating neurotrypsin mutation in autosomal recessive nonsyndromic mental retardation. Science, 2002, 298: 1779-1781

[8] Didelot G, Molinari F, Tchenio P, et al. Tequila, a neurotrypsin ortholog, regulates long-term memory formation in Drosophila. Science, 2006, 313: 851-853

[9] Mir A, Kaufman L, Noor A, et al. Identification of mutations in *TRAPPC9*, which encodes the NIK- and IKK-beta-binding protein, in nonsyndromic autosomal-recessive mental retardation. Am J Hum Genet, 2009, 85: 909-915

[10] Marangi G, Leuzzi V, Manti F, et al. *TRAPPC9*-related autosomal recessive intellectual disability: report of a new mutation and clinical phenotype. Eur J Hum Genet, 2013, 21: 229-232

[11] Philippe O, Rio M, Carioux A, et al. Combination of linkage

mapping and microarray-expression analysis identifies NF-kappaB signaling defect as a cause of autosomal-recessive mental retardation. Am J Hum Genet, 2009, 85: 903-908

[12] Rafiq MA, Kuss AW, Puettmann L, et al. Mutations in the alpha 1, 2-mannosidase gene, *MAN1B1*, cause autosomal-recessive intellectual disability. Am J Hum Genet, 2011, 89: 176-182

[13] Rymen D, Peanne R, Millon MB, et al. *MAN1B1* deficiency: an unexpected CDG-II. PLoS Genet, 2013, 9: e1003989

[14] Jan MD, Eva K, Kitam S, et al. The ATP-dependent PIMl protease is required for the expression of intron-containing genes in mitochondda. Proc Nat Acad Sd USA, 1998, 95: 10584-10589

[15] Amold J, Langer T.Membrane protein degradation by AAA proteasss in mitochondda. Biochim Biophys Acta, 2002, 592: 89-96

[16] Higgins JJ, Pucilowska J, Lombardi RQ, et al. A mutation in a novel ATP-dependent Lon protease gene in a kindred with mild mental retardation. Neurology, 2004, 63: 1927-1931

[17] Higgins JJ, Hao J, Kosofsky BE, et al. Dysregulation of large-conductance Ca^{2+}-activated K^+ channel expression in nonsyndromal mental retardation due to a cereblon P. R419X mutation. Rajadhyaksha Neurogenetics, 2008, 9: 219-223

[18] Jo S, Lee KH, Song S, et al. Identification and functional characterization of cereblon as a binding protein for large-conductance calcium-activated potassium channel in rat brain. J Neurochem, 2005, 94: 1212-1224

[19] Najmabadi H, Hu H, Garshasbi M, et al. Deep sequencing reveals 50 novel genes for recessive cognitive disorders. Nature, 2011, 478: 57-63

[20] Akawi NA, Al-Jasmi F, Al-Shamsi AM, et al. LINS, a modulator of the WNT signaling pathway, is involved in human cognition. Orphanet J Rare Dis, 2013, 8: 87

[21] Basel-Vanagaite L, Attia R, Yahav M, et al. The *CC2D1A*, a member of a new gene family with C2 domains, is involved in autosomal recessive non-syndromic mental retardation. J Med Genet, 2006, 43: 203-210

[22] Gallagher CM, Knoblich JA. The conserved c2 domain protein lethal (2) giant discs regulates protein trafficking in Drosophila. Dev Cell, 2006, 11: 641-653

[23] Jaekel R, Klein T. The drosophila notch inhibitor and tumor suppressor gene lethal (2) giant discs encodes a conserved regulator of endosomal trafficking. Dev Cell, 2006, 11: 655-669

[24] Iqbal Z, Vandeweyer G, van der Voet M, et al. Homozygous and heterozygous disruptions of ANK3: at the crossroads of neurodevelopmental and psychiatric disorders. Hum Mol Genet, 2013, 22: 1960-1970

[25] Sobotzik, JM, Sie JM, Politi C, et al. Ankyring is required to maintain axo-dendritic polarity in vivo. Proc Nat Acad Sci, 2009, 106: 17564-17569

[26] Puffenberger EG, Jinks RN, Wang H, et al. A homozygous missense mutation in HERC2 associated with globa development delay and autism spectrum disorder. Hum Mutat, 2012, 33: 1639-1646

[27] Najmabadi H, Hu H, Garshasbi M, et al. Deep sequencing reveals 50 novel genes for recessive cognitive disorders. Nature, 2011, 478: 57-63

[28] Langouët M, Saadi A, Rieunier G, et al. Mutation in TTI2 reveals a role for triple T complex in human brain development. Hum Mutat, 2013, 34: 1472-1476

[29] Halevy A, Basel-Vanagaite L, Shuper A, et al. Microcephaly-Thin Corpus Callosum Syndrome Maps to 8q23.2-q24.12.Pediatr Neurol, 2012,46: 363-368

[30] Hellman-Aharony S, Smirin-Yosef P, Halevy A, et al. Microcephaly Thin Corpus Callosum Intellectual Disability Syndrome Caused by Mutated TAF2. Pediatr Neurol, 2013, 49: 411-416

[31] Baple EL, Maroofian R, Chioza BA, et al. Mutations in *KPTN* Cause Macrocephaly, Neurodevelopmental Delay, and Seizures. Am J Hum Genet, 2014, 94: 87-94

[32] Murakami Y, Tawamie H, Maeda Y, et al. Null Mutation in PGAP1 Impairing Gpi-Anchor Maturation in Patients with Intellectual Disability and Encephalopathy. PLoS Genet, 2014, 10: e1004320

[33] Ropers F, Derivery E, Hu H, et al. Identification of a novel candidate gene for non-syndromic autosomal recessive intellectual disability: the WASH complex member SWIP. Hum Molec Genet, 2011, 20: 2585-2590

[34] Khan MA, Rafiq MA, Noor A, et al. Mutation in *NSUN2*, which encodes an RNA methyltransferase, causes autosomal-recessive intellectual disability. Am J Hum Genet, 2012, 90: 856-863

[35] Martinez FJ, Lee JH, Lee JE, et al. Whole exome sequencing identifies a splicing mutation in *NSUN2* as a cause of a Dubowitz-like syndrome. J Med genet, 2012, 49(6):380-385

[36] Abbasi-Moheb L, Mertel S, Gonsior M, et al. Mutations in *NSUN2* cause autosomal-recessive intellectual disability. Am J Hum Genet, 2012, 90: 847-855

839 精神发育迟滞、肠病、耳聋、周围神经病、鱼鳞病和角化 (mental retardation, enteropathy, deafness, peripheral neuropathy, ichthyosis, and keratoderma, MEDNIK; OMIM 609313)

一、临床诊断

(1) 概述

MEDNIK 综合征是一种严重的多系统损害的常染色体隐性遗传性疾病，主要表现为精神发育迟滞、肠病、耳聋、周围神经病、鱼鳞病和角化。由 7 号染色体适配器相关蛋白复合物 1，σ1 亚单位基因 (AP1S1) 纯合突变所致，定位于 7 号染色体，以加拿大魁北克省多见。

(2) 临床表现

MEDNIK 综合征可见头部异常，表现为高额头，还有精神运动发育迟滞、先天性耳聋、腹泻和周围神经病[1]。皮肤先天性的功能异常导致不同大小、形状和持续时间不等的红斑和角化[2]，也有关于肌张力低下、鱼鳞病红皮病、肝纤维化、肝硬化、胆汁淤积和白内障等的报道，患者出生即可发病，多过早死于严重的先天性腹泻。铜代谢异常可能与肝硬化、肝内胆汁淤积有关，乙酸锌治疗可以显著改善临床症状和过剩的肝铜和胆汁酸。

(3) 辅助检查

患者 MRI 可出现铜代谢异常表现[3](图 839-1)。

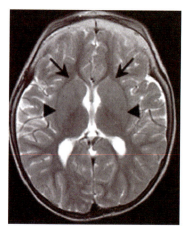

图 839-1 双侧尾状核及壳核 (箭头) 轻微肿胀 (但不如 Wilson 病明显)
(Brain, 2013, 136: 872-881)

(4) 病理表现

皮肤层粘连蛋白和钙粘蛋白的异常定位，长链脂肪酸增加 (图 839-2)。

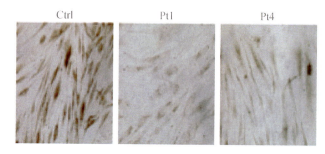

Ctrl　　　　Pt1　　　　Pt4

图 839-2 免疫细胞化学显示患者 COX 活性明显降低
(Brain, 2013, 136: 872-881)

(5) 受累部位病变汇总 (表 839-1)

表 839-1 受累部位及表现

受累部位	主要表现
脑	精神运动发育迟滞、智力低下、肌张力低下
头	高额头
眼	白内障 (少见)、向上倾斜的睑裂
皮肤	鱼鳞病、红斑、过度角化
耳	先天性感音神经性耳聋
消化道	腹泻、肠病、肝硬化、肝内胆汁淤积、肝纤维化
周围神经	周围神经病变
肌肉软组织	肌张力低下
其他	出生即发病，可能过早死于严重的腹泻，加拿大魁北克省多见；发育迟缓；长链脂肪酸增加

二、基因诊断

(1) 概述

AP1S1 基因，即编码 σ 衔接蛋白 1A(sigma-adaptin 1A) 的基因，位于 7 号染色体长臂 2 区 2 带 1 次亚带 (7q22.1)，基因组坐标为 (GRCh37): 7: 100797685-100804557，基因全长 6873bp，包含 5

个外显子，编码 159 个氨基酸。

(2) 基因对应蛋白结构及功能

AP1S1 基因编码的蛋白是网格蛋白包被组装复合物的一部分，与 β-prime 衔接蛋白、γ 衔接蛋白以及 AP47 媒介链共同组成了位于高尔基小泡上的 AP-1 蛋白组装复合物。其作用是将网格蛋白结合到被膜小泡的受体上，这些被膜小泡参与细胞的内吞作用以及高尔基体加工过程。网格蛋白关联受体蛋白复合物 1 亚基在晚期高尔基体上，在高尔基转移网或者核内体的蛋白分选过程中扮演着重要的角色。AP 复合物的作用是调节网格蛋白在膜上的募集，以及识别跨膜转运分子胞质内尾部的分选信号。

(3) 基因突变致病机制

Montpetit 等[1] 基因组关联分析和候选基因测序的方法，在 4 个不同的患有 MEDNIK 的家系中，检出 *AP1S1* 基因 2 号内含子发生了相同的纯合剪接突变。该突变会产生功能缺失性的截短蛋白，同时也产生一小部分框内缺失的 AP1S1 蛋白，这种蛋白具有部分活性。

Montpetit 等[1] 将斑马鱼的 *ap1s1* 基因敲除后导致身体尺寸减小，色素沉积减少。皮肤的显著改变主要表现为鳞片杂乱无章。免疫标记结果显示层粘蛋白和粘连蛋白异常定位于皮肤，造成表皮质完整性被破坏。*ap1s1* 基因敲除的斑马鱼表现为严重的运动障碍、脊柱发育障碍和内在神经元缺损。这种缺陷可以通过注射人类野生型 *AP1S1* 基因缓解。因此推测 *ap1s1* 基因参与细胞器之间蛋白质的转运过程。

(4) 目前基因突变概述

目前人类基因突变数据库收录的 *AP1S1* 基因突变有 1 个，为剪接突变。

（黄燕飞　邓庆媛　邓　洋）

参考文献

[1] Montpetit A, Cote S, Brustein E, et al. Disruption of *AP1S1*, causing a novel neurocutaneous syndrome, perturbs development of the skin and spinal cord. PLoS Genet, 2008, 4:e1000296

[2] Saba TG, Montpetit A, Verner A, et al. An atypical form of erythrokeratodermia variabilis maps to chromosome 7q22. Hum Genet, 2005, 116: 167-171

[3] Martinelli D, Travaglini L, Drouin CA, et al. MEDNIK syndrome: a novel defect of copper metabolism treatable by zinc acetate therapy. Brain, 2013, 136:872-881

840　精神发育迟滞、躯干肥胖、视网膜营养不良和小阴茎综合征
(mental retatdation, truncal obesity, retinal dystrophy, and micropenis syndrome, MORMS; OMIM 610156)

一、临床诊断

(1) 概述

2006 年 Hampshire 等报道了一种常染色体隐性遗传性疾病，14 名患者均来自于一个近亲结婚的巴基斯坦家庭，主要表现为中度精神发育迟滞、躯干肥胖、先天性非进行性视网膜营养不良和男性小阴茎，致病基因为 *INPP5E*。

(2) 临床表现

精神发育迟滞、躯干肥胖、视网膜营养不良和小阴茎综合征 (MORMS) 主要表现为中度精神发育迟滞、躯干肥胖、先天性非进行性视网膜营养不良和男性小阴茎[1]，一般 3 岁时出现视力下降，4 岁时智力低下更明显，语言习得延迟，20~30 岁出现白内障。表型与 Bardet-Biedl 综合征和 Cohen 综合征相似，可以通过发病年龄、非进行性视力损害和以下不存在的特征加以鉴别，如面部畸形、皮肤或牙龈感染、小头畸形、多趾和睾丸异常等。

(3) 辅助检查

未见报道。

(4) 病理表现

未见报道。

(5) 受累部位病变汇总（表 840-1）

表 840-1　受累部位及表现

受累部位	主要表现
躯干	躯干性肥胖，尤其在儿童中更明显
眼	先天性非进行性视网膜营养不良，3 岁时视力下降，20~30 岁时出现白内障
外生殖器（男性）	小阴茎
脑	精神发育迟滞，中度，4 岁时明显，语言习得延迟

二、基因诊断

(1) 概述

INPP5E 基因，即编码 1,4,5- 三磷酸肌醇 (InsP3)5- 磷酸酶的基因，位于 9 号染色体长臂 3 区 4 带 3 亚带 (9q34.3)，基因组坐标为 (GRCh37):9:139323067-139334305，基因全长 11 238bp，包含 10 个外显子，编码 645 个氨基酸。

(2) 基因对应蛋白结构及功能

INPP5E 基因编码的蛋白是 1,4,5- 三磷酸肌醇 (InsP3)5- 磷酸酶。(InsP3)5- 磷酸酶能水解 Ins(1,4,5)-P3，从而调动细胞内钙离子同时作为第二信使调节细胞对多种刺激产生应答。对老鼠相应的研究表明该蛋白可以水解高尔基体膜上的 3,4,5- 三磷脂酰肌醇和 3,5- 二磷脂酰肌醇，从而调节高尔基体的囊泡运输。这种蛋白在脂质基底上将 3,4,5- 三磷脂酰肌醇 Ptd Ins(3,4,5)-P3 转变成 PtdIns-P2，并且能够特异性的结合脂质底物，使其变成不具有活性的水溶性磷酸盐。

(3) 基因突变致病机制

Jacoby 等[1] 在一个患有 MORM 综合征的家系成员中，检出 *INPP5E* 基因的纯合突变 (p.Q627X)。体外功能表达研究显示，突变的蛋白会影响纤毛的定位并且不能稳定纤毛结构，但是它依然保留着磷酸酶活性。

Jacoby 等[2] 报道了脂质 5- 磷酸激酶 Inpp5e 缺乏的小鼠发生了与初级纤毛功能缺陷有关的多器官紊乱。在有纤毛的老鼠胚胎成纤维细胞中，Inpp5e 集中于初级纤毛的轴丝当中。Inpp5e 失活不会影响纤毛组装，但是在添加血清后会改变预先形成的纤毛的稳定性。阻断磷酸肌醇 3 激酶 (PI3K) 的活性或纤毛血小板源生长因子 a(PDGFRa) 后，纤毛稳定性恢复。在人类的 *INPP5E* 基因上，Jacoby 在 MORM 综合征患者中，鉴别出了会影响纤毛定位和纤毛稳定性的 *INPP5E* 基因的突变。所有这些结果表明 *INPP5E* 基因可以通过控制纤毛生长因子和 PI3K 信号以及稳定性，对纤毛产生重要影响，也强调了 *INPP5E* 基因缺陷的后果。

(4) 目前基因突变概述

目前人类基因突变数据库收录的 *INPP5E* 基因突变有 6 个，均为错义 / 无义突变。

(黄燕飞　邓庆媛　邓 洋)

参考文献

[1] Hampshire DJ, Ayub M, Springell K, et al. MORM syndrome (mental retardation, truncal obesity, retinal dystrophy and micropenis), a new autosomal recessive disorder, links to 9q34. Europ J Hum Genet, 2006,14: 543-548

[2] Jacoby M, Cox JJ, Gayral S, et al. *INPP5E* mutations cause primary cilium signaling defects, ciliary instability and ciliopathies in human and mouse. Nature Genet, 2009, 41: 1027-1031

841~849　X 连锁智力低下
(mental retardation, X-linked; XLMR)
(841. MRX1, OMIM 309530; 842. MRX21, OMIM 300143; 843. MRX30, OMIM 300558; 844. MRX46, OMIM 300436; 845. MRX72, OMIM 300271, 846. MRX90, OMIM 300850; 847. MRX93, OMIM 300659; 848. MRX96, OMIM 300802; 849. MRX98, OMIM 300912)

一、临床诊断

(1) 概述

在所有种类的智力低下中，与基因改变相关的智力低下占 25%~50%。X 连锁智力低下 (XLMR) 则是其中一类，是一组由 X 染色体上基因改变引起的遗传病，在男性中发病率较高。主要表现为智力低下，并按是否有除智力低下以外其他表现分为非症状性 X 连锁智力低下及症状性 X 连锁智力低下[1]。本组疾病目前已有 42 种表型。

(2) 临床表现

本组疾病分为无症状性 X 连锁智力低下及有

症状性 X 连锁智力低下。前者的临床表现为轻度至重度智力低下，而无其他临床症状。后者除智力低下外还可有小头畸形（*ATRX*、*MECP2*、*PQBP1*、*SMCX* 基因改变可见）、唇腭裂（*PQBP1* 基因改变可见）、先天性心脏病（*PQBP1* 基因改变可见）、痉挛性面瘫（*SLC16A2*、*ATRX*、*SMCX*、*MECP2* 基因改变可见）、癫痫（*AGTR2*、*SYN1*、*ATRX*、*SLC6A8*、*ARX*、*SMCX* 基因改变可见）、小脑发育不全（*OPHN1* 基因改变可见）、身材矮小（*PQBP1*、*SMCX* 基因改变可见）、自闭行为或孤独症表现（*NLGN3*、*NLGN4*、*AGTR2*、*SLC6A8* 基因改变可致）、肌张力障碍（*ARX* 基因改变可致）、器官过距（*RSK2* 基因改变可致）、脊柱侧凸（*RSK2*、*ATRX* 基因改变可致）、甲状腺功能异常（*SLC16A2* 基因改变可致）及缺乏言语（*ATRX*、*SLC16A2*、*SLC6A8* 基因改变可致）[11]。

MRX1 由 *IQSEC2* 基因改变所致，是非症状性 X 连锁智力低下。所有男性患者均有轻度至中度智力低下，除此症状之外患者还可同时伴有癫痫、自闭行为、精神症状及言语早期发育障碍，但这些症状并不固定出现在 MRX1 的患者中[2]。

MRX21 为 X 染色体隐性遗传，由 Xp21 染色体上 *IL1RAPL1* 基因改变所致。此型非症状性 X 连锁智力低下临床表现为一系列认知神经功能损伤，轻度、中度智力低下，重复行为，高功能性自闭症，或广泛性发育障碍。男性患者症状严重[3]。患者还可有肌张力减退、漏斗状胸、下颌突出、连眉（图 841-1）、关节过伸、眼球震动及冲动反抗行为等表现[4]。

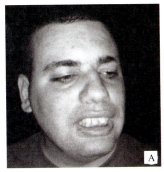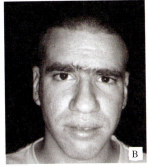

图 841-1　临床表现
A.MRX21 患者可见连眉；B.MRX21 患者可见连眉、鼻宽扁、下唇突出
(Am J Med Genet A, 2011, 155a: 1109-1114)

MRX30 为 X 染色体连锁隐性遗传，由染色体 Xq23 染色体上 *PAK23* 基因改变引起，是非症状性 X 连锁智力低下。部分患者可有精神症状，如注意力短暂、焦虑、坐立不安、易激惹、精神分裂及偏执型精神病等精神表现。部分患者有成比例的小头畸形、大耳、薄上唇、流涎及口齿不清的表现[5,6]。

MRX46 为 X 染色体连锁隐性遗传，由染色体 Xq26.3 上 *ARHGEF6* 基因改变所致，是非症状性 X 连锁智力低下。某些患者可有感觉神经性听力下降[7]。

MRX72 为 X 染色体连锁隐性遗传，由染色体 Xq28 上 *RAB39B* 基因改变所致。部分患者可有巨头，孤独症样表现[8]。

MRX90 是由位于 Xq13.1 染色体上的 *DLG3* 基因改变所致，是无症状性 X 连锁智力低下。男女均可发病，所有的患者都会有程度不等的智力低下。还同时可以伴有胸廓狭长、磨牙发育不全、腭弓高、肌张力低下、斜视、眼距宽、言语迟缓、肌张力低下等，但不是所有患者都会有上述表现[9,10]。

MRX93 是由 *BRWD3* 基因改变所致，是 X 连锁隐性遗传性疾病。除了轻度至中度的智力低下，该类型患者突出的临床表现是巨颅畸形。还可以出现前额突出、长脸、尖下巴、大耳朵或杯状耳，有的患者有漏斗胸、脊柱后突畸形、扁平足。该类型患者往往幼年时就会出现肌张力低下，有的患者会出现隐睾[11,12]（图 841-2）。

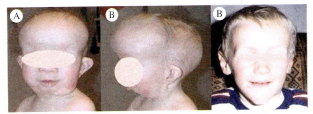
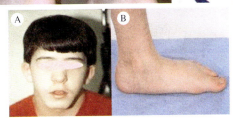

图 841-2　患者临床表现
A. MRX93 患者巨颅；B. MRX93 患者前额突出；C. MRX93 患者尖下巴；D. MRX93 患者长脸；E.MRX93 患者扁平足 (http://www.omim.org/clinicalSynopsis/300659?highlight=mrx93)

MRX96 是由突触素（*SYP*）基因突变所致的 X 连锁智力低下，该类型患者很少见。主要表现为轻度至中度的智力低下。除智力低下外，没有特殊相关的临床表现，个别患者有癫痫发作，女性基因携带者没有智力低下表现[9,13]（图 841-3）。

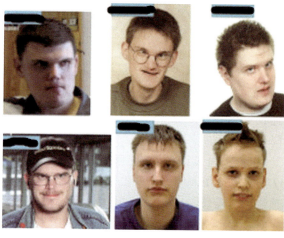

图 841-3　6 位 MRX96 患者面部特征

[Philips AK, 2014, 9(1): 49]

MRX98 患者主要表现包括精神运动发育延迟，特别是语言功能发展较差或缺失，同时伴有出生后的生长发育迟缓，常伴随小头畸形。有些患者还会表现出自闭症样的行为特征，包括刻板的手部动作和重复无意义的行为。所有的患者都存在斜视。此外，患者还可能出现其他临床表现，包括肢体痉挛、轴性肌张力减退、癫痫发作、流涎、胃食管反流和便失禁等。部分患者存在有面部畸形，表现为圆脸、短鼻子、短人中和内斜视，然而没有特征性的表现模式（图 841-4）。女性基因携带者不受累，无临床表现。

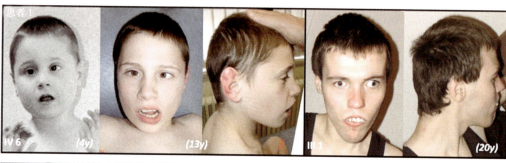

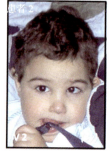
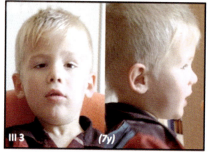
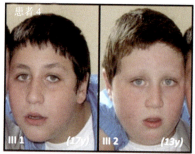

图 841-4　患者的面部：在幼时即出现圆脸，所有患者均有斜视

([Hum Molec Genet, 2013, 22: 3306-3314)

MRXSCH 男性患者临床表现的共性包括严重的智力低下、缄默症、癫痫大发作、预期寿命缩短。可出现轻度颅面畸形、眼肌麻痹、躯干共济失调。女性携带者可表现出轻度的智力低下、阅读障碍[14]。其他临床表现还包括小头畸形、语言表达能力丧失、行走能力退化、频繁地微笑和无缘无故地大笑、多动、张口、流涎、吞咽困难、体型消瘦、上肢屈曲、反射亢进和阵挛[15,16]（图 841-5）。

（3）辅助检查

脑电图可见 MRX30 患者枕叶出现慢波，而不伴癫痫样放电[6]。

（4）病理表现

尚不清楚。

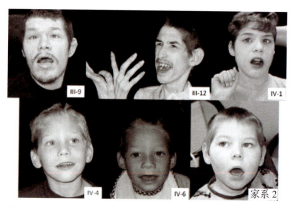

图 841-5　一个家系中 5 名男性患者及另一个家系中 1 名男性患者的面部表现

III-9 患者 35 岁，额发上翘、斜视、张口和突出的下巴；III-12 患者 28 岁，小头畸形、额发上翘、面部瘦长、低鼻中隔、张口及手异常姿态；IV-1 患者 15 岁，小头畸形、面部肌肉松弛、张口；IV-4 患者 6 岁，小头畸形、额发上翘；IV-6 患者 14 个月，小头畸形、额发上翘、三角脸、宽唇和薄上唇；家系 2 患者年龄 6 岁，小头畸形、面部肌肉松弛、张口 (Am J Med Genet, 2010,152A: 2775-2783)

（5）亚型汇总（表841-1）

表841-1　亚型汇总

MRX 亚型	致病基因
MRX1	*IQSEC2*
MRX5	*AP1S2*
MRX10	*HSD17B10*
MRX14	*UPF3B*
MRX21/34	*IL1RAPL1*
MRX30/47	*PAK3*
MRX32	*CLIC2*
MRX46	*ARHGEF6*
MRX72	*RAB39B*
MRX98	*KIAA2022*
MRXSCH	*SLC9A6*

（6）受累部位病变汇总（表841-2）

表841-2　受累部位及表现

受累部位	主要表现
头部	小头畸形
面部	轻度面部容貌异常、面中部张力减退、下颌突出、面部扁平、低额
耳	厚耳、长耳、耳部上翘、感觉神经性听力受损
眼部	器官过距、眼裂下斜、连眉
鼻	短鼻、鼻翼鼻小柱增厚、鼻梁过高、鼻尖上翘
口	帐篷样上唇、上唇薄、张口面容、流涎、高腭弓
齿	牙列拥挤
骨骼	关节过伸
精神行为	孤独症表现、极度活跃、精神分裂症样表现、注意力短暂、坐立不安、焦虑、精神症、视觉空间感受损、注意力及执行功能受损
中枢神经系统	智力低下（轻度至重度）、癫痫、言语发育迟缓、口齿不清、大运动发育迟缓、脑电图枕叶慢波活动、记忆力受限

二、MRX1 基因诊断

（1）概述

IQSEC2 基因，即编码包含 IQ 模体和 SEC7 结构域的蛋白 22(IQ motif and SEC7 domain-containing protein 22) 的基因，位于 X 染色体短臂 1 区 1 带 2 亚带 2 次亚带 (Xp11.22)，基因组坐标为 (GRCh37)：X: 53262058-53350522，基因全长 88 465bp，包含 23 个外显子，编码 1489 个氨基酸。

（2）基因对应蛋白结构及功能

IQSEC2 基因编码 GTP 结合蛋白的 ARF 家族内的一个鸟嘌呤核苷交换因子。该蛋白包含 IQ、

Sec7 和 pH 功能结构域，并且这些结构域在 N 端和 C 端不同。该蛋白是兴奋性突触后突触密度的一个组成部分，并且该蛋白可能通过激活特定的 ARF 底物，包括 ARF1 和 ARF6，在细胞骨架和突触构建过程中起到至关重要的作用。*IQSEC2* 基因的突变与 MRX1 有关。

（3）基因突变致病机制

Shoubridge 等[2] 在 4 个无血缘关系的患有 MRX1 的家系中，检出 *IQSEC2* 基因的 4 个不同的半合突变 (p.R863W、p.Q801P、p.R758Q 和 p.R359C)。一些女性携带者表现为学习障碍。该研究表明突变的 IQSEC2 蛋白使 GTP 结合活性丧失从而影响肌动蛋白细胞骨架构建的调节和脑内神经元发育。

Chelly 等[17] 对 MRX1 的分子及细胞层次的机制进行了综述。他认为智力发育迟缓是由于参与神经元之间联系的重构、建立和连接稳定过程中的基因缺陷造成的。这些过程对于智力和认知功能的发育都有着至关重要的作用。而 *IQSEC2* 基因编码的蛋白可能通过激活选定的 ARF 底物，包括 ARF1 和 ARF6，在细胞支架和突触构建过程中起到至关重要的作用。由于这些功能都是在后天（产后）接触各种刺激和环境中开始进化的，Chelly 等建议开发靶向到与 MRX 有关的细胞信号通路的药物作为潜在治疗方法。

（4）目前基因突变概述

目前人类基因突变数据库收录的 *IQSEC2* 基因突变有 4 个，均为错义突变。

三、MRX21 基因诊断

（1）概述

IL1RAPL1 基因，即编码白细胞介素 1 受体样辅助蛋白 1(interleukin-1 receptor accessory protein-like 1) 的基因，位于 X 染色体短臂 2 区 1 带 2 亚带 (Xp21.2)，基因组坐标为 (GRCh37): X: 28605681-29974467，基因全长 1 368 787bp，包含 13 个外显子，编码 697 个氨基酸。

（2）基因对应蛋白结构及功能

IL1RAPL1 基因编码的蛋白是白介素 1 受体家族中的一员，类似于白介素 1 辅助蛋白。这个蛋白与白介素 1 受体样辅助蛋白 2(IL1RAPL2) 密切相关。*IL1RAPL1* 基因与 *IL1RAPL2* 基因被定位于 X 染色体，并且与 MRX21 有关。*IL1RAPL1* 基因编码的

蛋白通过抑制 N 型电压门控钙离子通道调节分泌与突触前分化，并且该蛋白可能能够激活 MAP 激酶 JNK，在神经元突触前后分化以及树突棘的形成中起着至关重要的作用。

(3) 基因突变致病机制

Carrie 等[18] 在一个患有 MRX21 的小家系中，检出 IL1RAPL1 基因的 p.Y459X 突变。该研究结果表明免疫系统多功能蛋白介导的信号转导在认知功能的生理发育过程中起着重要的作用。

为了更清楚的了解 IL1RAPL1 蛋白的哪个区域具有功能，Valnegri 等[19] 在体外培养 9 天的神经元细胞中过表达了全长的 IL1RAPL1 蛋白和两个不同的突变体蛋白。结果显示 IL1RAPL1 蛋白通过与酪氨酸磷酸酶 delta(PTPd) 发生相互作用，其 IgG 样细胞外区域诱导兴奋性前突触形成。Valnegri 等也发现 IL1RAPL1 蛋白的 TIR 区域与位于兴奋性突触后致密物质中的 RhoGAP2 有相互作用。更有趣的是，IL1RAPL1/PTPd 复合体能够募集兴奋性突触上的 RhoGAP2 蛋白以诱导树突的形成。

(4) 目前基因突变概述

目前人类基因突变数据库收录的 IL1RAPL1 基因突变有 18 个，其中，错义 / 无义突变 3 个，小的缺失 1 个，大片段缺失 11 个，大片段插入 3 个。

四、MRX30 基因诊断

(1) 概述

PAK3 基因，即编码 p21 蛋白 (CDC42/RAC) 活化激酶蛋白 3[p21 protein (Cdc42/Rac)-activated kinase 3] 的基因，位于 X 染色体长臂 2 区 3 带 (Xq23)，基因组坐标为 (GRCh37):X:110187513-110470590，基因全长 283 078bp，包含 29 个外显子，编码 545 个氨基酸。

(2) 基因对应蛋白结构及功能

PAK3 基因编码的蛋白是 P21、CDC2 和 RAC1 蛋白组成的活化复合物的组成部分。PAK 蛋白属于丝氨酸 / 苏氨酸 p21 活化激酶家族，是小 GTP 结合蛋白 CDC42 和 RAC 的靶标蛋白，并且参与大范围内的生物代谢活动。PAK 蛋白是连接 Rho GTP 酶和细胞骨架重组以及核信号传输的重要效应器。这个蛋白可能是树突发育和树突棘内细胞骨架的快速重组所必需的。该基因的缺陷将会导致 MRX30，也称 MRX47。

(3) 基因突变致病机制

Allen 等[20] 在一个来自澳大利亚并患有 MRX30 的家系其中的 1 名男性成员检出的 PAK3 基因的 p.R419X 突变，该突变在家系其他正常男性和 45 名对照中未检出。

Huang 等[21] 研究表明，被敲除了 Pak1 基因或者 Pak3 基因的小鼠并没有造成明显的畸形。同时敲除 Pak1 和 Pak3 基因的小鼠 (DK) 出生时拥有正常的大脑尺寸和结构。然而 DK 小鼠出生后其大脑的生长严重受损，主要原因是神经元细胞体积减小，轴突和树突分支减少，突触密度下降。与正常的小鼠相比，DK 小鼠在行为上表现为极度活跃和焦虑，并表现出学习障碍。DK 小鼠这些结构和功能缺陷与海马体内异常的电生理活动和突触丝切蛋白活性增加有关。

(4) 目前基因突变概述

目前人类基因突变数据库收录的基因的 PAK3 突变有 5 个，其中错义 / 无义突变 4 个，剪接突变 1 个。

五、MRX46 基因诊断

(1) 概述

ARHGEF6 基因，即编码 RAC/CDC42 鸟苷酸交换因子 (RhoGEF) 的基因，位于 X 染色体长臂 2 区 6 带 3 亚带 (Xq26.3)，基因组坐标为 (GRCh37): X: 135747708-135863503，基因全长 115 796bp，包含 22 个外显子，编码 777 个氨基酸。

(2) 基因对应蛋白结构及功能

蛋白 RhoGEF 在 N 端 SH3 域直接与 PAK 激酶相互作用；能和 PXN、GIT1、PAK1 等 G/T₁ 胞质复合体结合。RhoGTP 酶在细胞接收外界信号转导中有重要的作用。细胞质中的 RhoGEF 能和 G 蛋白形成一个复合体，进而刺激依赖 Rho 的信号通路传导。G 蛋白偶联受体接收信号后，RhoGEF 可促使 GDP 到 GTP 的转变，让 RhoGTP 酶处于激活状态，从而可以调控类 Ras 家族的 Rho 蛋白信号转导。该基因的突变会导致 MRX46 疾病。

(3) 基因突变致病机制

Kutsche 等[22] 报道了第 8 个 MRX 基因 ARHGEF6 的发现。ARHGEF6 为 Rho GTP 酶编码鸟苷酸交换因子同源蛋白 RhoGEF。RhoGEF 可以促进 Rho GTP 酶的激活，从而调节神经可塑性。

RhoGEF 在参与 Rho GTP 酶的循环中，Rho GDP/Rho GTP 两种状态的转变使其下游的信号转导路径得到调控，进而影响到细胞形态，细胞骨架等变化。分子学的倒位易位实验分析表明 X 染色体长臂 2 区 6 带 (Xq26) 处的基因被重排打断。119 名非特异性智力发育迟滞患者的突变筛查结果显示突变位于 *ARHGER6* 的第一个内含子。该突变导致了外显子 2 被跳过，造成蛋白 28 个氨基酸的缺失。

　　Nodé-Langlois 等[123]发现 *ARHGEF6* 和 *PAK3* 对树突棘形态变化的影响。他们克隆出大鼠 *Arhgef6* 基因并进行标记，然后转染到海马组织中，培养后染色分析显示树突棘处有点状染色。*ARHGEF6*、*PAK3* 的过表达或 PAK3 的持续活性表达并不会改变树突棘的形态。但是，如果用 siRNA 去沉默 *ARHGEF6*，树突棘的形态就发生了异常，这种情况和敲除 *PAK3* 后研究结果类似。这种异常的树突棘形态可以通过 *PAK3* 的持续活性共表达得到纠正，而野生型的 *PAK3* 则起不到纠正作用。总之，所有结果表明 *ARHGEF6* 存在于树突棘，并通过下游 PAK3 调控来调节维系树突棘的正常形态。

(4) 目前基因突变概述

　　目前人类基因突变数据库收录的 *ARHGEF6* 基因突变有 2 个，其中，剪接突变 1 个，大片段插入 1 个。

六、MRX72 基因诊断

(1) 概述

　　RAB39B 基因，即编码 RAB39B 蛋白的基因，位于 X 染色体长臂 2 区 8 带 (Xq28)，基因组坐标为 (GRCh37):X:154487526-154493852；基因全长 6327bp，包含 2 个外显子，编码 213 个氨基酸。

(2) 基因对应蛋白结构及功能

　　RAB39B 蛋白是一种分子质量较小的 GTP 酶，分布于高尔基体中，它们往返于细胞表面和反面高尔基体，对核内体进行分类回收[8]。故而 RAB39B 蛋白在真核细胞中的囊泡运输有着重要作用。

(3) 基因突变致病机制

　　Maila Giannandrea 等[24]发现两个男性患者的 GTPase *RAB39B* 基因的突变，一个发生在 X(D-23) 家族，在起始密码子后第 7 个氨基酸引入了一个终止密码子 (c.21C>A;p.Y7X)；另一个 MRX72 家族，突变 (c.215+1G>A) 改变了 5' 拼接位点正常的剪接。两种突变都导致基因表达无蛋白产物。研究

表明，人脑和小鼠大脑在出生后的发育生长阶段，*RAB39B* 基因的表达量显著提升，且在神经元前体细胞和海马神经元中的表达量最高。RAB39B 蛋白在小鼠原代海马神经元的负调控会导致神经突触末端生长锥数目，突触囊泡数目及神经元分支的减少，突触末端生长锥形态的改变。故而 RAB39B 蛋白对突触的形成和维持是不可缺少的。这种变化可能会导致神经细胞生长紊乱甚至结构不完整。

　　Vanmarsenille 等[24]证明了小鼠原代海马神经元 RAB39B 的过量表达会导致神经元分支和突触数目的显著减少。这个结果表明 RAB39B 的高强度表达会导致神经系统发育紊乱，进而引起认知功能障碍。

　　Wilson 等[25]发现用 shRNA 处理小鼠海马神经元可以获得低密度共核蛋白。对这些细胞进行免疫印迹分析，他们发现 RAB39B 减少了 40%，共核蛋白减少了 50%，这意味着 RAB39B 负调控能导致共核蛋白的稳态失调。

(4) 目前基因突变概述

　　目前人类基因突变数据库收录的 *RAB39B* 基因突变有 3 个，其中错义／无义突变 2 个，剪接突变 1 个。突变分布在基因整个编码区，无突变热点。

七、MRX90 基因诊断

(1) 概述

　　DLG3 基因，即编码突触关联蛋白 102(SAP102) 的基因，位于 X 染色体长臂 1 区 3 带 1 亚带 (Xq13.1)，基因组坐标为 (GRCh37):X:69664705-69725343，基因全长 60 639bp，包含 23 个外显子，编码 849 个氨基酸。

(2) 基因对应蛋白结构及功能

　　SAP102 蛋白属于一种胞膜鸟苷酸激酶蛋白，它对突触的形成十分重要。SAP102 蛋白由 PDZ 域、SH3 域和 C 端类鸟苷激酶域组成。SAP102 蛋白能直接和 NMDA 谷氨酸受体 NR2B 亚基相互作用，然后再配合其他蛋白共同完成 NMDA 受体的定位、固定化及信号转导。它能特异性地去识别完整的膜蛋白，从而调控它们下游信号转导，促进细胞骨架的构建。SAP102 蛋白表达于早期大脑发育时期，在突触传递兴奋的过程中，突触后密集区可以看到它们的身影，对突触 NMDA 受体的聚集有重要作用。

(3) 基因突变致病机制

　　Tarpey 等[101]确定出 *DLG3* 基因的截短突变。该突变属于无义突变，在第 3 个 PDZ 域或之前引

入了一个提前的终止密码子。这样一来，SAP102蛋白就因为结构不完整失去了正常的功能，活性区域没办法和 NMDA 受体结合，进行信号传递，那么下游的信号转导路径就被阻断了。SAP102 蛋白活性的缺失使得突出可塑性发生改变。突触可塑性指的是神经细胞之间的连接强度可以调节的特性。NMDA 受体和特定形式的突触可塑性的感应有相关性，这种突触可塑性包含长期增强作用及长期抑制作用。而这些突触可塑性的变化被认为是学习和记忆的重要神经化学基础。这样就能解释 DLG3 突变的个体为什么发生了智力认知障碍。

Zanni 等[26] 发现了 DLG3 基因的一种剪接突变。他们报道的胞膜鸟苷酸激酶蛋白有 SAP97、(PSD)95、PSD(93)，都可以和 NMDA 受体、突触后膜密集区蛋白复合体直接相互作用。DLG3 基因的产物能直接结合谷氨酸受体，传递信号和化学递质。

Wei 等[27] 发现 SAP102 在突触中的定位是通过可变剪接来调节实现。在树突棘高度富集的 SAP102，其 C 端的 SH3 域和鸟苷酸激酶域间以一个插入。而之前观察到的棘的伸长与 SAP102 C 端的可变剪接是没有关系的。

(4) 目前基因突变概述

目前人类基因突变数据库收录的 DLG3 基因突变有 5 个，其中错义 / 无义突变 1 个，剪接突变 3 个，小的插入 1 个。突变分布在基因整个编码区，无突变热点。

八、MRX93 基因诊断

(1) 概述

BRWD3 基因，即编码包含溴结构域和 WD 重复结构域蛋白 3(bromodomain and WD repeat domain containing 3) 的基因，位于 X 染色体长臂 2 区 1 带 1 亚带 (Xq21.1)；基因组坐标为 (GRCh37):X: 79924987-80065233，全长 140 247bp，包含 42 个外显子，编码 1803 个氨基酸。

(2) 基因对应蛋白结构及功能

BRWD3 基因编码的蛋白包含一个溴结构域和若干的 WD 重复序列。该蛋白被认为具有非染色质修饰功能并可能在转录过程中起作用。该蛋白也在细胞形态的调节和细胞骨架的重组中发挥作用从而调控细胞形态。编码该蛋白的基因缺陷会导致 MRX93，也可能导致 B 细胞介导的慢性淋巴细胞型白血病。

(3) 基因突变致病机制

Field 等[11] 在 1 个家系内 2 名患有 X 连锁智力发育迟缓和巨头畸形的成员 (叔叔和侄子) 中，检出 BRWD3 基因的 29 号内含子的 c.3325+1G>T 剪接突变。从其中 1 名患者体内分离出来的淋巴样干细胞中提取出 cDNA 进行分析显示，该突变跨越了 29 号外显子并且提前产生终止密码子。Field 检出该家系内 3 名女性成员携带该突变，该突变所在的染色体基本无活性。

(4) 目前基因突变概述

目前人类基因突变数据库收录的 BRWD3 基因突变有 3 个，其中错义 / 无义突变 1 个，剪接突变 1 个，小的插入 1 个。

九、MRX96 基因诊断

(1) 概述

SYP 基因，即编码突触小泡蛋白 (synaptophysin) 的基因，位于 X 染色体短臂 1 区 1 带 2 亚带 3 次亚带 (Xp11.23)；基因组坐标为 (GRCh37): X: 49044263-49056661，基因全长 12 399bp，包含 7 个外显子，编码 314 个氨基酸。

(2) 基因对应蛋白结构及功能

SYP 基因编码的蛋白为突触小泡蛋白，该蛋白是神经元和内分泌细胞突触小泡的一种膜内在蛋白。该蛋白可与胆固醇结合并将突触小泡相关膜蛋白 2 靶向于细胞内。该蛋白可能除了具有整合其他细胞膜元件或将突触小泡靶向于细胞质膜等结构功能外，还参与短期 / 长期突触可塑性的调节。编码该蛋白的基因突变将导致 MRX96。

(3) 基因突变致病机制

2009 年，Tarpey 等[13] 在 208 个患有 MRX96 的家系中进行 X 染色体外显子测序，检出 SYP 基因的 4 个的突变 (p.T92fs*45、c.177_178CA-GT、p.N59_K60-KX、p.D277fs*59)，并且患者的突变与表型符合家系共分离。部分 MRX96 患者同时患有癫痫。家系中未患病成员均无此突变。

Kwon 等[28] 利用光学成像及电生理学实验，对体外培养的野生型和 Syp 基因敲除 (SYP⁻) 的小鼠海马神经元进行研究，发现 Syp 基因在突触小泡的有效的内吞过程中发挥作用。SYP⁻ 神经元的电压钳实验显示在持续的刺激下，SYP⁻ 神经元突触明显被抑制，并且囊泡回收速度减慢。SYP⁻ 神经元中神经递质的释放，突触后响应，短期的突触可塑性均表现正常；在 *SYP*⁻ 神经元中表达 C 端截短 SYP 蛋白能恢复刺激后神经元恢复期的内吞作用。因此，推测 *Syp* 基因具有两个结构原件在刺激中或刺激后突触囊泡的修复中起调节作用。

(4) 目前基因突变概述

目前人类基因突变数据库收录的 *SYP* 基因突变有 3 个，其中错义 / 无义突变 1 个，小的缺失 1 个，小的插入 1 个。

十、MRX98 基因诊断

(1) 概述

KIAA2022 基因，即编码 KIAA2022 蛋白的基因，位于 X 染色体长臂 1 区 3 带 3 亚带 (Xq13.3)，基因组坐标为 (GRCh37):X:73952691-74145287，基因全长 192 597bp，包含 4 个外显子，编码 1517 个氨基酸。

(2) 基因对应蛋白结构及功能

KIAA2022 基因在 X 染色体发生倒位会破坏该基因，并且 G 蛋白耦合嘌呤受体基因位于 X 染色体的假常染色体区域。GO 注释显示该编码该蛋白的基因具有 3′-5′ 核酸外切酶活性及 DNA 指导的 DNA 聚合活性。该基因突变常导致 *KIAA2022* 相关性 MRX98。

(3) 基因突变致病机制

van Maldergem 等[29]利用 X 染色体外显子测序或微列阵 CGH 分析，在 3 个无血缘关系的家系中多名 MRX98 患者中，检出 *KIAA2022* 基因的 3 个突变 (p.S1200Yfs*5、pR62Efs*22、70kb 重复)。其中两个突变 (p.S1200Yfs*5、p.R62Efs*22) 导致蛋白合成提前终止和功能缺失，而发生在 *KIAA2022* 基因 1 号外显子的 70kb 重复突变导致 *KIAA2022* 基因表达水平下降 60%。家系中携带这 3 个突变的女性成员无疾病的临床表征。体外实验表明培养敲除 *KIAA2022* 基因的海马神经元导致包括树突和轴突在内的神经突增生，研究表明 *KIAA2022* 基因在神经元发育和大脑功能中发挥重要作用。

本病尚无相应的分子研究，致病机制未明。

(4) 目前基因突变概述

目前人类基因突变数据库没有收录 *KIAA2022* 基因突变信息，但在文献中报道该基因有 3 个突变 (p.S1200Yfs*5、pR62Efs*22、70kb 重复)。

（ 王子璇　金　朝　李丽霞　余舒扬　陈世宏

包　薇　刘龙英）

参考文献

[1] Raymond FL. X linked mental retardation: a clinical guide. J Med Genet, 2006, 43: 193-200

[2] Shoubridge C, Tarpey PS, Abidi F, et al. Mutations in the guanine nucleotide exchange factor gene *IQSEC2* cause nonsyndromic intellectual disability. Nat Genet, 2010, 42: 486-488

[3] Piton A, Michaud JL, Peng H, et al. Mutations in the calcium-related gene *IL1RAPL1* are associated with autism. Hum Mol Genet, 2008, 17: 3965-3974

[4] Franek KJ, Butler J, Johnson J, et al. Deletion of the immunoglobulin domain of *IL1RAPL1* results in nonsyndromic X-linked intellectual disability associated with behavioral problems and mild dysmorphism. Am J Med Genet A, 2011, 155a: 1109-1114

[5] Gedeon AK, Nelson J, Gecz J,et al. X-linked mild non-syndromic mental retardation with neuropsychiatric problems and the missense mutation A365E in PAK3. Am J Med Genet A, 2003, 120a: 509-517

[6] Peippo M, Koivisto AM, Sarkamo T, et al. PAK3 related mental disability: further characterization of the phenotype. Am J Med Genet A, 2007, 143a: 2406-2416

[7] Kutsche K, Yntema H, Brandt A, et al. Mutations in *ARHGEF6*, encoding a guanine nucleotide exchange factor for Rho GTPases, in patients with X-linked mental retardation. Nat Genet, 2000, 26: 247-250

[8] Giannandrea M, Bianchi V, Mignogna ML, et al. Mutations in the small GTPase gene *RAB39B* are responsible for X-linked mental retardation associated with autism, epilepsy, and macrocephaly. Am J Hum Genet, 2010, 86: 185-195

[9] Philips AK, Siren A, Avela K, et al. X-exome sequencing in Finnish families with intellectual disability -four novel mutations and two novel syndromic phenotypes. Orphanet. Orphanet J Rare Dis, 2014, 9: 49

[10] Tarpey P, Parnau J, Blow M, et al. Mutations in the *DLG3* gene cause nonsyndromic X-linked mental retardation. Am J Hum Genet, 2004, 75: 318-324

[11] Field M, Tarpey PS, Smith R, et al. Mutations in the *BRWD3* gene cause X-linked mental retardation associated with macrocephaly. Am J Hum Genet, 2007, 81: 367-374

[12] Gedeon A, Kerr B, Mulley J, et al. Pericentromeric genes for non-specific X-linked mental retardation (MRX). Am J Med Genet, 1994, 51: 553-564

[13] Tarpey PS, Smith R, Pleasance E, et al. A systematic, large-scale resequencing screen of X-chromosome coding exons in mental retardation. Nature Genet, 2009, 41: 535-543

[14] Christianson AL, Stevenson RE, van der Meyden CH, et al. X linked severe mental retardation, craniofacial

dysmorphology, epilepsy, ophthalmoplegia, and cerebellar atrophy in a large South African kindred is localised to Xq24-q27. J Med Genet, 1999, 36: 759-766

[15] Gilfillan GD, Selmer KK, Roxrud I, et al. *SLC9A6* mutations cause X-linked mental retardation, microcephaly, epilepsy, and ataxia, a phenotype mimicking Angelman syndrome. Am J Hum Genet, 2008, 82: 1003-1010

[16] Schroer RJ, Holden KR, Tarpey PS, et al. Natural history of Christianson syndrome. Am J Med Genet, 2010, 152A: 2775-2783

[17] Chelly J. Breakthroughs in molecular and cellular mechanisms underlying X-linked mental retardation.Hum Mol Genet, 1999, 8: 1833-1838

[18] Carrie A, Jun L, Bienvenu T, et al. A new member of the IL-1 receptor family highly expressed in hippocampus and involved in X-linked mental retardation.Nat Genet, 1999, 23: 25-31

[19] Valnegri P, Montrasio C, Brambilla D, et al. The X-linked intellectual disability protein *IL1RAPL1* regulates excitatory synapse formation by binding PTPdelta and RhoGAP2. Hum Mol Genet, 2011, 20: 4797-4809

[20] Allen KM, Gleeson JG, Bagrodia S, et al. *PAK3* mutation in nonsyndromic X-linked mental retardation. Nat Genet, 1998, 20: 25-30

[21] Huang W, Zhou Z, Asrar S, et al. P21-Activated kinases 1 and 3 control brain size through coordinating neuronal complexity and synaptic properties. Mol Cell Biol, 2011, 31: 388-403

[22] Kutsche K, Yntema H, Brandt A, et al. Mutations in ARHGEF6, encoding a guanine nucleotide exchange factor for Rho GTPases, in patients with X-linked mental retardation. Nat Genet, 2000, 26: 247-250

[23] Nodé-Langlois R1, Muller D, Boda B. Sequential implication of the mental retardation proteins ARHGEF6 and PAK3 in spine morphogenesis. J Cell Sci, 2006, 119: 4986-4993

[24] Vanmarsenille L, Giannandrea M, Fieremans N, et al. Increased dosage of RAB39B affects neuronal development and could explain the cognitive impairment in male patients with distal Xq28 copy number gains. Hum Mutat, 2014, 35: 377-383

[25] Wilson GR, Sim JCH, McLean C, et al. Mutations in RAB39B cause X-linked intellectual disability and early-onset Parkinson disease with alpha-synuclein pathology. Am J Hum Genet, 2014, 95: 729-735

[26] Zanni G, van Esch H, Bensalem A, et al. A novel mutation in the *DLG3* gene encoding the synapse-associated protein 102 (SAP102) causes non syndromic mental retardation. Neurogenetics, 2010, 11: 251-255

[27] Wei Z, Behrman B, Wu WH. Subunit-specific regulation of N-methyl-D-aspartate (NMDA) receptor trafficking by SAP102 protein splice variants. J Biol Chem, 2015, 290: 5105-5116

[28] Kwon SE, Chapman ER.Synaptophysin regulates the kinetics of synaptic vesicle endocytosis in central neurons. Neuron, 2011, 70: 847-854

[29] Van Maldergem L, Hou Q, Kalscheuer VM, et al. Loss of function of *KIAA2022* causes mild to severe intellectual disability with an autism spectrum disorder and impairs neurite outgrowth. Hum Mol Genet, 2013, 22: 3306-3314

850　FRAXE 智力发育迟缓
(mental retardation, X-linked, associated with fragile site, FRAXE; OMIM 309548)

一、临床诊断

(1) 概述

FRAXE 智力发育迟缓是一种由于 X 染色体上 *AFF2* 基因突变导致的疾病，临床表现为轻到中度的智力低下伴学习困难、交流障碍、注意力缺陷、多动及自闭症样行为。在新生男性患儿中，发病率为 1/50 000。

(2) 临床表现

Knight 等[1] 在 1996 年报道了 3 例 FEAXE 的男性患者，表现为发育迟缓和小头畸形。在 10 岁时，患者表现为身材矮小；11 岁时，教育心理测试发现患者单词识别只达到 6.4 岁儿童的水平，而基础数字技能只有 6.1 岁儿童的水平；其他 3 名患者出现发育迟缓，但不伴身材矮小或小头畸形。Mila 等[2] 报道了 1 例 *FMR2* 基因甲基化的患者表现为轻度智力低下伴精神行为异常，但无明显的身体异常。Russo 等[3] 在 1998 年报道了 1 个 FRAXE 阳性的意大利家系，患者表现为不同程度的智力低下，在马赛克基因型的男性患者中轻度智力低下更加明显。Stettner 等[4] 在 2011 年报道了 2 名男性患者，是兄弟 2 人，分别为 10 岁和 11 岁，表现为轻到中度的智力低下和行为异常，2 人在出生后第 2 年都表现出临床症状，即轻度的运动和显著的语言发育迟缓，同时有明显的行为症状，包括敌意、冲动、易激惹、注意力缺陷和多动症。此外，还有自动症样表现，拍手、兴趣局限、重复行为和社交能力受损，随着年龄增长也越来越明显，但没有显著的畸形。

(3) 辅助检查

尚无相关报道。

(4) 病理表现

尚无相关报道。

(5) 受累部位病变汇总 (表 850-1)

表 850-1 受累部位及表现

受累部位	主要表现
脑	智力低下、精神症状、自闭症、生长发育迟缓

二、基因诊断

(1) 概述

AFF2 基因，即编码 AF4/FMR2 家族转录激活因子的基因，位于 X 染色体长臂 2 区 8 带 (Xq28)，基因组坐标为 (GRCh37):X:147582139-148082193，基因全长 500 055bp，包含 22 个外显子，编码 1312 个氨基酸。

(2) 基因对应蛋白结构及功能

AFF2 基因编码的蛋白是转录激活因子，该转录因子是 AF4/FMR2 家族的成员之一。该蛋白是 1 个 RMA 结合蛋白，通过与 G- 四链体 RNA 结构发生相互作用可能参与可变剪接调节。编码该蛋白的基因位于 X 染色体上的，与叶酸敏感的脆性 X E 位点有关。脆性 X E 位点的重复多态性会使该基因沉默并导致脆性 X 综合征。

(3) 基因突变致病机制

Knight 等[5] 使用物理映射策略，克隆了 *AFF2* 基因并且证明了表达这一基因位点的人群具有在 Xq28 位置上的 CpG 岛邻近的 GCC 重复放大。在该区域的 PCR 分析也表明了正常人有 6~25 份 GCC 重复，而智力发育迟缓的 FRAXE 阳性者则有 200 多份 GCC 重复且他们的 CpG 岛有甲基化。

Gecz 等[6] 提出 *AFF2* 基因的 CCG 重复序列位于 *AFF2* 基因的 5′ UTR 区域内，在脆性位点 [即 >250(CCG)$_n$ 重复序列] 发生突变的情况下，*AFF2* 基因的转录会消失。

Gecz 等[7] 的研究数据表明，他们通过向 *Aff2* 基因的 1 号外显子引入一个突变后得到 *Aff2* 基因敲除小鼠，在早期阶段，敲除 *Aff2* 基因的小鼠没有表现出明显的临床表型和病理学异常，但是在初步的行为测试中，它们在条件性恐惧测试中与野生型小鼠表现存在差异。

(4) 目前基因突变概述

目前人类基因突变数据库收录的 *AFF2* 基因突变有 3 个，大片段的缺失 2 个，大片段插入 1 个。

（余舒扬　范楚珧）

参考文献

[1] Knight SJ, Ritchie RJ, Chakrabarti L, et al. A study of FRAXE in mentally retarded individuals referred for fragile X syndrome (FRAXA) testing in the United Kingdom. Am J Hum Genet, 1996, 58: 906-913

[2] Mila M, Sanchez A, Badenas C, et al. Screening for *FMR1* and *FMR2* mutations in 222 individuals from Spanish special schools: identification of a case of FRAXE-associated mental retardation. Hum Genet, 1997,100: 503-507

[3] Russo S, Selicorni A, Bedeschi MF, et al. Molecular characterization of FRAXE-positive subjects with mental impairement in two unrelated Italian families. Am J Med Genet, 1998,75: 304-308

[4] Stettner GM, Shoukier M, Hoger C, et al. Familial intellectual disability and autistic behavior caused by a small *FMR2* gene deletion. Am J Med Genet A, 2011,155A: 2003-2007

[5] Knight SJ, Flannery AV, Hirst MC, et al. Trinucleotide repeat amplification and hypermethylation of a CpG island in FRAXE mental retardation. Cell, 1993, 74: 127-134

[6] Gecz J, Gedeon AK, Sutherland GR, et al. Identification of the gene *FMR2*, associated with FRAXE mental retardation. Nat Genet, 1996, 13: 105-108

[7] Gecz J.The *FMR2* gene, FRAXE and non-specific X-linked mental retardation: clinical and molecular aspects. Ann Hum Genet, 2000, 64: 95-106

851 智力低下 X 连锁综合征 10 型
(mental retardation, X-linked, syndromic 10, MRXS10; OMIM 300220)

一、临床诊断

(1) 概述

智力低下 X 连锁综合征 10 型 (MRXS10) 是一种由于 HSD17B10 基因突变导致的疾病，临床表现以智力低下为主要特征，伴有锥体外系症状，如舞蹈样动作及手足徐动症，以及精神行为异常，如敌意、易激惹、幻觉和自伤行为等。目前仅报道了一个家系。遗传谱系分析强烈提示可能为 X 连锁隐性遗传。它是一种非综合征形式的 X 连锁智力低下疾病，是由于染色体 X 染色体短臂 1 区 1 带 2 亚带 2 次亚带 (Xp11.22) 的微重复导致的，涵盖了 HSD17B10 和 HUWE1 基因。

(2) 临床表现

Reyniers 等于 1999 年首先报道了一个来自卢森堡的四代家系中的 5 例患者[1]。患者主要表现为轻度智力低下伴舞蹈手足徐动症和异常行为。舞蹈手足徐动症是这 5 例患者最具特征性的临床表现，其特征包括不自主、不规律、无目的、无节律、爆发性、快速的肢体运动，从身体一部分到另一部分 (舞蹈样动作) 以及同时伴随的缓慢、扭转的持续运动 (徐动症)。行为异常包括敌意和易激惹 (先证者)、幻觉和自伤行为 (先证者的 3 个叔叔) 及语言障碍。可有轻度面部畸形 (图 851-1)。

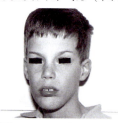
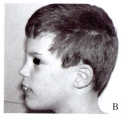

图 851-1 患者正面及侧面照片，未见明显特征性的面部畸形

(Hum Genet, 1999, 65:1406-1412)

(3) 辅助检查
尚无相关报道。

(4) 病理表现
尚无相关报道。

(5) 受累部位病变汇总 (表 851-1)

表 851-1 受累部位及表现

受累部位	主要表现
脑	舞蹈手足徐动症 (不自主、不规律、无目的、无节律、暴发性、快速的肢体运动，从身体一部分到另一部分的舞蹈样动作) 及徐动症 (缓慢、扭转的持续运动)；行为异常包括敌意和易激惹、幻觉和自伤行为以及语言障碍，可有轻度面部畸形

二、基因诊断

(1) 概述

HSD17B10 基因，即编码 3- 羟基酰基辅酶 A 脱氢酶 Ⅱ (3-hydroxyacyl-CoA dehydrogenase type Ⅱ) 的基因，位于 X 染色体短臂 1 区 1 带 2 亚带 2 次亚带 (Xp11.22)，基因组坐标为 (GRCh37): X: 53458206-53461323，基因全长 3118bp，包含 6 个外显子，编码 262 个氨基酸。

(2) 基因对应蛋白结构及功能

HSD17B10 基因产物是一种线粒体蛋白，能够催化多种脂肪酸、醇类和类固醇的氧化，参与线粒体 tRNA 的成熟。该蛋白是线粒体核糖核酸酶 P 的组成成分，线粒体核糖核酸酶 P 能够在 5′ 端剪切 tRNA。该蛋白催化雄激素和雌激素 17 位的 β- 氧化，对雄甾酮具有 α- 羟甾类脱氢酶活性。其能催化脂肪酸 β- 氧化的第三步，进行 7-α-OH 和 7-β-OH 胆汁酸氧化转换，也对 C21 甾体类物质显示出 20-β-OH 和 21-OH 脱氢酶活性。其通过与细胞内的 β- 淀粉样蛋白作用，可能会导致与阿尔茨海默病 (AD) 相关的神经功能障碍。

(3) 基因突变致病机制

Lenski 等[2] 研究表明突变蛋白表达量减少的原因是野生型蛋白片段表达量的减少，而并非是 HSD17B10 基因异常剪接蛋白片段表达量的增加造成疾病的发生。HSD17B10 基因编码 3- 羟基酰基辅酶 A 脱氢酶 Ⅱ，在所有患者中都检测出该基因的突变 (p.R192R)。同时，他们的研究也强烈地说明

HSD17B10 蛋白表达量的减少导致了 MRXS10 的发生。

Rauschenberger 等 [3] 将 *HSD17B10* 基因突变患者的纤维母细胞进行测试后发现，突变蛋白的活性仅为野生型的 30%，并且线粒体呈片段化和点状分布。将 *HSD17B10* 基因的 p.D86G 突变引入 *HSD17B10* 基因野生型细胞不能阻止凋亡，因此认为 *HSD17B10* 基因发生突变会导致线粒体功能缺失。

(4) 目前基因突变概述

目前人类基因突变数据库收录的 *HSD17B10* 基因突变有 7 个，均为错义 / 无义突变。

（余舒扬　范楚琊）

参考文献

[1] Reyniers E, Van Bogaert P, Peeters N, et al. A new neurological syndrome with mental retardation, choreoathetosis, and abnormal behavior maps to chromosome Xp11. Am J Hum Genet, 1999, 65: 1406-1412

[2] Lenski C, Kooy RF, Reyniers E, et al. The reduced expression of the HADH2 protein causes X-linked mental retardation, choreoathetosis, and abnormal behavior. Am J Hum Genet, 2007, 80: 372-377

[3] Rauschenberger K, Schöler K, Sass JO, et al. A non-enzymatic function of 17β-hydroxysteroid dehydrogenase type 10 is required for mitochondrial integrity and cell survival. EMBO Mol Med, 2010, 2: 51-62

852　智力低下 X 连锁综合征 13 型
(mental retardation, X-linked, syndromic 13, MRXS13; OMIM 300055)

一、临床诊断

(1) 概述

智力低下 X 连锁综合征 13 型 (MRXS13) 是由 X 染色体长臂 2 区 8 带 (Xq28) 上甲基化 CpG 结合蛋白 2 基因突变引起的。临床表现根据性别及突变类型有所差别。

(2) 临床表现

Lindsay 等 1996 年报道了一个三代家系，男性患者表现为中等程度的智力减退伴躁狂 - 抑郁性精神病、锥体束征、帕金森样症状及巨睾症 [1]。Claes 等 [2] 1997 年报道了一个 X 连锁智力低下伴进行性痉挛的家系，受累的男性患者表现为精神运动发育延迟、面部肌肉松弛、流涎和痉挛性截瘫体型、头围偏大。其中一名患者有舞蹈手足徐动症以及心电图提示的缓慢性心律失常、双侧幼年性白内障。Meloni 等 [3] 在 2000 年对同一家系也进行了研究，对比了与 Rett 综合征的临床表现，相似点包括语言功能丧失、共济失调型步态、癫痫发作、磨牙、流涎，而且，痉挛性截瘫常出现在 Rett 综合征末期。显著的不同点包括没有生长迟滞、获得性双手技能的丧失及后天出现的小头畸形。*MECP2* 基因突变在女性中会引起 Rett 综合征 (6~18 个月之间发育停止、习得的技能退化、语言丧失、刻板运动、小头畸形、癫痫和智力低下）。在男性患者中，*MECP2* 基因的非 RTT 突变可引起一系列不同的表型，包括 X 连锁智力低下伴随肌痉挛 (可表现为精神运动发育迟滞、躁狂 - 抑郁性精神病、锥体束征、帕金森样症状、共济失调、癫痫、自闭症样症状、舞蹈手足徐动症、脊柱畸形、关节挛缩等)，Lubs-X 连锁智力低下综合征 (严重的智力低下、婴儿肌张力过低症、轻度畸形、言语发展差、自闭症样表现、癫痫发作、进行性肌痉挛和反复感染，是由于 *MECP2* 基因重复导致)。与 RTT 相关的 *MECP2* 基因突变男性患者表现为新生儿严重脑病，通常是致死性的。

(3) 辅助检查
头颅 CT 或 MRI 表现正常。

(4) 病理表现
尚无相关报道。

(5) 受累部位病变汇总 (表 852-1)

表 852-1　受累部位及表现

受累部位	主要表现
脑	女性患者 Rett 综合征、男性患者可表现为 X 连锁智力低下伴随肌痉挛 (精神运动发育迟滞、躁狂 - 抑郁性精神病、锥体束征、帕金森样症状、共济失调、癫痫、自闭症样症状、舞蹈手足徐动症、关节挛缩等) 或 Lubs-X 连锁智力低下综合征

二、基因诊断

(1) 概述

MECP2 基因，即编码甲基 CpG 结合蛋白 2 的基因，位于 X 染色体长臂 2 区 8 带 (Xq28)，基因组坐标为 (GRCh37):X:153287025-153363188，基因全长 76 164bp，包含 10 个外显子，编码 499 个氨基酸。

(2) 基因对应蛋白结构及功能

MECP2 基因编码的蛋白是能够与甲基化 DNA 结合的染色体蛋白。它能够与单一的甲基化的 CpG 对特异性结合，并且不受甲基化 CpG 岛侧翼序列的影响。该蛋白通过与组蛋白脱乙酰酶和辅抑制物 SIN3A 的相互作用介导转录抑制。该蛋白能与包含 5- 甲基胞嘧啶 (5mC) 和 5- 羟甲基胞嘧啶 (5hmC) 的 DNA 结合，并且因为与 5- 甲基胞嘧啶类似而优先选择与其结合。MECP2 蛋白在干细胞中可有可无，但在胚胎发育过程中必不可少。

(3) 基因突变致病机制

Meloni 等[3] 利用 PCR 产物直接测序和单链构象多态性分析，在 1 名男性综合征型智力发育迟缓患者中检出 *MECP2* 基因的 (p.E406X) 突变。

Yntema 等[4] 报道了一个家族两代人中有 3 名男性有轻度非特异性智力缺陷，且这 3 名男性没有任何形态或神经系统的异常，也没有智力衰退的历史。患有这种病的个体在 *MECP2* 基因的 C 端有 240bp 的结构内缺失。一名未患病的女性携带者表现出极其扭曲的 X 染色体失活。Gomot 等[5] 提供了该家庭的后续报道。他们发现该家庭中患病的男性具有多种情绪或行为问题，包括情绪障碍和攻击行为。其中两名患者表现出言语刻板，运动能力相对迟钝的症状。

Chen 等[6] 对 *Mecp2* 基因缺陷小鼠的研究表明，*Mecp2* 基因的破坏不会造成胚胎致死，敲除 *Mecp2* 基因的小鼠出生后 5 周表现正常，但 6~12 周时相继发病死亡。发病时的行为异常主要表现为紧张，身体震颤，偶发性呼吸困难等，还有一部分小鼠可能表现为肥胖以及生理功能减退。研究表明 *MECP2* 基因不仅在脑部免疫中发挥作用，*MECP* 基因缺陷导致神经元功能障碍证明 *MECP* 基因在神经元的成熟中也起作用。

(4) 目前基因突变概述

目前人类基因突变数据库收录的 *MECP2* 基因突变有 631 个，其中错义 / 无义突变 174 个，剪接突变 10 个，小的缺失 107 个，小的插入 55 个，大片段缺失 208 个，大片段插入 76 个，调控区突变 1 个。

（余舒扬　范楚珧）

参考文献

[1] Lindsay S. Splitt M, Edney S, et al. PPM-X: A new X-linked mentalretardation syndrome with psychosis, pyramidal signs, and macroorchidism maps to Xq28. Am J Hum Genet, 1996, 58: 1120-1126

[2] Claes S, Devriendt K, D'Adamo P, et al. X-linked severe mentalretardation and a progressive neurological disorder in a Belgian family: clinical and genetic studies. Clin Genet, 1997, 52: 155-161

[3] Melon I, Bruttini M, Longo I, et al. A mutation in the Rett syndrome gene, *MECP2*, causes X-linked mental retardation and progressive spasticity in males. Am J Hum Genet, 2000,67: 982-985

[4] Yntema HG, Oudakker AR, Kleefstra T, et al. In-frame deletion in *MECP2* causes mild nonspecific mental retardation. Am J Med Genet, 2002, 107: 81-83

[5] Gomot M, Gendrot C, Verloes A, et al. *MECP2* gene mutations in non-syndromic X-linked mental retardation: phenotype-genotype correlation. Am J Med Genet A, 2003, 123A: 129-139

[6] Chen RZ, Akbarian S, Tudor M, et al. Deficiency of methyl-CpG binding protein-2 in CNS neurons results in a Rett-like phenotype in mice. Nat Genet, 2001, 27: 327-331

853　智力低下 X 连锁综合征 14 型
(mental retardation, X-linked, syndromic 14, MRXS14; OMIM 300676)

一、临床诊断

(1) 概述

智力低下 X 连锁综合征 14 型 (MRXS14) 是由于 *UPF3B* 基因突变引起的疾病，该基因与 mRNA 转录的无意义介导衰减有关，一些患者表现为非综合征性的智力低下。谱系分析提示遗传方式符合 X 连锁隐性遗传。

(2) 临床表现

Tarpey 等[1] 在 2007 年报道了 4 个没有血缘关系的 X 连锁智力低下综合征家系。尽管患者的表型多变，然而具有一些共同特征，包括轻到重度的智力低下、自闭症样行为、身材苗条、肌群弱、面部畸形 (长瘦脸、高腭弓、高鼻梁等，图 853-1) 和下胸畸形。在被报道的这 4 个无血缘关系的家系中，有 2 个家系患者被诊断为 Lujan-Fryns 综合征，1 个家系患者诊断为 Opitz-Kaveggia 综合征。其中 1 个家系被 Graham 等在 1998 年报道。Xu 等[2] 报道了一个大的中国家系，其中 3 名在世和 1 名过世的男性患者有非综合征性的轻度智力低下。所有受累的患者都有身体异常。女性携带者则不受累。

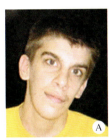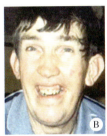
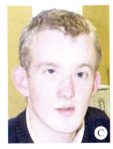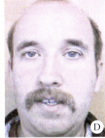

图 853-1　临床表现

A. 患者面部特征包括长瘦脸、宽前额以及上颌发育不良；B. 患者长瘦脸；C. 患者长瘦脸、突出的前额、面部不对称、高鼻梁和突出的下颌；D. 患者仅表现为长脸 (Nature Genet，2007, 39: 1127-1133)

(3) 辅助检查

目前尚无相关报道。

(4) 病理表现

目前尚无相关报道。

(5) 受累部位病变汇总 (表 853-1)

表 853-1　受累部位及表现

受累部位	主要表现
脑	轻到重度的智力低下、自闭症样行为
骨骼、肌肉	身材苗条、肌力弱、面部畸形 (包括长瘦脸、突出的前额、高腭弓、上颌发育不良、高鼻梁、突出的下颌) 及下胸畸形

二、基因诊断

(1) 概述

UPF3B 基因，编码无义转录物 UPF3 调控蛋白，位于 X 染色体长臂 2 区 4 带 (Xq24)，基因组坐标为 (GRCh37): X: 118941115-118986991，基因全长 45 877bp，包含 16 个外显子，编码 484 个氨基酸。

(2) 基因对应蛋白结构及功能

UPF3B 编码参与 mRNA 出核转运及质量控制复合体的一个蛋白组分，所编码的蛋白是人类细胞中酵母 *UPF3B* 的两个有功能的同源物之一。mRNA 质量控制系统检测具有不完整阅读框的 mRNA 继而启动 mRNA 降解过程，早于最后一个外显子 – 外显子连接点会翻译过程诱导这些含有不成熟终止密码子 mRNA 的降解，该蛋白作为细胞核 – 胞质转运蛋白与 mRNA 结合，即便在转运出核后依然保持结合状态，它与 Y14 形成一个复合体并结合在外显子 - 外显子连接点上游 20nt 位置[3]。

(3) 基因突变致病机制

Tarpey 等[1] 对 4 个家族患者分析，确定了位于 *UPF3B* 的杂合突变。在第 1 个家系里，他们发现在该基因第 7 外显子中存在一个四碱基的缺失突变 c.674_677delGAAA。第 2 个家系的该基因第 9 个外显子中存在一个两个碱基的缺失 c.867_868delAG。第 3 个家系的该基因都具有 1 个无义突变 p.C1288T，从而形成一个过短的无功能蛋白产物。而在另一家系中他们发现突变 p.T478G 直接导致 X 连锁智力障碍综合征。

该疾病尚无动物模型。目前该基因致病机制不明。

(4) 目前基因突变概述

目前人类基因突变数据库收录的 *UPF3B* 基因突变有 8 个，其中，错义 / 无义突变 5 个，小的缺失 3 个。

(余舒扬　陈　钰)

参考文献

[1] Tarpey PS, Raymond FL, Nguyen LS, et al. Mutations in *UPF3B*, a member of the nonsense-mediated mRNA decay complex, cause syndromic and nonsyndromic mental retardation. Nature Genet, 2007, 39: 1127-1133

[2] Xu, X, Zhang L, Tong P, et al. Exome Sequenorg identifies

UPF3B as the Causative gene for a Chinese non-syndrome mertal retardation pedigree. Clin, Genet. 2013, 83:560-564

[3] Kim VN, Kataoka N, Dreyfuss, et al. G Role of the nonsense-

mediated decay factor hUpf3 in the splicing-dependent exon-exon junction complex. Sci, 2001, 293: 1832-1836

854　智力低下 X 连锁综合征 32 型
(mental retardation, X-linked, syndromic 32, MRXS32; OMIM 300886)

一、临床诊断

(1) 概述

智力低下 X 连锁综合征 32 型 (MRXS32) 是由于 *CLIC2* 基因突变引起的疾病，目前只有一例家系报道。谱系分析提示遗传方式与 X 连锁隐性遗传一致。

(2) 临床表现

高野等[1] 于 2012 年报道了一例家系。患者为兄弟 2 人，临床均表现为严重的智力低下。2 人于婴儿期就开始出现了精神运动发育迟滞，特别是语言功能发育很差或没有语言功能。其他临床症状还包括癫痫发作、大关节挛缩以及拇指位置异常。其中 1 人出现脑积水，1 人在成年后出现痉挛性四肢瘫痪。2 人在儿童期都在专门的看护机构中度过。2 名患者在 40 岁左右均出现心脏疾病，由于心脏扩大导致的充血性心脏衰竭以及瓣膜关闭不全，其中 1 人有心房颤动。但患者没有明显的骨骼肌异常。患者目前是杂合体携带者，存在学习困难。

(3) 辅助检查

头部磁共振未见明显异常。

(4) 病理表现

目前无相关报道。

(5) 受累部位病变汇总 (表 854-1)

表 854-1　受累部位及表现

受累部位	主要表现
脑	严重的智力低下，婴儿期开始都出现了精神运动发育迟滞，特别是语言功能发育很差或没有语言能力；其他表现包括癫痫发作、痉挛性四肢瘫，影像可发现脑积水
骨骼及关节	大关节挛缩以及拇指位置异常
心脏	40 岁左右出现心脏疾病，表现为心脏扩大，充血性心脏衰竭、瓣膜关闭不全及心房颤动

二、基因诊断

(1) 概述

CLIC2 基因，编码一个胞内氯化物通道蛋白，

位于 12 号染色体长臂 2 区 3 带 2 亚带 (12q23.2)，基因组坐标为 (GRCh37):12:154505500-154563997，基因全长 58 498bp，包含 6 个外显子，编码 247 个氨基酸。

(2) 基因对应蛋白结构及功能

CLIC2 编码一个胞内氯化物通道蛋白。胞内氯化物通道蛋白是一类具有多种重要功能的通道蛋白系统，包括保持膜电位、跨上皮转运、维持胞内 pH 及细胞体积调控。*CLIC2* 的突变可能与利阿诺定受体 2(RYR2) 功能的抑制有关。*CLIC2* 通过影响胞内 ATP 和钙离子浓度弱化 RYR2 通道的功能，继而参与心脏舒张和紧张反应[2]。该基因的突变导致 X 染色体连锁的神经退行性综合征 32 型。

(3) 基因突变致病机制

Takano 等通过对一对患有 X 染色体连锁的神经退行性综合征 32 型的两兄弟的分析中，发现了 303 位 C 到 G 的突变导致保守区 101 位组氨酸转变为谷氨酰胺 (p.H101Q)。该突变在 1059 个正常人中都未找到。这两兄弟的该突变遗传自其母亲。这个突变也被外显子捕获及深度测序所证明。COS-7 和 PC-12 细胞系表达模型显示突变不改变细胞形态和神经突长度，然而突变蛋白更稳定。折叠自由能预测也显示突变蛋白相比于野生型蛋白更稳定。总的来说，*CLIC2* 突变通过保持 RYR 通道的高活力促进钙离子释放，导致心肌过高的 RYR2 活力。也有证据显示突变会改变 CLIC2 插入细胞膜[1]。

该疾病尚无动物模型。目前该基因突变致病机理不明。

(4) 目前基因突变概述

目前人类基因突变数据库收录的 *CLIC2* 基因突变有 1 个，为错义 / 无义突变。

（余舒扬　陈　钰）

参考文献

[1] Takano K, Liu D, Tarpey P, et al. An X-linked channelopathy with cardiomegaly due to a *CLIC2* mutation enhancing

ryanodine receptor channel activity. Hum Molec Genet, 2012, 21: 4497-4507

[2] Dulhunty AF, Pouliquin P, Coggan M, et al. A recently

identified member of the glutathione transferase structural family modifies cardiac RyR2 substate activity, coupled gating and activation by Ca(2+) and ATP. Bio J, 2005, 390: 333-343

855 智力低下 X 连锁综合征 5 型
(mental retardation, X-linked, syndromic 5, MRXS5; OMIM 304340)

一、临床诊断

(1) 概述

智力低下 X 连锁综合征 5 型 (MRXS5) 是由 *AP1S2* 基因突变造成。该病除了智力低下以外，还可能出现其他多种临床表现，包括舞蹈手足徐动症、脑积水、Dandy-Walker 畸形、癫痫、脑内铁和钙沉积。

(2) 临床表现

Fried[1] 于 1972 年报道了一个苏格兰家系，6 名受累男性 IQ 为 20~50，其中 2 名有脑积水，1 名有中脑导水管狭窄，所有患者均有运动功能发育延迟及成年期行走困难。Pettigrew 等[2] 报道了一个荷兰的 4 代家系，其中 9 人为男性患者，5 人为肯定的携带者，主要临床表现包括严重的智力低下、早期肌张力降低，之后进展为肌痉挛和挛缩、舞蹈手足徐动症、狭长面容、第四脑室囊样扩张伴小脑发育不全 (Dandy-Walker 畸形)，以及基底核铁沉积和神经轴性营养不良。Turner 等[3] 报道了一个 4 代家系，主要表现有严重的智力障碍、儿童期肌张力低下、运动功能发育延迟，成人期则出现敌意行为，中度的颅骨枕额周缘缩小和高度降低，并伴随面容改变：三角脸、高前额、招风耳和小尖下巴 (图 855-1)。Saillour 等[4] 于 2007 年报道了一个法国的 4 代家系，除了智力低下外，还表现出肌张力低、运动功能发育延迟以及语言能力差。在 5 名患者中，2 名出现

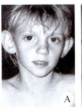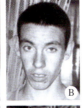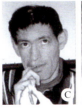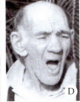

图 855-1　4 名不同年龄 (A~D 分别为 4 岁、15 岁、38 岁及 70 岁) 患者的面容：高前额、长鼻子、长脸、小尖下巴和招风耳
(Am J Med Genet, 2003, 117A: 245-250)

基底核钙化，2 名有先天性脑积水及中脑导水管狭窄 (图 855-2)。

(3) 辅助检查 (图 855-2)

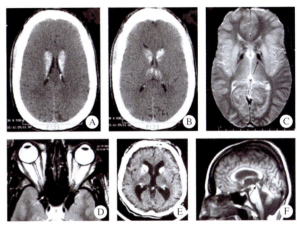

图 855-2　2 名患者的头颅 CT 及 MRI 表现 (A~D 为同一患者，E~F 为另一患者)

轴位 CT(A、B)：由于骨硬化症出现显著的颅骨增厚、尾状核整体及丘脑片状高密度影；MRI 的 T2 回波序列 (C)：壳核和苍白球低信号 (黑色箭头)；轴位 T2 序列 (D)：由于视神经管压迫视神经变细；轴位 CT(E)：轻度颅骨增厚及尾状核高密度；矢状位 T2 序列：轻度脑室扩大不伴中脑导水管狭窄 (黑箭头)，以及轻度小脑蚓部发育不良 (虚线)
(J Med Genet, 2007, 44: 739-744)

(4) 病理表现

Pettigrew 等[2] 报道了一个荷兰的 4 代家系，其中对一名女性患者的尸检发现，患者存在基底核区铁 / 钙沉积神经轴性发育不良，以及大脑皮质萎缩。

(5) 受累部位病变汇总 (表 855-1)

表 855-1　受累部位及表现

受累部位	主要表现
脑	智力低下、运动及语言发育迟滞、肌张力低下、舞蹈手足徐动症、癫痫 / 影像提示脑积水、Dandy-Walker 畸形，以及基底核铁 / 钙沉积神经轴性营养不良
面部	高前额、长鼻子、长脸、小尖下巴、招风耳

二、基因诊断

(1) 概述

AP1S2 基因，编码异四聚体适配蛋白 1 复合体

的 sigma-2 亚基，位于 X 染色体短臂 2 区 2 带 2 亚带 (Xp22.2)，基因组坐标为 (GRCh37):X:15843929-15873137，基因全长 29 209bp，包含 10 个外显子，编码 160 个氨基酸。

(2) 基因对应蛋白结构及功能

适配蛋白 1 复合体定位在高尔基体的胞质面的有被小泡，参与募集网格蛋白同时利用其跨膜结构域识别分类信号。该复合体包含 2 个大亚基，2 个小亚基以及 1 个小的适配亚基[5]。该蛋白编码小亚基，属于适配蛋白家族，目前已发现该基因的数种变体。

(3) 基因突变致病机制

在一个涉及 250 个有 X 染色体神经退行性疾病的家庭的 X 染色体外显子系统测序筛查中，Tarpey 等在 3 个家庭中找到了涉及 AP1S2 的 2 个无义突变和 1 个剪接突变[6]。AP1S2 是第一个被报道的 X 连锁神经退行性疾病相关基因，编码 1 个参与胞吞的蛋白。

该疾病尚无动物模型。该疾病致病机制不明。

(4) 目前基因突变概述

目前人类基因突变数据库收录的 AP1S2 基因突变有 6 个，其中错义 / 无义突变 3 个，剪接突变 2 个，小的缺失 1 个。

（余舒扬 陈 钰）

参考文献

[1] Fried K. X-linked mental retardation and/or hydrocephalus. Clin Genet, 1972, 3:258-263

[2] Pettigrew AL, Jackson LG, Ledbetter DH. New X-linked mental retardation disorder with Dandy-Walker malformation, basal ganglia disease, and seizures. Am J Med Genet, 1991, 38:200-207

[3] Turner G, Gedeon A, Kerr B, et al. Syndromic form of X-linked mental retardation with marked hypotonia in early life, severe mental handicap, and difficult adult behavior maps to Xp22. Am J Med Genet, 2003, 117A:245-250

[4] Saillour Y, Zanni G, Des Portes V, et al. Mutations in the AP1S2 gene encoding the sigma 2 subunit of the adaptor protein 1 complex are associated with syndromic X-linked mental retadation with hydrocephalus and calcifications in basal ganglia(Letter). J Med Genet, 2007, 44:739-744

[5] Cacciagli P, Desvignes JP, Girard N, et al. AP1S2 is mutated in X-linked Dandy-Walker malformation with intellectual disability, basal ganglia disease and seizures (Pettigrew syndrome). Europ J Hum Genet, 2014, 22: 363-368

[6] Tarpey PS, Stevens C, Teague J, et al. Mutations in the gene encoding the sigma 2 subunit of the adaptor protein 1 complex, AP1S2, cause X-linked mental retardation. Am J Hum Genet, 2006, 79: 1119-1124

856 智力低下 X 连锁克里斯蒂安松型
(mental retardation, X-linked, syndromic, Christianson type, MRXSCH; OMIM 300243)

一、临床诊断

(1) 概述

智力低下 X 连锁克里斯蒂安松型 (MRXSCH) 是一种 X 连锁的智力低下综合征，以小头畸形、眼球运动障碍、严重的整体发育迟缓、肌张力低下、异常运动和早期出现的多种形式癫痫发作为特征。该病是由 SLC9A6 基因突变引起的。

(2) 临床表现

男性患者临床表现的共性包括严重的智力低下、缄默症、癫痫大发作、寿命缩短，可出现轻度颅面畸形、眼肌麻痹、躯干共济失调。女性携带者可表现出轻度的智力低下、阅读障碍[1]。其他临床表现还包括小头畸形、语言表达能力丧失、行走能力退化、频繁的微笑和无缘无故的大笑、多动、张口、流涎、吞咽困难、体形消瘦、上肢屈曲、反射亢进和阵挛[2,3]。

(3) 辅助检查 (图 856-1)

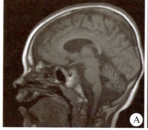
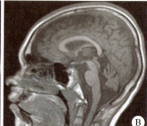

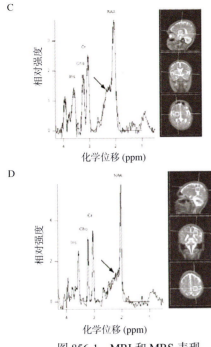

图 856-1 MRI 和 MRS 表现

A 与 B 分别为一例患者在 4 岁和 7 岁时所做的头颅 MRI，提示小脑进行性萎缩；C 和 D 为同一患者 7 岁时的 MRS(TE$^1/_4$30 ms)，图中可见肌醇 (INS)、胆碱 (CHO)、肌酸 (Cr) 和 N- 乙酰 (NAA) 峰；基底核 (图 C) 中谷氨酸 – 谷氨酰胺：Cr 比值升高提示谷氨酸 – 谷氨酰胺复合物含量增加 (箭头)，与此同时，在深部脑白质 (图 D) 则含量正常，插图中的右侧面板指示感兴趣的体素的位置 (尺寸 2cm×2cm×2cm)(Am J Hum Genet，2008,82:1003-1010)

(4) 病理表现

Garbern 等 [4] 对两名成人患者的病理学研究发现，患者大脑有广泛的脑萎缩，包括苍白球、壳核、黑质及小脑等部位的白质萎缩、神经元丢失和胶质细胞增生。在胶质细胞中有大量的 Tau 蛋白染色阳性的包涵体，在黑质、蓝斑、脑桥核、基底核、丘脑和路神经核也存在 Tau 蛋白染色阳性的缠结样包涵体。Tau 蛋白也存在于大脑皮质和海马。Tau 蛋白以 4R 型为主，不可溶，高度磷酸化。这种病理改变类似与 MAPT 突变导致的 Tau 蛋白病相关，推测 SLC9A6 基因突变可能影响细胞骨架 (图 856-2)。

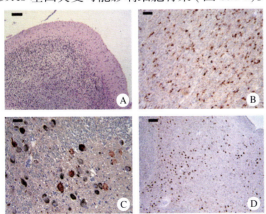

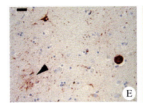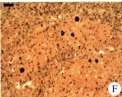

图 856-2 病理表现

A.(苏木精 – 伊红染色) 提示患者存在显著的小脑内颗粒层浦肯野细胞及神经元丢失；B.Tau 蛋白染色提示脑白质胶质细胞广泛阳性染色；C. 黑质神经元内大量 Tau 蛋白染色阳性包涵体；D. 动眼神经核神经元 Tau 蛋白染色阳性；E. 背缝核 Tau 蛋白染色阳性星形斑块 (箭头所指)；F. 小脑齿状核 Bielschowsky 银染色提示较多银染色阳性神经元内包涵体 (Brain，2010,133: 1391-1402)

(5) 受累部位病变汇总 (表 856-1)

表 856-1 受累部位及表现

受累部位	主要表现
脑	智力低下、发育退化、缄默症、癫痫大发作、躯干共济失调、肌张力低下等
面部	颅面畸形、小头畸形
眼肌	眼肌麻痹

二、基因诊断

(1) 概述

SLC9A6 基因，即编码钠 – 氢交换蛋白 6 的基因，位于 X 染色体长臂 2 区 6 带 3 亚带 (Xq26.3)，基因组坐标为 (GRCh37):X:135067583-135129428，基因全长 61 846bp，包含 16 个外显子，编码 701 个氨基酸。

(2) 基因对应蛋白结构及功能

SLC9A6 基因编码的钠 – 氢交换蛋白 6，是溶质转运蛋白家族 9 的成员之一。钠 – 氢交换蛋白在一系列细胞过程中发挥作用，包括调控细胞内 pH 及细胞体积，同时还参与肾脏、肠以及其他上皮的钠重吸收过程。SLC9A6 基因编码蛋白定位在早期及循环内涵体中，可能起到调节内涵体的 pH 和体积的作用，其主要功能是在早期及循环内涵体中，通过在 Na$^+$ 和 K$^+$ 交换，来维持钙平衡和稳态。SLC9A6 基因功能缺失与 MRXSCH 相关。

(3) 基因突变致病机制

2008 年，Gilfillan 等 [2] 在 4 个 MRXSCH 的家系中，确定了 SLC9A6 基因的 4 个不同突变，患者主要临床表现包括智力低下、癫痫、共济失调及小头畸形等，并表现出与 Angelman 综合征患者相似的症状。2009 年，Tarpey 等 [2] 对 208 个 MRXSCH 家系进行 X 染色体外显子全测序，发现 SLC9A6 基因 2 个独立截短突变在两个家系中分别与疾病表现共分离。这些患者除了 MRXSCH 外，还有癫痫和共济失调等临床症状。2010 年，Garbern 等[4] 报道了一个 X 连锁智力障碍家系的两名同胞患者，兄弟二人均存在 SLC9A6 基因 c.1012_1020del9 的半合突变，研究者认为 MAPT 过程的异常是引起该病的主要原因，说明 SLC9A6 基因可能通过与细胞骨架组分的相互作用来影响囊泡转运而致病。

2013 年，Ouyang 等[5] 研究发现，Nhe6 缺失的老鼠表现正常，但是 10%~20% 会在出生后 1 个月内死亡。Nhe6 缺失的小鼠海马影像学检测结果显示，其大脑中含有较少的神经突触、成熟神经突触刺及神经分枝。同时，电生理检测结果显示，与野生型相比，Nhe6 缺失的小鼠具有较少的细胞外神经突触电位。研究者还发现，Nhe6 缺失小鼠的神经元中的核内体有过度酸化、pH 过低的现象；核内体异常的酸化会激活溶酶体酶，导致溶酶体内吞一种脑源的神经营养因子 TRKB，减少的 TRKB 阻断了 Nhe6 缺失小鼠神经元中 BDNF 通路。在体外培养 Nhe6 缺失的小鼠神经元，早期抑制溶酶体酶并加入 BDNF 可以一定程度上缓解 TRKB 的减少。研究者认为 SLC9A6 基因在 BDNF-TRKB 信号通路中发挥作用，其作用原理是通过支持核内体碱化，从而增加轴突和树突吸收配体结合的 TRKB，从而保证 BDNF-TRKB 信号通路正常。

(4) 目前基因突变概述

目前人类基因突变数据库收录的 SLC9A6 基因突变有 6 个，其中错义 / 无义突变 2 个，小的缺失 4 个。突变分布在基因整个编码区，无突变热点。

（余舒扬　商周春）

参考文献

[1] Christianson AL, Stevenson RE, van der Meyden CH, et al. X linked severe mental retardation, craniofacial dysmorphology, epilepsy, ophthalmoplegia, and cerebellar atrophy in a large South African kindred is localised to Xq24-q27. J Med Genet, 1999, 36: 759-766

[2] Gilfillan GD, Selmer KK, Roxrud I, et al. SLC9A6 mutations cause X-linked mental retardation, microcephaly, epilepsy, and ataxia, a phenotype mimicking Angelman syndrome. Am J Hum Genet, 2008, 82: 1003-1010

[3] Schroer RJ, Holden KR, Tarpey PS, et al. Natural history of Christianson syndrome. Am J Med Genet, 2010, 152A: 2775-2783

[4] Garbern JY, Neumann M, Trojanowski JQ, et al. A mutation affecting the sodium/proton exchanger, SLC9A6, causes mental retardation with Tau deposition. Brain, 2010, 133: 1391-1402

[5] Ouyang Q, Lizarraga SB, Schmidt M, et al. Christianson syndrome protein NHE6 modulates TrkB endosomal signaling required for neuronal circuit development. Neuron, 2013, 80: 97-112

857　精神发育迟滞 X 连锁染色体症状性克莱斯－延森型
(mental retardation, X-linked, syndromic, Claes-Jensen type, MRXSCJ; OMIM 300534)

一、临床诊断

(1) 概述

精神发育迟滞 X 连锁染色体症状性克莱斯－延森型 (MRXSCJ) 是由于基因 KDM5C(也称为 JARID1C/SMCX) 突变引起的，有研究证实将使用对抗 SMCX 试剂处理的动物细胞移入动物胚胎中可观察到神经发育延迟[1]，近两年有研究证实该基因病与组蛋白去甲基化酶和非编码 RNA 基因序列的突变有关[2]。该病主要特征为精神发育迟滞、痉挛性截瘫、癫痫发作、特殊面容畸形等，甚至出现行为异常包括攻击性行为，有的还表现为认知障碍，例如学习障碍。

(2) 临床表现

2000 年 Claes 报道的 2 代人 4 名男性患者 (图 857-1) 表现为严重的精神发育迟滞 (MR)，缓慢进展的痉挛性截瘫，面肌失张力和上颌发育不全[3]，之后 Jensen 补充了攻击性行为和斜视两种表现，并报道一个家族的 2 个兄妹 (有严重 MR) 表现为痉挛、癫痫发作、身材矮小、小头畸形、远视、小足，一个家族部分男性患者表现为 MR 和小头畸形。上述家族有面部异质性，表现为人中平坦，一个家族有小睾丸征和小阴茎征[4]。另外有学者报道 2 名男性患者存在严重的 MR、过分热情及焦虑的特质[5]，还有大耳朵（耳垂突起）、草莓舌、门齿间隙宽、大手指、大手掌和拇指近端移位（图 857-2）及漏斗胸。2008 年有报道男性患者存在不同程度的 MR、身材矮小、反射亢进、癫痫和攻击性行为[6]。后续有报道 3 名男性患者有严重 MR，语言能力差，身材矮小、体重轻、小头畸形、上腭突出、轻微上颌骨发育不全和小足畸形，其母亲有轻度的认知受损[7]。另外有报道提示男性患者中存在中度 MR、小颅畸形、大耳朵和身材矮小，6 名女性患者中有 2 名存在学习障碍[8]。Adegbola 等[9]发现 *JARID1C* 基因上的变异情况是随着先天畸形和认知受损变化而有所变异。

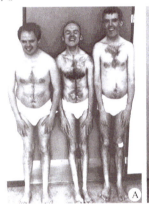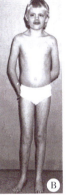

图 857-1　2000 年 Claes 报道的 4 名男性
(Am J Med Genet, 2000, 94: 1-4)

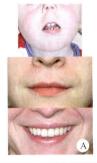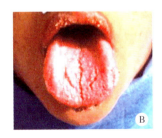
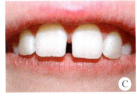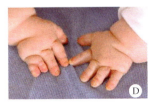

图 857-2　临床表现
A. 人中短扁平；B. 草莓舌；C. 门齿间隙；D. 短指征，拇指根部近段移位（A~C 引自：Am J Med Genet Part A, 2009, 149A: 77-92；D 引自：Am J Med Genet Part A, 2009, 149A: 93-127）

(3) 辅助检查
脑电图检查表现为内因性精神发育迟缓的特点：可有棘波、慢波、棘慢复合波、高度失节律、快波夹杂慢波等表现形式。超同步 θ 波可作为表示精神发育迟缓的脑发育迟缓的一个指标。

(4) 病理表现
如前所述，未染色的斑马鱼野生型胚胎可见（图 857-3A），将用一种抗 MRXSCJ 药品处理过的细胞移入野生型的斑马鱼胚胎中，可见大部分活体细胞存在染成绿色（图 857-3B）的部分，神经发育需要更长的时间，并出现小的浸润点（红染部分，图 857-3C），代表死亡细胞的聚集（图 857-3）。

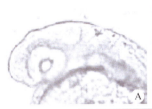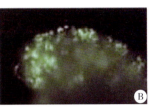
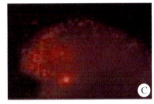

图 857-3　野生型的斑马鱼胚胎用抗 SMCX 药品处理过后的表现
[Cell, 2007, 128(6):1077-1088]

(5) 受累部位病变汇总（表 857-1）

表 857-1　受累部位及表现

受累部位	主要表现
头颈	小头畸形、大头畸形、小前额、凸腭、小颌畸形、上颌骨凸出、面部肌张力减退、人中平坦、大耳朵、耳垂上提、眼睑毛短小、小而深的眼睛、上斜的眼裂、斜视、远视、近视、薄而上翘的嘴唇、高而窄的上腭、阴囊舌、门牙间裂
胸部	漏斗胸
泌尿生殖系统	小阴茎、小睾丸、隐睾症
骨骼	末梢短指骨、末梢厚趾骨、短趾征、大手、小足、畸形足根骨、内外足
皮肤、指甲、毛发	小睫毛、多体毛、斑秃
肌肉，软组织	下肢肌营养不良
神经（精神）系统	严重精神发育迟滞、癫痫、痉挛性截瘫缓慢进展、下肢肌张力增高、下肢反射亢进、下肢金字塔综合征、伸肌足底的反应、拖曳步态、攻击行为、低挫折耐受力、不宁、懒惰、暴食、孤独症（1 例患者中报道）
其他	携带基因者可能有轻度认知功能受损和阅读障碍，身材矮小

二、基因诊断

(1) 概述

KDM5C 基因，即编码赖氨酸特异性脱甲基酶 5 蛋白的基因，位于 X 染色体短臂 1 区 1 带 2 亚带 2 次亚带 (Xp11.22)，基因组坐标为 (GRCh37):X: 53220503-53254604，基因全长 34 102bp，包含 26 个外显子，编码 1560 个氨基酸。

(2) 基因对应蛋白结构及功能

KDM5C 基因是 SMCY 同源家族的成员，其编码的蛋白质具有一个 ARID 结构域、一个 JmjC 结构域、一个 JmjM 结构域和两个 PHD 类型的锌指结构，其具有调节基因转录和染色质重塑的作用。该基因的突变与 X 染色体连锁的精神发育迟滞有关。

KDM5C 基因与 MRXSCJ 有关。GO 注释表明，该基因参与氧化还原反应，作用于配对的供体，掺入或减少分子氧、2- 酮戊二酸供体，和掺入一个原子氧到供体以及组蛋白脱甲基酶的活性方面有作用 (H3-K4 特定)。该基因的一个重要旁系同源基因是 JARID2。

(3) 基因突变致病机制

Jensen 等 [4] 通过分析 210 个伴有 MRXSCJ 的家庭中的 X 染色体短臂近侧和着丝粒区域的脑部表达基因情况，发现了在 JARID1C 基因 (KDM5C 别名) 中，存在 7 个不同的突变，包括有 1 个移码突变，2 个无义突变及 4 个错义突变，这 4 个突变改变了基因编码蛋白的保守氨基酸。在其中 2 个家系中，并没有发现突变的 JARID1C 转录本，这表明神经系统发育迟滞的症状主要来源于 JARID1C 编码蛋白的功能缺失。Jensen 等评估到在患有 XLMR 家庭中的 JARID1C 的突变概率为 2.8%~3.3%。

本病尚无相应的分子研究，致病机制未明。

(4) 目前基因突变概述

目前人类基因突变数据库收录的 KDM5C 基因突变有 21 个，其中错义 / 无义突变 17 个，剪接突变 1 个，小的缺失 1 个，小的插入 2 个。

（吴硕琳　商周春）

参考文献

[1] Iwase S, Lan F, Bayliss P, et al. The X-linked mental retardation gene SMCX/JARID1C defines a family of histone H3 lysine 4 demethylases. Cell, 2007, 128(6):1077-1088

[2] Berdasco M, Esteller M. Genetic syndromes caused by mutations in epigeneticgenes. Hum Genet, 2013, 132(4):359-383

[3] Claes S, Devriendt K, van Goethem G, et al. Novel syndromic form of X-linked complicated spastic paraplegia. Am J Med Genet, 2000, 94:1-4

[4] Jensen LR, Amende M, Gurok U, et al. Mutations in the JARID1C gene, which is involved in transcriptional regulation and chromatin remodeling, cause X-linked mental retardation. Am J Hum Genet, 2005, 76: 227-236

[5] Santos C, Rodriguez-Revenga L, Madrigal I, et al. A novel mutation in JARID1C gene associated with mental retardation. Europ J Hum Genet, 2006, 14: 583-586

[6] Abidi FE, Holloway L, Moore CA, et al. Mutations in JARID1C are associated with X-linked mental retardation, short stature and hyperreflexia. J Med Genet, 2008, 45:787-793

[7] Santos-Reboucas CB, Fintelman-Rodrigues N, Jensen LR, et al. A novel nonsense mutation in KDM5C/JARID1C gene causing intellectual disability, short stature and speech delay. Neurosci Lett, 2011, 498:67-71

[8] Rujirabanjerd S, Nelson J, Tarpey PS, et al. Identification and characterization of two novel JARID1C mutations: suggestion of an emerging genotype-phenotype correlation. Europ J Hum Genet, 2010, 18: 330-335

[9] Adegbola A, Gao H, Sommer S, et al. A novel mutation in JARID1C/SMCX in a patient with autism spectrum disorder (ASD). Am J Med Genet, 2008, 146A: 505-511

858　精神发育迟滞 X 连锁症状性赫德拉型
(mental retardation, X-linked, syndromic, Hedera type, MRXSH; OMIM 300423)

一、临床诊断

(1) 概述

精神发育迟滞 X 连锁症状性赫德拉型 (MRXSH) 是由于编码肾素受体的基因 (ATP6AP2) 突变引起的，已经报道了该疾病的 1 个家系 [1]。2005 年由 Ramser 发现了 ATP6AP2 基因上 1 个静息突变，RT-PCR 定量分析显示该突变引起了在 50% 的肾素受体 mRNA

中外显子 4 内含物不足，并还提出了肾素受体在认知功能和脑发育方面有着特殊作用，该突变并不累及下游的血管紧张素系统[2]。有研究[3]证实 MRXSH 和 X 连锁帕金森样强直状态 (XPDS) 有 *ATP6AP2* 同义外显子突变，引起相似的外显子包含物受累，改变了接合位点的绑定，这也许导致该基因突变在发病年龄和临床表现方面显著的不同。

(2) 临床表现

2000 年由 Hedera 等报道了一个家系中 7 名男性存在轻中度精神发育迟滞和癫痫，具备单基因 X 连锁遗传的特征。受影响的个体婴儿时期存在运动和语言发育延迟。所有个体在 4~14 个月中均发生全面强直 - 阵挛发作。4 人还出现以失张力为主或姿势异常的肌阵挛跌倒发作。所有的癫痫发作形式和婴儿痉挛症均不一致。认知障碍首次出现是在 1~3 岁，IQ 评分在 50 左右。2 名受累患者有脊柱侧弯，进展性的步态异常和扁平足。基因联系分析提示 Xp21.1—p11.4 存在异常，进一步的分析排除了 WEST 综合征—— 一种以精神发育迟滞和婴儿痉挛为表现的 X 连锁综合征。

(3) 辅助检查

脑电图有特殊表现，常表现为棘波、慢波、棘慢复合波、高度失节律、快波夹杂慢波等表现形式。与克莱斯 - 延森型精神发育迟滞类似，超同步 θ 波可作为表示精神发育迟缓的大脑发育迟缓的一个指标。

(4) 病理表现

XPDS 脑中免疫印染 ATP6AP2 减少。

(5) 受累部位病变汇总 (表 858-1)

表 858-1　受累部位及表现

受累部位	主要表现
神经系统	运动发育延迟、语言获得能力延迟、精神发育延迟、癫痫、全面强直 - 阵挛发作、跌倒发作
其他	在婴儿时期发生

二、基因诊断

(1) 概述

ATP6AP2 基因，编码溶酶体辅助蛋白 2，位于 X 染色体短臂 1 区 1 带 4 亚带 (Xp11.4)，基因组坐标为 (GRCh37): X: 40440141-40465889，基因全长 25 749bp，包含 9 个外显子，编码 350 个氨基酸。

(2) 基因对应蛋白结构及功能

ATP6AP2 基因编码的蛋白质与三磷酸腺苷酶功能有关。质子转运 ATP 酶在能量交换、继发性主动转运、细胞内酸化和细胞 pH 稳态中起基础作用，不可或缺。ATP 酶分为 3 种：F 型、P 型、V 型。V 型 ATP 酶 (液泡型) 具有跨膜质子导电部分和一个额外的膜催化部分。*ATP6AP2* 基因编码的蛋白与 V 型 ATP 酶的跨膜部分有关。

ATP6AP2 基因编码的溶酶体辅助蛋白 2 参与氢离子转运过程，该基因与伴有痉挛的 X 染色体连锁帕金森症和 MRXSH 有关。GO 注释表明，该基因编码的蛋白质与受体激活和酶结合有关。

(3) 基因突变致病机制

在 Hedera 等[1]报道的疾病家庭中，Ramser 等[2]发现在 *ATP6AP2* 基因的外显子剪接增强子存在 1 个沉默的突变。定量 RT-PCR 结果发现，这个突变导致在 50% 肾素受体 mRNA 的 4 号外显子上有无义的内含子。Ramser 等提出了肾素受体在认知能力和脑发育中的特殊作用。但是，*ATP6AP2* 基因的突变并未影响下游血管紧缩素系统的功能。

本病尚无相应的分子研究，致病机制未明。

(4) 目前基因突变概述

目前人类基因突变数据库收录的 *ATP6AP2* 基因突变有 1 个，为剪接突变。

（吴硕琳　商周春）

参考文献

[1] Hedera P, Alvarado D, Beydoun A, et al. Novel mental retardation-epilepsy syndrome linked to Xp21.1-p11.4. Ann Neurol, 2002, 51: 45-50

[2] Ramser J, Abidi FE, Burckle CA, et al. A unique exonic splice enhancer mutation in a family with X-linked mental retardation and epilepsy points to a novel role of the renin receptor. Hum Molec Genet, 2005, 14: 1019-1027

[3] Korvatska O, Strand NS, Berndt JD, et al. Altered splicing of *ATP6AP2* causes X-linked parkinsonism with spasticity (XPDS). Hum Mol Genet, 2013, 22(16):3259-3268

859　精神发育迟缓 X 连锁症状性纳西门托型
(mental retardation, X-linked syndromic, Nascimento type, MRXSN; OMIM 300860)

一、临床诊断

(1) 概述

精神发育迟缓 X 连锁症状性纳西门托型 (MRXSN) 由纳西门托等首次报道而命名，突变基因为 *UBE2A*。该病具有同质异质性，临床特征包括大手、连眉、显著抬头纹、杏仁形和深陷眼睛、大耳朵、宽嘴、黏液水肿面容、多毛症、异常毛发螺旋卷曲、小阴茎、指甲营养不良。女性携带者认知功能正常但也许有轻微的面部特征。

(2) 临床表现

纳西门托等[1]在 2006 年报道一个家族 2 代人中有 3 个智障男子，而其母亲完全正常。患者分别为 46、19 和 5 岁 (图 859-1)。畸形特征包括连眉，斜向睑裂，向下弯形的大嘴和薄唇，短宽颈，低后发际和卷曲螺纹头发；2 名患者有面中部发育不全和宽脸。2 名老年男性有大头围。所有患者均有明显的全身多毛症和黏液样水肿外观。其他特征还包括乳头间隔过宽、小阴茎、小平足、皮肤干燥，以及指甲营养不良。所有患者均有癫痫发作，2 例患者语言缺失，2 例成像显示脑白质高信号。最老的患者在 46 岁出现急性髓性白血病[2]。Budny 等[3]报道了一个家族的 5 代人中 5 名男性有 X 连锁精神发育迟滞综合征。患者有相似的形态特性，具有较大的头部、突出的眶上脊、连眉、深陷及杏仁状的眼睛、大耳朵、宽口、乳头间距过宽、大脚趾。2 人皮肤色素减退黑斑，2 人指甲营养不良。在这些患者中常见特征包括多毛症，头发异常轮，后发迹低，颈短和阴茎小。所有的人都存在智力障碍，言语能力非常差，大多有癫痫发作，攻击行为，并有模仿性语言[3]。

(3) 辅助检查

脑电图可发现癫痫波，如棘波、棘慢复合波等。

(4) 病理表现

暂无报道。

(5) 受累部位病变汇总 (表 859-1)

表 859-1　受累部位及表现

受累部位	主要表现
生长	体重增加
头颈	大头、面部发育不全、宽脸、连眉、眉眶骨突出、眼睑裂上斜、杏眼、塌鼻梁、大嘴、嘴角下弯、薄嘴唇、短宽颈部、乳头间距过宽
生殖器	小阴茎
骨骼	平足、小足、第 1 趾宽
皮肤、指甲、毛发	皮肤干燥、色素减退斑点、指甲营养不良、多毛症、后发际线低、连眉、毛发卷曲
肌肉软组织	黏液样水肿性面容
神经系统	精神发育迟滞、癫痫、语言能力丧失、脑白质高密度
其他	模仿性语言、冲动性行为

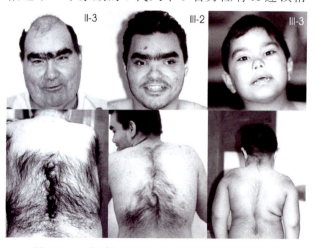

图 859-1　分别为 46 岁、19 岁和 5 岁的男性患者
(Am J Hum Genet，2006,79: 549-555)

二、基因诊断

(1) 概述

UBE2A 基因，即编码泛素连接酶 E2A (ubiquitin-conjugating enzyme E2A) 蛋白的基因，位于 X 染色体长臂 2 区 4 带 (Xq24)，基因组坐标为 (GRCh37): X:118708499-118718381，基因全长 9963bp，包含 6

个外显子，编码 152 个氨基酸。

(2) 基因对应蛋白结构及功能

蛋白质的泛素化修饰对于细胞内不正常或短寿的蛋白质的降解机制是非常重要的。泛素化的过程至少包括 3 种酶：泛素激活酶、泛素结合酶、泛素连接酶。UBE2A 基因编码的是泛素连接酶家族中的一个成员——E2A。此酶对于 DNA 复制后损伤修复是必要的，并且可能对于转录调节起了很重要的作用。这个基因的突变与智力发育迟缓有关。

(3) 基因突变致病机制

Nascimento 等[1] 在 3 例 MRXSN 男性患者检出 UBE2A 基因的 c.382C>T(p.Q128X) 无义突变。该突变会导致多肽缺失 C 端的 25 个氨基酸。此末端序列在脊椎动物和果蝇中都高度保守，因此推测具有重要功能。这是第一个确定的与人类疾病相关的泛素化连接酶基因的突变。男性患者表现为神经发育性疾病，包括癫痫、严重的语言障碍，以及特殊的面部特征。

在两例没有亲缘关系的 MRXSN 患者中，Budny 等[3] 发现了 UBE2A 基因上的 2 个错义突变（p.G23R、p.R11Q)。该病表型特征包括智力发育迟滞、癫痫、肥胖、多毛症和特殊面部特征等。

本病尚无相应的分子研究，致病机制未明。

(4) 目前基因突变概述

目前人类基因突变数据库收录的 UBE2A 基因突变有 7 个，其中错义 / 无义突变 4 个，大片段缺失 3 个。

（吴硕琳　刘彩璇）

参考文献

[1] Nascimento RMP, Otto PA, de Brouwer, et al. *UBE2A*, which encodes a ubiquitin-conjugating enzyme, is mutated in a novel X-linked mental retardation syndrome. Am J Hum Genet, 2006, 79:549-555

[2] De Leeuw N, Bulk S, Green A, et al. *UBE2A* deficiency syndrome: mild to severe intellectual disability accompanied by seizures, absent speech, urogenital, and skn anomalies in male patients. Am J Med Genet, 2010, 152A:3084-3090

[3] Budny B, Badura-Stronka M, Materna-Kiryluk A, et al. Novel missense mutations in the ubiquitination-related gene *UBE2A* cause a recognizable X-linked mental retardation syndrome. Clin Genet, 2010, 77: 541-551

860　精神发育迟滞 X 连锁症状性斯奈德 – 罗宾森型 (mental retardation, X-linked, syndromic, Synder-Robinson type, MRXSSR; OMIM 309583)

一、临床诊断

(1) 概述

MRXSSR 是由精胺合成酶基因 (SMS) 突变引起的性连锁遗传的智力障碍。特征性表现包括面部不对称，马方综合征，步态不稳，下唇厚，鼻音重，窄腭或腭裂，肌容积减少，骨质疏松，脊柱后侧凸，长拇指，矮小身材，鸡胸，近视[1]。

(2) 临床表现

Snyder 和 Robinson 于 1969 年[2] 报道了家族中受影响的男性有非特异性的 X 连锁精神发育迟滞合并张力减退和步态不稳，该家族 4 代中有 11 名男性受到影响。Arena 等[3] 重新评估了这个家庭，定义了如下的特征：轻中度精神发育迟滞，身体瘦弱（马方综合征，图 860-1)，肌容积减少，骨质疏松，鼻音重，腭裂，脊柱后凸畸形等。女性携带者临床表现阴性。Arena 等在 1996 年[4] 重新定义其为 X 连锁精神发育迟滞综合征。在对这个家族进行随访过程中，Cason 报道了一些受影响的男性患者表现为步态不稳，非特异性运动障碍，癫痫，4 名男性患者中的 2 名患者有异常的脑电图[5]。

de Alencastro 等报道了另一个这样的族系，基因确诊为 MRXSSR[6]。在首发患者 12 岁时，表现为严重的精神发育迟滞，癫痫，没有言语能力，不能独立站立或行走。身材矮小，轻度面部先天畸形，轻度眼距过宽，眼球突出，人中短小（图 860-2)，厚下唇，轻微上颌上翘，下颌颏部前凸（图 860-3)、招风耳及小舌畸形（图 860-4)。其他的特征包括高度近视，鸡胸，严重脊柱后凸畸形，但没有细长屈曲指和肌张力减退。

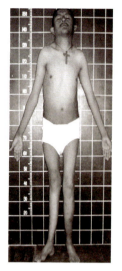

图 860-1 马方综合征
[Am J Med Genet A,2009,
149A(3): 328-335]

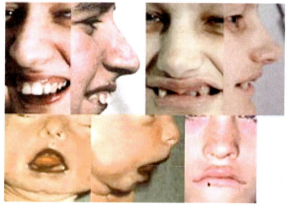

图 860-2 人中短小
(Am J Med Genet A, 2009, 149A: 61-76)

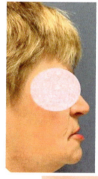

图 860-3 凸颌
(Am J Med Genet A, 2009, 149A: 6-28)

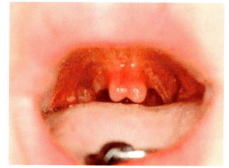

图 860-4 小舌畸形
[Am J Med Genet A, 2009, 149A: 61-76]

(3) 辅助检查

X 线表现为骨密度减低和蝶鞍厚度增加了 2 倍（图 860-5A）；前臂明显的瘦长管骨（图 860-5B）；脊柱右侧凸及椎骨背部受压，仅次于骨质疏松（图 860-5C）；右侧股骨弯曲缩短，左侧有新发的骨折（图 860-5D）；因为大腿缩短引起的骨盆位置改变，骨密度降低（图 860-5E）；长而瘦的骨头（图 860-5F）。

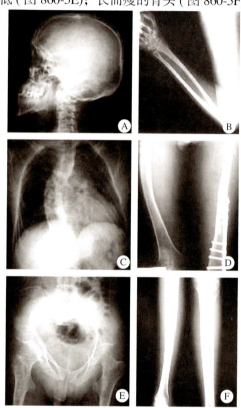

图 860-5 患者骨骼 X 线表现
[Am J Med Genet A, 2009, 149A(3): 328-335]

(4) 病理表现（图 860-6）

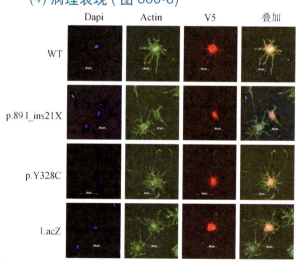

图 860-6 包含有不同 SMS 的质粒转染的 PC12 细胞的神经突触分析
(Hum Molec Genet, 2013, 22:3789-3797)

(5) 受累部位病变汇总 (表 860-1)

表 860-1　受累部位及表现

受累部位	主要表现
躯干	高身材、矮小身材、瘦身材
头颈	面部不对称、凸颌、短腭、不对称招风耳、高度近视、突出下唇、小上唇、高又窄的人中、人中扁平、小舌畸形、牙齿过度拥挤、短颈
胸部	乳头间距宽、漏斗胸、桶状胸、脊柱后凸畸形
神经系统	精神发育迟滞、步态不稳、肌张力减退、非特异性运动障碍

二、基因诊断

(1) 概述

SMS 基因，即编码精胺合成酶 (spermine synthase) 蛋白的基因，位于 X 染色体短臂 2 区 2 带 1 亚带 1 次亚带 (Xp22.11)，基因组坐标为 (GRCh37): X: 21958691-22025798，基因全长 67 108bp，包含 13 个外显子，编码 366 个氨基酸。

(2) 基因对应蛋白结构及功能

SMS 基因编码一个属于亚精胺 / 精胺合成酶家族的蛋白质。该蛋白质的功能是催化亚精胺和脱羧的 S- 腺苷甲硫胺酸合成精胺。与 SMS 基因相关的疾病包括 MRXSSR 和史密斯 – 马盖尼斯综合征。

(3) 基因突变致病机制

在一个 MRXSSR 家系的患者中，Cason 等[5] 在 SMS 基因确定了 1 个剪接突变 (IVS4AS+5G>A)。该突变呈家系共分离。功能研究表明突变导致 SMS 活性下降到只有正常对照的 5%。研究者指出患者体内精胺的缺乏表明了多胺在大脑发育及认知功能上的作用。

在一个墨西哥 MRXSSR 家系的两兄弟患者中，Becerra-Solano 等[7] 在 SMS 基因的第 5 个外显子上发现了 1 个新的突变 (c.496T>G；p.V132G)。该变异位点位于 N 结构域与连接结构域之间的高度保守

的区域，包含了该酶的激活位点。两患者的精胺蛋白及活性均出现显著降低，但未患病的母亲是正常的。患者的疾病特征，包括精神发育迟缓，骨质疏松，多处骨折，面部不对称等。

(4) 目前基因突变概述

目前人类基因突变数据库收录的 SMS 基因突变有 4 个，其中错义 / 无义突变 3 个，剪接突变 1 个。

（吴硕琳　刘彩璇）

参考文献

[1] Zhang Z, Norris J, Kalscheuer V, et al. A Y328C missense mutation in spermine synthase causes a mild form of Snyder-Robinson syndrome.Hum Molec Genet, 2013, 22: 3789-3797

[2] Snyder RD, Robinson A. Recessive sex-linked mental retardation in the absence of other recognizable abnormalities: report of a family. Clin Pediat, 1969, 8: 669-674

[3] Arena JF, Schwartz C, McClurkin C, et al. Gene localization and clinical redefinition of the Snyder-Robinson syndrome. (Abstract) Am J Hum Genet, 1992, 51 (suppl.): A181

[4] Arena JF, Schwartz C, Ouzts L, et al. X-linked mental retardation with thin habitus, osteoporosis, and kyphoscoliosis: linkage to Xp21.3-p22.12. Am J Med Genet, 1996, 64: 50-58

[5] Cason AL, Ikeguchi Y, Skinner C, et al. X-linked spermine synthase gene (SMS) defect: the first polyamine deficiency syndrome. Europ J Hum Genet, 2003, 11: 937-944

[6] de Alencastro G, McCloskey DE, Kliemann SE, et al. New SMS mutation leads to a striking reduction in spermine synthase protein function and a severe form of Snyder-Robinson X-linked recessive mental retardation syndrome. (Letter) J Med Genet, 2008, 45: 539-543

[7] Becerra-Solano LE, Butler J, Castaneda-Cisneros G, et al. A missense mutation, p.V132G, in the X-linked spermine synthase gene (SMS) causes Snyder-Robinson syndrome.Am J Med Genet A, 2009, 149A: 328-335

861 精神发育迟滞 X 连锁症状性吴型
(mental retardation, X-linked, syndromic, Wu type, MRXSW; OMIM 300699)

一、临床诊断

(1) 概述

精神发育迟滞 X 连锁症状性吴型 (MRXSW) 是由 GRIA3 基因突变引起，最早在一个日耳曼血统的家庭中发现，5 名兄弟表现为中度到重度精神发育迟滞，以及侧脑室扩大和小脑发育不全，其他临床表现还包括癫痫、共济失调、斜视等。

(2) 临床表现

有学者在 2007 年发现了 3 个家庭中 X 连锁精神发育迟滞明显的 GRIA3 基因突变 [1]。首发者被发现从 400 个无血缘关系的精神发育迟缓 (mental retardation，MR) 男性筛查了 GRIA3 突变。在 1 个家庭中，2 人有中度精神发育迟滞、巨颅、癫痫发作、肌阵挛性抽搐、自闭症行为。第 2 个族系中有 4 名患者有中度精神发育迟滞和身体瘦长。第 3 个族系中的 2 名患者有轻度至中度精神发育迟滞，身体瘦长，肌容积减少，远端肌肉无力，反射减退。另外 3 个无血缘关系的患者存在中度精神发育迟滞、肌肉减少、反射减退。Bonnet 等 [2] 报道了 X 连锁精神发育迟滞的家庭具有 GRIA3 基因部分复制。其中 2 名男性在 20 岁时检测出均有精神运动迟滞，语言获得障碍。1 名脑部磁共振正常，另 1 名显示小脑后囊肿。囊肿的患者也有一些变形的特性，包括狭窄的口，短的人中和隆起的耳朵小叶，易怒行为特征。菲利普等报道来自从芬兰家族的受影响的 3 名男性具有 MRXSW，表现为严重的自闭症精神发育迟滞、癫痫、身材矮小，以及精神行为问题，包括自伤和攻击性行为 [3]。畸形特性包括短头、深陷的眼睛 (图 861-1)、眉弓突出 (图 861-2)。

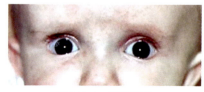

图 861-1 眼眶深陷
(Anthropometry of the head and face, 1994, 405)

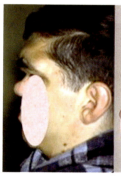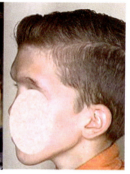

图 861-2 眉弓突出
(Am J Med Genet Part A, 2009, 149A: 6-28)

(3) 辅助检查

头颅 MRI 检查可表现为小脑后囊肿。

(4) 病理表现

暂未发现。

(5) 受累部位病变汇总 (表 861-1)

表 861-1 受累部位及表现

受累部位	主要表现
躯干	身材矮小、瘦长
头颈	巨颅畸形、突出眉弓、眼眶深陷
肌肉及软组织	肌球减少
中枢神经系统	精神发育迟滞、重度癫痫、肌阵挛
周围神经系统	反射减低
精神行为	自闭症、攻击、自伤

二、基因诊断

(1) 概述

GRIA3 基因，即编码谷氨酰胺受体 (glutamate receptor) 的基因，位于 X 染色体短臂 2 区 5 带 (Xp25)，基因组坐标为 (GRCh37): X: 122318096-122624766，基因全长 30 6671bp，包含 19 个外显子，编码 894 个氨基酸。

(2) 基因对应蛋白结构及功能

在哺乳动物大脑中，谷氨酰胺受体是主要的兴奋性神经递质受体，并在各种正常的神经生理学过程被激活。谷氨酰胺受体是由多个亚单位组成的异聚蛋白质复合物，并形成配体门控离子通道。在中枢神经系统的很多突触中，L- 谷氨酰胺作为兴奋性神经递质受体而起作用。配体结合在兴奋性神经递质受体上，L- 谷氨酰胺产生构象变化，阳离子通道打开，改变电位信号从而产生电势差。

(3) 基因突变致病机制

Wu 等[1] 在 MRXSW 家系男性患者中，首次确定了 GRIA3 基因的突变 (p.G833R，p.M706T，p.R631S)，均呈家系共分离。体外功能表达研究表明，突变蛋白改变了受体的功能。p.G833R 突变体蛋白由于受体蛋白异常折叠而被快速降解，导致蛋白减少了 78%。纯合性的 p.M706T 或 p.R631S 突变受体几乎很小或没有电流，而杂合性的 p.M706T 或 p.R631S 突变受体改变了脱敏动力学。p.G833R 突变的患者表现为轻微的智力迟钝、巨颅、癫痫、肌跃型抽搐和孤独症；p.R631S 突变的患者表现为轻微的智力迟钝；p.M706T 突变的患者症状为轻微的智力迟钝、肢体肥大、末端肌肉衰弱和反射消弱。

在一个芬兰 MRXSW 大家系中，Philips 等[3] 通过 X 染色体外显子测序，在 3 个男性患者检出 GRIA3 基因的第 12 号外显子的错义突变导致野生型甘氨酸转变成突变型精氨酸 (p.G630R)。该突变会干扰离子键与其他跨膜螺旋之间的相互作用，也可能影响与中心核蛋白或膜脂的疏水相互作用。患者带有自闭症的严重智力障碍、癫痫、身材矮小和自我伤害以及攻击他人的行为问题。

(4) 目前基因突变概述

目前人类基因突变数据库收录的 GRIA3 基因突变有 8 个，其中错义/无义突变 4 个，大的缺失 1 个，大的插入 3 个。

（吴硕琳　刘彩璇）

参考文献

[1] Wu Y, Arai AC, Srivastava AK, et al. Mutations in ionotropic AMPA receptor 3 alter channel properties and are associated with moderate cognitive impairment in humans. Proc Nat Acad Sci, 2007, 104: 18163-18168

[2] Bonnet C, Leheup B, Beri M, et al. Aberrant GRIA3 transcripts with multi-exon duplications in a family with X-linked mental retardation. Am J Med Genet, 2009, 149A:1280-1289

[3] Philips AK, Siren A, Avela K, et al. X-exome sequencing in Finnish families with intellectual disability—four novel mutations and two novelsyndromic phenotypes. Orphanet J Rare Dis, 2014, 9: 49

862　脑发育不全并特异性面容 X 连锁精神发育迟滞
(mental retardation, X-linked, with cerebellar hypoplasia and distinctive facial appearance; OMIM 300486)

一、临床诊断

(1) 概述

脑发育不全并特异性面容 X 连锁精神发育迟滞单基因病是由于 I 型寡膈蛋白基因异常引起，由 Billuart 等学者首次报道，随着后续专家对该家族的前瞻性观察，发现具有不伴明显共济失调的新生儿运动发育迟缓和肌张力减退、斜视、癫痫及精神发育迟缓，头部磁共振表现为小脑发育不全等异常。随着对该病的认识增多，其他临床特征也陆续被报道，包括性功能减退、隐睾、阴茎短小、阴囊发育不全等。

(2) 临床表现

Billuart 等[1] 报道一家族中，4 名男性有精神发育迟滞。临床特征包括新生儿运动发育延迟及肌张力减退，但没有明显的共济失调，有斜视，早发性复杂部分发作和中至重度精神发育迟滞[2]。女性患者脑 MRI 提示复杂的小脑发育不全，包括不完整的前和后小脑蚓部，最突出的缺陷在Ⅵ叶和Ⅶ叶。非特异性脑皮质下萎缩也存在。另一报道中，2 个家庭中分别有 4 名男性和 1 名男性，有精神发育迟滞伴轻微的面部先天性畸形和小脑异常，包括小脑蚓体发育不全，扩张的小脑延髓池，小脑后囊肿。Bergmann 等[3] 报道的来自德国血统的家庭中 5 兄弟有中至重度精神发育迟滞伴有侧脑室扩大和小脑发育不全；其他表现还包括癫痫、共济失调、斜视和性功能减退及隐睾，发育不全的阴囊，阴茎短小；遗传分析显示 1 个 OPHN1 基因删除[3]。Chabrol 等[4]报道了一个家族为 X 染色体相关的精神发育迟滞伴 OPHN1 基因的突变。2 名男性有轻度先天性面部畸形：长脸 (图 862-1)、前额突出、眼睛深陷、眼眶下皱褶、斜视、短或上翘人中及大耳。2 名女性携带者有轻度面部异常。Al-Owain 等报道，沙特家族中 4 男 1 女表现为 X 染色体相关的精神发育迟滞综合征的形式。19 岁的首发患者表现为广泛张力减退和精神运动发育延迟，具有中度精神发育迟滞的智商 (40) 和自闭症特征 (表现为最少的社会互动)、弱视及言语能力差。患者在 8 岁时表现为部分复杂癫痫发作。体检提示：长三角形的面部特征、眼眶深陷、斜视、鼻根高过鼻子以及下巴突出。小脑体征包括轻微的共济失调和指鼻意向震颤。脑部磁共振提示小脑发育不全和脑室扩大。其他 3 名男性也同样受到影响，2 名没有严重的共济失调[5]。

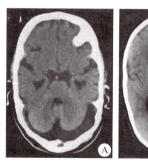
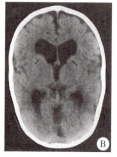

图 862-1　长脸
(Am J Med Genet Part A, 2009, 149A: 6-28)

(3) 辅助检查

患者可表现为小脑发育不全及蛛网膜下隙增宽，侧脑室增大及脑萎缩，甚至表现为尾状核发育不全但是左右对称。有的患者还可表现为全球脑体积的减少，特别是在额叶 (图 862-2)。

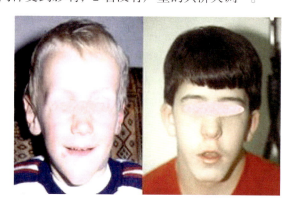

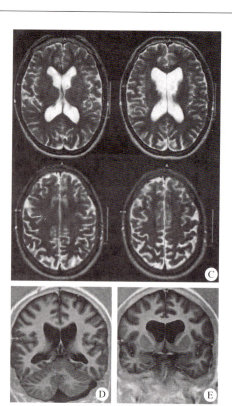

图 862-2　影像表现
A、B. 10 月龄患儿头颅 CT 显示左小脑半球发育不全及轻度小脑发育不全及蛛网膜下隙增宽；C. 20 岁时头颅 MRI 提示增大的侧脑室和脑萎缩；D. 明显的左侧小脑半球及小脑蚓部上部发育不全；E. 发育不全的对称的尾状核 (Brain, 2003, 126: 1537-1544)

(4) 病理表现

Ophn1[-/y] 和 Ophn1[+/y] 的两只白鼠脑发育不同，基因缺失组白鼠表现为明显的侧脑室扩大 (图 862-3)。

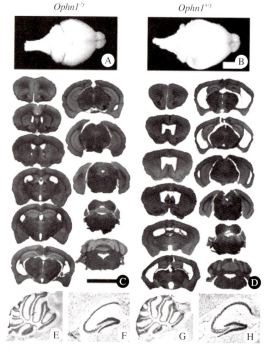

图 862-3　Ophn1[-/y] 和 Ophn1[+/y] 的两只白鼠脑发育对比
(Brain, 2003, 126: 1537-1544)

(5) 受累部位病变汇总（表 862-1）

表 862-1 受累部位及表现

受累部位	主要表现
头、颈	头颅畸形、前额突出、眼眶突出、长脸、人中短、人中上翘、眼眶下纹明显、下巴突出、大耳朵、眼距过窄、双眼深陷、斜视、眼震、长管状鼻、上唇薄
外生殖系统	阴囊发育不全、小阴茎
内生殖系统	隐睾症
中枢神经系统	精神运动发育延迟、智力低下、语言发育延迟、癫痫、共济失调步态、僵直、小脑体征、小脑性肌张力减低、前小脑蚓部破坏、前庭扩大、小脑延髓池扩大、小脑后囊肿、脑容积丢失，尤其是额叶
其他	多动症、自闭症

二、基因诊断

(1) 概述

OPHN1 基因，即编码 Ⅰ 型寡膈蛋白的基因，位于 X 染色体长臂 1 区 2 带 (Xq12)，基因组坐标为 (GRCh37): X:67262186-67653369，基因全长 391 184bp，包含 25 个外显子，编码 802 个氨基酸。

(2) 基因对应蛋白的结构及功能

OPHN1 基因编码的激酶活性蛋白为 Rho 亚家族蛋白 (Rho-GTP)，可促进 GTP 水解。Rho 蛋白是胞内信号转导的主要调节蛋白，该蛋白可能影响细胞迁移和细胞形态。而且，该蛋白参与 RhoA 活性和信号通路，与树突棘的生长和稳定性有关，还影响细胞突触的功能。另外，*OPHN1* 基因编码的蛋白在突触后的 AMPA 受体稳定性、突触前末梢的囊泡内吞作用以及 NR1D1 编码蛋白在树突的定位都具有重要的作用。该基因突变会导致脑发育不全并特异性面容 X 连锁精神发育迟滞。

(3) 基因突变致病机制

在一个伴 X 染色体智力障碍的家庭中，Billuart 等[1] 鉴定在 *OPHN1* 基因中存在 1bp 的缺失。4 名男性患者中，都带有该突变，而在 7 名未患病的女性中，都携带该致病突变。2003 年，Tentler 等[6] 在 2 个非血缘关系、X 染色体智力障碍综合征的患者中，确定了 2 个不同的 *OPHN1* 基因突变。2011 年，Al-Owain 等[5] 在带有 X 染色体智力障碍的沙特阿拉伯家庭的患者中，发现 *OPHN1* 基因横跨 7 号外显子和 15 号外显子 68kb 的缺失。

OPHN1 基因缺陷引起的智力障碍的病理假设源自于在神经元形态（例如：树突棘结构）中 Rho 激酶活性蛋白功能的了解。2007 年，Khelfaoui 等[7] 通过建立 *Ophn1* 缺失小鼠模型，观察到小鼠在空间记忆中具有行为缺陷，并且伴有社会行为损伤、偏侧性和多动症状。在体外小鼠细胞培养当中，*Ophn1* 编码的蛋白功能失活之后，未成熟的树突棘的密度和比例都有所增加。在条件敲除 *Ophn1* 功能的小鼠模型中，证实了 *Ophn1* 在小鼠发育的整个过程中都具有重要作用。Khelfaoui 等根据前面的结果得出结论，*Ophn1* 通过维持成熟突触的密度或限制新的丝状伪足延伸，控制着树突棘的成熟。

(4) 目前基因突变概述

目前人类基因突变数据库收录的 *OPHN1* 基因突变有 15 个，其中错义/无义突变 3 个，剪接突变 1 个，小的缺失 2 个，小的插入 1 个，大片段缺失 7 个，大片段插入 1 个。

（吴硕琳 吴 亮）

参考文献

[1] Billuart P, Bienvenu T, Ronce N, et al. Oligophrenin-1 encodes a rhoGAP protein involved in X-linked mental retardation. Nature, 1998, 392: 923-926

[2] de Portes V, Boddaert N, Sacco S, et al. Specific clinical and brain MRI features in mentally retarded patients with mutations in the oligophrenin-1 gene. Am J Med Genet, 2004, 124A: 364-371

[3] Bergmann C, Zerres K, Senderek JR, et al. Oligophrenin 1 (*OPHN1*) gene mutation causes syndromic X-linked mental retardation with epilepsy, rostral ventricular enlargement and cerebellar hypoplasia. Brain, 2003,126: 1537-1544

[4] Chabrol B, Girard N, N' Guyen K, et al. Delineation of the clinical phenotype associated with *OPHN1* mutations based on the clinical and neuropsychological evaluation of three families. Am J Med Genet, 2005,138A: 314-317

[5] Al-Owain M, Kaya N, Al-Zaidan H, et al. A Novel intragenic deletion in *OPHN1* in a family causing XLMR with cerebellar hypoplasia and distinctive facial appearance. Clin Genet, 2011,79:363-370

[6] Tentler D, Gustavsson P, Leisti J, et al. Deletion including the oligophrenin-1 gene associated with enlarged cerebral ventricles, cerebellar hypoplasia, seizures and ataxia. Eur J Hum Genet, 1999, 7: 541-548

[7] Khelfaoui M, Denis C, van Galen E, et al. Loss of X-linked mental retardation gene oligophrenin1 in mice impairs spatial memory and leads to ventricular enlargement and dendritic spine immaturity. J Neurosci, 2007, 27: 9439-9450

863　矮小身材、性腺发育低下、异常步态 X 连锁精神发育迟滞
(mental retardation, X-linked, with short stature, hypogonadism, and abnormal gait; OMIM 300354)

一、临床诊断

(1) 概述

1993 年由中国学者确诊了该单基因病，发现一家族中有 9 名 X 连锁精神发育迟滞患者，男性居多，主要表现为身材矮小、口唇张开、言语困难、拇指短、手指内收无力。该病曾被定为 Smith-Fineman-Myers 综合征 (SFMS)，后由 Zou 等[1] 发现两者并不相同，因为此病并不具备 SFMS 特征性的眼裂小、鼻梁平坦、小颌畸形、眼距过宽等特征。之后由众多学者总结出该病的主要特征是身材矮小、性腺功能减退、步态异常、言语发育延迟、下唇突出及肢体震颤。突变基因为 *CUL4B*。

(2) 临床表现

除了 1993 年中国学者首次报道该病之外，国外也有陆续报道，包括 Cabezas[2]、Tarpey[3]、Ravn[4] 等。除了上述的临床特征外，还有肌张力先减退后亢进、不宁腿及癫痫、扁平足、小睾丸、性发育延迟、指过短、巨舌及内八字步态、小腿肌肉萎缩、驼背、关节过伸、手指动作协调性差、注意力下降、相对巨头、向心性肥胖、情绪容易激动、意向性震颤、弓形足等 (图 863-1)，智力检查 IQ 为 29~54 分。有的患者有宫内生长迟缓，另一名患者存在矢状缝过早愈合表现为舟状头 (图 863-2)。

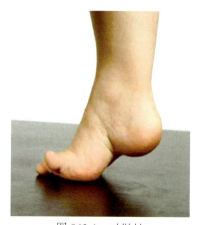

图 863-1　弓形足
(Am J Med Genet A, 2009,149A: 93-127)

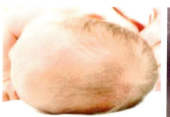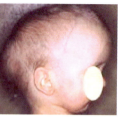

图 863-2　舟状头
(Syndromes of the Head and Neck，4th ed. 2001, New York: Oxford Univ Press, 1223)

(3) 辅助检查

X 连锁的小脑性共济失调患者可见头颅 MRI 存在小脑脚脱髓鞘变性的表现 (图 863-3)，智力评定可见智力减退，由于有的患者出现小腿肌肉萎缩，肌电图可见自发电位，有癫痫发作的患者脑电图可能记录到痫样放电。

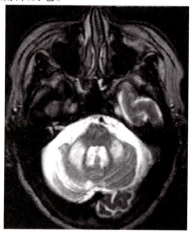

图 863-3　头颅 MRI 显示小脑脚脱髓鞘变性
(Handbook of the Cerebellum and Cerebellar Disorders, 2013，2313-2325)

(4) 病理表现 (图 863-4)

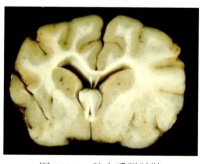

图 863-4　脑白质脱髓鞘

(5) 受累部位病变汇总 (表 863-1)

表 863-1　受累部位及表现

受累部位	主要表现
头颈	大头畸形、下唇突出
胸	男性乳房女性化
泌尿生殖道	尿道下裂、隐睾症、睾丸小、小阴茎
骨骼	关节松弛、驼背、指过短、脚小、扁平足、宽足、弓形足
皮肤、指甲、毛发	细纹
肌肉、软组织	下肢肌肉弯曲
神经系统	精神发育迟滞、语言发育严重延迟、语言缺乏、震颤、运动协调能力下降 癫痫（发作 <2 年）、步态异常、共济失调步态
声音	语言受累或发育缺陷
内分泌系统	青春期延迟、性腺功能减退
其他	身材矮小、向心性肥胖、出生体重低

二、基因诊断

(1) 概述

　　CUL4B 基因，即编码 Cullin-4B 蛋白的基因，位于 X 染色体长臂 2 区 3 带 (Xq23)，基因组坐标为 (GRCh37):X:119658444-119709684，基因全长 51 241bp，包含 26 个外显子，编码 913 个氨基酸。

(2) 基因对应蛋白的结构及功能

　　CUL4B 基因属于 Cullin 家族，编码的蛋白是基于 Cullin 环的 E3 泛素连接酶复合体的核心组分，可以催化细胞内特定蛋白质底物的泛素化。E3 泛素蛋白连接酶复合体的作用依赖于多样的底物识别位点。CUL4B 编码的蛋白在复合体中可能作为折叠蛋白，通过为酶催化作用的底物和泛素连接酶提供位置。这个蛋白与一个环指蛋白相互作用，参与染色质的复检、DNA 复制因子 1 和细胞周期蛋白 E 等多个 DNA 复制调节因子的水解作用。

(3) 基因突变致病机制

　　2007 年，Tarpey 等 [3] 通过对 250 个有多个 X 连锁智力发育迟滞患者的家庭进行系统性的 X 染色体突变筛查，发现 8 个家庭在 Xq23 的 CUL4B 基因上存在突变。其中一个突变位点与 Cabezas 等 [2] 研究结果一致。CUL4B 是 E3 泛素连接酶亚基，在多个生物学过程中起调节作用，并且 CUL4B 是第一个鉴定为与 XLMR 相关的基因。CUL4B 突变的高频率 (8/250) 表明，CUL4B 是 XLMR 疾病中常见的

一个突变基因。

　　Wei 等 [5] 和 Zou 等 [1]，发现在 CUL4B 基因存在一个无义突变 (p.R388X)，这个突变导致了多肽丢失 C 端结构域。突变 mRNA 随着无义突变的调节而减少。在带有强选择载体的外周血白细胞中表达突变等位基因，会导致细胞中 X 染色体过度扭曲而失活，这个发现表明了 CUL4B 对人类认知和发育方面具有重要作用。

　　Tarpey 等 [6] 对 208 个 X 连锁智力发育迟滞的家庭进行 X 染色体外显子测序，发现 5 个智力障碍特有的 CUL4B 基因突变，呈家系共分离。在患病个体中，除了智力障碍之外，还伴有大头畸形、性腺发育不全、中央型肥胖以及震颤。

　　最初由 Vitale 等 [7] 报道的 X 连锁智力发育迟滞和身体矮小的患者中，Londin 等 [8] 通过外显子测序，在 CUL4B 基因中又鉴定出一个半合子的剪接位点突变。这个突变可能会导致 7 号内含子没有被剪接，但缺乏进一步的功能研究。外显子测序还在 KAISO 基因中的 3′ UTR 区发现了 T 到 G 颠换，并与表型共分离，但功能研究显示基因表达中并没有显著的影响。Londin 等表示，疾病表型主要与 CUL4B 基因突变有关，KAISO 突变也可能是贡献因子。

(4) 目前基因突变概述

　　目前人类基因突变数据库收录的 CUL4B 基因突变有 11 个，其中错义 / 无义突变 6 个，剪接突变 2 个，小的缺失 1 个，大片段缺失 2 个。

（吴硕琳　吴　亮）

参考文献

[1] Zou Y, Liu Q, Chen B, et al. Mutation in CUL4B, which encodes a member of cullin-RING ubiquitin ligase complex, causes X-linked mental retardation. Am J Hum Genet, 2007, 80: 561-566

[2] Cabezas DA, Slaugh R, Abidi F, et al. A new X-linked mental retardation (XLMR) syndrome with short stature, small testes, muscle wasting, and tremor localises to Xq24-q25. J Med Genet, 2000, 37: 663-668

[3] Tarpey PS, Raymond FL, O'Meara SE, et al. Mutations in CUL4B, which encodes a ubiquitin E3 ligase subunit, cause an X-linked mental retardation syndrome associated withaggressive outbursts, seizures, relative macrocephaly, central obesity, hypogonadism, pes cavus, and tremor. Am J Hum Genet, 2007, 80: 345-352

[4] Ravn K, Lindquist SG, Nielsen K, et al. Deletion of CUL4B

leads to concordant phenotype in a monozygotic twin pair. (Letter) Clin Genet, 2012, 82: 292-294

[5] Wei J, Chen B, Jiang Y, et al. Smith-Fineman-Myers syndrome: report on a large family.Am J Med Genet, 1993, 47: 307-311

[6] Tarpey PS, Smith R, Pleasance E, et al. A systematic, large-scale resequencing screen of X-chromosome coding exons

in mental retardation. Nat Genet, 2009, 41: 535-543

[7] Vitale E, Specchia C, Devoto M, et al. Novel X-linked mental retardation syndrome with short stature maps to Xq24. Am J Med Genet, 2001, 103: 1-8

[8] Londin ER, Adijanto J, Philp N, et al. Donor splice-site mutation in *CUL4B* is likely cause of X-linked intellectual disability. Am J Med Genet A, 2014, 164A: 2294-2299

864 精神发育迟滞 – 面失张力综合征 X 连锁 1 型
(mental retardation-hypotonic facies syndrome, X-linked, 1, MRXHF1; OMIM 309580)

一、临床诊断

(1) 概述

精神发育迟滞 – 面失张力综合征由几个综合征组成，包括 Juberg-Marsidi、Carpenter-Waziri、Holmes-Gang、Smith-Fineman-Myers 综合征以及 1 个有 X 连锁智力障碍和痉挛性截瘫综合征。该单基因病是由 *ATRX* 基因突变引起，研究发现不同位置的 *ATRX*(如外显子不同的部位) 突变可以导致不同的脑发育异常 (详见影像学检查)[1]。主要特点为严重的精神发育迟滞和面部畸形，此外还表现为性腺功能减退、耳聋、肾功能异常和轻度骨骼缺陷。

(2) 临床表现

Smith 等 [2] 描述两兄弟同时存在精神发育迟滞，小头畸形，身材矮小和异常面部外观，包括眼睑裂上斜。Abidi 等 [3] 描述了类似的两兄弟，包括下唇宽而凸出 (图 864-1)，中切牙间距增宽。1 名男性无脾，2 名男性均有双侧隐睾症。早期出现肌张力减退和之后出现肌张力亢进。Hall[4] 指出这两兄弟存在 X 连锁 α- 地中海贫血 / 精神发育迟滞综合征。Guion-Almeida 等 [5] 提出，具备 Smith-Fineman-Myers 综合征障碍的 2 名男孩是同卵双胞胎，具有的特性包括异常面部外观、皮质萎缩、舟状头 (图 864-2)、身材矮小、腭裂、小颌畸形、上门牙突出、双侧 Sidney 线、小脚畸形、行走不稳、早期肌张力减退、反射亢进、多动症、精神运动发育迟缓及严重语言发育迟缓。此外还有眼距过宽 (图 864-3)、鼻梁平坦 (图 864-4)、短指畸形 (图 864-5)、短颈 (图 864-6)、平足 (图 864-7)。

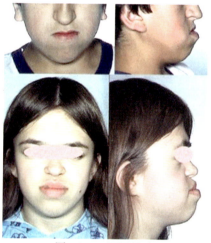

图 864-1　下唇凸出

(Am J Med Genet Part A, 2009, 149A: 6-28)

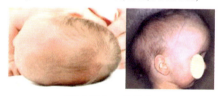

图 864-2　舟状头

(Am J Med Genet Part A, 2009, 149A: 6-28)

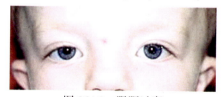

图 864-3　眼距过宽

(Am J Med Genet Part A, 2009, 149A: 6-28)

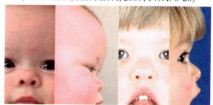

图 864-4　平面宽鼻梁

(Am J Med Genet Part A, 2009, 149A: 6-28)

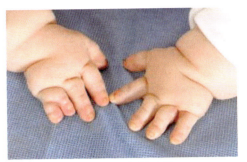

图 864-5　短指畸形
(Am J Med Genet Part A, 2009, 149A: 77-92)

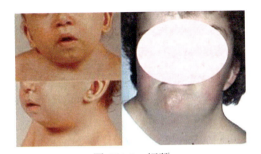

图 864-6　短颈
(syndromes of the Head and Neck, 4th ed.2001, New York: Oxford Univ Press, 1223)

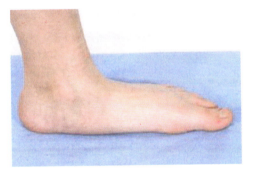

图 864-7　平足
(Am J Med Genet Part A, 2009, 149A: 77-92)

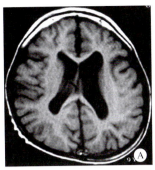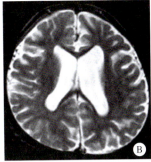

图 864-8　非特异性脑萎缩
[AJNR Am J Neuroradiol, 2013, 34(10):2034-2038]

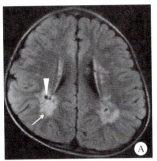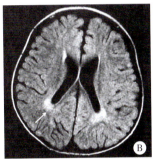

图 864-9　三角区明显的白质异常
[AJNR Am J Neuroradiol, 2013, 34(10):2034-2038]

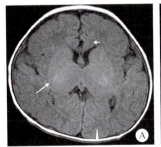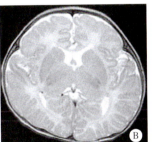

图 864-10　广泛和分散的白质纤维异常
[AJNR Am J Neuroradiol, 2013, 34(10):2034-2038]

(3) 辅助检查

ATRX 基因不同位置例如外显子突变可以引起如下几种类型的脑异常。类型 1(图 864-8)：一名 19 岁患者表现为非特异性脑萎缩，突变在外显子 6 的锌指样 ATRX 蛋白结构域；类型 2(图 864-9)：一名 4 岁患者表现为三角区明显的白质异常，突变在外显子 19 核染色质重构区域 p.V1624M(图 864-9A) 和 p.A1622V(图 864-9B)，FLAIR 信号显示扩大的血管周围间隙 (三角形箭头所示) 和侧脑室周围增强的信号 (帽状箭头)；类型 3(图 864-10)：广泛和分散的白质纤维异常，一名 1 岁患儿为 5′-UTR 核苷酸置换的 *ATRX* 基因突变，Flair 像上主要在侧脑室三角区表现为分散的和广泛分布的病变，而不是弥漫渗透性的。

(4) 病理表现

暂未见报道。

(5) 受累部位病变汇总 (表 864-1)

表 864-1　受累部位及表现

受累部位	主要表现
头颈部	小头畸形、长头、面中部失张力、耳朵低垂、小耳朵、耳朵外翻、耳朵后旋、耳朵高度折叠、神经性耳聋 (较少见)、内眦赘皮、眼距过宽、睑裂上斜、外斜视 (较少见)、平面宽的鼻梁、鼻梁受压、鼻尖有角、鼻孔前倾、鲤鱼嘴、嘴张开、巨口、小而薄的上唇、V 形反向上唇、突出的下唇、上腭拱形、吐舌、流口水、宽上门牙间隙、短颈
消化道	胃食管反流、呕吐、便秘、肠道蠕动障碍
外生殖器	生殖器官发育不良、小睾丸、隐睾、小阴茎、尿道下裂

续表

受累部位	主要表现
内生殖器	睾丸功能减退
肾脏	肾功能不全
膀胱	膀胱输尿管反流
骨骼	骨龄延迟、脊柱后侧凸、手指细长、锥形手指、短趾征、指头弯曲、马蹄内翻足、仰指外翻足、扁平足
中枢神经系统	智力障碍、早期肌张力减退、下肢早期失张力继以反射亢进、癫痫 (35%)
神经系统	阵发性笑声、反复发生、自我刺激性行为、吃手指、活跃性增高、自私
血液系统	血红蛋白 (Hb)H 链缺失
其他	表型变异、α- 地中海贫血 / 精神发育迟滞
	矮小身材、肥胖、生长发育迟滞

二、基因诊断

(1) 概述

ATRX 基因，即编码 ATRX 蛋白的基因，位于 X 染色体长臂 2 区 1 带 1 亚带 (Xq21.1)，基因组坐标为 (GRCh37):X:76760356-77041755；基因全长 281 400bp，包含 37 个外显子，编码 2492 个氨基酸。

(2) 基因对应蛋白结构及功能

ATRX 基因编码的蛋白包含一个 ATP 酶 / 解旋酶结构域，属于染色质重塑蛋白的 SWI/SNF 家族。这个蛋白会随细胞周期磷酸化，调节核基质和染色质，并且参与有丝分裂的中期和染色体分离过程。*ATRX* 基因突变会导致 X 连锁智力发育迟滞，并通常伴有 α- 地中海贫血。这些突变会导致多种 DNA 甲基化模式改变，这可能与发育过程中的染色质重塑、DNA 甲基化以及基因表达有关。

(3) 基因突变致病机制

Villard 等 [6] 在 Juberg-Marsidi 综合征 (MRXHF1 的别称) 患者和携带者中，发现在 *ATRX* 基因中存在一个突变 p.R1272Q。Abidi 等 [3] 在一个家系的男性患者，也发现了 *ATRX* 基因上一个突变 (p.I2052T)，并把该病称为 Carperter-Waziri 综合征 (MRXHF1 的别称)。

在 Villard[7] 和 Holmes 等 [8] 报道的确定为携带者的家庭成员中，Stevenson 等 [9] 在 *ATRX* 基因中

鉴定出一个突变 (p.C220Y)。该家系中的携带者并没有临床病症，表现为典型的 X 染色体失活。研究者定义这种疾病为 MRXHF1。

本病尚无相应的分子研究，致病机制未明。

(4) 目前基因突变概述

目前人类基因突变数据库收录的 *ATRX* 基因突变有 119 个，其中错义 / 无义突变 88 个，剪接突变 13 个，小的缺失 7 个，小的插入 2 个，大片段缺失 4 个，大片段插入 5 个。

（吴硕琳　吴　亮）

参考文献

[1] Wada T, Ban H, Matsufuji M, et al. Neuroradiologic features in X-linked α-thalassemia/mental retardation syndrome. AJNR Am J Neuroradiol, 2013, 34(10):2034-2038

[2] Smith RD, Fineman RM, Myers GG. Short stature, psychomotor retardation, and unusual facial appearance in two brothers. Am J Med Genet, 1980, 7: 5-9

[3] Abidi F, Schwartz CE, Carpenter NJ, et al. Carpenter-Waziri syndrome results from a mutation in XNP. (Letter) Am J Med Genet, 1999, 85: 249-251

[4] Hall BD. Alpha-thalassemia/mental retardation syndrome often confused with other disorders. (Letter) Am J Med Genet, 1992, 44: 250

[5] Guion-Almeida ML, Jr TA, Kokitsu-Nakata NM, et al. Smith-Fineman-Myers syndrome in apparently monozygotic twins. Am J Med Genet, 1998,79: 205-208

[6] Villard L, Gecz J, Mattei JF, et al. *XNP* mutation in a large family with Juberg-Marsidi syndrome. Nat Genet, 1996, 12: 359-360

[7] Villard L, Fontes M, Ades LC, et al. Identification of a mutation in the *XNP/ATR-X* gene in a family reported as Smith-Fineman-Myers syndrome. Am J Med Genet, 2000, 91: 83-85

[8] Holmes LB, Gang DL. Brief clinical report: an X-linked mental retardation syndrome with craniofacial abnormalities, microcephaly and club foot. Am J Med Genet, 1984, 17: 375-382

[9] Stevenson RE, Abidi F, Schwartz CE, et al. Holmes-Gang syndrome is allelic with XLMR-hypotonic face syndrome. Am J Med Genet, 2000, 94: 383-385

865　异染性脑白质营养不良
(metachromatic leukodystrophy, MLD; OMIM 250100)

一、临床诊断

(1) 概述

异染性脑白质营养不良 (MLD) 为一种溶酶体贮积病，为常染色体隐性遗传，其致病基因为 *ARSA* 基因，即芳香硫酸酯酶 A 基因 (arylsulfatase A gene)[1, 2]。该基因突变可导致硫酸脑苷脂及其他含硫酸的糖脂不能脱硫酸，而沉积在全身组织的溶酶体中，主要累及中枢及周围神经系统，最终导致以神经系统脱髓鞘为特征的进展性、退化性疾病。

(2) 临床表现

MLD 的发病率为 1/(40 000~100 000)，各人种几乎均有累及 [3]。根据起病年龄、症状发展速度及疾病严重程度，MLD 可分为 3 个临床类型[4]：婴儿晚发型、青少年型及成人型。婴儿晚发型患者多在出生后数月至两岁内起病，五岁前死亡[5]。该型症状最重，主要表现为精神运动发育迟滞，以语言及精细活动发育受累为特征；也可以肌张力低、肌无力和步态不稳为首发症状，逐渐出现强直、腱反射亢进等锥体束受累表现；还可出现共济失调、痉挛性瘫痪及视神经萎缩等[6]。有报道在该型患者中，可出现巨结肠而引发腹胀；疾病晚期卧床阶段，可观察到膝反屈[7]。青少年型患者的起病年龄为 3~16岁，临床表现与婴儿晚发型相似，并通常有学习成绩差、行为障碍及周围神经病等表现。该型进展较慢，轻症者可能至死亡仍不能明确诊断[8]。随疾病发展，上述两型患者均可出现行走及言语不能，反复抽搐及肺部感染也较为常见[9]。成人型患者 16岁以后起病，主要临床特点为缓慢的智力下降、情绪不稳、精神行为异常及人格改变等，部分病例甚至可误诊为精神分裂症[4, 10, 11]。运动障碍及神经系统病变在该类型中出现较晚，也可不出现[12]。该型患者胆囊功能常异常。

(3) 辅助检查

MLD 患者尿液、白细胞及成纤维细胞中芳香硫酸酯酶 A 活性下降[13, 14]，尿液中硫酸酯类含量升高，脑脊液蛋白可能升高[11]。头 MR T$_2$ 加权像上显示白质高信号，胼胝体及联合处的白质也可受累；随疾病进展，病变更加广泛，可累及内囊、小脑及脑干等，同时可出现幕上白质萎缩，呈弥漫性高信号改变 (图 865-1)[15]。

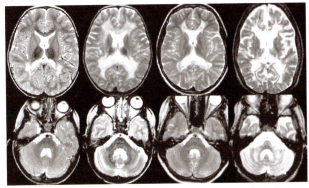

图 865-1　异染性脑白质营养不良患者头颅 MR T$_2$ 加权像表现
[J Inherit Metab Dis, 2011, 34(5): 1095-1102]

(4) 病理表现

中枢神经系统、肾脏及尿沉渣等中可见异染性物质。外周神经活检可见神经脱髓鞘改变。

(5) 受累部位病变汇总 (表 865-1)

表 865-1　受累部位及表现

受累部位	主要表现
中枢神经系统	精神异常、肌无力、步态不稳、抽搐、肌张力低、构音障碍、肌张力障碍、舞蹈症、共济失调、痉挛性瘫痪、腱反射减弱 (早期)、腱反射亢进 (晚期)、Babinski 征阳性 (晚期)、球麻痹、四肢瘫 / 去大脑状态 (晚期)、脑白质病变、脑脊液蛋白升高
眼	视神经萎缩
胆囊	胆囊功能异常、胆囊息肉
膀胱	尿失禁
周围神经系统	进展性多神经病、脱髓鞘、肌电图提示神经源性损害及神经传导速度下降
其他	行为异常、情绪不稳、学习成绩差、幻觉、妄想

二、基因诊断

(1) 概述

ARSA 基因，即编码芳香硫酸酯酶 A(arylsulfatase A) 的基因，位于 22 号染色体长臂 1 区 3 带 3 亚带 3 次亚带 (22q13.33)，基因组坐标为 (GRCh37):

22: 51061182-51066601，基因全长 5420bp，包含 9 个外显子，编码 509 个氨基酸。

(2) 基因对应蛋白结构及功能

由 *ARSA* 基因编码的蛋白质可以使硫酸脑苷脂水解为脑苷脂和硫酸盐。该基因缺陷会导致 MLD，该病是一种渐进性脱髓鞘性疾病，会引发各种神经系统症状并最终导致死亡。

(3) 基因突变致病机制

Polten 等[16]首次在 MLD 患者中鉴定出 *ARSA* 基因的突变。

Matzner 等[17]把重组人 *ARSA* 通过静脉注射处理 *ARSA* 敲除小鼠。注入酶肝脏高吸收，周围神经系统 (PNS) 和肾脏中度吸收及大脑极低吸收。单次注射导致了过量的硫苷脂在 PNS 和肾脏中时间剂量依赖性下降高达 70%，但在大脑中并未减少。当按 20mg/kg 每周注射 4 次，不仅周边组织贮存量逐渐减小，而且脑和脊髓硫酯贮存量也减少。

(4) 目前基因突变概述

目前人类基因突变数据库收录的 *ARSA* 基因突变有 158 个，其中，错义 / 无义突变 120 个，剪接突变 12 个，小片段缺失 15 个，小片段插入 8 个，大片段的缺失 1 个，大片段插入 1 个，调控区突变 1 个。突变分布在基因整个编码区，无突变热点。

（李金鑫　钟　娜）

参考文献

[1] Austin J, McAfee D, Armstrong D, et al. Low sulfatase activities in metachromatic leukodystrophy (MLD).A controlled study of enzymes in 9 living and 4 autopsied patients with MLD. Trans Am Neurol Assoc, 1964, 89:147-150

[2] Bosio A, Binczek E, Stoffel W. Functional breakdown of the lipid bilayer of the myelin membrane in central and peripheral nervous system by disrupted galactocerebroside synthesis. Proc Natl Acad Sci USA, 1996, 93(23):13280-13285

[3] Von Figura K. Leukodystrophy M// Scriver C, Beaudet A, Arthur L, et al. Metabolic and Molecular Basis of Inherited Disease. New York: McGraw-Hill, 2001, 3:3696-3724

[4] Kihara H. Genetic heterogeneity in metachromatic leukodystrophy. Am J Hum Genet, 1982, 34: 171-181

[5] Hagberg B. Clinical aspects of globoid cell and metachromatic leukodystrophies.Birth Defects Orig Art Ser, 1971,7(1):103-112

[6] Greenfield JG. Form of progressive cerebral sclerosis in infants associated with primary degeneration of interfascicular glia. Proc Roy Soc Med, 1933, 26: 690-697

[7] Masters PL, MacDonald WB, Ryan MMP, et al. Familial leucodystrophy. Arch Dis Child, 1964, 39: 345-355

[8] Moser HW. Sulfatide lipidosis: metachromatic leukodystrophy// Stanbury JB, Wyngaarden JB, Fredrickson DS. The Metabolic Basis of Inherited Disease. 3rd ed. New York: McGraw-Hill, 1972, 688-729

[9] Gieselmann V, Krageloh-Mann I. Metachromatic leukodystrophy—an update.Neuropediatrics, 2010, 41(1):1-6

[10] Betts TA, Smith WT, Kelly RE. Adult metachromatic leukodystrophy (sulphatide lipidosis) simulating acute schizophrenia: report of a case. Neurology, 1968, 18: 1140-1142

[11] Waltz G, Harik SI, Kaufman B. Adult metachromatic leukodystrophy: value of computed tomographic scanning and magnetic resonance imaging of the brain. Arch Neurol, 1987, 44: 225-227

[12] Marcao AM, Wiest R, Schindler K, et al. Adult onset metachromatic leukodystrophy without electroclinical peripheral nervous system involvement: a new mutation in the *ARSA* gene. Arch Neurol, 2005, 62: 309-313

[13] Greene H, Hug G, Schubert WK. Arylsulfatase A in the urine and metachromatic leukodystrophy. J Pediat, 1967,71: 709-711

[14] Kaback MM, Howell RR. Infantile metachromatic leukodystrophy: heterozygote detection in skin fibroblasts and possible applications to intrauterine diagnosis. New EngJ Med, 1970, 282: 1336-1340

[15] Ilhem Barboural, Samir Hadded. Brain MRI and biological diagnosis in five Tunisians MLD patients. Diagnostic Pathology, 2012, 7:11

[16] Polten A, Fluharty AL, Fluharty CB, et al. Molecular basis of different forms of metachromatic leukodystrophy. N Engl J Med, 1991, 324: 18-22

[17] Matzner U, Herbst E, Hedayati KK, et al. Enzyme replacement improves nervous system pathology and function in a mouse model for metachromatic leukodystrophy. Hum Mol Genet, 2005, 14: 1139-1152

866 神经鞘脂激活蛋白 B 所致异染性脑白质病
(metachromatic leukodystrophy due to SAP-B deficiency, PSAP; OMIM 249900)

一、临床诊断

(1) 概述

神经鞘脂激活蛋白 B 所致异染性脑白质病 (PSAP) 是一种常染色体隐性遗传性疾病。由 *PSAP* 基因纯合或杂合突变引起。

(2) 临床表现

PSAP 由于过多的脑磷脂沉积在中枢神经系统的白质和周围神经，临床上会出现相应受累部位一系列临床表现[1]。任何年龄均可发病。临床上常表现为精神行为异常、记忆力减退、构音障碍、四肢活动障碍、痫性发作、共济失调、眼肌麻痹及周围神经病变。病情可缓慢进展，也可快速进展，年龄较小者，以周围神经受累为主。年龄较大者，以学习和行为异常为主[2]。

(3) 辅助检查

实验室检查：尿液芳基硫酸酯酶活性正常或轻度下降。头颅磁共振表现为脑室周围及皮质下白质广泛、对称性的低 T_1、高 T_2 信号（图 866-1）。

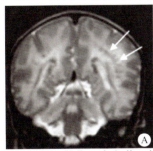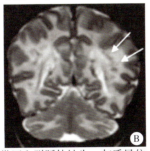

图 866-1　冠状位 T_2 加权像：扣带回和胼胝体缺失；灰质异位
A. 3 天；B. 28 天（箭头）(Am J Med Genet A, 2009, 15:613-621)

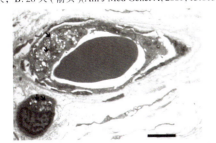

图 866-2　箭头标记内皮细胞的异构溶酶体内含有亮囊泡（毛细血管，上半）和血管周细胞（左下角）
(Am J Med Genet A, 2009, 15:613-621)

(4) 病理表现

大脑中枢神经系统髓鞘几乎完全消失，脑白质及其血管周围和周围神经脱髓鞘区可见含脑磷脂的细胞（图 866-2）。

(5) 受累部位病变汇总（表 866-1）

表 866-1　受累部位及表现

受累部位	主要表现
消化系统	吞咽障碍
泌尿系统	尿失禁
神经系统	中枢神经系统、精神运动迟缓、痉挛性四肢瘫痪、癫痫发作、共济失调步态、认知能力下降、语言障碍、脑白质病变
	周围神经系统、反射减弱、神经传导速度下降

二、基因诊断

(1) 概述

PSAP 基因，即编码 prosaposin 蛋白的基因，位于 10 号染色体长臂 2 区 1 带到 2 带之间 (10q21—22)；基因组坐标为 (GRCh37):10:73576055-73611082，基因全长 35 028bp，包含 14 个外显子，编码 527 个氨基酸。

(2) 基因对应蛋白结构及功能

PSAP 基因编码一种高度保守的糖蛋白。这种糖蛋白作为一种前体蛋白，可被切割形成 4 种产物：Saposins-A、Saposins-B、Saposins-C、Saposins-D 糖蛋白。每个结构域由约 80 个氨基酸组成，半胱氨酸和糖基化的位置基本一致。Saposin-A 和 Saposin-C 通过 β- 葡糖神经酰胺酶刺激葡糖神经酰胺的水解。Saposin-B 通过芳基硫酸酯酶 A 刺激神经节苷硫酸酯的水解。Saposin-D 是一个特异性的鞘磷脂磷酸二酯酶活化剂。

(3) 基因突变致病机制

1989 年和 1990 年，Kretz 等[3] 报道了两位由于 Saposin-B 缺乏而患有非典型异染性脑白质病变的兄弟。研究者在他们身上确定了一个 *PSAP* 基因的纯合突变。2000 年，Wrobe 等[1]在一位 4 岁 Saposin-B 缺乏的西班牙女孩中发现了一个 *PSAP* 基因的纯合突变。2 岁时，她表现出严重的运动能力退化、肌无力、体虚，以及中枢神经系统脱髓鞘和多发性神经病的迹象。4 岁时，她体内的神经传导严重减少，腓肠神经活检显示，体内巨噬细胞出现大量脱髓鞘和异染性沉淀。

2008 年，Sun 等[4]建立了 *PSAP* 基因敲入小鼠模型。他们在 *PSAP* 基因位点的第 7 号外显子敲入苯丙氨酸突变替代必需的半胱氨酸从而造成该蛋白的缺陷。在 B$^{-/-}$纯合体小鼠中未检测到 Saposin-B，而 Saposin-A、Saposin-C、Saposin-D 的含量正常。B$^{-/-}$纯合体小鼠表现出缓慢的渐进性神经运动元退化，并在 15 个月时表现出轻微的头部震颤。在脑和肾部出现过多的羟基和非羟基脂肪酸硫脂。脑、脊髓和肾部出现阿辛蓝染色阳性细胞。超精细结构分析表明，薄层状内含物出现于肾、坐骨神经、脑和脊髓组织。乳糖酶基神经鞘氨醇和球形三酰神经在 B$^{-/-}$纯合体小鼠各个部位的组织中增加，支持了 Saposin-B 对这些物质的分解作用。B$^{-/-}$纯合体小鼠的脑的 CD68 阳性的小神经胶质细胞和被激活的 GFAP 阳性星形胶质细胞呈现前期炎症反应。这些发现阐明了 Saposin-B 在体内降解糖脂的作用，以及维护 CNS 的首要功能。

(4) 目前基因突变概述
目前人类基因突变数据库收录的 *PSAP* 基因突变有 21 个，其中，错义/无义突变 11 个，剪接突变 5 个，小的缺失 4 个，大片段缺失 1 个。突变分布在基因整个编码区，无热点突变。

（杨 洋 Bhaskar Roy）

参考文献

[1] Wrobe D, Henseler M, Huettler S, et al. A non-glycosylated and functionally deficient mutant (N215H) of the sphingolipid activator proteinB (SAP-B) in a novel case of metachromatic leukodystrophy J Inherit Metab Dis, 2000, 23:63-76

[2] Landrieu P, Blanche S, Vanier MT, et al. Bone marrow transplantation in metachromatic leukodystrophy caused by saposin-B deficiency: a case report with a 3-year follow-up period. Pediat, 1998, 133:129-132

[3] Kretz KA, Carson GS, Morimoto S, et al. Characterization of a mutation in a family with saposin B deficiency: a glycosylation site defect. Proc Natl Acad Sci USA, 1990, 87: 2541-2544

[4] Sun Y, Witte DP, Ran H, et al. Neurological deficits and glycosphingolipid accumulation in saposin B deficient mice. Hum Mol Genet, 2008, 17: 2345-2356

867 变形性骨发育不良
(metatropic dysplasia, MD; OMIM 156530)

一、临床诊断

(1) 概述
变形性骨发育不良 (MD) 是一种罕见的骨骼发育不良症，最初由 Maroteaux 等于 1966 年作为单病种而描述，其特有骨关节体征为出生时躯干正常伴短肢、关节突出，逐渐出现脊柱侧凸后凸畸形，青春期进展至短躯干侏儒。致病基因为 *TRPV4* 基因，即瞬时受体电位阳离子通道 4(transient receptor potential vanilloid 4) 基因。

(2) 临床表现
根据目前报道及遗传学分析，MD 至少存在 3 种临床亚型：常染色体隐性遗传致死型、常染色体隐性遗传非致死型和常染色体显性遗传非致死型[1]。

非致死型 MD 患者典型体征为随着年龄增长身体比例的改变：出生时躯干正常伴短肢、逐渐出现脊柱侧凸后凸畸形、青春期进展至短躯干侏儒，亦为 MD 标志性特征，但并非必要[2,5]；其他典型骨关节异常体征有扁平椎、关节突出、哑铃形股骨/肱骨等。此外，尚有先天性脊柱侧凸、关节挛缩、高额头、扁平鼻梁、扁平椎、齿状突发育不良、锁骨假关节、肋骨呈"飘带状"、戟形骨盆、哑铃形肱骨、髂翼外张、股骨粗隆过度增生、股骨近端生长板不规则、不规则方形跟骨、指/趾骨锥形骨骺等多种骨关节发育异常[1-4]。少数患者累及气管支气管软骨，出现喉气管功能障碍，进一步可导致上呼吸道梗阻；亦有伴听力丧失的报道。

致死型 MD 患儿，出生前超声影像学即可提示存在运动障碍、关节挛缩等，或出生时出现多关节挛缩及肢体运动障碍[3]，此外，这类患儿亦可伴有短长骨、软骨关节膨大、窄胸廓、扁平椎等骨骼畸形，常死于呼吸衰竭等呼吸系统并发症。

MD 幸存者智力基本正常。

(3) 影像学表现

MD 患者骨关节 X 线片可见扁平椎 (图 867-1)[2]、哑铃形股骨 / 肱骨 (图 867-2)[2]、脊柱侧凸后凸畸形 (图 867-3)[2]、干骺端增生肥大及上述多种骨关节畸形表现。

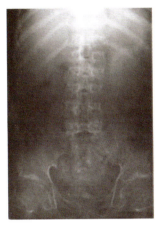
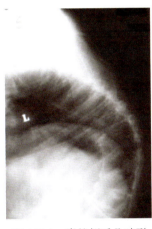

图 867-1　扁平椎
(American J Med Gene Part A, 2007, 143A:2512-2522)

图 867-2　脊柱侧后凸畸形
(American J Med Gene Part A, 2007, 143A:2512-2522)

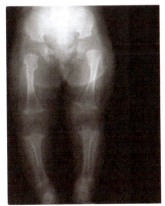

图 867-3　哑铃形股骨
(American J Med Gene Part A, 2007, 143A:2512-2522)

(4) 受累部位病变汇总 (表 867-1)

表 867-1　受累部位及表现

受累部位	主要表现
骨、软骨及关节	扁平椎、哑铃形股骨 / 肱骨、脊柱侧凸后凸畸形、先天性脊柱侧凸、高额头、扁平鼻梁、齿状突发育不良、锁骨假关节、肋骨呈 "飘带状"、戟形骨盆、髂翼外张、股骨粗隆过度增生、股骨近端生长板不规则、不规则方形跟骨、指 (趾) 骨锥形骨骺、关节挛缩、喉及气管软骨发育不良等

二、基因诊断

(1) 概述

TRPV4 基因，编码瞬时受体电位阳离子通道亚科 V 成员 4 亚型 e 蛋白，位于 12 号染色体长臂 2 区 4 带 1 亚带 (12q24.1)，基因组坐标为 (GRCh37): 12: 110220892-110271212，基因全长 50 321bp，包含 18 个外显子，编码 872 个氨基酸。

(2) 基因对应蛋白结构及功能

TRPV4 基因编码的蛋白为离子通道的瞬时受体电位 (TRP) 家族中 OSM9 样瞬时受体电位通道 (TRPC) 亚科的一个成员。所编码的蛋白质是一种钙离子渗透性的、非选择性阳离子通道，通常认为此通道参与全身渗透压的调节。

(3) 基因突变致病机制

2009 年，Krakow 等[6] 在 2 例 MD 患者中检出了 *TRPV4* 基因的 2 个新的杂合突变，分别为 p.I331F 位于锚蛋白 5 区域和 p.P799L 突变位于细胞质区域。

Dai 等[5] 分析了 22 个 MD 患者的 *TRPV4* 基因，除了其中 1 个患者外，其他患者都被确认 *TRPV4* 基因有杂合变异。在这些患者中，在 9 个患者中找到常见的 p.P799L 变异，4 个患者在 pro799 区域有 3 个替换突变，其余 8 个患者中发现了 7 个新的错义突变和 1 个三个碱基对的缺失变异。

Camacho 等[3] 报道了 10 个 MD 重症患者，每个人的 *TRFV4* 基因均有 1 个杂合突变。这个发现确认 MD 是显性失调。

本病暂无动物模型研究。

(4) 目前基因突变概述

目前人类基因突变数据库收录的 *TRPV4* 基因突变有 41 个，其中，错义 / 无义突变 38 个，小的缺失 3 个。突变分布在基因整个编码区，无突变热点。

(弓晓青　朱海群)

参考文献

[1] Beck M, Roubicek M, Rogers JG, et al. Heterogeneity of metatropic dysplasia. Eur J Pediatr, 1983, 140(3):231-237

[2] Kannu P, Aftimos S, Mayne V, et al. Clinical and Radiographic Fingdings in 11 Patients Demonstrating Long-Term Natural History. American Journal of Medical Genetics Part A, 2007, 143A:2512-2522

[3] Camacho N, Krakow D, Johnykutty S, et al. Dominant TRPV4 Mutations in Nonlethal and Lethal Metatropic Dysplasia. American J of Medical Genetics Part A, 2010,

1169-1177

[4] Genevieve D, Merrer ML, Feingold J, et al. Revisiting metatropic dysplasia: presentation of a series of 19 novel patients and review of the literature. American Journal of Medical Genetics Part A, 2008, 146A: 992-996

[5] Dai J, Kim OH, Schmidt-Rimpler M, et al. Novel and recurrent TRPV4 mutations and their association with

distinct phenotypes within the TRPV4 dysplasia family. J Med Genet, 2010, 47(10): 704-709

[6] Krakow D, Vriens J, Camacho N, et al. Mutations in the gene encoding the calcium-permeable ion channel TRPV4 produce spondylometaphyseal dysplasia, Kozlowski type and metatropic dysplasia. Am J Hum Genet, 2009, 84: 307-315

868　高铁血红蛋白还原酶缺乏所致高铁蛋白血症
(methemoglobinemia due to deficiency of methemoglobin reductas; OMIM 250800)

一、临床诊断

(1) 概述

高铁血红蛋白还原酶缺乏所致高铁蛋白血症是由 NADH- 细胞色素 b5 还原酶缺乏所致，又称为遗传性高铁血红蛋白症。该病是一种常染色体隐性遗传病，致病基因为 *CYB5R3*。

(2) 临床表现

高铁血红蛋白还原酶缺乏所致高铁蛋白血症由于红细胞携氧能力减低，临床表现为缺氧和发绀。临床上主要分为 2 型[1]：Ⅰ型，又称单纯红细胞型。水溶型高铁血红蛋白还原酶缺乏，仅累及红细胞。患者自出生后即有发绀，但无其他临床症状，当 MetHb 占到 Hb 总量 40% 或更高时，少数患者可出现心悸气短，甚至出现明显的呼吸困难，但可以胜任一般体力劳动。Ⅱ型，又称全身型。水溶型和膜结合型高铁血红蛋白还原酶均缺乏，导致红细胞、白细胞和全身组织受累。表现为发绀 (图 868-1) 及严重的神经精神系统发育

异常, 如小头颅 (图 868-2)、角弓反张、手足颤动、全身肌张力减退等。

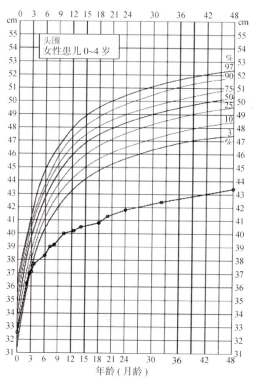

图 868-2　女性患儿头围
出生头围正常，自 4 月龄后头围明显低于正常范围
(Eur J Pediatr, 2004, 163: 207-209)

(3) 辅助检查

遗传性高铁蛋白血症Ⅱ型最明显的影像学改变为皮质和皮质下脑萎缩，髓鞘发育延迟[2,3]。

(4) 病理表现

尚无报道。

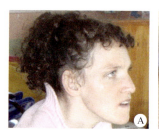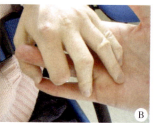

图 868-1　高铁蛋白血症患者临床表现
A. 遗传性高铁蛋白血症Ⅱ型患者口唇发绀，鬼脸 (面部肌张力障碍)；
B. 指甲发绀 (Brain, 2008, 131: 760-761)

(5) 受累部位病变汇总 (表 868-1)

表 868-1 受累部位及表现

受累部位	主要表现
皮肤、黏膜	发绀
神经系统	小头畸形, 发育迟滞, 全身性肌张力障碍, 轴性肌张力减低, 舞蹈样动作, 手足徐动症, 行走不能, 语言障碍, 斜视, 吞咽功能障碍

二、基因诊断

(1) 概述

CYB5R3 基因, 即编码细胞色素 b5 还原酶的基因, 位于 22 号染色体长臂 1 区 3 带 2 亚带 (22q13.2), 基因组坐标为 (GRCh37): 22: 43013846-43045405, 基因全长 31 560bp, 包含 9 个外显子, 编码 334 个氨基酸。

(2) 基因对应蛋白结构及功能

CYB5R3 基因编码细胞色素 b5 还原酶。该蛋白在体细胞中以膜结合形式存在 (固定在内质网、线粒体和其他膜上), 在红细胞中以可溶解形式存在。膜结合形式主要存在于内质网细胞质一侧, 在脂肪酸去饱和及延伸、胆固醇生物合成以及药物代谢等生命活动中发挥功能。可溶性形式主要位于循环红细胞可溶性部分, 与高铁血红蛋白的降低有关。膜结合形式包含膜锚定结构域和催化结构域, 而可溶性形式只包含催化结构域。外显子的交替拼接使该蛋白形成多种转录异构体。该基因的突变会导致高铁血红蛋白症的发生。

(3) 基因突变致病机制

1990 年, Kobayashi 等[4] 报道了 2 名患有高铁蛋白血症 II 型的兄弟。研究者发现, 这 2 名患者都携带一个 CYB5R3 基因的纯合突变 p.S128P。在患者淋巴母细胞中的 CYB5R3 酶活性仅为正常人的 10%。1991 年, Katsube 等[5] 在 1 名遗传性高铁蛋

白血症 I 型患者身上发现了 1 个 CYB5R3 基因的纯合突变 p.R58Q。1992 年, Shirabe 等[6] 在一名患有遗传性高铁蛋白血症 I 型的意大利患者中发现了另一个 CYB5R3 基因的纯合突变 p.V106M。CYB5R3 蛋白的突变型相较于野生型热稳定性差。

本病尚无相应的分子研究, 致病机制未明。

(4) 目前基因突变概述

目前人类基因突变数据库收录了 CYB5R3 基因突变 54 个, 其中错义 / 无义突变 43 个, 剪接突变 7 个, 小的缺失 4 个。突变分布在基因整个编码区, 无突变热点。

(石玉芝 刘军)

参考文献

[1] Jaffe ER. Enzymopenic hereditary methemoglobinemia: a clinical/biochemical classification. Blood Cells, 1986, 12: 81-90

[2] Ewenczyk C, Leroux A, Roubergue A, et al. Recessive hereditary methaemoglobinaemia, type II: delineation of the clinical spectrum. Brain, 2008,131: 760-761

[3] Toelle SP, Boltshauser E, Mossner E, et al. Severe neurological impairment in hereditary methaemoglobinaemia type 2. Eur J Pediatr, 2004, 163: 207-209

[4] Kobayashi Y, Fukumaki Y, Yubisui T, et al. Serine-proline replacement at residue 127 of NADH-cytochrome b5 reductase causes hereditary methemoglobinemia, generalized type. Blood, 1990, 75: 1408-1413

[5] Katsube T, Sakamoto N, Kobayashi Y, et al. Exonic point mutations in NADH-cytochrome B5 reductase genes of homozygotes for hereditary methemoglobinemia, types I and III: putative mechanisms of tissue-dependent enzyme deficiency. Am J Hum Genet, 1991, 48: 799-808

[6] Shirabe K, Yubisui T, Borgese N, et al. Enzymatic instability of NADH-cytochrome b5 reductase as a cause of hereditary methemoglobinemia type I (red cell type). J Biol Chem, 1992, 267: 20416-20421

869 甲硫氨酸腺苷转移酶缺乏症
(methionine adenosyltransferase deficiency, MAT deficiency; OMIM 250850)

一、临床表现

(1) 概述

甲硫氨酸腺苷转移酶缺乏症是一种遗传代谢性

疾病, 通常为常染色体隐性遗传, 但在部分家系中呈现常染色体显性遗传形式[1-3]。该病致病基因为位于 10 号染色体上的 MAT1A 基因, 该基因突变导致甲硫氨酸腺苷转移酶 (MAT) 缺乏, 甲硫氨酸不能

通过转移腺苷而代谢为 S-腺苷甲硫氨酸 (SAM)，从而引起以高甲硫氨酸血症为特征的疾病[4]。

(2) 临床表现

该病大多数患者并无临床症状，通常为新生儿常规检查时偶然发现[5]。只在 MAT 活性严重低下时部分患者表现症状，包括生长缓慢、智力低下、厌食、胃肠功能失调等[3,6]。由于甲硫氨酸的另一代谢途径产物二甲基硫醚增加，患者可出现特征性口臭[7]。

(3) 辅助检查

血浆甲硫氨酸水平升高，不伴同型半胱氨酸及 S-腺苷甲硫氨酸 (SAM) 升高，提示可能患有该病[5]，同时应注意排除其他可引起血浆甲硫氨酸升高的疾病。但严重患者血浆同型半胱氨酸水平也可升高，此时可能给诊断带来困难[8,9]。由于 MAT1A 只在成熟肝脏细胞中表达，故肝脏活检可提示 MAT 活性低下[10]。少数患者头 MRI 检查可见脱髓鞘 (图 869-1)，脑脊液中 SAM 含量降低[11,12]。

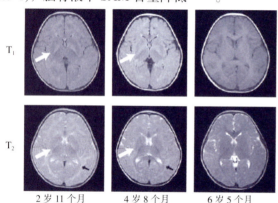

图 869-1　MAT 缺乏症患者临床表现

女性患儿，临床表现为语言发育延迟、癫痫发作，确诊甲硫氨酸腺苷转移酶缺乏症；该患儿头 MR 可见脑室后角旁 (黑色箭头所示)、壳核及苍白球 (白色箭头所示) 脱髓鞘改变；补充 SAM 治疗后，患儿 6 岁 5 个月复查头 MR 上述病变消失 [Molecular Genetics & Metabolism, 2012, 105(3): 516-518]

(4) 病理表现

有报道显示肝脏活检电镜下可见肝细胞内滑面内质网增多，粗面内质网减少，溶酶体增多[13]。

(5) 受累部位病变汇总 (表 869-1)

表 869-1　受累部位及表现

受累部位	主要表现
中枢神经系统	少有临床表现；部分患者智力低下、脱髓鞘、肌张力障碍、腱反射亢进
口	口臭

二、基因诊断

(1) 概述

MAT1A 基因，即编码甲硫氨酸腺苷转移酶的基因，位于 10 号染色体长臂 2 区 3 带 1 亚带 (10q23.1)，基因组坐标为 (GRCh37):10:82031576-82049721，基因全长 18 146bp，包含 10 个外显子，编码 395 个氨基酸。

(2) 基因对应蛋白结构及功能

MAT1A 基因催化一个两步反应，由 ATP 腺苷基转化成蛋氨酸以形成 S-腺苷甲硫氨酸和三聚磷酸盐，随后裂解成 PPi 和 Pi。S-腺苷甲硫氨酸是大多数生物甲基化的甲基来源。所编码的蛋白质目前发现有同源四聚体 (MAT Ⅰ) 或同型二聚体 (MAT Ⅲ) 两种形式，而第三种形式，MAT Ⅱ (γ)，是由 MAT2A 基因编码。该基因突变与 MAT 缺乏症相关联。

(3) 基因突变致病机制

在 3 位不相关的 MAT 缺乏症患者中，Ubagai 等[11] 确定了 MAT1A 基因中存在纯合或杂合突变 (610550.0001-610550.0004)。Hazelwood 等[14] 在一个 43 岁的高甲硫氨酸血症患者身上鉴出其 MAT1A 基因上存在一个纯合的缺失突变。Chamberlin 等[15] 在一个患有 MAT 的女孩身上鉴定到了同样的突变，该女孩没有表现出神经异常。

Mari 等[16] 证实通过从外源性人胎盘鞘磷脂磷酸二酯酶 1(SMPD1; 607608) 产生的神经酰胺可以使培养的大鼠肝细胞的 Mat1a mRNA 和 MAT Ⅰ/Ⅲ 蛋白表达水平下降。肝细胞缺乏 Smpd1 基因对 TNF-α 不敏感，但 Mat1a 均会在外源性 SMPD1 诱导产生表达下调。在致命性肝炎的体内模型中，TNF-α 激活半胱氨酸蛋白酶 8 和 3，耗竭 SAM 造成肝脏严重损伤和野生型小鼠的死亡。相比之下，在 Smpd1[-/-] 小鼠中，肝脏 SAM 消耗，胱天蛋白酶活化造成肝脏轻微损伤。此外，经过 SAM 治疗，半胱氨酸蛋白酶激活和肝脏损伤都消失，从而解除 TNF-α 诱导 Smpd1[+/+] 小鼠致死性。Mari 等[16] 的结论是，这些发现表明对于 Smpd1 具有通过下调 Mat1a 表达在 TNF-α 诱导下致肝衰竭的新作用，并且维持 SAM 的量可能在急性和慢性肝脏疾病的治疗中起到有效作用。

(4) 目前基因突变概述

目前人类基因突变数据库收录了 MAT1A 基因

突变 37 个，其中，错义 / 无义突变 32 个，剪接突变 1 个，小片段缺失 2 个，小片段插入 2 个。突变分布在基因整个编码区，无突变热点。

（李金鑫　钟　娜）

参考文献

[1] Ubagai T, Lei KJ, Huang S, et al. Molecular mechanisms of an inborn error of methionine pathway: methionine adenosyltransferase deficiency. J Clin Invest, 1995, 96: 1943-1947

[2] Blom HJ, Davidson AJ, Finkelstein JD, et al. Persistent hypermethioninaemia with dominant inheritance. J Inherit Metab Dis, 1992, 15: 188-197

[3] Mudd SH, Levy HL, Tangerman A, et al. Isolated persistent hypermethioninemia. Am J Hum Genet, 1995, 57: 882-892

[4] Barić I. Inherited disorders in the conversion of methionine to homocysteine. J Inherit Metab Dis, 2009, 32 : 459-471

[5] Couce ML, Bóveda MD, Castiñeiras DE, et al. Hypermethioninaemia due to methionine adenosyltransferase I/III (MAT I/III) deficiency: diagnosis in an expanded neonatal screening programme. J Inherit Metab Dis, 2008, 31: 233-239

[6] Gout JP, Serre JC, Dieterlen M, et al. Une nouvelle cause d, hypermethioninemie de 1, enfant: le deficit en S-adenosyl-methionine-synthetase. Arch Franc Pediat, 1977, 34: 416-423

[7] Andria G, Fowler B, Sebastio G. Methionine S-adenosyltransferase deficiency//J Fernandes, JM Saudubray, G van den Berghe, et al. Inborn Metabolic Diseases: Diagnosis and Treatment, Springer, Heidelberg. 2006, 278-282

[8] Tada H, Takanashi J, Barkovich AJ, et al. Reversible white matter lesion in methionine adenosyltransferase I/III deficiency. Am J Neuroradiol, 2004, 25: 1843-1845

[9] Stabler SP, Steegborn C, Wahl MC, et al. Elevated plasma total homocysteine in severe methionine adenosyltransferase I/III deficiency. Metabolism, 2002, 51: 981-988

[10] Gaull GE, Tallan HH. Methionine adenosyltransferase deficiency: new enzymatic defect associated with hypermethioninemia. Science, 1974, 186: 59-60

[11] Surtees R, Leonard J, Austin S. Association of demyelination with deficiency of cerebrospinal-fluid S-adenosylmethionine in inborn errors of methyl-transfer pathway. Lancet, 1991, 338: 1550-1554

[12] Furujo M, Kinoshita M, Nagao M, et al. S-adenosylmethionine treatment in methionine adenosyltransferase deficiency, a case report. Mol Genet Metab, 2012, 105: 516-518

[13] Gaull GE, Tallan HH, Lonsdale D, et al. Hypermethioninemia associated with methionine adenosyltransferase deficiency: clinical, morphologic, and biochemical observations in four patients. J Pediat, 1981, 98: 734-741

[14] Hazelwood S, Bernardini I, Shotelersuk V，et al. Normal brain myelination in a patient homozygous for a mutation that encodes a severely truncated methionine adenosyltransferase I/III. Am J Med Genet, 1998, 75: 395-400

[15] Chamberlin ME, Ubagai T, Mudd SH，et al. Demyelination of the brain is associated with methionine adenosyltransferase I/III deficiency. J Clin Invest, 1996, 98: 1021-1027

[16] Mari M, Colell A, Morales A，et al. Acidic sphingomyelinase downregulates the liver-specific methionine adenosyltransferase 1A, contributing to tumor necrosis factor-induced lethal hepatitis. J Clin Invest, 2004, 113: 895-904

870~872　甲基丙二酸血症伴高同型半胱氨酸血症
(methylmalonic acidemia and homocysteinemia)
(870. cb1X, OMIM 309541; 871. cb1C, OMIM 277400; 872. cb1D, OMIM 277410)

一、临床诊断

(1) 概述

甲 基 丙 二 酸 血 症 (methylmalonic acidemia, MMA) 是一种常见的有机酸血症，属于常染色体隐性遗传病，主要是由于甲基丙二酰辅酶 A 变位酶 (MCM) 或其辅酶腺苷钴胺素 (维生素 B_{12}) 缺陷所致。

甲基丙二酸血症伴同型半胱氨酸血症是甲基丙二酸血症中钴胺素代谢缺陷的一种类型，包括 cb1C、cb1D 和 cb1F 3 种亚型，这 3 种亚型均可导致腺苷钴胺素和甲基钴胺素合成不足，引起相应的甲硫氨酸合成酶和甲基丙二酰 CoA 变位酶活性降低，从而使体内甲基丙二酸及同型半胱氨贮积，造成神经、血液、肝脏、肾脏和皮肤等多系统损伤。cblX 型致

病基因为 *HCFC1* 基因。其中以 cb1C 型最为常见，编码基因为 *MMACHC*[1]。

(2) 临床表现

甲基丙二酸血症伴高同型半胱氨酸血症临床特征以神经系统症状为主，尤其是脑损伤，大多位于双侧苍白球，可表现为嗜睡、惊厥、运动功能障碍以及手足徐动症等。主要表现为智力运动发育迟缓或倒退、肌张力减低、喂养困难。部分患儿伴巨幼红细胞性贫血、粒细胞及血小板减少[2]，严重时出现骨髓抑制。部分患儿伴肝肾损伤，肾小管酸中毒、间质性肾炎、慢性肾衰等肾脏衰竭，有时伴有溶血性尿毒症综合征及代谢性酸中毒[3,4]。迟发型患儿多在 4~14 岁出现症状，甚至于成年期起病，常合并脊髓、肝、肾、眼、血管及皮肤等多系统损害，儿童或青少年时期表现为急性神经系统症状，如认知能力下降、意识模糊及智力落后等[4-6]（图 870-1）。

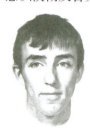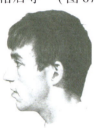

图 870-1　患者三角形面部伴短头畸形

(Med Genet, 1991, 28: 372-377)

(3) 辅助检查

血酰基肉碱测定：采用串联质谱技术 (tandem mass spectrometry, MS/MS) 检测血液中游离肉碱 (free carnitine, C0)、乙酰肉碱 (acetylcarnitine, C2) 和丙酰肉碱 (propionylcarnitine, C3) 水平，并计算 C3/C0 和 C3/C2 比值，诊断主要依据串联质谱检测血 C3 水平、C3/C0 和 C3/C2 比值，气相色谱 – 质谱检测尿甲基丙二酸，以及血同型半胱氨酸水平测定。MRI 扫描显示不同程度的脑损害 (图 870-2)。

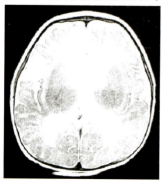

图 870-2　弥漫性脑萎缩，脑室周围白质脱髓鞘病变

[临床儿科杂志, 2005,23(8):523-526]

(4) 病理表现

无相关病理报道。

(5) 亚型汇总 (表 870-1)

表 870-1　亚型汇总

疾病亚型	致病基因
cb1X	*HCFC1*
cb1C	*MMACHC*
cb1D	*C2or25f*

(6) 受累部位病变汇总 (表 870-2)

表 870-2　受累部位及表现

受累部位	主要表现
神经系统	精神萎靡、嗜睡、易激惹、惊厥、运动功能障碍、肌张力低、共济失调、视神经萎缩等
肾脏	血尿、蛋白尿、间质性肾炎、肾小管酸中毒、肾性高血压、肾功能衰竭
血液系统	巨幼细胞性贫血、粒细胞及血小板减少，严重时有骨髓抑制
心脏	扩张型心肌病
其他	免疫功能低下、肝损害；发育落后，多数患儿体格发育落后，尤其新生儿期发病者可见小头畸形

二、cb1X 基因诊断

(1) 概述

HCFC1 基因，即编码宿主细胞因子 1 的基因，位于 X 染色体长臂 2 区 8 带 (Xq28)，基因组坐标为 (GRCh37): X: 153213008-153237284，基因全长 24 277bp，包含 26 个外显子，编码 2035 个氨基酸。

(2) 基因对应蛋白结构及功能

HCFC1 基因编码宿主细胞因子 1(HCFC1)，是宿主细胞因子家族成员之一，该蛋白具有 5 个 Kelch 重复、1 个纤连蛋白样结构和 6 个宿主细胞因子 (HCF) 重复序列，其中每个 HCF 重复序列都包含一个高度特异性裂解信号。该蛋白作为核共激活因子，在 6 个可能位点之一被蛋白裂解，产生 1 个 N 末端肽链和对应的 C 末端肽链。该蛋白在单纯疱疹病毒感染时参与细胞周期调节和转录调控，据报道有多种可变剪接体，可形成不同的蛋白异构体或亚型，但其变体并没有完全被鉴定出来。

(3) 基因突变致病机制

在 Gedeon 等报道的一个 MRX3 的家系患者成员中，Huang 等[7]检测到 *HCFC1* 基因的 5′ 非编码区的 1 个 c.455A>G 突变，该突变破坏了转录因子 YY1 的结合位点。在对其他家系的先证者进行全外显子组测序，检出了 HCFC1 基因的 1 个错义突变 p.S225N，并且在家系中与疾病共分离。Yu 等 [8] 在 14 位不相关的 MRX3 患者 HCFC1 基因中检出了 5 个不同的半合子错义突变，其中 9 位患者携带相同的突变位点 p.A115V，而且这些突变位点均发生在 2 个 Kelch 结构域上 N 末端高度保守的残基中。

来源于其中 2 例患者的纤维母细胞中 MMACHC mRNA 和蛋白水平下降，而 HCFC1 mRNA 和蛋白水平正常；敲低 HEK293 细胞的 HCFC1 基因，也发现 MMACHC 表达下调，这些研究结果提示 HCFC1 基因突变抑制 MMACHC 的转录激活，从而导致先天性的代谢失调。

(4) 目前基因突变概述

目前人类基因突变数据库没有收入 HCFC1 基因突变信息，但在文献中报道该基因有 7 个错义突变 [1,2]。

三、cb1C 基因诊断

(1) 概述

MMACHC 基因，编码甲基丙二酸尿和高胱氨酸尿 C 型蛋白 (methylmalonic aciduria and homocystinuria type C protein)，位于 1 号染色体短臂 3 区 4 带 1 亚带 (1p34.1)，基因组坐标为 (GRCh37)：1: 45965856-45976739，基因全长 10 884bp，包含 4 个外显子，编码 282 个氨基酸。

(2) 基因对应蛋白结构及功能

MMACHC 基因编码的蛋白质确切功能尚不清楚，但分子研究实验证实，该蛋白 C 末端区域与大肠杆菌的 TonB 蛋白结构相似，后者与维生素 B_{12} 摄取过程中的能量传递相关，因此研究人员推测 MMACHC 蛋白可能具有结合及细胞内运输钴胺素的作用，MMACHC 基因通过该突变机制导致钴胺素代谢障碍。

(3) 基因突变致病机制

甲基丙二酸血症伴高同型半胱氨酸血症 cblC 型，是维生素 B_{12} 代谢中最常见的先天性代谢失调症。该病临床症状广泛多变，患者可能存在发育系统、血液系统、神经系统、代谢系统、眼部和皮肤等方面的临床症状，多发于婴儿期或儿童期，亦有少量成年发病 [9]。该病具有遗传异质性，主要为钴胺素代谢障碍，导致其两种活性代谢产物甲基钴胺素 (MeCbl) 及腺苷钴胺素 (AdoCbl) 缺乏。甲基钴胺素作为蛋氨酸合酶的辅酶，催化同型半胱氨酸 (Hcy) 合成蛋氨酸；腺苷钴胺素作为甲基丙二酰辅酶 A 变位酶的辅酶，催化甲基丙二酰辅酶 A 转变为琥珀酰辅酶 A。这两种辅酶的缺乏导致甲基丙二酰辅酶 A 和 Hcy 的堆积，甲基丙二酰辅酶 A 通过其他途径转变为 MMA。血液中过多的 MMA 会通过线粒体功能损伤、神经元凋亡、氧化应激、兴奋性毒性、神经细胞骨架磷酸化等途径导致机体多系统、多脏器损害。血清中 Hcy 浓度的升高亦会引起多器官组织的功能障碍，从而产生广泛的临床症状。

Lerner-Ellis 等 [10] 在 204 例甲基丙二酸血症伴高同型半胱氨酸血症，cblC 型的患者中，首次鉴定了 42 个不同的突变，很多会导致蛋白的功能缺失。其中，c.271dupA 突变占到所有致病等位基因的 40%。

Mellman 等 [11] 发现，cblC 患者的细胞无法将新吸收的钴胺素与甲基转移酶相关联，而杂合了小鼠细胞的 cblC 细胞则可以。研究人员推断，cblC 基因突变并不影响甲基转移酶脱辅基蛋白，而是影响钴胺素作为辅酶与其相结合的代谢过程。

(4) 目前基因突变概述

目前人类基因突变数据库报道了 MMACHC 基因突变为 70 个，其中错义 / 无义突变 38 个，剪接突变 4 个，小的缺失 17 个，小的插入 7 个，大片段缺失 3 个，大片段插入 1 个。

四、cb1D 基因诊断

(1) 概述

C2orf25 基因 (MMADHC)，即编码甲基丙二酸尿和高胱氨酸尿 D 型蛋白的基因，位于 2 号染色体长臂 2 区 3 带 2 亚带 (2q23.2)，基因组坐标为 (GRCh37)：2: 150426147-150444330，基因全长 18 184bp，包含 7 个外显子，编码 296 个氨基酸。

(2) 基因对应蛋白结构及功能

C2orf25(MMADHC) 基因编码编码甲基丙二酸尿和高胱氨酸尿 D 型蛋白，是一种线粒体蛋白，它参与维生素 B_{12}(钴胺素) 代谢的早期过程，该蛋白辅助维生素 B_{12} 转化为腺苷钴胺素和甲基钴胺素。腺苷钴胺素是维持甲基丙二酰辅酶 A 变位酶正常功能所必需的，后者参与蛋白、脂类、胆固醇的分解。

甲基钴胺素是维持甲硫氨酸合成酶正常功能所必需的，后者将半胱氨酸转化为甲硫氨酸供机体合成蛋白和其他重要的化合物。研究提示该蛋白可能在腺苷钴胺素和甲基钴胺素生成过程的后期，将维生素 B_{12} 转运到线粒体内。维生素 B_{12} 对人类生长发育和生存至关重要。

(3) 基因突变致病机制

2008 年，Coelho 等[12] 在甲基丙二酸血症伴高同型半胱氨酸尿症 cblD 型患者中，检测到 C2orf25 基因的 9 个双等位基因突变，包括 2 个无义突变、2 个缺失突变、2 个插入突变、3 个错义突变，其中 5 例患者由 Goodman 等[13]、Cooper 等[14]、Suormala 等[15] 首先报道。

本病尚无相应的分子研究，致病机制未明。

(4) 目前基因突变概述

目前人类基因突变数据库收录了 C2orf25 (MMADHC) 基因突变 12 个，其中错义 / 无义突变 7 个，小的缺失 2 个，小的插入 3 个。

（郭　鹏　葛玉萍）

参考文献

[1] Thiele J, Van Raamsdonk JM. Gene discovery in methylmalonic aciduria and homocystinuria. Clin Genet, 2006, 69: 402-403

[2] 张尧，宋金青，刘平，等.甲基丙二酸尿症合并同型半胱氨酸血症 57 例临床分析.中华儿科杂志，2007, 45: 513-517

[3] Morath MA, Okun JG, Müller IB, et al. Neurodegeneration and chronic renal failure in methylmalonic aciduria-A pathophysiological approach. J Inherit Metab Dis, 2008, 31: 35-43

[4] 王斐，韩连书.甲基丙二酸血症诊治研究进展.临床儿科杂志，2008, 26: 724-727

[5] Ben-Omran TI, Wong H, Blaser S, et al. Late-onset cobalamin-C disorder: a challenging diagnosis. Am J Med Genet A, 2007, 143: 979-984

[6] Related Articles，Smith SE, Kinney HC, et al. Subacute combined degeneration of the spinal cord in cblC disorder despite treatment with B_{12}. Mol Genet Metab, 2006, 88: 138-145

[7] Huang L, Jolly LA, Willis-Owen S, et al. A noncoding, regulatory mutation implicates HCFC1 in nonsyndromic intellectual disability. Am J Hum Genet, 2012, 91: 694-702

[8] Yu HC, Sloan JL, Scharer G, et al. An X-linked cobalamin disorder caused by mutations in transcriptional coregulator HCFC1. Am J Hum Genet, 2013, 93: 506-514

[9] Rosenblatt DS, Aspler AL, Shevell MI, et al. Clinical heterogeneity and prognosis in combined methylmalonic aciduria and homocystinuria (cblC). J Inherit Metab Dis, 1997, 20: 528-538

[10] Lerner-Ellis JP, Tirone JC, Pawelek PD, et al. Identification of the gene responsible for methylmalonic aciduria and homocystinuria, cblC type. Nat Genet, 2006, 38: 93-100

[11] Mellman I, Willard HF, Youngdahl-Turner P, et al. Cobalamin coenzyme synthesis in normal and mutant human fibroblasts. Evidence for a processing enzyme activity deficient in cblC cells. J Biol Chem, 1979, 254: 11847-11853

[12] Coelho D, Suormala T, Stucki M, et al. Gene identification for the cblD defect of vitamin B12 metabolism. N Engl J Med, 2008, 358: 1454-1464

[13] Goodman SI, Moe PG, Hammond KB, et al. Homocystinuria with methylmalonic aciduria: two cases in a sibship. Biochem Med, 1970, 4: 500-515

[14] Cooper BA, Rosenblatt DS, Watkins D. Methylmalonic aciduria due to a new defect in adenosylcobalamin accumulation by cells. Am J Hemat，1990，34: 115-120.

[15] Suormala T, Baumgartner MR, Coelho D, et al. The cblD defect causes either isolated or combined deficiency of methylcobalamin and adenosylcobalamin synthesis. J Biol Chem, 2004, 279: 42742-42749

873　甲基丙二酸尿症合并高胱氨酸尿症 (cblF 型)
(methylmalonic aciduria and homocystinuria, cblF type; OMIM 277380)

一、临床诊断

(1) 概述

甲基丙二酸尿症 (MMA) 合并高胱氨酸尿症 (cblF) 是一种钴胺素 (cbl，维生素 B_{12}) 代谢的遗传异质性疾病。该缺陷造成辅酶腺苷钴胺素 (AdoCbl) 和甲钴胺 (MeCbl) 水平下降，从而导致甲基丙二酸单酰辅酶 A 变位酶 (MUT) 和甲基四氢叶酸、同型半胱氨酸甲基转移酶及蛋氨酸合成酶 (MTR) 的活性降低。不同形式的疾病根据体外培养细胞的互补组分类：cblC、cblD 和 cblF。其中 cblF 类型是由 *LMBRD1* 基因纯合子突变或复合杂合突变引起的。

(2) 临床表现

甲基丙二酸尿症可有多系统损害：①神经系统损害，表现为张力减退、嗜睡、发育迟缓、共济失调、视神经萎缩等；②智力及生长发育落后，患儿多生长发育落后，尤其新生儿期发病者可见小头畸形、低位耳、小耳朵、内眦赘皮、眼距缩短、舌炎、上唇薄；③血液系统异常，多为巨幼细胞性贫血、全血细胞减少症、中性粒细胞减少、血小板减少症等，还可以有循环、泌尿等其他系统受累。cblF 缺陷者在出生后 2 周出现口腔炎、肌张力低下和面部畸形，部分出现血细胞形态异常[1-3]。

(3) 辅助检查

甲基丙二酸尿症血常规可发现巨幼细胞性贫血、全血细胞减少症、中性粒细胞减少、血小板减少症等。cblF 缺陷者实验室检查还可发现甲基丙二酸血症、甲基丙二酸尿症、高同型半胱氨酸血症、高同型半胱氨酸尿症等[1-3]。

(4) 病理表现

1987 年有报道发现患者的细胞在把钴胺素从溶酶体释放到细胞质这一过程有缺陷。1991 年报道的间接证据[1]，腺苷钴胺素和甲钴胺无法被合成。通过电子显微镜没有检测到异常的溶酶体结构，被标记的维生素 B_{12} 生成后被发现积累在溶酶体中[4]。因此推测该病可能源于溶酶体出口流出受阻。

(5) 受累部位病变汇总 (表 873-1)

表 873-1 受累部位及表现

受累部位	主要表现
头颈部	可出现小头畸形
五官	低位耳、小耳朵；内眦赘皮、眼距缩短；舌炎、上唇薄
中枢神经系统	张力减退、嗜睡、发育迟缓、共济失调
血液系统	巨幼红细胞性贫血、全血细胞减少症、中性粒细胞减少、血小板减少症
皮肤	网状皮肤色素异常、皮疹[5]

二、基因诊断

(1) 概述

LMBRD1 基因，即编码溶酶体钴胺素转运子的基因，位于第 6 号染色体长臂 1 区 3 带 (6q13)，基因组坐标为 (GRCh37):6:70385641-70507049，基因

全长 121 409bp，包含 16 个外显子，编码 540 个氨基酸。

(2) 基因对应蛋白结构及功能

LMBRD1 基因编码溶酶体钴胺素转运子，属于溶酶体膜蛋白，该蛋白可能参与钴胺素 (维生素 B_{12}) 的转运与代谢，并可与大多数的丁型肝炎病毒抗原发生相互作用，其很可能是丁型肝炎病毒核质穿梭过程所必需的蛋白质。其蛋白异形体 3 在丁型病毒组装中有重要作用。该基因突变会导致维生素 B_{12} 的代谢障碍。

(3) 基因突变致病机制

2009 年，Rutsch 等[6]在 12 个不相关的 cblF 患者中，检测到 *LMBRD1* 基因存在 5 个不同的纯合或复合杂合突变，并在 24 条疾病染色体上发现 18 条存在 1 个碱基缺失。所有突变均为截短突变，但是表型多变，涵盖了从发育迟缓到无症状长期生存多种类型。

本病尚无相应的分子研究，致病机制未明。

(4) 目前基因突变概述

目前人类基因突变数据库收录了 *LMBRD1* 基因突变 9 个，其中剪接突变 2 个，小的缺失 6 个，大片段缺失 1 个。

（连腾宏 董国艺）

参考文献

[1] Rosenblatt DS, Hosack A, Matiaszuk NV, et al. Defect in vitamin B12 release from lysosomes: newly described inborn error of vitamin B12 metabolism. Science, 1985, 228: 1319-1321

[2] Rosenblatt DS, Laframboise R, Pichette J, et al. New disorder of vitamin B12 metabolism (cobalamin F) presenting as methylmalonic aciduria. Pediatrics, 1986, 78: 51-54

[3] Shih VE, Axel SM, Tewksbury JC, et al. Defective lysosomal release of vitamin B12 (cb1F): a hereditary cobalamin metabolic disorder associated with sudden death. Am J Med Genet, 1989, 33: 555-563

[4] Vassiliadis A, Rosenblatt DS, Cooper BA, et al. Lysosomal cobalamin accumulation in fibroblasts from a patient with an inborn error of cobalamin metabolism (cblF complementation group): visualization by electron microscope radioautography. Exp Cell Res, 1991, 195: 295-302

[5] MacDonald M, Wiltse H, Bever J, et al. Clinical heterogeneity in two patients with cblF disease. Am J Hum Genet, 1992, 51: A353

[6] Rutsch F, Gailus S, Miousse IR, et al. Identification of a putative lysosomal cobalamin exporter altered in the cblF defect of vitamin B12 metabolism. Nat Genet, 2009, 41: 234-239

874　甲基丙二酸尿症合并高胱氨酸尿症 (cblJ 型)
(methylmalonic aciduria and homocystinuria, cblJ type, MAHCJ; OMIM 614857)

一、临床诊断

(1) 概述

2012 年 Coelho 报道甲基丙二酸尿症合并高胱氨酸尿症 (MAHCJ)[1]。MAHCJ 是一种常染色体隐性遗传性疾病，其致病基因为 *ABCD4*，即 ATP 结合转运蛋白 (ATP-binding cassette transporter)。MAHCJ 钴胺素 (维生素 B12) 生物合成障碍，影响腺苷钴胺素和甲基钴胺素生物合成，使甲基丙二酰 CoA 变位酶 (methylmalonyl-CoA mutase, MUT) 和蛋氨酸合成酶 (methionine synthase, MTR) 活性下降，导致尿甲基丙二酸和胱氨酸升高。

(2) 临床表现

本病类型为新近发现，目前仅见 Coelho[1] 报道。

Coelho 报道的两例患者出生后很快出现异常：一例表现为呼吸窘迫、肌张力减低、嗜睡、食欲下降、周期性呼吸、骨髓抑制；另一例表现为出生时体温升高、呼吸急促、喂养困难、生长不良、肌张力低下、发育迟缓，同时伴有某些畸形特征，如眼距过宽、小颌畸形、乳头广泛分布、钟形胸、水平肋和短肢，亦伴有心脏畸形，如房间隔缺损、主动脉缩窄、右心室增大、肺动脉高压，且此患者儿童期出现中性粒细胞减少。

(3) 辅助检查

尿液中甲基丙二酸和胱氨酸升高。组织中相应的酶，即 MUT 和 MTR 活性下降。测定羊水中甲基丙二酸和胱氨酸浓度，可对本病进行产前诊断。确诊需进行基因测序分析。

(4) 受累部位病变汇总 (表 874-1)

表 874-1　受累部位及表现

受累部位	主要表现
肺	呼吸急促或窘迫、周期性呼吸
心脏	房间隔缺损、主动脉缩窄、右心室增大、肺动脉高压
血液	骨髓抑制

续表

受累部位	主要表现
骨骼	眼距过宽、小颌畸形、钟形胸、水平肋、短肢
神经系统	嗜睡、发育迟缓、肌张力下降

二、基因诊断

(1) 概述

ABCD4 基因，编码过氧化物膜蛋白，位于 14 号染色体长臂 2 区 4 带 3 亚带 (14q24.3)，基因组坐标为 (GRCh37):14:74751980-74769767，基因全长 17 788bp，包含 19 个外显子，编码 606 个氨基酸。

(2) 基因对应蛋白结构及功能

由 *ABCD4* 基因编码的蛋白是 ATP 结合盒超家族转运蛋白，ABC 蛋白在细胞外膜和细胞内膜之间转运多种分子。ABC 蛋白被分成 7 个不同的亚科 (ABC1、MDR/TAP、MRP、ALD、OABP、GCN20、White)。该蛋白是 ALD 亚科的一员，在细胞器中参与脂肪酸或脂肪乙酰辅酶 A 的过氧化物的运输。所有已知的 ABC 转运蛋白是需要一个搭档共同形成一个功能的同型二聚体或异型二聚体运输器的半功能转运蛋白。该过氧化物膜蛋白的功能还未知，然而，其可能作为另一种过氧化物 ABC 转运的异型二聚体而起作用，而且可能改变肾上腺脑白质营养不良的表型。该蛋白也可能在过氧化物的生成过程中起一定作用。可变剪切导致了至少两个不同的转录形式，其中 1 个编码蛋白，另外 1 个不编码蛋白。

(3) 基因突变致病机制

在两个没有亲缘关系的患有 MAHCJ 的儿童中，Coelho 等[1] 通过为细胞介导的染色体转移技术和外显子测序技术确认了 *ABCD4* 基因的 4 个不同的、复合的杂合变异。这些变异令 *ABCD4* 基因失去功能。

暂无动物模型研究。

(4) 目前基因突变概述

目前人类基因突变数据库未报道与 *ABCD4* 基

因相关的突变，但是 Coelho 等[1] 报道了 4 个变异突变。

（弓晓青　丁秋霞）

参考文献

[1] Coelho D, Kim J C, Miousse I R, et al. Mutations in ABCD4 cause a new inborn error of vitamin B$_{12}$ metabolism. Nature Genetics, 2012, 44: 1152-1155.

875　甲基丙二酸单酰辅酶 A 变位酶缺乏引起的甲基丙二酸尿症
(methylmalonic aciduria due to methylmalonyl-CoA mutase deficiency; OMIM 251000)

一、临床诊断

(1) 概述

甲基丙二酸尿症是一种遗传异质性疾病，由甲基丙二酸二乙酯和钴胺素 (cbl；维生素 B$_{12}$) 代谢异常引起。甲基丙二酸尿症 (MMA) 互补群的"mut 型"是由突变基因编码甲基丙二酰辅酶 A 变位酶 (MUT) 引起的。根据甲基丙二酰辅酶 A 变位酶的残余活性可分为"mut0 型"（完全无活性）及"mut- 型"（有残余活性者）[1,2]。维生素 B$_{12}$ 治疗无效 [3]。

(2) 临床表现

正常情况下体内异亮氨酸、缬氨酸、苏氨酸、蛋氨酸、胆固醇和奇数链脂肪酸分解代谢生成甲基丙二酰 CoA，在甲基丙二酰辅酶 A 变位酶 (MCM) 催化下生成琥珀酰 CoA，进入三羧酸循环。MCM 缺陷时导致大量的甲基丙二酰 CoA 堆积，引起一系列病理生理变化。临床可表现为嗜睡、呕吐、抽搐、肌张力低下、运动及智力障碍等。此外还可以出现心肌病、胰腺炎、间质性肾炎、血小板减低等多系统疾病，其中"mut0"者症状出现早 [4,5]。

(3) 辅助检查

血常规检查可提示白血球减少症、血小板减少症，实验室检查可提示代谢酮症酸中毒、高甘氨酸血症、甲基丙二酸尿症、甲基丙二酸单酰辅酶 A 变位酶缺乏症、血浆游离和总肉碱偏低等。

(4) 病理表现

患儿的肾损害最主要的病理表现在近端肾小管的线粒体功能障碍，这一病理变化为 MUT 基因突变小鼠模型所证实 [6]。

(5) 受累部位病变汇总（表 875-1）

表 875-1　受累部位及表现

受累部位	主要表现
心脏	心肌病
腹部	肝大、胰腺炎、反复发作的呕吐
肾脏	间质性肾炎、慢性肾功能衰竭
中枢神经系统	嗜睡、肌张力减退、发育迟缓、昏迷、小脑出血（罕见）、基底神经节脑梗死（罕见）
血液学	白血球减少症、血小板减少症
代谢系统	脱水、新生儿或婴儿新陈代谢症酸中毒
其他	代谢酮症酸中毒、高甘氨酸血症、甲基丙二酸尿症、甲基丙二酸单酰辅酶 A 变位酶缺乏症、血浆游离和总肉碱偏低

二、基因诊断

(1) 概述

MUT 基因，即编码线粒体蛋白甲基丙二酰辅酶 A 变位酶 (methylmalonyl-CoA mutase, mitochondrial precursor) 的基因，位于 6 号染色体短臂 1 区 2 带 3 亚带 (6p12.3)，基因组坐标为 (GRCh37): 6:49398073-49431041，基因全长 32 969bp，包含 13 个外显子，编码 750 个氨基酸。

(2) 基因对应蛋白结构及功能

甲基丙二酰辅酶 A 变位酶，是一个 αβ 亚单位二聚体，含有 C 端腺苷钴胺素结合区和 N 端底物 CoA 结合区两大结构域。氨基酸序列中 33~85 为 N 端延伸序列片段，主要参与 MCM 亚单位的二聚体化。88~422 是 N 端 (αβ)8 barrel 结构域，属于底物结合区，578~750 是 C 端 (αβ)5 barrel 结构域，属于钴胺素结合区，424~577 为两个结构域之间连接区，可关闭 (αβ)8 barrel 结构域。人类基因中，该基因编码蛋白是一个维生素 B_{12} 依赖酶，催化甲基丙二酰辅酶 A 异构化成丁二酰辅酶 A，进入三羧酸循环，参与一些氨基酸、奇数链脂肪酸及胆固醇的降解。

(3) 基因突变致病机制

Jansen 等 [7] 在不具有酶活性的 MMA mut0 患者的 *MUT* 基因中，鉴定到 2 个复合杂合突变，同时在具有部分酶活性的 mut 缺失患者的 *MUT* 基因中，发现 2 个纯合突变。

甲基丙二酰辅酶 A 变位酶是丙酸代谢中以腺苷钴胺素作为辅助因子的必需酶。目前已发现约 250 个 *MUT* 基因遗传突变会造成甲基丙二酸尿症，其中一半是错义突变，但是关于这些突变导致功能障碍的机制，还没有研究透彻。Forny 等 [8] 通过检查 23 个患者的错义突变覆盖连续外显子 / 结构区域、临床表型和种群谱，以便了解这些突变对蛋白质稳定性的影响，包括 MUT 蛋白活性、其辅助因子、底物亲和力等。研究发现，*MUT* 错义突变导致的生化缺陷：①错误折叠导致蛋白表达水平下降；②增加热不稳定性；③破坏酶活性；④降低辅酶与底物反应效率。

(4) 目前基因突变概述

目前人类基因突变数据库报道了与 *MUT* 基因相关的突变有 199 个，其中，错义 / 无义突变 139 个，剪接突变 20 个，小的缺失 27 个，小的插入 12 个，大片段缺失 1 个。突变分布在基因整个编码区，无突变热点。

（连腾宏　董国艺）

参考文献

[1] Deodato F, Boenzi S, Santorelli FM, et al. Methylmalonic and propionic aciduria. In American Journal of Medical Genetics Part C: Seminars in Medical Genetics. Wiley Online Library, 2006, 104-112

[2] Gravel RA, Mahoney MJ, Ruddle FH, et al. Genetic complementation in heterokaryons of human fibroblasts defective in cobalamin metabolism. Proc Natl Acad Sci USA, 1975, 72: 3181-3185

[3] Oberholzer VG, Levin B, Burgess EA, et al. Methylmalonic aciduria. An inborn error of metabolism leading to chronic metabolic acidosis. Arch Dis Child, 1967, 42: 492-504

[4] Matsui SM, Mahoney MJ, Rosenberg LE. The natural history of the inherited methylmalonic acidemias. N Engl J Med, 1983, 308: 857-861

[5] Shevell MI, Matiaszuk N, Ledley FD, et al. Varying neurological phenotypes among muto and mut- patients with methylmalonyl CoA mutase deficiency. Am J Med Genet, 1993, 45: 619-624

[6] Kruszka PS, Manoli I, Sloan JL, et al. Renal growth in isolated methylmalonic acidemia. Genet Med, 2013, 15: 990-996

[7] Jansen R, Ledley FD. Heterozygous mutations at the mut locus in fibroblasts with mut0 methylmalonic acidemia identified by polymerase-chain-reaction cDNA cloning. Am J Hum Genet, 1990, 47: 808-814

[8] Forny P, Froese DS, Suormala T, et al. Functional characterization and categorization of missense mutations that cause methylmalonyl-CoA mutase (*MUT*) deficiency. Hum Mutat, 2014, 35: 1449-1458

876，877　甲基丙二酸血症
(methylmalonic acidemia, MMA)
(876. cb1A, OMIM 251100; 877. cb1B, OMIM 251110)

一、临床诊断

(1) 概述

甲基丙二酸血症 (MMA) 是一种常见的有机酸血症，属于常染色体隐性遗传病，根据酶缺陷的类型分为甲基丙二酰辅酶 A 变位酶 (MCM) 缺陷及其辅酶钴胺素代谢障碍两大类。MCM 又分为无活性者为 mut0 型，有残余活性者为 mut+ 型。辅酶钴胺素代谢障碍：腺苷钴胺素合成缺陷，即线粒体钴胺素还原酶缺乏 (cblA) 和钴胺素腺苷转移酶缺乏 (cblB)，突变基因分别为 MMAA 和 MMAB；以及 3 种由于胞质和溶酶体钴胺素代谢异常引起的腺苷钴胺素 (adenosylcobalamin，AdoCbl) 和甲基钴胺素 (methylcobalaine，MeCbl) 合成缺陷 (cblC、cblD 和

cblF)，这 3 种类型患者除有甲基丙二酸血症外，还伴有同型半胱氨酸血症，是中国甲基丙二酸血症患者中的常见类型[2]。

(2) 临床表现

甲基丙二酸尿血症患病率在美国为 1：48 000；意大利为 1：115 000；德国为 1：169 000；日本为 1：50 000。国内患病率尚不清楚，但对临床疑似患儿进行串联质谱检测发现，甲基丙二酸血症患儿并不少见[1]。甲基丙二酸血症虽有多种生化缺陷，但临床表现类似。起病早，一般于新生儿或早婴儿期发病。最常见的症状嗜睡、停止发育、反复发作性呕吐、脱水、呼吸窘迫和肌张力低下，其他常见症状包括肝大、发育迟滞和昏迷。血清钴胺素浓度正常，大部分有代谢性酸中毒、酮尿、高血氨症和高甘氨酸血症。半数的患者可有全血细胞减少。部分病例有低血糖症。患者尿或血中有大量甲基丙二酸。

遗传性甲基丙二酸血症伴同型胱氨酸尿症分为 cblC、cblD、cblF。cblC 缺陷者最常见，主要表现为巨幼红细胞贫血、生长障碍及神经系统症状[3]。起病早，一般于新生儿或早婴儿期发病。早发病例在生后 2 个月出现症状，表现为生长发育不良、喂养困难或嗜睡。迟发病例多在 4 岁以后出现症状，可有倦怠、谵妄和强直痉挛，或痴呆、脊髓病等。大多数病例有血液系统异常，如巨幼红细胞和巨红细胞贫血、多形核白细胞核分叶过多和血小板减少等。血清钴胺素和叶酸浓度均正常。cblD 缺陷者一般发病较晚，表现为行为异常、智力落后和神经肌肉病变，无血液系统异常。cblF 缺陷者在生后 2 周出现口腔炎、肌张力低下和面部畸形，部分有血细胞形态异常。部分病例可有低甲硫氨酸血症和胱硫醚尿症。维生素 B$_{12}$ 尼效型是 MMA 新生儿期发病最常见类型，出生时正常，迅速进展为嗜睡、呕吐并有脱水，出现代酸呼吸困难，肌张力低下并发脑病，mut0 型患儿比其他类型出现症状更早，80% 出生第 1 周发病。

(3) 辅助检查[3]

1) 影像学检查：甲基丙二酸血症患儿脑 CT、MRI 扫描常见对称性基底核损害。MRI 显示双侧苍白球信号异常，可表现为脑白质脱髓鞘变性、软化、坏死、脑萎缩及脑积水等。

2) 脑电图检查：MMA 伴惊厥患儿脑电图主要呈现高峰节律紊乱，慢波背景伴痫样放电，而无惊厥患儿脑电图为局灶性痫样放电和慢波背景。

3) 实验室检查

a. 血常规检查：白细胞减少、血小板减少和贫血，为巨幼红细胞和巨红细胞贫血、多形核白细胞核分叶过多和血小板减少等。

b. 血液和尿液检查：血清钴胺素和叶酸均浓度正常，有代谢性酸中毒，有酮血或酮尿症，有高氨血症和低血糖症肝肾功能异常。

c. MMA 患儿尿液中甲基丙二酸甲基枸橼酸和 3- 羟基丙酸显著增加。

d. 产前诊断：羊水或中期妊娠孕母尿中甲基丙二酸浓度或培养羊水细胞中酶活性测定可进行产前诊断。

4) 其他辅助检查

B 超可发现肝脏肿大，脑电图异常脑波，智力检查有智力水平落后等表现。

(4) 病理表现

甲基丙二酸血症患者脑组织病理分析可见脑萎缩、弥漫性神经胶质细胞增生、星形细胞变性、脑出血、苍白球坏死、髓鞘化延迟、丘脑及内囊细胞水肿、空泡形成等[3]。

(5) 亚型汇总 (表 876-1)

表 876-1　亚型汇总

MMA 亚型	致病基因
cblA 型	*MMAA*
cblB 型	*MMAB*
cblC 型	—
cblD 型	—
cblF 型	—
mut0 型	—
mut+ 型	—

(6) 受累部位病变汇总 (表 876-2)

表 876-2　受累部位及表现

受累部位	主要表现
神经系统	惊厥、运动功能障碍以及舞蹈手足徐动症等，MRI 显示双侧苍白球信号异常，脑积水，脑电图异常
肝肾	肝脏肿大及肾小管酸中毒、间质性肾炎、慢性肾衰等
血液系统	全血细胞减少、巨幼细胞性贫血、粒细胞及血小板减少，严重时出现骨髓抑制
免疫系统	皮肤念珠菌感染，常见口角、眼角、会阴部皲裂和红斑，口炎、舌炎、肠病性肢端皮炎
其他	肥厚型心肌病或血管损害、急慢性胰腺炎以及骨质疏松

二、cb1A 基因诊断

(1) 概述

MMAA 基因，编码甲基丙二酸尿症 A 型蛋白的基因，位于第 4 号染色体长臂 3 区 1 带 2 亚带 1 次亚带 (4q31.21)，基因组坐标为 (GRCh37): 4: 146539415-146581187，基因全长 41 773bp，包含 7 个外显子，编码 418 个氨基酸。

(2) 基因对应蛋白结构及功能

MMAA 蛋白由两个蛋白单体折叠而成，每个单体包含 1 个拥有 4 个 GTP 酶信号基序的 7 个折叠形成的 G 结构域的中心，两侧分别为 N 末端延伸臂和 C 末端二聚体臂。其中 G 结构域 β 折叠的数个环连接表现出无序性，显示出其内在结构的多样性。MMAA 蛋白与甲基丙二酰辅酶 A 变位酶 (MCM) 的活性有关。当甲基丙二酰辅酶 A 变位酶活性低下时，MMAA 蛋白通过对 GTP 的水解，将维生素 B_{12} 转运至线粒体，维生素 B_{12} 参与腺苷钴胺素合成的最终步骤，而腺苷钴胺素是增强甲基丙二酸单酰辅酶 A 变位酶活性的辅酶。MMAA 蛋白的缺乏会导致甲基丙二酸尿症。

(3) 基因突变致病机制

Lerner-Ellis 等 [4] 研究了 37 个 cblA 患者 *MMAA* 基因的外显子和侧翼序列的突变情况，发现了 13 个突变导致过早出现终止密码子；3 个突变导致剪接位点的缺陷；6 个突变导致错义突变在高度保守的氨基酸残基上的发生。在这些突变中，有 8 个突变是 2 个或 2 个以上患者所共有的。

本病尚无相应的分子研究，致病机制未明。

(4) 目前基因突变概述

目前人类基因突变数据库收录了 *MMAA* 基因突变 30 个，其中，错义 / 无义突变 19 个，剪接突变 3 个，小的缺失 4 个，小的插入 4 个。

三、cb1B 基因诊断

(1) 概述

MMAB 基因，即编码一种催化维生素 B_{12} 转化成辅酶钴胺素的基因，位于 12 号染色体长臂 2 区 4 带 (12q24)，基因组坐标为 (GRCh37): 13: 109991520-110011358，基因全长 19 839bp，包含 13 个外显子，编码 250 个氨基酸。

(2) 基因对应蛋白结构及功能

MMAB 基因编码一种催化维生素 B_{12} 转化成辅酶钴胺素的蛋白，即与维生素 B_{12} 代谢缺陷相关的甲基丙二酰辅酶 A 变位酶。该基因的突变导致了与维生素 B_{12} 代谢相关的甲基丙酸尿与 cblB 互补群连锁，并且可变剪接导致的转录本突变产物已经被发现。通过 GO 富集也发现，该基因与钴胺素还原酶和钴胺素腺苷转移酶的活性密切相关。

(3) 基因突变致病机制

Dobson 等 [5] 研究发现 6 例甲基丙二酸血症、cblB 患者的纤维母细胞中发生了 *MMAB* 基因的突变。基因突变导致了腺苷钴胺素的合成缺陷，从而导致甲基丙二酸和维生素 B_{12} 代谢水平的混乱。

(4) 目前基因突变概述

目前人类基因突变数据库报道了与 *MMAB* 基因相关的突变有 24 个，其中，错义 / 无义突变 14 个，剪接突变 6 个，小的缺失 2 个，小的插入 2 个。

（马艳玲　冯叠文　傅元元）

参考文献

[1] Deodalo F, Boenzi S, Santorelli FM, et al. MeIhylmalonic and propionic aciduria. Am J Med Genet C Semin Med Genet, 2006, 142(2): 104-112

[2] 王斐. 甲基丙二酸血症诊治研究进展. 临床儿科杂志, 2008, 26(8): 724-727

[3] 张尧, 宋金青, 刘半, 等. 甲基丙二酸尿症合并同型半胱氨酸血症 57 例临床分析. 中华儿科杂志, 2007, 45(7): 513-517

[4] Lerner-Ellis JP, Dobson CM, Wai T, et al. Mutations in the *MMAA* gene in patients with the cblA disorder of vitamin B12 metabolism. Hum Mutat, 2004, 24: 509-516

[5] Dobson CM, Wai T, Leclerc D, et al. Identification of the gene responsible for the cblB complementation group of vitamin B_{12}-dependent methylmalonic aciduria. Hum Mol Genet, 2002, 11: 3361-3369

878　甲羟戊酸尿症
(mevalonicaciduria, MEVA; OMIM 610377)

一、临床诊断

(1) 概述

甲羟戊酸尿症 (MEVA) 是一种遗传代谢性疾病，为常染色体隐性遗传，致病基因为位于 12 号染色体上的甲羟戊酸激酶 (*MVK*) 基因[1]。甲羟戊酸为胆固醇等脂类合成途径中的产物，该基因突变导致甲羟戊酸不能磷酸化为下游产物，致使甲羟戊酸堆积，同时阻断胆固醇等的合成过程，从而引发临床症状[2]。

(2) 临床表现

甲羟戊酸尿症患者的突出临床表现为自身炎症反应相关症状，同时可伴有畸形、精神运动发育迟滞等，而代谢性酸中毒、高乳酸血症等代谢性疾病的典型表现少见。该病患者起病较早，经常在产检时即发现异常：如胎儿宫内发育迟缓、先天畸形等，甚至死产[3-5]。患儿常早产，且出生后症状严重，部分在婴儿期即死亡[3]。自身炎症反应的特征性表现为早发的反复发热，绝大多数 5 岁之前出现，平均起病年龄为 6 个月[6, 7]。发热多数没有明显原因，少数可由情绪波动、创伤、感染等诱发，典型的诱发因素为疫苗接种。发热为周期性，2~8 周即出现一次，常伴寒战，体温可超过 40℃，如不服用退热药可持续 3~7 天，期间 90% 患者伴有痛性颈部淋巴结肿大[6]，多数可出现腹痛、呕吐、腹泻、关节疼痛等，约半数患者伴关节炎。此外，还可出现肝脾大，皮疹 (图 878-1)，口、生殖器及直肠黏膜溃疡等[3, 8, 9]。部分患者还可出现严重细菌感染，如耳部感染、败血症、脑膜炎及肺炎等[7]。反复感染发作可导致患儿贫血，多为正细胞正色素性[9]。除上述特征性自身炎症反应外，甲羟戊酸尿症患者多数精神运动发育迟滞、身材矮小，并可出现先天畸形，如长头畸形、小头畸形、三角脸等 (图 878-2)[3-5]，还可伴白内障、视网膜萎缩等[8]。神经系统受累表现包括小脑性共济失调、肌张力低等[10]。随访研究发现，该病患儿随年龄增长，临床表现也出现变化，共济失调等神经系统受累表现成为主要症状，而周期性发热的发作频率逐渐减少[8]。

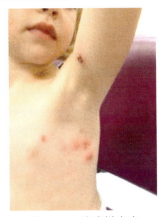

图 878-1　麻疹样皮疹
(Clinical Rheumatology. 2014, 33: 1681-1684)

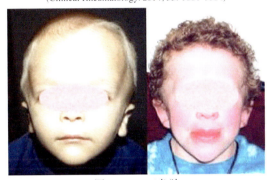

图 878-2　三角脸
(http://elementsofmorphology.nih.gov/images/terms/Face, Triangular-small.jpg)

(3) 辅助检查

甲羟戊酸尿症患者血液及尿液中甲羟戊酸显著增高；由于胆固醇合成受阻，对合成通路的负反馈作用减弱，故中间代谢产物如 δ-氨基乙酰丙酸从尿液中排泄增加。患者成纤维细胞、淋巴母细胞、淋巴细胞等中甲羟戊酸激酶活性明显下降[3]。多数患者 IgD 升高，但约 20% 患者 IgD 正常，婴儿中该指标正常则更为多见[6, 11]。在发热等炎症反应期间，C 反应蛋白、血沉、白细胞计数等升高，而中性粒细胞、血小板计数相对低[7, 12]。影像学可提示小脑萎缩，小脑蚓部发育不全[3]。眼科检查可发现白内障、视神经萎缩等[8]。

(4) 病理表现

暂无相关报道。

(5) 受累部位病变汇总 (表 878-1)

表 878-1　受累部位及表现

受累部位 / 系统	主要表现
中枢神经系统	精神运动发育迟滞、肌张力低、进行性共济失调、生长受限、小脑萎缩
头部	小头畸形、长头畸形、囟门宽且形状不规则
面部	三角脸
耳	低位耳、耳向后旋转畸形
眼	眼裂下斜、蓝色巩膜、眼震、白内障及视神经萎缩（部分患者）等
肝脏	肝大
脾	脾大
胃肠道	呕吐、腹泻
脊柱	脊柱后侧凸（部分患者）
四肢	关节痛
皮肤	麻疹样皮疹、水肿
血液系统	正细胞性贫血、白细胞增多、血小板减少
免疫系统	IgD 升高

二、基因诊断

(1) 概述

　　MVK 基因，即编码甲羟戊酸激酶 (mevalonate kinase) 的基因，位于 12 号染色体长臂 2 区 4 带 1 亚带 1 次亚带 (12q24.11)，基因组坐标为 (GRCh37)：12: 110011500-110035071，基因全长 23 572bp，包含 12 个外显子，编码 396 个氨基酸。

(2) 基因对应蛋白结构及功能

　　在类异戊二烯和固醇的合成中，甲羟戊酸是一个关键的中间体，而甲羟戊酸激酶是早期关键酶。甲羟戊酸激酶缺乏症由该基因突变导致甲羟戊酸尿症引起。该基因突变还能引起高免疫球蛋白 D 血症伴周期性发热综合征。在该基因中已经发现两个编码相同蛋白的转录本变体。

(3) 基因突变致病机制

　　Schafer 等 [13] 发现 MEVA 患者的 MVK 基因并没有发生重要的重排。甲羟戊酸激酶 mRNA 的相对大小和表达量在患者的成纤维细胞没有改变，但存在点突变。Hinson 等 [14] 报道了甲羟丙二酸尿症与 MVK 基因相关的 4 个新突变，成熟多肽的氨基酸 240~270 中存在成簇突变。

　　Zhang 等 [15] 发现角质细胞的 MVK 过度表达与棘层角化细胞的分化标志物角蛋白 1(KRT1) 和颗粒层的外皮蛋白质 (IVL) 两者表达增加相关。然而，

shRNA 敲除 MVK 会导致这些蛋白质的表达相应减少，但对基底层角蛋白 5(KRT5) 的表达没有任何影响。MVK 的表达可以使角质细胞免受 UVA 诱导引发的细胞凋亡作用。

(4) 目前基因突变概述

　　目前人类基因突变数据库收录了 MVK 基因突变 80 个，其中错义 / 无义突变 58 个，剪接突变 5 个，小片段缺失 9 个，小片段插入 5 个，大片段缺失 3 个。突变分布在基因整个编码区，无突变热点。

　　　　　　　　　　　　　　（李全鑫　钟　娜）

参考文献

[1] Berger R, Smit GP, Schierbeek H, et al. Mevalonic aciduria: an inborn error of cholesterol biosynthesis? Clin Chim Acta, 1985, 152: 219-222

[2] Miziorko HM. Enzymes of the mevalonate pathway of isoprenoid biosynthesis. Arch Biochem Biophys, 2011, 505 (2): 131-143

[3] Hoffmann GF, Charpentier C, Mayatepek E, et al. Clinical and biochemical phenotype in 11 patients with mevalonic aciduria. Pediatrics, 1993, 91: 915-921

[4] Haas D, Hoffmann GF. Mevalonate kinase deficiencies: from mevalonic aciduria to hyperimmunoglobulinemia D syndrome. Orphanet J Rare Dis, 2006, 1: 13

[5] Schwarzer V, Haas D, Hoffmann GF, et al. Abnormal prenatal ultrasound findings in mevalonic aciduria.Prenat. Diagn, 2008, 28(3): 257-258

[6] vander Hilst JC, Bodar EJ, Barron KS, et al. Long-term follow-up, clinical features, and quality of life in a series of 103 patients with hyperimmunoglobulinemia D syndrome. Medicine (Baltimore), 2008, 87(6): 301-310

[7] Bader-Meunier B, Florkin B, Sibilia J, et al. Mevalonate kinase deficiency: a survey of 50 patients. Pediatrics, 2011, 128(1): e152-e159

[8] Prietsch V, Mayatepek E, Krastel H, et al. Mevalonate kinase deficiency: enlarging the clinical and biochemical spectrum. Pediatrics, 2003, 111: 258-261

[9] Hinson DD, Rogers ZR, Hoffmann GF, et al. Hematological abnormalities and cholestatic liver disease in two patients with mevalonate kinase deficiency. Am J Med Genet, 1998, 78: 408-412

[10] Gibson KM, Hoffmann G, Nyhan WL, et al. Mevalonate kinase deficiency in a child with cerebellar ataxia hypotonia and mevalonic aciduria. Europ J Pediat, 1988, 148: 250-252

[11] Ammouri W, Cuisset L, Rouaghe S, et al. Diagnostic value

of serum immunoglobulinaemia, level in patients with a clinical suspicion of hyper IgD syndrome. Rheumatology (Oxford), 2007, 46(10): 1597-1600.

[12] Rigante D, Capoluongo E, Bertoni B, et al. First report of macrophage activation syndrome in hyperimmunoglobulinemia D with periodic fever syndrome. Arthritis Rheum, 2007, 56(2): 658-661

[13] Schafer BL, Bishop RW, Kratunis VJ, et al. Molecular cloning of human mevalonate kinase and identification

of a missense mutation in the genetic disease mevalonic aciduria. J Biol Chem, 1992, 267: 13229-13238

[14] Hinson DD, Ross RM, Krisans S, et al. Identification of a mutation cluster in mevalonate kinase deficiency, including a new mutation in a patient of Mennonite ancestry. Am J Hum Genet, 1999, 65: 327-335

[15] Zhang SQ, Jiang T, Li M, et al. Exome sequencing identifies *MVK* mutations in disseminated superficial actinic porokeratosis. Nat Genet, 2012, 44: 1156-1160

879,880　小头发育不良性先天侏儒
(microcephalic osteodysplastic primordial dwarfism, MOPD)
(879. MOPD Ⅰ, OMIM 210710; 880. MOPD Ⅱ, OMIM 210720)

一、临床诊断

(1) 概述

小头发育不良性先天侏儒 (MOPD) 由 Majewski 和 Spranger 于 1976 年首次报道，是一种常染色体隐性遗传性疾病。根据致病基因不同，MOPD 分三型：MOPD Ⅰ 型，致病基因为 *RNU4ATAC*，其典型临床特征为小头畸形、身材矮小和神经系统畸形，如智力低下、大脑变形及视觉系统缺陷；MOPD Ⅱ 型，致病基因为 *PCNT*，其典型临床特征为出生前后均发育迟缓、身材矮小和小头畸形；MOPD Ⅲ 型，目前认为与 MOPD Ⅰ 型为同一类型。

(2) 临床表现

MOPD Ⅰ 型主要累及新生儿的骨骼、中枢神经和视觉系统[1-3]，骨骼系统受累症状包括身材矮小和比例严重失衡，如小头畸形、斜坡状额骨（图879-1)[3]、面部畸形、短肢、骨盆偏低、关节挛缩或脱臼等，神经系统受累包括大脑变形、大脑发育不良、脑萎缩、脑回缺失、额叶发育不良、胼胝体发育不全或缺失、小脑蚓部发育不良、智力低下等，视觉系统受累包括眼球突出、角膜浑浊、视盘发育不良、视觉功能异常等。此外，亦有累及皮肤毛发[4]和心血管系统[5]的报道，前者表现为皮肤干燥或褶皱、头发眉毛稀疏或缺失等，后者表现为室间隔缺损。MOPD Ⅰ 型患儿通常婴儿期或儿童期死亡。

MOPD Ⅱ 型患儿可出生前后均发育迟缓，或宫内发育正常，出生后发育迟缓，其主要累及骨骼系统[6-9]，表现为骨骼发育不良、身材矮小和比例严

重失衡，如小头畸形、颅骨骨缝和囟门过早闭合、面部畸形、鹰钩鼻、拱状腭、缩颌、齿列异常、短肢、中手骨短缩、高窄骨盆、小髂骨翼、髋内翻或骨宽外翻、股骨干骺端呈 V 形或三角形伴或不伴显著增宽、骨龄延迟等。MOPD Ⅱ 型患儿智力可正常、轻度下降或同 MOPD Ⅰ 型呈现显著智力低下。MOPD Ⅱ 型患者亦可伴有脑血管异常[10]，如 Moyamoya 病、颅内动脉瘤，或脑血管病风险增加，Bober 等[10]描述了脑血管从狭窄到闭塞的进展过程，发现其主要累及 Willis 环，且与平滑肌细胞增生有关。此外，MOPD Ⅱ 型患者可累及皮肤毛发，出现皮肤干燥、毛发稀疏。MOPD Ⅱ 型对寿命影响尚无定论，罕见婴儿期及儿童期死亡报道。

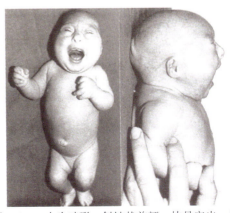

图 879-1　小头畸形、斜坡状前额、枕骨突出、短肢及毛发稀少
(J. Med. Genet, 1991, 28：795-800)

(3) 辅助检查

X 线片可见骨骼及关节异常：MOPD Ⅰ 型，如

小头畸形、斜坡状额骨 (图 879-2)、短肢、关节挛缩或脱臼等；MOPD Ⅱ 型，如小头畸形、齿列异常、短肢 (图 879-3)、中手骨短缩、高窄骨盆、小髂骨翼、髋内翻、股骨干骺端呈 V 形或三角形伴或不伴显著增宽、骨龄延迟等。

MRI 可见 MOPD Ⅰ 型神经系统异常，如大脑变形、大脑发育不良、髓鞘化延迟、脑室旁灰质异位、脑萎缩、脑回缺失或巨脑回、额叶发育不良、胼胝体发育不全或缺失、小脑蚓部发育不良、脊髓拴系[1]。MRA 可发现 MOPD Ⅱ 型脑血管异常，如 Moyamoya 病、颅内动脉瘤。

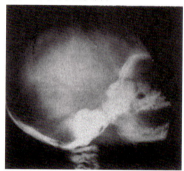

图 879-2　小头畸形、斜坡状额骨
(J Med Genet，1991，28：795-800)

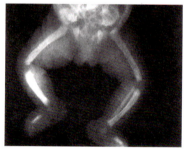

图 879-3　短肢、管状骨形成不良
(J Med Genet，1991，28：795-800)

(4) 亚型汇总 (表 879-1)

表 879-1　亚型汇总

MOPD 亚型	致病基因
MOPD Ⅰ	RNU4ATAC
MOPD Ⅱ	PCNT

(5) 受累部位病变汇总 (表 879-2)

表 879-2　受累部位及表现

受累部位	主要表现
骨骼与关节	小头畸形、斜坡状额骨、面部畸形、齿列异常、短肢、中手骨短缩、高窄骨盆或宽骨盆、小髂骨翼、股骨干骺端 V 形或三角形改变、髋内翻或骨宽外翻、关节挛缩或脱臼

续表

受累部位	主要表现
中枢神经	大脑变形、大脑发育不良、脑萎缩、脑回缺失、胼胝体发育不全或缺失、小脑蚓部发育不良、髓鞘化延迟、智力低下；Moyamoya 病、颅内动脉瘤
皮肤、毛发	皮肤干燥或褶皱、头发眉毛稀疏或缺失
视觉系统	眼球突出、角膜浑浊、视盘发育不良、视觉功能异常

二、MOPD Ⅰ 基因诊断

(1) 概述

RNU4ATAC 基因，即编码小核 RNA 的基因，位于 2 号染色体长臂 1 区 4 带 2 亚带 (2q14.2)，基因组坐标为 (GRCh37):2:122288456-122288585，基因全长 130bp，包含 1 个外显子。

(2) 基因对应蛋白结构及功能

RNU4ATAC 基因编码的小核 RNA 是 U12 依赖型小剪接体复合体的一部分。除了编码的 RNA，该核糖核蛋白复合体还包含了 U11、U12、U5 和 U6atac 小核 RNA。U12 依赖型剪接体在人类基因组中对大约 700 个特定的内含子起作用。该基因突变是导致 Ⅰ 型小头原始侏儒症的病因。

(3) 基因突变致病机制

2011 年 He 等[1]分别在俄亥俄州孟诺教派人群，2 个德国家庭和马耳他血统的 1 个澳大利亚家庭的 MOPD Ⅰ 患者中确定了 4 个不同的 *RNU4ATAC* 基因的突变，并通过功能的实验说明了这些突变引起了 U12 依赖型剪接作用的缺陷。并且发现在 MOPD Ⅰ 患者的成纤维细胞中，不是 U12 依赖型内含子而是内生的 U12 依赖型未被充分的剪接。对 MOPD Ⅰ 细胞进行野生型 U4atac 小核 RNA 的引入加强了 U12 依赖型的剪接作用。利用活体剪接的实验，他们证明了与野生型 U4atac 相比，U4atac 每一个突变都超过 90% 强度的降低了 U12 依赖型的剪接活动。染色体的 c.51G>A 的突变引起的剪接缺陷可以通过互补作用得到纠正，说明 MOPD Ⅰ 的基因突变通过打乱 RNA 的二级结构来破坏 U4atac 小核 RNA 的功能。

暂无动物模型。

(4) 目前基因突变概述

目前人类基因突变数据库收录了 *RNU4ATAC* 基因突变 7 个，均为调控区突变。

三、MOPDⅡ基因诊断

(1) 概述

PCNT 基因，编码中心粒周蛋白，位于 21 号染色体长臂 2 区 2 带 3 亚带 (21q22.3)，基因组坐标为 (GRCh37):21:47743976-47865682，基因全长 121 707bp，包含 47 个外显子，编码 3336 个氨基酸。

(2) 基因对应蛋白结构及功能

PCNT 基因编码的蛋白质与钙调蛋白结合并在中心体表达。它是中心粒外周物质 (PCM) 的重要构件。该蛋白包含一系列的卷曲螺旋域和一个靠近它 C 端的被称为 PACT 域的高保守 PCM 的靶向模体。该蛋白与促进微管成核作用的伽马微管蛋白相互作用，并且可能对中心体、细胞骨架和细胞周期进程起重要的作用。该基因突变引起赛克尔综合征 4 和 MOPDⅡ型。

(3) 基因突变致病机制

2008 年 Rauch 等[12] 断定 *PCNT* 基因的等位基因功能缺失的突变导致 MOPD2。他们在 25 个患有 MOPDⅡ型患者的 *PCNT* 基因中检测到了 29 个不同的基因突变，其中有 12 个终止突变和 17 个移码突变，并且与常染色体隐性遗传规律相符，所有的患者都是纯合的或复合杂合突变。他们对一名患者的父母进行分析，此患者的父母为杂合携带，结果提示患者的父母都表现出了成淋巴细胞蛋白水平的降低，因此推测这种情况可能解释了 MOPDⅡ型的父母 (杂合携带者) 平均身高有很大程度降低的现象。

暂无动物模型。

(4) 目前基因突变概述

目前人类基因突变数据库收录的 *PCNT* 基因相关突变有 54 个，其中，错义 / 无义突变 22 个，剪接突变 9 个，小的缺失 16 个，小的插入 6 个，大片段缺失 1 个。

（弓晓青　丁秋霞）

参考文献

[1] Pierce MJ, Morse RP. The neurologic findings in Taybi-Linder syndrome (MOPD I/III): case report and review of the literature. Am J Med Genet, 2012, 158A: 606-610

[2] Lavollay B, Faure C, Filipe G, et al. Nanisme familial congenital avec dysplasie cephalo-squelettique (syndrome de Taybi-Linder). Arch Franc Pediat, 1984, 41: 57-60

[3] Meinecke P, Passarge E. Microcephalic osteodysplastic primordial dwarfism type I/III in sibs. J Med Genet, 1991, 28: 795-800

[4] Sigaudy S, Toutain A, Moncla A, et al. Microcephalic osteodysplastic primordial dwarfism Taybi-Linder type: report of four cases and review of the literature. Am J Med Genet, 1998, 80: 16-24

[5] Bhutia E, Verma A, Gupta AK, et al. An unusual association of microcephalic osteodysplastic primordial dwarfism type I with cardiac and brain anomalies. J Clin Neonatol, 2014, 3(1): 53-54

[6] Majewski F, Ranke M, Schinzel A. Studies of microcephalic primordial dwarfism II: the osteodysplastic type II of primordial dwarfism. Am J Med Genet, 1982, 12: 23-35

[7] Willems M, Genevieve D, Borck G, et al. Molecular analysis of pericentrin gene (*PCNT*) in a series of 24 Seckel/microcephalic osteodysplastic primordial dwarfism type II (MOPD II) families. J Med Genet, 2010, 47: 797-802

[8] Kantaputra PN, Tanpaiboon P, Unachak K, et al. Microcephalic osteodysplastic primordial dwarfism with severe microdontia and skin anomalies: confirmation of a new syndrome. Am J Med Genet, 2004, 130A: 181-190

[9] Harry P, Felipe RB, Carolina L. A new mutation of the *PCNT* gene in a colombian patinet with microcephalic osteodysplastic primordial dwarfism type II: a case report. J Med Case Reports, 2014, 8: 191-195

[10] Bober MB, Khan N, Kaplan J, et al. Majewski osteodysplastic primordial dwarfism type II (MOPD II): expanding the vascular phenotype. Am J Med Genet, 2010, 152A: 960-965

[11] He H, Liyanarachchi S, Akagi K, et al. Mutations in U4atac snRNA, a component of the minor spliceosome, in the developmental disorder MOPD I. Science, 2011, 332: 238-240

[12] Rauch A1, Thiel CT, Schindler D. Mutations in the pericentrin (*PCNT*) gene cause primordial dwarfism. Science, 2008, 319(5864):816-819

881~890　小头畸形

(microcephay primary autosomal recessive, MCPH)
(881. MCPH1, OMIM 251200; 882. MCPH10, OMIM 615095; 883. MCPH11, OMIM 615414; 884. MCPH2, OMIM 604317; 885. MCPH3, OMIM 60484; 886. MCPH4, OMIM 604321; 887. MCPH5, OMIM 608716; 888. MCPH6, OMIM 608393; 889. MCPH8, OMIM 614673; 890. MCPH9, OMIM 614852)

一、临床诊断

(1) 概述

小头畸形 (MCPH) 是一种罕见的神经细胞有丝分裂障碍性疾病，为常染色体隐性遗传，其典型特征为先天性小头畸形、大脑发育不良和智力发育迟缓[1]。根据致病基因不同，分为1~13个亚型[2]，各型致病基因详见"亚型汇总"。

(2) 临床表现

在荷兰 MCPH 发病率为 1/25 000[3]。

先天性小头畸形孕 32 周时显著，即存在宫内发育迟滞，出生时头围小于同年龄、性别头围平均值的 3 个标准差[4]，出现非进展性智力发育迟缓，程度轻到重度，智力正常者非常罕见。MCPH 其他常见临床特征包括运动发育延迟、语言发育延迟、精神行为发育迟滞、身材矮小等。

MCPH 可伴或不伴骨骼、关节及其他畸形，如颅缝早闭、倾斜前额、面部畸形、突眼、斜视、眼距过宽、小耳、宽鼻梁、缺口鼻尖、长人中、锥形齿且齿缝增宽、小颌畸形、厚下唇、四肢痉挛、关节挛缩、关节僵硬等[1, 5-7, 10]。

MCPH5 可伴轻度癫痫发作和迟发性癫痫，余各型癫痫发作少见[1, 8, 9]。

MCPH8 可伴有严重的认知功能下降[10]。

MCPH9 可伴有冲动、侵略、肢体抽搐、强迫症及自伤行为等精神行为异常[11]。

MCPH10 先天性小头畸形极其严重，通常 1 岁前死亡[12]。

此外，亦可能出现性格孤僻、高促性腺激素性性腺功能减退[12] 及各种轻度异常等。

(3) 辅助检查

头颅 CT 可见小头畸形、脑裂畸形、颅缝早闭、小颌畸形、关节挛缩等骨关节畸形。头颅 MRI 可见皮层异常或异位[4] 和大脑发育不良[1, 4, 5]，前者如脑回增厚伴巨脑回、多小脑回、无脑回、皮质下异位等，后者如额叶重度发育不良、后顶叶中度萎缩、胼胝体发育不良或部分缺失、小脑畸形或发育不良等，此外，亦可见到髓鞘化延迟、脑室增大等影像学改变。

(4) 亚型汇总 (表 881-1)

表 881-1　亚型汇总

MCPH 亚型	致病基因
MCPH1	MCPH1
MCPH2	WDR62
MCPH3	CDK5RAP2
MCPH4	CASC5
MCPH5	ASPM
MCPH6	CENPJ
MCPH8	CEP135
MCPH9	CEP152
MCPH10	ZNF335
MCPH11	PHC1

(5) 受累部位病变汇总 (表 881-2)

表 881-2　受累部位及表现

受累部位	主要表现
中枢神经	智力发育迟缓，运动发育延迟，语言发育延迟，精神行为发育迟滞，认知功能下降，巨脑回，多小脑回，无脑回，皮质异位，额叶、胼胝体及小脑发育不良
骨骼与关节	先天性小脑畸形、身材矮小、颅缝早闭、倾斜前额、面部畸形、小颌畸形、四肢痉挛、关节挛缩

二、MCPH1 基因诊断

(1) 概述

MCPH1 基因，即编码微脑磷脂蛋白 (microcephalin) 的基因，位于 8 号染色体短臂 2 区 3 带 1 亚带 (8p23.1)，基因组坐标为 (GRCh37): 8: 6264113-6501140，基因全长 237 028bp，包含 19 个外显子，编码 836 个氨基酸。

(2) 基因对应蛋白功能

MCPH1 基因编码一个 DNA 损伤响应的蛋白。这个蛋白可能起到一个在细胞周期 G_2/M 检查点通过维护捕获 cyclin 相关抑制磷酸化的激酶 1 的作用。这个基因突变与 MCPH1 和染色体早熟凝集综合征或拼接转录成变异型有关。

(3) 基因突变治病机制

2002 年，Jackson 等 [113] 在 MCPH1 的 2 个家族中，发现了一个纯合子的小脑症基因突变，位于 8 号染色体短臂 2 区 3 带 (8p23)。所有 7 个患者都是纯合突变，患者的父母中 8 个为非患者，为杂合突变。Neitzel[114] 和 Trimborn 等 [115] 分别在 2 个 MCPH1 伴染色体早熟凝集家系中发现了在 *MCPH1* 基因的 427 insa 位点有一个 1bp 插入的纯合子突变。患者的父母为该突变的携带者且 110 个健康人对照 (220 个等位基因) 不存在该突变。在有血缘关系的伊朗家庭中，6 个患者智力低下、轻微小头畸形，受染色体早熟凝集影响的细胞至少有 10%~15%，Garshasbi 等 [116] 发现了 *MCPH1* 基因的 1 个纯合子缺失，2 名女性患者也因此而表现出身材矮小的特征。2010 年，Darvish 等 [17] 从 112 个伊朗家庭中的 8 个 MCPH1 智力低下、染色体早熟凝集的患者中确定了 8 个不同的 *MCPH1* 基因纯合子突变，其中 6 个突变被预测可以导致截短蛋白。

暂无动物模型研究。

(4) 目前基因突变概述

目前人类基因突变数据库收录的 *MCPH1* 基因突变有 15 个，其中错义 / 无义突变 6 个，剪接突变 1 个，小的插入 2 个，大片段缺失 5 个，大片段插入 1 个。

三、MCPH10 基因诊断

(1) 概述

ZNF335 基因，即编码锌指蛋白 335(zinc finger protein 335) 的基因，位于 20 号染色体短臂 2 区 3 带 1 亚带 (20p23.1)，基因组坐标为 (GRCh37): 20: 44577292-44600833，基因全长 23 542bp，包含 28 个外显子，编码 1343 个氨基酸。

(2) 基因对应蛋白质结构及功能

ZNF335 基因编码的蛋白通过配体与细胞核激素受体结合提高转录激活活性。然而，它不是通过直接与受体相互作用，而是通过与细胞核激素受体转录辅激活物 NRC 发挥作用。该编码蛋白的可能具有改变局部染色质结构。

(3) 基因突变治病机制

2012 年，Yang 等 [118] 在一个 MCPH10 阿拉伯以色列家庭中发现了 ZNF335 基因的纯合子突变。该突变最初是通过连锁分析发现，随后通过候选基因的测序而确定。这个突变是由一个错义 (p.R1111H) 和一个剪接区域缺失组成，导致低效等位基因。病人的淋巴母细胞表现出增长减少和 ZNF335 与 Ki-67 结合的减少。细胞的研究表明 ZNF335 与涉及 H3K4 甲基转移酶的核染色质重塑复合体相互作用，它在多种途径下调节特定基因的表达；复杂程度与 TrxG 之于果蝇一样。已知的启动子——神经祖细胞的调节因子 REST 束缚并监管 ZNF335。病人的细胞系显示 REST 的 mRNA 水平和 REST 启动子的 H3K4me3 标记减少，和减少的 REST mRNA 水平一样。最后，在体外和体内的小鼠模型表明很低的 ZNF335 导致小的大脑皮质缺失，破坏了神经细胞的增殖和分化。研究表明，ZNF335 作为 H3K4 复合物和 TEST 的必要联系，同时展示了调节人的神经发生和神经元分化的途径。

(4) 目前基因突变概述

目前人类基因突变数据库暂未收录与 ZNF335 基因相关的突变，但是 2012 年 Yang 等 [118] 曾报道了 1 个纯合子突变，无热点突变。

四、MCPH11 基因诊断

(1) 概述

PHC1 基因，即编码聚合同源蛋白 1 的基因，位于 12 号染色体短臂 1 区 3 带 3 亚带 1 次亚带 (12p13.31)，基因组坐标为 (GRCh37): 12: 9067316-9094063，基因全长 26 748bp，包含 15 个外显子，编码 1005 个氨基酸。

(2) 基因对应蛋白质结构及功能

PHC1 基因编码的蛋白是多亚基蛋白质复合体的一个分支，它包含 EDR2 和脊椎动物多梳蛋白

BMH1。这个基因的产物 EDR2 蛋白和果蝇聚合蛋白共享两个高度保守域，被命名为同源域Ⅰ和Ⅱ。这些域包含蛋白质之间相互作用、调节由这个基因编码的异源二聚化蛋白和 EDR2 蛋白。

(3) 基因突变治病机制

2013 年 Awad 等[19] 在两个具有亲缘关系的 MCPH11 患者中，发现 PHC1 基因的一个纯合子突变。该突变通过外显子测序方法发现，与疾病共分离，在 dbSNP、千人基因组、Exome Variant Server 数据库中均未有频率报道，另在 199 个沙特人外显子及 554 个沙特人正常对照中均未被发现。患病细胞显示常态大量的 PHC1 mRNA 突变，但是在蛋白水平的突变有显著的减少（约 72%），这是由于蛋白酶体介导的退化。患病细胞双能蛋白的表达增加而且相对于健康细胞 PHC1 和泛素 H2A 的交互减少。这些变化干扰了 PHC1 对 siRNA 的复制。从患病细胞还可以看出 DNA 损伤的增加和有缺陷 DNA 的修复反应，以及增殖活动的减少都是符合异常细胞周期活动的。这些缺陷与细胞核染色质调节有关，而且可以通过野生型 PHC1 的超表达治疗患病细胞。通过患病细胞的基因微阵列分析显示涉及细胞周期调控的大量基因有调节异常。调查结果强调了染色质重塑在先天性头小畸形发病机制中的重要作用。

(4) 目前基因突变概述

目前人类基因突变数据库暂未收录与 PHC1 基因相关的突变，但是 2013 年 Awad 等[19] 曾报道 1 个纯合子突变，无热点突变。

五、MCPH2 基因诊断

(1) 概述

WDR62 基因，全称为 WD 重复区域 62，编码 WDR62 蛋白，位于 19 号染色体长臂 1 区 3 带 1 亚带 2 次亚带 (19q13.12)，基因组坐标为 (GRCh37): 19: 36545783-36596012，基因全长为 50 230bp，包含 32 个外显子，编码 1524 个氨基酸。

(2) 基因对应蛋白结构及功能

WD 重复区域 62(WDR62) 是最近发现的与中心体相关的基因，它有 32 个外显子，1 个 CpG 岛和 poly(A) 尾。WDR62 靠近 CEBPG、GPI 和 UBA2 基因的功能区，参与细胞循环与增殖等生物学过程。这些基因都已被证实在 DNA 复制及细胞周期中发

挥极其重要的作用。WDR62 蛋白有 13 个 WD 重复区域，在 C 端有 6 个可以被丝裂原活化蛋白激酶 (MAPK) 磷酸化激活的位点，具有调控细胞信号通路、转录、有丝分裂和细胞凋亡的功能。当有丝分裂发生时，WDR62 的内源性表达大量聚集在分裂细胞的纺锤体极，而不是细胞核周围，提示 WDR62 基因在肿瘤细胞的增殖过程中发挥着关键作用，WDR62 基因在人类恶性肿瘤中的作用仍然未知。

(3) 基因突变致病机制

Bilguvar 等[20] 从 10 名 MCPH2 病人的 WDR62 基因中鉴定出了 2 个错义突变、2 个无义突变、2 个移码突变。

在 2 个同血缘的患有 MCPH2 的巴基斯坦家庭中发现了染色体 19q13 (MCPH2) 的连锁关系 Roberts 等和 Nicholas 等[21] 鉴别出了 2 个不同的 WDR62 基因的纯合突变。在另外 5 个同血缘的患有 MCPH2 的巴基斯坦、阿拉伯和白种人中鉴别出了 4 种 WDR62 基因的纯合突变。

在 2 个伴有 MCPH2 的姐弟患者和来自另外 1 个家庭的儿童患者，他们都来自同血缘的土耳其工会，Bilguvar 等[20] 在 WDR62 基因的 31 号外显子区发现了 4 个碱基 (TGCC) 的缺失。这个缺失发生在 1402 号氨基酸且会导致移码突变和提前终止 (p.V1402Gfs*12)。这个突变在所有的双亲中都是杂合的。在 1290 个土耳其人的对照中没有发现。总之，这些发现显示 WDR62 是一种关键的蛋白，促使纺锤体分向两侧和延长神经前体细胞的出现。这个过程对于大脑皮质的发育尤其重要。

(4) 目前基因突变概述

目前人类基因突变数据库报道了 WDR62 基因突变 15 个，其中错义/无义突变 8 个，剪接突变 1 个，小的缺失 4 个，小的插入 2 个。

六、MCPH3 基因诊断

(1) 概述

CDK5RAP2 基因，即编码 CDK5 调节亚基相关蛋白 2 的基因，位于 9 号染色体长臂 3 区 3 带 2 亚带 (9q33.2)，基因组坐标为 (GRCh37): 9: 123151147-123342437，基因全长 191 291bp，包含 38 个外显子，编码 1894 个氨基酸。

(2) 基因对应蛋白结构及功能

CDK5RAP2 基因编码调控细胞周期素依赖性激酶 5(CDK5) 活性的调节因子。编码的蛋白质位于中心体和高尔基体上，与 CDK5R1、中心粒周蛋白相互作用，在中心粒结合和微管形成中起一定作用，目前已经证实与原发性小头畸形和阿尔茨海默症有关。蛋白编码过程中的可变剪接导致了多个转录变异体。

(3) 基因突变致病机制

2000 年，Moynihan 等最先报道了 MCPH3 疾病的家系，Bond 等 [9] 在 2005 年证实了在巴基斯坦北方人的两个小头畸形家系中，CDK5RAP2 基因的 2 个不同的突变，243T → A 和 IVS26-15A → G。

2010 年，Lizarraga 等 [22] 在小鼠模型中发现在 CDK5RAP2 基因 "an" (Hertwig's anemia) 突变是一个纯合突变，导致 4 号外显子缺失变异。除了造血表型的改变，突变小鼠也表现出小头畸形疾病的症状，如大脑皮质和海马等一些大脑区域发育不全。这些研究表明，在人类中发现的 CDK5RAP2 基因突变导致大脑体积减小，这与神经祖细胞增殖过程中中心体功能受损以及有丝分裂纺锤体定位的改变有一定的关系。

(4) 目前基因突变概述

目前人类基因突变数据库收录的 CDK5RAP2 基因突变有 2 个，其中错义 / 无义突变 1 个，剪接突变 1 个。

七、MCPH4 基因诊断

(1) 概述

CASC5 基因，编码癌易感候选基因 5 蛋白，位于 15 号染色体长臂 1 区 5 带 1 亚带 (15q15.1)，基因组坐标为 (GRCh37): 15: 40886447-40954881，基因全长 68 435bp，包含 27 个外显子，编码 2343 个氨基酸。

(2) 基因对应蛋白结构及功能

CASC5 基因编码癌易感候选基因 5 蛋白，该蛋白是蛋白复合体装配中的一部分，参与微管着丝粒附属物的形成和染色体的分离。编码的蛋白给那些在真核细胞周期中影响纺锤体装配检测点的蛋白质提供支架功能，至少与 5 个不同的动粒蛋白和 2 个细胞周期检查点激酶相互作用。在成年人中，CASC5 基因主要在正常睾丸组织、多种癌症细胞系

及其他组织的原发性肿瘤中表达，而在胎儿所有组织中都有表达。

(3) 基因突变致病机制

Genin 等 [23] 通过对有原发性小头畸形疾病的 3 个摩洛哥家庭 (包含 Jamieson 等 [24] 最先报道的病例在内) 进行纯合子定位，再对疾病候选基因测序，鉴定了 CASC5 基因的一个纯合突变。Genin 等直接对一群患有原发性小头畸形的病人的 CASC5 基因测序，其中包括上述 MCPH4 致病位点进行纯合子定位的近亲家系中的 3 个先证者，但未在其他患者中检出其他突变，说明小头畸形患者并不是都存在 CASC5 基因的突变。

(4) 目前基因突变概述

目前人类基因突变数据库暂未收录 CASC5 基因突变相关信息。仅文献报道了一例该基因的错义突变 [11]。

八、MCPH5 基因诊断

(1) 概述

ASPM 基因，编码异常纺锤体样小头畸形相关蛋白 (abnormal spindle-like microcephaly-associated protein)，位于 1 号染色体长臂 3 区 1 带 3 亚带 (1q31.3)，基因组坐标为 (GRCh37): 1: 197053257-197115824，基因全长 62 568bp，包含 28 个外显子，编码 3477 个氨基酸。

(2) 基因对应蛋白结构及功能

ASPM 基因是果蝇异常纺锤体基因 (asp) 的直系同源基因，在胚胎神经干细胞中对维持正常有丝分裂的功能是必不可少的。在小鼠研究中也显示，调节神经形成过程起着先导作用。ASPM 基因编码的异常纺锤体样小头畸形相关蛋白 ASPM 位于有丝分裂纺锤体和中间体上，在有丝分裂纺锤体功能实现及分裂平面的定向上起重要作用，并促进减数分裂时纺锤体的组装，而且能中止有丝分裂 [25]。

(3) 基因突变致病机制

Bond 等 [26] 研究发现，在巴基斯坦北方人中 4 个有血缘关系的原发性 MCPH5 家系中，每一个家系中都有纯合突变，在 ASPM 基因开放阅读框中提前引入了终止密码子。然而，该研究不能区分含有这些突变的 4 个家系间的表型差异。Bond 等 [27] 对 ASPM 基因突变进行了更进一步的研究，

在 23 个有血缘关系的家系中共鉴定了 19 个突变位点。突变发生在基因的各个区域，并且突变功能都被预测为导致蛋白质翻译提前终止。在患有不同程度的小头畸形（比正常水平低 5~11 个标准差）以及智力迟钝（中等至严重）疾病的 51 个患者中存在表型变异，但变异似乎与 ASPM 基因的突变位置无关。

ASPM 基因的突变是最主要的引发人类 MCPH5 的因素。当 ASPM 基因突变后，在细胞周期的 M 期，ASPM 蛋白就不再位于中间体上，会引发不对称性细胞分裂和过早的细胞分化，从而导致细胞数量减少及头型变小。2006 年，Fish 等[28]在小鼠模型中证明 ASPM 蛋白在有丝分裂过程中起到维持对称分裂的作用，他们通过 RNA 干扰技术 (RNAi) 阻遏细胞的 ASPM 蛋白合成，结果观察到小鼠神经系统发育过程中不对称分裂的细胞比例增加。2010 年，Pulvers 等[29]培育出 2 个 ASPM 基因突变的小鼠品系，他们通过观察小鼠的脑皮质解剖特征来确定 ASPM 基因的功能。他们在试验中发现 ASPM 突变小鼠的脑容量减少，虽然不及人类小头畸形脑容量减少的程度，但病理机制一致。

(4) 目前基因突变概述

目前人类基因突变数据库报道了 ASPM 基因突变 97 个，其中错义 / 无义突变 44 个，剪接突变 7 个，小的缺失 41 个，小的插入 3 个，大片段缺失 2 个。突变分布在基因整个编码区，无突变热点。

九、MCPH6 基因诊断

(1) 概述

CENPJ 基因，编码着丝粒蛋白，位于 13 号染色体长臂 1 区 2 带 1 亚带 2 次亚带 (13q12.12)，基因组坐标为 (GRCh37): 13: 25456412-25497027，基因全长 40 616bp，包含 17 个外显子，编码 1338 个氨基酸。

(2) 基因对应蛋白结构及功能

CENPJ 基因编码着丝粒蛋白，该蛋白属于丝粒蛋白家族。在细胞分裂过程，该蛋白在中心体的完整性和维持正常主轴形态结构起着作用。这种蛋白质可以用作 STAT5 信号通路的转录共激活剂，也可作为 NF-κB 介导的转录辅激活因子（通过其与辅激活物 p300/CREB 结合蛋白相互作用）。CENPJ

基因的突变可引起小头畸形，并呈常染色体隐性遗传，该病的特征表现为严重脑容量降低和精神发育迟滞。该基因存在不同剪切体。

(3) 基因突变致病机制

Bond 等[19]在 3 个 MCPH6 患病家庭（一个来自巴西、两个来自巴基斯坦）的患者检测出 CENPJ 基因的突变，检出突变在家系中与疾病共分离，而且所有检出突变都未在 380 个巴基斯坦北方人的对照染色体中检出，也未在黑猩猩、大猩猩、猩猩、长臂猿、小鼠或大鼠等物种中发现。Darvish 等[6]在一个巴基斯坦家庭中的 MCPH6 患者中检测到 CENPJ 基因的 4bp 的纯合缺失突变。而在有血缘关系的伊朗家庭的 2 名患者中，检测到 CENPJ 基因的纯合子截短突变。Hussain 等[30]在来自 3 个有血缘关系的巴基斯坦家庭的 10 名患者中也检测到纯合子截短突变，该突变也在家系中与疾病呈共分离。

(4) 目前基因突变概述

目前人类基因突变数据库收录的 CENPJ 基因突变有 5 个，其中错义 / 无义突变 2 个，剪接突变 1 个，小的缺失 2 个。突变分布在基因整个编码区，无突变热点。

十、MCPH8 基因诊断

(1) 概述

CEP135 基因，编码中心体蛋白，位于 4 号染色体长臂 1 区 2 带 (4q12)，基因组坐标为 (GRCh37): 4: 56814974-56899529，基因全长 84 556p，包含 26 个外显子，编码 1140 个氨基酸。

(2) 基因对应蛋白结构及功能

CEP135 基因编码一个中心体蛋白，该蛋白作为一个支架蛋白在早期中心粒的生物合成和间期作为中心粒 – 中心粒凝聚的必需物。这个基因的突变与常染色体隐性遗传原发性小头畸形密切相关。

(3) 基因突变致病机制

Hussain 等[31]从来自巴基斯坦亲近父母所生的两名患者（常染色体隐性遗传的 MCPH8 和重度智力低下）中检测到 CEP135 基因纯合子截断突变。该突变在 384 个巴基斯坦健康对照中未检出。对其中 1 名患者进行全外显子测序未找到其他潜在的致病突变。也同样对该区域其他 7 个家

庭的患者进行 *CEP135* 基因测序，未找到其他的突变。取 1 名患者的成纤维细胞，观察发现多个分散的中心体，微管排列杂乱，生长速度降低。这些结果表明 CEP135 蛋白是中心体的一个基本组成部分。

(4) 目前基因突变概述

目前人类基因突变数据库未收录 *CEP135* 基因突变相关的信息。文献中报道 1 例 *CEP135* 基因的缺失突变 [31]。

十一、MCPH9 基因诊断

(1) 概述

CEP152 基因，编码 152kDa 中心体蛋白 (centrosomal protein of 152kDa) 的基因，位于 15 号染色体长臂 2 区 1 带 1 亚带 (15q21.1)，基因组坐标为 (GRCh37):15:49030135-49103343，基因全长 73 209bp，包含 27 个外显子，编码 1710 个氨基酸。

(2) 基因对应蛋白结构及功能

CEP152 基因编码 152kDa 中心体蛋白，该蛋白与中心体功能有关。这个基因上的突变与 MCPH9 有关。选择性剪切导致存在多个转录异构体。此蛋白对于中心体复制是必不可少的。它充当分子骨架促进参与中心粒形成的 PLK4 和 CENPJ 的相互作用。在次胞质体介导的中心粒扩增中起关键作用，可以产生超过 100 个中心粒，*CEP152* 的过度表达可驱动中心粒扩增。

(3) 基因突变治病机制

2010 年有研究者在来自加拿大东部 3 名无亲缘关系的 MCPH9 患者中检测到 *CEP152* 基因纯合和复合杂合突变 [32]。Sajid 等 [30] 在 2013 年在有血缘关系的巴基斯坦家族的患者中检测到 2 个 *CEP152* 基因纯合突变。突变是经过连锁分析定位，然后通过 Sanger 法对候选基因测序发现的，候选基因是无序地从该家族中分离出来的。这个家庭是从 57 个家庭中被确定的，这 57 个家庭是有血缘关系的巴基斯坦家庭并且有常染色体隐性遗传小头畸形，这些家庭通过基因的连锁关联分析确定了位点。3 个家庭与 CEP152 表现出关联性，但是只有 1 个家庭检测到突变。

(4) 目前基因突变概述

目前人类基因突变数据库收录的 *CEP152* 基因突变有 7 个，其中错义 / 无义突变 4 个，剪接突变 2 个，小的缺失 1 个。突变分布在基因整个编码区，无突变热点。

（弓晓青　谭晓轩　罗　宵　夏　炎　刘桂林）

参考文献

[1] Mahmood S, Ahmad W, Hassan MJ. Autosomal recessive primary microcephaly(MCPH): clinical manifestations, genetic hetergeneity and mutation continuum. Orphanet Journal of Rare Diseases, 2011, 6:39-53

[2] Angela M, Kaindl. Autosomal recessive primary microcephalies(MCPH). European Journal of Paediatric Neurology, 2014, 18: 547-548

[3] Van den Bosch J. Microcephaly in the Netherlands: a clinical and genetical study. Ann Hum Genet, 1959, 23: 91-116

[4] Woods C G, Bond J, Enard W. Autosomal recessive primary microcephaly (MCPH): a review of clinical, molecular, and evolutionary findings. Am J Hum Genet, 2005, 76: 717-728

[5] Yu TW, Mochida GH, Tischfield DJ, et al. Mutations in WDR62, encoding a centrosome-associated protein, cause microcephaly with simplified gyri and abnormal cortical architecture. Nature Genet, 2010, 42: 1015-1020

[6] Darvish H, Esmaeeli-Nieh S, Monajemi GB, et al. A clinical and molecular genetic study of 112 Iranian families with primary microcephaly. J Med Genet, 2010, 47: 823-828

[7] Lancaster MA, Renner M, Martin CA, et al. Cerebral organoids model human brain development and microcephaly. Nature, 2013, 501: 373-379

[8] Tolmie JL, McNay M, Stephenson JBP, et al. Microcephaly: genetic counselling and antenatal diagnosis after the birth of an affected child. Am J Med Genet, 1987, 27: 583-594

[9] Bond J, Roberts E, Springell K, et al. A centrosomal mechanism involving CDK5RAP2 and CENPJ controls brain size. Nature Genet, 2005, 37: 353-355

[10] Yang YJ, Baltus AE, Mathew RS, et al. Microcephaly gene links trithorax and REST/NRSF to control neural stem cell proliferation and differentiation. Cell, 2012, 151: 1097-1112

[11] Guernsey DL, Jiang H, Hussin J, et al. Mutations in centrosomal protein CEP152 in primary microcephaly families linked to MCPH4. Am J Hum Genet, 2010, 87: 40-51

[12] Mikati MA, Najjar SS, Sahli IF, et al. Microcephaly, hypergonadotropic hypogonadism, short stature, and minor anomalies: a new syndrome. Am J Med Genet, 1985, 22: 599-608

[13] Jackson AP, Eastwood H, Bell SM, et al. Identification of Microcephalin, a Protein Implicated in Determining the

Size of the Human Brain. Am J Hum Genet, 2002, 71: 136-142

[14] Neitzel H, Neumann LM, Schindler D, et al. Premature chromosome condensation in humans associated with microcephaly and mental retardation: a novel autosomal recessive condition. Am J Hum Genet, 2002, 70: 1015-1022

[15] Trimborn M, Bell SM. Mutations in microcephalin cause aberrant regulation of chromosome condensation. Am J Hum Genet, 2004, 75: 261-266

[16] Garshasbi M, Motazacker MM. SNP array-based homozygosity mapping reveals MCPH1 deletion in family with autosomal recessive mental retardation and mild microcephaly. Hum Genet, 2006, 118: 708-715

[17] Darvish H, Esmaeeli-Nieh S. A clinical and molecular genetic study of 112 Iranian families with primary microcephaly. J Med Genet, 2010, 47: 823-828

[18] Yang YJ, Baltus AE, Mathew RS, et al. Microcephaly gene links trithorax and REST/NRSF to control neural stem cell proliferation and differentiation. Cell 2012; 151:1097-1112

[19] Awad S, Al-Dosari MS, Al-Yacoub N, et al. Mutation in PHC1 implicates chromatin remodeling in primary microcephaly pathogenesis. Hum Mol Genet, 2013, 22: 2200-2213

[20] Bilguvar K, Ozturk AK, Louvi A, et al. Whole-exome sequencing identifies recessive WDR62 mutations in severe brain malformations. Nature, 2010, 467: 207-210

[21] Nicholas AK, Khurshid M, Desir J, et al. WDR62 is associated with the spindle pole and is mutated in human microcephaly. Nat Genet, 2010, 42: 1010-1014

[22] Lizarraga SB, Margossian SP, Harris MH, et al. Cdk5rap2 regulates centrosome function and chromosome segregation in neuronal progenitors. Development, 2010, 137: 1907-1917

[23] Genin A, Desir J, Lambert N, et al. Kinetochore KMN network gene CASC5 mutated in primary microcephaly. Hum Mol Genet, 2012, 21: 5306-5317

[24] Jamieson CR, Govaerts C, Abramowicz MJ. Primary autosomal recessive microcephaly: homozygosity mapping of MCPH4 to chromosome 15. Am J Hum Genet, 1999, 65: 1465-1469

[25] Do Carmo Avides M, Glover DM. Abnormal spindle protein, Asp, and the integrity of mitotic centrosomal microtubule organizing centers. Science, 1999, 283: 1733-1735

[26] Bond J, Roberts E, Mochida GH, et al. ASPM is a major determinant of cerebral cortical size. Nat Genet, 2002, 32: 316-320

[27] Bond J, Scott S, Hampshire DJ, et al. Protein-truncating mutations in ASPM cause variable reduction in brain size. Am J Hum Genet, 2003, 73: 1170-1177

[28] Fish JL, Kosodo Y, Enard W, et al. Aspm specifically maintains symmetric proliferative divisions of neuroepithelial cells. Proc Natl Acad Sci USA, 2006, 103: 10438-10443

[29] Pulvers JN, Bryk J, Fish JL, et al. Mutations in mouse Aspm (abnormal spindle-like microcephaly associated) cause not only microcephaly but also major defects in the germline. Proc Natl Acad Sci USA, 2010, 107: 16595-16600

[30] Hussain M S, Marriam Bakhtiar S, Farooq M, et al. Genetic heterogeneity in Pakistani microcephaly families. Clin Genet, 2013, 83: 446-451

[31] Hussain MS, Baig SM, Neumann S, et al. A truncating mutation of CEP135 causes primary microcephaly and disturbed centrosomal function. Am J Hum Genet, 2012, 90: 871-878

[32] Guernsey DL, Jiang H, Hussin J, et al. Mutations in centrosomal protein CEP152 in primary microcephaly families linked to MCPH4. Am J Hum Genet, 2010, 87: 40-51

891~895　遗传性小头畸形
(microcephaly)
(891. MCCRP1, OMIM 251270;892. MCLMR, OMIM 152950; 893. MCPHA, OMIM 607196; 894. MEDS, OMIM 614231; 895. MCPHSBA, OMIM 613668)

一、临床诊断

(1) 概述

遗传性小头畸形为一类疾病，根据突变基因及伴发症状的不同，可分为以下 5 种疾病：小头畸形伴视网膜、脉络膜病变 (MCCRP1)，小头畸形伴淋巴水肿或智力低下、伴或不伴视网膜、脉络膜病 (MCLMR)、小头畸形、阿米什型 (MCPHA)、小头畸形伴癫痫和糖尿病 (MEDS)、出生后进展性小头畸形伴癫痫和脑萎缩 (MCPHSBA)。上述 5 种疾病的致病基因分别为 *TUBGCP6*[1]、*KIF11*[2]、*SLC25A19*[3]、*IER3IP1*[4] 和 *MED17*[5] 基因，除 MCLMR 为常染色体显性遗传外，其他 5 种疾病均为常染色体隐性遗传。

(2) 临床表现

上述 5 种疾病的共同表现为小头畸形 (图 891-1)，伴发的其他症状有所不同。MCCRP1[1, 6-10] 的突出临床表现为精神运动发育延迟及视力受损，通常伴身材矮小。眼部异常包括视网膜脉络膜萎缩、发育不良，还可表现为视网膜脱落、青光眼及白内障等。该病患者也可出现癫痫、强直痉挛、肌张力低等表现。MCLMR[2, 11-17] 患者的特征性临床表现之一为淋巴水肿 (图 891-2)，于出生时或出生后不久即出现，典型的水肿集中于足背及下肢，可形成"白色趾甲"；淋巴水肿的另一特点为水肿首先出现于足和第一趾骨的毛囊处。该病患者的特征性面容 (图 891-3) 为其另一主要的临床表现——异常眼形 (眼裂向上倾斜)、蒜头鼻、人中长而上唇薄、下颌突出、大耳。该病患者也可出现眼部受累，表现为视网膜脉络膜病变、近

视或远视、内眦赘皮等。此外，部分患者还可出现智力低下、肌张力低等。MCPHA[3, 18, 19] 又称维生素 B 代谢异常综合征 3(THMD3)，该病在阿米什人种新生儿中发病率可高达 1/500，因而得名。该病患者除严重小头畸形外，还可伴有严重精神运动发育迟滞、脑病、肌张力异常等表现，而乳酸酸中毒及 α- 酮戊二酸尿症为其突出临床特征，部分患儿甚至死于感染诱发的高乳酸血症。MEDS[4, 20] 患者突出表现为巨脑回、严重的癫痫发作及婴儿期糖尿病，也可出现发育迟缓、肌张力低等。MCPHSBA[5] 患者的特点为患儿出生时头围正常、生后 4~9 周起病，出现进行性小头畸形，伴严重发育迟缓及脑萎缩。患儿还可表现为注视差、吞咽及喂养困难、癫痫、强直阵挛等。该病预后差，患儿难以存活。

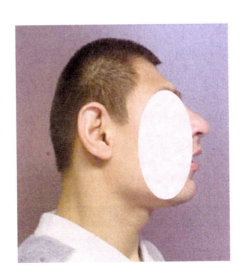

图 891-1　小头畸形患者

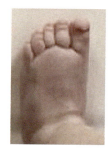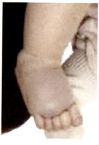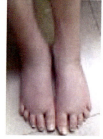

图 891-2　MCLMR 患者典型淋巴水肿

(Am J Hum Genet，2012，90：356-362)

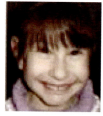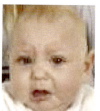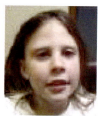

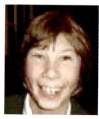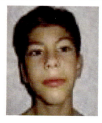

图 891-3　MCLMR 患者典型面容

(Am J Hum Genet，2012，90：356-362)

(3) 辅助检查

伴眼部受累的患者眼科检查可发现视网膜脉络膜病变、视网膜萎缩、视力下降等；伴癫痫发作者脑电图可表现为高幅失律、弥漫慢波；头 MR 可能发现脑萎缩、巨脑回、丘脑及脑干发育不良等特征；MCPHA 患儿可出现乳酸酸中毒、α- 酮戊二酸尿等。

(4) 病理表现

有报道表明 MEDS 患者死亡后尸检发现严重巨脑回，电镜显示皮质神经元减少、髓鞘发育不良及神经元凋亡。胰腺病理提示胰岛小而少，分泌胰岛素的 B 细胞明显减少[4]。

(5) 受累部位病变汇总（表 891-1～表 891-5）

表 891-1　*TUBGCP6* 基因突变受累部位及表现

受累部位 / 系统	主要表现
中枢神经系统	精神运动发育迟滞，智力低下，抽搐（部分患者），巨脑回，脑萎缩，小脑发育不良
身材	身材矮小
头面部	小头畸形，前额倾斜
眼	视力受损，视网膜脉络膜病变，视网膜萎缩，视网膜脱落，视网膜皱襞，眼震（小部分患者）

表 891-2　*KIF11* 基因突变受累部位及表现

受累部位 / 系统	主要表现
中枢神经系统	智力正常，也可轻中度智力下降
头	小头畸形，枕部扁平
脸	前额倾斜（部分患者）、前额突出（少见）、人中长、下颌突出
耳	大耳
眼	视网膜脉络膜病变，近视、远视及散光（部分患者），眼裂向上或向下倾斜（部分患者），内眦赘皮（部分患者），视神经萎缩（少见），视网膜色素脱失（少见）
鼻	鼻梁扁平、蒜头鼻、鼻孔向前
口	上唇薄，嘴唇厚、突出（部分患者）
肌肉、软组织	足背、下肢淋巴水肿，手部淋巴水肿（少见）

表 891-3　*SCC25A19* 基因突变受累部位及表现

受累部位 / 系统	主要表现
中枢神经系统	精神运动发育停滞，躯干肌张力低，四肢肌张力高，脑回不发育，脑桥、胼胝体及小脑发育不良
头	严重小头畸形
脸	小颌畸形
肝脏	感染相关肝大
骨骼	骨折，无前后囟，颅顶几乎缺失
心理行为	易激惹
代谢系统	感染期间高乳酸血症，α- 酮戊二酸尿

表 891-4　*IER3IP1* 基因突变受累部位及表现

受累部位 / 系统	主要表现
中枢神经系统	严重发育延迟、肌张力低、癫痫、肌阵挛性发作、高幅失律、巨脑回、胼胝体薄、髓鞘形成延迟、神经元凋亡
头	小头畸形
内分泌系统	婴儿期糖尿病、胰岛小而少、性腺功能低下（1 例患者）
代谢系统	感染期间高乳酸血症、α- 酮戊二酸尿

表 891-5　*MED17* 基因突变受累部位及表现

受累部位 / 系统	主要表现
中枢神经系统	严重发育延迟、强直阵挛、躯干疼痛、癫痫、腱反射亢进、EEG 异常（多灶尖波、高幅失律、背景弥漫慢波），严重脑萎缩，丘脑、脑干发育不良，髓鞘发育差
头	出生后进展性小头畸形
眼	注视差，不能视觉跟踪
胃肠道	吞咽困难，喂养困难
其他	难以存活

二、MCCRP1 基因诊断

(1) 概述

TUBGCP6 基因，编码微管蛋白，γ 复合物相关蛋白 6(tubulin，gamma complex associated protein 6)，位于 22 号染色体长臂 1 区 3 带 3 亚带 1 次亚带至 3 次亚带 (22q13.31—q13.33)，基因组坐标为 (GRCh7): 22: 50656118-50683453，基因全长 27 336bp，包含 25 个外显子，编码 1819 个氨基酸。

(2) 基因对应蛋白结构及功能

由 *TUBGCP6* 基因编码的蛋白是细胞中心体微管成核所需的大型多亚基复合物的一部分。

(3) 基因突变致病机制

Puffenberger 等[121] 对 6 个 MCCRP 家系进行研究，发现在 22 号染色体长臂 2 区 2 带 (22q22) 调聚区具有相同的 1.8Mb 纯合区块。在其中 4 个家系的 *TUBGCP6* 基因上检出一个纯合的连续变异。

Martin 等[1] 在 3 个 MCCRP1 家系的 4 个患者的 *TUBGCP6* 基因上检出复合杂合突变，这些突变的功能研究尚未开展。但是指出 *TUBGCP6* 基因是 *PLK4* 直接的磷酸化目标，*PLK4* 在中心粒生物合成中发挥着作用。*PLK4* 基因的突变引起类似疾病，其特点是小头畸形和原始侏儒症，有时会伴有视网膜营养不良。携带 *TUBGCP6* 或 *PLK4* 基因突变的患者没有一个具有纤毛疾病表型。

(4) 目前基因突变概述

目前人类基因突变数据库没有收录 *TUBGCP6* 基因突变信息。但是在文献中报道该基因存在 1 个移码突变 c.4333insT[2]。

三、MCLMR 基因诊断

(1) 概述

KIF11 基因，即编码驱动蛋白家族成员 11 的基因，位于 10 号染色体 2 区 3 带 3 亚带 3 次亚带 (10q23.33)，基因组坐标为 (GRCh37): 10: 94352825-94415152，基因全长 62 328bp，包含 22 个外显子，编码 1056 个氨基酸。

(2) 基因对应蛋白结构及功能

KIF11 基因编码一种驱动蛋白，属于类驱动蛋白家族，主要参与各种主轴动力。该蛋白的功能包括细胞进行有丝分裂期间的染色体定位、中心体分离和建立纺锤体。

(3) 基因突变致病机制

Ostergaard 等[2] 对 5 例 MCLMR 患者进行了全基因组测序，并在 3 例先证者 *KIF11* 基因中确认有杂合的截断突变；而在另 9 个无关的先证者的 *KIF11* 基因测序结果中，发现有 7 个独立的杂合突变。对确认有 *KIF11* 变异的 10 例患者的所有亲属中，有 2 例显示需要 de novo 测序，另外的 8 例则证实淋巴异常、眼谱、头小畸形的共分离性，且在病情程度上有所差异。鉴于 MLCRD 综合征 (头小畸形、淋巴水肿和脉络膜视网膜发育不良) 和 CDMMR 综合征 (脉络膜视网膜发育不良、头小畸形和智力低下) 存在巨大的表型重合，Ostergaard 分析了 6 例无关的患有 CDMMR 综合征的家庭，确认其中 5 例有杂合突变；1 例为无义突变，在之前的头小畸形、淋巴水肿家族中也有发现。Ostergaard 得出结论是 MLCRD 和 CDMMR 综合征，应考虑为在临床表征有变化的统一病症。Mirzaa 等[117] 通过对 12 个 MCLMR 患者进行研究，在其中 5 个患者的 *KIF11* 基因上鉴出 5 个不同的杂合突变。

本病尚无相应的分子研究，致病机制未明。

(4) 目前基因突变概述

目前人类基因突变数据库没有收录 *KIF11* 基因的突变信息。但是有文献报道与该基因相关的突变有 10 个，其中错义 / 无义突变 3 个，剪接突变 1 个，移码突变 6 个。

四、MCPHA 基因诊断

(1) 概述

SLC25A19 基因，即编码 25 溶质运载蛋白家族 (solute carrier family 25)19 号成员 (线粒体硫胺素焦磷酸载体) 的基因，位于 17 号染色体长臂 2 区 5 带 1 亚带 (17q25.1)，基因组坐标为 (GRCh37): 17: 73269061-73285530，基因全长 16 470bp，包含 10 个外显子，编码 320 个氨基酸。

(2) 基因对应蛋白结构及功能

SLC25A19 基因编码一种线粒体蛋白，该蛋白为溶质运载蛋白家族中的成员，其作为线粒体硫胺素焦磷酸载体发挥作用，主要功能是将硫胺素焦磷酸盐转运到线粒体内，调节线粒体对硫胺素焦磷酸的摄取。

(3) 基因突变致病机制

Rosenberg 等[118] 在一个患有 MCPHA 的儿童的

SLC25A19 基因上检出一个纯合突变。*SLC25A19* 基因突变会导致致命的 MCPHA，能够明显抑制大脑发育，并导致 α- 酮戊二酸尿症[22]。功能分析表明，该突变体的 DNC 蛋白质缺少正常运输活动，这意味着在跨线粒体内膜过程中脱氧核苷酸运输失败从而导致 MCPHA。

Lindhurst 等[23]发现，敲除 *SLC25A19* 基因后的小鼠，胚胎发育 12 天后产前死亡率达到 100%，胚胎存在神经管闭合缺陷，且伴有神经褶脊的皱裂，卵黄囊红细胞生成失败，羊水中 α- 酮戊二酸含量增加。

(4) 目前基因突变概述

目前人类基因突变数据库收录了 *SLC25A19* 基因突变 2 个，均为错义 / 无义突变，无突变热点。

五、MEDS 基因诊断

(1) 概述

IER3IP1 基因，编码早反应蛋白 3 相互作用蛋白 1(immediate early response 3 interacting protein 1)，位于 18 号染色体长臂 2 区 1 带 1 亚带 (18q21.1)，基因组坐标为 (GRCh37): 18: 44681390-44702745，基因全长 21 356bp，包含 3 个外显子，编码 82 个氨基酸。

(2) 基因对应蛋白结构及功能

这个基因编码定位于内质网 (ER)，并且可以通过介导细胞分化和凋亡发挥在 ER 应激反应作用的小蛋白质。该基因的转录是由肿瘤坏死因子 α 和特异性蛋白 1(SP1) 调节。该蛋白质可以牵涉细胞凋亡的调控，并参与内质网和高尔基体之间的蛋白质运输。

(3) 基因突变致病机制

有报道曾在 MEDS 患者身上检出 *IER3IP1* 基因突变，使得蛋白失去活动能力，继而导致神经元和胰岛 B 细胞的细胞凋亡。使用针对 *IER3IP1* 的特异性 siRNA 处理患者的成纤维细胞和对照组成纤维细胞，结果显示与对照组相比，处理后的细胞在压力下更容易发生细胞凋亡。这直接暗示 IER3IP1 在细胞生存的调节中起作用。*IER3IP1* 基因上突变的识别也有助于对大脑发育的机制和小儿癫痫、早发性永久糖尿病的发病机制的研究[24]。

通过对 2 个患有 MEDS 的近亲家庭进行纯合子定位，然后对候选基因的测序，Poulton 等[4]证实 *IER3IP1* 基因存在不同的纯合突变，且推断该病症

源于细胞凋亡的异常增加。

(4) 目前基因突变概述

目前人类基因突变数据库未记录 *IER3IP1* 基因突变信息。

六、MCPHSBA 基因诊断

(1) 概述

MED17 基因，即编码 RNA 聚合酶 Ⅱ 转录调节蛋白 17 亚基的基因，位于 11 号染色体长臂 2 区 1 带 (11q21)，基因组坐标为 (GRCh37): 11: 93517405-93546496，基因全长 29 092bp，包含 12 个外显子，编码 651 个氨基酸。

(2) 基因对应蛋白结构及功能

MED17 基因编码 RNA 聚合酶 Ⅱ 转录调节蛋白 17 亚基，该蛋白是 CRSP 复合体的一个亚单位，是调节复合物的组成成分，也是一种共激活剂，几乎调节所有依赖 RNA 聚合酶 Ⅱ 的基因转录。该蛋白是基因特异性调节蛋白与 RNA 聚合酶 Ⅱ 基础转录元件之间信息传递的桥梁，也是其他多亚基复合物的组成成分，如甲状腺激素受体 (TR) 相关蛋白，其与 TR 相互作用，促进 TR 与起始因子和辅酶相结合以增加对 DNA 模板的作用。

(3) 基因突变致病机制

2010 年，Kaufmann 等[5]通过对来自 4 个家庭的 5 例具有产后渐进型小头畸形、癫痫及脑萎缩患者的候选基因进行测序，鉴定发现 *MED17* 基因中存在 1 个纯合突变 p.L371P。另外 4 个有类似症状的患者也鉴定出存在同样的纯合突变。这些患者都具有高加索地区的犹太血统，表明该病存在着始祖效应。在不受影响的 76 个个体中，有 4 个存在 *MED17* 基因 p.L371P 杂合突变。在 110 名德系犹太人和 113 名阿拉伯穆斯林人中则未发现该突变。

本病尚无相应的分子研究，致病机制未明。

(4) 目前基因突变概述

目前人类基因突变数据库收录了 *MED17* 基因的突变 1 个，为错义 / 无义突变。

（李金鑫　黄燕飞　邓庆媛　李鹏鑫　董国艺）

参考文献

[1] Martin CA, Ahmad I, Klingseisen A, et al. Mutations in *PLK4*, encoding a master regulator of centriole biogenesis, cause microcephaly, growth failure and retinopathy. Nature

Genet, 2014, 46: 1283-1292

[2] Ostergaard P, Simpson MA, Mendola A, et al. Mutations in KIF1 (1) cause autosomal-dominant microcephaly variably associated with congenital lymphedema and chorioretinopathy. Am J Hum Genet, 2012, 90: 356-362

[3] Kelley RI, Robinson D, Puffenberger EG, et al. Amish lethal microcephaly: a new metabolic disorder with severe congenital microcephaly and 2-ketoglutaric aciduria. Am J Med Genet, 2002, 112: 318-326

[4] Poulton CJ, Schot R, Kia SK, et al. Microcephaly with simplified gyration, epilepsy, and infantile diabetes linked to inappropriate apoptosis of neural progenitors. Am J Hum Genet, 2011, 89: 265-276

[5] Kaufmann R, Straussberg R, Mandel H, et al. Infantile cerebral and cerebellar atrophy is associated with a mutation in the MED17 subunit of the transcription preinitiation mediator complex. Am J Hum Genet, 2010, 87: 667-670.

[6] McKusick VA, Stauffer M, Knox DL, et al. Chorioretinopathy with hereditary microcephaly. Arch Ophthal, 1966, 75:597-600

[7] Schmidt B, Jaeger W, Neubauer H. EinMikrozephalie-Syndrom mitatypischertapetoretinaler Degeneration bei 3 Geschwistern. Klin Monatsbl Augenheilkd, 1968, 150: 188-196

[8] Sheriff SMM, Hegab S. A syndrome of multiple fundal anomalies in siblings with microcephaly without mental retardation. Ophthalmic Surg, 1988, 19: 353-355

[9] Abdel-Salam GMH, Czeizel AE, Vogt G, et al. Microcephaly with chorioretinal dysplasia: characteristic facial features. Am J Med Genet, 2000, 95: 513-515

[10] Trzupek KM, Falk RE, Demer JL, et al. Microcephaly with chorioretinopathy in a brother-sister pair: evidence for germ line mosaicism and further delineation of the ocular phenotype. Am J Med Genet, 2007, 143A: 1218-1222

[11] Tenconi R, Clementi M, Battista MG, et al. Chorio-retinal dysplasia, microcephaly and mental retardation: an autosomal dominant syndrome. Clin Genet, 1981, 20: 347-351

[12] Young ID, Fielder AR, Simpson K. Microcephaly, microphthalmos, and retinal folds: report of a family. J Med Genet, 1987, 24: 172-184

[13] Angle B, Holgado S, Burton BK, et al. Microcephaly, lymphoedema, and chorioretinal dysplasia: report of two additional cases. Am J Med Genet, 1994, 53: 99-101

[14] Opitz JM. On congenital lymphedema. Am J Med Genet, 1986, 24: 127-129

[15] Strenge S, Froster UG. Microcephaly-lymphedema syndrome: report of a family with short stature as additional manifestation. Am J Med Genet, 1998, 80: 506-509

[16] Vasudevan PC, Garcia-Minaur S, Botella MP, et al. Microcephaly-lymphoedema-chorioretinal dysplasia: three cases to delineate the facial phenotype and review of the literature. Clin Dysmorph, 2005, 14: 109-116

[17] Mirzaa CM, Enyedi L, Parsons G, et al. Congenital microcephaly and chorioretinopathy due to de novo heterozygous KIF11 mutations: five novel mutations and review of the literature. Am J Med Genet, 2014, 164A: 2879-2886

[18] Rosenberg MJ, Agarwala R, Bouffard G, et al. Mutant deoxynucleotide carrier is associated with congenital microcephaly. Nature Genet, 2002, 32: 175-179

[19] Siu VM, Ratko S, Prasad AN, et al. Amish microcephaly: Long-term survival and biochemical characterization. Am J Med Genet, 2010, 152A: 1747-1751

[20] de Wit MCY, de Coo IFM, Julier C, et al. Microcephaly and simplified gyral pattern of the brain associated with early-onset insulin-dependent diabetes mellitus. Neurogenetics, 2006, 7: 259-263

[21] Puffenberger EG, Jinks RN, Sougnez C, et al. Genetic mapping and exome sequencing identify variants associated with five novel diseases. PLoS One, 2012, 7: e28936

[22] Spiegel R, Shaag A, Edvardson S, et al. SLC25A19 mutation as a cause of neuropathy and bilateral striatal necrosis. Ann Neurol, 2009, 66: 419-424

[23] Lindhurst MJ, Fiermonte G, Song S, et al. Knockout of Slc25a19 causes mitochondrial thiamine pyrophosphate depletion, embryonic lethality, CNS malformations, and anemia. Proc Natl Acad Sci U S A, 2006, 103: 15927-15932

[24] Abdel-Salam GM, Schaffer AE, Zaki MS, et al. A homozygous IER3IP1 mutation causes microcephaly with simplified gyral pattern, epilepsy, and permanent neonatal diabetes syndrome (MEDS). Am J Med Genet A, 2012, 158A: 2788-2796

896 小头畸形 – 癫痫 – 发育迟缓
(microcephaly, seizure, and developmental delay, MCSZ; OMIM 613402)

一、临床诊断

(1) 概述

小头畸形 – 癫痫 – 发育迟缓 (MCSZ) 是一种常染色体隐性遗传的神经发育性疾病。通常婴儿期发病，病情严重。部分患者表现为早发婴儿期癫痫性脑病 (early infantile epileptic encephalopathy，EIEE)，部分患者癫痫发作较易控制。病程中逐渐出现小脑萎缩及周围神经病变[1, 2]。MCSZ 是由 *PNKP* 基因纯合或杂合突变导致。

(2) 临床表现

MCSZ 主要表现[1, 2]为小头畸形 ($-3.25s\sim-6s$)、自婴儿期发病的癫痫及自婴儿期开始严重的发育迟缓。发病年龄 1 月龄至 21 岁不等。患儿出生时即可发现小头畸形，部分患儿在妊娠期即可通过超声发现。原发性小头畸形进行性进展，无灰质移位及脑组织结构异常。部分患者表现为轻度的灰质发育异常、脑室扩大、胼胝体萎缩或小脑萎缩。随病程进展，在儿童晚期可出现感觉运动性轴索性多发性神经病或脱髓鞘性多神经病。出现反射减弱、肌张力低下、肌肉萎缩，导致独立行走困难。6 月龄前即出现药物难治性癫痫。发作类型以复杂部分性发作最常见。也可见幼儿期的热性惊厥。部分患者可考虑癫痫外科手术治疗或迷走神经刺激术。所有患者均表现为严重的智力障碍、运动发育迟缓、共济失调、身材矮小 ($-4s$)，甚至不能独立行走、不能言语表达或语言贫瘠。如 14 月龄才能行走，18 月龄才能发音，但 3.5 岁时语言发育倒退。绝大多数患者存在行为问题，如多动症。患儿无免疫缺陷的证据，也缺乏合并发育性肿瘤表现。

(3) 影像学表现 (图 896-1)
(4) 病理表现

体外培养患儿的细胞发现，后者对放射线敏感，提示存在 DNA 非同源性末端结合障碍。另外，患者的细胞存在 DNA 过氧化氢诱导的氧自由基损伤后修复能力受损及喜树碱诱导的 DNA 损伤的延迟修复。

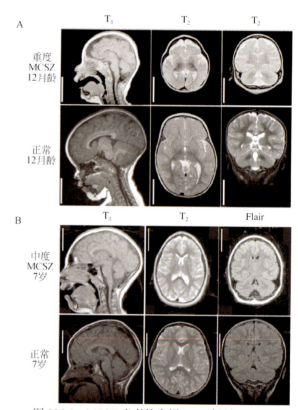

图 896-1　MCSZ 患者的头颅 MRI(标尺：5cm)

患者 A(重度)、患者 B(中度) 及年龄匹配的对照者；左侧为 T_1 矢状位、中间为 T_2 轴位、右侧上为 T_2 冠状位、右侧下为 T_2 Flair；尽管存在小头畸形，灰质无显著异常，提示无显著的神经元移行异常；基底核及脑干与大脑半球相称，无脑萎缩或胶质增生的证据 (Nature Genet，2010，42：245-249)

(5) 受累部位病变汇总 (表 896-1)

表 896-1　受累部位及表现

受累部位	主要表现
骨骼系统	原发性进行性小头畸形、身材矮小 ($-4s$)
神经系统	婴儿期发病的癫痫、发育迟缓、胼胝体萎缩、小脑萎缩、感觉运动性轴索性多发性神经病、脱髓鞘性多神经病、热性惊厥、智力障碍、语言发育障碍

二、基因诊断

(1) 概述

PNKP 基因，即编码多核苷酸激酶 3′ - 磷酸酶的基因，位于 19 号染色体长臂 1 区 3 带 3 次亚带 (19q13.3)，基因组坐标为 (GRCh37): 19: 50364460-50370840，基因全长 6381，包含 17 个外显子，编

码 521 个氨基酸。

(2) 基因对应蛋白结构及功能

PNKP 基因编码多核苷酸激酶 3′ - 磷酸酶，参与 DNA 修复。DNA 修复障碍会加速细胞死亡，导致发育不全和神经系统退化。当受到电离辐射和氧化损伤时，多核苷酸激酶 3′ - 磷酸酶可通过催化 3′ - 脱磷酸化和 5′ - 磷酸化来修复 DNA。*PNKP* 基因发生突变会导致小头畸形、癫痫发作和发育迟缓。

(3) 基因突变致病机制

通过对 MCSZ 疾病的患者家系进行全基因组连锁分析和 19 号染色体 1 区 3 带上目的基因测序分析，Shen 等[1] 在 *PNKP* 基因上发现了可以引起蛋白功能缺失的纯合或复合杂合突变。在大部分患者中，都存在早期幼儿癫痫性脑病的特征。将一个患者的细胞分离培养后，发现该细胞系对射线辐照敏感，表明该细胞系携带非同源末端接合缺陷。此外，与对照组相比，患者的细胞对使用过氧化物诱导的 DNA 损伤的修复能力存在严重损害，而且在对喜树碱诱导 DNA 损伤的修复能力延迟。在分离培养的小鼠神经元细胞中使用 RNA 干扰降低 *PNKP* 表达后，神经元前体细胞和分化后细胞的凋亡现象明显增加。Shen 等[1] 据此认为 *PNKP* 在多个 DNA 修复通路中发挥作用。

本病尚无相应的分子研究，致病机制未明。

(4) 目前基因突变概述

目前人类基因突变数据库收录了 *PNKP* 基因突变 4 个，其中，错义 / 无义突变 2 个，小的缺失 1 个，小的插入 1 个。

（史伟雄　李净净）

参考文献

[1] Shen J, Gilmore EC, Marshall CA, et al. Mutations in *PNKP* cause microcephaly, seizures and defects in DNA repair. Nature Genet, 2010, 42: 245-249

[2] Poulton C, Oegema R, Heijsman D, et al. Progressive cerebellar atrophy and polyneuropathy: expanding the spectrum of *PNKP* mutations. Neurogenetics, 2013, 14: 43-51

897　小头畸形 – 毛细血管瘤综合征
(microcephaly-capillary malformation syndrome, MICCAP; OMIM 614261)

一、临床诊断

(1) 概述

小头畸形 – 毛细血管瘤综合征 (MICCP) 是一种常染色隐性遗传性疾病，本病主要由 *STAMBP* 基因纯合子或复合杂合子突变所致[1, 2]。患者主要表现为逐渐进展的小头畸形、早发难治性癫痫、严重的发育迟缓及全身弥漫性毛细血管瘤。也可表现为异常面容、远端肢体畸形及轻微心脏缺陷。

(2) 临床表现

患者主要表现为小头畸形 (头围低于正常儿童 6~8s) 和全身多处皮肤毛细血管瘤[1]，后者主要位于躯干、腹部及四肢，直径达 1~25mm。随身体发育，毛细血管瘤逐渐增大。个别为早产儿，妊娠期间合并羊水过少、宫内发育迟缓、绒毛膜羊膜炎。

特征性面容 (图 897-1) 包括轮生的头发模式、前额倾斜、宽鼻梁、鼻孔外翻、眼距过宽、上睑下垂、上唇薄、口角下垂，也可有内眦赘皮、眼裂过大、口角下垂及耳位下移、短鼻、不对称性上颌骨发育不全及腭裂畸形。

骨骼畸形 (图 897-2) 包括趾骨发育不全、指趾短小畸形、手足过短、指甲发育不良、脚趾错位。

神经系统包括早发难治性癫痫 (1 月龄至 1 岁内发病)、躯干型肌张力减低、视神经萎缩及严重的发育迟缓、痉挛性四肢瘫。患儿出现新生儿喂养困难。癫痫发作类型包括偏侧强直发作及继发全面性强直阵挛发作、肌阵挛，个别表现为前囟大[3]。儿童晚期出现运动发育迟缓、语言发育障碍、攻击行为及进行性小头畸形、中度精神发育迟滞。个别患儿 17 月龄死亡。

其他还包括房间隔缺损、室间隔缺损、听力丧失、膀胱输尿管反流、卵圆孔未闭、右心室肥厚、肺动脉扩张。

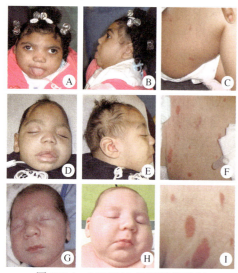

图 897-1　MICCAP 的特征性面容

A~C. 2.5 岁患儿，D~F. 9 月龄患儿，G. 出生时，H、I. 2 月龄：小头畸形、双颞骨间距短、前额低并前倾，C、F、I. 显示全身多处毛细血管瘤 (Am J Med Genet，2011，155A：2080-2087)

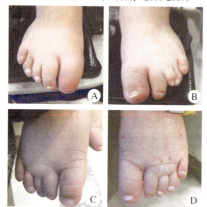

图 897-2　MICCAP 的足趾畸形

A、B. 3.5 岁患儿；C、D. 1 岁 8 月龄患儿：趾头短小、趾甲发育不良、3~4 趾错位畸形 (Am J Med Genet，2011，155A：2080-2087)

(3) 辅助检查

头部 MRI 提示进行性脑萎缩、髓鞘形成障碍、胼胝体变薄。其中一患儿，头 MRI 提示灰质发育不良、白质萎缩、胼胝体变薄及海马萎缩及脑积水（图 897-3 和图 897-4)[2]。

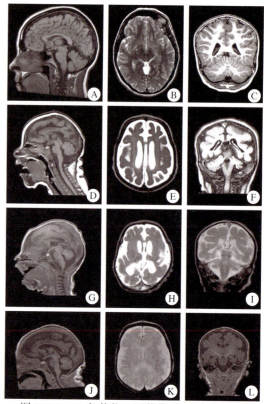

图 897-3　T_1 矢状位、冠状位及 T_2 轴位 MRI

A~C. 正常人；D~F. 患者 1 的 T_1 矢状位和 T_2 轴位及冠状位；G~I. 患者 2 的 T_1 矢状位、冠状位及 T_2 轴位；J~L. 患者 3 显著的小头畸形、前额低并前倾、灰质发育不良、脑沟变浅变宽、脑萎缩、皮质变薄 (Am J Med Genet，2011，155A：2080-2087)

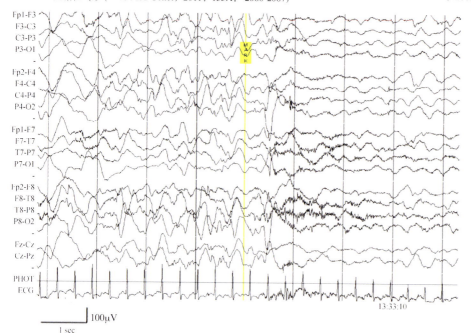

图 897-4　7 月龄 MICCAP 患儿的 EEG 表现

高波幅（高达 200mV）及多灶性尖波、高度节律失常，肌痉挛发作时表现为广泛性低电压（黄线以后）(Am J Med Genet，2011，155A：2080-2087)

(4) 病理表现 (图 897-5)

McDonell 等[4] 报道来自 9 个家庭的 10 例 MICCAP 患者，经由外显子测序发现，均表现为 *STAMBP* 基因的等位基因突变。突变类型包括 6 例错义突变、2 例无义突变、2 例移码突变。蛋白质检测发现突变细胞体内出现 STAMBP 蛋白水平降低或缺失。细胞学研究发现，用 siRNA 技术对人髓母细胞瘤细胞进行 *STAMBP* 基因沉默后出现共轭泛素蛋白水平升高及聚集，提取患者的淋巴细胞也有类似表现，经转染野生型 *STAMBP* 恢复后蛋白水平。体外培养从患者体内提取的细胞出现凋亡及自噬现象，RAS 下游通路激活、下游蛋白磷酸化增加。McDonell 因而提出假说，基因突变诱导异常的细胞凋亡可能是小头畸形的原因，RAS 系统的过度活化可能是毛细血管瘤的原因。

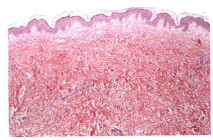

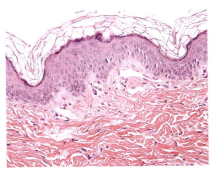

图 897-5　MICCAP 患者的皮肤活检

患儿表皮及真皮的常规 HE 染色 (100 倍放大及 400 倍放大) 显示毛细血管瘤的特征性改变：真皮层的毛细血管增生、扩张 (Am J Med Genet, 2011, 155A: 2080-2087)

(5) 受累部位病变汇总 (表 897-1)

表 897-1　受累部位及表现

受累部位	主要表现
面容	轮生的头发模式、前额倾斜、宽鼻梁、鼻孔外翻、眼距过宽、上睑下垂、上唇薄、口角下垂；也可有内眦赘皮、眼裂过大、口角下垂及耳位下移、短鼻、不对称性上颌骨发育不全及腭裂畸形
骨骼	趾骨发育不全、指 (趾) 短小畸形、指甲发育不良、脚趾错位

续表

受累部位	主要表现
神经系统	早发难治性癫痫、躯干型肌张力减低、视神经萎缩、痉挛性四肢瘫、运动发育迟缓、语言发育障碍、攻击行为、进行性小头畸形、中度精神发育迟滞
循环、呼吸系统	房间隔缺损、室间隔缺损、卵圆孔未闭、右心室肥厚、肺动脉扩张
其他	听力丧失、膀胱输尿管反流

二、基因诊断

(1) 概述

STAMBP 基因，编码 STAM 绑定蛋白，位于 2 号染色体短臂 1 区 3 带 1 亚带 (2p13.1)，基因组坐标为 (GRCh37):2:74056043-74094295，基因全长 38 253bp，包含 10 个外显子，编码 424 个氨基酸。

(2) 基因对应蛋白结构及功能

STAMBP 基因编码的蛋白质可以与含有信号转导衔接分子的 SH3 结构域结合，并在细胞因子介导的 MYC 诱导和细胞周期进程中发挥重要作用。在 JAK-STAT 级联中，细胞因子介导的信号转导需要结合体分子的参与。其中一种具有 SH3 结构域的信号转导结合体分子是 MYC 诱导和细胞生长过程所必需的。

(3) 基因突变致病机制

在 9 个家系的 10 个 MICCAP 患者中，McDonell 等[4] 在 *STAMBP* 基因中找到了 13 个突变。这些突变中包括 6 个错义突变、2 个无义突变、2 个移码突变以及 3 个内含子突变。蛋白研究表明患者细胞表现为 *STAMBP* 蛋白含量降低或完全缺失。随后细胞实验表明，在人类成神经管细胞瘤中，使用 siRNA 将 *STAMBP* 基因沉默将会导致共轭泛素化蛋白加速聚集。病人的淋巴细胞也表现出类似聚集行为，在转染野生型 *STAMBP* 基因后该现象得到缓解。

这种异常细胞表型通常与细胞凋亡诱导以及细胞自噬流增加有关。病人细胞也表现出下游 RAS 信号通路活性增强，以及下游蛋白磷酸化程度增加，这意味着该信号通路的持续激活以及对外界变化不敏感，即使在饥饿环境下也如此。McDonell 等[4] 据此推断由 *STAMBP* 蛋白缺失所造成的细胞凋亡可能导致小头畸形，而 RAS 信号通路的过度激活则可能是毛细血管功能异常的主要原因。

使用靶向基因敲除技术，Ishii 等[5] 建立了

Amsh(*STAMBP* 小鼠同源基因) 敲除小鼠。这些小鼠在出生时与同窝小鼠相比无显著差异，但随后表现出产后发育迟滞，并且在产后 19~23 天内全部死亡。小鼠大脑切片的组织病理学分析表明，该小鼠大脑中出现神经元的明显缺失，且海马 CA1 亚区存在凋亡细胞。大脑萎缩起始于出生后 16 天，并且伴随有海马 CA1 神经元完全缺失，以及大脑皮质显著萎缩。使用体外原代培养技术，Ishii 等观察到 *Amsh* 敲除海马神经元无法在体外存活，同时 *Amsh* 缺失的小脑神经元，胸腺细胞和胚胎成纤维细胞可以正常存活。因此他们认为 Amsh 蛋白在维持小鼠产后早期神经元细胞存活方面具有重要作用。

(4) 目前基因突变概述

目前人类基因突变数据库未报道与 *STAMBP* 基因相关的突变。有文献报道了 13 个突变，这些突变包括 6 个错义突变，2 个无义突变，2 个移码突变及 3 个内含子突变。

（史伟雄　郭瑞东）

参考文献

[1] Carter MT, Geraghty MT, De La Cruz L, et al. A new syndrome with multiple capillary malformations, intractable seizures, and brain and limb anomalies. Am J Med Genet, 2011, 155A: 301-306

[2] Mirzaa GM, Paciorkowski AR, Smyser CD, et al. The microcephaly-capillary malformation syndrome. Am J Med Genet, 2011, 155A: 2080-2087

[3] Isidor B, Barbarot S, Beneteau C, et al. Multiple capillary skin malformations, epilepsy, microcephaly, mental retardation, hypoplasia of the distal phalanges: report of a new case and further delineation of a new syndrome. Am J Med Genet, 2011, 155A: 1458-1460

[4] McDonell LM, Mirzaa GM, Alcantara D, et al. Mutations in *STAMBP*, encoding a deubiquitinating enzyme, cause microcephaly-capillary malformation syndrome. Nature Genet, 2013, 45: 556-562

[5] Ishii N, Owada Y, Yamada M, et al. Loss of neurons in the hippocampus and cerebral cortex of AMSH-deficient mice. Mol Cell Biol, 2001, 21: 8626-8637

898　小眼畸形伴肢体异常
(microphthalmia with limb anomalies, MLA; OMIM 206920)

一、临床诊断

(1) 概述

小眼畸形伴肢体异常 (MLA) 是一种非常罕见的常染色体隐性遗传性多发性先天异常综合征[1]，其典型特征为单侧或双侧无眼畸形 / 小眼畸形和肢体远端畸形，肢体远端畸形中 4-5 掌骨融合最常见。致病基因为 *SMOC1* 基因，即 SPARC 相关模块钙结合蛋白 -1(SPARC related modular calcium binding 1) 基因。

(2) 临床表现

小眼畸形伴肢体异常，主要累及眼和肢体远端，前者特征性表现为单侧或双侧小眼畸形或无眼畸形，后者特征性表现为单侧或双侧少指、并指及多指[1-4]，如 4-5 掌骨融合、4-5 跖骨部分融合、4-5 趾基底骨性结合、第 5 趾缺失、2-3 并指、多掌指畸形，亦可出现唇裂[5]、龙虾爪手畸形[2]、头状骨和钩骨联合、颈椎融合[6]、半椎体[6]、腓骨发育不良伴短股骨或短胫骨等多种骨骼异常。

此外，小眼畸形伴肢体异常可出现内脏发育异常[1]，如一侧睾丸未降、马蹄肾等，亦可伴有智力发育迟缓[7]的报道。

(3) 影像学表现

X 线片可见上述骨骼受累改变，如头状骨和钩骨联合、颈椎融合、半椎体、腓骨发育不良伴短股骨或短胫骨等。B 超可见内脏异常，如马蹄肾。

(4) 受累部位病变汇总 (表 898-1)

表 898-1　受累部位及表现

受累部位	主要表现
眼	单侧或双侧小眼畸形或无眼畸形
骨骼	少指、并指及多指: 4-5 掌骨融合、4-5 跖骨部分融合、第 5 趾缺失、2-3 并指、多掌指畸形、唇裂、龙虾爪手畸形、头状骨和钩骨联合、颈椎融合、半椎体、腓骨发育不良伴短股骨或短胫骨
内脏	睾丸未降、马蹄肾
神经系统	智力发育迟缓

二、基因诊断

(1) 概述

SMOC1 基因，编码 SPARC 相关模块化的钙结合蛋白 (SPARC-related modular calcium-binding protein 1)，位于 14 号染色体长臂 2 区 4 带 2 亚带 (14q24.2)，基因组坐标为 (GRCh37): 14: 70320848-70499083，基因全长 178 236bp，包含 12 个外显子，编码 434 个氨基酸。

(2) 基因对应蛋白结构及功能

SMOC1 基因编码一种可能对眼睛和肢体发育有至关重要作用的多域分泌性蛋白。小眼球肢体畸形与该基因发生突变有关。研究已经发现了由转录产物变体编码的不同蛋白异构体，这些转录产物由可变剪接产生。

(3) 基因突变致病机制

在 3 个患有 MLA 的家族中发现致病突变可定位至 14 号染色体长臂 2 区 4 带 1 亚带至 2 亚带 (14q24.1—q24.2)，2011 年 Okada 等 [8] 分析了 14 个候选基因，在 *SMOC1* 基因上各自识别到了 1 个无义和 2 个不同的剪接突变位点的纯合突变，这些基因突变与各个家族的疾病共分离，并且在相应人种的健康对照中未被发现。在第 4 个患有 MLA 的家族中未发现任何基因突变，该家族中最初被 Megarbane 等 [2] 报道的先证者是一个黎巴嫩男孩，在同族家庭中该疾病与 14q24.1—q24.2 基因座没有联系。

Okad 等 [8] 通过研究敲除 *SMOC1* 基因的小鼠，观察到了 MLA 患者的表型现象的重现，包括视神经发育不全、腓骨发育不全、胫骨弯曲和并指，以及视网膜前腹侧部的很薄且不规则的神经节细胞层。

(4) 目前基因突变概述

目前人类基因突变数据库收录的 *SMOC1* 基因突变有 4 个，其中错义 / 无义突变 1 个，剪接突变 3 个。

（弓晓青　王晓凯）

参考文献

[1] Garavelli L, Pedori S, Dal Zotto R, et al. Anophthalmos with limb anomalies (Waardenburg opththalmo (sic)-acromelic syndrome): report of a new Italian case with renal anomaly and review. Genet Counsel, 2006, 17: 449-455

[2] Megarbane A, Souraty N, Tamraz J. Ophthalmo-acromelic syndrome (Waardenburg) with split hand and polydactyly. Genet Counsel, 1998, 9: 195-199

[3] Le Merrer M, Nessmann C, Briard M L, et al. Ophthalmo-acromelic syndrome. Ann Genet, 1998, 31: 226-229

[4] Cogulu O, Ozkinay F, Gunduz C, et al. Waardenburg anophthalmia syndrome: report and review. Am J Med Genet, 2000, 90: 173-174

[5] Tekin M, Tutar E, Arsan S, et al. Ophthalmo-acromelic syndrome: report and review. Am J Med Genet, 2000, 90: 150-154

[6] Teiber ML, Garrido JA, Barreiro CZ. Ophthalmo-acromelic syndrome: report of a case with vertebral anomalies. Am J Med Genet, 2007, 143: 2460-2462

[7] Suyugul Z, Seven M, Hacihanefioglu S, et al. Anophthalmia-Waardenburg syndrome: a report of three cases. Am J Med Genet, 1996, 62: 391-397

[8] Okada I, Hamanoue H, Terada K, et al. *SMOC1* is essential for ocular and limb development in humans and mice. Am J Hum Genet, 2011, 88(1):30-41

899~908 小眼畸形综合征
(microphthalmia syndromic, MCOPS)
(899. MCOPS1, OMIM 309800; 900. MCOPS11, OMIM 614402; 901. MCOPS12, OMIM 615524; 902. MCOPS13, OMIM 300915; 903. MCOPS2, OMIM 300166; 904. MCOPS3, OMIM 206900; 905.MCOPS5, OMIM 610125; 906. SCOPS6, OMIM 607932; 907. MCOPS7, OMIM 309801; 908. MCOPS9, OMIM 601186)

一、临床诊断

(1) 概述

小眼畸形综合征 (MCOPS) 是一种具有家族遗传性的眼部先天性畸形，典型特征为单侧或双侧小眼或无眼及视觉系统异常[1-12]，通常伴有脑、骨骼、呼吸、消化、泌尿生殖、牙齿、耳及皮肤毛发等异常[1-12]。MCOPS 智力障碍程度不一，可呈轻、中、重度，严重病例可出现自残行为和癫痫发作[1]。根据致病基因不同，MCOPS 分 1~14 亚型，各亚型之间临床症状、体征不完全一致。

(2) 临床表现

MCOPS 又称先天小眼症，主要累及眼部及视觉系统，典型特征为单侧或双侧无眼或小眼，其他眼部症状包括小角膜，上睑下垂，眼裂小，内眦赘皮，斜视，先天性白内障，视盘、脉络膜、睫状体和虹膜缺损等。MCOPS 亦可累及神经、骨骼、呼吸、消化、心血管、泌尿生殖等系统，以及牙齿、耳、皮肤毛发等。

神经系统受累出现神经、运动、智力及认知发育迟缓、癫痫发作、痉挛性四肢瘫痪、躯干肌张力低下等，此外，垂体发育不良或缺失，可引起生长激素、促性腺激素、促甲状腺激素和皮质醇缺乏，并出现相应症状，如生长激素缺乏导致身材矮小。MCOPS1 型、3 型、5 型、6 型、11 型、12 型和 13 型常累及神经系统，出现上述症状、体征。

骨骼畸形包括小头畸形、短头、囟门未闭或早闭、狭长脸、硬腭高拱、唇腭裂、小颌畸形、桶状胸、漏斗胸、斜肩、锁骨发育不良、腰椎前凸、脊柱侧弯、双拇指、杵状趾、并指 (趾) 畸形、指 (趾) 侧弯等。骨骼异常多见于 MCOPS1 型、2 型、5 型、6 型、9 型、11 型、12 型和 13 型。

呼吸系统发育异常有单或双肺发育不良、单一肺叶、肺动脉发育不良、膈疝、膈肌缺损等，多见于 MCOPS9 型和 12 型，且因肺和膈肌受累，多短期内死亡。

消化系统异常有食管闭锁、食管裂孔疝、脾胃膨出、肠旋转不良等，可见于 MCOPS2 型、3 型和 12 型。

心血管系统发育异常包括房间隔缺损、室间隔缺损、法洛四联征、左房发育不良、二尖瓣脱垂、单一心室等，常见于 MCOPS1 型、2 型和 9 型。

泌尿生殖系统异常，男性可有单侧或双侧隐睾、尿道下裂、巨大阴茎或小阴茎，女性可出现双角子宫、阴道横隔，此外，亦有肾发育不良、一侧肾脏偏小的报道。泌尿生殖系统异常多见于 MCOPS1 型、2 型、5 型、6 型、9 型和 12 型。

牙齿异常包括尖牙和侧切牙发育不良、乳牙萌出延迟、乳牙未萌出、持续乳牙、缺牙、重复牙、融合牙等，多见于 MCOPS1 型和 2 型。

耳异常有耳位置偏低、耳发育不良、耳前倾、耳后旋、外耳道狭窄倾斜。

皮肤毛发异常少见，前者指线性皮肤缺损，皮损局限于面颈部，包括再生障碍性皮肤随年龄愈合形成色素沉着区，见于 MCOPS7 型；毛发受累则出现毛发稀疏，见于 MCOPS12 型。

(3) 辅助检查

眼科检查可见小角膜，白内障，脉络膜、睫状体和虹膜缺损，视网膜发育不良及色素性视网膜病等。

腹部超声可见肾发育不良或旋转不良、一侧肾脏偏小、输尿管积水，泌尿生殖器超声可见隐睾、双角子宫及阴道横隔等。

超声心电图可见多种心血管异常，如房间隔缺损、室间隔缺损、法洛四联征、左房发育不良、二尖瓣脱垂、单一心室等。

X 线片可显示囟门未闭或早闭、空碟鞍、颈椎异常、脊柱侧后弯畸形。

头颅 MRI 可见无眼、视神经发育不良、视神经缺乏、视交叉和视束缺失、胼胝体发育不良或缺失、皮质萎缩、侧脑室膨胀扩张、垂体发育不良、小腺垂体、神经垂体异位、垂体柄消失、松果体缺失等。

(4) 亚型汇总（表 899-1）

表 899-1　亚型汇总

MCOPS 亚型	致病基因
MCOPS 1	NAA10
MCOPS 2	BCOR
MCOPS 3	SOX2
MCOPS 5	OTX2
MCOPS 6	BMP4
MCOPS 7	HCCS
MCOPS 9	STRA6
MCOPS 11	VAX1
MCOPS 12	RARB
MCOPS 13	HMGB3

(5) 受累部位病变汇总（表 899-2）

表 899-2　受累部位及表现

受累部位	主要表现
眼	无眼或小眼、小角膜、上睑下垂、眼裂小、内眦赘皮、斜视、先天性白内障、视盘、脉络膜、睫状体和虹膜缺损、视网膜发育不良、色素性视网膜病
神经系统	神经、运动、智力及认知发育迟缓、垂体发育不良或缺失、癫痫发作、痉挛性四肢瘫痪、躯干肌张力低下
骨骼	小头畸形、短头、囟门未闭或早闭、面部畸形，如狭长脸、宽鼻梁、长人中、硬腭高拱、唇腭裂、小颌畸形、桶状胸、漏斗胸、斜肩、锁骨发育不良、腰椎前凸、脊柱侧弯、双拇指、杵状趾、并指/趾畸形、指/趾侧弯
呼吸系统	肺发育不良、肺动脉发育不良、膈疝、膈肌缺损
消化系统	食管闭锁、食管裂孔疝、脾胃膨出、肠旋转不良
心血管系统	房间隔缺损、室间隔缺损、法洛四联征、左房发育不良、二尖瓣脱垂、单一心室
泌尿生殖系统	隐睾、尿道下裂、巨大阴茎或小阴茎；双角子宫、阴道横隔；肾发育不良
其他	牙齿、耳、皮肤及毛发异常

二、MCOPS1 基因诊断

(1) 概述

NAA10 基因，即编码 N-α- 乙酰转移酶的基因，

位于 X 染色体长臂 2 区 8 带 (Xq28)，基因组坐标为 (GRCh37): X: 153195280-153200607，基因全长 5328bp，包含 8 个外显子，编码 235 个氨基酸。

(2) 基因对应蛋白结构及功能

在真核细胞中，N-α- 乙酰化是常见的蛋白转录后修饰机制之一。该过程将乙酰辅酶 A 的乙酰基转移到初期多肽上的 α- 氨基，对正常细胞功能也是必不可少的。该基因编码一种 N 端乙酰转移酶，该酶主要对 N 端乙酰转移酶 A 复合体的催化亚基起作用。此基因中的突变引发 Ogden 综合征。可变剪接导致多种转录产物变体。

(3) 基因突变致病机制

2014 年，Esmailpour 等 [1] 对 3 名患有 MCOPS1 的三兄弟（最初由 Forrester 等 [13] 在 2001 年研究报道）进行了外显子测序，并且在 X 染色体长臂 2 区 8 带位置的 NAA10 基因上鉴定到了 1 个剪接位点突变。该突变通过 Sanger 测序证实存在于以上三同胞兄弟和他们的杂合子母亲，以及与他们母亲同胞的阿姨及其女儿的基因中，但在 4 个未患病的家族成员中未发现该突变。这 3 个杂合子在第 2 个和第 4 个脚趾之间有皮肤上的并趾现象，并且末端趾骨短。由于在阴性突变的家族成员中未发现这些临床表现，他们表示该种情况可以认为是杂合子中伴 X 染色体的基因表达度降低。对 11 个男性小眼非典型性 MCOPS1 患者的 NAA10 基因分析显示没有突变发生。

暂无动物模型研究。

(4) 目前基因突变概述

目前人类基因突变数据库没有收录 NAA10 基因的突变信息。OMIM 至今收录了 NAA10 基因的 2 个突变，1 个为错义突变，1 个为剪接突变。

三、MCOPS11 基因诊断

(1) 概述

VAX1 基因，编码一种与身体和形态正常发育有关的蛋白 (ventral anterior homeobox 1)，位于 10 号染色体长臂 2 区 6 带 1 亚带 (10q26.1)，基因组坐标为 (GRCh37): 10: 118888032-118897812，基因全长 9781bp，包含 3 个外显子，编码 334 个氨基酸。

(2) 基因对应蛋白结构及功能

VAX1 基因编码一种在脊椎动物中保留的同源异型结构域。该家族的基因与身体和形态的正常发

育有关。被称为 HOX 保留度最高的基因发现存在于特殊的基因簇中，该基因属于 VAX 亚科，存在于 EMX 同源框基因家族附近。VAX 家族的另一个成员在 2 号染色体上。该基因编码蛋白可能对前腹侧前脑和视觉系统的发育发挥重要作用，并且其已经有很多编码不同亚型的转录副本变体被发现。

(3) 基因突变致病机制

2012 年 Slavotinek 等[10]对患有 MCOPS11 的 70 个患者的候选基因 VAX1 和 VAX2 进行了测序，在一个患有严重双侧小眼、小视觉神经、唇腭双边分裂和胼胝体发育不全的埃及男孩基因中，发现了 1 个 VAX1 错义突变。然后他们分析了另外 10 例临床无眼或小眼畸形患者的 VAX1 基因，这些患者至少有一个存在腭裂或胼胝体发育不全，但该分析仅发现了 1 个不清楚意义的杂合沉默替代。

(4) 目前基因突变概述

目前人类基因突变数据库收录的 VAX1 基因突变只有 1 个，为错义 / 无义突变。

四、MCOPS12 基因诊断

(1) 概述

RARB 基因，即编码视黄酸受体 β 链的基因 (the RARB gene encodes retinoic acid receptor beta)，位于 3 号染色体短臂 2 区 4 带 2 亚带 (3p24.2)，基因组坐标为 (GRCh37):3:25469834-25639423，基因全长 169 590bp，包含 8 个外显子，编码 449 个氨基酸。

(2) 基因对应蛋白结构及功能

RARB 基因编码视黄酸受体 β 链，视黄酸受体是核转录调控甲状腺激素受体家族的一员，这种受体定位细胞质和亚核的隔间。它与视黄酸结合，视黄酸是维生素 A 在生物体内的活性形式，在胚胎形态发生的信号通路中起作用。人们认为这种蛋白质通过调节基因表达来限制许多细胞的增长。该基因最初在肝细胞癌中发现。交替启动子的使用和多变剪切导致多个转录物的变异。与此基因有关的疾病包括乙肝相关疾病和小眼综合征。

(3) 基因突变致病机制

2007 年 Chitayat 等[11]初次报道了在一个非血缘关系的家里，4 个 MCOPS 患者均有不同的其他特征，包括膈疝、肺发育不良和心脏异常，并发现他们在 STRA6 基因上无突变，Srour 等[14]进行全外显子测序并且检测到 RARB 基因的 1 个复合杂合

无义突变和 RARB 基因有 2bp 的插入。他们发现未患病的父母都有 1 个杂合子突变，但是在未患病的女儿中并没有发现这一突变。Srour 等对 15 个患有双边或单边无眼或小眼畸形且伴有隔膜，心脏或肺中至少一种畸形的患者的 RARB 基因进行分析 (Chassaing 等[15]已排除了 STRA6 基因的突变) 在 3 个无亲缘关系的患者的 RABB 基因上检测出两个杂合的新发错义突变 (p.R387C 和 p.R387S)，这两个突变都位于同一个核苷酸上。有杂合新发错义突变，其中只有一个患者存活[11]。根据外显子突变体数据库或 dbSNP 数据库，在 1000 多个外显子组或 1000 多个基因组上并未发现任何突变。

(4) 目前基因突变概述

目前人类基因突变数据库没有收录 RARB 基因的突变信息。但 Srour 等[14]检测到 RARB 基因有 1 个复合杂合无义突变并有 2bp 的插入。

五、MCOPS13 基因诊断

(1) 概述

HMGB3 基因，功能是单链 DNA 的优先结合、双链 DNA 的展开 (binds preferentially single-stranded DNA and unwinds double-stranded DNA)，位于 X 染色体长臂 2 区 8 带 (Xq28)，基因组坐标为 (GRCh37): X: 150151763-150159248，基因全长 7486bp，包含 5 个外显子，编码 201 个氨基酸。

(2) 基因对应蛋白结构及功能

HMGB3 基因编码一个包含一个或多个高转移 DNA 结合域的蛋白家族中的一员。HMGB3 编码的蛋白在维持干细胞数量中有非常重要的作用。并且，它可能会在肿瘤细胞中异常表达。这个基因的变异和 MCOPS13 有关。在多个染色体中均存在这个基因的假基因。

(3) 基因突变致病机制

1971 年，Goldberg 和 McKusick[12]首次报道了小眼畸形综合征。2014 年 Scott 等[16]对一例患有小眼畸形综合征的男性进行了外显子测序，发现了有 2 个碱基插入到 HMGB3 基因，后续他们又对患者和患者的母亲 (非患者) 进行 Sanger 测序，验证了上述结论。研究对 13 个不相关的小眼畸形综合征患者进行了同样的分析，没有发现其他的基因突变。

2006 年，Nemeth 等[17]指出缺少 HMGB3 基因的小鼠有正常数量的肝星状细胞 (HSCs)，但有非

常少的常见的淋巴祖细胞 (CLP) 和常见的髓系祖细胞 (CMP)。他们发现野生型和缺少 *HMGB3* 基因的小鼠在体外可以看到 CLP 和 CMP 都同样的进行扩散和分化，但缺少 *HMGB3* 基因小鼠的肝星状细胞展现出规范的 WNT 信号通路的本构激活，同时一种 WNT 的正向调节因子 Dvl1 表达量增加。缺少 *Hmgb3* 基因的小鼠在被 5- 氟尿嘧啶治疗之后，会比野生型小鼠更快地恢复 HSC、CLP 和 CMP 的功能。Nemeth 等提出在缺少 *HMGB3* 基因的小鼠中增强 WNT 信号可以加快肝星状细胞的恢复。由此他们推断 *HMGB3* 基因在维持肝星状细胞的自我复制和分化为白细胞祖细胞之间的适当平衡上是必须的。

(4) 目前基因突变概述

目前人类基因突变数据库没有收录 *HMGB3* 基因的突变信息。Scott 等[116] 发现有 2 个碱基插入到 *HMGB3* 基因，无热点突变。

六、MCOPS2 基因诊断

(1) 概述

BCOR 基因，即编码转录辅阻遏物的基因 (transcriptional corepressor)，位于 X 染色体短臂 1 区 1 带 4 亚带 (Xp11.4)，基因组坐标为 (GRCh37): X: 39910499-39956719，基因全长 46 221bp，包含 15 个外显子，编码 1756 个氨基酸。

(2) 基因对应蛋白结构及功能

BCOR 基因编码的蛋白质是 BCL6 的交互辅阻遏物，BCL6 是 POZ/ 锌指转录抑制因子，这种抑制因子是生发中心形成所需要的并且可能会影响细胞凋亡。这种蛋白质选择性的与 *BCL6* 的 POZ 域交互作用，而不与其他 8 个 POZ 蛋白质作用。特定的一类和二类组蛋白去乙酰酶抑制剂已经被证明与这种蛋白质有相互作用，这种结果表明这两类组蛋白去乙酰酶抑制剂之间是有联系的。对于 *BCOR* 基因，一些编码不同亚型的转录突变体已经被发现。而且在 Y 染色体上也发现了这种基因的伪基因。与 *BCOR* 基因有关的疾病包括 Oculofaciocardiodental 综合征和 Radiculomegaly 犬齿 – 先天性白内障。与此基因相关的注释包括转录辅阻遏物活动和转录因子绑定。当通过序列特异的 DNA- 绑定的蛋白质，例如 *BCL6* 和 *MLLT3* 吸收启动子区域时，这种基因可能会特异性抑制基因表达。这种抑制可能会通过与辅阻遏物有关的组蛋白去乙酰酶活动至少在部分范围内调节。

(3) 基因突变致病机制

Ng 等[118] 在 2004 年对来自非洲裔美国家庭成员的 11 个候选基因进行测序 (这些人起初由 Hoefnagel[119] 和 Ogunye 等[120] 报道)，发现了与疾病表型共分离的 *BCOR* 基因的错义突变。作者没有确定之前报道的两个患有 MCOPS2 家庭的男性成员的 *BCOR* 基因有任何突变。因为非洲裔美家庭的小眼症和初步探讨眼面心牙综合征 (OFCD) 的表型重叠，Ng 等[118] 对来自 7 个 OFCD 家庭的 10 个受到影响的女性的 *BCOR* 基因进行测序并且发现在每个家庭有不同的突变，这些发现预测过早停止密码子。2005 年 Horn 等[121] 确定了与 OFCD 无关的 3 个病人的 *BCOR* 基因缺失，其中 1 个病人被 Schulze 等[5] 报道过。作者并没有确定 MCOPS2 3 个病人或与此疾病有相似表型的 5 个病人的 *BCOR* 基因突变。Horn 等[121] 指出被 Ng[118] 描述的非洲裔美家庭成员的临床特征并不完全符合 MCOPS2，并且暗示这可能代表这个家庭独特的特征。

2004 年 Ng 等[118] 对与斑马鱼同源的 *BCOR* 基因进行克隆，发现同源物的基因沉默对眼睛、骨骼及与 MCOPS2 和 OFCD 综合征一致的中枢神经系统有一定的影响，而且确认 *BCOR* 在早期胚胎发育期发挥一个关键的转录监管机制。

(4) 目前基因突变概述

目前人类基因突变数据库收录的 *BCOR* 基因突变有 29 个，其中错义 / 无义突变 4 个，剪接突变 3 个，小的缺失 12 个，小的插入 4 个，大片段缺失 6 个。突变分布在基因整个编码区，无突变热点。

七、MCOPS3 基因诊断

(1) 概述

SOX2 基因，编码性别决定区 Y 相关的 HMG-box 家族的转录因子 (transcription factor SOX-2)，位于 3 号染色体长臂 2 区 6 带 3 亚带到 2 区 7 带 (3q26.3—q27)，基因组坐标为 (GRCh37): 3: 181429712-181432224，基因全长 2513bp，包含 1 个外显子，编码 318 个氨基酸。

(2) 基因对应蛋白结构及功能

SOX2 基因编码的转录因子可以调节胚胎发育并且能决定细胞命运。此基因产物是维持中枢神经系统的干细胞所必需的，同时它也调节胃部基因的表达。这个基因的突变与视神经发育不全以及小眼

畸形综合征 (一种严重的眼结构畸形) 有关。这个基因处于另一个叫 *SOX2OT* 的内含子之中。

(3) 基因突变致病机制

1999 年 Driggers 等 [24] 在女性婴儿的研究中报道了双侧无眼和一个新生突变 t(3; 11)(q27; p11.2) 的关系。Fantes 等 [25] 鉴定了包括 *SOX2* 基因的 3q 断裂点的一个亚微观缺失。在随后的 102 个包括小眼、无眼以及眼缺陷的 *SOX2* 突变分析中，他们在 4 个不相关个体中的 2 个双侧无眼、2 个单侧无眼以及对侧小眼确定了 *SOX2* 基因的 3 个杂合新生截断突变。4 个病人都有眼部以外的畸形，包括男性生殖道畸形、肌病变、痉挛性双侧瘫痪。

Taranova 等 [26] 在小鼠中发现了一系列的 *SOX2* 基因突变。突变小鼠有一系列的眼部表型。眼部症状的严重性直接与神经系统干细胞中的 *SOX2* 表达水平有关。视网膜干细胞敲除 *SOX2* 则最终完全丧失增殖与分化能力。小鼠中视神经网膜中正常 *SOX2* 基因的表达少于 40% 会导致由于异常的神经干细胞分化的不同小眼症状。除此之外，他们还发现 *SOX2* 以浓度依赖的方式调控视网膜干细胞中的 Notch1 信号。他们的结论认为精确地调控 *SOX2* 剂量对视网膜干细胞在时空上的分化是很关键的。

(4) 目前基因突变概述

目前人类基因突变数据库收录的 *SOX2* 基因突变有 40 个，其中错义 / 无义突变 20 个，小的缺失 9 个，小的插入 6 个，小的插入缺失 5 个。突变分布在基因整个编码区，无突变热点。

八、MCOPS5 基因诊断

(1) 概述

OTX2 基因，即编码具有同源域转录因子的 bicoid 超家族成员之一，位于 14 号染色体长臂 2 区 2 带 3 亚带 (14q22.3)，基因组坐标为 (GRCh37): 14: 57267425-57277194，全长 9770bp，包含 5 个外显子，编码 289 个氨基酸。

(2) 基因对应蛋白结构及功能

OTX2 基因编码的蛋白是一种转录因子，在脑、颅面以及感觉器官中发挥作用。该蛋白同时也影响有丝分裂期间的多巴胺能的神经干细胞增殖和分化。这个基因的突变导致 MCOPS5 以及 CPHD6(combined pituitary hormone deficiency 6)。此基因也被推测对成神经管细胞瘤有致癌作用。

(3) 基因突变致病机制

MCOPS5 相关的表型包括脑垂体功能紊乱，是由 *OTX2* 基因的杂合突变造成的。利用候选基因的方式，Ragge 等 [5] 分析了 333 个 MCOPS5 患者，在 8 个家系的 11 个患者中鉴定出 *OTX2* 基因的杂合突变。在 2 个家系中，发现 1 个新生突变。在另外 2 个家系中，突变遗传自父母生殖细胞的嵌合突变。Ragge 等从 4 个家系的数据上中推测出一个简单的模型。*OTX2* 杂合突变导致 MCOPS5。

(4) 目前基因突变概述

目前人类基因突变数据库报道了与 *OTX2* 基因相关的突变有 28 个，其中错义 / 无义突变 13 个，剪接突变 1 个，小的缺失 4 个，小的插入 2 个，小的插入缺失 6 个，大片段缺失 4 个。

九、SCOPS6 基因诊断

(1) 概述

BMP4 基因，编码骨形态生成蛋白家族成员 (bone morphogenetic protein 4)，位于 14 号染色体长臂 2 区 2 带 2 亚带 (14q22.2)，基因组坐标为 (GRCh37): 14: 54416454-54423554，基因全长 7101bp，包含 4 个外显子，编码 409 个氨基酸。

(2) 基因对应蛋白结构及功能

BMP4 基因编码的蛋白是转化生长因子 β 超家族中的骨形态生成蛋白家族的一员。这个超家族包括生长与分化因子大家族。骨形态发生蛋白最初被识别是因为其能够在体外的骨外位点软化骨骼提取物从而诱导软骨内成骨。这个特别的家族成员在人类软骨的生成中有很重要的地位。它表达的减少和多种骨病有关。这个基因的 5′ 端非翻译区的可变剪接已经有报道，其中有 3 个已经有描述并且都编码同样的蛋白。

(3) 基因突变致病机制

MCOPS6 是由染色体 14q22 上的编码骨形态生成蛋白 4 的基因杂合突变造成。Bakrania 等 [27] 认为 *BMP4* 基因作为候选基因也定位于 14q22—q23，他们利用细胞遗传学缺陷进行染色体分析、基因缺失的多重连接探针扩增 (MLPA) 和 *BMP4* 基因突变直接测序等方法筛选出 215 个主要是小眼畸形的眼部缺陷个体。Bakrania 鉴定出了 2 个个体的 14q22—q23 缺失与无眼小眼畸形相关联，1 个与脑垂体缺陷相关。对 *BMP4* 的序列分析中确定了 2 个突变：在一个家庭中有 1 个移码突变，这个家庭有无眼小眼畸形、视网膜营养不良、近视、多指并指，还有脑部异常等症状。1 个个体的错义突变，这个个体患无眼 – 小眼畸形、脑和数字异常。

(4) 目前基因突变概述

目前人类基因突变数据库收录的 *BMP4* 基因突变有 22 个，其中错义 / 无义突变 20 个，剪接突变 1 个，小的缺失 1 个。

十、MCOPS7 基因诊断

(1) 概述

HCCS 基因，编码全细胞色素 c 合成酶蛋白 (cytochrome c-type heme lyase)，位于 X 染色体短臂 2 区 2 带 2 亚带 (Xp22.2)，基因组坐标为 (GRCh37): X: 11129406-11141206，基因全长 11 801bp，包含 7 个外显子，编码 269 个氨基酸。

(2) 基因对应蛋白结构及功能

HCCS 基因编码的蛋白是一种把血红素组共价连接到细胞色素 c 的脱辅基蛋白上的酶。这个基因缺陷是 MCOPS7 的病因。目前已经发现该基因的 3 种不同的转录本编码相同的蛋白质。

(3) 基因突变致病机制

在 27 名女性中，通过外显子 PCR 扩增和直接测序对先天性眼畸形的婴儿和胎儿进行一项以人群为基础的研究。通过一个病人的 *AR* 基因进行甲基化模式分析确定了 X 染色体失活模式。对于确定的错义突变的功能分析，Wimplinger 等 [28] 构建了 *HCCS* 基因的野生型和 p.E159K 突变体的转染 CHO-K1 细胞，并通过免疫荧光分析和激光共聚焦显微镜技术，分析了亚细胞定位的蛋白质表达。在患有双眼球或双侧巩角膜畸形，散发的女性患者人群中进行研究，新发现错义突变 *HCCS* p.E159k，可以导致所编码的全细胞色素 c 合酶功能的丧失，表明 *HCCS* 可以作为严重的眼部疾病的候选致病基因。

(4) 目前基因突变概述

目前人类基因突变数据库收录的 *HCCS* 基因突变有 4 个，其中错义 / 无义突变 3 个，大片段缺失 1 个。

十一、MCOPS9 基因诊断

(1) 概述

STRA6 基因，编码参与视黄醇代谢的膜蛋白，位于 15 号染色体长臂 2 区 4 带 1 亚带 (15q24.1)，基因组坐标为 (GRCh37): 15: 74471807-74495220，基因全长 23 414bp，包含 19 个外显子，编码 707 个氨基酸。

(2) 基因对应蛋白结构及功能

STRA6 基因编码的蛋白是一个参与视黄醇代谢的膜蛋白。该编码蛋白作为一种视黄醇 / 视黄醇结合蛋白复合物的受体。这种蛋白质去除复合体上的视黄醇并把它穿过细胞膜运输、运送出去。在这个基因缺陷可以导致 MCOPS9。

(3) 基因突变致病机制

Jillian 等 [29] 利用 SNP 纯合子杂交定位技术和目标区域新一代测序技术，来确定常染色体隐性遗传的 MCOPS9 的致病突变。作者发现 *STRA6* 中有一个双核苷酸多态性 (g.1157G>A 和 g.1156G>A；p.G304K)，在所有先天性无眼球或小眼球患者中都为纯合子。另外先天性无眼球或小眼球患者随后的检测中发现 *STRA6* p.G304K 基因突变，其中包括 1 个 MCOPS9。*STRA6* 基因编码 1 个参与摄取维生素 A 的跨膜受体，这个过程对眼睛的生长和发育很重要。研究表明 G304K 突变的蛋白发生错位，并且严重减少摄取维生素 A 的活性。

Jillian 等 [29] 通过抑制斑马鱼体内的视黄酸合成，构建先天性无眼球或小眼球的疾病模型。这表明在 *STRA6* p.G304K 突变的患者中，视黄酸合成减少是造成眼睛畸形的重要原因。

(4) 目前基因突变概述

目前人类基因突变数据库收录的 *STRA6* 基因突变有 19 个，其中错义 / 无义突变 13 个，剪接突变 1 个，小的缺失 3 个，小的插入 2 个。

（弓晓青　王晓凯　张陈陈　徐晓强　李彦涛）

参考文献

[1] Esmailpour T, Riazifar H, Liu L, et al. A splice donor mutation in *NAA10* results in the dysregulation of the retinoic acid signalling pathway and causes Lenz microphthalmia syndrome. J Med Genet, 2014, 51: 185-196

[2] Wilkie AOM, Taylor D, Scambler PJ, et al. Congenital cataract, microphthalmia and septal heart defect in two generations: a new syndrome? Clin Dysmorph, 1993, 2: 114-119

[3] Numakura C, Kitanaka S, Kato, M, et al. Supernumerary impacted teeth in a patient with SOX2 anophthalmia syndrome. Am J Med Genet, 2010, 152A: 2355-2359

[4] Bardakjian TM, Schneider A. Association of anophthalmia and esophageal atresia: four new cases identified by the

Anophthalmia/Microphthalmia Clinical Registry. Am J Med Genet, 2005, 132A: 54-56

[5] Ragge NK, Brown AG, Poloschek CM, et al. Heterozygous mutations of *OTX2* cause severe ocular malformations. Am J Hum Genet, 2005, 76: 1008-1022

[6] Bennett CP, Betts DR, Seller MJ. Deletion 14(q22-q23) associated with anophthalmia, absent pituitary, and other abnormalities. J Med Genet, 1991, 28: 280-281

[7] Wimplinger I, Morleo M, Rosenberger G, et al. Mutations of the mitochondrial holocytochrome c-type synthase in X-linked dominant microphthalmia with linear skin defects syndrome. Am J Hum Genet, 2006, 79: 878-889

[8] Ostor AG, Stillwell R, Fortune DW. Bilateral pulmonary agenesis. Pathology, 1978, 10: 243-248

[9] Pasutto F, Sticht H, Hammersen G, et al. Mutations in *STRA6* cause a broad spectrum of malformations including anophthalmia, congenital heart defects, diaphragmatic hernia, alveolar capillary dysplasia, lung hypoplasia, and mental retardation. Am J Hum Genet, 2007, 80: 550-560.

[10] Slavotinek AM, Chao R, Vacik T, et al. *VAX1* mutation associated with microphthalmia, corpus callosum agenesis, and orofacial clefting: the first description of a VAX1 phenotype in humans. Hum Mutat, 2012, 33: 364-368

[11] Chitayat D, Sroka H, Keating S, et al. The PDAC syndrome (pulmonary hypoplasia/agenesis, diaphragmatic hernia/eventration, anophthalmia/microphthalmia, and cardiac defect) (Spear syndrome, Matthew-Wood syndrome): report of eight cases including a living child and further evidence for autosomal recessive inheritance. Am J Med Genet, 2007, 143A: 1268-1281

[12] Goldberg MF, McKusick VA. X-linked colobomatous microphthalmos and other congenital anomalies: a disorder resembling Lenz's dysmorphogenetic syndrome. Am J Ophthal, 1971, 71: 1128-1133

[13] Forrester S, Kovach MJ, Reynolds NM, et al. Manifestations in four males with and an obligate carrier of the Lenzmicrophthalmia syndrome. Am J Med Genet 2001, 98: 92-100

[14] Srour M, Chitayat D, Caron V, et al. Recessive and dominant mutations in retinoic acid receptor beta in cases with microphthalmia and diaphragmatic hernia. Am. J. Hum. Genet. 2013, 93: 765-772, 2013

[15] Chassaing N, Ragge N, Kariminejad A, et al. Mutation analysis of the *STRA6* gene in isolated and non-isolated anophthalmia/microphthalmia. Clin Genet, 2013, 83: 244-250

[16] Scott AF, Mohr DW, Kasch LM, et al. Identification of an *HMGB3* frameshift mutation in a family with an X-linked colobomatous microphthalmia syndrome using whole-genome and X-exome sequencing. JAMA Ophthal, 2014, 132:1215-1220

[17] Nemeth MJ, Kirby MR, Bodine DM. *Hmgb3* regulates the balance between hematopoietic stem cell self-renewal and differentiation. Proc Nat Acad Sci, 2006, 103: 13783-13788

[18] Ng D, Thakker N, Corcoran CM, et al. Oculofacio-cardiodental and Lenz microphthalmia syndromes result from distinct classes of mutations in *BCOR*. Nat Genet, 2004, 36: 411-416

[19] Hoefnagel D, Keenan ME, Allen FH Jr. Heredofamilial bilateral anophthalmia. Arch Ophthalmol, 1963, 69: 760-764

[20] Ogunye OO, Murray RF, Osgood T. Linkage studies in Lenz microphthalmia. Hum Hered, 1975, 25: 493-500

[21] Horn D, Chyrek M, Kleier S, et al. Novel mutations in *BCOR* in three patients with oculo-facio-cardio-dental syndrome, but none in Lenz microphthalmia syndrome. Eur J Hum Genet, 2005, 13: 563-569

[22] Schulze BR, Horn D, Kobelt A, et al. Rare dental abnormalities seen in oculo-facio-cardio-dental (OFCD) syndrome: three new cases and review of nine patients. Am J Med Genet, 1999, 82: 429-435

[23] Horn D, Chyrek M, Kleier S, et al. Novel mutations in *BCOR* in three patients with oculo-facio-cardio-dental syndrome, but none in Lenz microphthalmia syndrome. Eur J Hum Genet, 2005, 13: 563-569

[24] Driggers RW, Macri CJ, Greenwald J, et al. Isolated bilateral anophthalmia in a girl with an apparently balanced de novo translocation: 46, XX, t(3; 11)(q27; p11.2). Am J Med Genet, 1999, 87: 201-202

[25] Fantes J, Ragge NK, Lynch SA, et al. Mutations in *SOX2* cause anophthalmia. Nat Genet, 2003, 33: 461-463

[26] Taranova OV, Magness ST, Fagan BM, et al. SOX2 is a dose-dependent regulator of retinal neural progenitor competence. Genes Dev, 2006, 20: 1187-1202

[27] Bakrania P, Efthymiou M, Klein JC, et al. Mutations in *BMP4* cause eye, brain, and digit developmental anomalies: overlap between the *BMP4* and hedgehog signaling pathways. Am J Hum Genet, 2008, 82: 304-319

[28] Wimplinger I, Shaw GM, Kutsche K. *HCCS* loss-of-function missense mutation in a female with bilateral microphthalmia and sclerocornea: a novel gene for severe ocular malformations? Mol Vis 2007; 13: 1475-1482

[29] Jillian C, Riki K, Maria M, et al. First implication of *STRA6* mutations in isolated anophthalmia, microphthalmia and coloboma: a new dimension to the *STRA6* phenotype. Hum Mutat, 2011, 32(12): 1417-1426

909~911　家族性偏瘫型偏头痛
(migraine, familial hemiplegic, FHM)
(909. FHM1, OMIM 141500; 910. FHM2, OMIM 602481; 911. FHM3, OMIM 609634)

一、临床诊断

(1) 概述

家族性偏瘫型偏头痛 (FHM) 首先由克拉克在 1910 年报道[1]。是一种常染色体显性遗传病，是经典偏头痛的亚型。根据已知的 3 个基因位点的改变，本病可分为 3 个亚型。FHM1 型，占 FHM 患者的大约 50%，是由于编码 P / Q 型钙离子通道 α 亚基的基因 CACNA1A 突变引起。FHM2 型，占 FHM 患者的不到 25%。是由于编码 Na^+/K^+-ATP 酶的基因 ATP1A2 突变引起。FHM3 是 FHM 的一种罕见的亚型，是由编码钠通道 α 亚单位的基因 SCN1A 突变所致。这 3 种亚型并不是涵盖了 FHM 的所有患者，至少还有一个其他基因 FHM4 的存在，许多散发性非家族性的偏瘫性偏头痛病例就是由这些位点的基因突变引起。FHM4 基因可能与富含脯氨酸的跨膜蛋白 2（PRRT2）有关[2, 3]。

(2) 临床表现

通常在 5~30 岁起病，临床表现与有先兆的偏头痛十分类似，典型的特点就是偏头痛伴偏瘫或轻偏瘫，症状可持续数小时、数天或数周，可由于轻微的头部外伤触发，先兆症状包括视物模糊，偏身感觉异常或麻木以及语言障碍等。这些先兆症状通常持续 30~60min，严重患者也可以持续数周或数月。因 FHM1 型致病基因与小脑变性有关，因此此型患者可出现偶发或进行性加重的共济失调。FHM 也可以表现为良性家族性婴儿惊厥（BFIC）和儿童周期性偏瘫类似的症状。其他症状还包括昏迷、凝视诱发的眼球震颤。总之，本病一次偏头痛发作类似于卒中但又不是卒中，因为症状均可随时间推移而消失[4, 5]。

(3) 辅助检查

辅助检查无特殊。

(4) 病理表现

病理无特殊。

(5) 亚型汇总（表 909-1）

表 909-1　亚型汇总

FHM 亚型	致病基因
FHM1	CACNA1A
FHM2	ATP1A2
FHM3	SCN1A

(6) 受累部位病变汇总（表 909-2）

表 909-2　受累部位及表现

受累部位	主要表现
脑	偏头痛、意识障碍（昏迷）、语言障碍、小脑共济失调
眼	眼球震颤、视物模糊
肢体及躯干	偏身瘫痪、偏身感觉异常、麻木

二、FHM1 基因诊断

(1) 概述

CACNA1A 基因，编码 α-1 亚基蛋白，位于 19 号染色体短臂 1 区 3 带 2 亚带（19p13.2），基因组坐标为 (GRCh37): 19: 13317256-13617274，基因全长 300 019bp，包含 48 个外显子，编码 2512 个氨基酸。

(2) 基因对应蛋白结构及功能

CACNA1A 基因编码电压依赖的钙离子通道复合体的 α-1 亚基，该基因主要在神经组织中表达。电压依赖的钙离子通道是一个多亚基蛋白复合体，包含 α-1、α-2、β 以及 δ 亚基，亚基数量比例为 1:1:1:1。该通道活性主要由负责形成孔洞和电压敏感的 α-1 亚基控制。许多研究表明，该 α-1 亚基足够产生电压敏感的钙离子通道活性。其余几个亚基，β、α-2 或 δ 通过二硫键链接在一起，共同调节通道活性。在突触前膜和突触后膜中，该亚基还通过 C 端 CDB 构象与 CABP1 蛋白相互作用。有两种神经系统疾病与这个基因突变有关：FHM1 型和 FHM2 型发作性共济失调。

(3) 基因突变致病机制

在 5 个患有 FHM1 无亲缘关系的家系中，Ophoff 等[6] 在 CACNL1A4(CACNA1A 别称) 基因的保守功能区中发现了 4 种不同的错义突变。Ducros 等[7] 检查了患有 FHM1 的 16 个家系以及 3 个独立个体，他们在 9 家系和 1 个独立个体中发现了位于 CACNL1A 基因上的 p.T666M 突变。而并没有在 12 个来自 FHM1 家系的先证者中发现 p.T666M 突变，而该疾病被认为与 CACNA1A 基因有明显关联。在 27 个散发性偏瘫性偏头痛的患者中，Terwindt 等[8] 发现了两个患者携带两种在 CACNA1A 基因上的突变：p.T666M 和 p.R583Q。已有报道表明这两个突变与 FHM1 以及渐进性小脑失调有关。

Van den Maagdenberg 等[9] 构建了携带有人类 CACNA1A 突变 p.R192Q 的转基因小鼠。p.R192Q 小鼠离体培养的小脑颗粒细胞呈现明显的 Ca(c)2.1 通道电流密度增加，相比野生型通道，其激活时的负电荷量明显更多。在低钙离子浓度下，相比对照组，具有突变 CACNA1A 通道的肌肉神经突触的诱导神经传递活性明显增加，其自发性微终板电位频率也有显著提升，表现为蛋白功能活性增强。不仅如此，该转基因动物表现出更容易受到皮质传播抑制，而该皮质传播抑制是导致预兆性偏头痛的可能机制。Van den Maagdenberg 等认为 FHM1 的潜在发病是由皮质异常激动造成的，导致该异常激动的原因是缺陷性 Ca(v)2.1 通道，该通道的缺陷导致钙离子流增加，从而最终导致兴奋性氨基酸的过量释放。

Eikermann-Haerter 等[10] 发现表达 GACNA1A 基因 p.R192Q 或 p.S218L 突变体的转基因小鼠的扩散性抑制速度和频率均有所增加，同时相比野生型，皮质纹状体增殖速率也有明显增强。突变体小鼠还患有严重的长期神经系统疾病。扩散性抑制的易感性以及神经系统缺陷受到等位基因剂量的影响，p.S218L 突变型小鼠中剂量高于 p.R192Q 突变型小鼠，该现象与人类观察结果一致。雌性突变体比雄性突变体更易感，该性别差异可以被切除卵巢或衰老等因素消除，雌激素注射则可部分恢复该性别差异。该结果表明卵巢荷尔蒙可能与人类 FHM1 患者中的性别差异有关。

(4) 目前基因突变概述

目前人类基因突变数据库报道了 CACNA1A 基因突变 120 个，其中错义/无义突变 72 个，剪接突变 8 个，小的缺失 14 个，小的插入 9 个，大的缺失 12 个，染色体重排 1 个，重复突变 4 个。突变分布在基因整个编码区，无突变热点。

三、FHM2 基因诊断

(1) 概述

ATP1A2 基因，编码一种建立与维持 Na+/K+ 离子通道的膜蛋白，位于 1 号染色体长臂 2 区 3 带 2 亚带 (1q23.2)，基因组坐标为 (GRCh37): 1: 160085520-160113381，基因全长 27 862bp，包含 23 个外显子，编码 1320 个氨基酸。

(2) 基因对应蛋白结构及功能

ATP1A2 基因编码的蛋白属于 P 型阳离子转运 ATP 酶家族，Na+/K+-ATP 酶亚家族。Na+/K+-ATP 酶是一种跨膜蛋白，负责建立和维护的 Na+/K+ 离子穿过细胞质膜所需的电化学梯度。这些梯度对于渗透调节、各种钠离子耦合的有机/无机物跨膜运输以及神经和肌肉产生电兴奋性等过程都是必不可少的。该酶是由两个亚基组成，一个大的催化亚基 (α) 和一个较小的糖蛋白亚单位 (β)。Na+/K+-ATP 酶的催化亚基是由多基因编码的。ATP1A2 基因编码其中的 α-2 亚单位。该突变基因可能导致 FHM2。

(3) 基因突变致病机制

Schack 等[11] 分析报道了在 ATP1A2 基因上的 9 个不同的致病性突变，4 个位于 P 结构域 (p.M731T，p.R593W，p.V628M，p.E700K)，2 个位于 A 结构域 (p.R202Q 和 p.T263M)，1 个在跨膜结构域 (p.V138A)，1 个位于临近 P 结构域的 M4 跨膜结构域上 (p.T345A)，还有 1 个位于 P 结构域附近的 M6 和 M7 结构域之间 (p.R834Q)。在 COS-1 细胞系中表达这些突变体后，所有细胞均表现出 Na+ 和 K+ 的催化转化率下降。其中 p.R593W、p.V628M、p.M731T 和 p.R834Q 这几个突变型下降的最为明显。仅有 p.T263M、p.T345A、p.E700K 和 p.V138A 这几个突变体的 50%，不到正常对照组 R202Q 的 20%。所有突变型均表现出可以正常吸附 K+ 和 Na+，但是对来自 ATP 的磷酸化过程的快速反应动力学研究表明，该磷酸化过程的反应速率 V_{max} 的下降是造成催化转化率下降的主要原因，在 p.V138A、p.T345A、 p.R593W、p.V628M、p.M731T 和 p.R834Q 突变体中磷酸化 V_{max} 速率下降程度不等。该磷酸化速率下降将会导致 K^+ 竞争 Na^+ 在细胞内的结合位点，这将损害离子泵功能。p.E700K、p.R202Q 和 p.T263M 这几个突变型蛋白的磷酸化速率与野生型类似，但是 p.E700K 突变体表现为去磷酸化速率降低，而 p.R202Q 和 p.T263M 突变型则被预测会影响 E1P 到 E2P 泵构象转换速率。总体来讲，神经胶质细胞外钾离子清除异常被认为是导致 FHM2 疾病的原因，而该异常是由于泵周转率过低造成的，而不是因为泵对外源钾离子的亲和程度降低。

Ashmore 等[112] 在果蝇的 *Atp1a2* 和 *Atp1a3* 基因中确定出了 6 种不同的 EMS 诱导的错义突变。所有突变均会导致呼吸活动减少，该表型与 ATP 酶功能缺失和亚等位基因效应一致。一些突变株出现了不同情况的畸形，如渐进性温度依赖脑卒中、渐进性压力敏感脑卒中和刺激应答活动能力下降，表明突变体的最大运动能力下降。神经肌肉研究表明该基因上的突变会导致等位基因特异的病理状态，包括脑空泡和肌肉生理功能失调。而生化功能研究表明突变会导致新陈代谢速率降低。出人意料的是，一些突变体的寿命被延长，且该寿命延长与热量限制无关。在对照组中使用乌本苷也会造成类似的寿命延长现象。Ashmore 等认为这些现象也许与 FHM2 和 DYT12 等疾病的发病机制有关。

(4) 目前基因突变概述

目前人类基因突变数据库报道了 *ATP1A2* 基因突变 64 个，其中错义/无义突变 60 个，小的缺失 4 个。突变分布在基因整个编码区，无突变热点。

四、FHM3 基因诊断

(1) 概述

SCN1A 基因，即编码钠离子通道 α-1 亚基的基因，位于 2 号染色体长臂 2 区 4 带 3 亚带 (2q24.3)，基因组坐标为 (GRCh37): 2: 166845670-166930149，基因全长 84 480bp，包含 26 个外显子，编码 2010 个氨基酸。

(2) 基因对应蛋白结构及功能

电压敏感的钠离子通道是一个由糖基化的 α 亚基和两个更小的辅助性 β 亚基组成的中央成孔的异聚体复合物，*SCN1A* 基因即编码较大的 α 亚基。该 α 亚基包含 4 个同源区，每个同源区又包括 6 个跨膜肽段。该蛋白形成的选择性钠离子通道是肌肉细胞、神经细胞等易兴奋细胞产生和传播动作电位的必要条件，能介导细胞膜兴奋时钠离子的渗透过程。

(3) 基因突变致病机制

在 3 个已经感染家族性偏瘫型偏头痛的欧洲家庭成员中，Dichgans 等[131] 发现 *SCN1A* 基因的 23 号外显子中存在 1 个 c.4465C>A 的杂合颠换，这会引起结构域 III 和 IV 的细胞质连接处发生谷氨酰胺替换赖氨酸 (p.Q1489K) 的情况，这种变化是离子通道快速失活的关键。这种变异发生在蛋白质高度保守的残基处，并且在 1400 个对照人群染色体中没有发现相同情况。功能表达研究表明 p.Q1489K 的突变导致了快速失活 2~4 倍的恢复速度，这种变异预计会允许更高的神经元放电频率并加强兴奋性。Dichgans 等推测这种变异可能会促进皮质扩散性抑制的产生和传播，这被认为是偏头痛的先兆。

SCN1A 基因中至少有 5 种变异体被证实在人群中与 FHM3 有关。每一个变异体都是改变了 NaV1.1 通道中的一个蛋白质构件 (氨基酸)，这会改变通道的结构。那些不正常的通道比正常的通道打开时间更长，这会促使钠离子更多地流入神经元细胞，然后促进细胞释放更多的神经递质，由此产生神经元间信号的改变使患有 FHM3 的人更易产生剧烈头痛。

(4) 目前基因突变概述

目前人类基因突变数据库报道了 *SCN1A* 基因突变 738 个，其中错义/无义突变 477 个，剪接突变 62 个，小的缺失 107 个，小的插入 38 个，大片段缺失 48 个，大片段插入 6 个。突变分布在基因整个编码区，无突变热点。

(冯 皓 郭瑞东 付 耀)

参考文献

[1] Clarke JM. On recurrent motor paralysis in migraine, with report of a family in which recurrenthemiplegia accompanied the attacks. Brit Med J, 1910, 1: 1534-1538

[2] Ducros, A.Genetics of migraine. Revue neurologique, 2013, 169: 360-371

[3] Suzuki M, VanPaesschen W, Stalmans I, et al. Defective membrane expression of the Na^+-HCO_3^- cotransporter

NBCe1 is associated with familial migraine. Proc Nat Acad Sci, 2010, 107:15963-15968

[4] Joutel A, Bousser MG, Biousse V, et al. A gene for familial hemiplegic migraine maps to chromosome 19. Nature Genet, 1993, 5: 40-45

[5] Dichgans M, Herzog J, Freilinger T, et al. 1H-MRS alterations in the cerebellum of patients with familial hemiplegic migraine type 1. Neurology, 2005, 64: 608-613

[6] Ophoff RA, Terwindt GM, Vergouwe MN, et al. Familial hemiplegic migraine and episodic ataxia type-2 are caused by mutations in the Ca^{2+} channel gene *CACNL1A4*. Cell, 1996, 87: 543-552

[7] Ducros A, Denier C, Joutel A, et al. Recurrence of the T666M calcium channel *CACNA1A* gene mutation in familial hemiplegic migraine with progressive cerebellar ataxia. Am J Hum Genet, 1999, 64: 89-98

[8] Terwindt G, Kors E, Haan J, et al. Mutation analysis of the *CACNA1A* calcium channel subunit gene in 27 patients with sporadic hemiplegic migraine. Arch Neurol, 2002, 59: 1016-1018

[9] van den Maagdenberg AM, Pietrobon D, Pizzorusso T, et al. A Cacna1a knockin migraine mouse model with increased susceptibility to cortical spreading depression. Neuron, 2004, 41: 701-710

[10] Eikermann-Haerter K, Dilekoz E, Kudo C, et al. Genetic and hormonal factors modulate spreading depression and transient hemiparesis in mouse models of familial hemiplegic migraine type 1. J Clin Invest, 2009, 119: 99-109

[11] Schack VR, Holm R, Vilsen B. Inhibition of phosphorylation of Na^+, K^+-ATPase by mutations causing familial hemiplegic migraine. J Biol Chem, 2012, 287: 2191-2202

[12] Ashmore LJ, Hrizo SL, Paul SM, et al. Novel mutations affecting the Na, K-ATPase alpha model complex neurological diseases and implicate the sodium pump in increased longevity. Hum Genet, 2009, 126: 431-447

[13] Dichgans M, Freilinger T, Eckstein G, et al. Mutation in the neuronal voltage-gated sodium channel *SCN1A* in familial hemiplegic migraine. Lancet, 2005, 366: 371-377

912　微核肌病伴眼外肌麻痹
(minicore myopathy with external ophthalmoplegia; OMIM 255320)

一、临床诊断

(1) 概述

1971 年由 Engel 首先报道了一种以肌纤维多灶性病变为病理学特征的先天性肌病，因其在骨骼肌病理上表现为肌纤维纵轴的有限的范围出现多区域的线粒体活性降低同时伴有眼外肌麻痹，遂命名为微核肌病伴眼外肌麻痹，多微核肌病 (multi-minicore disease)[1]。遗传方式呈常染色体隐性遗传，致病基因为 *RYR1* 基因，编码蛋白为兰尼碱受体 (ryanodine receptor)[2]。

(2) 临床表现

微核肌病伴眼外肌麻痹是一种病理诊断，并显示临床和遗传的异质性。

受累患者有先天性肌病的临床特征，包括新生儿肌张力低下、运动发育迟缓、全身性肌无力，以及缓慢进行性的或稳定的肌萎缩，肩胛带肌群无力和消瘦，脊柱侧弯，中度呼吸障碍。

婴儿喂养困难可以是早期突出表现，但通常情况下，不表现出营养不良 (如肌纤维坏死、再生或显著肌内膜纤维化等) 的迹象 [3, 4]。

RYR1 基因隐性突变表现为严重的先天性肌营养不良与眼外肌麻痹，骨骼肌活检显示可变的特性，包括中心核先天性纤维型比例失调和中央核肌病等 [3, 5, 6]。

(3) 影像学表现 (图 912-1)

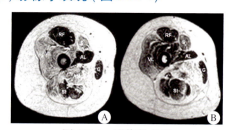

图 912-1　影像学表现

A. 12 岁中央核心病患者大腿横截面；B. 17 岁的女孩大腿近端横截面大腿肌肉 MRI-T$_1$ 加权像：大腿近端缝匠肌 (S)、内收肌 (AM)、股直肌 (RF)、内收长肌 (AI)、股薄肌 (G) 出现特征性萎缩 [Orphanet Journal of Rare Diseases, 2007, 2(31): E1-11]

(4) 病理表现

骨骼肌病理上表现为肌纤维纵轴的一个有限的范围出现多区域的线粒体活性降低。*RYR1* 基因隐性突变表现出严重的先天性肌营养不良与眼肌麻痹，骨骼肌活检可显示中心核先天性纤维型比例失调和中央核肌病等。病理表现参见图912-2。

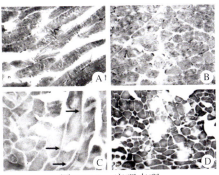

图912-2 病理表现

A、B.3 岁患儿；C、D.9 岁患儿；A、B.NADH 染色；D.细胞色素氧化酶(COX) 染色组织病理学特征：1 型纤维的优势在这两个患儿非常突出，中心核延伸至整个纤维，在有限的区域内可见数量众多的微核并扩展为多核(C、→)，偶尔影响同一地区相邻纤维(D、→)[Orphanet Journal of Rare Diseases, 2007, 2(31): E1-11]

(5) 受累部位病变汇总（表 912-1）

表 912-1 受累部位及表现

受累部位	主要表现
肌肉	肌肉无力、肌肉萎缩、肌张力低下、运动发育迟缓、肩胛带虚弱和消瘦
骨骼	脊柱侧弯、韧带松弛
眼	心脏
肠胃	眼外肌麻痹
其他	喂养困难；呼吸困难

二、基因诊断

(1) 概述

RYR1 基因，编码 RYR1 蛋白，位于 19 号染色体长臂 1 区 3 带 2 亚带 (19q13.2)，基因组坐标为 (GRCh37): 19: 38924340-39078204，基因全长 153 865bp，包含 106 个外显子，编码 5039 个氨基酸。

(2) 基因对应蛋白结构及功能

RYR1 基因负责编码颅骨肌肉兰尼碱受体，该受体既是肌质网的钙离子释放通道，也是连接肌质网和横小管的桥梁。该蛋白是同源四聚体，同时也能与 RYR2 形成异四聚体，在一个由 RYR1、PDE4D、PKA、FKBP1A 和 PP1 蛋白组成的复合体中被识别，能与 CALM 进行相互作用 (CALM 与结合钙能共同抑制 RYR1 通道的活动)，同时能与 S100A1、FKBP1A 进行相互作用，能够稳定通道的闭合构造。与 CACNA1S 蛋白进行相互作用，是

激活 RYR1 通道的重要机制。还能与 CACNB1、TRDN 和 ASPH 蛋白相互作用，从而刺激 RYR1 通道的活动 [7]。

(3) 基因突变致病机制

Tilgen 等 [8] 在 2001 年对 50 名被临床或组织学上诊断患有 CCD 的欧洲患者进行了 *RYR1* 基因 C 端区域突变的扫描。25 名源头患者中有 13 名体内被确定出 4 种新型的错义突变，这些突变能将外显子 101 和外显子 102 聚合，并且取代保守的氨基酸。从带有这些 C 端 *RYR1* 突变的患者身上分化出的成淋巴细胞，表现出在没有 RYR 活化剂出现的情况下进行的钙离子释放。与空白对照组相比，对胡萝卜素敏感的细胞内钙离子储存明显减少，对 RYR 抑制剂丹曲林的钙离子释放敏感性保持正常。作者表示，*RYR1* 的 C 端区域可能是导致 CCD 表型的突变热点。

Otsu 等 [9] 和 Fujii 等 [10] 在 1991 年在几个显现出恶性高热遗传的猪的品系中，发现了在 *RYR1* 基因中的 1 个突变 (p.R615C)。Gillard 等 [11] 在 35 个患有恶性高热的加拿大家庭中的 1 个家庭里，发现了同样的突变，也就是人类 p.R614C。

(4) 目前基因突变概述

目前人类基因突变数据库收录了 *RYR1* 基因突变 320 个，其中错义 / 无义突变 284 个，剪接突变 15 个，小的缺失 15 个，小的插入 6 个。突变分布在基因整个编码区，无突变热点。

（牛松涛 宋 波）

参考文献

[1] Engel AG, Gomez MR, Groover RV. Multicore disease. A recently recognized congenital myopathy associated with multifocal degeneration of muscle fibers. Mayo Clin Proc, 1971, 46: 666-681

[2] Ferreiro A, Fardeau M. 80th ENMC International Workshop on Multi-Minicore Disease: 1st International MmD Workshop. 12-13th May, 2000, Soestduinen, The Netherlands. Neuromuscul Disord, 2002, 12: 60-68

[3] Jungbluth H. Multi-minicore disease. Orphanet J Rare Dis, 2007, 2: 31

[4] Sharma MC. Multi-minicore disease: a rare form of myopathy. Neurol India, 2007, 55: 50-53

[5] Mitsuhashi S. Distal myopathy in multi-minicore disease. Intern Med, 2009, 48: 1759-1762

[6] Zhou H. Multi-minicore disease and atypical periodic

paralysis associated with novel mutations in the skeletal muscle ryanodine receptor (RYR1) gene. Neuromuscul Disord, 2010, 20: 166-173

[7] Yan Z, Bai XC, Yan C, et al. Structure of the rabbit ryanodine receptor RyR1 at near-atomic resolution. Nature, 2015, 517: 50-55

[8] Tilgen N, Zorzato F, Halliger-Keller B, et al. Identification of four novel mutations in the C-terminal membrane spanning domain of the ryanodine receptor 1: association with central core disease and alteration of calcium homeostasis. Hum Mol Genet, 2001, 10: 2879-2887

[9] Otsu K, Khanna VK, Archibald AL, et al. Cosegregation of porcine malignant hyperthermia and a probable causal mutation in the skeletal muscle ryanodine receptor gene in backcross families. Genomics, 1991, 11: 744-750

[10] Fujii J, Otsu K, Zorzato F, et al. Identification of a mutation in porcine ryanodine receptor associated with malignant hyperthermia. Science, 1991, 253: 448-451

[11] Gillard EF, Otsu K, Fujii J, et al. A substitution of cysteine for arginine 614 in the ryanodine receptor is potentially causative of human malignant hyperthermia. Genomics, 1991, 11: 751-755

913，914　镜像运动
(mirror movements, MRMV)
(913. MRMV1, OMIM 157600; 914. MRMV2, OMIM 614508)

一、临床表现

(1) 概述

镜像运动 (MRMV) 为遗传性疾病，呈常染色体显性遗传、不完全外显，男性中外显率更高[1]。目前已发现两个致病基因，分别为位于 18 号染色体上的 DCC 基因[2] 和位于 15 号染色体上的 RAD51 基因[3]。上述基因突变均可导致运动神经传导通路结构异常，尤其可累及皮质脊髓束交叉处，分别引起镜像运动 1 型 (MRMV1) 及 2 型 (MRMV2)，二者临床表现基本相同。

(2) 临床表现

镜像运动的特征性临床表现：当一侧肢体自主活动时，另一侧肢体不自主地做出与之相同的动作。这种现象在幼儿中偶有出现，但 10 岁以上仍持续存在则为异常。该病多婴幼儿起病，终身病情稳定，最常累及上肢，如手指、双手及前臂等，偶有报道累及足及足趾等，部分患者可不完全控制该不自主运动。少数患者可出现感觉异常，如疼痛刺激一侧肢体，另一侧肢体也有相同感觉；也可出现长时间活动后局部肌肉疼痛或痉挛。该病多不影响日常生活，小部分患者出现双手同时作业困难，也有因不自主运动感觉自卑而影响社会交往者。该病多不需特殊治疗[1-5]。

(3) 辅助检查

神经系统及精神心理检查一般正常。头及颈椎 MRI 也均无异常发现。

(4) 病理表现

目前尚无相关报道。

(5) 受累部位病变汇总 (表 913-1 和表 913-2)

表 913-1　DCC 基因突变受累部位及表现

受累部位	主要表现
中枢神经系统	不自主镜像运动，通常出现于上肢及手部，导致双手同时作业困难；书写易疲劳；双侧皮质脊髓束交叉处异常
肌肉、软组织	长时间体力活动后疼痛或痉挛

表 913-2　RAD51A 基因突变受累部位及表现

受累部位	主要表现
中枢神经系统	不自主镜像运动，通常出现于上肢及手部，导致双手同时作业困难；书写易疲劳；双侧皮质脊髓束交叉处异常
肌肉、软组织	长时间体力活动后疼痛或痉挛

二、MRMV1 基因诊断

(1) 概述

DCC 基因，即编码 DCC 神经突起生长导向因子 -1(Netrin-1)[1] 受体的基因，位于 18 号染色体长臂 2 区 1 带 2 亚带 (18q21.2)，基因组坐标为 (GRCh37): 18: 49866542-51062273，基因全长 1 195 732bp，包含 33 个外显子，编码 1447 个氨基酸。

(2) 基因对应蛋白结构及功能

DCC 基因编码一种跨膜蛋白——Netrin-1 受体。该蛋白是细胞黏着分子中免疫球蛋白超家族的成员，能够调整神经元生长锥轴突导向朝向 Netrin-1 配体的来源。胞质尾区影响酪氨酸激酶 Src 以及黏着斑激酶 (FAK，也称为 PTK2) 从而来调节轴突引力。该蛋白部分位于脂筏区，在缺失配体的情况下诱导程序性凋亡。该蛋白具有肿瘤抑制剂的功能，在结直肠癌和食管癌中经常发生突变或者下调表达。

(3) 基因突变致病机制

Srour 等[4]通过对患有先天性 MRMV 的法裔加拿大人家系成员的 DCC 基因的 29 个编码外显子进行测序，结果表明其 6 号外显子的给位有 1 个剪接位点突变，该突变造成移码。另外，Srour 等还对患有先天性 MRMV 的伊朗家系成员的 DCC 基因进行测序，发现有 1bp 的插入突变，从而导致移码和基因截断。此外，Depienne 等[5]还在患有 MRMV 的意大利家系成员的 DCC 基因上鉴定出了 1 个截断突变。

Finger 等[6]描述了 1 个 DCC 基因 20 号外显子缺失的 Kanga 大鼠，其表现出镜像运动，导致出现一种独特的跳跃步态。该突变也会导致大鼠的后脑和脊髓的皮质脊髓束的交叉缺陷以及皮质脊髓束的后滞。

(4) 目前基因突变概述

目前人类基因突变数据库收录了 DCC 基因突变 4 个，其中，错义 / 无义突变 1 个，剪接突变 1 个，小的缺失 1 个，小的插入 1 个。突变分布在基因整个编码区，无突变热点。

三、MRMV2 基因诊断

(1) 概述

RAD51A 基因，即编码 DNA 修复蛋白 RAD51 同系物 1(DNA repair protein RAD51 homolog 1) 的基因，位于 15 号染色体长臂 1 区 5 带 1 亚带 (15q15.1)，基因组坐标为 (GRCh37): 15: 40987327-41024356，基因全长 37 030bp，包含 13 个外显子，编码 339 个氨基酸。

(2) 基因对应蛋白结构及功能

RAD51A 基因编码的蛋白属于 RAD51 蛋白家族。RAD51 家族成员与细菌的 RecA 以及酿酒酵母的 Rad51 高度相似，其参与同源重组和 DNA 的修复过程。该蛋白能够与单链 DNA 连接蛋白 RPA 以及 RAD52 相互作用，目前认为该蛋白在同源配

对以及 DNA 链转移的过程中发挥作用。该蛋白也能与 BRCA1 以及 BRAC2 相互作用，因此可能在 DNA 损伤的细胞应答中发挥重要作用。BRAC2 能够调控该蛋白的细胞定位以及与 DNA 连接的能力。BRAC2 失活而引起的调控功能的缺失，可能是导致基因组不稳定以及肿瘤发生的一个至关重要的因素。目前已发现该基因具有多个能编码不同亚型的转录本。

(3) 基因突变致病机制

Depienne 等[3]通过对一个大型 MRMV 家系进行外显子测序，在 RAD51 基因上鉴出一个截短突变。在 8 个患者及 8 个正常人中均发现了此突变。在一个德国患者的 RAD51 基因上发现了另一个截短突变。因此，研究者认为单倍剂量不足是该病的致病机制。在促肾上腺皮质激素产生的早期，RAD51 相关的 DNA 修复功能的不足可能导致过度的程序性细胞凋亡，并且改变中央神经系统的发育。然而，RAD51 可能对轴突导向发挥直接或间接的作用。

Ahmed 等[7]采用连锁分析和候选基因的方法，发现有 2 个基因与先天性的 MRMV 障碍有关。其中 1 个是位于 18q21.2 的 DCC(MRMV1)，该基因编码一个神经突起生长导向因子 (Netrin) 受体；另外 1 个是位于 15q15.1 的 RAD51(MRMV2)，该基因与维持基因的完整性有关。

本病尚无相应的分子研究，致病机制未明。

(4) 目前基因突变概述

目前人类基因突变数据库收录了 RAD51A 基因突变 4 个，其中错义 / 无义突变 1 个，调控区突变 2 个，大片段缺失 1 个。突变分布在基因整个编码区，无突变热点。

（李全鑫　周鑫兰）

参考文献

[1] Sharafaddinzadeh N, Bavarsad R, Yousefkhah M, et al. Familial mirror movements over five generations. Neurology India, 2008, 56: 482-483

[2] Srour M, Riviere JB, Pham JMT, et al. Mutations in DCC cause congenital mirror movements. Science, 2010, 328: 592

[3] Depienne C, Bouteiller D, Meneret A, et al. RAD51 haploinsufficiency causes congenital mirror movements in humans. Am J Hum Genet, 2012, 90: 301-307

[4] Srour M, Philibert M, Dion M H, et al. Familial congenital mirror movements: report of a large 4-generation family.

Neurology, 2009, 73: 729-731

[5] Depienne C, Cincotta M, Billot S, et al. A novel *DCC* mutation and genetic heterogeneity in congenital mirror movements.Neurology, 2011, 76: 260-264

[6] Finger JH, Bronson RT, Harris B, et al. The netrin 1 receptors Unc5h3 and *Dcc* are necessary at multiple choice points for the guidance of corticospinal tract axons. J Neurosci, 2002,

22: 10346-10356

[7] Ahmed I, Mittal K, Sheikh TI, et al. Identification of a homozygous splice site mutation in the dynein axonemal light chain 4 gene on 22q13.1 in a large consanguineous family from Pakistan with congenital mirror movement disorder. Hum Genet, 2014, 133: 1419-1429

915　错配修复肿瘤综合征
(mismatch repair cancer syndrome, MMRCS; OMIM 276300)

一、临床特点

(1) 概述

错配修复肿瘤综合征 (MMRCS) 为一种罕见的儿童肿瘤易感综合征。目前已知 4 个错配修复基因[1] (MMR-gene)：*MLH1*、*MSH2*、*MSH6* 和 *PMS2*，其中任何一个基因的纯合突变或复合杂合突变均可引起该病。MMRCS 以儿童起病的多发肿瘤为特征表现。

(2) 临床表现

MMRCS 患者的肿瘤谱较广，大致可划分为 4 类[2-11]：血液系统恶性肿瘤、中枢神经系统肿瘤、结直肠肿瘤及其他恶性肿瘤，包括胚胎来源的肿瘤及横纹肌肉瘤等。血液系统恶性肿瘤通常在婴幼儿期出现 (平均出现年龄 5.5 岁)，以非霍奇金淋巴瘤和急性类淋巴母细胞白血病最为常见；中枢神经系统肿瘤则出现时间稍晚 (平均患病年龄为 8 岁)，包括星形细胞瘤、胶质瘤、成神经管细胞瘤、室管膜细胞瘤等，以前两者最多见；结直肠肿瘤 (又称 Lynch 综合征相关肿瘤) 发病时间更晚 (平均发现年龄 16 岁)，且通常不是该病患者的首发肿瘤类型。此外，MMRCS 患者也可出现类似神经纤维瘤病的牛奶咖啡斑，故有上述皮肤表现并伴发神经纤维瘤病中不常见肿瘤的儿童患者，应考虑到 MMRCS 可能[1]。另外 MMRCS 患者可能伴发免疫缺陷[12]；其胼胝体发育不良及灰质异位的出现比例也较普通人群高[2]。

(3) 辅助检查

血液系统及中枢神经系统恶性肿瘤患者血液学、免疫相关及影像学检查可有相应异常发现，在此不做赘述。此外有报道 MMRCS 患者血清

IgG2、IgG4 及 IgA 水平下降或无法测出，而 IgM 水平升高[12]。头 MRI 可发现部分患者胼胝体发育不良或灰质异位 (图 915-1)。伴发结直肠恶性肿瘤或息肉的患者肠镜检查的特征性表现为[13]：息肉沿全结肠分布，数目较少，20~100 个；直径 >3cm 的息肉发生频率较高；70%~100% 的 20~30 岁的患者并发结肠癌，并以女性多见。

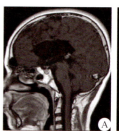
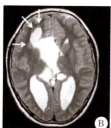
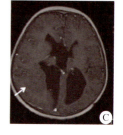

图 915-1　MMRCS 患者头 MRI
11 岁男性患儿确诊 MMRCS，图 A 显示胼胝体发育不良；图 B 及图 C 显示脑室旁及枕叶灰质异位 (白色箭头所示)(J Hum Genet. 2013, 21, 55-61)

(4) 病理表现

伴发不同肿瘤的患者可有相应肿瘤的病理表现。

(5) 受累部位病变汇总 (表 915-1)

表 915-1　受累部位及表现

受累部位	主要表现
中枢神经系统	胼胝体发育不良、灰质异位及颅内囊肿 (部分患者)
胃肠道	结肠腺瘤性息肉
皮肤	牛奶咖啡斑、腋窝雀斑、色素沉着斑
肿瘤	室管膜细胞瘤、胶质瘤、少突神经胶质瘤、成神经细胞瘤、星形细胞瘤、成神经管细胞瘤、基底细胞癌、结肠腺癌、白血病、淋巴瘤、横纹肌肉瘤

二、基因诊断

(1) 概述

MMRCS 是由双等位 DNA 错配修复突变导致的肿瘤综合征，目前报道的与其相关的致病基因有 4 个，分别是 MutL 同源物 1 (mutL homolog 1，*MLH1*)、MutS 同源物 2(MutS protein homolog 2，*MSH2*)、MutS 同源物 6 (MutS protein homolog 6，*MSH6*) 和减数分裂后分离增加 2(postmeiotic segregation increased 2，*PMS2*)。上述基因的位点信息见表 915-2。

表 915-2　基因位点信息汇总

基因	染色体位置	基因组起止坐标 (GRCh37)	基因全长 (bp)	外显子数	氨基酸数
MLH1	3p22.3	3：37034841-37092337	57 497	19	756
MSH2	2p21	2：47630206-47710367	80 162	16	935
MSH6	2p16.3	2：48010221-48034092	23 872	10	1361
PMS2	7p22.1	7：6012870-6048737	35 868	15	863

(2) 基因对应蛋白结构及功能

重组修复蛋白 MLH1 蛋白序列含有 756 个氨基酸，大小为 84.6kDa，从 N 端到 C 端依次为 ATP 酶活性区域、MutS 同源相互作用区域和 *PMS2/MLH3* 作用区域。*MLH1* 基因在遗传性结直肠癌中发生高频突变。它是大肠杆菌 DNA 错配修复基因 *MutL* 的人同源物。*MLH1* 的选择性剪接可产生多种转录本编码不同的亚型。这些转录变异体已被证实，但是它们的功能还未被阐述清楚。

MSH2 和 *MSH6* 是大肠杆菌错配修复基因 *MutS* 的人同源基因，它们都是复制后 DNA 错配修复系统 (mismatch repair system，MMR) 组分。*MSH2* 由 934 个氨基酸组成，大小为 104.7kDa。*MSH6* 由 1360 个氨基酸组成，大小为 153kDa。*MSH6* 的 N 端存在 PCNA 结合基序，中间包含一个 *MSH2* 作用区域，其 C 端存在一个 ATP 结合基序。MutS alpha (*MSH2-MSH6* 组成的异二聚体) 和 MutS beta (*MSH2-MSH3* 组成的异二聚体) 能结合到 DNA 错配位点，因而启动 DNA 的修复。当 MutS 复合物结合到 DNA 链上后，该二聚体能弯曲 DNA 双螺旋，并且覆盖大约 20 个碱基对。MutS alpha 识别单个的错配的碱基，并且在 DNA 链上产生双核苷酸插入缺失环。MutS beta 能识别长达 13 个核苷酸的插入缺失环。蛋白复合物一旦与错配碱基结合

后，MutS alpha 或 beta 与 MutL alpha 异二聚体形成一个三元复合物，指导下游错配修复事件的基础，包括链的切除和合成。ATP 的结合以及水解在错配修复功能中起到至关重要的作用。与 MutS alpha 结合的 ATP 酶类似于一个分子开关，调节着复合物与 DNA 的结合：错配的 DNA 引发 ADP 向 ATP 的转换，导致明显的构象的改变，使得 MutS alpha 转变成一个滑动夹，以水解非依赖的形式沿着 DNA 骨架滑动。这种转变对于错配修复是至关重要的。MutS alpha 可能也在 DNA 同源重组修复中起到一定的作用。在黑色素细胞中可能调节 UVB 诱导的细胞周期调节和凋亡。

PMS2 由 862 个氨基酸组成，并且与酵母中 *PMS1* 有 32% 的相似性。*PMS2* 参与了 DNA 错配修复过程，并且具有潜在的核酸内切酶活性。这依赖于 MutL 同源物 meta 结合基序的完整性。作为一个核酸内切酶，*PMS2* 在连续的 DNA 链上引入缺口。通常 *PMS2* 通过其 C 端的氨基酸 679~699 和 847~862 与 *MLH1* 的 C 端形成异二聚体，并与其他蛋白质复合物作用结合到错配碱基上。*PMS2* 基因的突变与遗传性结直肠癌、Turcot 综合征、幕上原始神经外胚叶瘤相关。*PMS2* 诱导错配区域附近的单链断裂，产生新的核酸外切酶 EXO1 进入位点，为降解包含错配位点的单链做准备。DNA 的甲基化在确保仅仅突变的 DNA 链被更正中发挥重要作用。此外，*MLH1-PMS2* 与 DNA 聚合酶 Ⅲ间的相互作用暗示该复合物可能促进了 DNA 聚合酶Ⅲ募集至 MMR 位点。

(3) 基因突变致病机制

Whiteside 等[14] 证实在 MMRCS 患者中存在 *MSH2* 的纯合子突变 (c.1662-1G>A)。Bougeard 等[15] 在 MMRCS 患者中又发现了两个新的 *MSH2* 的复合杂合子突变，分别是 EX1-6DEL 和 c.454delA。Menko 等[16] 发现 MMRCS 患者 *MSH6* 上存在一个纯合子突变 (c.3386_3388delGTG)。Hegde 等[17] 又发现了 *MSH6* 上一个新的突变位点 (c.3633dupT)。Baas 等[2] 分析了 3 名患有 MMRCS 的不相关的儿童，通过遗传分析发现其中一名儿童存在 *PMS2* 的纯合截断突变；第二个男孩遗传分析证实 *MLH1* 发生纯合的错义突变，73 位亮氨酸突变为精氨酸 (p.L73R)；第三名儿童的 *PMS2* 上存在 2 个复合的杂合性截断突变。

本病尚无相应的分子研究，致病机制未明。

(4) 目前基因突变概述

目前人类基因突变数据库收录了 *MLH1*、*MSH2*、*MSH6* 和 *PMS2* 基因突变见表915-3。

表915-3　基因突变汇总　（单位：个）

基因	突变总数	错义/无义突变	剪接突变	小片段缺失	小片段插入	大片段插入
MLH1	660	266	139	164	74	17
MSH2	562	236	83	153	73	17
MSH6	245	104	13	77	47	4
PMS2	66	28	13	15	9	1

（李金鑫　肖利云）

参考文献

[1] Wimmer K, Etzler J. Constitutional mismatch repair-deficiency syndrome: have we so far seen only the tip of an iceberg? Hum Genet, 2008, 124: 105-122

[2] Baas AF, Gabbett M, Rimac M, et al. Agenesis of the corpus callosum and gray matter heterotopia in three patients with constitutional mismatch repair deficiency syndrome. Europ. J Hum Genet, 2013, 21: 55-61

[3] Hamilton SR, Liu B, Parsons RE, et al. The molecular basis of Turcot's syndrome. New Eng J Med, 1995, 332: 839-847

[4] Trimbath JD, Petersen GM, Erdman SH, et al. Cafe-au-lait spots and early onset colorectal neoplasia: a variant of HNPCC? Fam Cancer, 2001, 1: 101-105

[5] Ostergaard JR, Sunde L, Okkels H. Neurofibromatosis von Recklinghausen type I phenotype and early onset of cancers in siblings compound heterozygous for mutations in *MSH6*. Am J Med Genet, 2005, 139A: 96-105

[6] Turcot J, Despres JP, St Pierre F. Malignant tumors of the central nervous system associated with familial polyposis of the colon: report of two cases. Dis Colon Rectum, 1959, 2: 465-468

[7] Paraf F, Jothy S, Van Meir EG. Brain tumor-polyposis syndrome: two genetic diseases? J Clin Oncol, 1997, 15: 2744-2758

[8] Michels VV, Stevens JC. Basal cell carcinoma in a patient with intestinal polyposis. Clin Genet, 1982, 22: 80-82

[9] DeVos M, Hayward BE, Picton S, et al. Novel PMS2 pseudogenes can conceal recessive mutations causing a distinctive childhood cancer syndrome. Am J Hum Genet, 2004, 74: 954-964

[10] Poley JW, Wagner A, Hoogmans MMCP, et al. Biallelic germline mutations of mismatch-repair genes: a possible cause for multiple pediatric malignancies. Cancer, 2007, 109: 2349-2356

[11] Kratz C P, Holter S, Etzler J, et al. Rhabdomyosarcoma in patients with constitutional mismatch-repair-deficiency syndrome. J Med Genet, 2009, 46: 418-420

[12] Peron S, MetinA, Gardes P, et al. Human *PMS2* deficiency is associated with impaired immunoglobulin class switch recombination. J Exp Med, 2008, 205: 2465–2472

[13] 徐富星，等. Turcot综合征. 中国实用内科杂志. 2002; 20: 2

[14] Whiteside D, McLeod R, Graham G, et al. A homozygous germ-line mutation in the human *MSH2* gene predisposes to hematological malignancy and multiple cafe-au-lait spots. Cancer Res, 2002, 62: 359-362

[15] Bougeard G, Charbonnier F, Moerman A, et al. Early onset brain tumor and lymphoma in MSH2-deficient children. Am J Hum Genet, 2003, 72: 213-216

[16] Menko FH, Kaspers GL, Meijer GA, et al. A homozygous *MSH6* mutation in a child with cafe-au-lait spots, oligodendroglioma and rectal cancer. Fam Cancer, 2004, 3: 123-127

[17] Hegde MR, Chong B, Blazo ME, et al. A homozygous mutation in *MSH6* causes Turcot syndrome. Clin Cancer Res, 2005, 11: 4689-4693

916　线粒体复合物 I 缺陷症
(mitochondrial complex I deficiency; OMIM 252010)

一、临床诊断

(1) 概述

线粒体复合物 I 缺陷 (mitochondrial complex I deficiency) 是最常见的线粒体疾病之一，占人类呼吸链疾病的30%左右，线粒体复合物 I 缺陷症是一种常染色体隐性遗传病，致病基因包括10余种。

X 连锁遗传中可以观察到 *NDUFA1* 基因的突变。

(2) 临床表现

男性多见于女性，线粒体复合物 I 缺陷临床表现跨度很大，包括新生儿的乳酸性酸中毒，幼儿期发病的 Leigh 综合征，儿童期发病的线粒体脑肌病和 MELAS 综合征，成年期发病的神经退行性疾病等。也可以累及多个/单个系统，如伴有肥厚型心肌病，视神经病变等[1]。

1) 新生儿的乳酸性酸中毒

线粒体复合物Ⅰ缺陷症最早出现的症状，发生于新生儿和幼儿早期，通常病程进展快速，在幼儿期即死亡。

2) 亚急性坏死性脑脊髓病

线粒体复合物Ⅰ缺陷症最常见的症状，患儿早期发育正常，婴儿晚期或者儿童早期出现进行性的神经功能异常，与脑干或基底节功能异常相关。临床表现为呼吸异常、眼球震颤、共济失调、肌张力障碍。逐渐进展的神经系统退化可有自发缓解，可以部分恢复但不能完全恢复正常。

3) 脑白质脑病

临床表现为进行性阵挛性癫痫、发作性呕吐、全脑发育迟缓和退化、痉挛、肌张力障碍、小脑性共济失调、上睑下垂、眼肌麻痹、眼球震颤和视神经萎缩。

4) 线粒体脑病、乳酸酸中毒和卒中样发作

MELAS 综合征的患者多于儿童期发病，表现为癫痫、偏头痛、呕吐、运动不耐受、肢体近端无力和身材矮小。第一次卒中样发作 [短暂的轻偏瘫和 (或) 偏盲，常先发生局灶性癫痫发作]，一般发生在 10 岁之前。

(3) 辅助检查

线粒体复合物Ⅰ缺陷症常可发现 MRI 异常，但大部分病例的 MRI 表现没有特异性也和特定的遗传缺陷无关。MRI T_2 表现为脑干和基底节高信号，T_1 低信号，可有广泛的脑萎缩和双侧对称的基底节异常信号。大部分患者可以在 CT 上看到典型的低密度病灶，主要在基底核区和脑干，有些患者可能有广泛的脑白质损害，50% 的患者可以发现类似卒中的累及深部脑叶灰质的病灶[1](图 916-1)。

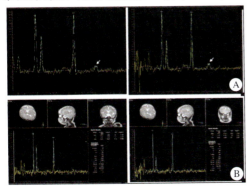

图 916-1 磁共振检查

A：初始磁共振波谱在右侧基底核及额叶白质出现乳酸峰；B：治疗后 3 周的 MRS 乳酸峰消失 [Brain Dev. 2010, 32(3):253-257]

(4) 病理表现

骨骼肌活检显示细胞内膜外膜螺旋状排列的巨大线粒体 (图 916-2)。电子顺磁共振可以发现复合体Ⅰ的 FeS 基本全部丢失，骨骼肌中缺失最显著，肾脏线粒体中丢失情况最轻。也有尸体解剖发现急性坏死性脑病[3]。

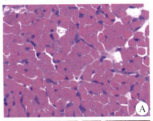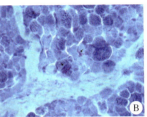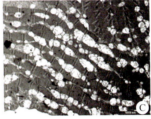

图 916-2 病理检查

A. 光镜下肌肉组织正常；B. 改良 Gomori 三色染色看到一些破碎纤维 (箭头所指)；C. 电镜下肌膜下线粒体膜数量增加 [Brain Dev. 2010, 32(3):253-257]

(5) 亚型汇总[2](表 916-1)

表 916-1 亚型汇总

基因位点	致病基因
1q23.3	NDUFS2
2q33.1	NDUFB3
2q33.3	NDUFS1
3p21.31	NDUFAF3
5p15.33	NDUFS6
5q11.2	NDUFS4
5q12.1	NDUFAF2
6q16.1	NDUFAF4
8q24.13	NDUFB9
11p11.2	NDUFS3
11q13.2	NDUFV1
11q24.2	FOXRED1
14q12	NUBPL
15q15.1	NDUFAF1
18p11.22	NDUFV2
19p13.3	NDUFA11
20p12.1	NDUFAF5
Xq24	NDUFA1

(6) 受累部位病变汇总 (表 916-2)

表 916-2 受累部位及表现

受累部位	主要表现
中枢神经系统	大脑半球、基底核、脑干损害，癫痫，痉挛，肌张力障碍，呼吸异常，间断呕吐
骨骼肌和心肌	线粒体肌病、张力减退/亢进、运动后乳酸血症、肥厚型心肌病、扩张型心肌病

续表

受累部位	主要表现
视 / 听觉系统	视神经盘萎缩、黑矇、眼球震颤、耳聋
其他	先天畸形、发育缓慢、小头畸形、巨头畸形

二、基因诊断

(1) 概述

与线粒体复合体Ⅰ缺陷症相关的致病基因有 18 个（表 916-3）。

表 916-3 与线粒体复合体Ⅰ缺陷症相关的致病基因

基因	基因位点	基因组起止坐标 (GRCh37)	基因全长 (bp)	外显子数	氨基酸数
FOXRED1	11q24.2	11:126138935-126148027	9 093	11	486
NDUFA1	Xq24	X:119005734-119010629	4 896	3	70
NDUFA11	19p13.3	19:5891287-5904024	12 738	4	228
NDUFAF1	15q11.2-q21.3	15:41679547-41694658	15 112	5	327
NDUFAF2	5q12.1	5:60240956-60448864	207 909	4	169
NDUFAF3	3p21.31	3:49057908-49060928	3 021	5	184
NDUFAF4	6q16.1	6:97337187-97345767	8 581	3	175
NDUFAF5	20p12.1	20:13765672-13799067	33 396	11	345
NDUFB3	2q33.1	2:201936462-201950473	14 012	3	98
NDUFB9	8q13.3	8:125551343-125580751	29 409	4	179
NDUFS1	2q33-q34	2:206987803-207024243	36 441	19	727
NDUFS2	1q23	1:161167209-161184185	16 977	13	457
NDUFS3	11p11.11	11:47600562-47606115	5 554	7	264
NDUFS4	5q11.1	5: 52856464-52979171	122 708	5	175
NDUFS6	5p15.33	5:1801496-1816165	14 670	4	124
NDUFV1	11q13	11:67374323-67380012	5 690	10	464
NDUFV2	18p11.22	18:9102628-9134343	31 716	8	249
NUBPL	14q12	14:32030591-32330430	299 840	11	319

(2) 基因对应蛋白功能

1)FOXRED1

该基因编码包含一个 FAD 依赖氧化还原结构域的蛋白质 (FAD-dependent oxidoreductase domain containing 1)，与氧化还原酶活性相关。编码的蛋白定位在线粒体上，是线粒体复合物Ⅰ的分子伴侣。

2) NDUFA1

该基因编码的蛋白 [NADH dehydrogenase (ubiquinone) Ⅰ alpha subcomplex, 1] 是呼吸链复合物Ⅰ的重要组成组成部分，负责把电子从 NADH 传送到泛醌。N 端疏水区域，与跟复合物Ⅰ球状子单元

交互作用的 C 端亲水性域折叠成跨越线粒体内膜α 螺旋。两个结构域的高度保守表明这个特性对蛋白质功能有重要作用，是复合物Ⅰ在线粒体内膜的一个锚定物。另外，NDUFA1 多肽也是 31 个参与质子转移功能的复合物Ⅰ的"疏水蛋白"(HP)组件之一。因此，NDUFA1 多肽也可能具有质子转移的功能。

3) NDUFA11

该基因编码一个与线粒体膜结合的复合物Ⅰ的 亚 基 [NADH dehydrogenase (ubiquinone) Ⅰ alpha subcomplex，11]。

4) NDUFAF1

该基因编码复合物Ⅰ装配因子 1[NADH dehydrogenase (ubiquinone) complex Ⅰ, assembly factor 1]。该基因编码的蛋白在复合物Ⅰ装配过程中必不可少，其突变是线粒体复合体Ⅰ缺陷症的一个诱因。

5) NDUFAF2

该基因编码复合物Ⅰ装配因子 2[NADH dehydrogenase (ubiquinone) complex Ⅰ, assembly factor 2]，与电子载体及 NADH 脱氢酶活性相关，在复合物Ⅰ的装配过程中起到分子伴侣的作用。

6) NDUFAF3

该基因编码复合物Ⅰ装配因子 3[NADH dehydrogenase (ubiquinone) complex Ⅰ, assembly factor 3]，与复合物Ⅰ的其他亚基相互作用，是复合物Ⅰ装配的必要因子。

7) NDUFAF4

该基因编码复合物Ⅰ装配因子 4[NADH dehydrogenase (ubiquinone) complex Ⅰ, assembly factor 4]，参与复合物Ⅰ的装配，与细胞增殖、激素依赖性肿瘤细胞存活相关，除此之外还参与调控乳腺肿瘤细胞侵袭。

8) NDUFAF5

该基因编码复合物Ⅰ装配因子 5[NADH dehydrogenase (ubiquinone) complex Ⅰ, assembly factor 5]，与线粒体内膜的端面有关，是复合物Ⅰ装配的必需蛋白。该基因有潜在甲基转移酶活性。

9) NDUFB3

该基因编码复合物Ⅰ的一个辅助亚基 [NADH dehydrogenase (ubiquinone) Ⅰ beta subcomplex，3]，这个蛋白位于线粒体内膜，是一个单向通道膜蛋白。

10) NDUFB9

该基因编码复合体Ⅰ的一个辅助亚基 [NADH

dehydrogenase (ubiquinone) 1 beta subcomplex，9]。

11) NDUFS1

该基因编码的蛋白质 [NADH dehydrogenase (ubiquinone) Fe-S protein 1] 属于复合物Ⅰ型 75 kDa 亚家族。它们位于线粒体内膜，具有 NADH 脱氢酶活性和氧化还原酶的活性。它从 NADH 呼吸链转移电子。该蛋白是复合物Ⅰ最大的亚基，是一个铁硫 (IP) 酶片段的组成成分。它还可以形成 NADH 被氧化的活性裂缝部位。

12) NDUFS2

该基因编码的蛋白 (NADH dehydrogenase (ubiquinone) Fe-S protein 2)，是复合物Ⅰ的核心亚基之一。哺乳动物线粒体复合物Ⅰ至少由 43 个不同的亚基组成，其中 7 个是由线粒体基因组编码的，其余的是核基因的产物。复合物Ⅰ的铁硫蛋白由 7 个子单元构成，其中就包含这个 NDUFS2 蛋白。

13) NDUFS3

该基因编码复合物Ⅰ的其中一个铁硫蛋白 [NADH dehydrogenase (ubiquinone) Fe-S protein 3]。它是线粒体膜上复合体Ⅰ核心亚基之一，一般认为它是催化所需的最小组成部分。

14) NDUFS4

该基因编码复合物Ⅰ的一个辅助亚基 [NADH dehydrogenase (ubiquinone) Fe-S protein 4]。

15) NDUFS6

该基因编码复合物Ⅰ的一个辅助亚基 [NADH dehydrogenase (ubiquinone) Fe-S protein 6]，是 7 个铁硫蛋白组分的其中之一。

16) NDUFV1

该基因编码一个 51kDa 的复合体Ⅰ亚基 [NADH dehydrogenase (ubiquinone) flavoprotein 1]，同时携带 NADH、FMN 以及 Fe-S 结合位点。

17) NDUFV2

该基因编码一个 24 kDa 的复合物Ⅰ亚基 [NADH dehydrogenase (ubiquinone) flavoprotein 2]，与电子传递功能相关。它是复合物Ⅰ的核心亚基，属于催化所需的最小组成部分。

18) NUBPL

该基因编码的蛋白是一个铁硫蛋白，属于 Mrp/NBP35 ATP- 绑定蛋白家族 (nucleotide binding protein-like)，在呼吸链复合物Ⅰ的装配中起着关键作用，它将 Fe-S 转移到必须携带 Fe-S 的亚基上。

(3) 基因突变致病机制

1) FOXRED1

Calvo 等[3] 在一个由于线粒体复合体Ⅰ缺陷症引起的 Leigh 患者中，检测到了 FOXRED1 基因带有 2 个杂合突变。

Fassone 等[4] 报道了一个犹太伊朗线粒体复合体Ⅰ缺陷症患儿 FOXRED1 基因第 354 位氨基酸由精氨酸突变为色氨酸的纯合突变。在人的成纤维细胞中，FOXRED1 基因沉默导致复合体稳定状态和活性的降低，而慢病毒调节的 FOXRED1 的转基因表达载体可以缓解患者成纤维母细胞中线粒体复合体Ⅰ缺陷症带来的影响。

2) NDUFA1

Fernandez-Moreira[5] 在两个无亲缘关系的线粒体复合体Ⅰ缺陷症男性患者中，发现 NDUFA1 基因存在两个不同的半合子突变。

Potluri 等[6] 在两个亲表兄弟的 NDUFA1 基因中检测出了一个杂合子突变，该基因与母系遗传的进行性神经变性疾病和线粒体复合体Ⅰ缺陷症有关。肌肉活检显示复合物Ⅰ显著的减少（正常水平的 5%~10%）。2011 年，Mayr 等[7] 在一个患有轻型线粒体复合体Ⅰ缺陷症的女孩体内发现了杂合突变 p.G32R 的替换。该女孩精神运动发育正常，间歇性病发病，肌肉中复合物Ⅰ下降，肌肉 cDNA 在突变等位基因中显著表达 (72%)；此外，患者肌肉中有来自于父亲 AR 受体的高水平表达，表明存在 X 染色体失活机制。

Scheffler 等[8, 9] 报道了几个呼吸链缺陷突变中国仓鼠细胞培养体。它们全都依赖于大量葡萄糖以维持高水平的糖酵解。当用半乳糖代替葡萄糖时，突变体死亡。这种特征把大约 36 个突变体排序分成 7 个互补组[10]。1981 年，Whitfield[11] 和 Haiti 等[12] 在突变体电子传递链的中国仓鼠细胞中发现了 gal-minus 突变体。值得一提的是，几个互补组在电子传递链的复合物Ⅰ中均发现存在缺陷。1982 年，Day 和 Scheffler[13] 发现一部分互补基团在仓鼠和老鼠中是 X 连锁。至少有一个互补基团位于常染色体上。

3) NDUFA11

在 3 个同血缘以色列贝多因人家族严重线粒体复合体Ⅰ缺陷症的后代中，Berger 等[14] 确定出了 NDUFA11 基因的纯合子突变。2013 年，Andrews 等[15] 发现，在 143B 人类骨肉瘤细胞中 NDUFA11 的敲除会导致完整的线粒体复合物Ⅰ的减少，从而引起分子质量为 815kDa 和 550kDa 的子复合物的积累，降低细胞耗氧量。

4) *NDUFAF1*

Janssen 等[116]对 13 个患有线粒体复合体Ⅰ缺陷症但 35 个编码复合体和 mtDNA 的核基因未检测到突变的患者进行分析，发现了 4 个 SNP，但没有致病突变。

Dunning 等[117]在一个临床表现为心肌病的线粒体复合体Ⅰ缺陷症患者身上发现 *NDUFAF1* 基因存在 2 个复合杂合突变。

Fassone 等[118]在一个致死性肥厚型心肌病的线粒体复合体Ⅰ缺陷症的法国患病婴儿身上发现 *NDUFAF1* 基因有 2 个复合杂合突变。他们注意到这个患者和 Dunning 等[117]报道的患者被病毒性感染后，均表现为婴儿期患肥厚性心肌病，但是后者还具有多系统紊乱并表现出更长的存活期。

5) *NDUFAF2*

Ogilvi 等[119]对一个线粒体复合体Ⅰ缺陷症患者进行基因检测，发现由于 *NDUFAF2* 的第二外显子发生纯合 c.182C-T 突变导致 p.R45X 置换，患儿在 13 岁时死于严重的进行性脑病。该患者复合体Ⅰ活性比对照组低 20%。

Calvo 等[3]检测患有线粒体复合体Ⅰ缺陷症和 Leigh 综合征的两名同胞，发现了 *NDUFAF2* 存在 1bp(c.103delA) 的纯合缺失，移码突变使翻译提前终止，同时蛋白质印迹分析未检测到任何 *NDUFAF2* 蛋白产物，这些结果表明该突变导致基因产物具有不稳定性。

6) *NDUFAF3*

Saada 等[20]在 5 个线粒体复合体Ⅰ缺陷症患者中确定出了 *NDUFAF3* 基因存在纯合或复合杂合突变，所有患者均在出生 6 个月之前死亡。

7) *NDUFAF4*

Saada 等[21]对 5 个近亲结婚家系线粒体复合体Ⅰ缺陷症患者进行纯合子定位，发现编码 20.2kDa 线粒体蛋白的 *NDUFAF4* 基因一个保守碱基的错义突变，该突变曾在一例心肌病患者中被发现。在两名患者的肌肉组织中，*NDUFAF4* 蛋白和完整组装的复合体Ⅰ含量明显降低，野生型 *NDUFAF4* cDNA 转染患者成纤维细胞可恢复复合体Ⅰ活性，证明 *NDUFAF4* 是复合体Ⅰ的组装影响因子。

8) *NDUFAF5*

Sugiana 等[22]在 3 个致死性线粒体复合体Ⅰ缺陷症新生患儿中确定出了 *NDUFAF5* 基因的纯合突变。

Gerards 等[23]报道了 2 名来自摩洛哥近亲家系的成年同胞检测出 *NDUFAF5* 基因的纯合子突变，他们儿童期开始出现伴随线粒体复合体Ⅰ缺陷症的 Leigh 综合征的症状。

9) *NDUFB3*

Calvo 等[24]在一个患有严重线粒体复合体Ⅰ缺陷症以至于 4 个月就死亡的患儿中，发现了 *NDUFB3* 基因存在一个纯合突变。

Haack 等[25]应用外显子测序技术，在一个线粒体复合体Ⅰ缺陷症患者中发现 *NDUFB3* 基因存在 2 个杂合突变 (p.W22R 和 p.G70X)。患者成纤维细胞中复合物Ⅰ的含量仅为正常水平的 17%，而野生型 *NDUFB3* 基因表达则不存在这种生化缺陷。

10) *NDUFB9*

Haack 等[25]通过对 152 个线粒体复合体Ⅰ缺陷症患者的 75 个候选基因进行测序，发现了包括 *NDUFB9* 基因在内的 16 个基因的致病突变，在 *NDUFB9* 基因中发现了一个新的纯合致病突变。该项研究中检测出的突变在家系内共分离，且 dbSNP 和千人基因组数据库中没有该突变，200 名正常对照人群中也未检测到该突变。患者的成纤维细胞显示其复合物Ⅰ活性水平只有正常的 39%，但通过转染野生型 *NDUFB9* 基因可恢复表达量。免疫印迹结果显示 *NDUFB9* 和复合体Ⅰ亚基的下降水平与整体复合物组装水平的下降程度相一致。

11) *NDUFS1*

Benit 等[26]在 36 个线粒体复合体Ⅰ缺陷症患者的 *NDUFS1* 基因中发现了 5 个不同的点突变和 1 个大片段缺失。Hoefs 等[27]从 3 个患有严重线粒体复合体Ⅰ缺陷症和低复合物Ⅰ活性 (小于正常对照的 30%) 的家庭筛选出 4 个病例，确定了 *NDUFS1* 基因 5 个不同等位基因突变。患者细胞中的复合物Ⅰ合成数量减少和子复合物累积，表明这些突变影响复合物Ⅰ的组装或稳定性。

12) *NDUFS2*

Loeffen 等[28]在一个线粒体复合体Ⅰ缺陷症患者的 *NDUFS2* 中发现 3 个不同纯和错义突变。

13) *NDUFS3*

Benit 等[29]在一名线粒体复合体Ⅰ缺陷症患者中发现了 *NDUFS3* 基因复合杂合突变 (p.T145I 和 p.R199W)。Haack 等[25]在一名线粒体复合体Ⅰ缺陷症患者中发现了 p.R199W 纯合突变。

14) *NDUFS4*

van den Heuvel 等[30] 在一个线粒体复合体Ⅰ缺陷症患者中，发现 NDUFS4 基因存在一个纯合突变。这是第一篇关于线粒体复合体Ⅰ缺陷症的研究。Smeitink 和 van den Heuvel[31] 对人类核编码复合物Ⅰ亚基分子数据进行了综述。

Ugalde 等[32] 用蓝色非变性凝胶电泳对 15 个线粒体复合体Ⅰ缺陷症患者的成纤维细胞进行研究，探索核突变如何影响线粒体氧化磷酸化复合物的功能完整性。研究者在携带复合物Ⅰ亚基基因突变的患者中发现完整复合物Ⅰ水平降低，表明复合物Ⅰ缺乏组装和（或）稳定性。复合物Ⅰ基因的突变也影响其他线粒体复合物的稳定性，NDUFS2 和 NDUFS4 基因的突变降低复合物Ⅲ的组装。

Anderson 等[33] 对 3 个患有线粒体复合体Ⅰ缺陷症的 Leigh 综合征的德系犹太裔患者进行研究，发现 NDUFS4 基因存在纯合突变。这个突变使对复合物Ⅰ活化非常重要的 cAPM 依赖性蛋白激酶的磷酸化保守位点缺失。

Johnson 等[34] 发现，在 Leigh 综合征小鼠模型中，雷帕霉素（mTOR 信号通路的特异性抑制剂），能有效提高生存期和延缓疾病的衰减过程。给这些缺乏线粒体呼吸链亚基 NDUFS4 的小鼠注射雷帕霉素，延缓了神经症状的发病，减少炎症发作，防止脑损伤。雷帕霉素诱导新陈代谢转移到氨基酸的分解，减少糖酵解中间产物的积累。

15) NDUFS6

Kirby 等[35] 在两个线粒体复合体Ⅰ缺陷症家系中发现 NDUFS6 基因存在纯合突变，导致基因序列异常拼接和大型删除。

Spiegel 等[36] 研究了两个犹太婴幼儿病例，两个都患有严重线粒体复合体Ⅰ缺陷症引起的致命小儿乳酸中毒，他们在患者 NDUFS6 基因中确定了一个纯合突变。

16) NDUFV1

Schuelke 等[37] 在 20 个患线粒体复合体Ⅰ缺陷症患者中，发现 3 个的 NDUFV1 基因存在杂合突变。Benit 等[24] 也发现了 3 例患者 NDUFV1 基因共携带 6 个突变。

Grad 和 Lemire 等[38] 构建了 NDUFV1 及同源基因 nuo-1 的表达致病突变线虫转基因菌株。该转基因菌株表现乳酸过多症，同时基于 NADH 的线粒体呼吸功能也下降。

17) NDUFV2

Benit 等[39] 在一个线粒体复合体Ⅰ缺陷症且伴随早发性心肌肥厚病和脑病特征的患者中发现了 NDUFV2 基因的突变。

18) NUBPL

Calvo 等[3] 在一个线粒体复合体Ⅰ缺陷症的病人发现 NUBPL 基因存在 2 个复合杂合突变。

Kevelam 等[40] 调查了来自 5 个无亲缘关系的 6 名患者，他们在患者中确定出了 NUBPL 基因存在复合杂合突变。所有患者至少携带一个杂合突变。第一个突变是通过全基因组测序鉴定出来的，并用 Sanger 法进行验证。复合体Ⅰ的相对表达量为正常水平的 27%~38%。

(4) 目前基因突变概述

目前人类基因突变数据库没有收录 NDUFA11、NDUFB3 和 NDUFB9 基因突变信息，但在文献中报道 NDUFA11 基因存在一个纯合致病突变[14]，NDUFB3 基因存在一个纯合致病突变和两个错义突变（p.W22R 和 p.G70X）[24-25]，NDUFB9 基因存在一个纯合致病突变[25]。该病其他基因所收录的突变信息如表 916-4 所示。

表 916-4　与线粒体复合体Ⅰ缺陷症相关的致病基因突变汇总　（单位：个）

基因	突变总数	错义/无义突变	剪接突变	调控区突变	小片段缺失	小片段插入	小片段插入缺失
FOXRED1	6	5	0	0	0	1	0
NDUFA1	4	4	0	0	0	0	0
NDUFAF1	7	5	1	0	1	0	0
NDUFAF2	6	5	0	0	1	0	0
NDUFAF3	4	4	0	0	0	0	0
NDUFAF4	2	2	0	0	0	0	0
NDUFAF5	6	5	1	0	0	0	0
NDUFS1	18	15	0	0	2	1	0
NDUFS2	18	15	2	0	1	0	0
NDUFS3	3	3	0	0	0	0	0
NDUFS4	12	3	3	0	3	2	0
NDUFS6	3	2	1	0	0	0	0
NDUFV1	26	21	2	0	0	0	0
NDUFV2	3	2	0	0	0	1	0
NUBPL	6	4	1	0	1	0	0

（马艳玲　施成成　梁鑫明　梁恩静　麻凯龙
王佳昊　吴　琼　詹　筱　张　和）

参考文献

[1] Fassone E, Rahman S. Complex I deficiency: clinical

features, biochemistry and molecular genetics. J Med Genet, 2012, 49:578-590

[2] Felix Distelmaier, Koopman WJH, Heuvel LPVD, et al. Mitochondrial complex I deficiency: from organelle dysfunction to clinical disease. Brain, 2009, 132:833–842

[3] Calvo SE, Tucker EJ, Compton AG, et al. High-throughput, pooled sequencing identifies mutations in *NUBPL* and *FOXRED1* in human complex I deficiency. Nat Genet, 2010, 42: 851-858

[4] Fassone E, Duncan AJ, Taanman JW, et al. FOXRED1, encoding an FAD-dependent oxidoreductase complex-I-specific molecular chaperone, is mutated in infantile-onset mitochondrial encephalopathy. Hum Molec Genet, 2010, 19: 4837-4847

[5] Fernandez-Moreira D, Ugalde C, Smeets R, et al. X-linked *NDUFA1* gene mutations associated with mitochondrial encephalomyopathy. Ann Neurol, 2007, 61: 73-83

[6] Potluri P, Davila A, Ruiz-Pesini E, et al. A novel *NDUFA1* mutation leads to a progressive mitochondrial complex I-specific neurodegenerative disease. Molec Genet Metab, 2009, 96: 189-195

[7] Mayr JA, Bodamer O, Haack TB, et al. Heterozygous mutation in the X chromosomal *NDUFA1* gene in a girl with complex I deficiency. Molec Genet Metab, 2011, 103: 358-361

[8] DeFrancesco L, Scheffler IE, Bissell MJ, et al. A repiration-deficient Chinese hamster cell line with a defect in NADH-coenzyme Q reductase. J Biol Chem, 1976, 251: 4588-4595

[9] Ditta G, Soderberg K, Landy F, et al. Theselection of Chinese hamster cells deficient in oxidativeenergy metabolism. Somat Cell Genet, 1976, 2: 331-344

[10] Breen GAM, Scheffler IE. Respiration-deficient Chinese hamster cell mutants: biochemical characterization. Somat Cell Genet, 1979, 5: 441-451

[11] Whitfield CD, Bostedor P, Goodman D, et al. Increased hexose transport in Chinese hamster ovary cells resistant to 3-O-methyl-D-glucose. J Biol Chem, 1981, 256: 6651-6656

[12] Haiti IB, Comlan de Souza A, Thirion JP. Biochemical and genetic characterization of respiration-deficient mutants of Chinese hamster cells with a Gal-phenotype. Somat Cell Genet, 1981, 7: 567-582

[13] Day CE, Scheffler IE. Mapping of the genes of some components of the electron transport chain (complex I) on the X chromosome of mammals. Somat Cell Genet, 1982, 8: 691-707

[14] Berger I, Hershkovitz E, Shaag A, et al. Mitochondrial complex I deficiency caused by a deleterious NDUFA11 mutation. Ann Neurol, 2008, 63: 405-408

[15] Andrews B, Carroll J, Ding S, et al. Assembly factors for the membrane arm of human complex I. Proc Nat Acad Sci, 2013, 110: 18934-18939

[16] Janssen R, Smeitink J, Smeets R, et al. CIA30 complex I assembly factor: a candidate for human complex I deficiency Hum Genet, 2002, 110: 264-270

[17] Dunning CJR, McKenzie M, Sugiana C, et al. Human CIA30 is involved in the early assembly of mitochondrial complex I and mutations in its gene cause disease. EMBO J, 2007, 26: 3227-3237

[18] Fassone E, Taanman JW, Hargreaves IP, et al. Mutations in the mitochondrial complex I assembly factor *NDUFAF1* cause fatal infantile hypertrophic cardiomyopathy. J Med Genet, 2011, 48: 691-697

[19] Ogilvie I, Kennaway NG, Shoubridge EA. A molecular chaperone for mitochondrial complex I assembly is mutated in a progressive encephalopathy. J Clin Invest, 2005, 115: 2784-2792

[20] Saada A, Vogel RO, Hoefs SJ, et al. Mutations in *NDUFAF3* (C3ORF60), encoding an *NDUFAF4* (C6ORF66)-interacting complex I assembly protein, cause fatal neonatal mitochondrial disease. Am J Hum Genet, 2009, 84: 718-727

[21] Saada A, Edvardson S, Rapoport M, et al. C6ORF66 is an assembly factor of mitochondrial complex I. Am J Hum Genet, 2008, 82: 32-38

[22] Sugiana C, Pagliarini DJ, McKenzie M, et al. Mutation of C20orf7 disrupts complex I assembly and causes lethal neonatal mitochondrial disease. Am J Hum Genet, 2008, 83: 468-478

[23] Gerards M, Sluiter W, van den Bosch BJC, et al. Defective complex I assembly due to *C20orf7* mutations as a new cause of Leigh syndrome. J Med Genet, 2010, 47: 507-512.

[24] Calvo SE, Compton AG, Hershman SG, et al. Molecular diagnosis of infantile mitochondrial disease with targeted next-generation sequencing. Sci Transl Med, 2012, 4(118): 188-200

[25] Haack TB, Haberberger B, Frisch EM, et al. Molecular diagnosis in mitochondrial complex I deficiency using exome sequencing. J Med Genet, 2012, 49: 277-283

[26] Benit P, Chretien D, Kadhom N, et al. Large-scale deletion and point mutations of the nuclear *NDUFV1* and *NDUFS1* genes in mitochondrial complex I deficiency. Am J Hum Genet, 2001, 68: 1344-1352

[27] Hoef SJG, Skjeldal OH, Rodenburg RJ, et al. Novel mutations in the *NDUFS1* gene cause low residual activities in human complex I deficiencies. Molec Genet Metab, 2010, 100: 251-256

[28] Loeffen J, Elpeleg O, Smeitink J, et al. Mutations in the

complex I *NDUFS2* gene of patients with cardiomyopathy and encephalomyopathy. Ann Neurol, 2001, 49: 195-201

[29] Benit P, Slama A, Cartault F, Giurgea I, et al.Mutant *NDUFS3* subunit of mitochondrial complex I causes Leigh syndrome. J Med Genet, 2004, 41: 14-17

[30] van den Heuvel L, Ruitenbeek W, Smeets R, et al. Demonstration of a new pathogenic mutation in human complex I deficiency: a 5-bp duplication in the nuclear gene encoding the 18-kD (AQDQ) subunit. Am J Hum Genet, 1998, 62: 262-268

[31] Smeitink J, van den Heuvel L. Human mitochondrial complex I in health and disease. Am J Hum Genet, 1999, 64: 1505-1510

[32] Ugalde C, Janssen RJRJ, van den Heuvel LP, et al. Differences in assembly or stability of complex I and other mitochondrial OXPHOS complexes in inherited complex I deficiency. Hum Molec Genet, 2004, 13: 659-667

[33] Anderson SL, Chung WK, Frezzo J, et al. A novel mutation in *NDUFS4* causes Leigh syndrome in an Ashkenazi Jewish family. J Inherit Metab Dis, 2008, 31: S461-S467

[34] Johnson SC, Yanos ME, Kayser EB, et al. mTOR inhibition alleviates mitochondrial disease in a mouse model of Leigh syndrome. Science, 2013, 342: 1524-1528

[35] Kirby DM, Salemi R, Sugiana C, et al. *NDUFS6* mutations are a novel cause of lethal neonatal mitochondrial complex I deficiency. J Clin Invest, 2004, 114: 837-845

[36] Spiegel R, Shaag A, Mandel H, et al. Mutated NDUFS6 is the cause of fatal neonatal lactic acidemia in Caucasus Jews. Europ J Hum Genet, 2009, 17: 1200-1203

[37] Schuelke M, Smeitink J, Mariman E, et al. Mutant *NDUFV1* subunit of mitochondrial complex I causes leukodystrophy and myoclonic epilepsy. (Letter) Nat Genet, 1999, 21: 260-261

[38] Grad LI, Lemire BD. Mitochondrial complex I mutations in Caenorhabditis elegans produce cytochrome c oxidase deficiency, oxidative stress and vitamin-responsive lactic acidosis. Hum Molec Genet, 2004, 13: 303-314

[39] Benit P, Beugnot R, Chretien D, et al. Mutant *NDUFV2* subunit of mitochondrial complex I causes early onset hypertrophic cardiomyopathy and encephalopathy. Hum Mutat, 2003, 21: 582-586

[40] Kevelam SH, Rodenburg RJ, Wolf NI, et al. *NUBPL* mutations in patients with complex I deficiency and a distinct MRI pattern. Neurology, 2013, 80: 1577-1583

917　线粒体复合物 II 缺陷症
(mitochondrial complex II deficiency; OMIM 252011)

一、临床特点

(1) 概述

线粒体复合物 II 缺陷症为遗传性疾病，多见于儿童。该病多为常染色体隐性遗传，但在少数家系中呈现常染色体显性遗传模式[1]。目前已经发现三个该病的致病基因：*SDHA*[2]、*SDHAF1*[3] 及 *SDHD* 基因。*SDHA* 基因位于 5 号染色体，编码呼吸链复合物 II 的一个亚基；*SDHAF1* 基因位于 19 号染色体，编码复合物 II 组装因子；*SDHD* 基因位于 11 号染色体，其编码的蛋白质在复合物 II 组装过程中起纠错作用。上述三个基因突变均可导致线粒体能量代谢过程受阻，从而引发临床症状。

(2) 临床表现

线粒体复合物 II 缺陷症为一种较为罕见的呼吸链疾病，在所有呼吸链疾病中，其占 2%~23%[4, 5]。该病成人和儿童期均有发病，以婴儿时期发病为主，男女发病率无明显差别。线粒体复合物 II 缺陷症的临床表现差异很大，但整体病情大多呈进行性，绝大多数有神经系统损害表现，如精神运动发育迟滞、肌张力低下、痴呆、肌阵挛发作、痉挛性轻瘫、肌无力及运动不耐受、共济失调、眼外肌麻痹等，其中以精神运动发育迟滞及肌张力低下为突出表现；少数患者表现为视网膜色素变性、视神经萎缩、肥厚型或扩张型心肌病、心脏传导阻滞、先天性膝关节脱位、溶血尿毒综合征等神经系统外症状[6-14]。目前已经发现，线粒体复合物 II 缺陷与某些临床综合征相关，如 Leigh 综合征、Kearns-Sayre 综合征和脑白质营养不良。

(3) 辅助检查

血或脑脊液乳酸水平升高提示线粒体复合物 II 缺陷症诊断，但乳酸正常不能排除该病[15]。此外血或脑脊液中丙酮酸可升高，或乳酸/丙酮酸比值升高。上述指标水平升高可呈间歇性，并以运动后更显著。

该病患者头颅 MRI 可呈现多种不同的影像表现：部分可见间脑、丘脑、基底核、脑干、延髓和脊髓双侧对称的长 T_1、长 T_2 信号，呈 Leigh 综合征样的表现（图 917-1）；部分可见脑白质内广泛的长 T_1、长 T_2 信号，且病变可随病情进展而逐渐加重，一些患者经半年到一年的跟踪随访后发现脑白质损害范围扩大，甚至可见囊性坏死改变[16]（图 917-2）。磁共振波谱 (MRS) 分析也可能有异常发现[16]；受累区域存在乳酸和琥珀酸异常贮积和乙酰天冬氨酸、肌酸和磷酸肌酸降低现象，并且随着白质病变的加重，局部乳酸和琥珀酸蓄积浓度增高，而在没有受累的基底节区未发现乳酸和琥珀酸贮积的信号。

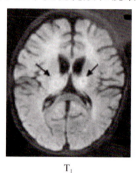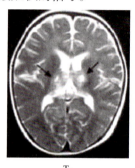

T_1 　　　　　　　　　T_2

图 917-1　线粒体复合物 Ⅱ 缺陷症头 MRI 影像

男性患儿，10 月龄，因线粒体复合物 Ⅱ 缺陷致 Leigh 综合征，头 MRI 可见两侧丘脑肿胀变形，呈现对称性分布片状长 T_1、长 T_2 异常信号，并可见长 T_1、长 T_2 囊变坏死区（箭头所示）[中国当代儿科杂志，2011，13(7):557-569]

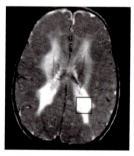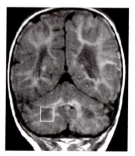

图 917-2　线粒体复合物 Ⅱ 缺陷症患儿脑白质病变

(Ann Neuro et al. 2002; 52:38-46)

(4) 病理表现

患者肌肉活检可见破碎红纤维（图 917-3）、肌纤维内脂滴积聚、异形线粒体增多等。受累肌肉内线粒体复合物 Ⅱ 活性降低。

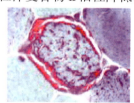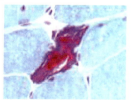

图 917-3　破碎红纤维

(5) 受累部位病变汇总（表 917-1）

表 917-1　受累部位及表现

受累部位	主要表现
中枢神经系统	婴儿时期精神运动发育迟滞、肌张力低、强直痉挛、腱反射亢进、Babinski 征阳性、共济失调、认知功能受损、癫痫、进行性脑白质病变、Leigh 综合征及 Kearns-Sayre 综合征（部分患者）
生长发育	身材矮小、生长受限
心脏	肥厚型 / 扩张型心肌病、传导阻滞
眼	视神经萎缩、视网膜色素变性等
骨骼	关节挛缩
肌肉、软组织	肌张力低、肌无力、运动不耐受，肌肉活检可见破碎红纤维、脂滴积聚等

二、基因诊断

(1) 概述

SDHA 基因，即编码琥珀酸脱氢酶（泛醌）的黄素蛋白亚基 [succinate dehydrogenase (ubiquinone) flavoprotein subunit, mitochondrial precursor] 的基因，位于 5 号染色体短臂 1 区 5 带 3 亚带 3 次亚带 (5p15.33)，基因组坐标为 (GRCh37): 5: 218338-256815，基因全长 38 478bp，包含 16 个外显子，编码 664 个氨基酸。

(2) 基因对应蛋白结构及功能

SDHA 基因编码琥珀酸 - 泛醌氧化还原酶中一个主要的催化亚基，是线粒体呼吸链中的一个复合物。该复合物位于线粒体内膜上，由 4 个核编码的亚基构成。该基因发生突变会导致一种被称之为 Leigh 综合征的线粒体呼吸链缺失症。染色体 3 号染色体长臂 2 区 9 带 (3q29) 上存在该基因的一个假基因。

(3) 基因突变致病机制

Bourgeron 等[2] 在 2 个患有线粒体复合物 Ⅱ 缺陷症的同胞的 *SDHA* 基因上确定了一个纯合突变，这是关于基因突变引起的人类线粒体呼吸链缺陷症的首次报道。Ghezzi 等[3] 在意大利和土耳其家系中患者的 *SDHAF1* 基因上确定了 2 个纯合突变。

遗传性的 *SDH* 基因缺陷会造成单个复合物 Ⅱ 的缺失，导致遗传性的线粒体呼吸链疾病，如 *SDHA* 突变会引起亚急性坏死性脑病和心肌病，*SDHAF2* 突变会引起小儿脑白质病，*SDHA* 基因的复合杂合突变 p.T508I/p.S509L 会导致心肌病和脑白质病，*SDHB* 基因的纯合突变 p.D48V 会导致肌肉张力低和脑白质病。蛋白印迹法和 BN-PZGE 分析证实这些 *SDH* 基因的突变会造成相关的 *SDH* 亚基的稳定性下降以及复合物Ⅱ的组装受阻。酵母的互补实验也进一步证明 *SDH* 突变的致病性[17]。

(4) 目前基因突变概述

目前人类基因突变数据库收录了 *SDHA* 基因突变 8 个，均为错义 / 无义突变。突变分布在基因整个编码区，无突变热点。

（李全鑫　周鑫兰）

参考文献

[1] Taylor RW, Birch-Machin MA, Schaefer J, et al. Deficiency of complex II of the mitochondrial respiratory chain in lateonset optic atrophy and ataxia. Ann Neurol, 1996, 39:224–232

[2] Bourgeron T, Rustin P, Chretien D, et al. Mutation of a nuclear succinate dehydrogenase gene results in mitochondrial respiratory chain deficiency. Nature Genet, 1995, 11: 144-149

[3] Ghezzi D, Goffrini P, Uziel G, et al. *SDHAF1*, encoding a LYR complex-II specific assembly factor, is mutated in SDH-defective infantile leukoencephalopathy. Nature Genet, 2009, 41: 654-656

[4] van denHeuvel L, Smeitink J. The oxidative phosphorylation (OXPHOS) system: nuclear genes and human genetic diseases. Bioessays, 2001, 23: 518-525

[5] Rustin P, Bourgeron T, Parfait B, et al. Inborn errors of the Krebs cycle: a group of unusual mitochondrial diseases in human. BiochimBiophysActa, 1997, 1361 : 185-197

[6] Riggs JE, Schochet SS, Jr Fakadej AV, et al. Mitochondrial encephalomyopathy with decreased succinate-cytochrome-c-reductase activity. Neurology, 1984, 34: 48-53

[7] Alston CL, Davison JE, Meloni F, et al. Recessive germline *SDHA* and *SDHB* mutations causing leukodystrophy and isolated mitochondrial complex II deficiency. J Med Genet, 2012, 49: 569-577

[8] Arpa J, Campos Y, Gutierrez-Molina M, et al. Benign mitochondrial myopathy with decreased succinate cytochrome C reductase activity. Acta Neurol Scand, 1994, 90: 281-284

[9] Bourgeois M, Goutieres F, Chretien D, et al. Deficiency in complex II of the respiratory chain, presenting as a leukodystrophy in two sisters with Leigh syndrome. Brain Dev, 1992, 14: 404-408

[10] Brockmann K, Bjornstad A, Dechent P, et al. Succinate in dystrophic white matter: a proton magnetic resonance spectroscopy finding characteristic for complex II deficiency. Ann Neurol, 2002, 52: 38-46

[11] Bugiani M, Lamantea E, Invernizzi F, et al. Effects of riboflavin in children with complex II deficiency. Brain Dev, 2006, 28: 576-581

[12] Reichmann H, Angelini C. Single muscle fibre analyses in 2 brothers with succinate dehydrogenase deficiency. Europ Neurol, 1994, 34: 95-98

[13] Rivner MD, Shamsnia M, Swift TR, et al. Kearns-Sayre syndrome and complex II deficiency. Neurology, 1989, 39: 693-696

[14] Rustin P, Lebidois J, Chretien D, et al. The investigation of respiratory chain disorders in heart using endomyocardial biopsies. J Inherit Metab Dis, 1993, 16: 541-544

[15] Haas RH, Parikh S, Falk MJ, et al. The in-depth evaluation of suspected mitochondrial disease. Mol Genet Metab, 2008, 94:16–37

[16] Biockmann K, Bjornstad A, Dechent P, et al. Succinate in dystrophic white matter: a proton magnetic resonance spectroscopy finding characteristic for complex Ⅱ deficiency. Ann Neurol, 2002, 52: 38-46

[17] Alston CL, Davison JE, Meloni F, et al. Recessive germline *SDHA* and *SDHB* mutations causing leukodystrophy and isolated mitochondrial complex II deficiency. J Med Genet, 2012, 49: 569-577

918~924　线粒体复合物Ⅲ缺陷症
(mitochondrial complex Ⅲ deficiency)
(918. MC3DN1, OMIM 124000; 919. MC3DN2, OMIM 615157; 920. MC3DN3, OMIM 615158; 921. MC3DN4, OMIM 615159; 922. MC3DN5, OMIM 615160; 923. MC3DN6, OMIM 615453; 924. MC3DN8, OMIM 615838)

一、临床诊断

(1) 概述

线粒体复合物Ⅲ缺陷是线粒体能量代谢障碍性疾病较为少见的病因之一，是一种常染色体隐性遗传病，线粒体呼吸链缺陷的发病率约为 1 : 6000，其中复合物Ⅲ缺陷更为少见，多在婴幼儿期起病，男女无差别儿童病例数高于成人，发病年龄早，多在 1 岁以内，发病越早预后越差，死亡率高，各地区已报道的发病率不同。在荷兰，线粒体复合物Ⅲ缺陷症占线粒体呼吸链疾病的 2%。法国儿童线粒体呼吸链疾病群体中，单纯线粒体复合物Ⅲ缺陷症患儿占总数的 15%[1]。

(2) 临床表现

经典线粒体病患者由于组织器官对能量需求及对活性氧敏感性的不同存在不同的组织异质性病理改变，导致临床表现的差异。国外研究显示复合物Ⅲ缺陷临床表型有较大的差异，尚未发现基因缺陷类型、酶活性缺陷程度与临床表型的相关性，亦未发现突变比例与疾病严重程度的相关性。线粒体复合物Ⅲ缺陷症患者起病年龄较小，常伴有胎儿宫内发育迟缓，病程一般呈进行性，发病越早病情相对进展越快，可累及全身多个系统，其中脑、肝、肾最易受累，神经肌受累较为突出。常见的临床症状有婴儿时期喂养困难、神经系统损害、肝脏损害、肾脏受累、发育落后、肌张力低下、脑病、小头、惊厥等。少数患者合并铁代谢紊乱、肌病、心肌病、听力丧失和视神经病[1]。目前，线粒体复合物Ⅲ缺陷症相关临床综合征有 5 个 (表 918-1)。

表 918-1　线粒体复合物Ⅲ缺陷症相关临床综合征

临床综合征	临床特征
Bjornstad 综合征	感觉性耳聋、脆发、卷发、发丝呈间断扁平状，因部分头发可延长，轴旋转 180 度使头发易断，发质脆
Gracile 综合征	宫内发育迟缓、胆汁淤积、铁代谢紊乱、高乳酸血症、氨基酸尿，多于新生儿期或婴儿期死亡
Fanconi 综合征	表现肾性糖尿、氨基酸尿、酸中毒、发育落后和维生素 D 缺乏症
Leigh 综合征	中枢神经系统退行性疾病，间脑、丘脑、基底核、脑干、延髓和脊髓双侧对称性局灶性损害，智力运动倒退、肌张力异常、呼吸困难等
Leber 遗传性视神经病	视神经退行性变，急性或者亚急性双侧视力丧失，发病年龄为几岁到七十几岁，好发于年轻男性

(3) 辅助检查

呼吸链复合物Ⅲ缺陷症患者脑磁共振扫描结果差异很大，部分患者双侧对称性白质、丘脑、基底核、脑干、延髓、脊髓、小脑白质长 T_1 长 T_2 信号，符合 Leigh 综合征表现[2-3](图 918-1)。脑超声波提

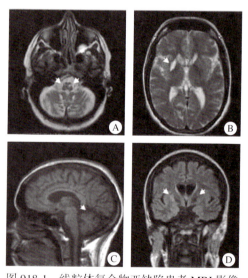

图 918-1　线粒体复合物亚缺陷患者 MRI 影像

A. T_2 下橄榄体高信号；B. T_2 右侧壳核高信号；C. T_1 大脑皮质和小脑蚓部的萎缩；D. T_1 大脑萎缩、侧脑室扩大、尾状核萎缩，黑质高信号 (Nature Genetics，2011，43；259-263)

示弥散的脑干病变符合 Leigh 综合征。血生化提示乳酸、丙酮酸增高，线粒体复合物Ⅲ活性降低。

(4) 病理表现

肌肉活检显示复合物Ⅲ的活性显著下降，复合物Ⅰ + Ⅲ活性降低 (79%)，复合物Ⅰ活性降低 (52%)，复合物Ⅱ + Ⅲ活性降低 (36%)，复合物Ⅳ活性降低 (46%)，皮肤成纤维细胞 ATP 产生正常，但活性氧 (ROS) 水平升高，此外还有线粒体呼吸活性的整体受损。在肌肉组织和 (或) 纤维母细胞中 TTC19mRNA 或蛋白质减少。

(5) 亚型汇总 (表 918-2)

表 918-2　亚型汇总

MC3D 亚型	致病基因
MC3DN1	BCS1L
MC3DN2	TTC19
MC3DN3	UQCRB
MC3DN4	UQCRQ
MC3DN5	UQCRC2
MC3DN6	CYC1
MC3DN8	LYRM7

(6) 受累部位病变汇总 (表 918-3)

表 918-3　受累部位及表现

受累部位	主要表现
神经系统	全脑发育迟滞、Leigh 综合征、精神发育迟滞、共济失调、眼球震颤、复视、吞咽困难、构音障碍、震颤、辨距不良、反射亢进、伸肌足底反应、肌张力障碍、手足徐动、躁动、全脑痴呆、交流障碍、昏迷
内脏	肝损害、肝酶升高、胃出血、肾小管间质性肾炎、肌红蛋白尿、呼吸衰竭
视觉系统	Leber 遗传性视神经病
听觉系统	感觉性耳聋
其他	弓形足、乳酸酸中毒、肌酸磷酸激酶升高、低血糖、高乳酸盐血症、高血氨症、贫血

二、MC3DW1 基因诊断

(1) 概述

BCS1L 基因，编码酿酒酵母 bcs1 同源蛋白，位于 2 号染色体长臂 3 区 3 带 (2q33)，基因组坐标为 (GRCh37): 2: 219524379-219528166，基因全长 3788bp，包含 8 个外显子，编码 420 个氨基酸。

(2) 基因对应蛋白质结构及功能

该蛋白参与构成线粒体呼吸链复合物Ⅲ，这个编码蛋白不包括线粒体的目标序列，但实验研究证实它被整合到线粒体中。BCS1L 基因突变与线粒体复合物Ⅲ缺陷症以及 GRACILE 综合征有关。该基因相具有核苷三磷酸酶活性。

(3) 基因突变致病机制

造成 Bjornstad 综合征和复合物Ⅲ缺陷的 BCS1L 突变会导致线粒体呼吸链中间产物的堆积，这些中间产物缺乏 Rieske Fe/S 蛋白并具有较低的电子传递链的活性。复合物Ⅲ的功能缺陷导致线粒体丢失依赖于 ATP 的复合体，在临床上证明了 BCS1L 突变损害了 ATP 的绑定和水解的结构这一假设。毫无疑问，所有的 BSC1L 的突变是复合体Ⅲ缺乏 Rieske Fe/S 蛋白的累积的前提。一般来讲，电子传递链活性下降和线粒体数目的增加，会增加活性氧的数量。现已证实 BCS1L 突变减少了超氧这种复合物Ⅲ间接产物的数量，这是由于 Rieske Fe/S 蛋白插入的损伤导致复合物Ⅲ的合成减少，这个模型涉及了活性氧种类数量的 Rieske Fe/S 蛋白。BCS1L 突变影响了 ATP 的水解和复合物Ⅲ合成，这导致电子传输链活性下降进而发生疾病，导致以复合物Ⅲ的缺陷和 GRACILE 综合征为特征的多系统器官的衰竭[4]。

(4) 目前基因突变概述

目前人类基因突变数据库报道了 BCS1L 基因突变 23 个，其中错义 / 无义突变 21 个，剪接突变 2 个。

三、MC3DN2 基因诊断

(1) 概述

TTC19 基因，编码构成线粒体复合物Ⅲ所需要的蛋白，位于 17 号染色体短臂的 1 区 2 带 (17p12)，基因组坐标为 (GRCh37): 17: 15902694-15932723，基因全长 30 030bp，包含 10 个外显子，编码 381 个氨基酸。

(2) 基因对应蛋白质结构及功能

TTC19 基因编码的蛋白具有一个三十四肽重复 (TPR) 结构域，该结构域包含多个 TPR。这些重复区域广泛存在于各种生物，包括真菌、细菌和植物中，可参与很多功能如蛋白质之间的相互作用。这些蛋白嵌入到线粒体内膜并参与线粒体呼吸链复合物Ⅲ的构成。目前认为这种蛋白也参与了细胞胞质分裂的过程。该基因的突变可导致线粒体复合物Ⅲ

缺乏。已发现在该基因上存在着可变剪接，导致多个转录本的形成。

(3) 基因突变致病机制

线粒体复合物 Ⅲ 缺乏症可造成一系列疾病。TTC19 蛋白是线粒物复合体 Ⅲ 的合成因子，该复合物负责将电子从辅酶 Q 传递到细胞色素 c 上，TTC19 突变使线粒体复合物 Ⅲ 蛋白构成缺陷，导致线粒体功能障碍，进而使血液里的乳酸增加，不过这种乳酸增高的情况要在患者发病 6 年后才能检测到。先前的研究表明，在含有 TTC19 基因突变的样本中转录水平显著降低并且没有相应的蛋白产生。由 TTC19 突变导致的神经退行性病变属于线粒体 Ⅲ 复合物缺乏性疾病 (MC3DN2)。本病的临床表现各异，多数表现为成人期的神经性疾病，包括偏瘫及小脑共济失调[5]。

(4) 目前基因突变概述

目前人类基因突变数据库报道了 TTC19 基因突变 2 种，均为错义 / 无义突变。

四、MC3DN3 基因诊断

(1) 概述

UQCRB 基因，即编码辅酶 Q- 细胞色素 c 氧化还原酶结合蛋白的基因，位于 8 号染色体长臂 2 区 2 带 (8q22)，基因组坐标为 (GRCh37): 8: 97238904-97247862，基因全长 8959bp，包含 5 个外显子，编码 140 个氨基酸。

(2) 基因对应蛋白结构及功能

UQCRB 基因编码的辅酶 Q- 细胞色素 c 氧化还原酶复合物，是线粒体复合物 Ⅲ 的一个亚基，同时也是线粒体呼吸链的组成部分。该蛋白质结合辅酶 Q，参与电子转移，并通过线粒体活性氧 (mROS) 介导的信号，在诱导血管新生方面起着重要作用。

(3) 基因突变致病机制

Jung 等[6]报道了 UQCRB 基因在 338bp~341bp 位置处发生 4bp 缺失，改变了 7 个氨基酸残基和羧基端 (C 端)14 个氨基酸的延伸 (图 918-2)。该突变导致 2 种不同水平的基因表达 MT1 和 MT2，MT1 呈现出突变蛋白的高表达水平，而 MT2 呈现了突变蛋白相对较低的表达水平。UQCRB 的突变还导致线粒体活性氧 (mROS) 在 MT1 和 MT2 细胞中含量升高，而增多的 mROS 量对 HIF-1α 信号的稳定性提高至关重要[7]，从而通过调控 mROS 量和 HIF-1α 信号转导，诱导血管新生信号的关键细胞因子 VEGF 的表达，并促进 UQCRB 基因在氧量低时介导血管新生[8]。

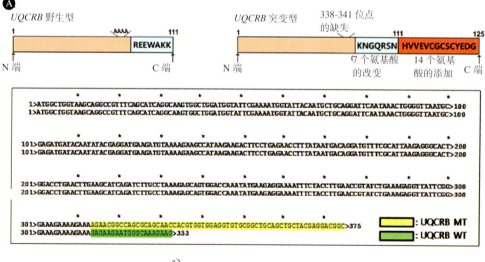

图 918-2 UQCRB 突变体稳定细胞系的产生和验证

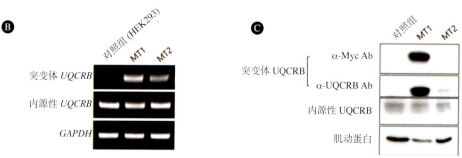

A. UQCRB 突变体基因的构建及 DNA 序列的验证；B. 通过 RT-PCR 检测突变体 UQCRB 及内源性 UQCRB 的表达水平，其中 GAPDH 作为内部对照；C. 用 anti-UQCRB 及 anti-Myc 抗体做蛋白质印记 (Western blot)，来验证突变体稳定细胞系，其中肌动蛋白用来作为内部对照

(4) 目前基因突变概述

目前人类基因突变数据库收录了 *UQCRB* 基因突变有 1 个，为小片段缺失，无突变热点。

五、MC3DN4 基因诊断

(1) 概述

UQCRQ 基因，即编码低分子量辅酶 Q 结合蛋白的基因，位于 5 号染色体长臂 3 区 1 带 (5q31)，基因组坐标为 (GRCh37)：5：132202319-132204536，基因全长 2218bp，包含 3 个外显子，编码 82 个氨基酸。

(2) 基因对应蛋白结构及功能

UQCRQ 基因编码的低分子量辅酶 Q 结合蛋白，是一个细胞核相关的小蛋白，也是辅酶 Q- 细胞色素 c 氧化还原酶复合物Ⅲ的一个亚基，同时也是线粒体呼吸链的组成部分。该亚基与细胞色素 B 共同与辅酶 Q 相结合。

(3) 基因突变致病机制

Barel 等[9]报道了 *UQCRQ* 基因在外显子 2 处发生 c.208 C<T 的突变，将丝氨酸取代为苯丙氨酸 (p.S45F)(图 918-3)，该突变导致限制性内切酶 *Hinf* Ⅰ识别位点的消失。研究者通过对牛线粒体 bc1 复合物[10]的三维建模，揭示了 Ser45 位于关键枢纽地位，可能决定了分子胞外区域的方向[111]。由于 *UQCRQ* 是线粒体复合物Ⅲ的一个组成部分，

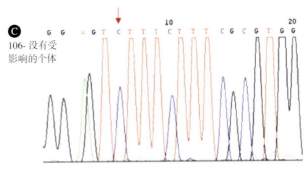

图 918-3 *UQCRQ* 在外显子 2 中的 C208T 突变分析
A. 受累个体；B. 强制性携带者；C. 没有受影响的个体

且与线粒体复合物Ⅲ活性降低相关联，因此 p.S45F 突变的发生，会导致严重的常染色体隐性遗传神经型复合物Ⅲ缺陷病。

(4) 目前基因突变概述

目前人类基因突变数据库收录了 *UQCRQ* 基因突变 1 个，为错义 / 无义突变，无突变热点。

六、MC3DN5 基因诊断

(1) 概述

UQCRC2 基因，编码泛醌细胞色素 c 还原酶核心蛋白Ⅱ，位于 16 号染色体短臂 1 区 2 带 (16p12)，基因组坐标为 (GRCh37): 13: 21964609-21994668，基因全长 30 060bp，包含 14 个外显子，编码 453 个氨基酸。

(2) 基因对应蛋白结构及功能

UQCRC2 基因编码的蛋白是泛醌细胞色素 c 还原酶复合体的组成成分，该复合物参与线粒体呼吸链的部分功能。与该基因突变相关的疾病主要包括线粒体复合物Ⅲ缺陷核型 5 综合征、线粒体复合物 V 缺陷核型 3 综合征和线粒体复合物Ⅲ缺陷核型 1 综合征。该基因编码的蛋白和蛋白复合物绑定及金属内肽酶活性相关。*UQCRC2* 基因的同源基因是 PMPCA。

(3) 基因突变致病机制

Miyake 等[112]于 2013 年报道了 3 位携带有线粒体复合物Ⅲ缺陷核型 5 综合征的患者，他们分别来自墨西哥一个血缘关系较远的家族。这些患者出生时就犯有严重的代谢性酸中毒及高血氨症和低血糖症。其主要表现症状包括呼吸急促及吸奶困难。其中两名患者在幼儿时期，尽管带有代谢性呼吸困难

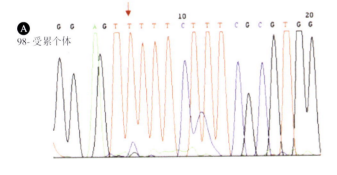

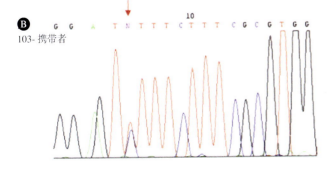

和其他疾病，但成长发育正常。另一名患者和前两者有同样的疾病症状，但在 18 个月时开始出现成长缓慢的症状。与正常人相比，其中一位患者细胞中复合物Ⅲ的活性为 50%，而复合物Ⅰ的活性有上升趋势，复合物Ⅳ的活性正常。在病人的细胞中，复合物Ⅲ的组装水平也所有下降，同时由复合物Ⅰ、Ⅲ和Ⅳ组成的超复合物的组装水平也有下降趋势。该研究还指出，引起 3 位患者发病的主要原因是由于 UQCRC2 基因发生了纯合突变。经过结构分析显示，突变后所产生的错误突变蛋白破坏了包含 UQCRC2 基因复合物的疏水核心，导致复合物Ⅲ失去了稳定性。体外研究还说明，尽管突变蛋白抵达线粒体的正确位置，但是相比野生蛋白结构稳定性受到影响。

Shulla 等[113] 于 2013 年发现 UQCRC2 和 TYP 编码的蛋白功能下降，可以降低精子的活力、ATP 产量和精子获能能力，从而对雄性的生殖能力产生不利的影响，如无法受精和胚胎发育能力下降。

Lempp 等[114] 于 2013 年在大鼠动物模型中发现，用阿托莫西汀喂食模型鼠一段时间后，通过实时定量 PCR 和蛋白质印迹法发现 Uqcrc2 基因有明显的上升。

(4) 目前基因突变概述

目前人类基因突变数据库没有报道该基因突变。

七、MC3DN6 基因诊断

(1) 概述

CYC1 基因，编码细胞色素 bc1 复合物的一个亚基，位于 8 号染色体长臂 2 区 4 带 3 亚带 (8q24.3)，基因组坐标为 (GRCh37):8:145149960-145152428，基因全长 2469bp，包含 7 个外显子，编码 325 个氨基酸。

(2) 基因对应蛋白结构及功能

CYC1 基因是一个蛋白编码基因。其编码的蛋白在线粒体呼吸链中承担一个非常重要的角色：将电子从 Rieske Fe-S 蛋白转移到细胞色素 c。该基因的变异可能引起线粒体复合物Ⅲ缺陷核型 6 综合征和线粒体复合物Ⅲ缺陷。对于该基因的相关注释中发现，该基因的表达蛋白可以从 CoQH2- 细胞色素 c 还原酶复合物和细胞色素 c 氧化酶复合物和铁离子中转移电子。同时，该基因编码的蛋白是细胞色素 bc1 复合物的亚包含组成成分，可以在线粒体的

呼吸链中将电子从 Rieske Fe-S 蛋白转移到细胞色素 c。

(3) 基因突变致病机制

Gaignard 等[115] 于 2013 年报道了黎巴嫩和斯里兰卡两对有近亲关系并携带线粒体复合物Ⅲ缺陷症的父母产下 2 名婴儿，2 名婴儿均患有间歇性乳酸中毒和呼吸困难。其中一名男童在 5 个月大时出现代谢性酮酸中毒、血清乳酸增多、血氨过多；而另一名女童在 2 岁半的时候出现神经萎缩并导致昏迷的症状，并出现酮酸中毒、血清乳酸增高、肝功能衰竭、血氨过多。两名患儿在发病期间均可对胰岛素疗法做出血糖增高的反应。通过生化检查发现，成纤维细胞和骨骼肌样本均使线粒体复合物Ⅲ活性下降；其中一名患儿在进行肝活组织检查时也发现线粒体复合物Ⅲ活性下降。两名儿童生活到 34 个月和 18 岁。年龄较大的患儿偶尔还会出现呼吸困难。经进一步研究发现，CYC1 基因有 2 处不同纯合子错义突变情况，一处是通过全外显子测序获知，另一种是通过靶定的候选基因测序获知。免疫印迹法发现患者的成纤维细胞和骨骼肌样本中的 CYC1 蛋白集聚减少，说明突变蛋白稳定性降低。同时发现复合体Ⅲ亚基的组装总量也有所下降，从而导致患者细胞内复合体Ⅲ的活性下降。在酵母模型中发现即使变异蛋白总量减少，也未能减少其不良反应的增长，类似的情况也出现在患者的成纤维细胞中，这预示着变异引起的不良反应主要影响复合物Ⅲ的组装及稳定性。通过结晶结构分析指出两种突变均发生在细胞外膜区域，该实验表明 CYC1 基因对复合体Ⅲ的结构和功能完整性方面起着重要的作用。

(4) 目前基因突变概述

根据文献报道，该基因有 2 种不同纯合子错义突变情况，无突变热点。

八、MC3DN8 基因诊断

(1) 概述

LYRM7 基因，即编码一种线粒体基质蛋白 (Rieske Fe-S 蛋白分子伴侣) 的基因，位于 5 号染色体长臂 2 区 3 带 3 亚带 (5q23.3)，基因组坐标为 (GRCh37):5:130506641-130541119，基因全长 34 479bp，包含 5 个外显子，编码 105 个氨基酸。

(2) 基因对应蛋白结构及功能

LYRM7 基因编码一种线粒体基质蛋白，该蛋

白是 Rieske Fe-S 蛋白的分子伴侣，通过与 Rieske Fe-S 蛋白的亚基结合，稳定 Rieske Fe-S 蛋白，协助 Rieske Fe-S 蛋白整合到线粒体内膜的已二聚化的细胞色素 b c1 复合体 (线粒体内膜复合物Ⅲ) 中。线粒体内膜复合物Ⅲ是线粒体呼吸链的主要酶复合物，Rieske Fe-S 蛋白是该复合物组装的最后一个催化亚基。

(3) 基因突变致病机制

Invernizzi 等[16, 17]在一位出生于近亲婚配家庭患有线粒体复合物Ⅲ缺陷核型 8 综合征的女孩中发现 *LYRM7* 基因存在一个纯合子的错义突变 p.D25N。在酵母模型中研究发现，该突变可导致功能性损伤。

本病尚无相应的分子研究，致病机制未明。

(4) 目前基因突变概述

目前人类基因突变数据库没有收录 *LYRM7* 基因突变信息，但在文献中报道该基因有一个错义突变 p.D25N[16, 17]。

（ 马艳玲　吴海文　范广益　张　昉 ）

参考文献

[1] 马艳艳、杨艳玲 . 呼吸链酶复合物Ⅲ缺陷与疾病 . 中华儿科杂志 . 2010, 48: 870-878

[2] De Meideir L, Seneca S, Damis E, et al. Clinical and diagnostic characteristics of complex Ul deficiency due to mutations in the BCSIL gene. Am J Med Genet A, 2003, 121A: 126-131

[3] Ghezzi D, Arzuffi P, Zordan M, et al. Mutations in TTC19 cause mitochondrial complex Ⅲ deficiency and neurological impairment in humans and flies. Nature Genetics, 2011, 43: 259-263

[4] Hinson JT, Fantin VR, Schönberger J, et al. Missense Mutations in the *BCS1L* Gene as a Cause of the Björnstad Syndrome, 2007, 356(8): 809-819

[5] Hiroyuki M, Ryosuke M, Shizuo O, et al. Exome sequencing reveals a novel *TTC19* mutation in an autosomal recessive spinocerebellar ataxia patient. BMC Neurology, 2014, 14: 5

[6] Chang J, Jung HJ, Jeong SH, et al. A mutation in the mitochondrial protein UQCRB promotes angiogenesis through the generation of mitochondrial reactive oxygen species. Biochem Biophys Res Commun, 2014, 455: 290-297

[7] Klimova T, Chandel NS. Mitochondrial complex Ⅲ regulates hypoxic activation of HIF. Cell Death Differ, 2008, 15: 660-666

[8] Jung HJ, Shim JS, Lee J, et al. Terpestacin inhibits tumor angiogenesis by targeting UQCRB of mitochondrial complex Ⅲ and suppressing hypoxia-induced reactive oxygen species production and cellular oxygen sensing. J Biol Chem, 2010, 285: 11584-11595

[9] Barel O, Shorer Z, Flusser H, et al. Mitochondrial complex Ⅲ deficiency associated with a homozygous mutation in UQCRQ. Am J Hum Genet, 2008, 82: 1211-1216

[10] Iwata S, Lee JW, Okada K, et al. Complete structure of the 11-subunit bovine mitochondrial cytochrome bc1 complex. Sci, 1998, 281: 64-71

[11] Usui S, Yu L, Yu CA. The small molecular mass ubiquinone-binding protein (QPc-9.5 kDa) in mitochondrial ubiquinol-cytochrome c reductase: isolation, ubiquinone-binding domain, and immunoinhibition. Biochemistry, 1990, 29: 4618-4626

[12] Miyake N, Yano S, Sakai C, et al. Mitochondrial complex Ⅲ deficiency caused by a homozygous *UQCRC2* mutation presenting with neonatal-onset recurrent metabolic decompensation. Hum Mutat, 2013, 34: 446-452

[13] Shulla K, Kwon S, Rahman S, et al. Nutlin-3a decreases male fertility via UQCRC2. PLoS One, 2013, 9; 8(10): e76959

[14] Lempp T, Toennes W, Wunder C, et al. Altered gene expression in the prefrontal cortex of young rats induced by the ADHD drug atomoxetine. Prog Neuropsychopharmacol Biol Psychiatry, 2013, 10(40): 221-228

[15] Gaignard P, Menezes M, Schiff M, et al. Mutations in *CYC1*, encoding cytochrome c1 subunit of respiratory chaincomplex Ⅲ, cause insulin-responsive hyperglycemia. Am J Hum Genet, 2013, 93: 384-389

[16] Invernizzi F, Tigano M, Dallabona C, et al. A homozygous mutation in LYRM7/MZM1L associated with early onset encephalopathy, lactic acidosis, and severe reduction of mitochondrial complex Ⅲ activity. Hum Mutat, 2013, 34: 1619-1622

[17] Sanchez E, Lobo T, Fox JL, et al. LYRM7/MZM1L is a UQCRFS1 chaperone involved in the last steps of mitochondrial complex Ⅲ assembly in human cells. Biochim Biophys Acta, 2013, 1827: 285-293

925 线粒体复合物Ⅳ缺陷症
(mitochondrial complex Ⅳ deficiency; OMIM 220110)

一、临床诊断

(1) 概述

线粒体复合物Ⅳ缺陷症可由至少 14 个基因中任一突变引起，其遗传形式也因基因位置而不同。该病于幼年起病，多为致命性，但轻度受累者可存活至青春期或成年。

(2) 临床表现

患者临床表现及严重程度个体差异很大，即使在同一家系中也可不同，由于受累脏器的不同，患者表现出不同的脏器功能损伤，包括骨骼肌、大脑、心脏、肝脏等。轻者可出现肌力下降、肌张力减低，重者多有脑功能紊乱、心脏疾病、肝大、乳酸酸中毒和 (或) 特殊综合征，如 Leigh 综合征。当前认为，该病有四种类型：

1) 良性婴儿线粒体肌病型：仅骨骼肌受累，出现乳酸酸中毒，如不及时治疗可危及生命。但是经规范治疗后可在数年内自愈。

2) 婴儿线粒体肌病型：骨骼肌以及其他组织受累，如心脏、肾脏、肝脏、大脑和 (或) 结缔组织均受影响。出生数周即发病，出现肌力下降、心脏疾病、肾功能紊乱，发育迟缓，吸奶、吞咽、呼吸困难和 (或) 肌张力减低。患者也可有乳酸酸中毒发作。

3) Leigh 综合征：大脑进行性退化以及其他器官功能障碍，包括心脏、肾脏、肌肉和 (或) 肝脏。中枢神经系统受累明显，可在 3 个月至 2 岁起病，可导致先前获得的运动功能丧失、心脏疾病、吮吸能力降低、食欲不振、呕吐、易怒，可能伴癫痫发作或智力残疾。

4) French-Canadian 型：大脑和肝脏为常见受累器官 (与 Leigh 综合征相似)，还可有骨骼肌和结缔组织受累。但是此类型中，肾脏和心脏中的酶活性多为正常。此型患者可有发育迟滞、肌张力减退，轻度面部畸形，Leigh 病，斜视，共济失调，肝变性和 (或) 乳酸酸中毒。

(3) 影像学表现

暂无报道。

(4) 病理表现

暂无报道。

(5) 受累部位病变汇总 (表 925-1)

表 925-1 受累部位及表现

受累部位	主要表现
中枢神经系统	发育迟滞、大脑进行性退化、癫痫发作、智力残疾、斜视、共济失调
骨骼肌	肌张力减退、线粒体肌病、高乳酸血症
其他	心脏疾病、肾功能紊乱、食欲不振、呕吐

二、基因诊断

(1) 概述 (表 925-2)

表 925-2 基因表型汇总

基因	染色体位置	基因组起止坐标	基因全长 (bp)	外显子数	氨基酸数	NM 号
COX20	1q44	(GRCh37):1: 244998608-245008359	9721	4	118	NM_198076
COA5	2q11.2	(GRCh37):2: 99215786-99224981	9196	3	74	NM_001008215
FASTKD2	2q33.3	(GRCh37):2: 207630112-207660913	30 802	12	710	NM_014929
COX14	12q13.12	(GRCh37):12: 50503418-50514240	10 823	2	57	NM_001257134
APOPT1	14q32.33	(GRCh37): 14: 104029299-104057236	27 938	5	206	NM_032374
COX10	17p12	(GRCh37):17: 13972719-14111996	139 278	7	443	NM_001303
TACO1	17q23.3	(GRCh37):17: 61678231-61685725	7495	5	297	NM_016360
PET100	19p13.2	(GRCh37):19: 7694671-7696510	1840	4	73	NM_001171155
COX6B1	19q13.1	(GRCh37):19: 36139125-36149686	10 562	4	86	NM_001863

(2) 基因对应蛋白结构及功能

1) COX20

COX20 编码细胞色素 c 氧化酶装配因子，COX20 蛋白与 MTCO2 相互作用但又似乎不影响 MTCO2 或其他基因的转录和翻译，在与 MTCO2 亚基作用之前，COX20 就已经出现在复合物Ⅳ组装的早期。

2) COA5

COA5 基因编码线粒体细胞色素 c 氧化酶装配因子 5，人类 COA5 蛋白含有 2 个 CX9C 基序，该蛋白在线粒体复合物Ⅳ装配早期起作用。

3) FASTKD2

FASTKD2 编码的蛋白位于线粒体内。预测蛋白序列包括 648 个氨基酸，包含 1 个 Fas 活化的丝/苏氨酸激酶结构域。人类 FASTKD2 蛋白 N 端包含 2 个潜在的翻译起始位点 (+1, +17)。FASTKD2 蛋白在线粒体的凋亡中起作用。

4) COX14

COX14 编码细胞色素 c 氧化酶装配因子，是线粒体中小分子量的单次膜蛋白。推导的 57 个氨基酸分子量为 6kDa，含有一个中心跨膜结构域。COX14 蛋白在细胞色素 c 氧化酶复合物的装配和稳定性中扮演重要角色。COX14 需要协调早期细胞色素 c 氧化酶复合物装配和 MT-CO1 的合成。

5) APOPT1

APOPT1 编码线粒体促凋亡蛋白 1，该蛋白 N 端含有 39 个氨基酸的可切割的线粒体信号肽序列。APOPT1 蛋白在细胞凋亡中扮演着重要角色。在血管平滑肌细胞中，APOPT1 蛋白通过介导线粒体细胞色素 c 的释放而激活了级联反应，从而引起细胞死亡。

6) COX10

COX10 编码血红素 A 法尼基转移酶组装因子，该蛋白对线粒体电子传递链终端复合物——细胞色素 c 氧化酶 (COX) 的组装至关重要。COX10 是进化上高度保守的蛋白，拥有一个 143 个氨基酸的亲水氨基末端结构域，定位于线粒体内膜上，并包含 9 个预测的跨膜区域。COX10 在 C2 阶段通过乙烯基群的法尼基化催化血红素 B 向 O 转化，因此在线粒体亚铁血红素生物合成途径中起到至关重要的作用。

7) TACO1

TACO1 基因编码线粒体细胞色素 c 氧化酶 1，为转化活化蛋白。推导该蛋白结构包含有 26 个氨基酸的线粒体前导肽 N 端和一个保守的 DUF28 结构域。从线粒体分离的碱性碳酸盐浸出物显示 TACO1 蛋白属于线粒体基质蛋白，该蛋白对细胞色素 c 氧化酶亚基 I 活性转化是必需的。

8) PET100

PET100 基因编码的蛋白主要涉及线粒体复合物Ⅳ的生物合成。PET100 蛋白属于小分子蛋白，位于线粒体内膜，暴露于膜间隙中。PET100 蛋白的 N 端对线粒体的定位至关重要。PET100 基因突变会引起线粒体复合物Ⅳ功能缺失，这表明 PET100 蛋白在氧化磷酸化反应 (OXPHOS) 中非常重要。PET100 蛋白在复合物Ⅳ各亚基的组装的中间阶段很可能是起着协调 1 个或多个亚基的生物合成。

9) COX6B1

COX6B1 基因编码细胞色素 c 氧化酶亚基 6b 多肽 1 蛋白。COX6B1 蛋白包括 87 个氨基酸，在 N 端有一个绝对保守的 R19 残基和随后的 R-F-P 基序。COX6B1 蛋白具有细胞色素 c 氧化酶活性，该蛋白位于线粒体膜间隙之间，连接 2 个 COX 单体形成具有生理功能的二聚体形式。

(3) 基因突变致病机制

1) COX20

Szklarczyk 等[1]通过对具有土耳其血缘并患有线粒体复合物Ⅳ缺失综合征的男孩进行研究，在 COX20 基因中发现一个纯合突变。该男孩患有生长迟缓、张力减退、小脑共济失调。通过分析发现该基因突变为该疾病的候选基因。而在其他 39 位患有相同疾病的患者中没有发现 COX20 基因突变。

利用 siRNA 干扰和基因敲除 HEK293 细胞，Bourens 等[2]发现 COX2 的稳定性维持需要 COX20 蛋白的参与。如果 COX20 蛋白缺乏，线粒体中会有呼吸链中间产物的积累，以及呼吸能力降低。蛋白免疫共沉淀分析显示 COX20 与 COX2 相互作用，也与 SCO1 和 SCO2 相关。Bourens 等猜测通过促进 COX20 基因翻译后进入到线粒体内膜，该蛋白能够稳定新合成的 COX2，并在 SCO1 和 SCO2 依赖的氧化还原反应中维持 COX2 的联合。

2) COA5

Tay 等[3]在 53 位细胞色素 c 氧化酶缺失症患者中未发现 COA5 基因的任何致病突变，表明该基因突变可能是该病罕见的病因。

2 个土耳其姐弟患有线粒体细胞色素 c 氧

化酶缺陷表现出新生儿致死性肥厚型心肌病，Huigsloot 等[14]对两位患者进行研究，在 COA5 基因中检出 1 个纯合突变。2 位患者分别在 8 天和 10 天时死亡。尸检显示心肌细胞脂和线粒体增殖中发现脂滴的积累。然而，任何一位患者均无大脑或骨骼肌的功能障碍。在患者的成纤维细胞、心肌的复合物Ⅳ的数量和活性严重降低。复合物Ⅳ缺少线粒体亚基 COX1、COX2、COX4 和 COX5a。

3) FASTKD2

在 2 名患有线粒体细胞色素 c 氧化酶缺陷的脑肌病姐弟中，Ghezzi 等[5]确定出了 FASTKD2 基因发生 c.1246C>T 突变，从而将编码精氨酸的密码子变成了终止密码子（p.R416X）。该突变引起蛋白 2 个跨膜结构域和 FAST 激酶结构域的截断，从而引起功能缺失。

4) COX14

3 名有相同血缘关系的葡萄牙姐弟，患有线粒体复合物Ⅳ缺陷症，在新生儿期引起严重的代谢性酸中毒并死亡，Weraarpachai 等[6]对他们进行研究，在 COX14 基因中发现纯合突变。

患者成纤维细胞的生化分析显示细胞色素 c 氧化酶复合物活性降低到对照的 30%~40%，这与组装好的细胞色素 c 氧化酶复合物数量上的减少直接相关。通过免疫印记在患者的成纤维细胞中未检出 COX14 蛋白，而野生型 cDNA 的逆转录病毒表达能够弥补该疾病的生化表型。此外，通过 siRNA 介导的降低 COX14 的表达量后会加重患者细胞表型。这些发现显示了 COX14 在协调细胞色素 c 氧化酶复合物早期组装过程中是必需的，特别是在 MTCO1 的合成上更加重要。

5) APOPT1

Yasuda 等[7]在研究颈动脉粥样硬化斑块的小鼠血管平滑肌细胞时发现 APOPT1 是一个新的未报道过的转录本。APOPT1 基因编码一个线粒体相关的凋亡因子，它的超表达能诱导酪氨酸磷酸酶依耐性凋亡细胞的死亡，活化的 Akt 通路可以阻止以上情况的发生。

Melchionda 等[8]对 5 个无血缘关系的家庭中的 6 名患有线粒体复合物Ⅳ缺隐症的患者进行研究，在 APOPT1 基因中发现纯合或者复合杂合突变。患者在婴儿晚期或儿童早期表现出明显的复合物Ⅳ缺陷症，但临床表现多样化。随后他们证实在正常培养的成纤维细胞中 APOPT1 蛋白不表达，但在蛋白酶抑制或者氧化应激后 APOPT1 蛋白表达水平上升。与表达重组的野生型 APOPT1 的成纤维细胞相反，APOPT1 基因突变后的成纤维细胞显示细胞色素 c 氧化酶完全复合物数量的降低和活性氧水平的升高。通过干扰技术使成肌细胞和成纤维细胞的 APOPT1 基因表达水平下降后会引起细胞生存能力大大降低。

6) COX10

Valnot 等[9]对患有细胞色素 c 氧化酶缺失有血缘关系的家族进行研究，在 COX10 基因中发现一个纯合错义突变。Antonicka 等[10]报道了 2 例无血缘关系的 COX 患者是由于 COX10 基因突变引起的。其中 1 名患者有感觉神经性耳聋、贫血和肥厚型心肌病，而另一名患者具有 Leigh 综合征的特征。

Diaz 等[11]构建了骨骼肌特异性 Cox10 基因敲除小鼠，3 月龄时观察发现肌肉病变缓慢发展。虽然 Cox10 基因敲除小鼠在 2.5 月龄时细胞色素 c 氧化酶活性比对照组低 5%，但是该小鼠的肌肉仍能有 80%~100% 的收缩，表明易疲劳性只增加了 10%，同时也没发现氧化损伤或细胞凋亡的特征。然而，随着时间的变化，肌病变越来越恶化，尤其在母鼠中更严重。

Funfschilling 等[12]对 COX10 基因突变小鼠进行研究，确定了轴突 – 神经胶质细胞新陈代谢的相互作用。在外周神经系统中，COX10 基因突变表现严重的神经病变伴随髓鞘形成障碍，异常的雷马克束，肌萎缩和麻痹。显著的是，扰乱线粒体的呼吸作用不能引起神经胶质细胞的死亡。而在成年的中枢神经系统，没有发现髓鞘脱失，轴突变性或第二炎症。

7) TACO1

Weraarpachai 等[13]在线粒体复合物Ⅳ缺陷症患者中发现 TACO1 基因 1bp 的纯合插入突变，导致 TACO1 基因发生移码突变，使得蛋白编码提前终止。COX1 亚基的合成下降了将近 65%，复合物Ⅳ的稳态水平大大下降。而野生型 TACO1 蛋白的表达能够补救 COX1 的结合和复合物Ⅳ的活性。Seeger 等[14]在 17 名额外的患者中没有发现 TACO1 基因突变。这表明 TACO1 基因的突变只是一个神经病学功能紊乱非常稀有的起因。

8) PET100

Lim 等[15]对患有线粒体复合物Ⅳ缺陷症的

6 个家族中 8 名患者进行研究，在 *PET100* 基因中检出纯合突变。该突变在患有该病的患者中均能检测到。在体外功能研究中发现，突变的 PET100 蛋白不被运输到线粒体中，也不能组装到 300kDa 复合物上。这些发现显示 PET100 蛋白的 N 端在线粒体的靶向性定位至关重要。患者成纤维细胞测定表明，虽然复合物Ⅳ的亚基已经翻译，复合物Ⅳ的全酶功能严重缺失。患者成纤维细胞过表达野生型 PET100 蛋白后修复了 COX2 的表达水平和复合物Ⅳ的组装。在幼儿早期，这些患者与 Leigh 综合征一样都伴有严重的神经肌肉障碍和极度延迟的精神运动发育，肌张力减退，大脑畸形。很多患者在 1 岁就死亡。这些发现都显示了 PET100 蛋白在复合物Ⅳ各亚基间组装的中间阶段起作用。

9)COX6B

在沙特阿拉伯出生的两兄弟，均为细胞色素 c 氧化酶功能缺失患者。Massa 等[116]对他们进行研究，在 *COX6B1* 基因上发现 c.221G>A 纯合突变。该位置属于高度保守，氨基酸的改变可引起蛋白结构的改变。

正常发育到 6 岁和 8 岁后，两兄弟均出现肌无力和疼痛或不稳步态和视觉障碍。哥哥快速地出现了渐进的神经病学恶化伴随脑白质营养不良和癫痫，并死于 10 岁。弟弟出现共济失调，肌无力，认知退减，视力下降并伴有脑白质营养不良。通过肌肉活检表明，两人都有血清和脑脊髓液乳酸盐的上升和 COX 活性下降（比正常下降 20%）。体外研究显示 *COX6B1* 亚基突变导致 COX 各亚基结合力的下降。

(4) 目前基因突变概述

目前人类基因突变数据库报道了与 *PRNP* 基因突变见表 925-3。

表 925-3　基因突变汇总　（单位：个）

基因	突变总数	错义/无义突变	剪接突变	小片段缺失	小片段插入	调控区突变
COX20	—	—	—	—	—	—
COA5	1	1	—	—	—	—
FASTKD2	1	1	0	0	0	0
COX14	—	—	—	—	—	—
APOPT1	4	4	0	0	0	0
COX10	7	7	0	0	0	0

续表

基因	突变总数	错义/无义突变	剪接突变	小片段缺失	小片段插入	调控区突变
TACO1	1	0	0	0	1	0
PET100	—	—	—	—	—	—
COX6B1	3	3	0	0	0	0

（李越秀　李飞达）

参考文献

[1] Szklarczyk R, Wanschers BF, Nijtmans LG, et al. A mutation in the *FAM36A* gene, the human ortholog of COX20, impairs cytochrome c oxidase assembly and is associated with ataxia and muscle hypotonia. Hum Mol Genet, 2013, 22: 656-667

[2] Bourens M, Boulet A, Leary SC, et al. Human *COX20* cooperates with SCO1 and SCO2 to mature COX2 and promote the assembly of cytochrome c oxidase. Hum Mol Genet, 2014, 23: 2901-2913

[3] Tay SK, Nesti C, Mancuso M, et al. Studies of *COX16*, COX19, and PET191 in human cytochrome-c oxidase deficiency. Arch Neurol, 2004, 61: 1935-1937

[4] Huigsloot M, Nijtmans LG, Szklarczyk R, et al. A mutation in C2orf64 causes impaired cytochrome c oxidase assembly and mitochondrial cardiomyopathy. Am J Hum Genet, 2011, 88: 488-493

[5] Ghezzi D, Saada A, D.Adamo P, et al. *FASTKD2* nonsense mutation in an infantile mitochondrial encephalomyopathy associated with cytochrome c oxidase deficiency. Am J Hum Genet, 2008, 83: 415-423

[6] Weraarpachai W, Sasarman F, Nishimura, T et al. Mutations in *C12orf62*, a factor that couples COX I synthesis with cytochrome c oxidase assembly, cause fatal neonatal lactic acidosis. Am J Hum Genet, 2012, 90: 142-151

[7] Yasuda O, Fukuo K, Sun X, et al. Apop-1, a novel protein inducing cyclophilin D-dependent but Bax/Bak-related channel-independent apoptosis. J Biol Chem, 2006, 281: 23899-23907

[8] Melchionda L, Haack TB, Hardy S, et al. Mutations in *APOPT1*, encoding a mitochondrial protein, cause cavitating leukoencephalopathy with cytochrome c oxidase deficiency. Am J Hum Genet, 2014, 95: 315-325

[9] Valnot I, von Kleist-Retzow JC, Barrientos A, et al. A mutation in the human heme A:farnesyltransferase gene (*COX10*) causes cytochrome c oxidase deficiency. Hum Mol Genet, 2000, 9: 1245-1249

[10] Antonicka H, Leary SC, Guercin GH, et al. Mutations in *COX10* result in a defect in mitochondrial heme A biosynthesis and account for multiple, early-onset clinical

phenotypes associated with isolated COX deficiency. Hum Mol Genet, 2003, 12: 2693-2702

[11] Diaz F, Thomas CK, Garcia S, et al. Mice lacking *COX10* in skeletal muscle recapitulate the phenotype of progressive mitochondrial myopathies associated with cytochrome c oxidase deficiency. Hum Mol Genet, 2005, 14: 2737-2748

[12] Funfschilling U, Supplie LM, Mahad D, et al. Glycolytic oligodendrocytes maintain myelin and long-term axonal integrity. Nature, 2012, 485: 517-521

[13] Weraarpachai W, Antonicka H, Sasarman F, et al. Mutation in *TACO1*, encoding a translational activator of COX I, results in cytochrome c oxidase deficiency and late-onset

Leigh syndrome. Nat Genet, 2009, 41: 833-837

[14] Seeger J, Schrank B, Pyle A, et al. Clinical and neuro-pathological findings in patients with *TACO1* mutations. Neuromuscul Disord, 2010, 20: 720-724

[15] Lim SC, Smith KR, Stroud DA, et al. A founder mutation in PET100 causes isolated complex IV deficiency in Lebanese individuals with Leigh syndrome. Am J Hum Genet, 2014, 94: 209-222

[16] Massa V, Fernandez-Vizarra E, Alshahwan S, et al. Severe infantile encephalomyopathy caused by a mutation in *COX6B1*, a nucleus-encoded subunit of cytochrome c oxidase. Am J Hum Genet, 2008, 82: 1281-1289

926, 927　线粒体复合物 V 缺陷症
(mitochondrial complex V deficiency)
(926. MC5DN1, OMIM 604273; 927. MC5DN2, OMIM 614052)

一、临床诊断

(1) 概述

线粒体复合物 V 缺陷症 (mitochondrial complex V deficiency) 是线粒体呼吸链酶复合物缺陷中最少见的一类，仅占人类呼吸链疾病的 1% 左右[1]，由于发病率低，尚未发现遗传方式及发病率方面明显的种族差异性。

(2) 临床表现

与其他线粒体病类似，患者临床症状与体征缺乏特异性，个体差异很大，并具有显著的组织异质性，由于受累脏器的不同，患者表现出不同的脏器功能损伤。脑病和肌病是复合物 V 缺陷较常见的表型，表现为无力、肌张力低下、运动障碍、共济失调及色素性视网膜炎、小头畸形、表观异常以及纹状体坏死[2]。一些患者表现为其他脏器或多脏器损害，如肝病、肾病、心肌病、听力障碍、视力障碍等。患者病程呈进行性加重，病死率、致残率极高。少数患儿在胎儿时期即存在发育异常，如宫内发育迟缓，常伴羊水过少、小头、难产等围产期异常。

文献报道的 *ATPAF2* 基因突变患者主要疾病表现为退行性脑病，患者血液、脑脊液、尿液中乳酸显著增高，智力运动重度发育迟滞、癫痫，MRI 显示脑皮质萎缩、脑白质发育不良，常伴随表观异常[3]。

TMEM70 基因突变患儿常于新生儿期起病，主要表现形式为线粒体脑肌病。新生儿时期临床特征为智力运动发育迟滞、小头畸形、肌张力减退、肥厚性心肌病、尿道下裂、高乳酸血症，尿液 3-甲基戊烯二酸增高，很多患者存在表观畸形。严重患者存在胎儿时期异常，宫内发育迟缓、羊水过少、肌张力减退以及心肌增厚[4, 5]。

(3) 影像学表现

受累脏器超声、CT、MRI 检查可发现病理改变。国内外已报道线粒体基因 8993、9176 等点突变患者脑 MRI 可见双侧基底核、脑干对称性病变以及内囊后肢损伤[6, 7]，符合 Leigh 综合征特征。肝脏受累的患者可表现为胆汁淤积症、弥漫性肝病。心肌受累的患者超声心动图可见肥厚型心肌病、限制型心肌病样改变[8]。

(4) 病理表现

Spiegel 等[9] 在肌肉组织的异常涡旋状嵴线粒体中发现了 *TMEM70* 杂合缺陷。胶体金与 X 断层摄影发现 mtDNA 的类核出现分裂，类核和呼吸链酶复合物都与涡旋状嵴外圈粘连。这也许能解释不同组织中复合物 V 缺陷导致的表达和组装异常。*TMEM70* 在复合物 V 功能中的机制不明确，但是通过胶体金技术发现其突变引起线粒体嵴分裂，从而影响了线粒体类核的完整性，最终影响氧化磷酸

化过程[10]。

(5) 受累部位病变汇总 (表 926-1)

表 926-1　受累部位及表现

受累部位	主要表现
中枢神经系统	退行性脑病，智力运动重度发育迟滞，癫痫，MRI 显示脑皮质萎缩、脑白质发育不良
骨骼肌和心肌	肌张力减退、肥厚型心肌病、线粒体肌病、高乳酸血症
视 / 听觉系统	色素性视网膜炎、视力障碍、听力障碍
其他	肝病、肾病、尿道下裂、发育缓慢、小头畸形

二、MC5DN1 基因诊断

(1) 概述

ATPAF2 基因，编码线粒体 ATP 合酶 F1 复合体组装因子的蛋白，位于 17 号染色体短臂 1 区 1 带 2 亚带 (17p11.2)，基因组坐标为 (GRCh37): 17: 17921334-17942483，基因全长 21 150bp，包含 8 个外显子，编码 289 个氨基酸。

(2) 基因对应蛋白结构及功能

ATPAF2 基因编码线粒体 ATP 合成酶 F1 复合体组装因子，此蛋白特异性的结合在 F1α 亚基上，阻止该亚基在酶组装过程中形成该蛋白质特异性结合的 F1α 亚基和被认为是防止这种亚单位酶在组装过程中形成的非生产性均低聚物。该基因属于蛋白编码基因，位于史密斯 – 马吉利综合征区域的 17 号染色体上。

(3) 基因突变致病机制

De Meirleir 等[3] 在复合体 V 活性降低的一个女婴病例中，确定了 *ATPAF2* 基因纯合错义突变，并发现患有该病的摩洛哥父母和健康亲属中该基因为杂合突变，50 名健康摩洛哥人对照中并不存在该突变。

本病尚无相应的分子研究，致病机制未明。

(4) 目前基因突变概述

目前人类基因突变数据库报道了 *ATPAF2* 基因突变 1 个，为错义 / 无义突变。突变分布在基因整个编码区，无突变热点。

三、MC5DN2 基因诊断

(1) 概述

TMEM70 基因，即编码线粒体膜蛋白的基因，位于 8 号染色体长臂 2 区 1 带 1 亚带 1 次亚带 (8q21.11)，基因组坐标为 (GRCh37): 8: 74888377-74895018，基因全长 6642bp，包含 4 个外显子，编码 107 个氨基酸。

(2) 基因对应蛋白结构及功能

TMEM70 基因编码 30kDa 线粒体膜蛋白，该蛋白在线粒体 ATP 合酶的生物合成中起重要的作用，改变此酶的生物合成和装配，会降低 ATP 合成酶的含量。该基因突变引起 ATP 合成酶缺失，此突变与新生儿线粒体脑肌病相关。

(3) 基因突变致病机制

Cizkova 等[5] 对患有新生儿线粒体脑肌病的 6 个吉普赛家庭个体进行研究，发现在 *TMEM70* 基因上有一个纯合突变。在其他 23 位患者中也存在相同的纯合突变。通过 4 组无血缘关系的穆斯林家庭的 6 例 MC5DN2 患者的研究，Spiegel 等[9] 发现在 *TMEM70* 基因上有 4 种不同的纯合突变。Catteruccia 等[11] 对患有 MC5DN2 病的 8 个家庭中 9 个孩子进行研究，在 *TMEM70* 基因上发现纯合突变或复合杂合突变，其中 6 名患者均在 *TMEM70* 基因上发生纯合剪接突变 c.317-2A-G。

本病尚无相应的分子研究，致病机制未明。

(4) 目前基因突变概述

目前人类基因突变数据库收录了 *TMEM70* 基因突变 13 个，其中错义 / 无义突变 8 个，剪接突变 2 个，小的缺失 2 个，小的插入 1 个。突变分布在基因整个编码区，无突变热点。

（李越秀　王　梅）

参考文献

[1] 孙飞，周强军，孙吉，等 . 线粒体呼吸链膜蛋白复合体的结构 . 生命科学 , 2008, 20 : 566-578

[2] Sperl W, Jesina P, Zeman J, et al. Deficiency of mitochondrial ATP synthase of nuclear genetic origin. Neuromuscul Disord, 2006, 16: 821-829

[3] De Meirleir L, Seneca S, Lissens W, et al. Respiratory chain complex V deficiency due to a mutation inthe assembly gene ATP12. J Med Genet, 2004, 41 :120-124

[4] Houstek J, Kmoch S, Zeman J. TMEM70 protein — a novel ancillary factor of mammalian ATP synthase. Biochim Biophys Acta, 2009, 1787: 529-532

[5] Cizkova A, Stranecky V, Mayr JA, et al. *TMEM70* mutations cause isolated ATP synthase deficiency and neonatal

mitochondrial encephalocardiomyopathy. Nat Genet, 2008, 40: 1288-1290

[6] 马艳艳，吴桐菲，刘玉鹏，等. ATP6 基因 8993T>G 突变导致的单纯线粒体 ATP 合成酶缺陷一例. 中华儿科杂志，2011, 49: 557-558

[7] Hung PC, Wang HS. A previously undescribed leukodystrophy in Leigh syndrome associated with T9176C mutation of the mitochondrial ATPase 6 gene. Dev Med Child Neurol, 2007, 49 :65-67

[8] Ware SM, El-Hassan N, Kahler SG, et al. Infantile cardiomyopathy caused by a mutation in the overlapping region of mitochondrial ATPase 6 and 8 genes. J Med Genet,

2009, 46: 308-314

[9] Spiegel R, Khayat M, Shalev SA, et al. TMEM70 mutations are a common cause of nuclear encoded ATP synthase assembly defect: further delineation of a new syndrome. J Med Genet, 2011, 48: 177-182

[10] Cameron JM, Levandovskiy V, Mackay N, et al. Complex V TMEM70 deficiency results in mitochondrial nucleoid disorganization. Mitochondrion, 2011, 11 : 191-199

[11] Catteruccia M, Verrigni D, Martinelli D, et al. Persistent pulmonary arterial hypertension in the newborn (PPHN): a frequent manifestation of TMEM70 defective patients. Mol Genet Metab, 2014, 111: 353-359

928~939　线粒体 DNA 消耗综合征
(mitochondrial DAN depletion syndrome, MDS)
(928. MTDPS1, OMIM 603041; 929. MTDPS11, OMIM 615084; 930. MTDPS12, OMIM 615418; 931. MTDPS13, OMIM 615471; 932. MTDPS3, OMIM 251880; 933. MTDPS4A, OMIM 203700; 934. MTDPS4B, OMIM 613662; 935. MTDPS5, OMIM 612073; 936. MTDPS6, OMIM 256810; 937. MTDPS7, OMIM 271245; 938. MTDPS8A, OMIM 612075; 939. MTDPS9, OMIM 245400)

一、临床诊断

(1) 概述

线粒体 DNA 消耗综合征 (MDS) 为一组常染色体隐性遗传病，会引起受累组织线粒体 DNA 含量显著减少，临床可表现为多个器官系统受累的不同症状[1]。常在幼年及童年早期发病，具有高致命性[2]。可至少被分为四个临床表型：肝脑型、肌病型、线粒体脑肌病和线粒体神经消化道脑肌病[3]。

(2) 临床表现 [4]

1) 肝脑型

通常在出生后的前 6 个月发病，1 年内死亡。常见的症状包括持续呕吐、发育异常、张力减退及与神经功能恶化相关的持续性低血糖。肝组织活检可见脂肪变性、胆管增生、肝纤维化和肝小叶结构的紊乱。其中线粒体消耗综合征 -3、线粒体消耗综合征 -4A、线粒体消耗综合征 -6、线粒体消耗综合征 -7 均属于此型。

2) 肌病型

该型通常在出生的第一年发病，常见症状包括喂养困难、发育迟滞、张力减退、肌肉无力等。往往是由于肺功能不全及感染而死亡，但有一些患者生存到青少年[5]。肌肉活检显示线粒体异常增殖，细胞色素 c 氧化酶分布或扩散紊乱。血清肌酸激酶水平可能不同程度的升高[6]。线粒体消耗综合征 -11 及线粒体消耗综合征 -12 属于此型。

3) 线粒体脑肌病型

该型特点是小儿期出现张力减退和严重的精神运动发育迟滞、血乳酸水平升高、外部眼肌麻痹、耳聋，以及癫痫全面发作及肾小管功能障碍。线粒体消耗综合征 -5、线粒体消耗综合征 -8A，线粒体消耗综合征 -9，线粒体消耗综合征 -13 均属于此种类型。

4) 线粒体神经消化道脑肌病型

多为青少年发病，主要临床症状包括早饱腹感、恶心、吞咽困难，胃食管反流，餐后呕吐，假性肠梗阻相关的腹痛、腹泻、恶病质、上睑下垂及眼外肌麻痹，周围神经病和白质脑病等。所有患者的神经传导速度检查提示脱髓鞘神经病变，在某些情况下，合并轴索损害。线粒体消耗综合征 -1 及线粒体消耗综合征 -4B 即属于此种类型[7,8]。

(3) 辅助检查

实验室检查：尿检发现酮症和乳酸酸中毒，血清乳酸有轻度增加、肌电图提示脱髓鞘多神经病[9,10]。

影像学检查：肝脑型：脑 MRI 可见基底神经节及丘脑的异常信号，脑室不规则扩大，局部脑回肥厚等[11]（图 928-1）；线粒体脑肌病型：MRI 可见大脑萎缩，T$_2$ 加权像上双侧尾状核和壳核高信号，还可见蛛网膜下腔增宽，双侧脑室扩大等[12]（图 928-2）；线粒体神经消化道脑肌病型：头 MRI 可见广泛的脑白质变性[13]。

脑膜和周围神经血管畸形（图 928-3）。肌肉活检显示散在破碎红纤维、线粒体超微结构异常、细胞色素 C 氧化酶的活性缺失[15,16]（图 928-4）。肝脏组织学检查发现包括多核巨细胞、小泡型脂肪变性、假腺泡样结构、炎症、胆汁淤积、桥接纤维化和肝硬化[17]（图 928-5）。

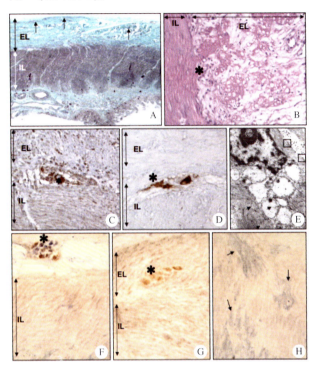

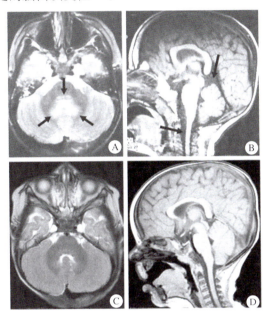

图 928-1　肝脑型脑部 MRI

A.患者 1 在 3.5 岁时 T$_2$ 加权像轴位小脑白质变化：齿状核和第四脑室周围高信号（黑色箭头）；B.患者 1 在 3.5 岁时矢状 T$_1$ 加权像小脑皮质萎缩脊髓变薄（黑色箭头），脊髓小脑的变性比 IOSCA（小儿脊髓小脑的发作性共济失调）者更严重，发展更迅速；C、D.发病初头 MRI 仍然正常，如患者 2 在 8.5 个月时的轴向和矢状图像（Brain，2009，132：1553-1562）

图 928-3　MNGIE 胃肠道的形态特征

A. 小肠壁外部层（EL）的肌层、固有层明显萎缩和纤维化，纤维组织剩余的平滑肌细胞明显减少（箭头），内部层（IL）不明显（Masson 三色染色，原始放大倍数 ×10）；B. 肌层固有层的外部层（EL）残余平滑肌细胞周围纤维组织显示广泛的空泡形成，核固缩，肌间神经丛正常（星号）（HE 染色，原始放大倍数 ×10）；C. 从小肠固有层内部（IL）和外部（EL）层的肌层应用线粒体抗原显示标记平滑肌细胞内增殖的线粒体；C. 为 MNGIE；D. 为正常人，值得注意的是，神经节细胞中线粒体的密度（星号）与平滑肌细胞的内部（IL）和外部（EL）层膜肌层相比很高；E. MNGIE 病人小肠平滑肌细胞的超微结构特征，平滑肌细胞（黑色方形所指），细胞质含大量的线粒体（箭头）和后期出现肿胀；F. COX/ SDH 染色可以看到小肠肌层固有层的内部层（IL）大量 COX- 阴性平滑肌细胞，这些细胞 COX 出现蓝色，因为它们活性减低（橙色），但保留了 SDH 活性（蓝色），星号标记为两个蓝色 COX- 阴性神经节细胞；G. 对照组小肠壁 COX / SDH 染色，没有蓝色的 COX- 阴性的肌肉纤维星号标志为，神经节细胞 COX 染色（原始放大倍数 ×10）；H. 小肠肌层固有层的 COX/ SDH 染色蓝色的 COX- 阴性斑片状平滑肌细胞（箭头）（原始放大倍数 ×200）（Am J Path，2008，173：1120-1128）

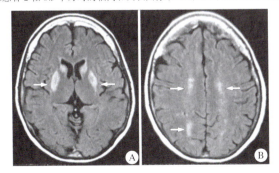

图 928-2　线粒体脑肌病型头 MRI

A.轴向液体衰减反转恢复，T$_2$ 加权像基底神经节对称、高信号、无强化病变（箭头）；B.白质信号不均匀（Arch. Neurol，2009，66：1028-1032）

(4) 病理学表现

Bardos 等[14] 报道了一个 42 岁的线粒体 DNA 损耗综合征 -1(MTDPS1) 女性患者尸检发现胃肠道硬皮病，眼部和骨骼肌破碎红纤维、周围神经病变、

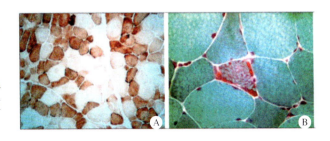

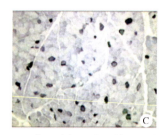

图 928-4　肌肉活检提示线粒体功能障碍

A.细胞色素氧化酶C染色减少(原始放大×100);B.改良 Gomori 染色:粗糙红色纤维(原放大×400),轻微的纤维尺寸的变化;C.琥珀酸脱氢酶染色显示多个粗糙的蓝色纤维(原始放大×40);这些发现提示线粒体功能障碍,其他发现包括罕见的去神经的纤维和几个小光纤类组(数据未显示)(Arch Neurol, 2009, 66: 1028-1032)

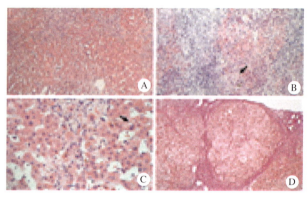

图 928-5　肝脏形态学表现

A.肝活检初起的播散性肝细胞坏死,肝门炎性浸润,和不同程度的纤维化(HE 染色,原始放大×10);B.2 个半月后肝活检标本显示纤维化增加进展为小结节型肝硬化,注意肝细胞嗜酸性变性及胆汁淤积的肝细胞损害(箭头所指)(HE 染色,原始放大×50);C.高放大倍数显示小泡性脂肪变性,嗜酸性变性,细胞坏死(原始放大×100);D.红染色纤维隔膜的肝硬化(EVG 染色,原始放大×50)(Arch Neurol, 2008, 65: 1108-1113)

(5) 亚型汇总 (表 928-1)

表 928-1　亚型汇总

线粒体 DNA 消耗综合征亚型	致病基因
线粒体 DNA 消耗综合征 -1	*TYMP*
线粒体 DNA 消耗综合征 -3	*DGUOK*
线粒体 DNA 消耗综合征 -4A	*POLG*
线粒体 DNA 消耗综合征 -4B	*POLG*
线粒体 DNA 消耗综合征 -5	*SUCLA2*
线粒体 DNA 消耗综合征 -6	*MPV17*
线粒体 DNA 消耗综合征 -7	*C10orf2*
线粒体 DNA 消耗综合征 -8A	*RRM2B*
线粒体 DNA 消耗综合征 -8B	*RRM2B*
线粒体 DNA 消耗综合征 -9	*SUCLG1*
线粒体 DNA 消耗综合征 -11	*MGME1*
线粒体 DNA 消耗综合征 -12	*SLC25A4*

(6) 受累部位病变汇总 (表 928-2)

表 928-2　受累部位及表现

受累部位	主要表现
神经系统	眼外肌瘫痪、青年人卒中、癫痫、肌阵挛、视神经病、肌病、偏盲、脑脊液蛋白升高、神经性耳聋、共济失调、痴呆、周围神经病及肌张力障碍
消化系统	肝病、小肠假性梗阻、发作性呕吐、胰腺功能失调
心脏系统	肥厚型心肌病、心脏传导阻滞
内分泌系统	糖尿病、身材矮小、甲状腺功能低下
肾脏	近端肾小管功能缺陷、肾小球疾病
视觉及听觉系统	视网膜色素变性(可能与色素细胞的生理活动需较高能量相关)、白内障、耳聋
其他	恶病质、乳酸酸中毒、脊柱畸形、消瘦、全血细胞减少及精神性疾病(特别是抑郁)

二、MTDPS1 基因诊断

(1) 概述

TYMP 基因,即编码胸苷磷酸化酶的基因,位于 22 号染色体长臂 1 区 3 带 3 亚带 3 次亚带 (22q13.33),基因组坐标为 (GRCh37):22:50964181-50968514,基因全长 4334bp,包含 10 个外显子,编码 487 个氨基酸。

(2) 基因对应蛋白结构及功能

TYMP 基因编码胸苷磷酸化酶,催化胸苷或脱氧尿苷为胸嘧啶或尿嘧啶,在核苷酸补救途径中发挥着重要作用。最初发现时该蛋白产物是血小板源性内皮细胞生长因子 (PDECGF),它是一种血管生成因子,以 45kDa 单一多肽链的形式储存于血小板中,靶细胞仅限于内皮细胞。该蛋白在体内促进血管生成而在体外刺激多种内皮细胞生长,参与维持血管的完整性。

(3) 基因突变致病机制

Nishino[18] 等在 12 名 MTDPS1 先证者中发现 *TYMP* 基因的 10 个纯合突变或复合杂合突变,这些患者白细胞 TYMP 活性比对照组低 5%,提示由于 *TYMP* 基因功能缺失突变导致该病,其中 7 名患者有多个线粒体 DNA 缺失,Nishino 等 [18] 推测,异常的胸苷代谢造成 mtDNA 复制或维持的异常,导致 mtDNA 损耗、缺失或二者均有。Hirano 等 [19] 发现由于 *TYMP* 基因的突变使得线粒体神经胃肠性脑病 (MNGIE) 患者中白细胞的 TYMP 活性大约降到正常值的 1.5%,而该基因的杂合突变携带者拥有 35% TYMP 活性。Haraguchi 等 [20] 建立了 *Upp1* 和

Tymp 敲除小鼠模型, 经口给予胸苷 7 个月, 敲除小鼠的线粒体 DNA 无变化, 且肌肉组织无病理变化, MRI 发现这些小鼠的大脑有严重病变。Haraguchi 等推测抑制 TYMP 活性导致血浆中嘧啶水平升高以及轴突肿胀。DNA 的复制和修复需要脱氧核糖核苷三磷酸盐前体细胞的均衡。Lopez 等 [21] 建立了 *Tymp* 和 *Upp1* 敲除小鼠模型, 结果显示: TYMP 严重缺乏, 导致组织中胸苷和脱氧尿苷及线粒体中脱氧胸苷三磷酸的升高。核苷酸池失衡会导致突变小鼠大脑发达部分的线粒体 DNA 损耗, 导致呼吸链复合体的缺陷及脑病。

(4) 目前基因突变概述

目前人类基因突变数据库收录了 *TYMP* 基因突变 83 个, 其中, 错义 / 无义突变 52 个, 剪接突变 12 个, 小的缺失 11 个, 小的插入 6 个, 小的插入缺失 2 个。突变分布在基因整个编码区, 无突变热点。

三、MTDPS11 基因诊断

(1) 概述

MGME1 基因, 即编码线粒体基因组维持性核酸外切酶 1 的基因, 位于 20 号染色体短臂 1 区 1 带 2 亚带 3 次亚带 (20p11.23), 基因组坐标为 (GRCh37):20:17949534-17971765, 基因全长 22 232bp, 包含 7 个外显子, 编码 344 个氨基酸。

(2) 基因对应蛋白结构及功能

MGME1 基因编码线粒体基因组维持性核酸外切酶 1, 属于金属依赖的单链 DNA(ssDNA) 核酸外切酶, 参与线粒体基因组的维持, 它倾向表现出 5'→3' 核酸外切酶活性, 但是在线性底物上也具有核酸内切酶活性。它对维持 7S DNA 正常水平是必需的。该蛋白可能通过在后随链上由 RNA 引发的冈崎片段合成的过程中加工包含冈崎片段的置换 DNA, 或通过在长的碎片切除修复过程中加工 DNA, 参与线粒体 DNA(mtDNA) 修复。

(3) 基因突变致病机制

Kornblum 等 [22] 对来自 2 个无亲缘关系家系中的 5 名 MTDPS11 患者进行研究, 通过全外显子组测序发现在 *MGME1* 中存在一个纯合截短突变 p.W152X, 在患有类似疾病的德国女性中找到另一个突变位点。对其中一名截短突变患者进行成纤维细胞培养, 发现在复制停滞和复制中间产物累积的情况下, mtDNA 的复制受到严重干扰, 显示干扰 mtDNA 的

稳定是导致这些患者多系统疾病的主要原因。

本病尚无相应的分子研究, 致病机制未明。

(4) 目前基因突变概述

目前人类基因突变数据库收录了 *MGME1* 基因突变 2 个, 均为错义 / 无义突变。

四、MTDPS12 基因诊断

(1) 概述

SLC25A4 基因 (也称为 *Ant1*), 溶质载体家族 25 成员 4, 位于 4 号染色体长臂 3 区 5 带 (4q35), 基因组坐标为 (GRCh37):4:186064417-186071538, 基因全长 7122bp, 包含 4 个外显子, 编码 298 个氨基酸。

(2) 基因对应蛋白结构及功能

SLC25A4 基因是溶质载体蛋白基因的线粒体载体家族的一个成员。该蛋白形成同型二聚体嵌入在线粒体内膜上。通过线粒体内膜促进细胞质 ADP 和线粒体 ATP 进行交换。研究已证明该基因突变导致常染色体显性遗传慢性进行性眼外肌麻痹和家族性肥厚型心肌病。

(3) 基因突变致病机制

Palmieri 等 [23] 在一个 25 岁的患有肥厚型心肌病和运动耐力不足的斯洛文尼亚男性患者中, 发现 *SLC25A4* 基因存在纯合突变。从患者肌肉组织的蛋白提取物中, 未检测到脂蛋白体重组中 ATP 的吸收。

Echaniz 等 [24] 在一名 21 岁 MTDPS12 葡萄牙女性患者确定了 *SLC25A4* 基因的纯合突变。患者细胞中检测不到突变体的转录本, 这与蛋白质表达和功能的丧失完全一致。携带杂合突变没有临床症状的母亲骨骼肌中有线粒体 DNA 低频率 (低于 2%) 的重排。

Graham 等 [25] 发现, *SLC25A4* 基因纯合缺失小鼠与发生心肌肥厚、破碎红肌纤维和线粒体的肌肉急剧增殖有关, 在运动耐受不足情况下分离自自突变的骨骼肌组织中的线粒体显示严重的耦合呼吸缺陷。*SLC25A4* 突变成年患者静息期血清乳酸水平较对照高出 4 倍, 提示代谢性酸中毒。

(4) 目前基因突变概述

目前人类基因突变数据库报道了 *SLC25A4* 基因突变 9 个, 其中, 错义 / 无义突变 6 个, 剪接突变 1 个, 调控区突变 1 个, 小的缺失 1 个。突变分布在基因整个编码区, 无突变热点。

五、MTDPS13 基因诊断

(1) 概述

FBXL4 基因，编码 F 框和亮氨酸富集重复蛋白 4，位于 6 号染色体长臂 1 区 6 带 1 亚带至 3 亚带 (6q16.1—q16.3)，基因组坐标为 (GRCh37): 6: 99321601-99395882，基因全长 74 282bp，包含 11 个外显子，编码 621 个氨基酸。

(2) 基因对应蛋白结构及功能

FBXL4 基因编码 F 框蛋白家族中的一员，F 框是由大约 40 个氨基酸组成的一个结构域。F 框蛋白包含 E3 泛素连接酶复合物——SCF 复合物的一个亚基，该复合物的功能是磷酸化依赖的泛素化。F 框结构域介导蛋白与蛋白之间的互作，直接与 S-期激酶相关蛋白 1 结合。除此之外，FBXL4 蛋白至少还包含 9 个亮氨酸富集的串联重复。含有该蛋白的泛素连接酶复合物可能通过调节赖氨酸特异的去甲基酶 4A，来调控细胞周期。

(3) 基因突变致病机制

Bonnen 等 [26] 从来自 3 个有血缘关系的阿拉伯家庭的 MTDPS13 患者中，发现了 *FBXL4* 基因的 3 个不同的纯合突变。

Gai 等 [27] 从 7 个不相关家庭中的 9 位 MTDPS13 患者，发现了 *FBXL4* 基因的双等位突变。

本病尚无相应的分子研究，致病机制未明。

(4) 目前基因突变概述

无相关报道。

六、MTDPS3 基因诊断

(1) 概述

DGUOK 基因，编码脱氧鸟苷激酶，位于 2 号染色体短臂 1 区 3 带 (2p13)，基因组坐标为 (GRCh37): 2: 74153953-74186088，基因全长 32 136bp，包含 7 个外显子，编码 277 个氨基酸。

(2) 基因对应蛋白结构及功能

由 *DGUOK* 基因编码的脱氧鸟苷激酶，负责线粒体基质中嘌呤脱氧核糖的磷酸化。此外，该蛋白还使一些嘌呤脱氧类似物磷酸化，用于治疗淋巴组织增生性疾病，而且这种磷酸化对这些类似物的有效性是至关重要的。

(3) 基因突变致病机制

DGUOK 基因中 3 个新的突变 [c.130G> A(p. E44K), c.493G>A(p.E165K), c.707+ 3_6delTTAG] 被 Sezer 等发现 [28]。Kilic 等 [29] 于 2011 年在发病新生儿中发现了 *DGUOK* 基因的一个新的纯合突变 c.34C>T (p.R12X)。Brahimi 等 [30] 在 *DGUOK* 基因中发现了一个剪接位点的纯合突变(c.444-62C>A)。Freisinger 等 [31] 在 6 个 MDS 患儿中发现了 *DGUOK* 基因中的致病突变。Tadiboyina 等 [32] 在 MDS 患儿中发现了 *DGUOK* 蛋白的一个纯合突变 p.D255Y。导致 DGUOK 活性下降的突变是线粒体 DNA 耗竭综合征的原因。Wang 等采用定点突变技术，引入临床上观察到的 *DGUOK* 基因中的突变，并对产生的重组酶进行分析。p.R142K 突变表现出非常低活性的脱氧鸟苷催化活性以及无脱氧腺苷催化活性。p.E227K 突变酶的 K_m 值不变，但其 V_{max} 值非常低。C 端截短的 DGUOK 蛋白无活性 [33]。对患者皮肤成纤维细胞线粒体正常的和突变的 DGUOK 蛋白的动力学特征进行研究，结果显示：p.N46S/p.L266R 突变型 DGUOK 蛋白只有对照组 14% 和 10% 的催化活性 [34]。

(4) 目前基因突变概述

目前人类基因突变数据库报道了 *DGUOK* 基因突变 49 个，其中，错义/无义突变 29 个，剪接突变 6 个，小的缺失 9 个，小的插入 4 个，大片段缺失 1 个。突变分布在基因整个编码区，无突变热点。

七、MTDPS4A 基因诊断

(1) 概述

POLG 基因，即编码 DNA 聚合酶 γ 亚基 (DNA polymerase subunit gamma-1) 的基因，位于 15 号染色体长臂 2 区 5 带 (15q25)，基因组坐标为 (GRCh38): 15: 89859536-89878026，基因全长 18 491bp，包含 23 个外显子，编码 1239 个氨基酸。

(2) 基因对应蛋白结构及功能

POLG 基因编码的蛋白在其 N 端附近包含一段可能是多态的多谷氨酰胺。该蛋白参与线粒体 DNA 的复制。该基因的缺陷是进行性眼外肌麻痹伴线粒体 DNA 缺失，感觉性共济失调神经障碍和眼肌麻痹 (SANDO)，Alpers-Huttenlocher 综合征 (AHS) 和线粒体神经胃肠性脑病 (MNGIE) 一个发病原因。

(3) 基因突变致病机制

2004 年，Naviaux 等 [35] 发现 3 个 MTDPS4A 患者的 *POLG* 基因上都有一个纯合的突变(p.E873X)。

2005 年他们发现同一个家庭中的 2 位患者中 *POLG* 基因上存在一个复合杂合突变 (p.E873X 和 p.A467T)，对之前在 2004 年的报道进行了校正[136]。Davidzon 等[137] 在 4 位 MTDPS4A 患者的 *POLG* 基因上发现了一个复合杂合突变。

POLG 基因中的两个替换突变 (p.R943H 和 p.Y955C) 改变了该基因编码的蛋白与进入的 dNTP 相互作用的侧链，致使酶的催化活性低于野生型聚合酶的 1%，并且持续合成的能力也严重降低[138]。Lewis 等[139] 建立转基因小鼠模型，使 *POLG* 基因发生靶向心脏的突变 (p.Y955C)，这会导致小鼠发生心肌疾病，mtDNA 的含量减少，心脏增大和 mtDNA 中的 8-oxo-dG 的增加。

(4) 目前基因突变概述

目前人类基因突变数据库报道了 *POLG* 基因突变 238 个，其中，错义/无义突变 202 个，剪接突变 8 个，调控区突变 1 个，小的缺失 7 个，小的插入 12 个，大片段的缺失 4 个，重复突变 4 个。

八、MTDPS4B 基因诊断

(1) 概述

POLG 基因，编码线粒体 DNA 聚合酶 γ 亚基，位于 15 染色体长臂 2 区 5 带 (15q25)，基因组坐标为 (GRCh37):15:89859536-89878026，基因全长 18 491bp，包含 23 个外显子，编码 1239 个氨基酸。

(2) 基因对应蛋白结构及功能

POLG 基因编码的蛋白，在其 N 端附近包含一段多谷氨酰胺区域。该蛋白参与线粒体 DNA 的复制。*POLG* 基因的缺陷与进行性眼外肌瘫痪 (PEOA1)、感觉性共济失调神经障碍和眼肌麻痹 (SANDO)、弥漫性进行性脑灰质变性 (AHS) 和线粒体神经胃肠性脑病 (MNGIE) 发病有关。

(3) 基因突变致病机制

Van Goethem 等[140] 在一对患有 MNGIE 疾病的姐妹中，发现了 *POLG* 基因中存在 3 个复合杂合突变，包括位于同一等位基因上的两个顺式突变 (p.T251I 和 p.P587L) 和一个反式突变 p.N864S。

本病尚无相应的分子研究，致病机制未明。

(4) 目前基因突变概述

目前人类基因突变数据库报道了 *POLG* 基因突变 149 个，其中，错义/无义突变 128 个，剪接突变 6 个，小的缺失 4 个，小的插入 9 个，大的缺失

2 个。突变分布在基因整个编码区，无突变热点。

九、MTDPS5 基因诊断

(1) 概述

SUCLA2 基因，即编码琥珀酰辅酶 A 合成酶 (ADP 形成) β 亚基的基因，位于 13 号染色体长臂 1 区 4 带 2 亚带 (13q14.2)，基因组坐标为 (GRCh37): 13: 48510622-48612125，基因全长 101 504bp，包含 13 个外显子，编码 463 个氨基酸。

(2) 基因对应蛋白结构及功能

SUCLA2 编码的蛋白是 ATP 特异的琥珀酰辅酶 A 合成酶 (SCS)β 亚基，它与 SCSα 亚基聚合形成 SCS-A。SCS-A 是三羧酸循环的重要组成部分，它水解 ATP 将琥珀酸转化为琥珀酰辅酶 A。SCS 是一种线粒体基质酶，由一个固定的 α 亚基和底物特异的 β 亚基组成，以异二聚体的形式发挥作用，在 mtDNA 复制期间参与脱氧核苷酸的补救途径。*SUCLA2* 的缺失是肌源性线粒体 DNA 缺失综合征发生的原因之一。

(3) 基因突变致病机制

Elpeleg 等[141] 在一个患有 MTDPS5 的穆斯林家庭中发现一对堂兄妹的 *SUCLA2* 纯合突变。Ostergaard[142] 和 Carrozzo[143] 在 16 位来自法罗群岛的线粒体 DNA 缺失综合征并伴随轻微甲基丙二酸尿症的患者中，各自发现了 *SUCLA2* 的纯合突变。Carrozzo 在意大利南部的患者中又发现了 *SUCLA2* 的另外两个突变。Jaberi 等[144] 在两个患有脑肌病的伊朗堂兄弟中，发现一个纯合突变。这个突变是通过纯合性作图和候选基因测序发现的，它与疾病共分离，在 200 个对照人群中未发现该突变。分子模拟显示该突变可能引起蛋白结构改变，进而影响蛋白功能，但未开展功能研究。

本病尚无相应的分子研究，致病机制未明。

(4) 目前基因突变概述

目前人类基因突变数据库收录了 *SUCLA2* 基因的突变 7 个，其中，错义/无义突变 4 个，剪接突变 1 个，小的插入缺失 1 个，复杂重排 1 个。

十、MTDPS6 基因诊断

(1) 概述

MPV17 基因，编码线粒体内膜蛋白，位于 2

号染色体短臂 2 区 3 带 3 亚带 (2p23.3)，基因组坐标为 (GRCh37):2:27532360-27545969，基因全长 13 610bp，包含 8 个外显子，编码 176 个氨基酸。

(2) 基因对应蛋白结构及功能

MPV17 基因编码一种与活性氧的代谢有关的线粒体内膜蛋白。这个基因的突变与线粒体 DNA 缺失诱发的肝脑消耗综合征 (MDDS) 有关。

MPV17 对维持氧化磷酸化 (OXPHOS)、糖原存储、线粒体形态以及线粒体 DNA 稳定性至关重要。线粒体内膜蛋白参与线粒体内稳态，它参与活性氧代谢、控制氧化磷酸化和线粒体 DNA 维护。

(3) 基因突变致病机制

MPV17 基因突变引起线粒体功能障碍。它的特点是婴幼儿期出现渐进性的肝衰竭，1 周岁前常导致死亡、周围神经病变、角膜瘢痕、肢端溃疡、骨髓炎引发骨折、大脑白质病、影响生长以及反复性代谢性酸中毒并发的感染。

Dallabona 等[145] 对人类 *MPV17* 基因的酵母同源基因 *Sym1* 基因进行了研究。结果表明 *Sym1* 基因缺失引起独立代谢障碍或 mtDNA 的不稳定。*Sym1* 缺失会引起细胞质中三羧酸 (TCA) 循环过程的中间体缺失，导致贮存的糖原分解。*Sym1* 缺失造成线粒体嵴变平，表明 *Sym1* 在线粒体内膜上维持结构的功能，反馈调控 mtDNA 的维持以及稳定性。

在 *Mpv17* 敲除的小鼠模型中，Viscomi 等[146] 在肝脏和骨骼肌中发现 mtDNA 严重缺失，而大脑和肾脏中几乎没有检测到任何缺失。在传代培养几次后或无血清培养条件下，小鼠胚胎成纤维细胞显示 mtDNA 缺失。尽管在 *Mpv17* 敲除小鼠肝脏中有 mtDNA 的严重缺失，但只有适度的呼吸链酶活性降低和轻微的细胞结构改变，而无肝硬化和坏死发生。肝脏中 mtDNA 转录显著增加有助于弥补 mtDNA 的缺失。这一现象与 Mterf 反向调节有关。*Mpv17* 敲除小鼠在成年早期皮毛变成灰色，18 个月以后小鼠逐渐发展为肾小球硬化症 (FSGS) 并伴随大量的蛋白尿，以及出现的耳蜗听觉上皮细胞退化。这些症状也明显缩短寿命。与 FSGS 的表征一致，肾小球血管中微量的 mtDNA 可以测量。Viscomi 等推断 *Mpv17* 通过高度的组织特异性和细胞特异性控制 mtDNA 复制的数量。

(4) 目前基因突变概述

目前人类基因突变数据库报道了 *MPV17* 基因

突变 33 个，其中，错义 / 无义突变 19 个，剪接突变 5 个，小的缺失 6 个，小的插入 2 个，小的插入缺失 1 个。

十一、MTDPS7 基因诊断

(1) 概述

C10orf2 基因，编码 10 号染色体开放读码框 2 蛋白，位于 10 号染色体长臂 2 区 4 带 (10q24)，基因组坐标为 (GRCh37):10:102747293-102754159，基因全长 6867bp，包含 5 个外显子，编码 582 个氨基酸。

(2) 基因对应蛋白结构及功能

C10orf2 基因编码一个六聚体的 DNA 解旋酶，该酶与线粒体单链 DNA 结合蛋白和 mtDNA 聚合酶 γ 一起，从 5' 到 3' 端解开短的 DNA 双链，在 mtDNA 复制的过程中起着关键的作用。该基因编码的蛋白定位于线粒体基质和类核。该基因的突变会导致婴儿型脊髓小脑共济失调 (IOSCA) 和进行性外眼肌麻痹 (PEO)，并且还与几种线粒体缺失综合征相关。

C10orf2 参与线粒体 DNA(mtDNA) 的代谢，能够作为一种腺苷依赖的 DNA 解旋酶而起作用。它被认为在维持线粒体的完整性方面发挥重要功能。在体外，*C10orf2* 与 *POLG* 一起形成一个前进的复制器，以双链 DNA(dsDNA) 为模板来合成单链的 DNA(ssDNA) 分子。*C10orf2* 基因可能是哺乳动物中 mtDNA 拷贝数的一个关键的调节因子。

(3) 基因突变致病机制

MTDPS7 是由编码线粒体蛋白的核基因 *C10orf2*(606075) 纯合子或杂合子突变引起的。Hakonen 等[147] 通过从 4 名患者组织样本的定量 PCR 分析，观察到与 *C10orf2* 相关的线粒体 DNA 缺失出现在大脑和肝脏，但骨骼肌中没有。然而，体外功能表达分析表明，p.Y508C 突变型的 *C10orf2* 表现出解旋酶活性升高，而六聚化和类核结构正常。这些结果表明，p.Y508C 突变通过环境和细胞类型特异的方式来影响 mtDNA 的维持，尤其会影响到中枢神经系统。

Tyynismaa 等[148] 分别构建了 PEO 相关的第 359 位氨基酸由丙氨酸突变为苏氨酸以及氨基酸 352 至 364 重复突变的过表达核编码的线粒体 DNA 解旋酶 (Twinkle) 基因的转基因小鼠。在突变小鼠的组织中，mtDNA 缺失逐渐积累，导致进行性呼吸功能紊乱和发病于 1 岁的慢性迟发型线粒体疾病。突变小鼠肌肉特征与 PEO 患者完全相符，在不同的神经元中表现出渐进性的细胞色素 c 氧化酶缺乏，但是它们没有显示早衰现象。

(4) 目前基因突变概述

目前人类基因突变数据库报道了 C10orf2 基因突变 60 个，其中，错义 / 无义突变 58 个，剪接突变 1 个，小的插入缺失 1 个。

十二、MTDPS8A 基因诊断

(1) 概述

RRM2B 基因，即编码 p53 诱导的核苷酸还原酶的小亚基的基因，位于 8 号染色体长臂 2 区 3 带 1 亚带 (8q23.1)，基因组坐标为 (GRCh37): 8: 103216729-103251346，基因全长 34 618bp，包含 9 个外显子，编码 408 个氨基酸。

(2) 基因对应蛋白结构及功能

RRM2B 基因编码 p53 诱导的核苷酸还原酶的小亚基，该异源四聚酶包含一个铁 - 酪胺酰自由基中心，催化核苷二磷酸向脱氧核苷二磷酸的转化，提供 G_1/G_2 期细胞 DNA 修复所需的脱氧核苷酸。与 RRM1 形成活性核苷酸还原酶复合物 RRN，表达于响应 DNA 损伤的静止期和增殖期细胞中。通过依赖 p53/TP53 的方式修复损伤 DNA，从而在细胞存活中发挥关键作用。

(3) 基因突变致病机制

在 4 个家系的 7 名患有严重的常染色体隐性 MTDPS8A 的摩洛哥人中，Bourdon 等[149] 在 RRM2B 基因中发现了一些纯合或复合杂合突变。

Kollberg 等[150] 发现了 2 个，患有严重的致死型的常染色体隐性 MTDPS8A 苏丹兄弟，该病是由 RRM2B 基因上的一个纯合突变所致。

Kimura 等[151] 构建了 Rrm2b 基因缺失的小鼠模型，这些小鼠断奶后出现生长阻滞和早死，病理检查发现严重的肾衰竭，TUNEL 染色显示 Rrm2b 基因缺失型小鼠比野生型小鼠肾组织中的凋亡细胞明显增多，Rrm2b 基因缺失型小鼠肾组织出现 p53 激活和自发突变增加，这些结果显示 p53 对维持静止期细胞 DNA 修复所需的 dNTP 水平有重要作用。该信号通路损伤可能导致自发突变增加，激活 p53 依赖的细胞凋亡信号通路，导致严重的肾衰竭、

生长阻滞和早死。Bourdon 等[149] 发现 12 周龄的 Rrm2b 基因缺失的小鼠肾组织、肌肉组织和肝组织中的 mtDNA 含量显著降低，分别为对照组的 5.57%、5.24% 和 21%。

(4) 目前基因突变概述

目前人类基因突变数据库收录了 RRM2B 基因的突变 39 个，其中，错义 / 无义突变 30 个，剪接突变 4 个，小的缺失 4 个，小的插入 1 个。突变分布在基因整个编码区，无突变热点。

十三、MTDPS9 基因诊断

(1) 概述

SUCLG1 基因，即编码琥珀酸辅酶 A 连接酶 α 亚基的基因，位于 2 号染色体短臂 1 区 1 带 2 亚带 (2p11.2)，基因组坐标为 (GRCh37): 2: 84650647-84686586，基因全长 35 940bp，包含 9 个外显子，编码 346 个氨基酸。

(2) 基因对应蛋白结构及功能

SUCLG1 基因编码琥珀酸辅酶 A 连接酶的 α 亚基，该酶定位于线粒体，催化琥珀酰辅酶 A 与 ADP 或 GDP 转化生成琥珀酰辅酶 A、ATP 或 GTP，其 β 亚基的性质决定核苷酸的类型。琥珀酸辅酶 A 连接酶在线粒体中发挥重要作用，参与三羧酸循环中的多个反应，促使细胞利用氧气和产生能量。此外，琥珀酸辅酶 A 连接酶与核苷二磷酸激酶作用，维持 mtDNA 的结构，足量的 mtDNA 是细胞正常能量生成所必需的。

(3) 基因突变致病机制

Ostergaard 等[152] 在巴基斯坦一个有血缘关系的家庭中的 MTDPS9 患者中，发现了呼吸链酶的不足与线粒体 DNA 缺失相关。为了确定致病基因，他们开展了单核苷酸多态性 (SNP) 纯合性作图，在 4 号染色体上找到了纯合区域。DNA 测序结果显示，在 SUCLG1 基因上存在一个 2bp 的纯合缺失。

Ostergaard 等[153] 和 Rouzier 等[154] 均在 MTDPS9 患者的 SUCLG1 基因中发现了一些纯合或杂合突变。在一名病情较轻且活到 12 岁的患者中，其基因型为杂合型截短突变，编码的蛋白有较低的活性。

本病尚无相应的分子研究，致病机制未明。

(4) 目前基因突变概述

目前人类基因突变数据库收录了 SUCLG1 基因

的突变 14 个，其中，错义 / 无义突变 10 个，剪接突变 2 个，小的缺失 2 个，无突变热点。

（李越秀　王　梅　郑堰心　李先炎　刘楚新
肖丽萍）

参考文献

[1] Elpeleg O. Inherited Mitochondrial DNA Depletion. Pediatric Research, 2003, 54, 153-159

[2] Tritschler HJ. Mitochondrial myopathy of childhood associated with depletion of mitochondrial DNA. Neurology, 1992, 42(1):209-217

[3] Saito K. Pyruvate therapy for mitochondrial DNA depletion syndrome. Biochimica et Biophysica Acta (BBA) - General Subjects, 2012, 1820(5):632-636

[4] Célia N, Ligia SA, Claudia N, et al. Syndromes associated with mitochondrial DNA depletion. Ital J Pediatr, 2014, 40: 34

[5] Moraes CT, Shanske S, Tritschler HJ, et al. MtDNA depletion with variable tissue expression: a novel genetic abnormality in mitochondrial diseases. Am J Hum Genet, 1991, 48:492-501

[6] Spinazzola A, Zeviani M. Disorders of nuclear-mitochondrial intergenomic signaling. Gene, 2005, 354(Suppl 18):162-168

[7] Taanman JW, Daras M, Albrecht J, et al. Characterization of a novel TYMP splice site mutation associated with mitochondrial neurogastrointestinal encephalomyopathy (MNGIE). Neuromusc. Disord, 2009, 19: 151-154

[8] Van GG, Schwartz M, Lofgren A, et al. Novel POLG mutations in progressive external ophthalmoplegia mimicking mitochondrial neurogastrointestinal encephalomyopathy. Europ J Hum Genet, 2003, 11: 547-549.

[9] Kollberg G, Darin N, Benan K, et al. A novel homozygous RRM2B missense mutation in association with severe mtDNA depletion. Neuromusc. Disord, 2009, 19: 147-15

[10] Shaibani A, Shchelochkov OA, Zhang S, et al. Mitochondrial neurogastrointestinal encephalopathy due to mutations in RRM2B. Arch Neurol, 2009, 66: 1028-1032

[11] Rötig A, Poulton J. Genetic causes of mitochondrial DNA depletion in humans. Biochim Biophys Acta, 2009, 1792(Suppl 12):1103-1108

[12] Ostergaard E, Hansen FJ, Sorensen N, et al. Mitochondrial encephalomyopathy with elevated methylmalonic acid is caused by SUCLA2 mutations. Brain, 2007, 130: 853-861

[13] Mauro S, Giuseppe KR, Alberto B, et al. The Role of Brain MRI in Mitochondrial Neurogastrointestinal Encephalomyopathy. Neuroradiol J, 2013, 26(5): 520-530

[14] Bardosi A, Creutzfeldt W, DiMauro, S, et al. Myo-, neuro-, gastrointestinal encephalopathy (MNGIE syndrome) due to partial deficiency of cytochrome-c-oxidase: a new mitochondrial multisystem disorder. Acta Neuropath, 1987, 74: 248-258

[15] Blake D, Lombes A, Minetti C, et al. MNGIE syndrome: report of 2 new patients. (Abstract) Neurology, 1990, 40 (suppl. 1): 294

[16] Hirano M, Silvestri G, Blake D. M, et al. Mitochondrial neurogastrointestinal encephalomyopathy (MNGIE): clinical, biochemical, and genetic features of an autosomal recessive mitochondrial disorder. Neurology. 1994, 44: 721-727

[17] Spinazzola A, Santer R, Akman OH, et al. Hepatocerebral form of mitochondrial DNA depletion syndrome: novel MPV17 mutations. Arch. Neurol, 2008, 65: 1108-1113

[18] Nishino I, Spinazzola A, Hirano M. Thymidine phosphorylase gene mutations in MNGIE, a human mitochondrial disorder. Sci, 1999, 283: 689-692

[19] Hirano M, Lagier-Tourenne C, Valentino ML, et al. Thymidine phosphorylase mutations cause instability of mitochondrial DNA. Gene, 2005, 354: 152-156

[20] Haraguchi M, Tsujimoto H, Fukushima M, et al. Targeted deletion of both thymidine phosphorylase and uridinephosphorylase and consequent disorders in mice. Molec Cell Biol, 2002, 22: 5212-5221

[21] Lopez LC, Akman HO, Garcia-Cazorla A, et al. Unbalanced deoxynucleotide pools cause mitochondrial DNA instability in thymidine phosphorylase-deficient mice. Hum Molec Genet, 2009, 18: 714-722

[22] Kornblum C, Nicholls TJ, Haack TB, et al. Loss-of-function mutations in MGME1 impair mtDNA replication and cause multisystemic mitochondrial disease. Nat Genet, 2013, 45: 214-219

[23] Palmieri L, Alberio S, Pisano I, et al. Complete loss-of-function of the heart/muscle-specific adenine nucleotide translocator is associated with mitochondrial myopathy and cardiomyopathy. Hum Molec Genet, 2005, 14: 3079-3088.

[24] Echaniz-Laguna A, Chassagne M, Ceresuela J, et al. Complete loss of expression of the ANT1 gene causing cardiomyopathy and myopathy. J Med Genet, 2012, 49: 146-150

[25] Graham BH, Waymire KG, Cottrell B, et al. A mouse model for mitochondrial myopathy and cardiomyopathy resulting from a deficiency in the heart/muscle isoform of the adenine nucleotide translocator. Nature Genet, 1997, 16: 226-234

[26] Bonnen PE, Yarham JW, Besse A, et al. Mutations in FBXL4 cause mitochondrial encephalopathy and a disorder of mitochondrial DNA maintenance. Am J Hum Genet, 2013, 93: 471-481

[27] Gai X, Ghezzi D, Johnson MA, et al. Mutations in FBXL4, encoding a mitochondrial protein, cause early-onset

mitochondrial encephalomyopathy. Am J Hum Genet, 2013, 93: 482-495

[28] Sezer T, Ozcay F, Balci O, et al. Novel deoxyguanosine kinase gene mutations in the hepatocerebral form ofmitochondrial DNAdepletionsyndrome. J Child Neurol, 2015, 30:124-128

[29] Kilic M, Sivri HS, Dursun A, et al. A novel mutation in the *DGUOK* gene in a Turkish newborn with mitochondrial syndrome. Turk J Pediatr, 2011, 53:79-82

[30] Brahimi N, Jambou M, Sarzi E, et al. The first finder *DGUOK* mutation associated with hepatocerebral mitochondrial DNA depletion syndrome. Mol Genet Metab, 2009, 97:221-226

[31] Freisinger P, Futterer N, Lankes E, et al. Hepatocerebral mitochondrial DNA depletion syndrome caused by deoxyguanosine kinase (*DGUOK*) mutations. Arch Neurol, 2006, 63:1129-1134

[32] Tadiboyina TV, Rupar A, Atkison P, et al. Novel mutation in *DGUOK* in hepatocerebral mitochondrial syndrome associated with cystathioninuria. Am J Med Genet A, 2005, 135:289-291

[33] Wang L, Eriksson S. Mitochondrial deoxyguanosine kinase mutations and mitochondrial DNA depletion syndrome. FEBS Lett. 2003, 554:319-322

[34] Mousson de Camaret B, Taanman JW, Padet S, et al. Kinetic properties of mutant deoxyguanosine kinase in a case of reversible mtDNA depletion. Biochem J, 2007, 402:377-385

[35] Naviaux RK, Nguyen KV. *POLG* mutations associated with Alpers' syndrome and mitochondrial DNA depletion. Ann. Neurol, 2004, 55: 706-712

[36] Naviaux RK, Nguyen KV. *POLG* mutations associated with Alpers syndrome and mitochondrial DNAdepletion. (Letter) Ann. Neurol, 2005, 58: 491

[37] Davidzon G, Mancuso M, Ferraris S, et al. POLG mutations and Alpers syndrome. Ann Neurol 2005, 57: 921-924

[38] Graziewicz MA, Longley MJ, Bienstock RJ, et al. Structure-function defects of human mitochondrial DNA polymerase in autosomal dominant progressive external ophthalmoplegia. Nat StructMol Biol, 2004, 11:770-776

[39] Lewis W, Day BJ, Kohler JJ, et al. Decreased mtDNA, oxidative stress, cardiomyopathy, and death from transgenic cardiac targeted human mutant polymerase gamma. Lab Invest, 2007, 87:326-335

[40] Van Goethem, G, Schwartz, M, Lofgren, et al. Novel *POLG* mutations in progressive external ophthalmoplegia mimicking mitochondrial neurogastrointestinal encephalomyopathy. Europ J Hum Genet, 2003, 11:547-549

[41] Elpeleg O, Miller C, Hershkovitz E, et al. Deficiency of the ADP-forming succinyl-CoA synthase activity is associated with encephalomyopathy and mitochondrial DNA depletion. Am J Hum Genet, 2005, 76: 1081-1086

[42] Ostergaard E, Hansen FJ, Sorensen N, et al. Mitochondrial encephalomyopathy with elevated methylmalonic acid is caused by *SUCLA2* mutations. Brain, 2007, 130: 853-861

[43] Carrozzo R, Dionisi-Vici C, Steuerwald U, et al. *SUCLA2* mutations are associated with mild methylmalonic aciduria, Leigh-like encephalomyopathy, dystonia and deafness. Brain, 2007, 130: 862-874

[44] Jaberi E, Chitsazian F, Ali Shahidi G, et al. The novel mutation p.Asp251Asn in the beta-subunit of succinate-CoA ligase causes encephalomyopathy and elevated succinylcarnitine. J Hum Genet, 2013, 58: 526-530

[45] Dallabona C, Marsano RM, Arzuffi P, et al. Sym1, the yeast ortholog of the *MPV17* human disease protein, is a stress-induced bioenergetic and morphogenetic mitochondrial modulator. Hum Mol Genet, 2010, 19: 1098-1107

[46] Viscomi C, Spinazzola A, Maggioni M, et al. Early-onset liver mtDNA depletion and late-onset proteinuric nephropathy in *Mpv17* knockout mice. Hum Mol Genet, 2009, 18: 12-26

[47] Hakonen AH, Goffart S, Marjavaara S, et al. Infantile-onset spinocerebellar ataxia and mitochondrial recessive ataxia syndrome are associated with neuronal complex I defect and mtDNA depletion. Hum Mol Genet, 2008, 17: 3822-3835

[48] Tyynismaa H, Mjosund KP, Wanrooij S, et al. Mutant mitochondrial helicase Twinkle causes multiple mtDNA deletions and a late-onset mitochondrial disease in mice. Proc Natl Acad Sci U S A, 2005, 102: 17687-17692

[49] Bourdon A, Minai L, Serre V, et al. Mutation of *RRM2B*, encoding p53-controlled ribonucleotidereductase (p53R2), causes severe mitochondrial DNA depletion. (Letter) Nat Genet, 2007, 39: 776-780

[50] Kollberg G, Darin N, Benan K, et al. A novel homozygous *RRM2B* missense mutation in association with severe mtDNA depletion. Neuromuscul Disord, 2009, 19: 147-150

[51] Kimura T, Takeda S, Sagiya Y, et al. Impaired function of p53R2 in Rrm2b-null mice causes severe renal failure through attenuation of dNTP pools. Nat Genet, 2003, 34: 440-445

[52] Ostergaard E, Christensen E, Kristensen E, et al. Deficiency of the alpha subunit of succinate-coenzyme A ligase causes fatal infantile lactic acidosis with mitochondrial DNA depletion. Am J Hum Genet, 2007, 81: 383-387

[53] Ostergaard E, Schwartz M, Batbayli M, et al. A novel missense mutation in *SUCLG1* associated with mitochondrial

DNA depletion, encephalomyopathic form, with methylmalonicaciduria. Europ J Pediat, 2010, 169: 201-205

[54] Rouzier C, Le Guedard-Mereuze S, Fragaki, et al. The severity of phenotype linked to *SUCLG1* mutations could be correlated with residual amount of *SUCLG1* protein. J Med Genet, 2010, 47: 670-676

940　线粒体丙酮酸载体缺陷综合征
(mitochondrial pyruvate carrier deficiency, MPYCD; OMIM 614741)

一、临床诊断

(1) 概述

线粒体丙酮酸载体缺陷综合征 (MPYCD) 是一种常染色体隐性遗传代谢疾病。特点是精神运动发育迟缓和乳酸性酸中毒，因为线粒体丙酮酸氧化受损但乳酸 / 丙酮酸比值正常[1]。丙酮酸是细胞质糖代谢的最终产物，拥有多种代谢途径。多年来科学家们对线粒体展开广泛的研究，发现存在一种特殊的线粒体丙酮酸载体 (MPC)，它在丙酮酸转运中发挥重要作用。

(2) 临床特点

Brivet 等报道一个病例，19 月龄女婴因严重的代谢紊乱造成死亡。出生时，她有呼吸窘迫，肝大，乳酸性酸中毒和发作性低血糖[2]。实验室检查提示血清丙酮酸和乳酸升高，乳酸 / 丙酮酸比值正常，酮体和有机酸的排泄轻度增加。患者有脑病表现，如严重的精神运动发育迟缓，旋转眼球震颤，肌张力低下，伸跖反应，视线跟踪差。面部畸形特征，包括进展性的小头畸形，内眦赘皮，人中长，上唇薄，小内陷乳头，外扩乳头[2]。

(3) 影像学表现

可有脑病影像学表现。

(4) 病理表现

患者的成纤维细胞的研究表明受损的三羧酸循环的中间产物丙酮酸二氧化碳释放受损，而丙酮酸显示细胞内氧化正常，而线粒体膜破坏，或丙酮酸浓度增加。这项研究结果与丙酮酸线粒体膜运输缺陷是一致的[2]。

(5) 受累部位病变汇总 (表 940-1)

表 940-1　受累部位及表现

受累部位	主要表现
中枢神经系统	精神运动发育迟缓、旋转眼球震颤、肌张力低下、伸跖反应、视线跟踪差

续表

受累部位	主要表现
内分泌系统	血清丙酮酸、乳酸升高，酮体和有机酸的排泄增加，低血糖
生殖系统	小内陷乳头、外扩乳头
其他	进展性的小头畸形、内眦赘皮、人中长、上唇薄

二、基因诊断

(1) 概述

BRP44L 基因，编码线粒体丙酮酸载体 1，位于 6 号染色体长臂 2 区 7 带 (6q27)，基因组坐标为 (GRCh37):6:166778407-166796501，基因全长 18 095bp，包含 7 个外显子，编码 66 个氨基酸。

(2) 基因对应蛋白结构及功能

由 *BRP44L* 基因编码的蛋白质是 MPC1/MPC2 异二聚体的一部分，负责输送丙酮酸进入线粒体。线粒体内膜中含有这种蛋白质。该基因的缺陷会导致线粒体丙酮酸载体不足。该基因已发现多个转录本。

(3) 基因突变致病机制

本病尚无相应的分子研究，致病机制未明。

(4) 目前基因突变概述

Bricker 等[1] 从 3 个不相关近亲婚配的家庭中的 4 例线粒体丙酮酸载体缺陷综合征的患者中确定 2 个不同 *BRP44L* 基因的纯合突变。目前人类基因突变数据库尚未收录该基因的突变信息。

（徐浩明　黄利男）

参考文献

[1] Bricker DK, Taylor EB, Schell JC, et al. A mitochondrial pyruvate carrier required for pyruvate uptake in yeast, Drosophila, and humans. Science, 2012, 337: 96-100

[2] Brivet M, Garcia Cazorla A, Lyonnet S, et al. Impaired mitochondrial pyruvate importation in a patient and a fetus at risk. Molec Genet Metab, 2003, 78: 186-192

941 Mohr-Tranebjaerg 综合征
(Mohr-Tranebjaerg syndrome, MTS; OMIM 304700)

一、临床诊断

(1) 概述

Mohr-Tranebjaerg 综合征 (MTS) 又名耳聋 - 肌张力障碍 – 视神经萎缩综合征 (DDON)，是一种遗传性疾病，为 X 染色体连锁隐性遗传[1]。其致病基因为位于 X 染色体上的线粒体内膜转位酶 8A(TIMM8A) 基因，也即核编码的耳聋肌张力障碍多肽 (DDP) 基因[1,2]。该基因突变导致线粒体膜结构异常，从而引发临床症状。

(2) 临床表现

Mohr-Tranebjaerg 综合征患者最常见的临床症状为耳聋和肌张力障碍。患儿的听力下降发生在习语后，故大多不影响语言发育，此后听力进行性下降至耳聋，此为该病患者耳聋的特征性表现[3]。肌张力障碍多在听力下降后出现，可呈局限性，如书写痉挛等[4]，但全身性更多见，并且可致颅颈结构异常。此外该病可累及眼部，表现为视神经萎缩、近视、视敏度下降、视野缺损等。其他表现包括骨折、痴呆、心理行为异常、构音障碍及腱反射亢进等，但这些表现没有耳聋和肌张力障碍普遍，且出现年龄和严重程度差异较大[1-7]。

(3) 辅助检查

听力检查可表现为感音神经性聋；累及眼部的患者眼科检查可有上述相应异常发现。

(4) 病理表现

有报道该病患者尸检发现基底核区神经元减少、胶质细胞增生[4]。

(5) 受累部位病变汇总 (表 941-1)

表 941-1　受累部位及表现

受累部位	主要表现
中枢神经系统	肌张力障碍、强直、姿势异常、吞咽困难、构音障碍、震颤、腱反射亢进、痴呆
耳	习语后进行性感音神经性耳聋
眼	畏光、皮质盲、近视、视敏度下降、视野缺损
骨骼	骨折
其他	心理行为异常

二、基因诊断

(1) 概述

TIMM8A 基因，也称 DDP 基因，即编码线粒体输入内膜转位酶亚基 Tim8A(DDP)(mitochondrial import inner membrane translocase subunit Tim8A) 的基因，位于 X 染色体长臂 2 区 2 带 1 亚带 (Xq22.1)，基因组坐标为 (GRCh37):X:100575548-100603957，基因全长 28 410bp，包含 3 个外显子，编码 83 个氨基酸。

(2) 基因对应蛋白结构及功能

TIMM8A 基因编码的转位酶可以调控细胞质中疏水性膜蛋白嵌入并整合到线粒体内膜的这一过程。该蛋白连同 TIMM13 一起形成一个 70 kDa 的异源六聚体。该基因通过选择性剪接形成可编码多个蛋白亚型的多个转录本。

(3) 基因突变致病机制

Tranebjaerg 等[1]通过连锁分析确定 TIMM8A 基因同位于 X 染色体长臂 2 区 2 带 (Xq22)COL4A5 以及 DXS101 基因连锁。Jin 等[2]研究表明 X 染色体长臂 2 区 2 带缺失 21kb 导致整个 DDP 基因的缺失。在另外的两个家系中，Jin 等在一个原著挪威家系中发现了 DPP 基因 1 个 1bp 的小的缺失突变，在另一个家系中发现了 DPP 基因的另一个 10bp 的小的缺失突变。Tranbjaerg 等[8]在一个 11 岁的荷兰男孩患者身上，第一次发现了 DPP 基因的从头突变——错义突变 (C66W)。

本病尚无相应的分子研究，致病机制未明。

(4) 目前基因突变概述

目前人类基因突变数据库收录了 TIMM8A 基因突变 18 个，其中，错义 / 无义突变 5 个，剪接突变 3 个，小的缺失 4 个，大片段缺失 6 个。突变分布在基因整个编码区，无突变热点。

(李金鑫　周鑫兰)

参考文献

[1] Tranebjaerg L, Schwartz C, Eriksen H, et al. A new X linked recessive deafness syndrome with blindness, dystonia,

fractures, and mental deficiency is linked to Xq22. J Med Genet, 1995, 32: 257-263

[2] Jin H, May M, Tranebjaerg L, et al. A novel X-linked gene, DDP, shows mutations in families with deafness (DFN-1), dystonia, mental deficiency and blindness. Nat Genet,1996,14:177-180

[3] Mohr J, Mageroy K. Sex-linked deafness of a possibly new type. Acta Genet, Statist Med, 1960, 10: 54-62

[4] Scribanu N, Kennedy C. Familial syndrome with dystonia, neural deafness, and possible intellectual impairment: clinical course and pathological findings. Adv Neurol, 1976, 14: 235-243

[5] Pelletier L, Tanguay RB. X-linked recessive inheritance of sensorineural hearing loss expressed during adolescence. Am J Hum Genet, 1975, 27: 609-613

[6] Hayes MW, Ouvrier RA, Evans W, et al. X-linked dystonia-deafness syndrome. Mov Disord, 1998, 13: 303-308

[7] Ujike H, Tanabe Y, Takehisa Y, et al. A family with X-linked dystonia-deafness syndrome with a novel mutation of the DDP gene. Arch Neurol, 2001, 58: 1004-1007

[8] Tranebjaerg L, Hamel BC, Gabreels FJ, et al. A de novo missense mutation in a critical domain of the X-linked DDP gene causes the typical deafness-dystonia-optic atrophy syndrome. Eur J Hum Genet, 2000, 8: 464-467

942 遗传性钼缺乏症 A 型
(molybdenum cofactor deficiency complementation group A, MOCODA; OMIM 252150)

一、临床诊断

(1) 概述

遗传性钼缺乏症 (MOCOD) 是一种罕见的常染色体隐性遗传的代谢紊乱性疾病，根据受累基因的位点不同，可分为 3 个亚型 MOCODA、MOCODB 和 MOCODC，本部分介绍 MOCODA。临床主要以拒食，顽固性癫痫发作和重度精神发育迟滞为特点。钼是黄嘌呤脱氢酶和亚硫酸盐氧化酶两种酶的辅助因子，由于钼的缺乏造成两种酶的异常，从而引起血清尿酸降低和尿亚硫酸盐水平升高。受影响最严重的患者在儿童早期死亡[1]。

(2) 临床表现

患者多在出生时已发病，在婴儿早期呈进行性发展，严重的患者在童年期死亡。临床主要以拒食、顽固性癫痫发作和重度精神发育迟滞为特点，多伴有身体发育的畸形，如前额突出、颅骨不对称以及眼球内陷、晶状体脱位、长脸、长人中、眼间距增宽、嘴唇厚等特殊的面部畸形 (图 942-1)。癫痫发作的类型以肌阵挛性发作常见。患儿常有智力低下。

(3) 辅助检查

实验室检查可见：血液检查发现低尿酸血症；尿液检查发现黄嘌呤、牛磺酸、次黄嘌呤水平升高。酶活性测定：黄嘌呤脱氢酶活性减低。影像学检查：B 超可见泌尿系统黄嘌呤结石。头颅 MRI 可见脑萎

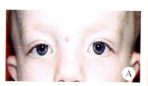
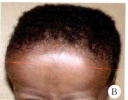
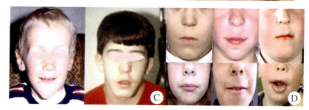

图 942-1　MOCOD 患儿头面部畸形
A. 双眼间距增宽；B. 前额突出；C. 长脸；D. 长人中
(http://elementsofmorphology. nih. gov)

缩、脑积水、脑白质脱髓鞘改变等[2, 3]。

(4) 病理表现

神经病理学脑萎缩，神经元丢失，星形胶质细胞胶质增生，在皮质下白质囊性变，薄胼胝体，脑室扩大和脱髓鞘[4]。

(6) 受累部位病变汇总 (表 942-1)

表 942-1　受累部位及表现

受累部位	主要表现
面部	鼻子偏小、嘴唇厚、眼间距增宽、脸长、脸颊水肿、长人中
头颅	前额突出、小头 / 大头畸形、头颅两侧不对称

续表

受累部位	主要表现
脑	精神运动发育迟滞、严重的癫痫发作、顽固性角弓反张、痉挛型四肢瘫 头颅 MRI 提示脑萎缩、胼胝体变薄、脱髓鞘、脑室扩大
泌尿系统	尿路结石
眼	长眼睑裂、晶状体脱位、眼球震颤

二、基因诊断

(1) 概述

MOCS1 基因，即编码 MOCS1A 和 MOCS1B 蛋白的基因，位于 6 号染色体短臂 2 区 1 带 2 亚带 (6p21.2)，基因组坐标为 (GRCh37): 6: 39872034-39902290，基因全长 30 257bp，包含 11 个外显子，编码 386 个氨基酸。

(2) 基因对应蛋白结构及功能

由 *MOCS1* 基因编码的蛋白参与了生物体内的钼活化信号通路。*MOCS1* 最初报道可以通过双顺反子转录本的非重叠阅读框产生 MOCS1A 和 MOCS1B 两种蛋白质，但是目前研究表明，该双顺反子中转录本只能翻译为 MOCS1A 亚型。而 MOCS1B 亚型可能是由可变剪接得到的单顺反子 mRNA 翻译出来的。MOCS1A 亚型和 MOCS1B 亚型可以形成复合物催化 5'-GTP 转化为环吡喃蝶呤单磷酸 (cPMP 或钼蝶呤前体 Z)。

(3) 基因突变致病机制

在两个无亲缘关系的 MOCODA 的患者中，Reiss 等[5] 发现在 *MOCS1* 基因中存在 2 种不同的纯合截断突变，一种突变发生在 MOCS1A 转录本，另一种发生在 MOCS1B 转录本中。这些发现表明真核生物中存在单独且均匀的 mRNA，且可以指导合成 2 种具有致病潜力的不同酶蛋白。在最初的钼辅因子缺乏患者中，Reiss 等[5] 在 48 条染色体的 34 条中找到了 13 个不同的突变，突变检出率为 70%。其中 5 个变异体在多个患者中被重复发现，它们一共占了检测突变中的 2/3。所有被检测到有突变的患者，在 MOCS1A 和 MOCS1B 的开放阅读框中的突变表现均为纯合或复合杂合突变。

MOCS1 基因中至少有 32 种变异体被发现能引起特定类型 A 或互补群 A 的疾病，这是最常见的情况，大约占了 2/3。*MOCS1* 基因上涉及钼辅因子缺乏疾病的突变可能消除了 MOCS1A、MOCS1B

或者两者的功能，尽管在极少数轻微病症中，有些蛋白仍具有功能。若这两种蛋白中的一种失活，或两种都失活，钼辅因子的生物合成会影响。这会影响依赖该辅酶因子的酶代谢功能，从而导致某些化学物质的积累，包括亚硫酸盐、硫胱氨酸、黄嘌呤、次黄嘌呤以及尿酸。亚硫酸盐有毒，特别对大脑毒害作用很大，该物质通常是由亚硫酸盐氧化酶分解，研究人员表示由异常高水平的亚硫酸盐 (或其他化学物质) 引起的损伤会导致脑疾病、癫痫和其他钼辅因子缺乏的相关疾病。

Lee 等[6] 构建了一个 MOCOD 的老鼠模型，该模型中 *MOCS1* 基因通过与靶向载体同源重组被破坏。与人类一样，杂合型老鼠没有显示出任何病症，但是纯合型老鼠在出生后 1~11 天死亡，生物化学分析表明在死亡老鼠体内没有检测到亚钼蝶呤和活性辅因子，这些动物不具有亚硫酸盐氧化酶或黄嘌呤脱氢酶活性，没有观察到器官畸形，抑制性受体突触定位也表现正常，尽管该抑制性突触受体定位在有 *Geph* 基因突变的 MOCOD 大鼠中表现为异常。

(4) 目前基因突变概述

目前人类基因突变数据库报道了 *MOCS1* 基因突变 31 个，其中，错义/无义突变 19 个，剪接突变 4 个，小的缺失 5 个，小的插入 2 个，大片段缺失 1 个。突变分布在基因整个编码区，无突变热点。

（冯　皓　付　耀）

参考文献

[1] Reiss J, Lenz U, Aquaviva Bourdain C, et al. A GPHN point mutation leading to molybdenum cofactor deficiency. Clin Genet, 2011, 80: 598-599

[2] Duran M, Beemer FA, Vd Heiden C, et al. Combined deficiency of xanthine oxidase and sulphite oxidase: a defect of molybdenum metabolism or transport? J Inherit Metab Dis, 1978, 1: 175-178

[3] Parini R, Briscioli V, Caruso U, et al. Spherophakia associated with molybdenum cofactor deficiency. Am J Med Genet, 1997, 73: 272-275

[4] Johnson JL, Duran M. Molybdenum cofactor deficiency and isolated sulfite oxidase deficiency//Scriver CR, Beaudet AL, Sly WS, et al. The Metabolic and Molecular Bases of Inherited Disease. Vol. II. New York: McGraw-Hill (8th ed), 2001, 3163-3177

[5] Reiss J, Cohen N, Dorche C, et al. Mutations in a polycistronic nuclear gene associated with molybdenum cofactor deficiency. Nature Genet, 1998, 20: 51-53

[6] Lee HJ, Adham IM, Schwarz G, et al. Molybdenum cofactor-deficient mice resemble the phenotype of human patients. Hum. Molec. Genet, 2002, 11: 3309-3317

943　钼辅酶缺乏症 B 型
(molybdenum cofactor deficiency, complementation group B, MOCODB; OMIM 252160)

一、临床诊断

(1) 概述

钼辅酶缺乏症 (MOCOD) 是一种罕见的常染色体隐性遗传性代谢障碍性疾病，其典型特征为新生儿期发病的难治性癫痫、渐进性精神运动发育迟缓、角弓反张、面部畸形伴低尿酸血症和高亚硫酸盐尿症[1]。MOCOD 神经系统功能损害严重，通常于儿童早期死亡[1]。根据致病基因不同，MOCOD 分 A、B、C 三型，A 型致病基因为 MOCS1 基因，B 型致病基因为 MOCS2 基因，C 型致病基因为 GPHN 基因。

(2) 临床表现

MOCOD 多出生时或出生后几天内发病，主要累及神经系统和眼，神经系统症状表现为难治性癫痫、渐进性精神运动发育迟缓、角弓反张、痉挛性四肢瘫痪、眼球震颤等，眼部症状表现为晶状体异位等。MOCOD 神经系统功能损害严重，多儿童早期死亡。

MOCOD 影响黄嘌呤和亚硫酸代谢，出现低尿酸血症和高亚硫酸盐尿症。

此外，MOCOD 亦可累及骨骼系统和消化道，前者表现为小头畸形、面部畸形等，后者表现为喂食困难。

(3) 影像学表现

MRI 显示弥漫性脑萎缩、脑室扩张、胼胝体发育不良或变薄[2]等。

(4) 病理表现

组织学改变包括广泛新生皮质神经元缺失、海绵层水肿和胶质增生[3]。

(5) 受累部位病变汇总 (表 943-1)

表 943-1　受累部位及表现

受累部位	主要表现
神经系统	难治性癫痫、精神运动发育迟缓、眼球震颤、角弓反张、痉挛性四肢瘫痪、脑萎缩、脑室扩张、胼胝体变薄

续表

受累部位	主要表现
眼	晶状体异位
胃肠道	喂食困难
其他	高亚硫酸盐尿症、低尿酸血症、小头畸形、面部畸形

二、基因诊断

(1) 概述

MOCS2 基因，编码钼蝶呤合成酶蛋白 (molybdopterin synthase)，位于 5 号染色体长臂 1 区 1 带 2 亚带 (5q11.2)，基因组坐标为 (GRCh37): 5: 52393892-52405325，基因全长 11 434bp，包含 7 个外显子，编码 189 个氨基酸。

(2) 基因对应蛋白结构及功能

真核钼酶这种酶含有一个特殊的辅因子 MoCo，这个辅因子是由钼蝶呤和具有催化活性的金属钼组成。钼蝶呤合成酶是一种异源二聚体酶，它能把前体 Z 合成辅因子 MoCo。钼蝶呤合成酶的大、小亚基，都是由 MOCS2 这个基因重叠的开放阅读框架编码的。这种蛋白质最初被认为是从一个顺反子转录编码的，但现在更多的认为这种蛋白质是从一个单顺反子的转录编码的。

(3) 基因突变致病机制

辅因子 MoCo 的生物合成过程，包括 Z 前体的初步形成，通过钼蝶呤合成酶转换成钼蝶呤，以及把金属钼附加到钼蝶呤的二硫烯 (dithiolene) 上这几个过程。用于形成二硫烯 (dithiolene) 的硫以硫代羧酸酯的形式存在于钼蝶呤合成酶小亚基 C 端。

人类的钼蝶呤合成酶包含的 MOCS2A 和 MOCS2B 两种蛋白，分别同大肠杆菌的 MoaD 和 MoaE 两种蛋白显示同源性。Silke Leimkühler 等[4]把 MOCS2A 和 MOCS2B 蛋白在大肠杆菌中异源表达并纯化。发现对于把 Z 前体合成钼蝶呤的这个过程，人体的合成酶要比直系同源的真菌酶速度慢。为了研究导致人类辅因子 MoCo 缺陷的分子机制，对那些已经确定基因特定位点突变的患者，并表现出辅因子 MoCo 缺乏症状的患者进行研究。在一个症状比较温和的患者中，发现了一个在 MOCS2A 蛋白中的 V7F 的替代，并且能削弱 MOCS2A 和 MOCS2B 蛋白质之间的相互作用。并且在前体 Z 结合严重减弱的患者中，发现了一个 *MOCS2B*-E168K 突变。

(4) 目前基因突变概述

目前人类基因突变数据库收录了 *MOCS2* 基因突变 12 个，其中，错义 / 无义突变 10 个，小的插入 1 个，大片段缺失 1 个。

（弓晓青　李彦涛）

参考文献

[1] Reiss J. Genetics of molybdenum cofactor deficiency. Hum Genet, 2000, 106: 157-163

[2] Leimkuhler S, Charcosset M, Latour P, et al. Ten novel mutations in the molybdenum cofactor genes *MOCS1* and *MOCS2* and in vitro characterization of a *MOCS2* mutation that abolishes the binding ability of molybdopterin synthase. Hum Genet, 2005, 117: 565-570

[3] Edwards M, Roeper J, Allgood C, et al. Investigation of molybdenum cofactor deficiency due to *MOCS2* deficiency in a newborn baby. Meta Gene, 2015, 3: 43-49

[4] Leimkühler S, Freuer A, Araujo JA, et al. Mechanistic Studies of Human Molybdopterin Synthase Reaction and Characterization of Mutants Identified in Group B Patients of Molybdenum Cofactor Deficiency. The Journal of Biological Chemistry, 2003, 278: 26127-26134

944　正中神经单神经病（轻型）
(mononeuropathy of the median nerve, mild, MNMN; OMIM 613353)

一、临床诊断

(1) 概述

正中神经单神经病（轻型）(MNMN) 是由 *SH3TC2* 基因的杂合突变导致，又称腕管综合征。*SH3TC2* 基因的纯合突变或复合杂合突变可导致一种更为严重的疾病——CMT4C。*SH3TC2* 还是腕管综合征的易感基因。

(2) 临床表现

Lupski 等[1] 报道了一个严重周围神经病的三代家系，为 *SH3TC2* 基因的杂合突变，包括 *R954X* 和 *Y169H* 基因。其中 4 名近亲的临床表现与常染色体隐性遗传的 CMT4C 相似，另外 3 名 *R954X* 基因突变的家庭成员症状类似 MNMN。CMT4C 患者也可见正中神经受累。另外 2 名 *Y169H* 基因突变的家庭成员表现为显著的常染色体显性遗传的不完整轴索多神经病，有明确的正中神经单神经病，同时有更广泛的轴索神经病的证据。这种亚型的临床表现类似遗传性压力易感性周围神经病 (HNPP)。

(3) 辅助检查

电生理检查可显示轴索性多神经病表现，如神经传导速度减慢。

(4) 病理表现

暂无报道。

(5) 受累部位病变汇总（表 944-1）

表 944-1　受累部位及表现

受累部位	主要表现
脊柱	脊柱侧凸
手	虎口区麻木、手指感觉减退或丧失、大鱼际肌萎缩、Tinel 征阳性

二、基因诊断

(1) 概述

SH3TC2 基因，即编码基因，编码的蛋白含 2 个 N 端 SH3 结构域和 10 个 TPR 元件，位于 5 号染色体长臂 3 区 2 带 (5q32)，基因组坐标为 (GRCh37): 5: 148361713-148442737，基因全长 81 025bp，包含 17 个外显子，编码 1288 个氨基酸。

(2) 基因对应蛋白结构及功能

SH3TC2 基因编码的蛋白含 2 个 N 端 SH3 结构域和 10 个 TPR 元件，是小基因家族的一员。该基因产物是一种接头或对接分子。该基因突变造成常

染色体隐性遗传的 CMT4C，是一种以运动和感觉神经元脱髓鞘为特征的儿童神经退行性疾病。

(3) 基因突变致病机制

在 11 个 CMT4C 散发家系中，Senderek 等在 *SH3TC2* 基因上发现了 11 个不同的突变，其中 8 个是造成蛋白截短的突变，3 个错义突变[2]。分离分析结果与常染色体隐性遗传一致。

Arnaud 等[3] 发现，*Sh3tc2* 基因缺失小鼠会有进行性周围神经病变，特征是运动和感觉神经传导速度的降低和髓鞘减少。在突变小鼠外周神经表现为郎飞结组织异常，该表型与 CMT4C 患者神经活检的结果一致。这些发现提示 *SH3TC2* 基因产物在髓鞘形成和郎飞结整合方面起作用。

(4) 目前基因突变概述

目前人类基因突变数据库收录了 *SH3TC2* 基因

突变 25 个，其中，错义 / 无义突变 15 个，剪接突变 2 个，小的缺失 6 个，小的插入 2 个。

（陈遥枝　郭　健）

参考文献

[1] Lupski JR, Reid JG, Gonzaga JC, et al. Whole-genome sequencing in a patient with Charcot-Marie-Tooth neuropathy. New Eng J Med, 2010, 362: 1181-1191

[2] Senderek J, Bergmann C, Stendel C, et al. Mutations in a gene encoding a novel SH3/TPR domain protein cause autosomal recessive Charcot-Marie-Tooth type 4C neuropathy. Am J Hum Genet, 2003, 73: 1106-1119

[3] Arnaud E, Zenker J, de Preux Charles AS, et al. SH3TC2/KIAA1985 protein is required for proper myelination and the integrity of the node of Ranvier in the peripheral nervous system. Proc Natl Acad Sci U S A, 2009, 106: 17528-17533

945，946　斑花叶非整倍体综合征
(mosaic variegated aneuploidy syndrome)
(945. MVA1, OMIM 257300; 946. MVA2, OMIM 614114)

一、临床诊断

(1) 概述

Scheres 和 Unteregger 分别在 1986 年和 1987 年报道了斑花叶非整倍体综合征 (MVA) 患者[1]。MVA 是一组罕见的染色体分裂障碍所致的常染色体隐性遗传性疾病，由于染色体分裂异常使得患者不同的器官及组织中非整倍体细胞较正常人超过 25% 不等，从而影响患者的生长发育[2]。根据其突变部位 *BUB1B* 基因和 *CEP57* 基因可分为 MVA1 和 MVA2 亚型[3, 4]。

(2) 临床表现

MVA1 患者典型表现为宫内发育缺陷和小头畸形、眼部病变 (图 945-1)、轻度先天畸形、不同程度的发育迟缓，以及病程中可能出现新的病变表现。同时 MVA1 患者具有较高的罹患恶性肿瘤的风险，文献中横纹肌肉瘤、肿瘤样结构、白血病等都有报道[5]。

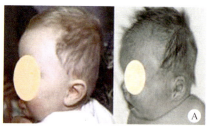
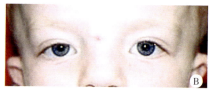
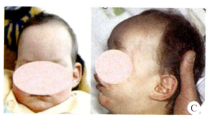

图 945-1　MVA1 患者临床表现

A . 患者眼距增宽；B . 短头畸形；C . 前额突出、发际线较高

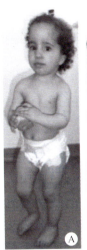
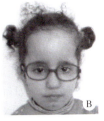
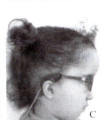

图 945-2 MVA2 患者临床表现

为 14 月龄 MVA2 的患者，此图为 4 岁时照片，可见患者身体相比于头的发育较滞后，上肢短小 (A)，前额突出，眼眶较深，耳朵小且位置较低，小下颌 (B、C)(Am J Med Genet，2014,164A:177-181)

MVA2 患者临床表现类似 MVA1，但生长受限较明显，不同患者之间的临床表现差异也较大[4]（图 945-2）。

(3) 影像学表现

患者由于生长发育不全，各器官较正常人可呈不同程度的生长落后、器官结构分化不全等发育障碍的影像学特点（图 945-3）。

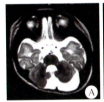
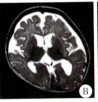
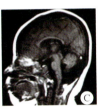

图 945-3 影像学表现

为一 40 周患者，T_2WI 可见大脑半球及小脑蚓状体发育不全，第四脑室扩大 (A)；大面积的脑萎缩，额叶尤其明显，侧脑室扩大 (B)；T_1WI 矢状位可见大脑及小脑发育不全及小脑后间隙增宽 (C)(Pediatr Neurol，2013，49: 364-367)

(4) 病理表现（图 945-4）

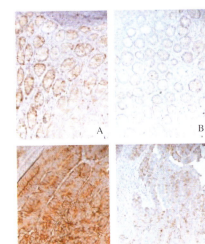

图 945-4 病理改变

A 和 C 分别为同一患者的正常组织细胞和癌（非家族性结肠癌）组织细胞，B 和 D 分别为 MVA1 患者的正常组织细胞和癌变细胞，两者为同一年龄，A 与 B 比较可见 MVA1 患者正常细胞中 BUBR1 减少，在肿瘤细胞中，MVA 患者癌细胞中 BUBR1 也较少，而结肠癌患者较正常细胞明显增加 (Pediatr Neurol，2013，49: 364-367)

(5) 亚型汇总（表 945-1）

表 945-1 亚型汇总

MVA 亚型	致病基因
MVA1	BUB1B
MVA2	CEP57

(6) 受累部位病变汇总（表 945-2）

表 945-2 受累部位及表现

受累部位	主要表现
生长发育	身材矮小、体重偏低、宫内生长受限，小头畸形、生长激素及甲状腺激素缺乏等
面部	长脸、前额高突、发际较高、眼距增宽、眼睛深陷、鼻子短小、耳朵小而位置偏低、小颌畸形
脑	大脑、小脑白质及灰质发育不全，脑萎缩、脑室扩大、小脑后间隙增宽等出现精神异常、睡眠呼吸暂停综合征
骨骼	四肢短小、手指及脚趾扭曲、表皮样囊肿
心肺	先天性心脏病、室间隔房间隔缺损、主动脉瓣反流、阻塞性肺疾病等

二、MVA1 基因诊断

(1) 概述

BUB1B 基因，即编码有丝分裂检查点丝氨酸/苏氨酸-蛋白激酶 BUB1 beta(mitotic checkpoint serine/threonine-protein kinase BUB1 beta) 的基因，位于 15 号染色体长臂 1 区 5 带 1 亚带 (15q15.1)，基因组坐标为 (GRCh37):15:40453210-40513337，基因全长 60 128bp，包含 23 个外显子，编码 1051 个氨基酸。

(2) 基因对应蛋白结构及功能

BUB1B 基因编码的蛋白是有丝分裂检查点的重要组成部分，对于正常的有丝分裂进程是必要的。有丝分裂检查点会延迟有丝分裂后期直到所有染色体都已正确连接到有丝分裂纺锤体。这个检查点具有一个独立于其激酶活性的功能是，它能通过阻断 CDC20 与 APC / C 的结合来抑制的 APC / C 的活性。另一个功能是监控着丝粒的活动，这依赖于着丝粒驱动体 CENPE，CENPE 的作用就是帮助着丝粒定位。并且能在细胞间期负调控 Plk1 的活性来抑制中心体扩增。也牵连触发多倍体细胞凋亡从而导致从有丝分裂阻滞中异常退出。

(3) 基因突变致病机制

Hanks 等[3] 猜测一个与有丝分裂纺锤体检查点的基因变异可能导致 MVA1。在 8 个 MVA1 家庭中的 5 个家庭的成员中，Hanks 等发现了 BUB1B 基因中的双等位突变。每一个家庭都携带了 1 个错义突变和 1 个导致 *BUB1B* 编码的蛋白提前截断的或导致 *BUB1B* 无法转录的变异。

Mastsuura 等[8] 在 7 个没有亲缘关系的 MVA1 家庭中发现了 *BUB1B* 的杂合变异。尽管在任何的家庭中并没有发现第二种变异，Matsuura 等发现一个单倍型的变异与降低 *BUB1B* 基因的转录和蛋白水平有关。这意味着等位的变异基因的表达导致患者个体中 BUB1B 蛋白数量的减少。Mastsuura 等认为大于 50% 幅度的 BUB1B 活性的减少将导致异常的有丝分裂纺锤体检查点功能和 MVA 病症。

(4) 目前基因突变概述

目前人类基因突变数据库收录了 *BUB1B* 基因突变 20 个，其中，错义/无义突变 14 个，剪接突变 4 个，小的缺失 1 个，小的插入 1 个。突变分布在基因整个编码区，无突变热点。

三、MVA2 基因诊断

(1) 概述

CEP57 基因，编码一种称为 translokin 的胞质蛋白，位于 11 号染色体长臂 2 区 1 带 (11q21)，基因组坐标为 (GRCh37):11:95523625-95565857，基因全长 42 233bp，包含 11 个外显子，编码 500 个氨基酸。

(2) 基因对应蛋白结构及功能

CEP57 基因编码一种称为 translokin 的胞质蛋白。这种蛋白位于中心体，在微管稳定化方面起作用。该蛋白质靠近 N 端的部分对于其定位于中心体和多聚化是必需的，其 C 端的部分对于微管成核、捆扎、锚定于中心体是必需的。该中心体蛋白可能对微管附着于中心体是必需的，可能是通过形成围绕微管环状结构来起作用。同时，这种蛋白介导细胞核转运，同时调节 FGF2 生长因子影响有丝分裂活动，但对 FGF1 生长因子的活动不起作用。

(3) 基因突变致病机制

研究发现，*CEP57* 等位基因的功能缺失性突变是构成嵌合非整倍体的一个原因。*CEP57* 编码一个中心体蛋白，并参与成核和稳定微管。研究结果表明，*CEP57* 的这些额外的功能，对细胞分裂过程中保持正确的染色体数目起到至关重要的作用[4]。

本病尚无相应的分子研究，致病机制未明。

(4) 目前基因突变概述

目前人类基因突变数据库报道了 *CEP57* 基因突变 3 个，其中，错义/无义突变 1 个，小的缺失 1 个，小的插入 1 个。无突变热点。

（刘永红　李彦涛　李丰余）

参考文献

[1] Scheres J, Huntinx T, Madan K, et al. A mitotic mutant causing non-disjunction to man. Proceedings of the 7th International Congress of Human Genetics, Berlin , 1986, 1:163

[2] Snape K, Hanks S, Ruark E, et al. Mutations in CEP57 cause mosaic variegated aneuploidy syndrome. Nature Genet, 2011, 43: 527-529

[3] Hanks S, Coleman K, Reid S, et al. Constitutional aneuploidy and cancer predisposition caused by biallelic mutations in BUB1B. Nat Genet, 2004, 36:1159-1161

[4] Snape K, Hanks S, Ruark E, et al. Mutations in *CEP57* cause mosaic variegated aneuploidy syndrome.Nature Genet, 2011, 43: 527-529

[5] Frio TR, Lavoie J, Hamel N, et al. Homozygous BUB1BMutation and Susceptibility to Gastrointestinal Neoplasia. N Engl J Med, 2010, 363:2628-2637

[6] Pinson L, Mannini L, Willems M, et al. *CEP57* mutation in a girl with mosaic variegated aneuploidy syndrome. Am J Med Genet Part A, 2014, 164A:177-181

[7] Noriyuki A, Jun T, Atsushi O, et al. Refractory infantile spasms associated with mosaic variegated aneuploidy syndrome. Pediatr Neurol, 2013, 49: 364-367

[8] Matsuura S, Matsumoto Y, Morishima K, et al. Monoallelic *BUB1B* mutations and defective mitotic-spindle checkpoint in seven families with premature chromatid separation (PCS) syndrome. Am J Med Genet, 2006, 140A: 358-367

947　莫厄特－威尔逊综合征
(Mowat-Wilson syndrome, MOWS; OMIM 235730)

一、临床诊断

(1) 概述

莫厄特－威尔逊综合征 (MOWS) 是一种常染色体显性遗传的复杂的发育障碍疾病，是由 *ZEB2* 基因造成。临床以智力低下、运动发育迟缓和癫痫为特点[1]。

(2) 临床表现

本病呈常染色体显性遗传，在新生儿中患病率为 1/(5 万 ~7 万)。患儿有明显的精神发育迟滞和头面部的畸形，表现为精神发育迟滞综合征、癫痫、小头畸形、眼间距增宽、虹膜缺损、上睑下垂、眼窝深陷、鼻尖突出、下腭裂、牙齿错位等 (图 947-1)。此外还可有全身多系统的发育畸形，累及心血管系统可表现为房间隔及室间隔缺损、肺动脉狭窄，累及消化系统可表现为巨结肠、便秘等。患者可有精神行为异常，如欣快状态、重复的动作以及磨牙咀嚼等嘴部动作等，患者一般不出现抑郁、易哭闹、拒绝建立亲密关系等[2-8]。

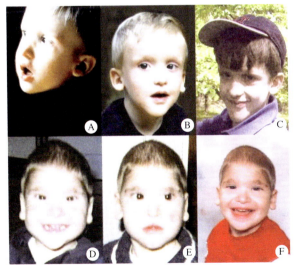

图 947-1　MOWS 患者头面部畸形照片
A.1 年 2 个月；B.3 年 4 个月；C.8 年 1 个月；D.3 年；E.3 年；F.3 年 6 个月 (Orphanet J Rare Dis, 2007, 2: 42)

(3) 辅助检查

影像学检查：头颅 CT 可见脑萎缩、脑沟增宽和脑室扩张。头颅 MRI 可见脑白质发育不全、胼胝体缺失等[5](图 947-2)。

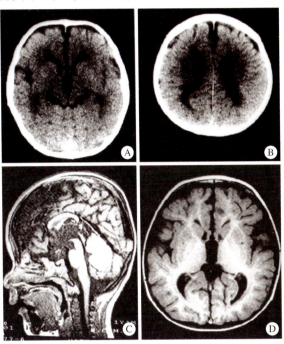

图 947-2　大脑的 CT 扫描
A、B. 显示的脑沟明显和脑室扩张；C、D. 脑 MRI 显示胼胝体发育不全，可见胼胝体膝部、压部缺失 (Am J Med Genet, 1997, 73:230-232)

(4) 病理表现

尸体标本可见肠神经节始自于直肠并不同程度的向近侧延伸[5]。

(5) 受累部位病变汇总 (表 947-1)

表 947-1　受累部位及表现

受累部位	主要表现
毛发	眉毛宽阔、内侧眉毛偏多
生殖器	隐睾、尿道下裂、阴囊裂
脑	精神发育迟滞、运动发育迟滞、癫痫发作、语言障碍、学习障碍、肌张力低下、头颅 MRI 胼胝体发育不全
胃肠道	便秘、巨结肠、钡餐检查可见无神经的节段性收缩和扩张的近端肠管之间的过渡区域
乳房	副乳
胸	漏斗胸、鸡胸
心血管	室间隔缺损、房间隔缺损、动脉导管未闭、肺动脉狭窄
头面部	小头畸形、尖下巴、杯状耳、双眼间距增宽、虹膜缺损、眼窝深陷、上睑下垂、宽鼻梁、鼻尖突出、下腭裂、牙齿间隔增宽、牙齿错位

二、基因诊断

(1) 概述

ZEB2 基因，编码 ZEB2 蛋白，位于 2 号染色体长臂 2 区 2 带 3 亚带 (2q22.3)，基因组坐标为 (GRCh37): 2:145141942-145277958，基因全长 136 017bp，包含 10 个外显子，编码 1215 个氨基酸。

(2) 基因对应蛋白结构及功能

ZEB2 基因编码的蛋白质属于 Zfh1 家族的双手锌指蛋白或同源结构域蛋白，位于细胞核中且作为 DNA 结合转录抑制因子与活化的 SMADs 蛋白相互作用。这个基因的突变与 MOWS 有关，这个基因具有多个可变剪接转录变异体。

(3) 基因突变致病机制

Wakamatsu 等[3] 研究了 5 个伴发小头畸形、智力缺陷、癫痫的典型 MOWS 面部特征患者，他们发现其中 4 个患者的致病性变化发生在 ZEB2 基因中，包括 1 个缺失和 3 个突变。在第 5 个患者中没有发现 ZEB2 基因的突变，所有的突变都均为新突变。

在 MOWS 患者中已经有超过 100 种 ZEB2 突变体被发现，这些突变几乎总是使 ZEB2 基因一个拷贝失活，其他情况中突变会产生异常短小、无功能的 ZEB2 蛋白质。ZEB2 蛋白质的缺失会在出生前破坏许多器官和组织的形成，神经嵴的异常发育衍生出的结构，比如神经系统和面部特征异常等成为判定 MOWS 的体征和症状基础，ZEB2 蛋白质在控制消化道的神经系统发育过程中的作用可能会帮助解释为什么患有这种病的人也会患有 Hirschsprung 症。

Van de Putte 等[9] 发现在小鼠神经嵴前体中删除 Zeb2 基因会导致胚胎死亡，变异体老鼠具有颅面和肠道畸形，且与 MOWS 患者相似，另外，突变小鼠的心脏、黑色素母细胞和交感神经和副交感神经原基都存在缺陷。

(4) 目前基因突变概述

目前人类基因突变数据库报道了 ZEB2 基因突变 156 个，其中错义 / 无义突变 44 个，剪接突变 5 个，小的缺失 58 个，小的插入 23 个，大片段缺失 25 个，大片段插入 1 个。突变分布在基因整个编码区，无突变热点。

（冯　皓　付　耀）

参考文献

[1] Mowat DR, Wilson MJ, Goossens M. Mowat-Wilson syndrome. J Med Genet, 2003, 40: 305-310

[2] Mowat DR, Croaker GDH, Cass DT, et al. Hirschsprung disease, microcephaly, mental retardation, and characteristic facial features: delineation of a new syndrome and identification of a locus at chromosome 2q22-q23. J Med Genet, 1998, 35: 617-623

[3] Wakamatsu N, Yamada Y, Yamada K, et al. Mutations in SIP1, encoding Smad interacting protein-1, cause a form of Hirschsprung disease. Nature Genet, 2001, 27: 369-370

[4] Yoneda M, Fujita T, Yamada Y, et al. Late infantile Hirschsprung disease-mental retardation syndrome with a 3-bp deletion in ZFHX1B. Neurology, 2002, 59: 1637-1640

[5] Ohnuma K, Imaizumi K, Masuno M, et al. Magnetic resonance imaging abnormalities of the brain in Goldberg-Shprintzen syndrome (Hirschsprung disease, microcephaly, and iris coloboma). Am J Med Genet, 1997, 73: 230-232

[6] Strenge S, Heinritz W, Zweier C, et al. Pulmonary artery sling and congenital tracheal stenosis in another patient with Mowat-Wilson syndrome. Am J Med Genet, 2007, 143A: 1528-1530

[7] Ghoumid J, Drevillon L, Alavi-Naini SM, et al. ZEB2 zinc-finger missense mutations lead to hypomorphic alleles and a mild Mowat-Wilson syndrome. Hum Molec Genet, 2013, 22: 2652-2661

[8] Evans E, Einfeld S, Mowat D, et al. The behavioral phenotype of Mowat-Wilson syndrome. Am J Med Genet, 2012, 158A: 358-366

[9] Van de Putte T, Francis A, Nelles L, et al. Neural crest-specific removal of Zfhx1b in mouse leads to a wide range of neurocristopathies reminiscent of Mowat-Wilson syndrome. Hum Mol Genet, 2007, 16: 1423-1436

948~951　黏脂质贮积症
(mucolipidosis, ML)
(948. ML Ⅱ α/β, OMIM 252500; 949. ML Ⅲ α/β, OMIM 252600
950. ML Ⅲ γ, OMIM 252605; 951. ML Ⅳ, OMIM 252650)

一、临床诊断

(1) 概述

黏脂质贮积症 (ML) 是一组罕见的常染色体隐性遗传性代谢性疾病,因其表现类似黏多糖贮积症和神经鞘脂贮积症而得名[1],Spranger 等将其分类并描述,ML 患者体内 N- 乙酰氨基葡糖 -1- 磷酸膜结合酶 (GlcNAc -phosphotransferase, GlcNAc-PT) 活性缺乏,使溶酶体酶因磷酸化及定位缺陷而不能转运入溶酶体内,致多种溶酶体酶溢出到细胞外,未经处理的黏多糖和糖脂类物质贮积在全身组织器官,引起生长发育障碍、智力发育异常、面容异常、角膜混浊、肝脾大、多发性骨发育不全及心脏损害等多种病变[2,3]。

GlcNAc-PT 蛋白由 3 个亚基形成的复合体 (α3β3γ3) 形式存在。其中 α 和 β 亚基由 *GNPTAB* 基因编码,此基因突变可致 GlcNAc-PT 活性完全丧失的 ML Ⅱ 型 (I-Cell disease, inclusion cell disease, ML Ⅱ, mucolipidosis Ⅱ α/β)[4] 和 GlcNAc-P 活性部分丧失的黏脂质贮积症 Ⅲ α/β 亚型 (mucolipidosis Ⅲ α/β, pseudo-hurler olydystrophy)[5]。γ 亚基由 *GNPTG* 基因编码,此基因突变引起 ML Ⅲ γ(mucolipidosis Ⅲ γ,mucolipidosis ⅢC 或 variant pseudo-hurler polydystrophy)[6],主要见于中东国家[3]。

(2) 临床表现

ML Ⅱ 发病较早,多出生时已有表现 (图 948-1),一般于 5~7 岁死亡,少数能超过 10 岁。出生低体重、生长及神经系统发育严重障碍,最终身高多在 80cm 以下。具有典型的丑陋面容,严重的骨骼畸形,多在出生后 1 年内就比较明显[7],多发性病理性骨折等[8]。几乎所有的患儿都有心脏受累,主要为二尖瓣肥厚和关闭不全,主动脉瓣也可累及,并且随着病情进展继发呼吸衰竭是患儿死亡的主要原因。

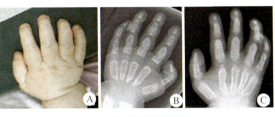
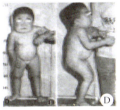

图 948-1　ML Ⅱ型临床表现

A. 3 岁患儿手指较正常儿短小; B. 15 月龄患儿; C. 4 岁患儿手部 X 线片显示手部关节发育不全; D. 3 岁患儿, 身材矮小、面容粗陋、颈短、关节呈屈曲状、爪形手 (中华儿科杂志, 1996, 4:232-236)

ML Ⅲ α/β 亚型患儿出生时多正常,于 3 个月至 10 岁都可发病,平均于 3 岁左右,病情进展缓慢,一般可以存活到中年。临床表现主要以生长发育迟缓和身材矮小为特点,可有轻到中度的多发性软骨发育不良,四肢关节僵硬、爪形手及关节疼痛。随病情发展逐渐出现丑陋面容,面部结构粗糙。一般无认知障碍。最终多因心肺病变继发功能衰竭而死亡。

ML Ⅲ γ 型一般少儿期起病,进展缓慢,临床表现类似黏脂质贮积症 Ⅲ α/β 亚型,通常没有明显的丑陋面容、智力落后和肝脾增大。最主要的表现为轻到中度的骨发育不良。患者多身材矮小,可伴有关节疼痛。部分患者有心肺受累。少部分可有轻度的认知障碍。出现以下表现时可考虑 ML Ⅲ γ 病[3,9,10]:家族史,身体矮小,手、肩及髋关节僵直,缓慢进展的粗糙面容,膝外翻,器官无肥大。早期也可根据影像学特点诊断。

ML Ⅳ 最突出的临床特点是从出生到婴儿早期出现角膜云翳,其次是 1 岁左右开始出现的精神运动发育迟滞。另外还有肌张力低下、斜视、视神经萎缩、肝脾大、肌张力低下、反射亢进 、肌张力障碍等,2~3 岁后完全痴呆。头部异常可见小头畸形。

(3) 辅助检查

1) 骨骼 X 线片：表现出多发性骨发育不全 (图 948-1, 图 948-2)，脊柱后突侧弯，椎体前缘尖，肋骨呈船桨样，蝶鞍呈 J 形 (图 948-2)。

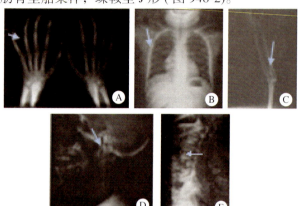

图 948-2　我国报道第一例 ML Ⅲ型先证者 X 光放射检查照片
掌骨指骨发育畸形呈鸡爪手、胸骨、尺骨、桡发育迟缓、轻度 S 形侧弯畸形，各部位骨密度稍低 (中国实用儿科杂志，2003, 18:244-244)

2) 实验室检查：尿黏多糖含量多增高，培养的皮肤成纤维细胞中多种酶活性降低和血浆酸性水解酶活性增高可达 10 倍。

(4) 病理表现

显微镜可见软骨内骨化障碍，伴有软骨脱钙区、持续存在的软骨区。受累器官的成纤维细胞内含有大量周围有包膜的空泡，呈气球样。周围淋巴细胞也可有多数大空泡。受累器官成纤维细胞内的包涵体均为多形性从透明空泡到致密亲水小体或成层排列不等。

(5) 亚型汇总 (表 948-1)

表 948-1　亚型汇总

ML 亚型	致病基因
ML Ⅰ	*NEU1*
ML Ⅱ α/β	*GNPTAB*
ML Ⅲ α/β	*GNPTAB*
ML Ⅲ γ	*GNPTAG*
ML Ⅳ	*MCOLN1*

(6) 受累部位病变汇总 (表 948-2)

表 948-2　受累部位及表现

受累部位	主要表现
关节	多发性软骨发育不良、僵硬、爪形手及关节疼痛、脊柱后凸、椎骨体变短、髋关节脱位、多发性病理性骨折等
面部	前额高狭、眼睑水肿、内眦赘皮、鼻梁低平、鼻孔朝前、人中长、牙龈增生、皮肤厚且韧、较多皱褶
心肺	尖瓣和主动脉瓣增厚或关闭不全以及左右心室肥大，限制性肺疾病，常合并呼吸道感染，最后多发生呼吸衰竭
眼、耳	角膜浑浊、眼肌麻痹、视网膜炎、中耳炎
其他	身材矮小 轻度、中度认知障碍

（续表）

二、MLⅡα/β 基因诊断

(1) 概述

GNPTAB 基因，编码 N- 乙酰氨基葡糖 -1- 磷酸膜结合酶的两种亚基，位于 12 号染色体长臂 2 区 3 带 2 亚带 (12q23.2)，基因组坐标为 (GRCh37):12: 102139275-102224645，基因全长 85 371bp，包含 21 个外显子，编码 1256 个氨基酸。

(2) 基因对应蛋白结构及功能

GNPTAB 基因编码 N- 乙酰氨基葡糖 -1- 磷酸膜结合酶的三种亚基中的两种，这种杂六聚络合物由三种亚基构成，分别是两个 α、两个 β 和两个 γ 亚基。这种蛋白质的 Lys928-Asp929 键被蛋白酶水解切割后得到成熟的 α 和 β 多肽，而 γ 亚基则是一个不同的基因 (*GNPFAB*) 的产物。在高尔基体中，这种杂六聚络合物催化新合成的溶酶体酶上的甘露糖 -6- 磷酸的识别标记物合成的第一步 (在某些寡糖上)。这些识别标记物对正确运输溶酶体酶是不可或缺的。

(3) 基因突变致病机制

2005 年的一项研究，在一个患有 ML Ⅱ型的 1 岁韩国女孩身上，发现了在 *GNPTAB* 基因上 3 号外显子 c.310C>T 和 19 号外显子 c.3565C>T 的复合杂合突变，导致了 104 号谷氨酰胺 (p.Q104X) 和 1189 号精氨酸 (p.R1189X) 的替换[11]。

2005 年的另一项研究，在一个 ML Ⅱ型的患者身上，发现在 *GNPTAB* 基因的 13 号外显子中的 1 个碱基插入的纯合突变，导致蛋白质在假定的第二个 Notch(repeat-like) 结构域之后的过早中止。在 9 个 ML Ⅱ型患者家系中的 8 个家庭、7 个 ML Ⅲ型患者家系中的 5 个家庭中，都发现在 *GNPTAB* 基因上的移码突变。该突变包含 2 个氨基酸的缺失，从 1168 号亮氨酸开始并导致 1172 号蛋白质的过早成熟[12]。

本病尚无相应的分子研究，致病机制未明。

(4) 目前基因突变概述

目前人类基因突变数据库收录了 *GNPTAB* 基因突变 126 个：其中错义 / 无义突变 50 个，剪接突变 14 个，小的缺失 33 个，小的插入 25 个，小的插入缺失 2 个，大的插入 / 重复 2 个。突变分布在基因整个编码区，无突变热点。

三、ML Ⅲ α/β 基因诊断

(1) 概述

GNPTAB 基因，编码 N- 乙酰氨基葡糖 -1- 磷酸膜结合酶 α/β 亚基 (*N*-acetylglucosamine-1-phosphotransferase subunits alpha/beta)，位于 12 号染色体长臂 2 区 3 带 2 亚带 (12q23.2)，基因组坐标为 (GRCh37)12: 102139275-102224645，基因全长 85 371bp，包含 21 个外显子，编码 1256 个氨基酸。

(2) 基因对应蛋白结构及功能

GNPTAB 基因编码 N- 乙酰氨基葡糖 -1- 磷酸膜结合酶的三种亚基中的两种，这种六聚络合物由三种亚基构成，分别是两个 α、两个 β 和两个 γ 亚基。

(3) 基因突变致病机制

2005 年的一项研究，在一个 47 岁的女性黏脂质贮积症Ⅲ型患者身上（她同时患有扩张型心肌病和轻度神经病变），发现了 *GNPTAB* 基因的 7 号外显子上的最后 1 个核苷酸 c.G>A 纯合突变，导致翻译跨越 7 号外显子，最终只产生了极少量的功能性酶[13]。2005 年的另一项研究，在一个 14 岁患有轻微黏脂贮积症Ⅲ型的男孩身上，发现了 *GNPTAB* 基因的 10 号外显子上的 1220 位的碱基发生 c.A>C 的纯合突变，导致 407 位天冬氨酸替换成丙氨酸[12]。

蛋白质生成减少或蛋白残留的错义及剪接位点突变可能会导致溶酶体水解酶——N- 乙酰氨基葡糖 -1- 磷酸膜结合酶的部分失活。突变也会导致溶酶体水解酶的通用甘露糖 -6- 磷酸 (M6P 识别标记) 合成显著减少（没有完全中断合成）；在转运相关的高尔基网络中，结合特定 M6P 受体严重不足；受体介导的溶酶体酶转运到溶酶体细胞内隔室的效率急剧下降。突变的水解酶离开细胞后，大量出现在体液中（在体外培养的细胞中，水解酶大量出现在培养介质中）。一旦这些酶离开细胞内，将不能再进入正常的成纤维细胞中（被称为"低摄取"溶酶体酶）；与此相反，正常成熟酸水解酶，其结构通常为磷酸糖蛋白（被称为"高摄取"溶酶体酶），可以通过胞饮作用进入试管培养的成纤维细胞（包括"黏脂质贮积症细胞"）。

本病尚无相应的分子研究，致病机制未明。

(4) 目前基因突变概述

目前人类基因突变数据库收录了 *GNPTAB* 基因突变 126 个，其中错义 / 无义突变 50 个，剪接突变 14 个，小的缺失 33 个，小的插入 25 个，小的插入缺失 2 个，大的插入 / 重复 2 个。突变分布在基因整个编码区，无突变热点。

四、ML Ⅲ γ 基因诊断

(1) 概述

GNPTAG 基因（也称 *GNPTG* 基因），编码 N- 乙酰氨基葡糖 -1- 磷酸膜结合酶 γ 亚基 (*N*-acetylglucosamine-1-phosphotransferase subunit gamma)，位于 16 号染色体短臂 1 区 3 带 3 亚带 (16p13.3)，基因组坐标为 (GRCh37): 16: 1401900-1413352，基因全长 11 453bp，包含 11 个外显子，编码 305 个氨基酸。

(2) 基因对应蛋白结构及功能

GNPTAG 基因编码 N- 乙酰氨基葡糖 -1- 磷酸膜结合酶的 γ 亚基。这种六聚络合物，由 α、β、γ 亚基构成，催化甘露糖 -6- 磷酸溶酶体识别标记物合成的第一步。该酶复合体在溶酶体水解酶定位到溶酶体过程中起到重要作用。

(3) 基因突变致病机制

2000 年，Raas-Rothschild 等[16]在 3 个患者家庭中检测到 1 个在 *GNPTAG* 基因中的移码突变，在 167 号密码子处插入了 1 个胞嘧啶，该移码预示着在插入位置下游 107bp 处蛋白编码提前终止。

2009 年的另一项研究，在两个患有黏脂质贮积症Ⅲ型的意大利患者身上，发现了 *GNPTAG* 基因第 611 位置 G 碱基的 1bp 删除纯合突变，推测导致了移码突变和提前中止，最终导致合成截短的蛋白质或无义介导的 mRNA 衰变[14]。

本病尚无相应的分子研究，致病机制未明。

(4) 目前基因突变概述

目前人类基因突变数据库收录了 *GNPTAG* 基因突变 23 个，其中错义 / 无义突变 6 个，剪接突变 5 个，小的缺失 6 个，小的插入 4 个，大的插入 /

重复2个。突变分布在基因整个编码区,无突变热点。

五、MLⅣ基因诊断

(1) 概述

MCOLN1 基因,即编码黏脂蛋白1的基因,位于19号染色体短臂1区3带2亚带(19p13.2),基因组坐标为(GRCh37): 19: 7587496-7598895,基因全长11 400bp,包含14个外显子,编码580个氨基酸。

(2) 基因对应蛋白结构及功能

MCOLN1 基因编码黏脂蛋白1,是瞬时电位感受器阳离子通道蛋白家族的一员。该跨膜蛋白位于包括溶酶体、核内体在内的细胞内膜上,在细胞胞吞作用的后期和溶酶体胞吐调节方面发挥作用,该阳离子通道对于Ca^{2+}、Fe^{2+}、Na^+、K^+和H^+有通透作用,通道开启由Ca^{2+}浓度变化调控。该蛋白可能对大脑及视网膜感光组织的发育及维持有重要作用,还可能对维持胃组织消化液分泌细胞的正常功能有重要作用。

(3) 基因突变致病机制

Bargal 等[15]在21个德系犹太人患者 *MCOLN1* 基因上确定了2个突变,其与Slaugenhaupt等[16]的单倍型鉴定结果一致,所有的患者都表现类似严重的临床症状。Sun 等[17]发现ML Ⅳ患者在 *MCOLN1* 基因存在突变。Goldind 等[18]在一位4岁ML Ⅳ女孩中也发现了 *MCOLN1* 基因的2个突变。

与其他溶酶体贮积病不同,ML Ⅳ与溶酶体水解酶的缺失无关,而患者细胞显示异常的油脂胞吞作用以及大量囊泡的累积,表明可能胞吞作用的缺陷导致了该疾病。Fares 和 Greenwald[19]在秀丽隐杆线虫中研究该基因的功能,表明该基因突变引起液相油脂的摄入增强,胞吞蛋白降解减少,并累积大量囊泡。

(4) 目前基因突变概述

目前人类基因突变数据库收录了 *MCOLN1* 基因的突变22个,其中,错义/无义突变10个,剪接突变3个,小的缺失3个,小的插入2个,大片段缺失3个,大片段插入1个。

(刘永红 黄燕飞 邓庆媛 李丰余 刘传宇)

参考文献

[1] Gilbert Barness EF, Barness LA. The mucolipidoses. Perspect Pediatr Pathol, 1993, 17:148-184

[2] Zarghooni M1, Dittakavi SS. Molecular analysis of cell lines from patients with mucolipidosis II andmucolipidosis III.Am J Med Genet, 2009, 149A:2753-2761

[3] Cathey SS. Phenotype and genotype in mucolipidoses II and III alpha/beta: a study of 61probands. J Med Genet, 2010, 47:38-48

[4] Cathey SS. Molecular order in Mucolipidoses II and III nomenclature. Am J Med Cenet Part A, 2008, 146A:512-513

[5] Gao Y. Identification of compound heterozygous mutations in *GNPTG* in three siblings of a Chinese family with mucolipidosis type III gamma. Mol Genet Metab, 2011, 102:107-109

[6] Raas-Rothschild A. Molecular basis of variant pseudo-Hurler polydystrophy (mucolipidosis IIIC). J Clin Invest. 2000, 10:673-681

[7] 张为民. 粘脂贮积症Ⅱ型的病例诊断与产前诊断. 中华儿科杂志. 1996, 4:232-236

[8] Raas-Rothschild A. Genomic organisation of the UDP-N-acetylglucosamine-1-phosphotransferase gamma subunit (*GNPTAG*) and its mutations in mucolipidosis III. J Med Genet, 2004, 41:e52

[9] 刘霜, 孟岩, 施惠萍, 等. *GNPTG* 基因3个新突变致粘脂贮积症Ⅲ型γ亚型3例临床分析. 第八届全国遗传病诊断与产前诊断学术交流会论文集, 2012:193-194

[10] 蔡虹, 朱艳丽, 王立文, 等. 粘脂质贮积症Ⅱ型1例. 中国实用儿科杂志, 2003, 18(4):244

[11] Paik KH, Song Sm Fau - Ki CS, Ki Cs Fau - Yu H-W, et al. Identification of mutations in the *GNPTA* (*MGC4170*) gene coding for GlcNAc-phosphotransferase alpha/beta subunits in Korean patients with mucolipidosis type Ⅱ or type Ⅲ A. Human Mutation, 2005, 26(4):308-314

[12] Tiede S, Muschol NF, Reutter GF, et al. Missense mutations in N-acetylglucosamine-1-phosphotransferase alpha/beta subunit gene in a patient with mucolipidosis Ⅲ and a mild clinical phenotype. Am J med Genet, 2005, 137A:235-240

[13] Steet RA, Hullin RF, Kudo MF, et al. A splicing mutation in the alpha/beta GlcNAc-1-phosphotransferase gene results in an adult onset form of mucolipidosis Ⅲ associated with sensory neuropathy and cardiomyopathy. Am J med Genet Part A, 2005, 132(4):369-375

[14] Persichetti E, Chuzhanova NA, Dardis A, et al. Identification and molecular characterization of six novel mutations in the UDP-N-acetylglucosamine-1-phosphotransferase gamma subunit (*GNPTG*) gene in patients with mucolipidosis Ⅲ gamma. Human mutation, 2009, 30: 978-984

[15] Bargal R, Avidan N, Ben-Asher E, et al. Identification of the gene causing mucolipidosis typeⅣ. Nat Genet, 2000, 26:

118-123

[16] Slaugenhaupt SA, Acierno JS, Helbling LA, et al. Mapping of the mucolipidosis type Ⅳ gene to chromosome 19p and definition of founder haplotypes. Am J Hum Genet, 1999, 65: 773-778

[17] Sun M, Goldin E, Stahl S, et al. Mucolipidosis type Ⅳ is caused by mutations in a gene encoding a novel transient receptor potential channel. Hum Mol Genet, 2000, 9: 2471-2478

[18] Goldin E, Stahl S, Cooney AM, et al. Transfer of a mitochondrial DNA fragment to *MCOLN1* causes an inherited case of mucolipidosis Ⅳ. Hum Mutat, 2004, 24: 460-465

[19] Fares H, Greenwald I. Regulation of endocytosis by CUP-5, the Caenorhabditis elegans mucolipin-1 homolog. Nat Genet, 2001, 28: 64-68

952~960 黏多糖贮积症
(mucopolysaccharidosis, MPS)
(952. MPS Ⅳ B, OMIM 253010; 953. MPS Ⅵ, OMIM 253200; 954. MPS Ⅱ, OMIM 309900; 955. MPS Ⅲ A, OMIM 252900; 956. MPS Ⅲ B, OMIM 252920; 957. MPS Ⅲ C, OMIM 252930; 958. MPS Ⅲ D, OMIM 252940; 959. MPS Ⅳ A, OMIM 253000; 960. MPS Ⅶ, OMIM 253220)

一、临床诊断

(1) 概述

黏多糖贮积症 (MPS) 是由于人体细胞的溶酶体内降解黏多糖的水解酶发生突变，导致其活性丧失，黏多糖不能被降解代谢，最终贮积在体内而发生的疾病。根据致病基因不同可分为 Ⅰ、Ⅱ、Ⅲ、Ⅳ、Ⅵ、Ⅶ、Ⅸ 7 种型，其中 Ⅲ 又分为 Ⅲ A、Ⅲ B、Ⅲ C、Ⅲ D4 个亚型，Ⅳ 型分为 Ⅳ A 和 Ⅳ B 亚型，虽然各型致病基因和临床表现有差异，但由于贮积的底物都是黏多糖而被统称为黏多糖贮积症。其中除 MPS Ⅱ 型呈 X 连锁隐性遗传外，其余各型的遗传方式均为常染色体隐性遗传[1-4]。

(2) 临床表现 (图 952-1)

1) 黏多糖贮积症 Ⅱ 型

此型又称汉特 (Hunter) 综合征，最早由 Hunter 描述，Wolff 报道了第 1 个 X 连锁遗传的 Hunter 综合征家族。Mekusick 将其分类为黏多糖贮积症 Ⅱ 型，患者出生时多正常，从 1 岁半至 4 岁开始出现发育落后[5, 6]，骨骼及面容呈轻度 Hunter 综合征表现，关节强直，爪状手，手指短小，但无脊柱后弯。皮肤呈皱褶性或结节性增厚，尤以上肢及胸部明显，有时可呈对称性分布，并有多毛。角膜不浑浊，但在晚期用裂隙灯检查可见轻度浑浊，可因视网膜变性而失明。常有进行性耳聋，肝脾大，心肺疾病，重型者智力不全较明显。可根据症状的轻重分为两个亚型：MPS Ⅱ A 为重型，智力不全较重，多在 15 岁前死亡；MPS Ⅱ B 为轻型，智力正常，寿命较长，可存活到 50~60 岁[7]。

2) 黏多糖贮积症 Ⅲ 型

MPS Ⅲ 的特征是严重的中枢神经系统退行性变，该病在患者 2~6 岁时开始出现典型的临床症状，6~10 岁时开始出现严重的神经系统变性的症状，10~30 岁死亡。

MPS Ⅲ A 临床特点是重度智力缺陷伴相对轻微的躯体特征 [中度严重爪形手、内脏肥厚、很少或没有角膜混浊、骨骼 (如椎骨) 改变] 大多数患者起病的平均年龄为 2.5 岁，临床上表现为发育障碍，讲话延迟和行为异常，如烦躁、阵发哭泣，但这些症状往往随年龄增长而逐渐减少。有些患者还出现睡眠障碍和听力障碍、反复上呼吸道感染、腹泻和癫痫。平均死亡年龄为 18 岁，最常见的死亡原因为肺炎[8]。

MPS Ⅲ B 患者可表现为生长发育迟缓、智力发育迟滞、肝肿大、腹泻、毛发粗糙[9]。有些患者未出现任何明显的临床症状。痴呆和行为异常往往发生在疾病的晚期[10]。

MPS ⅢC 患者在 1 岁以前表现正常，1~6 岁开始出现临床症状，主要表现为精神运动发育迟滞及行为异常（包括躁动、行为混乱），有些患者常合并有睡眠障碍、腹泻、腹股沟或脐疝、反复上呼吸道感染、癫痫、色素性视网膜炎、粗糙的面容（如鼻梁塌陷和头发粗糙）、肝脾大和骨骼异常[10,12]。

3）黏多糖贮积症Ⅳ型

此型又称 Morquio 综合征，1929 年由乌拉圭儿科医生 Morquio 和英国放射学家 Brailsford 分别报道，包括 MPS ⅣA 和 MPS ⅣB 两个亚型。MPS ⅣA 型男女均可发病，男多于女，一般在 1 岁左右即出现侏儒症，3~4 岁症状明显。有研究报道 85% 的患儿 3 岁之前发病[13]，寿命多为 20~30 岁[14]，可分为轻型、中间型和重型，轻型患者身高超过 140cm，有报道可活至 70 多岁[15]，重型 3 岁即可出现明显骨骼畸形，中间型处于两者之间。MPS ⅣA 型与 MPS ⅣB 型的临床表现特点相似，但前者稍严重，主要导致儿童生长迟缓（以短躯干侏儒为特征）、关节松弛、步态异常和严重的骨骼畸形。几乎所有患儿都有胸廓畸形。可出现角膜混浊，皮肤增厚且松弛。少数患儿颜面呈粗糙面容，肝脾大不明显。患儿智力基本正常，多无神经系统损害症状，其青春期发育亦可正常。

MPS ⅣB 型因发病率极低，患儿主要表现为严重的多发性骨骼畸形，身材矮小，可出现角膜混浊，皮肤增厚松弛。少数患儿颜面丑陋，一般无肝脾大。智力发育基本正常，无抽搐、语言能力倒退等神经系统异常。

无论是 MPS ⅣA 还是 MPS ⅣB 型，最终随着疾病进展患者可出现齿状突发育不良、心肺病变、肝脾增大、脊髓压迫等表现，晚期出现麻痹性截瘫和呼吸麻痹症状。

4）黏多糖贮积症Ⅵ型

黏多糖贮积症Ⅵ型也称马-拉（Maroteaux-Lamy）综合征，首先由 Maroteaux 发现，极为罕见，根据临床症状的轻重程度分为重型（MPS ⅥA 型）和轻型（MPS ⅥB 型）。患者的智力正常。重型多在 2~3 岁开始出现生长迟缓。颅骨缝闭合较早，可出现脑积水，并引起颅高压症状和痉挛性偏瘫。角膜混浊出现较早且明显，有进行性听力损害，严重者有失明和耳聋。心脏瓣膜病变、肝脾大及腹股沟疝等均较为常见。骨骼畸形表现为关节僵硬，可累及

大关节，如肘关节、肩关节及膝关节，使这些关节的活动度受限；手关节受累，显示出"爪形手"的特征，常上肢长骨受累较下肢严重。可有轻度关节强直。多数患者寿命不超过 10 岁。轻型发病年龄较大，骨骼畸形较轻，病情发展亦较缓慢。

5）黏多糖贮积症Ⅶ型

此型极罕见，特殊面容在出生后不久即开始逐渐出现，一般智力正常，角膜混浊及听力损害较常见，多有肝脾肿大，通常不累及心脏，无腹外疝，上肢较短，骨骼发育不良，可有鸡胸，膝外翻等骨骼畸形。

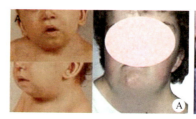
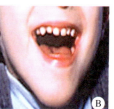
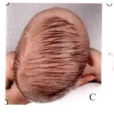
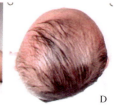

图 952-1　患者表现

A. 短颈；B. 牙齿细小且间距宽；C、D. 头颅形状不对称，通常由于单侧受压与同侧前额突出，导致长菱形的颅骨

(3) 辅助检查

1）影像学检查

X 线检查：椎体前缘"鸟嘴样"改变、脊柱弯曲、肋骨呈"带状"、蝶鞍增大呈"乙"形等，寰枢脱位者可占 63%（图 952-2）。MPS Ⅵ型部分患者可有骨骺缺血性坏死样改变，以股骨头骨骺多见。

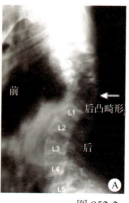
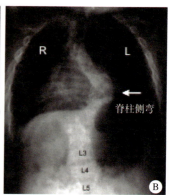

图 952-2　MPS 患者 X 线表现

为 18 岁 MPS Ⅶ男性患者 X 线片显示脊椎严重侧弯、向后移位形成后凸畸形（箭头），肋骨呈"带状"（红色箭头）(Molecular Genetics and Metabolism, 2012, 107: 153-160)

MPS Ⅶ型主要为多发性骨发育不良[16]。

CT 与磁共振 (MRI)：可清楚地显示颅骨发育不良，蝶鞍前后径增大，呈仰卧的"J"形或鞋形 (图952-3)，大脑白质改变，脑积水，蛛网膜下腔狭窄，蛛网膜囊肿，颅颈关节的硬脑膜增厚，颈髓受压及放射冠、侧脑室和胼胝体多发囊性变等。

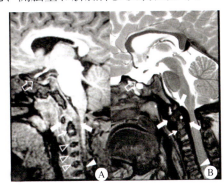

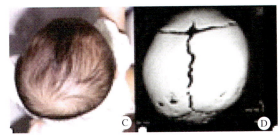

图 952-3　MPS 患者 CT 与 MRS 表现

颅脑 MRI：T_1WI、T_2WI 可见蝶鞍 "J" 形改变 (蓝色箭头)，齿骨发育不全(*)，椎体骨化不全 (白色细箭头)，软组织沉积 (白色粗箭头)，椎间盘变窄 (空心三角箭头) 及椎间盘突出至椎管内 (红色箭头)，C 图可见颅骨呈 "长菱形" (与图 952-1C 为同一患儿)[17](Brain & Development, 2014，36：585-592)

B 超：用于宫内检查时，可发现胎儿有无骨关节畸形，肝脾大和脑积水等异常。

2) 实验室检查

尿液检查[18]：①尿黏多糖定性试验：尿斑处呈紫蓝色环状或点状者为阳性，正常人尿斑无颜色改变。②24h 尿黏多糖测定：尿中的黏多糖常超过100mg/24h，MPS Ⅱ 及 MPS Ⅶ 型尿中的黏多糖为硫酸软骨素和硫酸类肝素，MPS Ⅳ 型为硫酸角质素，MPS Ⅵ 型主要为硫酸软骨素。③尿酶活性测定：可测定尿中各种酶的活性，各型黏多糖增多症均有相应的酶活性降低。

血液检查：① Reilly 小体：各型均可在末梢血或骨髓的淋巴细胞和中性粒细胞内见有大小不等、形态各异的深紫色黏多糖颗粒，即 Reilly 小体，MPS Ⅵ 型除白细胞以外，尚可在血小板内见到Reilly 小体。②酶活性测定：测定末梢血白细胞中的酶活性，是诊断和鉴别各型黏多糖增多症的主要依据。

(4) 病理表现

活体组织检查显示肝细胞，皮肤或结缔组织中的成纤维细胞所含的黏多糖代谢酶活性均显著降低 (图 952-4)[19]。

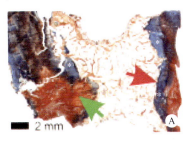

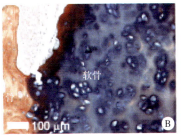

图 952-4　MPS 患者病理改变

19 岁 MPS Ⅶ 男性患者腰椎病理 (alcian 蓝和 picrosirius 红染色) 可见软骨呈不规则状并变薄 (红色箭头)，由于黏多糖贮积使得软骨染成蓝色 (* 区)、骨和椎间盘染成红色 (绿色箭头)(Mol Genet Metab, 2012，107:153-160)

(5) 亚型汇总 (表 952-1)

表 952-1　亚型汇总

MPS 亚型	致病基因
MPS Ⅰ	*IDUA*
MPS Ⅱ	*IDS*
MPS Ⅲ A	*SGSH*
MPS Ⅲ B	*NAGLU*
MPS Ⅲ C	*HGSNAT*
MPS Ⅲ D	*GNS*
MPS Ⅳ A	*GALNS*
MPS Ⅳ B	*GLB1*
MPS Ⅵ	*ARSB*
MPS Ⅶ	*GUSB*
MPS Ⅸ	*HYAL1*

(6) 受累部位病变汇总 (表 952-2)

表 952-2　受累部位及表现

受累部位	主要表现
骨骼	脊椎鸟嘴突、椎骨扁平、飘带肋骨，可导致鸡胸、骨质疏松、髋骨外翻、股骨头变平、腕和膝关节肿大、腕关节松弛、过度背曲及关节强直等

续表

受累部位	主要表现
身高	颈短、多数患儿身材矮小，但部分身高正常甚至可高于正常儿童
面部	粗糙面容、头大、前额突出、眉毛浓密、眼睑肿胀、鼻梁低平、鼻孔上翻、嘴唇大而厚、舌大、牙龈增生、牙齿细小且间距宽、皮肤厚、汗毛多、头发浓密粗糙、发际线低
眼、耳鼻喉	角膜混浊、失明、耳鼻喉部特点：慢性复发性鼻炎、呼吸粗、打鼾、讲话声粗、听力缺失
皮肤	皮肤增厚且松弛症状
其他	心肺病变、肝脾大、脊髓压迫、麻痹性截瘫和呼吸麻痹等症状

二、MPS ⅣB 基因诊断

(1) 概述

GLB1 基因，即编码 β- 半乳糖苷酶的基因，位于 3 号染色体短臂 2 区 2 带 3 亚带 (3p22.3)，基因组坐标为 (GRCh37):3:33038100-33138694，基因全长 100 595bp，包含 16 个外显子，编码 677 个氨基酸。

(2) 基因对应蛋白结构及功能

GLB1 基因编码的 β- 半乳糖苷酶是一种溶酶体酶，可以将神经节苷脂、糖蛋白、黏多糖等复合糖末端的 β- 半乳糖水解。

(3) 基因突变致病机制

Van der Horst[20] 于 1983 年发现 MPS ⅣB 型患者成纤维细胞内具有正常数量的 β- 半乳糖苷酶，但酶活性显著降低，原因是与几种底物的结合能力发生异常，甚至完全无法结合硫酸角质素或寡糖，导致细胞内的这类底物堆积，但是该酶能够正常催化神经节苷脂的水解反应[21]。

(4) 目前基因突变概述

目前人类基因突变数据库收录了 GLB1 基因突变 155 个，其中错义 / 无义突变 120 个，剪接突变 11 个，小的缺失 14 个，小的插入 7 个，大片段缺失 1 个，大片段插入 2 个。

三、MPS Ⅵ 基因诊断

(1) 概述

ARSB 基因，即编码芳香基硫酸酯酶 B(arylsulfatase B) 的基因，位于 5 号染色体长臂 1 区 4 带 1 亚带 (5q14.1)，基因组坐标为 (GRCh37): 5:78073032-78282357，基因全长 209 326bp，包含 8 个外显子，编码 533 个氨基酸。

(2) 基因对应蛋白结构及功能

ARSB 基因编码硫酸酯酶家族中的芳基硫酸酯酶 B。该酶的二聚体能水解 N- 乙酰 -D- 半乳糖胺、硫酸软骨素和硫酸皮肤素的硫酸基团。该酶在溶酶体中生成，定向结合溶菌酶。芳基硫酸酯酶 B 可以移除 4- 硫酸软骨素上的硫酸基因，并调节其降解过程。另外，该酶还参与细胞黏着、细胞移动以及在结肠上皮的侵入过程。在中央神经系统中，芳基硫酸酯酶 B 通过控制硫酸黏多糖和神经聚糖的水平，从而调节轴突的生长和神经元的可塑性。

(3) 基因突变致病机制

在一个近亲结婚夫妇产下的 MPS Ⅵ 患儿身上，Wicker 等[122] 在发现 ARSB 基因上有一个纯合突变。之后，又有很多研究在 MPS Ⅵ 患者的 ARSB 基因上发现了不同的突变。例如，Garrido 等[123] 在 ARSB 基因发现了 19 个突变，其中有 9 个是新突变。

目前，已经发现 ARSB 基因上有不止 130 种突变可以引起 MPS Ⅵ，其中大部分突变改变该基因的单个核苷酸，而所有的突变都能使芳基硫酸酯酶 B 的功能降低或丧失。通常情况下，某个突变是引起重度 MPS Ⅵ 还是轻度 MPS Ⅵ 不得而知，但是，如果某个基因使芳基硫酸酯酶 B 的活性完全丧失，则会引起严重的症状。

芳基硫酸酯酶 B 活性的缺失会造成溶酶体黏多糖贮积，从而造成细胞体积增大，这也是患者的组织和器官增大的原因。研究者认为，黏多糖的贮积也会影响溶酶体中其他蛋白的功能，从而出现炎症，造成细胞死亡。

(4) 目前基因突变概述

目前人类基因突变数据库报道了 ARSB 基因突变 132 个，其中错义 / 无义突变 100 个，剪接突变 9 个，小的缺失 17 个，小的插入 3 个，大片段缺失 3 个。突变分布在基因整个编码区，无突变热点。

四、MPS Ⅱ 基因诊断

(1) 概述

IDS 基因，即编码艾杜糖醛酸 2- 硫酸酯酶 (iduronate-2-sulfatase) 的基因，位于 X 染色体长臂 2 区 8 带 (Xq28)，基因组坐标为 (GRCh37): X:148560295-148586884，基因全长 26 590bp，包含 9 个外显子，编码 550 个氨基酸。

(2) 基因对应蛋白结构及功能

IDS 基因编码艾杜糖醛酸 2- 硫酸酯酶，该酶属于硫酸酯酶家族，位于溶酶体中且参与溶酶体降解硫酸乙酰肝素和硫酸皮肤素。该基因的变异会导致一种伴 X 染色体遗传的溶酶体贮积病——黏多糖贮积症 II 型，又称 Hunter 综合征。

(3) 基因突变致病机制

Clarke 等[24] 对 Hunter 综合征女孩 X 染色体上不平衡表达相关的突变进行了分子鉴定。利用 Southern 分析发现，在 X 染色体上存在缺失突变，突变位置位在 Xq27.3—q28 位点，包括 *FRAXA* 和 *IDS* 基因的 3′ 端，而包括 DXS52 在内的三个侧面位点都是完整的。基于此，研究者认为，突变是一个简单的缺失突变，缺失长度最多可达 3~5cm，直到 *IDS* 基因的着丝粒端。

Wilkerson[25] 在 1998 年描述了一只患有 Hunter 综合征的拉布拉多犬。它的面部粗犷，巨趾畸形，单侧角膜营养不良（非典型 MPS II 症状），骨质缺乏，进行性神经功能衰竭，酸性黏多糖尿检呈阳性。对它的成纤维细胞进行测试发现缺乏艾杜糖酸 2- 酸酯酶。对其毛根进行 *IDS* 分析显示其母亲是该缺陷基因携带者，而与其同窝出生的雄性幼崽表型和基因都正常。

目前，已经发现 *IDS* 基因上有不止 300 种突变可以引起 MPS II，其中最常见的是单核苷酸突变，而所有的突变都能使艾杜糖醛酸 2- 硫酸酯酶的功能降低或丧失。通常情况下，某个突变是引起重度 MPS II 还是轻度 MPS II 不得而知，但是，如果某个基因使艾杜糖醛酸 2- 硫酸酯酶的活性完全丧失，则会引起严重的症状。艾杜糖醛酸 2- 硫酸酯酶活性的缺失会造成细胞内特别是溶酶体内硫酸乙酰肝素和硫酸皮肤素贮积，从而造成溶酶体及细胞体积增大，这也是患者的组织和器官增大的原因。研究者认为，黏多糖的贮积也会影响溶酶体中其他蛋白的功能，还会中断细胞内分子的运动。

(4) 目前基因突变概述

目前人类基因突变数据库报道了 *IDS* 基因突变 357 个，其中错义 / 无义突变 195 个，剪接突变 37 个，小的缺失 68 个，小的插入 27 个，大片段缺失 29 个，大片段插入 1 个。突变分布在基因整个编码区，无突变热点。

五、MPS III A 基因诊断

(1) 概述

SGSH 基因，即编码 N- 磺基葡萄糖胺硫水解酶的基因，位于 17 号染色体长臂 2 区 5 带 3 亚带 (17q25.3)，基因组坐标为 (GRCh37):17:78180515-78194199，基因全长 13 685bp，包含 12 个外显子，编码 505 个氨基酸。

(2) 基因对应蛋白结构及功能

SGSH 基因编码的 N- 磺基葡萄糖胺硫水解酶位于溶酶体中，它由一个多聚物 (A、B 链) 和 3 个配体 (钙离子、镁离子、N- 乙酰 -D- 葡萄糖胺) 组成。N- 磺基葡萄糖胺硫水解酶参与大分子糖胺聚糖的分解过程。糖胺聚糖由单个糖分子链接形成。要分解这些大分子，单糖分子必须从大分子末端逐个移除。水解酶能够将糖胺聚糖链末端葡萄糖胺分子上的硫酸基团移除。

(3) 基因突变致病机制

MPS III A 是由于 *SGSH* 基因突变导致溶酶体内降解糖胺聚糖硫酸乙酰肝素的酶发生缺陷而引起的。目前为止，已发现有 94 个 *SGSH* 基因突变与 MPS III A 相关。

在 Bhattacharyya 等[26] 的研究中，发现在小鼠硫酸酯酶基因中发生的纯合 Asp 到 Asn(p.D31N) 突变能导致小鼠产生 MPS III A。突变的小鼠在 10 个月左右死亡，并呈现出膀胱扩张和肝脾增大的症状。脑切片中观察到膨胀的溶酶体，其中一些具有典型的斑马体形态，并且很多溶酶体含有过碘酸 – 希夫阳性存储物质。尿液分析发现了硫酸乙酰肝素的积累。通过对大脑、肝脏和肾脏溶酶体中水解酶的测定发现，这些组织水解酶的活性降低了约 97%，出现了明显的缺陷。

(4) 目前基因突变概述

目前人类基因突变数据库收录了 *SGSH* 基因突变 114 个，其中错义 / 无义突变 89 个，剪接突变 2 个，小的缺失 13 个，小的插入 8 个，小的插入缺失 1 个，大片段缺失 1 个。突变分布在基因整个编码区，无突变热点。

六、MPS III B 基因诊断

(1) 概述

NAGLU 基因，即编码 α-N- 乙酰氨基葡萄糖苷

酶的基因，位于 17 号染色体长臂 2 区 1 带 2 亚带 (17q21.2)，基因组坐标为 (GRCh37):17:40687951-40696467，基因全长 8517bp，包含 6 个外显子，编码 743 个氨基酸。

(2) 基因对应蛋白功能

NAGLU 基因编码的 α-*N*- 乙酰氨基葡萄糖苷酶位于溶酶体中，它由一个多聚物 (A、B 链) 和 3 个配体 [钙离子、β-D- 半乳糖、2-(乙酰氨基)-2- 脱氧 -A-D- 吡喃葡萄糖] 组成。α-*N*- 乙酰氨基葡萄糖苷酶参与大分子糖胺聚糖的逐步分解过程。糖胺聚糖由单个糖分子链接形成。要分解这些大分子，单糖分子必须从大分子末端逐个移除。α-*N*- 乙酰氨基葡萄糖苷酶能够移除糖胺聚糖链末端的 *N*- 乙酰葡萄糖胺。

(3) 基因突变致病机制

目前已发现至少 127 个与 MPS Ⅲ B 相关的 *NAGLU* 基因突变，所有这些突变都会降低或消除 α-*N*- 乙酰氨基葡萄糖苷酶的功能活性。

在 Weber 等 [27] 的研究中，发现所有导致翻译提前终止 (无义突变或移码突变) 的突变都会导致严重的表型。同样地，片段缺失导致的终止密码子缺失或基因产物的延伸，与 p.R297X 突变一起会导致严重的表型。当 p.V334F 和 p.P521L 这两个错义突变同时出现在患者两个等位基因上时，也会导致严重的表型。但大多数荷兰患者表现出较轻微表型的临床特征，意味着未知等位基因改变了临床表型的严重性。

Ryazantsey 等 [28] 对 Li 等 [29] 发现的 *NAGLU* 基因进行了小鼠大脑病理学的研究。与体细胞积累最初的硫酸乙酰肝素不同，神经细胞中积累了一些没有明显相关关系的代谢产物，包括线粒体 ATP 酶合成酶 (SCMAS) 的 c 亚基。SCMAS 在小鼠 1 个月大时开始积累，主要位于大脑内侧内嗅皮质和体感皮层 V 层。光镜下观察 6 个月大的小鼠大脑切片发现 SCMAS 是在同一细胞器中积累。冷冻免疫电镜发现 SCMAS 以指纹状分层存在于溶酶体内。同时在小胶质细胞的溶酶体中发现了 GM3 神经节苷酯，表明神经元细胞膜具有吞噬作用。

(4) 目前基因突变概述

目前人类基因突变数据库收录了 *NAGLU* 基因突变 134 个，其中错义 / 无义突变 92 个，剪接突变 3 个，小的缺失 21 个，小的插入 12 个，小插入缺失 1 个，大片段缺失 3 个，大片段插入 2 个。突变分布在基因整个编码区，无突变热点。

七、MPS Ⅲ C 基因诊断

(1) 概述

HGSNAT 基因，即编码乙酰肝素 -α- 葡糖苷 -*N*- 乙酰转移酶的基因，位于 8 号染色体短臂 1 区 1 带 2 亚带 1 次亚带 (8p11.21)，基因组坐标为 (GRCh37):8:42995592-43057970，全长 62 379bp，包含 18 个外显子，编码 636 个氨基酸。

(2) 基因对应蛋白结构及功能

HGSNAT 基因编码一种溶酶体乙酰转移酶，是参与硫酸肝素溶酶体降解途径的几种酶之一，相较于氨酰基转移，其特异性催化酰基的转移。该基因编码的酶参与黏多糖的降解和多糖结构的降解。编码该酶的基因突变可导致 MPS Ⅲ C 发生。

(3) 基因突变致病机制

Hrebicek 等 [30] 在 2006 年确定了 *HGSNAT* 基因突变是引起 MPS Ⅲ C 的位点。在 30 个原发病患中，他们发现了 4 个无义突变，3 个因缺失或重复造成的移码突变，6 个剪接位点突变和 14 个错义突变。

严重的渐进性神经儿科疾病 MPS Ⅲ C 是由 *HGSNAT* 基因突变所引起的乙酰 -CoA(参与硫酸乙酰肝素的溶酶体分解代谢途径的 α- 氨基葡糖苷 *N*- 乙酰转移酶) 的缺乏所引起的。为了解该疾病的病理生理学，Martins 等 [31] 通过失活一个种系小鼠的 *HGSNAT* 基因，获得了 MPS Ⅲ C 型的小鼠模型。在 6~8 个月时，小鼠表现为多动以及焦虑减少。在 10 个月检测时，小鼠出现认知记忆衰退，并在 12~13 个月时出现行走失衡迟疑和尿潴留迹象。在肝细胞、脾窦内皮细胞、脑小神经胶质细胞、肝库普弗细胞、成纤维细胞和周皮细胞中观察到硫酸乙酰肝素的溶酶体积累。从第 5 个月开始，大脑的神经元细胞出现扩大和结构异常的线粒体、线粒体能量代谢受损以及密实自发荧光物质、神经节苷脂、溶菌酶、磷酸化 Tau 蛋白和 β 淀粉样的累积。总的来说，Martins 等首次证实了 α- 葡糖苷 -*N*- 乙酰转移酶的缺乏可导致小神经胶质细胞中硫酸乙酰肝素的溶酶体积累，并伴随着溶酶体激活和细胞因子释放。

(4) 目前基因突变概述

目前人类基因突变数据库收录了 *HGSNAT* 基因的突变 54 个，其中错义 / 无义突变 30 个、剪接突变 11 个、小的插入 5 个、小的缺失 4 个，小的插入缺失 1 个、大片段缺失 2 个和大片段插入与重复 1 个。

八、MPS Ⅲ D 基因诊断

(1) 概述

GNS 基因，即编码 N - 乙酰氨基葡萄糖 - 6 - 硫酸酯酶的基因，位于 12 号染色体长臂 1 区 4 带 3 亚带 (12q14.3)，基因组坐标为 (GRCh37): 12: 65107222-65153227，基因全长 46 006bp，包含 14 个外显子，编码 552 个氨基酸。

(2) 基因对应蛋白结构及功能

GNS 基因编码的 N - 乙酰氨基葡萄糖 - 6 - 硫酸酯酶是一种溶酶体酶，它普遍存在于人体的细胞中，根据其大亚基的不同状态，在肝脏中发现它的 4 种亚型。其中全长的 G6S 亚型包含了数个 N 糖基化位点，一个亲水区域和富含碱性氨基酸的区域，这些可能是裂解的位点。该酶参与肝素、硫酸乙酰肝素和硫酸角质素的代谢，缺乏时会造成底物的积累和溶酶体功能的混乱。

(3) 基因突变致病机制

MPS Ⅲ D 是由于 12q14.3 上编码 N - 乙酰氨基葡萄糖 -6- 硫酸酯酶的基因的纯合突变所引发的疾病。GNS 基因的突变，导致 N - 乙酰氨基葡萄糖 -6- 硫酸酯酶的缺乏，造成溶酶体中底物黏多糖的过度积累，导致溶酶体呈膨胀状态，影响细胞的正常功能。

在对一个患有 MPS Ⅲ D 的 7 岁的东印度男孩成纤维细胞的研究中，Kresse 等 [332] 发现在 GNS 基因的第 9 个外显子上的 c.1063C>T 纯合突变，可能造成 p.R355X 密码子翻译提前终止。

Jansen 等 [333] 在对 Kaplan 和 Wolfe 报道的两个患有 MPS Ⅲ D 的加拿大籍的意大利兄弟的研究中，发现了 GNS 基因的第 10 个外显子上的 c.1168C<T 纯合突变，导致 p.Q390X 的替换，而他们未患病的父母都是杂合突变。同时，Jansen 等还对一个 15 岁的土耳其籍英国女患者研究，发现 GNS 基因的第 10 个外显子上的一个 5bp 插入纯合突变，会导致移码和翻译提前终止。

Elcioglu 等 [334] 对一个 10 岁土耳其男孩患者进行了研究，发现 GNS 基因的第 11 个外显子上的 1 个纯合的插入突变，会导致移码突变和翻译提前终止，使得 C 端缺失，这个男孩的父母同样是杂合突变，该突变在 100 个对照组中均未发现。

本病尚无动物模型，致病分子机制尚未明确。

(4) 目前基因突变概述

目前人类基因突变数据库收录了 GNS 基因相关的突变 23 个，其中错义 / 无义突变 7 个，剪接突变 3 个，小的缺失 4 个，小的插入 4 个，大片段缺失 2 个，小的插入缺失 1 个，复杂重排 2 个。

九、MPS Ⅳ A 基因诊断

(1) 概述

GALNS 基因，即编码半乳糖苷 (N- 乙酰)-6- 硫酸酯酶 [galactosamine (N-acetyl)-6-sulfate sulfatase] 的基因，位于 16 号染色体长臂 2 区 4 带 3 亚带 (16q24.3)，基因组坐标为 (GRCh37): 16: 88880142-88923374，基因全长 43 233bp，包含 16 个外显子，编码 522 个氨基酸。

(2) 基因对应蛋白结构及功能

半乳糖苷 (N- 乙酰)-6- 硫酸酯酶是一种溶酶体外水解酶，可以将黏多醣、硫酸角质素、6- 硫酸软骨素水解下来。

(3) 基因突变致病机制

对 MPS4A 患者的 GALNS 基因分析发现大量的分子异质性，表明临床表型的多样性。造成该疾病的原因主要是移码突变或其他突变导致大片段缺失、剪接突变和过早截断，以及保守氨基酸残基或疏水中心位点、维持蛋白质二级和三级结构活跃位点区域的错义突变 [26]。

GALNS 基因的突变会降低半乳糖苷 (N- 乙酰)-6- 硫酸酯酶的活性，导致黏多糖在细胞中，特别是溶酶体中的积累 (溶酶体贮存失调)。在黏多糖贮积症 Ⅳ A 型病人的组织和器官，特别是骨髓中，黏多糖的贮积是有害的，会导致骨骼发育畸形。同时，很多研究者认为黏多糖的贮积也会干扰溶酶体中其他蛋白质的功能，并破坏细胞的正常功能。

(4) 目前基因突变概述

目前人类基因突变数据库收录了 GALNS 基因的突变有 169 个，其中错义 / 无义突变 129 个，剪接突变 14 个，小的缺失 18 个，小的插入 3 个，大片段缺失 3 个，大片段插入 2 个。

十、MPS Ⅶ基因诊断

(1) 概述

GUSB 基因，即编码 β- 半乳糖苷酶的基因，位于 7 号染色体长臂 1 区 1 带 2 亚带 1 次亚带 (7q11.21)，基因组坐标为 (GRCh37): 7: 65425671-65447301，基因全长 21 631bp，包含 12 个外显子，编码 652 个氨基酸。

(2) 基因对应蛋白结构及功能

GUSB 基因编码的 β- 半乳糖苷酶是一种水解酶，可以水解硫酸乙酰肝素、硫酸皮肤素、4,6- 硫酸软骨素等黏多糖。

(3) 基因突变致病机制

通过对 MPS Ⅶ病人的成纤维细胞的 cDNA 进行 PCR 扩增，发现 ATG 起始密码子下游 1881bp 位置上发生 G 到 T 的颠换，破坏了 *Mbo* Ⅱ酶切位点，致使 mRNA 翻译过程中，第 627 位色氨酸转换成半胱氨酸 (p.W627C)[36]。

β- 葡萄糖醛酸酶的缺乏导致几乎所有组织和器官的溶酶体中硫酸乙酰肝素、硫酸皮肤素、硫酸软骨素的贮积。而这些黏多糖的积累使得溶酶体增大，从而导致 MPS Ⅶ病人的组织和器官肿大。很多研究者认为黏多糖的贮积也会干扰溶酶体中其他蛋白质的功能，并破坏细胞的正常功能。

(4) 目前基因突变概述

目前人类基因突变数据库收录了 *GUSB* 基因突变 54 个，其中错义 / 无义突变 43 个，剪接突变 5 个，小的缺失 4 个，大片段缺失 1 个，调控区突变 1 个。

（刘永红 吴 曦 王 铄 金 桃 徐 菁
华 桑 李 全 冯叠文 林德春）

参考文献

[1] Neufeld EF. Themucopolysaccharidoses. NewYork:McGraw-Hill, 2001:3421-3452

[2] Mintz GS. Features and parameters of drug-eluting stent deployment discoverable by intravascular ultrasound. Am J Cardiol, 2007, 100:26-35

[3] Jurecka A, Zakharova E, Cimbalistiene L, et al. Mucopoly-saccharidosis type Ⅳ :A predominantly cardiac phenotype associatedwith homozygosity for p. R152W mutation in the ARSB gene.American journal of medical genetics, 2013, 161:1291-1299

[4] Lalu MM, Eschulze CJ, Ferrari VM, et al. Ischaemia-reperfusion injury activates matrix metalloproteinases in the human heart. Eur Heart J. 2005, 26:27-35

[5] Martin R, Beck M, Eng C, et al. Recognition and diagnosis of mucopolysaccharidosis II (Hunter syndrome). Pediatrics, 2008, 121:e377-386

[6] Wraith JE, Scarpa M, Beck M, et al. Mucopolysaccharidosis type II (Hunter syndrome): a clinical review and recommendations for treatment in the era of enzyme replacement therapy. Eur J Pediatr, 2008, 167:267-277

[7] Jones SA, Almássy Z, Beck M, et al. Mortality and cause of death in mucopoly-saccharidosis type Ⅱ : a historical review based on data fromthe Hunter Outcome Survey (HOS). J Inherit Metab Dis, 2009, 32:534-543

[8]Valstar MJ, Neijs S, Bruggenwirth HT, et al. Mucopolysa-ccharidosis type IIIA: clinical spectrum and genotype-phenotype correlations. Ann Neurol, 2010, 68: 876-887

[9] Yogalingam G, Weber B, Meehan J, et al. Mucopolysaccharidosis type IIIB: characterisation and expression of wild-type and mutant recombinant alpha-N-acetylglucosaminidase and relationship with Sanfilippo phenotype in an attenuated patient. Biochim. Biophys Acta, 2000, 1502: 415-425

[10] Van Schrojenstein-de Valk HM, van de Kamp JJ. Follow-up on seven adult patients with mild Sanfilippo B-disease. Am J Med Genet, 1987, 28: 125-129

[11] Ruijter GJ, Valstar MJ, Van de Kamp JM, et al. Clinical and genetic spectrum of Sanfilippo type C (MPS IIIC) disease in the (sic) Netherlands. Molec Genet Metab, 2008, 93: 104-111

[12] Sewell AC, Pontz BF, Benischek G. Mucopolysaccharidosis type IIIC (Sanfilippo): early clinical presentation in a large Turkish pedigree. Clin Genet, 1988, 34: 116-121

[13] 雷红林，叶军，张惠文，等 . 35 例黏多糖贮积症Ⅳ型患儿临床特点及酶学诊断 . 临床儿科杂志，2012, 30: 442-445

[14] Montaiio AM, Tomatsu S, Brusius A, et al. Growth charts for patients affected with Morquio A disease. Am J Med Genet, 2008, 146A:1286-1295

[15]Ontaiio AM, Tomatsu S, Gottesman GS, et al. International Morquio A Registry clinical manifestation andnatural course of Morquio A disease. J Inherit Metab Dis, 2007, 30:165-174

[16] Lachlan JS, Guilherme B, Susan W, et al. Pathogenesis of lumbar spine disease in mucopolysaccharidosis Ⅶ . Molecular

Genetics and Metabolism, 2012, 107: 153-160

[17] Felippe B, Paula RA, Caio R Q, et al. New insights in mucopolysaccharidosis type VI: Neurological perspective. Brain & Development, 2014, 36: 585-592

[18] 王和. 粘多糖贮积症Ⅳ型酶学诊断与产前诊断中华妇幼. 临床医学杂志, 2006, 1:58-59

[19] Smith LJ, Baldo G, Wu S, et al. Pathogenesis of lumbar spine disease in mucopolysaccharidosis Ⅶ. Mol Genet Metab, 2012, 107:153-160

[20] Van der Horst GT, Kleijer WJ, Hoogeveen AT, et al. Morquio B syndrome: a primary defect in beta-galactosidase. Am J Med Genet,1983, 16: 261-275

[21] Okumiya T, Sakuraba H, Kase R, Sugiura T. Imbalanced substrate specificity of mutant beta-galactosidase in patients with Morquio B disease. Mol Genet Metab, 2003, 78: 51-58

[22] Wicker G, Prill V, Brooks D, et al. Mucopolysaccharidosis Ⅵ (Maroteaux-Lamy syndrome). An intermediate clinical phenotype caused by substitution of valine for glycine at position 137 of arylsulfatase B. J Biol Chem, 1991, 266: 21386-21391

[23] Garrido E, Chabas A, Coll MJ, et al. Identification of the molecular defects in Spanish and Argentinian mucopolysaccharidosis Ⅵ (Maroteaux-Lamy syndrome) patients, including 9 novel mutations. Mol Genet Metab, 2007, 92: 122-130

[24] Clarke JT, Wilson PJ, Morris CP, et al. Characterization of a deletion at Xq27-q28 associated with unbalanced inactivation of the nonmutant X chromosome. Am J Hum Genet, 1992, 51: 316-322

[25] Wilkerson MJ, Lewis DC, Marks SL, et al. Clinical and morphologic features of mucopolysaccharidosis type II in a dog: naturally occurring model of Hunter syndrome. Vet Pathol, 1998, 35: 230-233

[26] Bhattacharyya R, Gliddon B, Beccari T, et al. A novel missense mutation in lysosomal sulfamidase is the basis of MPS III A in a spontaneous mouse mutant. Glycobiology,2001, 11: 99-103

[27] Weber B, Guo XH, Kleijer WJ, et al. Sanfilippo type B syndrome (mucopolysaccharidosis III B): allelic heterogeneity corresponds to the wide spectrum of clinical phenotypes. Eur J Hum Genet, 1999, 7: 34-44

[28] Ryazantsev S, Yu WH, Zhao HZ, et al. Lysosomal accumulation of SCMAS (subunit c of mitochondrial ATP synthase) in neurons of the mouse model of mucopolysaccharidosis III B. Mol Genet Metab, 2007, 90: 393-401

[29] Li HH, Yu WH, Rozengurt N, et al. Mouse model of Sanfilippo syndrome type B produced by targeted disruption of the gene encoding alpha-N-acetylglucosaminidase. Proc Natl Acad Sci USA, 1999, 96: 14505-14510

[30] Hrebicek M, Mrazova L, Seyrantepe V, et al. Mutations in TMEM76* cause mucopolysaccharidosis IIIC (Sanfilippo C syndrome). Am J Hum Genet, 2006, 79: 807-819

[31] Martins C, Hulkova H, Dridi L, et al. Neuroinflammation, mitochondrial defects and neurodegencration in mucopolysaccharidosis III type C mouse model. Brain, 2015, 138: 336-355

[32] Kresse H, Paschke E, von Figura K, et al. Sanfilippo disease type D:deficiency of N-acetylglucosamine-6-sulfate sulfatase required for heparan sulfate degradation. Proc Natl Acad Sci U S A,1980, 77: 6822-6826

[33] Jansen AC, Cao H, Kaplan P, et al. Sanfilippo syndrome type D: natural history and identification of 3 novel mutations in the GNS Gene. Arch Neurol, 2007, 64: 1629-1634

[34] Elcioglu NH, Pawlik B, Colak B, et al. A novel loss-of-function mutation in the GNS gene causes Sanfilippo syndrome type D. Genet Couns, 2009, 20: 133-139

[35] Tomatsu S, Montano AM, Nishioka T, et al. Mutation and polymorphism spectrum of the *GALNS* gene in mucopolysaccharidosis IVA (Morquio A). Hum Mutat, 2005, 26: 500-512

[36] Shipley JM, Klinkenberg M, Wu B, et al. Mutational analysis of a patient with mucopolysaccharidosis type VII, and identification of pseudogenes. Am J Hum Genet, 1993, 52: 517-526

961　Muenke 综合征
(Muenke syndrome/Muenke nonsyndromic coronal craniosynostosis, MNKES; OMIM 602849)

一、临床诊断

(1) 概述

Muenke 报道了一种类似颅骨早闭综合征的遗传性疾病，发现其发病呈常染色体隐性遗传方式，遂命名为 Muenke 综合征[1]。致病基因为 *FGFR3* 基因，即成纤维细胞生长因子受体 3 基因 (fibroblast growth factor receptor 3 gene) [2]。

(2) 临床表现

Muenke 综合征是一种罕见的遗传性骨骼畸形疾病，不同患者的临床表现不同，重者有明显的临床症状，轻者需通过辅助检查诊断。主要临床表现为颅冠状缝早闭、巨头畸形、面部器官发育不良、精神发育迟滞，其他常见的临床表现有指骨形态变尖、指过短、腕骨或跗骨融合、耳聋等 (图 961-1)[3]。

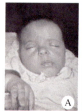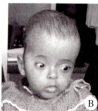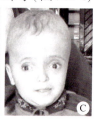

图 961-1　Muenke 综合征临床表现，可见患者面部畸形
A. 出生后 20 天；B. 6 个月；C. 2 岁
(Am J Med Genet，2011，155A: 207-214)

(3) 影像学表现

颅骨超声可见颅骨形态异常，冠状缝、人字缝、矢状缝增宽、骨性结合 (图 961-2)。

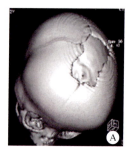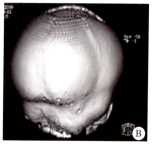

图 961-2　头骨 3D CT
A. 右冠状缝骨性结合；B. 矢状缝，人字缝骨性结合
(Am J Med Genet，2011，155A: 207-214)

头颅磁共振显示大脑发育不良，双侧大脑半球不对称，中线移位，脑室扩大，脑沟脑回变少、形态畸形，灰白质信号异常 (图 961-3)。

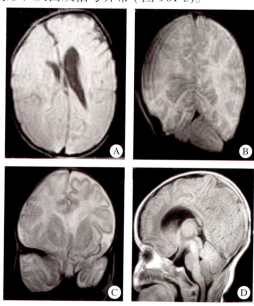

图 961-3　头颅 MRI
显示大脑双侧半球不对称，沟回发育不良，白质较明显，脑室扩张
(Am J Med Genet，2011，155A: 207-214)

(4) 病理表现

Muenke 综合征患者头发在显微镜下可见色素沉着减少 (图 961-4)。

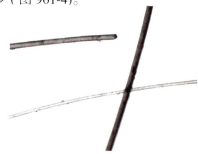

图 961-4　显微镜下表现
可见患者色素沉着较正常人减少 (Am J Med Genet，2011，155A: 207-214)

(5) 受累部位病变汇总 (表 961-1)

表 961-1　受累部位及表现

受累部位	主要表现
脑	颅冠状缝早闭、巨头畸形、锥形松果体、睑板融合、大脑发育不良

续表

受累部位	主要表现
毛发	色素沉着减少
骨骼	四肢指骨发育不良、四肢短小、指过短、指骨形态变尖、腕骨指骨（趾骨）融合
面部	眼睑变窄、眼距增宽、耳位后移、耳聋
其他	生长迟缓、精神发育迟滞

二、基因诊断

(1) 概述

FGFR3 基因，即编码成纤维细胞生长因子受体 3 的基因，位于 4 号染色体短臂 1 区 6 带 3 亚带 (4p16.3)，基因组坐标为 (GRCh37): 4: 1795039-1810599，基因全长 15 561bp，包含 18 个外显子，编码 808 个氨基酸。

(2) 基因对应蛋白结构及功能

FGFR3 基因编码的蛋白质是成纤维细胞生长因子受体 (FGFR) 家族的一种，该蛋白质家族的氨基酸序列在进化过程中高度保守。FGFR 家族成员在配体亲和力和组织分布上有差异。该家族全长代表性蛋白质由三部分组成：三个免疫球蛋白样结构域构成的胞外区、单个疏水跨膜片段和胞质酪氨酸激酶结构域。该蛋白质的胞外部分与成纤维细胞生长因子相互作用，通过级联的信号转导，最终影响细胞有丝分裂和分化。

(3) 基因突变致病机制

Jang 等[4] 在 2002 年发现在昆虫细胞表达 FGFR3 基因时，分泌型 FGFR3 能够同时结合 FGF1 和 FGF2 因子，导致配体结合的特异性消失。

Mansour 等[5] 在 2009 建立了 Muenke 综合征的小鼠模型，其 FGFR3 基因含有 p.P244R（相当于人的 p.P250R 突变）的纯合子或杂合子突变。突变小鼠的听力完全损失，这比 Muenke 综合征的患者更加严重。小鼠的听力损失与沿耳蜗管生长的支持细胞的改变有关。听力损失的剂量效应在纯合子中比杂合子更加严重。

(4) 目前基因突变概述

目前人类基因突变数据库收录了 FGFR3 基因的突变 48 个，均为错义 / 无义突变。

（刘永红　刘　光）

参考文献

[1] Muenke M, Gripp KW, McDonald-McGinn DM, et al. A unique point mutation in the fibroblast growth factor receptor 3 gene (FGFR3) defines a new craniosynostosis syndrome. Am J Hum Genet, 1997, 60: 555-564

[2] Reardon W, Wilkes D, Rutland P, et al. Craniosynostosis associated with FGFR3 pro250-to-arg mutation results in a range of clinical presentations including unisutural sporadic craniosynostosis. J Med Genet, 1997, 34: 632-636

[3] Abdel Salam GM, Flores Sarnat L, El Ruby MO, et al. Muenke syndrome with pigmentary disorder and probable hemimegalencephaly: an expansion of the phenotype. Am J Med Genet, 2011, 155A: 207-214

[4] Jang JH. Identification and characterization of soluble isoform of fibroblast growth factor receptor 3 in human SaOS-2 osteosarcoma cells. Biochem Biophys Res Commun, 2002, 292: 378-382

[5] Mansour SL, Twigg SR, Freeland RM, et al. Hearing loss in a mouse model of Muenke syndrome. Hum Mol Genet, 2009, 18: 43-50

962　Mulibrey 侏儒症
(Mulibrey nanism; OMIM 253250)

一、临床诊断

(1) 概述

Mulibrey 侏儒症是一种常染色体隐性遗传病，主要是由于 TRIM37 基因突变所致。TRIM37 基因编码过氧化物酶 TRIM37 蛋白。

(2) 临床表现

95% 的患儿有产前发育迟缓，患儿最常见的症状是进食困难和呼吸道感染，吸吮困难、呕吐，需要鼻饲喂养，甚至需做经皮胃造口术，过度到固态饮食的时间长，饮食时有疲劳感。少见的有先天性心脏病、心包缩窄。

该类患儿还常表现为颅面部异常，如舟状头畸形、面部三角形、宽高额头、低鼻梁、舌头发育不良、牙列拥挤、腭裂、脊柱前突畸形、窄肩、肢体短小、头占身体比例大和身体消瘦。

其他症状还包括讲话声调高、眼部黄斑、皮肤痣、肝大、长骨纤维发育不良、低血糖症等。

此外，神经系统异常表现包括肌肉张力减低、脑积水。

部分患儿出现心律不齐等心脏疾患。

(3) 辅助检查

几乎所有患者的 X 线片均可见长骨皮质增厚，髓质变薄，蝶鞍低浅（呈 J 形），如图 962-1。

血液检查常可见血清转氨酶轻度升高。

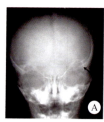
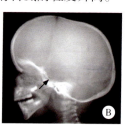
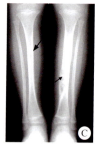

图 962-1　Mulibrey 侏儒症 X 线表现

A、B. 头颅 X 线：特征性的颅面部异常：高而宽的前额；面部细小；眼距过宽；舟状头；枕额膨隆（大箭头所示）；轨道窝向上倾斜（小箭头所示）(J Med Genet，2004，41(2):92-98)；C. 特征性 X 线所示：长骨细小皮质增厚而骨髓腔窄（长箭头所示）；骨纤维结构发育不良（短箭头所示）(J Med Genet，2004，41:92-98)

(4) 病理表现

暂无报道。

(5) 受累部位病变汇总（表 962-1）

表 962-1　受累部位及表现

受累部位	主要表现
消化系统	进食困难、呼吸道感染、吸吮困难、呕吐需要鼻饲喂养、需做经皮胃造口术、过度到固态饮食的时间长，饮食时疲劳感
颅面部	舟状头畸形、面部三角形、宽高额头、低鼻梁、舌头发育不良、牙列拥挤、腭裂、脊柱前突畸形、窄肩、肢体短小、头占身体比例大和身体消瘦
神经系统	肌肉张力减低、脑积水
眼部	眼部黄斑
皮肤	皮肤痣

二、基因诊断

(1) 概述

TRIM37 基因，即编码 TRIM 家族蛋白的基因，位于 17 号染色体长臂 2 区 3 带 2 亚带 (17q23.2)，基因组坐标为 (GRCh37): 17: 57059999-57184266，基因全长 124 268bp，包含 26 外显子，编码 964 个氨基酸。

(2) 基因对应蛋白结构及功能

TRIM37 基因编码蛋白为 TRIM 家族成员，该家族成员与多种细胞功能有关，例如生长发育和肿瘤发生。TRIM 结构包括锌指结构域、指环结构域、B-box 模体和卷曲螺旋结构。指环结构域和螯合锌的 B-box 结构域与蛋白互作和（或）蛋白 - 核苷酸互作有关。

(3) 基因突变致病机制

2000 年，Avela 等 [2] 在 4 名分别来自芬兰、捷克和美国的 Mulibrey 侏儒症患者中发现了与该病症相关的 4 个相对独立的突变，包括两个不同位置的 5 个碱基缺失、1 个单碱基的插入和 1 个单碱基的缺失，这 4 个突变均会引起移码突变，可能会产生截短蛋白。2003 年 Jagiello 等 [3] 用 RT-PCR 和 cDNA 测序的方法在一个土耳其家庭中发现了 Mulibrey 侏儒症的 1 个新的 8 碱基缺失的致病突变。

本病尚无相应的分子研究，致病机制未明。

(4) 目前基因突变概述

目前人类基因突变数据库收录了 TRIM37 基因突变 14 个，其中错义 / 无义突变 5 个，剪接突变 3 个，小的缺失 3 个，小的插入 2 个，大片段缺失 1 种。突变分布在基因整个编码区，无突变热点。

（左丽君　张　鸣）

参考文献

[1] Karlberg N, Jalanko H, Perheentupa J, et al. Mulibrey nanism: clinical features and diagnostic criteria. J Med Genet, 2004, 41:92-98

[2] Avela K, Lipsanen-Nyman M, Idanheimo N, et al. Gene encoding a new RING-B-box-coiled-coil protein is mutated in mulibrey nanism. Nature Genet, 2000, 25: 298-301

[3] Jagiello P, Hammans C, Wieczorek S, et al. A novel splice site mutation in the TRIM37 gene causes mulibrey nanism in a Turkish family with phenotypic heterogeneity. Hum Mutat, 2003, 21: 630-635

963　多种乙酰辅酶 A 脱氢酶缺乏症
(multiple Acy-CoA dehydrogenase deficiency, MADD; OMIM 231680)

一、临床诊断

(1) 概述

多种乙酰辅酶 A 脱氢酶缺乏症 (MADD) 是由于 ETF 或 ETFDH 基因缺陷，引发多种乙酰辅酶 A 脱氢酶缺乏或功能障碍，从而导致脂肪酸 β- 氧化代谢障碍，继发脂肪酸、氨基酸及胆碱代谢紊乱的常染色体隐性遗传疾病[1, 2]。此病主要致病基因有 ETFA，ETFB 和 ETFDH。ETFA 和 ETFB 基因编码线粒体的电子转运黄素蛋白，ETFDH 编码电子转运黄素蛋白脱氢酶[3]。

(2) 临床表现

多种乙酰辅酶 A 脱氢酶缺乏症的表现具有高度异质性，临床表现分为 3 型：伴先天畸形的新生儿型、不伴先天畸形的新生儿型、迟发型。

新生儿型病情危重，常于出生后数日出现呼吸困难、肌张力低下、低血糖、代谢性酸中毒、高氨血症，常有汗脚样体臭，多于新生儿早期死亡，尿有机酸分析可见典型有机酸谱。

迟发型患者个体差异很大：婴幼儿患者可表现为间歇性发病，在感染、饥饿、腹泻、药物等应激状态下出现低血糖、代谢性酸中毒、高氨血症发作，部分患儿出现类似 Reye 综合征样发作。年长儿、成人患者多为隐匿起病，常于感染、腹泻后出现疲劳、肌肉无力，以心肌、骨骼肌、肝脏受累为主。一般检查多无低血糖、酸中毒及高氨血症，血清 AST 、CK、LDH 常明显增高，部分患者伴随高乳酸血症与肉碱缺乏症[4]。

(3) 影像学表现

部分患者头部磁共振可出现脑部畸形、脑积水，超声检查可以发现肝脏大、脂肪肝、心肌肥厚等改变。

(4) 病理表现

多种乙酰辅酶 A 脱氢酶缺乏症肌肉病理分析以脂肪沉积为主要特点，可以提示肌纤维大小不等，病变纤维程度不一的空泡样变或筛孔状改变，

ATP 酶染色病变纤维以 1 型纤维为主，O.R.O 染色肌纤维内见大小不等、密集程度不一的红染脂滴，NADH 染色可见深蓝色颗粒不均匀沉积、肌间网格结构紊乱 (图 963-1，图 963-2)。

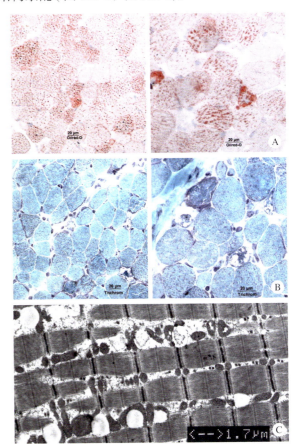

图 963-1　晚发型 MADD 所致脂质沉积性肌病的典型病理
A. 油红染色；B. Masson 三色染色；C. 电子显微镜下显示

血酰基肉碱通常显示各种链长脂酰肉碱浓度升高，但以中链和长链为主；尿有机酸测定呈 C5~C10 长度的二羧酸水平明显升高。

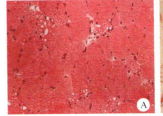
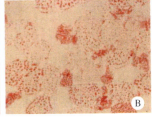

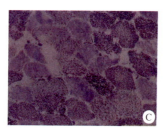

图 963-2　晚发型 MADD 所致脂质沉积性肌病的典型病理

A. HE 染色，肌纤维大小不等，病变纤维程度不一的空泡样变或筛孔状改变，与 ATPase 染色对比可知，病变纤维以 1 型纤维为主；B. O.R.O 染色，肌纤维内见大小不等、密集程度不一的红染脂滴；C. NADH 染色，可见深蓝色颗粒不均匀沉积、肌间网格结构紊乱（多种乙酰辅酶 A 脱氢酶缺乏症两家系临床、病理及分子遗传学研究，山东大学硕士学位论文，2012，E1-56）

（5）受累部位病变汇总（表 963-1）

表 963-1　受累部位及表现

受累部位	主要表现
脑	脑部畸形、脑积水、智力发育落后
肝脏	转氨酶高、肝大、脂肪肝
骨骼肌	四肢近端无力、伸颈困难、肌红蛋白尿、吞咽困难
肾脏	代谢性酸中毒、尿酸高、肾囊肿、肾髓质发育不良
心脏	呼吸无力、心肌肥大、心肌酶升高

二、基因诊断

（1）概述（表 963-2）

表 963-2　基因亚型汇总

基因	染色体位置	基因组起止坐标	基因全长(bp)	外显子数	氨基酸数
ETFA	15q24.3	(GRCh37):15: 76508628-76603810	95 183	12	334
ETFB	19q13.3	(GRCh37):19: 51848409-51869672	21 264	6	346
ETFDH	4q32.1	(GRCh37):4: 159593277-159629842	36 613	13	617

（2）基因对应蛋白结构及功能

ETFA 基因编码电子转运黄素蛋白的 α 亚基。*ETFB* 基因编码电子转运黄素蛋白的 β 亚基。α 亚基和 β 亚基形成异源二聚体。该电子转运黄素蛋白作为多个脱氢酶电子受体，通过 ETFA- 泛素化氧化还原酶转移电子给主要线粒体呼吸链。ETFDH，即电子转运黄素蛋白脱氢酶，以单体形式存在，在接收来自 ETF 酶电子并减少泛醌。

（3）基因突变致病机制

Indo 等 [5] 和 Freneaux 等 [6] 在戊二酸尿症 II 型

患者 *ETFA* 基因中均发现突变位点。Olsen 等 [7] 在一个迟发型多乙酰辅酶 A 脱氢酶缺乏症 (MADD 3 型) 患者的 *ETFB* 基因第四个外显子位置发现 p.D128N 纯合突变。

Beard 等 [8] 1993 年在 4 个没有血缘关系的 MADD 患者的 *ETFDH* 基因中总共发现 5 个突变位点。这 5 个突变都很罕见，突变的结果均易引起酶活性及抗性丢失。经过验证，这 4 个患者的父母均为突变杂合携带者。本病尚无相应的分子研究，致病机制未明。

（4）目前基因突变概述

目前人类基因突变数据库收录了 *ETFA*、*ETFB*、*ETFDH* 基因突变概况如表 963-3

表 963-3　基因突变汇总　　（单位：个）

基因	基因突变	错义 / 无义突变	剪接突变	小的缺失	小的插入	大片段缺失	大片段插入	调控区突变
ETFA	26	16	1	6	2	1	0	0
ETFB	12	7	2	3	0	0	0	0
ETFDH	80	65	6	6	2	1	0	0

（牛松涛　钟　霄）

参考文献

[1] Mongini T, Doriguzzi C, Palmucci L, et al. Lipid storage myopathy in multiple acyl-CoA dehydrogenase deficiency: an adult case. Eur Neurol, 1992, 32(3):170-176

[2] Verjee ZH, Sherwood WG. Multiple acyl-CoA dehydrogenase deficiency: a neonatal onset case responsive to treatment. J Inherit Metab Dis, 1985, 8 Suppl 2: 137-138

[3] Henriques BJ, Bross P, Gomes CM. Mutational hotspots in electron transfer flavoprotein underlie defective folding and function in multiple acyl-CoA dehydrogenase deficiency. Biochim Biophys Acta, 2010, 1802(11): 1070-1077

[4] Grunert SC. Clinical and genetical heterogeneity of late-onset multiple acyl-coenzyme A dehydrogenase deficiency. Orphanet J Rare Dis, 2014 9: 117

[5] Indo Y, Glassberg R, Yokota I, et al. Molecular characterization of variant alpha-subunit of electron transfer flavoprotein in three patients with glutaric acidemia type II-and identification of glycine substitution for valine-157 in the sequence of the precursor, producing an unstable mature protein in a patient. Am J Hum Genet, 1991, 49: 575-580

[6] Freneaux E, Sheffield VC, Molin L, et al. Glutaric acidemia type II. Heterogeneity in beta-oxidation flux, polypeptide synthesis, and complementary DNA mutations in the alpha subunit of electron transfer flavoprotein in eight patients. J

Clin Invest, 1992, 90: 1679-1686

[7] Olsen RK, Andresen BS, Christensen E, et al. Clear relationship between ETF/ETFDH genotype and phenotype in patients with multiple acyl-CoA dehydrogenation deficiency. Hum Mutat, 2003, 22: 12-23

[8] Beard SE, Spector EB, Seltzer WK, et al. Mutations in electron transfer flavoprotein:ubiquinone oxidoreductase (ETF:QO) in glutaric acidemia type II (GA2). Clin Res, 1993, 41:271A

964~966　多发性先天畸形－肌张力减低－癫痫综合征 (multiple congenital anomalies-hypotonia-seizures syndrome，MCAHS) (964. MCAHS1, OMIM 614080; 965. MCAHS2, OMIM 300868; 966. MCAHS3, OMIM 615398)

一、临床诊断

(1) 概述

多发性先天畸形－肌张力减低－癫痫综合征 (MCAHS) 是一种隐性遗传的疾病。临床特点是新生儿肌张力低下、精神运动发育迟滞、癫痫发作和多器官畸形，可累及心血管系统、泌尿系统以及消化系统。根据受累的基因位点不同，本病可分为3个类型[1-3]。

(2) 临床表现

患者在出生时即发病，严重的患者在3岁以前死亡。MCAHS1型呈常染色体隐性遗传，临床特点主要是严重的神经功能损害、发育迟滞、癫痫以及多发性的先天畸形。患者多在出生时表现为体重和头围过大，常合并其他多器官的异常，包括嘴呈张开状态、嘴唇过薄、鼻梁低平、头颅双颞侧距离窄、耳朵肥大且呈折叠的螺旋状、面相粗大、小颌畸形、牙齿间隔增大，牙龈增生，皮肤可有异常的色素沉着和皮炎，颈短 (图 964-1)。查体可见眼球震颤或眼球浮动。累及心血管系统可表现为卵圆孔未闭、动脉导管未闭或房间隔缺损；泌尿系统的畸形可见肾积水和膀胱壁小梁形成；胃肠异常包括胃食管反流、肛门狭窄和肛门闭锁。几乎全部患者都有严重的新生儿肌张力低下，还可出现癫痫发作。其他神经系统症状包括反射降低、震颤、声音嘶哑、反射亢进、舞蹈样手足徐动等[1]。MCAHS2型呈X染色体连锁隐性遗传，其临床特点与MCAGS1型相似[2,4,5]。

MCAHS3型为罕见的遗传性疾病，目前只有Kvarnung于2013年报道的一家族中4个病例，

患者主要表现为智力、运动障碍和多种先天性畸形，出生时即为巨大儿、巨头，有肌张力减退和精神运动发育迟缓，面部畸形。所有患者可有各种类型的癫痫，多于2岁前发作。骨骼畸形也见于所有患儿，其他可有眼部异常、牙齿畸形、肾功能异常等[1]。

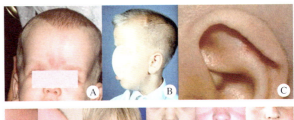
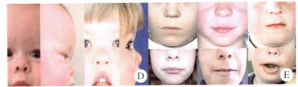
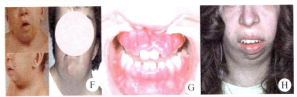

图 964-1　多发性先天畸形－肌张力减低－癫痫综合征表现
A.患儿双侧颞部距离变窄；B.大头畸形；C.耳肥大且折叠样螺旋状；D.鼻梁低平；E.嘴唇变薄；F.短颈；G.牙龈增生；H.面相粗大 (http://omim.org/entry/614080)

(3) 辅助检查

无特殊，严重病例脑电图提示高波幅的失律或突发抑制模式；部分患者血清碱性磷酸酶升高；部分患者头MRI显示脑皮质萎缩，胼胝体变薄和脑白质信号异常。

(4) 病理表现

无特殊改变。

(5) 亚型汇总（表 964-1）

表 964-1 亚型汇总

MCAHS 亚型	致病基因（别名）
MCASH1	*PIGN*
MCAHS2	*PIGA*
MCAHS3	*PIGT*

(6) 受累部位病变汇总（表 964-2）

表 964-2 受累部位及表现

受累部位	主要表现
脑	精神运动发育迟滞、肌张力低下、反射降低或亢进、癫痫发作、震颤、舞蹈样动作、手足徐动、小脑萎缩
头颅骨骼	大头畸形、囟门扩大、枕骨突出、部分可为小头畸形
面部	面相粗大、双颞部狭窄、长人中、小颌畸形
颈	短颈
耳	肥大、折叠的螺旋状、耳聋
眼	眼球震颤、眼球浮动、内眦赘襞、皮质盲
鼻	鼻梁低平、鼻子偏小、鼻孔上翘
嘴	嘴唇薄、嘴呈张开状、高腭弓
牙	牙龈增生、牙齿间隔增宽
心脏	动脉导管未闭、卵圆孔未闭、房间隔缺损
泌尿系统	肾积水、鞘膜积液、肾发育不良、膀胱输尿管反流、膀胱壁小梁形成
皮肤	足底深折痕、脂溢性皮炎、色素沉着异常、鳞屑样斑块
肌肉	肌张力低下

二、MCAHS1 基因诊断

(1) 概述

PIGN 基因，编码糖基（GPI)-锚定合成蛋白，位于 18 号染色体长臂 2 区 1 带 3 亚带 3 次亚带（18q21.33），基因组坐标为 (GRCh37):18:59711457-59854289，基因全长 142 833bp，包含 31 个外显子，编码 931 个氨基酸。

(2) 基因对应蛋白结构及功能

PIGN 基因编码一个参加与糖基磷脂酰肌醇（GPI)-锚定生物合成过程的蛋白质。GPI 锚是一种糖脂分子，许多血细胞中均含有该糖脂分子，其作用是将蛋白质锚定在细胞表面上。*PIGN* 基因编码的蛋白质在内质网中表达，并将磷酸乙醇胺（EtNP）转移至 GPI 锚的第一个甘露糖上。

(3) 基因突变致病机制

通过纯合子定位技术以及候选基因测序，Maydan 等[1]在一个近亲婚配的具有合并多发性先天畸形－肌张力减低－癫痫综合征的阿拉伯以色列家庭中，确定了一个位于 *PIGN* 基因的纯合突变。在从

两个患者分离出的成纤维细胞中，观察到 GPI 关联的蛋白 CD59 表达量下降 10 倍以上，证实了该突变在 GPI 功能方面的致病性影响。该疾病表型为精神－运动发育迟缓、癫痫、体态异常以及多种先天性器官异常，如心脏、泌尿系统和胃肠系统。在多个不同组织中均发现 *PIGN* 的大量表达，这可以解释为何该疾病具有多种表型特征以及患者多个身体部位出现异常。

在两个患有严重精神－运动发育迟缓、肌张力低下、眼震颤、癫痫、体态异常的日本近亲患者中，Ohba 等[7]在 *PIGN* 基因中确定了多个复杂杂合突变。这些突变是通过全外显子测序的方法识别，并且仅出现在家系患者中。患者粒细胞中 GPI 锚定蛋白 CD16 和 CD24 含量仅为正常的 26%~54%。在不表达 PIGN 蛋白的 HEK293 细胞中瞬时表达突变型蛋白会导致 CD59 表达量下降，与 PIGN 活性严重或完全缺失的表型一致。

本病尚无相应的分子研究，致病机制未明。

(4) 目前基因突变概述

目前人类基因突变数据库报道了 *PIGN* 基因突变 1 个，为剪接突变。

三、MCAHS2 基因诊断

(1) 概述

PIGA 基因，编码磷脂酰肌醇合成所需中间产物蛋白，位于 X 染色体短臂 2 区 2 带 2 亚带（Xp22.2)，基因组坐标为 (GRCh37): X: 15337573-15353676，基因全长 16 104bp，包含 6 个外显子，编码 484 个氨基酸。

(2) 基因对应蛋白结构及功能

PIGA 基因编码的蛋白参与 N-乙酰葡糖胺磷脂酰肌醇合成过程（GlcNAc PI)，该化合物是 GPI 生物合成通路的第一中间产物。GPI 锚是一种糖脂分子，许多血细胞中均含有该糖脂分子，其作用是将蛋白质锚定在细胞表面上。阵发性睡眠性血红蛋白尿症，是一种获得性血液系统障碍，已被证明是由这个基因突变导致的。该基因具有多个可变剪接转录本。12 号染色体上有一个与该基因相似的假基因。

(3) 基因突变致病机制

Belet 等[4]在一个患有 MCAHS2 以及婴儿早期癫痫性脑病的男性患者中，确定了 *PIGA* 基因上一个半合子截短突变。该突变是通过 X 染色体外显子测序检测到的，随后使用 Sanger 测序进行了验证。

在先证者的母亲、外婆以及姨妈（均为健康表型）体内也检测到了该突变，而在其余 4 个健康的男性家庭成员中没有发现该突变。

Kato 等[3]在来自 4 个家庭的 5 个患有 MCAHS2 以及婴儿早期癫痫性脑病的男性患者中，确定了 *PIGA* 基因上的一个半合子突变。体外功能实验显示不同个体中 PIGA 活性缺失程度不同，且酶残余活性与表型严重程度有明显相关性。

Swoboda 等[8]在来自同一个家庭的两个男性 MCAHS2 患者中，确定了 *PIGA* 基因上的一个半合子读码框内三碱基缺失突变 (c.328_330delCTT)。该突变是通过全外显子测序检测到的，随后使用 Sanger 测序进行了验证，并且突变仅存在于家系患者身上。对先证者的粒细胞进行流式细胞分析的结果表明，细胞表面的 CPI 锚定蛋白减少，但红细胞 CD59 蛋白的表达量正常。该结果表明该突变型蛋白具有一定残余活性。

本病尚无相应的分子研究，致病机制未明。

(4) 目前基因突变概述

目前人类基因突变数据库未收录 *PIGA* 基因突变。

四、MCAHS3 基因诊断

(1) 概述

PIGT 基因，即编码糖基磷脂酰肌醇锚蛋白的基因，位于 20 号染色体长臂 1 区 3 带 1 亚带 2 次亚带 (20q13.12)，基因组坐标为 (GRCh37): 20: 44044707-44054885，基因全长 10 179bp，包含 12 个外显子，编码 578 个氨基酸。

(2) 基因对应蛋白结构及功能

PIGT 基因编码的蛋白参与糖基磷酯酰肌锚 (GPI-anchor) 的生物合成。GPI-anchor 是一种糖脂，在许多血细胞中发现，起到锚定蛋白到细胞表面的作用。该蛋白是多亚基酶 GPI 转酰胺基酶的重要组成成分。GPI 转酰胺基酶通过催化 GPI 亚基的转移，

并组装成 GPI，将 GPI 锚定到内质网上。

(3) 基因突变致病机制

本病尚无相应的分子研究，致病机制未明。

(4) 目前基因突变概述

目前人类基因突变数据库收录了 *PIGT* 基因的突变 4 个，其中错义／无义突变 3 个，剪接突变 1 个。突变零散分布在基因编码区，无突变热点。

（冯　皓　刘永红　郭瑞东　刘　光）

参考文献

[1] Maydan G, Noyman I, Har Zahav A, et al. Multiple congenital anomalies-hypotonia-seizures syndrome is caused by a mutation in PIGN. J Med Genet, 2011, 48: 383-389

[2] Johnston JJ, Gropman AL, Sapp JC, et al. The phenotype of a germline mutation in *PIGA*: the gene somatically mutated in paroxysmal nocturnal hemoglobinuria. Am J Hum Genet, 2012, 90: 295-300

[3] Kato M, Saitsu H, Murakami Y, et al. *PIGA* mutations cause early-onset epileptic encephalopathies and distinctive features. Neurology, 2014, 82: 1587-1596

[4] Belet S, Fieremans N, Yuan X, et al. Early frameshift mutation in *PIGA* identified in a large XLID family without neonatal lethality. Hum Mutat, 2014, 35: 350-355

[5] Claes S, Devriendt K, Lagae L, et al. The X-linked infantile spasms syndrome (MIM 308350) maps to Xp11.4-Xpter in two pedigrees. Ann Neurol, 1997, 42: 360-364

[6] Kvarnung M, Nilsson D, Lindstrand A, et al. A novel intellectual disability syndrome caused by GPI anchor deficiency due to homozygous mutations in *PIGT*. J Med Genet, 2013, 50: 521-528

[7] Ohba C, Okamoto N, Murakami Y, et al. *PIGN* mutations cause congenital anomalies, developmental delay, hypotonia, epilepsy, and progressive cerebellar atrophy. Neurogenetics, 2014, 15: 85-92

[8] Swoboda KJ, Margraf RL, Carey JC, et al. A novel germline *PIGA* mutation in Ferro-Cerebro-Cutaneous syndrome: a neurodegenerative X-linked epileptic encephalopathy with systemic iron-overload. Am J Med Genet A, 2014, 164A: 17-28

967　多发性内分泌瘤病 2B 型
(multiple endocrine neoplasia, type ⅡB, MEN2B; OMIM 162300)

一、临床特点

(1) 概述

多发性内分泌瘤病 2B 型 (MEN2B) 为一种少见的遗传性疾病，呈常染色体显性遗传，其致病基因为位于 10 号染色体上的 *RET* 基因[1,2]。该基因的生物学效应为传导促进细胞生长和分化的信号，其在神经嵴来源的细胞——甲状腺 C 细胞、甲状旁腺、

肾上腺髓质和肠道神经节细胞等内有较高表达，因此易在以上部位发生病变，导致嗜铬细胞瘤、甲状腺髓样癌、先天性巨结肠等疾病。

(2) 临床表现

甲状腺髓样癌为 MEN2B 患者最常见的肿瘤，通常也是该病患者的首发肿瘤，超过一半的 MEN2B 患者以出现甲状腺髓样癌的局部症状而就诊[3]。甲状腺髓样癌和多发性黏膜神经纤维瘤几乎可见于该病所有患者，类马方综合征体型、嗜铬细胞瘤及肠道神经节瘤的出现率约为 75%、50%、40%[4-6]。马方综合征体型的表现包括高腭弓（图967-1A）、漏斗胸、高弓足（图 967-1B）及脊柱侧凸等[7]。多发性黏膜神经纤维瘤可出现于眼睑边缘、结膜、唇（图 967-1C）、舌及鼻咽部黏膜等处[7]。该病的其他表现还包括角膜神经增粗、眼睑增厚、厚唇、胃肠道神经节细胞增生、巨结肠、结肠憩室、结节性甲状腺肿、近端肌病、关节松弛等[7-12]。该病与多发性内分泌瘤病 2A 型 (MEN2A) 的鉴别诊断要点：MEN2A 患者无黏膜神经纤维瘤及角膜神经纤维增粗表现[4]。

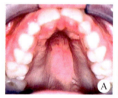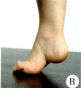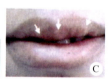

图 967-1　MEN2B 患者临床表现

A. 高腭弓；B. 高弓足；C. 16 岁女性 MEN2B 患者，可见双唇肥厚，唇黏膜可见细小点状突起（箭头所示）(中华医学杂志, 2013, 93: 6)

(3) 辅助检查

MEN2B 患者尿中儿茶酚胺水平可增高，血降钙素水平升高。B 超、CT 及 PET-CT 等检查可发现相应部位肿瘤。

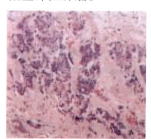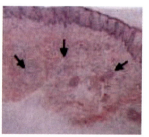

图 967-2　MEN2B 患者病理表现

A. 图 967-1C 中所示 MEN2B 患者，右颈部转移癌病理 (HE×150)，纤维组织中可见低分化浸润癌，免疫组化: Calcitonin(+)、AE1/AE3(+)、CgA(+)、CEA(+)，符合甲状腺髓样癌转移；B. 上述患者唇腺活检病理 (HE×40)，真皮内散在粗细不均的神经纤维束（箭头所示），部分神经纤维束粗大，提示黏膜神经瘤（中华医学杂志, 2013, 93: 6)

(4) 病理表现

手术及活检病理可呈甲状腺髓样癌、黏膜神经纤维瘤、嗜铬细胞瘤等相应表现，进一步协助诊断（图 967-2）。

(5) 受累部位病变汇总（表 967-1）

表 967-1　受累部位及表现

受累部位	主要表现
中枢神经系统	肌张力低、生长发育延迟
面部	相貌丑陋
眼	眼睑边缘带蒂结节、眼睑及角膜神经纤维瘤、角膜神经纤维增粗、眼睑增厚前倾、眉毛粗重突出
口	嘴唇及舌神经纤维瘤、嘴唇厚、高腭弓
颈	结节性甲状腺肿
胸部	漏斗胸
胃肠道	巨结肠、结肠憩室、便秘、腹泻、胃肠道神经纤维瘤
脊柱	脊柱侧凸、后凸、前弯
四肢	关节松弛、股骨骺滑动
足	高弓足
皮肤	阵发潮红
肌肉、软组织	肌病
内分泌系统	甲状旁腺增生
肿瘤	神经节细胞瘤、嗜铬细胞瘤、甲状腺髓样癌、罕见甲状旁腺肿瘤
其他	类马方综合征体型

二、基因诊断

(1) 概述

RET 基因，即编码原癌基因酪氨酸激酶受体 Ret 同工型前体 (proto-oncogene tyrosine-protein kinase receptor Ret isoform precursor) 的基因，位于 10 号染色体长臂 1 区 1 带 2 亚带 1 次亚带 (10q11.21)，基因组坐标为 (GRCh37):10:43572517-43625799，基因全长 53 283bp，包含 21 个外显子，编码 1012 个氨基酸。

(2) 基因对应蛋白结构及功能

RET 基因属于钙黏素超家族的一员，其编码一种受体酪氨酸激酶。该酶属于细胞表面分子，在细胞生长和分化过程中起信号转导作用。*RET* 基因在胚胎神经嵴的形成过程中起重要作用，通过细胞遗传重排，它在机体内外均可以被致瘤性激活。*RET* 基因的突变与 MEN2A 和 MEN2B、Hirschsprung 病和甲状腺髓样癌有关。

(3) 基因突变致病机制

Hofstra 等[14]对9个不同MEN2B患者进行分析，在 RET 蛋白的酪氨酸激酶区域发现一个甲硫氨酸被苏氨酸所取代 (p.M918T)。Bongarzone 等[15]进一步指出，酪氨酸激酶区的 p.M918T 突变是MEN2B 患者身上确定的唯一的 RET 突变。目前公认超过 95% 的 MEN2B 患者均在 RET 基因第 16 号外显子存在 p.M918T 突变。Carlson 等[16]的研究同样表明无论是遗传性还是后天性 MEN2B 患者，在催化酪氨酸激酶域的核心区均存在同样的点突变。

本病尚无相应的分子研究，致病机制未明。

(4) 目前基因突变概述

目前人类基因突变数据库收录了 RET 基因突变 264 个，其中错义 / 无义突变 202 个，剪接突变 28 个，小的缺失 15 个，小的插入 9 个，大片段缺失 2 个，调控区突变 8 个。突变分布在基因整个编码区，无突变热点。

（李全鑫　吴　平）

参考文献

[1] Lairmore TC, Howe JR, Korte JA, et al. Familial medullary thyroid carcinoma and multiple endocrine neoplasia type 2B map to the same region of chromosome 10 as multiple endocrine neoplasia type 2A. Genomics, 1991, 9: 181-192

[2] Gardner E, Papi L, Easton DF, et al. Genetic linkage studies map the multiple endocrine neoplasia type 2 loci to a small interval on chromosome 10q11.2. Hum Molec Genet, 1993, 2: 241-246

[3] Brauckhoff M, Gimm O, Weiss CL, et a1. Multiple endocrine neoplasia 2B syndrom due to codon 918 mutation: clinical manifestation and course in early and late onset disease. World J Surg, 2004, 28: 1305-1311

[4] Morrison PJ, Nevin NC. Multiple endocrine neoplasia type 2B (mucosal neuroma syndrome, Wagenmann-Froboese syndrome). J Med Genet, 1996, 33: 779-782

[5] Wagenmann A. Multiple neurome des auges und der Zunge.

Ber Dtsch Ophthal, 1922, 43: 282-285

[6] Froboese C. Das aus markhaltigen nervenfascern bestehende, gangliezellenlose, echte, neurom in rankenformzugleichein beitrag zu den nervosen Geschwulsten der zunge und des augenlides. Virchows Arch A Path Anat, 1923, 240: 312-327

[7] Cunliffe WJ, Black MM, Hall R, et al. A calcitonin-secreting thyroid carcinoma. Lancet, 1968, 292: 63-66

[8] Williams ED, Pollock DJ. Multiple mucosal neuromata with endocrine tumours: a syndrome allied to von Recklinghausen's disease. J Path Bact, 1966, 91: 71-80

[9] Carney JA, Hayles AB. Alimentary tract manifestations of multiple endocrine neoplasia, type 2b. Mayo Clin Proc, 1977, 52: 543-548

[10] Carney JA, Go VLW, Sizemore GW, et al. Alimentary-tract ganglioneuromatosis: a major component of the syndrome of multiple endocrine neoplasia, type 2b. New Eng J Med, 1976, 295: 1287-1291

[11] Dyck PJ, Carney JA, Sizemore GW, et al. Multiple endocrine neoplasia, type 2b: phenotype recognition; neurological features and their pathological basis. Ann Neurol, 1979, 6: 302-314

[12] Kane LA, Tsai MS, Gharib H, et al. Familial medullary thyroid cancer and prominent corneal nerves: clinical and genetic analysis. J Clin Endocr Metab, 1995, 80: 289-293

[13] 茅江峰，王志新，李梅，等．RET 基因突变导致的多发性内分泌腺瘤病 2B 型患者的临床特点及诊治经验．中华医学杂志，2013, 93: 6

[14] Hofstra RM, Landsvater RM, Ceccherini I, et al. A mutation in the RET proto-oncogene associated with multiple endocrine neoplasia type 2B and sporadic medullary thyroid carcinoma. Nature, 1994, 367: 375-376

[15] Bongarzone I, Vigano E, Alberti L, et al. Full activation of MEN2B mutant RET by an additional MEN2A mutation or by ligand GDNF stimulation. Oncogene, 1998, 16: 2295-2301

[16] Carlson KM, Bracamontes J, Jackson CE, et al. Parent-of-origin effects in multiple endocrine neoplasia type 2B. Am J Hum Genet, 1994, 55: 1076-1082

968 多关节错位 - 身材矮小 - 先天性颅面畸形及心脏病综合征 (multiple joint dislocations short stature craniofacial dysmorphism and congenital heart defects, JDSCD; OMIM 245600)

一、临床诊断

(1) 概述

Steel 和 Kohl 于 1972 年报道一种遗传性疾病，患者表现为肩、肘臀、膝盖错位及马蹄足等多发畸形[1]，研究发现其发病呈常染色体隐性遗传方式，致病基因为 *B3GAT3* 基因，命名为 Larsen 综合征[2]。

(2) 临床表现

多关节错位 - 身材矮小 - 先天性颅面畸形及心脏病综合征 (Larsen 综合征) 是一种罕见疾病，临床表现为一组面部畸形，手肘、臀部、关节、四肢发育不良，患者身体多个关节错位，身材矮小，同时存在心血管疾病的临床综合征 (图 968-1)。

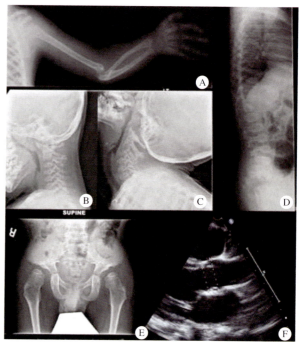

图 968-2 Larsen 综合征影像学表现

A. 左肩和肘部 : 肱骨近端变扁，肱骨头半脱位，肱骨远端、关节窝发育不良，肘关节脱臼，桡骨及尺骨弯曲，桡尺关节功能性融合；B、C. 颈椎曲线异常；C. 关节不稳定；D. 脊柱 X 线 : 椎骨及肋骨形态异常；E. 臀部 : 髋臼髂翼畸形；F. 超声波心动图 : 轻度主动脉肺动脉根部扩张

(Am J Med Genet A, 2014, 164A:1580-1586.)

(4) 受累部位病变汇总 (表 968-1)

表 968-1　受累部位及表现

受累部位	主要表现
头面部	前额高突、短鼻、低鼻桥、鼻尖、小嘴、短头、低位耳
四肢	四肢短小、平指 (趾)、足内翻畸形、趾间增宽、手掌起皱、前臂缩短
骨骼关节	关节错位、桡尺骨融合、多发骨发育不全畸形
心脏	先天性心脏病

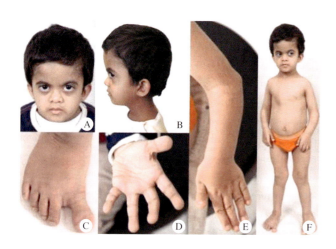

图 968-1 Larsen 综合征临床表现

A. 脸 : 高额头，短鼻与低鼻桥，鼻尖，小嘴；B. 头 : 短头，低位耳；C. 右脚 : 扁平趾，足内翻畸形，趾间增宽；D. 左手 : 手掌起皱，指尖；E. 左肘和手 : 肘错位和前臂缩短，指尖；F. 全身 : 胸骨向右突出，膝外翻

(Am J Med Genet A, 2014, 164A:1580-1586)

(3) 影像学表现

主要表现为四肢骨发育不良，形态结构功能异常，常有关节脱位，临近骨融合畸形，超声波心动图可发现心脏疾病 (图 968-2)。

二、基因诊断

(1) 概述

B3GAT3 基因，即编码 β-1,3- 葡萄糖醛酸基转移酶 3(beta-1,3-glucuronyltransferase 3) 的基因，位于 11 号染色体长臂 1 区 2 带 3 亚带 (11q12.3)，基

因组坐标为 (GRCh37):11:62382768-62389647，基因全长 6880bp，包含 5 个外显子，编码 335 个氨基酸。

(2) 基因对应蛋白结构及功能

B3GAT3 基因编码的蛋白属于葡萄糖醛酸基转移酶家族中的一种。该酶表现为严格受体特异性，即仅识别非还原性末端糖类和它们的异头键，该酶催化蛋白聚糖的共价键合成的最后一步，即葡萄糖醛酸基转移反应。蛋白聚糖是细胞外基质的一种主要成分，通过确保组织稳定性和维持信号功能，有助于胚胎和产后正常发育。

(3) 基因突变致病机制

Baasanjav 等 [4] 通过对 5 位隐性关节脱臼和先天性心脏缺陷患者的研究，在 11 号染色体的 *B3GAT3* 基因中检测到一个突变 (c.830G>A, p.R277Q)。研究发现，患者细胞中的葡萄糖醛酸基转移酶活性较低，且其纤维细胞中的硫酸皮肤素、硫酸成骨素、硫酸乙酰肝素水平均降低，表明该缺陷可以影响合成蛋白聚糖的全部三个线路。该研究表明，*B3GAT3* 基因缺陷可以使葡萄糖醛酸基转移酶活性降低，从而影响骨骼和心脏的发育，包括二尖瓣脱垂、心室中隔缺损和二叶式主动脉瓣。

(4) 目前基因突变概述

有文献报道了 *B3GAT3* 基因的 1 个错义 / 无义突变。

（刘永红　万景旺）

参考文献

[1] Steel HH, Kohl J. Multiple congenital dislocations associated with other skeletal anomalies (Larsen's syndrome) in three siblings. J Bone Joint Surg Am, 1972, 54: 75-82

[2] Strisciuglio P, Sebastio G, Andria G, et al. Severe cardiac anomalies in sibs with Larsen syndrome. J Med Genet, 1983, 422-424

[3] von Oettingen JE1, Tan WH, Dauber A. Skeletal dysplasia, global developmental delay, and multiple congenital anomalies in a 5-year-old boy-report of thesecond family with *B3GAT3* mutation and expansion of the phenotype. Am J Med Genet A, 2014, 164A:1580-1586

[4] Baasanjav S, Al-Gazali L, Hashiguchi T, et al. Faulty initiation of proteoglycan synthesis causes cardiac and joint defects. Am J Hum Genet, 2011, 89: 15-27

969~971　线粒体多功能失调综合征
(multiple mitochondrial dysfunction syndrome; MMSD)
(969. MMSD1, OMIM 605711; 970. MMDS2, OMIM 614299; 971. MMSD3, OMIM 615330)

一、临床诊断

(1) 概述

线粒体多功能失调综合征 1(MMSD1)，由 *NFU1* 基因突变引起。线粒体多功能失调综合征 2(MMSD2) 由 *BOLA3* 基因突变引起。线粒体多功能失调综合征 3(MMSD3) 由 *IBA57* 基因突变引起。它们导致线粒体呼吸链复合体Ⅰ、Ⅱ、Ⅲ和丙酮酸脱氢酶缺陷，按常染色体隐性遗传方式遗传 [1-3]。

(2) 临床表现

MMSD1 常在儿童期发病，由于全身能量代谢存在障碍，患者常表现为全身肌肉软弱无力、呼吸衰竭、乳酸酸中毒、神经系统发育迟滞、容易早期死亡 [1]。不同的患者可表现出临床的异质性，有些患者以生长、神经发育迟缓为主要特点，而有些患者中枢神经系统症状不明显，仅表现为肺动脉高压。

MMSD2 患者在出生后一段时间内发病，常在婴儿期死亡。临床表现主要有发育迟滞、癫痫、嗜睡、肝肿大和扩张型心肌病。全身多系统均可受累，呼吸系统受累可表现为呼吸衰竭，此外患儿常出现呕吐、无力和乳酸酸中毒症状 [1-3]。

MMSD3 主要表现为线粒体肌病、线粒体脑肌病。头颅 MRI 显示脑白质异常、胼胝体发育不良、小脑脑回增加、脑干发育不良。还可以合并其他器官畸形，如小头畸形 (图 969-1A)、下颌后缩 (图 969-1B)，手肘、手腕、手指和膝盖等处的关节屈曲。

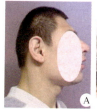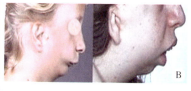

图 969-1　MMSD3 患者临床表现

A. 小头畸形；B. 下颌后缩

(http://elementsofmorphology. nih. gov/images/terms/microcephaly-small)

(3) 辅助检查

MMDS1：血、尿乳酸增加；尿 2- 羟基丁酸、血清亮氨酸、异亮氨酸、甘氨酸、缬氨酸增加；MMDS3：血、脑脊液中乳酸和甘氨酸增加。头颅 MRI 可见脑室周围和深部白质高信号，常合并有囊性病变和空洞等白质坏死的表现 (图 969-2，图 969-3)。

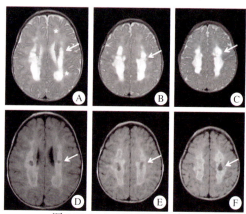

图 969-2　MMDS1 MRI 表现

T_2 像 (A~C) 和 Flair 像 (D~F) 示脑室周围和深部偏后脑白质高信号更明显 (星号表示)；囊性变和空洞 (箭头表示)(Front Genet，2014，5:412)

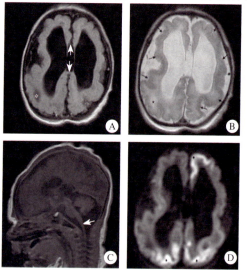

图 969-3　MMSD3 MRI 表现

A. 轴位 flair: 脑白质异常 (星号)；胼胝体发育不良 (白色箭头)；B. 轴位 T_2 加权像：双侧额顶叶多小脑回 (黑箭头)；C. 矢状位 T_1 加权像：延髓变细 (白色箭头)；D. 轴位 DWI：左侧额叶和双侧枕叶皮质细胞毒性水肿 (Hum Mol Genet，2013，22:2590-2602)

(4) 病理表现

尚无报道。

(5) 亚型汇总 (表 969-1)

表 969-1　亚型汇总

MMSD 亚型	致病基因
MMSD1	*NFU1*
MMSD2	*BOLA3*
MMSD3	*IBA57*

(6) 受累部位病变汇总 (表 969-2)

表 969-2　MMSD 受累部位及表现

受累部位	主要表现
头颈部	小头畸形，下颌后缩，高腭
骨骼系统	生长受限
呼吸系统	呼吸衰竭
消化系统	喂养困难
代谢系统	乳酸酸中毒
胸部	乳头广泛分布
骨骼	手肘、手腕、手指和膝盖等处关节弯曲
中枢神经系统	脑病、脑萎缩、小脑回增多、胼胝体发育不良、延髓发育不良、脑白质异常

二、MMDS1 基因诊断

(1) 概述

NFU1 基因，即编码铁 – 硫簇支架同源蛋白的基因，位于 2 号染色短臂 1 区 3 带到 5 带 (2p15—p13)，基因组坐标为 (GRCh37): 2: 69623245-69664760，基因全长 41 516bp，包含 8 个外显子，编码 254 个氨基酸。

(2) 基因对应蛋白结构及功能

NFU1 基因编码一种位于线粒体的蛋白。该蛋白将 4Fe-4S 簇组装，然后转移到包含琥珀酸脱氢酶和硫辛酸合酶的靶脱辅基蛋白，目前已发现该基因有多种由可变剪接形成的能编码变异体的转录本。这个铁 – 硫簇支架蛋白可以组装 4Fe-4S 簇并将其转移给靶蛋白。

(3) 基因突变致病机制

2010 年，Cameron 等 [5] 发现铁 – 硫簇支架基因 *NFU1* 和 *BOLA3* 突变会引起多重呼吸链和 2- 酮酸脱氢酶的致死性缺陷。2011 年，Navarro-Sastre

等[2]报道了致死性线粒体疾病与由 *NFU1* 基因缺陷造成的线粒体 4Fe-4S 蛋白成熟障碍相关。

(4) 目前基因突变概述

目前人类基因突变数据库没有收录 *ABB* 基因突变信息,但在文献中报道该基因有 1 个剪接突变[1]和 1 个错义突变 p.G208C[2]。

三、MMDS2 基因诊断

(1) 概述

BOLA3 基因,即编码 bolA 家族蛋白 3 的基因,位于 2 号染色体短臂 1 区 3 带 1 亚带 (2p13.1),基因组坐标为 (GRCh37): 2: 74362528-74375039,基因全长 12 512bp,包含 4 个外显子,编码 107 个氨基酸。

(2) 基因对应蛋白结构及功能

BOLA3 基因编码的蛋白在含硫辛酸的 2- 酮酸脱氢酶的正常成熟、线粒体呼吸链复合物组装过程中铁 – 硫簇的生成中发挥重要作用。该基因的突变已被证实与 2 型多线粒体功能障碍综合征有关。该基因通过可变剪接的作用产生出两个不同的蛋白亚型,这两个亚型的蛋白具有不同的亚细胞定位。

(3) 基因突变致病机制

在对近亲结婚产生的一个 MMDS2 男婴研究中,Cameron 等[5]确定了位于 *BOLA3* 基因 2 号外显子上一个纯合单碱基重复 (123dupA),该突变将导致两个转录本的移码翻译和转录提前结束。2 个正常双亲该位点均为杂合,且该突变在其余 68 个正常对照组中没有检出。对患者的成纤维细胞进行生物化学研究,发现患者的含铁 – 硫簇呼吸链复合体明显减少,且在丙酮酸脱氢酶和含氧酸脱氢酶复合体中缺乏硫辛酸。在其永生化的成纤维细胞中,只有较长的 BOLA3 线粒体蛋白亚型才能够恢复呼吸链并且修复含氧酸脱氢酶异常[5]。

本病尚无相应的分子研究,致病机制未明。

(4) 目前基因突变概述

目前人类基因突变数据库没有收录 *BOLA3* 基因突变信息,但在文献中报道该基因存在 1 个碱基的重复 (c.123dupA)[5]。

四、MMDS3 基因诊断

(1) 概述

IBA57 基因,即编码假定转移酶 CAF17 蛋白的

基因,位于 1 号染色体长臂 4 区 2 带 1 亚带 3 次亚带 (1q42.13),基因组坐标为 (GRCh37):1:228353429-228369958,基因全长 16 530bp,包含 5 个外显子,编码 356 个氨基酸。

(2) 基因对应蛋白结构及功能

IBA57 基因编码假定转移酶 CAF17,属于 GcvT 家族,CAF17 亚族。其功能是通过硫簇装配途径参与线粒体 4Fe-4S 蛋白的成熟[6]。

(3) 基因突变致病机制

2013 年,Bolar 等[7]报道了一对患有 MMDS3 症于围生期死亡的兄弟,他们的父母是一对近亲婚配的摩洛哥夫妇。研究者利用纯合子定位和基因测序方法在患者兄弟中发现了 *IBA57* 基因的纯合突变 p.Q314P。对患者及其父母细胞的体外功能表达研究发现,突变体蛋白有一些残余的活性,但由于受到蛋白水解的影响已经降低到生理临界水平以下。研究发现,这种功能障碍是由于线粒体铁硫蛋白组装缺陷导致的,细胞质及铁硫蛋白和铁代谢未被影响。2009 年,Nilsson 等[8]发现在斑马鱼中敲除 *IBA57* 基因会导致严重贫血。

(4) 目前基因突变概述

目前人类基因突变数据库尚未收录 *IBA57* 基因突变信息,但在文献中报道该基因有 1 个错义突变 p.Q314P[7]。

（杨　洋　冯　皓　Bhaskar Roy　郭瑞东　刘杜娟）

参考文献

[1] Seyda A, Newbold RF, Hudson TJ, et al. A novel syndrome affecting multiple mitochondrial functions, located by microcell-mediated transfer to chromosome 2p14-2p13. Am J Hum Genet, 2001, 68:386-396

[2] Navarro-Sastre A, Tort F, Stehling O, et al. A fatal mitochondrial disease is associated with defective NFU1 function in the maturation of a subset of mitochondrial Fe-S proteins. Am J Hum Genet, 2011, 89:656-667

[3] Bolar NA, Vanlander AV, Wilbrecht C, et al. Mutation of the iron-sulfur cluster assembly gene *IBA57* causes severe myopathy and encephalopathy. Hum Molec Genet, 2013, 22:2590-2602

[4] Cuthbert AP, Trott DA, Ekong RM, et al. Construction and characterization of a highly stable human:rodent monochromosomal hybrid panel for genetic complementation and genome mapping studies. Cytogenet Cell Genet, 1995, 71: 68-76

[5] Cameron JM, Janer A, Levandovskiy V, et al. Mutations in

iron-sulfur cluster scaffold genes *NFU1* and *BOLA3* cause a fatal deficiency of multiple respiratory chain and 2-oxoacid dehydrogenase enzymes. Am J Hum Genet, 2011, 89:486-495

[6] Sheftel AD, Wilbrecht C, Stehling O, et al. The human mitochondrial ISCA1, ISCA2, and IBA57 proteins are required for [4Fe-4S] protein maturation. Molec Biol Cell, 2012, 23: 1157-1166.

[7] Bolar NA, Vanlander AV, Wilbrecht C, et al. Mutation of the iron-sulfur cluster assembly gene *IBA57* causes severe myopathy and encephalopathy. Hum Molec Genet, 2013, 22: 2590-2602

[8] Nilsson R, Schultz IJ, Pierce EL, et al. Discovery of genes essential for heme biosynthesis through large-scale gene expression analysis. Cell Metab, 2009, 10: 119-130

972 非致死性多发性翼状胬肉综合征
(multiple pterygium syndrome, Escobar variant/Escobar syndrome, EVMPS; OMIM 265000)

一、临床诊断

(1) 概述

多发性翼状胬肉综合征 (multiple pterygium syndrome, MPS) 是一种罕见的常染色体隐性遗传病，以多发性翼状胬肉、身材矮小、多发畸形等为特征，1978 年 Escobar 等[1] 曾系统描述，故也称为 Escobar 综合征。多发性翼状胬肉综合征传统上分为非致死性多发性翼状胬肉综合征 (EVMPS) 及致死性多发性翼状胬肉综合征 (LMPS)[2]。*EVMPS* 的致病基因为 *CHRNG* 基因，该基因编码乙酰胆碱受体 γ 亚基。

(2) 临床表现

EVMPS 多出生时即起病，以多发翼状胬肉为特征，全身均可出现，多出现于颈部、腋部、肘前、腘窝、指、腿间等。患儿出生时即可表现为多发关节挛缩，致蜷缩姿势 (图 972-1A)[3]。可见多种骨骼畸形，如脊柱侧凸、漏斗胸、并趾、颈椎融合、屈曲指 (图 972-1B)、摇摆椅足 (图 972-1C)、手足缺损 [4, 5] (图 972-1D) 等。患儿多身材矮小，可见面部多发畸形如长脸、小颌畸形、低位耳、腭裂、高腭弓、上颌后缩、上睑下垂、睑裂下斜等 (图 972-1E，图 972-1F)。性腺发育不良的表现，男性如隐睾症，女性阴唇发育不全等。此外，还可出现双侧肺发育不全、肠及脐发育不全等其他脏器表现。LMPS 多因呼吸衰竭致死。本病多根据临床特点诊断。胎儿期可发现胎动减少等，但产前诊断较困难。

(3) 影像学表现

本病无特征性影像学表现，X 线可发现相应骨

关节畸形表现如脊柱侧凸 (图 972-2A)、颈椎融合 (图 972-2B)、屈曲指等。

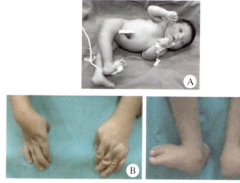

图 972-1 EVMPS 患者临床现

A. 新生儿双膝过度伸展，臀部固定屈曲 (Am J Med Genet, 2005, 134A: 151-157)；B. 屈曲指；C. 摇摆椅足 (Am J Hum Genet, 2006, 79:303-312)；D. 手足缺损畸形；E. 小颌畸形、低耳位；F. 睑裂下斜、上睑下垂、长脸 (Med Genet, 1987, 24:733-749)

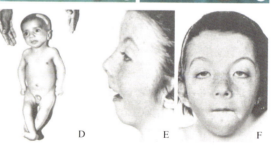

图 972-2 EVMPS 患者影像学表现

A. 2.5 岁患儿脊柱后侧凸；B. 2 周龄患儿见 T5-T6 椎体部分融合 (Med Genet, 1987, 24:733-749)

(4) 病理表现

EVMPS 中未发现病理报道。LMPS 中有肌活检 HE 染色呈肌小管肌病样表现[2]。

(5) 受累部位病变汇总（表 972-1）

表 972-1 受累部位及表现

受累部位	主要表现
皮肤	蹼状颈、腋、肘、腘、股间、指等多发翼状胬肉等
骨骼	关节固定挛缩、脊柱侧凸、漏斗胸、并趾、颈椎融合、屈曲指、摇摆椅足、手足缺损、高腭弓等
面	长脸、小颌畸形、上颌后缩、低位耳等
眼	上睑下垂、睑裂下斜
嘴	腭裂、小嘴、口角向下、张嘴受限等
性腺	男性隐睾症、阴茎矮小、女性大阴唇发育不全等
肺	双侧肺发育不全、呼吸衰竭
肠	阑尾缺如、脐大、横、升结肠等发育不良

二、基因诊断

(1) 概述

CHRNG 基因，即编码乙酰胆碱受体 (acetylcholine receptor, AChR)γ 亚基的基因，位于 2 号染色体长臂 3 区 7 带 1 亚带 (2q37.1)，基因组坐标为 (GRCh37):2:233404424-233411038，基因全长 6615bp，包含 12 个外显子，编码 517 个氨基酸。

(2) 基因对应蛋白结构及功能

哺乳动物肌肉型乙酰胆碱受体 (AChR) 是一种跨膜五聚体糖蛋白，它由两个 α 亚基、一个 β 亚基、一个 δ 亚基和一个 ε 亚基（在成人骨骼肌中）或一个 γ 亚基（在胎儿去神经肌中）组成。CHRNG 基因编码其中的 γ 亚基，该基因在妊娠 33 周之前表达。AChR 的 γ 亚基在神经肌形成和配体结合过程中发挥作用，γ 亚基缺陷会影响 AChR 在细胞膜上的正确定位。

(3) 基因突变致病机制

Morgan 等[2] 通过对一个大的 MPS 同源家系进行基因组关联分析，发现该家系致病位点定位于 2 号染色体长臂 3 区 6 带至 3 区 7 带 (2q36—q37)，并在胚胎 CHRNG 基因上鉴定到生殖系失活突变。

目前，在 CHRNG 基因上确定了至少 14 种可以引起 MPS 的突变，包括 DNA 核苷酸的替换、添加或缺失。这些突变导致 AChR 的 γ 亚基出现损害或缺失。一般情况下，造成 γ 亚基缺失的突变引起产前致死型 MPS，而造成 γ 亚基损害的突变引起非致死型的 EVMPS。γ 亚基功能的缺乏阻碍胎儿 AChR 的组装或在肌肉细胞膜上的正确定位，造成胎儿 AChR 不能发挥功能，也会损害处于发育中胎儿的神经和肌肉细胞之间的联系，从而导致胎儿出生前出现运动不能症和翼状胬肉，以及 MPS 的其他症状。

(4) 目前基因突变概述

目前人类基因突变数据库收录了 CHRNG 基因突变 14 个，其中错义/无义突变 7 个，剪接突变 2 个，小的缺失 2 个，小的插入 3 个。突变分布在基因整个编码区，无突变热点。

（刘永红 万景旺）

参考文献

[1] Escobar V, Bixler D, Gleiser S, et al. Multiple pterygium syndrome. Am J Dis Child, 1978, 132: 609-611

[2] Morgan NV, Brueton LA, Cox P, et al. Mutations in the embryonal subunit of the acetylcholine receptor (CHRNG) cause lethal and Escobar variants of multiple pterygium syndrome. Am J Hum Genet, 2006, 79: 390-395

[3] Rajab A, Hoffmann K, Ganesh A, et al. Escobar variant with pursed mouth, creased tongue, ophthalmologic features, and scoliosis in 6 children from Oman. Am J Med Genet, 2005, 134A: 151-157

[4] Hoffmann K, Muller JS, Stricker S, et al. Escobar syndrome is a prenatal myasthenia caused by disruption of the acetylcholine receptor fetal gamma subunit. Am J Hum Genet, 2006, 79: 303-312

[5] Thompson EM, Donnai D, Baraitser MJ, et al. Multiple pterygium syndrome: evolution of the phenotype. J Med Genet, 1987, 24: 733-749

973 致死性多发性翼状胬肉综合征
(multiple pterygium syndrome, lethal type, LMPS; OMIM 253290)

一、临床诊断

(1) 概述

多发性翼状胬肉综合征 (multiple pterygium syndrome，MPS) 因皮肤、骨骼等组织的发育异常，使患者的颈部及四肢关节周围赘生像蹼一样的翼状膜而得名[1]。1976 年，Gillin 和 Pryse-Davis 首先报道了某家系三姐妹患有早期致死性多发性翼状胬肉，1982 年 Hall 等将此病与其他情况的翼状胬肉进行了鉴别分析，遂命名致死性多发性翼状胬肉综合征 (LMPS)。LMPS 多呈常染色体隐性，也有报道呈伴 X 染色体遗传。其致病基因为 *CHRNG*，编码蛋白为胆碱能受体烟碱 γ 多肽 (cholinergic receptor nicotinic gamma polypeptide)[2, 3]。

(2) 临床表现

严重 LMPS 患儿在母体的子宫内即会出现生长迟缓、肢体畸形、胎儿水肿等表现，通常在出生前死亡[4]。

出生后存活婴儿则表现为脸部异常 [眼睛小或下垂、斜视、眼距过宽过长；人中及下颌 (颏) 畸形，造成小下巴，张嘴活动度受限或牙关紧闭]，身材矮小，脊柱缺陷，关节挛缩与"翼状膜"(像蹼一样的翼状膜赘生于颈部及肢体关节周围，四肢的皮肤薄、皮肤皱摺较少) 导致的肢体畸形，以及脊柱侧凸，生殖器官发育不良等。胸部及喉头狭窄、横隔膜发育不良，加之肢体肌肉无力，使得胸廓过小、肺扩张不良，易加重呼吸道感染时的症状，甚而容易引发并发症造成生命危险[5-8](图 973-1)。

(3) 影像学表现

X 线检查可以发现下颌 (颏) 畸形、胸廓过小、桡骨与尺骨骨性接合、脊柱侧凸及其他遗传性病变常见的四肢关节畸形等异常改变 (图 973-1)。

(4) 病理表现

肌肉组织病理学表现为异常肌管 (图 973-1)。

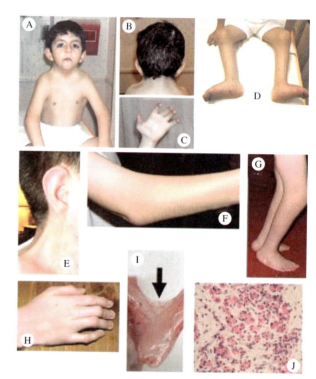

图 973-1　*CHRNG* 基因突变致病临床特征
Escobar 型 (A~H) 和致死型 (I 和 J)(A) 无表情的脸部，颈蹼、腋下、肘关节出现蹼；(B、E) 蹼颈；(C) 翼状胬肉和拇指屈曲指；(D) 腘翼状胬肉和摇杆底脚；肘部 (F)、下肢 (G) 和手 (H) 出现翼状胬肉和固定屈曲畸形；(I) 肘翼状胬肉 (箭头)；(J) 肌肉组织病理学表现出异常肌管 (The American Journal of Human Genetics, 2006, 79: E390-395)

(5) 受累部位病变汇总 (表 973-1)

表 973-1　受累部位及表现

受累部位	主要表现
头部	颅骨缝可能过早封闭，而导致小头，可能引致癫痫、智力障碍
脸部	眼睛小或下垂、斜视、眼距过宽，长人中，下颌 (颏) 畸形，小下巴、张嘴活动度受限
骨骼	肢体异常：缺指、桡骨与尺骨骨性接合、并指，脊柱侧凸
胸部	喉头狭窄、横隔膜发育不良及肌肉无力，使得胸廓过小、肺扩张不良，易加重呼吸道感染时的症状

二、基因诊断

(1) 概述

CHRNG 基因，编码胆碱能受体，位于 2 号染色体长臂 3 区 7 带 1 亚带 (2q37.1)，基因组坐标

为 (GRCh37):2:233404424-233411038，基 因 全 长 6615bp，包含 12 个外显子，编码 517 个氨基酸。

(2) 基因对应蛋白结构及功能

CHRNG 基因编码肌肉型乙酰胆碱受体，存在于骨骼肌细胞膜上，是一种五聚体的跨膜糖蛋白（由两条 α 链、一条 β 链、一条 δ 链和一条 γ 链构成）。该受体在神经和肌肉细胞的信号转导中起至关重要的作用。该受体与乙酰胆碱结合后，蛋白构象发生变化，可打开跨越质膜的离子通道。

(3) 基因突变致病机制

Vogt 等[9] 在 59 名 LMPS/FADS 患者中发现 5 名患者 (8%) 存在 *CHRNG* 突变。此外，在 24 名检测出具有 *CHRNG* 基因突变的患者中，21 个患者有翼状胬肉。

本病尚无相应的分子研究，致病机制未明。

(4) 目前基因突变概述

目前人类基因突变数据库收录了 *CHRNG* 基因突变 14 个，其中错义／无义突变 7 个，剪接突变 2 个，小的缺失 2 个，小的插入 3 个。突变主要分布在基因整个编码区，无突变热点。

（牛松涛　钟　霄）

参考文献

[1] Teebi AS, Daoud AS. Multiple pterygium syndrome: a relatively common disorder among Arabs. J Med Genet, 1990, 27: 791

[2] Meyer-Cohen J, Dillon A, Pai GS, et al. Lethal multiple pterygium syndrome in four male fetuses in a family: evidence for an X-linked recessive subtype? Am J Med Genet, 1999, 82: 97-99

[3] Moerman P, Fryns JP, Cornelis JP, et al. Pathogenesis of the lethal multiple pterygium syndrome. Am J Med Genet, 1990, 35: 415-421

[4] Barros FS, Júnior EA, Rolo LC. Prenatal Diagnosis of Lethal Multiple Pterygium Syndrome Using Two-and Three-Dimensional Ultrasonography. J Clin Imaging Sci, 2012, 2: 65

[5] Bissinger RL, Koch FR. Nonlethal multiple pterygium syndrome: Escobar syndrome. Adv Neonatal Care, 2014. 14: 24-29

[6] Chen CP. Lethal multiple pterygium syndrome associated with omphalocele. Genet Couns, 2007, 18(4): 451-453

[7] Chen CP. Prenatal diagnosis and genetic analysis of fetal akinesia deformation sequence and multiple pterygium syndrome associated with neuromuscular junction disorders: a review. Taiwan J Obstet Gynecol, 2012, 51: 12-17

[8] Morgan NV, Brueton LA, Cox P, et al. Mutations in the embryonal subunit of the acetylcholine receptor (*CHRNG*) cause lethal and Escobar variants of multiple pterygium syndrome. Am J Hum Genet, 2006, 79: 390-395

[9] Vogt J, Morgan NV, Rehal P, et al. *CHRNG* genotype-phenotype correlations in the multiple pterygium syndromes. J Med Genet, 2012, 49: 21-26

974　多种硫酸酯酶缺乏症
(multiple sulfatase deficiency, MSD; OMIM 272200)

一、临床诊断

(1) 概述

多种硫酸酯酶缺乏症 (MSD) 是一种罕见的常染色体隐性遗传病，由 Mossakowski 等于 1961 年首次报道[1]。本病致病基因为 *SUMF1* 基因，即硫酸酯酶修饰因子 1 基因。*SUMF1* 基因突变可导致人体全部硫酸酯酶（17 种）的翻译后修饰出现异常，进而导致酶活性的减少或缺乏[2]，最终导致各种硫酸酯酶的硫酸酯底物积累在细胞的溶酶体和其他细胞器中，损害细胞正常功能，出现一系列复杂的临床表型。尤其是芳基硫酸酯酶 A(ARSA)、芳基硫酸酯酶 B(ARSB)、磺酰胺硫酸酯酶 (SGSH)、类固醇硫酸酯酶 (C6S) 等的缺乏，出现类似晚婴型异染性脑白质营养不良、黏多糖贮积症及 X 连锁鱼鳞病等严重的临床表现。

(2) 临床表现

MSD 涉及人体内全部硫酸酯酶的缺乏，其临床表现复杂多样。现根据起病时间的不同，多分为新生儿型、婴儿晚期型(0~2 岁)及少年型(2~4 岁)三种。

新生儿型 MSD 患儿临床表现最为严重，表现出一系列类似于黏多糖贮积症的症状，出生后有多发畸形如颈短、前额突出、脊柱侧弯、多发软骨发育不良、心脏畸形、脑积水[3] 等。本病多于 1 年内死亡。婴儿晚期型 MSD 最为常见，出生后 1 年内一般发育正常，多 1~2 岁起病，可表现为类似婴儿型异染性脑白质营养不良或黏多糖贮积症的症状，表现为进行性智力减退，语言及运动功能障碍，肌张力降低，腱反射减弱，或表现为生长迟缓、面部粗陋、心、肝等脏器巨大，骨骼畸形如鸡胸、脊柱侧弯、拇指粗大、关节挛缩等。皮肤通常有类似 X 连锁鱼鳞病的表现，可累及全身。本型尿中酸性黏多糖可增多。X 线可出现骨骼异常改变。少年型 MSD 较少见，多 3~4 岁起病，2 岁以内多发育正常。可有精神发育迟滞、共济失调、辨距不良、鱼鳞病、视网膜变性、眼球震颤等表现。查体可发现高腭弓、宽拇指、下肢腱反射亢进、骨发育异常等。辅助检查可发现脑萎缩、脑室周围白质病变、心室扩大等[3]。

(3) 影像学表现

部分患者头 MRI 可发现脑室周围白质异常信号（图 974-1）[3]，可呈弥漫性对称性脑白质异常 T_2 高信号，以侧脑室额角和枕角旁显著。还可发现大脑小脑萎缩、小脑后部囊肿等（图 974-1）[3]。X 线检查可发现骨骼异常如多发性骨发育不良等。

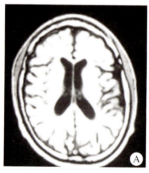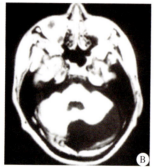

图 974-1　MSD 患者影像学表现

A. 脑 MRI 示脑室周围脑白质病变；B. 脑 MRI 示巨大小脑后部囊肿
(Pediat Derm, 2001, 18:388-392)

(4) 病理表现

MSD 多根据临床表现及生化酶学检测诊断。未发现病理表现报道。

(5) 受累部位病变汇总（表 974-1）

表 974-1　受累部位及表现

受累部位	主要表现
脑	精神发育迟滞、智力减退，MRI 发现脑室周围白质病变、大脑小脑萎缩、脑积水等
骨骼	脊柱侧凸、鸡胸、椎体发育不全、宽大拇指食指或脚趾、高腭弓、多发软骨发育不全等
面部	前额突出、眶周水肿、面容粗陋、平脸
眼	角膜混浊、视网膜变性等

续表

受累部位	主要表现
耳	耳聋
肌肉	肌无力、萎缩，肌张力减低，下肢腱反射亢进或减弱
皮肤	鱼鳞病
肝或脾	肝大或脾大
心脏	心室扩大

二、基因诊断

(1) 概述

SUMF1 基因，即编码 C-α- 甲酰甘氨酸生成酶（C-alpha-formylglycine-generating enzyme）的基因，位于 3 号染色体短臂 2 区 6 带 1 亚带（3p26.1）；基因组坐标为（GRCh37）：3:4402829-4508966，基因全长 106 138bp，包含 9 个外显子，编码 374 个氨基酸。

(2) 基因对应蛋白结构及功能

SUMF1 基因编码的是 C-α- 甲酰甘氨酸生成酶，可以催化硫酸酯的水解反应，该反应在硫酸酯酶的作用下，将半胱氨酸残基氧化成活性的 3- 酮丙氨酸残基，即 C-α- 甲酰甘氨酸。该基因的突变可以引起 MSD，是一种溶酶体存储失调疾病。

(3) 基因突变致病机制

Cosma 等[4] 利用功能互补法，通过微细胞介导染色体转移确定了 MSD 中的突变基因。

目前，在 *SUF1* 基因上发现至少有 35 种突变可以引起 MSD，其中，大部分突变改变 FGE 酶的单个氨基酸。这些改变严重地降低 FGE 酶的活性或产生不稳定的 FGE 酶（很快被降解），而 FGE 酶可以修饰所有已知的硫酸酯酶，因此，多个硫酸酯酶活性也随之降低。其中包含硫酸盐的分子不能被降解，从而在细胞内积累，往往导致细胞的死亡。细胞的死亡如果发生在特定的组织，尤其是在大脑、骨骼和皮肤，就会引起 MSD 的症状。研究表明，能够导致 FGE 酶活性降低的突变与轻度 MSD 病症相关，而产生不稳定 FGE 酶的突变与重度 MSD 病症有关[5]。

(4) 目前基因突变概述

目前人类基因突变数据库收录了 *SUMF1* 基因突变 33 个，其中错义 / 无义突变 25 个，剪接突变 1 个，小的缺失 6 个，大片段缺失 1 个。突变分布在基因整个编码区，无突变热点。

（刘永红　万景旺）

参考文献

[1] Mossakowski M, Mathieson G, Cumings JN. On the relationship of metachromatic leucodystrophy and amaurotic idiocy. Brain, 1961, 84: 585-604

[2] Diez Roux G, Ballabio A. Sulfatases and human disease. Annu Rev Genomics Hum Genet, 2005, 121:541-552

[3] Blanco Aguirre ME, Kofman Alfaro SH, Rivera Vega MR. et al. Unusual clinical presentation in two cases of mutiple sulfatase deficiency. Pediat Derm, 2001, 18: 388-392

[4] Cosma MP, Pepe S, Annunziata I, et al. The Multiple Sulfatase Deficiency Gene Encodes an Essential and Limiting Factor for the Activity of Sulfatases. Cell, 2003, 113: 445-456

[5] Schlotawa L, Steinfeld R, von Figura K, et al. Molecular analysis of *SUMF1* mutations: stability and residual activity of mutant formylglycine-generating enzyme determine disease severity in multiple sulfatase deficiency. Hum Mutat, 2008, 29: 205

975　多系统平滑肌功能障碍综合征
(multisystemic smooth muscle dysfunction syndrome; OMIM 613834)

一、临床诊断

(1) 概述

多系统平滑肌功能障碍综合征是由于平滑肌中一种突变α肌动蛋白的表达异常所致的遗传病[1]。其致病基因为 *ACTA2* 基因，即丝氨酸蛋白酶 HTRA1 (high-temperature requirement A serine peptidase 1) 基因。

(2) 临床表现

临床上主要表现为多系统平滑肌功能障碍，具体可表现为瞳孔散大固定 (图 975-1)、动脉导管未闭、胸主动脉瘤、早发心血管及脑血管疾病、低张力性膀胱、肠道动力不足和肺动脉高压。其中先天性瞳孔散大是本病的特征性体征，可有助于本病的早期诊断。

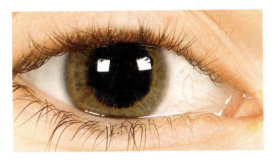

图 975-1　固定散大的瞳孔
(Br J Ophthalmol, 2012, 96: 1227-1231)

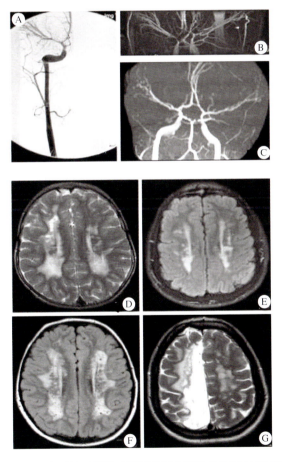

图 975-2　多系统平滑肌功能障碍综合征患者头部 MRI 表现
A~C. DSA 和 MRA 显示双侧颈内动脉海绵窦段和床突段扩张以及颈动脉终末端狭窄；D~F. 侧脑室周围白质高信号；G. 显示右侧大脑前动脉供血区梗死 (Am J Med Genet, 2010, 152A: 2437-2443)

(3) 辅助检查

头颅 MRI 呈脑梗死临床表现，MRA 或 DSA 主要表现为血管扩张、闭塞 (图 975-2)。

(4) 病理表现

血管病理主要表现为内膜和内膜下平滑肌细胞增生以及内弹力层的破碎 (图 975-3)。

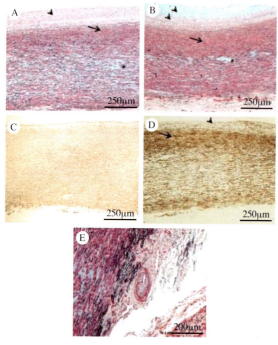

图 975-3　多系统平滑肌功能障碍综合征病理表现

A、B. 升主动脉弓动脉瘤 (Movat 染色)；内膜纤维增生 (短箭头) 表现为平滑肌细胞 (红色) 和细胞外基质 (黄色和蓝色) 沉积；动脉中层内膜下平滑肌细胞增生 (长箭头)、黏蛋白沉积和弹性纤维丢失 (星号); C. 年龄匹配正常人的主动脉; D. 升主动脉动脉瘤识别平滑肌细胞的 α 肌动蛋白免疫染色, 血管内膜平滑肌细胞增生 (短箭头) 和内膜下中层平滑肌细胞增加; E. 显示主动脉滋养血管内膜纤维细胞增殖 (动脉壁细黑色的线是内弹力层, 用以区分动脉内膜和中层) (Am J Med Genet, 2010, 152A: 2437-2443)

(5) 受累部位病变汇总 (表 975-1)

表 975-1　受累部位及表现

受累部位	主要表现
神经系统	脑血管狭窄, 闭塞及延长扩张, 侧脑室周围白质脑病, 脑梗死
主动脉弓	主动脉弓扩张, 缩窄, 胸主动脉动脉瘤, 头臂动脉、静脉畸形, 动脉导管未闭
眼	瞳孔散大固定、视网膜微动脉瘤
膀胱	低张力性膀胱
肺	出生时呼吸急促、肺动脉高压、肺过度扩张、慢性间质性肺炎及其他肺疾病

二、基因诊断

(1) 概述

ACTA2 基因, 编码肌动蛋白家族成员, 位于 10 号染色体长臂 2 区 3 带 3 亚带 (10q23.3), 基因组坐标为 (GRCh37): 10: 90694831-90751147, 基因全长 56 317bp, 包含 9 个外显子, 编码 377 个氨基酸。

(2) 基因对应蛋白结构及功能

ACTA2 基因编码的蛋白属于肌动蛋白家族成员, 是高度保守的蛋白, 在细胞运动、结构和完整性中具有重要作用。α、β 和 γ 肌动蛋白亚基中, α 肌动蛋白是收缩装置的重要组分, 而 β 和 γ 肌动蛋白参与细胞运动的调节。ACTA2 编码 α 肌动蛋白, 主要在骨骼肌中表达。与 ACTA2 基因相关的疾病包括多系统平滑肌功能障碍综合征和 6 型家族性胸主动脉瘤。

(3) 基因突变致病机制

在 7 例无家族相关性的北部欧洲血统多系统平滑肌功能障碍综合征患者中, Milewicz 等[1] 发现了 1 个 ACTA2 基因杂合突变 p.R179H。该突变是 179 位的精氨酸被替换为组氨酸, 导致在一些器官中平滑肌的收缩受损, 这是多系统平滑肌功能障碍综合征最显著的症状。本疾病分子致病机制未明。

(4) 目前基因突变概述

目前人类基因突变数据库报道了 ACTA2 基因突变 24 个, 其中错义 / 无义突变 23 个, 剪接突变 1 个。突变分布在基因整个编码区, 179 位氨基酸突变为热点突变。

（石玉芝　朱晨晨）

参考文献

[1] Milewicz DM, Ostergaard JR, Ala-Kokko LM, et al. De novo ACTA2 mutation causes a novel syndrome of multisystemic smooth muscle dysfunction. Am J Med Genet, 2010, 152A: 2437-2443

976　贝克型肌营养不良
(muscular dystrophy, Becker type, BMD; OMIM 300376)

一、临床诊断

(1) 概述

贝克型肌营养不良 (BMD) 是假肥大型进行性肌营养不良的一种。以缓慢进行性加重的对称性肌无力和肌萎缩为特点, 主要累及骨骼肌, 可伴静止性认知障碍和心肌损害[1]。贝克型肌营养不良与杜氏型肌营养不良 (Duchenne muscular dystrophy,

DMD) 为等位基因疾病，均属于 DMD 基因发生突变引起的 X 连锁隐性遗传性肌病。DMD 基因突变包括缺失、重复及点突变等，可导致基因编码产物抗肌萎缩蛋白 (dystrophin) 缺失，从而导致疾病的发生[2]。

(2) 临床表现

与 DMD 相比，BMD 起病时间较晚，多 5 岁以后，临床症状较轻，进展相对缓慢，首次发病 15~20 年后仍可有行走能力。BMD 男性新生婴儿中患病率约 1/12 000[1]。BMD 患者临床表现个体差异较大，轻者没有明显肌无力、肌萎缩症状，可仅表现为高肌酸肌酶血症、运动后肌痛和运动不耐受等。重者可与 DMD 患者临床表现类似，表现为四肢近端及或骨盆带肌开始缓慢发展的进行性、对称性肌无力、肌萎缩，下肢受累重于上肢，可发现腓肠肌假性肥大、Gower 征阳性、走路左右摇摆呈鸭步等。BMD 患者还多有心肌受累，大多受累程度轻，可有房室传导阻滞、心室扩大、二尖瓣或三尖瓣反流等，重者可表现为扩张型心肌病，甚至有行心脏移植的报道[3]。Bardoni 等[4] 总结发现 25% 的 BMD 患者有精神发育迟滞，其 IQ 评分 ≤ 75 分，可能与 Dp140 序列缺失有关。

(3) 辅助检查

BMD 患者血清中肌酸肌酶 (CK) 可明显升高，但不同个体之间波动较大。韩春锡等[5] 发现患儿血清 CK 变化多伴随 AST 和 ALT 升高，且之间存在较好的线性关系。但由于多数婴幼儿 BMD 缺乏临床表现，不明原因或合并感染的顽固性 CK 和 (或) 转氨酶升高是诊断婴幼儿 BMD 的重要线索。

BMD 患者肌电图多发现肌源性损害，少数无特征性改变。

(4) 病理表现

BMD 肌活检检查不同个体间差异较大，主要表现为不同程度肥大、萎缩、坏死、再生及间质脂肪、结缔组织再生等。免疫组织化学染色可发现肌膜下抗肌萎缩蛋白的缺失或减少。

(5) 受累部位病变汇总 (表 976-1)

表 976-1　受累部位及表现

受累部位	主要表现
肌肉	近端为主的肌无力、肌萎缩、腓肠肌假性肥大
脑	精神发育迟滞
心脏	房室传导阴滞、心房心室扩大、二尖瓣三尖瓣反流、心功能减低

二、基因诊断

(1) 概述

DMD 基因，即编码肌营养不良蛋白的基因，位于 X 染色体短臂 2 区 1 带 2 亚带 (Xp21.2)，基因组坐标为 (GRCh37): X: 31137345-33357726，基因全长 2 220 382bp，包含 79 个外显子，编码 3685 个氨基酸。

(2) 基因对应蛋白结构及功能

DMD 基因编码的肌营养不良蛋白是一种棒状的胞质蛋白，该蛋白发生突变后可引起 BMD。肌营养不良蛋白具有 4 种结构域：N 端的肌动蛋白结合域、由 24 个重复单位组成三螺旋血影蛋白样结构域、半胱氨酸富集结构域和 C 端结构域。肌营养不良蛋白可通过细胞膜将肌肉纤维的细胞骨架与周围的细胞基质连接起来。

(3) 基因突变致病机制

1978 年，Hart 等[6] 对 33 例 BMD 患者进行研究，在 3 例患者中检出 DXS164 区域 (包含 DMD 基因外显子) 存在缺失；另外 2 例患者检出大片段缺失，其中 1 例表现出 BMD 的重度临床表征。

1989 年，Sicinski 等[7] 利用 PCR 检出 DMD 基因上首个点突变；在 mdx 小鼠中，他们发现第 3185 位的胞嘧啶突变为胸腺嘧啶，导致其编码的氨基酸突变为终止密码子。该无义突变导致蛋白编码提前终止，产生的截短蛋白长度仅为野生型蛋白的 27%。

1992 年，Sharp 等[8] 在金毛猎犬中描述了 BMD 疾病的分子缺陷机制，对金毛猎犬 DNA 样品进行分析，发现 DMD 基因 6 号内含子的剪接位点发生 AG 到 GG 的替换，导致 mRNA 形成过程中 7 号外显子发生跳跃，这是第一例证实剪接突变引起肌营养不良蛋白分子缺陷的案例。

(4) 目前基因突变概述

目前人类基因突变数据库收录了 DMD 基因突变 2214 个，其中错义 / 无义突变 509 个，剪接突变 222 个，小的缺失 281 个，小的插入 100 个，大片段缺失 706 个，大片段插入 395 个，调控区突变 1 个。突变分布在基因整个编码区，外显子 42~58 区域发生的外显子水平上的缺失突变为 DMD 基因的热点突变。

（刘大成　赵素敏）

参考文献

[1] Emery AEH. The muscular dystrophies. Lancet, 2002, 359:

687-695

[2] Nicolas A, Lucchetti-Miganeh C, Yaou RB, et al. Assessment of the structural and functional impact of in-frame mutations of the *DMD* gene, using the tools included in the eDystrophin online database. Orphanct J Rare Dis, 2012, 7:45

[3] Piccolo G, Azan G, Tonin P, et al. Dilated cardiomyopathy requiring cardiac transplantation as initial manifestation of Xp21 Becker type muscular dystrophy. Neuromusc Disord, 1994, 4: 143-146

[4] Bardoni A, Sironi M, Felisari G, et al. Absence of brain Dp140 isoform and cognitive impairment in Becker muscular dystrophy. Lancet, 1999, 353: 897-898

[5] 韩春锡，路新国，吴维青，等.中国实用儿科杂志，2013，28：419-423

[6] Hart KA, Hodgson S, Walker A, et al. DNA deletions in mild and severe Becker muscular dystrophy. Hum Genet, 1987, 75:281-285

[7] Sicinski P, Geng Y, Ryder-Cook AS, et al. The molecular basis of muscular dystrophy in the mdx mouse: a point mutation. Science, 1989, 244: 1578-1580

[8] Sharp NJH, Kornegay JN, Van Camp SD, et al. An error in dystrophin mRNA processing in golden retriever muscular dystrophy, an animal homologue of Duchenne muscular dystrophy. Genomics, 1992, 13: 115-121

977 先天性肌营养不良 1A 型
(muscular dystrophy, congenital type 1A, MDC1A; OMIM 607855)

一、临床诊断

(1) 概述

先天性肌营养不良 1A 型 (MDC1A) 也称 Merosin 缺陷型 CMD，属先天性肌营养不良的一种，以出生时或出生后数月内出现慢性进展型肌张力低下、肌无力、萎缩，伴脑白质病变为主要特征，1994 年由 Tome 首先报道[1]。本病为常染色体隐性遗传病，致病基因为染色体 6q22.33 区域的 *LAMA2* 基因，该基因编码 Laminin α2 链 (层粘连蛋白 -α2)，Laminin α2 链参与构成 merosin 蛋白，后者是骨骼肌细胞外基质中主要的层粘连蛋白[1]。

(2) 临床表现

MDC1A 患者出生时或出生后 6 个月内即发病。主要表现有全身肌张力低，运动发育迟缓，四肢肢体无力，近端重于远端，晚期躯干肌和眼外肌亦可受累，伴肌萎缩，早期或可出现腓肠肌肥大。部分患者可有关节挛缩。这些患者最终大多不能独立行走。查体可发现大关节屈曲畸形、足内翻、脊柱侧弯和强直等。此外，MDC1A 患者出生 6~12 个月后头颅 MRI 均可发现特征性的脑白质改变，还可发现脑皮质沟回异常、脑桥小脑发育不全等[2]。MDC1A 患者还可出现精神发育迟滞 (6%)、癫痫 (8%)、无症状心肌受累 (3%~35%) 等[3]。MDC1A 辅助检查可发现 CK 水平明显升高，肌电图可发现

运动或感觉神经传导速度减低等，提示肌源性损害并合并周围神经损害。本病目前无特效治疗方案，以对症处理，改善功能缓解病情进展为主。

(3) 影像学表现

MDC1A 患者头颅 MRI 可表现为双侧大脑半球白质弥漫性异常信号 (图 977-1)，多对称，主要累及侧脑室前后角、半卵圆区和皮质下白质，内囊、胼胝体、基底核、丘脑等不受累。此外，还可表现出皮质局灶性发育不良 (图 977-2)、脑回异常、脑桥小脑发育不全等表现[2]。

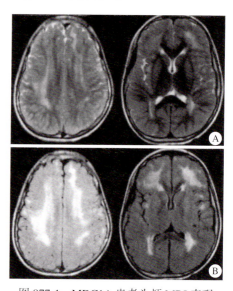

图 977-1　MDC1A 患者头颅 MRI 表现

T₂(A) 和 Flair(B) 序列白质高信号，累及侧脑室旁和皮质下白质，内囊、胼胝体不受累 (中国临床神经科学，2008，16：504-508)

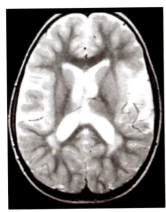

图 977-2　MDC1A 患者头颅 MRI 表现

T₂ 像脑白质高信号，可见局灶皮质发育不良 (J Med Genet，2001，38:649-657)

(4) 病理表现

MDC1A 患者肌肉活检可呈肌营养不良改变，或有肌纤维坏死再生，肌间纤维结缔组织增加，伴炎性细胞浸润，免疫组织化学染色可发现肌萎缩蛋白、Dysferlin 蛋白、Ⅵ 型胶原等均呈阳性表达，而 Merosin 蛋白缺失 (图 977-3)[4]。

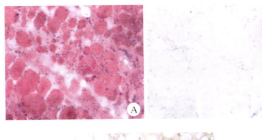

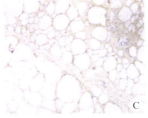

图 977-3　MDC1A 患者病理表现

A. HE 染色示肌纤维大小不等，见较多发育不良小圆状纤维及代偿肥大纤维，肌束内纤维结缔组织增生；B. 抗 Merosin 抗体染色阴性；C. 抗 Ⅵ 型胶原抗体染色阳性 (中国临床神经科学，2008，16：504-508)

(5) 受累部位病变汇总 (表 977-1)

表 977-1　受累部位及表现

受累部位	主要表现
肌肉	肌无力、萎缩、肌张力减低、运动发育迟缓等
骨骼	关节挛缩、大关节屈曲变形、脊柱侧凸、强直
脑	MRI 示脑白质弥漫病变、局灶皮质发育不良、癫痫、精神发育迟滞

二、基因诊断

(1) 概述

LAMA2 基因，编码层粘连蛋白，位于 6 号染色体长臂 2 区 2 带和 3 带之间 (6q22—q23)，基因组坐标为 (GRCh37): 6: 129204286-129837711，基因全长 633 426bp，包含 66 个外显子，编码 3122 个氨基酸。

(2) 基因对应蛋白结构及功能

层粘连蛋白为胞外蛋白，是基膜的一个主要组成部分，是由 α、β 和 γ 三个亚基通过二硫键彼此结合形成的十字形分子。现认为该蛋白在胚胎发育过程中通过与其他细胞外基质成分相互作用以介导细胞的附着、迁移和组织形成。

(3) 基因突变致病机制

Hillaire 等[5]通过纯合子定位技术证明层粘连蛋白 -α2 缺失型先天性肌营养不良 (MDC1A) 与 6 号染色体长臂 2 区的 16cM 的区域连锁，*LAMA2* 基因位于该区域上。Helbling 等[6]曾在 2 个 MDC1A 家系的患者中检出 *LAMA2* 基因的 2 个的纯合突变。

Michelson 等[7]描述了经典的肌营养不良小鼠品系。小鼠表现出严重的进行性肌营养不良。此外，这些小鼠比同窝小鼠体型小，而且在 2~6 个月大的时候因不明原因死亡。Sunada 等[8]分析发现肌营养不良品系小鼠的骨骼肌、心肌和外周神经均有明确的分层蛋白表达缺陷。

Xu 等[9]通过检测 *LAMA2* 基因鉴定了肌营养不良品系小鼠的等位基因分子基础。保守序列剪接位点处的 G 到 A 碱基的突变会引起多种 mRNA 剪接和表达的异常，这种缺陷蛋白明显缺乏野生型蛋白的核心特性，且无法提供足够的肌肉稳定性。

(4) 目前基因突变概述

目前人类基因突变数据库报道了 *LAMA2* 基因突变 125 个，其中错义 / 无义突变 44 个，剪接突变 28 个，小的缺失 33 个，小的插入 13 个，大片段缺失 6 个，大片段插入 1 个。突变分布在基因整个编码区，无突变热点。

（刘大成　张通达）

参考文献

[1] Tome FMS, Evangelista T, Leclerc A, et al. Congenital muscular dystrophy with merosin deficiency. Comp Rend Acad Sci, 1994, 317: 351-357

[2] Philpot J, Cowan F, Pennock J, et al. Merosin-deficient congenital muscular dystrophy: the spectrum of brain involvement on magnetic resonance imaging. Neuromusc Disord, 1999, 9: 81-85

[3] Jones KJ, Morgan G, Johnston H, et al. The expanding phenotype of laminin alpha-2 chain (merosin) abnormalities: case series and review. J Med Genet, 2001, 38: 649-657

[4] 朱雯华, 赵重波, 林洁, 等. 先天性肌营养不良 1A 型的临床表现和病理改变 (附 1 例报道). 中国临床神经科学, 2008, 16: 504-508

[5] Hillaire D, Leclerc A, Faure S, et al. Localization of merosin-negative congenital muscular dystrophy to chromosome 6q2 by homozygosity mapping. Hum Mol Genet, 1994, 3: 1657-1661

[6] Helbling-Leclerc A, Zhang X, Topaloglu H, et al. Mutations in the laminin alpha 2-chain gene (LAMA2) cause merosin-deficient congenital muscular dystrophy. Nat Genet, 1995, 11: 216-218

[7] Michelson AM, Russell ES, Harman PJ. Dystrophia Muscularis: a hereditary primary myopathy in the house mouse. Proc Natl Acad Sci USA, 1955, 41: 1079-1084

[8] Sunada Y, Bernier SM, Kozak CA, et al. Deficiency of merosin in dystrophic dy mice and genetic linkage of laminin M chain gene to dy locus. J Biol Chem, 1994, 269: 13729-13732

[9] Xu H, Wu XR, Wewer UM, Engvall E. Murine muscular dystrophy caused by a mutation in the laminin alpha 2 (Lama2) gene. Nat Genet, 1994, 8: 297-302

978 大锥状颗粒型先天性肌营养不良
(muscular dystrophy, congenital, megaconial type; OMIM 602541)

一、临床诊断

(1) 概述

大锥状颗粒 (megaconial) 型先天性肌营养不良为常染色体隐性遗传疾病, 由 *CHKB* 基因 (OMIM 612395) 纯合或复合杂合突变所致。特征是早发肌肉萎缩和精神发育迟滞。一些患者发生致命的心肌病。肌活检显示特有的扩大的线粒体。

(2) 临床表现

Nishino 等于 1998 年研究了来自 3 个家系的 4 名先天性肌营养不良患者, 所有患者精神运动发育迟滞, 出生时肌张力低下, 疾病慢性进展, 1 名患者 13 岁时死于扩张型心肌病。Mitsuhashi 等于 2011 年报道了 11 名患者, 所有患者早发肌无力, 半数有婴儿肌张力低下症。一些步行延迟, 而另一些患者不能独立行走。大部分患者从未形成有意义的语言。大部分患者小头畸形, 但头部影像学没有显示发育缺陷。4 名患者有心肌病, 1 名有房间隔缺损, 1 名有二尖瓣脱垂。

2 名患者 10 岁左右死于心肌病, 5 名患者皮肤有鱼鳞病样改变, 没有癫痫。

肌肉活检显示坏死和再生纤维, 肌肉纤维边缘有扩大的线粒体。

(3) 病理表现

肌肉病理除了肌纤维坏死和再生, 最突出的发现是肌质中心线粒体衰竭 (图 978-1)。线粒体在肌纤维的边缘明显扩大伴复杂的嵴。Nishino 等认为线粒体肥大可能代表肌质中央衰竭线粒体的功能代偿, 而肌质中央发生肌纤维变性。

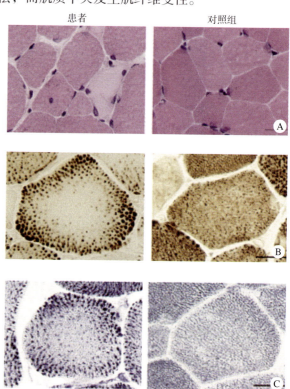

患者　　　　　　　对照组

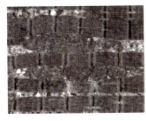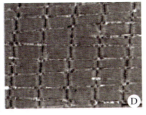

图 978-1 患者肌肉病理表现

A. HE 染色示非特异肌营养不良表现，肌纤维坏死、再生、中央核现象、肌内膜纤维化；B. 细胞色素 c 氧化酶染色显示肥大线粒体位于细胞周边，中央区域缺乏线粒体；C. NADH-TR 染色显示肌原纤维存在，而线粒体缺失；D. 电镜证实线粒体肥大

(4) 受累部位病变汇总 (表 978-1)

表 978-1 受累部位及表现

受累部位	主要表现
脑	精神运动发育延迟、小头畸形
肌肉	肌无力，肌张力低下，肌纤维坏死、再生，线粒体肥大
心脏	扩张型心肌病、房间隔缺损
皮肤	鱼鳞病

二、基因诊断

(1) 概述

CHKB 基因，即编码胆碱激酶 β 的基因，位于 22 号染色体长臂 1 区 3 带 3 亚带 3 次亚带 (22q13.33)，基因组坐标为 (GRCh37):22:51017387-51021428，基因全长 4042bp，包含 11 个外显子，编码 395 个氨基酸。

(2) 基因对应蛋白结构及功能

由 CHKB 基因编码的胆碱激酶属于胆碱 / 乙醇胺激酶家族，在磷脂生物合成中起关键作用，为磷脂酰乙醇胺催化合成的第一步。该激酶在存在 Mg^{2+} 的情况下，依靠 ATP 使胆碱磷酸化，并且生成磷酸和 ADP。

(3) 基因突变致病机制

2006 年，Sher 等[3] 发现 rmd(rostrocaudal muscular dystrophy) 小鼠的表型是由 Chkb 基因缺失导致的。随后，2011 年，Mitsuhashi 等[1] 对 15 名先天性肌营养不良、智力发育迟缓和线粒体增大的患者进行了 CHKB 基因检测分析，发现了该基因的纯合或复合杂合突变。骨骼肌活检未检测到胆碱激酶活性，并且发现磷脂酰胆碱含量降低。研究表明该肌病是由于磷脂从头生物合成途径遭破坏引起的，说明磷脂酰胆碱在肌肉和脑中具有重要作用。

2006 年，Sher 等[3] 报道了一个自发的常染色体隐性 rmd 小鼠模型。研究发现 CHKB 基因 1.6kb 缺失是引起 rmd 表型的原因。蛋白质印迹法分析结果验证了 Chkb 蛋白存在完全缺失，同时研究也发现胆碱激酶活性下降，磷脂酰胆碱含量降低等现象。

(4) 目前基因突变概述

目前人类基因突变数据库收录了 CHKB 基因突变 11 个，其中，错义 / 无义突变 6 个，剪接突变 2 个，小的缺失 1 个，小的插入 2 个。突变分布在基因整个编码区，无突变热点。

（王新高 梁 颜）

参考文献

[1] Mitsuhashi S, Ohkuma A, Talim B, et al. A congenital muscular dystrophy with mitochondrial structural abnormalities caused by defective de novo phosphatidylcholine biosynthesis. Am J Hum Genet, 2011, 88: 845-851

[2] Nishino I, Kobayashi O, Goto YI, et al. A new congenital muscular dystrophy with mitochondrial structural abnormalities. Muscle Nerve, 1998, 21: 40-47

[3] Sher RB, Aoyama C, Huebsch KA, et al. A rostrocaudal muscular dystrophy caused by a defect in choline kinase beta, the first enzyme in phosphatidylcholine biosynthesis. J Biol Chem, 2006, 281: 4938-4948

979 肢带型肌营养不良 1F 型
(muscular dystrophy, limb-girdle, type 1F, LGMD1F; OMIM 608423)

一、临床诊断

(1) 概述

肢带型肌营养不良 (limb-girdle muscular dystrophy, LGMD) 是肌营养不良症 (muscular dystrophy,

MD) 的一种，以肩胛骨和骨盆带肌不同程度无力或萎缩为主要的临床特点，由 Walton 和 Nattrass 于 1954 年首次提出。1995 年欧洲神经肌病中心工作组根据遗传方式将其分为 1 型 (常染色体显性) 和 2 型 (常染色体隐性)[1]，每一型根据致病基因不同又分为许多亚型，其中 1 型有 8 个亚型 (1A~1H)。本部分主要介绍 1F 型。LGMD1F 的致病基因为 *TNPO3* 基因。

(2) 临床表现

Gamez 等 [2] 根据发病年龄的不同将 LGMD1F 分为青少年型 (66%) 及成人型 (28%)。LGMD1F 以进行性近端肌无力为主要表现，主要累及下肢，也有部分累及上肢，远端肢体也可受累。青少年期患者均 15 岁前发病，进展较迅速，可出现运动发育迟缓、跑、跳困难。30~40 岁时可出现关节挛缩、脊柱强直，多不能独立行走，甚至呼吸困难。成人型患者 30~40 岁发病，以盆带型肌无力为主，肩带型较盆带型发病稍迟，且临床症状较轻，本型远端肌无力出现较晚，可出现呼吸肌受累。本病有遗传早现现象。血清 CK 正常或增高达 20 倍以上 [3]。本病起病越早预后越差。

(3) 神经电生理表现

本病肌电图无特异性表现，多提示肌源性损害。

(4) 病理表现

LGMD1F 肌肉活检均提示肌营养不良性改变，可见肌纤维萎缩、大小不一、肌内膜结缔组织增生、肌纤维核异常增大、中央浅染 (图 979-1)，纤维边缘空泡、电镜下可见肌纤维内有丝状体形成 [3]。

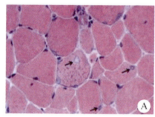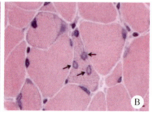

图 979-1 LGMD1F 患者病理表现

HE 染色 A. × 630；B. × 1000 (Brain，2013,136:1508-1517)

(5) 亚型汇总 (表 979-1)

表 979-1 亚型汇总

疾病分型	致病基因	染色体
LGMD1A	*MYOT*	5q31.2
LGMD1B	*LMNA*	1q21
LGMD1C	*CAV3*	3p25
LGMD1D	尚不明确	17q12
LGMD1E	*DNAJB6*	7q36
LGMD1F	*TNPO3*	7q32
LGMD1G	尚不明确	4q21
LGMD1H	尚不明确	3p23—p25

(6) 受累部位病变汇总 (表 979-2)

表 979-2 受累部位及表现

受累部位	主要表现
肌肉	四肢肌无力、萎缩，呼吸肌受累致呼吸困难，翼状肩，腓肠肌假性肥大，CK 升高
骨骼	关节挛缩、脊柱侧弯或前凸等

二、基因诊断

(1) 概述

TNPO3 基因，即编码核转运受体蛋白的基因，位于 7 号染色体长臂 3 区 2 带 1 亚带 (7q32.1)，基因组坐标为 (GRCh37):7:128594234-128695227，基因全长 100 994bp，包含 25 个外显子，编码 923 个氨基酸。

(2) 基因对应蛋白结构及功能

TNPO3 基因编码的蛋白质是一种富含丝氨酸 / 精氨酸的核转运受体蛋白，如剪接因子 SFRS1 和 SFRS2，该蛋白可能作为核转运受体蛋白在核蛋白的运输过程中发挥作用。体外实验表明，该蛋白通过识别磷酸 RS 结构域介导剪接因子 SR 蛋白 RBM4、SFRS1 和 SFRS2 进入细胞核。

(3) 基因突变致病机制

Gamez 等 [2] 和 Palenzuela 等 [4] 在一个患有 LGMD1F 疾病的家系中检测到染色体 7q32.1—q32.2 上 3.68Mb 大小的疾病连锁区域，该区域在 *TNPO3* 基因上。

Melia 等 [3] 和 Torella 等 [5] 分别采用全基因组测序和全外显子测序技术在一个西班牙的 LGMD1F 家系患者中检出了 *TNPO3* 基因的杂合突变 (1bp 缺失，rs587777430)。该突变显示出家系共分离。针对患者肌肉细胞和 HeLa 细胞的研究表明，与对照组的肌肉细胞相比，突变蛋白分布不均匀且多集中于细胞核周边。Torella 等 [5] 还检出了 *TNPO3* 基因 21 号外显子上一个高度保守的杂合错义突变 (p.R818P)。

本病尚无相应的分子研究，致病机制未明。

(4) 目前基因突变概述

目前人类基因突变数据库没有 *TNPO3* 基因突变的收录。在人类孟德尔遗传系统 (OMIM) 中报道了与 LGMD1F 相关的 *TNPO3* 基因突变 2 个，其中错义 / 无义突变 1 个，小的缺失 1 个。

(刘大成　张通达)

参考文献

[1] Bushby KMD. Diagnostic criteria for the limb-girdle muscular dystrophies report of the ENMC consortium on limb-girdle dystrophies. Neuromuscul Disord, 1995, 5:71-74

[2] Gamez J, Navarro C, Andreu AL, et al. Autosomal dominant limb-girdle muscular dystrophy: a large kindred with evidence for anticipation. Neurology, 2001, 56: 450-454

[3] Melia MJ, Kubota A, Ortolano S, et al. Limb-girdle muscular dystrophy 1F is caused by a microdeletion in the transportin 3 gene. Brain, 2013, 136: 1508-1517

[4] Palenzuela L, Andreu AL, Gamez J, et al. A novel autosomal dominant limb-girdle muscular dystrophy (LGMD 1F) maps to 7q32.1-32.2. Neurology, 2003, 61: 404-406

[5] Torella A, Fanin M, Mutarelli M, et al. Next-generation sequencing identifies transportin 3 as the causative gene for LGMD1F. PLoS One, 2013, 8: e63536

980~983　肢带型肌营养不良 2 型
(muscular dystrophy, limb-girdle, type 2, LGMD2)
(980. LGMD2D, OMIM 608099; 981. LGMD2H, OMIM 254110; 982. LGMD2Q, OMIM 613723; 983. LGMD2S, OMIM 615356)

一、临床诊断

(1) 概述

肢带型肌营养不良 (limb-girdle muscular dystro-phy，LGMD) 是肌营养不良症 (muscular dystrophy，MD) 的一种，以肩胛骨和骨盆带肌不同程度无力或萎缩为主要的临床特点，由 Walton 和 Nattrass 于 1954 年首次提出。1995 年欧洲神经肌病中心工作组根据遗传方式将其分为 1 型 (常染色体显性) 和 2 型 (常染色体隐性)[1]，每一型根据致病基因不同又分为许多亚型，其中 2 型有 18 个亚型 (2A-2O，2Q-2S)。本部分主要介绍 LGMD2D、2H、2Q、2S 型等。

LGMD2D 的致病基因为 SCGA 基因，即肌聚糖基因，编码 α- 肌聚糖。γ- 肌聚糖、α- 肌聚糖、β- 肌聚糖和 δ - 肌聚糖共同组成肌聚糖复合物，4 个肌聚糖基因中任何一个发生突变即可导致其他肌聚糖蛋白的缺陷从而导致 LGMD 发生[2]。以上 4 个肌聚糖基因突变分别导致的疾病依次分为 LGMD2C、LGMD2D、LGMD2E 和 LGMD2F。LGMD2H 致病基因为 TRIM32 基因，编码一种 E3- 泛素连接酶。LGMD2Q 致病基因为 PLEC1 基因。LGMD2S 致病基因为 TRAPPC11 基因。

(2) 临床表现

LGMD2 多于儿童期起病，成人期起病也较常见。本病以慢性进展性的肢体无力为主要特征，近端肢体受累为主，下肢重于上肢，可导致上楼梯、蹲起、举上肢过头等费力，多影响独立行走。查体可发现翼状肩、鸭步、脊柱前凸或侧弯、腓肠肌假性肥大、膝踝等大关节或跟腱挛缩、Gower 征阳性等。部分分型有心肌受累、癫痫、眼部病变等报道。血清 CK 多明显升高。

LGMD2D 起病于 1~15 岁，最初多表现为骨盆带肌无力，随后 1~3 年内累及肩带肌。多于起病 10 年内需轮椅帮助。本病与杜氏肌营养不良 (DMD) 临床特点较相似。本型心脏受累比较常见[3]。LGMD2H 多报道于哈特教派中。以股四头肌及骨盆带肌受累起病，缓慢进展，患者可呈 "向内耸肩姿势"，面肌可轻度受累，有出现呼吸肌无力，合并感觉异常及慢性角膜炎的报道[4]，心脏和智力不受累。LGMD2S 患者可出现运动过多的表现如舞蹈症、肌张力障碍、共济失调，甚至导致全身发育延迟，可合并近视、白内障、斜视等眼部病变，可全并右室增大、中度肺限制性通气障碍、智力异常、癫痫等，EEG 发现异常，影像学发现脑萎缩[5]。

(3) 神经电生理表现

本病肌电图无特异性表现，多提示肌源性损害。

(4) 病理表现

本病各型肌肉活检不完全相同，但均提示肌营养不良性改变，可见肌纤维萎缩、大小不一、肌内膜结缔组织增生，重者可充斥脂肪细胞和纤维变性，或可见纤维边缘空泡。免疫蛋白印迹或可见各型相应编码产物表达减少。

(5) 亚型汇总 (表 980-1)

表 980-1 亚型汇总

疾病分型	致病基因	染色体
LGMD2A	CAPN3	15q15.1
LGMD2B	DYSF	2p13
LGMD2C	SGCG	13q12
LGMD2D	SGCA	17q12
LGMD2E	SGCB	4q12
LGMD2F	SGCD	5q33
LGMD2G	TCAP	17q12
LGMD2H	TRIM32	9q31
LGMD2I	FKRP	19q13
LGMD2J	TTN	2q24
LGMD2K	POMT1	9q34
LGMD2L	ANO5	11p14
LGMD2M	FKTN	9q31
LGMD2N	POMT2	14q24
LGMD2O	POMGNT1	1p34
LGMD2Q	PLEC1	8q24
LGMD2R	DES	2q35—q36
LGMD2S	TRAPPC11	4q35

(6) 受累部位病变汇总 (表 980-2)

表 980-2 受累部位及表现

受累部位	主要表现
肌肉	四肢肌无力、萎缩、舞蹈症、共济失调、翼状肩、鸭步、Gower 征阳性、腓肠肌假性肥大、肌张力障碍、CK 升高
骨骼	关节挛缩、脊柱侧弯或前凸等
心脏	心房心室扩大、心功能不全、心力衰竭等
脑	智力低下、全面发作等癫痫发作、脑萎缩、EEG 异常
眼	近视、白内障、斜视、慢性角膜炎
肺	中度限制性通气障碍

二、LGMD2D 基因诊断

(1) 概述

SGCA 基因，即编码 α- 肌聚糖蛋白 (alpha-sarcoglycan) 的基因，位于 17 号染色体长臂 2 区 1 带 3 亚带 3 次亚带 (17q21.33)，基因组坐标为 (GRCh37): 17: 48243240-48253293，基因全长 10 054bp，包含 10 个外显子，编码 388 个氨基酸。

(2) 基因对应蛋白结构及功能

SGCA 基因编码肌萎缩糖蛋白复合体的组分。肌萎缩糖蛋白复合体在维持肌纤维膜稳定和连接肌动蛋白与细胞外基质的功能中起重要作用。SGCA 基因被认为仅在横纹肌细胞中表达，该基因突变将导致常染色体隐性遗疾病 LGMD2D。

(3) 基因突变致病机制

1994 年，Romero 等[6] 和 Roberds 等[7] 在对一个有轻微 LGMD2D 的法国患者及其父母的研究中，发现患者的 SGCA 基因上存在复合杂合的错义突变，并且患者父母均携带有一个等位基因突变。

2008 年，Trabelsi 等[8] 在常染色体隐性遗传病 LGMD2D 中，发现有 67% 的人具有肌聚糖 SGC 基因上的双等位基因突变。其中 56.5% 的患者具有 SGCA 突变，17.3% 的患者具有 SGCB 突变，26% 患者具有 SGCG 突变。在 SCGA 基因上总共发现有 23 个不同的突变，包括 10 个新发现的突变，其中 3 号外显子上占 50%，5 号外显子占 23%。2011 年，Babameto-Laku 等[3] 在两个阿尔巴尼亚的 LGMD2D 患者身上发现纯合的 SGCA 突变，其父母均是携带杂合突变位点且表型正常。

该疾病分子机制尚不明确。

(4) 目前基因突变概述

目前人类基因突变数据库收录了 SCGA 基因突变 75 个，其中，错义 / 无义突变 55 个，剪接突变 7 个，小的缺失 5 个，小的插入 5 个，大片段缺失有 3 个。

三、LGMD2H 基因诊断

(1) 概述

TRIM32 基因，编码泛素连接蛋白酶 E3(E3 ubiquitin-protein ligase TRIM32)，位于 9 号染色体长臂 3 区 3 带 1 亚带 (9q33.1)，基因组坐标为 (GRCh37): 9: 119360147-119463579，基因全长 103 433bp，编码 653 个氨基酸。

(2) 基因对应蛋白结构及功能

TRIM32 编码泛素蛋白连接酶，是 TRIM 蛋白家族的一员。TRIM 家族具有 3 个结构域，分别是锌指结构域 (RING)、1 或 2 个 B-box 以及 1 个蜷曲螺旋结构域。该蛋白主要集中在细胞质中。目前也发现其在细胞核中与 HIV-1 Tat 蛋白的活化结构域相互作用，从而激活 HIV-1 基因的转录。

(3) 基因突变致病机制

Frosk 等[10] 在哈特教派中的 LGMD2H 患者中发现了位于 TRIM32 基因上的纯合突变，即氨基酸序列 487 位置上的天冬氨酸突变成天冬酰胺。

Schoser 等[10]通过这个纯合突变确认了两例 LGMD2H 患者。另外，单体型分析显示所有的 LGMD2H 患者都有相同的单体型，这表明这个突变出现在 16 世纪哈特教派兴起之前。Saccone 等[4]在非哈特教派的 LGMD2H 患者身上也发现了 *TIM32* 基因的纯合突变。

Kudryashova 等[11]完成一个关于人肌营养不良症的 *Trim32* 敲除小鼠模型。组织学分析发现，*Trim32* 敲除的骨骼肌有轻度肌痛的变化。电子显微镜显示 Z-line 流与肌管系统的液泡区域，重现了 LGMD2H 和肌质管肌病病症。观察发现，*Trim32* 在正常小鼠大脑的表达水平超过骨骼肌 100 倍以上。分析 *Trim32* 敲除神经组织显示神经纤维细丝的浓度下降，髓鞘轴突直径减少。轴突的变化表明骨骼肌向较慢的运动单位发展。*Trim32* 敲除的比目鱼肌肌肉表明了 Ⅰ 型慢速肌动蛋白增多，而 Ⅱ 型快肌球蛋白减少。

(4) 目前基因突变概述

目前人类基因突变数据库报道了 *TRIM32* 基因突变 6 个，其中错义 / 无义突变 3 个，小的缺失 2 个，小的插入 1 个。

四、LGMD2Q 基因诊断

(1) 概述

PLEC1 基因，即编码网格蛋白的基因，位于 8 号染色体长臂 2 区 4 带 (8q24)，基因组坐标为 (GRCh37):8:144989321-145050913，基因全长 61 593bp；包含 32 个外显子，编码 4684 个氨基酸。

(2) 基因对应蛋白结构及功能

PLEC1 编码的网格蛋白，作用时形成二聚体或者同源四聚体，属于结构和功能相关的蛋白家族的重要成员，又称为血小板溶素或者细胞连接因子，它们能够连接细胞骨架的不同元件。血小板溶素具有多结构域和巨大的体积，使其不仅在维持细胞和组织的完整性以及细胞结构和形状的动态变化中起作关键作用，而且也可以作为分子组装和定位的平台，调控信号复合物。

(3) 基因突变致病机制

Gundesli 等[12]通过对一个患有常染色体隐性遗传肢带型肌营养不良的土耳其家系进行候选基因测序和纯合子定位研究，最终在 *PLEC1* 基因里检测到 9bp 的纯合缺失，认为是造成该家系发病的原因。随后，在另外两个患有该病的土耳其家系里也检测到相同的突变，并且单倍型分析表明其具有奠基者效应。研究发现 9bp 的缺失只影响到了网格蛋白的亚型 1f。从一个患者个体的肌肉组织切片中发现网格蛋白亚型 1f 的 mRNA 表达量显著降低，同时蛋白的表达量也显著降低。从患者肌肉的电子显微结构中发现在肌膜和肌小节的一些收缩元件之间存在空隙、膜分离现象，一些区域肌纤维组织有缺失以及 Z 线发生了偏离。这些研究结果表明，*PLEC1* 的亚型 1f 是肌纤维膜相关蛋白，其在骨骼肌中有特定的作用，并且缺乏这种亚型只会导致肌纤维的破坏而不会影响其他组织。

本病尚无相应的分子研究，致病机制未明。

(4) 目前基因突变概述

目前在线人类孟德尔遗传网站记录了 *PLEC1* 基因突变仅 1 个，即 1 个 9bp 的小片段缺失。

五、LGMD2S 基因诊断

(1) 概述

TRAPPC11 基因，即编码蛋白转运颗粒复合体亚基 11 的基因，位于 4 号染色体长臂 3 区 5 带 1 亚带 (4q35.1)，基因组坐标为 (GRCh37): 4: 184580420-184634747，基因全长为 54 328bp，包含 30 个外显子，编码 1133 个氨基酸。

(2) 基因对应蛋白结构及功能

TRAPPC11 编码的蛋白质是蛋白转运颗粒 (TRAPP) 复合体的一个亚基，该转运复合体的功能涉及细胞内的囊泡运输。*TRAPPC11* 编码的蛋白亚基涉及早期囊泡从内质网到高尔基体的运输。

(3) 基因突变致病机制

Bogershausen 等[5]通过全外显子测序技术和连锁定位分析对患有 LGMD 疾病的一个叙利亚家系进行了研究与分析，确定了在 *TRAPPC11* 基因中的纯合突变 (p.G980R)。使用相同的研究方法在另外 2 个患有同种疾病的家系中确定了 *TRAPPC11* 基因上的剪接突变 c.1287+5G>A，与前者研究中的患者相比，表型有略微的差异，但都表现出了神经肌肉功能的紊乱。在酵母菌中的研究表明，错义突变导致蛋白失去了与其他 TRAPP 蛋白正常运转的能力。患者的细胞蛋白运输分泌途径，发生改变，从而延迟了从高尔基体转出，并损害了晚期胞内体 / 溶酶体的运动和形成，这个发现表明膜运输的改变可能是该疾病发生的分子机制。

本病尚无相应的分子研究，致病机制未明。

(4) 目前基因突变概述

目前在线人类孟德尔遗传网站收录了 *TRAPPC11* 基因突变2个，其中错义/无义突变1个，剪接突变1个。

（刘大成　查　超　邹志艳）

参考文献

[1] Bushby KMD. Diagnostic criteria for the limb-girdle muscular dystrophies report of the ENMC consortium on limb-girdle dystrophies. Neuromuscul Disord, 1995, 5：71-74

[2] Bonnemann CG, Wong J, Jones KJ, et al. Primary gamma-sarcoglycanopathy(LGMD2C)：broadening of the mutational spectrum guided by the immunohistochemical profile. Neuromuscul Disord, 2002, 12：273-280

[3] Babameto-Laku A, Tabaku M, Tashko V, et al. The first case of primary alpha-sarcoglycanopathy identified in Albania, in two siblings with homozygous alpha-sarcoglycan mutation. Genet Counsel, 2011, 22: 377-383

[4] Saccone V, Palmieri M, Passamano L, et al. Mutations that impair interaction properties of TRIM32 associated with limb-girdle muscular dystrophy 2H. Hum Mutat, 2008, 29: 240-247

[5] Bogershausen N, Shahrzad N, Chong JX, et al. Recessive *TRAPPC11* mutations cause a disease spectrum of limb girdle muscular dystrophy and myopathy with movement disorder and intellectual disability. Am J Hum Genet, 2013, 93: 181-190

[6] Romero NB, Tome FMS. Genetic heterogeneity of severe childhood autosomal recessive muscular dystrophy with adhalin(50 kDadystrophin-associated glycoprotein) deficiency. C R Acad Sci, 1994, 317: 70-76

[7] Roberds SL, Leturcq F. Missense mutations in the adhalin gene linked to autosomal recessive muscular dystrophy.Cell, 1994, 78: 625-633

[8] Trabelsi M, Kavian N. Revised spectrum of mutations in sarcoglycanopathies. Europ J Hum Genet, 2008, 16: 793-803

[9] Frosk P, Weiler T, Nylen E, et al. Limb-girdle muscular dystrophy type 2H associated with mutation in *TRIM32*, a putative E3-ubiquitin-ligase gene. Am J Hum Genet, 2002, 70: 663-672

[10] Schoser BG, Frosk P, Engel AG, et al. Commonality of *TRIM32* mutation in causing sarcotubular myopathy and LGMD2H. Ann Neurol, 2005, 57: 591-595

[11] Kudryashova E, Wu J, Havton LA, et al. Deficiency of the E3 ubiquitin ligase *TRIM32* in mice leads to a myopathy with a neurogenic component. Hum Mol Genet, 2009, 18: 1353-1367

[12] Gundesli H, Talim B, Korkusuz P, et al. Mutation in exon 1f of PLEC, leading to disruption of plectin isoform 1f, causes autosomal-recessive limb-girdle muscular dystrophy. Am J Hum Genet, 2010, 87: 834-841

984~1006　先天性肌营养不良抗肌萎缩相关糖蛋白病伴脑眼异常

(muscular dystrophy-dystroglycanopathy, congenital with brain and eye anomalies, MDDGA)(984. MDDGA1, OMIM 236670; 985. MDDGA10, OMIM 615041; 986. MDDGA11, OMIM 615181; 987. MDDGA14, OMIM 615350; 988. MDDGA2, OMIM 613150; 989. MDDGA3, OMIM 253280; 990. MDDGA4, OMIM 253800; 991. MDDGA5, OMIM 613153; 992. MDDGA6, OMIM 613154; 993. MDDGA7, OMIM 614643; 994. MDDGA8, OMIM 614830; 995. MDDGB1, OMIM 613155; 996. MDDGB14, OMIM 615351; 997. MDDGB2, OMIM 613156; 998. MDDGB3, OMIM 613151; 999. MDDGB6, OMIM 608840, 1000. MDDGB5, OMIM 606612; 1001. MDDGC1, OMIM 609308; 1002. MDDGC14, OMIM 615352, 1003. MDDGC2, OMIM 613158; 1004. MDDGC3, OMIM 613157; 1005. MDDGC4, OMIM 611588; 1006. MDDGC9, OMIM 613818)

一、临床诊断

(1) 概述

先天性肌营养不良 (congenital muscular dystro-phy，CMD) 属常染色体隐性遗传疾病，涵盖了一大类出生时或出生后几个月内即出现进行性肌无力、肌张力减低并伴不同程度中枢神经系统受累的疾病。

先天性肌营养不良抗肌萎缩相关糖蛋白病伴脑眼异常 (MDDGA) 为先天性肌营养不良 (CMD) 最常见亚型，亦称 α- 抗肌萎缩相关糖蛋白病 (alpha-dystroglycanopathy，α-DG)，广泛累及骨骼肌、脑和眼部，临床症状交叉重叠，共同的特点是 α-DG 糖基化低下。

MDDGA 是一种具有遗传异质性的常染色体隐性遗传病，可出现大脑和眼睛的发育畸形，严重智力低下，先天性肌营养不良和过早死亡等多种表型[1]。Walker 于 1942 年最早报道无脑回畸形、脑积水、小眼球和视网膜发育不良综合征，随后因 Warburg 的相关著作而使这种综合征为世人所知[2]。

MDDGA 目前见诸于报道的类型包括：POMT1(MDDGA1)，POMT2(MDDGA2)，POMGNT1(MDDGA3)，FKTN(MDDGA4)，FKRP(MDDGA5)，LARGE(MDDGA6)，ISPD(MDDGA7)，GTDC2(MDDGA8)，TMEM5(MDDGA10)，B3GALNT2(MDDGA11)，SGK196(MDDGA12)，B3GNT1(MDDGA13)，GMPPB(MDDGA14) 等 10 余个亚型。

先天性肌营养不良 B2 型 (MDDGB2)，有先天性肌营养不良 POMT2 相关型，是一种常染色体隐性遗传性疾病，表现为肌营养不良，同时伴有脑发育迟缓及结构性脑损伤，由 POMT2 基因突变所致。

先天性肌营养不良 B3 型 (MDDGB3) 是一种罕见的常染色体隐性遗传性疾病，表现为肌营养不良，同时伴有脑发育迟缓及轻度脑损伤，由于编码 O- 甘露糖 β-1,1-N- 乙酰葡糖氨基转移酶，由 POMGNT1 基因的纯合或复合杂合突变所致。

MDDGB5(亦称 MDC1C) 是伴精神发育迟滞或脑部病变的先天性肌营养不良，呈常染色体隐性遗传。致病基因为 FKRP，即 Fukutin 相关蛋白 (Fukutin-related protein) 基因。

先天性肌营养不良 B6 型 (MDDGB6)，之前被称为先天性肌营养不良 D1 型 (CMD1D) 是一种常染色体隐性遗传性疾病，表现为肌营养不良，同时伴有脑发育迟缓及结构性脑损伤，由 LARGE 基因突变所致，LARGE 基因为 N- 乙酰葡糖氨基转移酶基因家族的成员之一。

肢带型肌营养不良 C1 型 (MDDGC1) 是编码 O- 甘露糖蛋白的基因纯合子或复合杂合突变造成的。

肢带型肌营养不良 C2 型 (MDDGC2) 是常染色体隐性遗传性疾病，编码内质网膜蛋白的基因

POMT2 基因 (位于 14q24.3) 纯合子或复合杂合突变造成的。

肢带型肌营养不良 C3 型 (MDDGC3) 是一种较为罕见的常染色体隐性遗传性疾病，编码 O- 甘露糖 β-1, 2-N- 乙酰葡萄糖基转移酶的基因 POMGNT1 基因 (位于 1p34) 纯合子发生突变造成的。

肢带型肌营养不良 – 抗肌萎缩相关糖蛋白病，过去也称肢带型肌营养不良 2M 型 (LGMD2M)，是由于 FKTN 基因突变导致的一种常染色体隐性遗传疾病。

MDDGC9 也被称为肢带型肌营养不良 2P 型 (limb-girdle muscular dystrophy type 2P, LGMD2P)。本病为常染色体隐性遗传病，致病基因为 DAG1 基因，该基因编码 α 抗肌萎缩蛋白。

MDDGC14 也称为肢带型肌营养不良 2T 型 (limb-girdle muscular dystrophy type 2T, LGMD2T)。本病为常染色体隐性遗传病，致病基因为 GMPPB 基因，该基因编码焦磷酸化酶 β 亚基。

(2) 临床表现

先天性肌营养不良抗肌萎缩相关糖蛋白病伴脑眼异常 (MDDGA) 的临床表现大都有骨骼肌、脑和眼部的病变，临床症状交叉重叠，一个共同的特点是 α-DG 糖基化低下，主要亚型归类如下：

1) 肌 – 眼 – 脑病 (muscle-eye-brain disease，MEB)：最早发现于芬兰，致病基因定位于 1p34.1，基因产物 POMGnT1 为 O 连接糖基转移酶。主要临床特点为先天性肌营养不良 (CMD) 伴严重近视、视网膜变性、视神经萎缩、巨脑回、多小脑回、脑积水、透明隔合并胼胝体发育不全或缺损[3-5]。肌肉 merosin 免疫组织化学染色阳性。

2) 沃克 – 沃伯格综合征 (Walker-Warburg 综合征，WWS)：临床特点为先天性肌营养不良 (CMD) 伴 II 型无脑回畸形 (或称滑脑症)，脑积水，脑干及小脑发育不良，广泛脑白质异常。眼部病变具有特征性，包括前房和 (或) 后房功能障碍、巨角膜、牛眼或小眼球、虹膜缺损、白内障、视神经发育不良及视网膜异常。此种亚型病变较严重，出生后即出现面肌和四肢肌张力低下，脑部症状突出。基因产物甘露糖转移酶 (POMT1/POMT2) 也是 O 连接糖基转移酶，骨骼肌活检亦可见 merosin 染色阳性[6,7]。

3) 福山型先天性肌营养不良 (Fukuyama type congenital muscular dystrophy，FCMD)：多出现于日裔人群，其他种族少有报道，致病基因定位于

9q31，基因产物 Fukutin（目前功能尚未知），骨骼肌纤维 merosin 染色呈阳性表达。主要临床特点为进行性肌营养不良伴广泛的神经系统先天畸形，包括多小脑回、巨脑回、Ⅱ型无脑回畸形。眼部病变包括近视、眼球运动异常，也可有视神经发育不良、视网膜剥离等。患儿多在出生后 6 个月内发病，出现肌无力和肌张力低下，运动发育迟滞（抬头、端坐延迟），面肌受累明显，常有腓肠肌假性肥大与关节挛缩，智力低下、癫痫亦不少见[8-11]。

4）先天性肌营养不良 1C 型（congenital muscular dystrophy 1C，MDC1C）：致病基因定位于 19q13.3，编码的基因产物 Fukutin 相关蛋白（fukutin related protein），目前认为是一种糖基转移酶。此基因突变引起的临床表型多样：①经典的 MDC1C 以严重肌无力，不能独自站立，智力低下，小脑囊肿等病变为临床特点；②轻症者表型为常染色体显性遗传的肢带型肌营养不良症（LGMD2I）；③最新报道，存在此基因突变的某些患儿，以严重的沃克 - 沃伯格综合征（WWS）样症状为临床表型[12-15]。

5）先天性肌营养不良 1D 型（congenital muscular dystrophy 1D，MDC1D）：致病基因定位于 22q12，基因产物据推测为糖基转移酶。临床表现为先天性肌营养不良伴智力低下[16]。

MDDGB2 患者表现为先天性肌营养不良，肌张力减退，小头畸形，精神运动发育迟滞伴严重严重智力低下，机体广泛肌无力包括面部、躯干、腰部肌肉、舌和腓肠肌肥大，广泛关节挛缩，深反射减弱或消失。血肌酸磷酸激酶升高，肌电图显示肌病改变。

MDDGB3 既往报道较少，患者可表现为先天性及营养不良，并伴有智力及运动发育迟缓，视力下降，斜视，视神经萎缩，血肌酐激酶升高等。

MDDGB5 发病年龄不一，1~40 岁均可发病，临床有轻至重度表现，可出现多系统受累[3]。主要表现有肌张力减低，运动障碍，行走时足尖着地，可伴智力低下、头颅畸形、小脑囊肿、面瘫、脊柱骨关节畸形、进食困难等。

MDDGB6 患者表现为先天性肌营养不良，同时伴有脑发育迟缓，严重智力低下，结构性脑病变，眼震，肌病面容，张口状态，轻度舌肥大，视网膜电图异常，免疫标记可见 α- 肌营养不良蛋白聚糖异常，血肌酐激酶升高等。部分患者可出现大腿肌、小腿肌及肩带肌肥大，并伴有下肢无力及蹒跚步态

或鸭步，上肢肌张力低下，上肢镜像运动等。

MDDGC1 症状通常在婴幼儿起病，1~6 岁起病多见。患者学步年龄较同龄人晚。近端肌肉无力为主，表现为行走和上楼梯困难，病程进展缓慢，患者还表现为轻度肌肥厚，血清肌酸激酶增加，小头畸形和智力低下。

MDDGC2 症状通常在婴幼儿起病，1~6 岁起病多见。患者学步年龄较同龄人晚，一般 18 个月才能学会走路。近端肌肉无力为主，表现为行走和上楼梯困难，病程进展缓慢，患者还表现为轻度肌肥厚，血清肌酸激酶增加，小头畸形和智力低下。有报道称可见右束支传导阻滞的超声心动图表现。脑 MRI 平扫未见明显异常的表现。

MDDGC3 症状通常在婴幼儿起病，1~6 岁起病多见。患者学步年龄较同龄人晚，一般 18 个月才能学会走路。近端肌肉无力为主，以臀部腰带肌、颈部肌群和肩部外展肌群受累明显，表现为行走和上楼梯困难，病程进展缓慢，查体可见 Gowers 征阳性。患者还表现为轻度肌肥厚，主要在小腿和股四头肌肌群。患者还可有血清肌酸激酶增加和智力低下。脑 MRI 平扫未见明显异常的表现。

MDDGC4 可在婴儿期或幼年期发病。患者主要表现为近端肌无力，肌张力降低，运动发育迟滞。运动耐受力下降，并常有频繁跌倒。部分患者可见下肢肌肉假性肥大，血清肌酸激酶升高。患者的智力发育和脑结构通常是正常的，并且对类固醇治疗反应好。

MDDGC9 为 DAG1 糖基化表达不足为特征的相关肌萎缩病的一种[2]。多儿童期起病，多表现为近端肌无力萎缩，爬楼梯困难，跑、跳、蹲困难，可有运动发育迟缓。多伴有精神发育迟滞、中度至重度智力障碍及脑结构异常等。查体可发现鸭步、Gowers 征、腓肠肌假性肥大、踝关节挛缩、脊柱前凸等。

MDDGC14 多于儿童期起病，出生时也可发病。发病多表现为近端肢体肌无力伴萎缩，上下肢均受累，如爬楼梯困难等，个别患者表现为运动不耐受，运动发育可不受影响。大多有中度智力障碍，IQ 为 50~76。亦多见有癫痫发作。查体可发现小头畸形、肌张力减低、眼球震颤等。此外，还可合并有白内障、心肌病及呼吸功能不全等。

(3) 影像学表现

血生化检查可见血肌酐激酶升高。Walker-

Warburg 综合征 MRI 表现：无脑回畸形，脑积水，脑桥及小脑发育不良，胼胝体发育不良，Ⅱ 型无脑回畸形等[17]（图 984-1）。

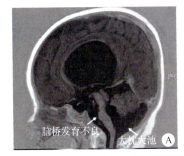

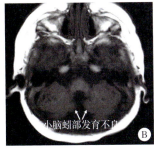

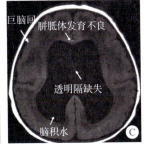

图 984-1　MDDGA 患者影像学表现

头部 MRI-T$_1$ 加权矢状面 (A) 和轴位 (B) 显示大枕大池、脑桥和小脑蚓部发育不良，颅后窝畸形（箭头）；T$_1$ 加权幕上轴向 (C) 显示巨脑回畸形、脑积水，无透明隔和胼胝体形成，Ⅱ 型平脑发育不良（箭头）(Hong Kong Med J. 2014, 20: E4-5)

(4) 病理表现

MDDGA 患者病理学表现为脑内明显的抗肌萎缩蛋白的 α-DG 糖基化功能性丧失，视神经萎缩、巨脑回、多小脑回、透明隔和胼胝体发育不全或缺损。

骨骼肌活检多数为肌营养不良病理改变，肌纤维大小不等，可见小而圆的肌纤维，肌间质结缔组织增生，肌纤维坏死及再生一般不显著（图 984-2）。

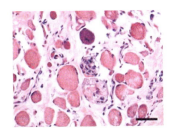

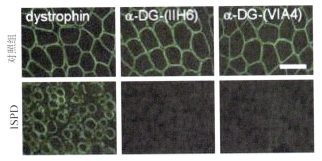

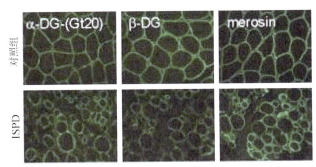

图 984-2　MDDGB 患者病理表现

骨骼组织学染色肌肉活检，显示出严重的营养不良病理组织学与肌纤维坏死、再生，以及肌内膜纤维化（苏木精 – 伊红染色）；用两种特异抗糖化 α-DG 的抗体揭示了一个完全丧失抗肌萎缩蛋白的 α-DG 糖基化功能性[118][Nat Genet，2012，44(5)：E575-580]

(5) 亚型汇总（表 984-1）

表 984-1　亚型汇总

疾病分型	致病基因
MDDGA1	POMT1
MDDGA2	POMT2
MDDGA3	POMGNT1
MDDGA4	FKTN
MDDGA5	FKRP
MDDGA6	LARGE
MDDGA7	ISPD
MDDGA8	POMGNT2
MDDGA10	TMEM5
MDDGA11	B3GALNT2
MDDGA14	GMPPB
MDDGB1	POMT1
MDDGB14	GMPPB
MDDGB2	POMT2
MDDGB3	POMGNT1
MDDGB6	LARGE
MDDGB5	FKRP
MDDGC1	POMT1
MDDGC2	POMT2
MDDGC3	POMGNT1
MDDGC4	FKTN
MDDGC5	FKRP
MDDGC7	ISPD
MDDGC9	DAG1
MDDGC12	POMK
MDDGC14	GMPPB

(6) 受累部位病变汇总（表 984-2）

表 984-2　受累部位及表现

受累部位	主要表现
脑	脑积水、小脑及脑干发育不良、广泛脑白质异常、智力障碍、癫痫
骨骼肌	面肌和四肢肌张力低下，近端肌无力、萎缩等，呼吸肌受累致呼吸功能不全，CK 升高
眼	巨角膜、牛眼或小眼球、虹膜缺损、白内障、视神经发育不良和视网膜异常
眼	白内障、眼球震颤等
心脏	心肌病

二、MDDGA1 基因诊断

(1) 概述

POMT1 基因，即编码蛋白 -*O*- 甘露糖基转移酶 1(protein-*O*-mannosyltransferase 1) 的基因，位于 9 号染色体长臂 3 区 4 带 1 亚带 3 次亚带 (9q34.13)，基因组坐标为 (GRCh37): 9: 134378282-134399193，基因全长 20 912bp，包含 21 个外显子，编码 725 个氨基酸。

(2) 基因对应蛋白结构及功能

POMT1 基因编码 O- 甘露糖基转移酶 1，它需要与 *POMT2* 基因产物相互作用才能实现酶功能。该酶存在于内质网膜中，负责将甘露糖残基运输至丝氨酸或苏氨酸等羟基型残基。

(3) 基因突变致病机制

2002 年，Beltran-Valero de Bernabe 等 [19] 发现 MDDGA1 是由 *POMT1* 基因的突变导致的，研究者在 30 个先证者的 6 个中发现了 *POMT1* 基因的纯合或复合杂合突变。通过免疫组化分析发现该基因突变患者的肌肉组织中缺乏 *O*- 甘露醇。

2004 年，Willer 等 [20] 通过使小鼠胚胎干细胞的一个 *Pomt1* 等位基因失活产生了嵌合体后代。杂合子小鼠能够存活，并且具有生育能力，而杂合交叉后代中的 *Pomt1*$^{-/-}$ 纯合型小鼠则在胚胎期致死。通过分析突变体的表型，发现纯合缺失的小鼠的生长发育停滞在胚胎期 (E) 的 7.5 天，死亡于 E7.5~E9.5 天。Pomt1$^{-/-}$ 小鼠的 Reichert 膜 (胚胎期形成的第一层基底膜) 的形成存在缺陷，而这种缺陷可能是由于糖基化异常和与肌营养不良相关的蛋白成熟所导致的。

(4) 目前基因突变概述

目前人类基因突变数据库收录了 *POMT1* 基因

突变 54 个，其中错义 / 无义突变 27 个，剪接突变 9 个，小的缺失 11 个，小的插入 5 个。突变分布在基因整个编码区，无突变热点。

三、MDDGA10 基因诊断

(1) 概述

TMEM5 基因，即编码跨膜蛋白 5 的基因，位于 12 号染色体长臂 1 区 4 带 2 亚带 (12q14.2)，基因组坐标为 (GRCh37): 12: 64173583-64203338，基因全长 29 756bp，包含 8 个外显子，编码 443 个氨基酸。

(2) 基因对应蛋白结构及功能

TMEM5 基因编码 II 型跨膜蛋白，该蛋白可能具有糖基转移酶功能。*TMEM5* 基因的产物包含一个由 218~353 氨基酸组成的结构域，与糖基转移酶 exostosin 具有相似性。

(3) 基因突变致病机制

2012 年，Vuillaumier-Barrot 等 [21] 在 9 例 MDDGA10 患者，发现了 *TMEM5* 基因的 5 个不同突变，均为纯合或复合杂合状态。第一个突变是通过纯合子图谱信息结合外显子测序方法，在一个近亲结婚的家系中发现的。暂无功能性的研究。

2013 年，Jae 等 [22] 在 2 个无血缘关系、均为近亲的 MDDGA10 家系研究中，也发现了 *TMEM5* 基因的纯合突变。其中在 43 号家系的患者检出了无义突变 (p.R340X)，该患者仅存活了 22 个月；在 56 号家系姐妹患者中检出了移码突变 (c.139delG)，两个患者一个为 19 岁，另一个为 21 岁。

本病尚无相应的分子研究，致病机制未明。

(4) 目前基因突变概述

目前人类基因突变数据库没有收录 *TMEM5* 基因突变信息，但在文献中报道该基因有 7 个突变 [1,2]。

四、MDDGA11 基因诊断

(1) 概述

B3GALNT2 基因，编码 β-1, 3-*N*- 乙酰氨基半乳糖转移酶 2，位于 1 号染色体长臂 4 区 2 带 3 亚带 (1q42.3)，基因组坐标为 (GRCh37): 1: 235610505-235667781，基因全长 57 292bp，包含 15 个外显子，编码 500 个氨基酸。

(2) 基因对应蛋白结构及功能

B3GALNT2 基因编码 β-1, 3-*N*- 乙酰氨基半乳

糖转移酶 2，是糖基转移酶 31 家族的一个成员。该蛋白参与合成一种新的碳水化合物：GalNAc-β-1-3GlcNAc。在 α- 肌营养不良蛋白聚糖 (DAG1) 糖基化过程中：*B3GALNT2* 编码的蛋白与 GTDC2/POMGnT2 一起合成 GalNAc-β3-GlcNAc-β 末端，此合成反应发生在磷酸化三糖合成通路中的 *O*- 甘露糖蛋白 4 碳位置。

(3) 基因突变致病机制

Stevens 等 [123] 通过全外显子或 Sanger 检测在 6 例没有血缘关系的 MDDGA11 患者中发现了 *B3GALNT2* 基因纯合子或杂合子突变。大多数的 *B3GALNT2* 突变的结果是产生截断蛋白，使蛋白功能丧失；但在 3 个错义突变中有 2 个被证明突变的后果是影响蛋白在内质网上的定位。功能丧失的双等位基因突变一般伴有严重的临床表型。

通过敲除斑马鱼的 *b3galnt2* 基因，展现出了与人类先天性肌营养类似表征：动力下降、大脑紊乱及肌肉纤维混乱。

(4) 目前基因突变概述

目前人类基因突变数据库收录了 *B3GALNT2* 基因突变 11 个，其中错义 / 无义突变 6 个，小的缺失 2 个，小的插入 2 个，总插入或复制 1 个。

五、MDDGA14 基因诊断

(1) 概述

GMPPB 基因，编码 GDP- 甘露糖焦磷酸化酶 B，位于 3 号染色体短臂 2 区 1 带 3 亚带 1 次亚带 (3p21.31)，基因组坐标为 (GRCh37): 3: 49758932-49761384，基因全长 2453bp，包含 9 个外显子，编码 387 个氨基酸。

(2) 基因对应蛋白结构及功能

GMPPB 基因编码 GDP- 甘露糖焦磷酸化酶，所编码的蛋白质催化甘露糖 -1- 磷酸和 GTP 转化为 GDP- 甘露糖，这个反应与 *N* 连接寡糖的产生相关。有研究表明这个基因存在不同类型的选择性剪接的转录物变体。

GMPPB 基因是编码 GDP 甘露糖焦磷酸化酶 B 的基因。与 *GMPPB* 相关的疾病包括肉芽肿阿米巴脑炎和 MDDGA14。与这个基因在 GO 数据库注释显示其编码的蛋白具有甘露糖 -1- 磷酸鸟苷酶活性和与 GTP 结合的能力。该基因的一个重要旁系基因是 *GMPPA* 基因。

(3) 基因突变致病机制

抗肌萎缩相关糖蛋白肌病是一组由不同的基因突变导致的疾病，并且都会导致肌营养不良糖蛋白 α(α-DG) 功能缺陷 [124]。

Carss 等 [125] 中描述的 8 名患儿 (所有的患者都为 4 岁)，由于 *GMPPB* 基因突变导致的抗肌萎缩相关糖蛋白病。*GMPPB* 基因所编码的蛋白质催化甘露糖 -1- 磷酸和 GTP 转化为 GDP- 甘露糖，而 GDP- 甘露糖是 *O*- 甘露糖基的蛋白质的必需元素，它是细胞内甘露糖基转移的底物，与包括 α-DG 在内的蛋白质的甘露糖基化有关。*GMPPB* 基因的突变可导致肌营养不良糖蛋白 α(α-DG) 的低糖基化。对肌营养不良患者的肌肉活检发现，肌肉组织和成纤维细胞中 α-DG 的糖基化水平降低了。而对患者成纤维细胞进行野生型 *GMPPB* 的表达发现，α-DG 的糖基化水平可得到一定程度的恢复。野生型的 GMPPB 蛋白在细胞质中表达，该基因的突变可导致细胞质中或膜突出物附近聚合物的形成。

在斑马鱼中行 *GMPPB* 同源基因敲除发现，斑马鱼的肌肉组织中 α-DG 的糖基化水平降低，肌肉的运动能力下降并伴有眼部异常。因此，这些研究数据均表明 *GMPPB* 基因的突变可使 α-DG 的糖基化水平降低，从而导致先天性肢带型肌营养不良。

(4) 目前基因突变概述

目前人类基因突变数据库暂未报道 *GMPPB* 基因突变具体的数目。

六、MDDGA2 基因诊断

(1) 概述

POMT2 基因，即编码蛋白质 *O*- 甘露糖基转移酶的基因，位于 14 号染色体长臂 2 区 4 带 (14q24)，基因组坐标为 (GRCh37): 14: 77741299-77787225，基因全长 45 927bp，包含 24 个外显子，编码 750 个氨基酸。

(2) 基因对应蛋白结构及功能

POMT2 基因编码 *O*- 甘露糖基转移酶，该酶与基因 *POMT1* 的编码产物发生相互作用，共同执行酶促反应。该基因编码的蛋白位于内质网膜。GO 功能注释表明，该基因与甘露糖转移酶的活性有关。*POMT2* 基因的旁系同源基因为 *POMT1*，*O*- 甘露糖基转移酶的酶促反应是在 *POMT1* 和 *POMT2* 的共同作用下进行，其中任何一个基因的单独表达都不

能引起酶促反应。

(3) 基因突变致病机制

Martinez 等 [26] 首次报道了 POMT2 基因突变和伴随着左心室收缩功能降低的主动脉病之间的关联。他们建议除了心功能障碍患者外，主动脉病患者也应进行 POMT2 基因突变的筛查。

本病尚无相应的分子研究，致病机制未明。

(4) 目前基因突变概述

目前人类基因突变数据库收录了 POMT2 基因突变 34 个，其中错义 / 无义突变 20 个，剪接突变 8 个，小的缺失 4 个，复杂重排 2 个。突变分布在基因整个编码区，无突变热点。

七、MDDGA3 基因诊断

(1) 概述

POMGNT1 基因，即编码 O- 甘露糖 -β-1,2-N- 乙酰葡糖胺基转移酶 (POMGNT1)，位于 1 号染色体短臂 3 区 4 带 1 亚带 (1p34.1)，基因组坐标为 (GRCh37): 1: 46654353-46685977，基因全长 31 625bp，包含 25 个外显子，编码 748 个氨基酸。

(2) 基因对应蛋白结构及功能

POMGNT1 基因编码高尔基体的 II 型跨膜蛋白。它参与 O- 甘露糖的糖基化，并特异性地对 α 连接的末端甘露糖糖基化。这个基因的突变可能与肌 – 眼 – 脑病以及几种先天性肌营养不良相关联。这个基因编码不同蛋白的可变剪接转录物变体目前已有描述。

(3) 基因突变致病机制

Godfrey 等 [11] 指出，MDDGA3 是一种抗肌萎缩相关糖蛋白病，大多由编码 O- 甘露糖 -β-1, 2-N- 乙酰葡糖胺基转移酶 (POMGNT1) 的 POMGNT1 基因纯合突变或复合杂合突变导致，该酶催化的 N- 乙酰葡糖胺残基转移到 O- 甘露糖 (包括肌萎缩蛋白) 上。

而对 MDDGA3 患者的 POMGNT1 蛋白质分析表明，患者表型的严重程度与蛋白表达水平没有相关性，而与蛋白活性相关。本病尚无相应的分子研究，致病机制未明 [27]。

(4) 目前基因突变概述

目前人类基因突变数据库报道了 POMGNT1 基因突变 50 个，其中错义 / 无义突变 24 个，剪接突变 11 个，小的缺失 9 个，小的插入 3 个，大片段缺失 2 个，大片段插入 / 重复 1 个。

八、MDDGA4 基因诊断

(1) 概述

FKTN 基因，即编码 fukutin 蛋白的基因，位于 9 染色体长臂 3 区 1 带 2 亚带 (9q31.2)，基因组坐标为 (GRCh37): 9: 108320411-108403399，基因全长 82 989bp，包含 11 个外显子，编码 461 个氨基酸。

(2) 基因对应蛋白结构及功能

FKTN 基因编码的 fukutin 蛋白，由 461 个氨基酸组成，在正常人的多种组织器官中都有表达，通过转染实验，预测其包含了一个 N 端信号序列，是一种分泌蛋白。该蛋白定位于高尔基体隔膜，以跨膜蛋白形式存在，与骨骼肌 α 肌营养不良蛋白聚糖的糖基化有关，被认为是一种糖基化转移酶，并在人大脑发育过程中发挥重要作用。

(3) 基因突变致病机制

Kobayashi 等 [28] 发现引起 MDDGA4 疾病的 87% 等位基因突变中都携带有 1 个长 3062bp 的转座子插入，插入位点位于 FKTN 基因的 3′ UTR 区域。

Kato 等 [29] 在 MDDGA4(FCMD) 的日本患者中发现了 9 例非祖源突变，在患严重表型症状方面，FKTN 基因上 1 个点突变和 1 个 3kb 长的祖源插入突变的复合杂合突变要比仅有 1 个祖源突变的纯合突变概率大得多。

Kanagawa 等 [30] 通过在小鼠 FKTN 基因中转入致病反转录转座子方法建立了 MDDGA4(FCMD) 的小鼠模型。导入致病基因的小鼠表现出 α 肌营养不良蛋白聚糖的糖基化水平降低，但没表现出肌营养不良的相关症状。用更灵敏的方法检测出微量的 α 肌营养不良蛋白聚糖，和采用固相法检测出的层粘连结合蛋白都只有正常水平的 50%。相反在肌营养不良小鼠中，检测不到完整的 α 肌营养不良蛋白聚糖，而层粘连结合蛋白的活性也大大降低。这表明，少量完整的 α 肌营养不良蛋白聚糖可能足以保持导入致病基因的小鼠的肌肉细胞的完整性。向导入致病基因小鼠注入 fukutin 蛋白，小鼠开始重新储藏糖基化后的 α 肌营养不良蛋白聚糖。Kanagawa 等认为，通过代替或导入与糖基化相关的基因来恢复部分的 α 肌营养不良蛋白聚糖的糖基化和层粘连结合蛋白的活性，可能会有效地阻止肌营养不良的发生。

(4) 目前基因突变概述

目前人类基因突变数据库收录了 *FKTN* 基因突变 39 个，其中错义 / 无义突变 24 个，剪接突变 2 个，小的缺失 6 个，小的插入 2 个，大片段缺失 1 个，大片段插入 2 个，复杂重排 2 个。

九、MDDGA5 基因诊断

(1) 概述

FKRP 基因，即编码福山蛋白基因，位于 19 号染色体长臂 1 区 3 带 3 亚带 2 次亚带 (19q13.32)，基因组坐标为 (GRCh37): 19: 47249303-47261832，基因全长 12 530bp，包含 9 个外显子，编码 495 个氨基酸。

(2) 基因对应蛋白结构及功能

FKRP 基因编码高尔基体内侧的一种蛋白，是肌萎缩蛋白的翻译后修饰蛋白所必需的。这种基因突变已被认为与先天性肌营养不良症、精神发育迟滞和小脑囊肿有关。该基因存在不同的可变剪接的转录本，但它们的特征并未全部确定。且部分可变转录本总长尚未确定。

(3) 基因突变致病机制

Esapa 等 [31] 发现 CHO 细胞中 *KEPP* 的过度表达会影响 α 和 β- 肌萎缩蛋白的转录后修饰，从而抑制了这两种蛋白异构型的合成。DxD 域或高尔基靶序列的突变，将导致高尔基体中 FKRP 表达量缓慢减少，但不改变肌萎缩蛋白的组装。研究得出结论: *FKRP* 是肌萎缩蛋白的翻译后修饰的必要条件，并提出由 *FKRP* 突变引起的肌萎缩蛋白的异常可能是导致先天性肌营养不良症的新机制。

Ackroyd 等 [32] 发现带有 *FKRP* 的 p.Y307N 突变纯合体小鼠在 6 个月大之前与野生型相比没有表型差异，*FKRP* 转录本表达量类似于对照组。然而，p.Y307N 纯合突变合并 *FKRP* 基因新毒素抗性盒敲除突变 (一种基因敲除的方法) 的小鼠个体均在出生后不久死亡。在这些小鼠的肌肉、眼睛和大脑中发现 α- 肌萎缩蛋白的表达量减少 (大约是可控水平的 40%)。这种表型和人类身上的肌肉萎缩病症状相符合。突变的小鼠表型为眼部肌肉拉力和收缩水平的衰弱以及神经元迁移受到干扰。实验结果证实，小鼠模型中 *FKRP* 相关肌营养不良症的表型是由于 *FKRP* 的亚等位基因敲除导致的，而非错义突变的插入导致。

(4) 目前基因突变概述

目前人类基因突变数据库报道了 *FKRP* 基因突变 78 个，其中错义 / 无义突变 68 个，小的缺失 6 个，小的插入 4 个。突变分布在基因整个编码区，无突变热点。

十、MDDGA6 基因诊断

(1) 概述

LARGE 基因，即编码类葡萄糖基转移酶蛋白的基因，位于 22 号染色体长臂 1 区 2 带 3 亚带 (22q12.3)，基因组坐标为 (GRCh37): 22: 33668509-34316464，基因全长 647 956bp，包含 21 个外显子，编码 756 个氨基酸。

(2) 基因对应蛋白结构及功能

LARGE 基因编码 N- 乙酰氨基葡萄糖转移酶家族的成员，*LARGE* 是人类基因组中最大的基因之一。它编码葡萄糖基转移酶，该酶参与 α- 肌萎缩蛋白的糖基化，糖蛋白和糖脂的糖链形成以及可能参与重复双糖亚基合成。*LARGE* 基因的选择性剪接形成编码同一种蛋白的两种转录本。基因突变导致 MDC1D，MDC1D 是一种新型的先天性肌营养不良严重精神发育迟滞，并伴有异常糖基化 α- 肌萎缩蛋白。

(3) 基因突变致病机制

Van Reeuwijk 等 [33] 于 2007 发现两名 Walker-Warburg 综合征 (也称 MDDGA6) 患者为 *LARGE* 基因缺失片段的纯合子携带者，缺失片段包括基因的 8 号内含子、9 号外显子、9 号内含子、10 号外显子及 10 号内含子中的大部分，患者的父母健康，为缺失片段的杂合子携带者。

通过研究 81 例有 α- 肌萎缩蛋白糖基化异常的先天性肌营养不良患者，Mercuri 等 [34] 于 2009 年检测到 *LARGE* 基因纯合突变 (p.W495R)。患者表型与 Walker-Warburg 综合征一致。患者的血清肌酸磷酸激酶表达量较高，肌肉组织 α- 肌萎缩蛋白缺乏，精神发育迟滞。

葡萄糖基转移酶缺乏导致 α- 肌萎缩蛋白的糖基化异常是多种先天性肌营养不良症一种致病性的机制。通过研究先天性肌营养不良小鼠，Barresi 等 [35] 于 2004 年发现 *LARGE* 基因转录本的过表达能减缓营养不良表型 (的症状)，并且诱导用于胞外配体的高亲和力一级 α-DG 糖链合成。在福山肌营养不良症、肌肉 – 眼 – 脑病和 Walker-Warburg 综合征患者的肌细胞中发现，*LARGE* 基因的过表达导致 α-DG 糖表达量增加。研究结果表明 *LARGE* 并没有激活患者中的突变酶，但可能是参与 α-DG 的糖基化机制的重要组成部分。

(4) 目前基因突变概述

目前人类基因突变数据库收录了 *LARGE* 基因突变 9 个，其中错义 / 无义突变 3 个，小的插入 1 个，大片段缺失 2 个，大片段插入 3 个。突变分布在基因整个编码区，无突变热点。

十一、MDDGA7 基因诊断

(1) 概述

ISPD 基因，即编码赤藓醇磷酸胞苷酰转移酶样蛋白基因，位于 7 号染色体短臂 2 区 1 带 2 亚带 (7p21.2)，基因组坐标为 (GRCh37): 7: 16127152-16460947，基因全长 333 796bp，包含 24 个外显子，编码 451 个氨基酸。

(2) 基因对应蛋白结构及功能

ISPD 基因编码 2-C- 甲基 -D- 赤藓糖醇 -4- 磷酸胞苷转移酶类蛋白，有研究表明该基因有多种转录本，该蛋白能参与核糖的合成以及肌萎缩蛋白的 *O*- 甘露糖化。

(3) 基因突变致病机制

Willer 和 Roscioli 通过不同的研究，同时发现在 MDDGA7 中存在 *ISPD* 基因的突变。通过研究 7 个 MDDGA7 病例，其中包括一对双胞胎，Willer[17] 发现了 *ISPD* 基因纯合突变以及复合杂合突变，所有突变预测结果均是导致损害蛋白功能的原因。野生型 *ISPD* 基因在患者细胞为糖基化功能正常，由此证明了突变体可能具有致病性。研究患者的骨骼肌细胞和成纤维细胞表明，糖基化丧失功能和层粘连蛋白结合将引起典型 α- 肌萎缩蛋白糖基化缺陷，可能是通过破坏聚糖合成中的初步步骤来引起病变的。

Roscioli[36] 通过研究 94 个 MDDGA7 患者的家系，发现其中 9 个家系有 *ISPD* 基因的纯合突变或复合杂合突变。所有患病都有严重病症，表型如圆形无脑回畸形、脑积水、小脑发育不全、胼胝体发育不全、眼睛异常。研究肌肉组织显示营养不良性变化和糖基化 α- 肌萎缩蛋白减少。

Roscioli 等 [36] 在斑马鱼中发现了两种 N 端不同的 ISPD 蛋白异构体。基因敲除试验发现两种异构

体的敲除能造成脑积水和脑变形，伴随症状为眼部显著变小，变异胚胎还显示出运动性受损、肌节病变、肌肉纤维变性。糖基化 α- 肌萎缩蛋白在突变体的胚胎中表达量降低，但 *ISPD* 对 α- 肌萎缩蛋白含量没有影响。

(4) 目前基因突变概述

目前人类基因突变数据库暂未有 *ISPD* 基因突变的报道。OMIM 数据库报道 *ISPD* 基因突变有 15 个，其中错义 / 无义突变 9 个，剪接突变 2 个，小的缺失 2 个，大片段缺失 2 个。

十二、MDDGA8 基因诊断

(1) 概述

POMGNT2 基因，编码蛋白 *O*- 甘露糖 -*N*- 乙酰氨基葡萄糖胺基转移酶 2，位于 3 号染色体短臂 2 区 2 带 1 亚带 (3p22.1)，基因组坐标为 (GRCh37): 3: 43120721-43147575，基因全长 26 855bp，包含 4 个外显子，编码 580 个氨基酸。

(2) 基因对应蛋白结构及功能

POMGNT2 基因编码产物能把 UDP-*N*- 乙酰 -*D*- 葡萄糖胺转移到甘露糖的 4- 位点，生成 *N*- 乙酰 -*D*- 葡萄糖胺 -β-1,4-*O*-D- 甘露糖胺蛋白。该过程与磷酸化 *O*- 甘露糖胺三糖 [*N*- 乙酰半乳糖胺 -β-3-*N*- 乙酰葡萄糖胺 -β-4-(磷酸盐 -6-) 甘露糖] 的合成有关，而后者是 α- 肌营养不良聚糖 (DAG1) 的糖类结构，而 DAG1 对含层粘连蛋白 G 样结构域的胞外蛋白质有高度亲和力。

(3) 基因突变致病机制

肌营养不良聚糖蛋白的翻译后修饰异常往往会引起 Walker-Warburg 综合征等一系列先天性肌营养不良疾病 (congenital muscular dystrophies，CMDs)，导致 DG 的胞外基质 (extracellular matrix，ECM) 受体功能异常。α- 肌营养不良聚糖的 *O*- 甘露糖基化是在内质网驻留蛋白 *O*- 甘露糖基转移酶 1/2 复合体 (POMT1/2) 作用下，通过 Ser/Thr 残基的甘露糖基修饰实现。研究者证实 GTDC2(即 POMGNT2) 具有蛋白 *O*- 甘露糖 -β-1,4-*N*- 乙酰葡萄糖胺基转移酶活性 [37]，并且在随后的研究中发现 *POMGNT2* 能够在 *O*- 甘露糖蛋白 4- 位点合成 GalNAc-β3-GlcNAc-β 末端，而该位点是肌营养不良相关激酶 SGK196 的识别位点 [38]。这一发现可以解释虽然 POMGNT2 不直接识别 ECM 受体，其编

码基因的突变却会导致肌营养不良相关症状。

Manzini 等[39] 于 2012 年发现，抑制 POMGNT2 的表达会产生许多 Walker-Warburg 综合征的特征，包括脑积水、眼缺陷和肌营养不良。POMGNT2 抑制后胚胎的生存率大幅下降，幸存的胚胎也较对照组体型较小，并往往伴随尾部弯曲、运动能力减弱、眼睛较小等缺陷。其他特征包括脑积水、脑部体积减小、视网膜上皮细胞解体、肌隔中肌营养不良蛋白和糖基化营养不良聚糖缺乏而引起肌肉发育缺陷。

(4) 目前基因突变概述

目前人类基因突变数据库没有收录 POMGNT2 基因突变信息。

十三、MDDGB1 基因诊断

(1) 概述

POMT1 基因，编码蛋白 -O- 甘露糖基转移酶，位于 9 号染色体长臂 3 区 4 带 1 亚带 3 次亚带 (9q34.13)，基因组坐标为 (GRCh37): 9: 134378282-134399193，基因全长 20 912bp，包含 21 个外显子，编码 747 个氨基酸。

(2) 基因对应蛋白结构及功能

POMT1 基因编码一种蛋白 O- 甘露糖基转移酶，是一种催化蛋白发生 O- 甘露糖基化的酶类。O- 甘露糖基化是一种重要的蛋白修饰，通过真核生物中进化保守的 O- 甘露糖基转移酶蛋白家族启动该修饰。POMT1 与酿酒酵母中的 O- 甘露糖基转移酶序列相似。在酵母中，这些酶被定位在内质网上，是维持细胞完整性和细胞壁强度所必需的。POMT1 同样也和果蝇中的 rt 基因序列相似，而后者的突变将会引起肌肉形成过程和结构的异常。

(3) 基因突变致病机制

POMT1 基因编码的 O- 甘露糖基转移酶需要和 POMT2 基因编码产物结合以行使功能。二者结合而成的 POMT 复合体通过糖基化反应，以一分子甘露糖修饰 α- 肌营养不良蛋白聚糖。α- 肌营养不良蛋白聚糖与细胞骨架和胞外基质的锚定相关。在大脑早期发育中，糖基化 α- 肌营养不良聚糖对神经元迁移起引导作用。

Willer 等[20] 发现在胚胎发生时期，小鼠 Pomt1 基因在神经管、眼、间质中显著表达，而这些部位

和 Walker-Warburg 综合征患者病变组织所处的部位相一致。Willer 通过基因打靶技术抑制了小鼠胚胎干细胞中 Pomt1 等位基因的活性，从而获得了具有可遗传失活等位基因的嵌合体。尽管杂合体小鼠可育，但无法产生纯合 Pomt1⁻/⁻ 的子代，说明该基因型是胚胎致死的。分析结果显示，Pomt1⁻/⁻ 小鼠在胎龄 7.5 天发育停止，并在 7.5~9.5 天死亡。Pomt1⁻/⁻ 胚胎在形成第一层基膜——赖歇特膜时出现缺陷。赖歇特膜是啮齿类中分布在腔壁内胚层细胞和滋养层细胞之间的多层膜，其功能被认为是在母体细胞被移除时允许营养物质自由进入胚胎。Pomt1⁻/⁻ 胚胎中赖歇特膜的形成缺陷被认为是糖基化和肌营养不良聚糖修饰的异常带来的层粘连蛋白募集能力减弱所引起的。Willer 随后证实，小鼠中 Pomt1 的靶向抑制将导致 O- 甘露糖基聚糖合成中所需的糖基转移酶的缺失。

(4) 目前基因突变概述

目前人类基因突变数据库报道了 POMT1 基因突变 54 个，其中错义 / 无义突变 27 个，剪接突变 9 个，小的缺失 11 个，小的插入 5 个，大片段缺失 1 个，大片段插入 1 个。

十四、MDDGB14 基因诊断

(1) 概述

GMPPB 基因，编码 GDP- 甘露糖焦磷酸化酶 B，位于 3 号染色体短臂 2 区 1 带 3 亚带 1 次亚带 (3p21.31)，基因组坐标为 (GRCh37): 3: 49758932-49761384，基因全长 2453bp，包含 9 个外显子，编码 387 个氨基酸。

(2) 基因对应蛋白结构及功能

GMPPB 基因的编码 GDP- 甘露糖焦磷酸酶，编码的蛋白能够催化甘露糖 -1- 磷酸盐和 GTP 反应生成 GDP- 甘露糖，该反应涉及 N- 寡糖的生成。有报道称其经可变剪接产生的不同转录本能够编码不同的亚型。

GMPPB 催化 GTP 和甘露糖 -1- 磷酸盐反应合成 GDP- 甘露糖，而 GDP- 甘露糖是细胞内甘露糖基转移酶合成 N 聚糖所需的底物，同时也是内质网膜中长萜醇单磷酸甘露糖 (Dol-P-Man) 合成所必需的。Dol-P-Man 是内质网中全部四种甘露糖基化反应所必需的供体——O- 甘露糖基化、C- 甘露糖基化、N- 糖基化和糖基磷脂酰肌醇 – 锚

定形式。

(3) 基因突变致病机制

Carss 等 [25] 结合糖基化在 α-DG 功能中的重要作用，判断 *GMPPB* 的致病突变引起其功能异常，而引起 α-DG 的 *O*- 甘露糖基化所需要的 GDP- 甘露糖不足，最终导致肌营养不良疾病的表型。

Carss 等 [25] 发现了斑马鱼 *gmppb* 在发育过程中的持续表达。研究者观察到，通过吗啉代敲除斑马鱼 *gmppb* 可导致胚胎体积变小，并伴随多发畸形，如尾部弯曲、色素衰退、小眼畸形、脑积水和运动能力减弱。突变斑马鱼的肌纤维变得稀疏无序，肌隔受损或发育不完整，并伴随有肌纤维膜损伤。免疫染色实验显示 DAG1 的糖基化缺陷与基膜结构异常有关。这些发现与之前人类 *GMPPB* 突变个体的肌营养不良症相吻合。

(4) 目前基因突变概述

目前人类基因突变数据库未报道 *GMPPB* 基因突变具体的数目。

十五、MDDGB2 基因诊断

(1) 概述

POMT2 基因，即编码蛋白 -*O*- 甘露糖基转移酶的基因，位于 14 号染色体长臂 2 区 4 带 (14q24)，基因组坐标为 (GRCh37): 14: 77741299-77787225，基因全长 45 927bp，包含 24 个外显子，编码 750 个氨基酸。

(2) 基因对应蛋白结构及功能

POMT2 基因编码 *O*- 甘露糖基转移酶，该酶与基因 *POMT1* 的编码产物发生相互作用，共同执行酶促反应。该编码的蛋白位于内质网膜。GO 功能注释表明，该基因与甘露糖转移酶的活性有关。*POMT2* 基因的旁系同源基因为 *POMT1*，*O*- 甘露糖基转移酶的酶促反应是在 *POMT1* 和 *POMT2* 的共同作用下进行，其中任何一个基因的单独表达都不能引起酶促反应。

(3) 基因突变致病机制

MDDGB2 是常染色体隐性遗传病，表现为先天性的肌营养不良并伴随着智力发育障碍和轻微的大脑结构异常 [40]。Godfrey 等 [11] 报道了与 *POMT2* 相关的 MDDGB2 病例。在这 2 个病例中，Godfrey 确定了 *POMT2* 基因的纯合突变。Yanagisawa 等 [41] 报道了一例 MDDGB2，通过遗传学分析在 *POMT2*

基因座上确定了一个复合型的杂合突变位点。通过 81 例与抗肌萎缩相关糖蛋白病相关的病例研究，Mercuri 等 [42] 发现其中有 6 例 MDDGB2 与 *POMT2* 基因的突变相关。

本病尚无相应的动物模型研究，致病机制未明。

(4) 目前基因突变概述

目前人类基因突变数据库收录了 *POMT2* 基因突变 33 个，其中错义 / 无义突变 20 个，剪接突变 9 个，小的缺失 4 个。突变分布在基因整个编码区，无突变热点。

十六、MDDGB3 基因诊断

(1) 概述

POMGNT1 基因，编码一种 II 型跨膜转运蛋白，位于 1 号染色体短臂 3 区 4 带 1 亚带 (1p34.1)，基因组坐标为 (GRCh37): 1: 46654353-46685977，基因全长 31 625bp，包含 25 个外显子，编码 748 个氨基酸。

(2) 基因对应蛋白结构及功能

POMGNT1 基因编码一种位于高尔基体内的 II 型跨膜转运蛋白。该基因参与了 *O*- 甘露糖基的糖基化过程和最终形成特定的 α- 甘露糖。根据已有的数据库，通过不同形式的可变剪接形成了该基因编码蛋白不同的异构体。GO 的功能注释表明，该基因主要与 β-1，3 半乳糖基 -*O*- 糖基糖蛋白 -β-1，3-*N*- 乙酰葡萄糖基转移酶转运酶的活性有关，该基因的一个重要的旁系同源基因为 *MGAT1*。

(3) 基因突变致病机制

MDDGB3 是常染色体隐性遗传病，表现为先天性肌营养不良并伴随智力发育障碍和轻微的大脑结构异常。通过对 1 例 MDDGB3 病例分析，Clement 等 [43] 在 *POMGNT1* 基因座上确定了一个复合型的杂合突变位点。

Mercuri 等 [42] 从患有 MDDGB3 相关糖蛋白病的病例中发现了 1 例与 *POMGNT1* 基因相关联，同时 Mercuri 等也确定了 1 个 *POMGNT1* 基因的纯合突变位点。

本病尚无相应的动物模型研究，致病机制未明。

(4) 目前基因突变概述

目前人类基因突变数据库收录了 *POMGNT1* 基因突变 48 个，其中，错义 / 无义突变 23 个，剪接突变 11 个，小的缺失 8 个，小的插入 3 个，大片段缺失 2 个，大片段插入 1 个。突变分布在基因整个编码区，无突变热点。

十七、MDDGB6 基因诊断

(1) 概述

LARGE 基因，即编码一种类糖基转移酶的基因，位于 22 号染色体长臂 1 区 2 带 3 亚带 (22q12.3)，基因组坐标为 (GRCh37):22:33668509-34316464，基因全长 647 956bp，包含 21 个外显子，编码 756 个氨基酸。

(2) 基因对应蛋白结构及功能

作为在人类基因组中最长的一段编码序列，*LARGE* 是编码 N- 乙酰葡萄糖基转移酶基因家族中的一个基因。该基因编码糖基转移酶。编码的糖基转移酶主要参与 α- 肌营养不良蛋白聚糖的糖基化，从而改变糖蛋白和鞘糖脂糖链的合成。而且可能也参与到了二糖重复单位的形成过程中。该基因的可变剪接形成了两种不同的转录组变异，但却分别编码相同的蛋白序列。GO 的功能注释表明，该基因主要与转运酶的活性、糖基化转移酶组以及乙酰葡萄糖基转移酶的活性有关，该基因的一个重要的旁系同源基因为 *B3GNT1*。

(3) 基因突变致病机制

MDDGB6 是常染色体隐性遗传病，表现为先天性肌肉营养不良并伴随智力发育障碍和大脑结构异常[144]。Longman 等[144] 通过对 36 例 MDDGB6 病例进行研究，识别出 1 例患者与 *LARGE* 基因相关，并由 *LARGE* 基因突变所引起。Clement 等[143] 从 27 例 MDDGB6 中识别出来 1 例与 *LARGE* 基因相关的病例，并在该基因座上确定了 1 个复合型的杂合突变位点。

本病尚无相应的动物模型研究，致病机制未明。

(4) 目前基因突变概述

目前人类基因突变数据库收录了 *LARGE* 基因突变 9 个，其中错义 / 无义突变 3 个，小的插入 1 个，大片段缺失 2 个，大片段插入 3 个。突变分布在基因整个编码区，无突变热点。

十八、MDDGB5 基因诊断

(1) 概述

FKRP 基因，编码 fukutin 相关蛋白，位于 19 号染色体长臂 1 区 3 带 3 亚带 2 次亚带 (19q13.32)，基因组坐标为 (GRCh37): 19: 47249303-47261832，基因全长 12 530bp，包含 4 个外显子，编码 496 个氨基酸。

(2) 基因对应蛋白结构及功能

编码的 FKRP 蛋白是由二硫键连接的同源二聚体，有时也会以多亚基蛋白复合体的形式出现。这种蛋白与内侧高尔基体相作用，对营养不良聚糖进行翻译后的修饰。这种蛋白的缺失会造成先天性肌营养不良、智力缺陷和小脑囊肿。FKRP 蛋白的一些选择性剪接转录变异体已有报道，但这些变异体的性质尚未确定。

(3) 基因突变致病机制

在 7 个患有明显的先天性肌营养不良的家庭中，Brockington 等[45] 确定了 11 种不同的 *FKRP* 基因突变，其中，错义突变 9 个，无义突变 2 个。4 个家庭中，患者是复合杂合子，另外 3 个家庭患者为纯合子。

Kawahara 等[46] 报道下调斑马鱼 *fkrp* 表达会导致胚胎发育缺陷。这种缺陷类似于人类 *FKRP* 基因突变引起的肌营养不良症状。

(4) 目前基因突变概述

目前人类基因突变数据库收录了 *FKRP* 基因突变 79 个，其中错义 / 无义突变 68 个，小的缺失 6 个，小的插入 4 个，大片段缺失 1 个。突变分布在基因整个编码区，无突变热点。

十九、MDDGC1 基因诊断

(1) 概述

POMT1 基因，编码 O- 甘露糖基转移酶 1 蛋白，位于 9 号染色体长臂 3 区 4 带 1 亚带 3 次亚带 (9q34.13)，基因组坐标为 (GRCh37): 9: 134378289-134399193，基因全长 20 904bp，包含 20 个外显子，编码 748 个氨基酸。

(2) 基因对应蛋白结构及功能

该蛋白质位于内质网膜，可以将甘露糖残基转化为丝氨酸或苏氨酸残基的羟基基团。*POMT1* 和 *POMT2* 的共表达是酶活性所必需的，单独表达 *POMT1* 或 *POMT2* 是不够的。*POMT1* 基因突变导致沃克 – 沃尔伯格综合征，是先天性肌营养不良症中最严重的形式。沃克 – 沃尔伯格综合征患者通常表现出肌肉无力、大脑和眼睛的畸形。

(3) 基因突变致病机制

POMT1 的突变会导致 3 种不同的 MDDG 症状：最严重的是一种 WWS，其次是伴有智力障碍的 MDDGB1，发病最轻的症状被称为 MDDGC1。这里重点介绍 MDDGC1 的基因突变致病机制。

5 名土耳其的患者（其父母为近亲）表现出肌肉萎缩症，Balci 等[47,48]确定其在 *POMT1* 基因的第 7 个外显子上存在纯合突变。该突变造成了相应蛋白胞质结构域中氨基酸 p.A200P 的转变。

Willer 等[20]将小鼠胚胎干细胞的 *Pomt1* 等位基因敲除，虽然突变杂合子小鼠有生育能力，但这种小鼠不会产生 *Pomt1* 缺失纯合子后代。这表明 *POMT1* 缺失纯合子是胚胎致死的。

(4) 目前基因突变概述

目前人类基因突变数据库收录了 *POMT1* 基因突变 54 个，其中错义/无义突变 27 个，剪接突变 9 个，小的缺失 11 个，小的插入 5 个，大片段缺失 1 个，大片段插入 1 个。突变分布在基因整个编码区，无突变热点。

二十、MDDGC14 基因诊断

(1) 概述

GMPPB 基因，编码 GDP- 甘露糖焦磷酸化酶 β 亚基蛋白，位于 3 号染色体短臂 2 区 1 带 3 亚带 1 次亚带 (3p21.31)，基因组坐标为 (GRCh37): 3: 49758932-49761384，基因全长 2452bp，包含 9 个外显子，编码 387 个氨基酸。

(2) 基因对应蛋白结构及功能

GMPPB 基因编码的蛋白包含 2 个主要的功能结构域：1 个核苷酸转移酶结构域和 1 个细菌转移酶六肽结构域。这个蛋白是关键酶 GDP- 甘露糖焦磷酸化酶的 β 亚基。GDP- 甘露糖焦磷酸化酶催化 1- 磷酸甘露糖和 GTP 转化为无机磷酸果糖和 GDP- 甘露糖是甘露糖聚合物的一种主要的甘露糖供体。在人体中，*GMPPB* 分为两种亚型。通过在组织测试可以发现：较长的亚型在胎儿和成人组织中强烈表达，包括脑和骨骼肌；较短的亚型则表达程度相对较弱。

(3) 基因突变致病机制

在对 8 名患有先天性肌营养不良症的患者进行外显子组和 Sanger 测序时，Carss 等发现了 *GMPPB* 基因的 8 个不同突变。被测的每一个患者中都至少有一个突变影响到 GMPPB 蛋白非常保守的核苷酸转移酶结构域。患者的表现差异很大。其中患病最严重的受试者在一出生就表现出肌肉萎缩、神经运动发育迟缓、视网膜功能障碍等。此研究还显示 *GMPPB* 的错义突变导致了细胞质形成聚集体[125,49]。

(4) 目前基因突变概述

目前人类基因突变数据库没有收录 *GMPPB* 基因突变信息。但在文献中报道该基因有 8 个错义突变：p. P22S，p. D27H，p. P32L，p. R74*，p. R185C，p. R287Q，p. V330I，p. D334N[25]。

二十一、MDDGC2 基因诊断

(1) 概述

POMT2 基因，即编码蛋白 -O- 甘露糖基转移酶 2 的基因，位于 14 号染色体长臂 2 区 4 带 3 亚带 (14q24.3)，基因组坐标为 (GRCh37): 14: 77741299-77787225，基因全长 45 927bp，包含 21 个外显子，编码 750 个氨基酸。

(2) 基因对应蛋白结构及功能

POMT2 基因编码一种 O- 甘露糖基转移酶，存在于内质网膜上。该蛋白具有 1 个 7 次跨膜螺旋结构及 1 个中心亲水结构域，其左右两侧是 5 个 N 端及 2 个 C 端的跨膜区域。与其他已知的 PMT 家族成员一样，缺乏一个典型的内质网靶向或滞留信号并包含 5 个 N 糖基化位点。该蛋白可将甘露糖胺残基转移到丝氨酸或苏氨酸的羟基上。POMT1 及 POMT2 蛋白催化 α- 肌萎缩蛋白聚糖中 O- 甘露糖胺多聚糖合成的第一个步骤。

(3) 基因突变致病机制

Godfrey 等[11]在一个肢带型肌营养不良症患者中，确定在 *POMT2* 基因中存在两个复合杂合突变位点：p.T184M 突变及第 21 个外显子中的 c.2243G>C 突变，该突变导致 748 号的色氨酸替换为丝氨酸。

Biancheri 等[50]在一个患有 MDDGC2 的 5 岁意大利女孩儿中，确定在 *POMT2* 基因的 5 号外显子上存在一个 c.551C>T 的纯合突变，导致蛋白质活性位点中的第 184 位保守氨基酸苏氨酸替换为甲硫氨酸。这种突变在 200 例正常对照中均未出现。

本病尚无相应的分子研究，致病机制未明。

(4) 目前基因突变概述

目前人类基因突变数据库收录了 *POMT2* 基因突变 32 个，其中错义 / 无义突变 20 个，剪接突变 8 个，小的缺失 4 个。

二十二、MDDGC3 基因诊断

(1) 概述

POMGNT1 基因，即编码蛋白 *O*-甘露糖-β-1, 2-*N*-乙酰葡萄糖胺基转移酶的基因，位于 1 号染色体短臂 3 区 4 带 1 亚带 (1p34.1)，基因组坐标为 (GRCh37): 1: 46654353-46685977，基因全长 31 625bp，包含 25 个外显子，编码 748 个氨基酸。

(2) 基因对应蛋白结构及功能

POMGNT1 基因编码的蛋白位于高尔基体上，是一种 Ⅱ 型跨膜蛋白。该蛋白参与 *O*-甘露糖糖基化，可能负责合成 α-营养不良聚糖以及其他 *O*-甘露糖蛋白的 *N*-乙酰葡糖胺 (β1-2) 甘露糖 (α1)-*O*-丝氨酸 / 苏氨酸部分。*O*-甘露糖的合成对于营养不良蛋白聚糖的正常运转不可或缺，同时也是抗肌萎缩蛋白 – 糖蛋白复合体 (DGC) 的核心元件[51]。该跨膜蛋白对 α-末端甘露糖具有特异性，不具有 GATA3、MGS4、MGAT5、MGAT7 和 MGAT8 活性[52]。

(3) 基因突变致病机制

Clement 等[53] 在一名患有肢带型肌营养不良症但智力正常的爱尔兰女孩身上发现了 1 个 *POMGNT1* 基因的纯合突变 (c.1666G>A，p.D556N)。通过研究 1 名来自比利时的患有肢带型营养不良症但无大脑和眼睛异常的 11 岁男孩，Raducu 等[11] 发现其 *POMGNT1* 基因转录起始位点上游存在 9bp 的纯合重复。对该突变的下游效应分析表明，*POMGNT1* 基因 mRNA 和蛋白表达下降是由于转录因子 ZNF202(锌指蛋白 202) 对 *POMGNT1* 启动子的负调控造成的。对 COS-7 和 HEK293T 细胞进行突变转染导致启动子活性相比于野生型降低了 75%。体外研究表明，该突变使得转录抑制因子 ZNF202 多产生出一个结合位点，导致 *POMGNT1* 基因表达下调，最终导致糖基化缺陷。

本病尚无相应的分子研究，致病机制未明。

(4) 目前基因突变概述

目前人类基因突变数据库报道了 *POMGNT1* 基因突变 50 个，其中错义 / 无义突变 24 个，剪接突变 11 个，小的缺失 9 个，小的插入 3 个，大片段缺失 2 个，大片段插入 1 个。

二十三、MDDGC4 基因诊断

(1) 概述

FKTN 基因，即编码跨膜蛋白 fukutin 的基因，位于 9 号染色体长臂 3 区 1 带第 2 亚带 (9q31.2)，基因组坐标为 (GRCh37): 9: 108320411-108403399，基因全长 82 989bp，包含 11 个外显子，编码 461 个氨基酸。

(2) 基因对应蛋白结构及功能

FKTN 基因编码的跨膜蛋白位于顺面高尔基体。该蛋白在骨骼肌、心脏和大脑都有较高的表达水平[54]，可能参与骨骼肌 α-肌营养不良蛋白聚糖的糖基化。该蛋白是一种糖基转移酶，与大脑发育有关。

(3) 基因突变致病机制

MDDGC4 是一种常染色体隐性遗传性肌营养不良症，起病于婴儿或幼儿。MDDGC4 由 α-肌营养不良蛋白聚糖 (DAG1) 的糖基化缺陷引起，患者大脑结构及认知能力通常正常[55, 56]。

Godfrey 等[55] 在 3 例 MDDGC4 患者中证实了 *FKTN* 基因存在 2 处杂合突变，且观察到患者表型的严重程度不及该等位基因突变引起的 FCMD。

本病尚无相应的分子研究，致病机制未明。

(4) 目前基因突变概述

目前人类基因突变数据库收录了 *FKTN* 基因突变 37 个，其中错义 / 无义突变 24 个，剪接突变 2 个，小的缺失 6 个，小的插入 2 个，大片段缺失 1 个，大片段插入 2 个。

二十四、MDDGC9 基因诊断

(1) 概述

DAG1 基因，编码肌营养不良蛋白聚糖，位于 3 号染色体短臂 2 区 1 带 3 亚带 1 次亚带 (3p21.31)，基因组坐标为 (GRCh37): 3: 49506136-49573051，基因全长 66 915bp，包含 9 个外显子，编码 895 个氨基酸。

(2) 基因对应蛋白结构及功能

DAG1 基因编码两种肌营养不良蛋白聚糖 (β-肌营养不良蛋白聚糖和 α-肌营养不良蛋白聚糖)，

这两种蛋白都属于肌营养辅助多糖蛋白。β-肌营养不良蛋白聚糖是一种膜内在蛋白，而α-肌营养不良蛋白聚糖则是与β-肌营养不良蛋白聚糖的胞外结构域通过非共价作用与细胞膜相连的。肌营养不良蛋白聚糖是糖蛋白复合物层粘连蛋白的组件。这种层粘连蛋白的功能是将下肌膜细胞骨架与细胞外基质相连。

(3) 基因突变致病机制

一名患有肢带型肌营养不良伴有严重认知损害的土耳其女性体内发现了 *DAG1* 纯合突变[57]。小鼠及体外的 *DAG1* 功能表达分析表明，基因突变影响了 *O-* 甘露糖翻译后的糖基化、其受体功能及骨骼肌肉和大脑的层黏连蛋白结合。

Hara 等[58]证明小鼠 *DAG1* 基因上的 p.T190M 纯合突变（相当于人类 p.T192M 突变），呈现出肌肉萎缩并伴有运动神经障碍。这与 *DAG1* 突变患者症状相似。

(4) 目前基因突变概述

目前人类基因突变数据库收录了 *DAG1* 基因突变3个，其中错义/无义突变2个，大片段缺失1个。突变分布在基因整个编码区，无突变热点。

（王新高　牛松涛　冯　皓　申　园　李全鑫

吕肖玉　康开江　米东华　陈遥枝　梁　颜

钟　霄　黄佳颖　冯叠文　柏凤起　畅　悦

宋　跃　安瑞琼　华　桑　曾　敏）

参考文献

[1] Godfrey C, Clement E, Mein R, et al. Refining genotype phenotype correlations in muscular dystrophies with defective glycosylation of dystroglycan. Brain, 2007, 130(Pt 10): 2725-2735

[2] Weinberg, AG, Walker-Warburg syndrome. Pediatr Pathol, 1989, 9(6): 749-755

[3] Kumar VS, Sangeeta VB, Shubrata KS, et al. A novel case of muscle eye brain disease in an immigrant family in India. J Pediatr Neurosci, 2014, 9(1): 88-89

[4] Shenoy AM, Markowitz JA, Bonnemann CG, et al. Muscle-Eye-Brain disease. J Clin Neuromuscul Dis, 2010, 11(3): 124-126

[5] Saito K. Ryoikibetsu Shokogun Shirizu, 2000, 28(Pt 3): 454-456

[6] Vasconcelos MM, Guedes CR, Domingues RC. Walker-Warburg syndrome. Report of two cases. Arq Neuropsiquiatr, 1999, 57(3A): 672-677

[7] Vohra N, Ghidini A, Alvarez M, et al. Walker-Warburg syndrome: prenatal ultrasound findings. Prenat Diagn, 1993. 13(7): 575-579

[8] Osawa M, Obituary. Yukio Fukuyama, MD (1928-2014). Neuromuscul Disord, 2015. 25(1): 106-107

[9] Kanagawa M, Lu Z, Ito C, et al. Contribution of dysferlin deficiency to skeletal muscle pathology in asymptomatic and severe dystroglycanopathy models: generation of a new model for Fukuyama congenital muscular dystrophy. PLoS One, 2014, 9(9): e106721

[10] Jakkani RK, Sureka J, Shyam S, et al. MRI findings in Fukuyama congenital muscular dystrophy: a rare case report. Acta Neurol Belg, 2012, 112(4): 401-403

[11] Yoda M, Tanabe H, Nishino I, et al. Left ventriculoplasty for dilated cardiomyopathy in Fukuyama-type muscular dystrophy. Eur J Cardiothorac Surg, 2011, 40(2): 514-516

[12] Kava M, Chitayat D, Blaser S, et al. Eye and brain abnormalities in congenital muscular dystrophies caused by fukutin-related protein gene (*FKRP*) mutations. Pediatr Neurol, 2013, 49(5): 374-378

[13] Yis U, Uyanik G, Heck PB，et al. Fukutin mutations in non-Japanese patients with congenital muscular dystrophy: less severe mutations predominate in patients with a non-Walker-Warburg phenotype. Neuromuscul Disord, 2011, 21(1): 20-30

[14] Lim BC, Ki CS, Kim JW, et al. Fukutin mutations in congenital muscular dystrophies with defective glycosylation of dystroglycan in Korea. Neuromuscul Disord, 2010, 20(8): 524-530

[15] Brockington M, Blake DJ, Prandini P, et al. Mutations in the fukutin-related protein gene (*FKRP*) cause a form of congenital muscular dystrophy with secondary laminin alpha2 deficiency and abnormal glycosylation of alpha-dystroglycan. Am J Hum Genet, 2001, 69(6): 1198-209

[16] Clarke NF, Maugenre S, Vandebrouck A, et al. Congenital muscular dystrophy type 1D (MDC1D) due to a large intragenic insertion/deletion, involving intron 10 of the *LARGE* gene. Eur J Hum Genet, 2011, 19(4): 452-457

[17] Lee CY. Walker-Warburg syndrome: rare congenital muscular dystrophy associated with brain and eye abnormalities. Hong Kong Med J, 2014, 20(6): 556 e4-5

[18] Willer T, Lee H, Lommel M, et al. ISPD loss-of-function mutations disrupt dystroglycan O-mannosylation and cause Walker-Warburg syndrome. Nat Genet, 2012, 44(5): 575-580

[19] Beltran-Valero de Bernabe D, Currier S, Steinbrecher A, et

al. Mutations in the O-mannosyltransferase gene POMT1 give rise to thsevere neuronal migration disorder Walker-Warburg syndrome. Am J Hum Genet, 2002, 71: 1033-1043

[20] Willer T, Prados B, Falcon-Perez JM, et al.Targeted disruption of the Walker-Warburg syndrome gene Pomt1 in mouse results in embryonic lethality.Proc Nat AcadSci, 2004, 101: 14126-14131

[21] Vuillaumier-Barrot S, Bouchet-Seraphin C, Chelbi M, et al. Identification of mutations in TMEM5 and ISPD as a cause of severe cobblestone lissencephaly.Am J Hum Genet, 2012, 91: 1135-1143

[22] Jae LT, Raaben M, Riemersma M, et al. Deciphering the glycosylome of dystroglycanopathies using haploid screens for Lassa virus entry. Science, 2013, 340: 479-483

[23] Stevens E, Carss KJ, Cirak S, et al. Mutations in B3GALNT2 cause congenital muscular dystrophy and hypoglycosylation of alpha-dystroglycan. Am J Hum Genet, 2013, 92: 354-365

[24] Hewitt JE. Abnormal glycosylation of dystroglycan in human genetic disease. Biochim Biophys Acta, 2009, 1792: 853-861

[25] Carss KJ, Stevens E, Foley AR, et al. Mutations in GDP-mannose pyrophosphorylase B cause congenital and limb-girdle muscular dystrophies associated with hypoglycosylation of alpha-dystroglycan. Am J Hum Genet, 2013, 93: 29-41

[26] Martinez HR, Craigen WJ, Ummat M, et al. Novel cardiovascular findings in association with a POMT2 mutation: three siblings with alpha-dystroglycanopathy. Eur J Hum Genet, 2014, 22: 486-491

[27] Saredi S, Ardissone A, Ruggieri A, et al. Novel POMGNT1 point mutations and intragenic rearrangements associated with muscle-eye-brain disease. J Neurol Sci, 2012, 318: 45-50

[28] Kobayashi K, Nakahori Y, Miyake M, et al.An ancient retrotransposal insertion causes Fukuyama-type congenital muscular dystrophy. Nature,1998, 394: 388-392

[29] Kato R, Kawamura J, Sugawara H, et al. A rapid diagnostic method for a retrotransposal insertional mutation into the FCMD gene in Japanese patients with Fukuyama congenital muscular dystrophy. Am J Med Genet A, 2004, 127A: 54-57

[30] Kanagawa M, Nishimoto A, Chiyonobu T, et al. Residual laminin-binding activity and enhanced dystroglycan glycosylation by LARGE in novel model mice to dystroglycanopathy. Hum Mol Genet, 2009, 18: 621-631

[31] Esapa CT, Benson MA, Schroder JE, et al. Functional requirements for fukutin-related protein in the Golgi apparatus. Hum Mol Genet, 2002, 11: 3319-3331

[32] Ackroyd MR, Skordis L, Kaluarachchi M, et al. Reduced expression of fukutin related protein in mice results in a model for fukutin related protein associated muscular dystrophies. Brain, 2009, 132: 439-451

[33] Van Reeuwijk J, Grewal PK, Salih MA, et al. Intragenic deletion in the LARGE gene causes Walker-Warburg syndrome. Hum Genet, 2007, 121: 685-690

[34] Mercuri E, Messina S, Bruno C, et al. Congenital muscular dystrophies with defective glycosylation of dystroglycan: a population study. Neurology, 2009, 72: 1802-1809

[35] Barresi R, Michele DE, Kanagawa M, et al. LARGE can functionally bypass alpha-dystroglycan glycosylation defects in distinct congenital muscular dystrophies. Nat Med, 2004, 10: 696-703

[36] Roscioli T, Kamsteeg EJ, Buysse K, et al. Mutations in ISPD cause Walker-Warburg syndrome and defective glycosylation of alpha-dystroglycan. Nat Genet, 2012, 44: 581-585

[37] Ogawa M, Nakamura N, Nakayama Y, et al. GTDC2 modifies O-mannosylated alpha-dystroglycan in the endoplasmic reticulum to generate N-acetyl glucosamine epitopes reactive with CTD110.6 antibody. Biochem Biophys Res Commun, 2013, 440: 88-93

[38] Yoshida-Moriguchi T, Willer T, Anderson ME, et al. SGK196 is a glycosylation-specific O-mannose kinase required for dystroglycan function. Science, 2013, 341: 896-899

[39] Manzini MC, Tambunan DE, Hill RS, et al. Exome sequencing and functional validation in zebrafish identify GTDC2 mutations as a cause of Walker-Warburg syndrome. Am J Hum Genet, 2012, 91: 541-547

[40] Yanagisawa A, Bouchet C, Van den Bergh PY, et al. New POMT2 mutations causing congenital muscular dystrophy: identification of a founder mutation. Neurology, 2007, 69: 1254-1260

[41] Yanagisawa A, Bouchet C, Quijano-Roy S, et al. POMT2 intragenic deletions and splicing abnormalities causing congenital muscular dystrophy with mental retardation. Eur J Med Genet, 2009, 52: 201-206

[42] Mercuri E, Messina S, Bruno C, et al. Congenital muscular dystrophies with defective glycosylation of dystroglycan: a population study. Neurology, 2009, 72: 1802-1809

[43] Clement E, Mercuri E, Godfrey C, et al.Brain involvement

in muscular dystrophies with defective dystroglycan glycosylation. Ann Neurol, 2008, 64: 573-582

[44] Longman C, Brockington M, Torelli S, et al. Mutations in the human *LARGE* gene cause MDC1D, a novel form of congenital muscular dystrophy with severe mental retardation and abnormal glycosylation of alpha-dystroglycan. Hum Mol Genet, 2003, 12: 2853-2861

[45] Brockington M, Blake DJ, Prandini P, et al. Mutations in the fukutin-related protein gene(*FKRP*)cause a form of congenital muscular dystrophy with secondary laminin alpha2 deficiency and abnormal glycosylation of alpha-dystroglycan. Am J Hum Genet, 2001, 69: 1198-1209

[46] Kawahara G, Guyon JR, Nakamura Y, et al. Zebrafish models for human FKRP muscular dystrophies. Hum Mol Genet, 2010, 19: 623-633

[47] Balci B, Uyanik G, Dincer P, et al. An autosomal recessive limb girdle muscular dystrophy(LGMD2)with mild mental retardation is allelic to Walker-Warburg syndrome(WWS) caused by a mutation in the *POMT1* gene. Neuromuscul Disord, 2005, 15: 271-275

[48] Dincer P, Balci B, Yuva Y, et al. A novel form of recessive limb girdle muscular dystrophy with mental retardation and abnormal expression of alpha-dystroglycan. Neuromuscul Disord, 2003, 13: 771-778

[49] Ning B, Elbein AD. Cloning, expression and characterization of the pig liver GDP-mannose pyrophosphorylase.Evidence that GDP-mannose and GDP-Glc pyrophosphorylases are different proteins. Eur J Biochem, 2000, 267: 6866-6874

[50] Biancheri R, Falace A. *POMT2* gene mutation in limb-girdle muscular dystrophy with inflammatory changes. Biochem Biophys Res Commun, 2007, 363: 1033-1037

[51] Raducu M, Baets J, Fano O, et al. Promoter alteration causes transcriptional repression of the *POMGNT1* gene in limb-girdle muscular dystrophy type 2O. Eur J Hum Genet, 2012, 20:945-952

[52] Zhang W, Betel D, Schachter H. Cloning and expression of a novel UDP-GlcNAc: alpha-D-mannoside beta1, 2-N-acetylglucosaminyltransferase homologous to UDP-GlcNAc: alpha-3-D-mannoside beta1, 2-N-acetylglucosaminyltransferase I. Biochem J, 2002, 361: 153-162

[53] Clement EM, Godfrey C, Tan J, et al. Mild *POMGnT1* mutations underlie a novel limb-girdle muscular dystrophy variant. Arch Neurol, 2008, 65: 137-141

[54] Hayashi YK, Ogawa M, Tagawa K, et al. Selective deficiency of alpha-dystroglycan in Fukuyama-type congenital muscular dystrophy. Neurology, 2001, 57: 115-121

[55] Godfrey C, Escolar D, Brockington M, et al. Fukutin gene mutations in steroid-responsive limb girdle muscular dystrophy. Ann Neurol, 2006, 60: 603-610

[56] Puckett RL, Moore SA, Winder TL, et al. Further evidence of Fukutin mutations as a cause of childhood onset limb-girdle muscular dystrophy without mental retardation. Neuromuscul Disord, 2009, 19:352-356

[57] Dincer P, Balci B, Yuva Y, et al. A novel form of recessive limb girdle muscular dystrophy with mental retardation and abnormal expression of alpha-dystroglycan. Neuromuscul Disord, 2003, 13: 771-778

[58] Hara Y, Balci-Hayta B, Yoshida-Moriguchi T, et al. A dystroglycan mutation associated with limb-girdle muscular dystrophy. N Engl J Med, 2011, 364:939-946

1007 伴阵发性呼吸暂停的先天性肌无力综合征
(myasthenic syndrome, congenital, associated with episodic apnea, CMS-EA; OMIM 254210)

一、临床诊断

(1) 概述

伴阵发性呼吸暂停的先天性肌无力综合征 (CMS-EA) 是由于乙酰胆碱转移酶基因 (choline acetyltransferase, *CHAT*) 突变所致, 临床表现是以新生儿重症肌无力为特点的神经肌肉接头遗传性疾病。CMS-EA 为常染色体隐性遗传。

(2) 临床表现

新生儿及婴幼儿期发病, 表现为重症肌无力症状, 如呼吸困难、吞咽困难; 新生儿出生后可出现窒息及肌张力减低[1-3]。病程进展中患者可出现阵发性呼吸暂停，运动后易疲劳，全身性肌无力（远端为主）[1]。部分患者可出现先天性多发性关节挛缩及眼球运动障碍（如斜视、上睑下垂及眼肌麻痹）（图1007-1）[2-5]。产前检查可发现胎儿宫内运动减少、羊水增多以及拳头紧握[2]。

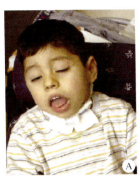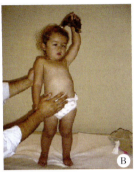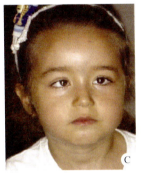

图 1007-1　CMS-EA 患者临床表现

A.眼球运动障碍；B.肌无力，面肌无力伴上睑下垂、斜视；C.斜视

(Eur J Paediatr Neurol, 2010, 14: 326-333)

(3) 辅助检查

低频或高频重复电刺激检查可正常或轻度降低。MRI 检查可能提示脱髓鞘、额叶、颞叶及脑室旁皮质萎缩改变（图1007-2）。脑电图检查可正常。

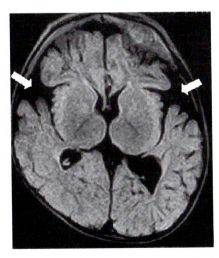

图 1007-2　CMS-EA 患者头颅 MRI 表现

磁共振提示脑萎缩 (Eur J Paediatr Neurol, 2010, 14: 326-333)

(4) 病理表现

肌肉活检无明显异常改变。

(5) 受累部位病变汇总（表 1007-1）

表 1007-1　受累部位及表现

受累部位	主要表现
骨骼肌	肌无力、吞咽困难、呼吸困难、肌张力减退、关节挛缩
眼	斜视、上睑下垂、眼肌麻痹

二、基因诊断

(1) 概述

CHAT 基因，即编码神经递质乙酰胆碱生物合成催化酶的基因，位于 10 号染色体长臂 1 区 1 带 2 亚带 3 次亚带 (10q11.23)，基因组坐标为 (GRCh37): 10: 50817141-50873150，全长 56 010，包含 18 个外显子，编码 748 个氨基酸。

(2) 基因对应蛋白功能

CHAT 基因编码一个具有催化神经递质乙酰胆碱生物合成作用的酶。该基因的产物是胆碱能神经元的一个典型特征，该产物的改变能够解释一些阿尔茨海默症的症状。CHAT 基因的多态性与阿尔茨海默症、轻度认知障碍有关。CHAT 基因的突变可以导致先天性肌无力综合征和偶发的呼吸暂停。该基因编码的不同异构体的多个转录本已经被发现，有些变异转录本已被证实可以编码超过一种异构体。

(3) 基因突变致病机制

乙酰胆碱转移酶 (ChAT) 在胆碱能突触上借助乙酰辅酶 A 和胆碱催化乙酰胆碱的合成和分解。在线虫和果蝇中发现该基因突变所编码的 ChAT 蛋白会影响其运动能力。在 Ohno 等 [6] 的研究中发现 CHAT 突变可导致致命的间歇性呼吸暂停的先天性肌无力综合征 (CMS-EA)。研究发现，该病的神经肌接头表现为无缺陷的 ACh 受体和刺激依赖性的终板膜电位振幅减小。该结果显示 ACh 或囊泡填充功能的缺陷可能是由 CHAT 突变导致的。对 CHAT 基因进行直接测序发现，在 5 位 CMS-EA 患者中发现 10 个隐性突变，其中一个突变是移码突变，另有 3 种突变 (p.I305T、p.R420C 和 p.E441K) 会导致 CHAT 在 COS 细胞中表达量的显著下降。通过对 9 个细菌 CHAT 突变体的基因表达动力学研究，发现了一种导致催化活性位点缺失 (p.E441K) 的突变，另外 8 种突变 (p.L210P、p.P211A、p.I305T、 p.R420C、p.R482G、p.S498L、p.V506L 和 p.R560H) 催化效率具有显著的损伤。

(4) 目前基因突变概述

目前人类基因突变数据库收录了 *CHAT* 基因上的突变 23 个，其中错义 / 无义突变 20 个，小的插入 2 个，小的缺失 1 个。

（李朝霞　苏　玮）

参考文献

[1] Robertson WC, Chun RW, Kornguth SE. Familial infantile myasthenia. Arch Neurol, 1980, 37: 117-119

[2] Zammarchi E, Donati MA, Masi S, et al. Familial infantile myasthenia: a neuromuscular cause of respiratory failure. Childs Nerv Syst, 1994, 10: 347-349

[3] Mullaney P, Vajsar J, Smith R, et al. The natural history and ophthalmic involvement in childhood myasthenia gravis at the hospital for sick children. Ophthalmology, 2000, 107: 504-510

[4] Barisic N, Muller JS, Paucic-Kirincic E, et al. Clinical variability of CMS-EA(congenital myasthenic syndrome with episodic apnea) due to identical *CHAT* mutations in two infants. Eur J Paediatr Neurol, 2005, 9: 7-12

[5] Schara U, Christen HJ, Durmus H, et al. Long-term follow-up in patients with congenital myasthenic syndrome due to CHAT mutations. Eur J Paediatr Neurol, 2010, 14: 326-333

[6] Ohno K, Tsujino A, Brengman JM, et al. Choline acetyltransferase mutations cause myasthenic syndrome associated with episodic apnea in humans. Proc Natl Acad Sci USA, 2001, 98:2017-2022

1008, 1009　先天性肌无力伴管状聚集
(myasthenic syndrome, congenital with tubular aggregates, CMSTA)
(1028. CMSTA1, OMIM 610542; 1029. CMSTA2, OMIM 614750)

一、临床诊断

(1) 概述

先天性肌无力伴管状聚集 (CMSTA) 为常染色体隐性遗传的神经肌肉疾病，临床表现首发为近端肌肉无力。目前已发现 3 种致病基因突变 (*GFPT1*、*DPAGT1* 及 *ALG2*) 可导致该病[1-3]。

(2) 临床表现

CMSTA1 型常青少年期发病，主要为累及胸部及骨盆带的近端肌无力；进展性肢带型肌无力；中度运动后出现疲劳[4-6]，还可出现无症状性心肌病[6]，部分患者可出现肌肉痉挛[4]，眼球运动障碍常不受累[4]。

CMSTA2 型可于婴幼儿及儿童期发病，主要表现为肢带型先天性肌无力表现，行走困难，易跌倒，肌张力降低及头部控制差。上肢近端肌肉无力最常受累，部分远端肌肉也可受累[1]。

(3) 辅助检查

肌电图提示为重复电刺激频率递减。单纤维肌电图提示颤抖增加及出现阻滞[5]。患者对乙酰胆碱酯酶抑制剂反应良好。

(4) 病理表现

肌肉活检可见 60~80nm 平行管状聚集物位于 2 型肌纤维内 (图 1008-1)。

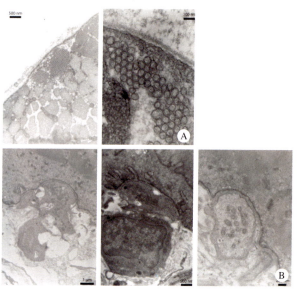

图 1008-1　CMSTA 患者病理改变

A. 电镜提示管状聚集物存在；B. 运动终板突触后膜折叠减少 (Am J Hum Genet，2012，91：193-201)

(5) 亚型汇总（表 1008-1）

表 1008-1　亚型汇总

疾病类型	致病基因
CMSTA1	*GFPT1*
CMSTA2	*DPAGT1*
CMSTA3	*ALG2*

(6) 受累部位病变汇总（表 1008-2）

表 1008-2　受累部位及表现

受累部位	主要表现
骨骼肌	肌无力、肌张力降低
脑	运动发育迟滞
心脏	无症状性心肌病

二、CMSTA1 基因诊断

(1) 概述

GFPT1 基因，即编码己糖胺途径第一个限速酶的基因，其产物酶能控制进入己糖胺途径的葡萄糖的量。它位于 2 号染色体短臂 1 区 3 带 (2p13)，基因组坐标为 (GRCh37): 2: 69546901-69614386，全长 67 486bp，包含 20 个外显子，编码 699 个氨基酸。

(2) 基因对应蛋白结构及功能

GFPT1 基因编码一种葡萄糖：果糖 -6- 磷酸酰胺转移酶，该酶能催化葡萄糖的氨基酸基团转移到果糖 -6- 磷酸上从而生成氨基葡萄糖 -6- 磷酸和谷氨酸。*GFPT1* 编码的己糖胺途径的第一个酶和限速酶。己糖胺是合成糖蛋白、糖脂和蛋白聚糖的必需物质。*GFPT1* 编码的酶是一种细胞质酶的同型二聚体。

(3) 基因突变致病机制

Senderek 等[2] 在 13 个不相关的常染色体隐性遗传的 CMSTA1 家系中发现了 *GFPT1* 的 18 个突变。所有突变的纯合子或杂合子状态均对个体存在影响。通过 HEK293 体外表达实验发现，错义突变并不总会显著减少酶的活性，但患者肌肉组织活检和成肌细胞培养均发现了蛋白量的减少。此外，在一个患者的肌肉样品中发现乙酰胆碱受体是大量减少的，同时在其他的一些患者的肌肉样本中发现蛋白糖基化下降。Senderek 等指出许多肌肉神经肌接头中的关键蛋白包括乙酰胆碱受体的亚基都需要糖基化，糖基化还会影响细胞内的信号转导因子等。因此 *GFPT1* 的突变可能会在肌无力当中起关键性

作用。

Senderek 等把斑马鱼胚胎的 *gfpt1* 基因敲除后发现不仅神经肌肉细胞表观和组织学发生了改变，而且神经肌接头的成熟也发生了延迟。该基因突变的斑马鱼表现出短而卷曲的尾部，其运动能力也有缺陷。组织学的研究也发现该突变会使斑马鱼竖直肌的纤维产生严重损伤。

(4) 目前基因突变概述

目前人类基因突变数据库收录了 *GFPT1* 基因上的突变 20 个，其中，错义 / 无义突变 13 个、小的插入 2 个，小的缺失 1 个，调控区突变 4 个。

三、CMSTA2 基因诊断

(1) 概述

DPAGT1 基因，即编码催化糖蛋白生物合成的多萜醇联寡糖途径中催化第一步反应酶的基因，位于 11 号染色体长臂 2 区 3 带 3 亚带 (11q23.3)，基因组坐标为 (GRCh37): 11: 118967213-118973124，全长 5572bp，包含 9 个外显子，编码 408 个氨基酸。

(2) 基因对应蛋白结构及功能

DPAGT1 包含一个 N 端信号多肽，2 个潜在的多萜醇结合序列和 4 个 N 糖基化位点。其蛋白氨基酸的组成与仓鼠的 *Dpagt* 有 93% 的同源性，其中多萜醇结合序列的一致性达 100%，其与酵母的 GlcNAc-1-P 转移酶有 42% 的同源性。

N- 连接糖基化是所有真核细胞多萜醇循环中合成脂连寡糖的起始反应。*DPAGT1* 基因编码的蛋白催化该多萜醇循环中，多萜醇磷酸和 UDP-GlcNAc 合成 *N*- 乙酰氨基葡萄糖 - 焦磷酰寡糖 (GlcNAc-PP-dolichol) 的反应。该反应能被衣霉素所阻断。*DPAGT1* 为糖基转移酶家族 4 的成员，属于内质网上的膜整合蛋白。

(3) 基因突变致病机制

在来自 4 个家系的 5 位 CMSTA2 患者中发现了 *DPAGT1* 的 7 种不同变异类型[1]。所有的变异均为杂合状态，其中 4 个突变是通过对两个不相关的患者进行外显子测序且用 Sanger 测序验证后得到的。研究者对 2 例患者的运动终板进行分析，发现乙酰胆碱受体数量都严重降低。体外研究发现 *DPAGT1* 对 AChR 亚基的糖基化和 AChR 受体转移出细胞膜都有作用。该研究发现 *N*- 连接蛋白糖基化对神经肌接头功能也具有重要性，并指出了 *DPAGT1* 突变

的主要致病机制是减少了终板区 AChR 的表达。进一步的实验研究还表明其中的 2 位患者存在转运蛋白不正常的糖基化，这与 *DPAGT1* 的功能缺陷是一致的。Belaya 等假设其原因为在肌质网中存在的特定蛋白糖基化缺陷会使这些蛋白发生错误折叠，从而导致肌组织出现管状凝聚物。

Marek 等 [7] 对 *Dpagt1* 缺乏的小鼠进行研究，发现缺少 *Dpagt1* 的配子在受精着床后 4~5 天内死亡。由此 Marek 推测 *DPAGT1* 的正常表达和蛋白的 *N-* 连接糖基化在早期胚胎形成时期都是不可缺少的。

(4) 目前基因突变概述

目前人类基因突变数据库收录了 *DPAGT1* 基因突变 3 个，其中错义 / 无义突变 2 个，剪接突变 1 个。

（李朝霞　苏　玮）

参考文献

[1] Belaya K, Finlayson S, Slater CR, et al. Mutations in DPAGT1 cause a limb-girdle congenital myasthenic syndrome with tubular aggregates. Am J Hum Genet, 2012, 91: 193-201

[2] Senderek J, Muller JS, Dusl M, et al. Hexosamine biosynthetic pathway mutations cause neuromuscular transmission defect. Am J Hum Genet, 2011, 88: 162-172

[3] Cossins J, Belaya K, Hicks D, et al. Congenital myasthenic syndromes due to mutations in ALG2 and ALG14. Brain, 2013, 136: 944-956

[4] Rodolico C, Toscano A, Autunno M, et al. Limb-girdle myasthenia: clinical, electrophysiological and morphological features in familial and autoimmune cases. Neuromuscul Disord, 2002, 12: 964-969

[5] Furui E, Fukushima K, Sakashita T, et al. Familial limb-girdle myasthenia with tubular aggregates. Muscle Nerve, 1997, 20: 599-603

[6] Dobkin BH, Verity MA. Familial neuromuscular disease with type 1 fiber hypoplasia, tubular aggregates, cardiomyopathy, and myasthenic features. Neurology, 1978, 28: 1135-1140

[7] Marek KW, Vijay IK, Marth JD. A recessive deletion in the GlcNAc-1-phosphotransferase gene results in peri-implantation embryonic lethality. Glycobiology, 1999, 9: 1263-1271

1010　迈尔综合征
(Myhre syndrome, MYHRS; OMIM 139210)

一、临床诊断

(1) 概述

Myhre 于 1981 年报道一种表现为智力低下、面部畸形、骨骼畸形的遗传性疾病 [1]，后来研究发现其发病呈常染色体显性遗传方式，遂命名为迈尔综合征 (MYHRS)。致病基因为 *MADH4* 基因 [2]。

(2) 临床表现

迈尔综合征是一种罕见的遗传学疾病，主要表现 (图 1010-1) 为生长发育迟滞、面部结构畸形、典型的骨骼异常。面部畸形包括小头畸形、小睑裂、下颌前突、短睑裂缝，人中短等。骨骼病变有骨形态、功能异常。其他表现有气管狭窄、先天性心脏病、隐睾等 [2]。

(3) 影像学表现

X 线检查 (图 1010-2) 显示颅骨变厚、广泛的肋骨发育不全、髂呈翅膀样改变、长骨缩短、管状骨、椎骨扁平和椎弓根粗等。

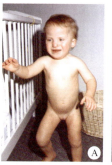
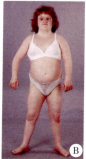
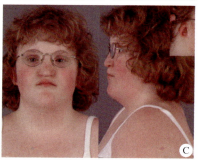

图 1010-1　迈尔综合征患者临床表现

A. 1 岁患者可见面部表情僵硬、宽鼻梁；(图 B、C 为同一 16 岁患者)
B. 患者身材矮小、腹部突出、肘部旋后位固定、指短；C. 患者短颈、外耳畸形 (插图显示)(Am J Med Genet A，2005，139A：127-130)

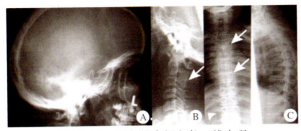

图 1010-2　迈尔综合征患者 X 线表现

A. 头骨的 X 线照片显示颅增厚；B. 颈椎 X 线照片显示 C2-3 融合（箭头所指）；C. 胸部 X 线照片椎骨显示不规则，部分融合（T3-5 和 T8/9）（箭头），大椎弓根，肋骨 10 和 11 右背侧部分融合（箭头）(Am J Med Genet A，2005，139A：127-130)

(4) 病理表现

皮肤光学显微镜下可见正常的表皮和真皮、胶原蛋白和弹性纤维分布。有研究发现刚果红染色未显示溶酶体异常[3]。

(5) 受累部位病变汇总（表 1010-1）

表 1010-1　受累部位及表现

受累部位	主要表现
头面部	小头畸形、面部发育不全、小睑裂、下颌前突、上颌发育不全、短睑裂缝、人中短、小嘴
骨骼	身材矮小、体宽、广泛的肋骨、髋发育不全、指短、椎骨扁平、颅盖增厚、关节不灵活
肌肉	肌肉肥大
心肺	气管狭窄、先天性心脏病
其他	隐睾

二、基因诊断

(1) 概述

SMAD4 基因，编码信号转导蛋白 Smad 家族蛋白中的一种，位于 18 号染色体长臂 2 区 1 带 1 亚带 (18q21.1)，基因组坐标为 (GRCh37): 18: 48556583-48611412，基因全长 54 830bp，包含 12 个外显子，编码 552 个氨基酸。

(2) 基因对应蛋白结构及功能

Smad 蛋白经跨膜丝氨酸 - 苏氨酸受体激酶磷酸化并激活，可以将 TGF-β 信号从细胞表面受体传导至细胞核。SMAD4 基因编码的蛋白与其他被激活的 Smad 蛋白一起结合成同侧复合物和异侧复合物，在细胞核内积累后，参与目标基因转录的控制。该蛋白可以结合到 DNA 上，识别其中 8bp 的回文序列 (GTCTAGAC)，即 Smad 结合元件 (Smad-binding element，SBE)。SMAD4 基因的突变或缺失已经被证实可以导致胰腺癌、幼年性息肉病综合征和遗传出血性毛细血管扩张综合征。

(3) 基因突变致病机制

迈尔综合征患者的症状包括智力不健全、身材矮小和听力丧失。目前已知与迈尔综合征相关的 3 个 SMAD 基因致病突变，均是替换了其编码蛋白第 500 位的氨基酸。一些研究人员认为，引起迈尔综合征的 SMAD4 基因突变损害了其编码的 SMAD4 蛋白与其他 SMAD 蛋白以及其他包含在信号通路中的蛋白正确结合的能力。另外一些研究认为这些突变 SMAD4 蛋白的稳定性，延长了其在细胞内的激活状态。SMAD4 蛋白结合能力或结合有效性的改变可能导致了许多细胞类型的信号异常，从而影响人体很多系统的发育，进而导致出现迈尔综合征。

Le Goff 等[4] 在 11 名迈尔综合征患者的 SMAD4 基因上确定了一个杂合的新发突变，改变了其编码的第 500 位异亮氨酸。该突变是通过对 2 位患者进行外显子测序鉴定出来的，将 SMAD4 基因作为候选基因进行分析是由于它在 TGF-β 和 BMP 信号转导中的作用。对 2 位患者的成纤维细胞的研究显示，突变影响了 SMAD4 蛋白的泛素化，导致突变体蛋白的稳定性下降，并同时改变下游 TGF-β 和 BMP 通路目标基因的表达，影响了 SMAD 结合蛋白的磷酸化增效作用。该研究表明，发育过程中 SMAD4 基因突变导致的转录控制缺陷在迈尔综合征中发挥了重要作用。

与此同时，Caputo 等[5] 在 8 名迈尔综合征患者中，确定了 SMAD4 基因的 2 个杂合的新发突变 (p.I500T，p.I500V)。通过对 TGF-β 信号网络涉及的基因进行特定的分析，识别出 SMAD4 是致病基因。SMAD4 的两个突变均发生在其编码蛋白的 MH2 结构域中，而该结构域对 SMAD 蛋白的低聚反应和 TGF-β/BMP 信号转导都是必需的。基于 SMAD4 基因在发育过程中的重要作用，其功能调节异常会产生多效性的影响，正如迈尔综合征表现出来的一样。另外研究者指出，SMAD4 基因突变的限制性体现了迈尔综合征的遗传同质性。

(4) 目前基因突变概述

目前人类基因突变数据库报道了 SMAD4 基因突变 77 个，其中错义 / 无义突变 33 个，剪接突变 5 个，小的缺失 23 个，小的插入 11 个，大片段缺失 5 个。突变分布在基因整个编码区，无突变热点。

（刘永红　万景旺）

参考文献

[1] Myhre SA, Ruvalcaba RHA, Graham CB. A new growth deficiency syndrome. Clin Genet, 1981, 20: 1-5

[2] Bachmann-Gagescu R, Hisama FM, Yuen AL. Myhresyndrome with ataxia and cerebellar atrophy. Clin Dysmorph, 2011, 20: 156-159

[3] van Steensel MA1, Vreeburg M, Steijlen PM, et al. Myhre syndrome in a female with previously undescribed symptoms: further delineation of the phenotype. Am J Med Genet, 2005, 139A: 127-130

[4] Le Goff C, Mahaut C, Abhyankar A, et al. Mutations at a single codon in Mad homology 2 domain of *SMAD4* cause Myhre syndrome. Nat Genet, 2012, 44: 85-88

[5] Caputo V, Cianetti L, Niceta M, et al. A restricted spectrum of mutations in the *SMAD4* tumor-suppressor gene underlies Myhre syndrome. Am J Hum Genet, 2012, 90:161-169

1011 肌阵挛性肌张力障碍
(myoclonic dystonia, MD; OMIM 159900)

一、临床诊断

(1) 概述

肌阵挛性肌张力障碍 (MD) 是一种表现为近端肌阵挛的疾病，通常伴随颈部和手臂的肌张力障碍，具有遗传异质性。该病常在儿童和青少年期起病，部分患者在饮酒后症状能够得到改善，但也有少数成年期起病的患者对酒精改善作用并不敏感。部分患者出现精神障碍。也有散发患者的报道[1]。MD 呈常染色体显性遗传，但表现为不完全外显，主要受到母本印记作用。

(2) 临床表现

MD 为常染色体显性遗传病。MD 以肌张力障碍为核心症状，但也出现代表肌阵挛的震颤和快速的动作。患者通常在 10~30 岁起病，可以同时出现肌阵挛和肌张力障碍，也可以仅有肌阵挛或仅有肌张力障碍。肌张力障碍常累及上肢和颈部，也可以累及下肢，甚至累及喉部肌肉。肌阵挛大多累及颈部和上肢，部分发生在下肢、面部和喉部。饮酒常能改善患者症状。患者常伴随精神症状，包括抑郁、焦虑、强迫症。也有报道 MD 患者会出现认知功能下降。

(3) 辅助检查

无特征性辅助检查。

(4) 病理表现

该病仅有个案报道，报道中无病理描述。

(5) 受累部位病变汇总 (表 1011-1)

表 1011-1 受累部位及表现

受累部位	主要表现
颈部	肌张力障碍、肌阵挛
四肢	肌张力障碍、肌阵挛
神经系统	抑郁、焦虑、强迫症

二、基因诊断

(1) 概述

SGCE 基因，编码 ε- 肌聚糖 (epsilon-sarcoglycan)，位于 7 号染色体长臂 2 区 1 带 3 亚带 (7q21.3)，基因组坐标为 (GRCh37): 7: 94214536-94285521，基因全长 70 986bp，包含 15 个外显子，编码 462 个氨基酸。有报道指出该病与 D2 多巴胺受体 (DRD2) 基因突变可能有关，但极为罕见。

(2) 基因对应蛋白结构及功能

SGCE 基因编码肌聚糖家族的 ε- 肌聚糖。肌聚糖是一种跨膜蛋白，是抗肌萎缩蛋白 - 糖蛋白复合物的组成部分，连接肌动蛋白细胞骨架与细胞外基质。不同于其他主要在横纹肌中表达的家族成员，ε- 肌聚糖表达更加广泛。该基因的突变与 MD 相关。由于基因印记，该基因会优先表达父本等位基因。由于可变剪接，该基因有多种转录本型。

(3) 基因突变致病机制

Valente 等[1] 筛查了 58 例携带 *SGCE* 突变的 MD 患者。他们发现 29 例原发性肌阵挛和肌阵挛性肌张力障碍患者中有 6 例 (21%) 携带突变，其他表型的 29 例患者中未发现突变。

Ritz 等[4] 对 24 例确诊的、23 例极大可能的和 39 例可能为 MD 的患者进行临床检查，发现 86 例患者中 13 例携带有 *SGCE* 突变。在已经确诊为肌阵挛性肌张力障碍患者中，50% 携带有 *SGCE* 突变。

DYT11 肌阵挛性肌张力障碍是由于编码 ε- 肌聚糖的 *SGCE* 的变异所导致。此基因的小鼠同源基因为 *Sgce*，父本等位基因 *Sgce* 被敲除的 (*Sgce* KO) 小鼠表现出肌阵挛、肌萎缩、焦虑和抑郁行为，与 DYT11 肌阵挛性肌张力障碍患者的一些临床症状类似。*Sgce* KO 小鼠中这一行为缺陷伴随着多巴胺和纹状体代谢物的水平异常升高。DYT11 肌阵挛性肌张力障碍患者神经影像学研究表明可能增加内源性多巴胺，降低多巴胺 D2 受体 (D2R) 是可行的。

Zhang 等[5] 通过 Western 印迹方法研究 *Sgce* KO 小鼠的纹状体 D2 受体蛋白、多巴胺转运体 (DAT) 和多巴胺 D1 受体 (D1R) 的蛋白水平，用体内微量渗析技术分析苯丙胺注射入小鼠体后纹状体多巴胺的释放，发现纹状体 D2 受体明显降低，多巴胺转运体和 D1 受体没有改变。*Sgce* 敲除小鼠中注射苯丙胺后多巴胺的释放比野生型小鼠中显著增加。结果表明 ε- 肌聚糖可能调控 D2 受体的表达。ε- 肌聚糖的缺失导致纹状体 D2 受体的降低，结果引起多巴胺的释放增加，这可能与 DTY11 肌阵挛性肌张力障碍患者和 *Sgce* 基因敲除小鼠的疾病症状相关。

这些结果表明纹状体 D2 受体的减少和纹状体多巴胺的释放增加可能与 DYT11 肌阵挛性肌张力障碍有关。

(4) 目前基因突变概述

目前人类基因突变数据库报道了 *SGCE* 基因突变 83 个，其中错义/无义突变 24 个，剪接突变 16 个，小的缺失 22 个，小的插入 4 个，大片段缺失 17 个。

（林　毅　张静静）

参考文献

[1] Valente EM，Misbahuddin A，Brancati F, et al. Analysis of the epsilon-sarcoglycan gene in familial and sporadic myoclonus-dystonia：evidence for genetic heterogeneity. Mov Disord, 2003, 18：1047-1051

[2] 付洁 . 肌阵挛 – 肌张力障碍综合征治疗研究进展 . 癫痫与神经电生理学杂志，2014，23：49-52

[3] Valente EM, Edwards MJ, Mir P, et al. The epsilon-sarcoglycan gene in myoclonic syndromes. Neurology, 2005, 64: 737-739

[4] Ritz K, Gerrits MC, Foncke EM, et al. Myoclonus-dystonia: clinical and genetic evaluation of a large cohort. J Neurol Neurosurg Psychiatry, 2009, 80: 653-658

[5] Zhang L, Yokoi F, Parsons DS, et al. Alteration of striatal dopaminergic neurotransmission in a mouse model of DYT11 myoclonus-dystonia. PLoS One, 2012, 7: e33669

1012~1014　肌阵挛癫痫
(myoclonic epilepsy)
(1012. LBD; OMIM 254780; 1013. ULD, OMIM 254800; 1014. FIME, OMIM 605021)

一、临床诊断

(1) 概述

肌阵挛癫痫 (myoclonic epilepsy)，也称进行性肌阵挛癫痫，是一组表现复杂的综合征。它是一组单基因遗传病，常见疾病包括 Lafora 病 (myoclonic epilepsy of Lafora，LBD)，ULD(myoclonic epilepsy of Unverricht and Lundborg)，家族性婴儿肌阵挛癫痫 (myoclonic epilepsy，familial infantile；FIME)，还有报道肌阵挛癫痫伴破碎红纤维 (myoclonic epilepsy associated with ragged-red fibers，MERRF)，神经元蜡样脂褐质沉积症 (neuronal ceroid lipofu-scinoses，NCL)，唾液酸沉积症 (sialidoses) 等也属于该类疾病[1]。其致病基因：LBD 是由于 *EPM2A* 及 *NHLRC1* 基因突变引起；ULD 是由于 *CSTB* 基因突变引起；FIME 是由于 *TBC1D24* 基因突变引起。

(2) 临床表现

肌阵挛癫痫的临床表现为肌阵挛、多种形式的癫痫、共济失调、认知功能障碍以及其他神经系统功能障碍的表现[2]。

1) LBD 也称为 Lafora 小体病、进行性肌阵挛癫痫 2A 型 (EPM2A)。它是一种常染色体隐性遗传性疾病，由 laforin 基因突变 (*EPM2A*) 或 malin 基因突变 (*NHLRC1*) 引起。通常起病于 8~18 岁。

临床表现有肌阵挛，多种形式的癫痫发作，认知功能下降，视幻觉，严重的精神行为异常等，而共济失调不显著 (也可能是受严重的肌阵挛影响)。还可能有头痛、学习困难、视力障碍、光敏感性、步态异常、失用等症状 [5]。肌阵挛、癫痫、视幻觉逐渐加重，同时伴有智力减退，最终成为痴呆。疾病进展迅速，大约于起病后 10 年，因频繁发作的肌阵挛、失神发作、全面性癫痫发作、痴呆或植物状态等而死亡 [6, 7]。但由于 NHLRC1 基因突变引起症状的患者，生存期较长 [5]。

2) ULD 也称为进行性肌阵挛 1A 型、进行性肌阵挛 1 型、波罗的海肌阵挛癫痫。它是一种常染色体隐性遗传性疾病，由 cystatin B 基因突变引起的 (CSTB)。通常起病于 6~13 岁，可分为 3 期：1 期为亚临床期，2 期为早期肌阵挛期，3 期为致残性肌阵挛期。它在芬兰发病率较高，可达到 1/20 000 [8]。

临床表现有肌阵挛，通常是由于自主运动诱发；多种形式的癫痫发作，共济失调，认知功能下降等。1 期可能出现视觉障碍；2 期可能出现刺激敏感的多节段肌阵挛，全身强直阵挛发作，失神发作，轻微的运动障碍；3 期可能出现刺激敏感的全面性肌阵挛，也可以出现全身强直阵挛发作，失神发作，间歇性轮椅依赖等。其不同于其他肌阵挛癫痫的是，在发病的第一个 6 年内，肌阵挛及共济失调可能有急剧的恶化，而在成年早期，肌阵挛及共济失调甚至可能出现改善，认知功能下降很少或不出现 [8]。使用苯妥英可能导致进行性运动及智力衰退，共济失调，甚至死亡；而丙戊酸治疗通常有显著疗效 [9]。

3) FIME 也称为 EIM。它是一种常染色体隐性遗传性疾病，由 TBC1D24 基因突变引起。这种基因突变也可以引起一种更严重的疾病，婴儿早期严重癫痫脑病 -16(EIEE16)。通常发病年龄为出生后 2~8 个月。

临床表现为在婴儿早期出现肌阵挛、高热惊厥、全身强直阵挛发作，对药物治疗反应良好，智力及神经系统发育良好 [10]。也有报道可以出现中度认知功能障碍和共济失调 [11, 12]，小脑症状如步态异常，构音障碍，动作笨拙等 [12]。其临床表现的严重程度呈多样性。

(3) 影像学表现

LBD 患者的脑电图可见多棘波、尖波发放，有或没有慢波 (图 1012-1)。

ULD 患者头 MRI 可见脑桥、延髓和小脑半球明显萎缩，轻度大脑萎缩 [13]，但也有不同观点，认为即使发病时间超过 10 年仍无任何萎缩情况。1 期患者脑电图可见光刺激后出现多棘波，2 期患者脑电图可见 α 波减慢，4~6Hz 棘波，光刺激后肌阵挛，3 期患者脑电图可见 α 波消失，持续性棘波，光刺激后强烈肌阵挛。

有报道 FIME 患者皮层及皮层下白质信号异常，小脑萎缩，还有的出现前内侧额叶皮质增厚 [11, 12]，脑电图可见发作期双侧同步的棘波。

(4) 病理表现

LBD 在脑、肝、肌肉、心脏、皮肤内可发现细胞内 PAS 染色阳性的葡聚糖包涵体 (Lafora 小体) (图 1012-2)。

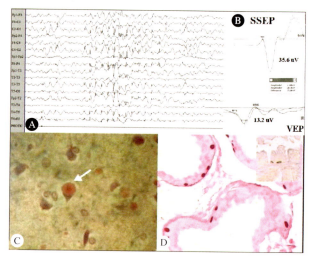

图 1012-1　LBD 患者脑电图表现

A. 脑电图显示在慢波背景上的频繁发作的尖波 / 多棘波；B. 体感诱发电位：巨大 VEP100 电位；C. 大脑皮质神经元细胞内染色阳性的 Lafora 小体 (× 160)；D. 汗腺上皮细胞内 PAS 染色阳性的 Lafora 小体 (× 160)，插图：包涵体泛素染色阳性 (Neurol India, 2010, 58: 514-522)

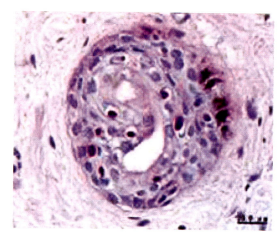

图 1012-2　皮肤活检，Lafora 小体

光镜，200 × ，PAS 染色 (中国康复理论与实践，2010，16：768-770)

(5) 受累部位病变汇总（表 1012-1）

表 1012-1 受累部位及表现

疾病	受累部位	主要表现
LBD	神经系统	进行性肌阵挛癫痫、全面强直阵挛发作、失神发作、简单部分性枕叶发作、简单部分性发作继发全面强直阵挛发作、认知功能减退、痴呆、失用症、视幻觉、步态异常
	精神行为	精神病 脑电图多棘波/尖波、有或没有慢波
ULD	神经系统	共济失调、轻度认知功能减退、动作性肌阵挛（自主动作诱发） 视觉障碍（1期），刺激敏感的多节段肌阵挛（2期），刺激敏感的全面性肌阵挛（3期），全身强直阵挛发作、失神发作（2期，3期），轻微的运动障碍（2期），间歇性轮椅依赖（3期） 光刺激后多棘波（1期），α波减慢、4~6Hz棘波、光刺激肌阵挛（2期），α波消失、持续性棘波、光刺激后强烈肌阵挛（3期）
FIME	神经系统	轻度运动和语言发育迟缓（1个家庭），频繁发作的肌阵挛癫痫，持续可达数小时，局灶性癫痫，高热惊厥，全身强直阵挛发作、认知功能下降（1个家庭），构音障碍（1个家庭），共济失调（1个家庭） 发作期双侧同步的棘波

二、LBD 基因诊断

(1) 概述（表 1012-2）

表 1012-2 基因亚型汇总

基因	染色体位置	基因组起止坐标	基因全长	外显子数	氨基酸数
EPM2A	6q24	(GRCh37): 6: 145946440- 146057128	110 689bp	4	331
NHLRC1	6p22.3	(GRCh37): 6: 18120718- 18122851	2 134bp	1	395

(2) 基因对应蛋白结构及功能

EPM2A 基因编码的 laforin 蛋白是双重特异性磷酸酶。该蛋白包含一个双重特异性磷酸酶结构域（DSP）和一个碳水化合物结合模块 20(CBM20)。laforin 蛋白可以水解磷酸化酪氨酸和丝/苏氨酸底物；还可以与碳水化合物结合，在糖原代谢中发挥重要作用。

NHLRC1 基因编码的 malin 蛋白是单亚基 E3 泛素连接酶。该蛋白包含 1 个环 HC 型锌指和 6 个 NHL 结构域。malin 可以多聚泛素化 laforin 蛋白，从而引起 laforin 蛋白的降解。

(3) 基因突变致病机制

1998 年，Minassian 等[14] 在 10 个 LBD 家系中，首次发现了 EPM2A 基因的 6 个不同突变和 1 个纯合微缺失。功能预测表明这些突变会对 laforin 蛋白产生有害的影响，从而导致疾病的发生。

2003 年，Chan 等[15] 在 34 个 LBD 家系其中的 26 个患者中发现了 NHLRC1 基因的 17 个不同突变，包括 8 个缺失突变、1 个插入突变、7 个错义突变以及 1 个无义突变。

2002 年，Ganesh 等[16] 发现 Epm2a 基因双敲除小鼠出生 2 个月后，神经元会广泛退化，并且大部分发生在不存在 Lafora 小体的情况下。在内质网、高尔基体以及缺乏凋亡小体或片段 DNA 的线粒体中，退化的神经元会表现出典型的肿胀。细胞器和细胞核会由于 Lafora 小体在 4~12 个月开始变得显著而被破坏。同时在神经组织和非神经组织均存在的 Lafora 小体，只对神经组织中的泛素和晚期糖基化终产物有效，表明在神经组织中的 Lafora 小体可能存在不同的病理后果。神经元退化和 Lafora 小体早于受损的行为反应、共济失调、自发性肌阵挛发作以及脑电图癫痫样活动的发生。因此，研究者认为该疾病可能是一种利用非凋亡性细胞死亡机制的原发性神经退行性疾病。

2005 年，Gentry 等[17] 发现 malin 蛋白与 laforin 蛋白在 HEK293T 细胞中会直接结合并存在相互作用。laforin 蛋白的多聚泛素化需要依赖 malin 蛋白。NHLRC1 基因突变抑制了 laforin 蛋白多聚泛素化和降解。laforin 是 malin 的底物，malin 可以调节 laforin 的浓度，NHLRC1 基因突变会导致 malin 蛋白的 E3 连接酶活性缺失，从而导致疾病发生。

(4) 目前基因突变概述（表 1012-3）

表 1012-3 基因突变汇总 （单位：个）

基因	突变总数	错义/无义突变	剪接突变	小片段缺失	小片段插入	大片段缺失
EPM2A	62	33	1	5	5	18
NHLRC1	57	37	0	11	5	4

三、ULD 基因诊断

(1) 概述

CSTB 基因，即编码半胱氨酸蛋白酶抑制剂

B(cystatin B) 的基因，位于 21 号染色体长臂 2 区 2 带 3 亚带 (21q22.3)，基因组坐标为 (GRCh37): 21: 45193546-45196256，基因全长 2711bp，包含 3 个外显子，编码 98 个氨基酸。

(2) 基因对应蛋白结构及功能

CSTB 基因编码的蛋白是半胱氨酸蛋白酶抑制剂家族的成员之一，该家族成员都至少包含一个 cystatin 结构域。半胱氨酸蛋白酶抑制剂 B 作为细胞内巯基蛋白酶抑制剂，可以通过非共价键形成稳定的二聚体，抑制木瓜蛋白酶和组织蛋白酶 l、h 和 b，其在防止蛋白酶从溶酶体外泄方面可能发挥重要作用。研究还发现，半胱氨酸蛋白酶抑制剂 B 蛋白复合物可能具有特定的小脑功能。

(3) 基因突变致病机制

1997 年，Lalioti 等 [18] 在 29 个无亲缘关系的 ULD 家系患者中发现了 *CSTB* 基因的 6 个不同突变。功能预测显示该突变严重影响了半胱氨酸蛋白酶抑制剂 B 与木瓜蛋白酶的作用。2005 年，Alakurtti 等 [19] 在 BHK-21 细胞中瞬时表达了 p.G4R 突变，发现该突变蛋白未能与溶酶体形成关联。

1998 年，Pennacchio 等 [20] 发现通过靶向破坏 *CSTB* 基因造成半胱氨酸蛋白酶抑制剂 B 缺乏的小鼠，会呈现出与 ULD 症状相似的肌阵挛性癫痫和共济失调等症状。细胞病理学显示，小脑颗粒细胞出现减少，并且存在细胞核固缩、DNA 片段化及其他细胞改变等凋亡的特征。该模型表明半胱氨酸蛋白酶抑制剂 B 在防止小脑细胞凋亡方面有着重要作用。

(4) 目前基因突变概述

目前人类基因突变数据库收录了 *CSTB* 基因突变 9 个，其中错义 / 无义突变 4 个，剪接突变 3 个，小的缺失 2 个。

四、FIME 基因诊断

(1) 概述

TBC1D24 基因，即编码 TBC1 结构域家族成员 24 蛋白的基因，位于 16 号染色体短臂 1 区 3 带 3 亚带 (16p13.3)，基因组坐标为 (GRCh37): 16: 2525146-2555734，基因全长 30 589bp，包含 8 个外显子，编码 559 个氨基酸。

(2) 基因对应蛋白结构及功能

TBC1D24 基因编码的 TBC 结构域包含 RAB 特异性 GTPase 激活蛋白。该蛋白上含保守的 TBC 结构域，可与 GTPases 相互作用。TBC 结构域蛋白可作为 Rab 小 GTPases 的激活蛋白，Rab 小 GTPases 是大脑内的 Ras 相关蛋白，该家族蛋白参与膜运输调控。

(3) 基因突变致病机制

2010 年，Falace 等 [21] 在 *TBC1D24* 基因中发现两个复合杂合错义突变 (p.D147H 和 p.A509V) 可能与 FIME 有关。TBC1D24 蛋白主要在大脑皮质和海马区表达，通过免疫共沉淀的方法发现，TBC1D24 蛋白可结合 ARF6 蛋白，ARF6 是 Ras 相关的小 GTPases 家族 (其功能是调节细胞内吞动力)。ARF6 在神经系统中的作用是调节树突分支、脊柱形成和轴突延伸。*TBC1D24* 基因过表达导致神经突的长度和分支显著性增加，并且使 FIME 突变造成的损伤得到显著恢复。

该基因所编码蛋白与大脑网络形成的改变和神经发育障碍有关。2014 年，Falace 等 [22] 在子宫中敲除鼠新大脑皮质中 *TBC1D24* 基因，发现神经元的多极转换导致径向迁移推迟。体内实验表明，ARF6 的过表达可以挽救因 TBC1D24 蛋白缺失导致的神经元迁移，以及树突分支缺陷，暗示 TBC1D24 抑制 ARF6 的活性。研究结果证明 *TBC1D24* 基因在神经元迁移和成熟中的重要作用。

(4) 目前基因突变概述

目前人类基因突变数据库收录了 *TBC1D24* 基因突变 27 个，其中错义 / 无义突变 21 个，小的缺失 2 个，小的插入 2 个，大片段缺失 1 个，剪接突变 1 个。

（王　琰　易玉婷　白雅丽）

参考文献

[1] Berkovic SF, Cochius J, Andermann E, et al. Progressive myoclonic epilepsies: Clinical and genetic aspects. Epilepsia, 1993, 34: 19-30

[2] Berkovic SF, Andermann F, Carpenter S, et al. Progressive myoclonus epilepsies: Specific causes and diagnosis. N Engl J Med, 1986, 315: 296-305

[3] Orcesi S, Gomi K, Termine C, et al. Bilateral putaminal necrosis associated with the mitochondrial DNA A8433G myolonus epilepsy with ragged red fibers(MERRF)mutation: an infantile case. J Child Neural, 2006, 21: 79-82

[4] Ito S, Shirai W, Asahina M. Clinical and brain MR imaging features focusing on the brain stem and cerebellum in patients with myoclonic epilepsy with ragged-red fibers

due to mitochondrial *A8433G* mutation. AJNR Am J Neuroradiol, 2008, 29: 392-395

[5] Sinha S, Satishchandra P, Yasha T, et al. Progressive myoclonic epilepsy：A clinical，electrophysiological and pathological study from south India. J Neurol Sci, 2007, 252: 16-23

[6] Ramachandran N, Girard JM, Turnbull J, et al. The autosomal recessively inherited progressive myoclonus epilepsies and their genes. Epilepsia, 2009, 50 Suppl 5: 29-36

[7] Genton P, Borg M, Vigliano P, et al. Semi-late and rapidly progressive case of Lafora's disease with predominant cognitive symptoms. Eur Neurol, 1989, 29: 333-338

[8]Ramachandran N，Girard J-M, Turnbull J, et al. The autosomal recessively inherited progressive myoclonus epilepsies and their genes. Epilepsia, 2009, 50(suppl): 29-36

[9] Eldridge R, Iivanainen M, Stern R, et al. "Baltic" myocolnus epilepsy: hereditary disorder of childhood made worse by phenytoin. Lancet, 1993, 322: 838-842

[10] Zara F, Gennaro E, Stabile M, et al. Mapping of a locus for a familial autosomal recessive idiopathic myoclonic epilepsy of infancy to chromosome 16p13. Am J Hum Genet, 2000, 66: 1552-1557

[11] Corbett M A, Bahlo M, Jolly L, et al. A focal epilepsy and intellectual disability syndrome is due to a mutation in TBC1D24. Am J Hum Genet, 2010, 87: 371-375

[12] Afawi Z, Mandelstam S, Korczyn AD, et al. *TBC1D24* mutation associated with focal epilepsy，cognitive impairment and a distinctive cerebro-cerebellar malformation. Epilepsy Res, 2013, 105: 240-244

[13] Mascalchi M, Michelucci R, Cosottini M, et al. Brainstem involvement in Unverricht-Lundborg disease(EPM1): an MRI and 1-H MRS study. Neurology, 2002, 58: 1686-1689

[14] Minassian BA, Lee JR, Herbrick JA, et al. Mutations in a gene encoding a novel protein tyrosine phosphatase cause progressive myoclonus epilepsy. Nat Genet, 1998, 20(2)：171-174

[15] Chan EM, Young EJ, Ianzano L, et al. Mutations in *NHLRC1* cause progressive myoclonus epilepsy. Nat Genet, 2003, 35(2): 125-127

[16] Ganesh S, Delgado-Escueta AV. Targeted disruption of the Epm2a gene causes formation of Lafora inclusion bodies, neurodegeneration, ataxia, myoclonus epilepsy and impaired behavioral response in mice. Hum Mol Genet, 2002, 11(11): 1251, 1262

[17] Gentry MS, Worby CA, Dixon JE, et al. Insights into Lafora disease: malin is an E3 ubiquitin ligase that ubiquitinates and promotes the degradation of laforin. Proc Natl Acad Sci U S A, 2005, 102(24): 8501~8506

[18]Lalioti MD, Mirotsou M, Buresi C, et al. Identification of mutations in cystatin B, the gene responsible for the Unverricht-Lundborg type of progressive myoclonus epilepsy(EPM1). Am J Hum Genet, 1997, 60(2): 342-351

[19]Alakurtti K, Weber E, Rinne R, et al. Loss of lysosomal association of cystatin B proteins representing progressive myoclonus epilepsy, EPM1, mutations. Europ J Hum Genet, 2005, 13: 208-215

[20]Pennacchio LA, Bouley DM, Higgins KM, et al. Progressive ataxia, myoclonic epilepsy and cerebellar apoptosis in cystatin B-deficient mice. Nat Genet, 1998, 20(3): 251-258

[21]Falace A, Filipello F, La Padula V, et al.TBC1D24, an ARF6-interacting protein, is mutated in familial infantile myoclonic epilepsy. Am J Hum Genet, 2010, 87: 365-370

[22]Falace A, Buhler E, Fadda M, et al. TBC1D24 regulates neuronal migration and maturation through modulation of the ARF6-dependent pathway. Proc Natl Acad Sci USA, 2014, 1111: 2337-2342

1015　家族性皮质肌阵挛
(myoclonus, familial cortical, FCM; OMIM 614937)

一、临床表现

(1) 概述

家族性皮质肌阵挛 (FCM) 是一种常染色体显性遗传性疾病，是由 *NOL3* 基因突变引起的。

(2) 临床表现

Russell 等[1] 报道了一个加拿大家系 35 人，其中四代共 11 位患者，均为成年起病，出现缓慢进展的皮质肌阵挛，不同程度地影响面部及肢体。多灶性肌阵挛发生于 20~70 岁。肌阵挛是由于活动、突然的运动和 (或) 不经意的体感刺激引起，而不是由光、噪声或惊吓引起；疲劳、睡眠剥夺、情绪波动和饥饿会加重症状。大多数患者有多次跌倒发作，但不伴有意识障碍。其中 4 例患者有轻度的小脑共济失调，老年患者可能出现轮椅依赖。所有患者均没有癫痫。

(3) 辅助检查 (特征性)

体感诱发电位证实, 肌阵挛有皮质起源。

(4) 病理表现

尚不清楚。

(5) 受累部位病变汇总 (表 1015-1)

表 1015-1　受累部位及表现

受累部位	主要表现
神经系统	多灶性皮质肌阵挛、无意识障碍的跌倒、轻度小脑共济失调
面部	皮质肌阵挛

二、基因诊断

(1) 概述

NOL3 基因, 即编码核仁蛋白 3 的基因, 位于 16 号染色体长臂 2 区 2 带 1 亚带 (16q22.1), 基因组坐标为 (GRCh37): 16: 67204400-67209640, 基因全长 5241bp, 包含 6 个外显子, 编码 270 个氨基酸。

(2) 基因对应蛋白的结构及功能

NOL3 基因编码一种抑制细胞凋亡的蛋白, 主要在心脏、骨骼肌和大脑中表达。该蛋白可以下调半胱天冬酶2、半胱天冬酶8以及肿瘤蛋白p53活性。该基因的多种不同转录本可编码不同的亚型, 亚型 1 可能与 RNA 间接有关, 亚型 2 可能抑制细胞凋亡。

(3) 基因突变致病机制

Russell 等 [1] 在一个加拿大 FCM 家系的 NOL3 基因中确定了一个 c.61G>C 突变, 导致 CARD 结构域 N 端一个高度保守残基发生 p.E21Q 替换。通过研究 NOL3 基因敲除的小鼠发现, NOL3 基因致病突变可通过获得性功能机制造成神经超兴奋 [2]。

(4) 目前基因突变概述

目前人类基因突变数据库没有收录 NOL3 基因突变信息, 在文献中报道该基因有 1 个错义突变 p.E21Q [2]。

（ 王　琰　白雅丽 ）

参考文献

[1] Russell JF, Steckley JL, Coppola G, et al. Familial cortical myoclonus with a mutation in NOL3. Ann Neurol, 2012, 72: 175-183

[2] Macerollo A, Mencacci NE, Erro R, et al. Screening of mutations in NOL3 in a myoclonic syndromes series. J Neurol, 2014, 261: 1830-1831

1016　早发型肌病、反射消失、呼吸困难及吞咽困难
(myopathy, areflexia, respiratory distress and dysphagia, early onset, EMARDD; OMIM 614399)

一、临床诊断

(1) 概述

早发型肌病、反射消失、呼吸困难及吞咽困难 (EMARDD) 是由 MEGF10 基因突变所致的先天性神经肌肉疾病 [1]。

(2) 临床表现

EMARDD 为常染色隐性遗传。婴幼儿期发病, 主要表现为远端或近端肌肉无力、呼吸困难、关节挛缩、脊柱侧弯、腭裂及吞咽困难等 (图 1016-1A)。许多患者出生后因呼吸困难需呼吸机辅助呼吸, 死亡率高。产期检查可发现胎动减少及生长发育停滞。临床检查可出现肌张力低下、反射消失、漏斗胸、面部肌无力、双额径窄 [1-4]。

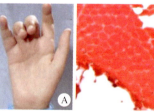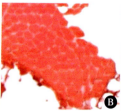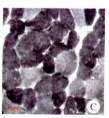

图 1016-1　EMARDD 患者临床表现和病理表现

A. 中指、无名指关节挛缩; B. 纤维直径轻度变化, 内化为核; 大量脂肪组织浸润, 纤维中少量结缔组织 (HE 染色); C. 无核心层, 轻微 I 型纤维优势 (NADH 染色)(Neuromuscul Disord, 2013, 23; 483-488)

(3) 辅助检查

肌电图检查可正常或提示肌源性损害, 神经传导速度正常。肌肉磁共振检查可见肌肉萎缩及脂肪替代 (图 1016-2)。

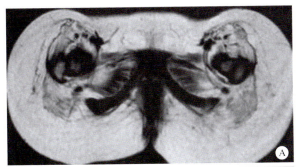

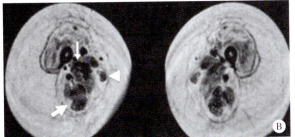

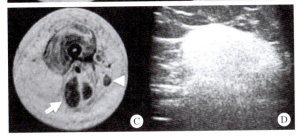

图 1016-2　EMARDD 患者肌肉磁共振检查表现

骨盆和大腿的 T_1 像提示：ABC 臀肌、股四头肌明显肌肉萎缩及完全脂肪替代；内收肌（细箭头）及腘绳肌（粗箭头）少见萎缩及脂肪浸润；股薄肌保留，缝匠肌受累（粗箭头）；D. 超声提示右侧肱二头肌回声弥漫均匀增加（Neuromuscul Disord，2013，23：483-488）

(4) 病理表现

肌肉活检提示纤维直径变化、内化为核；肌内膜结缔组织增加，肌纤维中 NADH 活性下降（图1016-1B，图 1016-1C）。电镜下提示 Z 带区域混乱，不伴线粒体。

(5) 受累部位病变汇总（表 1016-1）

表 1016-1　受累部位及表现

受累部位	主要表现
骨骼肌	肌无力、吞咽困难、呼吸困难、肌张力减退、反射消失

二、基因诊断

(1) 概述

MEGF10 基因，编码一种多个表皮生长因子样结构域蛋白，位于 5 号染色体长臂 3 区 3 带 (5q33)，基因组坐标为 (GRCh37)：5: 126565206-126796914，基因全长 231 709bp，包含 26 个外显子，编码 1140个氨基酸。

(2) 基因对应蛋白结构及功能

MEGF10 基因编码的蛋白属于多个表皮生长因子样结构域蛋白家族的一员。它在细胞黏着、运动性和增殖方面发挥作用，同时也是凋亡细胞吞噬作用和大脑 β- 淀粉样肽摄入的关键介导物。该蛋白可能在同型视网膜神经元排斥作用将特定的视网膜神经元亚型分隔于不同的镶嵌空间中发挥作用，同时也是调控肌生成的必要因子。该蛋白可能通过调控 Notch 信号通路控制着骨骼肌卫星细胞增殖和分化的平衡。

(3) 基因突变致病机制

EMARDD 是一类遗传异质性疾病，通过临床症状无法帮助发现。作者采用分阶段单体型分析并随后伴随外显子目标捕获测序在先前未鉴别的婴儿肌病中发现 *MEGF10* 基因突变，这类婴儿肌病主要的临床表型为膈肌无力、反射消失、呼吸窘迫和吞咽困难。*MEGF10* 基因在激活的卫星细胞上有很高的表达，它调控卫星细胞的增殖、分化以及介导卫星细胞与多核的纤维细胞融合。早期的肌病、反射消失、呼吸窘迫和吞咽困难的患者的肌肉组织中 MEGF10 蛋白明显少于正常水平[1]。

Boyden 等[2]运用肌肉活组织切片检查确定一个家庭中四个兄弟姐妹中有三人患有还无法分类的常染色体隐性肌病。该病具有严重虚弱、呼吸障碍、脊柱侧凸、关节挛缩和营养不良与肌病非正常结合的特征。一个包含各种非同义突变的单基因 *MEGF10* 能将这些表型分开。患者的 *MEGF10*基因携带有由 c.976T>C(p.C326R) 和 c.2320T>C(p.C774R) 的错义突变组成的复合杂合子。对 190 位患有遗传上未被解释肌病的患者的 *MEGF10* 基因的开放阅读框进行筛查，揭示一个 c.211C>T(p.R71W)的杂合突变，645 个正常对照组中都未找到这 3 个突变。MEGF10 蛋白包含 17 个非典型表皮生长因子样结构域，每个结构域包含的 8 个半胱氨酸残基可能用于形成二硫键。p.C326R 和 p.C774R 突变都分别只改变一个氨基酸残基，然而这些氨基酸残基在脊椎动物中是完全保守的。在鼠科动物中，卫星细胞增殖分化潜能的保留以及因疾病损伤而重建骨骼肌都需要 Megf10 蛋白的调控。Boyden 等用 4 种不同的吗啉代将斑马鱼 megf10 蛋白活动抑制，斑马鱼表现为异常的表型，包括产生无法孵育的受精卵、尾巴弯曲、运动性损伤和肌肉组织混乱。这些数据

揭示 *MEGF10* 基因在人类骨骼肌中的重要性，同时也证明卫星细胞功能失调是肌病的新发病机制。

(4) 目前基因突变概述

目前在人类基因突变数据库中暂无对 *MEGF10* 基因突变相关数目的报道。

（李朝霞　麦伟浩）

参考文献

[1] Logan CV, Lucke B, Pottinger C, et al. Mutations in *MEGF10*, a regulator of satellite cell myogenesis, cause early onset myopathy, areflexia, respiratory distress and dysphagia(EMARDD). Nat Genet, 2011, 43: 1189-1192

[2] Boyden SE, Mahoney LJ, Kawahara G, et al. Mutations in the satellite cell gene *MEGF10* cause a recessive congenital myopathy with minicores. Neurogenetics, 2012, 13: 115-124

[3] Hartley L, Kinali M, Knight R, et al. A congenital myopathy with diaphragmatic weakness not linked to the SMARD1 locus. Neuromuscul Disord, 2007, 17: 174-179

[4] Pierson TM, Markello T, Accardi J, et al. Novel SNP array analysis and exome sequencing detect a homozygous exon 7 deletion of *MEGF10* causing early onset myopathy, areflexia, respiratory distress and dysphagia(EMARDD). Neuromuscul Disord, 2013, 23:483-488

1017~1020　中央核肌病
(centronuclear myopathy, CNM)
(1017. CNM1, OMIM 160150; 1018. CNM2, OMIM 255200; 1019. CNM4, OMIM 614807; 1020. CNMX, OMIM 310400)

一、临床诊断

(1) 概述

中央核肌病 (CNM) 是一种遗传性神经肌肉类肌病，临床表现为全身性肌张力低下，肌肉萎缩、力弱，病情进展缓慢或相对稳定的先天性肌病的特点，病理突出特征是具中央核的肌纤维比例明显增高[1]。目前根据其遗传方式分为 X 连锁隐性遗传、常染色体显性遗传、常染色体隐性遗传三类。X 连锁隐性遗传，由于其病理表现类似胎儿期的肌管，故常命名为肌管肌病 (myotubular myopathy)[2]。而中央核肌病命名适用于常染色显性遗传及常染色体隐性遗传。

(2) 临床表现

X 连锁肌管肌病的发生率为 2/100 000 男性生育，其他类型的中央核肌病发生率尚不明确[1]。X 连锁隐性遗传型，致病基因为肌管素 1 基因 (myotubularin-1, *MTM1*)，主要见于男性，具非对称性或 X 染色体灭活的女性携带者也可发病。临床症状较重，常胎儿期起病，妊娠时有胎动减少、羊水过多、胸部肋骨较细[3, 4]。出生时全身肌力弱、肌张力低，常无自发运动，伴眼外肌麻痹、面肌无力、狭长脸、高腭弓、四肢腱反射消失，严重者出现呼吸及吞咽困难，甚至出现窒息[1]（图 1017-1）。大部分的患婴在出生后第 1 个月内死亡。若给予呼吸支持和药物后，部分患婴可幸存到青少年时期或者更长。家族母系中常常有自发流产史或新生男婴死亡史。X 连锁隐性遗传的女性携带者多无症状，少部分表现为轻度肌力弱或面肌无力，仅一些非对称性 X 染色体的灭活或者 X 染色体结构异常者有较明显甚至严重的症状[1]。

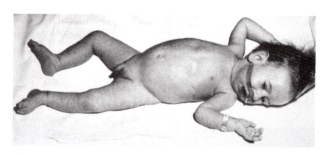

图 1017-1　*MTM1* 基因突变所致 X 连锁中央核（肌管）肌病
全身肌无力及肌病面容（拉长脸及倒 V 形口)(Orphanet J Rare Dis，2008，3：26)

CNM4 致病基因为卷曲螺旋结构域含有蛋白 78 (coiled-coil domain-containing protein 78，CCDC78) 基因突变，它临床表现为新生儿肌张力低下，远端肌肉无力较近端更明显，过度疲劳，肌肉疼痛明显，轻至中度全身运动障碍但保留步行，轻度认知障碍。面肌及眼肌、呼吸肌及心脏常不受累[5]。

常染色体显性遗传中央核肌病 CNM1 是最常见的中央核肌病。新生儿期到成年期均可起病，临床症状轻重度不一，常以肢体远端或近端肌无力为首发症状，主要表现为肌肉无力、眼睑下垂、眼外肌麻痹、高腭弓、张口困难、跟腱挛缩、张口困难、腱反射减弱或消失，以四肢远端或下肢肌无力更为明显。部分出生时即发病，出现限制性通气障碍，需无创呼吸支持通气[6]。

常染色体隐性遗传性中央核肌病 CNM2 发病率较低。此类型临床症状常为中至重度，特征为面肌无力，可严重累及咀嚼肌和眼肌，如眼睑下垂和眼外肌麻痹等。本型近、远端肌均可受累，肌无力常轻度进展，可伴足部畸形、高腭弓和脊柱侧凸畸形等。该型根据临床表现有 3 个亚型：①眼外肌麻痹的早发型，婴儿或儿童期起病，病情较重，多 20 岁不能行走，部分患者有心肌受累或出现通气障碍；②无眼外肌麻痹的早发类型；③无眼外肌麻痹的晚发类型（成年起病）[6]。

(3) 辅助检查

所有类型的中央核肌病可表现为肌酶正常或轻度增高。肌电图多提示肌源性损害。

(4) 病理表现

肌肉活检是诊断中央核肌病的重要依据。中央核肌病的病理表现为具有中央核的肌纤维比例增高。细胞核排列于肌纤维中心（中心核纤维），几乎所有病例都有 I 型肌纤维优势[1, 5]（图 1017-2，图 1017-3）。

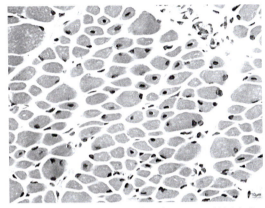

图 1017-2　X 连锁隐性遗传患者（*MTM1* 基因突变）肌肉活检

HE 染色可见细胞核位于肌细胞中央、多核或双核 (Orphanet J Rare Dis，2008，3：26)

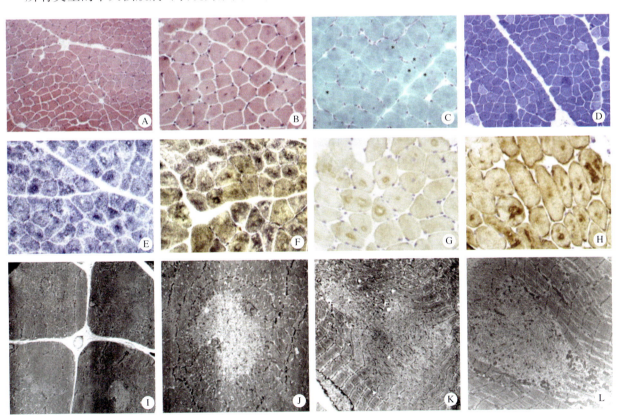

图 1017-3　CNM4 患者肌肉活检

A、B. 提示大量的中央核纤维 (30%)HE 染色；C. 三色染色显示中央与不规则染色；D. 甲苯胺蓝提示 I 型纤维优势；E、F. 琥珀酸脱氢酶和细胞色素氧化酶结合琥珀酸脱氢酶提示 I 型纤维中央空白区；G、H. 提示肌动蛋白及结蛋白的异常免疫反应；I~L. 电子显微镜提示混乱的肌节结构纤维

(Am J Hum Genet，2012，91：365-371)

(5) 亚型汇总 (表 1017-1)

表 1017-1　亚型汇总

疾病亚型	致病基因	遗传方式	蛋白质
CNMX	MTM1	XL	肌微管素 1
CNM1	DNM2	AD	动力蛋白 2
CNM2	BIN1	AR	双载蛋白 2
CNM4	CCDC78	AD	卷曲螺旋结构域含有蛋白 78
	RYR1	AD	肉桂碱受体
	TTN	AR	肌联蛋白
	MTMR14	AR	磷酸肌醇磷酸酶，hjUMPY

注：XL. X-linked recessive form，X 连锁隐性遗传；AD. autosomal-dominant form，常染色体显性遗传；AR. autosomal-recessive form，常染色体隐性遗传。

(6) 受累部位病变汇总 (表 1017-2)

表 1017-2　受累部位及表现

受累部位	主要表现
骨骼肌	全身肌力弱、肌张力低，伴眼外肌麻痹、面肌无力、狭长脸、高腭弓、四肢腱反射消失，严重者出现呼吸及吞咽困难，甚至出现窒息
脑	认知功能障碍

二、CNM1 基因诊断

(1) 概述

DNM2 基因，即编码发动蛋白 2 的基因，位于 19 号染色体短臂 1 区 3 带 2 亚带 (19p13.2)，基因组坐标为 (GRCh37): 19: 10828729-10944169，基因全长 115 441bp，包含 21 个外显子，编码 870 个氨基酸。

(2) 基因对应蛋白结构及功能

DNM2 基因编码的发动蛋白 2 是 GTP 结合蛋白家族的成员之一。该蛋白分子除了 N 端区域外，都具有相当高的序列相似性，都包含 GTP 酶域。发动蛋白与微管功能有关，可以和肌动蛋白以及其他细胞骨架蛋白结合。其自我组装是激发 GTP 酶活性的过程。发动蛋白也是与微管相关的促生产蛋白，参与微管束生成并且能够结合和水解 GTP。发动蛋白最有可能参与囊泡的运输过程，尤其是内吞作用，其也参与胞质分裂。

(3) 基因突变致病机制

2005 年 Bitoun 等 [7] 在 11 个患中心核肌病的家系中，检测到 DNM2 基因上有杂合错义突变，所有的突变或为新发突变，或与疾病关系为满足家系共

分离，且这些突变在 150 个健康欧洲人对照组中不存在。

Bitoun 等 [7] 为了探讨 DNM2 基因突变体蛋白对中心体的影响，使用 DNM2 基因野生型和突变体构建了绿色荧光蛋白 (GFP) 嵌合体。结果表明，在人类成纤维细胞中，转染的突变体降低了中心体的荧光，表明 DNM2 基因突变导致中心核肌病是由于干扰了中心体的功能。

(4) 目前基因突变概述

目前人类基因突变数据库收录了 DNM2 基因突变 23 个，其中错义 / 无义突变 18 个，小的缺失 5 个。

三、CNM2 基因诊断

(1) 概述

BIN1 基因，编码几个核质衔接蛋白的亚型，又称双载蛋白 (AMPH)，位于 2 号染色体长臂 1 区 4 带 (2q14)，基因组坐标为 (GRCh37): 2: 127805599-127864903，基因全长 59 305bp，包含 19 个外显子，编码 593 个氨基酸。

(2) 基因对应蛋白结构及功能

BIN1 基因编码几个核质衔接蛋白的亚型，其中一个最初被鉴定出与原癌基因 MYC 相互作用，具有肿瘤抑制作用。该基因编码蛋白在中枢神经系统表达的亚型可能参与突触囊泡内吞作用，与发动蛋白、突触小泡磷酸酶、内吞蛋白和网格蛋白相互作用；而在肌肉、细胞质和细胞核中表达的亚型，激活依赖半胱天冬酶的凋亡过程。BIN1 基因编码的蛋白可能参与管理突触囊泡内吞，抑制恶性肿瘤细胞转化。

(3) 基因突变致病机制

Nicot 等 [18] 在 3 个无血缘关系的患 CNM2 疾病的近亲婚配家系中，确定了 BIN1 基因上 3 个不同的纯合突变。同时研究提示 BIN1 基因突变导致肌病是通过干扰 T 小管和 (或) 内吞作用细胞膜的重构，而且 BIN1 基因和 DNM2 基因的功能性相互作用是正常的肌肉功能和核定位的必备条件。

Di Paolo 等 [19] 通过建立双载蛋白基因敲除小鼠模型，发现双载蛋白的缺乏会相应导致大脑中的 2 号双载蛋白的缺乏。在突变体小鼠的大脑提取物中发现内吞作用蛋白支架的自由组装是有缺陷的，存在突触囊泡循环障碍。这些缺陷引起严重的学习能力缺陷，罕见不可逆的癫痫发作导致其死亡率增高，

表明双载蛋白在更高级的大脑功能上有重要的作用。

Muller 等[110] 通过利用基因敲除小鼠模型，发现 Bin1 基因缺失提高了 Stat1 基因和 Nfkb 基因依赖的吲哚胺 2, 3- 过氧化酶表达，使癌变细胞逃脱 T 细胞依赖性的抗肿瘤免疫反应。在一个小鼠乳腺癌模型，单药难治的肿瘤在同时服用吲哚美辛小分子抑制剂和细胞毒素剂后退化。同时发现 Bin1 基因缺失通过解除对吲哚美辛的控制促进肿瘤中的免疫逃逸，表明吲哚美辛抑制剂可能改善癌症化疗的效果。

(4) 目前基因突变概述

目前人类基因突变数据库收录了 BIN1 基因突变 5 个，均为错义 / 无义突变。

四、CNM4 基因诊断

(1) 概述

CCDC78 基因，编码一种次胞质体的组成成分蛋白，位于 16 号染色体短臂 1 区 3 带 3 亚带 (16p13.3)，基因组坐标为 (GRCh37): 16: 772582-776880，基因全长 4299bp，包含 14 个外显子，编码 438 个氨基酸。

(2) 基因对应蛋白结构及功能

CCDC78 基因编码的蛋白是次胞质体的组成成分，能促进多纤毛细胞 (能产生超过 100 个中心粒的细胞) 的中心粒从头扩增。该蛋白的结构包含两个卷曲螺旋域。次胞质体介导的中心粒扩增发生于终末分化的多纤毛细胞的 $G_{1/0}$ 期但不发生在 S 期。

(3) 基因突变致病机制

先天性肌病是一类临床和遗传异质性疾病，通常出现于儿童期，表现为肌张力减退和衰弱，一般使用肌肉活组织切片检查来鉴定。大概有 40% 先天性肌病的致病基因目前都还未找到。Majczenko[1] 等鉴定出一个家系有人罹患显性遗传的先天性肌病，患者表现为肢体远端无力和核心样区域及内部化核增加的活组织改变。为了确定该家族中患病的遗传学原因，作者对家系成员进行了连锁分析，随后进行全外显子捕获加高通量测序。在先前未被确定的 CCDC78 基因中发现 1 个剪接受体变异，该变异存在于患者，而同一家系中其他正常成员和 1000 个正常对照组中并没有发现该变异。该变异改变了 RNA 转录过程并且导致 1 个 222bp 的框内插入。CCDC78 蛋白在骨骼肌上表达并在细胞核周围区域

富集，患者的肌肉细胞内有富集现象。建立 ccdc78 突变斑马鱼模型反映出运动功能改变和肌肉超微结构不正常等与人类疾病的相关现象。结合连锁分析、第二代测序技术和斑马鱼模型，他们确定了先天性肌病的新致病因素。

(4) 目前基因突变概述

目前在人类基因突变数据库中没有收录 CCDC78 基因突变信息。

五、CNMX 基因诊断

(1) 概述

MTM1 基因，编码一种双特异性磷酸酶，位于 X 染色体长臂 2 区 8 带 (Xq28)，基因组坐标为 (GRCh37): X: 149731104-149841616，基因全长 110 513bp，包含 15 个外显子，编码 603 个氨基酸。

(2) 基因对应蛋白结构及功能

MTM1 基因编码一种作用于酪氨酸磷酸和丝氨酸磷酸的双特异性磷酸酶。脂磷酸酶能脱去磷脂酰肌醇 3- 磷酸 (PI3P) 和磷脂酰肌醇 3, 5- 二磷酸 [PI(3, 5)P2] 的磷酸基团。它通过调控 EGFR 在晚期胞内体到溶酶体的运输过程来对 EGFR 降解进行负调控，同时调控肌间线蛋白中间丝的组装和结构。该蛋白在线粒体形态和定位方面以及维持骨骼肌稳态时起作用，但并未在肌细胞生成过程发挥作用。

(3) 基因突变致病机制

在一位罹患 X 连锁中央核肌病的男性中，Laporte[111] 等确定了一个 MTM1 基因的错义突变。X 连锁隐性肌管性肌病的特征是严重的张力衰退和全身的肌肉无力，伴随受损的成熟肌肉纤维。运用定位克隆策略，致病位点的候选区域被限制到 280kb 且标记出 2 个候选基因。7 个患者的移码或错义突变 (2 个均为新突变) 的存在证明上述候选基因的其中一个确实涉及 X 连锁隐性肌管性肌病。

为了理解 X 连锁中央核肌病的病理生理机制，Buj-Bello[112] 等用同源重组技术建立缺失肌微管素的小鼠模型发现这种小鼠能存活，但它们的预期生命期限大幅度地缩短。它们从 4 周大时开始发展一种广泛的渐进性肌病，伴随肌萎缩和骨骼肌纤维细胞中央核积累，导致在 6~14 周时死亡。与预期不一样的是，Buj-Bello 等的实验结果表明基因敲除小鼠的肌肉分化是正常的。他们的证据表明影响肌微管素缺陷肌肉的结构维持缺陷是导致中央肌细胞核形

成的原因，与再生过程无关。此外，他们通过条件性的基因靶向方法，证明骨骼肌是小鼠 X 连锁隐性肌管性肌病的主要靶点。

(4) 目前基因突变概述

目前人类基因突变数据库收录了 *MTM1* 基因突变 229 个，其中错义 / 无义 96 个，剪接突变 33 个，小的缺失 43 个，小的插入 27 个，小的插入缺失 5 个，大片段缺失 25 个。突变分布在基因整个编码区，无突变热点。

（刘大成　李朝霞　饶　斌　麦伟浩）

参考文献

[1] Jungbluth H, Wallgren-Pettersson C, Laporte J. Centronuclear(myotubular)myopathy. Orphanet J Rare Dis, 2008, 3: 26

[2] Spiro AJ, Shy GM, Gonatas NK. Myotubular myopathy. Persistence of fetal muscle in an adolescent boy. Arch Neurol, 1966, 14: 1-14

[3] Osborne JP, Murphy EG, Hill A. Thin ribs on chest X-ray: a useful sign in the differential diagnosis of the floppy newborn. Dev Med Child Neurol, 1983, 25: 343-345

[4] Teeuw AH, Barth PG, van Sonderen L, et al. 3 examples of fetal genetic neuromuscular disorders which lead to hydramnion. Ned Tijdschr Geneeskd, 1993, 137: 908-913

[5] Majczenko K, Davidson AE, Camelo-Piragua S, et al. Dominant mutation of CCDC78 in a unique congenital myopathy with prominent internal nuclei and atypical cores. Am J Hum Genet, 2012, 91: 365-371

[6] 陈婷，蒲传强. 中央核肌病的研究进展. 中华神经杂志，2012, 45(9):681-684

[7] Bitoun M, Maugenre S, Jeannet PY, et al. Mutations in *dynamin* 2 cause dominant centronuclear myopathy. Nat Genet, 2005, 37: 1207-1209

[8] Nicot AS, Toussaint A, Tosch V, et al. Mutations in amphiphysin 2(BIN1)disrupt interaction with dynamin 2 and cause autosomal recessive centronuclear myopathy.Nat Genet, 2007, 39: 1134-1139

[9] Di Paolo G, Sankaranarayanan S, Wenk MR, et al. Decreased synaptic vesicle recycling efficiency and cognitive deficits in amphiphysin 1 knockout mice. Neuron, 2002, 33: 789-804

[10] Muller AJ, DuHadaway JB, Donover PS, et al. Inhibition of indoleamine 2, 3-dioxygenase, an immunoregulatory target of the cancer suppression gene Bin1, potentiates cancer chemotherapy. Nat Med, 2005, 11: 312-319

[11] Laporte J, Hu LJ, Kretz C, et al. A gene mutated in X-linked myotubular myopathy defines a new putative tyrosine phosphatase family conserved in yeast. Nat Genet, 1996, 13(2): 175-182

[12] Buj-Bello A, Laugel V, Messaddeq N, et al. The lipid phosphatase myotubularin is essential for skeletal muscle maintenance but not for myogenesis in mice. Proc Natl Acad Sci U S A, 2002, 99(23): 15060-15065

1021　Compton-North 先天性肌病
(myopathy, congenital, Compton-North, MYPCN; OMIM 612540)

一、临床诊断

(1) 概述

Compton-North 先天性肌病 (MYPCN) 最早由 Jones 等在 2003 年报道过 [1]，2008 年 Compton 及 North 等再次报道了此病一个家系，并发现其致病基因为 *CNTN1*(Contactin-1, 神经黏附及神经肌肉接头蛋白)[2]。

(2) 临床表现

MYPCN 在婴幼儿期发病，表现为严重的肌张力减低、骨骼肌无力、球麻痹及呼吸无力，常在出生后不久即死亡。早期产检时可出现胎动减少。所有患者均为早产儿，患者因羊水过多和生长迟滞影响产程。其他的特征有出生体重低、深反射消失、没有吸吮及吞咽反射、拥抱反射消失。还可能出现畸形发育特征如舟状头、瓜子脸、眼距过宽、上腭高拱、断掌手、手指过长、先天性指屈曲以及关节屈曲挛缩 [1, 2]。

(3) 辅助检查

肌酸激酶可正常。

(4) 病理表现

肌肉活检可见肌纤维大小轻度改变，电镜显示小数量相邻肌节被解体的 Z 带及减少的线粒体打乱。肌丝在这些病灶中也较混乱 (图 1021-1)[2]。

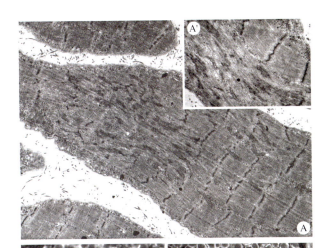

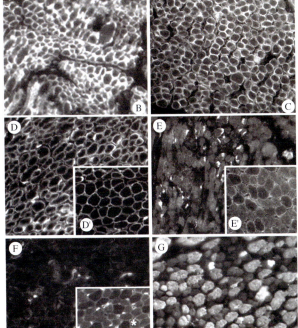

图 1021-1　MYPCN 患者病理改变

A. 电镜下提示纤维中含横纹肌阻断病灶及 Z 线；B、C、D、E、F、
G(D′、E′、F′ 为对照正常人)，免疫组化提示抗肌萎缩蛋白复合物 (Am J Hum Genet，2008，83：714-724)

(5) 受累部位病变汇总 (表 1021-1)

表 1021-1　受累部位及表现

受累部位	主要表现
骨骼肌	肌无力、肌张力减低、球麻痹、呼吸无力、胎动减少、关节挛缩
周围神经	深反射消失

二、基因诊断

(1) 概述

CNTN1 基因，编码一种糖基磷脂酰肌醇锚定的神经元膜蛋白，位于 12 号染色体长臂 1 区 1 带至 1 区 2 带 (12q11—q12)，基因组坐标为 (GRCh37)：12:41086244-41466214，基因全长 379 971bp，包含 24 个外显子，编码 1018 个氨基酸。

(2) 基因对应蛋白结构及功能

CNTN1 基因编码的蛋白属于免疫球蛋白超家族的成员，它是一种作为细胞黏附分子的糖基磷脂酰肌醇锚定的神经元膜蛋白。在神经系统的发育过程中，它能够介导细胞表面相互作用，促进轴突连接的建立。该蛋白还参与髓鞘外周神经的副结轴突 - 胶质连接头的形成，同时与 CNTNAP1 相互作用参与轴突和髓鞘胶质细胞之间的信号传递。它作为 NOTCH1 的配体参与寡树突胶质细胞的产生，同时促进 NOTCH1 的激活。该蛋白与 TNR 的交互作用会导致神经元排斥和抑制神经突增生。

(3) 基因突变致病机制

2008 年，Compton 等 [2] 在 *CNTN1* 基因上发现一个纯合突变。他们认为在神经肌肉接头的 *CNTN1* 表达下调引起神经肌肉传递的缺陷，导致严重的肌病表型。肌纤维膜上 DTNA 和 SNTB2 的丢失可能是神经肌肉传递或信号转导缺失的第二个因素。这个发现强调胎儿运动不能的先天性肌病和先天性肌无力综合征的临床表现有重叠，并认为神经肌肉接头连接的相关蛋白对于正常的肌肉生长发育起重要作用。

本病尚无相应的分子研究，致病机制未明。

(4) 目前基因突变概述

目前人类基因突变数据库收录了 *CNTN1* 基因有 1 个小的插入突变。

（李朝霞　麦伟浩）

参考文献

[1] Jones KJ, Compton AG, Yang N, et al. Deficiency of the syntrophins and alpha-dystrobrevin in patients with inherited myopathy. Neuromuscul Disord, 2003, 13: 456-467

[2] Compton AG, Albrecht DE, Seto JT, et al. Mutations in contactin-1, a neural adhesion and neuromuscular junction protein, cause a familial form of lethal congenital myopathy. Am J Hum Genet, 2008, 83: 714-724

1022 远端型肌病 4 型
(myopathy, distal, 4/Williams distal myopathy, MPD4; OMIM 614065)

一、临床诊断

(1) 概述

远端型肌病 4 型 (MPD4) 是一种以远端肌无力萎缩无感觉异常为主要特征的疾病，由 Williams 等于 2005 年首先总结报道[1]，故也称威廉姆斯型远端型肌病 (Williams distal myopathy)，为 FLNC 基因突变而致。FLNC 基因主要编码细丝蛋白 c/γ，该蛋白为肌动蛋白结合蛋白，突变后肌动蛋白氨基末端区域亲和力增高[2]。

(2) 临床表现

MPD4 多 30~40 岁起病，也可青年期起病。本病以远端肌无力及萎缩起病，上下肢均可受累。但以手肌无力起病较多见，如鱼际肌萎缩 (图 1022-1)、握力下降等。还可出现前臂肌、髋关节屈曲力量减弱导致跑、跳困难，姿势异常等，甚至有面肌瘫痪的报道[1]。本病进展至约 50 岁时可出现近端肌无力，60 岁时可表现独立行走不能，需拄拐行走[2]。MPD4 患者均有肌痛表现，且疲劳后加重。无感觉异常。本病暂无呼吸肌、吞咽困难的报道，可伴心肌受累[2]。CK 可正常或轻度升高。

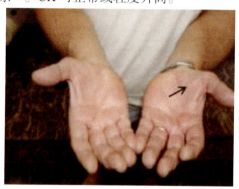

图 1022-1 MPD4 患者鱼际肌萎缩

(3) 影像学表现

本病无特异性影像学表现，病程较长的患者肌肉磁共振可发现肌组织萎缩、脂肪组织取代 (图 1022-2)。

(4) 病理表现

MPD4 肌肉活检无特征性表现，无肌纤维内坏死、炎症、镶边空泡、特殊内容物等，仅可见纤维组织增生[1-2]。

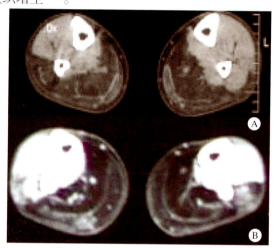

图 1022-2 MPD4 患者影像学表现

A. CT 扫描示双侧比目鱼肌、右腓肠肌明显脂肪变性；腓肠肌、胫前肌、胫骨后肌影像学正常；B. (另一位患者) 比目鱼肌、腓肠肌严重脂肪变性，腓骨肌轻度受累，胫前肌、胫骨后肌基本正常 (Am J Hum Genet, 2011，88：729-740)

(5) 受累部位病变汇总 (表 1022-1)

表 1022-1 受累部位及表现

受累部位	主要表现
肌肉	肌无力、萎缩 (以远端肢体为主)，下肢反射减低等
心脏	心肌病 (仅报道 2 例，不排除伴发可能)

二、基因诊断

(1) 概述

FLNC 基因，即编码细丝蛋白 γ 的基因，位于 7 号染色体长臂 3 区 2 带 1 亚带 (7q32.1)，基因组坐标为 (GRCh37):7:128470431-128499328，基因全长 28 898bp，包含 48 个外显子，编码 2726 个氨基酸。

(2) 基因对应蛋白结构及功能

FLNC 基因编码三个相关的细丝蛋白中的一个 (γ 细丝蛋白)。这些细丝蛋白将肌动蛋白纤丝交联到周细胞质的正交网络中，并参与肌动蛋白细胞骨架膜蛋白的锚定。细丝蛋白中有三个功能域：N 端细丝状肌动蛋白结合域、C 端自缔合域和膜糖蛋白结合域。

肌肉特异性细丝蛋白，可能作为大肌动蛋白交联蛋白在肌肉细胞中起重要作用。它可能参与肌动蛋白细胞骨架的重构造，进而响应信号事件，也可能在肌肉细胞的 Z 线中表现出结构性的功能。细丝蛋白在正常的肌肉纤维形成及保持肌肉纤维的结构完整性中也起着关键作用。

(3) 基因突变致病机制

Williams 等 [1] 报道了一个澳大利亚家系，其中至少有 12 人患成人型的慢性肌病，该病首先在手部与腿部的远端肌肉发病。

Duff 等 [2] 对 Williams 等 [1] 报道的家系进行候选基因测序和连锁分析，在 FLNC 发现了一个杂合突变 (p.M251T)。在另一个有着相同表型的意大利家系的患者中，研究者同样把致病区域连锁到 7 号染色体长臂，并在此区域发现了 FLNC 上一个不同的杂合突变 (p.A193T)。这两个突变均发生在肌动蛋白结合区域。体外细胞表达的研究显示，这两个突变都会导致细丝蛋白对肌动蛋白亲和性的增强。以上两个研究均表明，MPD4 符合常染色体显性遗传模式。

本病尚无相应的分子研究，致病机制未明。

(4) 目前基因突变概述

目前人类基因突变数据库收录了 FLNC 基因突变 3 个，其中错义 / 无义突变 2 个，小的缺失 1 个。

（刘大成　曹　流）

参考文献

[1] Williams DR, Reardon K, Roberts L, et al. A new dominant distal myopathy affecting posterior leg and anterior upper limb muscles. Neurology, 2005, 64: 1245-1254

[2] Duff RM, Tay V, Hackman P, et al. Mutations in the N-terminal actin-binding domain of filamin C cause a distal myopathy. Am J Hum Genet, 2011, 88: 729-740

1023　伴乳酸酸中毒及铁粒幼红细胞贫血的肌病
(myopathy, lactic acidosis, and sideroblastic anemia, MLASA; OMIM 600462)

一、临床诊断

(1) 概述

伴乳酸酸中毒及铁粒幼红细胞贫血的肌病 (MLASA) 是一种罕见的常染色体隐性遗传的线粒体呼吸链障碍疾病，临床表现为进展性运动不耐受及铁粒幼红细胞贫血。目前已经发现 2 个基因突变 [假尿苷酸合酶 1(pseudouridylate synthase 1，PUS1) 及 酪 氨 酸 -tRNA 合 成 酶 2(mitochondrial tyrosyl-tRNA synthetase，YARS2)] 可导致该种疾病 [1, 2]。

(2) 临床表现

MLASA1 型常婴幼儿及青少年期起病，精神运动发育迟滞、多动、恐慌、肌肉萎缩、眼肌无力、限制性呼吸功能障碍、进行性色素性视网膜病变、肌病面容及发育畸形 (图 1023-1)[3, 4]。临床查体可见翼状肩胛、躯干脊柱前凸、鹅步态 [3]。

MLASA2 型常婴幼儿期起病，可出现脸色苍白、嗜睡、生长发育停滞、肥厚型心肌病。渐进性运动不耐受、运动发育迟滞、吞咽困难、呼吸困难。智力发育可正常 [4]。

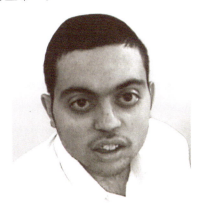

图 1023-1　*PUS1* 基因突变所致面容
眼球突出、小鼻子、短人中及脊柱前凸 (J Child Neurol，2005，20：449-452)

(3) 辅助检查

实验室检查可发现严重铁粒幼红细胞贫血、血乳酸、血丙酮酸、尿有机酸 – 乳酸及血氨基酸丙氨酸增高。肌酸激酶、脑磁共振检查、超声心动图等

（4）病理表现

肌肉活检：三色染色可见大量破碎红纤维；COX 染色可见 COX 酶活性降低（图 1023-2）[3]。苏丹黑染色提示轻度局灶性脂肪增加。电子显微镜可以发现脂肪增多的线粒体内包含大量结晶包涵体[2]。

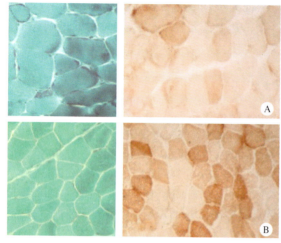

图 1023-2　三色染色及细胞色素 c 氧化酶（COX）染色可见大量破碎红纤维、纤维萎缩及 COX 酶活性降低（J Med Genet，2007，44：173-180）

（5）亚型汇总（表 1023-1）

表 1023-1　亚型汇总

疾病亚型	致病基因
MLASA1	*PUS1*
MLASA2	*YARS2*

（6）受累部位病变汇总（表 1023-2）

表 1023-2　受累部位及表现

受累部位	主要表现
骨骼肌	肌无力、肌肉萎缩、吞咽困难、呼吸困难、运动不耐受
脑	精神发育迟滞、多动、恐慌
心脏	肥厚型心肌病
眼	色素性视网膜病变

二、基因诊断

（1）概述

PUS1 基因，编码一种假尿苷合成酶，位于 12 号染色体长臂 2 区 4 带 3 亚带 3 次亚带（12q24.33），基因组坐标为（GRCh37）：12：132413745-132428406，

基因全长 14 662bp，包含 6 个外显子，编码 427 个氨基酸。

（2）基因对应蛋白结构及功能

PUS1 基因编码一种假尿苷合成酶，当该酶整合进 RNA 分子后将尿苷转化为假尿苷。*PUS1* 基因所编码的酶在 tRNA 的功能和稳定 RNA 的二级和三级结构方面起着重要作用。该基因上突变与线粒体肌病、铁粒幼细胞性贫血有关。选择性地剪接会导致多个转录变异体的产生。

（3）基因突变致病机制

MLASA 是一种罕见的常染色体隐性遗传疾病，主要是骨骼肌和骨髓细胞的氧化磷酸化失调所致。Bykhovskaya 等[5]对罹患 MLASA 的两个家系进行连锁分析和纯合子测试，结果发现 MLASA 的候选致病区域主要定位于 12q24.33 的 12Mb 片段。对该区域的 6 个已知基因及 4 个表达于骨髓或肌肉的假定基因进行测序分析，结果发现两个家系中 MLASA 患者的假尿苷合成酶基因（*PUS1*）存在 1 个纯合型的错义突变。该突变导致一个高度保守的氨基酸变异，并且该氨基酸位于 PUS1 蛋白的催化中心。*PUS1* 基因在生物体内广泛表达，对来自肝脏、大脑、心脏、骨髓和骨骼肌的 *PUS1* 基因的 RNA 进行定量表达分析，发现 *PUS1* 基因在骨骼肌和大脑内有较高的表达。作者认为线粒体 tRNAs 的假尿苷化缺陷可能是 MLASA 的病因。

Patton 等将携带 p.R116W 突变的 MLASA 患者及他们的父母、未受影响的兄弟姐妹以及正常对照组的淋巴母细胞系的总 RNA 分离出来。他们发现 MLASA 患者的线粒体和细胞质的 tRNAs 在应该被 *PUS1* 修饰的位点上没有被修饰，然而其他组在 *PUS1* 修饰的位点存在假尿苷。免疫组织化学染色显示细胞核、细胞质和线粒体都有 PUS1 蛋白的分布，而且患者和没受影响的家庭成员之间没有明显差异。Patton 等[1]的结论认为 MLASA 与 tRNA 的假尿苷化在特定位点的缺失或严重降低有密切联系。

（4）目前基因突变概述

目前人类基因突变数据库报道了 *PUS1* 基因突变 3 个，均为错义 / 无义突变。

（李朝霞　麦伟浩）

参考文献

[1] Patton JR, Bykhovskaya Y, Mengesha E, et al. Mitochondrial myopathy and sideroblastic anemia(MLASA): missense

mutation in the pseudouridine synthase 1(*PUS1*)gene is associated with the loss of tRNA pseudouridylation. J Biol Chem, 2005, 280: 19823-19828

[2] Riley LG, Cooper S, Hickey P, et al. Mutation of the mitochondrial tyrosyl-tRNA synthetase gene, *YARS2*, causes myopathy, lactic acidosis, and sideroblastic anemia-MLASA syndrome. Am J Hum Genet, 2010, 87: 52-59

[3] Fernandez-Vizarra E, Berardinelli A, Valente L, et al. Nonsense mutation in pseudouridylate synthase 1(*PUS1*) in two brothers affected by myopathy, lactic acidosis and sideroblastic anaemia(MLASA). J Med Genet, 2007, 44:

173-180

[4] Zeharia A, Fischel-Ghodsian N, Casas K, et al. Mitochondrial myopathy, sideroblastic anemia, and lactic acidosis: an autosomal recessive syndrome in Persian Jews caused by a mutation in the *PUS1* gene. J Child Neurol, 2005, 20: 449-452

[5] Casas K, Bykhovskaya Y, Mengesha E, et al. Gene responsible for mitochondrial myopathy and sideroblastic anemia (MSA) maps to chromosome 12q24.33. American journal of medical genetics Part A, 2004, 127A(1):44-49

1024~1027　肌原纤维肌病
(myopathy, myofibrillar, MFM)
(1024. MFM3, OMIM 609200; 1025. MFM4, OMIM 609452; 1026. MFM5, OMIM 609524; 1027. MFM6, OMIM 612954)

一、临床诊断

(1) 概述

肌原纤维肌病 (MFM) 是罕见的遗传性或散发性神经肌肉疾病，具有共同形态学表现，以及临床和遗传异质性[1, 2]。形态学表现主要为 Z 带肌原纤维崩解破坏，包涵体在肌细胞胞质中异常沉积为特征。包涵体的成分主要包括结蛋白、晶状体蛋白、肌萎缩蛋白及其他肌原纤维蛋白等。目前已知有 6 种基因突变可导致肌原纤维肌病[1]。

(2) 临床表现

肌原纤维肌病大多为常染色显性遗传，部分基因突变型可为常染色隐性遗传。临床表现多样。主要特点为成年发病，呈现缓慢进展的远端或近端肌肉无力，大部分患者以远端肌无力为主，约 20% 患者兼有周围神经病变。15%~30% 患者在疾病发展过程中出现心肌病或以心肌病为主的临床症状。

不同类型的肌原纤维肌病尚具有不同的临床特点。*TTID* 基因突变型多有肢带型肌营养不良 1A 型表现[3]。FLNC 型以近端肌无力更常见，常可伴有呼吸功能障碍[4]。*ZASP* 基因突变主要导致远端型肌病[5]。*BAG3* 基因突变，可导致于儿童期发病，严重进展性肌无力，均可出现心肌病以及呼吸障碍；部分患者可出现脊柱强直[6]。

(3) 辅助检查

血清肌酸激酶水平正常或轻度增高，最高可达正常参考值 10 倍以上[4]。

肌电图检查大部分患者可出现肌源性或同时具有肌源性和神经源性损害的特点；少数患者表现为神经传导速度减慢[1]。

(4) 病理表现 (图 1024-1)

肌肉病理检查：组织形态学观察可于部分肌纤维内检出无定形物质、透明样变或颗粒物质沉积，以及小的空泡形成。免疫组织化学染色病变的肌纤维内可见异常的蛋白质沉积，电子显微镜观察显示肌原纤维破坏始于 Z 带，降解的丝状物质堆积形成透明样包涵体 (图 1024-1)[1]。

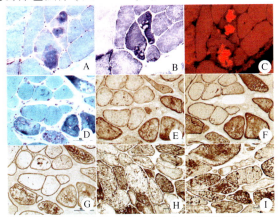

图 1024-1　各种蛋白异常聚集于肌原纤维中

(Neuromuscul Disord, 2011, 21: 161-171)

(5) 亚型汇总 (表 1024-1)

表 1024-1 亚型汇总

疾病类型	致病基因	编码蛋白
MFM1	DES	结蛋白
MFM2	CRYAB	α、β- 晶体蛋白
MFM3	TTID/MYOT	肌收缩蛋白
MFM4	ZASP	Z 带选择性剪接 PDZ 蛋白
MFM5	FLNC	细丝蛋白 c
MFM6	BAG3	Bcl-2 相关蛋白 3

(6) 受累部位病变汇总 (表 1024-2)

表 1024-2 受累部位及表现

受累部位	主要表现
骨骼肌	远端或近端肌无力、肌萎缩、腭咽肌无力、膈肌麻痹、呼吸障碍
心脏	肥厚型心肌病、阵发性房颤、心悸
眼	白内障
周围神经系统	腱反射减低

二、MFM3 基因诊断

(1) 概述

MYOT 基因，编码肌收缩蛋白，位于 5 号染色体长臂 3 区 1 带 (5q31)，基因组坐标为 (GRCh37): 5: 137203536-137223540，基因全长 20 005bp，包含 10 个外显子，编码 498 个氨基酸。

(2) 基因对应蛋白结构及功能

MYOT 是一个编码肌收缩蛋白的基因，在肌肉收缩时起重要的细肌丝稳定作用。该基因突变与肢带型肌营养不良和肌纤维肌病相关。MYOT 是一个新的 α- 辅肌动蛋白的结合体，羟基端有 2 个类似免疫球蛋白家族的结构域。而 N 端却相对比较独特，由一个富含丝氨酸的区域组成，且不与已知的蛋白同源。人体里的肌收缩蛋白主要存在于横纹肌和神经中，在肌肉中则主要存在于 Z 盘中。在体外非肌细胞实验中肌收缩蛋白可诱导肌动蛋白束的形成。

(3) 基因突变致病机制

Selcen 等 [7] 在 57 个 MFM 患者中，发现其中 6 个患者在 MYTO 基因上存在 4 个杂合突变。他们把这种现象称为 "myotilinopathy"，用以和其他类型的 MFM 相区分。他们还指出，伴有 MYOT 基因突变的 LGMD1A 患者，疾病后期会出现肌末梢无力和反射功能减退现象。

本病尚无相应的分子研究，致病机制未明。

(4) 目前基因突变概述

目前人类基因突变数据库报道了 MYOT 基因突变 10 个，且全部是错义 / 无义突变。突变分布在基因整个编码区，无突变热点。

三、MFM4 基因诊断

(1) 概述

ZASP 基因，编码 ZO-2 相关斑点蛋白，位于 7 号染色体，基因组坐标为 (GRCh37): 7: 100171654-100172705，基因全长 1052bp，包含 1 个外显子，编码 168 个氨基酸。

(2) 基因对应蛋白结构及功能

ZASP 是新发现的导致常染色体显性遗传进行性肌营养不良症基因。在肾脏和上皮细胞系中有该基因的 mRNA 和蛋白表达。ZASP 编码蛋白具有完整的 PDZ 结合基序 SQV，其氨基酸序列呈现典型的核输出信号，蛋白通过输出蛋白 /CRM1 介导通过细胞核的出口。ZASP 的过表达会抑制细胞周期转录本和蛋白 D1 上 ZO-2 的活性。其蛋白上发生突变会引起肌肉细胞上肌原纤维的裂变 [8]。

(3) 基因突变致病机制

把 ZASP 基因作为 MFM4 疾病的一个候选致病基因是基于以下几个原因：第一，ZASP 主要在心脏和骨骼肌区域表达；第二，它被绑定到辅肌动蛋白上，而辅肌动蛋白正是交联相邻肌原纤维细丝、Z 盘的结构组件；第三，在老鼠的动物模型中，Zasp 的缺失会引起骨骼和心脏肌病；第四，ZASP 的突变会引起人类的扩张型心肌病；最后，伴有心肌病的肌原纤维肌病表型和症状都与 ZASP 相关。在 54 例无近缘关系的 MFM 患者中，发现都存在 ZASP 突变，但 DESMIN、B-CRYSTALLIN 或 MYOTILIN 没有发生突变 [5]。

(4) 目前基因突变概述

目前人类基因突变数据库暂无收录 ZASP 基因的突变。

四、MFM5 基因诊断

(1) 概述

FLNC 基因，编码细丝蛋白 γ，位于 7 号染色体长臂 3 区 2 带和 5 带之间 (7q32—q35)，基因组坐

标为 (GRCh37): 7: 128470431-128499326，基因全长 28 896bp，包括 48 个外显子，编码 2725 个氨基酸。

(2) 基因对应蛋白结构及功能

FLNC 编码三种细丝蛋白亚型中的一种，细丝蛋白 γ。这些细丝蛋白交联肌动蛋白丝在皮质细胞质中形成网状结构并锚定到肌动蛋白细胞骨架膜蛋白。细丝蛋有三个功能域：N 端的丝状肌动蛋白结合结构域，C 端的自相关结构域，以及一个膜糖蛋白结合结构域。已经发现该基因通过选择性剪接产生不同转录变体。肌肉特异性细丝蛋白在肌肉细胞中可能作为一种大肌动蛋白交联蛋白发挥中心作用，并可能参与肌动蛋白重组细胞骨架应答作用及调节肌肉细胞 Z 线结构。在正常肌肉发育和维持肌肉纤维的结构完整性中发挥关键作用。

(3) 基因突变致病机制

最近的研究发现，Z 带选择性剪接蛋白、细丝蛋白 c、肌间线蛋白、αB 晶体蛋白和肌肉收缩蛋白发生的突变均会引起骨骼肌相似的病理改变，引发 MFM 病。尽管遗传异质性高，但临床和形态学表型却相近。该病典型的临床表现为缓慢进展的近端、远端或近端和远端肢体同时出现肌肉无力。部分患者表现出心肌病、周围神经病变。在每一个 MFM 患者中均能发现降解的肌原纤维蛋白大量聚集现象 [9]。

MFM 特征是病灶肌原纤维的破坏和病态胞质蛋白聚合。Vorgerd 等 [4] 在一个患有肌原纤维肌病的德国家系中，首次发现 *FLNC* 基因的杂合无义突变 (c.8130G>A；p.W2710X)，并定位于细丝蛋白 c 的二聚域。功能研究表明，突变引起的截短蛋白导致蛋白在该结构域无法正确二聚化，同时破坏了其二级结构。患者的肌肉纤维出现包含细丝蛋白 c 和其他 Z 盘相关的肌膜蛋白在内的大量细胞质聚集体。

另有证据表明肌收缩蛋白和肌营养不良蛋白－肌聚糖复合物的分布改变对人体有影响，推测细丝蛋白 c 及分布在 Z 盘和细胞膜与其结合的配体之间的平衡被打乱，导致突变后的蛋白质不能二聚化，并不可控地向细丝蛋白 c 聚集倾向；这又促进了其他蛋白质向其继续聚集 [10]。因此，该蛋白质的缺陷可能会削弱肌原纤维，并在同一时间破坏肌细胞膜。这可能是 MFM 临床和分子特征的机制。

(4) 目前基因突变概述

目前人类基因突变数据库报道了 *FLNC* 基因突变 3 个，其中错义 / 无义突变 2 个，小的缺失 1 个。

五、MFM6 基因诊断

(1) 概述

BAG3 基因，编码 BCL2 相关的永久蛋白 3，位于 10 号染色体长臂 2 区 5 带 2 亚带至 6 带 2 亚带 (10q25.2-q26.2)，基因组坐标为 (GRCh37):10: 121410859-121437331，基因全长 26 473bp，包含 4 个外显子，编码 575 个氨基酸。

(2) 基因对应蛋白结构及功能

BAG3(BCL2 相关永久基因 3) 是一种蛋白质编码基因。BAG 蛋白质竞争结合到 Hsc70/ Hsp70 的 ATP 酶结构域，促进基质的释放。所有的 BAG 蛋白具有邻近 C 端的约 45 个氨基酸的 BAG 域，但在它们的 N 端区域有明显不同。由该基因编码的蛋白质包含 N 端区域中的 WW 结构域和 C 端区域的 BAG 结构域。在体外和在哺乳动物细胞中，BAG1、BAG2 和 BAG3 的 BAG 结构域特异性地与 Hsc70 ATPase 结构域相互作用。所有 3 种蛋白与 Hsc70 的 ATPase 结构域高亲和力结合并以 Hip- 阻遏方式抑制其分子伴侣活性，通过促进基质的释放来抑制 Hsp70/Hsc70 的伴侣活性，此蛋白具有抗凋亡活性。

(3) 基因突变致病机制

Selcen 等 [6] 在 3 个不相关的在儿童时代发病的 MFM 患者身上发现了同样的 *BAG3* 基因的杂合突变 (p.P209L)。这些突变在两个患者的双亲中都没有发现。第三个患者的双亲 DNA 则没有获得。

Odgerel 等 [11] 在 3 个不相关的 MFM6 家庭中发现了 p.P209L 的杂合突变。该突变在两对双亲中发现。两个兄弟从他们表型正常的父亲身上获得了这些突变，父亲身上的突变只在血液淋巴细胞中有 17% 的表达水平。

lee 等 [12] 在一个 MFM 的中国女孩身上新发现了 *BAG3* 基因 p.P209L 突变，Jaffer 等 [13] 在 4 个 MFM6 患者身上发现了一个杂合的 p.P209L 突变。

Homma 等 [14] 证明 BAG3 显著地在含有横纹肌和其 Z 盘中表达。*BAG3* 基因被破坏的纯合小鼠能够正常发育，但在 1~2 周时间内出现迅速恶化的矮小生长现象，并在 4 周时死亡。BAG3 缺乏的小鼠表现出明显的肌病特征，伴随非炎性肌原纤维退化和细胞凋亡。BAG3 敲除的成肌细胞在诱导分化时凋亡加速，说明 BAG3 能维持肌管稳定。Homma 等[14]认为，尽管 BAG3 不是肌肉发育所必需的，但其对维持成熟的骨骼肌形态有着重要作用。

(4) 目前基因突变概述

目前人类基因突变数据库报道了 BAG3 基因突变 9 个，其中错义 / 无义突变 7 个，小的缺失 1 个，大片段缺失 1 个。

（李朝霞　邵利彬　安　娜）

参考文献

[1] Selcen D. Myofibrillar myopathies. Neuromuscul Disord, 2011, 21: 161-171

[2] Schroder R, Schoser B. Myofibrillar myopathies: a clinical and myopathological guide. Brain Pathol, 2009, 19: 483-492

[3] Hauser MA, Horrigan SK, Salmikangas P, et al. Myotilin is mutated in limb girdle muscular dystrophy 1A. Hum Mol Genet, 2000, 9: 2141-2147

[4] Vorgerd M, van der Ven PF, Bruchertseifer V, et al. A mutation in the dimerization domain of filamin c causes a novel type of autosomal dominant myofibrillar myopathy. Am J Hum Genet, 2005, 77: 297-304

[5] Selcen D, Engel AG. Mutations in ZASP define a novel form of muscular dystrophy in humans. Ann Neurol, 2005, 57: 269-276

[6] Selcen D, Muntoni F, Burton BK, et al. Mutation in BAG3 causes severe dominant childhood muscular dystrophy. Ann Neurol, 2009, 65: 83-89

[7] Selcen D, Engel AG. Mutations in myotilin cause myofibrillar myopathy. Neurology, 2004, 62: 1363-1371

[8] Lechuga S, Alarcon L, Solano J, et al. Identification of ZASP, a novel protein associated to Zona occludens-2. Exp Cell Res, 2010, 316: 3124-3139

[9] Selcen D. Myofibrillar myopathies. Curr Opin Neurol, 2008, 21: 585-589

[10] Shatunov A, Olive M, Odgerel Z, et al. In-frame deletion in the seventh immunoglobulin-like repeat of filamin C in a family with myofibrillar myopathy. Eur J Hum Genet, 2009, 17: 656-663

[11] Odgerel Z, Sarkozy A, Lee HS, et al. Inheritance patterns and phenotypic features of myofibrillar myopathy associated with a BAG3 mutation. Neuromuscul Disord, 2010, 20: 438-442

[12] Lee HC, Cherk SW, Chan SK, et al. BAG3-related myofibrillar myopathy in a Chinese family. Clin Genet, 2012, 81: 394-398

[13] Jaffer F, Murphy SM, Scoto M, et al. BAG3 mutations: another cause of giant axonal neuropathy. Journal of the peripheral nervous system : JPNS，2012，17(2):210-216

[14] Homma S, Iwasaki M, Shelton GD, et al. BAG3 deficiency results in fulminant myopathy and early lethality. Am J Pathol, 2006, 169: 761-773

1028　管状聚集性肌病
(myopathy, tubular aggregate, TAM; OMIM 615883)

一、临床诊断

(1) 概述

管状聚集性肌病 (TAM) 是肌管聚集在肌纤维膜下或肌纤维内部区域所致。最初在低钾型周期性瘫痪、先天性肌强直患者发现这种改变，之后发现此病可与其他疾病并存，如慢性药物中毒、缺氧及先天性肌无力综合征等[1]。目前已发现 2 种基因突变 (STIM1 及 ORAI1) 可致该种疾病。

(2) 临床表现

TAM 为常染色体显性遗传病。主要表现为儿童或青年期起病的缓慢进展性近端肌无力，成人后也可发病，可伴有关节挛缩、脊柱强直及低钙血症。同时还可出现瞳孔异常，主要表现为夜间视力下降及瞳孔缩小[2, 3]。

TAM1 型儿童至成年均可发病，表现为缓慢进展性肌无力，不伴肌萎缩，可累及肢带肌，还常伴有活动后肌痛、易疲劳；肌阵挛及僵硬；构音障碍；眼动障碍；关节挛缩[4-7]。

(3) 辅助检查

肌酸激酶可正常或增高。肌电图可及肌源性改变。血钙水平可低于正常。CT 可发现脂肪替代椎旁肌、比目鱼肌、腓肠肌 (图 1028-1)。

(4) 病理表现

肌肉活检可见肌内膜纤维化、脂肪浸润、纤维改变异常伴肌纤维萎缩，以及肌管聚集于Ⅰ型纤维。电镜下可见聚集物内含有与肌质网扩张物质一致的颗粒状电子致密物 (图 1028-2)[2, 3]。

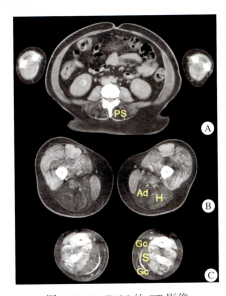

图 1028-1　TAM 的 CT 影像

PS(椎旁肌),H(腘绳肌),Ad(大腿内收肌),S(比目鱼肌),Gc(腓肠肌)
(Hum Mol Genet, 2015, 24: 637-648)

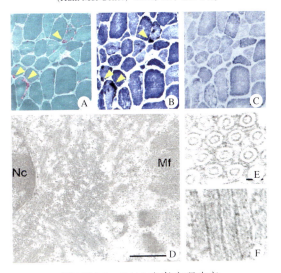

图 1028-2　TAM 患者病理改变

免疫组织化学和电镜下均可见肌纤维萎缩及脂肪浸润 (Hum Mol Genet, 2015, 24: 637-648)

(5) 亚型汇总 (表 1028-1)

表 1028-1　亚型汇总

疾病亚型	致病基因
TAM1	*STIM1*
TAM2	*ORAI1*

(6) 受累部位病变汇总 (表 1028-2)

表 1028-2　受累部位及表现

受累部位	主要表现
骨骼肌	近端肌无力、腱反射减低、肘腕手指跟腱关节挛缩、脊柱强直
眼	夜间视力下降、瞳孔缩小、眼肌麻痹

二、基因诊断

(1) 概述

ORAI1 基因，编码钙释放激活钙通道蛋白1，位于 12 号染色体长臂 2 区 4 带 3 亚带 1 次亚带 (12q24.31)，基因组坐标为 (GRCh37): 12: 122064455-122079946，基因全长 15 492bp，包含 2 个外显子，编码 303 个氨基酸。

(2) 基因对应蛋白结构及功能

由 *ORAI1* 基因编码的蛋白质是膜上钙离子通道的一个亚基。它有 4 个跨膜结构域并形成四聚体。当钙库排空时钙离子通道被钙传感器 STIM1 激活。这种类型的通道是钙离子流入 T 细胞的主要方式。

(3) 基因突变致病机制

通过全外显子测序在 Shahrizaila 等 [8,2] 报道的患病家庭中发现了 *ORAI1* 基因的一个杂合突变。体外实验显示该突变抑制了 ORAI1 的慢钙通道依赖性灭活效应，使其活化。Nesin 等 [8] 认为长期的失调和持续的钙离子进入导致不利于蛋白折叠的肌质网环境出现，进而造成了微管聚集。该发病机制类似于 TAM1 患者中的 STIM1 突变。

Endo 等 [3] 在 3 个不相关家庭中的 6 个 TAM2 患者身上发现了 2 个 *ORAI1* 基因的不同杂合错义突变 (p.G98S；p.L138F)。从患者身上分离的肌管和 HEK93 细胞转染该突变后显示出不依赖于钙调控或 STIM1 活化的钙释放通道的持续激活。

(4) 目前基因突变概述

目前人类基因突变数据库报道了 *ORAI1* 基因突变 4 个，其中错义 / 无义突变 3 个，小的插入 1 个。突变分布在基因整个编码区，无突变热点。

（李朝霞　王晓宏）

参考文献

[1] Engel WK. Mitochondrial Aggregates in Muscle Disease. J Histochem Cytochem, 1964, 12: 46-48

[2] Shahrizaila N, Lowe J, Wills A. Familial myopathy with tubular aggregates associated with abnormal pupils. Neurology, 2004, 63: 1111-1113

[3] Endo Y, Noguchi S, Hara Y, et al. Dominant mutations in *ORAI1* cause tubular aggregate myopathy with hypocalcemia via constitutive activation of store-operated Ca^{2+} channels. Hum Mol Genet, 2015, 24: 637-648

[4] Rohkamm R, Boxler K, Ricker K, et al. A dominantly inherited myopathy with excessive tubular aggregates.

Neurology, 1983, 33: 331-336

[5] Cameron CH, Allen IV, Patterson V, et al. Dominantly inherited tubular aggregate myopathy. J Pathol, 1992, 168: 397-403

[6] Bohm J, Chevessier F, Maues De Paula A, et al. Constitutive activation of the calcium sensor *STIM1* causes tubular-aggregate myopathy. Am J Hum Genet, 2013, 92: 271-278

[7] Hedberg C, Niceta M, Fattori F, et al. Childhood onset tubular aggregate myopathy associated with de novo *STIM1* mutations. J Neurol, 2014, 261: 870-876

[8] Nesin V, Wiley G, Kousi M, et al. Activating mutations in *STIM1* and *ORAI1* cause overlapping syndromes of tubular myopathy and congenital miosis. Proc Natl Acad Sci U S A, 2014, 111: 4197-4202

1029, 1030　强直性肌营养不良
(myotonic dystrophy, DM)
(1029. DM1, OMIM 160900; 1030. DM2, OMIM 602668)

一、临床诊断

(1) 概述

强直性肌营养不良 (DM) 由 Delege 于 1890 年首先描述，表现为受累的骨骼肌收缩后松弛显著延迟，导致明显的肌肉僵硬，肌电图出现特征性高频电位放电现象。该病为常染色体显性遗传疾病，根据致病基因不同分为 DM1 和 DM2 型，分别由 *DMPK* 和 *ZNF9* 基因突变导致。

(2) 临床表现

DM 可发生在任何年龄，多见于青春期后，男性多于女性。主要临床特点为肌无力、肌萎缩和肌强直。萎缩和无力多累及四肢肌肉，表现为前臂及手部肌肉萎缩，下肢可有足下垂和跨阈步态。发展至面肌、咀嚼肌和胸锁乳突肌时患者可有特殊面容，颧骨突出，面容瘦长，呈"斧状脸"(图 1029-1)[1]；颈肌无力，颈稍前屈，呈"鹅颈"。部分患者有构音障碍和吞咽困难。肌强直常在肌萎缩前数年或同时发生，分布不如先天性肌强直广泛，多限于上肢

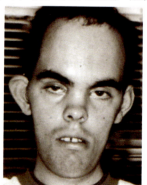

图 1029-1　斧状脸

(American Journal of Medical Genetics，2007，143：2058-2061)

肌肉和面、舌肌[2]。大部分患者有白内障、多汗、额秃、基础代谢率下降、肺活量减少、消瘦，性腺机能减退表现为月经不调、阳痿、性欲下降和不孕。部分患者出现胃肠道平滑肌功能障碍、糖尿病、心脏异常、智力减退甚至痴呆。

(3) 辅助检查

头颅 MRI 显示脑体积减少，脑室扩大，局灶性白质受损，皮质萎缩。T_2 上可见异常信号，病灶通常是对称的，好发于颞叶[3]。肌电图出现典型肌强直放电，受累肌肉出现连续高频强直波逐渐衰减。67% 的患者运动单位时限缩短，48% 有多相波。心电图常可发现传导阻滞及心律失常。裂隙灯检查可发现白内障。血清 CK 和 LDH 等肌酶滴度或轻度增高。

(4) 病理表现

肌活检显示轻度非特异性肌源性损害，横纹肌溶解，肌纤维大小不等，肌核内移，可见肌质块和镶边空泡。

(5) 亚型汇总 (表 1029-1)

表 1029-1　亚型汇总

DM 亚型	致病基因
DM1	*DMPK*
DM2	*ZNF9*

(6) 受累部位病变汇总 (表 1029-2)

表 1029-2　受累部位及表现

受累部位	主要表现
肌肉	肌无力、肌萎缩和肌强直，足下垂和跨阈步态，斧状脸，鹅颈，构音障碍和吞咽困难
心脏	传导阻滞、心房扑动、心房颤动

续表

受累部位	主要表现
眼	白内障
胰腺	糖尿病
性腺	月经不调、阳痿、性欲下降和不孕
胃肠道	胃肠道平滑肌功能障碍
毛发	额秃

二、DM1 基因诊断

(1) 概述

DMPK 基因，即编码强直性肌营养不良蛋白激酶 (DMPK) 的基因，位于 19 号染色体长臂 1 区 3 带 3 亚带 2 次亚带 (19q13.32)，基因组坐标为 (GRCh37)：19:46272975-46283861，基因全长 10 887bp，包含 14 个外显子，编码 639 个氨基酸。

(2) 基因对应蛋白结构及功能

DMPK 基因编码的蛋白是一种丝氨酸 – 苏氨酸激酶，与 Rho GTP 酶超家族的成员相互作用的激酶密切相关。该基因的 3′ 端非翻译区包含 5~37 个拷贝的 CTG 三核苷酸重复序列。DMPK 蛋白由激酶结构域和参与者多聚化的卷曲螺旋结构域组成。非受体丝氨酸 / 苏氨酸蛋白激酶对于骨骼肌结构和功能的维护是十分必要的，可通过调节核膜的完整性和肌特异基因的表达影响心肌细胞的分化及存活，也可通过磷酸化 PPP1R12A 和抑制肌球蛋白磷酸酶的活性来调节肌球蛋白的磷酸化。此外，该蛋白对于心脏收缩力的调控和正常的心脏传导活性维持也至关重要。该蛋白磷酸化 PLN 可调节肌细胞中内质网对钙的吸收。

(3) 基因突变致病机制

DM 是一种常色体显性遗传疾病，它是由于 *DMPK* 基因 3′ 端非翻译区 CTG 重复序列的异常扩增引起的。为了确定 CTG 重复序列扩增对 *DMPK* 基因表达的影响，Carango 等 [4] 从一例 36 岁的 DM 女性患者中分离出 19 号染色体的同源基因，通过体细胞杂交形成不同的细胞株。杂交细胞 DM9109 含有正常的 *DMPK* 等位基因 (13 个拷贝)，然而杂交细胞 DM1115 含有突变等位基因 (133 个拷贝)。*DMPK* 基因编码序列的 RT-PCR 扩增结果显示，杂交细胞 DM1115 *DMPK* 初级转录水平及修复加工水平都降低。这些结果表明 *DMPK* 基因 3′ 非翻译区由于存在大量的 CTG 拷贝导致其 mRNA 的合成和加工水平降低，从而无法检测到 *DMPK* 突变等位基因的 mRNA。

Frisch 等 [5] 利用 RT-PCR 发现 *DMPK* 等位基因发生扩增导致其 mRNA 表达水平显降低。扩增的 *DMPK* 等位基因表达的大部分转录产物缺少外显子 13 和 14，而全长转录产物主要来自正常等位基因表达。Frisch 认为 CTG 重复序列扩增影响 *DMPK* mRNA 转录前体 3′ 的剪接，从而导致 *DMPK* mRNA 减少。

Seznec 等 [6] 证明携带有人类 DM 疾病 CTG 重复序列并产生具有至少 300 个 CUG 重复序列的异常 *Dmpk* mRNA 的转基因小鼠骨骼肌中的临床、组织学、分子和电生理异常与 DM 患者中观测到的一致。像 DM 患者一样，这些转基因小鼠脑部的 tau 蛋白表达异常。这些数据支持一种肌肉及脑内 CUG 扩张物的 RNA 反式显性作用。

(4) 目前基因突变概述

目前人类基因突变数据库报道了 *DMPK* 基因突变 4 个，均为重复变异。

三、DM2 基因诊断

(1) 概述

ZNF9 基因，即编码细胞核酸蛋白 (CNBP) 的基因，位于 3 号染色体长臂 2 区 1 带 (3q21)，基因组坐标为 (GRCh37)：3: 128886658-128902810，基因全长 16 153bp，包含 5 个外显子，编码 179 个氨基酸。

(2) 基因对应蛋白结构及功能

ZNF9 基因编码的 CNBP 含有 7 个锌指结构，该蛋白倾向结合单链 DNA 和 RNA，可调节鸟氨酸脱羧酶 mRNA 不依赖帽子结构的翻译，也可调节固醇介导的转录作用。

(3) 基因突变致病机制

Liquori 等 [7] 证明 *ZNF9* 基因第一个内含子的 CCTG 序列扩增可导致 DM2。等位基因扩增为 75~11 000 个 CCTG 重复，平均约 5000 个重复。发生扩增的 *ZNF9* RNA 聚集在细胞核的分离中心。CNBP 含有 7 个锌指蛋白结构域，是一种 RNA 结合蛋白，该蛋白可在显著影响 DM2 发病的心脏和骨骼肌中大量表达。强直性肌营养不良蛋白激酶基因 (DMPK)3′ 非翻译区的三核苷酸重复序列扩增可引发 DM1、DM2 的突变机制与之相似。DM1 和

DM2 分子突变机制和临床症状相似，表明其 RNA 的微卫星序列的重复扩增可成为病因。

　　Bachinski 等[8]确定了 3 类大的非 DM2 重复等位基因：CCTG 短中断等位基因 (24) 有 2 个中断基序，CCTG 长中断等位基因 (32) 最多有 4 个中断基序，CCTG 不中断等位基因 (22~23) 长达 92~132bp。非裔美国人携带大于 40 个重复的非 DM2 等位基因的人数 (8.5%) 比欧洲白种人多 (<2%)。CCTG 不中断等位基因 (22~23) 较中断等位基因更不稳定 ($P = 10^{-4} \sim 10^{-7}$)，它可能是 DM2 所有突变的一个前突变的库。

(4) 目前基因突变概述

　　目前人类基因突变数据库尚未报道 ZNF9 基因突变。

（陈遥枝　曾　敏）

参考文献

[1] Christine Zühlke, Elizabeth Roeder, Sabine Purmann, et al. Homozygous Myotonic Dystrophy: Clinical Findings in Two Patients and Review of the Literature. American Journal of Medical Genetics, 2007, 143: 2058-2061

[2] Bosma JF, Brodie DR. Cineradiographic demonstration of pharyngeal area myotonia in myotonic dystrophy patients. Radiology, 1969, 92: 104-109

[3] Turnpenny P, Clark C, Kelly K. Intelligence quotient profile in myotonic dystrophy, intergenerational deficit, and correlation with CTG amplification.J Med Genet, 1994, 3: 300-305

[4] Carango P, Noble JE, Marks HG, et al. Absence of myotonic dystrophy protein kinase (DMPK) mRNA as a result of a triplet repeat expansion in myotonic dystophy, Genomics, 1993, 18: 340-348

[5] Frisch R, Singleton KR, Moses PA, et al. Effect of triplet repeat expansion on chromatin structure and expression of *DMPK* and neighboring genes, *SIX5* and *DMWD*, in myotonic dystrophy.Mol Genet Metab, 2001, 74: 281-291

[6] Seznec H, Agbulut O, Sergeant N, et al. Mice transgenic for the human myotonic dystrophy region with expanded CTG repeats display muscular and brain abnormalities.Hum Mol Genet, 2001, 10: 2717-2726

[7] Liquori CL, Ricker K, Moseley ML, et al. Myotonic dystrophy type 2 caused by a CCTG expansion in intron 1 of ZNF9. Science, 2001, 293: 864-867

[8]Bachinski LL, Czernuszewicz T, Ramagli LS, et al. Premutation allele pool in myotonic dystrophy type 2. Neurology, 2009, 72: 490-497